ng und Betreuung von Kindern Pflegesituationen

19 Das gesunde Neugeborene und seine Eltern 440
20 Pflege der Schwangeren und der Wöchnerin 457
21 Pflege von Frühgeborenen 477
22 Pflege von Kindern mit Störungen in der Neugeborenenperiode 495
23 Pflege von Kindern mit Störungen des Sinnessystems .. 506
24 Pflege von Kindern mit Störungen des Atemsystems 546
25 Pflege von Kindern mit Störungen des Herz-Kreislauf-Systems 563
26 Pflege von Kindern mit Störungen des Blutsystems 575
27 Pflege von Kindern mit onkologischen Erkrankungen ... 585
28 Pflege von Kindern mit Störungen des Verdauungssystems .. 602
29 Pflege von Kindern mit Störungen des Stoffwechsels ... 623
30 Pflege von Kindern mit Störungen der Niere und des Urogenitalsystems 644
31 Pflege von Kindern mit Störungen des Bewegungssystems 676
32 Pflege von Kindern mit Störungen des Zentralnervensystems 694
33 Pflege von Kindern mit psychosomatischen und psychiatrischen Störungen 718
34 Pflege von Kindern mit infektiösen Erkrankungen 733
35 Pflege von Kindern mit Intensivpflegebedarf 761

V Anhang

45 Notfallsituationen 883
46 Rechtliche Aspekte 898

IV Pflegerisches Handeln im Zusammenhang mit Diagnostik und Therapie

36 Die Situation von Kindern im Rahmen diagnostischer und therapeutischer Maßnahmen 785
37 Umgang mit Labormaterial .. 788
38 Blutentnahmen 793
39 Punktionen und Biopsien 799
40 Injektionen 814
41 Infusion und Transfusion 823
42 Präoperative und postoperative Pflege 848
43 Wundpflege und Wundbehandlung 860
44 Funktionsdiagnostik 875

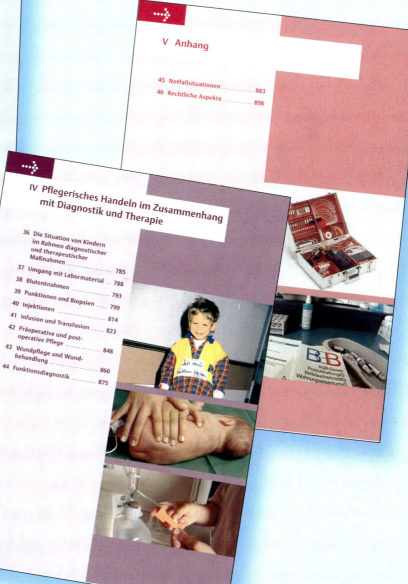

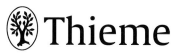

Lisa

Kinderkrankenpflege und Gesundheitsförderung

Herausgegeben von
Mechthild Hoehl
und Petra Kullick

2., völlig neu bearbeitete Auflage

560 Abbildungen
139 Tabellen

Georg Thieme Verlag
Stuttgart · New York

Fotografen

Martina Grotensohn, Köln
Thomas Stephan, Munderkingen
Arteria Photography, Kassel
argum/Bert Bostelmann und Fritz Stockmeier, Frankfurt
Agentur Thema/Antonello Bello und Wolfram Knapp, Karlsruhe
Johannes Dziemballa, Pfaffing
Heinrich K.-M. Hecht/H + Z Bildagentur GmbH, Hannover
Klaus Mellenthin, Stuttgart
Petra Senn Fotodesign, Düsseldorf

Piktogramme und Layout

Arne Holzwarth, Büro für Gestaltung, Stuttgart

Umschlaggestaltung: Thieme Marketing
Umschlaggrafik: Martina Berge, Erbach

Illustrationen

Viorel Constantinescu, Bukarest, Rumänien
Karin Baum, Mannheim

Ein ausführlicher Abbildungsnachweis befindet sich auf S. 920

Die Deutsche Bibliothek – CIP-Einheitsaufnahme
Kinderkrankenpflege und Gesundheitsförderung:
139 Tabellen / hrsg. von Mechthild Hoehl und Petra Kullick.
Mit Beitr. von Christa Aßmann… – 2., völlig neu bearb. Aufl.. – Stuttgart ; New York : Thieme, 2002

© 1998, 2002 Georg Thieme Verlag
Rüdigerstraße 14, D-70469 Stuttgart
Unsere Homepage: http://www.thieme.de

Satz und Druck: Druckhaus Götz GmbH, Ludwigsburg

ISBN 3-13-110692-1   2 3 4 5 6

Wichtiger Hinweis: Wie jede Wissenschaft ist die Medizin ständigen Entwicklungen unterworfen. Forschung und klinische Erfahrung erweitern unsere Erkenntnisse, insbesondere was Behandlung und medikamentöse Therapie anbelangt. Soweit in diesem Werk eine Dosierung oder eine Applikation erwähnt wird, darf der Leser zwar darauf vertrauen, dass Autoren, Herausgeber und Verlag große Sorgfalt darauf verwandt haben, dass diese Angabe **dem Wissensstand bei Fertigstellung des Werkes** entspricht.

Für Angaben über Dosierungsanweisungen und Applikationsformen kann vom Verlag jedoch keine Gewähr übernommen werden. **Jeder Benutzer ist angehalten,** durch sorgfältige Prüfung der Beipackzettel der verwendeten Präparate und gegebenenfalls nach Konsultation eines Spezialisten festzustellen, ob die dort gegebene Empfehlung für Dosierungen oder die Beachtung von Kontraindikationen gegenüber der Angabe in diesem Buch abweicht. Eine solche Prüfung ist besonders wichtig bei selten verwendeten Präparaten oder solchen, die neu auf den Markt gebracht worden sind. **Jede Dosierung oder Applikation erfolgt auf eigene Gefahr des Benutzers.** Autoren und Verlag appellieren an jeden Benutzer, ihm etwa auffallende Ungenauigkeiten dem Verlag mitzuteilen.

Geschützte Warennamen (Warenzeichen) werden **nicht** besonders kenntlich gemacht. Aus dem Fehlen eines solchen Hinweises kann also nicht geschlossen werden, dass es sich um einen freien Warennamen handelt.

Das Werk, einschließlich aller seiner Teile, ist urheberrechtlich geschützt. Jede Verwertung außerhalb der engen Grenzen des Urheberrechtsgesetzes ist ohne Zustimmung des Verlages unzulässig und strafbar. Das gilt insbesondere für Vervielfältigungen, Übersetzungen, Mikroverfilmungen und die Einspeicherung und Verarbeitung in elektronischen Systemen.

Wir weisen darauf hin, dass die Menschen, die in diesem Buch abgebildet sind, in keinerlei Zusammenhang mit den geschilderten Personen, Erlebnissen oder Erkrankungen stehen müssen. Die Fotos dienen dazu, die Textinhalte zu veranschaulichen.

Vorwort 2. Auflage

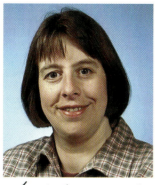
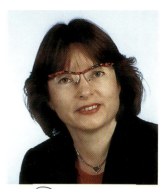

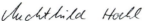

Als 1998 die erste Auflage unseres Lehrbuches „Kinderkrankenpflege und Gesundheitsförderung" veröffentlicht wurde, hatten wir vor allem mit der Übertragung des modifizierten Pflegemodells von Roper, Logan und Tierney auf die Kinderkrankenpflege ein neues Konzept für eine theoretische Grundlage zur Darstellung von Pflegewissen gewagt, welches erfreulich gut angenommen wurde. Auch in der zweiten Auflage soll das bisherige Grundprinzip beibehalten werden.

Zwei Hauptgedanken stehen dabei im Vordergrund:

- Zum einen ist es uns ein Anliegen, ein Konzept zu entwickeln, das sich an den Bedürfnissen von Früh- und Neugeborenen bis zum Jugendlichen orientiert. Da ein Kind nicht losgelöst von seinem sozialen und kulturellen Umfeld betrachtet werden kann, wird großer Wert auf die Einbeziehung, Begleitung, Anleitung und Beratung von Eltern gelegt.
- Gleichzeitig haben wir eine an einem Pflegemodell orientierte theoretische Grundlage geschaffen, die aktuelles und fundiertes Pflegewissen vermitteln soll. In einer Zeit struktureller Veränderungen im Gesundheitswesen ist es erforderlich, die Schwerpunkte und Charakteristika der Kinderkrankenpflege aufzuzeigen und entsprechende Pflegeinhalte auszuwählen, die sowohl Auszubildenden als auch Pflegenden und Lehrenden als Basis für eine qualifizierte Versorgung von Kindern und Jugendlichen dienen soll. Die Pflege von Kindern und Jugendlichen soll im Mittelpunkt stehen, Inhalte aus angrenzenden Bezugswissenschaften wie Medizin, Psychologie und Soziologie tragen dazu bei, Begründungszusammenhänge zu erfassen, pflegerische Aufgaben fachkompetent durchführen und bewerten zu können.

Mit der Auswahl des Pflegemodells von Roper et al. soll versucht werden, den Blick auf grundlegende Elemente des Lebens zu richten, gesunde und unterstützungsbedürftige Anteile eines in der Entwicklung befindlichen Menschen zu berücksichtigen, die Individualität bei der Ausführung der Lebensaktivitäten jedes einzelnen Kindes und Jugendlichen sowie seiner familiären Situation zu beachten. Eine weitere Komponente dieses Pflegemodells ist die Lebensspanne von der Geburt bis zum Tod und das eng damit verbundene Abhängigkeits-/Unabhängigkeitskontinuum. Beide Bestandteile lassen sich gut auf die Kinderkrankenpflege übertragen, da sowohl entwicklungs- als auch krankheitsbedingte Faktoren Veränderungen in der selbständigen Ausführung der Lebensaktivitäten ergeben.

Im Rahmen der Lebensaktivitäten wird neben der Vielschichtigkeit individuellen Lebens die physiologische Entwicklung von Kindern und Jugendlichen dargestellt – ein Charakteristikum der Kinderkrankenpflege.

Vorbeugende und gesundheitsfördernde Pflegemaßnahmen sind in die Beschreibung der Lebensaktivitäten integriert, da präventive Aufgaben Bestandteil einer qualifizierten und verantwortungsvollen Kinderkrankenpflege sind, sowohl im stationären als auch im ambulanten Bereich, und zukünftig noch stärker an Bedeutung gewinnen werden.

Typische Pflegesituationen wurden mit dem Instrument des Pflegeprozesses kind- und familienorientiert aufgearbeitet. Betont wird hier die Beachtung von Ressourcen und der individuellen Situation eines jeden einzelnen Kindes und Jugendlichen, die in der praktischen Durchführung Berücksichtigung finden soll.

Die Selbstversorgung soll entsprechend der Ausprägung der Selbstständigkeit des Kindes durch aktivierende Pflege unterstützt bzw. die Bezugspersonen zur Übernahme der Pflege befähigt werden.

Vorwort 2. Auflage

Aktualisierung

Auf dieser Basis wurde nun die Überarbeitung der zweiten Auflage mit den folgenden Änderungen vorgenommen:
- Neue Erkenntnisse und Entwicklungen aus dem Bereich der Kinderkrankenpflege und angrenzenden Nachbardisziplinen wurden berücksichtigt.
- Zukunftweisende Themen wie Gesundheitsförderung, häusliche Kinderkrankenpflege, rehabilitative und transkulturelle Pflege wurden neu aufgenommen oder erweitert.
- Durch ein aktualisiertes Lay-out wird die Gliederungsstruktur klar erkennbar herausgestellt und die Leserfreundlichkeit erhöht.
- Logischer Aufbau, Inhaltsübersichten vor jedem Hauptteil und Querverweise mit Seitenzahlen erleichtern ebenfalls die Nutzung.
- Eine ansprechende und anschauliche Gestaltung wird durch Grafiken sowie eine deutlich höhere Anzahl an Fotografien erreicht und führt zu mehr Praxisnähe.
- Zahlreiche didaktische Elemente sollen das Lernen erleichtern. Durch Merksätze und Praxistipps sollen vor allem Schülerinnen und Schüler wesentliche Inhalte auf einen Blick erfassen können und Anregungen für die praktische Arbeit erhalten.
- Ein erweiterter Leserservice, der in allen Kapiteln Fragen zum Selbststudium, Literaturhinweise, Internet- und Kontaktadressen umfasst, ermöglicht die selbstständige und weiterführende Bearbeitung der Thematik.

Wir möchten noch darauf hinweisen, dass die Bezeichnung „Kind" je nach Zusammenhang alle Altersgruppen vom Säugling bis zum Jugendlichen beinhalten kann. „Eltern" steht auch stellvertretend für andere dem Kind nahestehende Bezugspersonen. Der Begriff „Pflegeperson" bezeichnet in erster Linie „Kinderkrankenschwestern und Kinderkrankenpfleger". Die Verwendung der weiblichen bzw. männlichen Form umfasst in der Regel auch gegengeschlechtliche Personen.

Dank

Da die Überarbeitung des Lehrbuches nicht nur Herausgeberinnen, Autorinnen und Autoren in der gesamten Arbeitsphase sehr gefordert hat, danken wir auf diesem Wege:
- unseren Partnern, Familien und Freunden für ihre Entbehrungen, ihre Geduld und Unterstützung während der gesamten Zeit,
- allen beteiligten Autorinnen und Autoren für ihren unermüdlichen Einsatz und ihre fachlich qualifizierte Arbeit,
- den Kolleginnen und Kollegen des Klinikums der Johannes Gutenberg-Universität Mainz, insbesondere der Kinderklinik und Kinderpoliklinik, der Klinik und Poliklinik der Kinderchirurgie, der Klinik und Poliklinik für Geburtshilfe und Frauenkrankheiten, der Klinik für Kinder und Jugendliche der Dr. Horst-Schmidt-Kliniken in Wiesbaden, sowie der Häuslichen Kinderkrankenpflege „Stiftmobil" in Groß Gerau für die vielfältige Unterstützung,

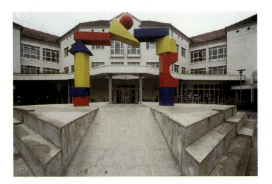

Kinderklinik der Johannes-Gutenberg-Universität Mainz

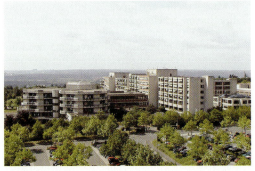

Dr. Horst-Schmidt-Kliniken Wiesbaden

Dank

- den Pflegebegleitern der Fotoaktion Christina Emrich und Michael Färber durch deren Engagement, Improvisationstalent und einfühlsamen Umgang mit den Kindern und Eltern viele Fotografien erst möglich wurden,
- den Eltern und Kindern, die sich bereit erklärt haben, an den Fotoaufnahmen mitzuwirken und zum Gelingen beigetragen haben,
- den Korrekturleserinnen und -lesern für alle fachlichen, sprachlichen und strukturellen Anregungen,
- den Mitarbeiterinnen und Mitarbeitern der Thieme-Verlagsgruppe, allen voran Frau Christine Grützner, Herrn Christian von Braun und Herrn Gerd Rodriguez für ihre Ideen und ihr Engagement bei der Neugestaltung,
- allen Leserinnen und Lesern der ersten Ausgabe, durch deren Akzeptanz des Buches die Herausgabe einer zweiten Auflage erst notwendig wurde.

Nicht zuletzt bedanken wir uns für die zahlreichen mündlichen und schriftlichen Anregungen. Einige Veränderungen der Neuauflage spiegeln diese Anmerkungen wider. Wir möchten Sie ermutigen, auch in Zukunft durch konstruktive Rückmeldungen zur Weiterentwicklung von Pflegewissen in der Kinderkrankenpflege beizutragen.

Wiesbaden/Mainz 2002

Mechthild Hoehl

Petra Kullick

Geleitwort

Aus den Erfahrungen des aktuellen beruflichen Alltags mit seinen Forderungen durch die Erkrankungen der Kinder, die Erwartungen und Forderungen der Eltern, die Notwendigkeiten von Diagnostik und Therapie in interdisziplinärer Zusammenarbeit und die Aufgaben der Ausbildung von Kinderkrankenpflegeschülerinnen und -schülern entstand dieses Lehrbuch.

Die innovative Bedeutung des vorliegenden Lehrbuchs liegt in dem Aufbau auf der Grundlage der Aktivitäten des täglichen Lebens und der klaren Erkenntnis, dass das kranke Kind immer als Mensch in Entwicklung und mit Zukunft, aber auch in seinem Umfeld von Eltern und Geschwistern und seiner Familie gesehen werden muss.

Jede Lebensaktivität muss in ihrer Bedeutung für den Entwicklungsprozess des Kindes einerseits, aber auch in seinem unmittelbaren Zusammenhang auf die Veränderungen durch Krankheit gesehen werden. Die Pflege hat dabei die Aufgabe, das Kind zu unterstützen, ihm und den Eltern die notwendigen Hilfestellungen zu geben und dabei die Eigenständigkeit und die Eigenpersönlichkeit jedes Kindes zu achten und zu wahren.

Die Pflege von Kindern in besonderen Situationen, die durch akute oder eine chronische Erkrankung oder Störung bedingt sind, sowie das pflegerische Handeln in unmittelbarer Folge auf diagnostische oder therapeutische Maßnahmen setzen voraus, dass ich mir als Pflegeperson zum einen über die individuelle Situation jedes Kindes die notwendigen Informationen beschaffe, zum anderen aber mein Wissen und Können ständig der Weiterentwicklung der Pflege und ihren fachlichen Voraussetzungen anpasse. Dabei muss auch die Pflege sich an den Fortschritten der Medizin orientieren, um Entwicklungen richtig zu erkennen und Fehlentwicklungen rechtzeitig entgegenzusteuern.

Eine eigenständige und familienorientierte Kinderkrankenpflege wird auch in Zukunft einen wesentlichen Beitrag zur Wiederherstellung der Gesundheit und zum Lindern kindlichen Leids beizutragen haben. Daher wünsche ich dem Lehrbuch eine weite Verbreitung sowohl in den Kinderkrankenpflegeschulen als auch bei den im Beruf stehenden Kinderkrankenschwestern und Kinderkrankenpflegern.

Margarete Adelhardt
Pflegedienstleitung im Ruhestand

Herausgeberinnen

(Die Ziffern hinter den Namen der Autoren kennzeichnen die Kapitel, an denen sie mitgewirkt haben)

Mechthild Hoehl (8, 18, 23, 24, 29, 31, 32, 35, 45)
Kinderkrankenschwester, Mentorin, freiberufliche Dozentin
In den Werkstückern 22, 54331 Pellingen

Petra Kullick (2, 5, 6, 9)
Kinderkrankenschwester, Praxisanleiterin, Lehrerin für Pflegeberufe
Kinderkrankenpflegeschule
Klinikum der Johannes-Gutenberg-Universität
Am Pulverturm 13, 55101 Mainz

Autorinnen und Autoren

Christa Aßmann (2, 13)
Lehrerin für Pflegeberufe, Kursleiterin für Basale Stimulation in der Pflege
Wälderweg 10, 55469 Holzbach

Ilse Bayerl (46)
Rechtsanwältin
Rhönweg 15, 65462 Ginsheim-Gustavsburg

Heidrun Beyer (12, 19, 20, 23, 30, 42, 43)
Kinderkrankenschwester, Lehrerin für Pflegeberufe und Entbindungshilfe
Kinderkrankenpflegeschule
Klinikum der Johannes-Gutenberg-Universität
Am Pulverturm 13, 55101 Mainz

Yvonne Brixius (4, 5)
Dipl.-Psychologin, Psychol. Psychotherapeutin
Am Ziegelofen 13, 55283 Nierstein

Michael Färber (37, 41, 44)
Krankenpfleger, Kinderkrankenpfleger
Lehrer für Pflegeberufe
Westendstr. 13, 65375 Oestrich-Winkel

Christine Grotensohn (6)
ehemalige Geschäftsführerin des AKIK-Bundesverbandes,
AKIK Bundesverband, Geschäftsstelle
Kirchstr. 34, 61440 Oberursel

Monika Hensel (38, 40, 41)
Kinderkrankenschwester, Fachkrankenschwester für Intensivpflege und Anästhesie
Westendstr. 30, 56470 Bad Marienberg

Diana Hochscheid (1, 2, 3, 29, 33, 34, 36)
Kinderkrankenschwester, Dipl. Pflegepädagogin (FH)
Kinderkrankenpflegeschule
Klinikum der Johannes-Gutenberg-Universität
Am Pulverturm 13, 55101 Mainz

Pamela Jech (26, 39)
Kinderkrankenschwester
Schonenschestr. 32, 13189 Berlin

Gabi Kempf (23)
Kinderkrankenschwester
Universitäts-Augenklinik
66424 Homburg/Saar

Christina Köhlen (5)
Dipl. Pflegepädagogin
Kinderkrankenschwester, Gruppenleiterin
Gélieustr. 7, 12203 Berlin

Jenny Krämer-Eder (6)
Kinderkrankenschwester
Ringstr. 73, 55129 Mainz

Kurt Kullick (7)
Dipl. Sozialarbeiter (FH), Diplompädagoge
Heinrich-Gärtner-Str. 11, 55257 Budenheim

Alice Plummer (11) B. Sc. (Hons)
Kinderkrankenschwester (R. N.)
University of Manchester
Department of Clinical Psychology
Wythenshawe Hospital
Manchester M23 9LT
England

Brigitte Rinner (27)
Kinderkrankenschwester
Kinderklinik der Johannes-Gutenberg-Universität
Laugenbeckstr. 1, 55101 Mainz

Simone Teubert (14, 15, 22, 25, 28)
Kinderkrankenschwester
Kinderklinik der Johannes-Gutenberg-Universität
Laugenbeckstr. 1, 55101 Mainz

Eva-Maria Wagner (7, 10, 16, 17, 21, 23, 29)
Kinderkrankenschwester, Fachkinderkrankenschwester für pädiatrische Intensivpflege
Huxelrebenweg 58, 55129 Mainz

Inhalt

I Grundlagen der Pflege und Betreuung von gesunden und kranken Kindern ... 1

1 Professionelle Pflege ... 2

1.1	Begriffsbestimmung ...	2
1.2	Geschichte der Pflege ...	2
1.2.1	Geschichte der Kinderkrankenpflege ...	4
1.2.2	Aktueller Stand und Ausblick ...	5
1.3	Ausbildung ...	6
1.3.1	Gesetz über die Berufe in der Krankenpflege ...	6
1.3.2	Ausbildungs- und Prüfungsverordnung ...	6
1.3.3	Schlüsselqualifikationen ...	6
1.4	Berufsbild und Berufsverständnis ...	8
1.5	Ethik in der Pflege ...	9
1.5.1	Normen und Werte ...	9
1.5.2	ICN Ethik Kodex ...	9
1.6	Pflegetheorien ...	10
1.7	Gesundheit und Krankheit ...	12
1.7.1	Begriffsbestimmungen ...	12
1.8	Transkulturelle Pflege ...	13
1.8.1	Aspekte der transkulturellen Pflege ...	13
1.8.2	Islamische Lebensordnung ...	14
1.8.3	Kulturelle Dimension menschlicher Pflege (Madeleine M. Leininger) ...	15
	„Sunrise-Modell" („Sonnenaufgangsmodell") ...	15
1.9	Psychohygiene ...	17
1.9.1	Physische und psychische Belastungen ...	17
	Burn-out ...	17
	Arbeitssucht ...	17
1.9.2	Prävention und Intervention ...	18
	Allgemeine Maßnahmen zur Psychoprophylaxe ...	18
	Berufliche und ausbildungsbezogene Maßnahmen zur Psychoprophylaxe ...	18
	Lese- und Lernservice ...	19

2 Qualitätssicherung in der Pflege ... 21

2.1	Begriffsbestimmung ...	21
2.2	Qualität in der Pflege ...	22
2.3	Wahrnehmen und Beobachten ...	23
2.3.1	Grundlagen der Wahrnehmung ...	23
	Informationsverarbeitung ...	23
2.3.2	Grundlagen der Beobachtung ...	24
	Formen der Beobachtung ...	24
	Beobachtungs- und Beurteilungsfehler ...	26
	Gütekriterien ...	27
2.3.3	Pflegerische Beobachtung ...	27
	Beobachtung von Kindern ...	28
	Beobachtungsbereiche ...	29
	Dokumentation und Informationsweitergabe ...	31
	Beobachtungskompetenz ...	31
	Beobachtung im Pflegeprozess ...	31
2.4	Pflegeprozess ...	31
2.4.1	Erster Schritt – Einschätzen des Pflegebedarfs ...	32
	Pflegeanamnese ...	33
2.4.2	Zweiter Schritt – Planung der Pflege ...	33
	Ressourcen ...	34
	Pflegeprobleme ...	34
	Pflegeziele ...	35
	Pflegemaßnahmen ...	35
2.4.3	Dritter Schritt – Durchführung der Pflege ...	36
	Pflegebericht ...	36
2.4.4	Vierter Schritt – Evaluierung/Auswertung der Pflege ...	36
2.4.5	Umsetzung des Pflegeprozesses ...	37
	Voraussetzungen ...	37
	Auswirkungen auf die Pflegequalität ...	37
2.4.6	Pflegedokumentation und Berichterstattung ...	38
2.5	Pflegediagnosen ...	38
	Gesundheitsdiagnosen ...	40
2.6	Pflegestandards ...	41
2.7	Pflegeforschung ...	43
2.7.1	Forschungsprozess ...	45
2.8	Basale Stimulation ...	45
2.8.1	Grundlagen ...	46
	Wahrnehmung ...	46
	Bewegung ...	47
	Kommunikation ...	47
2.8.2	Situation schwerst beeinträchtigter Kinder ...	47
	Kinder auf einer Intensivstation ...	47
	Schwerst behinderte Menschen ...	48
	Frühgeborene ...	48

2.8.3	Ziele der Basalen Stimulation in der Pflege	48	2.9	Die Babymassage		50
2.8.4	Umsetzung des Konzeptes	49		Wirkung der Babymassage		50
				Die Frühgeborenenmassage		51
				Lese- und Lernservice		51

3 Ein Pflegemodell, das auf einem Lebensmodell beruht ... 53

3.1	Die fünf Komponenten	53		Faktoren, welche die Lebensaktivitäten beeinflussen	56
	Zwölf Lebensaktivitäten (LA)	53		Individualität des Lebens	56
	Lebensspanne	55	3.2	Übertragungen auf die Pflege	57
	Abhängigkeit/Unabhängigkeitskontinuum	55	3.3	Modifizierung	57
				Lese- und Lernservice	58

4 Wachstum und Entwicklung in der Lebensspanne Kindheit und Jugend ... 59

4.1	Der Begriff Entwicklung		4.3	Deskriptive Entwicklungspsychologie	61
4.1.1	Faktoren, die die Entwicklung beeinflussen	59	4.3.1	Säuglinge	62
4.2	Drei Konzepte der Entwicklungspsychologie	60	4.3.2	Kleinkinder	62
			4.3.3	Vorschulkinder	63
	Persönlichkeitsmodell von Freud	60	4.3.4	Schulkinder	64
	Theorie der Persönlichkeitsentwicklung von Erikson	60	4.3.4	Pubertierende und Jugendliche	65
	Entwicklungsmodell von Piaget	60		Lese- und Lernservice	65

5 Erleben und Bewältigen von Gesundheitsstörungen im Kindes- und Jugendalter ... 66

5.1	Kinder erleben Krankheit	66	5.3.4	Allgemeine Unterstützungsmaßnahmen	76
5.1.1	Jüngere Kinder erleben Krankheit	66			
5.1.2	Ältere Kinder erleben Krankheit	67	5.3.5	Unterstützung orientiert an den Lebensaktivitäten	77
5.2	Auswirkungen des Krankenhausaufenthaltes	67	5.4	Fördern und Erhalten der Gesundheit von Kindern und Jugendlichen	84
5.2.1	Kurzfristige Auswirkungen	67			
5.2.2	Unterstützungsstrategien	68	5.4.1	Gesundheitsförderung – Begriffsbestimmung	84
5.2.3	Längerfristige Auswirkungen	70			
5.3	Pflege und Betreuung von Kindern und Jugendlichen mit Behinderungen	71		Gesundheitsförderung und die Bedeutung der Familie	85
5.3.1	Bedeutung	71	5.4.2	Familien- und umweltbezogene Pflege und Beratung nach Marie-Luise Friedemann	85
	Eltern	71			
	Geschwister	72		Systeme und Subsysteme	85
	Behinderte Kinder und Jugendliche	72	5.4.3	Theorie des systemischen Gleichgewichts	87
	Verarbeitungs- und Bewältigungsprozess	72			
				Zieldimensionen	87
	Rolle der Pflegenden	73		Prozessdimensionen	89
5.3.2	Begriffsbestimmungen	74	5.4.4	Praktische Anwendung	91
	WHO-Klassifizierung	74		Gestaltung des Pflege-/Beratungsprozesses	91
5.3.3	Rehabilitation	75			
	Entwicklungs-Rehabilitation und interdisziplinäre Frühbehandlung	75		Gesundheitsförderung eines Kindes in der Familie – Ein Fallbeispiel	92
	Rehabilitationsformen	75		Lese- und Lernservice	93
	Rehabilitationskonzept	75			
	Hilfsmittelversorgung	76			
	Heilpädagogische Grundsätze	76			

Inhalt

6 Pflege und Betreuung von Kindern und Jugendlichen im Krankenhaus ... 95

6.1	Begriffsbestimmungen	95
6.2	Bedürfnisse von Kindern im Krankenhaus	95
6.2.1	Individuelle Bedürfniseinschätzung	97
6.3	Das Krankenhaus für Kinder: Die Kinderklinik	98
6.3.1	Der ganzheitliche Gedanke	98
	Fachkompetenz für kranke Kinder	98
	Interdisziplinäre Zusammenarbeit	98
6.3.2	Unterschiede zu Erwachsenenabteilungen	98
6.3.3	Stellenwert im Gesamtklinikum	99
6.3.4	Gesellschaftliche Gesichtspunkte	99
	Tabuisierung des Themas	99
	Mangelnde Wahrnehmung der Ist-Situation	99
	Kinder im Krankenhaus – kein medienwirksames Thema	100
6.4	Bauliche Strukturen	101
6.4.1	Herkömmliche Strukturen	101
	Historisch begründete Bauweise	101
6.4.2	Kindorientierte Bauweise	102
	Kommunikation, Interaktion und Flexibilität	102
	Vorteile für Krankenhausmitarbeiter	103
6.5	Integration von Eltern	104
6.5.1	Integration – ein neuer Begriff	104
	Notwendigkeit und Nutzen	105
	Erklärung aus Sicht des Gesetzgebers	106
6.5.2	Eltern zwischen Duldung und Willkommensein	106
6.5.3	Probleme der Integration	107
	Wenn Integration nicht wirklich gewollt ist	107
	Wenn Probleme durch die Eltern sichtbar werden	107
	Wenn Eltern neue Probleme mitbringen	108
	Wenn die räumliche Situation nicht stimmt	108
	Wenn keine Problemlösungen angeboten werden	109
6.5.4	Integration bedarf der Hilfestellung	109
	Qualitätsmerkmal der Zukunft	109
6.6	Rechte von Kindern im Krankenhaus	110
6.6.1	Das Kind – eine rechtsfähige Person	110
6.6.2	Kinderrechte – Elternrechte	110
	UN-Kinderkonvention	110
	Charta für Kinder im Krankenhaus	111
	EACH-Charta	112
	Sorgerecht der Eltern	113
6.6.3	Wahrung der Rechte von Kindern	114
6.7	Aufnahme, Verlegung und Entlassung	114
6.7.1	Bedeutung für das Kind und seine Familie	114
	Erleben der Krankenhausaufnahme aus Sicht des Kindes	114
	Erleben der Krankenhausaufnahme aus Sicht der Eltern	115
	Erleben der Krankenhausaufnahme aus Sicht der Geschwister	116
	Beeinflussende Faktoren	116
6.7.2	Vorbereitung auf die Krankenhausaufnahme	116
	Bewältigungsstrategien	116
6.7.3	Gestalten der Aufnahmesituation	117
	Eltern und Kind Orientierung geben	117
	Einführen in die stationären Gegebenheiten	118
	Pflegerisches Aufnahmegespräch	119
	Pflegeanamnese	119
	Vertrauensfördernde Gesprächsatmosphäre gestalten	119
	Mitentscheidung und Erhalt der Selbstkontrolle	120
	Einschätzen der Situation des Kindes	120
6.7.4	Ärztliche Aufnahmeuntersuchung	121
	Vorbereitung auf die Aufnahmeuntersuchung	121
	Pflegerische Assistenzaufgaben	122
6.7.5	Organisatorische und administrative Tätigkeiten	124
	Unterbringung des Kindes	124
	Administrative Tätigkeiten	124
6.7.6	Verlegung eines Kindes	125
	Pflegehandlungen bei einer Verlegung	125
6.7.7	Entlassung eines Kindes	125
6.8	Pflege und Betreuung im häuslichen Umfeld	126
6.8.1	Arbeitsfelder	127
6.8.2	Aufgabengebiete	127
	Pflegeüberleitung	127
	Unterstützung der Familie	128
	Beratung und Anleitung	129
	Dokumentation	130
	Teamarbeit	130
6.8.3	Rechtlicher Rahmen	131
	Krankenversicherung SGB V	131
	Pflegeversicherung SGB XI	131
	Lese- und Lernservice	132

II Beobachtung, Unterstützung und stellvertretende Übernahme der Lebensaktivitäten (LA) ... 134

7 Kommunizieren ... 135

7.1	Bedeutung	135
7.2	Beeinflussende Faktoren	135
7.3	Beobachten und Beurteilen	139
7.3.1	Kommunikationsprozess	139
	Grundregeln für eine erfolgreiche Kommunikation	140
	Massenkommunikation	141
	Metakommunikation	142
7.3.2	Kommunikationsformen	142
	Sprechen	142
	Zuhören	143
	Schreiben	143
	Lesen	144
	Körpersprache	144
7.3.3	Individuelle Situationseinschätzung	145
7.4	Kommunikation im Pflegeprozess	145
7.4.1	Förderung der Sprachentwicklung	146
7.4.2	Kommunizieren mit hörgeschädigten Kindern	147
7.4.3	Kommunizieren mit sehgeschädigten Kindern	149
7.4.4	Kommunizieren mit geistig behinderten Kindern	150
7.4.5	Kommunizieren mit sprachgestörten Kindern	151
7.4.6	Kommunizieren mit fremdsprachigen Kindern	152
7.4.7	Kommunizieren bei beeinträchtigter Körpersprache	152
7.4.8	Kommunikationshilfsmittel	154
	Sprechhilfen	154
	Hör- und Sehhilfen	155
7.5	Berufliche Kommunikation	156
7.5.1	Gesprächstechniken	156
	Das helfende Gespräch	156
	Themenzentrierte Interaktion (TZI)	157
	Transaktionsanalyse (TA)	158
7.5.2	Patientenbezogene Kommunikation	159
7.6	Schmerz	160
7.6.1	Begriffsbestimmungen	161
	Arten von Schmerzen	161
	Folgen von Schmerzen	161
7.6.2	Schmerzerfassung	161
	Hilfsmittel zur Einschätzung von Schmerzen	162
7.6.3	Pflegemaßnahmen bei Schmerzen	164
	Schmerzprävention	164
	Schmerzlinderung	164
	Lese- und Lernservice	167

8 Atmen/Kreislauf regulieren ... 169

8.1	Bedeutung	169

A Atmen ... 169

8.2	Beeinflussende Faktoren	169
8.3	Beobachten und Beurteilen	170
8.3.1	Zählen der Atemzüge	170
8.3.2	Indirekte Beobachtung der Atmung	170
8.3.3	Physiologische Atmung (Eupnoe)	171
8.3.4	Abweichungen	171
	Atemfrequenz	171
	Atemrhythmus	171
	Atemtiefe	172
	Atemqualität	172
	Atemgeräusche	173
	Atemgeruch	173
	Schmerzen	174
	Thoraxveränderungen	174
	Husten	174
	Sputum	174
8.3.5	Individuelle Situationseinschätzung	175
8.4	Pflegemaßnahmen	175
8.4.1	Luftqualität	175
8.4.2	Atemtechnik	175
8.4.3	Atemerleichternde Ausgangsstellungen	176
8.4.4	Atemunterstützende Lagerungen	177
	Pneumonielagerung	177
	V-, A-, T-, I-Lagerungen	177
	Dehnlagen	178
	Lagerungsdrainagen	179
8.4.5	Atemübungen	180
	Kindgerechte Atemübungen	180
	Einsatz von Atemtrainern	180
8.4.6	Atemstimulierende Einreibungen	181
	Kontaktatmung	181
8.4.7	Sekretlockernde Maßnahmen	181
	Vibration	181
	Ätherische Substanzen und Heilkräuter	182
8.4.8	Sekretverflüssigende Maßnahmen	182

Inhalt

	Raumluftbefeuchtung	182	
	Warmluftbefeuchtung	183	
	Inhalation	183	
	Flüssigkeitszufuhr	183	
8.4.9	Sekretentleerende Maßnahmen	184	
	Abhusten durch das Kind	184	
	Absaugen	184	
8.4.10	Sauerstofftherapie	185	
	Grundlagen	185	
	Sauerstoffquellen	186	
	Sauerstoffapplikation	187	
	Überwachung der Sauerstofftherapie	188	
8.4.11	Pneumonieprophylaxe	189	

B Puls ... 190

8.5	Beeinflussende Faktoren	190
8.6	Beobachten und Beurteilen	190
8.6.1	Begriffsbestimmungen	190
8.6.2	Fühlen des Pulses	190
8.6.3	Weitere Möglichkeiten der Herzfrequenzmessung	191
8.6.4	Abweichungen	192
	Pulsfrequenz	192
	Herzrhythmus	192
	Pulsqualität	193
8.6.5	Individuelle Situationseinschätzung	194
8.7	Pflegemaßnahmen	194
	Vermeidung von Belastungsfaktoren	194
	Belastungsarme Lebensführung	194
	Sichere medikamentöse Therapie	194

C Blutdruck ... 195

8.8	Beeinflussende Faktoren	195
8.9	Beobachten und Beurteilen	195
8.9.1	Begriffsbestimmungen	195
8.9.2	Messen des Blutdrucks	196
	Auskultatorische Methode	196
	Palpatorische Methode	197
	Automatische Blutdruckmessung	197
	Arterielle Blutdruckmessung	197
	Indirekte Beurteilung des Blutdrucks	198
8.9.3	Abweichungen	199
	Hypotonie	199
	Hypertonie	199
	Veränderte Blutdruckamplitude	200
	Blutdruckdifferenz	200
8.9.4	Individuelle Situationseinschätzung	200
8.10	Pflegemaßnahmen	200
8.10.1	Hypotonie	200
8.10.2	Hypertonie	201
	Lese- und Lernservice	201

9 Körpertemperatur regulieren ... 203

9.1	Bedeutung	203
9.2	Beeinflussende Faktoren	203
9.3	Beobachten und Beurteilen	205
9.3.1	Messen der Körpertemperatur	205
	Indikationen zur Messung der Körpertemperatur	205
	Patientenorientierte Temperaturmessung	205
	Thermometerarten	205
	Thermometerhygiene und Aufbewahrung	208
	Messarten	208
9.3.2	Physiologische Körpertemperatur	211
9.3.3	Erhöhte Körpertemperatur	211
	Hyperthermie	212
	Fieber (lat. febris)	212
9.3.4	Verminderte Körpertemperatur	215
9.3.5	Schweißsekretion (Transpiration)	215
	Abweichungen von der physiologischen Schweißsekretion	216
9.3.6	Individuelle Situationseinschätzung	217
9.4	Pflegemaßnahmen	217
9.4.1	Unterstützen beim Regulieren der Körpertemperatur	217
9.4.2	Pflege eines Kindes mit Fieber	218
	Therapie von Fieber	218
	Mögliche Pflegeprobleme	220
	Pflegeziele und Pflegemaßnahmen	220
9.4.3	Pflege eines Kindes mit Hypothermie	221
9.5	Physikalische Therapie	222
9.5.1	Trockene Wärme- und Kälteanwendungen	222
	Grundsätzliches zur Wärme- und Kälteanwendung	222
	Wirkung von Kurz- und Langzeitkälteanwendung	223
	Trockene Wärmeanwendungen	224
	Trockene Kälteanwendungen	224
9.5.2	Hydrothermotherapie	225
	Grundsätzliches zu hydrotherapeutischen Maßnahmen	226
	Bäder	226
	Temperatursenkende Waschung	227
9.5.3	Wickel und Auflagen	227
	Grundsätzliches zu Wickeln bei Kindern	228
	Wickeltücher	228
	Wickelzusätze	229

	Aromatherapie	230		Wadenwickel zur Fiebersenkung	232
	Wickeltemperatur	230		Umschläge, Auflagen, Kompressen	233
	Wirkung und Auswahl des Wickels	230	9.5.4	Lichttherapie	234
	Anlegen eines Wickels mit zwei Tüchern	231		Infrarotbestrahlung	234
				Ultraviolettbestrahlung	234
	Wickeltechniken am Körperstamm	232		Lese- und Lernservice	235

10 Sich sauber halten und kleiden 236

10.1	Bedeutung	236	10.4.4	Duschen	249
	Körperpflege und Kleidung	236		Basal stimulierende Dusche	249
	Gewaschenwerden	236	10.4.5	Ganzwaschung	249
	Die Hände der Pflegenden	236		Basal stimulierende Ganzwaschung	252
10.2	Beeinflussende Faktoren	237		Ohrenpflege	254
10.3	Beobachten und Beurteilen	237		Nasenpflege	254
10.3.1	Entwicklung der Selbständigkeit	237		Augenpflege	254
10.3.2	Haut, Schleimhaut und Hautanhangsgebilde	237	10.4.6	Zahn- und Mundpflege	255
				Zahnpflege	255
	Haut	237		Mundpflege	257
	Schleimhaut	239	10.4.7	Haarpflege	261
	Haare	239		Frisieren der Haare	262
	Nägel	239		Haarwäsche	262
	Zähne und Zahnfleisch	239		Rasieren der Barthaare	263
10.3.3	Abweichungen	239	10.4.8	Nagelpflege	263
	Haut	239	10.4.9	Wickeln	264
	Schleimhaut	242		Wickeltechnik	264
	Haare	242	10.5	Pflegemaßnahmen beim Sich kleiden	266
	Nägel	242			
	Zähne und Zahnfleisch	243	10.5.1	Auswahl von Kleidung	266
10.3.4	Individuelle Situationseinschätzung	243	10.5.2	Hilfestellung beim An- und Ausziehen	268
10.4	Pflegemaßnahmen	243		An- und Auskleiden bei Einschränkungen	268
10.4.1	Intakte Haut	243			
10.4.2	Allgemeine Regeln beim Waschen	244		Lese- und Lernservice	269
10.4.3	Baden	246			

11 Essen und Trinken 270

11.1	Bedeutung	270	11.3.4	Individuelle Situationseinschätzung	281
11.2	Beeinflussende Faktoren	270			
11.3	Beobachten und Beurteilen	272		Ernährungsanamnese	282
11.3.1	Physiologischer Ernährungszustand	272		Information und Abstimmung	282
			11.4	Pflegemaßnahmen	283
	Körpergewicht	272	11.4.1	Ernährung der Schwangeren	283
	Körperlänge	273	11.4.2	Ernährung der Stillenden	285
	Somatogramm	274	11.4.3	Ernährung des Säuglings	285
	Perzentilenkurve	274		Natürliche Ernährung des Säuglings	285
	Body Mass Index	275			
	Körperliches Wachstum des Säuglings	275		Künstliche Ersatzmilchernährung des Säuglings	289
11.3.2	Ernährungsverhalten	276	11.4.4	Ernährung des älteren Säuglings	290
11.3.3	Abweichungen	277	11.4.5	Ernährung von Kindern und Jugendlichen	291
	Störungen des Durstgefühls	277			
	Dehydratation	277		Empfohlene Lebensmittel	292
	Reduzierter Ernährungszustand	278		Geduldete Lebensmittel	294
	Appetitstörungen	278		Gestaltung der Mahlzeiten	294
	Schluck- und Verdauungsstörungen	279		Nahrungsaufnahme	294
	Erbrechen	279			

11.4.6	Nahrungsgabe im Krankenhaus	295	11.4.8	Nahrungsgabe beim älteren Säugling	299
	Organisation	295		Grundregeln bei der Nahrungsgabe	299
	Kostform	295	11.4.9	Kinder mit Behinderungen oder Einschränkungen	299
	Anlieferung	295			
	Essensplatz	296	11.4.10	Künstliche Ernährung	301
	Servieren	296		Transnasale Magensonde	301
	Medikamentengabe	296		Orale Magensonde	305
11.4.7	Nahrungsgabe beim Säugling	296		Duodenalsonde	306
	Zubereitung einer Flaschenmahlzeit	297		Perkutane Sonden	306
	Flaschengabe	297		Sondenernährung	307
	Hygiene	298		Lese- und Lernservice	311

12 Ausscheiden 314

12.1	Bedeutung	314	12.5	Beobachten und Beurteilen der Stuhlausscheidung	336
	Umgang mit Ekelgefühlen	314			
12.2	Beeinflussende Faktoren	315	12.5.1	Physiologische Stuhlausscheidung	336
12.3	Beobachten und Beurteilen der Urinausscheidung	316	12.5.2	Abweichungen	336
			12.5.3	Individuelle Situationseinschätzung	338
12.3.1	Physiologische Urinausscheidung	316			
12.3.2	Pathologische Abweichungen	317	12.6	Pflegemaßnahmen	338
12.3.3	Individuelle Situationseinschätzung	317	12.6.1	Physiologische Darmtätigkeit	338
			12.6.2	Hilfestellung zur Stuhlentleerung	338
12.4	Pflegemaßnahmen zur Urinausscheidung	318		Umgang mit Ausscheidungsgefäßen	338
12.4.1	Physiologische Nieren- und Harnableitungsfunktion	318	12.6.3	Hilfestellung bei Verdauungs- und Defäkationsstörungen	340
12.4.2	Hilfestellung zur physiologischen Urinausscheidung	318		Hilfestellung bei Stuhlinkontinenz	340
				Hilfestellung bei Dreimonatskoliken	340
12.4.3	Gewinnung von Spontanurin	319			
	Auffangen des Spontanurins beim Säugling	319		Hilfestellung bei Meteorismus	341
				Hilfestellung bei Obstipation	341
	Gewinnen von Mittelstrahlurin	320		Digitale Ausräumung	342
12.4.4	Hilfestellung bei Urininkontinenz	321	12.6.4	Einläufe	343
	Blasentraining	321		Verabreichung eines Klysmas oder Mikroklists	344
	Pad-Test	321			
	Hautpflege	321		Reinigungseinlauf	345
	Urinalkondome	322		Spezielle Einläufe	346
12.4.5	Katheterisieren und Punktieren der Harnblase	322		Medikamentöser Einlauf	347
				Verabreichung von Suppositorien	347
	Einmalkatheterismus	323		Verabreichung von Rektiolen	348
	Selbstkatheterismus	327	12.6.5	Darmspülungen	348
	Einlegen eines Blasendauerkatheters	328		Rektale Darmspülung	348
				Orthograde Darmspülung	348
	Katheterpflege	329	12.6.6	Diagnostische Maßnahmen	349
	Entfernen des Dauerkatheters	329		Rektale Untersuchung	349
	Suprapubische Blasenpunktion	330		Rektoskopie	350
	Suprapubische Harnableitung	331	12.6.7	Stuhluntersuchungen	350
12.4.6	Messende Verfahren	331		Untersuchung auf pathogene Keime	350
	24-Stunden-Sammelurin	331			
	Spezifisches Gewicht des Urins	332		Nachweis auf Wurmeier	351
	Flüssigkeitsbilanz	333		Untersuchung auf Ausnutzung	351
12.4.7	Urinuntersuchungen	334		Nachweis auf okkultes Blut	351
	Schnelltests	334		Lese- und Lernservice	351
	Laboruntersuchungen	335			

Inhalt

13 Sich bewegen 353

13.1	Bedeutung	353
13.2	Beeinflussende Faktoren	353
13.3	Beobachten und Beurteilen	354
13.3.1	Physiologische Entwicklung	354
	Pränatale Entwicklung	354
	Grobmotorische Bewegungsentwicklung vom Neugeborenen zum Kleinkind	354
	Körperbild	356
	Beweglichkeit und Gesundheit	357
13.3.2	Abweichungen	357
	Lähmungen	357
	Zerebrale Bewegungsstörungen	358
13.3.3	Individuelle Situationseinschätzung	359
13.4	Pflegemaßnahmen	359
13.4.1	Erreichen und Erhalt der Beweglichkeit	359
	Handling nach dem Bobath-Konzept	360
	Tragen des Säuglings	362
	Mobilisation	363
13.4.2	Lagerungen	364
	Lagerungen bei verordneter Bettruhe	364
	Lagerung von Kindern mit zentralen Bewegungsstörungen und Erkrankungen des Nervensystems ..	364
	Hilfsmittel	367
13.4.3	Prophylaxen	367
	Kontrakturen- und Spitzfußprophylaxe	368
	Dekubitusprophylaxe	368
	Thromboseprophylaxe	371
13.4.4	Rückenschonende Arbeitsweise	373
	Tipps für einen gesunden Rücken ...	373
	Regeln zum Heben und Tragen	374
	Lese- und Lernservice	374

14 Schlafen 376

14.1	Bedeutung	376
14.2	Beeinflussende Faktoren	376
14.3	Beobachten und Beurteilen	379
14.3.1	Physiologischer Schlaf	379
	Schlafphasen	379
	Schlafbedarf	379
	Schlafqualität	380
14.3.2	Abweichungen im Schlafverhalten ..	380
	Einschlafstörungen	380
	Durchschlafstörungen	380
14.3.3	Bewusstsein	381
	Einschätzen der Bewusstseinslage ..	381
14.3.4	Individuelle Situationseinschätzung	383
14.4	Pflegemaßnahmen	383
14.4.1	Fördern des gesunden Schlafs	383
	Umgebungsfaktoren	383
	Elternberatung	384
14.4.2	Einschlafrituale	384
14.4.3	Beruhigende Maßnahmen	385
14.4.4	Schlaffördernde Lagerung	385
14.5	Das Krankenhausbett	386
14.5.1	Einsatz und Handhabung des Bettes	386
	Wäschewechsel	387
	Wäschewechsel beim liegenden Patienten	388
	Lese- und Lernservice	389

15 Für eine sichere Umgebung sorgen 390

15.1	Bedeutung	390
15.2	Beeinflussende Faktoren	390
15.3	Beobachten und Beurteilen	392
15.3.1	Individuelle Situationseinschätzung	392
15.4	Pflegemaßnahmen	393
15.4.1	Umgang mit Arzneimitteln	393
	Umgang mit Betäubungsmitteln	396
15.4.2	Hygiene	396
	Infektionswege	397
	Desinfektionsmaßnahmen	397
	Desinsektion	399
	Sterilisationsverfahren	399
15.4.3	Berufsbekleidung und persönliche Hygiene	400
15.4.4	Transport eines Kindes	401
15.4.5	Prävention	402
	Unfälle im Kindesalter	402
	Unfallverhütende Maßnahmen	403
	Unfallursachen	403
15.4.6	Sicherheit am Arbeitsplatz	404
	Sicherheitsbestimmungen	404
	Brandschutz	404
	Medizinproduktegesetz	405
	Lese- und Lernservice	405

XVII

16 Sich beschäftigen, spielen und lernen ... 406

16.1	Bedeutung ... 406	
	Bedeutung für das kranke Kind ... 406	
	Bedeutung für das Pflegepersonal ... 406	
16.2	Beeinflussende Faktoren ... 407	
16.3	Beobachten und Beurteilen ... 407	
16.3.1	Spielverhalten ... 407	
	Geburt bis drei Monate ... 407	
	Drei bis zwölf Monate ... 407	
	Ein bis drei Jahre ... 408	
	Drei bis sechs Jahre ... 408	
	Sechs bis zehn Jahre ... 409	
	Ab zehn Jahren ... 409	
16.3.2	Individuelle Situationseinschätzung ... 409	
16.4	Pflegemaßnahmen ... 410	
16.4.1	Grundsätze ... 410	
16.4.2	Spielen im Krankenhaus ... 410	
	Geburt bis drei Monate ... 411	
	Drei bis zwölf Monate ... 411	
	Ein bis drei Jahre ... 412	
	Drei bis sechs Jahre ... 412	
	Sechs bis zehn Jahre ... 413	
	Ab zehn Jahre ... 414	
16.4.3	Spiele für bettlägerige Kinder ... 414	
16.4.4	Umgang mit (Bilder-)Büchern ... 415	
	Säuglinge ... 415	
	Kleinkind ... 415	
	Kindergartenkind ... 415	
	Schulkinder ... 416	
16.4.5	Basales Spielen mit behinderten Kindern ... 416	
	Prinzipien des basalen Spielens ... 416	
	Geeignetes Spielmaterial ... 417	
	Geeignete Lagerung zum Spielen ... 417	
	Lese- und Lernservice ... 417	

17 Mädchen oder Junge sein ... 419

17.1	Bedeutung ... 419	
	Sexuelle Belästigung ... 419	
17.2	Beeinflussende Faktoren ... 420	
17.3	Beobachten und Beurteilen ... 420	
17.3.1	Entwicklung der Geschlechtsidentität ... 420	
17.3.2	Abweichungen ... 422	
	Angeborene Fehlbildungen des Genitaltrakts ... 422	
	Pubertas praecox und Pseudopubertas praecox ... 422	
	Behinderte Kinder und Jugendliche ... 422	
	Sexueller Missbrauch ... 423	
17.3.3	Individuelle Situationseinschätzung ... 423	
17.4	Pflegemaßnahmen ... 424	
17.4.1	Wahrung der Intimsphäre ... 424	
17.4.2	Menstruationshygiene ... 424	
	Lese- und Lernservice ... 425	

18 Sterben ... 427

18.1	Bedeutung ... 427	
18.2	Beeinflussende Faktoren ... 427	
18.3	Beobachten und Beurteilen ... 428	
18.3.1	Entwicklung des Todesverständnisses ... 428	
18.3.2	Begriffsbestimmungen ... 428	
	Todeszeichen ... 429	
18.3.3	Sterbeprozess ... 429	
18.3.4	Individuelle Situationseinschätzung ... 430	
18.4	Sterbebegleitung ... 430	
18.4.1	Begriffsbestimmungen ... 430	
	Sterbebegleitung und Sterbehilfe ... 430	
18.4.2	Umgang mit Sterben und Tod ... 430	
18.4.3	Pflegemaßnahmen beim sterbenden Kind ... 431	
18.4.4	Maßnahmen nach Eintritt des Todes ... 431	
18.4.5	Besonderheiten in der Begleitung ... 431	
	Der plötzliche Tod ... 432	
	Sterben von Neugeborenen ... 432	
	Sterben von älteren Kindern ... 433	
	Sterben nach langer Krankheit ... 433	
	Sterben in häuslicher Umgebung ... 434	
	Sterben von Kindern im Hospiz ... 434	
18.4.6	Berücksichtigung religiöser Bedürfnisse ... 435	
	Christliche Familien ... 435	
	Jüdische Familien ... 437	
	Mohammedanische Familien ... 437	
	Fernöstliche Familien ... 437	
	Lese- und Lernservice ... 437	

III Unterstützung und Betreuung von Kindern in speziellen Pflegesituationen ... 439

19 Das gesunde Neugeborene und seine Eltern ... 440

19.1	Bedeutung	440
19.2	Erstversorgung	441
19.2.1	Maßnahmen im Kreißsaal	441
	Absaugen	441
	Asphyxie-Score	442
	Abnabeln	442
	Eltern-Kind-Beziehung	443
	Reinigung	443
	Endgültige Nabelversorgung	443
19.2.2	Prophylaxen	443
	Credé-Prophylaxe	443
	Konakion-Gabe	444
19.2.3	Einschätzen des Gesundheitszustandes	444
	Körpermesswerte des Neugeborenen	444
	Untersuchung des Neugeborenen	445
19.3	Weitere Betreuung	446
19.3.1	Aufgaben im Neugeborenenzimmer	447
19.3.2	Physiologische Besonderheiten	447
	Proportionen und Körperformen	447
	Hormonabhängige Hauterscheinungen	447
	Hormonunabhängige Hauterscheinungen	448
	Organfunktionen des Neugeborenen	448
19.3.3	Pflegebedarf einschätzen	450
19.3.4	Pflegeziele und -maßnahmen	450
	Ruhe und Geborgenheit	450
	Wahrnehmen von Veränderungen	450
	Freie Atemwege	451
	Physiologische Körpertemperatur	451
	Infektfreies Neugeborenes	451
	Intakte Körperhaut	452
	Eintrocknen des Nabelschnurrestes	452
	Gutes Gedeihen	453
	Stärkung der Mutter-Kind-Beziehung	453
	Gestärktes Selbstvertrauen der Eltern	453
19.3.5	Diagnostische und prophylaktische Maßnahmen	454
	Neugeborenen-Screening	454
	Rachitis- und Kariesprophylaxe	455
	Lese- und Lernservice	456

20 Pflege der Schwangeren und der Wöchnerin ... 457

20.1	Bedeutung	457
20.1.1	Entbindungsstätte	459
20.2	Versorgung der Wöchnerin nach der Geburt	459
20.2.1	Dauer und Besonderheiten des Wochenbetts	459
	Verlegung der Wöchnerin	460
20.2.2	Pflegebedarf einschätzen	460
20.2.3	Pflegeziele und -maßnahmen	460
	Ruhe und Erholung	460
	Erkennen instabiler Kreislaufverhältnisse	460
	Physiologische Blutzirkulation	460
	Infektfreie Nieren und Harnwege	461
	Gute Darmperistaltik und physiologische Stuhlentleerung	461
	Schmerzlinderung und schnelle Wundheilung	461
	Erkennen von veränderten Rückbildungsvorgängen	462
	Akzeptanz aller hygienischen Maßnahmen	462
	Ausgeglichene psychische Verfassung	463
	Sicherheit und Gesundheit	463
	Regelwidrigkeiten	463
20.3	Laktation	465
20.3.1	Physiologie der Milchbildung	465
	Mammogenese	465
	Galaktogenese	466
20.3.2	Stillen	467
	Bedeutung des Stillens	467
	Anleitung zum Stillen	467
20.3.3	Brustpflege	470
	Brustmassage	470
	Ausstreichen der Milch	470
	Abpumpen der mütterlichen Milch	472
20.4	Pflege der Wöchnerin mit Mastitis puerperalis	474
20.4.1	Ursache und Auswirkung	474
20.4.2	Pflegebedarf einschätzen	474
20.4.3	Pflegeziele und -maßnahmen	474
	Förderung des Heilungsprozesses	474
	Schmerzlinderung	474
	Beendigung der Milchproduktion	474
	Akzeptanz des Abstillens	475
	Lese- und Lernservice	475

21 Pflege von Frühgeborenen ... 477

- 21.1 Bedeutung ... 477
  - Bedeutung für das Baby ... 477
  - Bedeutung für die Eltern ... 477
- 21.2 Pflege eines zu früh geborenen Kindes ... 477
  - 21.2.1 Auswirkungen ... 477
  - 21.2.2 Pflegebedarf einschätzen ... 478
  - 21.2.3 Pflegeziele und -maßnahmen ... 478
    - Optimale Erstversorgung im Kreißsaal ... 478
    - Kontaktaufnahme ... 478
    - Schonender Transport ... 479
    - Effektive Spontanatmung, ausreichende Sauerstoffversorgung ... 480
    - Stabiler Kreislauf ... 480
    - Stabile Körpertemperatur im Bereich der Thermoneutralzone ... 480
    - Maßnahmen zur Aufrechterhaltung und Regulation der Körpertemperatur ... 481
    - Stabile Körpertemperatur im Wärmebett ... 482
    - Frühgeborenengerechte Umgebung und Tagesablauf ... 483
    - Regelmäßiger Schlaf-Wach-Rhythmus ... 484
    - Erhalt der oralen Empfindsamkeit, Förderung des Saug- und Schluckreflexes ... 484
    - Ausreichendes Wachstum ... 484
    - Sicheres Trinken ... 485
    - Funktionales Trinken ... 485
    - Nahrungsaufnahme ad libitum ... 486
    - Nahrungsaufnahme an der Brust ... 486
    - Ausreichende Ausscheidung ... 486
    - Prävention einer Hirnblutung ... 487
    - Entwicklung physiologischer Bewegungsmuster ... 487
    - Prävention von Kopf- oder Skelettdeformationen ... 489
    - Schutz vor Infektionen ... 489
    - Intakte Haut ... 489
  - 21.2.4 Familienorientierte Pflege ... 489
    - Die Eltern verstehen die Körpersprache ihres Kindes ... 490
    - Die Eltern können ihr Kind beruhigen ... 490
  - 21.2.5 Spezielle Pflegemethoden ... 490
    - Känguruhmethode ... 490
    - Das Geschwisterbett ... 492
    - Richtlinien für die Pflege im Inkubator ... 492
    - Lese- und Lernservice ... 493

22 Pflege von Kindern mit Störungen in der Neugeborenenperiode ... 495

- 22.1 Bedeutung ... 495
- 22.2 Pflege eines Neugeborenen mit Hyperbilirubinämie ... 495
  - 22.2.1 Ursache und Auswirkung ... 495
  - 22.2.2 Pflegebedarf einschätzen ... 495
  - 22.2.3 Pflegeziele und -maßnahmen ... 496
    - Abbau des Bilirubin durch Fototherapie ... 496
    - Physiologische Körpertemperatur ... 497
    - Ausreichende Flüssigkeitszufuhr ... 497
    - Sicherer Augenschutz ... 497
    - Intakte Haut ... 497
    - Kontakt der Eltern mit dem Kind ... 498
- 22.3 Pflege eines Neugeborenen mit Infektionen ... 498
  - 22.3.1 Ursache und Auswirkung ... 498
  - 22.3.2 Pflegebedarf einschätzen ... 499
  - 22.3.3 Pflegeziele und -maßnahmen ... 499
    - Stabile Vitalfunktionen und rechtzeitiges Erkennen von Veränderungen ... 499
    - Intakte Haut und Schleimhaut ... 500
    - Kontakt der Eltern mit dem Kind ... 500
- 22.4 Pflege eines Neugeborenen mit Hypoglykämie oder Hypokalzämie ... 500
  - 22.4.1 Ursache und Auswirkung ... 500
  - 22.4.2 Pflegebedarf einschätzen ... 500
  - 22.4.3 Pflegeziele und -maßnahmen ... 500
    - Stabile Stoffwechsellage ... 500
    - Intakte Haut im Punktionsbereich ... 501
- 22.5 Pflege eines Neugeborenen mit Plexusparese ... 502
  - 22.5.1 Ursache und Auswirkung ... 502
  - 22.5.2 Pflegebedarf einschätzen ... 502
  - 22.5.3 Pflegeziele und -maßnahmen ... 502
    - Physiologische Haltung und Beweglichkeit des Armes ... 502
    - Kontakt der Eltern mit dem Kind ... 502
- 22.6 Pflege eines Neugeborenen mit drogenabhängiger Mutter ... 503
  - 22.6.1 Ursache und Auswirkung ... 503
  - 22.6.2 Pflegebedarf einschätzen ... 504
  - 22.6.3 Pflegeziele und -maßnahmen ... 504
    - Milderung der Unruhezustände ... 504
    - Kontakt der Eltern mit dem Kind ... 504
    - Lese- und Lernservice ... 505

23 Pflege von Kindern mit Störungen des Sinnessystems 506

A Pflege von Kindern mit Erkrankungen des Auges 506

23.1	Bedeutung	506	23.4.2	Pflegebedarf einschätzen	511
23.2	Allgemeine Maßnahmen	506	23.4.3	Pflegeziele und -maßnahmen	511
23.2.1	Augentropfen und -salben	506	23.5	Pflege eines Kindes mit Katarakt	
	Regeln zur Applikation	506		(grauer Star)	511
	Gabe von Augentropfen	507	23.5.1	Ursache und Auswirkung	511
	Gabe von Augensalbe	507	23.5.2	Pflegebedarf einschätzen	512
23.2.2	Augenspülung	507	23.5.3	Pflegeziele und -maßnahmen	512
23.2.3	Augenverbände	508	23.6	Pflege eines Kindes mit Glaukom	
23.2.4	Augenprothesen und Kontaktlinsen .	508		(grüner Star)	512
	Augenprothesen	508	23.6.1	Ursache und Auswirkung	512
	Kontaktlinsen	508	23.6.2	Pflegebedarf einschätzen	513
23.3	Pflege eines Kindes mit Strabismus .	510	23.6.3	Pflegeziele und -maßnahmen	513
23.3.1	Ursache und Auswirkung	510	23.7	Pflege eines Kindes nach Augen-	
23.3.2	Pflegebedarf einschätzen	510		operation	513
23.3.3	Pflegeziele und -maßnahmen	510	23.7.1	Ursache und Auswirkung	513
23.4	Pflege eines Kindes mit Verletzun-		23.7.2	Pflegebedarf einschätzen	513
	gen des Auges und der Lider	511	23.7.3	Pflegeziele und -maßnahmen	513
23.4.1	Ursache und Auswirkung	511			

B Pflege von Kindern mit Erkrankungen des Hals-Nasen-Ohren-Systems 514

23.8	Bedeutung	514	23.11	Pflege eines Kindes nach Tonsill-	
23.9	Allgemeine Maßnahmen	514		ektomie (TE) und Adenotomie (AT) .	517
23.9.1	Nasentropfen und Nasensalben	514	23.11.1	Ursache und Auswirkung	517
	Gabe von Nasentropfen	514	23.11.2	Pflegebedarf einschätzen	518
	Gabe von Nasensalbe	515	23.11.3	Pflegeziele und -maßnahmen	518
23.9.2	Ohrentropfen	515	23.12	Pflege eines Kindes mit Lippen-	
23.10	Pflege eines Kindes mit einer akuten			Kiefer-Gaumen-Spalte	519
	Otitis media	516	23.12.1	Ursache und Auswirkung	519
23.10.1	Ursache und Auswirkung	516	23.12.2	Pflegebedarf einschätzen	520
23.10.2	Pflegebedarf einschätzen	516	23.12.3	Pflegeziele und -maßnahmen	520
23.10.3	Pflegeziele und -maßnahmen	516			

C Pflege von Kindern mit Erkrankungen der Haut 524

23.13	Bedeutung	524	23.15.3	Pflegeziele und -maßnahmen	529
23.14	Pflege eines Kindes mit Soor	525	23.16	Pflege eines Kindes mit Verbrühun-	
23.14.1	Ursache und Auswirkung	525		gen und Verbrennungen	533
23.14.2	Pflegebedarf einschätzen	525	23.16.1	Ursache und Auswirkung	533
23.14.3	Pflegeziele und -maßnahmen	526		Pathophysiologie der Verbrennungs-	
23.15	Pflege eines Kindes mit Neurodermi-			krankheit	535
	tis	527	23.16.2	Pflegebedarf einschätzen	536
23.15.1	Ursache und Auswirkung	527	23.16.3	Pflegeziele und -maßnahmen	536
23.15.2	Pflegebedarf einschätzen	528		Lese- und Lernservice	543

24 Pflege von Kindern mit Störungen des Atemsystems 546

24.1	Bedeutung	546	24.2.3	Pflegeziele und -maßnahmen	547
24.2	Pflege eines Kindes mit einer akuten			Rechtzeitiges Erkennen von	
	Störung der Atemwege	546		Zustandsveränderungen	547
24.2.1	Ursache und Auswirkung	546		Freie Atemwege	547
24.2.2	Pflegebedarf einschätzen	546		Sekretverflüssigung	548

		Selbstständige Sekretentleerung	549
		Hustenlinderung	549
		Atemerleichterung	549
		Schmerzlinderung	550
		Ausreichende Sauerstoffversorgung	550
		Akzeptanz der Maßnahmen	550
		Verbesserung des Allgemeinzustandes	550
24.3		Pflege eines Kindes mit Asthma bronchiale	551
24.3.1		Ursache und Auswirkung	551
24.3.2		Pflegebedarf einschätzen	551
24.3.3		Pflegeziele und -maßnahmen	551
		Aufrechterhaltung der Vitalfunktionen	551
		Kind fühlt sich beim Anfall sicher	553
		Verbesserte Lungenfunktion	553
		Akzeptanz der Therapie	554
		Gesundheitsfördernde Lebensweise	555
		Bestmögliche Lebensqualität	555
		Psychisches Gleichgewicht	555
24.4		Pflege eines Kindes mit cystischer Fibrose	556
24.4.1		Ursache und Auswirkung	556
24.4.2		Pflegebedarf einschätzen	556
24.4.3		Pflegeziele und -maßnahmen	556
		Bestmöglich stabile Atemfunktion	556
		Korrekte Durchführung der Drainage	557
		Verminderung des Infektionsrisikos	558
		Ausreichende Nährstoffzufuhr	559
		Bestmögliche Lebensqualität	560
		Akzeptanz der Erkrankung	560
		Lese- und Lernservice	561

25 Pflege von Kindern mit Störungen des Herz-Kreislauf-Systems 563

25.1	Bedeutung	563
25.2	Pflege eines Kindes mit Herzinsuffizienz	563
25.2.1	Ursache und Auswirkung	563
25.2.2	Pflegebedarf einschätzen	564
25.2.3	Pflegeziele und -maßnahmen	565
	Stabile Vitalfunktionen und rechtzeitiges Erkennen von Veränderungen	565
	Verbesserte Atmung	566
	Physiologische Ausscheidung	567
	Physiologische Körpertemperatur	568
	Angemessenes Gedeihen	568
	Toleranz der Medikamenteneinnahme	569
	Angemessene Belastbarkeit	570
	Angstminderung	571
	Akzeptanz der Erkrankung	571
25.3	Herzkatheteruntersuchung	572
	Lese- und Lernservice	574

26 Pflege von Kindern mit Störungen des Blutsystems 575

26.1	Bedeutung	575
26.2	Pflege von Kindern mit Anämie	575
26.2.1	Ursache und Auswirkung	575
26.2.2	Pflegebedarf einschätzen	576
26.2.3	Pflegeziele und -maßnahmen	576
	Stillen der Blutung	576
	Stabile Kreislaufsituation	576
	Deckung des Eisenbedarfs	576
	Wirksame Eisenzufuhr	577
26.3	Pflege von Kindern mit chronisch hämolytischen Anämien	577
26.3.1	Ursache und Auswirkung	577
26.3.2	Pflegebedarf einschätzen	578
26.3.3	Pflegeziele und -maßnahmen	578
	Frühzeitiges Erkennen von Komplikationen	578
	Selbständiger Umgang mit der Therapie	579
	Bestmögliche psychosoziale Situation	579
26.4	Pflege eines Kindes mit Purpura Schoenlein-Henoch	580
26.4.1	Ursache und Auswirkung	580
26.4.2	Pflegebedarf einschätzen	580
26.4.3	Pflegeziele und -maßnahmen	580
	Erkennen und Vermeiden neuer Blutungen	580
	Ausreichende Nahrungsaufnahme	580
	Linderung der Gelenkbeschwerden und der Ödeme	581
26.5	Pflege eines Kindes mit Idiopathischer Thrombozytopenie (ITP)	581
26.5.1	Ursache und Auswirkung	581
26.5.2	Pflegebedarf einschätzen	581
26.5.3	Pflegeziele und -maßnahmen	581
	Erkennen von Blutungen	581
	Gewährleistung der Therapie	581
26.6	Pflege eines Kindes mit Hämophilie	581
26.6.1	Ursache und Auswirkung	581
26.6.2	Pflegebedarf einschätzen	582
26.6.3	Pflegeziele und -maßnahmen	582
	Erkennen von Blutungen, Blutstillung	582
	Vorbeugen von Blutungen	583
	Physiologische Beweglichkeit der Gelenke	583

	Soziale Integration, psychische Stabilität	583	26.7.1	Ursache und Auswirkung	584
	Lebensgestaltung	583	26.7.2	Pflegebedarf einschätzen	584
26.7	Pflege eines Kindes mit Störungen des leukozytären Systems	584		Lese- und Lernservice	584

27 Pflege von Kindern mit onkologischen Erkrankungen ... 585

27.1	Bedeutung	585		Akzeptanz der Medikamentengabe. Erkennen von Nebenwirkungen der	594
27.2	Grundlagen der zytostatischen Therapie	585		Medikamente	594
27.2.1	Ziele der Therapie	586		Sicherer Umgang mit Broviac- Katheter, Hickman-Katheter und	
27.2.2	Sicherer Umgang	586			
27.2.3	Nebenwirkungen	587		Intraport	595
27.3	Pflege eines Kindes mit einer onko- logischen Erkrankung	587		Schmerzlinderung und -freiheit	597
				Emotionale Unterstützung	598
27.3.1	Ursache und Auswirkung	587	27.4	Pflege von Kindern und Jugend- lichen im Terminalstadium	599
27.3.2	Pflegebedarf einschätzen	588			
27.3.3	Pflegeziele und -maßnahmen	588		Äußere Rahmenbedingungen	599
	Intakte Haut	588		Einbeziehung der Eltern	599
	Intakte Schleimhäute	589		Hilfe bei der Bewältigung von Todes- angst	599
	Intakte Haut bei Bestrahlungsthera- pie	590			
	Erkennen von Blutungen und Blutungsprophylaxe	591		Unterstützung bei der Nahrungs- und Flüssigkeitszufuhr	600
	Minimierung des Infektionsrisikos	591		Unterstützung der Darmtätigkeit	600
	Physiologische Nierenfunktion	592		Dekubitusprophylaxe	600
	Ausreichende Nährstoffzufuhr	592	27.4.1	Auswirkungen der Pflege auf das Pflegepersonal	601
	Wohlbefinden steigern	593		Lese- und Lernservice	601

28 Pflege von Kindern mit Störungen des Verdauungssystems ... 602

28.1	Bedeutung	602		Sicherer Umgang mit dem Kind	608
28.2	Pflege eines Kindes mit Ösophagus- atresie	602	28.4	Pflege eines Kindes mit Gastro- schisis	609
28.2.1	Ursache und Auswirkung	602	28.4.1	Ursache und Auswirkung	609
28.2.2	Pflegebedarf einschätzen	603	28.4.2	Pflegebedarf einschätzen	609
28.2.3	Pflegeziele und -maßnahmen	603	28.4.3	Pflegeziele und -maßnahmen	609
	Optimale Erstversorgung sowie prä- und postoperative Stabilisie- rung	603		Präoperative Stabilisierung	609
				Postoperative Stabilisierung	610
				Ungestörte Wundheilung	610
	Postoperative Betreuung auf der Kinderintensivstation	604		Physiologische Atmung	610
				Angemessenes Gedeihen	610
	Frühzeitiges Erkennen von Verände- rungen der Vitalfunktionen	604	28.5	Pflege eines Kindes mit Ileus	611
			28.5.1	Ursache und Auswirkung	611
	Freie Atemwege	604	28.5.2	Pflegebedarf einschätzen	611
	Komplikationslose Nahrungsauf- nahme	604	28.5.3	Pflegeziele und -maßnahmen	612
	Sicherer Umgang mit dem Kind	605		Stabile Vitalfunktionen und frühzei- tiges Erkennen von Veränderungen der Vitalparameter	612
	Wechsel einer Dauerabsaugsonde	606			
28.3	Pflege eines Kindes mit hyper- tropher Pylorusstenose	606		Physiologische Ausscheidung	612
				Schmerzarme und schlaffördernde Lagerung	612
28.3.1	Ursache und Auswirkung	606			
28.3.2	Pflegebedarf einschätzen	607		Intakte Mundschleimhaut	612
28.3.3	Pflegeziele und -maßnahmen	607		Toleranz der ableitenden Systeme	613
	Physiologischer Flüssigkeitshaus- halt	607	28.6	Pflege eines Kindes mit Appen- dizitis	613
	Angemessenes Gedeihen	607	28.6.1	Ursache und Auswirkung	613
	Ruhe und physiologischer Schlaf	608	28.6.2	Pflegebedarf einschätzen	613

28.6.3	Pflegeziele und -maßnahmen	613		Prä- und postoperative Stabilisierung	616	
	Weitmöglichste Angstfreiheit und Akzeptanz der Maßnahmen	613		Problemlose Ausscheidung	617	
28.7	Pflege eines Kindes mit chronisch entzündlichen Darmerkrankungen	614		Sicherer Umgang der Eltern mit dem Kind und Akzeptanz der Erkrankung	617	
28.7.1	Ursache und Auswirkung	614				
28.7.2	Pflegebedarf einschätzen	614	28.9	Pflege eines Kindes mit Stomaversorgung	617	
28.7.3	Pflegeziele und -maßnahmen	615				
	Bestmöglicher Ernährungszustand	615	28.9.1	Begriffsbestimmungen	617	
	Akzeptanz der Medikamenteneinnahme	615	28.9.2	Pflegebedarf einschätzen	618	
			28.9.3	Pflegeziele und -maßnahmen	618	
	Akzeptanz der Erkrankung	615		Intakte Haut im Stomabereich – richtiger Umgang mit der Versorgung	618	
28.8	Pflege eines Kindes mit anorektaler Fehlbildung	616				
28.8.1	Ursache und Auswirkung	616		Gute Nahrungsverträglichkeit	621	
28.8.2	Pflegebedarf einschätzen	616		Gute Bewegungsmöglichkeiten	621	
28.8.3	Pflegeziele und -maßnahmen	616		Akzeptanz des Darmstomas	621	
				Lese- und Lernservice	621	

29 Pflege von Kindern mit Störungen des Stoffwechsels und des endokrinen Systems ... 623

29.1	Bedeutung	623	29.3.3	Pflegeziele und -maßnahmen	636
29.2	Pflege eines Kindes mit Diabetes mellitus	623		Optimale Phenylalaninwerte im Blut	636
29.2.1	Ursache und Auswirkung	623		Ausgewogene Ernährung	638
29.2.2	Pflegebedarf einschätzen	624		Akzeptanz der Diät	638
29.2.3	Pflegeziele und -maßnahmen	624		Das Kind und seine Familie sind über die Diätprinzipien aufgeklärt	638
	Stabilisierung des Stoffwechsels	624			
	Kontrolle der Stoffwechsellage	625		Erkennen von Störungen	639
	Selbständige Insulininjektion	626		Verantwortungsvolle Elternschaft	639
	Ausgewogene Ernährung	628	29.4	Pflege eines Kindes mit adrenogenitalem Syndrom	639
	Ausreichende Aktivität	629			
	Prävention von Folgeschäden	629	29.4.1	Ursache und Auswirkung	639
	Intakte Haut	630	29.4.2	Pflegebedarf einschätzen	640
	Angehörige sind einbezogen	630	29.4.3	Pflegeziele und -maßnahmen	640
	Größtmögliche Individualität	630		Erkennen einer Salzverlustkrise	640
	Akzeptanz der Lebenssituation	631		Physiologischer Kortisol- und Aldosteronspiegel	640
29.2.4	Insulininjektion	632			
	Grundsätzliches zur Insulininjektion	632		Erkennen einer Fehldosierung	640
				Sicherer Umgang mit Notfallsituationen	641
	Insulinspritze	632			
	Insulinpen	634		Sicherheit von Eltern und Kind bezüglich seiner Geschlechtsidentität	641
	Insulinpumpe	635			
	Aktuelle Diabetesforschung	635			
29.3	Pflege eines Kindes mit Phenylketonurie (PKU)	636		Offene Kommunikation	642
				Physiologische Entwicklung	642
29.3.1	Ursache und Auswirkung	636		Mit der Erkrankung leben lernen	642
29.3.2	Pflegebedarf einschätzen	636		Lese- und Lernservice	642

30 Pflege von Kindern mit Störungen der Niere und des Urogenitalsystems ... 644

30.1	Bedeutung	644		Infektfreie Nieren und ableitende Harnwege	645
30.2	Pflege eines Kindes mit Harnwegsinfektion	644			
				Physiologische Körpertemperatur	645
30.2.1	Ursache und Auswirkung	644		Wohlbefinden und gutes Gedeihen	645
30.2.2	Pflegebedarf einschätzen	645		Vorbeugen von Harnwegsinfekten	645
30.2.3	Pflegeziele und -maßnahmen	645			

30.3	Pflege eines Kindes mit Harntransportstörungen	646
30.3.1	Ursache und Auswirkung	646
	Mögliche Harnableitungen	646
30.3.2	Pflegebedarf einschätzen	649
30.3.3	Pflegeziele und -maßnahmen	649
	Ungehinderter Harnabfluss	649
	Infektfreies Harnsystem	649
	Wohlbefinden durch gute Wundheilung	651
30.3.4	Diagnostik	651
	Nierenbeckendruckmessung	651
	Uroflowmetrie	651
	Miktionszystourethrogramm (MCU)	652
	Ausscheidungsurogramm (AUG)	652
	MAG 3-Clearance	652
	Kreatinin-Clearance	652
30.4	Pflege eines Kindes mit Harnsteinerkrankung	653
30.4.1	Ursache und Auswirkung	653
30.4.2	Pflegebedarf einschätzen	653
30.4.3	Pflegeziele und -maßnahmen	654
	Erträglicher Zustand während einer Kolik	654
	Kooperation bei allen Maßnahmen	654
	Erkennen einer Mitbeteiligung des Nierenparenchyms	654
	Akzeptanz der Prophylaxe	654
30.5	Pflege eines Kindes mit neurogenen Blasenentleerungsstörungen	655
30.5.1	Ursache und Auswirkung	655
30.5.2	Pflegebedarf einschätzen	655
30.5.3	Pflegeziele und -maßnahmen	655
	Intakte Haut	655
	Restharnfreie Blase	656
	Förderung der Selbständigkeit	656
30.6	Pflege eines Kindes mit Kolon-Conduit	656
30.6.1	Funktion	656
30.6.2	Pflegebedarf einschätzen	656
30.6.3	Präoperative Pflegeziele und -maßnahmen	657
	Komplikationsfreier Verlauf	657
	Gute Wundheilung	657
30.6.4	Postoperative Pflegeziele und -maßnahmen	657
	Gut durchblutete Schleimhaut	657
	Intakte Haut im Bereich des Stomas	657
	Sicherheit und Wohlbefinden	658
	Gestärktes Selbstvertrauen	658
30.7	Pflege eines Kindes mit MAINZ-Pouch I	658
30.7.1	Funktion des MAINZ-Pouch I	658
30.7.2	Pflegebedarf einschätzen	658
30.7.3	Pflegeziele und -maßnahmen	659
	Gute Wundheilung	659
	Sicherheit und Wohlbefinden	660
30.8	Pflege eines Kindes mit Sigma-Rektum-Pouch (MAINZ-Pouch II)	660
30.8.1	Funktion des Mainz-Pouch II	660
30.9	Pflege eines Jungen mit Balanitis	661
30.9.1	Ursache und Auswirkung	661
30.9.2	Pflegebedarf einschätzen	661
30.9.3	Pflegeziele und -maßnahmen	661
	Intakte Haut und Schleimhaut	661
	Weitgehende Schmerzfreiheit	661
30.10	Pflege eines Mädchens mit Vulvovaginitis	661
30.10.1	Ursache und Auswirkung	661
30.10.2	Pflegebedarf einschätzen	661
30.10.3	Pflegeziele und -maßnahmen	661
	Physiologisches Scheidenmilieu	661
30.11	Pflege eines Jungen mit Phimose	662
30.11.1	Ursache und Auswirkung	662
30.11.2	Pflegebedarf einschätzen	662
30.11.3	Pflegeziele und -maßnahmen	662
	Schnelle Wundheilung	662
	Schmerzverringerung und erfolgreiche Miktion	662
	Verhinderung einer Paraphimose	663
30.12	Pflege eines Jungen mit Fehlbildung der Harnröhre	663
30.12.1	Ursache und Auswirkung	663
30.12.2	Pflegebedarf einschätzen	663
30.12.3	Präoperative Pflegeziele und -maßnahmen	663
	Positive Einstellung der Eltern	663
	Gute Hautdurchblutung	663
30.12.4	Postoperative Pflegeziele und Pflegemaßnahmen	664
	Physiologische Durchblutung von Haut und Schleimhaut	664
	Infektfreie ableitende Harnwege durch kontinuierlichen Harnabfluss	664
	Weitgehende Schmerzlinderung	664
	Gute Wundheilung	664
30.13	Pflege eines Jungen mit Hodendystopie	664
30.13.1	Ursache und Auswirkung	664
30.13.2	Pflegebedarf einschätzen	665
30.13.3	Pflegeziele und -maßnahmen	665
	Gute Fixierung des Hodens	665
	Schmerzlinderung, Infektionsfreie Wunde	665
30.14	Pflege eines Jungen mit Orchitis	665
30.14.1	Ursache und Auswirkung	665
30.14.2	Pflegebedarf einschätzen	665
30.14.3	Pflegeziele und -maßnahmen	665
	Besserung des Allgemeinbefindens	665
	Erkennen einer Hodentorsion	666
30.15	Pflege eines Kindes mit akuter postinfektiöser Glomerulonephritis	666
30.15.1	Ursache und Auswirkung	666
30.15.2	Pflegebedarf einschätzen	666
30.15.3	Pflegeziele und -maßnahmen	666
	Erkennen einer instabilen Kreislaufsituation	666
	Physiologischer Flüssigkeitshaushalt	667
	Förderung des Wohlbefindens	667

	Kooperation bei therapeutischen und diagnostischen Maßnahmen	667		Ausreichende Kalorienzufuhr Intakte Haut Ablenkung und Angstminderung		670 670 671
30.16	Pflege eines Kindes mit Nephrotischem Syndrom	667	30.18	Pflege eines Kindes mit Peritonealdialyse		671
30.16.1	Ursache und Auswirkung	667	30.18.1	Peritonealdialyse		671
30.16.2	Pflegebedarf einschätzen	668		Kontinuierliche ambulante Peritonealdialyse (CAPD)		671
30.16.3	Pflegeziele und -maßnahmen Physiologischer Flüssigkeitshaushalt	668 668		Kontinuierliche zyklische Peritonealdialyse (CCPD)		672
	Physiologische Blutzirkulation	668	30.18.2	Pflegebedarf einschätzen		672
	Infektfreier Zustand	668	30.18.3	Pflegeziele und -maßnahmen		672
	Ausreichende Nährstoff- und Elektrolytzufuhr	668		Förderung der Selbständigkeit Gut funktionierender Auslaufkatheter		672 672
	Kooperation bei Maßnahmen	669		Erkennen instabiler Kreislaufverhältnisse		672
	Ausgeglichene Stimmungslage	669				
30.17	Pflege eines Kindes mit akutem Nierenversagen	669		Infektfreier Zustand Erkennen eines veränderten Eiweiß-, Flüssigkeits- und Elektrolythaushalts		672 673
30.17.1	Ursache und Auswirkung	669				
30.17.2	Pflegebedarf einschätzen	669				
30.17.3	Pflegeziele und -maßnahmen	670		Altersentsprechendes Körpergewicht		673
	Kooperation bei Pflegemaßnahmen	670				
	Erkennen einer veränderten Bewusstseinslage	670		Positive Grundstimmung Spülen des Peritonealraums		673 673
	Erkennen einer auffälligen Kreislauf- und Atemfunktion	670		Lese- und Lernservice		674
	Infektfreier Zustand	670				

31 Pflege von Kindern mit Störungen des Bewegungssystems 676

31.1	Bedeutung	676	31.4.3	Pflege eines Kindes mit Extension	684
31.2	Pflege eines Kindes mit einer angeborenen Fußfehlstellung	676		Formen der Extensionsbehandlung Pflegebedarf einschätzen	684 685
31.2.1	Ursache und Auswirkung	676		Pflegeziele und -maßnahmen	685
31.2.2	Pflegebedarf einschätzen	676	31.5	Pflege eines Kindes mit Osteomyelitis	687
31.2.3	Pflegeziele und -maßnahmen	677			
31.3	Pflege eines Kindes mit einer Hüftgelenksdysplasie	678	31.5.1	Ursache und Auswirkung	687
			31.5.2	Pflegebedarf einschätzen	687
31.3.1	Ursache und Auswirkung	678	31.5.3	Pflegeziele und -maßnahmen	688
31.3.2	Pflegebedarf einschätzen	678		Umgang mit der Spül-Saug-Drainage	688
31.3.3	Pflegeziele und -maßnahmen	679			
31.4	Pflege von Kindern mit Frakturen	680	31.6	Pflege eines Kindes mit einer rheumatischen Erkrankung	689
31.4.1	Ursache und Auswirkung	680			
31.4.2	Pflege eines Kindes mit Gipsverband	681	31.6.1	Ursache und Auswirkung	689
			31.6.2	Pflegebedarf einschätzen	690
	Anlegen des Gipsverbandes	681	31.6.3	Pflegeziele und -maßnahmen	690
	Pflegebedarf einschätzen	682		Lese- und Lernservice	693
	Pflegeziele und -maßnahmen	683			

32 Pflege von Kindern mit Störungen des Zentralnervensystems 694

32.1	Bedeutung	694		Pflege eines Kindes mit externer Liquordrainage	699
32.2	Pflege von Kindern mit Hydrozephalus	694			
			32.3	Pflege eines Kindes mit Spina bifida	701
32.2.1	Ursache und Auswirkung	694			
32.2.2	Pflegebedarf einschätzen	696	32.3.1	Ursache und Auswirkung	701
32.2.3	Pflegeziele und -maßnahmen	696	32.3.2	Pflegebedarf einschätzen	701
	Konservative Therapie/präoperative Pflege	696	32.3.3	Pflegeziele und -maßnahmen	702
			32.4	Pflege eines Kindes mit Schädel-Hirn-Trauma	705
	Postoperative Pflege nach Shuntimplantation	697			
			32.4.1	Ursache und Auswirkung	705

32.4.2	Pflegebedarf einschätzen	705		Körperliche Unversehrtheit beim Krampfanfall	713
32.4.3	Pflegeziele und -maßnahmen	706		Kooperation bei der Medikamenteneinnahme	715
32.5	Pflege eines Kindes mit zerebralen Krampfanfällen	710		Minderung des Anfallsrisikos durch adäquate Lebensweise	715
32.5.1	Ursache und Auswirkung	710		Bestmögliche Entwicklung und soziale Integration	716
32.5.2	Pflegebedarf einschätzen	712		Lese- und Lernservice	716
32.5.3	Pflegeziele und -maßnahmen	713			
	Frühzeitiges Erkennen von Anfallszeichen	713			

33 Pflege von Kindern mit psychosomatischen und psychiatrischen Störungen ... 718

33.1	Bedeutung	718	33.4	Pflege eines Jugendlichen mit Essstörungen	726
33.2	Betreuung	719	33.4.1	Ursache und Auswirkung	726
33.2.1	Betreuungsgrundsätze	719	33.4.2	Pflegebedarf einschätzen	726
	Mit – Sein/Zuhören	719	33.4.3	Pflegeziele und -maßnahmen	727
33.2.2	Kriterien zur Verhaltensbeobachtung	719	33.5	Pflege eines Jugendlichen mit suizidalem Verhalten	728
33.2.3	Institutionen	721	33.5.1	Ursache und Auswirkung	728
33.2.4	Ziele der Betreuung	721	33.5.2	Pflegebedarf einschätzen	728
	Integration	721	33.5.3	Pflegeziele und -maßnahmen	728
	Sicherheit gewährleisten	722	33.6	Pflege eines Jugendlichen mit dissozialem Verhalten	729
	Lernen mit Stress umzugehen	722	33.6.1	Ursache und Auswirkung	729
	Selbstbewusstsein stärken	723	33.6.2	Pflegebedarf einschätzen	729
	Beziehungen aufbauen	723	33.6.3	Pflegeziele und -maßnahmen	730
33.2.5	Therapieformen	724	33.7	Pflege eines Kindes mit hyperkinetischem Syndrom	730
	Psychotherapie	724	33.7.1	Ursache und Auswirkung	730
	Medikamentöse Therapie	724	33.7.2	Pflegebedarf einschätzen	731
33.3	Pflege eines Kindes mit Enuresis/Enkopresis	725	33.7.3	Pflegeziele und -maßnahmen	731
33.3.1	Ursache und Auswirkung	725		Lese- und Lernservice	732
33.3.2	Pflegebedarf einschätzen	725			
33.3.3	Pflegeziele und -maßnahmen	725			

34 Pflege von Kindern mit infektiösen Erkrankungen ... 733

34.1	Bedeutung	733	34.5.2	Pflegebedarf einschätzen	745
34.1.1	Psychische Situation	734	34.5.3	Pflegeziele und -maßnahmen	745
34.2	Grundlagen	735	34.6	Pflege eines Kindes mit Enzephalitis	746
34.2.1	Gesetzliche Bestimmungen	735			
34.2.2	Hygienische Grundsätze	737	34.6.1	Ursache und Auswirkung	746
34.2.3	Impfungen	738	34.6.2	Pflegebedarf einschätzen	746
	Impfplan	738	34.6.3	Pflegeziele und -maßnahmen	746
	Tuberkulintest	740	34.7	Pflege eines Kindes mit Meningitis	747
34.2.4	Exanthembeobachtung	743	34.7.1	Ursache und Auswirkung	747
34.3	Pflege eines Kindes mit HIV-Infektion/AIDS	743	34.7.2	Pflegebedarf einschätzen	747
34.3.1	Ursache und Auswirkung	743	34.7.3	Pflegeziele und -maßnahmen	747
34.3.2	Pflegebedarf einschätzen	743	34.8	Pflege eines Kindes mit Hepatitis	748
34.3.3	Pflegeziele und -maßnahmen	743	34.8.1	Ursache und Auswirkung	748
34.4	Pflege eines Kindes mit Diphtherie	744	34.8.2	Pflegebedarf einschätzen	748
34.4.1	Ursache und Auswirkung	744	34.8.3	Pflegeziele und -maßnahmen	748
34.4.2	Pflegebedarf einschätzen	744	34.9	Pflege eines Kindes mit Herpes-simplex-Infektion	749
34.4.3	Pflegeziele und -maßnahmen	744			
	Kind kann frei atmen	744	34.9.1	Ursache und Auswirkung	749
34.5	Pflege eines Kindes mit Durchfallerkrankungen	745	34.9.2	Pflegebedarf einschätzen	749
34.5.1	Ursache und Auswirkung	745	34.9.3	Pflegeziele und -maßnahmen	749

34.10	Pflege eines Kindes mit Influenza (Virusgrippe)	749
34.10.1	Ursache und Auswirkung	749
34.10.2	Pflegebedarf einschätzen	750
34.10.3	Pflegeziele und -maßnahmen	750
34.11	Pflege eines Kindes mit Kopfläusen	750
34.11.1	Ursache und Auswirkung	750
34.11.2	Pflegebedarf einschätzen, Pflegeziele und -maßnahmen	750
34.12	Pflege eines Kindes mit Masern (Morbilli)	751
34.12.1	Ursache und Auswirkung	751
34.12.2	Pflegebedarf einschätzen	751
34.12.3	Pflegeziele und -maßnahmen	751
34.13	Pflege eines Kindes mit Mumps (Parotitis epidemica)	751
34.13.1	Ursache und Auswirkung	751
34.13.2	Pflegebedarf einschätzen	752
34.13.3	Pflegeziele und -maßnahmen	752
34.14	Pflege eines Kindes mit Mykosen (Pilzerkrankungen)	752
34.14.1	Ursache und Auswirkung	752
34.14.2	Pflegebedarf einschätzen	753
34.14.3	Pflegeziele und -maßnahmen	753
34.15	Pflege eines Kindes mit Pertussis (Keuchhusten)	753
34.15.1	Ursache und Auswirkung	753
34.15.2	Pflegebedarf einschätzen	753
34.15.3	Pflegeziele und -maßnahmen	754
34.16	Pflege eines Kindes mit Pfeifferschem Drüsenfieber (infektiöse Mononukleose)	754
34.16.1	Ursache und Auswirkung	754
34.16.2	Pflegebedarf einschätzen	754
34.16.3	Pflegeziele und -maßnahmen	754
34.17	Pflege eines Kindes mit Poliomyelitis (Kinderlähmung)	755
34.17.1	Ursache und Auswirkung	755
34.17.2	Pflegebedarf einschätzen	755
34.17.3	Pflegeziele und -maßnahmen	755
34.18	Pflege eines Kindes mit Röteln (Rubeola)	755
34.18.1	Ursache und Auswirkung	755
34.18.2	Pflegebedarf einschätzen	756
34.18.3	Pflegeziele und -maßnahmen	756
34.19	Pflege eines Kindes mit Skabies (Krätze)	756
34.20.1	Ursache und Auswirkung	756
34.19.2	Pflegebedarf einschätzen, Pflegeziele und -maßnahmen	756
34.20	Pflege eines Kindes mit Scharlach	757
34.20.1	Ursache und Auswirkung	757
34.20.2	Pflegebedarf einschätzen	757
34.20.3	Pflegeziele und -maßnahmen	757
34.21	Pflege eines Kindes mit Stomatitis aphthosa	758
34.21.1	Ursache und Auswirkung	758
34.21.2	Pflegebedarf einschätzen	758
34.21.3	Pflegeziele und -maßnahmen	758
34.22	Pflege eines Kindes mit Tuberkulose	758
34.22.1	Ursache und Auswirkung	758
34.22.2	Pflegebedarf einschätzen	758
34.22.3	Pflegeziele und -maßnahmen	759
34.23	Pflege eines Kindes mit Windpocken (Varizellen)	759
34.23.1	Ursache und Auswirkung	759
34.23.2	Pflegebedarf einschätzen	759
34.23.3	Pflegeziele und -maßnahmen	759
	Lese- und Lernservice	760

35 Pflege von Kindern mit Intensivpflegebedarf ... 761

35.1	Bedeutung	761
35.2	Theoretische Grundlagen	761
35.2.1	Situation der Menschen auf der Intensivstation	761
	Das Kind	761
	Die Angehörigen	762
	Das Pflegepersonal	762
	Interdisziplinäre Zusammenarbeit	762
35.2.2	Bauliche Aspekte	763
	Die Intensivpflegestation	763
	Der Kinderintensivpflegeplatz	763
35.3	Pflege eines beatmeten Kindes	764
35.3.1	Ursache und Auswirkung	764
35.3.2	Pflegebedarf einschätzen	764
35.3.3	Pflegeziele und -maßnahmen	765
	Frühzeitiges Erkennen von Komplikationen und adäquate Reaktion	765
	Akzeptanz der Beatmung	765
	Freie, durchgängige Atem-/Beatmungswege	767
	Minderung des Infektionsrisikos	767
	Intakte Haut und Schleimhäute	768
	Erhalt der oralen Empfindsamkeit, des Saug-, Kau- und Schluckvermögens	768
	Physiologische Ausscheidung	768
	Bestmögliche Kommunikation	769
	Physiologischer Schlaf-Wach-Rhythmus	769
	Selbständige Atmung	769
35.4	Unterstützende Techniken	770
35.4.1	Monitoring	770
35.4.2	Intubation	770
35.4.3	Extubation	772
35.4.4	Endotracheales Absaugen	774
35.4.5	Beatmungsformen	776
35.5	Pflege eines tracheotomierten Kindes	778
35.5.1	Ursache und Auswirkung	778
35.5.2	Pflegebedarf einschätzen	779
35.5.3	Pflegeziele und -maßnahmen	779
	Freie Atemwege	779
	Infektionsfreiheit	780
	Eigenständige Lebensführung	780

35.5.4	Tracheostomapflege	780	35.6.3	Pflegeziele und -maßnahmen	782
35.6	Pflege eines Kindes mit liegender Pleuradrainage	782		Frühzeitiges Erkennen von Störungen der Drainagetherapie	782
35.6.1	Ursache und Auswirkung	782		Subjektives Wohlbefinden	783
35.6.2	Pflegebedarf einschätzen	782		Lese- und Lernservice	783

IV Pflegerisches Handeln im Zusammenhang mit Diagnostik und Therapie ... 784

36 Die Situation von Kindern im Rahmen diagnostischer und therapeutischer Maßnahmen ... 785

36.1	Angst der Kinder	785	Kommunikation	786
36.2	Pflegerische Aufgaben	786	Rahmenbedingungen	787
	Information	786	Lese- und Lernservice	787

37 Umgang mit Labormaterial ... 788

37.1	Theoretische Grundlagen	788		Anderes Untersuchungsmaterial	790
37.1.1	Begriffsbestimmungen	788	37.1.2	Zuständigkeitsbereiche	791
	Untersuchungsmaterial Blut	788	37.2	Pflegerische Aufgaben	791
	Untersuchungsmaterial Urin	788		Probeentnahme	791
	Untersuchungsmaterial Stuhl	790		Lese- und Lernservice	792

38 Blutentnahmen ... 793

38.1	Theoretische Grundlagen	793	38.2.2	Spezielle pflegerische Aufgaben	794
38.1.1	Begriffsbestimmungen	793		Venöse Blutentnahme	794
38.1.2	Zuständigkeitsbereiche	793		Kapilläre Blutentnahme	796
38.2	Pflegerische Aufgaben	793		Arterielle Blutentnahme	798
38.2.1	Allgemeine pflegerische Aufgaben	793		Lese- und Lernservice	798

39 Punktionen und Biopsien ... 799

39.1	Theoretische Grundlagen	799		Aszitespunktion	806
39.1.1	Begriffsbestimmungen	799		Perikardpunktion	807
39.1.2	Zuständigkeitsbereiche	799		Pleurapunktion	808
39.2	Pflegerische Aufgaben	800		Leberbiopsie	810
39.2.1	Allgemeine pflegerische Aufgaben	800		Nierenbiopsie	811
39.2.2	Spezielle pflegerische Aufgaben	802		Muskelbiopsie	811
	Liquorpunktion	802		Hautbiopsie	812
	Knochenmarkpunktion	804		Lese- und Lernservice	813
	Gelenkspaltenpunktion	806			

40 Injektionen ... 814

40.1	Theoretische Grundlagen	814		Anordnungs- und Durchführungsverantwortung	816
40.1.1	Begriffsbestimmungen	814	40.2	Pflegerische Aufgaben	817
	Injektionsarten	814	40.2.1	Allgemeine pflegerische Aufgaben	817
	Materialien	815		Maßnahmen zur Schmerzreduktion	817
40.1.2	Zuständigkeitsbereiche	816			

	Für Sicherheit sorgen	817		Intramuskuläre Injektionen	818
	Berechnen und Aufziehen des Medikamentes	818		Subkutane Injektion	821
				Intrakutane Injektionen	822
40.2.2	Spezielle pflegerische Aufgaben	818		Lese- und Lernservice	822

41 Infusion und Transfusion ... 823

A Infusionstherapie ... 823

41.1	Theoretische Grundlagen	823	41.2.3	Pflege eines Kindes mit Infusionstherapie	831
41.1.1	Begriffsbestimmungen	823			
	Wasser- und Elektrolythaushalt	823		Weitestgehend eigenständige Körperpflege	831
	Infusionslösungen	824			
	Berechnung der Infusionsgeschwindigkeit	824		Wohlbefinden in geeigneter Kleidung	831
41.1.2	Zuständigkeitsbereiche	826		Weitestgehende Eigenständigkeit beim Essen und Trinken	832
	Anordnungsverantwortung	826			
	Durchführungsverantwortung	826		Rechtzeitiges Erkennen einer unphysiologischen Gewichtsveränderung	832
41.2	Pflegerische Aufgaben	826			
41.2.1	Vorbereitung, Wechsel und Entfernen einer Infusion	826			
				Bestmögliche Bewegungsfreiheit	832
	Vorbereitung einer Schwerkraftinfusion	826		Wahrung der Intimsphäre	832
				Rechtzeitiges Erkennen von Schmerzen und Unverträglichkeiten	833
	Vorbereitung einer Infusion mit Zusätzen	828			
				Komplikationen	833
	Vorbereitung einer Infusionsspritze (Perfusorspritze)	828	41.2.4	Legen eines zentralen Venenkatheters	833
				Komplikationen	835
	Vorbereitung einer Infusion in einer Laminar-Air-Flow-Einheit	828	41.2.5	Zentrale Venendruckmessung	835
				Nullpunktbestimmung	836
	Wechseln des Infusionsbehältnisses und des Infusionssystems	829		ZVD-Messung mit Flüssigkeitsmanometer	836
	Entfernen der Infusion und der Venenverweilkanüle	829			
				Elektronische ZVD-Messung	837
41.2.2	Legen eines peripheren Gefäßzugangs	829	41.2.6	Legen von Nabelkathetern	837
				Legen eines Nabelvenenkatheters	837
				Legen eines Nabelarterienkatheters	838

B Transfusionstherapie ... 839

41.3	Theoretische Grundlagen	839	41.3.2	Zuständigkeitsbereiche	842
41.3.1	Begriffsbestimmungen	840	41.4	Pflegerische Aufgaben	843
	Blutgruppensysteme	840	41.4.1	Bluttransfusion	843
	Bestimmung der Blutgruppe	841	41.4.2	Blutaustauschtransfusion	845
	Blutprodukte	841		Lese- und Lernservice	846

42 Präoperative und postoperative Pflege ... 848

42.1	Theoretische Grundlagen	848		Nahrungskarenz	850
42.1.1	Begriffsbestimmungen	848		Abführmaßnahmen	850
42.1.2	Zuständigkeitsbereiche	848		Blasenentleerung	851
42.2	Pflegerische Aufgaben	849		Hautreinigung	851
42.2.1	Pflegerische Aufgaben vor der Operation	849		Rasur	851
			42.2.2	Pflegerische Aufgaben am Operationstag	852
	Kontaktaufnahme	849			
	Individuelle Situationseinschätzung	849		Prämedikation	852
				Transport des Kindes in den Operationssaal	852
	Entspannung und Angstminderung	849			
	Ausschluss von Risikofaktoren	850		Aufenthalt im Vorbereitungsraum	853

	Vorbereitung des Zimmers	853		Schmerzminderung und Wohlbefinden	856
	Übernahme des Kindes zum Rücktransport	853		Infektfreie Nieren und ableitende Harnwege	856
42.2.3	Pflegerische Aufgaben nach der Operation	854		Störungsfreie Wundheilung	857
	Erkennen einer veränderten Bewusstseinslage	855		Anregen der Darmperistaltik	857
	Freie Atmung	855		Adäquate Flüssigkeits- und Nährstoffzufuhr	858
	Erkennen einer instabilen Kreislaufsituation	855		Intakte Haut und Schleimhaut	858
	Physiologische Körpertemperatur	856		Physiologische Blutzirkulation	858
				Optimistische Grundstimmung	858
				Lese- und Lernservice	858

43 Wundpflege und Wundbehandlung ... 860

43.1	Theoretische Grundlagen	860		Förderung des Wohlbefindens	865
43.1.1	Begriffsbestimmungen	860	43.2.2	Spezielle pflegerische Aufgaben	865
	Wundeinteilung	860		Operative Wundversorgung	865
	Wundheilung	861		Umgang mit Materialien zur Wundversorgung	865
	Phasen des Wundheilungsprozesses	861		Verbandwechsel	866
	Wundheilungsstörungen	862		Hydrokolloide Verbände	869
43.2	Pflegerische Aufgaben	863		Wunddrainagen	869
43.2.1	Allgemeine pflegerische Aufgaben	863		Wechsel der Redon-Flasche	871
	Schmerz- und Angstreduzierung	863		Mobilisieren und Ziehen des Drains	872
	Infektfreier Zustand	864		Wundspülung	872
	Ungestörte Wundheilung	864		Nahtentfernung	873
	Hautschonung	864		Lese- und Lernservice	873

44 Funktionsdiagnostik ... 875

44.1	Theoretische Grundlagen	875		Röntgen (Konventionelles Röntgen)	876
44.1.1	Begriffsbestimmungen	875		Computertomographie (CT)	877
44.1.2	Schutzmaßnahmen	875		Magnetresonanztomographie (MRT)	878
44.2	Pflegerische Aufgaben	875		Sonographie	878
44.2.1	Allgemeine pflegerische Aufgaben	875		Elektrokardiographie (EKG)	879
	Information	875		Elektroenzephalogramm (EEG)	879
	Beobachtung	876		Endoskopie	880
	Transport	876		Szintigraphie	880
	Dokumentation	876		Lese- und Lernservice	881
44.2.2	Spezielle pflegerische Aufgaben	876			

V
Anhang ... 882

45 Notfallsituationen ... 883

45.1	Bedeutung	883	45.3	Akute Atemstörung	888
45.2	Notfallmanagement	883	45.3.1	Ertrinken	888
45.2.1	Organisatorische Voraussetzungen	883	45.3.2	Aspiration von Fremdkörpern	890
45.2.2	Erkennen eines Notfalls	884	45.3.3	Krupp-Syndrom	890
45.2.3	Hilferuf	884	45.3.4	Epiglottitis	890
45.2.4	Ruhe bewahren	885	45.3.5	Status asthmaticus	891
45.2.5	A-B-C-D-Schema	885	45.3.6	Insektenstich im Mund/Rachen-Raum	891
	A Atemwege freimachen	885			
	B Beatmung	885	45.4	Akute Herz-Kreislauf-Störungen	891
	C Circulation – Kreislauf sichern	887	45.4.1	Paroxysmale Tachykardie	891
	D Drugs – Medikamente	888	45.4.2	Kardiogener Schock	891

45.4.3	Volumenmangelschock	891	45.7.2	Polytrauma	895
45.4.3	Anaphylaktischer Schock	892	45.8	Physikalische Notfälle	896
45.5	Neurologische Notfälle	892	45.8.1	Hitzschlag	896
45.5.1	Zerebraler Krampfanfall	892	45.8.2	Sonnenstich	896
45.5.2	Bewusstlosigkeit	892	45.8.3	Unterkühlung	896
45.6	Vergiftungen	893	45.8.4	Stromunfall	896
45.7	Traumatische Notfälle	895		Lese- und Lernservice	897
45.7.1	Verbrennung, Verbrühung	895			

46 Rechtliche Aspekte 898

46.1	Strafrecht	898	46.3	Zivilrecht	905
46.1.1	Straftat	898	46.3.1	Vertragliche Haftung	906
46.1.2	Täter oder Teilnehmer	898	46.3.2	Verträge im Krankenhaus	906
46.1.3	Vorsatz und Fahrlässigkeit	899	46.3.3	Haftung aus unerlaubter Handlung	907
46.1.4	Anordnungs- und Durchführungsverantwortung	899	46.3.4	Rechtsfolgen der Haftung aus unerlaubter Handlung	908
46.1.5	Vollendung oder Versuch	900	46.4	Erbrecht	909
46.1.6	Rechtfertigungsgründe	900	46.4.1	Gesetzliche Erbfolge	909
46.1.7	Schuldfähigkeit	901	46.4.2	Gewillkürte Erbfolge	909
46.1.8	Rechtsfolgen der Straftat	901		Ordentliches Testament	910
46.2	Straftatbestände	902		Außerordentliches Testament	910
46.2.1	Körperverletzung	902	46.5	Arbeitsrecht	911
46.2.2	Straftaten gegen die persönliche Freiheit	902	46.5.1	Rechte und Pflichten aus dem Arbeitsverhältnis	911
46.2.3	Sexueller Missbrauch	903	46.5.2	Beendigung des Arbeitsverhältnisses	912
46.2.4	Verletzung von Privatgeheimnissen	903		Lese- und Lernservice	912
46.2.5	Strafbare Handlungen durch Unterlassen	904			

Anhang 913

Abkürzungsverzeichnis 913

Glossar 914

Abbildungsnachweis 920

Sachverzeichnis 922

I Grundlagen der Pflege und Betreuung von gesunden und kranken Kindern

1	Professionelle Pflege	2
2	Qualitätssicherung in der Pflege	21
3	Ein Pflegemodell, das auf einem Lebensmodell beruht	53
4	Wachstum und Entwicklung in der Lebensspanne Kindheit und Jugend	59
5	Erleben und Bewältigen von Gesundheitsstörungen im Kindes- und Jugendalter	66
6	Pflege und Betreuung von Kindern und Jugendlichen im Krankenhaus	95

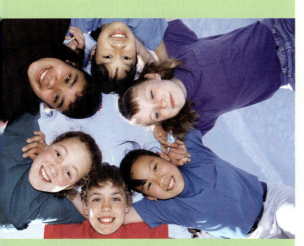

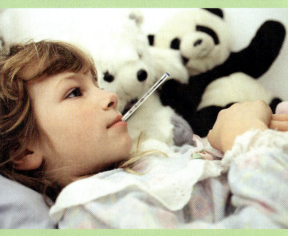

1 Professionelle Pflege

Diana Hochscheid

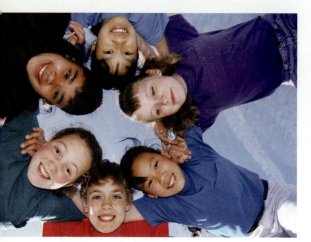

In § 1 des Gesetzes über die Berufe in der Krankenpflege ist zwar die Berufsbezeichnung „Kinderkrankenschwester/Kinderkrankenpfleger" gesetzlich geschützt, nicht aber die Berufstätigkeit, d. h., auch Personen, die keine Pflegeausbildung absolviert haben, dürfen pflegerische Tätigkeiten ausüben. Es gibt also noch kein Handlungsmonopol der Krankenpflege/Kinderkrankenpflege für die Ausübung der Pflege.

1.1 Begriffsbestimmung

Definition ⇢ Der Begriff „Profession" kommt aus dem Lateinischen und bedeutet „Beruf, Gewerbe". Professionell handelnde Personen sind also Menschen, die eine Tätigkeit als Beruf ausüben (Duden 1990).

Es gibt verschiedene Definitionen von dem Begriff Profession. Viele grenzen Profession gegenüber dem Beruf ab, indem sie zusätzliche Merkmale definieren, die eine Profession ausmachen. Die am häufigsten angeführten Kriterien sind:
- ⇢ spezifische Kompetenz basierend auf wissenschaftlich fundierten Technologien,
- ⇢ erkennbarer Nutzen der ausgeübten Profession für die Gesellschaft,
- ⇢ berufliche Selbständigkeit/Autonomie im Handeln,
- ⇢ ethische Ausrichtung im Handeln,
- ⇢ öffentliche Anerkennung/Ansehen (Prestige),
- ⇢ akademische Ausbildung,
- ⇢ fachspezifisches Wissen,
- ⇢ eigenes Disziplinarrecht/Selbstverwaltung,
- ⇢ Fachsprache,
- ⇢ soziale Dienstorientierung,
- ⇢ Handlungsmonopol,
- ⇢ Berufsorganisation.

Die Pflege befindet sich in einem Professionalisierungsprozess, d. h. der Beruf *Pflege* ist auf dem Weg, eine Profession zu werden. Einige der oben genannten Kriterien werden schon erfüllt, oder es sind Ansätze zur Entwicklung gegeben, andere sind noch nicht erreicht, wie z. B. die Selbstverwaltung oder das Handlungsmonopol.

1.2 Geschichte der Pflege

Schon immer versuchten Menschen, die Gesundheit zu erhalten; wurden sie krank, so strebten sie danach, sich oder andere von ihrem „Leid" zu erlösen oder es zu lindern. Einfluss hierauf hatten, oder haben immer noch, religiöse Vorstellungen, Riten, kulturelle und gesellschaftliche Ansichten, Erfahrungen, vermitteltes Wissen, Traditionen und schließlich wissenschaftliche Erkenntnisse.

Die Pflegeberufe haben in der Vergangenheit einen Entwicklungsprozess durchschritten. Dieser ist von verschiedenen Faktoren beeinflusst worden. Im Folgenden wird nun zunächst ein kurzer historischer Überblick gegeben, aus dem insbesondere die Entstehung und Entwicklung der Kinderkrankenpflege deutlich wird. Zur Vertiefung des kurzen geschichtlichen Überblickes empfiehlt sich die weiterführende Literatur (s. S. 19):

■ **Prähistorie (3000 v. Chr.)**
Zu dieser Zeit stehen medizinische, empirische, von Magie und Religion geprägte Heilpraktiken im Vordergrund. „Götter wachten über Gesundheit und Krankheit des Menschen. Priester waren gleichzeitig Ärzte" (Oehme und Schmoeger, 1994).

■ **Antike (1000 v. Chr. – 500 n. Chr.)**
Es sind überwiegend Frauen, die im häuslichen Bereich die pflegerischen Maßnahmen in der Gesundheitsvor- und -fürsorge übernehmen. In alten Papyri, die in Ägypten gefunden wurden, wird bereits u. a. von Chirurgie, Frauenheilkunde und Kinderpflege gesprochen. Ärztliches Hilfspersonal, wie z. B. Masseure, Bandagisten, Haarbehandler und Kosmetiker, sind schon bekannt.

■ **Um 500 v. Chr.**
Die Behandlung der Kranken findet in Griechenland in den Asklepios-Tempeln hauptsächlich durch die als Heilpersonal tätigen Schüler der Ärzte statt. Es beschäftigen sich viele Ärzte mit der Anatomie und Physiologie des menschlichen Körpers. In Indien erscheint in buddhistischen Schriften der Begriff „Pfle-

Geschichte der Pflege

gestand". Die Zusammenarbeit von Arzt und Pflegenden wird hierin betont.

■ **Frühes Mittelalter (500 – 900)**
Benedikt von Nursia gründet die Pflege in Klöstern. Pflege versteht sich als Dienst an Christus. Im Vordergrund steht die Besitzlosigkeit und das Beten. Laienbrüder und -schwestern übernehmen die Pflege kranker Gemeindemitglieder.

■ **Spätes Mittelalter (1200 – 1400)**
Beginen und Begaden werden als Pflegende vorwiegend in Belgien, Holland, Frankreich und in der Schweiz, besonders in der Gemeindehilfe und in der Familie, tätig. Die alleinige Versorgung der Kranken durch die Klosterspitäler reichte nicht aus, so dass Hospize und Spitäler durch öffentliche Stiftungen entstehen.

■ **Frühe Neuzeit (Ende 1400 – 1700)**
Die Frau wird aus der Heilkunde verdrängt. Sie wird zur Assistentin des Arztes. Pflegen geschieht unter dem christlichen Gedanken der Nächstenliebe. Diese Rolle wird vor allem der Frau als eine von Gott gegebene Fähigkeit zugeschrieben.

Vinzenz von Paul, ein Priester, gründet in Paris, den Orden der Barmherzigen Schwestern zur Versorgung der Armen und Kranken. Hieraus entsteht später der Orden der Vinzentinerinnen. Mädchen, die sich zu einem gemeinsamen christlichen Leben verpflichten, werden als Krankenwärterinnen ausgebildet. Sie übernehmen die Hauskrankenpflege und später durch Gestellungsverträge auch die Betreuung der Kranken in den Spitälern.

■ **Ende der Neuzeit (Ende 1700 bis Ende 1800)**
Der Bedarf an Pflegepersonal steigt. Die Beschäftigung in Mutterhäusern nimmt zu, welche, durch ein Abkommen mit den Krankenhäusern, die „Entlohnung" der Schwestern selbst vornehmen.

1836 gründete der evangelische Pastor **Theodor Fliedner**, maßgeblich unterstützt durch seine beiden Ehefrauen Friederike und Caroline, die Diakonissenschwesternschaft in Kaiserswerth. Er erkennt, dass es notwendig ist, die Pflegenden auszubilden, und trägt dieser Erkenntnis Rechnung, indem er eine theoretische und praktische Ausbildung im Krankenhaus mit anschließender Prüfung einrichtet.

Florence Nightingale ist drei Monate **(1850 und 1851)** in Kaiserswerth zu Gast. Sie stammt aus der englischen Oberschicht. Mit einer Gruppe von Frauen pflegt sie im Krimkrieg verwundete Soldaten. Aus Spendengeldern richtet sie **1860** in London am St. Thomas-Hospital die erste nichtkonfessionelle und von einem Krankenhaus unabhängige Krankenpflegeschule ein. Die Ausbildungsdauer der Pflegeschülerinnen beträgt ein Jahr. Florence Nightingale betont die Notwendigkeit einer Ausbildung für Pflegende. Sie kritisiert die Ansicht, dass jede Frau, nur weil sie eine Frau ist, schon gleichzeitig eine gute Pflegerin ist. Pflege wird von ihr als **Kunst und Wissenschaft** bezeichnet. Florence Nightingale gilt heute als erste Pflegetheoretikerin.

Henry Dunant gründete **1863** aus Erfahrung mit der schlechten Versorgung der Soldaten bei der Schlacht von Solferino das Rote Kreuz. Die damals entstehenden Genfer Konventionen regeln noch heute die Vorgehensweise z. B. der Versorgung der Verwundeten im Kriegsfall. Die Schwesternschaft des Roten Kreuzes entsteht in Deutschland aus den Vaterländischen Frauenvereinen, die sich ebenfalls nach dem bereits bewährten Mutterhausprinzip organisieren.

■ **Vor dem ersten Weltkrieg**
Die Bezeichnung „Wilde Schwestern", wird als Schimpfwort von Seiten der etablierten Pflegeorganisationen zur Abwertung der nicht an ein Mutterhaus gebundenen Krankenpflegepersonen in Deutschland verwendet. **Agnes Karll**, eine ehemalige Schwester des Roten Kreuzes, gründet **1903** für die freiberuflichen Pflegepersonen die erste Berufsorganisation der Krankenpflegerinnen Deutschlands (BO). **1904** tritt diese Berufsorganisation dem Internationalen Council of Nurses (ICN) bei. Agnes Karll setzt sich für eine gesetzliche Regelung der Ausbildung ein. Der Agnes-Karll Verband wird 1973 umbenannt zum Deutschen Berufsverband für Krankenschwestern und Krankenpfleger (DBfK).

Erstmals wird **1907** für Preußen die Krankenpflegeausbildung gesetzlich geregelt. In der Weimarer Republik kommen außerdem Arbeitszeitregelungen und Tarifverträge hinzu.

■ **Nationalsozialismus (1933 – 1945)**
1938 entsteht das erste einheitliche Krankenpflegegesetz für ganz Deutschland. Krankenschwestern der NS-Schwesternschaft, die sogenannten „braunen Schwestern", sollen dem „Vaterland" und nicht mehr dem einzelnen Menschen dienen. Alle anderen Schwesternschaften werden im Reichsbund Deuscher Schwestern und Pfleger, den sogenannten „blauen Schwestern" zusammengefasst. Die Aktivitäten der bisherigen Berufsorganisationen werden verboten.

■ **Nach dem zweiten Weltkrieg**
Die vor dem Dritten Reich gegründeten Schwesternorganisationen leben wieder auf.

Die Pflege orientiert sich zunehmend an der medizinischen Sichtweise und dem naturwissenschaftlichen Fortschritt und wird mehr und mehr zu einem ärztlichen Assistenzberuf.

In der Deutschen Demokratischen Republik wird **1951** die Ausbildung der Pflege an zentralen Fachschulen vorgenommen, die nach der Wiedervereinigung das Krankenpflegegesetz der alten Bundesländer übernehmen. Der Studiengang Diplom-Medizinpädagogik entsteht **1963** an der Humboldt-Universität in Ost-Berlin.

Im Gesetz über die Berufe in der Krankenpflege **(1985)** wird erstmals in der Bundesrepublik

Deutschland die geplante Pflege und Prävention als pflegerische Aufgabe erwähnt.

Das Gesundheitsstrukturgesetz tritt **1993** in Kraft. Mit Hilfe der Pflegepersonalregelung (PPR) soll der Bedarf an Pflegepersonal neu berechnet werden.

Der Deutsche Bildungsrat für Pflegeberufe wird aus folgenden Organisationen gegründet:
- Bundesarbeitsgemeinschaft der leitenden Krankenpflegepersonen e.V. (BALK),
- Bundesausschuss der Landesarbeitsgemeinschaft der Lehrerinnen und Lehrer für Pflegeberufe (BA),
- Berufsverbände Arbeitsgemeinschaft Deutscher Schwesternverbände (ADS),
- Deutscher Berufsverband für Pflegeberufe (DBfK).

Dieser hat sich zum obersten Ziel die Entwicklung der beruflichen Autonomie gemacht.

1994 wird die gesetzliche Pflegeversicherung neben der Kranken-, Renten- und Arbeitslosenversicherung als weitere soziale Sicherung beschlossen. Sie beinhaltet eine finanzielle Unterstützung für den notwendigen Pflegebedarf eines Menschen.

Das Organtransplantationsgesetz wird 1997 verabschiedet.

Das neue Infektionsschutzgesetz tritt **2001** in Kraft.

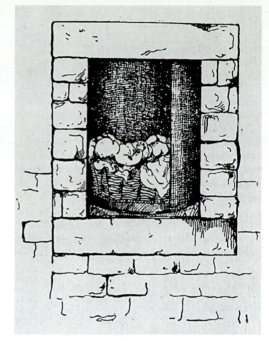

Abb. 1.1 Italienische Drehlade (aus: Catel, W.: Das gesunde und das kranke Kind. Thieme, Stuttgart 1983)

1.2.1 Geschichte der Kinderkrankenpflege

Als selbständiger Beruf ist die Kinderkrankenpflege erst mit dem Ende des 19. bzw. Beginn des 20. Jahrhunderts entstanden. Bei der Hospitalidee, zu dem auch das Findel- und Waisenhauswesen gehörte, standen weniger die heilkundlichen Interessen im Vordergrund als die Milderung von sozialer, physischer und psychischer Not der Armen und Hilfsbedürftigen, also für verwaiste und unerwünschte, und weniger für kranke Kinder.

Im folgenden wird die Entwicklung der Kinderkrankenpflege kurz skizziert.

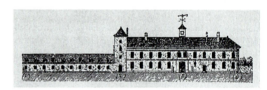

Abb. 1.2 Das erste Kinderkrankenhaus, das Hôpital des enfants malades in Paris (1802) (aus: Catel, W.: Das gesunde und das kranke Kind. Thieme, Stuttgart 1983)

■ **Frühes Mittelalter**

Das erste Findelhaus wird **787** vom Erzbischof Dattheus in Mailand gegründet. Die Mütter können durch eine Drehlade die unerwünschten Kinder ablegen, ohne erkannt zu werden **(Abb. 1.1)**.

■ **Ende des 18. Jahrh.**

Es wird nach Ursachen für die hohe Kindersterblichkeit und nach geeigneten Maßnahmen zur Bekämpfung gesucht. Die kranken Kinder „lagen in den Sälen zwischen den Erwachsenen, bis zu acht Kinder in einem Bett und fielen zu über 90% ansteckenden Krankheiten zum Opfer" (Geiger 1986).

■ **19./Anfang des 20. Jahrhunderts**

In Paris entsteht **1802** das „Hôpital des enfants malades", das erste Kinderkrankenhaus der Welt, welches aus einem früheren Waisenhaus umgewandelt wurde **(Abb. 1.2)**.

In Deutschland wird **1830** die erste Kinderabteilung an der Berliner Charité eröffnet. Diese Entwicklung, kranke Kinder in speziellen Kinderabteilungen und Kinderkrankenhäusern medizinisch zu behandeln und zu pflegen, geht nur sehr langsam voran. Viele Krankenhäuser weigern sich Kinder unter einem Jahr aufzunehmen. Der Grund hierfür liegt in der hohen Säuglingssterblichkeit.

In Wien eröffnet Ludwig Wilhelm Mauthner **1837** eine Kinderabteilung. Als einer der ersten bildet er „Kinderwärterinnen" zur Pflege kranker Kinder aus. Etwa zur gleichen Zeit erhalten in Deutschland die Diakonissen in Kaiserswerth auch Unterricht in der Pflege kranker Kinder.

Die ersten „Säuglingspflegerinnen" werden **1897** in Dresden, von dem Kinderarzt Arthur Schloßmann, im ersten deutschen Säuglingsheim für kranke Kinder, ausgebildet. Dieses geschieht sowohl theore-

tisch als auch praktisch und endete mit einer Abschlussprüfung.
Staatlich anerkannt werden Säuglingspflegeschulen erstmals **1917** durch eine einjährige Ausbildung mit 200 Stunden Theorie und einer staatlichen Prüfung zur „Säuglingspflegerin" in Preußen.

■ **Nach dem ersten Weltkrieg**
Der Kinderheilkunde wird als eigenständige Disziplin immer mehr Beachtung geschenkt. Im Krankenhaus wird die Hygiene entscheidend verbessert, z. B. durch Händedesinfektion und die Einrichtung von Milchküchen, um die Säuglingsnahrung hygienisch herzustellen. Diese Maßnahmen mildern die Säuglingssterblichkeit im Krankenhaus. Zur „Aufzucht von Frühgeborenen", wie man die Frühgeborenenpflege zu dieser Zeit nennt, stehen bereits Inkubatoren zur Verfügung. Außerhalb des Krankenhauses sind Fürsorgeschwestern in den Familien präventiv tätig. Hierzu gehört vor allem die Aufklärung der Mütter im Bereich der Hygiene und der Säuglingspflege. Die Reichsanstalt zur Bekämpfung der Säuglingssterblichkeit wird von ausgebildeten Säuglingsschwestern begleitet und unterstützt.
1923 dauert die Ausbildung zur „Säuglings- und Kleinkinderschwester" mit 200 Stunden Theorie nun zwei Jahre.
Frau Oberin Zerwer und Frau Oberin Albrecht gründen **1927** den „Reichsverband für Säuglings- und Kleinkinderschwestern", der **1934** durch die Nationalsozialisten aufgelöst wird.
Ein Gesetz zur Neuordnung der Krankenpflege mit der Berufsbezeichnung „Säuglings- und Kinderschwester" tritt **1938** in Kraft. Die gesellschaftliche Stellung der Säuglings- und Kinderschwester ist in dieser Zeit sehr hoch. Einerseits fördert sie durch die schon eben erwähnten präventiven Maßnahmen die Volksgesundheit, andererseits wird sie zur Ausführung der Anweisungen durch das Gesetz zur Verhütung erbkranken Nachwuchs herangezogen. Dieses verlangt z. B. die Tötung von Kindern, die behindert oder unheilbar krank sind.

■ **Nach dem zweiten Weltkrieg**
Die Kinderkrankenschwester arbeitet überwiegend im Krankenhaus, weniger im ambulanten Bereich. Bei strengen Besuchszeitenregelungen übernimmt die Kinderkrankenschwester die Rolle der Mutter.
Die Berufsbezeichnung „Kinderkrankenschwester" wird erstmals **1957** durch ein Krankenpflegegesetz gesetzlich geschützt. Die Ausbildung dauert zwei Jahre mit 400 Stunden Theorie und einem Anerkennungsjahr von 50 Stunden Theorie.
Das neue Krankenpflegegesetz von **1965** erhöht die theoretische Ausbildung auf 1200 Stunden und die Ausbildungsdauer auf insgesamt drei Jahre.
1977 beginnt die häusliche Kinderkrankenpflege, die auch als ambulante Kinderkrankenpflege bezeichnet wird.
1968 wird das Aktionskomitee „Kind im Krankenhaus" (AKIK) gegründet.

Der Arbeitskreis für Kinderkrankenschwestern (AKK) wird **1980** gegründet und ist mittlerweile vom Berufsverband für Kinderkrankenschwestern und Kinderkrankenpfleger (BKK) umbenannt zum „Berufsverband Kinderkrankenpflege Deutschland" **BeKD e. V.**
1982 erscheint die Fachzeitschrift „Kinderkrankenschwester" aus dem Verlag Schmidt Römhild in Lübeck.
Das noch heute gültige Krankenpflegegesetz tritt **1985** in Kraft. Hier erscheint auch zum ersten Mal die männliche Berufsbezeichnung „Kinderkrankenpfleger".
1991 wird die bisherige Kinderkrankenpflegeausbildung in der DDR durch das Krankenpflegegesetz der BRD abgelöst.
Das erste deutsche Kinderhospiz wird **1998** in Olpe eröffnet.

1.2.2 Aktueller Stand und Ausblick

Die Zunahme von chronischen sowie psychosomatischen Erkrankungen und die Miteinbeziehung der Eltern und Angehörigen in die Pflege verändern auch die Aufgabenfelder der Kinderkrankenschwester (s. S. 8). Diese hat nun vermehrt psychosoziale und präventive Maßnahmen zu leisten wie z. B. Beratung und Anleitung von Kindern und deren Eltern.
Der Rückgang der Geburten, gesetzliche und wirtschaftliche Veränderungen im Krankenhaus, die z. B. zunehmende ambulante Behandlungsmöglichkeiten mit sich bringen, werden auch auf die in der Pflege Tätigenden Auswirkungen haben. Immer mehr schwerkranke und schwerstpflegebedürftige Kinder werden in Zukunft im Krankenhaus sein, bedingt durch die kürzere Verweildauer. Vermutlich sind durch die für das Jahr 2003 geplante Finanzierungsumstellung der stationären Patientenversorgung durch das DRG-Fallpauschalensystem (Diagnosis Related Groups) weitere Veränderungen zu erwarten.
Es wird diskutiert, ob die spezielle Ausbildung zur Kinderkrankenpflege, so wie sie zur Zeit besteht, geändert werden soll z. B. in eine gemeinsame Grundausbildung aller Pflegeberufe mit späterer Spezialisierung. In der Europäischen Union (EU) gibt es die spezialisierte Grundausbildung zur Kinderkrankenschwester/zum Kinderkrankenpfleger in Deutschland und Österreich.

1 Professionelle Pflege

1.3 Ausbildung

Voraussetzungen, um den Beruf der Kinderkrankenschwester/des Kinderkrankenpflegers zu erlernen, sind das vollendete 17. Lebensjahr und die mittlere Reife bzw. Hauptschulabschluss mit zusätzlicher mindestens zweijähriger abgeschlossener Berufsausbildung. Die gesetzlichen Vorgaben sind festgelegt im Krankenpflegegesetz und der Ausbildungs- und Prüfungsverordnung für die Berufe in der Krankenpflege.

1.3.1 Gesetz über die Berufe in der Krankenpflege

Der §1 des Krankenpflegegesetzes (KrPflG) vom 4. 6. 1985 schützt die Berufsbezeichnungen Krankenschwester/Krankenpfleger, Kinderkrankenschwester/Kinderkrankenpfleger und Krankenpflegehelferin/Krankenpflegehelfer.

Im §2 sind die Voraussetzungen zur Erteilung der Berufsbezeichnung enthalten:
- Ableistung der vorgeschriebenen Ausbildungszeit,
- Bestehen der staatlichen Prüfung,
- Gewährleistung der Zuverlässigkeit zur Ausbildung des Berufes,
- körperliche und geistige Eignung zur Berufsausübung.

In §4 werden die Ausbildungsziele beschrieben: „Die Ausbildung für Krankenschwestern/Krankenpfleger und für Kinderkrankenschwestern/Kinderkrankenpfleger soll die Kenntnisse, Fähigkeiten und Fertigkeiten zur verantwortlichen Mitwirkung bei der Verhütung, Erkennung und Heilung von Krankheiten vermitteln (Ausbildungsziel)."

> **Merke** Die Ausbildung soll insbesondere gerichtet sein auf:
> - „die sach- und fachkundige, umfassende, geplante Pflege des Patienten, die gewissenhafte Vorbereitung, Assistenz und Nachbereitung bei Maßnahmen der Diagnostik und Therapie,
> - die Anregung und Anleitung zu gesundheitsförderndem Verhalten,
> - die Beobachtung des körperlichen und seelischen Zustandes des Patienten und der Umstände, die seine Gesundheit beeinflussen, sowie die Weitergabe dieser Beobachtungen an die an der Diagnostik, Therapie und Pflege Beteiligten,
> - die Einleitung lebensnotwendiger Sofortmaßnahmen bis zum Eintreffen der Ärztin oder des Arztes,
> - die Erledigung von Verwaltungsaufgaben, soweit sie in unmittelbarem Zusammenhang mit den Pflegemaßnahmen stehen."

Die Ziele der Ausbildung sind hier gesetzlich verankert und müssen somit durch die praktische und theoretische Ausbildung in der Pflege erreicht werden.

1.3.2 Ausbildungs- und Prüfungsverordnung

In der Ausbildungs- und Prüfungsverordnung für die Berufe in der Krankenpflege [KrPflAPrV] vom 16. 10. 1985 ist in §1 festgelegt, dass die dreijährige Ausbildung in der Kinderkrankenpflege 1600 Stunden theoretischen und praktischen Unterricht und 3000 Stunden praktische Ausbildung enthalten muss. Die praktische Ausbildung muss mindestens 120 und höchstens 160 Stunden im Nachtdienst innerhalb des zweiten und dritten Ausbildungsjahres unter Aufsicht gewährleisten.

Im §2 „Staatliche Prüfung" sind Angaben zur Abschlussprüfung geregelt, die aus einem schriftlichen, mündlichen und praktischen Teil besteht; die Prüfung wird an der Kinderkrankenpflegeschule, an der die Ausbildung abgeschlossen wird, durchgeführt.

Der schriftliche Teil der Prüfung (§15) findet in den Fächern Kinderkrankenpflege, Krankheitslehre, Anatomie und Physiologie und Berufs-, Gesetzes- und Staatsbürgerkunde an zwei aufeinanderfolgenden Tagen statt.

Im mündlichen Teil der Prüfung (§16) sind jeweils 10 Minuten pro Prüfung in den Fächern Kinderkrankenpflege, Krankheitslehre im Kindesalter, Psychologie, Sozialmedizin, Rehabilitation und Hygiene vorgesehen.

§17 regelt den praktischen Teil der Prüfung, in dem die pflegerische Versorgung einer Patientengruppe von höchstens vier Patienten, einschließlich Pflegeplanung, der verwaltungsmäßigen Abwicklung und der zur Durchführung der Pflege erforderlichen Übergabe vorgesehen ist. Die Dauer beträgt i. d. R. 6 Stunden (kann auf zwei aufeinanderfolgende Tage verteilt werden).

1.3.3 Schlüsselqualifikationen

> **Definition** Unter Schlüsselqualifikationen werden allgemeine berufsübergreifende Kompetenzen verstanden. Schlüsselqualifikationen sind als „Schlüssel" zu verstehen, sich Wissen, Fähigkeiten und Fertigkeiten anzueignen, die ein flexibles, kreatives und selbständiges Denken und Handeln ermöglichen.

In der Pflege wird der Mensch als individuelles Wesen gesehen, dieses setzt Kompetenzen voraus, in der konkreten Pflegesituation flexibel handeln zu können. Eine unreflektierte, immer gleiche starre „rezeptartige" Vorgehensweise widerspricht diesem. Pflegepersonen müssen bereits in der Ausbildung an eine eigenverantwortliche Entscheidungsfähigkeit herangeführt werden. Das bedeutet für die Ausbil-

Ausbildung 1

dung zur Kinderkrankenschwester/zum Kinderkrankenpfleger eine Wissensvermittlung und Einübung beruflicher Fähigkeiten und Fertigkeiten, die eine individuelle Pflege von Kindern und deren Familien ermöglichen. Die Ausübung der beruflichen Pflegetätigkeit erfordert neben einer Fach- und Methodenkompetenz somit auch Fähigkeiten im Umgang mit anderen Menschen und Fähigkeiten zur Selbstreflexion.

Die Schlüsselqualifikationen können in folgende Kompetenzbereiche unterschieden werden (Abb. 1.3):
⋯▸ Fachkompetenz,
⋯▸ Methodenkompetenz,
⋯▸ Sozialkompetenz,
⋯▸ Personale Kompetenz oder Selbstkompetenz.

Um eigenverantwortlich Handeln zu können, ist Sicherheit in fachlichen Anforderungen, methodische Flexibilität, d. h. Wissen um verschiedene Handlungswege und eine Entwicklung in der Persönlichkeit Voraussetzung.

Die **Fachkompetenz** beinhaltet spezifische berufliche Fähigkeiten und Kenntnisse, die je nach Pflegesituation flexibel eingesetzt werden. Hierzu zählt u. a. die Erfassung der Patientensituation durch gezielte Beobachtung oder die fach- und sachgerechte Durchführung der notwendigen Pflegemaßnahmen.

Unter der **Methodenkompetenz** wird die Fähigkeit verstanden in speziellen Situationen die Art und Weise des Vorgehens anpassen zu können.

Durch den Kontakt zu anderen Menschen ist die **Sozialkompetenz** von besonderer Bedeutung. Diese beinhaltet Fähigkeiten im täglichen Umgang mit anderen Menschen. Die Sozialkompetenz umfaßt den Bereich der Kommunikation z. B. Beratung oder Anleitung von Patienten und deren Angehörigen oder das Erlernen eigener Verhaltensweisen in Konfliktsituationen. Die Fähigkeit zur Zusammenarbeit mit anderen Berufsgruppen oder im eigenen Pflegeteam gehören ebenfalls zur Sozialkompetenz. Diese zeigt sich u. a. in einer konstruktiven Konflikt- und Kritikfähigkeit, sowie in der Argumentationsfähigkeit. Weiterhin zählt zur Sozialkompetenz die Fähigkeit zur Empathie. Hiermit ist das Einfühlungsvermögen in das Erleben einer Situation eines anderen Menschen gemeint.

Die Bereitschaft zur Reflexion der eigenen Person ist in der **personalen Kompetenz** oder Selbstkompetenz enthalten. Zu dem genannten Kompetenzbereich gehört die Bereitschaft zur Entwicklung der eigenen Persönlichkeit, die Aktualisierung des Wissenstandes, die Reflexion der eigenen Einstellungen, des beruflichen Handelns und das Verantwortungsbewusstsein für das eigene Tun.

Bereits innerhalb der Ausbildung werden hohe Anforderungen an die Auszubildenden in den Pflegeberufen gestellt. Der Lernprozess ist bekanntermaßen nicht mit der Ausbildung beendet. Von Pflegenden wird erwartet, dass sie sich neues Wissen selbständig aneignen, um die Patienten adäquat betreuen und versorgen zu können. Das Konzept der Schlüsselqualifikation fördert die Eigenverantwortlichkeit innerhalb des Lernprozesses und bei der Ausübung der Pflege durch die Ausbildung einer Sozial- und personalen Kompetenz. Dieses bildet die Voraussetzung spezielles Fachwissen der aktuellen Situation des Patienten anzupassen und den Wissensstand zu aktualisieren. Zum Erwerb von Schlüsselqualifikationen ist die Lernmöglichkeit in konkreten Situationen wichtig. Sie ermöglichen die Reflexion und einen flexiblen Umgang mit erlerntem speziellen Fachwissen.

> **Merke** ⋯▸ Schlüsselqualifikationen dienen als „Schlüssel", der es ermöglicht, in verschiedene Situationen sein Handeln eigenverantwortlich anzupassen. Die Aneignung der Kompetenzen enden nicht mit der Berufsausbildung. Die Entwicklung erstreckt sich über die gesamte Berufstätigkeit bzw. das gesamte Leben eines Menschen.

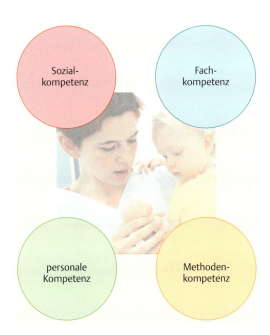

Abb. 1.3 ⋯▸ Kompetenzbereiche der Kinderkrankenschwester/des Kinderkrankenpflegers

1.4 Berufsbild und Berufsverständnis

Ein Berufsbild dient der Definition einer Berufsgruppe. Es verdeutlicht die gemeinsame Zielsetzung, die Aufgabenbereiche und die Stellung in der Gesellschaft. Das Berufsziel definiert weiter den Begriff Pflege, die Berufsaufgaben, die Aus-, Fort- und Weiterbildung und mögliche Arbeitsbereiche der Berufsgruppe.

Für die Pflegeberufe gilt es, beruflich oder professionell ausgeübte Pflege von „Laienpflege", z.B. durch Angehörige, abzugrenzen.

Der Deutsche Berufsverband für Pflegeberufe (DBfK) erstellte das Berufsbild der Pflege in Anlehnung an die Definition von Krankenpflege des ICN (Weltbund der Krankenschwestern und Krankenpfleger) und der Weltgesundheitsorganisation (WHO):

> **Definition** ⸺ „…Pflege erstreckt sich auf Gesunde und Kranke, bezieht also Gesundheitsvor- und fürsorge sowie die Betreuung gesunder Hilfsbedürftiger mit ein… Es gehört zum beruflichen Selbstverständnis.., dass sich Pflege an der Bedürftigkeit des Menschen orientiert, nicht an einzelnen Funktionen. Der Mensch wird in seiner Ganzheit betreut…"

Die WHO erklärt die Krankenpflege zu einem eigenständigen Fachbereich im Gesundheitswesen. Die primäre Aufgabe ist, die optimale Funktionsfähigkeit bei unterschiedlichen Gesundheitszuständen zu bewahren, d.h. Gesundheit und Krankheit in jedem Lebensalter zu erreichen. Die Definition der WHO berücksichtigt auch psychosomatische und psychosoziale Aspekte der Betroffenen. Pflege wird sowohl als Kunst als auch als Wissenschaft gesehen, die Kenntnisse und Techniken aus anderen Wissenschaftsbereichen verwendet. Das Vorgehen in der Pflege geschieht auf der Grundlage des Pflegeprozesses und in Zusammenarbeit mit Angehörigen anderer Berufsgruppen im Gesundheitswesen.

Der „Berufsverband Kinderkrankenpflege Deutschland" (BeKD e.V.) legt seinen Schwerpunkt auf die Interessen der Pflegepersonen, die in der Kinderkrankenpflege tätig sind. Er betont, dass zur Pflege von Kindern eine spezielle Berufsausbildung notwendig ist, um den Bedürfnissen der Kinder gerecht werden zu können. Kinderkrankenschwestern und Kinderkrankenpfleger befassen sich mit verschiedenen Aufgabenfeldern innerhalb der Gesellschaft, z.B. mit der Betreuung von Kindern und deren Familien im stationären, ambulanten und familiären häuslichen Bereich.

„Kinderkrankenpflege versteht sich als eine spezielle Fachdisziplin „ganzheitlicher" pflegerischer Leistungen, in deren Mittelpunkt das einzelne Kind in seinem unmittelbaren Lebensprozess steht.… Kinderkrankenpflege ist eine moderne spezialisierte, gesellschaftliche als Beruf ausdifferenzierte Weise diesen Umgangs innerhalb des Gesundheitssystems. Sie umfasst die Betreuung gesunder, akut kranker, chronisch kranker und behinderter Kinder aller Altersstufen vom Früh- und Neugeborenen bis zum Jugendlichen. Dabei muss die Pflege dem jeweiligen psychischen und physischen Zustand des einzelnen Kindes altersgerecht angepasst werden. In solcher individueller Pflege ist sich die/der Pflegende der besonderen Aufgabe als „Anwalt" des Kindes bewusst." (BKK, Bildungskonzept Kinderkrankenpflege).

> **Merke** ⸺ **Berufsbild.** Beruflich ausgeübte Pflege bedeutet nicht nur Unterstützung oder Hilfestellung, wenn ein Mensch erkrankt ist. Zum Aufgabengebiet gehört ebenso die Prävention und die Rehabilitation. Mit Prävention ist das Ziel verbunden, die Gesundheit des Kindes zu erhalten und zu fördern. Rehabilitation dient der Wiederherstellung von Gesundheit bzw. der Förderung der Akzeptanz der Gesundheitsstörung. Im ambulanten und stationären Bereich fördert Kinderkrankenpflege die körperliche, geistige, psychische und soziale Entwicklung des Kindes unter Miteinbeziehung der Familie (**Abb. 1.4**).

■ Einsatzgebiete

Einige mögliche Einsatzgebiete für Kinderkrankenschwestern/-pfleger sind:
- Kinderkliniken,
- Einrichtungen der Kinder- und Jugendpsychiatrie,
- ambulante Kinderkrankenpflege,
- Kinderarztpraxen,
- Gesundheitsamt,
- integrative Einrichtungen für Kinder, z.B. Kindergarten,

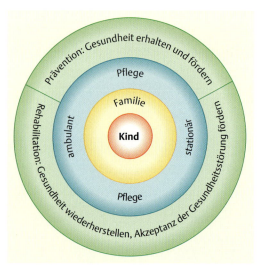

Abb. 1.4 ⸺ Aufgabenbereiche der Kinderkrankenschwester/des Kinderkrankenpflegers

Ethik in der Pflege

⇢ Kurkliniken, z. B. Mutter-Kind-Kurheim, Rehabilitationskliniken,
⇢ sozialpädiatrische Zentren,
⇢ Kinderhospize.

■ **Weiterbildung und Studium**
Nach einer Grundausbildung in der Pflege sind verschiedene **Möglichkeiten der Weiterbildung und des Studiums** gegeben:
⇢ Diabetesberater/in,
⇢ Enterostomatherapeut/in,
⇢ Fachkinderkrankenschwester/Fachkinderkrankenpfleger für ambulante Kinderkrankenpflege,
⇢ Fachkrankenschwester/Fachkrankenpfleger für Intensivpflege,
⇢ Fachkrankenschwester/Fachkrankenpfleger für pädiatrische Intensivpflege,
⇢ Fachkrankenschwester/Fachkrankenpfleger für psychiatrische Pflege,
⇢ Fachkrankenschwester/Fachkrankenpfleger für operative Funktionsbereiche,
⇢ Fachkrankenschwester/Fachkrankenpfleger für Anästhesiepflege,
⇢ Hygienefachkraft,
⇢ Kinderkrankenschwester/-pfleger für Dialyse und Nephrologie,
⇢ Leiter/in einer Pflege- oder Funktionseinheit,
⇢ Lehrer/in für Gesundheitsfachberufe,
⇢ Pflegedienstleister/in,
⇢ Praxisanleiter/in im Gesundheitswesen,
⇢ Still- und Laktationsberater/in,
⇢ Studiengänge in Bereichen der Pflege bzw. Gesundheitswissenschaften (z. B. Pflegepädagogik, Pflegemanagement und Pflegewissenschaft).

Genauere Informationen sind bei den Berufsverbänden zu erhalten.

1.5 Ethik in der Pflege

Definition ⇢ Ethik „Lehre vom sittlichen Wollen und Handeln des Menschen in verschiedenen Lebenssituationen… Normen und Maximen der Lebensführung, die sich aus der Verantwortung gegenüber anderen herleiten." (Duden, Fremdwörterbuch 1990)

Ethik beschreibt und beurteilt menschliches Wollen und Handeln. Sie gibt keine Vorschriften wie das „richtige" Wollen und Handeln auszusehen hat. Dieses ist in konkreten Situationen zu reflektieren. Ethik gibt aber eine Hilfestellung zur Entscheidung z. B. wie gehandelt werden kann bzw. wie eine Handlung zu beurteilen ist. Hierzu werden Werte und Normen untersucht und reflektiert.

Man unterscheidet verschiedene Formen der Ethik:
1. **Deskriptive oder empirische Ethik.** Dies ist eine beschreibende Ethik, um tatsächliche Erscheinungen von Werten- und Normensystemen einer bestimmten Gruppe oder Gemeinschaft zu erklären, z. B. Beschreibungen von Wertvorstellungen einer Kultur.
2. **Normative Ethik.** Ethische Kriterien zur kritischen Beurteilung der menschlichen Haltungen und Handlungen werden gesucht, z. B. verschiedene Interessen und Haltungen zum Thema „Forschung an Embryonen".
3. **Metaethik.** Sie analysiert die Ethik als Wissenschaft.

1.5.1 Normen und Werte

Definition ⇢ Mit **Normen** werden allgemein gültige Regeln und Leitlinien, die das moralische Handeln von Menschen leiten, bezeichnet. Sie geben vor, welches Verhalten „gut" und „richtig" ist. Eine Norm ist z. B. „Du sollst nicht töten". Normen beziehen sich auf moralische **Werte**, d. h. Vorstellungen der Menschen, welche Aspekte als wichtig erscheinen. Werte sind z. B. Gesundheit, Frieden oder Gerechtigkeit. Der Norm „Du sollst nicht töten" liegt der Wert „Leben" zugrunde.

Für eine **Ethik der Pflege** bedeutet dies, Normen und Werte, die sich beim Umgang mit anderen Menschen stellen, zu reflektieren und die eigene ethische Verantwortung wahrzunehmen. Ein wichtiger Wert in der Pflege ist die Achtung vor der Autonomie (Selbstbestimmung) eines Menschen. In der Kinderkrankenpflege sind Pflegende täglich mit Aufgaben konfrontiert, in denen die Selbstbestimmung des Kindes nicht beachtet wird. Andere entscheiden dann für das Kind was ihm gut tut oder schadet. Für Pflegende ergeben sich hieraus immer wieder Konfliktsituationen, in welchen sie ethische Entscheidungen fällen, z. B. dem Kind eine Medikament gegen seinen Willen zu geben oder es zur Blutentnahme festzuhalten. Hier gilt es, einen eigenen, verantwortungsbewussten Entscheidungsprozess zu entwickeln, wann dies gerechtfertigt sein könnte und wann nicht. Für die Kinderkrankenpflege gibt es die „EACH-Charta" (s. S. 112), welche die Rechte der Kinder in der Pflege formuliert. Sie enthält Werte und Normen, die auch das Handeln in der Kinderkrankenpflege leiten.

1.5.2 ICN Ethik Kodex

Um Pflegepersonen ethische Grundsätze zur Reflexion des eigenen Handelns zu geben, hat der Weltbund der Krankenschwester und Krankenpfleger (ICN) einen internationalen Ethik Kodex verfasst. Der „ICN Ethik Kodex für Pflegende" wurde erstmals 1953 formuliert und enthält die grundlegenden Aufgaben der Pflegenden. Die letzte Überarbeitung fand im Jahr 2000 statt.

1 Professionelle Pflege

Merke ⇢ In der Präambel werden vier grundlegende Aufgaben der Pflegenden beschrieben:
1. Gesundheit zu fördern,
2. Krankheit zu verhüten,
3. Gesundheit wiederherzustellen,
4. Leiden zu lindern.

Weiterhin sind folgende ethische Grundregeln festgelegt, die bei der Ausübung der Pflege zu beachten sind:
⇢ Achtung der Menschenrechte, einschließlich dem Recht auf Leben, auf Würde und auf respektvolle Behandlung,
⇢ Respekt des einzelnen Menschen unabhängig vom Alter, Behinderung oder Krankheit, Geschlecht, Glauben, Hautfarbe, Kultur, Nationalität, politische Einstellung, Rasse oder sozialen Status,
⇢ zum Wohle des Einzelnen, der Familie und der sozialen Gemeinschaft,
⇢ Koordination der Dienstleistung mit denen anderer beteiligten Gruppen.

Merke ⇢ Der ICN Ethik Kodex für Pflegende bestimmt ethische Verhaltensweisen in vier Grundelementen:
1. Pflegende und ihre Mitmenschen
2. Pflegende und die Berufsausübung
3. Pflegende und die Profession
4. Pflegende und ihre Kollegen

Zu der **Verantwortung der Pflegenden gegenüber ihren Mitmenschen** gehört die Verpflichtung die Menschenrechte und deren Wertvorstellungen zu beachten. Religiöse und kulturelle Bedürfnisse des Einzelnen, der Familie und der sozialen Gemeinschaft sind zu respektieren. Der Pflegebedürftige hat ein Recht auf eine umfassende Information bezüglich der pflegerischen Versorgung, um seine Zustimmung oder Ablehnung deutlich machen zu können. Persönliche Informationen über den Patienten sind vertraulich zu behandeln. Neben der Verantwortung gegenüber dem einzelnen Patienten gehört ebenso eine Verantwortung gegenüber den gesundheitlichen und sozialen Bedürfnissen der Bevölkerung und dem Schutz der natürlichen Umwelt.

Die Pflegeperson trägt die **Verantwortung für die Berufsausübung**. Dies beinhaltet zum einen die Förderung der eigenen fachlichen Kompetenz durch ständige Fort- und Weiterbildung. Zum anderen muss sie auf einen Erhalt der eigenen Gesundheit achten. In ihrem beruflichen Handeln soll die Pflegeperson das Ansehen des Berufsstandes und somit das Vertrauen gegenüber Pflege in der Bevölkerung fördern.

Zum **Verantwortungsbereich innerhalb der Profession** gehört die Mitwirkung bei der Entwicklung, Festlegung und Umsetzung neuer Erkenntnisse. Hiermit wird die Qualität der Pflege beeinflusst. Durch die Organisation in einem Berufsverband soll die Pflegeperson die Arbeitsbedingungen in der Pflege positiv unterstützen. Zum Wohle des Patienten arbeitet die **Pflegeperson mit ihren Kolleginnen/Kollegen** aus der eigenen Berufsgruppe oder aus anderen Berufsgruppen zusammen.

1.6 Pflegetheorien

Innerhalb des Professionalisierungsprozesses der Pflegeberufe haben Pflegetheorien eine wichtige wissenschaftliche Bedeutung. Sie können die praktische Arbeit unterstützen, indem sie z. B. als Grundlage für die Pflegeplanung dienen und damit die Struktur der Dokumentation bestimmen.

Im Zusammenhang mit Pflegetheorien werden die Begriffe Konzept, Modell und Theorie verwendet. Das wichtigste Merkmal zur Unterscheidung von Modell und Theorie ist der Abstraktionsgrad. Pflegetheorien wird ein höherer Abstraktionsgrad zugesprochen als Modellen. Um den Unterschied zu verdeutlichen, sollen die Begriffe definiert werden.

Definition ⇢ Konzept bedeutet „(stichwortartiger) Entwurf, erste Fassung einer Rede oder einer Schrift." (Duden, 1990)

Konzepte sind als kleiner Anteil, als Vorstellung oder eine Idee zu einer Theorie zu verstehen. Man könnte sie damit auch als Basis für die Theorieentwicklung beschreiben. Sie bezeichnen Phänomene, d. h. Gegenstände, Verhaltensweisen oder Ereignisse. Dieses geschieht aufgrund der direkten Beobachtung oder abstrakter Vorstellungen der Phänomene. So kann z. B. bei einem Schmerzkonzept, das Phänomen „Schmerz" von verschiedenen Aspekten her, wie Definition, Ursachen, Verhalten, Erleben usw. beleuchtet werden.

Definition ⇢ Modell bedeutet „Muster, Vorbild, Entwurf... vereinfachte Darstellung der Funktion eines Gegenstandes oder des Ablaufs eines Sachverhalts, die eine Untersuchung oder Erforschung erleichtert oder erst möglich macht..." (Duden 1990)

Modelle dienen dem Verständnis eines Gegenstandes oder eines Sachverhaltes. Daher stellen sie die tatsächliche Situation in vereinfachter Form dar. Dieses kann z. B. mit anatomischen Modellen erfolgen.

Definition ⇢ Theorie bedeutet „System wissenschaftlich begründeter Aussagen zur Erklärung bestimmter Tatsachen oder Erscheinungen und der ihnen zugrundeliegenden Gesetzmäßigkeiten... Lehre von den allgemeinen Begriffen, Gesetzen, Prinzipien eines bestimmten Bereichs... rein begriffliche, abstrakte (nicht praxisorientierte oder -bezogene) Betrachtung(sweise),..." (Duden 1990)

Pflegetheorien

Theorien entstehen in einem Prozess der Sammlung von Betrachtungsweisen verschiedener Annahmen innerhalb eines bestimmten Phänomens. Es wird mit Hilfe von wissenschaftlichen Erkenntnissen eine bestimmte Situation systematisch dargestellt. Theorien sind somit als komplexe strukturierte Betrachtungsweise von Phänomenen, Ideen und Erklärungen zu verstehen. Innerhalb der Theorienentwicklung werden verschiedene Konzepte überprüft und evtl. Zusammenhänge dargestellt.

Theorien in der Pflege bezwecken eine Ausübung der Pflege auf der Basis wissenschaftlicher Grundlagen. Pflege soll als eigenständige Disziplin verstanden werden. In der Pflegetheorie werden die ureigensten Aufgaben von beruflich tätigen Pflegepersonen festgelegt und beschrieben. Jede Pflegetheorie definiert Pflege und das Verständnis von Gesundheit, Krankheit und die Rolle der Pflegeperson innerhalb des Genesungsprozesses. Das Menschenbild bildet hierbei die Grundlage für die Bedeutung und die Art und Weise der Interaktion mit dem Patienten und seinen Angehörigen. Bedingungen für eine entsprechende Umsetzung der Vorstellungen werden z. B. durch die Vorgehensweise in der Pflege (nach dem Pflegeprozess) oder die Auswahl von Pflegesystemen (wie Bezugspflege) formuliert.

Es werden verschiedene **Anforderungen an eine Pflegetheorie** gestellt:
- Sie soll systematisch aufgebaut sein und keine willkürliche Zusammenstellung von Beobachtungen und Meinungen enthalten.
- Sie soll eine Struktur für die Pflege enthalten, die eine systematische und theoretisch fundierte Pflege ermöglicht.
- Sie soll Erkenntnisse der Pflegeforschung und aus anderen Wissenschaften als Grundlage berücksichtigen.
- Sie soll die Bestandteile logisch miteinander verknüpfen und die Nutzbarkeit für die Pflege deutlich machen.
- Sie soll die Übertragung auf die Praxis überprüfen. Pflegepersonen erbringen in unterschiedlichen Einsatzbereichen pflegerische Leistungen zur Gesundheitsförderung von Menschen. Diese können sich in den Aufgabenschwerpunkten unterscheiden. Daher ist es sinnvoll verschiedene Pflegetheorien zu betrachten um eine geeignete für den jeweiligen Bereich auszuwählen.

Es lassen sich bestehende Pflegetheorien z. B. nach Meleis in Bedürfnis-, Interaktions- und Ergebnisorientierte Theorien ordnen:

■ Bedürfnistheorien
Bedürfnistheorien stellen eine an den Bedürfnissen der Patienten orientierte Pflege dar. Pflege wird dann notwendig, wenn ein Mensch für die Erfüllung einzelner oder mehrerer Bedürfnisse Unterstützung benötigt. Sie verstehen die Hauptaufgabe der Pflege darin, die Bedürfnisse des Menschen wahrzunehmen, und den Menschen bei Defiziten in der Erfüllung dieser zu helfen. Der Ursprung der Bedürfnistheorien lässt sich bei Florence Nightingale und Virginia Henderson finden. Zu den Bedürfnistheorien zählen u. a.:
- Dorothea Orem: Selbstfürsorge-Defizit-Theorie,
- Nancy Roper, Winifred Logan, Alison Tierney: Modell des Lebens (Grundlage des vorliegenden Buches, siehe Kapitel 3).

■ Interaktionstheorien
Bei den **Interaktionstheorien** steht die Beziehung zwischen dem Patienten und der Pflegeperson im Vordergrund, sowie die Art und Weise wie Pflege ausgeübt und vom Patienten wahrgenommen wird. Zu den Interaktionstheorien werden z. B. gezählt:
- Imogene King: Zielerreichungstheorie,
- Hildegard Peplau: Interpersonale Beziehungen in der Pflege, Psychodynamische Krankenpflege,
- Ida Jean Orlando: Die lebendige Beziehung zwischen Pflegenden und Patienten.

■ Pflegeergebnisorientierte Theorien
Pflegeergebnisorientierte Theorien gehen der Frage nach warum etwas geschieht. Hier steht das Ergebnis der Pflege im Vordergrund. Zu den ergebnisorientierten Pflegetheorien zählt z. B.:
- Callista Roy: Theorie der Anpassung (Adaption).

■ Humanistische bzw. kulturorientierte Theorie
Weiterhin lassen sich Pflegetheorien in **Humanistische Theorien bzw. kulturorientierte Theorien** ordnen, hierzu zählen z. B.:
- Jean Watson: Theorie der transpersonalen Zuwendung
- Madeleine Leininger: Theorie der Transkulturellen Pflege (s. S. 15).

■ Weitere Modelle
Speziell für die Pflege chronisch Kranker haben Corbin und Strauss das Pflegemodell „Chronische Krankheiten" entwickelt.

Dem Modell der familien- und umweltbezogenen Pflege nach Marie-Luise Friedemann liegt ein systemischer Denkansatz zugrunde, es wird in Kapitel 5, s. S. 85 vorgestellt.

 Merke Pflegetheorien dienen der wissenschaftlichen Betrachtungsweise von Pflege. Sie können die Haltung und Handlung von Pflegenden beeinflussen. Somit haben Pflegetheorien Einfluss auf die Pflegepraxis und die Qualität der Pflege, durch bewusste und begründbare Entscheidungen. Die Möglichkeit zur Umsetzung in die Praxis ist von dem jeweiligen Abstraktionsgrad einer Theorie abhängig.

1.7 Gesundheit und Krankheit

1.7.1 Begriffsbestimmungen

Die Begriffe „Gesundheit" und „Krankheit" werden oft unterschiedlich verstanden. Einige Aspekte sollen nun betrachtet werden.

> **Definition** ⇢ Die WHO beschreibt **Gesundheit** als „…einen Zustand absoluten physischen, geistigen, seelischen und sozialen Wohlbefindens und nicht nur das Fehlen von Krankheit oder Behinderung" (WHO 1946).

Diese Definition entstand in einer Zeit, in der man versuchte, den Menschen als eine ganzheitliche Person wahrzunehmen. Es erscheint als ein hoher Anspruch, einen absoluten Zustand des Wohlbefindens erreichen zu müssen, um als gesund zu gelten.

Wissenschaftlich ist es problematisch, die Trennung zwischen Gesundheit und Krankheit vorzunehmen, da die Befindlichkeit jedes Einzelnen etwas subjektives und objektiv nicht festzulegen ist. Beeinflusst wird die subjektive Befindlichkeit von vorherrrschenden Einstellungen, die auch durch die Gesellschaft und die Kultur des Landes, in dem ein Mensch lebt, mitgeprägt sind.

Die geschichtliche Entwicklung spielt ebenso eine Rolle wie der wissenschaftliche Fortschritt, der immer mehr Möglichkeiten der Behandlung bietet. Eine Definition von Gesundheit kann letztlich nur von jedem Einzelnen selbst erfolgen. Dieses geschieht aufgrund der Erwartungen, dem Grad des individuellen Wohlbefindens und der Zufriedenheit. Somit ist es also denkbar, dass jemand, der eine körperliche oder geistige Beeinträchtigung oder eine Krankheit hat, sich trotzdem wohl und somit gesund fühlt, obwohl ein Außenstehender dies nicht für möglich halten würde. Ebenso ist es vorstellbar, dass jemand, der keine Anzeichen physischer Krankheit zeigt, sich unwohl fühlt und sich somit als „nicht gesund" bezeichnet.

Den Übergang von Gesundheit zu Krankheit, und umgekehrt, ist als Prozess zu sehen, der nicht schlagartig stattfindet. Eine klare Grenze kann nicht festgelegt werden, die Übergänge sind fließend zu sehen (**Abb. 1.5**).

> **Definition** ⇢ Unter **Krankheit** versteht man „…im weiteren Sinne: Fehlen von Gesundheit; im engeren Sinne: Vorhandensein von subjektiv empfundenen bzw. objektiv feststellbaren körperlichen, geistigen bzw. seelischen Veränderungen bzw. Störungen…" (Pschyrembel 1990).

Früher wurde Krankheit als übernatürliches Phänomen in Verbindung mit bösen Geistern gesehen. Dementsprechend versuchte man auch die Heilung

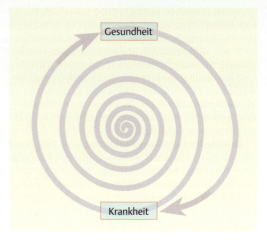

Abb. 1.5 ⇢ Gesundheit und Krankheit: Ein Prozess

von Krankheit durch Austreibung der bösen Geister zu erreichen. Dieses geschah mittels Zauberei oder religiöser Riten wie z. B. mit Opfergaben. Erst als der menschliche Körper anatomisch und physiologisch erforscht wurde, geschah ein Umdenken.

Heute weiß man, dass es mehrere Faktoren sind, die die Entstehung einer Krankheit begünstigen. So gilt es, auch psychische, geschlechtliche, erbliche, altersbedingte, soziale, ökonomische, berufliche, kulturelle, umgebungsabhängige Faktoren (z. B. Umwelt) und den individuellen Lebensstil eines Menschen zu bedenken. In der heutigen Gesellschaft wird Krankheit oft unter wirtschaftlichen Aspekten gesehen, welche mit Leistungsausfall und Kosten für das Sozialgefüge in Verbindung gebracht werden.

In ihrem Konzept „Gesundheit 2000" forderte die WHO am Ende der 70er Jahre für alle Menschen der Welt „das Erreichen eines Gesundheitsniveaus, das ihnen erlaubt, ein sozial und wirtschaftlich produktives Leben zu führen". Das europäische Regionalprogramm befasst sich in erster Linie mit Problemen der Industriegesellschaft, dieses erstreckt sich auf folgende drei Hauptgebiete:
1. Förderung gesundheitsdienlicher Lebensweisen,
2. Eindämmung von Externrisiken, z. B. Umweltschutz,
3. Bereitstellung einer ausreichenden, für alle zugänglichen und annehmbaren Gesundheitsversorgung.

Gesundheit/Krankheit im Pflegemodell nach Roper et al. Die Veränderung in der Rolle und dem Status eines Menschen durch die Erkrankung wird im Pflegemodell von Roper et al., welches auf einem Lebensmodell beruht, beschrieben. Hier ist der Wegfall von Verpflichtungen und Aufgaben der Gesellschaft an einen kranken Menschen zu nennen, beispielsweise gesetzliche Regelungen zur Arbeitsbefreiung. Eine eigene Definition von Gesundheit und Krankheit wird von Roper et al. nicht vorgenommen.

1.8 Transkulturelle Pflege

> **Definition** ⇢ Transkulturelle Pflege berücksichtigt die individuell unterschiedlichen kulturellen und religiösen Bedürfnisse eines Menschen. Eine Kultur beinhaltet gemeinsame Wertvorstellungen und Lebensweisen einer definierten Gruppe. Diese beeinflussen deren Haltungen und Handlungen im täglichen Leben.

Das multikulturelle Gefüge unserer Gesellschaft spiegelt sich auch in zunehmendem Maße in Pflegesituationen wieder. Zum einen durch die Pflege von Menschen anderer Kulturen, zum anderen in der Erbringung pflegerischer Leistungen durch ausländische Kolleginnen/Kollegen. Eine professionell ausgeübte Pflege muss sich daran messen lassen, in welchem Maße sie sich auf die individuelle Situation eines Menschen einlassen kann.

> **Merke** ⇢ **Pflegeverständnis.** Ein Mensch soll unter Berücksichtigung seiner Bedürfnisse, Ressourcen und Erwartungen, die sich aus seinen individuellen Wertvorstellungen ergeben, gepflegt werden. Dabei sind sowohl die kulturellen Einstellungen und die Haltung des Patienten als auch die der Pflegeperson zu beachten. Innerhalb des Pflegeprozesses sind zu berücksichtigen:
> - ⇢ Erfassung von kulturellen Bedürfnissen (Einschätzen des Pflegebedarfs und Evaluation/Auswertung der Pflege),
> - ⇢ Berücksichtigung der kulturellen Bedürfnisse in der Pflege (Planung und Durchführung der Pflege).

Sollen die Bedürfnisse des Patienten in der Pflege berücksichtigt werden, dürfen kulturelle und religiöse Aspekte nicht ignoriert werden. Voraussetzung hierfür ist, dass Pflegepersonen ihre eigenen Einstellungen bewusst reflektieren.

Pflegepersonen sollten sich demnach mit ihren eigenen Ängsten, Hemmungen und Vorurteilen gegenüber anderen Kulturen auseinandersetzen, d. h. diese wahrnehmen und abbauen. Erst dann können sie Menschen aus anderen Kulturen mit Respekt und Verständnis begegnen. So kann z. B. ein unterschiedliches Verständnis von Gesundheit und Krankheit, von den Erwartungen über das Ausmaß der Ausübung von Pflege, Betreuung und therapeutischen Verfahren vorliegen.

Diese können in den einzelnen Lebensaktivitäten eines Menschen Auswirkungen zeigen. Bei Kindern sich auch die Einstellungen der Eltern zu erfassen, die Einfluss auf die Pflege haben können.

Vielen Kulturen ist es wichtig, dass ihre Kinder heimatorientiert erzogen werden, d. h. nach deren traditionellen und soziokulturellen Normen und Wertvorstellungen. In der Anleitung und Beratung von Kindern/Jugendlichen und deren Eltern sollte dies akzeptiert und berücksichtigt werden. Dabei ist zu beachten, dass jeder Mensch seine Religion oder Kultur unterschiedlich leben kann. In der Pflegesituation sollten daher die speziellen kulturellen und religiösen Bedürfnisse und Wünsche jedes Einzelnen erfasst werden. Es folgen einige Aspekte, die in der Pflege von Menschen anderer Kulturen beachtet werden sollen.

1.8.1 Aspekte der transkulturellen Pflege

■ **Verständnis**
Ein Problem kann das Unverständnis der Sprache in Schriftform und gesprochenem Wort oder der Bedeutung sowie Interpretation von Gestik und Mimik darstellen. Ausländische Frauen, die ausschließlich für den Haushalt zuständig sind und keine Kontakte außerhalb der Familie haben, können verunsichert und isoliert werden. Das Verständnis und evtl. auch die Akzeptanz für nicht-medikamentöse Therapien, wie z. B. Ernährungsempfehlungen, kann fehlen. Es besteht die Gefahr, dass sie aus Höflichkeit nicht deutlich machen, wenn sie eine Erklärung nicht verstanden haben.

Durch das Recht auf umfassende Information, haben sie somit bei Verständigungsschwierigkeiten auch ein Recht auf das Mitbringen eines Dolmetschers. Größere Geschwister können als Dolmetscher für einfache Informationen oder Erklärungen eingesetzt werden, teilweise sogar die kranken Kinder/Jugendlichen selbst.

Erwartungen von Pflegepersonen und von Patienten sind nicht immer klar formuliert und führen dadurch auch oft zu Missverständnissen.

> **Praxistipp** ⇢ Fragen Sie das Kind und seine Eltern nach ihren kulturellen Bedürfnissen und Erwartungen. Formulieren Sie ihre eigenen Erwartungen, die Sie an die Pflegesituation haben.

■ **Familienstruktur**
In islamischen Ländern wird es beispielsweise als Pflicht angesehen kranke Freunde, Verwandte und Bekannte im Krankenhaus zu besuchen, Einschränkungen in der Besucherzahl können auf Unverständnis stoßen, evtl. erleben sie auch missbilligende und ablehnende Reaktionen des Klinikpersonals auf die Besuche der Familienmitglieder. So kann der zahlreiche Besuch eines türkischen Kindes durch seine Großfamilie von der Pflegeperson als Missachtung ihrer Autorität verstanden werden. Vom Kind und auch besonders von den Eltern wird der Besuch der Familie und der Freunde erwartet und als Wertschätzung geachtet. In der Rollenverteilung innerhalb der Familie, liegt die höchste Entscheidungsbefugnis beim Vater. Jüngere haben Ältere zu ehren und zu respektieren.

1 Professionelle Pflege

Einbeziehung der Eltern ⇢ Eltern sollten bestärkt werden ihre traditionellen und religiösen Gewohnheiten beizubehalten, dies ist besonders auch in der fremden und sorgenvollen Situation wichtig. Der Zusammenhalt der Familie und der Freunde kann Sicherheit vermitteln und Unterstützung bedeuten.

■ Gesundheit und Krankheit

Bestimmte Körperbereiche und deren Erkrankungen können tabuisiert werden. Dieses kann das frühzeitige Erkennen und die notwendige Behandlung verhindern bzw. verzögern. Ursachen für psychische Verhaltensauffälligkeiten, Behinderungen, Erkrankungen bzw. Unfälle können mit Magie und Religion in Verbindung gebracht werden. Dieses wird in bestimmten Äußerungen, wie z. B. jemand ist vom „bösen Blick getroffen worden", deutlich. Daher wird mit bestimmten Gegenständen wie z. B. einem Amulett oder durch bestimmte Rituale versucht, die magischen Kräfte zu verhindern bzw. die Götter gütig zu stimmen. Dementsprechend gibt es keine Heilung ohne Glauben und Gebete zu Gott.

Die Gesundheitsversorgung variiert von Herkunftland zu Herkunftland. Daher kann das Verständnis für bestimmte Therapien, Prophylaxen oder Vorsorgeuntersuchungen fehlen. Auch Organisationsstrukturen oder Gesundheitseinrichtungen, wie z. B. ambulante Behandlungsmöglichkeiten, Notarztdienste oder Beratungsstellen, können unbekannt sein.

1.8.2 Islamische Lebensordnung

Generelle Pflegeregeln für Moslems oder Christen, Männer oder Frauen gibt es nicht. Vielmehr ist jeder Mensch mit individuellen Bedürfnissen und Lebensgewohnheiten zu sehen, die kulturell bedingt sein können.

Am Beispiel der islamischen Lebensordnung folgen nun einige mögliche Besonderheiten/Lebensgewohnheiten, die in den einzelnen Lebensaktivitäten für die betreffenden Personen wichtig sein könnten.

■ Kommunizieren

Frauen können bei der Anwesenheit von Besuch vermehrt Schmerzen äußern, um die Aufmerksamkeit der Besucher zu erhalten. Dies geschieht um Achtung durch die Familienmitglieder zu erhalten. Die Pflegeperson sollte nach der Frau sehen und ihr Verhalten respektieren, d. h. nicht bewerten.

■ Sich sauber halten und kleiden

Der Körperreinigung **unter fließendem Wasser** wird eine symbolische reinigende Wirkung zugesprochen. So können z. B. Waschungen von Händen, Füßen und Gesicht vor und nach den Mahlzeiten rituell vorgesehen sein.

Bei der Durchführung von medizinischen Bädern sollte die Möglichkeit des vorherigen und anschließenden Abduschens gegeben sein. Reinigungsbäder hingegen werden in der Regel abgelehnt.

Der Frau wird nach dem Koran vorgeschrieben, in der Öffentlichkeit ihren Körper und die Haare zu verdecken.

■ Essen und trinken

Nach islamischem Grundsatz ist der Genuss „unreiner" Speisen verboten, da die Reinheit des Körpers die Voraussetzung für die Reinhaltung der Seele darstellt. So ist z. B. der Genuss von Schweinefleisch, Blutwurst und Alkohol verboten. Zum Essen wird die rechte Hand genommen. Im Monat Ramadan (neunter Mondmonat) wird gefastet, d. h. von Sonnenaufgang bis Sonnenuntergang nicht gegessen, getrunken und geraucht. Das Fasten soll der Reinigung und Kontrolle von Körper und Geist dienen. Kinder, ältere und kranke Menschen sind vom Fasten ausgenommen.

■ Ausscheiden

Zur Wahrung der Intimsphäre sollten Mädchen nur von weiblichen Pflegepersonen und Jungen nach Möglichkeit nur von männlichem Pflegepersonal betreut werden. Nach der Ausscheidung ist es üblich die Genitalregion mit klarem Wasser zu spülen. Dieses geschieht mit der linken Hand.

■ Mädchen oder Junge sein

Aus hygienischen und moralischen Gründen ist die Beschneidung der Jungen als ein übliches Ritual bekannt, welches mit einem Familienfest verbunden sein kann. Beschneidung von Frauen ist im Koran nicht vorgesehen.

Moslemische Mädchen und Frauen sollten von Ärztinnen untersucht werden, bzw. es sollte eine weibliche Pflegeperson anwesend sein.

Die Rollen von Männern und Frauen sind klar definiert. Männer haben für den Unterhalt der Familie zu sorgen. Die Frau hat dagegen ihre Aufgabe in der Familie und unterliegt der Autorität des Mannes.

Gesetzlich und gesellschaftlich untersagt ist Homosexualität. Erlaubt ist Empfängnisverhütung, Abtreibung dagegen nur bei strenger medizinischer Indikation der Mutter. „In-vitro-Fertilisation" ist nur erlaubt, wenn die jeweilige Eizelle und das Sperma von dem betreffenden Ehepaar stammen.

Die Geburt von mehreren Töchtern wird nicht geschätzt, da es für die Familie wegen des Unterhalts eine finanzielle Belastung darstellt.

■ Sterben/Sinn finden

Es gibt fünf feste Gebetszeiten der Moslems. Diese sind vor Sonnenaufgang, mittags, nachmittags, nach Sonnenuntergang und nachts. Vor dem Gebet findet eine besondere Reinigung des Körpers statt. Das Gebet wird in Richtung Mekka durchgeführt und enthält feste Gebetstexte und Bewegungsabläufe. Neben dem bereits erwähnten Gebet und dem Fasten im Monat Ramadan gehört zu den fünf religiösen Grundsätzen das Glaubensbekenntnis, die Armensteuer und die Pilgerfahrt nach Mekka. Weitere zu beachtende Aspekte sind im Kapitel 18 „Sterben" zu finden.

1.8.3 Kulturelle Dimension menschlicher Pflege (Madeleine M. Leininger)

Madeleine M. Leininger hat zusammen mit Mitarbeiter(innen) in über 50 Kulturen wissenschaftliche Untersuchungen über Gemeinsamkeiten und Unterschiede in der Pflege von Menschen durchgeführt. Zentral war hierbei die Fragestellung, durch welche Faktoren Pflegeerwartungen und Pflegepraktiken beeinflusst werden. Aus diesen Ergebnissen hat sie die **kulturelle Dimension menschlicher Pflege** beschrieben. Kernelement der Pflegetheorie ist „Culture Care", welches kulturelle Pflege bedeutet. Dieses besagt, dass eine Voraussetzung für einen erfolgreichen Heilungsprozess eine Pflege ist, die auf die kulturellen Bedürfnisse abgestimmt wird. Kulturelle Pflege versteht Leininger als einen Prozess, der mit einer Sammlung von Kenntnissen beginnt und nach einer Beschlussbildung auf ein Umsetzen im konkreten Handeln zielt.

Ihre Theorie ist nicht kulturgebunden und bietet eine Methode zur Erforschung kulturspezifischer und kulturübergreifender Aspekte der menschlichen Fürsorge. Dabei sieht sie weniger den individuellen Menschen, als die Menschen im Zusammenhang mit ihrer Umwelt.

Im Mittelpunkt der professionellen Pflege sieht Leininger die **menschliche Fürsorge** (engl.: „care"). Hierunter versteht sie Förderung und Unterstützung der Gesundheit einzelner Personen oder einer Gruppe von Menschen. Mögliche Verhaltensweisen der Pflegeperson können hierbei Berührung, Interesse, Trost, Vertrauen oder Nähe sein. Nach ihrer Meinung gibt es keine Heilung oder Genesung ohne die Fürsorge. Jedoch gibt es mehr kulturelle Unterschiede als Gemeinsamkeiten wie diese Fürsorge verstanden und ausgeübt wird. Sie unterscheidet zwischen kulturspezifischer Universalität und Diversität:

- **Kulturelle Universalität** bezieht sich auf Übereinstimmung im Verständnis von Fürsorge zwischen Kulturen z. B. bei welchen Einschränkungen Menschen Pflege benötigen.
- Bei der **Kulturellen Diversität** hingegen werden unterschiedliche kulturelle Einstellungen in der Pflegesituation deutlich.

Einen Vorteil in ihrer Theorie sieht sie darin, dass Pflegepersonen Wissen, Verständnis und Akzeptanz für kulturelle Werte von verschiedenen Menschen und Lebensweisen entwickeln können, um diese in die Pflegesituation einzubeziehen.

Die Pflegeperson hat die Aufgabe, kulturelle Bedürfnisse des Patienten zu beobachten und einzuschätzen. Hierzu muss sie sich in die Situation, die „Innenansicht", des Patienten versetzten. Hierbei dient der Patient selbst als wichtigste Informationsquelle. Voraussetzung ist das Wissen über kulturelle Ausdrucksweisen der Fürsorge und kulturspezifische Werte und Normen. Daneben müssen sie jedoch auch ihre eigenen kulturellen Einstellungen reflektieren. Notwendige Fähigkeiten von Pflegepersonen, um die kulturelle Dimension erfassen zu können, sind nach Leininger eine allgemeine Empathie und die Bereitschaft zur Auseinandersetzung mit der eigenen Kultur.

„Sunrise-Modell" („Sonnenaufgangsmodell")

Das „Sunrise-Modell" stellt die „begrifflichen Dimensionen ihrer Theorie" und damit die wechselseitigen Einflüsse zwischen dem Befinden, der kulturellen und sozialen Situation des Patienten und der Pflegeinterventionen dar **(Abb. 1.6)**. Das *„Welt- und Wirklichkeitsverständnis"* wird durch verschiedene *„kulturelle, soziostrukturelle Dimensionen"* beeinflusst. Diese stehen im wechselseitigen Einfluss mit *„Umweltkontext, Sprache und ethnographischer Entwicklung"*. Alles bisher Benannte beeinflusst die Art und Weise wie Menschen ihre Fürsorge und ihren Fürsorgebedarf ausdrücken und verstehen. Daneben wird auch das Verständnis von Gesundheit und Wohlbefinden beeinflusst.

Ziel der kulturellen Pflege ist eine *„kulturkongruente Pflege"* (kulturübereinstimmende Pflege), welche durch unterschiedliche Möglichkeiten die kulturellen Bedürfnisse des Menschen berücksichtigt. Dieses kann zum einen durch die vollständige Berücksichtigung der kulturellen Bedürfnisse in der Pflege erfolgen, welche von Leininger als *„Bewahrungs- und/oder Erhaltungsfunktion kulturspezifischer Fürsorge"* bezeichnet wird. Zum anderen durch eine *„Anpassungs- und/oder Verständigungsfunktion kulturspezifischer Fürsorge"* zwischen Pflegenden und Patient, durch eine teilweise Berücksichtigung der kulturellen Bedürfnisse. Und als dritte Möglichkeit durch eine vollständige Änderung der Lebensgewohnheiten des Patienten, wobei jedoch für den Patienten kulturell zu akzeptierende Lösungen gefunden werden müssen. Die zuletzt beschriebene wird als *„Änderungs- oder Umstrukturierungsfunktion kulturspezifischer Fürsorge"* benannt.

Die Pflegemaßnahmen werden unter Berücksichtigung der kulturellen Bedürfnisse des Patienten ausgewählt. Hierbei setzt die Pflegeperson in der *professionellen Pflege* unterschiedliche Pflegesysteme ein, welche von Leininger als *generische (informelle) und professionelle (formelle) Pflegesysteme* beschrieben werden. Mit generischen Pflegesystemen meint sie laienhaftes, traditionelles Wissen, welches in einer Kultur von Generation zu Generation weitergegeben wird. Professionelle Pflegesysteme bezeichnen das aufgrund beruflicher Qualifikation erworbene Wissen. Die beide Systeme verbindende professionelle Pflege wägt ab, welches System bei der Pflege für *„Einzelne, Familien, Gruppen, Gemeinden, Institutionen in den verschiedenen Gesundheitssystemen"* wie eingesetzt werden soll.

Professionelle Pflege

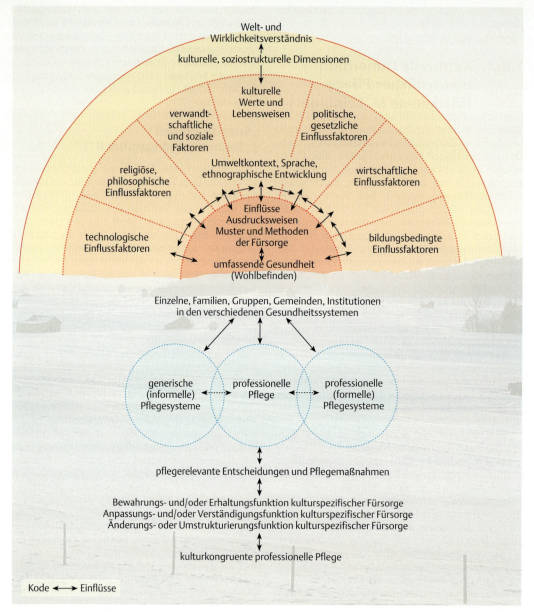

Abb. 1.6 Sunrise-Modell von M. Leininger (aus Leininger, M.: Kulturelle Dimension menschlicher Pflege. Lambertus Verlag, Freiburg i. Br. 1998)

Merke Die Theorie von Leininger darf nicht ohne die notwendige Interaktion mit dem einzelnen Patienten und seinen Angehörigen gesehen und angewendet werden. So ist nicht nur die einzelne Kultur in den Blick zu nehmen, sondern vielmehr den Menschen inklusive seiner kulturell geprägten, speziellen Bedürfnissen zu sehen. Eine transkulturelle Pflege sollte damit eine Erweiterung des eigenen Wissens um mögliche soziokulturelle Einflüsse bedeuten. Dies ist dann in der konkreten Pflegesituation zu reflektieren und anzuwenden.

1.9 Psychohygiene

Yvonne Brixius

1.9.1 Physische und psychische Belastungen

Die Arbeit mit und für Menschen ist nicht einfach. Geht es jedoch zusätzlich um den Umgang mit kranken Menschen, so erhöhen sich die Anforderungen erheblich. Belastungen sind also in zweierlei Hinsicht gemeint: Zum einen ist fachliche Höchstleistung gefragt. Angefangen bei dem Anspruch ständiger Konzentration über den exakten Gebrauch medizinischer Geräte bis zu dem Druck, sich keinerlei Fehler erlauben zu können, die fatale Auswirkungen haben. Zum anderen geht es um psychische Belastungen, die sich im Kontakt von Mensch zu Mensch ergeben.

So ist es beispielsweise für niemanden leicht auszuhalten, ständig mit Fragen von Leiden, Tod und Sterben konfrontiert zu sein, wenn er diese nicht völlig von der eigenen Person trennt und seine Arbeit vorwiegend als Job zum Gelderwerb betrachtet. Zusätzlich gibt es heutzutage kaum ein Krankenhaus, das nicht mit einer äußerst dünnen Personaldecke auskommen muss und von seinen Mitarbeitern permanentes Arbeiten unter Zeitdruck verlangt. Erwähnenswert sind auch alle Belastungen, die sich durch einen Schichtdienst ergeben, als Beispiel sei hier soziale Desintegration und psychosomatische Beschwerden bei chronischem Schlafmangel genannt.

Treffen diese erschwerten Arbeitsbedingungen auf individuell problematische Persönlichkeitsstrukturen oder belastende Lebenskonstellationen, dann kann es zu vielfältigen Störungen am Arbeitsplatz kommen. Neben schlechtem Betriebsklima wie Konflikte im Arbeitsteam oder mit Vorgesetzten kann es auch zum Psychoterror sog. Mobbing und zum Ausgebranntsein (Burn-out) kommen.

Burn-out

Da vornehmlich helfende Berufs und Berufsgruppen mit häufigen Sozialkontakten vom Ausgebranntsein betroffen sind, soll speziell auf dieses Phänomen näher eingegangen werden.

 Definition ···▶ Unter Burn-out versteht man eine allgemeine Erschöpfung, die sowohl auf körperlicher, geistiger als auch psychischer Ebene existiert und die durch Dauerstress und ständige Überforderung verursacht wird. Mit dieser Erschöpfung gehen Gefühle von Hoffnungslosigkeit, Niedergeschlagenheit, aber auch Verzweiflung und Wut einher.

Burisch, Autor des Buches „Das Burn-out-Syndrom" unterscheidet drei Phasen:
1. Die Anfangsphase ist die durch „vermehrtes Engagement" wie Euphorie, Überaktivität und dem Gefühl, unentbehrlich zu sein, gekennzeichnet.
2. In der zweiten Phase tritt eine Ernüchterung ein, die „das Engagement reduziert". Es wird eine Distanz bis zum Widerwillen gegen den Beruf hergestellt. Einige Betroffene scheinen bereits eine innere Kündigung eingegangen zu haben.
3. In der dritten Phase dreht sich alles um „die Suche nach dem Schuldigen": Die Suche kann sich auf die eigene Person beziehen und Schuldgefühle, Ängste, Apathie oder Pessimismus verursachen. Die Schuldfrage kann aber auch in Bezug auf das Unternehmen wahrgenommen werden und dann Gefühle wie Misstrauen, Aggressionen, Verzweiflung bis zu Suizidphantasien nach sich ziehen.

Erschreckend ist bei ausgebrannten Menschen zu beobachten, dass ein Prozess der Dehumanisierung einsetzt. Die Angehörigen der helfenden Berufe, die an Burn-out leiden, entwickeln nicht nur negative Gefühle zur Arbeitsleistung und zur eigenen Person, sondern verlieren auch zunehmend den Respekt und die Toleranz gegenüber Hilfesuchenden. Das setzt eine Spirale in Gang, die am Ende Einfühlung unmöglich macht und sowohl die anderen Menschen als auch den Ausgebrannten selbst dehumanisiert (**Abb. 1.7**).

Arbeitssucht

Neben dem Ausgebranntsein gibt es eine weitere Leistungsstörung, die zwar in allen Berufsgruppen verbreitet ist, aber im Gesundheitsbereich überdurchschnittlich oft vorkommt: die Arbeitssucht. Dies lässt sich durch die oft miserablen Arbeitsbedingungen im Pflegebereich und beim medizinischen Personal erklären. Aber die berufliche Sozialisation tut dann ein Weiteres dazu: In vielen Köpfen von Krankenschwestern und Pflegern spukt noch das Image einer Florence Nightingale, die alles für ihre Patienten gibt, unersetzbar bei Kollegen ist und die eigene Person immer und auf jeden Fall hinten anstellt. Das bedeutet, dass es zu einer problematischen Situation kommt, wenn die Pflegeperson der Arbeit einen zentralen Platz im Leben einräumt. Alles andere wie Familie, Partnerschaft, Hobbys, Freizeit etc. gibt es nicht, einzig und allein der Beruf zählt. Es ist nicht mehr möglich, nach der Arbeit abzuschalten, in Gedanken, ja sogar in Träumen geht die Beschäftigung weiter und setzt sich bis zur Erschöpfung fort. Das Ganze hat System und wird Mittel zum Zweck.

In den Zeiten, in denen die Arbeit alle Kraft und Energie absorbiert, ist es auch nicht möglich, private Schwierigkeiten oder Konflikte anzugehen oder sich mit innerer Leere und Identitätslosigkeit zu konfrontieren. Die Arbeit wird zunehmend zum Suchtmittel. Und wie der Junkie seinen nächsten Schuss organisieren muss, plant der Arbeitssüchtige Überstunden und Wochenenddienste, so dass es keine Freizeit zum Nachdenken geben kann und darf. Solche Menschen werden im Urlaub krank.

Im Lese- und Lernservice finden sie Kontaktadressen, die Informationen und Beratung zum Thema

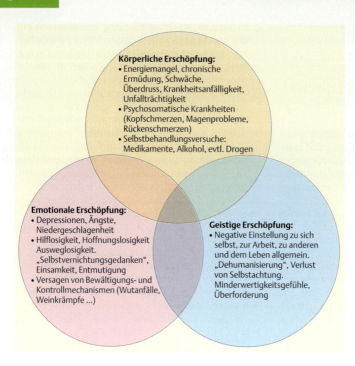

Abb. 1.7 ··⇢ Die drei Ebenen des Burn-outs

„Sucht" anbieten (u.a. Arbeitssucht und Medikamentenabhängigkeit).

1.9.2 Prävention und Intervention

Nachfolgend werden einige Vorschläge thesenartig zur Verhinderung von Verdrossenheit und Unmut im Beruf vorgestellt, die als Anregung zur eigenen Reflexion gedacht sind.

Allgemeine Maßnahmen zur Psychoprophylaxe

Eine äußerst wirksame Maßnahme zur Verhütung von Burn-out und Arbeitssucht ist eine „gesunde" Einstellung der Arbeit gegenüber:
- ··⇢ Arbeit ist eben nicht das ganze Leben!
- ··⇢ Bauen Sie alle überhöhten Erwartungen an die eigene Person und die Ansprüche, die Sie an Ihre Berufstätigkeit haben, ab!
- ··⇢ Andere sind in der Lage, Ihre Arbeit genauso gut wie Sie selbst zu erledigen! Sie ersparen sich auf diese Weise eine Menge Druck!
- ··⇢ Jeder ist ersetzbar!
- ··⇢ Setzen Sie sich neu mit dem Idealbild Ihres Berufes auseinander!
- ··⇢ Trauen Sie sich, ein überhöhtes Anspruchsniveau nicht zu akzeptieren!
- ··⇢ Beenden Sie sinnloses Jagen nach unrealistischen Zielen!
- ··⇢ Wer bewusst Pausen im Arbeitsablauf einplant, kann auch gut und konzentriert arbeiten!

- ··⇢ Finden Sie *Ihre* Möglichkeit, um Abstand vom Berufsstress zu bekommen!
- ··⇢ Alle Tätigkeiten, die nichts, aber auch gar nichts mit Ihrer Arbeit zu tun haben, ermöglichen Ihnen abzuschalten!
- ··⇢ Pflegen Sie Ihre Hobbys! Treiben sie Sport zum Ausgleich!
- ··⇢ Sozialkontakte sind wichtige Ressourcen, die es zu erhalten gilt! Ein Freundeskreis, eine intakte Beziehung und/oder die Familie können „Tankstellen" für anstrengende Phasen im Beruf sein!

Berufliche und ausbildungsbezogene Maßnahmen zur Psychoprophylaxe

Die Arbeit sollte so vielfältig und interessant wie möglich gestaltet werden, dabei helfen folgende Maßnahmen:
- ··⇢ Halten Sie guten Kontakt zu Kollegen und Vorgesetzten!
- ··⇢ Arbeiten Sie, wenn möglich, im Team! Das ist abwechslungsreich und teilt Verantwortung!
- ··⇢ Versuchen Sie, in unterschiedlichen Arbeitsbereichen Ihres Berufsfelds Erfahrungen zu sammeln! Dazu gehören auch Arbeitsstellen, die nicht im Krankenhaus sind wie Arbeitsplätze im Heimbereich oder in Schulen! Das verhindert Langeweile und ermöglicht Ihnen, Experte in einem bestimmten Arbeitsfeld zu sein, und kann neue berufliche Perspektiven eröffnen!
- ··⇢ Berufliche Weiterqualifikation verhindert Eintönigkeit!
- ··⇢ Legen Sie Wert auf effektive Teamsitzungen!
- ··⇢ Offenheit schafft ein gutes Betriebsklima!

⇢ In teaminternen Fortbildungen können Sie Kollegen neu „kennenlernen" und soziale Kompetenzen trainieren!
⇢ Alle Formen der Reflexion fördern soziale Unterstützung in Konfliktsituationen! Lernen Sie unterschiedliche Möglichkeiten und Formen des Austauschs unter Kollegen kennen, wie z. B. Supervision, Balintgruppe, Selbsterfahrung oder Organisationsberatung!
⇢ Nehmen Sie sich Zeit, ein Ihnen entsprechendes Entspannungsverfahren wie beispielsweise autogenes Training oder progressive Muskelentspannung kennenzulernen!

Lese- und Lernservice

Fragen zum Selbststudium

1. Welche Merkmale definieren eine Profession?
2. Was sind Schlüsselqualifikationen? Wozu dienen sie?
3. Wie würden Sie Gesundheit/Krankheit definieren?
4. Welche ethischen Grundregeln hat der ICN im internationalen Ethik Kodex verfasst?
5. Zu welcher Gruppe der Pflegetheorien gehört das Modell von Roper et al.?
6. Definieren Sie den Begriff „Burn-out"!
7. Welche Beobachtungen bei Ihrer Kollegin, Ihrem Kollegen lassen bei Ihnen den Verdacht aufkommen, dass diese oder dieser arbeitssüchtig ist?

Verwendete Literatur

Arets, J., F. Obex, J. Varesen, F. Wagner: Professionelle Pflege. Theoretische und praktische Grundlagen, Bd. 1. Eicanos, Bocholt 1996
Arndt, M.: Spannungsfeld Arbeitsauftrag und medizinische Ethik. Die Schwester/Der Pfleger (1996) 7–16
Berufsverband für Kinderkrankenschwestern und Kinderkrankenpfleger (BKK, Hrsg.): Bildungskonzept Kinderkrankenpflege, Integrität und Dynamik eines Berufsbildes. Schmidt Römhild Verlag, Lübeck 1994
Bundesgesetzblatt, Teil 1: Gesetz über die Berufe in der Krankenpflege (Krankenpflegegesetz – KrPflG) 26 (1985) 893–901
Catel, W.: Das gesunde und das kranke Kind. Hrsg. von Gladtke, E., J. Oehme, J. Schaub. 12. Aufl. Thieme, Stuttgart 1983
Deutscher Berufsverband für Pflegeberufe e.V. (DBfK, Hrsg.): Berufsbild. DBfK-Verlag, Eschborn 1993
Deutscher Berufsverband für Pflegeberufe e.V. (DBfK, Hrsg.): Berufsordnung des Deutschen Berufsverbandes für Pflegeberufe (DBfK) für Altenpflegerinnen und Altenpfleger, Kinderkrankenschwestern und Kinderkrankenpfleger, Krankenschwestern und Krankenpfleger. DBfK-Verlag, Eschborn 1992
Deutscher Berufsverband für Pflegeberufe e.V. (DBfK, Hrsg.): Bildungskonzept Pflege 2000. DBfK-Verlag, Eschborn 1993
Deutscher Berufsverband für Pflegeberufe e.V. (DBfK, Hrsg.): Zukunft der Pflege – Aktionsprogramm 2000 des DBfK. DBfK-Verlag, Eschborn 1995
Duden: Das Fremdwörterbuch. 5. Aufl. Dudenverlag, Mannheim 1990
Geiger, H.: Das Krankenhaus im Wandel der Zeit. Dtsch. Krankenpfl.-Z. 11 (1986) 783–788
Kellnhauser, E. u.a. (Hrsg.): Thiemes Pflege, begründet von L. Juchli, 9. Aufl. Thieme, Stuttgart 2000
Lauber, A.: Grundlagen beruflicher Pflege. Thieme, Stuttgart 2001
Oehme, J., R. Schmoeger: Geschichte der Krankenpflege. Alete Wissenschaftlicher Dienst, München 1994
Rüller, H.: 3000 Jahre Pflege, Bd. 1. 2. Aufl. Prodos, Noderfeld 1995
Schell, W.: Staatsbürger- und Gesetzeskunde für die Krankenpflegeberufe in Frage und Antwort. 9. Aufl. Thieme, Stuttgart 1991

Transkulturelle Pflege

Bundeszentrale für gesundheitliche Aufklärung: Ciler und Arife im Krankenhaus. Begleitmaterial zum Film, Köln 1987
Kellnhauser, E., S. Schewior-Popp: Ausländische Patienten besser verstehen. Thieme, Stuttgart 1999
Kücük, F.: Islam-Begegnungen im Krankenhausalltag. Pflege von türkischen Patienten. Die Schwester/Der Pfleger 1 (2001) 56–60
Leininger, M.: Kulturelle Dimension menschlicher Pflege. Lambertus, Freiburg i. Br. 1998

Psychohygiene

Gross, W.: Seelische und körperliche Kosten der Karriere – Psychische und psychosomatische Erkrankungen, Arbeitssucht, Partnerprobleme, Burnout. Report Psychologie 4 (1997) 292–300
Gusy, B.: Nicht härter, sondern cleverer werden! Pro Familia Magazin 3 (1997) 17–19
Gussone, B., G. Schipek: Die Sorge um sich. Burnout-Prävention und Lebenskunst in helfenden Berufen. dgvt, Tübingen 2001

Weiterführende Literatur

Arndt, M.: Ethik denken – Maßstäbe zum Handeln in der Pflege. Thieme, Stuttgart 1996
Bischoff, C.: Frauen in der Krankenpflege – Zur Entwicklung von Frauenrolle und Frauenberufstätigkeit im 19. und 20. Jahrhundert. 2. Aufl. Campus Verlag, Frankfurt/Main 1994
BKK und Expertenkommission „Bildungskonzept Kinderkrankenpflege" – Integrität und Dynamik des Berufsbildes, Schmidt Römhild Verlag, Lübeck 1994
Elendt, E.: Das kranke Kind und seine Pflegerin – Zur Geschichte der Kinderkrankenpflege in Jena von 1917–1987. Universitätsverlag Jena GmbH, Jena 1992
Fink, B., W. Goetze: Fit für die Pflegepraxis durch Schlüsselqualifikationen. Kohlhammer, Stuttgart 2000
Fry, S.T.: Ethik in der Pflegepraxis. Anleitung für ethische Entscheidungsfindungen. DBfK-Verlag, Eschborn 1995

Professionelle Pflege

Groothuis, R.: Soziale und kommunikative Fertigkeiten. Hans Huber, Bern 2000

Käppeli, S.: Pflegekonzepte, Phänomene im Erleben von Krankheit und Umfeld, Band 1. Hans Huber, Bern 1998

Kellnhauser, E.: Krankenpflegekammern und Professionalisierung der Pflege. Bibliomed, Melsungen 1994

Kruse, A.-P.: Die Krankenpflegeausbildung seit der Mitte des 19. Jahrhunderts, Berufskunde 2. Kohlhammer, Stuttgart 1987

Marriner-Tomey, A.: Pflegetheoretikerinnen und ihr Werk, Recom, Basel 1992

Wegmann, H.. Antonie Zerwer – Ein Leben für Kinder. Edition Hentrich Verlag, Berlin 1992

Wendt, L. M.: Krankenpflegeausbildung in Europa. Kohlhammer, Stuttgart 1995

Transkulturelle Pflege

Barden, I.: Glauben – Leben – Pflege im Judentum, Christentum und Islam, Band 6. Lambertus, Freiburg i. Br. 1992

Al Mutawaly, S.: Menschen islamischen Glaubens individuell pflegen. Brigitte Kunz Verlag, Hagen 1996

Engel, H., T. Bauer, M. Lutz, B. Krauthoff: Hakuna matata? Forschungsarbeit über den Umgang mit ausländischen Patienten – Strategien und Lösungsmöglichkeiten. Pflegezeitschrift, Beilage (8/2001): Pflegepraxis, Kohlhammer, Stuttgart

Kontaktadressen

Deutscher Berufsverband für Pflegeberufe e. V. (DBfK)
Bundesverband
Geisbergstraße 39
10777 Berlin
Tel.: 030/21 91 57 – 0
Fax: 030/21 91 57 – 77
E-Mail: dbfk@dbfk.de

WHO
Avenue Appia 20
1211 Geneva 27
Switzerland
Telephone: (+ 00 41 22) 7 91 21 11
Facsimile (fax): (+ 00 41 22) 7 91 31 11
Telex: 415 416
Telegraph: UNISANTE GENEVA

International Coucil of Nurses (ICN)
3, Place Jean Marteau
1201-Geneva
Switzerland
Telephone: 41 – 22 – 908 – 01 – 00
Fax: 41 – 22 – 908 – 01 – 01
E-mail
General Inquiries: icn@icn.ch
Web Site Inquiries: webmaster@icn-ch

Berufsverband für Kinderkrankenpflege Deutschland e. V. (BeKD e. V.)
Janusz-Korczak-Allee 12
30173 Hannover
Telefon: 0511/28 26 08
Telefax: 0511/85 15 16

Bundeszentrale für gesundheitliche Aufklärung (BZgA)
Postfach 91 01 52
51071 Köln
Informationstelefon zur Suchtvorbeugung:
Tel.: (02 21) 89 20 31

Deutsche Hauptstelle gegen die Suchtgefahren e. V. (DHS)
Postfach 13 69
59003 Hamm
Tel.: (0 23 81) 90 15-0
Fax: (0 23 81) 90 15-30
E-Mail: info@dhs.de

Internetadressen

www.bzga.de
www.dpv-online.de (Deutscher Pflegeverband DPV)
www.bmgesundheit.de (Bundesministerium für Gesundheit)
www.dbfk.de (Deutscher Berufsverband für Pflegeberufe e. V. DBfK)
www.dhs.de
www.icn-ch (International Council of Nurses ICN)
www.who.int (World Health Organization WHO)

2 Qualitätssicherung in der Pflege

Diana Hochscheid

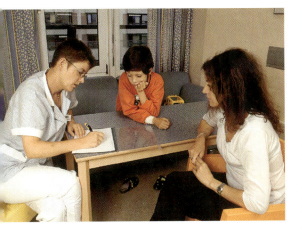

ben in Bezug auf die Qualitätsbeurteilung der zu erbringenden Leistung. Auf der anderen Seite ist es eine Chance, Qualität selbst zu definieren. Dieses bedeutet auch für den Bereich der Pflege, als im Krankenhaus tätiger Berufszweig, Qualitätskriterien zu erstellen, einzuhalten und zu überprüfen. Der Krankenhausträger hat die Gesamtverantwortung für die Qualität, er hat Organisations- und Überwachungspflichten. Fahrlässigkeit und Unterlassungen können zu rechtlichen Sanktionen führen.

 Merke ⋯▸ Ziele der Qualitätssicherung im Krankenhaus:
⋯▸ Wohlbefinden/Gesundheitszustand des Patienten verbessern,
⋯▸ Patientenzufriedenheit,
⋯▸ Mitarbeiterzufriedenheit

Optimal ist es, wenn diese Ziele mit wirtschaftlichem Handeln erreicht werden.

2.1 Begriffsbestimmung

 Definition ⋯▸ Qualität wird nach Duden folgendermaßen definiert: „⟨lat.⟩ für Beschaffenheit, Güte, Wert" (Duden 1990). Der Vergleich zwischen dem tatsächlichen (Ist) und dem erstrebenswerten Zustand (Soll) bestimmt die Qualität. Je mehr man sich dem Sollwert nähert, desto höher wird die Qualität.

Definition ⋯▸ Qualitätssicherung ist eine Sammelbezeichnung für alle Maßnahmen, die zur *Bestimmung,* zur *Verbesserung* und der *Erhaltung* von Qualität getroffen werden. Der Begriff stammt aus dem industriellen Bereich. Hier entwickelte sich die Qualitätssicherung über viele Jahrzehnte von produktionsprozessbezogenen Qualitätsprüfungen bis hin zu betriebsweiten Konzepten.

In Japan lassen sich Anfänge der modernen Qualitätssicherungsprogramme finden. In den USA werden seit den 80er Jahren Qualitätsprüfungen im Krankenhaus durchgeführt. Anhand derer wird entschieden, welche Krankenhäuser eine Anerkennung und somit auch Gelder von den Krankenkassen erhalten.

In Deutschland ist durch das **Gesundheitsstrukturgesetz** (1. 1. 1993) gesetzlich festgeschrieben, dass Krankenhäuser unter dem Aspekt der Wirtschaftlichkeit, aber auch unter qualitätssichernden Aspekten zu arbeiten haben. Es erscheint widersprüchlich auf der einen Seite höhere Qualitätsleistungen erbringen, andererseits aber Kosten reduzieren zu müssen.

Der Begriff „Qualität" ist vom Gesetzgeber nicht definiert, so dass sich auch rechtliche Probleme erge-

Bei der gesamtbetrieblichen Qualitätssicherung, die auch als Total Quality Management (TQM) bezeichnet wird, sind die Maßnahmen zur Qualitätssicherung auf den ganzen Betrieb bezogen. Die Qualität eines Betriebes kann z.B. durch einen Qualitätszirkel gesichert werden. Unter einem Qualitätszirkel wird eine Gruppe von Mitarbeitern verstanden, die in regelmäßigen Abständen zusammenkommen, um die Qualität innerhalb des Betriebes zu verbessern.

Die **Qualitätskontrolle,** ein Teilaspekt der Qualitätssicherung, bezeichnet die Maßnahmen zur Feststellung, Erhaltung und Verbesserung von Qualität nach zuvor festgelegten Kriterien.

Man unterscheidet drei Qualitätskategorien: Strukturqualität, Prozessqualität und Ergebnisqualität.

■ **Strukturqualität**
Hierunter fallen alle Rahmenbedingungen der gesamten Arbeitsorganisation im Krankenhaus und einzelner Mitarbeiter: z.B. Abgrenzung der Verantwortungsbereiche, bauliche und räumliche Ausstattung, Anzahl der Mitarbeiter und deren Aus-, Fort- und Weiterbildungsstand.

■ **Prozessqualität**
Zur Prozessqualität werden Arbeitsabläufe gerechnet, die unmittelbar mit dem Patienten zu tun haben, wie z.B. Art und Umfang erforderlicher Pflegemaßnahmen, also dem Pflegebedarf. Dieser ergibt sich aus der Informationserfassung, der Planung der Pflege und der Durchführung mit aktualisierter Pflegeeinschätzung (s.S. 32).

Ergebnisqualität

Die Ergebnisqualität wird durch die Patienten und Mitarbeiter deutlich, durch deren Gesundheitszustand und Zufriedenheit, z. B. ob Pflegeziele erreicht wurden.

2.2 Qualität in der Pflege

Pflegepersonen haben direkten Einfluss auf die Qualität ihrer Leistung im Rahmen der Gesundheitsversorgung. Innerhalb der verschiedenen Tätigkeitsbereiche in der Pflege trägt jeder Einzelne Verantwortung für die Qualität der eigenen Aufgaben. So beeinflussen Pflegepersonen in Leitungspositionen ebenso die Qualität der Pflege, wie die Teammitglieder einzelner Pflegebereiche. Der Erhalt bzw. die Verbesserung der Pflegequalität kann also überall dort erfolgen, wo Pflegepersonen tätig sind. Das bedeutet, dass Qualitätssicherungsmaßnahmen nicht nur im Krankenhaus, sondern auch in anderen Tätigkeitsbereichen, wie z. B. im ambulanten Pflegedienst, Anwendung finden.

Einige Beispiele sollen zeigen, durch welche Maßnahmen Qualität in der Pflege erreicht werden kann:
- Den Entwicklungsstand und die Selbständigkeit des Kindes erhalten und fördern,
- die individuellen Bedürfnisse in den Lebensaktivitäten berücksichtigen,
- bei der Erstellung der Pflegeplanung das Kind und seine Bezugspersonen miteinbeziehen,
- durch Fort- und Weiterbildung den eigenen Wissensstand aktualisieren und erweitern,
- durch die Mitarbeit in Arbeitsgruppen mit dem Ziel, den Ablauf von Pflegemaßnahmen zu optimieren, um damit die Patientenzufriedenheit zu steigern.

Voraussetzung für die Überprüfung der Pflegequalität ist die Zieldefinierung, d. h. die Festlegung des zu erreichenden Qualitätsergebnisses. Der Soll-Zustand ist das Ergebnis, welches angestrebt wird. Ihm gegenüber wird der tatsächliche Zustand, der Ist-Zustand, gestellt **(Abb. 2.1)**. Wünschenswert ist die Erreichung einer möglichst hohen Pflegequalität, das bedeutet, dass die Abweichungen zwischen dem Ist-Zustand und dem Soll-Zustand möglichst gering sind. Bei größeren Abweichungen liegt dann eine mangelnde bzw. schlechte Qualitätsleistung vor. In der Qualitätskontrolle wird eine Reflexion der Bedingungen vorgenommen, die für das Qualitätsergebnis entscheidend waren. Neben der Fachrichtigkeit der ausgeführten Pflegetechnik ist auch die Beziehung zwischen Pflegepersonen, Patient und Angehörigen zu betrachten. Weiterhin können auch organisatorische Rahmenbedingungen, wie z. B. Arbeitsbelastung die Pflegesituation und damit die Qualitätsleistung beeinflussen. Der Nutzen für den Patienten selbst ist ein wichtiges Qualitätskriterium. So ist für die Feststellung der Pflegequalität besonders auch die Einschätzung der Personen zu betrachten, die eine Pflegeleistung erhalten haben.

Die Instrumente Pflegediagnosen, Pflegeprozess, Pflegeplanung und Pflegedokumentation können u. a. zur Erzielung einer hohen Pflegequalität beitragen **(Abb. 2.2)**. Hierbei bildet ein gezieltes, geplantes und gemeinsames Vorgehen die Grundlage für die Erreichung eines möglichst hohen Qualitätsstandards. Weiterhin müssen Pflegemaßnahmen der individuellen Pflegesituation und den neuesten pflegewissenschaftlichen Erkenntnissen angepasst werden.

Folgende Aspekte, die die Pflegequalität erhöhen können, werden nun vorgestellt:
- Wahrnehmen und Beobachten,
- Pflegeprozess inkl. Pflegedokumentation,
- Pflegediagnosen,
- Pflegestandards,
- Pflegeforschung,
- Basale Stimulation,
- Babymassage.

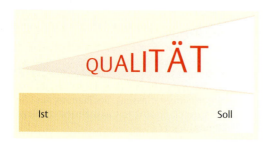

Abb. 2.1 ⇢ **Qualität in der Pflege**

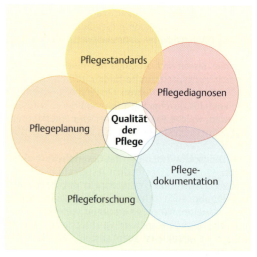

Abb. 2.2 ⇢ **Erzielung von Pflegequalität.** Faktoren, die zur Qualitätssicherung in der Pflege beitragen

2.3 Wahrnehmen und Beobachten

Petra Kullick

Die umfassende und präzise Beobachtung von Kindern, Jugendlichen und Erwachsenen ist eine zentrale Aufgabe professionellen pflegerischen Handelns. Wahrnehmen und Beobachten ist untrennbar mit der Pflegeausübung verbunden und geschieht in Interaktion mit dem Kind und seinen Bezugspersonen.

Durch Beobachtung gewinnen Pflegende wertvolle Informationen über das Kind und seine Familie, die als Grundlage des Pflegeprozesses dienen. Von der ersten Begegnung an, während des gesamten Betreuungszeitraums bis zur Entlassung gibt es viele Gelegenheiten, das Kind in verschiedenen Situationen im stationären oder häuslichen Bereich zu beobachten.

Besonders in der Kinderkrankenpflege spielt die pflegerische Beobachtung eine bedeutende Rolle. Pflegerische Versorgung und medizinische Therapie sind ohne kompetente Beobachtung nicht denkbar. In diesem Kapitel wird zunächst Wert auf die Vermittlung von allgemeinen Grundlagen der Wahrnehmung und Beobachtung gelegt und gleichzeitig ein Bezug zur gezielten pflegerischen Beobachtung hergestellt.

Merke ⋯▸ Pflegerische Beobachtung. Der Begriff „Krankenbeobachtung" wird im gesamten Pflegebuch bewusst durch „Pflegerische Beobachtung" ersetzt, da Krankenbeobachtung eine eingeschränkte krankheits- und defizitorientierte Sicht nahelegt und dazu verleitet, andere Aspekte menschlichen Lebens außer Acht zu lassen.

2.3.1 Grundlagen der Wahrnehmung

Definition ⋯▸ Wahrnehmung ist ein Prozess der Informationsverarbeitung, bei dem Reize aus der Umwelt (z. B. Gerüche) oder aus dem eigenen Körper (z. B. Herzklopfen) aufgenommen und durch unser Nervensystem weiterverarbeitet werden. Wahrnehmung erfolgt kontinuierlich, eher unbewusst, zufällig und diffus.

Über verschiedene Sinnesorgane nehmen wir Lichtwellen, Schallwellen, Temperaturen u. a. aus der Umgebung auf. Zu Informationen aus unserem Körper gelangen wir durch körpereigene sensible Systeme (wir empfinden Wärme und Kälte, Helligkeit und Dunkelheit, Farben, Schmerzen u. a.).

Mit Hilfe unserer Sinnesfähigkeiten, die auch in der pflegerischen Beobachtung eine wichtige Rolle spielen, gelangen wir zu Informationen:
- das Sehen,
- das Hören,
- das Riechen,
- das Schmecken,
- das Tasten,
- und ferner das Gleichgewicht.

Informationsverarbeitung

Die von den Sinneszellen aufgenommenen Reize werden als elektrische Impulse über Nervenbahnen zum Gehirn übertragen und dort weiterverarbeitet.

Wahrnehmungs-, Beobachtungs- und Informationsverarbeitungsprozesse werden beeinflusst von:
- individuellen Bedingungen (z. B. intakte Sinnesorgane, Konzentration, momentane Bedürfnisse, Motive der Aufmerksamkeit, Persönlichkeit, Kultur, Erfahrungen, Einstellungen, Wertvorstellungen, Erwartungen, Sympathie und Antipathie, Vorurteile, Stimmungslage, Emotionen z. B. Angst, Wut, Störeinflüsse wie Stress, Schmerzen) und
- sozialen Bedingungen (z. B. soziale Herkunft, soziale Rolle oder Status).

Wahrnehmungen sind also selektive Leistungen, d. h. wir nehmen aus der Fülle der Beobachtungen nur einen Ausschnitt dessen wahr, was um uns herum ist. Die Selektivität beruht darauf, dass jeder sich einen Teil der realen Welt herausfiltert, der ihm dann zur Umwelt wird. Demzufolge ist das, was wir am Ende zur Kenntnis nehmen, alles andere als ein genaues Abbild unserer Umwelt - es gibt keine objektive Wirklichkeit, sondern nur eine subjektive **(Abb. 2.3)**. Dies ist auch daran zu erkennen, dass verschiedene Personen dieselben Ereignisse unterschiedlich wahrnehmen (z. B. unterschiedliche Zeugenaussagen zu demselben Unfall). Das bedeutet, Wahrnehmungen werden interpretiert, beurteilt und bewertet.

Wahrnehmungen sind eng mit Lern- und Denkprozessen verbunden.

Trotz aller Widersprüchlichkeit ist der Selektionsakt allerdings nicht von Nachteil, sondern eine wich-

a 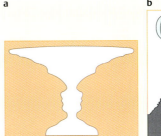 b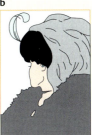

Abb. 2.3 ⋯▸ Wahrnehmungstäuschung: Zwei Kippfiguren (nach Thanae u. Feger). Derselbe Reiz führt zu unterschiedlichen Wahrnehmungen. Je nach Blickwinkel zeigt die Figur
a einen Kelch oder zwei sich anblickende Gesichter
b eine alte oder eine junge Frau

tige Fähigkeit zum Überleben. Er hilft, dass wir uns in unserer komplexen Umwelt zurechtfinden.

Kleinkinder haben noch die Fähigkeit, Dinge in der Welt wahrzunehmen, die Erwachsene oft nicht mehr sehen. Wer mit kleinen Kindern einen Spaziergang unternimmt, wird erleben, auf was sie uns aufmerksam machen.

Ein weiterer Verarbeitungsprozess ist die Organisation. Auch dieser Vorgang läuft unbewusst ab und hilft, unsere Umwelt zu ordnen und zu strukturieren. Die Fähigkeit zur Gestaltwahrnehmung dient dazu, die Vielfalt einströmender Reize so zusammenzusetzen, dass sie Gestalt oder Struktur annehmen und eine Bedeutung (z. B. Gegenstände, Vorgänge) erhalten.

Da eine Selektion nur eine bestimmte Auswahl an Möglichkeiten zulässt, können wir nur versuchen, durch planmäßige Beobachtung eine gezielte Selektion vorzunehmen.

2.3.2 Grundlagen der Beobachtung

Definition ⸺⸺⸺▸ Beobachtung kann als systematische und zielgerichtete Wahrnehmung definiert werden.

Ziel von Beobachtung ist das Sammeln neuer Informationen, das Gewinnen von Daten oder das Feststellen eines Sachverhaltes unter einer gewissen Fragestellung. Die Hauptunterschiede zwischen Wahrnehmung und Beobachtung bestehen demzufolge in den Merkmalen:
⸺⸺⸺▸ der Systematik und
⸺⸺⸺▸ der Zielrichtung.

Formen der Beobachtung

Kenntnisse über die unterschiedlichen Beobachtungsformen spielen insofern eine Rolle, als sie Auswirkungen auf das Beobachtungsergebnis haben. Anhand von Beispielen soll die Relevanz für die pflegerische Beobachtung verdeutlicht werden.

Unterschieden werden:
⸺⸺⸺▸ subjektive und objektive Beobachtung,
⸺⸺⸺▸ unsystematische und systematische Beobachtung,
⸺⸺⸺▸ teilnehmende und nicht teilnehmende Beobachtung,
⸺⸺⸺▸ Fremd- und Selbstbeobachtung.

■ **Subjektive Beobachtung**

Definition ⸺⸺⸺▸ Bei einer subjektiven Beobachtung beobachtet und beurteilt die Person (z. B. Pflegeperson) einen anderen Menschen aus ihrem eigenen Blickwinkel und nimmt damit Einfluss auf das Beobachtungsergebnis.

Subjektive Beobachtungen sind von vielen Aspekten der individuellen Persönlichkeit des Beobachters und äußeren Bedingungen beeinflusst (s. S. 25). Unter subjektiven Beobachtungen sind auch Äußerungen des Patienten über sich selbst zu verstehen (Selbstbeobachtung).

Subjektivität ist nicht vollständig zu vermeiden, da unsere Wahrnehmung ständig von vielen Faktoren beeinflusst wird (s. S. 26). Wichtig ist es, sich der Subjektivität des eigenen Beobachtens und Urteilens bewusst zu werden, dies auszudrücken (s. S. 27) und Beobachtungsmethoden einzusetzen, die zu einem möglichst objektiven Beobachtungsergebnis führen. Hilfreich ist es auch, sich wertfrei über ein beobachtetes Verhalten von Patienten mit Angehörigen oder im Pflegeteam auszutauschen.

Merke ⸺⸺⸺▸ **Objektivierung.** Subjektive Beobachtungen müssen vorsichtig interpretiert und durch gezielte Beobachtung und Nachfragen präzisiert werden.

■ **Objektive Beobachtung**

Definition ⸺⸺⸺▸ Eine objektive Beobachtung gründet sich im Gegensatz zur subjektiven Beobachtung auf Fakten. Die beobachtende Person beeinflusst das Beobachtungsergebnis kaum.

Eine weitgehend objektive Beobachtung von menschlichem Verhalten und Reaktionen kann erzielt werden, wenn mehrere Personen, unabhängig voneinander mit Hilfe von genau definierten Kriterien zum gleichen Ergebnis kommen. Größtmögliche Objektivität wird durch Messung erreicht, da ein präzises, wenig beeinflussbares und überprüfbares Beobachtungsergebnis entsteht. Beispielsweise können verschiedene Personen unter gleichen Bedingungen bei einem Menschen die Körpertemperatur ermitteln und gelangen dabei zum gleichen Ergebnis, vorausgesetzt die Messmethode wurde korrekt angewendet.

Beispiel. Aufgrund des eindeutigen Messergebnisses z. B. von 39,5 °C ist eine Fehlinterpretation ausgeschlossen, es können gezielt fiebersenkende Maßnahmen eingeleitet werden. Die Wirksamkeit der Fiebersenkung kann wieder objektiv durch Messung der Körpertemperatur kontrolliert werden.

■ **Unsystematische Beobachtung**

Sie erfolgt mehr oder weniger zufällig, ungeplant und nicht zielgerichtet. In der Pflege nehmen sog. **Gelegenheitsbeobachtungen** einen großen Stellenwert ein. Ihnen kommt deshalb so große Bedeutung zu, da das Pflegepersonal in der Regel längere und intensivere Kontakte zum Patienten hat als der Arzt und deshalb in unterschiedlichen Situationen Informationen sammeln kann. Gelegenheitsbeobachtungen dienen lediglich der Vororientierung.

Wahrnehmen und Beobachten 2

Vielfältige Informationen werden beispielsweise in Pflegesituationen „nebenbei" ermittelt, z. B. bei der Nahrungsaufnahme, beim Lagern. Während wir einem Kind bei der Körperpflege behilflich sind, stellen wir fest, dass es heute blass aussieht oder dass ein Neugeborenes wenig aktiv ist. Die eher zufällig gemachten Beobachtungen müssen durch systematisches Beobachten ergänzt werden, um alle wichtigen Aspekte zu erfassen, die notwendig sind zu verantwortlichem Handeln in Pflege und Therapie.

■ Systematische Beobachtung
„Systematisch heißt, dass man von vornherein festlegt, was man beobachten will, zu welchen Zeitpunkten, in welchen Zeiträumen und in welchen Situationen" (Nolting u. Paulus 1996, S. 168).

Durch die im Voraus festgelegten Bedingungen können relativ übereinstimmende Ergebnisse erzielt werden, auch wenn verschiedene Beobachter beteiligt sind (z. B. Beobachtung des Kindes durch mehrere Pflegepersonen in bestimmten Situationen, zu verschiedenen Tageszeiten). Andere Aspekte treten dabei in den Hintergrund, da sich die Aufmerksamkeit auf einen Beobachtungsgegenstand richtet. Durch die Verwendung eines bestimmten Systems z. B. Beobachtung „von Kopf bis Fuß" oder mit Hilfe von Beobachtungskriterien (z. B. Pulskontrolle mit Ermittlung von Frequenz, Rhythmus und Qualität) wird genau festgelegt, was beobachtet werden soll im Unterschied zur Gelegenheitsbeobachtung.

Durch eine genaue Bestimmung der Beobachtungssituation erhält der Beobachter ein vollständiges Bild, das auch von anderen Pflegepersonen oder dem Arzt, d. h. also personenunabhängig, beobachtet werden kann. Systematisches Beobachten erlaubt eine exaktere Einschätzung der Situation des Kindes und hilft, auftretende Störungen frühzeitig zu erfassen.

■ Teilnehmende und nichtteilnehmende Beobachtung
Es wird davon ausgegangen, dass allein die Anwesenheit eines Beobachters die Beobachtungssituation verändert. Besonders im Pflegebereich sind Pflegende häufig teilnehmende Beobachter und beeinflussen dadurch das Verhalten des Patienten (z. B. Veränderung der Atmung beim Zählen der Atemfrequenz durch Handauflegen beim wachen Kind). Der Beobachtungseffekt kann abgemildert werden, indem der Patient die Pflegeperson nicht als Beobachter wahrnimmt, sondern sie als aktive Teilnehmerin an der Pflegesituation akzeptiert. Die Beobachtung erfolgt dann gezielt während bestimmter Pflegehandlungen, z. B. während der Hilfestellung beim Essen, der Körperpflege und beim Spielen.

■ Fremdbeobachtung

 Definition ⋯▶ Fremdbeobachtung bezeichnet das planmäßige und systematische Beobachten von anderen Menschen (z. B. Verhalten, Körpersprache).

■ Selbst- oder Eigenbeobachtung
Bei dieser Beobachtungsform sind Beobachter und zu Beobachtender identisch, d. h. eine Person beobachtet sich selbst. Alle inneren Vorgänge eines Menschen, sein subjektives Befinden, Empfindungen, Motive, Einstellungen, Gedanken und Gefühle sind nur ihm selbst zugänglich. Die bei der Eigenbeobachtung gemachten Feststellungen müssen sprachlich geäußert werden, um sie anderen zugänglich zu machen.

Beispiel. Betrachten wir das Kind, das sein Essen nicht anrührt. Beobachten wir sein Verhalten, so können wir nicht sicher sagen, was in diesem Moment in ihm vorgeht. Wir können nur spekulieren, ob es nicht isst, weil es keinen Hunger hat, sich unwohl fühlt oder aus Heimweh sein Essen ablehnt. Den wahren Grund finden wir, wenn überhaupt, nur durch einfühlsames Befragen heraus („mir ist schlecht", „lass mich in Ruhe", „das schmeckt mir nicht").

Hier wird deutlich, dass Pflegende auf Selbstbeobachtung des Patienten angewiesen sind, um nicht aus falsch interpretierten Beobachtungen falsche Schlüsse zu ziehen. Aber auch Selbstbeobachtung hat Tücken. Niemand kann sich selbst beobachten, ohne dass Vorgänge wie Denken und Fühlen in uns stattfinden. Zudem werden durch die Beobachtung der inneren Vorgänge diese bereits verändert.

Eine weitere Verzerrung findet durch die Umsetzung der Wahrnehmungen, Empfindungen und Gefühle in Sprachform statt. Es lässt sich nur schwer feststellen, ob die inneren Prozesse der sprachlichen Schilderung des betreffenden Menschen genau entsprechen. Vielleicht möchte er nicht alles erzählen oder es fehlen ihm Worte dafür.

In der Pflege von Kindern erhält dieser Aspekt große Bedeutung, da insbesondere jüngere Kinder noch nicht über alle Begrifflichkeiten verfügen, um ihre Empfindungen in sprachlicher Form wiederzugeben, und auch eine andere Erlebniswelt haben als Erwachsene.

Einbeziehung der Eltern ⋯▶ Pflegende sollten versuchen, sich in ein Kind hineinzufühlen und auf die Informationen von Eltern zurückgreifen, die ihr Kind besser kennen und eher in der Lage sind, das Verhalten ihrer Kinder zu deuten als fremde Personen.

Große Wichtigkeit erlangt die Mitbeteiligung von Angehörigen in der Beobachtung von Kindern mit beeinträchtigter Körpersprache oder von Kindern, die sich nicht verbal äußern können (z. B. behinderte oder bewusstseinsgestörte Kinder, Säuglinge). Die Kooperation mit dem Kind und seinen Eltern erhöht Pflegeerfolge, da die Gefahr von Fehldeutungen reduziert wird.

> **Merke ⋯ Selbstbeobachtung.** Für Pflegende ist Selbstbeobachtung eine wichtige Methode, um ihr eigenes Pflegehandeln zu reflektieren. Die kritische Auseinandersetzung mit den eigenen Gefühlen, Einstellungen und Erwartungen trägt dazu bei, Wahrnehmungsverzerrungen und Einflussfaktoren zu erkennen sowie deren Einfluss zu mindern.

Eigenbeobachtung kann auch zum Erhalt der Gesundheit beitragen, indem z. B. Stresssignale erkannt und Maßnahmen zum Stressabbau angewendet werden.

Beobachtungs- und Beurteilungsfehler

Wahrnehmungs- und Beobachtungsprozesse sind sehr störanfällig. Jeder Mensch unterliegt ständig Wahrnehmungsverzerrungen, Beobachtungs- und Beurteilungsfehlern.

Die Wahrnehmung von Personen spielt eine wichtige Rolle in der zwischenmenschlichen Kommunikation, die besonders auch im Pflegeberuf eine zentrale Bedeutung hat. Viele Schwierigkeiten zwischen Menschen, auch in Pflegebeziehungen, rühren daher, dass der eine sich ein bestimmtes Bild von dem Anderen macht. Häufig blickt man dabei durch die eigene „Brille" und übersieht dabei, dass man einen Menschen falsch einschätzt.

Pflegende sollten sich dessen bewusst sein und Beobachtungsergebnisse auf ihre Verlässlichkeit überprüfen (s. S. 27), da Fehlinterpretationen zu unangemessenen Reaktionen, Verhaltensweisen und Handlungen führen und den Pflegeerfolg gefährden können. Die Wahrnehmung von Personen ist abhängig von der Fähigkeit des Wahrnehmenden und dem Einfluss des Wahrgenommenen.

Beobachtungs- und somit Beurteilungsfehler sind nie ganz auszuschließen.

Eigenreflexion vermindert die Gefahr von Fehlinterpretationen, falscher Situationseinschätzung, voreiligen Schlussfolgerungen und dem Übersehen wichtiger Informationen.

■ Der erste Eindruck
Der erste Eindruck ist ein schematisches Einordnen von Menschen bei der ersten Begegnung und eine Vorform des Vorurteils. Er ist häufig prägend und überdauernd. Wir begegnen einem Patienten oder seinen Angehörigen zum ersten Mal und finden ihn sympathisch oder unsympathisch, wir fühlen uns dem anderen überlegen oder fürchten ihn.

Schon in der ersten Begegnung bilden wir uns eine Meinung über unser Gegenüber. Dies geschieht unbewusst, die ersten Minuten sind dabei entscheidend. Später erfolgen „nur" noch Ergänzungen.

Schnell sind wir geneigt, jemanden auf den ersten Eindruck festzulegen, reagieren entsprechend und lösen dabei Reaktionen beim anderen aus. Wenn man bedenkt, dass nur wenige Informationen (z. B. Äußeres, Verhalten) sich zu einem Bild formen, ist es sinnvoll, eine vorgefertigte Meinung im Laufe des Kennenlernens auch wieder relativieren zu können.

■ Halo-Effekt (halo: engl. Hof, Heiligenschein)
Hierbei werden aufgrund einer für den Beobachter hervorstechenden Eigenschaft unbewusst Rückschlüsse auf die Gesamtpersönlichkeit eines Menschen gezogen. Hat jemand bei der Begrüßung feuchte Hände, wird er sofort als unsicher eingestuft und alle weiteren Verhaltensweisen werden als unsicher gewertet.

■ Self-fulfilling prophecy
Bei der „sich selbst erfüllenden Prophezeiung" können ausgeprägte Erwartungen zu einer Fehlinterpretation von Situationen führen. Das Verhalten einer Person wird anschließend so sein, dass die Erwartung doch noch in Erfüllung geht.
Beispiel. Ein Mensch, der glaubt, dass ihm am Freitag den 13. immer Unglück bevorsteht, wird diesen Tag mit einer ganz anderen Erwartungshaltung angehen und möglicherweise durch übervorsichtiges Verhalten eher zu einem Unfall neigen, als jemand der diesen Tag genau wie andere Freitage sieht.

■ Stereotypen und Vorurteile
Unsere Wahrnehmung im sozialen Bereich lässt sich schwer von anderen Prozessen, wie Urteilen oder Schlüsse ziehen, trennen. Unsere Wahrnehmungen werden von unseren persönlichen Erwartungen, Einstellungen, sozialen und kulturellen Normen mitbestimmt. Verzerrungen und Verfälschungen der Wahrnehmung können die Folge sein.

Unter Stereotypien werden sowohl positive wie negative Verallgemeinerungen und Klischeevorstellungen über Gruppen verstanden, z. B. „Jungen weinen nicht", „Lehrer sind besserwisserisch".

Vor-Urteile sind, wie das Wort schon sagt, vorgefertigte pauschale, meist negative Meinungen über Menschen oder Gruppen, die nur schwer veränderbar sind. Selbst neu hinzugewonnene Erkenntnisse führen in der Regel nicht zu einer Loslösung von der vorgefassten Einstellung. Wir neigen dazu, das zu registrieren, was in unser Bild passt und es nicht in Frage stellt.

■ Berufliche Wahrnehmung
Mit dem Erlernen und der Übernahme einer Berufsrolle wird auch eine selektive Wahrnehmungsleistung und ein berufsspezifisches Gebilde der Wirklichkeit mit erworben. Der Blickwinkel wird eingeschränkt, ganz bestimmte Annahmen und Erwartungen entstehen.

Ein Patient mit einer gesicherten Diagnose wird auf zu erwartende Symptome, die bei dem Krankheitsbild auftreten können, beobachtet. Möglicher-

Wahrnehmen und Beobachten 2

weise werden durch die berufstypische „Brille" tatsächlich vorhandene Zeichen wahrgenommen, andere aber möglicherweise überbewertet oder Aspekte, die nicht mit der Erkrankung im Zusammenhang stehen, eher außer Acht gelassen.

Gütekriterien

Nach den vorausgegangenen Ausführungen stellt sich die Frage, wie ich als Beobachter ein relativ verlässliches Beobachtungsergebnis erzielen kann. Im nachfolgenden Abschnitt sollen drei Überprüfungskriterien angeführt werden, die die Qualität des Beobachtungsergebnisses verbessern können:
- Objektivität,
- Reliabilität,
- Validität.

■ Gütekriterium: Objektivität

Eine weitgehend objektive Beurteilung ist gegeben, wenn mehrere Beobachter unabhängig voneinander zu übereinstimmenden oder annähernd übereinstimmenden Ergebnissen kommen, wenn sie die gleiche Situation beobachten (s. S. 30).

Größere Objektivität ist durch messende Verfahren mit Hilfsmitteln gegeben, sofern diese korrekt angewendet werden. Sie sind in der Pflege nur dort anwendbar, wo physiologische Körperfunktionen zu messen sind (z. B. Bestimmen von Körpertemperatur, Puls und Atmung). In anderen Beobachtungsbereichen (z. B. Beurteilung der Atemqualität, Verhalten eines Kindes) können objektivere Ergebnisse durch systematische Beobachtung erzielt werden.

Hilfsmittel zu objektiv messenden Verfahren in der Pflege sind z. B.:
- Fieberthermometer, Blutdruckmessgerät,
- Überwachungsgeräte (z. B. Pulsoximeter, EKG-Monitor),
- Waage,
- Teststreifen für Blutzucker- und Urinkontrolle,
- Uhr mit Sekundenzeiger u. a.

Merke ⋯⋗ Medizinische Überwachungsgeräte können nicht die Beobachtung durch die Pflegeperson ersetzen, sondern diese nur unterstützen und objektivieren.

Die Pflegeperson muss die vom Gerät ermittelten Daten und auch Alarmsignale in Zusammenhang mit der Gesamtsituation, dem Zustand und Befinden des Kindes beurteilen.

Im weiteren Sinne können auch Beobachtungsprotokolle mit genau vorgegebenen Kriterien als Hilfsinstrumente zur objektiveren Beobachtung dienen.

Beobachtungs- und Beurteilungskriterien. Kriterium (griech.) bedeutet Kennzeichen, unterscheidendes Merkmal und dient sowohl der gezielten Beobachtung als auch Beurteilung. Beispielsweise wird die Haut mit Hilfe der Kriterien Hautfarbe, -temperatur, -beschaffenheit u. a. eingeschätzt.

■ Gütekriterium: Reliabilität

Reliabel oder zuverlässig ist eine Beobachtung, wenn sie nicht zufällig zustande kam. Dazu gehört auch, dass ein Messinstrument zuverlässig misst und bei wiederholter Durchführung unter gleichen Gegebenheiten das Gleiche misst (z. B. mehrmalige Blutdruckkontrolle in Ruhe, bei liegendem Patienten, zur gleichen Tageszeit, Messung an der gleichen Extremität mit nahezu ähnlichem Ergebnis). Die Messgenauigkeit ist durch wiederholte Beobachtungen über längere Zeiträume zu erhöhen.

Beispiel. Nicht reliabel ist von einem einmalig registrierten und erhöhten Blutdruck eine Hochdruckkrankheit abzuleiten. Das Messergebnis kann zufällig durch innere Erregung (Aufregung) oder äußere Umstände (zu schmale Blutdruckmanschette) beeinflusst sein.

■ Gütekriterium: Validität

Validität oder Gültigkeit gibt Aufschluss darüber, ob das, was ermittelt werden soll, auch tatsächlich ermittelt wird.

Beispiel. Ein drei Jahre altes Kind wurde vor fünf Tagen ins Krankenhaus aufgenommen. Nach anfänglichem erheblichem Protest und Schreien, wenn Pflegepersonal das Zimmer betrat, beobachtet das Pflegepersonal jetzt, dass das Kind nun freundlich reagiert. Sagt das nun beobachtete Verhalten des Kindes etwas darüber aus, ob es sich nun tatsächlich eingelebt hat, oder hat es vielleicht aufgegeben, sich aufzulehnen?

Je nachdem, welche Aussage Gültigkeit hat, wären die Konsequenzen sowohl für das Kind als auch für die Pflegenden unterschiedliche und würden das Pflegeergebnis positiv oder negativ beeinflussen. Geht die Pflegeperson davon aus, dass sich das Kind eingelebt hat, wird sie das Verhalten des Kindes als Eingewöhnung akzeptieren und keine weiteren unterstützenden Maßnahmen für erforderlich halten. Ist ihre Annahme aber fehlgedeutet und wird nicht überprüft (z. B. durch Spielangebote, die dem Kind die Möglichkeit geben, seine Gefühle zu äußern und dadurch etwas über sein „Innenleben" zu erfahren), können beim Kind ernsthafte psychische Störungen auftreten.

2.3.3 Pflegerische Beobachtung

Pflegerische Beobachtung bezeichnet alle Tätigkeiten von professionell Pflegenden, die mit der Beobachtung eines Patienten in Zusammenhang stehen. Keine Pflegemaßnahme geschieht willkürlich. Gezielte pflegerische Beobachtung ist ein Prozess, der immer zu einer Entscheidung und Handlungskonsequenz sowie deren Überprüfung führen muss **(Abb. 2.4)**.

Die Beobachtungen können messbar sein (Atem- und Pulsfrequenz, Blutdruck u. a.) oder beschrieben werden (Haut- oder Wundzustand, Verhalten eines Kindes, Eltern-Kind-Beziehung u. a.). Voraussetzung

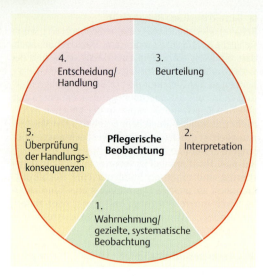

Abb. 2.4 Prozess der pflegerischen Beobachtung. Von der Beobachtung zur Handlung und deren Überprüfung

ist, dass die Pflegeperson physiologische von pathologischen Zuständen unterscheiden und die Dringlichkeit einer Beobachtung einordnen kann, um z. B. einen für den Patienten bedrohlichen Zustand wie eine postoperative Nachblutung sofort an einen Arzt weitergeben und Notfallmaßnahmen einleiten zu können. Alle beobachteten Merkmale und Veränderungen werden im Dokumentationssystem vermerkt (Überwachungsprotokoll, Pflegebericht).

Erst durch Fachwissen aus verschiedenen Fachdisziplinen können Sachverhalte gezielt beobachtet, interpretiert und beschrieben werden. Dazu sind Kenntnisse aus der Kinderkrankenpflege oder Pflege von Erwachsenen, der Anatomie/Physiologie, Pädiatrie, Psychologie, Soziologie, fachspezifischen Terminologie (einheitliche Fachsprache) u. a. erforderlich.

 Merke Menschenbild. Pflegerische Beobachtung umfasst nicht nur krankheitsbedingte Veränderungen, sondern physische, psychische und soziale Aspekte von Kindern, Jugendlichen und Erwachsenen. Nur so können Pflegende einen individuellen Gesamteindruck von den zu betreuenden Menschen erhalten.

Ziele der pflegerischen Beobachtung sind:
- Individuelle Bedürfnisse des Kindes und seiner Familie ermitteln,
- individuelle Ressourcen herausfinden, Pflegeprobleme oder Pflegediagnosen erfassen,
- Wirkung der Pflege- und Unterstützungsmaßnahmen auswerten,
- Krankheits- und Therapieverlauf überwachen,
- Komplikationen frühzeitig erkennen und verhüten,
- Risikofaktoren und gesundheitsschädigendes Verhalten feststellen und vorbeugen,
- optimale Therapie- und Operationsergebnisse unterstützen,
- zur Diagnosefindung und -sicherung beitragen,
- Aufbau einer vertrauensvollen Pflegebeziehung fördern,
- zusätzliche Kosten vermeiden, ggf. Verweildauer verkürzen.

Beobachtung von Kindern

Einen besonderen Stellenwert hat die Beobachtung in der Pflege von Kindern, da sie je nach Alter und Entwicklungsstand nicht oder nur eingeschränkt in der Lage sind, ihr Befinden verbal zu äußern bzw. konkret zu beschreiben. Säuglinge und jüngere Kinder, aber auch Kinder mit bestimmten Behinderungen oder Bewusstseinsstörungen bzw. mit therapeutischen Maßnahmen (z. B. Beatmung oder Sedierung), die sich nicht oder nur schwer verständlich machen können, verlangen eine spezielle Beobachtungs- und Beurteilungsfähigkeit. Außerdem kann sich der Zustand von Früh- und Neugeborenen oder von Kindern mit bestimmten Erkrankungen rasch verändern und sich mit dezenten und/oder unspezifischen Zeichen ankündigen, die ohne wache, gezielte Beobachtung leicht übersehen werden können.

 Merke Früherkennung. Die Früherkennung von Veränderungen oder Komplikationen ist eine wichtige Aufgabe im Rahmen der Beobachtung, insbesondere bei der Pflege von Kindern.

Welche Relevanz eine Beobachtung für das betreffende Kind hat, muss in der konkreten Situation entschieden werden.

Normbereiche können im Kindesalter abhängig vom Lebensalter unterschiedlich sein. Beispielsweise ist der Entwicklungsstand abhängig vom Lebensalter und bestimmte Messwerte verändern sich vom Neugeborenen- bis zum Jugend- und Erwachsenenalter (z. B. Pulsfrequenz).

 Merke Bei Äußerungen von jüngeren Kindern über Selbstbeobachtung ist Sorgfalt bei der Interpretation geboten, da sie noch unklare Vorstellungen von ihrem Körper haben und Bezeichnungen von einzelnen Körperteilen noch nicht klar benennen können.

So können sie z. B. die Lokalisation von Schmerzen nicht genau angeben und bezeichnen Schmerzen oft allgemein als Bauchweh.

Es ist Aufgabe von Pflegenden und anderen Berufsgruppen, diese Äußerungen richtig einzuschätzen und durch gezielte Beobachtung, Untersuchung und Befragung der Eltern herauszufinden, was sich hinter der Äußerung verbirgt.

Wahrnehmen und Beobachten

■ Kinderängste
Jüngere Kinder ängstigen sich vor bestimmten Beobachtungsmaßnahmen oder Hilfsmitteln (z. B. beim Blutdruckmessen). Es sollte deshalb versucht werden, Kinder spielerisch mit der notwendigen Beobachtung vertraut zu machen (s. S. 122 u. S. 123). Bei der Kontrolle von Wunden oder Drainagen kann Angst vor Schmerzen oder Ekel beim Anblick des Sekretes auftreten.

Ältere Kinder werden über die Beobachtungsmaßnahme informiert. Häufig sind sie auch am gemessenen Wert interessiert z. B. bei der Pulsbestimmung. Vielleicht haben sie auch konkrete Ängste vor einem Beobachtungsergebnis.

■ Intim- und Privatsphäre
Beobachtung kann die Intim- und Privatsphäre des Kindes und seiner Familie beeinträchtigen, da Pflegende zu jeder Zeit und in vielen Situationen beobachten. Beobachtung erfordert deshalb viel Feingefühl. Für ein älteres Kind kann es beispielsweise sehr unangenehm sein, sich entblößen zu müssen oder zu wissen, dass seine Ausscheidungen begutachtet werden. Für Jugendliche kann es schon unangenehm sein, bei der Pulskontrolle angefasst zu werden.

Besonders nachts kann pflegerische Beobachtung als störend empfunden werden, weil das Kind unter Umständen durch Licht oder Manipulationen geweckt wird.

■ Anleitung von Eltern und Kind
Beobachtung bleibt immer im pflegerischen Verantwortungsbereich, auch wenn Eltern ihr Kind in der Klinik teilweise selbst versorgen.

> **Einbeziehung der Eltern** ⋯⋗ Mit anwesenden Eltern müssen klare Absprachen getroffen werden, in welchem Rahmen sie Beobachtungsaufgaben (z. B. Messen der Körpertemperatur) übernehmen können und welche Pflegenden vorbehalten bleiben. Eltern müssen in den ihnen übertragenen Beobachtungsaufgaben sorgfältig unterwiesen werden.

Die Pflegeperson muss aber grundsätzlich immer über alle Einzelbeobachtungen und die Gesamtsituation des Kindes informiert sein.

Vor der Entlassung von Kindern, die auch zu Hause weiterer Beobachtung bedürfen, müssen Eltern und auch Kinder intensiv in der Beobachtung und Beurteilung trainiert werden (z. B. bei Diabetes mellitus, Herzerkrankungen). Durch Schulung der Beobachtungs- und Beurteilungsfähigkeit können sie Veränderungen zu Hause frühzeitig erkennen und adäquate Maßnahmen einleiten. Ängste durch Informationsdefizit und unliebsame Krankenhausaufenthalte können so reduziert sowie die Prognose und Lebensqualität einzelner Kinder verbessert werden.

Beobachtungsbereiche
Die Orientierung an einem Pflegemodell wie das von Nancy Roper et al. bieten einen Rahmen, um Beobachtung systematisch durchzuführen **(Abb. 2.5)**.

Für die Erhebung pflegerelevanter Daten ist sowohl die Einzelbeobachtung als auch die Gesamtbeobachtung von Bedeutung. Beobachtungsbereiche müssen im Zusammenhang betrachtet werden. So kann bei einer Erhöhung der Körpertemperatur auch der Puls, die Atmung und das Allgemeinbefinden verändert sein. Bei einzelnen Beobachtungsbereichen, wie Puls und Atmung, werden sowohl die Quantität (z. B. Anzahl der Pulsschläge pro Minute) als auch die Qualität (z. B. Spannung und Härte des Pulses) beurteilt.

Kenntnisse von der physiologischen Entwicklung, dem physiologischen Zustand, den altersgemäßen Normbereichen von Messwerten (wie z. B. Puls), von Beobachtungskriterien sowie möglichen Abweichungen werden zur Beobachtung benötigt. Die situativen Bedingungen müssen immer mitberücksichtigt werden.

Nachfolgende Beobachtungsbereiche können gezielt und systematisch mit Hilfe von festgelegten Beobachtungskriterien betrachtet werden:
⋯⋗ Allgemeinbefinden, Belastbarkeit,
⋯⋗ Vitalzeichen (Atmung, Puls, Blutdruck), Körpertemperatur,
⋯⋗ Haut und Schleimhäute, Hautanhangsgebilde, Wundzustand **(Abb. 2.6)**,
⋯⋗ Entwicklungsstand (z. B. motorische, kognitive und psychosoziale Fähigkeiten),
⋯⋗ Schlaf, Bewusstsein,

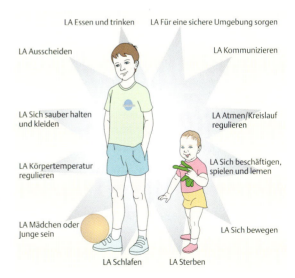

Abb. 2.5 ⋯⋗ **Beobachtungsbereiche.** Das Pflegemodell von Roper et al. mit den Lebensaktivitäten und anderen Elementen kann als Beobachtungssystem dienen

2 Qualitätssicherung in der Pflege

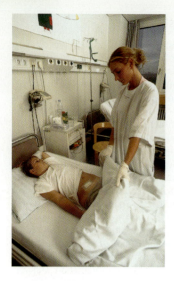

Abb. 2.6 Beobachtungssituation. Wundbeobachtung

- Körpergröße, Körpergewicht,
- Ernährungszustand,
- Ausscheidungen (Urin, Stuhl, Erbrechen, Schweiß, andere Körperflüssigkeiten),
- Sputum, Husten,
- Menstruation, Fluor,
- Mimik, Gestik, Schmerz,
- Aktivität, Bewegungen, Körperhaltung, Gang,
- Stimme, Schreiverhalten bei Säuglingen, Sprache, Wortschatz, Kommunikationsverhalten, Hör- und Sehvermögen,
- Verhalten, psychische Verfassung, Stimmung,
- Eltern-Kind-Beziehung, familiäre Interaktionen,
- Gesundheitsverhalten, Bewältigungsstrategien, Umgang mit Stress
- u. a.

Einzelne Beobachtungsbereiche sind in Teil II im Rahmen der Lebensaktivitäten erläutert.

Eine Leitlinie zur gezielten und systematischen pflegerischen Beobachtung am Beispiel der Blutdruckmessung ist in **Tab. 2.1** dargestellt. Auffällige Beobachtungen werden kontrolliert, an den Arzt weitergegeben und ggf. müssen Pflege-, Therapie- oder Notfallmaßnahmen eingeleitet werden.

■ Prinzipien zur Erzielung eines verlässlichen Beobachtungsergebnisses

Um ein verlässliches Beobachtungsergebnis zu erzielen, sollte folgendes beachtet werden:
- Regelmäßig und auf verschiedene Weise beobachten,
- so objektiv wie möglich beobachten,
- so genau wie möglich beobachten,
- so unauffällig wie möglich beobachten,
- ggf. Beobachtung durch eine andere Pflegeperson kontrollieren lassen,
- Beobachtungsergebnis hinterfragen, Eigenreflexion zur Minimierung von Beobachtungsfehlern.

Tab. 2.1 Leitlinie zur gezielten und systematischen pflegerischen Beobachtung am Beispiel der Blutdruckmessung

Pflegerische Beobachtung beinhaltet:	Beispiel: Blutdruckmessung bei einem 2-jährigen Mädchen mit Herzfehler
Ziel der Beobachtung (Warum wird beobachtet?)	Überwachung und Diagnosesicherung bei hohem Blutdruck
Beobachter (Wer beobachtet?)	Pflegeperson A, B, C
Beobachtungsgegenstand (Was soll beobachtet werden?)	Blutdruck
Zeitintervalle (Wie oft und in welchen Abständen wird beobachtet?)	3 × tgl.
Zeitpunkt (Wann wird beobachtet?)	Morgens vor dem Aufstehen, mittags vor dem Essen (11.30 Uhr), abends 19 Uhr
Hilfsmittel (Womit wird beobachtet?)	Blutdruckmessgerät: Dinamap mit Manschettengröße 7 cm
Systematik (Wie wird beobachtet?)	Anhand der Beobachtungskriterien: Systolischer und diastolischer Blutdruck, mittlerer arterieller Blutdruck, Blutdruckamplitude. Messung immer am linken Arm im Ruhezustand nach den Regeln der fachrichtigen Blutdruckmessung
Weiterverwertung des Beobachtungsergebnisses	Weitergabe des Beobachtungsergebnisses an eine Pflegeperson oder den Arzt (je nach Dringlichkeit sofort), ggf. Nachkontrolle und Einleiten einer Pflegehandlung, Dokumentation

Dokumentation und Informationsweitergabe

Neben der Gewinnung von Daten, ist eine genaue Dokumentation und effiziente Informationsweitergabe von Bedeutung für die Kontinuität der Pflege sowie den Pflege- und Therapieerfolg. Beobachtung dient deshalb auch der Sicherstellung von Pflegequalität. Beobachtungen müssen prägnant, sachlich, nachvollziehbar sowie unter Verwendung von Fachbegriffen dokumentiert werden.

Objektive Beobachtungsergebnisse wie die Körpertemperatur sind unmissverständlich zu dokumentieren, da wir einen Messwert erhalten, der exakt in Grad Celsius angegeben werden kann. Wenn möglich sollen Maßeinheiten verwendet werden z. B. anstatt „eine kleine Hautläsion" – „eine Hautläsion von 0,5 cm Durchmesser".

Subjektive Beobachtungsergebnisse zu formulieren, gestaltet sich dagegen schon problematischer, da die Wortwahl verfälschen kann. Subjektive Daten umfassen z. B. die Beschreibung von Verhaltensweisen und Gefühlsreaktionen des Kindes, aber auch die Wirkung von Pflege- und Therapiemaßnahmen. Die Verwendung von Eigenschaftswörtern (z. B. traurig, trotzig) ist bereits mit einer Einschätzung verbunden, die den tatsächlichen Grund eines Verhaltens verdecken kann. Die Beobachtung sollte deshalb weitgehend wertfrei, d. h. so objektiv wie möglich, beschrieben werden. Da aber Subjektivität nie ganz auszuschließen ist, sollte der persönliche Eindruck deshalb deutlich herausgestellt werden z. B. durch Formulierungen wie: „Nach meinem Eindruck, sieht Lara traurig aus" oder „Auf mich wirkt Lara traurig" anstatt zu sagen „Lara ist traurig".

Um eine möglichst neutrale Schilderung zu geben, sollte das beobachtete Verhalten so beschrieben werden, wie es gesehen wurde. Die Wortwahl sollte wertfrei und präzise sein. Es ist außerdem wichtig, auszudrücken, ob es sich um eine Äußerung des Patienten bzw. seiner Bezugspersonen oder die eigene Einschätzung handelt. Angaben von Patienten sollten wörtlich zitiert werden.

> **Merke ⇢ Eindeutige Fachsprache.** Zum einen ist ein exakter Umgang mit der Sprache in der pflegerischen Arbeit deshalb wichtig, weil auf der Grundlage von wiedergegebenen Beobachtungen Pflegepläne erstellt oder Therapien eingeleitet werden. Zum anderen können so Missverständnisse bei der Weitervermittlung der Beobachtungen reduziert werden.

Die Dokumentation von Beobachtungen in einer einheitlichen Fachsprache dient dazu, dass die Informationen von allen beteiligten Berufsgruppen eindeutig verstanden werden.

Sollen Eltern und Kind über Beobachtungsmaßnahmen informiert bzw. angeleitet werden, muss eine verständliche bzw. kindgemäße Sprach- und Ausdrucksweise gewählt werden.

Beobachtungskompetenz

Eine qualitativ gute Beobachtung stellt hohe Anforderungen an Pflegende. Um genau beobachten zu können, wird theoretisches Wissen und praktisches Können benötigt, aber auch funktionsfähige Sinnesorgane, Aufmerksamkeit, Konzentration, Einfühlungsvermögen, Urteils- und Entscheidungsfähigkeit, Erfahrung sowie die Fähigkeit, die Beobachtungen mündlich und schriftlich präzise formuliert weiterzugeben.

Pflegerische Beobachtung muss gelernt und trainiert werden, um ein genaues Beobachtungsergebnis zu erzielen, welches eine zuverlässige Einschätzung der Situation des Kindes erlaubt.

Schülerinnen und Schüler müssen deshalb in der pflegerischen Beobachtung und deren präziser Dokumentation genauso gezielt unterwiesen werden wie in praktischen Pflegetätigkeiten. Erst durch zunehmende Berufserfahrung und Übung kann eine komplexe Pflegesituation in allen Dimensionen erfasst werden.

Genau definierte und von examinierten Pflegepersonen begleitete Beobachtungsaufträge schärfen die Sinne, trainieren die Beobachtungs- und Beurteilungsfähigkeit von Schülerinnen und Schülern. Pflegerische Beobachtung muss auch nach der Ausbildung weiter vertieft und „ausgefeilt" werden.

Beobachtung im Pflegeprozess

Beobachtung ist eng mit jedem Schritt des Pflegeprozesses, der im folgenden beschrieben wird, verbunden. Die durch Wahrnehmung und insbesondere systematische Beobachtung gewonnenen Informationen bilden die Grundlage des Pflegeprozesses. Alle Schritte des Pflegeprozesses, sowie die Qualität der Pflege insgesamt, hängen von der Verlässlichkeit der Situationseinschätzung ab. Die Qualität der Situationseinschätzung hängt weitgehend von der Fähigkeit ab, effektiv mit dem Kind und seinen Bezugspersonen zu kommunizieren und präzise zu beobachten.

2.4 Pflegeprozess

Diana Hochscheid

Seit 1985 ist in der Bundesrepublik Deutschland im Krankenpflegegesetz die geplante Pflege vorgesehen. Sie geschieht mit Hilfe des Pflegeprozesses, in welchem die individuelle Situation des Menschen ermittelt wird, um danach seine Probleme unter Berücksichtigung seiner Ressourcen systematisch zu lösen. Dabei ist das prozesshafte Vorgehen wichtig; kein Schritt des Pflegeprozesses darf übersprungen werden. Je nach Pflegetheorie werden die einzelnen Schritte im Pflegeprozess unterschiedlich bezeichnet, die inhaltliche Vorgehensweise ist jedoch gleich:

Definition ⋯⋗ „Der Pflegeprozess ist die systematische Anwendung einer problemlösenden Methode, die sich mit den physischen, psychologischen und sozialen Bedürfnissen der Einzelperson, Familien oder der Gesellschaft befasst, im Gegensatz zur traditionellen Vorgehensweise, wobei bestimmte Pflegebedürfnisse angenommen/vorausgesetzt werden. Dieser Prozess befasst sich mit der Befriedigung der Gesundheitsbedürfnisse, die am effektivsten durch Krankenpflege erfüllt werden können. Der Pflegeprozess beinhaltet die Planung zur Befriedigung der Bedürfnisse, die Durchführung der Pflege und die Bewertung der Ergebnisse. Die Krankenschwester in Zusammenarbeit mit anderen Personen definiert die Ziele, setzt Prioritäten, bestimmt die erforderliche Pflege und bewertet die Pflegeergebnisse. Aufgrund der Bewertungsergebnisse werden erforderliche Veränderungen durch weitere Interventionen initiiert. Auf diese Weise entwickelt sich die Krankenpflege zu einem dynamischen Prozess, der zur Anpassung und Verbesserung führt." (WHO 1987)

Der Pflegeprozess ist eine systematische Abfolge von Schritten der Planung und dient zur Erleichterung der Durchführung von Pflege. Dabei wird ein zielgerichtetes Vorgehen zur individuellen Pflege angestrebt. Der Pflegeprozess findet überall dort Anwendung, wo Menschen Unterstützung durch professionelle Pflege benötigen. Er kann somit nicht nur während eines Krankenhausaufenthaltes, sondern auch z. B. in der ambulanten Pflege die Vorgehensweise in der Pflege bestimmen (s. S. 126). Der problemlösende Prozess lässt sich in vier Hauptkomponenten darstellen **(Abb. 2.7)**.

4 Pflegeprozess-Schritte nach Roper et al.:
1. Einschätzen des Pflegebedarfs,
2. Planung der Pflege,
3. Durchführung der Pflege,
4. Evaluierung/Auswertung der Pflege.

Merke ⋯⋗ Der **Pflegeprozess** ist nicht nur ein Problemlösungs-, sondern auch ein Beziehungsprozess, da die Pflegeperson mit dem Patient gemeinsam an der Problemlösung arbeitet.

Die einzelnen Schritte des Pflegeprozesses werden im Folgenden genauer betrachtet.

2.4.1 Erster Schritt – Einschätzen des Pflegebedarfs

Das Ziel des ersten Schrittes des Pflegeprozesses ist, das Kind und seine Eltern kennenzulernen. Im Rahmen der Pflegeanamneseerhebung oder durch andere Informationsquellen werden die aktuellen Ressourcen (Fähigkeiten), Bedürfnisse, Gewohnheiten und Einschränkungen (Probleme) erfasst. Hierbei werden objektive oder subjektive Daten direkt oder indirekt ermittelt. Direkte Daten erhält man von dem Kind selbst. Diese können im Gespräch geäußert oder gemessen werden. Indirekte Informationen erhält die Pflegeperson im Gespräch mit den Angehörigen oder anderen Personen **(Abb. 2.8)**. Weitere Quellen können Patientendokumente sein. Messwerte werden als objektive Daten bezeichnet. Hierzu zählen z. B. die Vitalzeichen oder das Körpergewicht. Die nicht messbaren Informationen, die vom Betroffenen empfunden werden, sind subjektive Daten. Die Intensität und Qualität des Schmerzes sind Beispiele hierfür (s. S. 163).

Je intensiver die Informationsermittlung erfolgt, je mehr die Bedürfnisse dieses Menschen Berücksichtigung finden, desto individueller kann die Pflege

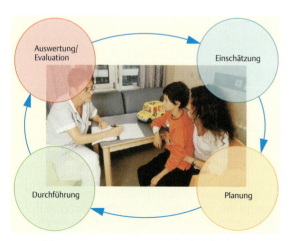

Abb. 2.7 ⋯⋗ **Pflegeprozess.** Die Pflegeperson löst mit dem Kind/Jugendlichen und seinen Eltern gemeinsam das Pflegeproblem unter Berücksichtigung seiner Ressourcen

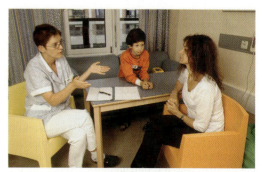

Abb. 2.8 ⋯⋗ **Pflegeanamnesegespräch.** Um das Kind kennenzulernen, führt die Pflegeperson ein Gespräch mit dem Kind und seinen Eltern

Pflegeprozess 2

sein. Die Informationssammlung legt die Basis für die Ressourcen- und Problemdefinierung oder Pflegediagnose sowie für die Festsetzung der Ziele.

Begonnen wird mit der Pflegeanamnese im Pflegeerstgespräch (s. S. 119). Bei jedem neuen Kontakt mit dem Kind bzw. Jugendlichen und seinen Angehörigen werden neue Informationen in der Pflegeanamnese ergänzt oder Veränderungen im Pflegebericht festgehalten. Hieraus können dann evtl. neue Ressourcen und Pflegeprobleme erkennbar werden.

 Einbeziehung der Eltern ⋯▹ Wichtig ist es, die Angehörigen bzw. bei Kindern die Eltern mit in die Informationssammlung einzubeziehen.

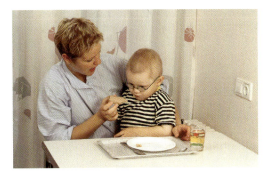

Abb. 2.9 ⋯▹ Abnehmende Pflege ist zu vermeiden

Pflegeanamnese

In der Pflegeanamnese werden ermittelte Informationen über das Kind dokumentiert, die für die Pflege von Bedeutung sind. Strukturiert wird der Pflegeanamnesebogen nach dem zugrundeliegenden Pflegemodell. Hier wird sich auf das Pflegemodell von Roper, Logan und Tierney bezogen. Die Lebensaktivitäten geben die Struktur für die Dokumentation der Pflegeanamnese, der Ressourcen und Pflegeprobleme. Als Orientierungsrahmen dient ein Grundschema von Fragen z. B. aus dem Bereich des persönlichen Befindens und sozialen Umfeldes, Gewohnheiten, Fähigkeiten, Einstellung zur Krankheit usw.

2.4.2 Zweiter Schritt – Planung der Pflege

Der zweite Schritt im Pflegeprozess kann seinerseits unterteilt werden in:
⋯▹ Feststellen der Ressourcen,
⋯▹ Definition der Pflegeprobleme,
⋯▹ Festsetzung der Pflegeziele,
⋯▹ Planung der Pflegemaßnahmen.

Die Pflegeperson trifft mit dem Kind und seinen Eltern die Entscheidung, ob aufgrund der Beobachtungen und des Gesprächs ein Pflegebedarf vorliegt. Die Miteinbeziehung in die Planung der Pflege kann motivieren, eigene Ressourcen in die Pflege mit einzubringen. Das Kind und seine Eltern fühlen sich ernst genommen und werden an dem Prozess der Gesundung aktiv mitarbeiten.

Die Planung der Pflege ist auf eine „aktivierende Pflege" auszurichten, bei der die Fähigkeiten des Kindes miteinbezogen werden. Das Gegenteil ist der Fall, wenn die Pflegeperson für das Kind diese Maßnahme übernimmt, obwohl es in der Lage wäre, dies selbst durchzuführen. Gründe hierfür können sein, dass es mehr Zeit in Anspruch nimmt, wenn das Kind die Maßnahme selbst durchführen würde oder dass eine aufwendigere Unterstützung hierbei nötig ist. Die Pflegeperson gibt z. B. dem Kind das Brot direkt in den Mund, auch wenn es schon alleine essen kann (Abb. 2.9). Bei der „aktivierenden Pflege" isst das

Kind alleine (Abb. 2.10). Es dauert etwas länger, bis es das Brot gefasst und zum Mund geführt hat. Vielleicht fällt das Brot auch hinunter oder das Kind verschmiert sich hierbei. Die Pflegeperson sollte dem Kind die selbständige Nahrungsaufnahme ermöglichen, um seine Fähigkeiten zu fördern.

 Merke ⋯▹ Die Miteinbeziehung des Kindes in die Pflege erfolgt entsprechend seiner Entwicklung und seinen Fähigkeiten. Dadurch sollen Ressourcen erhalten bzw. gefördert und einer Regression vorgebeugt werden.

Die schriftlich fixierte Planung der Pflege, die sog. **Pflegeplanung,** erleichtert die kontinuierliche Umsetzung und die Überprüfung der Pflegequalität. Kollegen, die das Kind nicht kennen, sollen sich anhand der Pflegeplanung ein Bild über die Situation und den Pflegebedarf machen können.

 Definition ⋯▹ **Standardpflegepläne** beinhalten generelle Einschränkungen, die bei den meisten Menschen unter gleichen Bedingungen auftreten können. Sie erleichtern die Dokumentation der Pflegeplanung und geben Formulierungshilfen.

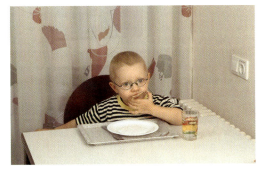

Abb. 2.10 ⋯▹ Aktivierende Pflege fördert die Selbstständigkeit des Kindes

33

Individuelle Pflegepläne berücksichtigen den speziellen Pflegebedarf eines Menschen. Ressourcen und Pflegeprobleme des Einzelnen werden formuliert.
Standardpflegepläne sind auf die individuelle Situation abzustimmen, dazu müssen für die jeweiligen Pflegesituationen Ergänzungen und Korrekturen vorgenommen werden.

Die **Pflegeplanung** besteht ihrerseits aus vier Teilen:
- Ressourcen,
- Pflegeproblemen,
- Pflegezielen,
- Pflegemaßnahmen.

Ressourcen

Definition ⇢ Ressourcen sind individuelle Hilfsquellen im physischen, psychischen, geistigen und sozialen Bereich des Menschen. Sie beeinflussen den Genesungsprozess positiv. Eine aktuelle Erfassung und fortlaufende Ergänzung ist notwendig, um sich auf die veränderte Situation einzustellen.

Zu den Ressourcen zählen:
- Motivation des Kindes,
- Kräfte, Können und Wissen des Kindes,
- Fähigkeiten von Angehörigen und Unterstützung durch Angehörige,
- Hobbies und Vorlieben des Kindes,
- Hilfsmittel, z. B. Rollstuhl.

Die Pflege soll den Menschen aktivieren und ihm nicht seine Eigenständigkeit nehmen. Sie beeinflussen somit die Pflegeziele und Pflegemaßnahmen. Die Selbständigkeit eines Kindes soll durch die Miteinbeziehung der Ressourcen gefördert werden, z. B. sein Gesicht und Oberkörper selbst waschen lassen, wenn es dies kann. Um Ressourcen zu erkennen können Sie sich fragen: Was kann das Kind zu seiner Situation beitragen?

Die Fähigkeiten werden unabhängig von der zugrunde liegenden Erkrankung im Pflegeanamnesebogen festgehalten. Sie müssen während des Krankenhausaufenthaltes berücksichtigt und erhalten werden. Beispielsweise muss ein Kind, welches bereits seine Ausscheidungen kontrollieren kann, auch im Krankenhaus aufs Töpfchen gesetzt werden. Es ist wichtig, die Selbstpflegemöglichkeiten des Kindes zu erhalten und zu fördern, um Entwicklungsrückschritte zu vermeiden. Im Pflegeplan können die Ressourcen dem jeweiligen Pflegeproblem zugeordnet werden.

Merke ⇢ **Ziel von Ressourcen.** Durch die Berücksichtigung von Ressourcen kann die Eigenständigkeit und das Selbstwertgefühl erhalten und gefördert werden.

Pflegeprobleme

Definition ⇢ Pflegeprobleme sind physische, psychische, geistige und soziale Beeinträchtigungen in der Lebenssituation eines Menschen. Gemeint sind hier jene Bedürfnisse und Einschränkungen eines Menschen, die er nicht alleine befriedigen kann und bei denen er pflegerische Hilfe benötigt.

Die Unterstützung durch die Pflegeperson kann z. B. durch Anleitung, Beratung, emotionale Begleitung oder durch teilweise oder vollständige Übernahme der Maßnahme für das Kind erfolgen. Ziel der Pflegemaßnahmen sind die Linderung, Akzeptanz bzw. Beseitigung der Pflegeprobleme. Folgende Fragen können bei der Feststellung der Pflegeprobleme helfen:
- Was empfindet das Kind als Belastung?
- Was möchte das Kind ändern?
- In welchen Lebensaktivitäten benötigt das Kind Unterstützung?
- Welchen abzusehenden potenziellen Problemen/Gefahren kann durch die Pflege vorgebeugt werden?
- Welche Äußerungen des Kindes oder Beobachtungen deuten auf einen Unterstützungsbedarf hin?

Die Pflegeprobleme des Kindes werden aus den Informationen, die aus dem Gespräch mit dem Kind und seinen Eltern oder anderen Informationsquellen stammen, deutlich. Soweit wie möglich werden sie zusammen mit den Kindern und ihren Eltern formuliert. Da die Einschätzung der Pflegesituation transparent gemacht wird, können Missverständnisse reduziert werden.

Pflegeprobleme werden so konkret wie möglich beschrieben; die Ursache wird ergänzt, um Ziele und Maßnahmen so konkret wie möglich darauf abstimmen zu können, z. B. „Lisa hat Angst, weil sie eine andere Sprache spricht und nichts versteht."

Weiterhin ist wichtig, das Pflegeproblem vom betroffenen Kind aus gesehen zu formulieren. Ein Pflegeproblem ist ein Problem des jeweiligen Kindes, Jugendlichen oder Erwachsenen, z. B. „Anna hat Angst vor der i. m. Injektion". Die Injektion soll aber nicht als Problem der Pflegeperson dargestellt werden, die Schwierigkeiten darin sieht, die Injektion zu verabreichen, wenn sich das Kind dagegen wehrt.

Pflegeprobleme können wie folgt unterschieden werden:
- **Aktuelle Pflegeprobleme:** momentan vorhandene Pflegeprobleme, z. B. „Susanna fühlt sich durch Schmerzen im linken Oberbauch unwohl".
- **Potenzielle Pflegeprobleme:** Pflegeprobleme, welche durch Fachwissen voraussehbar sind und evtl. eintreten können, es besteht eine mögliche Gefährdung in der Zukunft, z. B. „Dekubitusgefahr aufgrund einer Bewegungseinschränkung". Das tatsächliche Auftreten eines Pflegeproblems kann durch prophylaktische Maßnahmen verhindert werden.

⇢ **Verdeckte Pflegeprobleme:** vermutete Pflegeprobleme, werden vom Betroffenen nicht klar als Problem erkannt, z. B. „Peter verweigert immer das Abendessen, nachdem seine Mutter nach Hause gegangen ist". Dies lässt eine Vermutung zu, dass die Nahrungsverweigerung mit dem nach Hause gehen der Mutter in Verbindung stehen könnte.
⇢ **Generelle Pflegeprobleme:** häufig auftretende Pflegeprobleme bei einer bestimmten Erkrankung oder Störung, z. B. „Gestörte Nachtruhe durch Hustenanfälle". (bei Pertussis)
⇢ **Individuelle Pflegeprobleme:** spezielle Pflegeprobleme des jeweiligen Kindes unter Berücksichtigung der persönlichen Lebenssituation, z. B. „Sven neigt zu Hypoglykämien, da er den Spritz-Essabstand nicht beachtet".

Pflegeziele

Definition ⇢ Pflegeziele sind die Ziele, die durch die Pflege in Bezug auf die Erfüllung der Bedürfnisse und Akzeptanz, Linderung oder Beseitigung von Einschränkungen eines Menschen angestrebt werden. Pflegeziele können mit unterschiedlichem Ausmaß an pflegerischer Hilfestellung erreicht werden.

Die Pflegeziele beschreiben einen Zustand, den der Mensch erreichen oder ein Verhalten, das er nach festgelegter Zeit zeigen soll. Sie gelten als Indikator für die Effektivität der Pflege. Daher sollten sie möglichst exakt formuliert sein. Voraussetzung für eine realistische und korrekte Zielsetzung ist eine klare und eindeutige Formulierung der Pflegeprobleme.

Merke ⇢ **Pflegeziel.** Aufgrund der Ressourcen und der Pflegeprobleme des Kindes wird überlegt:
⇢ Welcher Zustand oder welches Ergebnis soll in welcher Zeit erreicht werden?

Das Pflegeziel wird von der Pflegeperson mit dem Kind und evtl. seinen Eltern festgelegt. Es dient als Kriterium zur Überprüfung der Effektivität der Pflegemaßnahmen. Veränderungen zur Ausgangssituation werden verdeutlicht. Pflegeziele können sich auf die Erhaltung, Verbesserung und Bewältigung einer Situation beziehen.
Pflegeziele können für folgende Bereiche angestrebt werden:
⇢ physischer, psychischer, geistiger und sozialer Zustand,
⇢ Können,
⇢ Wissen,
⇢ messbare Befunde,
⇢ Verhalten und Entwicklungsprozess.
Es wird zwischen Nah- und Fernzielen unterschieden:

⇢ **Nahziele** beschreiben Pflegeziele, die schnell zu erreichen sind und dienen somit stark der Motivation des Kindes. Weiterhin sind sie eher und besser überprüfbar.
⇢ **Fernziele** berücksichtigen die Gesamtsituation des Menschen und streben einen langfristigen, bestmöglichen Zustand für das Kind an.

Zielformulierung. Pflegeziele sollten folgendermaßen formuliert werden:
⇢ realistisch und individuell, d. h. für das Kind erreichbar,
⇢ verständlich und detailliert,
⇢ überprüfbar, d. h. mit Angabe, wann das Ziel erreicht sein soll,
⇢ positive Formulierung,
⇢ kurze und knappe Beschreibung des Wesentlichen,
⇢ konkret, nachvollziehbar, überprüfbar,
⇢ aus Sicht des Kindes.

So sollte es z. B. heißen: „Gewichtszunahme von 100 g pro Woche" und nicht: „keine Gewichtsabnahme". Im ersten Fall hätte man eine genaue Vorstellung über das zu erreichende Pflegeziel vor Augen. Mit „keine Gewichtsabnahme" ist bekannt, was nicht erreicht werden soll, aber es ist unklar, was erreicht werden soll. Pflegeziele müssen jedoch so formuliert sein, dass eine spätere Kontrolle der Zielerreichung möglich ist.
Die Überprüfung der Pflegeziele wird im letzten Schritt des Pflegeprozesses, der Evaluation, deutlich.

Pflegemaßnahmen

Definition ⇢ Als Pflegemaßnahmen bezeichnet man die Maßnahmen, die von der Pflegeperson übernommen werden, um die geplanten Pflegeziele zu erreichen. Pflegemaßnahmen werden auch als Pflegeinterventionen bezeichnet. Sie beinhalten eine vollständige oder teilweise Unterstützung in den Lebensaktivitäten.

Die Pflegemaßnahmen werden aufgrund der zuvor festgelegten Pflegeziele anhand des aktuellen Pflegefachwissens geplant. Die Fähigkeiten des Kindes und seiner Angehörigen werden berücksichtigt, da sie das Ausmaß des Pflegebedarfs entscheidend mitbestimmen.
Die Auswahl der Pflegemaßnahmen folgt der Überlegung: Wie kann das Pflegeziel erreicht werden? Mit der schriftlichen Fixierung der Pflegemaßnahmen soll verhindert werden, dass jede Pflegeperson eine andere Pflegemaßnahme durchführt. Der Erfolg der Pflege und die Überprüfbarkeit wird durch die kontinuierliche Anwendung der ausgewählten Pflegemaßnahmen beeinflusst. Pflegemaßnahmen können in der Lebenssituation bzw. den Lebensaktivitäten unterschiedlich eingesetzt werden. Sie können beratend, anleitend, in Teilbereichen unterstützend sein oder die vollständige Übernahme beinhal-

ten. Pflegemaßnahmen, die regelmäßig durchgeführt werden, sind in der Pflegeplanung aufzuführen.

Es sollten jedoch nur die benötigten, individuellen Pflegemaßnahmen dokumentiert werden und keine allgemeingültigen, routinemäßigen Tätigkeiten, wie etwa „Urinflasche entleeren", „Händedesinfektion", „Betten machen", usw. Einmalige Pflegemaßnahmen werden im Pflegebericht vermerkt, wie z. B. die Information über die Mitaufnahme einer Begleitperson.

Anhand von fünf W-Fragen kann die Durchführung der Pflegemaßnahmen konkret beschrieben werden:
⇢ Was? (Welche Pflegemaßnahme?),
⇢ Wann? (Zu welchem Zeitpunkt?),
⇢ Wie oft? (Mit welcher Häufigkeit?),
⇢ Wie? (Welche Technik, welches Vorgehen?),
⇢ Womit? (Welche Pflegehilfsmittel?).

2.4.3 Dritter Schritt – Durchführung der Pflege

Die Pflegeplanung dient als Grundlage für die Durchführung der Pflege. Sie ist notwendig, damit eine einheitliche Vorgehensweise in der Pflege des Menschen eingehalten und somit das gemeinsame Pflegeziel erreicht werden kann.

Während der Durchführung beobachtet die Pflegeperson, ob Veränderungen durch die pflegerische Intervention eintreten. Der Pflegebericht dient in diesem Zusammenhang dazu, Beobachtungen und durchgeführte Pflegemaßnahmen zu dokumentieren, um diese nachweisen und die Wirksamkeit der Maßnahmen überprüfen zu können. Die Dokumentation der Durchführung erfolgt bei geplanten Maßnahmen im Pflegeplan mittels Handzeichen. Sie gelten als Nachweis, dass eine Pflegemaßnahme durchgeführt wurde.

Pflegebericht

Im Pflegebericht wird der Verlauf der Pflege festgehalten. Hierzu zählen auch Beobachtungen über das Verhalten sowie Äußerungen des Kindes über sein Befinden. Folgende Hilfsfragen können gestellt werden:
⇢ Welche Veränderungen sind in der Lebenssituation des Kindes durch die Pflege aufgetreten?
⇢ Welche Wirkungen zeigen die Pflegemaßnahmen?

Im Pflegebericht werden alle durchgeführten Pflegemaßnahmen notiert, die nicht an einer anderen Stelle im Dokumentationssystem vermerkt sind. Auch die Durchführung außerplanmäßiger Maßnahmen, d. h. die nicht in der Pflegeplanung enthalten sind, werden dokumentiert. Die Dokumentation sollte möglichst zeitnah erfolgen, um keine Informationen zu vergessen. Neben dem Datum und der Uhrzeit des Eintrags sollte auch das Handzeichen der betreffenden Pflegeperson eingetragen werden.

Im Pflegebericht wird der Erfolg der durchgeführten Pflegemaßnahmen dokumentiert. Die Dokumentation erfolgt direkt von der betreuenden Pflegeperson. Hierbei wird notiert, ob das Kind seine Ressourcen mit in die Pflege einbringt und ob sich Veränderungen durch die Pflege ergeben haben. Dieses sollte kurz, prägnant und sachlich ohne Wertung der Person geschehen, z. B. nicht: „Kind verhält sich unmöglich", sondern „Julia äußert Bedenken über die anstehende Operation. Sie hat Angst und weigert sich, ihr Medikament zu nehmen".

Es sollte also die konkrete Situation beschrieben werden. Interpretationen sind als solche zu kennzeichnen. Zusätzlich werden im Pflegebericht Begründungen für Abweichungen vom individuellen Pflegeplan oder von Pflegestandards gegeben.

2.4.4 Vierter Schritt – Evaluierung/Auswertung der Pflege

Definition ⇢ **Problembezogene Auswertung** bedeutet, sich im Pflegebericht zu äußern, inwieweit sich die Pflegeprobleme verändert haben und welche Pflegemaßnahmen oder Umstände dieses bewirkten. Es werden alle Beobachtungen/Wahrnehmungen, die man am Kind macht, dokumentiert, wenn sie Einfluss auf die Pflege und den Genesungsprozess haben.

Mit Hilfe der Pflegeplanung und des Pflegeberichtes werden im letzten Schritt des Pflegeprozesses die Auswirkungen der pflegerischen Maßnahmen auf das Kind festgestellt und belegt. Der Pflegeverlauf und die Wirkung der Pflege, sowie die Veränderungen in der Situation des Kindes werden deutlich. Die Fortschritte des Kindes werden mit den angestrebten Zielen verglichen und es wird ermittelt, welche Bedürfnisse des Kindes erfüllt sind bzw. welche in der Planung neu überdacht werden müssen. Somit dient der Pflegebericht der Beurteilung der Pflegewirkung und der ergänzenden Informationssammlung über das Kind. Der Erfolg bzw. Misserfolg der Pflegemaßnahmen für das Kind findet sich in der Beurteilung der Pflege wieder.

Wurde ein Pflegeziel nicht erreicht, kann dies verschiedene Ursachen haben, z. B.:
⇢ unvollständige Informationssammlung,
⇢ Fehler beim Ermitteln des tatsächlichen Pflegeproblems, bzw. der Ressource,
⇢ unrealistische Pflegeziele,
⇢ unvollständige/unrealistische Pflegeplanung,
⇢ nicht sinnvolle Pflegemaßnahmen.

Abhängig von der Ursache für das Nichterreichen eines Pflegezieles, muss eine Neuanpassung innerhalb der Pflegeplanung stattfinden. Pflegeziele und Pflegemaßnahmen, evtl. auch das Pflegeproblem müssen präziser definiert oder verändert werden. Vielleicht ist es auch notwendig, die Ressourcen neu zu überdenken.

Pflegeprozess 2

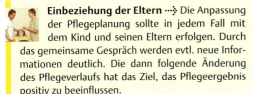

Einbeziehung der Eltern ⇢ Die Anpassung der Pflegeplanung sollte in jedem Fall mit dem Kind und seinen Eltern erfolgen. Durch das gemeinsame Gespräch werden evtl. neue Informationen deutlich. Die dann folgende Änderung des Pflegeverlaufs hat das Ziel, das Pflegeergebnis positiv zu beeinflussen.

Veränderungen in der Pflegesituation, die im Pflegeplan Berücksichtigung finden, sind mit Datum und Handzeichen zu dokumentieren. So sind neue Pflegeprobleme bzw. Ressourcen im Pflegeplan zu ergänzen, ebenso erreichte Pflegeziele und dadurch nicht mehr benötigte Pflegemaßnahmen zu kennzeichnen.

Eine zusätzliche Start- und Stopp-Spalte dient dem Eintragen des Datums und des Handzeichens der Pflegeperson.

2.4.5 Umsetzung des Pflegeprozesses

Voraussetzungen

Um den Pflegeprozess in die Praxis umsetzen zu können, bedarf es bestimmter Rahmenbedingungen. Dazu gehört zum einen ein Pflegesystem, welches die Interaktion (Beziehungsprozess) zwischen Patient und Pflegeperson ermöglicht.

■ **Pflegesystem**
Die Pflege nach dem Pflegeprozess ist in einem funktionalen Pflegesystem nicht möglich. Funktionelle Pflege bedeutet, dass die Pflege nach einzelnen Maßnahmen innerhalb des Teams aufgeteilt wird, z. B. eine Pflegeperson misst bei allen Patienten Temperatur, eine andere wechselt die Verbände bei allen Patienten.

Hingegen wird bei der **Gruppen- oder Bereichspflege** eine bestimmte Patientengruppe von einer Pflegeperson betreut. Diese übernimmt dann alle anfallenden Pflegehandlungen bei diesen Patienten. Hierbei ergibt sich eher die Möglichkeit des Aufbaus einer echten Beziehung zwischen dem Patienten, seinen Angehörigen und der betreuenden Pflegepersonen.

Bei dem Pflegesystem des **„primary nursing"** ist eine Pflegeperson für den Patienten verantwortlich und als Ansprechpartner zuständig. Sie wird in ihrer Abwesenheit von einer anderen Pflegeperson vertreten. Diese kann jedoch nur in Absprache mit der „primary nurse" Veränderungen in der Pflegeplanung vornehmen.

■ **Patientenorientierte Pflege**
Eine weitere Voraussetzung für die Anwendung des Pflegeprozesses ist die Wandlung des Bewusstseins der Pflegenden weg von der krankheitsorientierten hin zur patientenorientierten Pflege, d. h., dass nicht die Krankheit eines Menschen gesehen und behandelt wird, sondern der Mensch selbst im Mittelpunkt der Pflege steht. Die Bedürfnisse und somit auch der Pflegebedarf sind bei verschiedenen Menschen mit den gleichen Gesundheitsstörungen unterschiedlich, so wie auch die Pflegeprobleme bzw. Ressourcen andere sein können.

Der Pflegeprozess sollte sich immer auf eine Pflegetheorie bzw. ein Pflegemodell beziehen. Nur im Zusammenhang mit einer Pflegetheorie ist der Pflegeprozess nachvollziehbar und durchführbar. Pflegetheorien ermöglichen die Reflexion der Einstellung zu anderen Menschen (Menschenbild), der Bedeutung und Ziele von Pflege sowie die im Vordergrund stehenden Kriterien zur Pflege eines Menschen (s. S. 10).

Auswirkungen auf die Pflegequalität

■ **Positive Auswirkungen für den Patienten**
1. Die nach dem Pflegeprozess geplante Pflege ermöglicht dem Kind und seinen Eltern einen Rollenwechsel vom passiven Empfänger der Pflege zum aktiven Mitarbeiter am Gesundungsprozess. Seine Ressourcen (Fähigkeiten) und seine individuellen Bedürfnisse werden aufgedeckt und im Problemlösungsprozess berücksichtigt.
2. Durch die gemeinsame, realistische Zielsetzung wird das Kind und seine Eltern motiviert, sich aktiv an seinem Heilungsprozess zu beteiligen; damit wird auch seine Selbständigkeit gefördert. Das Bewusstsein des Pflegepersonals verändert sich das Kind wird stärker als Individuum mit Bedürfnissen, Wünschen, Gefühlen und Fähigkeiten angesehen.
3. Durch die Kommunikation mit dem Pflegepersonal erhalten das Kind und seine Eltern mehr und umfassendere Informationen. Das Kind fühlt sich sicherer und kann ein stärkeres Vertrauensverhältnis zum Personal entwickeln. Sein Selbstwertgefühl wird gesteigert. Wenige feste Bezugspersonen erleichtern das Schaffen einer Vertrauensbasis.
4. Die Pflegemaßnahmen werden einheitlich und kontinuierlich durchgeführt. Der Pflegeerfolg wird nicht durch „Versuch und Irrtum" oder nicht überprüfbare Pflegemaßnahmen gefährdet. Unnötige Ruhestörungen werden eher vermieden, da die Pflegetätigkeiten besser koordiniert werden können. Durch die jederzeit überprüfbare Dokumentation sind alle Prozessschritte schriftlich fixiert und nachvollziehbar.

■ **Positive Auswirkungen für das Pflegepersonal**
1. Die Stellung des Pflegedienstes im Krankenhaus und in der Gesellschaft verändert sich. So wird z. B. die Eigenständigkeit und der therapeutische Wert der Pflege deutlich. Die Effektivität der Pflegemaßnahmen ist ersichtlich und überprüfbar, da die erreichten Pflegeziele erkennbar werden. Es

ist ein Nachweis über die pflegerische Vorgehensweise für evtl. juristische Verfahren gegeben.
2. Es kommt zu einer höheren Berufszufriedenheit, da der Pflegeerfolg sichtbar und nachvollziehbar wird. Dieses hat Auswirkungen auf die Persönlichkeit, die Kreativität, die Motivation und das Selbstwertgefühl. Das Verantwortungsbewusstsein jeder einzelnen Pflegeperson wird gestärkt.
3. Durch die umfassenderen systematischen Informationen über die Pflege sind gute Voraussetzungen für einen zügigen und gezielten Arbeitsablauf gegeben. So sind unterschiedliche Pflegetätigkeiten besser koordinierbar. Pflegepersonen mit Teilzeitbeschäftigung und neue Mitarbeiter können sich schneller einen Überblick verschaffen und besser eingearbeitet werden. Insgesamt gesehen wird die Informationsweitergabe erleichtert. Schon in der Ausbildung kann so eine gezielte Vorgehensweise eingeübt werden.

■ **Vorteile für das Krankenhaus und die Gesellschaft**
Durch eine gezielte, geplante, kontinuierliche und evaluierte Pflege steigt die Pflegequalität. Die Berücksichtigung und Förderung der Ressourcen ermöglicht eine Förderung der Selbständigkeit des Kindes. Hieraus resultiert eine frühere Reduzierung oder Aufhebung des Pflegebedarfes. Dadurch kann es auch zu finanziellen Einsparungen im Gesundheitswesen kommen.

■ **Kritik am Pflegeprozess**
Als Nachteil des Pflegeprozesses wird meist der höhere Arbeitsaufwand bei der Einführung eines Dokumentationssystems genannt. Dieser vermindert sich jedoch später durch den Wegfall der Einzelinformationsträger, wie z. B. Bücher für Visite, Blutentnahmen, Vitalzeichenkontrolle, Überwachungsprotokolle usw. Dadurch verkürzt sich auch die Übergabezeit, da die wichtigsten Aspekte dokumentiert sind und so jederzeit nachgelesen werden können.

2.4.6 Pflegedokumentation und Berichterstattung

Die Dokumentation der Pflege ist ein wichtiges Instrument im Pflegeprozess. Mit Hilfe der schriftlichen Fixierung der einzelnen Phasen der Informationssammlung, Planung, Durchführung und Evaluation wird der Anteil der Pflege am Heilungsprozess verdeutlicht. Dadurch wird auch die Beurteilung der Qualität der Pflege ermöglicht *(Qualitätssicherung)*.

Für alle, die den Patienten noch nicht kennen, ist die Dokumentation ein gutes Hilfsmittel, um sich über das Kind umfassend zu informieren. Direkte Eintragungen während der Visite schließen Übertragungsfehler und unnötige zeitraubende Schreibarbeiten aus. Juristisch gesehen gelten nur die Tätigkeiten als tatsächlich verrichtet, die auch dokumentiert sind. Durch die Unterschrift bzw. das Handzeichen der einzelnen Pflegeperson versichert diese die Ausführung der Pflegemaßnahme bzw. die Beobachtung.

Praxistipp ···▷ Das Führen einer Handzeichenliste aller Mitarbeiter erleichtert die Zuordnung, welche Person mit welchem Handzeichen dokumentiert.

Merke ···▷ **Recht.** Es dürfen keine Angaben ausradiert, überklebt oder unleserlich gemacht werden. Dieses ist Dokumentenfälschung! Lediglich das Durchstreichen von falschen Angaben ist erlaubt, aber so, dass sie noch lesbar sind.

2.5 Pflegediagnosen

Pflegediagnosen entsprechen einem Klassifikationssystem für Pflegeprobleme und Pflegemaßnahmen.

Definition ···▷ „Eine Pflegediagnose ist die klinische Beurteilung der Reaktionen von Einzelpersonen, Familien oder sozialen Gemeinschaften auf aktuelle oder potenzielle Probleme der Gesundheit oder im Lebensprozess." (Nordamerikanische Pflegediagnosenvereinigung – NANDA – 1990)

Die Abkürzung NANDA bedeutet North American Nursing Diagnosis Association. Diese von nordamerikanischen Pflegewissenschaftlern in den 70-er Jahren gegründete Organisation besteht aus Mitgliedern in der ganzen Welt. Die Ziele dieser Organisation sind:
···▷ die einheitliche Formulierung von Pflegeproblemen, also einer standardisierten Pflegediagnostik,
···▷ die Abgrenzung der Berufsgruppe „Pflege" gegenüber anderen Berufsgruppen zu gewährleisten und
···▷ die Verständigung innerhalb der Berufsgruppe, auch international, zu verbessern.

Eine alphabetische Übersicht zeigt die bisher anerkannten Pflegediagnosen der NANDA **(Tab. 2.2)**.

Marjory Gordon unterscheidet aktuelle Pflegediagnosen von Risiko-Pflegediagnosen.

■ **Aktuelle Pflegediagnosen**
Aktuelle Pflegediagnosen beschreiben die bestehenden Gesundheitsprobleme eines Menschen, deren Kennzeichen und ätiologische Faktoren. Die Kennzeichen werden je nach Bedeutung für die spezielle Pflegediagnose in Haupt- und Nebenkennzeichen unterschieden. Hauptkennzeichen sind Beobachtungen, die bei der bestimmten Pflegediagnose vorliegen. Nebenkennzeichen können bei einer oder mehreren Pflegediagnosen auftreten. Als Beispiel für eine aktuelle Pflegediagnose dient die Pflegediagnose „unterbrochenes Stillen" **(Tab. 2.3)**.

Pflegediagnosen 2

Tab. 2.2 ⇢ **Alphabetische Übersicht der NANDA-Pflegediagnosen nach der 10. Konferenz der NANDA 1992 (nach Brobst et al.)**

Aktivitätsintoleranz
Aktivitätsintoleranz, hohes Risiko
Angst
Anpassung beeinträchtigt
Aspirationsgefahr, hohes Risiko
Atemvorgang, ungenügend

Behandlungsvorschriften, unwirksames Handhaben
Beschäftigungsdefizit
Bewältigungsformen, defensiv
Bewältigungsformen, ungenügend
Bewältigungsformen der Familie, Entwicklungsmöglichkeiten
Bewältigungsformen der Familie, hemmendes Verhalten
Bewältigungsformen der Familie, verletzendes Verhalten

Denkprozesse, verändert
Dranginkontinenz
Durchfall
Dysreflexie

Elterliche Pflege, verändert
Elterliche Pflege, verändert, potenziell
Elternrollenkonflikt
Entscheidungskonflikt
Entwöhnung vom Respirator, gestörte Reaktion
Erstickungsgefahr

Familienprozess, verändert
Flüssigkeitsdefizit
Flüssigkeitsdefizit, potenziell
Flüssigkeitsüberschuss
Freihalten der Atemwege, ungenügend
Furcht

Gastaustausch, beeinträchtigt
Gesundheitsstörung
Gesundheitsverhalten, verändert
Gewalttätigkeit, potenziell, gegen sich oder andere
Gewebedurchblutung, verändert
Gewebeschädigung

Harnverhalt
Haushaltsführung, ungenügend

Hautdefekt, bestehend
Hautdefekt, hohes Risiko
Herzzeitvolumen, vermindert
Hoffnungslosigkeit

Inaktivitätssyndrom, hohes Risiko
Infektionsgefahr
Inkontinenz, funktional
Inkontinenz, total

Kommunikation, beeinträchtigt, verbal
Kooperationsbereitschaft, fehlend
Körperbild, Störung
Körperschädigung, Gefahr
Körpertemperatur, verändert, potenziell
Körpertemperatur, erhöht
Körpertemperatur, erniedrigt

Machtlosigkeit
Mobilität, körperlich, beeinträchtigt
Müdigkeit
Mundschleimhaut, verändert

Nahrungsaufnahme, verändert, Gefahr der Überernährung
Nahrungsaufnahme, verändert, mehr als der Körperbedarf
Nahrungsaufnahme, verändert, weniger als der Körperbedarf
Nahrungsaufnahme des Säuglings, beeinträchtigt

Periphere, neurovaskuläre Störung, hohes Risiko
Persönliche Identität, Störung
Posttraumatische Reaktion

Reflexinkontinenz
Rolle als Pflegende, Belastung
Rolle als Pflegende, Belastung, hohes Risiko
Rollenerfüllung, gestört

Schlafgewohnheiten, gestört
Schlucken, beeinträchtigt
Schmerzen
Schmerzen, chronisch
Selbstpflegedefizit beim Waschen und Sich-sauber-halten

Selbstpflegedefizit beim Kleiden und Pflegen der äußeren Erscheinung
Selbstpflegedefizit beim Essen
Selbstpflegedefizit bei der Ausscheidung
Selbstschutz, verändert
Selbstverstümmelung, hohes Risiko
Selbstwertgefühl, chronisch tief
Selbstwertgefühl, situationsbedingt tief
Selbstwertgefühl, Störung
Sexualverhalten, Veränderung
Sexuelle Störung
Sinneswahrnehmungen, verändert (visuell, auditiv, kinästhetisch, gustatorisch, taktil, olfaktorisch)
Soziale Interaktion, beeinträchtigt
Soziale Isolation
Spirituelle Not
Spontanatmung, ungenügend
Stillen, erfolgreich
Stillen, unterbrochen
Stillen, unwirksam
Stressinkontinenz
Stuhlinkontinenz

Trauern, nicht angemessen
Trauern, vorzeitig

Urinausscheidung, gestört

Vergewaltigungssyndrom
Vergewaltigungssyndrom, komplexe Reaktion
Vergewaltigungssyndrom, stille Reaktion
Vergiftungsgefahr
Verlegungsstress-Syndrom
Verletzungsgefahr
Vernachlässigung, halbseitig
Verneinung, unwirksam
Verstopfung
Verstopfung, Kolon
Verstopfung, subjektiv

Wachstum und Entwicklung, verändert
Wärmeregulation, ungenügend
Wissensdefizit

Tabelle 2.3 ⇢ **Aktuelle Pflegediagnose bei unterbrochenem Stillen (nach Gordon, 2001)**

Definition	Unterbrechung des Stillens, durch Probleme des Kindes oder der Mutter
Kennzeichen	Hauptkennzeichen ⇢ Das Kind bekommt bei einigen oder allen Stillvorgängen keine Milch ⇢ Die Mutter wünscht eine Fortsetzung des Stillens, auch wenn die Umstände dagegen sprechen Nebenkennzeichen ⇢ Die Mutter hat keine ausreichenden Kenntnisse bezüglich des Abpumpens und der Aufbewahrung der Muttermilch
Ätiologische Faktoren	⇢ Trennung von Mutter und Kind ⇢ Erkrankungen der Mutter oder des Kindes ⇢ Berufstätigkeit der Mutter ⇢ Trinkschwäche des Kindes

Werden Gesundheitsprobleme vermutet, können aktuelle Pflegediagnosen mit dem Zusatz „Verdacht auf…" als **Verdachts-Pflegediagnosen** formuliert werden. Sie enthalten dann die ätiologischen Faktoren, die den Rückschluss auf die Verdachtsdiagnose zulassen.

■ Risiko-Pflegediagnosen
Risiko-Pflegediagnosen zeigen einen oder mehrere Risikofaktoren für die Entstehung eines Gesundheitsproblems. **Tab. 2.4** zeigt ein modifiziertes Beispiel.

■ Syndrom-Pflegediagnosen
Komplexe Problemsituationen mit mehreren aktuellen oder Risiko-Pflegediagnosen sind in den **Syndrom-Pflegediagnosen** beschrieben. Von der NANDA sind bisher als Syndrom-Pflegediagnosen das Inaktivitätssyndrom, das Vergewaltigungssyndrom und das Verlegungsstresssyndrom benannt. Sie enthalten neben einer Definition auch typische Kennzeichen.

Gesundheitsdiagnosen

Aus der bisherigen defizitorientierten Sichtweise fallen die **Gesundheitsdiagnosen** heraus, welche als Kennzeichen Ressourcen des Menschen enthalten, die er zur Erhaltung der Gesundheit bzw. Steigerung des Wohlbefindens einsetzen kann **(Tab. 2.5)**.

In der Einordnung im Pflegeprozess erfolgt die Festlegung der Pflegediagnose nach der Pflegeanamneseerhebung und vor der anschließenden Planung der Pflege. Pflegepersonen erstellen bei einer Pflegediagnose aufgrund genauer Beachtung der Reaktionen des Menschen eine Beurteilung über Gesundheitsprobleme oder Lebensprozesse. Aufgrund der zutreffenden Pflegediagnose erfolgt die Planung der weiteren Pflegeinterventionen. Jeder Mensch erlebt und reagiert auf gesundheitliche Störungen oder bestimmte Lebenssituationen unterschiedlich. Daher wählt die Pflegeperson auch weiterhin mit dem Patienten und evtl. seinen Angehörigen realistische Ziele und die hierfür notwendigen Pflegemaßnahmen aus.

Merke ⋯▶ Pflegediagnosen. Pflegediagnosen unterscheiden sich von medizinischen Diagnosen. Letztere beziehen sich auf Krankheiten oder Störungen von Organen. Hingegen ist bei den Pflegediagnosen das Verhalten auf aktuelle oder potenzielle Störungen der Gesundheit oder Veränderungen der Lebenssituation Ausgangslage für die Auswahl der notwendigen Pflege.

Mit Pflegediagnosen sind vorgegebene Formulierungen von Pflegeproblemen gegeben. Damit können Pflegediagnosen anstelle der Pflegeprobleme in der Pflegeplanung aufgenommen werden. Pflegepersonen haben durch Pflegediagnosen eine einheitliche fachspezifische Begrifflichkeit. Ein Vorteil der struk-

Tab. 2.4 ⋯▶ Risiko-Pflegediagnose am Beispiel „der Gefahr einer schwachen Mutter-/Eltern-Kind-Bindung" (nach Gordon, 2001)

Definition	Der Interaktionsprozess zwischen Mutter/Eltern und Kind, welcher für die Entwicklung einer wechselseitigen Beziehung notwendig ist, ist unterbrochen.
Risikofaktoren	⋯▶ Trennung von Eltern und Kind ⋯▶ Drogenabhängigkeit der Eltern ⋯▶ Körperliche Einschränkungen der Eltern oder des Kindes ⋯▶ Mangelndes Vertrauen der Eltern in die Fähigkeiten des Kindes ⋯▶ Eltern können eigene Gefühle und Bedürfnisse nicht äußern ⋯▶ Fehlende Privatsphäre

Tab. 2.5 ⋯▶ Gesundheitsdiagnose am Beispiel „Erfolgreiches Stillen" (nach Gordon, 2001)

Definition	Harmonischer Stillvorgang und Zufriedenheit mit dem Stillen von Seiten des Kindes und der Mutter
Kennzeichen	Hauptkennzeichen ⋯▶ Das Kind ist nach dem Stillen zufrieden. ⋯▶ Die Mutter kann das Kind so anlegen, dass das Kind erfolgreich saugen kann. ⋯▶ Die Gewichtsentwicklung des Kindes ist altersgemäß. ⋯▶ Das Kind saugt und schluckt regelmäßig und ausdauernd. ⋯▶ Reaktionen des Kindes und der Mutter lassen auf eine erfolgreiche Mutter-Kind-Kommunikation schließen. Nebenkennzeichen ⋯▶ Die Mutter zeigt Zeichen der Milchproduktion. ⋯▶ Das Kind hat eine physiologische Stuhlausscheidung. ⋯▶ Die Mutter äußert sich zufrieden über den Stillvorgang. ⋯▶ Die Mutter erkennt, wann das Kind weitersaugen will oder gesättigt ist. ⋯▶ Die Mutter wendet die Maßnahmen zur Brustpflege sicher an. ⋯▶ Die Mutter verfügt über grundlegendes Wissen zum Stillen. ⋯▶ Die Mutter hat Zuversicht und Selbstvertrauen.

turierten Diagnosenformulierung liegt somit in der Verständigung von Pflegenden untereinander.

Kritik an dem Konzept der Pflegediagnosen bezieht sich u. a. auf die teilweise unzureichende Abgrenzung zur medizinischen Diagnosestellung und die Defizitorientierung. Weiterhin trifft eine Übersetzung der Pflegediagnosen in die deutsche Sprache nicht immer die gleiche Bedeutung.

2.6 Pflegestandards

> **Definition** ⇢ Pflegestandards dienen der Festlegung von bestimmten Kriterien zur Sicherung der Qualität in der Pflege. Sie stellen eine Vereinheitlichung der fachlichen Anforderungen und Richtlinien dar, die in einer bestimmten Situation einzuhalten sind.

Zum Beispiel kann ein Pflegestandard mit festgelegten Kriterien zum Ablauf eines aseptischen Verbandwechsel erstellt werden.
Einfluss auf die Erstellung von Pflegestandards haben:
⇢ Erfahrung und wissenschaftliche Erkenntnisse,
⇢ Rahmenbedingungen der Institution,
⇢ schon vorhandene Standards und Richtlinien,
⇢ Mitarbeit durch die vor Ort tätigen Pflegepersonen.

Anhand der drei Qualitätskategorien können verschiedene Pflegestandards betrachtet werden.

■ Strukturorientierte Pflegestandards
Sie beschreiben Kriterien, die die strukturelle Organisation der Pflege betreffen. Welche Anforderungen, z. B. an eine Stationsleitung gestellt werden, kann schriftlich in einer Stellenbeschreibung fixiert werden.

■ Prozessorientierte Pflegestandards
Diese bezeichnen Merkmale, die sich mit einem Prozess, also einem Ablauf einer Pflegesituation beschäftigen. In der Pflege ist das im Besonderen der Pflegeprozess. Der Standardpflegeplan ist eine standardisierte Pflegeplanung. Er beinhaltet generelle Einschränkungen, die bei den meisten Patienten unter gleichen Bedingungen auftreten können, und kann sich auf eine medizinische oder pflegerische Diagnose beziehen.

Die medizinische Diagnose befasst sich mit der Krankheit des Patienten; die pflegerische Diagnose mit einzelnen Problemen bzw. Einschränkungen in den Lebensaktivitäten = LA (**Tab. 2.6 und Tab. 2.7**).

Tabelle 2.6 ⇢ Standardpflegeplan nach medizinischer Diagnose am Beispiel Gastroenteritis (kein Anspruch auf Vollständigkeit)

Pflegeprobleme	Pflegeziele	Pflegemaßnahmen
LA Essen und trinken		
Reduziertes Wohlbefinden und gestörter Flüssigkeitshaushalt durch Übelkeit und Erbrechen	Kind zeigt Appetit Einhalten und Akzeptanz der Diät	Diät (nach Standard Nahrungsaufbau), Kind im Rahmen des Möglichen mitbestimmen lassen, nicht zum Essen zwingen
Flüssigkeits- und Nährstoffmangel durch Nahrungsverweigerung	ausgeglichener Elektrolyt- und Flüssigkeitshaushalt	Flüssigkeitszufuhr nach ärztl. Anordnung
Ressourcen: Kind äußert Wunschkost, die mit Diät vereinbar ist		
LA Ausscheiden		
Gestörtes Wohlbefinden durch kolikartige Bauchschmerzen	Wohlbefinden, Schmerzlinderung	feuchtwarme Bauchwickel nach ärztl. Verordnung oder Wärmeflasche, Bauch mit Kümmelöl einreiben
Ressourcen: Kind toleriert Wärmeflasche		Medikamente zur Schmerzlinderung nach Anordnung des Arztes
Gewichtsabnahme durch häufige Stuhlentleerung	Körpergewicht wird gehalten	bedarfsgerechte Flüssigkeitszufuhr, Nahrung anbieten (s. oben)
LA Sich sauber halten und kleiden		
Schmerzen bei der Stuhlentleerung durch Wundsein	intakte Haut im Analbereich	nach jeder Stuhlentleerung vorsichtige Reinigung des Analbereiches und eincremen mit Zink-Lebertran-Salbe (nach Anordnung)
Ressourcen: Kind kann sich selbst waschen und eincremen		

Fortsetzung ▶

Tabelle 2.6 ⇢ **(Fortsetzung)**

Pflegeprobleme	Pflegeziele	Pflegemaßnahmen
LA Sich bewegen		
Bewegungseinschränkung durch Dauertropfinfusion	weitmöglichst Bewegungsfreiheit erhalten	Bewegungseinschränkung nur so weit nötig, nach Wunsch Spielmaterial anbieten und Kind beschäftigen
Ressourcen: Kind beschäftigt sich, toleriert Bewegungseinschränkung		
LA Körpertemperatur regulieren		
gestörtes Wohlbefinden durch Fieber	physiologische Körpertemperatur	fiebersenkende Maßnahmen, dünne Kleidung und Zudecke, Wadenwickel, evtl. Medikamente nach Anordnung, bedarfsgerecht Flüssigkeit anbieten
Ressourcen: Kind trinkt gerne Tee		
LA Für eine sichere Umgebung sorgen		
Kreislaufschwäche bei Belastung	Kind ruht sich aus, es verletzt sich nicht	unnötige Belastungen vermeiden, evtl. im Bett auf Bettpfanne gehen lassen, nicht alleine zur Toilette gehen lassen, Klingel in Reichweite
LA Kommunizieren		
fühlt sich in ungewohnter Umgebung gehemmt, schämt sich aufgrund seiner Durchfälle	hat Vertrauen, fühlt sich akzeptiert	auf Kind eingehen, Eltern in Pflegemaßnahmen einbeziehen Gespräche anbieten Zuwendung
Ressourcen: Kind fühlt sich wohl, wenn Bezugsperson dabei ist		
LA Ruhen und Schlafen		
gestörter Schlaf aufgrund der Durchfälle	Schlaf und Ruhephasen sind gewährleistet	Pflegemaßnahmen koordinieren, Ruhephasen möglichst nicht unterbrechen

Tabelle 2.7 ⇢ **Standardpflegeplan nach pflegerischer Diagnose am Beispiel trockene Mundschleimhaut bei einem Kleinkind**

Pflegeprobleme	Pflegeziele	Pflegemaßnahmen
Gefahr der Entstehung von Läsionen der Mundschleimhaut	intakte Mundschleimhaut erhalten	3-mal täglich Zähne putzen, Mundschleimhaut inspizieren, 4-mal täglich Mundpinseln mit den für das Kind angeordneten Tinkturen
Ressourcen: kann sich schon alleine Zähneputzen	Selbständigkeit fördern und erhalten	Kind putzt sich die Zähne nach Möglichkeit selbst
Spannungsgefühl und unangenehmer Geschmack im Mund	angenehmer Geschmack, Wohlbefinden	Mund mit Kamillentee ausspülen
Ressourcen: kann den Mund ausspülen	feuchte Mundschleimhaut	spült Mund selbst unter Aufsicht aus

Tabelle 2.8 Durchführungsstandard am Beispiel Ohrenpflege

Definition Pflegeziele	Reinigung der Ohrmuschel und des Bereiches hinter dem Ohr ⇢ freier Gehörgang ⇢ intakte Haut
Anzahl der Pflegepersonen und Qualifikation	Ein(e) examinierte(r) Kinderkrankenschwester/-pfleger und/oder ein(e) Kinderkrankenpflegeschüler/-in
Vorbereitung 1. Pflegepersonal	⇢ Informationssammlung ⇢ Pflegekittel ⇢ Händedesinfektion
2. Material/ Raum	⇢ Watte oder/und angefeuchteter Waschlappen bzw. weicher Tupfer ⇢ evtl. Abwurfbehältnis ⇢ Tupfer zum Abtrocknen
3. Patient	⇢ informieren ⇢ Patient auf die Seite lagern
Durchführung	⇢ beide Ohrmuscheln und den Bereich hinter dem Ohr mit dem angefeuchteten Waschlappen bzw. Tupfer reinigen ⇢ trocken nachwischen ⇢ sichtbaren Ohrenschmalz vorsichtig entfernen
Häufigkeit	täglich im Zusammenhang mit der Körperpflege
Nachsorge	Entsorgung der gebrauchten Materialien

Merke ⇢ **Verletzungsgefahr des Trommelfells:** Die Reinigung des äußeren Gehörgangs ist zu unterlassen!
Keine Wattestäbchen verwenden!
(Die Selbstreinigung durch die Flimmerhaare wird behindert, Cerumen und Schmutzpartikel können in die Tiefe des Gehörganges geschoben werden.)

Sinn und Zweck eines Standardpflegeplans ist zum einen die Dokumentationserleichterung und Formulierungshilfe, die auch Zeit einspart. Zum anderen wird die Einheitlichkeit der Pflege gefördert, da die Kommunikation vereinfacht und Missverständnisse verringert werden. Vor allem auch für neue Mitarbeiter, Schülerinnen und Schüler bringt der Standardpflegeplan Erleichterungen.

Die individuellen Bedürfnisse des Menschen müssen weiterhin Beachtung finden. Aus den Vorgaben des Standardpflegeplans ist dann im individuellen Pflegeplan eine Auswahl zu treffen, d. h., es sind Bedürfnisse, die nicht zutreffen, zu streichen, bzw. es ist zu ergänzen, was fehlt.

Durchführungsstandards einzelner Pflegemaßnahmen, wie z.B. Nabelpflege oder Säuglingsbad, sind handlungsorientiert. Eine genaue Beschreibung eines Ablaufs einer Tätigkeit, z.B. das Legen einer Magensonde, dient der Gewährleistung einer qualitativ hochwertigen Tätigkeitsausübung. Dieser Standard bezieht sich konkret auf die Art der Durchführung von Pflegemaßnahmen **(Tab. 2.8)**.

■ Ergebnisorientierte Pflegestandards

Sie beschreiben ein erwünschtes Ergebnis bzw. Ziel und den Weg der Erreichung dieses Ergebnisses. Dies bezieht sich auf den Gesundheitszustand des Patienten. Hier können generelle Pflegeziele festgelegt werden. Zu den ergebnisorientierten Standards zählen auch Lernzielkataloge für die Ausbildung von Schülerinnen und Schülern auf den Stationen. Durch eine qualifizierte Ausbildung kann eine hohe Pflegequalität erreicht werden.

2.7 Pflegeforschung

Die Pflegeforschung ist eine noch sehr junge pflegewissenschaftliche Disziplin in Deutschland. Zuvor wurden aus anderen wissenschaftlichen Bereichen Forschungsstudien in der Pflege erhoben. Diese beschäftigen sich hauptsächlich mit der Organisation des Krankenhauses und den Pflegepersonen selbst. Die eigentliche Erforschung der Pflege, die sich auf die Ausübung der Pflege bezieht, entstand erst in den 80er Jahren. Seit 1984 gibt es in Deutschland die Agnes-Karll-Stiftung für Pflegeforschung, seit 1991 das Agnes-Karll-Institut für Pflegeforschung in Eschborn. Der Deutsche Verein zur Förderung der Pflegewissenschaft setzt sich für die Verbreitung der Pflegeforschung ein. Der Studiengang Pflegeforschung ist an Fachhochschulen eingerichtet worden.

Definition ⇢ Pflegeforschung kann durch die Anwendung von wissenschaftlichen Methoden, fundierte Antworten auf bestimmte Fragen und Probleme finden. Dadurch wird bekanntes Wissen untersucht und neues Wissen entwickelt.

In der Pflege beruhen viele Kenntnisse auf dem sogenannten Erfahrungswissen, welches im Laufe der Zeit weitergegeben wurde. Sinn und Zweck der Pflegeforschung ist, dieses Wissen nicht mehr unreflektiert zu übernehmen, sondern zu hinterfragen und mit objektiven Messmethoden zu untersuchen.

Die Pflegeforscherinnen und Pflegeforscher sind auf Hinweise und Beobachtungen aus der Praxis angewiesen. Forschung ist für die Pflegenden vor Ort durch neue Erkenntnisse von großem Nutzen. Dadurch wird deutlich, dass alle Beteiligten eng zusammenarbeiten müssen, damit Änderungen durch neue wissenschaftliche Erkenntnisse dem einzelnen Menschen und der Gesellschaft zu Gute kommen sollen.

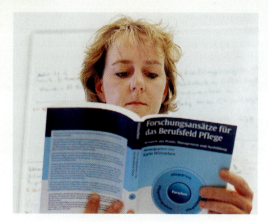

Abb. 2.11 ⇢ **Pflegeforschung.**
Sie dient der Steigerung der Pflegequalität durch überprüftes Wissen

> **Merke** ⇢ **Ziele wissenschaftlicher Pflegeforschung sind:**
> - ⇢ Neues Pflegewissen schaffen,
> - ⇢ Entscheidungshilfen anbieten,
> - ⇢ verantwortliches Arbeiten in der Pflege ermöglichen,
> - ⇢ Effektivität pflegerischen Handelns überprüfen.

Es ist wichtig, dass Forschungsprojekte bestimmte ethische Forderungen erfüllen. So sollen Forschungsprojekte immer die Zustimmung und den Datenschutz der betreffenden Personen gewährleisten bzw. voraussetzen. Selbstverständlich ist, dass der betreffenden Person kein Schaden durch das Forschungsvorgehen entstehen darf.

Weiterhin müssen die Würde des Menschen, sowie seine Freiheit und Selbstbestimmung gewahrt bleiben. Kulturelle und religiöse Kriterien müssen berücksichtigt und gewonnene Kenntnisse dürfen nicht missbraucht werden. Der Nutzen soll nicht an bestimmte Personen und Situationen gebunden sein, sondern Allgemeingültigkeit haben.

Gegenstand der Forschung können die unterschiedlichsten Fragestellungen sein, z. B. zwischenmenschliche, psychologische, soziale oder eher physische Aspekte. Die quantitative Forschung ermittelt die Häufigkeit von bestimmten Ereignissen oder Merkmalen bei einer möglichst großen Zahl von Personen oder Situationen, und zwar so, dass ihre Ergebnisse als repräsentativ gelten können. Bei der qualitativen Forschung steht das subjektive Erleben und Verhalten, z. B. zwischenmenschliche Beziehungen in einer bestimmten Situation, im Vordergrund.

Die Vorgehensweise kann je nach Zweck und Methode unterschieden werden.

■ **Forschungsvorhaben nach Zweck**
Diese werden wiederum unterteilt in:
- ⇢ **Grundlagenforschung** (allgemeine Forschung) ist nicht unmittelbar praxisorientiert, dient zur Theorieentwicklung,
- ⇢ **angewandte Forschung** ist praxisorientiert, eine Umsetzung in die Praxis wird angestrebt,
- ⇢ **evaluierende Forschung** vergleicht zwischen zwei oder mehreren Möglichkeiten, soll der Entscheidungsfindung dienen,
- ⇢ **Forschung und Entwicklung effektiver Produkte/Konzepte in bestimmten Bereichen** (z. B. Curriculumentwicklung),
- ⇢ **Aktivitäten-Forschung** geschieht durch die Lösung eines vor Ort bestehenden konkreten Problems.

■ **Forschungsvorhaben nach Methode**
Hier werden folgende Forschungstypen unterschieden:
- ⇢ **Historische Forschung** erforscht vergangene Ereignisse, um aktuelle und zukünftige Vorkommnisse zu erklären bzw. verändern zu können. Die Frage lautet: „Was war?"
- ⇢ **Deskriptive Forschung** versucht den Ist-Zustand z. B. eines Problems zu beschreiben und zu analysieren. Dabei werden Zusammenhänge und Auswirkungen nicht beachtet. Es wird der Frage nachgegangen: „Was ist?"
- ⇢ **Experimentelle Forschung** untersucht, wodurch bestimmte Ergebnisse beeinflusst bzw. erzielt werden können. Dies geschieht durch die bewusste Veränderung einer Variable, um die Auswirkungen zu vergleichen. Der Einfluss des Neuen geht der Frage nach: „Was wird sein?"

Beispiele für Forschungsfragen ergeben sich aus dem ständig diskutierten Thema in der Kinderkrankenpflege: „Darf man ein Neugeborenes mit Nabelschnurrest baden oder nicht?"

Sie können sich folgende Fragen stellen:
- ⇢ Was kann passieren, wenn ein Neugeborenes mit Nabelschnurrest gebadet wird?
- ⇢ Kann eine Infektion entstehen?
- ⇢ Ist eine Infektionsgefahr ausgeschlossen?
- ⇢ Heilt die Wunde schlechter?
- ⇢ Heilt die Nabelwunde besser?
- ⇢ Hat das Kind evtl. Schmerzen?
- ⇢ Fühlt es sich wohler, wenn es gebadet wird?

Die Pflegeforschung könnte Antworten finden, die dann in der konkreten Pflegesituation für die Versorgung der Neugeborenen genutzt werden.

Das allgemeine Vorgehen in der Pflegeforschung wird nun anhand des Forschungsprozesses erläutert.

> **Merke** ⇢ **Pflegeforschung.** Sie ermöglicht es, spezielles Wissen der Pflege weiterzuentwickeln und somit die Pflege als eigenständige Wissenschaft zu etablieren. Die wissenschaftlich fundierten Erkenntnisse können dann für die Pflegepraxis genutzt werden und zu einer Verbesserung der Pflegequalität beitragen **(Abb. 2.11)**.

2.7.1 Forschungsprozess

Der Ablauf des Forschungsprozesses erfolgt in verschiedenen Phasen. Der Prozess kann, vergleichbar dem Pflegeprozess, stets wieder von vorn beginnen.

■ **Erste Phase: Auswahl des Forschungsthemas**
Das Forschungsthema kann in Form einer aus der Praxis entstandenen Frage oder eines aufgetretenen Problems definiert sein. Bereits im ersten Schritt des Forschungsprozesses wird versucht, das Problem oder die Frage einzugrenzen, um den Blickwinkel für die Betrachtung der Fragestellung festzulegen. Weiterhin wird der Zweck der Studie überlegt, um ein zielgerichtetes Vorgehen zu ermöglichen.

■ **Zweite Phase: Literaturstudium**
Beim Literaturstudium werden bisherige Veröffentlichungen zum Forschungsthema erfasst. Es wird gezielt auf die eigene Fragestellung hin überprüft. Welche Ergebnisse liegen zu dem Forschungsthema bereits vor? Gibt es Widersprüche oder ungeklärte Bereiche? Als Literaturquellen dienen z. B. Lexika, Fachzeitschriften, Internet, Fachbücher, Broschüren. Hier wird zwischen Primär- und Sekundärliteratur unterschieden. Bei der Primärliteratur erhält man Informationen „aus erster Hand", d.h. direkt von Personen, die Zeugnis über ein erlebtes Ereignis abgeben oder ein selbst entwickeltes Gedankengut veröffentlicht haben. Hingegen finden sich in der Sekundärliteratur Informationen „aus zweiter Hand", d.h. Primärinformationen wurden zusammengefasst oder interpretiert. Bei der Literaturrecherche kann über Bibliotheken oder Fachbuchhandlungen Informationen über vorliegende Literatur eingeholt werden. Eine Erleichterung bieten sogenannte Datenbanken, die eine Recherche durch die EDV ermöglichen.

■ **Dritte Phase: Formulierung der Forschungsfrage oder Hypothese**
Unter einer Hypothese wird das vermutete Ergebnis des Forschers verstanden, welches er aufgrund der Literatur und seinen Erfahrungen am Ende seiner Forschungsarbeit erwartet. Die Formulierung der Hypothese, die bestätigt oder widerlegt wird oder die Forschungsfrage, die beantwortet werden soll, bilden z. B. die Grundlage für die Auswahl der Forschungsmethode.

■ **Vierte Phase: Festlegung des Forschungsplans und der Untersuchungsmethoden**
Die Struktur des Vorgehens beim Forschungsprozess wird auch als Forschungsdesign bezeichnet. Hierzu zählt z. B. welche Methoden bei der Forschung Einsatz finden werden und welcher Zeitablauf geplant ist.

■ **Fünfte Phase: Datenerhebung**
Voruntersuchungen, sogenannte Pretests, finden bei einer kleinen Personengruppe statt, um die Methoden auf ihre Eignung zu überprüfen. Anhand von repräsentativen Stichproben kommt dann die eigentliche Datenerhebung zur Anwendung. Hierbei werden einzelne Personen aus einer Gesamtheit von Individuen ausgewählt, die bestimmte für die Untersuchung relevante Merkmale besitzen. Diese können u. a. Alter, Geschlecht, Beruf, Staatsangehörigkeit sein. So kann z. B. in einer Stichprobe eine Untersuchung über ausländische Kinder, die in einer Kinderklinik über 1 Woche stationär behandelt worden sind, durchgeführt werden. Die Datensammlung kann durch unterschiedliche Methoden, wie z. B. Beobachtung, Interviews mit Fragebögen oder Ermittlung von Messwerten, erfolgen.

■ **Sechste Phase: Datenanalyse**
Die Auswertung der ermittelten Daten erfolgt quantitativ durch die Zusammenfassung und Zuordnung der ermittelten Messzahlen. Hiermit kann z.B. die Häufigkeit einer genannten Antwort erfasst werden. Die Darstellung kann durch Graphiken oder Tabellen unterstützt werden. Qualitative Daten werden anhand umfassender Beschreibungen ausgewertet. Sie lassen subjektive Betrachtungsweise im Kontext deutlich werden, z. B. in welcher Kultur bestimmte Überzeugungen zu finden sind.

■ **Siebte Phase: Dateninterpretation**
Die Bewertung der Forschungsergebnisse sollten auf die tatsächliche Aussagekraft beschränkt bleiben. Vermutungen sind als solche zu verdeutlichen.

■ **Achte und letzte Phase: Veröffentlichung der Forschungsergebnisse**
Um die Ergebnisse möglichst für viele nutzbar zu machen, ist es notwendig diese zu veröffentlichen. Dieses kann sowohl schriftlich z. B. in einer Fachzeitschrift, als auch durch einen Vortrag erfolgen. Im Forschungsbericht sollte neben dem Forschungsablauf auch die Bedeutung für die Praxis herausgestellt werden.

2.8 Basale Stimulation

Christa Aßmann

Die Basale Stimulation wurde von *Prof. Dr. A. Fröhlich* entwickelt. Es ist ein pädagogisches Konzept zur Wahrnehmungs- und Kommunikationsförderung für Menschen mit schwersten Formen geistiger und körperlicher Behinderung. Basale Stimulation ermöglicht eine individuelle Entwicklungsförderung, wobei sie einen Zugang zu dem betroffenen Menschen auf einer sehr einfachen basalen Wahrnehmungsebene sucht und sich an seiner Wahrnehmungsfähigkeit orientiert.

Dieses Konzept wurde von Frau *Christel Bienstein* in die Pflege übertragen, modifiziert und weiterentwickelt. So entstand das Konzept der „Basalen Stimulation für die Pflege". Es zeigte sich, dass dieses Konzept erfolgreich ist für die Betreuung und Pflege von Menschen, deren Erkrankungen, Zustand oder Situation begleitet ist von einer Einschränkung oder dem Verlust der Wahrnehmungsfähigkeit. Es ist u. a. anwendbar bei Menschen im Koma, mit Schädel-Hirn-Trauma, im Wachkoma, mit schweren geistigen und körperlichen Behinderungen, mit Verwirrtheitszuständen und bei Frühgeborenen.

Nicht selten fällt es schwer, zu diesen Menschen Kontakt aufzunehmen, denn sie zeigen von sich aus wenig oder keine Reaktionen auf Ansprache. Die Interaktion ist erschwert und über die Sprache finden wir schwer oder keinen Zugang zum Patienten. Bedürfnisse, Wünsche und Mitteilungen der Patienten bleiben „ungehört". Die Basale Stimulation zeigt Möglichkeiten, wie mit diesen Menschen auf einer einfachen, basalen Ebene interagiert werden kann.

Der Basalen Stimulation liegt ein ganzheitliches Menschenbild zugrunde. Das kranke Kind ist nicht nur ein Körper mit gestörten Organen, sondern ein Mensch mit Körper, Seele und Geist. Das Kind lebt, denkt, fühlt, nimmt wahr und kann sich, wenn auch nur reduziert aktiv äußern. Der Beziehungsaspekt zum Kind spielt eine große Rolle. Die Pflegenden bemühen sich, ihre Aufmerksamkeit dem Kind zuzuwenden, es wahrzunehmen und zu verstehen. Durch die Art und Weise, wie wir dem Kind begegnen, vermitteln wir ihm das Gefühl der Wertschätzung und dass wir an ihm interessiert sind. Wir begegnen ihm einfühlsam, beobachten es, hören ihm zu (auch nonverbal) und nehmen sorgfältig wahr, was und wie es uns etwas mitteilen will. Wir versuchen die kommunikativen Kompetenzen des Kindes zu verstehen und wachsam zu sein für seine Bedürfnisse. Wir haben Vertrauen in die Kinder, dass sie uns zeigen werden, was sie gerade brauchen.

Wir nehmen wahr was ist – wir werden achtsam. Wir sind wirklich präsent und können dadurch mit unserem Gegenüber in Kontakt treten.

 Merke ⇢ Pflegeverständnis. Pflege wird zu einem Dialog. Das heißt, Pflegende sind nicht mehr nur Ausführende von Pflegemaßnahmen, sondern planen und gestalten die Beziehung zum Kind.

2.8.1 Grundlagen

Wahrnehmung, Bewegung und Kommunikation stehen in engem Zusammenhang. Es ist ein Prozess, in dem die einzelnen Elemente ständig ineinanderfließen müssen. Nur durch dieses Wechselspiel wird es dem Kind möglich, seine Umwelt wahrzunehmen, zu begreifen und sich mit ihr auseinanderzusetzen. Kinder haben von Natur aus einen hohen Bewegungsdrang und eine große Neugier auf ihre Umgebung. Dies ist notwendig, damit sie sich Informationen aus ihrer Umwelt aneignen können.

Wahrnehmung

Wahrnehmung ist der Prozess der Informationsaufnahme über die Sinnesorgane aus der Umwelt und aus dem Körperinneren. Diese Informationen werden an das Gehirn weitergeleitet, verglichen, koordiniert, verarbeitet und gespeichert. Dies ist ein subjektives Geschehen, da die Verarbeitung der Reize durch Erfahrungen und bisher Erlebtes beeinflusst und von individuellen Gefühlen und Empfindungen begleitet wird.

■ **Wahrnehmungsentwicklung**
Diese Entwicklung der Sinne beginnt lange vor der Geburt. Bereits intrauterin besteht dieses Wechselsystem von Wahrnehmung, Bewegung und Kommunikation mit dem mütterlichen Organismus (**Abb. 2.12**). Die Wahrnehmungswelt des ungeborenen Kindes ist die Gebärmutter. Hier bekommt das Kind in der optimalen Form all die Wahrnehmungsreize, die es für seine Entwicklung und sein Wachstum benötigt und die es zur Vorbereitung auf die Welt nach der Geburt einübt. Bereits ab der 7. Schwangerschaftswoche entwickeln sich die ersten Sinne. Das Ungeborene steht auf verschiedenen Ebenen in einer engen Kommunikation mit der Mutter.

Am Anfang seines Lebens macht das Kind zunächst Erfahrungen durch ein Wahrnehmungssystem, das im wesentlichen aus drei Untersystemen besteht:

1. **Somatische Wahrnehmung.** Fruchtwasser umspült die Haut des Kindes, enge Grenzen lassen es über seine Körperoberfläche Berührung, Druck und Bewegung wahrnehmen. Das Kind bringt seine Hände an seinen Mund und andere Körperstellen oder an die Nabelschnur und macht erste Spürerfahrungen.
2. **Vibratorische Wahrnehmung.** Darunter versteht man das „sogenannte intrauterine Hören". Gerä-

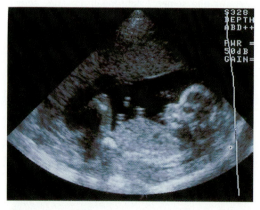

Abb. 2.12 ⇢ Wahrnehmungsentwicklung. Bereits ab der 7. Schwangerschaftswoche entwickeln sich die ersten Sinne

sche dringen als Vibrationen auf den Körper des Kindes und werden dadurch wahrgenommen, z. B. Darmgeräusche der Mutter, ihren Herzschlag, Geräusche von außen.
3. **Vestibuläre Wahrnehmung.** Durch die Eigenbewegung des Fötus und die Bewegungen und Lageveränderungen seiner Mutter wird das Gleichgewichtsorgan stimuliert. Der Fötus hat die Fähigkeit, auf Lageveränderungen seiner Mutter zu reagieren und sich in seinem Lebensraum zu orientieren.

„Diese Dreiergruppe der Wahrnehmung, die uns am Anfang unseres Lebens die Hauptorientierungshilfen liefert, verliert sich im Laufe seines Lebens keineswegs. Durch das Hinzukommen der sogenannten Fernsinne hören, sehen, riechen und schmecken werden diese zwar überlagert, doch bleibt die emotionale Bedeutung dieser primären Wahrnehmung erhalten. Streicheln, gedrückt werden oder körperliche Nähe lassen sich nicht gefühlsneutral wahrnehmen. Primäre Wahrnehmung und Emotionalität sind untrennbar." (Fröhlich 1996)

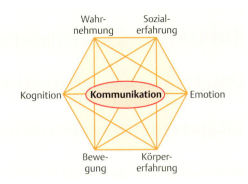

Abb. 2.13 **Basale Stimulation.** Ganzheitlichkeit des „Er-lebens"

Bewegung

Bewegung ist Voraussetzung für Wahrnehmung, ohne Bewegung ist Wahrnehmung nicht möglich.

Bewegung signalisiert Leben. Für das Baby sind leblose Objekte ohne Bedeutung, es nimmt sie nur dann wahr, wenn es sie in Bewegung setzen kann oder wenn diese sich selbst bewegen. Dazu ist es aber notwendig, dass das Kind sich selbst bewegen kann. Es kann Lebewesen und Dinge anfassen und befühlen und somit auch „begreifen", es kann sie außerdem sehen, hören, schmecken und riechen.

 Merke Eigenbewegung ist auch notwendig, um sich selbst zu spüren und unsere Umwelt wahrzunehmen. Wir bekommen ständig Informationen über unseren Körper dadurch, dass wir ihn bewegen. Wir haben ein eindeutiges Bild von unserem Körper.

Kommt es zu einem Verlust der Eigenaktivität, kann sich die Wahrnehmungsfähigkeit deutlich reduzieren und es kann zu einer propriozeptiven Habituation (Gewöhnung) kommen, dabei kann der eigene Körper nicht mehr gespürt werden, was zu Identitätskrisen führen kann.

Kommunikation

Der Basalen Stimulation liegt ein ganzheitliches Entwicklungsverständnis zugrunde. Die Grafik (Abb. 2.13) macht deutlich, dass unterschiedliche Entwicklungsbereiche eng miteinander in Beziehung stehen und dass es keine hierarchische Ordnung gibt. Alle Bereiche sind gleich wirklich, gleich wirksam und gleich wichtig. Ein isoliertes Erleben in einem Bereich ist nicht möglich. Dies sollte in der Pflege Beachtung finden.

Jede pflegerische Handlung ist Kommunikation. Eine Waschung besteht nicht nur aus Berührungen, sie ist immer auch Körpererfahrung verbunden mit Bewegungen. Das Kind macht durch sein Gegenüber Sozialerfahrung verknüpft mit unterschiedlichen Gefühlen. Gleichzeitig macht es auch kognitive Erfahrungen, es lernt, wie es gewaschen wird.

2.8.2 Situation schwerst beeinträchtigter Kinder

Im Folgenden wird auf die Situation von schwerst beeinträchtigten Kindern auf der Intensivstation, von Frühgeborenen und die von schwerst behinderten Menschen eingegangen.

Kinder auf einer Intensivstation

Häufig werden die Kinder durch einen Unfall oder ein anderes traumatisches Ereignis aus ihrem Alltag herausgerissen, notfallmedizinisch versorgt und nach einer Operation intensivmedizinisch betreut. Diese Kinder finden sich in einer fremden Umgebung wieder, mit einer unverständlichen Reizüberflutung. Nicht selten reagieren die Eltern und Angehörigen verstört. Verwirrung, Desorientierung und die Frage: „Wo bin ich?" verunsichern die Kinder noch mehr. Angst und Schmerzen erhöhen ebenfalls die Körperspannung, ebenso vielfältige, nicht nachvollziehbare Berührungen. Durch die Bewegungseinschränkung oder die Bewegungsunfähigkeit kommt es zu einer Verminderung der sensorischen Angebote, die durch die reduzierte Wahrnehmung im Liegen noch verstärkt wird. Es kommt zu einer veränderten Selbstwahrnehmung. Lange kommunikationslose Zeiten verschärfen die Situation ebenfalls.

Dies hat zur Folge, dass der eigene Körper dem Kind fremd wird. In extremen Fällen kommt es zu einem Verlust des Körperselbstbildes. Der eigene Körper kann nicht mehr gespürt werden. So entsteht ein homogenes Feld. Die Situation der Menschen auf der Intensivstation ist einerseits reizarm, denn sie erhalten wenig Informationen über sich selbst und ihren Körper. Andererseits ist die Situation der Patienten verwirrend und überstimulierend. Dies führt zu einem Verlust der raum-zeitlichen Orientierung mit der Gefahr einer völligen Dekompensation.

Schwerst behinderte Menschen

Es gibt verschiedene Ursachen für die Entstehung schwerster Behinderungen. Bei allen liegt eine zentrale Funktionsschädigung vor.

„Es wird angenommen, dass eine primäre Schädigung mit daran anschließender Deprivation – zusammen mit dem Interaktionsentzug durch die medizinisch technischen Notwendigkeiten – zu einer Verstärkung der schädigenden Wirkung führt." (Fröhlich 1994, S. 19). Daraus ist zu schließen, dass ungünstige Startbedingungen ungünstige Entwicklungen nach sich ziehen.

Für schwerst behinderte Kinder ist es besonders wichtig, dass wir ihre Bedürfnisse erkennen, auf diese eingehen und eine positive Interaktionsform mit ihnen finden. Pflege wird zur Interaktion mit diesen Kindern. Sie wird zur Förderpflege, wenn wir in die täglich wiederkehrenden pflegerischen Maßnahmen sensorische Angebote integrieren. Aktivierende Pflege macht angemessene Angebote, die das Kind eigenaktiv werden lassen oder es in seiner Selbständigkeitsentwicklung unterstützen.

Frühgeborene

Ein Kind, das viel zu früh geboren wird, muss seine schützende Hülle verlassen. Es verliert seine Umgrenzung, die Geborgenheit und Sicherheit vermittelte. Es muss sich mit der Schwerkraft auseinandersetzen und jede Bewegung wird zur Anstrengung. Das regelmäßige Wiegen durch den Körper der Mutter fehlt. Geräusche, die vorher gefiltert als Vibrationen an seinen Körper drangen, werden nun als Töne, die nicht zugeordnet werden können, gehört. Da sämtliche Sinnesorgane bereits vor der Geburt funktionieren, kann das Kind auch wahrnehmen. Da das Gehirn aber noch unreif ist, reagiert es überempfindlich auf diese Reize. Es kommt zu einer Reizüberflutung.

Diese Kinder und schwerkranke Neugeborene brauchen oftmals die Technik der Intensivstation, um überleben zu können. Ihr neuer Lebensraum ist der Inkubator, der wenig Ähnlichkeit mit dem Uterus hat und das Kind räumlich von seiner Mutter trennt **(Abb. 2.14)**. Die Sorge um das Kind ist begleitet von einer großen Unruhe, einer Vielzahl von diagnostischen, therapeutischen und pflegerischen Maßnahmen. Es ist andauernd hell um das Kind und es hat nur kurze Schlaf- und Ruhephasen. Stress in seinem Umfeld wird auf das Kind übertragen. Seine Umgebung ist nicht mehr optimal für seine Entwicklung.

Da diese Kinder meist direkt nach der Geburt von ihrer Mutter getrennt werden, wird die notwendige Mutter-Kind-Bindung aufgeschoben. Manchmal

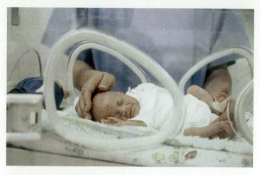

Abb. 2.14 ⇢ **Basale Stimulation bei Frühgeborenen.** Direkter Körperkontakt ist bei diesen Säuglingen besonders wichtig

kommt es auch zu Störungen in diesem Beziehungsaufbau. Das Frühgeborene und kranke Neugeborene brauchen die Unterstützung des gesamten Teams. Es ist dringend erforderlich, für diese Kinder eine Umgebung zu schaffen, die möglichst dem Uterus angepasst wird und sich positiv auf die Entwicklung der Interaktion auswirkt.

> **Einbeziehung der Eltern** ⇢ Das Pflegepersonal muss dafür sorgen, dass die Eltern sobald wie möglich Kontakt zu ihrem Kind aufnehmen können und in die Pflege ihrer Kinder miteinbezogen werden.

2.8.3 Ziele der Basalen Stimulation in der Pflege

> **Merke** ⇢ **Pflegeverständnis.** Unansprechbarkeit und Bewusstlosigkeit werden nicht als Hindernis für eine Interaktion mit dem Kind gesehen. Die Situation des Kindes soll so gestaltet werden, dass sie ihm hilft, sich zu orientieren.

Basale Stimulation versucht, dem Kind mitzuteilen, dass andere Menschen (Pflegende, Angehörige, Therapeuten) auf einer menschlichen Basis mit ihm in Beziehung treten und dass es als Person angesprochen wird.

Die Basale Stimulation versucht dem betroffenen Menschen sensorische Angebote zu machen, die individuell auf ihn in seiner momentanen Situation angepasst sind. Da kognitive Leistungen häufig eingeschränkt sind, wird versucht über den Körper, auf der elementarsten Wahrnehmungsebene, Kontakt mit dem Kind aufzunehmen. Diese Ebene wird als basal bezeichnet. Dem Kind werden Informationen zugeführt, die eine nonverbale Kommunikation auf der Körperebene ermöglichen. Durch gezielte Berührungen kann es seinen eigenen Körper wieder wahrnehmen und Kontakt zu seiner Umwelt aufnehmen. Beziehungen werden so gestaltet, dass sie für das Kind bedeutungsvoll werden, sie bekommen einen Sinn. Die Angebote und Anregungen sind Stimulationen auf einer basalen Ebene, die einfach ist und keine kognitiven Leistungen voraussetzt.

Die vielfältigen pflegerischen, therapeutischen und diagnostischen Berührungen sollen für das Kind verstehbar, nachvollziehbar und akzeptabel gemacht werden.

Berührung soll als Kontaktaufnahme empfunden werden und nicht als Ein- oder Angriff. Sie soll dem Kind eine angemessene Orientierung geben, um sich öffnen zu können und wieder Umweltbezüge herstellen zu können (Abb. 2.15).

Pflegeziel. Eigenaktivität wird angeregt, um das Körper-Ich zu stabilisieren. Basale Stimulation orientiert sich an den Ressourcen des Kindes und nicht an seinen Defiziten. Sensorische Angebote sollten mit positiven Erfahrungen gekoppelt werden, da sie beim Kind positive Gefühle oder Erinnerungen wachrufen und die Wahrnehmung günstig beeinflussen. Deshalb sollten auch so bald wie möglich Eltern oder sonstige Bezugspersonen in die Pflege integriert werden.

2.8.4 Umsetzung des Konzeptes

Nach einer ausführlichen, biographischen Informationssammlung werden sorgfältig sensorische Anregungsmöglichkeiten für den Patienten ausgewählt, um ihn zu aktivieren. Dies sind zunächst Angebote auf der elementaren Ebene der Wahrnehmungsentwicklung.

Ein wichtiger Bereich in der Kinderkrankenpflege ist der Haut- und Körperkontakt. Täglich nehmen wir über verschiedene pflegerische Maßnahmen Körperkontakt zum Kind auf. Dies können wir nun so gestalten, dass wir den betroffenen Kindern möglichst viel Orientierung, Sicherheit und Zuwendung geben.

Die Haut ist unser größtes und wichtigstes Sinnesorgan. Körperkontakt ist die ursprüngliche Form der Kommunikation, sie verläuft direkt von Körper zu Körper. Berührung ist taktile Kommunikation. Deshalb spielt die Art und Weise der Berührung eine große Rolle. Berührungen werden nicht nur als etwas Angenehmes erlebt, häufig wirken sie eher irritierend und störend.

Es ist dringend erforderlich, dass alle Pflegenden in Kursen erlernen sollten, was selbst gut gemeinte Berührungen auslösen können.

> **Merke ⇢ Pflegeziel.** Menschen mit Wahrnehmungsstörungen benötigen Berührungen, die klar und eindeutig sind, die ihnen Informationen über den Körper vermitteln, die ihnen helfen, ihr Körperbild wiederzufinden oder zu erhalten. Berührungen sollen klare und eindeutige Informationen vermitteln (Abb. 2.16).

Es gibt viele Möglichkeiten, die Basale Stimulation in die tägliche Pflege zu integrieren: Die Ansprache des Kindes ist dabei nicht nur auf somatische, vestibuläre und vibratorische Bereiche begrenzt. Alle Sinne, über die sich ein Mensch erfahren kann, werden zu einer kommunikativen Wahrnehmungsförderung angesprochen.

Der Mensch lernt im Laufe seines Lebens mit allen Sinnen, er sammelt über diese Erfahrungen, auf die er jederzeit zurückgreifen kann. Sie werden auch wieder über Sinneseindrücke lebendig und verfügbar und mit Hilfe der Sinne erinnert. Deshalb sollten alle Angebote an das Kind seinen Erfahrungen entsprechen und für ihn in einem sinnvollen Zusammenhang stehen.

> **Einbeziehung der Eltern ⇢** Dem Kind sollten pflegerische Angebote gemacht werden, die es kennt und mag, die es als sinnvoll erachtet und die eine Bedeutung haben. Deshalb ist es wichtig, die Biographie des Kindes zu kennen und seine Angehörigen in die Pflege zu integrieren. Eine solch hochindividualisierte Pflege kann nur im Zusammenhang mit einer kontinuierlichen und systematischen Planung und Dokumentation erfolgen.

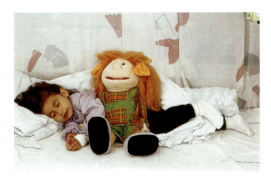

Abb. 2.15 ⇢ Nestlagerung. Die umgrenzte Lagerung und die bekannte Puppe geben dem Kind ein Gefühl von Geborgenheit

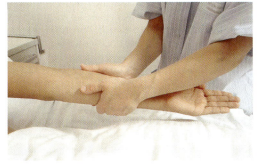

Abb. 2.16 ⇢ Körperbild. Um wieder ein Körperbild von sich selbst zu erlangen, sind klare und eindeutige Berührungen notwendig

Gleichzeitig sollte das Kind eine verantwortliche und beziehungsfördernde Betreuung durch eine Pflegeperson erfahren.

Das Stimulationsangebot richtet sich nach der momentanen Situation des Kindes. Das heißt, die Pflege ist eine andauernde Situationseinschätzung.

Sie können über gezielte Angebote, z. B. verschiedene Formen der Ganzkörperwaschung (s. S. 252), die atemstimulierende Einreibung (s. S. 181), durch Lagerung (s. S. 176) oder sonstige Angebote die Pflege erweitern.

Dazu sollten Sie einen Grundkurs für Basale Stimulation in der Pflege besuchen, um Ihre eigene Wahrnehmung besser zu schulen und um bewusster im Alltag mit den Kindern umzugehen.

In diesen Kursen lernen Sie auch verschiedenste Möglichkeiten zur Umsetzung des Konzeptes in die Praxis sowie verschiedene Pflegemaßnahmen kennen.

2.9 Die Babymassage

Damit ein Baby sich optimal entwickeln kann, benötigt es neben Nahrung und Pflege auch körperliche Nähe, Liebe und Zuwendung. Diese bekommt es in der Regel durch vertraute Personen, die ihm dadurch sein Bedürfnis nach Sicherheit und Geborgenheit erfüllen. Dies geschieht am Anfang des Lebens über einen sehr innigen und intensiven Körperkontakt. Das Bedürfnis nach Körperkontakt, Nähe und Angenommensein bleibt ein Leben lang bestehen.

> **Merke ⇢ Empfindung.** Der Mensch strebt danach, sich geborgen zu fühlen. Die Haut als größtes und wichtigstes Sinnesorgan ist für das Baby die Brücke zur Welt. Die Sprache der Berührung versteht ein Baby sehr gut, es ist seine Sprache, die es bereits vor der Geburt mit der Mutter beherrschte. Sie kann mehr ausdrücken als Worte.

Die Babymassage ist keine neue Erfindung, sie hat eine lange Tradition. In vielen Kulturen, die ihre natürlichen Lebensweisen erhalten haben, werden Babys am Körper getragen und erhalten dabei intensive, vertraute Sinneserfahrungen über ihren gesamten Körper. In anderen Kulturen z. B. Indien, Afrika, Lateinamerika, wird das Bedürfnis des Kindes nach Berührung zusätzlich durch die Babymassage intensiv gepflegt. Das Wissen über diese Massage wird seit Generationen von Müttern an ihre Töchter weitergegeben. In unserem Kulturkreis sind es die sogenannten Fingerspiele, mit denen spielerisch Kontakt zu den Babys aufgenommen wird. Anfang der siebziger Jahre hat Dr. Frederik Leboyer die indische Babymassage in Europa bekannt gemacht. Diese indische Babymassage hat einige Modifikationen erfahren, so dass es mehrere Möglichkeiten zur Durchführung einer Babymassage gibt. Lassen Sie sich dadurch nicht verunsichern, es gibt nicht die richtige oder die falsche Babymassage. Wählen Sie entsprechend Ihrer Vorliebe aus und lassen Sie dann vor allem das Baby mitentscheiden.

Babymassage, eine Sprache ohne Worte. Die Babymassage ist nicht als therapeutische Heilmassage zu verstehen. Sie ist eine schöne Möglichkeit, um mit dem Baby in Kontakt zu sein:
- ⇢ Dabei wird durch das Berühren Liebe und Zärtlichkeit vermittelt **(Abb. 2.17),**
- ⇢ sein Bedürfnis nach Nähe und Geborgenheit wird erfüllt,
- ⇢ die Eltern-Kind-Beziehung wird intensiviert.

Wirkung der Babymassage

Verschiedene Untersuchungen und Beobachtungen von regelmäßig massierten Babys zeigten folgende Wirkungen:
- ⇢ wirkt beruhigend oder belebend,
- ⇢ fördert die kindliche Entwicklung (taktile Reize beeinflussen positiv die Entwicklung des Gehirns),
- ⇢ löst Spannungen,
- ⇢ stärkt das Selbstvertrauen der Kinder,
- ⇢ aktiviert die Selbstheilungskräfte,
- ⇢ hilft, Stresssituationen besser zu bewältigen,
- ⇢ kann das Schlafverhalten verbessern,
- ⇢ kann zu einem Ritual werden.

Kranke Kinder, Frühgeborene und behinderte Kinder profitieren ebenfalls von der positiven Wirkung der Babymassage, denn diese Kinder brauchen besonders viel Zuwendung. Es sollte jedoch immer wieder individuell entschieden werden, ob, wann und welche Form der Massage dem Kind angeboten wird.

Für *süchtig geborene Kinder* sind Berührungen von unschätzbarem Wert, daher eignet sich die Babymassage für diese Kinder sehr gut.

Auch *große Kinder* genießen die Massage, wenn sie sich nicht wohl fühlen.

Für *geistig und körperlich behinderte Kinder* ist die Babymassage eine gute Möglichkeit, sich den eigenen Körper und seine Grenzen bewusst zu machen. Diese Kinder können darüber ihren Körper entdecken, was helfen kann, ein Körperkonzept aufzubau-

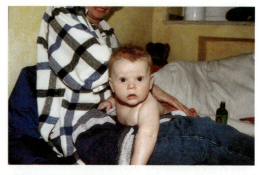

Abb. 2.17 ⇢ **Babymassage.** Durch Berührung wird Liebe und Zärtlichkeit vermittelt

en. Dies wiederum ist die Grundlage für die Entwicklung einer eigenen Identität. Gelingt es, zwischen dem Kind und der Massierenden eine gute Beziehung herzustellen, kann die Berührung zu einer gemeinsamen Körpersprache werden, die nicht nur die Haut sondern auch das Innere des Kindes berührt, so dass es sich angesprochen fühlt. Das Urbedürfnis des Kindes nach Zuwendung und Nähe kann darüber erfüllt werden. Durch die Massage kann der Organismus beruhigt oder stimuliert werden und körperliche Beschwerden können günstig beeinflusst werden.

■ **Aspekte, die vor einer Massage berücksichtigt werden müssen**

Es gibt keinen Grund ein Kind nicht liebevoll und sanft zu berühren. Jedoch muss unter bestimmten Voraussetzungen oder Krankheitsverläufen individuell herausgefunden werden, wann eine Massage für das Kind nicht vorteilhaft ist, z. B. bei Fieber oder geschwollenen Lymphdrüsen.

Gründe, eine Massage nicht durchzuführen, können sein:
- Kinder möchten sich nicht massieren lassen; sie werden dazu auch nicht gezwungen,
- manche Kinder möchten nur von ausgewählten Menschen massiert werden,
- vielleicht stimmt der Zeitpunkt nicht,
- Kinder sind sehr müde,
- Kinder haben gerade Nahrung erhalten.

■ **Aspekte, die während der Massage berücksichtigt werden müssen**

 Merke ⤳ Begegnen Sie dem Baby mit Respekt und Achtsamkeit, denn die Qualität unserer Beziehung zu den Kindern wird in erster Linie durch die Qualität unserer Aufmerksamkeit zu ihnen bestimmt.
Gestalten Sie die Berührungen zart aber eindeutig und für das Kind nachvollziehbar, lassen Sie sich auf den Rhythmus des Kindes ein. Es wird auch das Tempo der Massage bestimmen.

Häufig steht dem Pflegepersonal nicht die ausreichende Zeit und Ruhe zur Verfügung, um den kranken Kindern diese Angebote zu machen. Jedoch können Eltern oder andere Bezugspersonen angeleitet werden, die Babymassage in der Klinik durchzuführen. Die Kinder werden es danken.

Da die Babymassage weit mehr ist als eine Technik, wird in diesem Kapitel auf eine ausführliche Beschreibung der Durchführung verzichtet. Erst durch den Besuch eines Kurses können alle notwendigen Informationen erlernt werden.

Die Frühgeborenenmassage

In Amerika wurde die RISS-Methode (Rice Infant Sensorimotor Stimulation Technique) auch „Loving Touch" für Frühgeborene entwickelt. Sie wurde wissenschaftlich untersucht. Es konnte nachgewiesen werden, dass regelmäßig massierte Frühgeborene deutlich mehr an Gewicht zunahmen als die Vergleichsgruppe der nicht massierten Babys, außerdem waren sie wacher, aktiver und konnten früher aus der Klinik entlassen werden. Sie zeigten weniger gestörte Interaktionen mit ihren Eltern und schnitten bei Entwicklungstests besser ab.

Auch in kritischen Situationen, in denen eine komplette Massage für das Baby zu anstrengend ist, sollte es liebevolle Zuwendung erfahren und berührt werden. Dazu gibt es Methoden ohne das Baby zu bewegen oder zu belasten:

Die *Polarity-Methode,* sanftes Halten nach Jay, oder *TAC-TIC (Touching and Caressing – Tender in Caring)* das bedeutet Berühren und Streicheln – sanfte Fürsorge, (Sparshott, 2000, S. 135) eignen sich dazu. Auch die *Schmetterlingsmassage* nach Eva Reich hat sich bei Frühgeborenen bewährt. (Klein 1999, S. 27)

Die *indische Babymassage* ist eine sehr intensive, tiefgehende Massage, die nicht von allen Frühgeborenen akzeptiert wird.

Lese- und Lernservice

Fragen zum Selbststudium

1. Was versteht man unter Qualitätssicherung?
2. Erläutern Sie den Unterschied zwischen unsystematischer und systematischer Beobachtung und konstruieren Sie je ein Beispiel aus der Pflegepraxis für beide Beobachtungsformen. Welche Unterschiede können sich im Beobachtungsergebnis zeigen?
3. Beschreiben Sie zwei Beobachtungsfehler. Wie können Sie den Einfluss von Beobachtungsfehlern mindern? Begründen Sie, warum die Reduzierung von Beobachtungsfehlern für die pflegerische Beobachtung bedeutsam ist.
4. Worin unterscheidet sich eine Pflegediagnose von einer medizinischen Diagnose?
5. Was sind Ressourcen? Warum ist es sinnvoll, die Ressourcen des Patienten in der Pflege zu berücksichtigen?
6. Was sind Pflegeprobleme/Pflegeziele?
7. Welche Auswirkungen kann die Umsetzung des Pflegeprozesses auf die Pflegequalität haben?
8. Welche Ziele verfolgt die Pflegeforschung?

Verwendete Literatur

Arets, J., F. Obex, J. Varesen, F. Wagner: Professionelle Pflege. Theoretische und praktische Grundlagen, Bd. 1. Eicanos, Bocholt 1996

Duden: Das Fremdwörterbuch. 5. Aufl. Dudenverlag, Mannheim 1990

Lauber, A.: Grundlagen beruflicher Pflege. Thieme, Stuttgart 2001

Qualitätssicherung in der Pflege

Qualitätssicherung

Kellnhauser, E.: Grundlagen der Qualitätssicherung in der Pflege. Die Schwester/Der Pfleger 3 (1993) 245–250

Kurrath-Lies, G.: Gesundheitsstrukturgesetz und Qualitätssicherung in der Pflege. Hrsg. von der Bundesarbeitsgemeinschaft leitender Krankenpflegepersonen e.V. 11 (1993) 27–32

Siebers, H., M. Wander: Qualitätssicherung in der Pflege. DBfK-Verlag, Eschborn 1991

Wahrnehmen und Beobachten

Kellnhauser, E. u. a. (Hrsg.): Thiemes Pflege. 9. Aufl. Thieme, Stuttgart 2000

Lauber, A., P. Schmalstieg: Wahrnehmen und Beobachten. Thieme, Stuttgart 2001

Nolting, H.-P., P. Paulus: Psychologie lernen. 6. Aufl. Beltz PsychologieVerlagsUnion, Weinheim 1996

Remschmidt, H.: Psychologie für Pflegeberufe. 6. Aufl. Thieme, Stuttgart 1994

Schaub, M.: Psychologie, Soziologie und Pädagogik für die Pflegeberufe. 2. Aufl. Springer, Berlin 2001

Steigerwald, F.: Psychologie, Soziologie und Pädagogik. Verlag Haus & Gross, Völklingen 1997

Wong, D. L.: Whaley & Wong's Nursing Care of Infants and Children. 5th ed. Mosby, St. Louis 1995

Pflegeprozess

Blank, J.: Die Pflegedokumentation anhand des Pflegeprozesses. Die Schwester/Der Pfleger 2 (1996) 171–178

Brobst, R.: Der Pflegeprozess in der Praxis. Hans Huber, Bern 1999

Budnik, B.: Pflegeplanung leicht gemacht. 3. Aufl. Urban & Fischer, München 2002

Fiechter, V., M. Meier: Pflegeplanung – Eine Anleitung für die Praxis. 8. Aufl. Recom, Basel 1992

Höhmann, U.: Pflegediagnosen – Irrweg oder effektives Instrument professioneller Pflegepraxis? DBfK-Werkstattheft, Eschborn 1995

Pflegediagnosen, Pflegestandards und Pflegeforschung

Bruijns, S., M. Buskop-Kobussen: Pflegediagnosen und -interventionen in der Kinderkrankenpflege. Urban & Fischer, München 1999

Burnard, P., P. Morrison: Forschen in der Pflege. Lambertus, Freiburg 1995

Gordon, M.: Handbuch Pflegediagnosen, 3. Aufl. Urban & Fischer, München 2001

Gordon, M., S. Bartholomeyczik: Pflegediagnosen. Urban & Fischer, München 2001

Notter, L. E., J. R. Hott: Grundlagen der Pflegeforschung. 2. Aufl. Hans Huber, Bern 1999

Stösser, A.: Pflegestandards – Erneuerung der Pflege durch Veränderung der Standards. 2. Aufl. Springer, Berlin 1990

Basale Stimulation in der Pflege

Affolter, F.: Wahrnehmung, Wirklichkeit und Sprache. Neckar-Verlag GmbH, Villingen-Schwenningen 1992

Aßmann, C.: Babymassage. Unveröffentlichtes Skript zur Fortbildung zur Kursleiterin für Babymassage

Aßmann, C.: Basale Stimulation in der Kinderkrankenpflege. Vortrag Städt. Kliniken Oldenburg, 1999

Bienstein, Ch., A. Fröhlich: Basale Stimulation in der Pflege. verlag selbstbestimmtes leben, Düsseldorf 1991

Buchholz, T., u.a.: Begegnungen. Basale Stimulation in der Pflege – Ausgesuchte Fallbeispiele. Hans Huber, Göttingen 2001

Fröhlich, A.: Wahrnehmungsstörungen und Wahrnehmungsförderung. 9. Aufl. Edition Schindele, Heidelberg 1989

Fröhlich, A.: Basale Stimulation. verlag selbstbestimmtes leben, Düsseldorf 1998

Fröhlich, A.: Die Lebenswelt intensiv behinderter Neugeborener. intensiv 4 (1996) 17–20

Fröhlich, A.: Wahrnehmungsstörungen und Wahrnehmensförderung. 9. Aufl. Edition Schindele, Heidelberg 1996

Krüll, M.: Die Geburt ist nicht der Anfang. Die ersten Kapitel unseres Lebens – neu erzählt. Klett-Cotta, Stuttgart 1990

Nydahl, P., G. Bartoszek: Basale Stimulation. Neue Wege in der Intensivpflege, 3. Aufl. Urban & Fischer, München 2000

Babymassage

Klein, M.: Schmetterling und Katzenpfote – Sanfte Massagen für Babys und Kinder, 2. Aufl. Ökotopia, Münster 1999

Montagu, A.: Körperkontakt. Die Bedeutung der Haut für die Entwicklung des Menschen, 10. Aufl. Klett-Cotta, Stuttgart 2000

Sparshott, M.: Früh- und Neugeborene pflegen. Hans Huber, Göttingen 2000

Woodfield, J.: Gesunde Kinder fördern. Kranke Kinder heilen. Novalis, Schaffhausen 1996

Weiterführende Literatur

Funk, U., V. Gast, U. Meyer, A. Schütte, B. Sommer: Qualitätssicherung in der kundenorientierten Pflege. Pflegezeitschrift 2 (1997) Beilage: Pflegepraxis

Rath, E., U. Biesenthal: Pflegeplanung und Pflegedokumentation. Pflegezeitschrift 12 (1994) Beilage: Pflegepraxis

Schaber, A.: Der Pflegeprozess als Instrument der Qualitätssicherung im Krankenhaus – Ein Handlungsmodell für die Innerbetriebliche Fortbildung. Pflegezeitschrift 12 (1994) 13–22

Schertenleib-Bockmann, A.: Pflegedokumentation in der Kinderkrankenpflege. 2. Aufl. Optiplan GmbH, Düsseldorf 1991

Schertenleib-Bockmann, A.: Pflegeplanung in der Kinderkrankenpflege. Optiplan GmbH, Düsseldorf 1991

Schomburg, I.: Qualitätssicherung, Qualitätsberater. Die Schwester/Der Pfleger 1 (1997) 8–14

Kontaktadresse

Internationaler Förderverein Basale Stimulation
Eisele-Siedlungs-Straße 6, 72488 Sigmaringen
http://www.basale-stimulation.de

3 Ein Pflegemodell, das auf einem Lebensmodell beruht

Diana Hochscheid (nach N. Roper, W. W. Logan und A. J. Tierney)

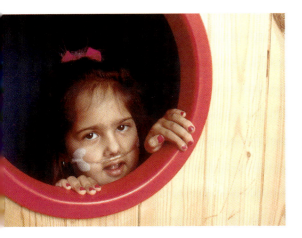

Das Pflegemodell von Roper, Logan und Tierney ist im deutschsprachigen Raum sehr bekannt. Es wird nach seinem inhaltlichen Schwerpunkt zu den Bedürfnismodellen geordnet. Im vorliegenden Buch dient es in modifizierter Form als Grundlage für die Betrachtung der Pflegesituationen. Ergänzend werden die Pflegetheorien von Leininger („Kulturelle Dimensionen menschlicher Pflege", s. S. 15) und von Friedemann („Familien und umweltbezogene Pflege", s. S. 85) erläutert. Hierdurch soll die Bedeutung der Kultur und der Familiensituation in der Pflege von Kindern hervorgehoben werden.

Nancy Roper, geboren 1918, war 15 Jahre als Unterrichtsschwester tätig. Sie schrieb Fachbücher, hatte ein Forschungsstipendium, promovierte und war von 1975 bis 1978 im schottischen Gesundheitsdepartment für Pflegeforschung beschäftigt.

Winifred W. Logan war 12 Jahre Dozentin für Krankenpflege an der Universität Edinburgh und ebenfalls im schottischen Gesundheitsdepartment für Krankenpflegeausbildung beschäftigt; danach war sie in verschiedenen Ländern als Beraterin tätig und von 1978–1980 Geschäftsführerin des ICN. Heute leitet sie das Department für Gesundheits- und Pflegestudien am College für Technologie in Glasgow.

Alison J. Tierney gehörte zu den ersten Absolventinnen eines Universitätskurses in Krankenpflege in Schottland, war danach Dozentin im Department für Pflegestudien an der Universität Edinburgh. Hier entwickelte sie ein Programm für die Krankenpflegeausbildung. Heute ist sie Direktorin der Pflegeforschungsabteilung der Universität Edinburgh.

Gemeinsam führten Roper, Logan und Tierney Studien der Krankenpflege an der Universität in Edinburgh durch, entwickelten das Modell von Nancy Roper (von 1976) weiter und veröffentlichten 1980 die 1. Auflage der „Elements of Nursing", einem Lehrbuch für die Krankenpflege.

Durch die Betonung, dass es sich hier um ein Pflegemodell handelt, welches auf einem Lebensmodell beruht, wird die Sichtweise bekräftigt, dass die Pflege eines Menschen nicht nur die Pflege kranker, sondern auch die Betreuung gesunder Menschen beinhaltet.

 Merke ⋯⋅> Pflegeverständnis. Die Förderung und Erhaltung von Gesundheit sowie die Verhütung und die Unterstützung bei der Genesung von Krankheiten sind wichtige Aufgaben der Pflegeperson.

Das Modell wird zunächst allgemein vorgestellt. In dem Abschnitt 3.3 wird eine Möglichkeit der Übertragung auf die Kinderkrankenpflege erläutert.

3.1 Die fünf Komponenten

Das Pflegemodell nach Roper et al. charakterisiert das Leben eines Menschen durch 5 Komponenten (Abb. 3.1):
- ⋯> die zwölf Lebensaktivitäten
- ⋯> die Lebensspanne,
- ⋯> das Abhängigkeits- und Unabhängigkeitskontinuum,
- ⋯> die Faktoren, welche die Lebensaktivitäten beeinflussen,
- ⋯> die Individualität des Lebens.

Zwölf Lebensaktivitäten (LA)

Die Lebensaktivitäten stehen im Mittelpunkt des Modells. Die anderen vier Komponenten beeinflussen die Wahrnehmung und Ausübung der zwölf Lebensaktivitäten. Die folgende Darstellung der Lebensaktivitäten dient der Übersicht. Zum besseren Verständnis ist es notwendig, die ausführlichen Beschreibungen der einzelnen Lebensaktivitäten im Teil „Beobachtung, Unterstützung und stellvertretende Übernahme der Lebensaktivitäten (LA)" zu lesen.

■ **Für eine sichere Umgebung sorgen**
Um die Gesundheit zu erhalten und das Leben zu sichern, werden ständig Vorbeugungsmaßnahmen getroffen, z. B. der Schutz vor Unfällen durch Umsicht

3 Ein Pflegemodell, das auf einem Lebensmodell beruht

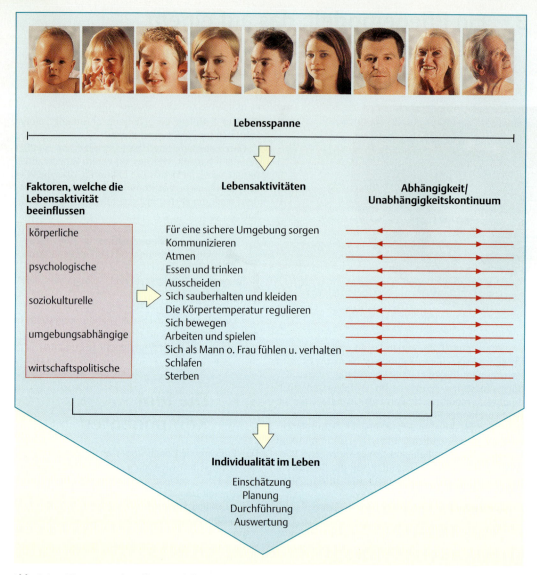

Abb. 3.1 ⇢ Diagramm des Pflegemodells (nach Roper, Logan, Tierney)

und Beseitigung von Unfallgefahren. Die eigene, persönliche Sicherheit und die allgemeine Sicherheit für viele Menschen und zukünftige Generationen, z. B. Umweltschutz, stehen im Zentrum dieser Lebensaktivität. Die Anwendung bestimmter Hygienemaßnahmen dient ebenfalls der Erhaltung von Gesundheit.

■ **Kommunizieren**
Der Mensch als soziales Wesen tritt in Kontakt zu anderen Menschen. Dies geschieht verbal, durch die Sprache, und nonverbal, durch den Gesichtsausdruck, Körpersprache, Ausdruck von Gefühlen, Berührung usw. Diese Lebensaktivität ist als eine wichtige und grundlegende Dimension im Leben eines Menschen und damit auch für die Pflege zu sehen.

■ **Atmen**
Atmen ist lebensnotwendig, um Körperfunktionen aufrechtzuerhalten. Atmen geschieht meist unbewusst. Alle Lebensaktivitäten sind von einer suffizienten Atmung abhängig.

■ **Essen und trinken**
Von Geburt an nehmen wir Nahrung zu uns. Bereits Neugeborene sind mit dem lebensnotwendigen Saug- und Schluckreflex ausgestattet. Essen und trinken, sowie die Zubereitung der Nahrung nehmen einen wichtigen Stellenwert im sozialen Leben ein.

Die fünf Komponenten

■ Ausscheiden
Zuerst geschieht die Ausscheidung reflektorisch, im Laufe der Entwicklung kann sie später willentlich beeinflusst und kontrolliert werden. Die Lebensaktivität Ausscheiden wird mit zunehmender sozialer Entwicklung zu einer intimen Angelegenheit, die auch mit Schamgefühlen verbunden ist.

■ Sich sauber halten und kleiden
Das Wohlbefinden ist in einem engen Zusammenhang mit dieser Lebensaktivität zu sehen. Weiterhin wird die Kontaktaufnahme mit anderen Menschen und die Wirkung auf diese davon beeinflusst.

■ Die Körpertemperatur regulieren
Das Aufrechterhalten der Körpertemperatur ist notwendig, damit der Körper seine Funktionen ausführen kann. Die Körpertemperatur hat Einfluss auf unser Wohlbefinden. Die Regulation der Körpertemperatur unterliegt der Entwicklung.

■ Sich bewegen
Durch Bewegung kann der Mensch einen neuen Standort und einen anderen Blickwinkel einnehmen. Die Wahrnehmung wird durch Bewegung beeinflusst, die Kontaktaufnahme mit der Umwelt und den Mitmenschen ermöglicht.

■ Arbeiten und spielen
Arbeiten und spielen kann Lebenssinn und Zufriedenheit geben. In dieser Lebensaktivität nimmt der Mensch auch Kontakt zu anderen auf. Beim Spielen lässt sich das Sozialverhalten beobachten. Schließlich dient die Arbeit dem Gelderwerb und somit dem sozialen Status.

■ Sich als Mann oder Frau fühlen und verhalten
Sexualität ist ein Ausdruck der Geschlechtigkeit, die im Verhalten, in der Erscheinung sowohl körperlicher als auch psychischer und sozialer Art deutlich werden kann. Dazu gehört auch, ob sich ein Mensch in seiner Rolle als Mann oder Frau wohl fühlt, diese leben will und kann.

■ Schlafen
Ruhen und schlafen kann als Ausgleich für die geistige und körperliche Arbeit und zur Entlastung der Körperfunktionen gesehen werden. Der Bedarf an Schlaf ist bei jedem Menschen unterschiedlich. Er wird z. B. vom Alter und Gewohnheiten beeinflusst.

■ Sterben
Ein Teil des Lebens ist das Sterben. Diese bewusst annehmen zu können ist eine wichtige Lebensaufgabe. Dazu gehört auch zu lernen, mit dem Verlust eines geliebten Menschen und der eigenen Trauer umzugehen.

Merke ⋯▷ **Lebensaktivitäten.** Die Lebensaktivitäten sind nur zum Zwecke der Beschreibung voneinander getrennt worden. Sie sind jedoch in der ganzheitlichen Betrachtung eines Menschen im Zusammenhang zu sehen, da eine enge Wechselbeziehung und Beeinflussung der Lebensaktivitäten untereinander besteht.

Der Begriff „Lebensaktivität" wurde dem der „Bedürfnisse" vorgezogen, da er deren aktive Natur darstellt und die Komplexität betont. Die Ausführungen der Lebensaktivitäten sind z. T. beobachtbar, klar zu beschreiben und objektiv messbar.

Lebensspanne

Definition ⋯▷ Das gesamte Leben eines Menschen, von der Empfängnis bis zum Tod, wird als Lebensspanne beschrieben.

Ein Mensch entwickelt sich im Laufe seines Lebens. Der zur Zeit bestehende Entwicklungsstand kann sehr unterschiedlich von dem Vergangenen oder zu erwartenden Zukünftigen sein. Dies ist vor allem bei Kindern im ersten Lebensjahr zu beobachten. In der Lebensspanne verändern sich die Lebensäußerungen durch den Prozess der körperlichen, geistigen, emotionalen und sozialen Entwicklung.

Abhängigkeit/Unabhängigkeitskontinuum

Die Abhängigkeit bzw. die Unabhängigkeit in den Lebensaktivitäten eines Menschen wird durch seine Lebensspanne und die Faktoren, welche die Lebensaktivitäten beeinflussen, deutlich.

Merke ⋯▷ Ein Mensch befindet sich in den Lebensaktivitäten irgendwo zwischen völliger Abhängigkeit und völliger Unabhängigkeit. Die Abhängigkeit bzw. Unabhängigkeit kann jedoch in jeder Lebensaktivität unterschiedlich sein.

Ein Säugling kann beispielsweise in der Lebensaktivität „Atmen" völlige Unabhängigkeit besitzen, indem er ohne äußere Hilfe atmen kann, unterliegt jedoch in der Lebensaktivität „Essen und Trinken" einer gewissen Abhängigkeit, da er auf das Anbieten von Nahrung angewiesen ist. Innerhalb einer Lebensaktivität können auch situationsbezogene Abhängigkeiten bestehen. Ein Kleinkind, welches ohne Hilfestellung laufen kann, benötigt evtl. beim Fortbewegen mit einem Fahrrad Hilfestellung durch einen Erwachsenen oder durch Stützräder **(Abb. 3.2)**. Es ist somit in der Lebensaktivität „Sich Bewegen" in Teilbereichen abhängig und in anderen Bereichen unabhängig.

Mit der Abhängigkeits- und Unabhängigkeitseinschätzung einer Person in der einzelnen Lebensakti-

3 Ein Pflegemodell, das auf einem Lebensmodell beruht

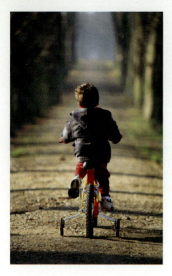

Abb. 3.2 ⇢ Abhängigkeit/Unabhängigkeit. Größere Unabhängigkeit wird beim Fahrrad fahren durch Stützräder erreicht

■ Körperliche Faktoren
Die Funktionsfähigkeit des Organismus hängt von den anatomischen Verhältnissen und den Vorgängen im Körper ab. Diese sind z. T. durch Vererbung vorgegeben, verändern sich jedoch durch Alter, Entwicklung und gesundheitsschädigende Einflüsse wie Krankheitserreger, Umweltgifte, Verletzungen usw.

■ Psychologische Faktoren
Hierzu zählen z. B. intellektuelle (kognitive) und emotionale Faktoren, die wiederum durch die individuelle Entwicklung eines Menschen, seine Erlebnisse und Erfahrungen im Leben geprägt werden. Schon ein Säugling sendet Signale über sein Wohlbefinden, empfängt von der Außenwelt Reize und reagiert hierauf, wenn auch zu Beginn mehr reflexartig. Psychologische Faktoren beeinflussen die Ausübung der Lebensaktivitäten durch das Wissen und die Erfahrungen.

■ Soziokulturelle Faktoren
Die geistigen, religiösen und ethischen Einflüsse auf Menschen sind in den soziokulturellen Faktoren beinhaltet. Soziale Gruppen wie z. B. die Gesellschaft, die Familie, Freunde und die sich daraus mitbestimmende Kultur spiegeln sich in den einzelnen Lebensaktivitäten wider. So kann die Lebensaktivität „Essen und trinken" einerseits von religiösen Faktoren, z. B. Verzicht auf bestimmte Speisen in der Fastenzeit, andererseits von ethischen Aspekten, z. B. Lebensmittel nicht wegzuwerfen, solange es noch Menschen gibt, die verhungern, beeinflusst werden. Die Rolle innerhalb der Familie oder am Arbeitsplatz kann ebenfalls Einfluss auf Lebensaktivitäten haben.

■ Umgebungsabhängige Faktoren
Unter Umgebung wird der unmittelbare Lebensraum des einzelnen Menschen verstanden. Die Atmosphäre mit ihren anorganischen und organischen Substanzen, das Klima und Umweltfaktoren, wie z. B. Luftbeschaffenheit, haben Auswirkungen auf die Lebensaktivitäten. Aber auch die häuslichen Gegebenheiten (z. B. hygienische Lebensbedingungen) beeinflussen die Lebensaktivitäten.

■ Wirtschaftspolitische Faktoren
Das Land, in dem ein Mensch lebt, die politische und die wirtschaftliche Lage beeinflussen ebenfalls seine Lebenssituation. So können beispielsweise Gesetze als Beeinträchtigung bzw. Einschränkung der persönlichen Freiheiten in den Ausübungen der Lebensaktivitäten empfunden werden. Dieses ist stark von der vorherrschenden Staatsform eines Landes abhängig, die mittels Gesetzgebung direkt oder indirekt in das persönliche Leben eines jeden Menschen eingreift.

vität können auch Veränderungen der Situation über einen bestimmten Zeitraum dargestellt und beobachtet werden.

Ein Neugeborenes ist fast vollständig abhängig in den Lebensaktivitäten. Entsprechend der Förderung seiner Fähigkeiten entwickelt es sich allmählich hin zur Unabhängigkeit. Einfluss hierauf können körperliche und geistige Entwicklungsstörungen haben. Man spricht dann von individuellen Abhängigkeiten, die für das Kind zutreffen. Ziel ist es, die für dieses Kind größtmögliche Unabhängigkeit zu erreichen, ohne den Anspruch, einen Vergleich mit der Norm der Gesellschaft vorzunehmen, da sonst die Gefahr besteht, dass individuelle Fähigkeiten des Kindes missachtet werden.

Ein Erwachsener, der in seinen Lebensaktivitäten weitgehend unabhängig ist, kann durch einen Unfall oder eine Erkrankung wieder vermehrt abhängig werden. Im Alter kann es zu einem Verlust von schon erreichter Unabhängigkeit bis hin zur vollen Abhängigkeit kommen.

Faktoren, welche die Lebensaktivitäten beeinflussen

Körperliche, psychologische, soziokulturelle, umgebungsabhängige und wirtschaftspolitische Faktoren wirken sich auf die Unabhängigkeit bzw. die Abhängigkeit eines Menschen in den Lebensaktivitäten aus. Hier ist die Wechselbeziehung zu den anderen Komponenten des Modells zu sehen.

Es gibt viele Faktoren, die die Individualität der Lebensweise ausmachen. In dem Modell von Roper et al. wurden fünf Hauptfaktoren ausgewählt, welche die Lebensaktivitäten beeinflussen, aber auch sie können nicht isoliert gesehen werden. Die Trennung geschieht hier lediglich zur besseren Erläuterung:

Individualität des Lebens

Die Individualität eines Menschen zeigt sich in der *Wahrnehmung*, *Ausübung* und in seinen *Äußerungen* über die Lebensaktivitäten, z. B. wie, wie oft, wo, warum und wann die Lebensaktivitäten ausgeführt werden. Weiterhin macht sich die Individualität darin bemerkbar, welches *Wissen* ein Mensch über die Lebensaktivitäten hat, seine Überzeugungen und seine Haltung hierzu. Auch der momentane Standort in der Lebensspanne und der individuelle Grad der Abhängigkeit bzw. Unabhängigkeit in den einzelnen Lebensaktivitäten werden deutlich. Im Leben jedes einzelnen Menschen beeinflussen die vier vorher beschriebenen Komponenten seine individuelle Situation.

Merke ⋯⊳ Individualität. Jeder Mensch ist einzigartig, sozusagen ein Unikat.

abhängigkeit und somit der individuelle Mensch gesehen werden.
Zweck des Modells. Das Modell dient als Rahmen für die Pflegeperson, die aus eigener Initiative individuelle Pflegemaßnahmen plant, welche unter Berücksichtigung der Lebensaktivitäten des Menschen notwendig werden. Auszubildenden in den Pflegeberufen vermittelt das Modell eine allgemeine Auffassung von professioneller Pflege, um so in der Praxis eine Methode für eine individuelle Pflege entwickeln zu können. Die Anwendung des Pflegemodells erfordert eine bewusste Auseinandersetzung mit der Situation eines Menschen. Sie widerspricht somit einer zufälligen unreflektierten Vorgehensweise. Weiterhin eignet sich das Modell zur interdisziplinären Zusammenarbeit, da gemeinsame Interessenbereiche von verschiedenen Berufsgruppen durch die umfassende Sichtweise des Menschen deutlich werden.

3.2 Übertragungen auf die Pflege

Die Forderung nach individueller Pflege eines Menschen ergibt sich aus der Tatsache der Individualität des Lebens. Sie wird bestimmt durch die Lebensweise, Erfahrungen und Erwartungen des Menschen. Gesundheit und Krankheit sind untrennbar mit Lebensstil und Ausübung der Lebensaktivitäten des Einzelnen verbunden.

Am Grad der Unabhängigkeit bzw. Abhängigkeit innerhalb einer Lebensaktivität, die durch körperliche, psychologische, soziokulturelle, umgebungsabhängige und politisch-ökonomische Faktoren beeinflusst wird, zeigt sich der Pflegebedarf eines Menschen.

Merke ⋯⊳ Selbstbestimmung. Die Pflegeperson übernimmt die Rolle, dem anvertrauten Menschen zu helfen, seine größtmögliche Unabhängigkeit in den Lebensaktivitäten zu erhalten, zu fördern oder wiederherzustellen, und die mit der Abhängigkeit verbundenen Probleme zu lösen bzw. mit bleibenden Abhängigkeiten zurechtzukommen. Der Patient ist als aktiver Partner zu sehen und hat das Recht auf Selbstbestimmung.

Pflege dient nicht nur dem einzelnen Menschen, der Hilfe benötigt, sondern auch der Gesellschaft. Umgekehrt ist die Pflege nur im Zusammenhang mit den gesellschaftlichen Strukturen und Veränderungen zu sehen.

Die zwölf Lebensaktivitäten dienen als Struktur für die Einschätzung, Planung, Durchführung und Auswertung der Pflege. Der Pflegeprozess dient als Instrument zur Erreichung einer individuellen professionellen Pflege, indem er den Blick auf den individuellen Bedarf des jeweiligen Menschen lenkt. Ergänzend müssen immer auch die beeinflussenden Faktoren, die Lebensspanne, die Abhängig- und Un-

3.3 Modifizierung

Für die Anwendung in der Kinderkrankenpflege wurde das Modell geringfügig modifiziert. Die Grundaussagen des Modells wurden übernommen.

Die Integration der Eltern in die Pflege ist in dem Modell von Roper, Tierney und Logan gut möglich; auch sie betonen die Bedeutung der soziokulturellen Faktoren, die Einfluss auf die Lebensaktivitäten haben. Die Individualität im Leben ist auf die Situation in der Familie übertragbar. Die Familie und andere Bezugspersonen können dem einzelnen Mitglied der Familie, wenn es durch eine Abhängigkeit in einer Lebensaktivität oder zu einem Unabhängigkeitsverlust gekommen ist, in der Ausübung der Lebensaktivität helfen. Die Ermittlung des Ausmaßes an Abhängigkeit und Unabhängigkeit dient der Feststellung der Hilfsbedürftigkeit.

Der Grad der Hilfsbedürftigkeit bestimmt den Pflegebedarf.

Die Lebensaktivitäten sind im vorliegenden Pflegebuch in folgender Reihenfolge und Formulierung gewählt worden:
1. Kommunizieren
2. Atmen/Kreislauf regulieren
3. Körpertemperatur regulieren
4. Sich sauber halten und kleiden
5. Essen und trinken
6. Ausscheiden
7. Sich bewegen
8. Schlafen
9. Für eine sichere Umgebung sorgen
10. Sich beschäftigen, spielen und lernen
11. Mädchen oder Junge sein
12. Sterben

Dabei macht die Reihenfolge der Lebensaktivitäten keine Aussage über die Wertigkeit. Belassen wurde die aktive Form der Lebensaktivitäten, um den dynamischen Aspekt zu betonen. Die Lebensaktivitäten selbst wurden in folgenden Punkten geändert: Aus didaktischen Gründen erweiterten wir die Bezeichnungen der Lebensaktivität „Atmen" durch den Zusatz „Kreislauf regulieren". „Sich beschäftigen, spielen und lernen" sowie „Mädchen oder Junge sein" wird den Lebensaktivitäten der Kinder eher gerecht.

Das Modell sieht ursprünglich eine Verbindung zwischen den Lebensaktivitäten und den einzelnen Körpersystemen und ordnet dementsprechend die einzelnen Systeme den Lebensaktivitäten zu, z. B. Lungensystem und Atmen, Verdauungssystem und Ausscheiden. Entsprechend werden die Erkrankungen und die pflegerischen Interventionen zugeordnet und beschrieben. Da jedoch durch die Komplexität der Lebens- und Pflegesituationen viele Lebensaktivitäten beeinflusst werden, ist diese Zuordnung von Roper et al. nicht übernommen worden. Im Teil III „Unterstützung und Betreuung von Kindern in speziellen Pflegesituationen" sind spezielle Lebenssituationen und Pflegesituationen, die sich z. B. durch eine Gesundheitsstörung eines Menschen verändern, erläutert.

Es soll noch einmal erwähnt werden, dass die alleinige Anwendung der Lebensaktivitäten in Checklistenform nicht Sinn des Modells ist. Berücksichtigt werden muss die Interaktion zwischen Pflegeperson, dem Kind und seinen Angehörigen. Erst diese macht eine individuelle Betrachtung der Person und deren Pflege möglich.

Lese- und Lernservice

Fragen zum Selbststudium

1. Aus welchen Komponenten besteht das Modell des Lebens?
2. Wodurch kann Abhängigkeit und Unabhängigkeit eines Menschen beeinflusst werden?
3. Worauf beruht die Forderung nach individueller Pflege?

Verwendete Literatur

Aggleton, P.: Pflegemodelle und Pflegeprozess. Dtsch. Krankenpfl-Z. 5 (1989) Beilage: Unterricht

Drerup, E.: Modelle der Krankenpflege, Bd. 1. Lambertus-Verlag, Freiburg 1990

Duden: Das Fremdwörterbuch. 5. Aufl. Dudenverlag, Mannheim 1990

Juchli, L.: Pflege. Praxis und Theorie der Gesundheits- und Krankenpflege. 7. Aufl. Thieme, Stuttgart 1994

Roper, N., W. W. Logan, A. J. Tierney: Die Elemente der Krankenpflege. 4. Aufl. Recom, Basel 1993

Weiterführende Literatur

Marriner-Tomey, A.: Pflegetheoretikerinnen und ihr Werk. Recom, Basel 1992

Mischo-Kelling, M., K. Wittneben: Pflegebildung und Pflegetheorien. Urban & Schwarzenberg, München 1995

4 Wachstum und Entwicklung in der Lebensspanne Kindheit und Jugend

Yvonne Brixius

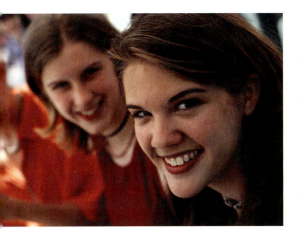

4.1 Der Begriff Entwicklung

Das Wort „Entwicklung" hat für unsere Ohren einen überwiegend positiven Klang. Es unterstellt zunächst Veränderung im Sinne von Zuwachs, Entfaltung oder Zunahme. Wir meinen damit zum einen technisches oder wirtschaftliches Vorankommen, zum anderen den wundersamen Prozess, auf welche Weise ein Kind die Welt entdeckt.

Auch die Psychologie versteht Entwicklung als Wachstum, fasst den Begriff jedoch viel weiter. So ist auch der physische und psychische Abbau, wie er mit dem Älterwerden einhergeht, Betrachtungsgegenstand der Entwicklungspsychologie. Ein Beispiel hierfür sind etwa Persönlichkeitsveränderungen durch Demenzerkrankungen.

 Definition ⇢ „*Entwicklung umfasst alle Veränderungen im Leben, die mit dem Älterwerden zusammenhängen, von der Zeugung bis zum Tod. Solche Veränderungen treten ein aufgrund von Wachstum, Reifung und Lernen.*" (Warwinkowski, 1985)

Man betrachtet auch die Zeit vor der Geburt neu – nicht zuletzt aufgrund der Möglichkeiten der Reproduktionsmedizin. Hier einige Fragen für die Arbeit mit Eltern und die Betreuung von Schwangeren: Gab es besondere psychische oder körperliche Belastungen vor der Konzeption? Ist die Schwangerschaft durch künstliche Befruchtung oder nach einer Hormonbehandlung entstanden? Gab es Fehlgeburten, Abbrüche oder Komplikationen während der Schwangerschaft? Handelt es sich um eine Leihmutterschaft?

Doch welche Fragestellungen beschäftigen die Psychologie, wenn sie Faktoren mitberücksichtigen will, die die Entwicklung eines Menschen schon vor dessen Geburt beeinflussen? Hier eine Auswahl: Wie sieht die genetische Ausstattung des Fötus aus? Gibt es in den Familien Erkrankungen, die das Kind geerbt haben könnte? Wie war die Befindlichkeit der Mutter in der Schwangerschaft? Welche Gefühle hatte sie gegenüber dem ungeborenen Kind? Wie ernährte sie sich?

4.1.1 Faktoren, die die Entwicklung beeinflussen

Für die menschliche Entwicklung bedeutsam treten insbesondere drei Faktoren hervor: die Reifung, das Wachstum mit den genetischen Voraussetzungen sowie alle Faktoren des Lernens. Ein weiteres Beispiel mag das Zusammenspiel dieser drei Faktoren besser verdeutlichen:

Beispiel. Die Anlage für Übergewicht ist genetisch festgelegt. Ein eventuelles Übergewicht der Mutter hat mehr Einfluss als das Gewicht des Vaters. Ob das Kind zu dick wird, hängt aber auch mit dem Nahrungsangebot zusammen. Ein indischer Säugling wird anders ernährt sein als ein europäisches Baby. Zusätzlich haben die Essgewohnheiten der Familie oder der Kulturgesellschaft einen wichtigen Einfluss: Wie oft, in welcher Umgebung, in welchem Tempo wird gegessen?

Zusammenfassend lässt sich feststellen, dass das Zusammenwirken der unterschiedlichen Faktoren zu den verschiedenen Formen führt und dass organische, physiologische und biochemische Veränderungen damit psychische Veränderungen bedingen. Umgekehrt gibt es eine Rückwirkung psychischer Ereignisse auf körperliche Prozesse und Befindlichkeiten. Besonders eindringlich lässt sich dieses Zusammenspiel in Schwellensituationen, bei allen Formen von Stress sowohl positiver (Eustress) als auch negativer Art (Distress) oder in Lebenskrisen ablesen.

1967 haben die amerikanischen Forscher Holmes und Rahe dies durch Befragungen eindrucksvoll herausgefunden und in einer Tabelle **(Tab. 4.1)** dargestellt. Der Wert der Lebensveränderungseinheiten weist auf die Bedeutung der unterschiedlichen Ereignisse hin, wobei es gewisse individuelle Unterschiede zu berücksichtigen gilt.

Tabelle 4.1 ⇢ Ereignisse und ihre entsprechenden Lebensveränderungseinheiten (aus Holoch, E. u. a.: Lehrbuch Kinderkrankenpflege, Hans Huber, Bern 1999)

Ereignis	Lebensveränderungseinheiten (LVE)
Tod des Partners	100
Scheidung	73
Trennung vom Ehepartner	65
Schwerer persönlicher Unfall oder Krankheit	53
Heirat	50
Verlust des Arbeitsplatzes	47
Versöhnung mit dem Ehepartner	45
Schwangerschaft	40
Tod eines engen Freundes/einer Freundin	37
Wechsel des beruflichen Aufgabenbereiches	36
Hervorragende persönliche Leistung	28
Schwierigkeiten mit dem Chef	23
Wohnungswechsel	20
Urlaub	13
Geringfügige Gesetzesübertretungen	11

4.2 Drei Konzepte der Entwicklungspsychologie

In der Entwicklungspsychologie gibt es unterschiedliche Konzepte, wie sich Entwicklung vollziehen kann. Einigkeit herrscht zunächst darin, Veränderungen zu beschreiben und Regelmäßigkeiten festzustellen. Das eröffnet die Möglichkeit, Voraussagen über zukünftiges Verhalten zu machen. Erst bei der Frage, welche Entwicklungsschritte aufeinander folgen und wie sie zu bewerten sind, ergeben sich abhängig vom jeweiligen Persönlichkeitsmodell verschiedene „Entwicklungspsychologien". Auf eine ausführliche Vorstellung solcher Persönlichkeitsmodelle wird an dieser Stelle verzichtet, weil diese theoretischen Überlegungen wenig Bedeutung für die praktische Arbeit mit Kindern haben. Statt dessen wird in der Gegenüberstellung von drei sehr unterschiedlichen Beispielen (Tab. 4.2) die Aufmerksamkeit auf den Ansatz und damit auf das Menschenbild gelenkt.

Persönlichkeitsmodell von Freud

Das Freudsche Persönlichkeitsmodell ist in der Zusammenschau das älteste. Sigmund Freud hat, beginnend in den 1930er Jahren, mit der Psychoanalyse eine umfangreiche Theorie der menschlichen Entwicklung und ihrer Störungen aufgestellt. Es handelt sich um ein sogenanntes Schichtmodell, das den „psychischen Apparat" in die Instanzen Ich, Es und Über-Ich aufteilt.

Die Motive des Menschen – aggressive und sexuelle – kommen aus diesen Schichten und treiben seine Entwicklung durch ihre Energie voran. Da nicht in jeder Entwicklungsstufe neue Triebenergie produziert wird und nur ein bestimmtes Quantum davon zur Verfügung steht, verlagert sich die individuell vorhandene Triebenergie auf neue, lusterregende Zonen (oral, anal, genital). Freud besonderes Augenmerk liegt in der Betrachtung der sexuellen Entwicklung des Menschen, die für ihn folgerichtig (falls sie ohne Störungen verläuft, die er als „Fixierungen" bezeichnet) mit der Pubertät endet.

Theorie der Persönlichkeitsentwicklung von Erikson

Erikson (1973) bezieht sich auf das Entwicklungsmodell von Freud – er hat es erweitert und auf das Erwachsenenalter ausgedehnt. Erikson beschreibt acht Hauptstadien im Lebenslauf, die durch besondere Krisen und Konfliktsituationen charakterisiert sind. Ist es nicht möglich, diese Krisensituationen zu meistern und dadurch in die nächste Stufe zu gelangen, so kommt es zu anhaltenden Persönlichkeitsstörungen. Obwohl er dies nicht durch Untersuchungen belegen konnte, kommen diese Stadien nach seiner Vorstellung bei allen Menschen vor:
1 Vertrauen vs. Misstrauen (1. Lebensjahr)
2 Autonomie vs. Scham und Zweifel (3. Lebensjahr)
3 Initiative vs. Schuldgefühle (4. und 5. Lebensjahr)
4 Wertsinn vs. Minderwertigkeit (mittlere Kindheit)
5 Identität vs. Rollendiffusion (Adoleszenz)
6 Intimität vs. Isolation (Beginn des Erwachsenenalter)
7 Generativität vs. Stagnation (mittleres Erwachsenenalter)
8 Ich-Integrität vs. Verzweiflung (späteres Erwachsenenalter)
(zitiert nach Oerter, R., L. Montada: Entwicklungspsychologie, 4. Aufl. Psychologie Verlags Union, Weinheim 1998)

Entwicklungsmodell von Piaget

Piaget (1896–1980) legt bei seinem Modell den Schwerpunkt auf die geistige Entwicklung. Er ordnet

Tabelle 4.2 Einteilungen in der Entwicklungspsychologie

Lebensabschnitt	FREUD (Phasen)	ERIKSON (Phasen und Stadien)	PIAGET (Phasen und Stadien)
Säuglingsalter	Orale Phase	1. Urvertrauen gegen Urmissvertrauen Oral-sensorische Phase: ⇢ Modus: Einverleibung ⇢ Modalität: Geben – Nehmen Anal-urethral-muskuläre Phase: ⇢ Modus: Retention und Elimination ⇢ Modalität: Hergeben – Festhalten	Sensomotorische Phase: I. 6 Stadien der Entwicklung der sensomotorischen Intelligenz (Primäre, sekundäre und tertiäre Zirkulärreaktionen) II. 4 Stadien der intellektuellen Entwicklung: 7. Stadium: Vorbegriffliches symbolisches Denken
Frühe Kindheit	Anale Phase	2. Autonomie gegen Scham und Zweifel	Voroperationale Phase
Mittlere Kindheit	Phallische Phase Ödipale Phase	Lokomotorische, infantil-genitale Phase: ⇢ Modus: Eindringen – Umschließen ⇢ Modalität: Machen	8. Stadium: Beginn des anschaulichen Denkens
Schulalter	Latenzzeit	3. Initiative gegen Schuldgefühl	Phase der konkreten Denkoperationen
Reife Kindheit		4. Wertsinn gegen Minderwertigkeit	9. Stadium: Beginn der formalen Operationen
Vorpubertät			10. Stadium: Beginn der formalen Operationen
Pubertät	Pubertät Zweiter Ansatz der Sexualität	5. Identität gegen Rollendiffusion	Phase der formalen Denkoperationen
Beginn des Erwachsenenalters		6. Intimität gegen Isolation, sowie Stadien 7 und 8 (s. S. 60)	

seine jahrelangen Beobachtungen spielender Kinder – darunter auch seine eigenen drei – unter verschiedene Kategorien ein und stößt dabei auf Gesetzmäßigkeiten. Aus diesen leitet er sein Modell her: Die Vorstellungen, wie die Welt „funktioniert", wie Kinder denken, welche Vorstellungskräfte sie bei der Wahrnehmung anregen, scheinen sich zu ähneln und in aufeinanderfolgenden Stufen abzulaufen. Dabei vollzieht sich die Entwicklung vom konkreten „Begreifen" hin zum „abstrakten Denken".

Ein Beispiel für die sensomotorische Intelligenz sind die „Experimente zur Erhaltung der kontinuierlichen Qualität". So lassen sich kleinere Kinder durch die Form eines Gefäßes bei der Einschätzung von dessen Fassungsvermögen irritieren: Schmale, hohe Gläser scheinen mehr Flüssigkeit zu enthalten als breite Becher. Erst ein Ausprobieren lässt Kinder „erfahren", dass es keine Unterschiede gibt. Je älter ein Kind wird, desto weniger ist es zum geistigen Verständnis auf konkrete Handlungen angewiesen. Die „Herleitung" des Ereignisses findet zunehmend im Kopf statt.

4.3 Deskriptive Entwicklungspsychologie

Ohne die oben erwähnten Modelle eigens zu berücksichtigen, soll die Entwicklung des Kindes vom Säugling bis zum Jugendalter betrachtet werden. Wichtige Entwicklungsschritte, die für diesen Lebensabschnitt typisch sind, sollen aufgezählt werden. Gedacht ist an eine Orientierungshilfe, die für die Einschätzung und für die Arbeit in der Kinderkrankenpflege relevant sind. Vorstellbar ist eine Art imaginärer Karteikarte für jedes Lebensalter, die in der Kitteltasche Platz findet und hilfreich ist z. B. beim Erstellen der Pflegeanamnese, bei der Aufnahme neuer Patienten oder zur Vorbereitung auf pflegerische Interventionen.

Auch in anderen, weniger typischen Arbeitsfeldern der Kinderkrankenpflege sind diese Hinweise wertvoll, etwa bei der Förderung von Kindern in

4 Wachstum und Entwicklung in der Lebensspanne Kindheit und Jugend

Krippen, Horten und Tagesstätten oder in Einrichtungen der Langzeitbetreuung wie Heimen, Kureinrichtungen und dem Rehabilitationsbereich. Am Ende eines jeden Abschnitts bieten konkrete Hinweise Hilfestellung bei der direkten Umsetzung im Pflegealltag. In den Kapiteln zu den Lebensaktivitäten finden sich zusätzliche Hinweise zum praktischen Umgang.

> **Merke ⋯▸ Früherkennung.** Im täglichen Umgang mit Kindern im gleichen Lebensalter sind große Unterschiede zu beobachten, ohne dass es sich dabei sofort um Behinderungen oder Entwicklungsverzögerungen handeln muss. Abweichungen können aber durchaus erste Hinweise zur Diagnose von Fehlentwicklungen sein. Gerade der kontinuierliche Umgang der Kinderkrankenschwestern mit den Kindern ermöglicht Beobachtungen, die zur Einschätzung einer Erkrankung notwendig sind. Hier liegt die Stärke der Kinderkrankenpflege gegenüber dem ärztlichen Personal!

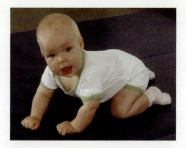

Abb. 4.1 ⋯▸ Erstes Lebensjahr. Der Fersensitz ist eine Lieblingsposition in diesem Lebensalter, die Kinder beginnen ihre Umgebung zu erforschen

4.3.1 Säuglinge

„Die Entwicklung während der Säuglingszeit, vom Alter von einigen Wochen an bis zu dem Stadium, in dem das Kind eine gewisse Sicherheit beim Laufen gewonnen hat und zu sprechen anfängt, ist beeindruckend. Innerhalb dieses relativ kurzen Zeitraums finden auffallende und radikale Veränderungen statt. In den ersten fünfzehn Monaten außerhalb des mütterlichen Körpers wird aus einem hilflosen, wenn auch manchmal lärmenden Neugeborenen, das nicht einmal seine Körperlage selbst verändern kann, ein höchst energischer, eigensinniger Spaziergänger, der mit größtmöglicher Aktivität alles in seiner Reichweite untersucht und, wenn möglich, durch Schmecken, Kauen, Liebkosen, Sondieren, Ziehen, Stoßen, Schlagen und Reißen erforscht" (Stone/Church, 1978).

Neugeborene haben ungefähr drei Stunden Wachzeiten am Tag. Im Verlauf der Entwicklung schläft ein älterer Säugling ungefähr zehn Stunden pro Nacht und hat tagsüber nur noch kurze Ruhephasen. Der Säugling kann mit zwei Monaten lächeln, und im Alter von sieben Monaten gelingt es ihm, zwischen bekannten und fremden Personen zu unterscheiden. Dies zeigt der Säugling lautstark durch Schreien. Eine Trennung von den vertrauten Bezugspersonen, dies ist meistens die Mutter, wird auf diese Weise leicht zum traumatischen Ereignis; dazu könnte auch ein Krankenhausaufenthalt gehören, der ohne die Aufnahme der Mutter stattfindet. Da die Mutter oft noch stillt, ist eine Mitaufnahme sowieso notwendig. Eine Vorbereitung wie bei älteren Kindern ist noch nicht möglich. Das Kind hat noch keine Vorstellung von Zeit, auch kann es nur zwischen Wohlfühlen und Nichtwohlfühlen unterscheiden. Die Behauptung, ein Fötus oder ein Neugeborenes hätte kein Schmerzempfinden, ist seit einigen Jahren endgültig widerlegt. Dies hat damit auch Konsequenzen für Untersuchungen und Nachbehandlungen nach Operationen.

Mit einem Jahr können die meisten Kleinkinder schon einige Wörter sprechen, sie verstehen auf jeden Fall viel mehr durch den vorhandenen passiven Wortschatz **(Abb. 4.1)**. Auch wenn es nicht ganz sicher ist, ob ein Kind den Inhalt der Worte versteht, so sind Erklärungen, die während pflegerischer Handlungen vorgenommen werden, auf jeden Fall durch eine beruhigende Stimme angstreduzierend. Der gleiche Effekt lässt sich durch Musik erreichen, etwa durch eine Spieluhr. Häufiger Körperkontakt während der Interventionen seitens der Eltern und, wenn diese nicht zur Verfügung stehen, durch das Pflegepersonal, wirkt ebenfalls beruhigend auf den Säugling. Hilfreich für den Säugling kann bereits jetzt ein Lieblingsspielzeug zur Kontaktaufnahme sein. Auch eine eindeutige Körpersprache unterstützt und fördert Vertrauen und wird dem Säugling die Nachahmung erleichtern, z. B. wenn es den Mund öffnen soll.

Die Verhaltensentwicklung im ersten Lebensjahr ist in **Tab. 4.3** dargestellt.

4.3.2 Kleinkinder

Im Kleinkindalter findet die Entwicklung nicht mehr in dem rapiden Tempo wie im ersten Lebensjahr statt. Das Kleinkind kann bald sicher laufen, beginnt sich mit Dreirad und Bobby Cars fortzubewegen **(Abb. 4.2)**. Die Möglichkeiten, die der Alltag mit seinen Anforderungen bietet, ist Lernanregung genug. So „spielt" das Kleinkind mit Kochgegenständen, kann sich lange zum Beispiel am Waschbecken mit dem Wasserhahn beschäftigen oder „baut" mit Kissen und Decken. Es kann vertraute und fremde Umgebung gut unterscheiden.

Eine Trennung von der Familie kann für das Kleinkind unangenehme Folgen haben, Gefühlsbeziehungen sind noch nicht sehr ausgeprägt und stabil. Es kann mittlerweile aber sehr wohl die Mitglieder der Familie erkennen, vor allem Mutter und Vater, und wird sich in fremder Umgebung, mit fremden Gegenständen und Personen ängstigen.

Deskriptive Entwicklungspsychologie 4

Tabelle 4.3 ⇢ Überblick über die Verhaltensentwicklung im ersten Lebensjahr (aus Rübling, H., J. Schweißgut: Psychologie in der Kinderkrankenpflege, 2. Aufl. Kohlhammer, Stuttgart 1997)

	– Alter in Monaten –											
	1	2	3	4	5	6	7	8	9	10	11	12
Sinneswahr-nehmung	verfolgt Lichtquelle beachtet Konturen hat Schmerzempfindungen lokalisiert Geräusche						kann Größe und Form von Gegenständen unterscheiden				erkennt Abbildungen von vertrauten Gegenständen wieder	
Feinmotorik	Greifreflex	grobe Greifbewegungen					Sehen und Greifen werden koordiniert					
			Faustgriff		gezieltes Greifen				Daumen-Finger-Griff		Pinzettengriff	
						wechselt Spielzeug von einer in die andere Hand						
Sozialverhalten und Sprechen	reagiert auf Zuwendung und Gefühlsäußerungen anderer		erkennt Mutter								sagt Papa und Mama gezielt	
			lächelt bei Anblick eines Gesichts				ahmt Sprachlaute nach spielt Verstecken					
Grobmotorik	hebt Kopf in Bauchlage hält Kopf im Sitzen				sitzt allein		zieht sich hoch zum Stehen krabbelt				steht kurze Zeit erste Gehversuche	

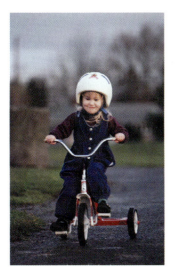

Abb. 4.2 ⇢ **Kleinkindalter.** Das Kind lernt andere Fortbewegungsmittel kennen

beit bereit sein, sobald eine Behandlung durch Gestik oder Mimik unterstützt wird.

Zur Ablenkung und Unterhaltung dienen Fingerspiele und das Singen von einfachen Liedern. Auch ein Kleinkind hat ansatzweise eine Vorstellung von Zeit, wenn sich die Erwachsenen bemühen, in einer kindgerechten Vorstellung zu formulieren: „nach dem Essen, vor dem Waschen, noch einmal Schlafen". Verhaltensanweisungen sollten in kurzen Sätzen sowie in zeitlicher Nähe gegeben werden. Die Eltern sollten getrennt vom Kind informiert werden, das vermeidet Missverständnisse.

Zum Ende der Kleinkinderzeit wird das Kind auch seine Eigenständigkeit und Individualität betonen, „Ich kann alles allein" oder „Ich will aber...". Es ist notwendig, klare Grenzen zu setzen und sich für das Kind eindeutig und dadurch verlässlich zu verhalten. Soweit dies machbar ist, sollten Kleinkinder die für pflegerische Interventionen notwendigen Gegenstände vorher „begreifen", das fördert die Kooperation und reduziert Angst.

Im Krankenhaus bedeutet dies, dass sich das Kleinkind wehren wird, wenn unangenehme oder schmerzhafte Eingriffe vorgenommen werden. Vertraute Spielsachen oder Kleidungsstücke können als Brücke in der neuen Umgebung dienen.

Ein Kleinkind kann sich schon über kürzere Zeiten allein beschäftigen. Knappe Unterweisungen kann es aufnehmen, und es wird leichter zur Zusammenar-

4.3.3 Vorschulkinder

Ein Kind im Vorschulalter ist in vielerlei Hinsicht schon sehr selbständig. Es ist sowohl feinmotorisch als auch grobmotorisch sehr geschickt **(Abb. 4.3)**. Es kann sich mit Hilfe an- und ausziehen, z. B. Knöpfe, Reiß- und Klettverschlüsse öffnen und schließen, al-

63

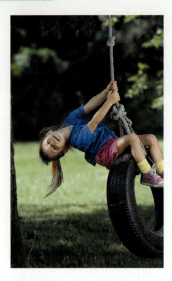

Abb. 4.3 Vorschulalter. Die motorische Entwicklung zeigt sich auch beim Spielen

lein mit Löffel und Gabel essen, aus dem Glas trinken. Die Sauberkeitserziehung sollte abgeschlossen sein, das Kind ist in der Lage, seine Bedürfnisse zu äußern und sich sprachlich oft schon sehr differenziert auszudrücken. Wo es möglich ist, sollte die Eigenständigkeit nicht beschnitten werden; die Kinder können, wenn sie in der Lage dazu sind, genauso wie zu Hause allein essen, trinken, sich anziehen oder Zähneputzen. Anregend wirkt die Gesellschaft einiger gleichaltriger Kinder. Vielleicht traut sich ein Kind auf einmal mehr zu, als die Eltern in der häuslichen Atmosphäre erwarten, ein Schub für die Autonomieentwicklung kann entstehen.

Kinder dieses Alters sind daran interessiert, etwas über sich und ihre Umgebung zu erfahren, die Erwachsenen über „Gott und die Welt" auszufragen. Zusätzlich haben die meisten Kinder ihre eigenen Phantasien, wie Dinge funktionieren, woher sie kommen. Die Natur wird von den Kindern als belebt und personifiziert erkannt, so dass direkt aus ihr auch Angst, Freude oder Trauer ausgelöst werden. Das Kind versucht, seine Wirklichkeit in Rollenspielen nachzuempfinden.

> **Merke ⸱⸱⸱▸ Psychologische Vorbereitung.** Es ist für ein Vorschulkind notwendig, mit einfachen Worten erklärt zu bekommen, warum ein bestimmter Eingriff vorgenommen wird und dass schmerzhafte Interventionen nicht als Bestrafung dienen.

Ein Kindergartenkind kann sich einige Zeit mit Puzzles oder Brettspielen beschäftigen, Zeichnungen anfertigen, ausschneiden oder Basteleien mit Kleber, Knetmasse oder anderen Materialien herstellen. Viele Kinder zwischen drei und sechs Jahren besuchen den Kindergarten, so dass sie es gewohnt sind, für einige Stunden von der Familie getrennt zu sein. Auch haben sie erste Erfahrungen in sozialen Gefügen mit Gleichaltrigen gesammelt. Dazu gehört auch, mit anderen zu konkurrieren, Koalitionen zu bilden und sich ältere Kinder zum Vorbild zu nehmen. Viele Kinder haben in diesem Alter schon Geschwister, so dass in der Familie diese Erfahrungen und das Übungsfeld gegeben sind. In diesem Lebensalter bekommt die verbale Kommunikation immer mehr Bedeutung, der aktive Wortschatz ist recht groß.

4.3.4 Schulkinder

Kinder, die sich im Schulalter befinden, haben schon viel Selbständigkeit erlangt. Sie sind in der Lage, sich in ihrer Umgebung zurechtzufinden, da sie mit Gewohnheiten und Regeln vertraut sind, sie kennen sich in Alltagswirklichkeiten aus. Sie sind interessiert, wie Alltags- und Berufswelten der Eltern ablaufen, und empfinden in Rollenspielen viele Lebenserfahrungen nach. Sich bewegen und Mobilsein ist wichtig: Fahrradfahren, Ballspiele aller Art, Schwimmen, überhaupt fast alle Sportarten begeistern die Kinder **(Abb. 4.4)**.

Durch einen Krankenhausaufenthalt wird der Bewegungsdrang eingeschränkt. Zusätzlich zu den Einschränkungen durch die Erkrankung erlebt das Kind Unruhe und Unwohlsein. Das lässt sich abmildern, wenn bei der Belegung nicht nur das Alter, sondern auch das Geschlecht beachtet wird. Für Kinder dieses Alters ist die weibliche oder männliche Identität bereits ausgeprägt. Junge oder Mädchen sein zeigt sich in der Kleidung, in Spielsachen wie Barbiepuppen oder Dragon Ball und in der Art zu spielen.

Durch den Besuch der Schule, der nun zu einer gewissen Pflicht wird und die Verantwortung für das Lernen auch zur Verpflichtung, ist das Kind mindestens einen halben Tag lang nicht mehr in der familiären Umgebung, sondern mit Gleichaltrigen und zunehmend mit anderen Erwachsenen zusammen, die

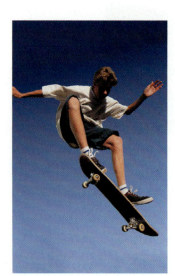

Abb. 4.4 Schulkindalter. Sich bewegen und Mobilität sind auch in diesem Lebensalter sehr wichtig

als Vorbilder oder Orientierung dienen. Die Möglichkeit zu schreiben und zu lesen ergibt längere Phasen, sich allein zu beschäftigen. Kinder, die Spaß am Lesen gefunden haben, tauchen für Tage in eine Phantasiewelt ab. Viel Zeit wird auch vor dem Fernseher, verschiedenen Konsolen oder dem Gameboy verbracht.

Auch abstraktes Denken ist mehr und mehr möglich, es besteht z. B. eine Vorstellung davon, was der Tod ist oder wie es nach ihm weitergehen könnte. Schulkinder haben verbale und nonverbale Kommunikationsmöglichkeiten, die für die Pflege genutzt werden können. Sie erlauben es, Missverständnisse einfacher zu klären, Anweisungen leichter zu transportieren, zur Kooperation aufzufordern oder ganze Interventionsabläufe zu erklären. Schulkinder lernen auch, Gefühle und Ideen differenzierter auszudrücken. Alle Möglichkeiten, die den Kindern ein Maß an (Selbst-)Kontrolle erhalten, sollten angeboten werden. Hierzu zählen auch Formen der Entspannung wie lautes Zählen oder tiefes Atmen. Der Umgang mit Zeit hat sich im Laufe der Lebensjahre verändert: Kinder in der mittleren Kindheit sind zum einen in der Lage, über längere Sequenzen und Abfolgen von Handlungen zu verfügen, und zum anderen entwickeln sie eine bessere Vorstellung von Zeit, zum Beispiel was es bedeutet, drei Tage zu warten oder noch vier Nächte zu übernachten.

4.3.4 Pubertierende und Jugendliche

Die Zeit der Pubertät ist in jeder Hinsicht eine Zeit des Umbruchs und des Wechsels. Es ist nicht möglich, die Abfolge der Veränderungen chronologisch wiederzugeben, da die Verwandlungen individuell sehr unterschiedlich ablaufen. Tatsache ist, dass am Ende der Pubertät, sowohl biologisch-körperlich als auch – oft verzögert – psychisch eine Veränderung zum Erwachsenen stattgefunden hat. Diese Zeit kann für die Betroffenen (manchmal auch für die Umgebung) „die Hölle sein". Genauso liegen zwischen Jungen und Mädchen mitunter Welten, die nicht zu überbrücken sind.

Pubertierende haben ein ausgeprägtes Schamgefühl, so dass im Krankenhaus besonders die Intimsphäre der Heranwachsenden respektiert werden soll. Fragen zu körperlichen Veränderungen und Fragen der Sexualität dagegen können nur in Offenheit angesprochen werden. Auch in Bezug auf Eingriffe bestehen oft große Unsicherheiten über Folgen und etwaige bleibende Beeinträchtigungen.

Zunächst fühlen sich Jugendliche in sich selbst nicht wohl; ein Blick in den Spiegel kann über die Stimmung für den ganzen Tag entscheiden. Erst im Laufe der Zeit wird sich an der Selbsteinschätzung etwas ändern.

Teens empfinden sich und ihre Umgebung oft als „schrecklich, ihr Selbstwertgefühl geht manchmal gegen Null". Dann wieder wissen sie sowieso alles besser als die Erwachsenen, die mit ihren wohlmeinenden Ratschlägen nur „nerven". Die Jugendlichen könnten mit ihren Ideen, hätten sie denn irgend etwas zu entscheiden, die Welt revolutionieren.

In der Schule oder in der Ausbildung etwas zu leisten, sich anzustrengen, erscheint vielen Jugendlichen als Zeitverschwendung. Viel mehr bringt es, sich mit Gleichgesinnten zu treffen. Wer zu welcher Konstellation gehört, zeigt sich z. B. in der Art sich zu kleiden, in dem Stil zu reden oder daran, welche Musik „in" ist. So laut und schrill wie die Musik der verschiedenen Gruppen, so bunt und vielfältig ist das Erscheinungsbild.

 Merke ···> Umgang mit Jugendlichen. Um eine vertrauensvolle Atmosphäre im Umgang mit Jugendlichen herzustellen, helfen keine vorgefertigten Meinungen. Vorurteilsfrei auf Jugendliche zuzugehen, dabei die Individualität des jungen Menschen zu achten und zu schützen, schafft gute Voraussetzungen für eine erfolgreiche Behandlung. Dadurch kann sich auch die Chance ergeben, über den eigenen Tellerrand zu schauen oder festzustellen, dass die eigene Pubertät eben doch noch nicht hundert Jahre zurückliegt.

Lese- und Lernservice

Fragen zum Selbststudium

1. Was versteht die Psychologie unter dem Begriff „Entwicklung"?
2. Warum spricht man von unterschiedlichen „Entwicklungspsychologien"?
3. Wie können Sie einem Vorschulkind den Zeitumfang „drei Tage" auf anschauliche Weise nahe bringen?

Verwendete Literatur

Ginsburg, H., S. Opper: Piagets Theorie der geistigen Entwicklung, 2. Aufl. Klett-Cotta, Stuttgart 1978
Holoch, E. u. a. (Hrsg.): Lehrbuch Kinderkrankenpflege. Hans Huber, Bern 1999
Oerter, R., L. Montada: Entwicklungspsychologie, 4. Aufl. Psychologie Verlagsunion, Weinheim 1998
Rübling, H., J. Schweißgut: Psychologie in der Kinderkrankenpflege, 2. Aufl. Kohlhammer, Stuttgart 1997
Schaub, M.: Psychologie, Soziologie und Pädagogik für die Pflegeberufe, 2. Aufl. Springer, Berlin 2001
Stone, L., J. Church (Hrsg.): Kindheit und Jugend, Einführung in die Entwicklungspsychologie. Thieme, Stuttgart 1978
Wellhöfer, P.: Grundstudium Persönlichkeitspsychologie. Enke, Stuttgart 1977

5 Erleben und Bewältigen von Gesundheitsstörungen im Kindes- und Jugendalter

Yvonne Brixius, Petra Kullick, Christina Köhlen

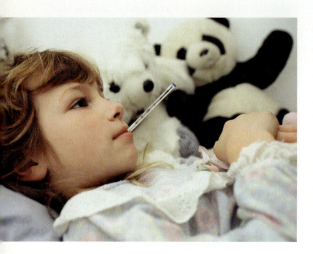

und Misstrauen. Das lässt auch verstehen, dass ein Kind, zumeist wenn es noch klein ist, keine besonderen Vorteile am Kranksein sieht oder diese bewusst für sich ausnutzt. Der Effekt, im Nachhinein Vorzüge durch die Erkrankung zu haben, wie Erwachsenen sie z. B. durch die Befreiung von lästigen Pflichten erfahren, und der als sekundärer Krankheitsgewinn bezeichnet wird, spielt bei Kindern deshalb nur eine untergeordnete Rolle.

5.1 Kinder erleben Krankheit

Yvonne Brixius

Wenn im Folgenden der Versuch unternommen wird zu beschreiben, wie Kinder Krankheit erleben, so ist es notwendig, die zumeist von gedanklicher Einsichtsfähigkeit geleitete Perspektive unserer Erwachsenenwelt zu verlassen und sich auf die Sicht- und Erlebniswelt von Kindern einzulassen (**Abb. 5.1**).

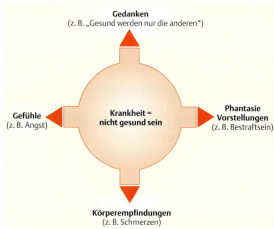

Abb. 5.1 ⸺ Krankheit. Aus der Sicht und Erlebniswelt des Kindes

> **Merke** ⸺ Für ein Kind heißt „Krankheit" zuallererst, nicht gesund sein. Kinder begreifen im Gegensatz zu Erwachsenen die Welt viel ganzheitlicher. Wenn es also um das Phänomen Krankheit und seine Auswirkungen geht, so wird ein Kind nicht zwischen Gedanken, Emotionen, Körpersensationen oder Phantasievorstellungen trennen.

Es vermischen sich irrationale Vorstellungen, dass Krankheit eine Strafe sei, mit Gefühlen von Angst, Hilflosigkeit, Ausgeliefertsein oder Verlassenheit, dem Erleben körperlicher Schmerzen und der Erfahrung, außerhalb zu stehen.

Meistens hat Krankheit zur Folge, dass Kinder motorisch eingeschränkt sind und sich einengenden Verhaltensmaßregeln bis zur Passivität unterwerfen müssen. Unabhängig vom Alter hat das Unbehagen zur Folge und verstärkt die Gefühle von Ohnmacht

5.1.1 Jüngere Kinder erleben Krankheit

Ist krankheitsbedingt ein Aufenthalt im Krankenhaus notwendig geworden, dann sind einige gravierende Unterschiede im Erleben von jüngeren und älteren Kindern zu beobachten.

So scheint bei Säuglingen bis zu 6 Monaten die Angst vor Trennung zu fehlen. Durch entwicklungspsychologische Untersuchungen wissen wir heute, dass auch Säuglinge unter dem Mangel an emotionalem und körperlichem Kontakt durch vertraute Bezugspersonen leiden. Gerade durch den ständigen Kontakt ist es den Eltern oder anderen Bezugspersonen möglich, das Repertoire an Äußerungen zu erkennen, zu deuten und dadurch die Bedürfnisse des Babys zu befriedigen. Wird dieser Prozess durch eine

Trennung unterbrochen, geht die beiderseits entwickelte Fähigkeit der spezifischen Interaktionen verloren, da sich die Formen im Laufe der Zeit ändern oder die Bezugspersonen Nuancen der unterschiedlichen Äußerungen vergessen.

Bei etwas älteren Kindern bis zu 2 Jahren vermag die Vorstellungskraft, dass Kinder alle Arten von Ängsten phantasieren, die ein ganzes Spektrum aktualisieren können bis zur Projektion des Todes der aktuell vermissten Eltern. Das Verhalten erinnert an das entwicklungsbedingte Fremdeln im ersten Lebensjahr, das dem Baby eine Unterscheidung von vertrauten und fremden Personen ermöglicht. Für das Kind wird das gleiche Gefühl zur Realität, das es erlebt, wenn sich die Mutter ein Tuch vor das Gesicht hält und so im Erleben des Kindes einfach nicht mehr vorhanden ist.

Das Gefühl von Orientierungslosigkeit und Ausgeliefertsein wird durch das fehlende Zeitgefühl noch verstärkt. Krankheit wird deshalb für kleinere Kinder unendlich lang. Bis zum Alter von 3 Jahren kann die Angabe einer Zeitdauer, z. B. „morgen" kindgemäß an einer konkreten Tätigkeit wie „noch einmal schlafen" erklärt werden. Für ein Kind im Vorschulalter ist krank sein und im Krankenhaus-bleiben-Müssen gleichbedeutend mit Ausgeliefertsein, da noch keine Einsicht in die Krankheit vorhanden ist.

Kinder stellen sich Krankheiten als Folge von persönlichem Versagen, als Strafe für „falsches" Verhalten oder sogar als Überwältigung und Ähnliches mehr vor. Sie suchen selbst nach aus ihrer Sicht logischen Erklärungen, um das kausale Denken (d. h. einen Ursache-Wirkungs-Zusammenhang innerhalb des psychischen Geschehens) zu umgehen, wie es für uns Erwachsene typisch wäre.

5.1.2 Ältere Kinder erleben Krankheit

Wenn Kinder ab dem 6. Lebensjahr im Krankenhaus sind, so erwarten sie, dass sie dort gesund werden, da sie durch Ärzte und Pflegepersonal behandelt werden. Sie selber haben auf diesen Prozess wenig Einfluss, es wird viel eher etwas mit ihnen gemacht. Im Schulalter steht dem Kind aber auch eine größere Distanz zum Krankheitsgeschehen zur Verfügung. Es ist ihm zunehmend möglich, Einblick in Zusammenhänge herzustellen und verschiedene Rollen und Funktionen des Krankenhauspersonals zu differenzieren. Damit stellt sich ein viel höheres Maß an Realität ein, was dem Kind die Verarbeitung der Erlebnisse erleichtert. Das bedeutet aber nicht, dass Schulkinder weniger unter einer Trennung von Eltern, Geschwistern und gewohnter Umgebung leiden. Oft fällt es ihnen extrem schwer, Ruhe zu halten und zu akzeptieren, dass kein körperliches Abreagieren durch Bewegung möglich ist. Sie fühlen sich ruhelos, gereizt und lassen ihre Aggressionen zumindest verbal an allen ab, mit denen sie im Krankenhausalltag zu tun haben. Interessant ist hier zu beobachten, wie die Gefühle zu Vater und Mutter dabei auf das Pflegepersonal projiziert werden, was dann zu konfliktbeladenen Beziehungen führen kann. Vielleicht ist dieses Verhalten eher verständlich, wenn man sich vor Augen hält, dass selbst ältere Kinder immer noch stärker als Erwachsene ihren Gefühlen ausgeliefert sind und somit auch stärker gegen ihre Ängste ankämpfen müssen.

In dem Fall wird offensichtlich, dass nicht allgemein vom Erleben und Verarbeiten von Krankheit gesprochen werden kann. So wird beispielsweise ausschlaggebend für das Verhalten des Kindes sein, ob es zum ersten oder wiederholten Mal in eine Klinik kommt; Einfluss hat auch, ob es akut in ein Krankenhaus eingeliefert wird, ob ein lang geplanter und vorbereiteter Eingriff vorgenommen wird oder ob und wie das Kind durch die Eltern auf den Krankenhausaufenthalt vorbereitet wurde.

 Merke ···> Empathie. Dieses Erfassen der Hintergründe verlangt von allen Personen, die mit Pflege und Therapie von Kinder befasst sind, für jeden kleineren oder größeren Patienten Aufmerksamkeit, das Sammeln von einzelnen Informationen über das Kind und insbesondere Interesse an dessen Person. Es bedeutet vornehmlich aber, sich auf jedes Kind mit seinen Eltern individuell einzustellen, zum einen mit der erworbenen und erprobten Routine im Klinikalltag, zum anderen mit entsprechender Sensibilität für die Besonderheiten des erkrankten Kindes.

5.2 Auswirkungen des Krankenhausaufenthaltes

Kenntnisse über kindliche Bedürfnisse und das Wissen über Folgen der Vernachlässigung sind Anforderungen an die pflegerische Versorgung. Es handelt sich immer wieder um einen Balanceakt zwischen fachqualifiziertem und routiniertem Umgang mit den kleinen Patienten, deren Bezugspersonen und das Eingehen auf individuelle Anliegen und Gewohnheiten, um schädliche Folgen des Klinikaufenthalts möglichst auszuschließen.

Optimal ist ein vorurteilsfreier Umgang zwischen Pflegepersonal und Eltern, der eine Basis des Vertrauens schafft und der das Kind so wenig wie nötig in seinen Lebensäußerungen einschränkt.

5.2.1 Kurzfristige Auswirkungen

Wenn im Folgenden von unterschiedlichen Reaktionen auf einen Krankenhausaufenthalt die Rede ist, so bedeutet das nicht, dass alle Kinder alle Reaktionen womöglich auch in dieser Reihenfolge zeigen. Es geht vielmehr darum, einige typische Erlebnisweisen aufzuzeigen, die so einzeln oder als Prozess aufeinander aufbauend ablaufen können, ohne Anspruch auf Vollständigkeit zu haben.

■ Aggression

Viele Kinder reagieren unabhängig vom Alter nach einer Krankenhauseinweisung mit aggressivem Verhalten. Dies kann sich durch *Nörgeln, lauten Protest* oder *Beschweren* äußern, es kann ein *feindseliges Abwenden* im Hinblick auf Mitpatienten und Pflegepersonal sein oder *wildes Umsichschlagen* gegenüber Personen, die sich ihnen bis zu einer unsichtbaren Grenze nähern.

Meist geht es den Kindern dabei nicht besonders gut. Sie können sich selber nicht leiden, wirken eher hilflos als überzeugend in ihrer Wut. Es scheint, dass sie keinen anderen Weg finden, als durch dieses laute, für alle Beteiligten unangenehme Verhalten auf sich und ihre Not aufmerksam zu machen. Durch zusätzliche Schmerzen werden sie oft von allen anderen Aktivitäten absorbiert und in ihren Gefühlen beherrscht. Sie sind verärgert darüber, wie Kleinkinder behandelt zu werden und ihre übliche Selbständigkeit aufgeben zu müssen.

■ Regression

Einige Kinder zeigen eine andere Reaktion auf das Krankenhaus und erzwungene Bettruhe: Sie versuchen durch *regressives Verhalten* auf sich und ihre scheinbar ausweglose Situation aufmerksam zu machen. Viele haben ein stärkeres *Anlehnungsbedürfnis* an Eltern und Bezugspersonen, manchmal wirken sie aber auch wie in ein Schneckenhaus *abgekapselt* und *verlassen* von ihrer Umwelt.

Gerade jüngere Kinder, die stolz darauf waren, sich alleine anziehen zu können oder selbständig zu essen, scheinen dies nun vergessen zu haben und lassen sich neuerdings füttern oder beginnen wieder einzunässen.

Ältere Kinder erleben diese Situation annähernd wie eine Gewaltanwendung, eine Operation wie einen Angriff auf den Körper, da die Eroberung von Autonomie abrupt gestoppt wurde. Die mühsam oder mit Freude erreichte Entwicklung ist zum Stillstand gekommen oder macht sogar Rückschritte, das verunsichert und irritiert.

■ Depression

Nahezu fließend ist der Übergang zu einer anderen Reaktionsform auf Hospitalisation, die nun vorgestellt werden soll: Auch Depression kann sich durch unterschiedliche Formen äußern. Manche Kinder vergehen in *Selbstmitleid*, starren wie abwesend aus dem Fenster oder liegen völlig *apathisch* im Bett. Einige Patienten sorgen sich auch übermäßig um alle Körperfunktionen, beobachten sich intensiv und entwickeln *psychosomatische Symptome*. Hinzu können *Schuldgefühle* über die Entstehung der Erkrankung kommen, aber auch *Misstrauen* gegenüber dem Pflegepersonal: Alles sieht nach *Resignation* über den eigenen Zustand aus.

Am problematischsten ist eine scheinbare Anpassung der Kinder an ihren Zustand, der sich durch Wohlverhalten mitteilt und für die ärztliche und pflegerische Versorgung am angenehmsten aussieht. Selbst wenn die Eltern zu Besuch kommen, wirken diese Kinder lustlos, wenig erfreut und erkennen die Bezugspersonen kaum.

Die kleinen Patienten ordnen sich allen Maßnahmen unter, sie lassen alles protestlos über sich ergehen. In einer solchen Situation ist es wichtig, auf keinen Fall die scheinbare Anpassung zu akzeptieren, sondern Gesprächsangebote zu signalisieren und den Kontakt nicht abreißen zu lassen. Denn dies kann manchmal lebensrettend werden, um ein Kind aus seiner Isolation zu holen und eine Chance zu haben, es an Behandlung bzw. Therapie zu beteiligen, mit ihm zu kooperieren und es in seinen Bedürfnissen ernst zu nehmen.

5.2.2 Unterstützungsstrategien

Wenn ein Kind oder ein Jugendlicher erkrankt, dann stellt dies für alle – den Kranken und alle, die mit ihm zu tun haben – eine Ausnahmesituation dar. Die Eltern bzw. die gesamte Familie reagieren mit unterschiedlichen Gefühlen, die von einem Schock bei einer lebensbedrohlichen Erkrankung, bis zu einer mit Fassung getragenen Reaktion z. B. bei einer Infektion reichen können. Im Folgenden geht es darum, dem Pflegepersonal ein „Handwerkszeug" zu geben, das als Hilfestellung dienen könnte, die ihnen Anvertrauten und deren Nächsten bei der Bewältigung einer Krankheit zu unterstützen.

Vier Leitsätze – aus dem Blickwinkel der Pflegeperson formuliert – sind als Anregung gedacht, sich in die spezifische Lage des kranken Kindes zu begeben und Wege des Umgangs aufzuzeigen. Als Außenstehende ist es einfacher, nicht von der Hilflosigkeit und dem Kontrollverlust, den die Erkrankten spüren, überrollt zu werden.

■ Entlastung schaffen und Geborgenheit herstellen

Ist ein Kind erkrankt und wird ins Krankenhaus aufgenommen, so sind alle Normalitäten außer Kraft gesetzt. Unabhängig ob es sich um eine akute, vielleicht sogar lebensbedrohliche Erkrankung handelt, oder ob ein länger geplanter Eingriff vorgenommen wird, das kranke Kind ist aus allen Vertrautheiten herausgerissen, und die Angehörigen fühlen sich verunsichert und hilflos. Dies betrifft alle Facetten der spezifischen Lebenssituation mit allen besonderen Eigenarten wie z. B. die Stellung in der Geschwisterreihe. Konkret kann sich ergeben, dass ein Einzelkind, das mit der Mutter allein lebt, im Vier-Bettzimmer untergebracht ist. Einerseits ist das Kind in dieser Ausnahmesituation von allen im Alltag auferlegten Pflichten frei, andererseits ist es seine ausschließliche Aufgabe alles dazu zu tun, seine Gesundheit wieder herzustellen.

An dieser Schnittstelle beginnt die Aufgabe des Pflegepersonals: alle „Mittel" sind erlaubt, die zur Gesundung der kleinen und großen Patienten förderlich sind! Auch im Sinne des sekundären Krankheitsgewinns ist es berechtigt, auf besondere Zuwendungen zu achten, die die Besserung und Heilung beschleunigen.

Die Aufgabe des Pflegepersonals besteht primär darin, Kontakt auch emotional zum Kind herzustellen. Im nächsten Schritt gilt es von den Angehörigen möglichst viele Informationen über Eigenarten und Lebensgewohnheiten des Kindes zu erfahren. Dieses Wissen hilft im Umgang mit den Patienten Normalität und Individualität beizubehalten, und dadurch einen Rahmen von Vertrautheit und Geborgenheit zu installieren. Damit sind neben den medizinischen und pflegerischen Maßnahmen die wichtigsten Voraussetzungen geschaffen, den Gesundungsprozess für die kranken Kinder einzuleiten, und die Angehörigen optimal zu entlasten.

■ **Ein Netz wechselseitiger Unterstützung aufbauen**

Ist ein Kind stationär aufgenommen, und sind alle Versorgungsmaßnahmen eingeleitet, so wird vom Pflegepersonal viel Geduld gefordert. Aufkommende Ängste und die immer wieder entstehenden Verunsicherungen über die Befindlichkeit und den Verlauf der Erkrankung werden häufig bei Pflegenden abgeladen. Das Pflegepersonal hat im Gegensatz zu den Ärzten einen kontinuierlichen Kontakt, und kann so jede Veränderung des Zustands rückmelden. Nur so, indem jede an der Versorgung des kranken Kindes beteiligte Berufsgruppe ihren Part übernimmt, kann eine kollegiale Zusammenarbeit entstehen. In einer Umgebung, in der Not, Ängste und Unsicherheit ausgesprochen werden dürfen, passiert zweierlei:
- durch die Rückmeldung entsteht für die kranken Kinder und ihre Begleitpersonen eine Brücke in einem Gebäude aus Hilflosigkeit und Angst,
- von der anderen Seite kann die Brücke betreten werden, um an wichtige Informationen für den Gesundungsverlauf zu kommen, und entsprechend weiterzuleiten.

Das Pflegepersonal hat in diesem Netz eine tragende Rolle! Durch den dauerhaften Kontakt mit dem Kind nimmt es Veränderungen wahr, die an Ärzte und andere Therapeuten weitergeleitet werden müssen.

■ **Mut zur eigenen Grenze**

Medizinisch und menschlich tauchen immer wieder Situationen auf, die das Pflegepersonal an fachliche oder persönliche Grenzen führen. Diese zu erkennen und sich um entsprechende Hilfe zu bemühen, ist für die kranken Kinder eine unbedingte Notwendigkeit und für das Pflegepersonal eine Vorbeugung vor Überforderung (Burn-out). Hilfe kann je nach Situation innerhalb der Station oder des Krankenhauses oder außerhalb angefordert werden (z. B. beim Krankenhauspfarrer). Persönlich kann die Pflegeperson vom Schicksal des Kindes so betroffen sein, dass sie Unterstützung in Form einer BALINT-Gruppe oder in einer Supervision benötigt. Zur Entlastung des familiären Systems könnte die Familie in eine Beratungsstelle außerhalb der Klinik verwiesen werden, damit die gesunden Geschwister nicht vernachlässigt werden.

Merke ⇢ Grenzen zu erkennen und anzunehmen, erhält langfristig die Freude am Beruf und ermöglicht, die eigenen Perspektiven auszudehnen.

■ **Selbstheilungskräfte aktivieren**

Neben den medizinischen und pflegerischen Maßnahmen, wie z. B. Operationen oder Medikamentengabe, ist es für den Heilungsprozess von entscheidender Bedeutung, ob es gelingt, die Selbstheilungskräfte der jungen Patienten zu aktivieren. Wie kann das erreicht werden? Dazu drei Stufen, die aufeinander aufbauen:
1. die Basis besteht aus Achtung, Wertschätzung und Akzeptanz der kranken Kinder
2. in der nächsten Stufe werden Motivation, Wissen um Ressourcen und positives Denken gestärkt
3. in der dritten Stufe könnten, falls es die Beziehungsebene zwischen Patienten und Pflegepersonal zulässt, gezielt Maßnahmen eingesetzt werden, die gesundheitliche Schutzfaktoren wiederherstellen, aktivieren und verstärken.

Die zweite Stufe lässt sich am besten an Beispielen für einen positiven Denkstil erläutern. An dieser Stelle sei darauf hingewiesen, dass dem positiven Denkstil keine heilende, sondern eine unterstützend-schützende Funktion zugeschrieben wird. Nach Oberbegriffen sortiert sind Sätze aufgelistet, die das kranke Kind sich selbst sagen oder in der passenden Situation von der Pflegeperson angeboten bekommen könnte:
- **Relativieren** (*„Wer weiß, wozu das gut ist"*, *„viel schlimmer kann es nicht sein, morgen sieht es schon ganz anders aus"*, *„das haben andere auch geschafft"*, *„das ist noch keine Katastrophe"*, *es wird auch wieder besser"*, *„ich lasse mich nicht kleinkriegen"*),
- **Abstand schaffen** (*„Andere haben auch gekämpft"*, *„in jeder Krise ist eine Chance"*, *„nichts überstürzen"*, *erst mal überschlafen"*),
- **Selbstberuhigung** (*„Bleib ruhig"*, *„in der Ruhe liegt die Kraft"*, *„erst mal tief durchatmen"*, *„jetzt ist Ruhe wichtig"*),
- **Selbstermutigung** (*„Ich werde es schon schaffen"*, *„es wird schon werden"*, *„ich habe schon ganz andere Sachen geschafft"*, *„andere haben das auch geschafft"*, *„ich weiß, dass ich es schaffe"*).

(nach Oskar Mittag, 1996)

Aus der Psychoonkologie ist bekannt, dass Entspannungsverfahren, Atemtherapie und Visualisierungsverfahren den Heilungsprozess unterstützen und/oder das Leben verlängern können. Dazu eine Übung zur Entspannung nach Vopel, die auch ohne Vorkenntnisse leicht angewandt werden kann. Sie heißt: „Schnelle Hilfe" und wird so angeleitet:

Ich möchte euch zeigen, wie ihr euch wirksam entspannen könnt. Ihr könnt das im Sitzen, Stehen oder Liegen tun. Wenn wir das Experiment einige Male zusammen erprobt haben, könnt ihr diese Technik auch allein anwenden, wenn ihr zum Beispiel einmal sehr aufgeregt seid, Angst habt usw.

Wählt die Stellung, die euch im Moment am behaglichsten ist…Schließt die Augen… Jetzt spannt alle Muskeln eures Körpers gleichzeitig an, Arme, Beine, Kiefer, Bauch, Fäuste usw. Spannt kräftig an… (6 Sekunden).

Und jetzt lasst los. Bemerkt, wie die Spannung aus eurem Körper geht… Lasst mit der Körperspannung auch die Spannung aus eurem Geist gehen und ersetzt sie durch ruhige, gelassene Energie… Lasst jeden Atemzug, den ihr tut Ruhe und Entspannung in euren Körper bringen… (20 Sekunden).

Jetzt spannt euren ganzen Körper erneut an und haltet die Spannung ein paar Sekunden lang an (5 Sekunden).

Lasst jetzt wieder los und bemerkt, wie die Spannung aus eurem Körper fließt… (10 Sekunden).

Jetzt spannt erneut alle Muskeln eures Körpers an und atmet zur gleichen Zeit tief ein. Haltet den Körper angespannt und haltet auch die Luft ein paar Sekunden lang an… Nun sagt zu euch innerlich: „Entspanne dich!" – wenn ihr das tut, atmet aus und entspannt euch… (10 Sekunden).

Holt tief Luft und haltet sie 10 Sekunden lang an. Dann sagt euch innerlich: „Entspanne dich!" und atmet aus… (10 Sekunden).

Jetzt will ich euch ein Rezept verraten: Immer, wenn ihr den Wunsch habt, euch zu entspannen, dann könnt ihr dies tun: Holt tief Luft, spannt euren Körper an und haltet die Luft ein paar Sekunden lang an; sagt euch dann innerlich: „Entspanne dich!" und atmet aus und lasst locker. Ihr könnt dies überall und immer tun, weil niemand es von außen bemerken kann. Versucht es jetzt gleich noch einige Male (30 Sekunden).

Jetzt öffnet die Augen, fühlt euch ausgeruht und munter…

In diesem Zusammenhang sei noch hingewiesen auf Imaginationsübungen, die zur Entspannungsinduktion dienen (nach Reddemann 1998): „Baumübung", „Der sichere innere Ort", „Die inneren Helfer", „Das innere Team" und „Der innere Garten".

5.2.3 Längerfristige Auswirkungen

Neben den oben geschilderten Reaktionen auf eine Hospitalisierung kann es auch Auswirkungen geben, die sich erst nach Beendigung des Krankenhausaufenthaltes bemerkbar machen. Exemplarisch werden hier drei Bereiche herausgenommen, die aber nur in der Theorie voneinander getrennt existieren.

■ Probleme in der Familie

Krankheit und Krankenhausaufenthalte stellen für alle Familienmitglieder eine Ausnahmesituation dar. Der Patient ist von dem Familienverband isoliert und leidet unter den Folgen dieser Trennung. Für die zurückgebliebenen Geschwister ist der übliche Tagesablauf mit seinen Verlässlichkeiten und Gewohnheiten ebenso nicht mehr vorhanden. Alle fühlen sich verunsichert: Nichts ist, wie es war.

Durch die Mitaufnahme einer Bezugsperson muss für die Bewältigung des Alltags improvisiert werden, oftmals werden andere Personen zur Betreuung der Zuhausegebliebenen miteinbezogen. Je nach Entfernung zwischen Krankenhaus und Wohnort sind die Eltern zu einem organisatorischen Spagat gezwungen, um Berufstätigkeit, Haushalt, Kinderbetreuung und Krankenbesuche unter einen Hut zu bekommen.

Ist der kleine Patient dann wieder zu Hause, haben die Schwierigkeiten meist auf Anhieb noch kein Ende, denn nun heißt es, das Kind, das eine zeitlang im Mittelpunkt stand, wieder in die „alten" Familienstrukturen aufzunehmen. Da zwischen den Geschwistern durch die erforderliche Fürsorge Neid und Eifersucht entstanden sein können, ist dies kein einfacher Prozess.

Das Vorhaben kann durch besondere Probleme des ehemaligen Patienten noch verschärft werden: Einige Kinder haben Schwierigkeiten mit der Nahrungsaufnahme und mit Essgewohnheiten. Andere entwickeln Schlafstörungen, leiden unter Alpträumen oder Durchschlafproblemen, oder sie haben plötzlich Angst vor der Dunkelheit. Ebenso kann sich regressives Verhalten, das sich in der Klinik eingestellt hat, über einen längeren Zeitraum zu Hause fortsetzen, oder erst anschließend entstehen, z.B. Einnässen oder Einkoten. Auch allgemeine Ängstlichkeit und ein Gefühl von Niedergeschlagenheit beobachten Eltern bei ihren Kindern nach einer längeren stationären Therapie.

Um diese Folgeerscheinungen nicht dauerhaft werden zu lassen, sind Geduld und Einfühlungsvermögen aller Familienangehörigen gefragt. Es kommt darauf an, das verlorengegangene Gefühl von Sicherheit und Geborgenheit wieder entstehen zu lassen.

■ Schwierigkeiten mit der Bezugsgruppe von Gleichaltrigen

Alle Wiedereingliederungsprobleme, die in der Familie auftreten können, sind selbstverständlich auch im Umgang mit Gleichaltrigen möglich. Für jedes Kind ist das Zusammensein mit Spielkameraden und Freunden ein Übungsfeld zum Erlernen von sozialen Fertigkeiten und Erproben von Fähigkeiten. Hier erlebt es, einen bestimmten, nicht ersetzbaren Platz, eine soziale Rolle zu haben. Das Kind hat die Möglichkeit, Einzelnen Koalitionen zu bilden, es kann üben, Konflikte auszutragen, und es erlebt vielleicht, wie schmerzhaft es sein kann, zum Außenseiter oder Sündenbock zu werden.

Die Peer-Group (engl. = Gruppe von Gleichaltrigen, die neben den Geschwistern, Eltern und anderen Bezugspersonen mit zunehmendem Alter – vor allem Schulalter und bei Jugendlichen – immer mehr Einfluss auf die Entwicklung bzw. Sozialisation von Kindern hat; zeigt sich z. B. in der „coolen" Sprache, in der Jugendliche miteinander reden) wird zum Experimentierfeld für das Erwachsenenleben. Durch eine Krankheit wird der Kontakt zu diesem Raum für eine Zeit gekappt, alle üblich vertrauten Umstände sind abgeschnitten, alle Verlässlichkeiten aufgehoben. Hat ein Kind allerdings, zumal wenn es als Einzelkind aufwächst, durch den Krankenhausaufenthalt eine Möglichkeit, im Krankenzimmer oder im Spielzimmer mit anderen Kindern zusammenzusein, wirkt sich dies wahrscheinlich positiv auf sein Wohlbefinden aus und kann einen Teil der sozialen Kontakte ersetzen. Dies gilt besonders für Kinder, die länger im Krankenhaus bleiben müssen. Es kann sich sogar die Möglichkeit ergeben, das Gleichaltrige durch den Umgang mit anderen Kranken ein Tabuthema unserer Gesellschaft hautnah erfahren, nämlich den Umgang mit lebensbedrohlichen Erkrankungen, Tod und Sterben.

■ **Störungen im Kindergarten und Schule**
Natürlich sind Kindergarten und Schule ebenfalls Orte des Umgangs mit Gleichaltrigen. Alle oben erwähnten Befindlichkeiten wie Ängstlichkeit und Verunsicherung bis hin zu misstrauischem Verhalten werden Kinder nach einem Krankenhausaufenthalt belasten. Es kann aber zu weiteren längerfristigen Störungen kommen: Einige Kinder werden Probleme mit der Konzentrationsfähigkeit haben, andere zeigen übergroße Anhänglichkeit gegenüber Eltern oder anderen Bezugspersonen und wieder andere lassen Ablehnung bis zu Gefühlsarmut erkennen. Ebenso sind Auswirkungen auf ihre Lern- und Leistungsfähigkeiten bemerkt worden. Es kann zu unterschiedlichen Sprachstörungen, zu Teilleistungsschwächen wie Lese- und Rechtschreibproblemen und Einschränkungen der Merkfähigkeit kommen. Außerdem ist zu betonen, dass diese kausalen Zusammenhänge keinesfalls einen Umkehrschluss zulassen, also dass ein Krankenhausaufenthalt zwangsläufig als Alibi für Schulprobleme herhalten muss.

Um solchen Störungen vorzubeugen, ist der enge Kontakt und Austausch aller, die sich mit kranken Kindern befassen, dringend nötig, egal ob es sich um Eltern, um pflegerisches, medizinisches oder therapeutisches Fachpersonal handelt. Denn Beobachtung und Wahrnehmung von Notsignalen so früh wie möglich kann dauerhafte Störungen verhindern. Das bewusste Ansprechen bzw. Nichtausklammern von Themen wie Krankheit, Krankenhausaufenthalt und Tod im normalen Alltag von Kindern, sei es auch in spielerischer Form, ist letztendlich die beste Prävention.

5.3 Pflege und Betreuung von Kindern und Jugendlichen mit Behinderungen

Petra Kullick

„Worte und Bilder bestimmen unser Denken. Entscheidend ist, dass sie uns helfen zu lernen. Was wir zu lernen haben, ist so schwer und doch so einfach und klar: Es ist normal, verschieden zu sein."
Richard von Weizsäcker (In: Daub et al., 1994)

„Es ist normal verschieden zu sein" – eigentlich eine selbstverständliche Aussage oder vielleicht doch nicht? Betrachtet man Reaktionen auf behinderte Menschen – Kinder wie Erwachsene – oder Diskussionen um das Lebensrecht behinderter Menschen, Forderung von Betroffenen um tatsächliche Gleichstellung und ein erfülltes, selbstbestimmtes Leben oder die Möglichkeit am gesellschaftlichen Leben ohne „Wenn und Aber" teilzuhaben, dann ist diese Grundhaltung doch in vielen Köpfen noch nicht vorhanden. Viele Menschen und insbesondere Kinder und Jugendliche, die ihre Rechte nicht selbst artikulieren und vertreten können, werden von sogenannten normalen Menschen oft in ihrer Entfaltung behindert.

5.3.1 Bedeutung

Die Behinderung eines Kindes betrifft immer die ganze Familie. Die psychosoziale Situation von betroffenen Familien hat viele Facetten. Sie ist zum einen abhängig von der Art der Behinderung, vom Zeitpunkt des Auftretens (angeboren oder erworben), von der subjektiven Wahrnehmung und Bewertung und von der Fähigkeit, die Herausforderung, die die Behinderung für die Familie darstellt, zu bewältigen. Die Reaktionen und das Verhalten von nahestehenden, aber auch fremden Personen sowie von Fachleuten beeinflusst den Verarbeitungsprozess der Eltern, Geschwister und des Kindes mit.

Eltern

Viele Eltern beschreiben die Geburt eines behinderten Kindes zunächst als Schock, als „Bruch in ihrem Leben", als Zerstörung ihrer Wünsche, Hoffnungen und ihrer Zukunftperspektive. Sie verlieren den Boden unter den Füßen. Die Lebensplanung der Familie und die gewohnten täglichen Abläufe verändern sich. Die körperliche und psychische Belastung der Familie steigt. Reaktionen der sozialen Umwelt verstärken die noch nicht verarbeitete Krisensituation. Zudem geraten Eltern in Konflikte, um konkurrierende Anforderungen der einzelnen Familienmitglieder zu erfüllen wie die gerechte Verteilung von Zeit und Energie, die Aufrechterhaltung der Partnerschaft oder der Erledigung des Haushaltes. Die Schwere der Behinderung mit ihren Auswirkungen spielt dabei eine weitere Rolle. Häufige Krankenhausaufenthalte, Untersuchungen, Förder- und Therapieprogramme über längere Zeit erschweren das Familienleben zusätzlich. Nicht zu vergessen der erhöhte Pflege- und Zeitaufwand wie das Einüben von alltäglichen Tätigkeiten oder die Übernahme von Aufgaben, die das Kind nicht selbst bewältigen kann. Zusätzlich müssen Verhandlungen mit Behörden geführt werden, um finanzielle Aufwendungen wenigstens zum Teil erstattet zu bekommen.

Geschwister

Geschwistern von behinderten oder chronisch kranken Kindern werden häufig als „Schattenkinder" bezeichnet, da sie oft hinter dem behinderten Kind zurückstehen müssen. Geschwister sind vielleicht Hänseleien von Schulkameraden ausgesetzt, trauen sich nicht über ihren behinderten Bruder oder Schwester zu sprechen und geraten in Konflikte Freunde mit nach Hause zu bringen. Vielleicht übernehmen sie aber auch Aufgaben, um zu helfen, was sie mit Stolz erfüllt **(Abb. 5.2 a)**.

Hackenberg (1983) geht davon aus, dass eine konstruktive Auseinandersetzung mit der Behinderung des Geschwisterkindes stark vom Coping-Prozess (Bewältigungsprozess) und befriedigenden Bewältigungsstrategien der Eltern abhängt, um den Geschwistern Unterstützung geben zu können. Inwieweit die seelische Entwicklung von Geschwisterkindern im positiven oder negativen Sinne beeinflusst wird, kann nur bei Betrachtung jeder einzelnen Familiensituation annähernd sicher beurteilt werden.

Behinderte Kinder und Jugendliche

Kinder mit Behinderungen haben die gleichen Bedürfnisse wie alle Kinder und sind nicht nur „Sorgenkinder", die leiden und Betreuung brauchen.

Kinder und Jugendliche mit Behinderung benötigen in bestimmten Bereichen spezielle Unterstützung. Sie zeigen nicht altersgemäße Abhängigkeiten in den Aktivitäten des täglichen Lebens und haben mit sozialen Auswirkungen zu kämpfen, die nicht selten zusätzlich be-hindern.

Die Reaktionen auf die Behinderung sind abhängig von ihrem Alter, Entwicklungsstand, ihrer eigenen psychischen Verfassung, ihren Bewältigungsmechanismen, aber auch von den Erfahrungen, die sie mit anderen Menschen machen.

In der eigenen Familie findet ein behindertes Kind bei entsprechender Akzeptanz, Schutz, Sicherheit und Toleranz und kann ein weitgehend unbeeinträchtigtes Leben führen. Bei Außenkontakten wie Freizeitaktivitäten, in Kindergarten, Schule und Beruf oder bei der Partnersuche kann ein Kind oder ein Jugendlicher seine Behinderung deutlicher empfinden, weil ihm vielleicht Vorurteile und diskriminierendes Verhalten entgegen gebracht werden.

Kinder und Jugendliche mit Behinderungen werden zudem häufig in speziellen Einrichtungen wie Sonderkindergärten, Sonderschulen und Behindertenwerkstätten sozialisiert und ausgebildet, anstatt zu prüfen, ob sie unter bestimmten Bedingungen in die Welt der „gesunden" Kinder integriert werden können. Auch gesunde Kinder können im Kontakt zu behinderten Kindern wertvolle Erfahrungen sammeln und Verständnis aufbauen, indem sie gemeinsam mit behinderten Kindern aufwachsen, leben und lernen.

Merke ⋯▷ Integration. Behinderung ist immer auch soziale Behinderung, mit unterschiedlicher Ausprägung in einzelnen Bereichen sozialen Lebens.

Die Entfaltungsmöglichkeiten eines Kindes werden stark von seinen sozialen Beziehungen geprägt. Es macht einen Unterschied, ob ein Kind, ein Jugendlicher in die Gemeinschaft einbezogen oder ausgegrenzt wird. Ausgrenzung gefährdet die gesunde psychosoziale Entwicklung.

Ein Leben mit Behinderung muss nicht zwangsläufig als Problem gesehen werden, es kann auch als Herausforderung betrachtet werden. Behinderung kann häufig mit persönlichen, materiellen und technischen Hilfen ausgeglichen werden.

Verarbeitungs- und Bewältigungsprozess

Die Konfrontation mit der Behinderung eines Kindes macht Verarbeitungsprozesse der betroffenen Familie erforderlich, um die veränderte Lebenssituation zu bewältigen.

Die Krisenverarbeitung ist als Lernprozess zu verstehen und verläuft in Phasen. Die einzelnen Phasen können sich ablösen, aber auch nebeneinander bestehen. Gefühle wie Schock mit Verdrängen des Problems, Schwanken zwischen Erkennen der Realität und Hoffen, dass sich alles noch zum Guten wendet, schwere Gefühlsausbrüche in diesem Schmerz wie aggressives Verhalten gegen sich und andere, der Versuch sich aus der Not zu befreien, in dem Eltern alle Möglichkeiten ausschöpfen (z.B. Heilpraktiker, religiöse Angebote), Depressionen und letztendlich Annahme der Situation.

Einflussfaktoren. Die Bewältigung der verunsichernden Lebenssituation ist abhängig von den körperlichen, emotionalen, bildungsbezogenen, finanziellen und sozialen Ressourcen der Familie sowie von Unterstützungssystemen aus dem privaten Umfeld oder auf öffentlicher Ebene. Ein weiterer Einflussfaktor ist der soziokulturelle Hintergrund der Familie. Der Bewältigungsprozess verläuft aufgrund des unterschiedlichen Rollenverständnisses und anderen Faktoren bei Müttern und Vätern unterschiedlich ab.

Pflege und Betreuung von Kindern und Jugendlichen mit Behinderungen 5

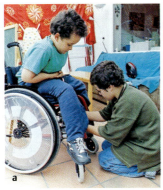 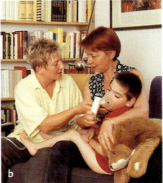 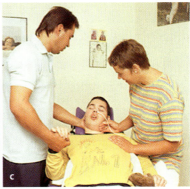

Abb. 5.2 Einbeziehung der Familie.
a Der Bruder hilft beim Aussteigen aus dem Rollstuhl
b Anleitung der Mutter bei der Inhalation
c Anleitung des Vaters bei der parenteralen Ernährung

> **Einbeziehung der Eltern** Um Mütter und Väter von behinderten Kindern durch adäquate Hilfsangebote unterstützen zu können, ist es von Bedeutung, die psychosoziale Situation beider Elternteile differenziert zu betrachten, ihre Verhaltensweisen und ihr Rollenverständnis zu kennen, verstehen zu lernen und Vätern beispielsweise Angebote zu machen, die ihrem männlichen Selbstverständnis entsprechen **(Abb. 5.2 b – c)**.

Der Verarbeitungsprozess kann Wochen, Monate und Jahre dauern, ungeahnte Kräfte mobilisieren, aber auch nicht gelingen. Durch Akzeptanz der Situation werden Kräfte freigesetzt, die helfen mit dem Problem zu leben und nicht in Widerstand zu ihm. Die Behinderung kann einen Sinn bekommen.

Häufig wird dabei die ganze Aufmerksamkeit auf das Kind gerichtet, die Belange und Interessen der gesamten Familie geraten aus dem Blick. Schlack (1992) gibt zu bedenken, dass es in der therapeutischen Arbeit mit behinderten oder in der Entwicklung bedrohten Kindern weitaus wichtiger ist, als in anderen Bereichen der Pädiatrie, „die Situation der Eltern zu verstehen und ihr sowohl in menschlicher als auch in professioneller Weise angemessen Rechnung zu tragen". Weiter stellt Schlack fest, dass Fachleute sich diese Situation oft nicht deutlich genug machen und deshalb der sachliche Informationsaustausch im Vordergrund steht, betroffene Eltern sich aber mit ihren Nöten und Ängsten nicht ernst genommen fühlen. Die unterschiedlich engen und tragfähigen familiären Beziehungen werden von Beginn der Behinderung an beeinflusst. An Familien von behinderten Kindern werden hohe Erwartungen gestellt, die häufig nur schwer erfüllbar sind und Angehörige nicht selten an die Grenzen ihrer Belastbarkeit bringen. Viele alleinerziehende Elternteile müssen diese Lasten ohne partnerschaftliche Unterstützung bewältigen.

Vor vielen betroffenen Familien – Müttern, Vätern, Geschwistern und auch Großeltern liegt ein langer und beschwerlicher Weg – ein Anpassungsprozess, bis sie sich ihr Leben zurückerobert und neu organisiert haben.

Eine anspruchsvolle Aufgabe ist es, Eltern, behindertes Kind und Geschwister in den verschiedenen Stufen des Bewältigungsprozesses zu unterstützen.

Rolle der Pflegenden

Die Unterstützung von Kindern und Jugendlichen sowie deren Familien stellt sowohl in pflegerischer als auch in pädagogisch-psychologischer und ethischer Sicht hohe Anforderungen an Pflegende.

Behinderte Kinder brauchen eine kompetente, kreative und phantasievolle Pflege. Sie brauchen einfühlsam Pflegende mit hoher sozialer Kompetenz. Über das spezielle Pflegefachwissen hinaus werden deshalb auch Kenntnisse aus angrenzenden Bezugswissenschaften wie Pädagogik, Psychologie und Soziologie benötigt, um den körperlichen und emotionalen Bedürfnissen der Kinder und ihrer Familien gerecht zu werden. Pflegende können durch ihre Beteiligung an ethischen Diskussionen und Stellungnahmen auch zur Entscheidungsfindung beitragen. Ethische Grundregeln können in der Unterstützung von behinderten Kinder und deren Angehörigen als Grundlage für moralisches Handeln innerhalb des Pflegeberufes dienen.

Behinderung ist ein Phänomen mit vielen Schattierungen, in erster Linie aber wird mit diesem Begriff „Einschränkung", „Verlust einer Funktion, der vollen Leistungsfähigkeit", „etwas nicht tun können", „nicht einer gängigen Norm entsprechend" und andere defizit- und problemorientierte Sichtweisen assoziiert. Diese Bilder im Kopf prägen unser Verständnis von Pflege, kommen in konkreten Pflegehandlungen und bei zwischenmenschlichen Begegnungen zum Ausdruck. Pflegende, die mit behinderten Kindern arbeiten, sollten sich deshalb mit den ei-

5 Erleben und Bewältigen von Gesundheitsstörungen

genen Gefühlen, Einstellungen, Haltungen und Vorurteilen auseinandersetzen, um einen eigenen Standpunkt zu finden und eine persönliche Verwicklung während der Unterstützung der betroffenen Kinder und deren Familien zu mindern.

> **Merke ⇢ Reflektiertes Pflegehandeln.** Ein Perspektivenwechsel – weg von der defizitorientierten, hin zur fähigkeitsorientierten Sichtweise eröffnet neue Chancen und Wege für betroffene Kinder, deren Familien und Pflegende.

5.3.2 Begriffsbestimmungen

Zum Begriff der „Behinderung" liegen vielfältige Definitionen vor, die z. B. von den Rehabilitationsträgern, dem medizinischen Dienst, dem Bundessozialhilfegesetz (BSHG) oder anderen Institutionen und Gesetzgebern als Grundlage zur Beurteilung der gesundheitlichen Einschränkung eingesetzt werden können. Im Gedankenaustausch mit behinderten Kindern und Erwachsenen würden sicher ganz andere Aspekte einfließen beim Versuch Behinderung und ihre Auswirkungen zu erfassen. Viele denken beim Begriff der „Behinderung" an körperlich behinderte Menschen und erwarten deutlich sichtbare Veränderungen. Einschränkungen infolge von Herz-Kreislauf-Erkrankungen, Diabetes, Neurodermitis u. a. werden allgemein seltener als Behinderung definiert. Der Begriff „Behinderung" ist also sehr vielschichtig und dient oft der Vereinfachung, um eine bestimmte Gruppe von behinderten Menschen einer medizinischen, pädagogischen oder gesellschaftlichen Intervention zuführen zu können.

Behinderung ist ein prozesshaftes Geschehen, da eine Behinderung wieder behoben werden kann, was bei Kindern häufig vorkommt, z. B. durch eine erfolgreiche Operation oder gezielte pädagogische Förderung. Sie kann angeboren sein, im späteren Leben neu auftreten oder infolge einer fortschreitenden Erkrankung oder nicht angemessener Förderung sich weiter ausbilden.

In **Tab. 5.1** sind verschiedene Formen von Behinderungen dargestellt.

Es wird sicher nicht gelingen den Begriff der „Behinderung" an dieser Stelle in all seiner Komplexität zu erfassen, da auf persönlicher, nationaler und internationaler Ebene die vielfältigsten Beschreibungsansätze vorgenommen werden.

Aus diesem Grund kann auch die Weltgesundheitsorganisation (WHO – World Health Organisation) nur eine grobe Definition vornehmen.

WHO-Klassifizierung

Die WHO hat 1980 eine internationale Klassifizierung (ICIDH = „International Classification of Impairments, Disabilities and Handicaps") eingeführt. Sie dient zur Erfassung der veränderten anatomischen,

Tabelle 5.1 ⇢ Typische Formen von Behinderung

Formen von Behinderung	Beispiele
Körperbehinderung	Spastische Bewegungsstörungen, rheumatische Erkrankungen, aber auch Fehlbildungen (z. B. Spina bifida) oder organische Störungen (z. B. Herzfehler, Erkrankungen der Niere)
Lern- und geistige Behinderung	Teilleistungsstörungen, Down-Syndrom
Sinnesbehinderung	Kinder mit Seh- oder Hörstörungen
Sprachbehinderung	Verzögerte oder gestörte Sprachentwicklung
Verhaltensbehinderung	Autoaggression, Dissozialität
Mehrfachbehinderung	Kombination von mehreren Behinderungen, nimmt den größten Anteil an Behinderungen im Kindesalter ein

physiologischen und psychischen Strukturen und Funktionen des Körpers, deren Auswirkungen auf Aktivitäten und Verhaltensweisen des menschlichen Lebens (z. B. selbständige Versorgung, Aufbau sozialer Beziehungen) und deren Folge für die soziale Stellung des behinderten Menschen sowie dessen Fähigkeiten zur Teilnahme am gesellschaftlichen Leben. Ziel der Einteilung ist es, eine Grundlage zu schaffen für ein gemeinsames Rehabilitationskonzept aller netzwerkartig zusammenarbeitenden Berufsgruppen. Entscheidend ist hierbei ein Denkansatz, der nicht nur die biologische Ebene einbezieht, sondern alle Aspekte menschlichen Lebens – biologische, psychische, soziale und kulturelle Aspekte. Soll ein Rehabilitationsprozess erfolgreich sein, so muss das Rehabilitationskonzept vom Betroffenen selbst oder seinen Angehörigen mitgestaltet werden und nicht einseitig aus Sicht der professionellen Berufsgruppen erstellt werden.

Folgende drei Begriffe wurden von der WHO zur groben Differenzierung von Behinderung eingeführt:

- ⇢ **Impairment** (Schädigung): Ursächlicher Faktor im medizinischen Sinne z. B. körperliche oder geistig-seelische Erkrankung
- ⇢ **Disability** (Fähigkeitsstörung): Funktionelle Einschränkung z. B. Einschränkung in der Bewegung oder Selbstversorgung bei Zerebralparese
- ⇢ **Handicap** (Beeinträchtigung): Psychosoziale Folgen persönlicher, familiärer und gesellschaftlicher Art, indem soziale Rollen nicht oder nur teilweise erfüllt werden können.

Ausgangspunkt der Betrachtung sind geltende Normen einer Gesellschaft bezogen auf Menschen ohne Einschränkungen.

5.3.3 Rehabilitation

Rehabilitative Pflege von Kindern und Jugendlichen gewinnt zunehmend an Bedeutung als Aufgabengebiet der Kinderkrankenpflege. Rehabilitation muss, um gute Therapie- und Pflegeergebnisse zum Wohle der Betroffenen zu erbringen, so früh wie möglich beginnen, nur in notwendigem Umfang und solange wie nötig unterstützend einwirken. Rehabilitation findet in der Akutpflege und der Langzeitpflege im stationären oder ambulanten Bereich statt.

Entwicklungs-Rehabilitation und interdisziplinäre Frühbehandlung

> **Definition** ⇢ Der Begriff Rehabilitation hat im Kindesalter eine andere Bedeutung als bei Erwachsenen. Bei der Entwicklungs-Rehabilitation steht die Anbahnung von Funktionsbereichen im Vordergrund z. B. der Sprache oder der Motorik, die infolge von angeborenen oder früh erworbenen Störungen noch nicht entwickelt sind und sich ohne Frühbehandlung nicht ausbilden können. Im Unterschied dazu, geht es bei der Rehabilitation eines Erwachsenen um die weitgehende Wiederherstellung geschädigter oder verlorengegangener Funktionen.

Das auf Theodor Hellbrügge zurückgehende Konzept der Entwicklungs-Rehabilitation basiert auf der Erkenntnis, „dass es mittels frühzeitiger Interventionen möglich ist, die besondere Umpolungs- und Anpassungsfähigkeit des kindlichen Gehirns und der davon ausgehenden Funktionen auszunutzen, um Kinder mit angeborenen oder früh erworbenen Schäden zu heilen bzw. soweit zu bessern, dass sie in die Welt des normalen Kindes integriert werden können" (Hartung, 1991). Elemente des Konzeptes sind Frühdiagnostik, Frühtherapie und frühe soziale Eingliederung.

Die Entwicklungs-Rehabilitation umfasst die Förderung der:
⇢ motorischen Entwicklung,
⇢ Sinnesentwicklung,
⇢ Sprachentwicklung,
⇢ geistigen Entwicklung,
⇢ sozial-emotionalen Entwicklung.

Rehabilitationsformen

Rehabilitation ist aus ganzheitlicher Sicht zu betrachten. Wenn auch von verschiedenen Phasen und Aufgaben der Rehabilitation gesprochen wird, so wirken die verschiedenen Rehabilitationsformen immer zusammen. Es soll eine optimale Wiederherstellung der Gesundheit erzielt werden, um behinderten Kindern und Jugendlichen Bildung zu ermöglichen, sie in Schule, Arbeit, Beruf und Gesellschaft zu integrieren. Geistige, körperliche und psychosoziale Fähigkeiten sollen soweit wie nur möglich gefördert werden. Zu unterscheiden sind mehrere Formen von Rehabilitation, die auf Antrag von den zuständigen Leistungsträgern übernommen werden.

Unterschieden werden:
⇢ Medizinische Rehabilitation,
⇢ schulisch-pädagogische Rehabilitation,
⇢ berufliche Rehabilitation,
⇢ soziale Rehabilitation.

Eine erfolgreiche Rehabilitation und Gesundheitsförderung erfordert die konstruktive Zusammenarbeit verschiedener Berufsgruppen (z. B. Ärzte, Pflegepersonen der Kinderkrankenpflege, verschiedene Therapeuten, Pädagogen, Psychologen, Orthopädietechniker u. a. Pflegende können im multidisziplinären Team eine Mittler- und Koordinatorenrolle einnehmen.

Zur zielgerichteten Rehabilitation stehen zahlreiche Einrichtungen zur Verfügung z. B. Sozialpädiatrische Zentren, Frühförderstellen, Kinderkrankenhäuser, Institutsambulanzen, Rehabilitationskliniken. Sonderkindergärten, Sonderschulen, Hochschulen, Berufsbildungs- und -förderwerke, Werkstätten für behinderte Menschen, Heime u. a. Beratungsstellen wie Lebens-, Ehe- und Familienberatung, Hilfsmittelverleih, Behindertenfahrdienste u. a. ergänzen das Netzwerk.

Rehabilitationskonzept

Vor der Erstellung eines auf die jeweilige Situation des Kindes und seiner Familie zugeschnittenen Rehabilitationsplans wird eine genaue Analyse der vorhandenen Fähigkeiten, des Informationsstandes bezüglich der Einschränkung, der zur Verfügung stehenden Bewältigungsstrategien, der Belastungsfähigkeit und der Erwartungen und Ziele der behinderten Kindes und seiner Bezugspersonen vorgenommen.

Ein verantwortungsvoll arbeitendes Rehabilitationsteam muss deshalb die Belastbarkeit jeder einzelnen Familie sorgfältig einschätzen und genau betrachten, was ihnen zugemutet werden kann.

Förder- und Therapiekonzepte sollten deshalb auch kritisch betrachtet werden. Therapie- und Förderprogramme können in „Therapiestress" ausufern. Es besteht die Gefahr, dass die Eltern-Kind-Beziehung zeitweise in einem Therapieverhältnis erstarrt (Schuster, 1987).

Auch möchte niemand ständig nur an einem Leistungs- und Entwicklungszuwachs gemessen werden, der oft auch noch an Normen von nicht-behinderten Menschen orientiert ist.

Erfolgreiche Rehabilitation. Im Zentrum eines Rehabilitationsprozesses, der erfolgreich verlaufen soll, steht das Kind/der Jugendliche, seine Eltern und Geschwister. Ihre Bedürfnisse und Ziele sind die Maßgabe, alle Maßnahmen geschehen nur mit deren partnerschaftlicher Beteiligung und ohne Bevormundung.

Grundsätzlich sollte am Ende des Rehabilitationsprozesses die weitestgehende Selbständigkeit und Unabhängigkeit der Familie stehen. Durch die Weitergabe von Informationen und Fachwissen muss die Fachkompetenz, Verantwortlichkeit und Selbständigkeit der Familie gestärkt werden.

Hilfsmittelversorgung

Hilfsmittel dienen der Unterstützung der spezifischen Therapie, sie sollen zu mehr Selbständigkeit und Lebensqualität verhelfen sowie den Alltag des Kindes und der Eltern erleichtern. Die Mobilität und die Teilnahme am Gemeinschaftsleben kann verbessert werden.

Bei einer Hilfsmittelversorgung erleben Eltern und das Kind positive, aber auch negative Aspekte.

Hilfsmittel werden immer im Einverständnis mit den Betroffenen und individuell ausgewählt, verordnet und nur bei genau definierten Indikationen eingesetzt. Sie werden in jedem Entwicklungsstand und Alter des Kindes angewandt und sollen nur so viel Hilfe wie nötig geben. Ihre Notwendigkeit muss deshalb regelmäßig überprüft und eine Anpassung an das Wachstum des Kindes in bestimmten Zeitabständen erfolgen.

Hilfsmittel dürfen vorhandene Fähigkeiten nicht erschweren oder unmöglich machen, sie müssen praktikabel und ästhetisch ansprechend sein sowie sich durch ein kind- und jugendgemäßes Design auszeichnen. Dies sind wichtige Faktoren für die Akzeptanz durch die Betroffenen selbst und die Umwelt.

Pflegerische Aufgabe ist es, Eltern zu informieren, dass es Hilfsmittel für viele Einschränkungen gibt, die den Alltag erleichtern und wie sie an Fachleute gelangen, die sie bezüglich einer Hilfsmittelversorgung fachkundig beraten und finanziell unterstützen können.

Pflegepersonen müssen sich genaue Kenntnisse über die therapeutische Funktion und den konkreten Einsatz bestimmter Hilfsmittel aneignen wie z. B. Reha-Buggies oder Esshilfen, um das Kind optimal unterstützen zu können und eine Gefährdung auszuschließen. Das Anleiten von Eltern und Kind im Umgang mit Hilfsmitteln unter Einbezug von anderen Fachleuten kann ebenso Aufgabe sein wie das Motivieren zum Einsatz des Hilfsmittels und Fördern der Akzeptanz, da Hilfsmittel nicht von allen Betroffenen direkt angenommen werden.

Der Einsatz von Hilfsmitteln ist häufig zeitaufwändig und bedeutet für die Eltern und betroffene Kinder auch ein Bewusstwerden der Behinderung.

Heilpädagogische Grundsätze

Folgende Grundsätze sollten den Umgang mit behinderten Kindern bestimmen:
- Akzeptanz und Annahme des behinderten Kindes,
- am Leben von nicht-behinderten Menschen teilhaben lassen (soziale Integration fördern),
- „Hilfe zur Selbsthilfe" geben, d. h. „Sich-überflüssig-machen", Wegbegleiter und „Unterstützer" sein, anstatt Be-Treuer und Versorger und das behinderte Kind und seine Eltern in der Rolle der

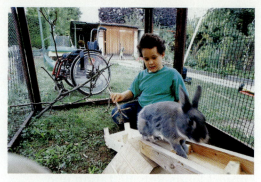

Abb. 5.3 ⇢ Selbstvertrauen. Die Versorgung eines Haustieres fördert Selbstvertrauen und Lebensfreude

Kompetenten anstatt der Hilfsbedürftigen zurücklassen,
- ein weitgehend selbstbestimmtes und unabhängiges Leben ermöglichen,
- Selbstvertrauen stärken („den Rücken stärken"),
- Persönlichkeitsentfaltung durch Förderung der körperlichen, seelisch-geistigen und sozialen Fähigkeiten,
- Selbstverwirklichung, Kreativität und Lebensfreude fördern, Balance zwischen Ausgleich, Entspannung und Anregung schaffen **(Abb. 5.3)**,
- Zeit lassen, um Dinge selbst zu tun.

„Die Persönlichkeit des Kindes, sein Glück und seine Sehnsüchte, seine Fähigkeiten, Energien und sein Können, seine Trauer, sein Mut, seine Erlebnistiefe und Wachheit, sein Alltag und Kindsein, seine Begrenztheit und sein Reichtum dürfen nicht aus dem Blick geraten" (Schuster 1987).

5.3.4 Allgemeine Unterstützungsmaßnahmen

Folgende Unterstützungsmaßnahmen können vorübergehend oder auf Dauer erforderlich sein:
- Emotionale Unterstützung,
- Hilfe bei der Anpassung an die Einschränkung durch Ausbildung von Alltagskompetenzen, Anleiten und Einüben von lebenspraktischen Fertigkeiten z. B. bei der Körperpflege, beim Ankleiden, bei der Nahrungsaufnahme,
- Vorbeugen und Erkennen von Folgeerkrankungen, Komplikationen durch Beobachtung, Prophylaxen, Gesundheitsberatung und -erziehung,
- Festlegen des Bedarfs an unverzichtbaren Hilfsmitteln zusammen mit anderen Berufsgruppen, zum Hilfsmitteleinsatz motivieren, Hilfsmittel demonstrieren, Gebrauch üben,
- Individuelle Beratung und Anleitung der Bezugspersonen und des Kindes bzgl. notwendiger Pflegemaßnahmen. Schrittweise Anleitung orientiert an den motorischen und intellektuellen Voraussetzungen des Kindes. Spielerisches und anschau-

Pflege und Betreuung von Kindern und Jugendlichen mit Behinderungen

liches Lernen sowie kurze Lernphasen schützen das Kind vor Überforderung.

> **Praxistipp** ⋯▸ Viele Eltern sind durch die intensive Pflege ihre behinderten Kindes selbst zu Pflegeexperten geworden. In der Begegnung und im Austausch mit ihnen können Pflegende von deren Pflegeerfahrung profitieren. Aber auch ältere Kinder und Geschwister können praktische Tipps weitergeben.

5.3.5 Unterstützung orientiert an den Lebensaktivitäten

Kinder und Jugendliche mit den verschiedensten Formen und Ausprägungen von Behinderung haben einen unterschiedlichen Pflege- und Unterstützungsbedarf im körperlichen, psychischen und sozialen Bereich in Abhängigkeit von ihren individuellen Fähigkeiten, Einschränkungen und Bewältigungsstrategien. Bei schwerstbehinderten Kindern liegt der Schwerpunkt eher darauf, dem Kind Geborgenheit zu vermitteln, ihm das Gefühl zu geben, dass es Pflege nicht passiv ausgeliefert ist und durch nonverbale (z. B. Berührungen) und verbale Kommunikation mit ihm in Kontakt zu treten, da jeder Mensch, sei er auch noch so schwer behindert, erlebnisfähig ist.

Ziel aller pflegerischen und rehabilitativen Bemühungen muss es sein, dass behinderte Kinder einzelne oder alle Lebensaktivitäten so weit wie möglich unabhängig ausführen können. Kindern, denen dies nicht möglich ist, brauchen Zuwendung, eine einfühlsame und respektvolle Pflege.

Pflegeprozess. Bei Krankenhausaufnahme oder Übernahme eines Kindes zur weiteren Pflege z. B. im häuslichen Bereich wird eine ausführliche Pflegeanamnese mit den Bezugspersonen oder dem Kind selbst bezüglich seiner Lebensgewohnheiten, der Ausführung der Lebensaktivitäten und seines Entwicklungsstandes erstellt. Anschließend wird ein individueller Förder- und Pflegeplan mit Pflege- und Rehabilitationszielen entwickelt, der regelmäßig evaluiert und angepasst werden muss.

> **Praxistipp** ⋯▸ Ermitteln Sie zuerst die Ressourcen des Kindes und erstellen Sie ein Fähigkeiten- und Vorliebenprofil, um Stärken anstatt Defizite zu betonen. Stellen Sie zuerst die Frage „Was kann das Kind?", „Welche Gewohnheiten, Vorlieben und Abneigungen hat es?" Integrieren Sie seine Ressourcen in die tägliche Pflege.

Förderplan- und Therapieplan. Die gewonnenen Informationen werden in einen Pflege- und Förderplan eingearbeitet, der für Kontinuität in der Pflege sorgt. Eine kontinuierliche Pflege erhöht das Sicherheitsgefühl des Kindes und begrenzt die Gefahr einer Regression, denn oft müssen Fähigkeiten wie das selbständige Essen von einigen Löffeln mit Nahrung über sehr lange Zeit mühsam erlernt werden. Einem Verlust von Fähigkeiten muss deshalb durch eine detaillierte Pflegeanamnese und der Umsetzung in eine aktivierende Pflege vorgebeugt werden. Auch eine das Kind verunsichernde Pflege durch „Versuch und Irrtum" kann so weitgehend ausgeschlossen werden.

Bezugspersonensystem. Vertraute Bezugspersonen helfen insbesondere geistig behinderten Kindern sich nicht vollständig verloren und überfordert zu fühlen. Behinderte Kinder, die in Fördereinrichtungen leben, können sich in konstanten Beziehungen zu wenigen Bezugspersonen besser entfalten. Außerdem können Entwicklungsveränderungen durch engen und stetigen Kontakt besser erkannt werden.

In der Klinik sollen Eltern ermutigt werden, sich an der Pflege ihres Kindes zu beteiligen, aber ohne sie zu überreden.

Übernahme von Verantwortung durch das Kind. Mit zunehmendem Alter kann Kindern mit Behinderung mehr Verantwortung für die Einhaltung der erforderlichen Maßnahmen übertragen werden. Dieser Prozess sollte schrittweise und abgestuft vor sich gehen, angepasst an die Fähigkeiten und Möglichkeiten des einzelnen Kindes/Jugendlichen. Eine Ermutigung und Motivation von jugendlichen Betroffenen ist auch weiterhin wichtig, da auch Erwachsene in vergleichbarer Situation zur Einhaltung von Langzeittherapien soziale Unterstützung durch Partner, Freunde u. a. benötigen.

Nachfolgend werden Maßnahmen beschrieben, die die Ausführung der Lebensaktivitäten unterstützen können.

■ LA Kommunizieren

Die folgenden Unterstützungsangebote sollen emotionale Entlastung bewirken, die Kommunikationsfähigkeit und den Aufbau sozialer Beziehungen fördern.

Gesprächsbereitschaft. Eltern und Kind sollen ermutigt werden über ihre Gefühle zu sprechen. Signale, die auf einen Gesprächsbedarf hinweisen, müssen ernstgenommen werden. Toleranz und Verständnis für Gefühle und Haltung gegenüber dem Kind, für Probleme und Ängste können entlastend sein.

Unterstützung der Eltern-Kind-Beziehung. Nach der Geburt eines behinderten Neugeborenen brauchen Eltern Unterstützung bei der Interaktion mit ihrem Kind und bei der Anbahnung einer positiven Eltern-Kind-Beziehung. Die Bereitschaft der Eltern sich ihrem Kind zu nähern, muss vorhanden sein. Durch einfühlsame Beobachtung und Gespräche kann die Pflegeperson einschätzen, ob und in welchem Umfang Eltern bereit sind, Kontakt zu ihrem Kind aufzunehmen. Eine schrittweise Annäherung baut meist Berührungsängste ab. Eltern reagieren sehr sensibel auf Reaktionen der Umwelt auf ihr behindertes Kind. Pflegepersonen können als Modell dienen, indem sie mit dem Kind unbefangen und respektvoll wie mit anderen Kindern auch, umgehen.

Unsicherheiten und Berührungsängste können reduziert werden, wenn die Pflegeperson Eltern zeigt, wie sie ihr Kind berühren und pflegen können.

Werden Eltern frühzeitig in die Pflege ihre behinderten Kindes einbezogen, erhalten sie eine realistischere Vorstellung von seinen Fähigkeiten und Schwächen und lernen wie sie es am besten fördern können. Etwas tun zu können verringert das Gefühl von Hilf- und Machtlosigkeit.

Zuwendung und Förderung. Behinderte Kinder mit Einschränkungen der Kommunikationsfähigkeit können ihre Bedürfnisse, Wünsche, Gefühle und Eindrücke schwerer vermitteln. Es ist deshalb darauf zu achten, dass hypoaktive Neugeborene, Kinder mit geistigen Behinderungen und Sinnesbeeinträchtigungen genügend Zuwendung und Förderung erhalten, da sie häufig weniger Aufmerksamkeit einfordern, geringere Ausdrucksmöglichkeiten haben und weniger Rückmeldung an Eltern und Pflegepersonal geben. Pflegende und Eltern müssen bei Einschränkungen der Wahrnehmungs- und Kommunikationsfähigkeit einen Ausgleich schaffen, um die Bedürfnisse des Kindes zu befriedigen und eine optimale Entwicklung zu unterstützen.

Sinnliche Wahrnehmung. Kinder mit eingeschränkter Wahrnehmung brauchen so früh wie möglich eine Stimulation über Sinnesreize, um Erfahrungen machen zu können und den Kontakt zur Außenwelt nicht zu verlieren, aber auch um ihre Identität zu erhalten oder zu rekonstruieren. Durch Rehabilitationsmaßnahmen, die bereits kurz nach der Erkrankung oder einem Unfall auf der Intensivstation begonnen werden, können oftmals auch Patienten im Wachkoma ins Bewusstsein zurückgeholt werden.

Methoden und Therapien. Spezielle Methoden zur Förderung der Wahrnehmung sind z. B. Angebote der Basalen Stimulation, die in alltägliche Handlungen integriert werden (s. S. 49), Prinzipien der Kinästhetik, Snoezelen, Tasterfahrungen mit verschiedenen Formen, Farben, Größen und der Beschaffenheit von Materialien, um die Umwelt „zu begreifen". Berührungen, Massagen, Klänge, Licht, Farben und Wasser werden bedeutende Wirkung zugeschrieben. Das Hören der Lieblingsmusik z. B. Kinderlieder, Rock- oder Entspannungsmusik nach dem Musikgeschmack des Kindes (aber ohne Dauerberieselung) bereitet vielen Kindern Freude und regt an. Das Konzept der Sensorischen Integrationstherapie nach Jean Ayres baut auf der kindlichen Entwicklung auf. Das Kind lernt Sinneseindrücke zu ordnen und zu verarbeiten. Das Wahrnehmungsempfinden wird verbessert.

Einbezogene Therapeuten können z. B. Bewegungs-, Tanz-, Farb-, Musik- und Mal- oder Therapien mit Tieren (z. B. Hippotherapie) anbieten.

Voraussetzung ist das Erkennen von Phasen der Aufmerksamkeit, in denen das Kind bereit ist, sich mit seiner Umwelt auseinanderzusetzen. Durch Unruhe, Unkonzentriertheit, Stress- und Abwehrzeichen zeigt das Kind, dass es momentan lieber in Ruhe gelassen werden möchte.

Berührungen (Streicheln, Massieren und Festhalten) sind ein ausgezeichnetes Mittel der nonverbalen Kommunikation.

Auch alltägliche Erlebnisse wie Schaukeln, das Spüren von Wasser, Gras, Regen, Wind, Sand, der Duft von frischen Waffeln und anderen Dingen, das Schmecken von süßen, deftigen oder anderen aromatischen Köstlichkeiten, der Klang und Rhythmus von Musik, Vogelgezwitscher, das Betrachten von Lichteffekten und Farben, sich selbst zu bewegen oder bewegt zu werden oder eine Fahrt mit dem Karussell vermitteln sinnliche, angenehme Erlebnisse, Körpererfahrung und wecken Lebensfreude.

> **Merke ⇢ Beobachtung.** Die Reaktionen der Kinder auf Stimulationsangebote müssen genau beobachtet werden, um zu erkennen, ob das Kind stimulierende Maßnahmen akzeptieren und verarbeiten kann. Eine Reizüberflutung ist zu vermeiden.

Gelingende Kommunikation. Möglichkeiten für eine gelingende Kommunikation mit Kindern, die seh-, hör-, sprach- oder geistig behindert sind, sowie Förderangebote und ausgewählte Kommunikationshilfsmittel sind in Kap. 7 nachzulesen.

Sinnesbehinderte Kinder entwickeln oft erstaunliche Fähigkeiten, da durch Förderung ihrer intakten Sinne Verluste zum Teil kompensiert werden können.

Bei Kindern, die blind sind, bei Wahrnehmungsstörungen oder im Wachkoma werden Anfang und Ende einer Handlung angekündigt z. B. mit genau festgelegten und für alle verbindliche Initial- und Verabschiedungsberührungen. Zur Unterscheidung von Personen können personenbezogen Zeichen festgelegt werden. Alle Handlungen am Kind sollen erklärt und mit ruhiger Stimme begleitet werden.

Eine dem Entwicklungsstand angemessene Wortwahl, Satzlänge, Sprachtempo oder Wiederholungen sowie der Einsatz von Gestik und Mimik tragen zur Verständigung bei. Eindeutige Informationen und verbal begleitete Handlungen erleichtern das Verstehen.

> **Merke ⇢ Krankenhaussituation.** Bei einem Krankenhausaufenthalt muss daran gedacht werden, dass die ungewohnte Umgebung mit ihren vielfältigen und zum Teil beängstigenden Stimuli besonders bei geistig- oder sinnesbehinderten Kindern Ängste und starke Verunsicherung auslösen kann. Hilfestellung bei der Orientierung und dem kognitiven Entwicklungsstand angemessene Methoden zur Vorbereitung auf Untersuchungen, pflegerische und therapeutische Maßnahmen wirken angstreduzierend.

Wertschätzende Wortwahl. Eine respektvolle Wortwahl im Umgang mit behinderten Menschen ist nicht immer vorhanden. Der Sprachgebrauch verrät viel und kränkt oft. Häufig werden selbst Jugendliche

Pflege und Betreuung von Kindern und Jugendlichen mit Behinderungen

noch als „Kind" bezeichnet oder ungefragt mit „Du" angesprochen. Verallgemeinernde Charakterisierungen wie „ihr Kind ist langsam" oder demoralisierende Bemerkungen wie „schwachsinnig" sind zu vermeiden. Diskriminierende Begriffe wie „Mongo" für einen Menschen mit Down-Syndrom sind leider noch nicht aus dem Wortschatz auch professionell Pflegender verschwunden. Claudio Kürten, der nach einem Unfall als Erwachsener eine Querschnittslähmung erlitt, beschreibt unüberlegte Formulierungen und einen respektlosen Umgang mit behinderten Menschen eindringlich in seinem Buch „Patienten-Wirklichkeit". Wie müssen derartige Kränkungen erst auf ein in der Entwicklung befindliches Kind wirken? Folgendes Zitat steht stellvertretend für einen verletzenden zwischenmenschlichen Umgang:

„Nur ein Wort?
Zu den Mahlzeiten bekommt der Patient ein Tuch – sie nennen es hier nicht Serviette, sondern Schlabberlatz."

■ **LA sich bewegen**
Bewegung ermöglicht es dem Kind, seinen Radius zu erweitern, die Umwelt zu erforschen und sich mit ihr auseinanderzusetzen (**Abb. 5.4**).

Primäres Ziel ist es, die motorischen Fähigkeiten im Hinblick auf bestmögliche motorische Selbständigkeit, Handlungsfähigkeit und Unabhängigkeit anzuregen. Je nach Schweregrad der Behinderung wird es auch Ziel sein, Verschlechterungen zu verhindern. Auch soll drohenden Sekundärschäden wie Kontrakturen und Deformitäten entgegengewirkt werden, indem die physiologische Haltung und Bewegung unterstützt wird.

Bewegung soll Spaß machen. Durch Bewegungsspiele soll Spaß an der Bewegung vermittelt werden und gleichzeitig können physiologische Bewegungsmuster angebahnt werden. Behinderte Kinder sollen ermutigt werden, an körperlichen Aktivitäten mit gesunden Gleichaltrigen teilzunehmen, entsprechend ihrer Interessen und Möglichkeiten.

Motorische Entwicklung unterstützen. Evtl. müssen spezielle Therapien nach Bobath und Vojta nach Anleitung von Physiotherapeuten weitergeführt werden. Bei Kindern mit Bewegungsstörungen leiten einbezogene Physiotherapeuten Eltern und Pflegende z. B. im entwicklungsfördernden Umgang nach dem Bobath-Konzept an. Sie lernen z. B. wie ein betroffenes Kind am sinnvollsten gebadet, an- und ausgezogen, getragen, gelagert und die Nahrung gegeben wird, um das motorische Lernen und damit die Gesamtentwicklung des Kindes zu fördern.

Körperwahrnehmung fördern. Ein Mensch, der längere Zeit in Bewegungslosigkeit verbringt und dessen Bewegungssinn nicht angeregt wird, nimmt seinen Körper kaum noch wahr und ist deshalb nicht mehr zur Bewegung fähig. Deshalb ist es wichtig Bewegung zu unterstützen und sensorische Erfahrungen durch Änderung der Körperlage (Umlagern) zu vermitteln z. B. durch Bewegungsabläufe nach kinästhetischen Prinzipien, Schaukeln in Hängematten, Liegen auf dem Wasserbett, Aufenthalte im „Bällchenbad" oder zu Haus in einem mit Bohnen gefüllten Karton, in einer Klangwiege u. a.

Spezielle Lagerung und Mobilisation. Ein Kind mit Spastik soll sich durch bequemes Liegen besser entspannen und wohler fühlen. Ein regelmäßiger Lagewechsel und Mobilisation unterstützt die vestibuläre Wahrnehmung und gibt dem Kind Orientierung über die „Lage im Raum".

Bei Hemiplegie, Tetraspastik, muskulärer Hypotonie u. a. müssen spezielle Lagerungen durchgeführt werden. Die Stabilisierung der gewünschten Körperposition erfolgt mit Lagerungshilfsmitteln und Lagerungsschienen unter Erhaltung der Eigenbeweglichkeit (s. S. 364).

> **Merke** ⋯⋙ Eine effektive Unterstützung von Bewegungsabläufen bedeutet immer, dass die Umgebung der Situation des einzelnen Kindes angepasst wird und sich nicht das Kind einer bestimmten Umgebung anpassen muss.

Prophylaxe, Kontrakturen-, Spitzfuß- und Dekubitusprophylaxe bei schwerstbehinderten Kindern, bei muskulärer Hypotonie, Immobilität und bei Lähmungen soll Folgeschäden verhindern. Regelmäßige Umlagerung und Hautkontrolle sind ca. alle zwei Stunden erforderlich zur Vermeidung bzw. Früherkennung von Druckstellen, auch bei der Anwendung von Hilfsmitteln wie Lagerungsschienen oder Sitzen im Rollstuhl.

Hilfsmittel zur Fortbewegung. Eltern und Kind müssen den Umgang mit Hilfsmitteln wie Stützkorsetts bei Skoliosen, Krücken oder anderen Gehhilfen, Rollstühlen, kinderorthopädischen Spezialversorgungen, Prothesen u. a. unter Anleitung üben. Bereits Kleinkinder können das Fortbewegen mit ultraleichten Rollstühlen erlernen.

Sport und Wettkampf. Betroffene erhalten Informationen über Formen von sportlicher Betätigung, die für das einzelne Kind/den einzelnen Jugendlichen geeignet sind. Menschen mit Behinderungen können sich im Freizeitsport bis hin zum Leistungssport in

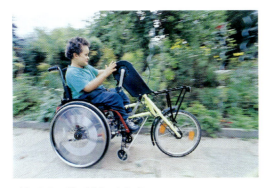

Abb. 5.4 ⋯⋙ **Unabhängigkeit.**
Die selbstständige Fortbewegung z. B. mit einem Rollstuhl erweitert den Handlungsspielraum

den verschiedensten Sportarten engagieren (z. B. Handball, Leichtathletik, Wassergymnastik, Rollstuhltanz bis hin zu Paragliding und der Teilnahme an Wettkämpfen wie den Paralympics). Neben den positiven physischen und psychischen Aspekten von Sport kann auch die soziale Integration unterstützt werden. Integrative Sportgruppen von gesunden und behinderten Menschen können über Behindertenverbände in Erfahrung gebracht werden.

Interdisziplinäre Zusammenarbeit. Physiotherapeuten, Orthopädietechniker, Motopäden, Sozialarbeiter u. a., unterstützen den Rehabilitationsprozess und helfen bei der Beschaffung und Finanzierung von Hilfsmitteln sowie bei einem erforderlichen Umbau der Wohnung.

■ **LA Atmen/Kreislauf regulieren,
LA Körpertemperatur regulieren**

Die Aufrechterhaltung der Vitalfunktionen muss zu jeder Zeit, insbesondere bei schwerstbehinderten Kindern oder bei komatösen Zuständen sichergestellt sein:

- Die regelmäßige Überwachung der Vitalfunktionen, der Bewusstseinslage oder das Erkennen und Beschreiben von zerebralen Anfällen, adäquate Pflegemaßnahmen einschließlich der Pneumonie- und Aspirationsprophylaxe und atmungsverbessernde Lagerungen (s. S. 177) unterstützen diese Lebensaktivität.
- Wenn ein Kind auf dem Bauch gelagert wird, muss sicher sein, dass es seinen Kopf zur Seite drehen kann, um die Atemwege freizuhalten. Behinderte Säuglinge sollen grundsätzlich nur unter Aufsicht und im Wachzustand auf dem Bauch gelagert werden.
- Schwerbehinderte Kinder müssen so gelagert sein, dass sie bei Speichelfluss oder Erbrechen nicht aspirieren können.
- Hilfestellung bei der Regulation der Körpertemperatur erfolgt abhängig von den Fähigkeiten des Kindes.

■ **LA sich pflegen und kleiden**

Körperpflege dient nicht nur der Körperreinigung, sondern auch der Körperwahrnehmung. Ein warmes, duftendes Bad kann einen erhöhten Muskeltonus z. B. bei Kindern mit spastischen Lähmungen reduzieren, den Körper entspannen, „die Seele streicheln" und das Wohlbefinden steigern.

Gepflegtes Erscheinungsbild. Ein ansprechendes Äußeres hebt das Selbstbewusstsein, unterstreicht Vorzüge und ist ein wichtiger Faktor bei zwischenmenschlichen Kontakten.

Behinderte Kinder sollen motiviert werden, auf ein gepflegtes Erscheinungsbild Wert zu legen und durch gute Körperhygiene, gepflegte Zähne und Haare, eine schöne Frisur und Kleidung und ggf. Make-up für Teenager. Eltern und Pflegepersonen unterstützen und bestärken das Kind in seinen Bemühungen.

Körper- und Mundhygiene. Behinderte Kinder werden zur kompletten oder teilweisen Übernahme der Körper-, Haar- und Zahnpflege angeleitet. Je nach Fähigkeiten und Disziplin des Kindes motiviert die Pflegeperson das Kind und wirkt erzieherisch ein. Bei schwerstbehinderten Kindern übernimmt sie die Körper-, Zahn- oder Mundpflege vollständig. Bei schwerstbehinderten Kindern werden die Zähne evtl. mit Tupfern während der Mundpflege gereinigt oder in Seitenlage vorsichtig geputzt, um eine Aspiration zu verhindern. Ein Absauggerät muss einsatzbereit in Reichweite sein.

Intimpflege. Bei Inkontinenz kann mit der sorgfältigen Reinigung und Pflege der Intimregion Hautveränderungen vorgebeugt werden. Der Schutz der Intimsphäre und eine einfühlsame Versorgung respektieren menschliche Tabuzonen. Regelmäßige Information über die neuesten Pflege- und Versorgungsprodukte bei Inkontinenz sind erforderlich, um ein optimales Pflegeergebnis zu erzielen und Patienten nach dem aktuellen Wissensstand beraten zu können.

Basal stimulierende Elemente. Basal stimulierende Waschungen und Bäder mit verschiedenen Düften sowie anregende oder entspannende Hautmassagen mit Körperölen vermitteln Kindern mit den verschiedensten Behinderungen angenehme Wahrnehmungs- und Körpererfahrungen (s. S. 252). Auch hier sollten Lieblingsdüfte und Abneigungen in Erfahrung gebracht werden. Seminare der Basalen Stimulation mit der Möglichkeit zur Eigenerfahrung werden in verschiedenen Institutionen angeboten.

> **Praxistipp** ⇢ Lassen Sie das Kind vor der Körperpflege z. B. das Wasser fühlen, die Zahnbürste in die Hand nehmen oder am Badezusatz riechen, wenden Sie Sprudelbäder an und geben Sie ihm Wasserspielzeug, damit es sich auf die Körperpflege einstellen kann und diese als angenehme Erfahrung erlebt.

■ **LA Essen und Trinken**

Ziel aller Pflegeangebote ist es, dass behinderte Kinder mit Einschränkungen bei der Nahrungsaufnahme zum einen ausreichend Nahrung und Flüssigkeit zu sich nehmen, zum anderen abhängig von ihren Möglichkeiten selbständig essen lernen. Wenn dies nicht erreichbar ist, sollen sie zumindest angenehme Geschmackserfahrungen machen und Essen lustvoll erleben. Mit Geduld, Fachwissen und der Unterstützung von Fachleuten wie Ergotherapeuten können auch Kinder mit ausgeprägten Ess- und Trinkproblemen wenigstens einen Teil der Nahrung oral zu sich nehmen.

Nach Erfragen von Ess- und Trinkgewohnheiten, von Vorlieben und Abneigungen werden diese Informationen im Pflegeanamneseformular dokumentiert und berücksichtigt. Die Prinzipien einer gesunden Ernährung werden beachtet sowie Eltern und Kind entsprechende Empfehlungen gegeben.

Weitere Informationen zur Ernährung von behinderten Kindern und zu Hilfsmitteln sind in Kap. 11 nachzulesen.

Pflege und Betreuung von Kindern und Jugendlichen mit Behinderungen

Selbständige Nahrungsaufnahme. Genau wie gesunde Kinder sollen behinderte Kinder lernen, sich ihre Mahlzeiten auf dem Teller anzurichten, beim Decken des Tisches zu helfen und in der Aneignung von Kulturtechniken im Rahmen der Mahlzeiten angeleitet werden.

Erfolgreiches Stillen. Stillen ist auch für behinderte Neugeborene die beste Form der Ernährung, da Stillen gerade bei hypotonen Kindern eine effektive Therapie der Mund- und Zungenmuskulatur darstellt, sofern keine Kontraindikationen vorliegen wie z.B. schwere Herzfehler. Voraussetzung für ein erfolgreiches Stillen ist eine fundierte Beratung und Anleitung der Mutter beim Stillen, Geduld und aktuelles Fachwissen rund um das Stillen behinderter Kinder. Der Einbezug von Laktationsberaterinnen, Selbsthilfe- oder Stillgruppen mit entsprechender Erfahrung kann zum Gelingen beitragen.

> **Merke ⋯ Stillen.** Althergebrachte Anschauungen und übernommene Vorurteile, dass z.B. geistig behinderte Säuglinge durch Trinkschwäche unfähig zum Saugen an der Brust seien, widersprechen aktuellen Erkenntnissen und Erfahrungen und sollten durch Erweiterung des Wissensstandes zum Wohle des Kindes und seiner Eltern korrigiert werden. Viele Säuglinge mit Behinderungen können so gestillt werden.

Trinkschwierigkeiten. Säuglinge mit hypotoner Muskulatur, Zungenstoß oder mit einem schwachen und ineffektiven Saugen brauchen Geduld und Zeit zum Trinken. Eine Überforderung des Kindes ist dabei zu vermeiden. Das Saug- und Trinkverhalten muss durch eine erfahrene Pflegeperson beobachtet werden. Die Gewichtsentwicklung von Säuglingen wird dokumentiert, um eine Gewichtsabnahme durch einen zu hohen Energieverbrauch beim Trinken zu erkennen.

Orale Stimulation. Die Anregung des Geschmackssinns und eine orale Stimulation kann bei Kindern, die Probleme beim Essen zeigen oder vorwiegend sondiert werden, die Nahrungsaufnahme unterstützen. Bei der Mundpflege können anstatt der üblichen Mundpflegelösungen Substanzen oder Lebensmittel angewendet werden, die dem Kind gut schmecken (Eltern befragen, Reaktion beobachten).

Orofaziale Regulationstherapie nach Prof. Castillo Morales. Diese Methode kann in Seminaren erlernt werden und eignet sich bei mundmotorischen Störungen wie offener Mund, Zungenvorlagerung, Mundatmung, Kau- und Schluckstörungen, übermäßigem Speichelfluß, Über- und Unterempfindlichkeit im Mundbereich, Trink- und Essstörungen, Zahnstellungsabweichungen und Sprachentwicklungsstörungen.

Unterstützung der Nahrungsaufnahme bei Down-Syndrom. Bei Kindern mit Down-Syndrom, bei denen manuelle Übungen wenig Erfolg zeigen, kann ggf. eine Gaumenplatte eingesetzt werden. Sie dient der passiven Stimulation von Zunge, Lippen und ggf. auch der Wangen und soll abweichende Bewegungsmuster bremsen oder umlenken und neue Bewegungen anbahnen.

Nahrungssondierung. Evtl. wird eine Teil- oder vollständige Sondierung von Nahrung über Ernährungssonde oder eine Perkutane-endoskopische Gastrostomie (PEG-Anlage) bei Ernährungsproblemen, bei gestörtem Saug- und Schluckreflex oder Nahrungsverweigerung erforderlich. PEG-Anlagen werden versorgt und überprüft.

> **Einbeziehung der Eltern ⋯** Eltern werden sorgfältig angeleitet, falls eine Nahrungssondierung auch zu Hause erforderlich sein wird. Unangenehme Prozeduren wie das Legen einer Magensonde sollte von Pflegepersonen übernommen werden, um die Beziehung zwischen Eltern und Kind nicht unnötig zu strapazieren.

Beobachtung. Das Saug- und Schluckverhalten, die Atemkoordination beim Trinken (z.B. bei Säuglingen mit neurologischen Erkrankungen), die Nahrungsmenge, Anzeichen von Schmerzen im Rahmen der Nahrungsaufnahme oder Hinweise auf einen gastroösophagealen Reflux werden beobachtet. Bei Nahrungsverweigerung ist auch an Zahnschmerzen zu denken.

■ LA Ausscheiden

Pflegehandlungen in Tabuzonen verlangen einen respektvollen Umgang mit dem Kind, falls eine Hilfestellung bei den Ausscheidungen notwendig wird, unabhängig von der Ausprägung der Behinderung.

Insbesondere bei häufigen pflegerischen Interventionen im Intimbereich kann eine einfühlsame Haltung ein Gefühl von Peinlichkeit reduzieren.

Pflegeaufgaben können sein:
- ⋯ Anleiten zur Intermittierenden Selbstkatheterisierung ist etwa ab dem Schulalter möglich, z.B. bei Querschnittslähmungen **(Abb. 5.5)**,

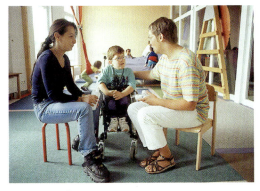

Abb. 5.5 ⋯ Übernahme von Verantwortung. Ein Schulkind wird zur Selbstkatheterisierung angeleitet

⇢ Obstipationsprophylaxe z.B. bei Spina bifida, Immobilität, ggf. digitale Ausräumung bei Querschnittslähmungen,
⇢ bei geistig behinderten Kindern kann sich die Sauberkeitserziehung schwieriger gestalten. Bei Bedarf können Eltern praktische Tips auch über Selbsthilfegruppen erhalten.
⇢ Eltern und Kind über die neuesten Versorgungsprodukte bei Urin- und Stuhlinkontinenz, Stomata u.a. informieren und ermutigen Produkte einzusetzen, die die Lebensqualität verbessern können.

■ LA Mädchen und Junge sein

Intim- und Privatsphäre. Behinderte Kinder sind häufig auf fremde Hilfe bei intimen Verrichtungen angewiesen, bei denen sie sich entblößen müssen z.B. bei der Körperpflege oder beim Ausscheiden. Sie erfahren körperliche Berührungen im Rahmen der therapeutischen Arbeit. Noch immer mangelt es an Rückzugsmöglichkeiten in Einrichtungen für behinderte Menschen. Betreuende Personen betreten vielleicht ohne Anzuklopfen das Zimmer, suchen persönliche Wäsche aus oder nehmen Einfluss auf Sozialkontakte. Die Wahrung der Intim- und Privatsphäre und die Unterstützung bei der Ausbildung eines natürlichen Schamgefühls ist genauso zu fordern wie bei gesunden Kindern. Ein Schamgefühl kann behinderte Kinder in einem gewissen Maß auch vor sexuellen Übergriffen schützen.

> **Merke** ⇢ **Schutz der Intim- und Privatsphäre.** Betreuende Personen sind aufgefordert, ihr eigenes Verhalten und dessen Wirkung zu überprüfen. Damit sich behinderte Kinder und Heranwachsende nicht ausgeliefert fühlen, ist es wichtig eine ausgewogene Balance zwischen Nähe und Distanz zu halten, persönliche Grenzen zu formulieren und zu respektieren, um Verletzungen der Intim- und Privatsphäre zu vermeiden.

Sexualität und Autonomie. Alle Menschen ob behindert oder nicht-behindert sind sexuelle Wesen. Behinderten Menschen wird Sexualität oft abgesprochen, sie werden als ein „Neutrum" angesehen und behandelt. Jugendliche mit geistigen Behinderungen, die sexuelle Aktivitäten zeigen, können auf Ablehnung oder Vorurteile ihrer Mitmenschen stoßen und bei Eltern Ängste auslösen. Eltern sind oft ängstlich, wenn es um das Loslassen, Erwachsenwerden und das Erwachen der Sexualität ihrer behinderten Kinder geht. Sie machen sich zudem Gedanken darüber, was mit ihrem Kind geschieht, wenn sie selbst alt oder nicht mehr da sind.

Eine wichtige Entwicklungsaufgabe in der Pubertät ist das Erreichen von Unabhängigkeit und Autonomie. Partnerschaft und Sexualität werden zum Thema.

In der Zeit der Pubertät wird vielen Jugendlichen ihre Einschränkung schmerzlich bewusst. Gleichaltrige gehen zum Tanzkurs, in die Diskothek, haben ihre erste Freundin, den ersten Freund. Für behinderte Jugendliche bleiben diese so selbstverständlichen Zugänge ins Erwachsenenleben häufig lange verschlossen. Viele Jugendliche fühlen sich unattraktiv, nicht begehrenswert, „defekt" auch ausgelöst durch Reaktionen von Gleichaltrigen. Schwere Minderwertigkeitsgefühle können entstehen, die nicht selten zu sozialem Rückzug führen.

Pflegende können Eltern für das Aufgreifen der nachfolgenden Themen sensibilisieren und ihnen auf Wunsch Ansprechpartner und Anlaufstellen empfehlen, die ihnen mit Rat und Tat zur Seite stehen. Eltern und Jugendliche erhalten Informationen, wo sie Unterstützung zu Themen wie Pubertät, Menstruation, nächtlichem Samenerguss, Selbstbefriedigung, sexuelle Beziehungen, Aufklärung, sexueller Missbrauch, Schwangerschaftsverhütung und Vorsorge von sexuell übertragbaren Erkrankungen u.a. erhalten können.

Ablösungsprozess fördern. Der normale Ablösungsprozess des Jugendlichen vom Elternhaus z.B. durch Umzug in eine eigene Wohnung oder eine betreute Wohngemeinschaft sollte unterstützt werden.

Dies kann auch bedeuten, behinderte Kinder ab einem bestimmten Alter an Entscheidungsprozessen zu beteiligen, die ihr eigenes weiteres Leben betreffen. Auch Berufswahl, Partnerschaft, Ehe und Kinderwunsch sollten thematisiert werden.

■ LA Sich beschäftigen, spielen und lernen

Behinderte Kinder möchten sich beschäftigen und Neues dazu lernen wie jedes andere Kind auch. Spiel und Beschäftigung sollen Spaß machen, dabei helfen, sich mit der Umwelt auseinanderzusetzen und mit anderen Menschen in Kontakt zu treten.

Spiel und Beschäftigung. Pflegende sollten in Zusammenarbeit mit Erziehern und Ergotherapeuten Eltern Spiel- und Beschäftigungsempfehlungen geben, die dem Alter des Kindes, seinem Entwicklungsstand und seinen Neigungen entsprechen. Gerade im Spiel lernt das Kind die Welt zu entdecken, sich mit ihr auseinanderzusetzen oder auch seine Lebenssituation zu verarbeiten. Spiel trägt zur seelischen Gesundheit bei (**Abb. 5.6**).

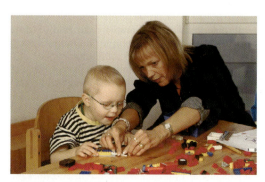

Abb. 5.6 ⇢ **Beschäftigung.** Spiel trägt zur seelischen Gesundheit bei

Pflege und Betreuung von Kindern und Jugendlichen mit Behinderungen

Die Berufswahl orientiert sich an den Interessen und Fähigkeiten des Jugendlichen. Zuvor ist es wichtig, Hilfen zur Entdeckung und Entfaltung eigener Neigungen und Fähigkeiten im sozialen, handwerklichen und kognitiven Bereich zu geben.

Selbstentfaltung. Bedeutsam für die Selbstentfaltung behinderter Kinder und Jugendlicher ist es, dass sie sich ihren persönlichen Lebensraum nach ihren eigenen Vorstellungen selbst gestalten und auswählen können. Eltern, die dazu neigen, ihr Kind zu sehr zu beschützen und zu behüten aus Angst vor Verletzungen, Anfeindungen und anderen Gründen, sollten ermutigt werden, ihm mehr und mehr Spielraum zu geben. Bestimmte Freiheiten dienen der Selbstentfaltung, aber auch Disziplin und das Einhalten von Grenzen ist wichtig, weil dies alle Kinder brauchen, um sich in soziale Gruppen einfügen zu können.

Zeit und Raum gestalten. Insbesondere geistig behinderte Kinder brauchen Hilfen zur räumlichen, zeitlichen und persönlichen Orientierung. Der Tag sollte durch immer wiederkehrende Handlungen und Aktivitäten strukturiert werden, um dem Kind Orientierung zu geben.

Schwerbehinderte Kinder können nur am Tagesgeschehen und Gemeinschaftsleben teilhaben, wenn sie „aus den Betten geholt" werden.

Schwerbehinderte Kinder sollen entsprechend ihrem Zeitbedarf gepflegt werden. Zeit wird auch deshalb benötigt, um sie möglichst viel selbst tun zu lassen. Ihre bereits erlangte Selbständigkeit bleibt so erhalten und das Selbstbewusstsein wird gestärkt – ein Merkmal von Pflegequalität im Umgang mit behinderten Kindern.

Kinder und Eltern sollten motiviert werden, einen Teil ihrer Freizeit gemeinsam mit Freunden und Bekannten zu verbringen und am öffentlichen Leben teilzunehmen, um sich nicht zu isolieren und Freundschaften zu pflegen. Durch Aktivitäten mit Gleichaltrigen können sich Freundschaften entwickeln.

■ Für eine sichere Umgebung sorgen

Entsprechend den vielfältigen Belastungssituationen und Risikofaktoren bei behinderten Kindern und Jugendlichen kommt den gesundheitsfördernden Maßnahmen eine besondere Bedeutung zu. Ziel präventiver Arbeit ist es, für die Zukunft einer Verschlechterung der Behinderung vorzubeugen, physische und psychische Gesundheit zu erhalten und zu verbessern.

Unfallprävention. Behinderte Kinder sind entsprechend ihrer kognitiven oder motorischen Entwicklung besonders gefährdet Unfälle zu erleiden. Unfällen sowie physischen und psychischen Folgeerkrankungen und Sekundärschäden wie rezidivierende Harnwegsinfekte, Haltungsschäden und Übergewicht z.B. bei Spina bifida, mangelndem Selbstbewusstsein oder Verhaltensauffälligkeiten sollte durch entsprechende Präventivmaßnahmen vorgebeugt werden.

Präventive Maßnahmen Folgende präventive Interventionen schützen und stabilisieren die Gesundheit von behinderten Kindern und Jugendlichen:
- Die Förderung von Lebensfreude und Spaß ist wie bei allen Kindern von großer Bedeutung für die seelische Gesundheit.
- Individuelle Risikofaktoren und Risikoverhalten werden identifiziert, als Pflegeprobleme oder Pflegediagnose formuliert und dann entsprechende Prophylaxen und präventive Maßnahmen eingeleitet, sowohl im stationären als auch im häuslichen Bereich.
- Es müssen besondere Vorkehrungen getroffen werden, um eine sichere Umgebung zu gestalten. Eine verzögerte intellektuelle, motorische oder soziale Entwicklung, zerebrale Anfälle oder die Benutzung von Hilfsmitteln wie Hörgeräte mit Batterien, Krücken oder Rollstühle erhöhen das Risiko von Unfällen. Zur Verhütung von Unfällen ist es erforderlich, Eltern und Kinder über Gefahren und Abhilfen aufzuklären.
- Eltern und Kinder sollten zu gesundheitsförderndem Verhalten angeleitet werden wie spezielle Hautpflege bei Dekubitusgefährdung oder Inkontinenz, konsequente Zahnhygiene, Ernährungsberatung mit Empfehlungen zu einer ausgewogenen, gesunden Ernährung oder kalorienangepassten und ballaststoffreichen Ernährung bei Bewegungsarmut, Vorbeugen von Osteoporose und Abnahme der Muskelmasse bei Kindern mit Querschnittslähmung, Anregungen zu körperlicher Betätigung und Freizeitaktivitäten, Sexualerziehung u. a.
- Eltern sensibilisieren, Vorsorgeangebote für Kinder und Jugendliche wahrzunehmen.
- Kinder alters- und entwicklungsgemäß über die Erkrankung, Behinderung und Risikofaktoren informieren und sie als Partner ernst nehmen, um Kooperation zu erreichen.
- Frühe Einbeziehung von Kindern und Heranwachsenden in die zur Gesundheitserhaltung notwendigen diagnostischen, therapeutischen und pflegerischen Maßnahmen z.B. Urinuntersuchung mit Urin-Stix, Anleitung zur Selbstkatheterisierung der Harnblase. Sie sollen lernen Verantwortung für ihre eigene Gesundheit zu übernehmen.
- Unterstützung beim Ausbilden und Erhalten eines positiven Körperbildes
- Strategien zur aktiven Bewältigung der Behinderung vermitteln
- Methoden zur Entspannung, Stressbewältigung nahebringen und Impulse geben zu positivem Denken von frühester Kindheit an. Eltern sollten bei Bedarf entsprechende Therapeuten empfohlen werden.
- Eltern ermutigen, zum Erhalt ihrer eigenen Gesundheit und einer stabilen Verfassung ihre Kräfte einzuteilen, sich Freiräume zur Erholung und der eigenen Entfaltung zu schaffen sowie sich Zeit für ihre Partnerschaft oder Ehe zu nehmen.

Beobachtung als gesundheitsunterstützende Maßnahme Kinder und insbesondere Neugeborene werden auf Anzeichen beobachtet, die auf eine Entwicklungsverzögerung oder Behinderung hinweisen können. Grundlage sind Kenntnisse über die gesunde motorische, kognitive und psychosoziale Entwicklung.

Merke ⇢ Früherkennung. Eine wichtige Pflegeaufgabe ist die Früherkennung von Entwicklungsverzögerungen und Behinderungen, um eine frühe Diagnostik, effektive Therapie und Frühförderung einleiten zu können.

Die umfassende Beobachtung des behinderten Kindes ist Grundlage einer einfühlsam und entwicklungsfördernden Pflege. Eltern und Pflegende stellen häufig schon sehr früh positive Veränderungen, Stagnation oder Verschlechterungen fest, die dann zu einer Anpassung des Förderkonzeptes führen.

Besonders geistig behinderte Kinder müssen auf Veränderungen beobachtet werden, da sie sich nicht oder nur schwer verständlich machen können, wie sie sich fühlen. Das Kind muss auf sich entwickelnde Erkrankungen, den Krankheitsablauf, Schmerzen aber auch Stresssituationen und Frustrationen beobachtet werden. Eine systematische Beobachtung und präzise Dokumentation erfolgt bei zerebralen Krampfanfällen mit Hilfe eines kriteriengeleiteten Anfallprotokolls.

Frühzeitiges Erkennen von Fehlbildungen. Behinderte Kinder z.B. mit Down-Syndrom werden auf Zeichen von zu erwartenden Begleitfehlbildungen wie Herzfehler, Darmatresien oder Entwicklung einer Diabetes beobachtet.

Anleitung der Eltern zur Beobachtung. Ein Schwerpunkt ist die Anleitung der Eltern zur Beobachtung ihres Kindes in Zusammenhang mit ihrem physischen und psychischen Befinden, dem Entwicklungsverhalten in Teilbereichen, der Akzeptanz von Maßnahmen oder beispielsweise dem Erkennen von Hirndruckzeichen bei implantiertem Liquorshunt. Eltern sollten auch für die Wahrnehmung ihres eigenen Befindens sensibilisiert werden, um gesundheitsschädigenden Überforderungen frühzeitig vorbeugen und entgegenwirken zu können.

Familiäre Interaktionen. Eine wichtige Aufgabe ist die Beobachtung der Interaktionen zwischen den einzelnen Familienmitgliedern und die Einschätzung der familiären Bewältigungsstrategien, um Interaktionen gezielt fördern oder auch weitere professionelle Unterstützung nach Absprache mit den Eltern einleiten zu können.

Merke ⇢ Gesundheitsförderung. Bei der Gesundheitsförderung geht es nicht in erster Linie um die Weitergabe von Sachinformationen und Warnhinweisen zu krankmachenden Faktoren, sondern um den Prozess, der behinderten Kindern und Jugendlichen Fähigkeiten und Kompetenzen vermitteln soll zur aktiven Mitgestaltung der eigenen physischen und psychischen Gesundheit und Lebenswelt.

Um ein erwünschtes Verhalten zu erreichen, sind Angebote motivierender als Verbote.

5.4 Fördern und Erhalten der Gesundheit von Kindern und Jugendlichen

Christina Köhlen

5.4.1 Gesundheitsförderung – Begriffsbestimmung

Im Kapitel 1.7 wurden bereits unterschiedliche Modelle und Vorstellungen von Krankheit und Gesundheit vorgestellt. An dieser Stelle wird die Auffassung vertreten, dass es sich bei der Gesundheit um einen dynamischen Prozess handelt. Dieser dynamische Prozess der Gesundheit wird als Abfolge verschiedener Situationen, die objektiv begründet und zugleich subjektiv erlebt werden, beschrieben. Hierbei steht die positiv soziale, physische und seelische Befindlichkeit von Menschen bei der Ausübung ihrer gesellschaftlichen und individuell geprägten Lebensaktivitäten im Vordergrund. Ein Kennzeichen von Gesundheit findet sich somit in dem Begriff Wohlbefinden wieder.

Merke ⇢ Das subjektive Erleben von Gesundheit oder „Gesundsein" kann durchaus einen Kontrast zu den objektiven nach medizinischen Parametern gemessenen Befunden bilden.

Daraus kann die Konsequenz abgeleitet werden, dass es einen Zustand der Krankheit so ebenfalls nicht gibt. Auch bei bestehender Krankheit kann Gesundheit oder „Gesundsein" empfunden werden. Wird dieses Verständnis von Gesundheit zugrunde gelegt, wird deutlich, dass es viele Faktoren und Komponenten gibt, die den dynamischen Prozess der Gesundheit beeinflussen können. Neben der individuellen Verantwortung für die eigene Gesundheit, stehen daher auch Bedingungen, die von der Gesellschaft geschaffen werden müssen, damit Menschen aktiv und selbstverantwortlich die Förderung und Erhaltung ihrer Gesundheit, die in der Entwicklung ihrer individuellen Gesundheitsressourcen liegt, anstreben können.

Fördern und Erhalten der Gesundheit von Kindern und Jugendlichen

Die Pflege kann einen Beitrag dazu leisten, dass sowohl der einzelne Mensch, d. h. gerade Kinder und Jugendliche, als auch die jeweilige Familie diese Chance der Einflussnahme auf die eigene Gesundheit erleben und begreifen (vgl. Beier 1997, 1999). So verstandene Pflege ist eine Form von Gesundheitsförderung. Sie erstreckt sich über die Prävention von körperlichen Gesundheitsstörungen hinaus auf die Förderung von psychischer, geistiger, sozialer und sexueller Gesundheit. Das zukünftige Verständnis der Kinderkrankenpflege liegt darin, sich dieser Aufgabe zuzuwenden.

Gesundheitsförderung in der Kinderkrankenpflege bedeutet ebenfalls, einen positiven Einfluss auf die Zukunft von Kindern und Jugendlichen zu nehmen. Die Voraussetzung dafür wird dem erweiterten Verständnis von Pflege, das über die Pflege von Gesundheitsstörungen in den Kinderklinken hinausgeht, liegen. Solches Verständnis von Pflege erfordert von den Pflegenden Mut, Ausdauer und die Fähigkeit, sich neuen Herausforderungen zu stellen. Dies wird nicht ohne kritische Reflexion der eigenen Tätigkeit und des eigenen Pflegeverständnisses geschehen sowie der Entwicklung einer neuen Sichtweise und Perspektive.

Gesundheitsförderung und die Bedeutung der Familie

Gesundheitsförderung ist ein eingebundener Bestandteil der beruflichen Arbeit in der Pflege. Und wie Gesundheit wird die Pflege als prozesshaftes Geschehen beschrieben. Denn professionelle Pflege orientiert sich nicht ausschließlich an der Verrichtung von Pflegemaßnahmen, sondern an der Gestaltung des Pflegeprozesses unter Berücksichtigung der individuellen Bedürfnisse und Ressourcen der Kinder und ihrer Familie. Daher muss die individuelle Gesundheitsförderung von Kindern und ihren Familien in den jeweiligen Pflegeprozess eingebunden werden, wenn ein Ziel der Pflege auf die Vermittlung von persönlichen, gesundheitsfördernden Kompetenzen ausgerichtet ist.

> **Definition** ⇢ Gesundheitsförderung in der Kinderkrankenpflege bedeutet, neben einer entwicklungsorientierten Pflege, die sich vornehmlich auf das Kind oder den Jugendlichen bezieht, die professionelle Perspektive in der Form zu erweitern, dass die gesamte Familie auf die Potenziale ihrer Entwicklung hin betrachtet oder aktiv in das pflegerische und gesundheitsfördernde Handeln einbezogen wird.

Dies ist besonders dann von Bedeutung, wenn es um die Pflege und Begleitung eines Kindes/Jugendlichen geht, das/der sich auf Grund gesundheitlicher Probleme, akuter oder chronischer Gesundheitsstörung sowie Behinderung mit Gesundheit und Krankheit auseinandersetzen muss. Die Situation von Kindern und Jugendlichen ist dadurch geprägt, dass sie permanent lernen und sich neue Kenntnisse in immer wieder neuen Situationen aneignen müssen. Die Auseinandersetzung mit Gesundheit und Krankheit ist für sie „nur" ein weiterer, wenn auch schwerer Lernprozess.

Ganz anders für die Familie bzw. die Eltern: Natürlich ist es für sie ebenfalls ein Lernprozess, nur mit dem Unterschied, dass für sie die Lernprozesse nicht mehr in der Intensität auftauchen, wie das für Kinder und Jugendliche der Fall ist. Sie haben auf Grund ihrer Lebenserfahrung eine andere Perspektive. Sie sehen eher die negative Tragweite der Situation. Dies gilt besonders bei der Auseinandersetzung mit der Gesundheit und der Krankheit des Kindes. Die Eltern brauchen Zeit für ihre eigene persönliche Auseinandersetzung mit der Situation und bei der Entwicklung neuer Perspektiven und Handlungsmöglichkeiten. Hierzu benötigen sie oftmals Unterstützung in Form einer fachkompetenten Begleitung.

Gesundheit ist ein individueller und gesellschaftlicher Wert, den es zu bewahren gilt. Wie dieser Wert gewahrt werden soll und kann, hängt von den individuellen Voraussetzungen und Ressourcen ab, die jede Familie mitbringt. Diese Individualität einer Familie zu erkunden, zu respektieren und zu fördern, liegt auch in der Verantwortung einer fachkompetenten Begleitung in Form gesundheitsförderlicher Pflege. Die Kinderkrankenschwester bzw. der Kinderkrankenpfleger, die/der so handelt, unterstützt und fördert dabei sowohl die Gesundheit als auch die Selbstbestimmung des Kindes/des Jugendlichen und seiner Familie.

Es ist klar geworden, dass hier von einer sehr umfassenden Vorstellung von Pflege ausgegangen wird. Diese Vorstellung spiegelt sich in dem Modell der familien- und umweltbezogenen Pflege sowie der Theorie des systemischen Gleichgewichts von Marie-Luise Friedemann wieder. Für sie gehört zu einem umfassenden Verständnis von Pflege die Einbeziehung der Umwelt und der Familie in den Pflegeprozesss. Dabei betont sie, dass zu jeder pflegerischen Tätigkeit die Beratung zählt.

5.4.2 Familien- und umweltbezogene Pflege und Beratung nach Marie-Luise Friedemann

Marie-Luise Friedemann ist gebürtige Schweizerin. Sie lebt seit fast 30 Jahren in den Vereinigten Staaten von Amerika und hat ihre berufliche Karriere dort gemacht. Das Modell und die Theorie hat sie vor dem Hintergrund ihrer praktischen Erfahrungen in der ambulanten bzw. häuslichen Pflege ebenfalls in den USA entwickelt.

Systeme und Subsysteme

Die Basis der Überlegungen Friedemanns findet ihren Ursprung in der Systemtheorie (vgl. Bertalanffy

1968, von Uexküll 1979). Ein System wird dabei als ein aus Teilen bestehendes Ganzes betrachtet. Das Ganze ist nach außen abgrenzbar, unterscheidbar von anderen Dingen, im Innern besteht es gleichzeitig aus unterschiedlichen Teilen. Wichtig ist dabei die Tatsache, dass ein Ganzes bzw. ein System mehr ist als die Summe seiner Teile bzw. Subsysteme. Das bedeutet, dass jedes System eigene Eigenschaften besitzt, die es auf der Ebene von Teilen oder Subsystemen so nicht gibt.

Jede Ebene von Systemen und Subsystemen zeichnet sich durch die Einmaligkeit ihrer spezifischen Eigenschaften aus. Systeme können auf unterschiedlichen Ebenen integriert sein und miteinander in Verbindung stehen. So gesehen kann der Mensch als System betrachtet werden, der in sich verschiedene Systeme integriert, die miteinander in Verbindung stehen. Nach außen steht das System Mensch wiederum mit anderen Systemen in Kontakt und kann Systeme auf einer höheren Organisationsebene bilden. Diese bilden größere Gemeinschaften bis hin zu menschlichen Gesellschaften. Systeme dieser Art streben einen Zustand der Kongruenz an.

> **Merke ⟶ Kongruenz** ist ein Zustand, bei dem die Ordnung von Systemen und Subsystemen dauerhaft und optimal aufeinander abgestimmt sind. Aufgrund des ständigen wechselseitigen Austausches der Systeme untereinander, wird ein Zustand der Kongruenz zwar angestrebt, ist aber utopisch, d. h. unerreichbar. Ein Zustand völliger Kongruenz würde Stagnation bedeuten und Entwicklung ausschließen.

In ihrem Modell beschreibt Friedemann die Konzepte Umwelt, Mensch, Gesundheit und Pflege. Zusätzlich macht sie Aussagen über die Konzepte Familie und Familiengesundheit. Dadurch unterstreicht sie die Bedeutung der Familie für ihr Modell. Durch die nachstehenden Aussagen über die einzelnen Konzepte wird deutlich, aus welcher Perspektive sie ihre Auffassung darüber entwickelt hat.

■ Umwelt
Für Friedemann ist die Umwelt der unausweichliche Kontext, in dem sich die Menschen bewegen. Somit umschließt die Umwelt alle Systeme, die sich außerhalb des Menschen und der Familie befinden. Daher ist alles Lebende eine Vernetzung von offenen Systemen, die Energie und Materie in Bewegung darstellen (Friedemann, 1996, S. 19f).

■ Mensch
In ihrer Theorie betrachtet Friedemann den Menschen als offenes System, der in sich verschiedene Subsysteme integriert und nach außen mit anderen Systemen in offenem, wechselseitigem Kontakt steht. Diese Offenheit ist aufgrund der Aufnahme und Abgabe von Energie und Information notwendig für das Überleben eines Systems, da dadurch Kongruenz hergestellt werden kann.

Der Mensch bestimmt seine Identität und definiert seine Umwelt über die Beziehungen, die er zu anderen Systemen unterhält. Nach Friedemann ist der Mensch angstfrei, wenn sein System kongruent ist, also mit seinen eigenen Subsystemen und den Systemen der Umwelt harmoniert (Friedemann 1996, S. 20ff). Maßgeblich für das Streben nach Kongruenz sind die menschlichen Handlungen, die in vier prozesshaften Dimensionen zum Ausdruck kommen (s. S. 87 u. **Abb. 5.7**).

■ Gesundheit
Gesundheit ist Ausdruck der Kongruenz innerhalb des menschlichen Systems sowie Ausdruck der Kongruenz mit den Systemen der Umwelt. Gesundheit drückt sich nach Friedemann in einem angstfreien, allgemeinen Wohlbefinden aus. Ein anhaltender Zustand von Inkongruenz kann dagegen die Grundlage für körperliche und emotionale Gesundheitsstörungen bilden. Dabei muss eine Störung im organischen System nicht zwangsläufig das emotionale Wohlbefinden des Menschen stören. Gesundheitsstörungen stehen damit in keinem erlebten und gefühlten Gegensatz zu Gesundheit (s. S. 84).

Der wichtigste menschliche Prozess in der Theorie des systemischen Gleichgewichts ist es, Ängste abzubauen, da dies maßgeblich für die Gesundheit und für die gesundheitsfördernden Maßnahmen ist (s. S. 91). Nach Friedemann ist das kennzeichnende Symptom von fehlender Gesundheit die Angst, die durch Systeminkongruenz entsteht (Friedemann 1996, S. 28ff).

■ Familie
Die Familie ist eingebettet in der Zivilisation. Sie gibt Kultur, grundlegende Werte und Lebensmuster an die nächste Generation weiter. Die Familie unterstützt die persönliche Entwicklung der Angehörigen und gewährt ihnen Zugehörigkeit durch emotionelle Bindung. Sie gibt ihnen Halt bei der Suche nach einem Lebensziel. Sie befriedigt das Bedürfnis nach Sicherheit der Angehörigen. Friedemann vertritt eine flexible, offene Definition der Familie, bei der entscheidend ist, wer von der Familie als zugehörig bestimmt wird. Voraussetzung für ein funktionierendes Familiensystem sind Zusammengehörigkeit und Interaktion, welche sich in den Familienprozessen ausdrücken. Familienprozesse äußeren sich in bestimmten Familienaufgaben. Sie sind ein gegenseitig akzeptiertes, gemeinschaftliches Verhalten, die Ziele von Stabilität, Wachstum, Sicherheit (Regulation/Kontrolle) und Spiritualität anstreben (s. S. 87).

■ Familiengesundheit
Fühlen sich die Familie und ihre Mitglieder im Einklang bzw. im Gleichgewicht mit sich und der Umwelt, so ist die Familie gesund. Anhaltende Inkongruenz bzw. empfundenes Ungleichgewicht im Familiensystem, z. B. hervorgerufen durch Angst, kann der Auslöser von Unzufriedenheit und Gesundheitsstörungen sein. Auch die Familiengesundheit ist ein dy-

namischer Prozess, in dem je nach Situation immer wieder auf eine neue Art Kongruenz hergestellt wird. Demnach ist eine Familie gesund, wenn:
- in allen vier prozesshaften Dimensionen, die das Familienleben organisieren, gehandelt wird (s. S. 91),
- Kongruenz innerhalb der Familie und zwischen der Familie und der Umwelt besteht und
- die Familienmitglieder wenig Angst empfinden und mit der Familie im großen und ganzen zufrieden sind. Dabei entwickelt jede Familie ihren individuellen Familienstil (Friedemann, 1996, S. 40 ff).

■ Pflege

Friedemann vertritt ein sehr umfassendes Verständnis von Pflege, das sich in ihrer Aufgaben- und Zielstellung ausdrückt. Pflege wird als Dienstleistung auf allen Systemebenen verstanden (Individuum, Familie, Gemeinde u. a.). Für Friedemann ist Pflege ein Prozess, der das Streben nach Kongruenz in dem System erleichtert oder ermöglicht. Das Ziel dabei ist die Gesundheit des Empfängersystems (Individuum, Familie) als Ausdruck dieser Kongruenz. Die Pflege eines Einzelnen und die Pflege der Familie sind dabei kaum unterscheidbar, da beide Ebenen in Wechselwirkung zu einander stehen.

Im Prozess der Pflege werden das Individuum, in unserem Fall ein Kind oder Jugendlicher, und seine Familie in der akuten bzw. neuen Lebenssituation gestärkt, um dadurch gemeinsames Wachstum und Stabilität zu erreichen. Dabei werden alle Dimensionen einbezogen. Ziel ist, die Gesundheit des Individuums und der Familie zu erhalten und zu fördern. Ein Kriterium der Familiengesundheit ist das Wohlbefinden aller Familienmitglieder (s. S. 85 u. S. 86).

Im Prozess der Pflege steht nach Friedemann weiter die gemeinsame Erfassung und kreative Nutzung der Situation des jeweiligen Familiensystems im Vordergrund. Pflege richtet sich wengier auf die Probleme und Bedürfnisse, sondern vor allem auf die Fähigkeiten und Ressourcen des Pflegeempfängersystems, hier des Kindes/des Jugendlichen und der Familie (Friedemann 1996, S. 42).

5.4.3 Theorie des systemischen Gleichgewichts

Den Kern des Modells bildet die Theorie des systemischen Gleichgewichts, dargestellt im entsprechenden Diagramm **(Abb. 5.7)**. Damit können sowohl die Prozesse, die das Wohlbefinden und die Gesundheit eines einzelnen Menschen (individuelles System) als auch einer Familie (familiäres System) betrachtet und untersucht werden. Kongruenz wird in allen vier Zieldimensionen angestrebt. Im Zentrum des Diagramms steht die Gesundheit als Ausdruck der Kongruenz.

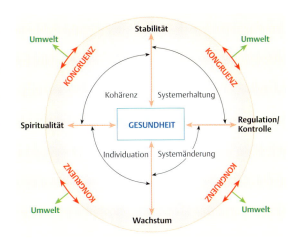

Abb. 5.7 Diagramm des Familiensystems und des individuellen Systems (nach Friedemann, M.-L.: Familien- und umweltbezogene Pflege. Theorie des systemischen Gleichgewichts. Hans Huber, Bern 1996).

Zieldimensionen

Damit eine Familie ihre emotionalen, gesellschaftlichen und sozialen Aufgaben erfüllen kann, werden anhand bestimmter Familienprozesse Ziele verfolgt, durch die das System Familie ihr Zusammenleben gestaltet. Folgende Ziele werden angestrebt (Friedemann 1996, S. 33 f).

- **Stabilität** schützt das System Familie durch Traditionen und Werte vor der Angst, es könnte zerfallen. Grundlegende Werte und Lebensauffassungen werden von allen Familienmitgliedern akzeptiert und anerkannt. Dadurch entsteht ein Gefühl der Gemeinsamkeit und Sicherheit. Die Werte und Auffassungen werden bewusst und unbewusst an die Kinder weitergegeben.
- **Regulation/Kontrolle** schützt die Familie nach innen und außen vor zerstörerischen Kräften und sichert sie gegen Unvorhergesehenes ab.
- **Wachstum** schützt die Mitglieder der Familie vor Unfreiheit und Zwang innerhalb der Familie und verschafft ihnen die Möglichkeit, sich zu entfalten. Die Schwierigkeit besteht für Familien darin, Stabilität und Tradition mit dem Ziel des Wachstums in Einklang zu bringen. Wachstum ist erforderlich, um sich den Änderungen im Innern der Familie und aus der Umwelt anzupassen.
- **Spiritualität** schützt vor Isolation und Verlassenheit und gibt den Familienmitgliedern Halt und ein Gefühl der Zugehörigkeit.

Diese Familienziele werden erreicht durch Handlungen in vier Prozessdimensionen (siehe unten). Kommt es in einer der Prozessdimensionen zu Störungen, kann die Familiengesundheit negativ beeinflusst werden. Die Störungen können von außen an die Familie herangetragen werden oder innerhalb der Familie entstehen. Der Familie bei der Normali-

Tabelle 5.2 ⇢ **Prozessdimension Systemerhaltung (Ziel: Stabilität, Regulation/Kontrolle)**

Systemerhaltung	Systemebene Kind/Jugendlicher	Systemebene Familie
Familienstruktur	Anzahl der Geschwisterkinder Bezugspersonen	Mitglieder im Haushalt/weitere Angehörige Unterstützende Personen Personen, die zur Last fallen
Wohnsitz	LA Für eine sichere Umgebung sorgen Kinderzimmer/Einrichtung Geschwister im Kinderzimmer	Umgebung/Wohnort/Wohnung Lebensstandard/Einrichtung Dekoration, Symbole Raum für einzelne
Rollenstruktur	Altersgemäße Pflichten Schule Verantwortungen/Familienrollen	Entscheidungen/Entscheidungsträger Hausarbeit, Kindererziehung Förderung der Gesundheit Förderung des Umgangs mit Menschen Förderung der geistigen Entwicklung Emotionale Unterstützung Pflege von Kranken/Alten/Behinderten
Körperfunktion	LA Atmen LA Ausscheiden (Verdauung) LA Körpertemperatur regulieren LA Mädchen oder Junge sein LA Sterben Nervensystem/Schmerz Endokrines System, Immunsystem Sinnesorgane	Umgang der Familienmitglieder mit den Bedürfnissen, Problemen und Ressourcen des eigenen Körpers
körperliche Pflege	LA Essen und Trinken LA Sich sauberhalten und kleiden LA Sich bewegen Praktiken/Rituale zum Einschlafen Medikamente/Schmerzbekämpfung Heilmittel/medizinisch-pflegerische Hilfsmittel Krankheitsprävention	Umgang der Familienmitglieder mit allen Bereichen der körperlichen Pflege
Lebensmuster	Tagesroutine des Kindes/des Jugendlichen Therapieplan Schulbildung/Ausbildung Betreuung von/durch Familienmitglieder Betreuung durch andere, Freunde Umgang mit Geld (Taschengeld) LA Kommunizieren	Tagesablauf/Haushaltsroutine Berufliche Betätigungen Entspannung Gemeinsame/individuelle Aktivitäten Kommunikation Tradition/Feste Zeit- und Energieeinsatz für die Familie
Rhythmen	Tagesrhythmus/-struktur LA Schlafen (Wachen), Ruhephasen Schule/Freizeit Besonderheiten/Rituale	Aktivität/Entspannung (Tagesrhythmus) Arbeit/Freizeit Orientierung auf Vergangenheit, Gegenwart, Zukunft/Lebensentwurf Hoffnungen in Bezug auf das Kind Zeitplanung, Strukturieren
geistige Anregungen	Entwicklungsbedingte Bedürfnisse: Körperliche/soziale/sexuelle/psychologische/geistige Förderung des Kindes LA Sich beschäftigen	Kunst/Musik/Theater/Literatur Diskussionen/Argumentationen Interpretationen des Alltags
Erholung	LA Sich beschäftigen Freunde in Schule, Kindergarten, Spielgruppe Ausflüge, Kinderfeste	Einladungen/Zusammenkünfte Alleinsein Sport/Hobbys/Vergnügen Praktische Tätigkeiten
Praktizieren der Religion		Art der Religion Religiöse Rituale/Feste Religiöse Erziehung

Fördern und Erhalten der Gesundheit von Kindern und Jugendlichen

serung des Familienalltags behilflich zu sein, ist ein direkter Beitrag zur Gesundheitsförderung der gesamten Familie.

Prozessdimensionen

■ Systemerhaltung

Systemerhaltung umfasst alle Handlungen und Strategien, die das Familienleben dauerhaft organisieren. Dazu gehören u. a. die genaue Definition von Familienrollen und die Erhaltung von Traditionen. Ziel ist, die Stabilität zu erhalten und die Regulation/Kontrolle der Familie zu erreichen. In der **Tab. 5.2** sind alle Bereiche erfasst, die diese Prozessdimension betreffen und die bei der Informationssammlung von Bedeutung sind.

Typische Problemsituationen sind hier: Widersprüchliche Interpretation der Rollen, unterschiedliche Ansichten über Familienpflichten, widersprüchliche individuelle Lebensmuster, widersprüchliche Tagesrhythmen, entgegengesetzte Werte und Interessen, unflexible Lebensmuster (wenig Anpassung), zuwenig Struktur/Organisation, zuviel Struktur/Organisation, Vernachlässigung des Kindes/des Jugendlichen (physisch, psychisch, sozial), mangelnde Förderung/Pflege.

■ Kohärenz

Handlungen, die die Kohärenz innerhalb des Familiensystems betreffen, fördern die Zusammengehörigkeit und die emotionalen Bindungen innerhalb der Familie. Dies ist nicht ohne Kommunikation und Bereitschaft der einzelnen Familienmitglieder möglich. Auch diese Handlungen führen zur Stabilität des Systems, fördern aber auch spirituelle Prozesse, da jedes Familienmitglied sich dem Rhythmus der anderen anpasst und dadurch sich selbst und die anderen erkennt. In der **Tab. 5.3** sind alle Bereiche erfasst, die die Prozessdimension der Kohärenz betreffen und die bei der Informationssammlung von Bedeutung sind.

Typische Problemsituationen sind hier: Ärger über ungerechte Erwartungen, Wertkonflikte, fehlende Toleranz, Ausnutzung, fehlende Loyalität, Missverständnisse, unfreiwillige Unterdrückung der eigenen Bedürfnisse, Misshandlungen, Gewalt.

■ Individuation

Aktionen der Individuation gehen von einzelnen Mitgliedern der Familie aus, die mit Systemen der Umwelt Bindungen eingehen und die individuelle Entwicklung verfolgen. Individuation zielt ebenfalls auf Spiritualität. Es werden außerdem Persönlichkeits- und Meinungsunterschiede verhandelt sowie soziale Verhaltensregeln gefördert. Dies führt zu persönlichem und familiärem Wachstum. In der **Tab. 5.4** sind alle Bereiche erfasst, die die Prozessdimension der Individuation betreffen und die bei der Informationssammlung von Bedeutung sind.

Typische Problemsituationen sind hier: keine Individuation, Bedrohung der Stabilität, Angst, Krisen, Sucht, Isolation sowie Verwöhnung, Over protection, Vernachlässigung des Kindes/des Jugendlichen.

■ Systemänderung

Durch innere und äußere Einflüsse auf das Familiensystem kann es zu Systemänderungen kommen. Sie stellt eine Anpassungsleistung der Familie an Änderungen dar und kann ebenso eine Prüfung und Änderung von Familienwerten beinhalten. Diese Hand-

Tabelle 5.3 ⇢ Prozessdimension Kohärenz (Ziel: Stabilität, Spiritualität)

Kohärenz	Systemebene Kind/Jugendlicher	Systemebene Familie
Verbunden sein	Gesunde Entwicklung im Rahmen der emotionalen Bindung und persönlicher Geborgenheit	Gemeinsame Familienidentität Sorge um die anderen/Toleranz LA Kommunikation Geborgenheit Genuss von Kunst/Musik Naturverbundenheit Wertschätzung von Gegenständen/Symbolen Abhängigkeit/Unabhängigkeit Gegenseitige Anteilnahme am Erleben der Umwelt Geteilte Ressourcen In Bezug auf das Kind: Bewältigung der Anforderungen Akzeptanz der Gesundheitsstörung Akzeptanz von Schwächen Akzeptanz des Kindes durch die Eltern/Geschwister Verständnis von Schmerz, Leiden, Krankheit Auseinandersetzung mit Menschsein/Kindsein, Verlust, Schuld, Tod
Werte/Einstellungen	Identität Eigene Symbole/Werte Gemäß seiner Entwicklung	Geteilte Werte Tradition/Kultur Rollenverständnis Rituale/Symbole der Familie vertreten

Tabelle 5.4 → **Prozessdimension Individuation (Ziel: Spiritualität, Wachstum)**

Individuation	Systemebene Kind/Jugendlicher	Systemebene Familie
Familie	Wachstum durch Leistung: Spiel/Kindergarten/Schule/Ausbildung Familienaufgaben Soziale Aufgaben Sportliche/künstlerische Leistungen Selbstverwirklichung Junge/Mädchen sein	Förderung von Wachstum aller Familienmitglieder Verständnis für unterschiedliche Auffassungen
Vernetztsein	Wachstum durch mitmenschliche Rollen: Familie Freundschaften, Schule Abteilung, Pflegepersonal	Erkenntnisse durch: Mitmenschliche Beziehungen Meinungsaustausch Familienaufgaben Selbstentwicklung
Neue Erfahrungen	Wachstum durch: Bewältigung des Alters Entsprechende Entwicklungsaufgaben Auseinandersetzung/Leben mit der Gesundheitsstörung	Neu erworbene Erkenntnisse durch: Arbeit und Gestaltung Ausbildung/Schule Soziale Aufgaben Sportliche/künstlerische Leistung Selbstentwicklung Meinungsaustausch Pflegerolle
Situationen	Mit Krankheit/Situation fertig werden Sinn finden Erkenntnisse im Rahmen der Entwicklungsstufe	Erkenntnisse durch: Alltag Menschliche Entwicklung Krankheit/Leiden Schicksalsschläge
Philosophie und Ideologien	In Bezug auf die Situation und seine Entwicklung	Erkenntnisse durch: Suche nach Sinn des Lebens Religiöse, philosophische Orientierungen Ideologische Bewegungen Prüfung der Werte

lungen zielen auf Wachstum sowie Regulation bzw. Kontrolle des Familiensystems (Friedemann, 1996, S. 33 f).

In der **Tab. 5.5** sind alle Bereiche erfasst, die die Prozessdimension der Systemänderung betreffen und die bei der Informationssammlung von Bedeutung sind.

Typische Problemsituationen sind hier: Unbeugsame Werte der Systemerhaltung, rigide Rollen und Einstellungen der Angehörigen, Verlust von Kohärenz und Selbstvertrauen, fehlende Individuation, Angst um die Stabilität, Inkongruenz mit der Umwelt, den Mitmenschen.

Tabelle 5.5 → **Prozessdimension Systemänderung (Ziel: Wachstum, Regulation/Kontrolle)**

Systemänderung	Systemebene Kind/Jugendlicher	Systemebene Familie
Wertänderungen	Änderung der Identität Erhaltung des Selbstbewusstseins durch andere Mittel Akzeptanz der Krankheit	Situationsbedingte Änderungen Änderungen in menschlichen Beziehungen Rollenänderungen Umweltänderungen Wertänderungen in Angehörigen
Ressourcen für Anpassung	Persönliche/konstitutionelle/entwicklungsbedingte Ressourcen des Kindes Selbstsicherheit/Kohärenz Familienhalt, Freundschaften	Flexible Ansichten/Lebenseinstellungen Unterstützende Mitmenschen Starke Kohärenz Materielle Mittel Bildung/Lernfähigkeit Bewährte Anpassungsstrategien Glaube/Halt/Zuversicht

5.4.4 Praktische Anwendung

Anhand der theoretischen Zusammenhänge können nun die praktische Anwendung dieser Form der Gesundheitsförderung dargestellt werden.

Wie gezeigt wurde, bedeutet die Pflege der Familie eine Verlagerung des Pflegeansatzes auf die nächste Systemebene. Dabei bildet die Erkenntnis, dass die Familie die wichtigste soziale Vernetzung für die Betroffenen darstellt, die Grundlage für das pflegerische Handeln. Gerade die besondere Lebenssituation von Kindern und Jugendlichen ist im allgemeinen durch eine emotional starke Vernetzung mit der Familie gekennzeichnet. Das Ziel der Pflege ist die Förderung und Erhaltung der Gesundheit des Kindes/Jugendlichen durch die emotionale Unterstützung der Familienmitglieder.

Der Unterschied zur Pflege eines Einzelnen besteht darin, dass ein soziales System, die Familie, der Empfänger von Pflege ist. Dabei soll die Gesundheit des Systems durch besseres Verständnis sowohl des Kindes/des Jugendlichen als auch der Familie durch die Klärung der Lebenssituation aller gefördert und erhalten werden. Die vier Prozessdimensionen geben uns hierzu wertvolle Hinweise.

Bei der **Systemerhaltung** kann Gesundheitsförderung erfolgen durch:
- Einbeziehung und Ansprache aller Familienmitglieder in den Pflegeprozess,
- Förderung der LA für eine sichere Umgebung sorgen (z. B. hygienisches Verhalten, Unfallverhütung im Haushalt, Gefahren auf dem Schulweg/in der Umgebung der Wohnung usw.),
- Analyse der Rollenverteilung der Familienmitglieder (Vater, Mutter, Kind), der Aufgabenverteilung innerhalb der Familie und der Unterstützung von bestimmten Maßnahmen (z. B. zur Förderung der Gesundheit),
- Klärung der Bedürfnisse, Probleme und Ressourcen dem Alter, Entwicklungs- und Gesundheitszustand des Kindes/des Jugendlichen entsprechend in Bezug auf seine Körperfunktionen, seine körperliche Pflege, seine Lebensmuster, seine Rhythmen, seine Entwicklung, seine geistigen Anregungen, seine Erholung und seiner religiösen Vorstellungen **(s. Tab. 5.2)**.

Bei der **Kohärenz** kann Gesundheitsförderung erfolgen durch:
- Klärung der Bedürfnisse, Probleme und Ressourcen dem Alter, Entwicklungs- und Gesundheitszustand des Kindes/des Jugendlichen entsprechend in Bezug auf seine innere Ruhe, sein Verbundensein mit anderen sowie seine Werte und Einstellungen **(s. Tab. 5.3)**.

Bei der **Individuation** kann Gesundheitsförderung erfolgen durch:
- Klärung der Bedürfnisse, Probleme und Ressourcen dem Alter, Entwicklungs- und Gesundheitszustand des Kindes/des Jugendlichen entsprechend in Bezug auf sein Wachstum und Vernetztsein innerhalb und außerhalb der Familie,
- seine Bewältigung von wichtigen und schwierigen Situationen und
- durch die Orientierung an philosophischen und ideologischen Vorstellungen **(s. Tab. 5.4)**.

Bei der **Systemänderung** kann Gesundheitsförderung erfolgen durch:
- Klärung und Anpassung der Bedürfnisse, Probleme und Ressourcen dem Alter, Entwicklungs- und Gesundheitszustand des Kindes/des Jugendlichen entsprechend in Bezug auf Wertänderungen, die durch situationsbedingte Änderungen, Rollenänderungen, Entwicklungsaufgaben und Umweltänderungen auftreten **(s. Tab. 5.5)**.

Gestaltung des Pflege-/Beratungsprozesses

Die Verantwortung für die Gestaltung des Pflegeprozesses liegt bei den Pflegenden, unabhängig davon, ob sie ihrer Arbeit in einer Kinderklinik nachgehen oder in der häuslichen Kinderkrankenpflege oder in einer Beratungseinrichtung tätig sind. Je nach dem kann sich ihr Tätigkeitsfeld entweder mehr in Richtung Beratung oder in Richtung Pflege entwickeln.

In der Kinderklinik mag die Vorstellung solcher Pflege und Beratung schwierig erscheinen. Hektik und Stress behindern mit unter einen konstruktiven Austausch mit der gesamten Familie. Die Gestaltungsspielräume sind dennoch vorhanden und sollten im Team erkundet werden.

Die Gestaltung der Pflege und Beratung und damit der Aufbau der Beziehung liegt in der Hand der Pflegenden **(Abb. 5.8)**. Als Teil des Gesundheitssystems kommt sie mit dem System Familie in Kontakt, weil ein Teil dieses Systems, das Kind oder der Jugendliche ein gesundheitliches Problem oder Bedürfnis hat. Dadurch erhält sie einen Einblick in die Lebenswelt des Kindes/des Jugendlichen und seiner Familie. Dieses Problem oder Bedürfnis ist so schwerwiegend, dass es ein dauerhaftes Unwohlsein oder eine potentielle Gefährdung der Gesundheit des Kindes/des Jugendlichen zur Folge haben kann und damit ebenfalls eine Beeinträchtigung der Familiengesundheit nach sich ziehen kann. Der Ansatz der Pflege und

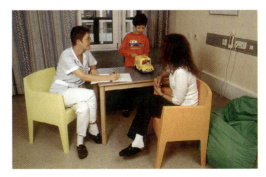

Abb. 5.8 Beratungsprozess. Beratung bedarf einer gründlichen Vorbereitung und eines angemessenen Rahmens

Beratung geschieht dort, wo das Unwohlsein bzw. die Störung der Kongruenz am stärksten spürbar ist.

Die Pflegende beeinflusst durch ihre Persönlichkeit, ihre Haltung, ihre Kompetenz und ihre Erfahrung die Pflegesituation entscheidend. Sie muss sich dieser Tatsache bewusst sein und ihr eigenes Empfinden in der Situation beobachten und hinterfragen. Sie fungiert als eine Art Spiegelbild der Gefühle der Familienmitglieder in der ungewohnten Situation. Erst eine kompetente Einschätzung der Familiensituation macht es der Pflegenden möglich, eine für alle befriedigende Pflegesituation zu gestalten. Dabei ist Wohlbefinden aller Beteiligten eine Voraussetzung für einen zufriedenstellenden Pflegeprozess (vgl. Friedemann 1996, S. 53 ff).

Daher steht am Anfang der Pflege eine ausführliche Informationssammlung, bei der die Bereiche der vier Prozessdimensionen als Befragungsthemen dienen **(s. Tab. 5.2 – 5.5)**. Dabei sollte die gesamte Familie einbezogen und über die Vorgehensweise aufgeklärt werden. Dazu ist es notwendig, die Theorie des systemischen Gleichgewichts in einfachen Worten zu erklären. Im nächsten Schritt wird nachgeforscht, welche Änderungen stattfinden sollen. Dabei ist es sinnvoll, nützliche Handlungen zu identifizieren und zu ihrer Umsetzung zu ermuntern. Dabei kann es passieren, dass mangelhafte Handlungen umgelernt werden müssen und mit neuen Handlungen experimentiert werden muss. Diese Schritte werden im Pflegeplan festgehalten. Nach einiger Zeit wird es erforderlich sein, die Nützlichkeit und den Erfolg der Änderungen zu prüfen. Während dieser Zeit ist die Pflegende eine wichtige Unterstützung um Korrekturen anzuregen, aber auch um zuzusprechen, zu ermuntern und zu loben (vgl. Friedemann 1996, S. 53 ff).

So verstandene Pflege ist keine Therapie, obwohl sie therapeutische Wirkung hat, sondern sie ist Unterstützung des Gesundheitsprozesses. Die Familie bleibt währenddessen aktiv und bestimmt die Richtung selbst. Sobald die Familie sich in ihrem Streben nach Gesundheit sicher fühlt, kann sie allein gelassen werden (vgl. Friedemann 1996, S. 63). Die Betonung liegt bei der Pflege auf der aktiven Zusammenarbeit zwischen der Pflegenden, dem Kind/dem Jugendlichen und der Familie mit Hauptfokus auf die Gesundheit des Kindes/des Jugendlichen und die Familiengesundheit sowie die Aktivierung/Förderung der familiären Ressourcen. Hierbei sind individuelle Familienstile zu respektieren und zu akzeptieren.

Gesundheitsförderung eines Kindes in der Familie – Ein Fallbeispiel

Situation. Tim ist neun Jahre alt. Er lebt mit seinen beiden Schwestern und seinen Eltern zusammen in einer fünf Zimmerwohnung in einem großen Miethaus am Rande einer deutschen Großstadt. Beide Elternteile sind berufstätig. Tim ist seit kurzem an Diabetes mellitus erkrankt. In einer Kinderklinik wurde er zwei Wochen stationär behandelt. Tim spritzt ab und zu selbständig Insulin, ansonsten wird es von den Eltern übernommen. Die Eltern wurden in der Klinik sehr gut geschult, sind motiviert, die notwendigen Verrichtungen einzuhalten. Die Eltern befürchten nach der Entlassung aus der Klinik, nicht mit der neuen Situation klarzukommen. Sie fühlen sich sehr verunsichert im Umgang mit der Gesundheitsstörung ihres Sohnes. Daher nehmen die Eltern gerne das Angebot an, über einen festgesetzten Zeitraum häusliche Kinderkrankenpflege in Anspruch zu nehmen.

■ **Pflege und Beratung in der Familie K.**
Die Familie K. muss sich aufgrund des Diabetes ihres 9jährigen Sohnes Tim mit dieser Gesundheitsstörung auseinandersetzen, um den Umgang und das Leben damit sicher in ihren familiären Alltag zu integrieren. Das Ziel, dass die Familie für sich und Tim anstrebt, ist eine Normalisierung des Alltags mit der Gesundheitsstörung und kann der Zieldimension Regulation/Kontrolle zugeordnet werden. Dies erfordert eine Änderung im Familiensystem und im individuellen System von Tim. Die Bemühungen in der Prozessdimension Systemänderung beziehen sich auf nützliche Handlungen, die der Regulation/Kontrolle auf zwei Ebenen dienen:

⇢ **Für Tim** ist es lebensnotwendig, dass sowohl seine Körperfunktionen, die durch den Diabetes gestört werden, wieder ins Gleichgewicht kommen als auch seine Lebensmuster, seine Rhythmen und seine Entwicklung mit der Gesundheitsstörung wieder in Einklang gebracht werden. Zum Beispiel ist Tim ein begeisterter Fußballspieler. Das Spiel mit den anderen Kindern und die sportliche Betätigung fördern seine körperliche und soziale Entwicklung. Er und seine Familien müssen lernen, wie seine Bedürfnisse in dieser Hinsicht trotz Diabetes erfüllt werden können.

⇢ **Für die Eltern** ist es entscheidend, diesen Schritt mit Tim zu vollziehen. Die Eltern fühlen sich verantwortlich für ihren Sohn. Ängste und Fragen tauchen auf, die sich auf die Zukunft von Tim beziehen. Um Tim die bestmöglichen Chancen für seine Zukunft zu bieten, muss die ganze Familie nützliche Handlungen erlernen, um Tim zu unterstützen. Zum Beispiel kann es erforderlich sein, die Ernährung der gesamten Familie umzustellen, damit sich Tim nicht ausgeschlossen und krank fühlt.

Diese Änderungen äußern sich im alltäglichen Leben durch die Einhaltung eines Diätplans, ständiger Blutzuckerkontrollen und regelmäßiger subkutaner Insulingaben, die Tim über sich ergehen lassen muss. Da der Kontakt zu einer Pflegenden der häuslichen Kinderkrankenpflege bereits in der Klinik hergestellt wurde, war eine lückenlose Betreuung Tims und seiner Familie gewährleistet. Die Hilfe und Unterstützung, die ihnen von außen angeboten wurde, nahm die Familie gerne an, da sie schnell erkannte, dass die Unsicherheiten, die die Gesundheitsstörung in ihren Alltag bringen würde, sonst nur schwer zu meistern wären.

Das Kohärenzgefühl innerhalb der Familie war dabei während der ganzen Zeit unvermindert gut. Auch Tims ältere Schwestern halfen, wo es ging.

Alle Familienmitglieder machten einen Prozess der Individuation durch. Sie mussten lernen, wie sie im Falle einer Über- oder Unterzuckerung Tims zu reagieren haben. Besonders für Tim stellt die Gesundheitsstörung nun eine zusätzliche Herausforderung dar. Er muss lernen, die vielfältigen Maßnahmen in seinen Alltag zu integrieren. Dies kann dazu führen, dass er in der Schule oder im Freundeskreis als Außenseiter gesehen wird. Für seine Umwelt mag er krank sein, aber er selbst wird sich gesund fühlen, da er gelernt hat, damit zu leben. Mit der Zeit werden die Einschränkungen zu Selbstverständlichkeiten. Für die Eltern wird es in der Zukunft eine Herausforderung sein, den Individuationsbestrebungen ihres Sohnes Verständnis und Vertrauen entgegenzubringen, ihm soviel Spielraum trotz seiner Gesundheitsstörung zu geben, wie er für seine individuelle Entwicklung braucht.

Die Kinderkrankenschwester konnte hier am Anfang durch ihre Pflege sowohl für die Stabilisierung der Familiengesundheit als auch für die Gesundheit Tims eine gute Basis schaffen. In der Familie war sie beratend, prüfend, anleitend und bestätigend tätig. Dabei suchte sie den direkten Kontakt zu Tim, baute ein Vertrauensverhältnis zu ihm auf und konnte so positiv Einfluss auf Tims Haltung gegenüber seiner Gesundheitsstörung nehmen. Da das Verhältnis zwischen Tim und der Kinderkrankenschwester so gut war, empfand er ihre Besuche nicht als Kontrolle, sondern als „normalen" Besuch, der einfach mal schaut, wie es ihm geht.

Aus Sicht der Eltern war es in dieser Zeit wichtig, dass nur eine Kinderkankenschwester zu ihnen kam, und dadurch die Kontinuität in der Pflege gewährleistet war. Außerdem begrüßten sie es, dass Tim durch die Kinderkrankenschwester in alle Gespräche und Handlungen während ihrer Hausbesuche einbezogen wurde.

In der Beziehung zu ihr schätzte die Familie besonders ihre Aufgeschlossenheit, Interesse und Engagement, dass sie bei der Pflege zeigte. Durch die gegenseitige Sympathie und das offene Verhältnis konnte die Zeit in der Wahrnehmung der Eltern optimal genutzt werden. Für die Zukunft ist es für die Familie beruhigend zu wissen, dass die Kinderkrankenschwester eine vertraute Anlaufstelle für den Fall ist, dass sich das Verhalten von Tim ändert. Sie empfinden es positiv, wenn jemand von außen Einfluss auf Tim nehmen kann. Durch die Bereitschaft, bei kritischen Veränderungen im Zusammenhang mit Tims Gesundheitsstörung Hilfe von außen anzunehmen, ist die Familie in der Lage, ihr inneres Gleichgewicht aufrechtzuerhalten. Sie fördert dadurch die Gesundheit ihres Kindes und die der gesamten Familie. Die Kinderkrankenschwester konnte bei diesem Bestreben durch ihre Pflege fördern und unterstützend wirken.

Lese- und Lernservice

Fragen zum Selbststudium

1. Was ist im pflegerischen Umgang mit Jugendlichen zu beachten?
2. Welche Maßnahmen fallen Ihnen ein, wenn es darum geht kleine Patienten darin zu unterstützen ihre Selbstheilungskräfte zu aktivieren?
3. In welcher Beziehung stehen für Sie Gesundheit – Krankheit – Behinderung?
4. Versuchen Sie darzustellen, wann für Sie ein Mensch behindert ist?
5. Wodurch unterscheidet sich Entwicklungsrehabilitation von der Rehabilitation Erwachsener? Welche Ziele sollen erreicht werden?
6. Entwickeln Sie Lösungsansätze, wie behinderte Kinder und Jugendliche „enthindert" werden können.
7. Entwerfen Sie eine Pflegeplanung während eines Praxiseinsatzes für ein schwerbehindertes Kind unter Berücksichtigung einer aktivierenden Pflege.
8. Analysieren Sie ihre eigene Familiensituation anhand der Theorie des systemischen Gleichgewichts. Visualisieren Sie Ihr Ergebnis mit Hilfe des Diagramms des systemischen Gleichgewichts. Welchen Handlungsbedarf können Sie feststellen?
9. Analysieren Sie die Situation einer Familie, deren Kind oder Jugendlichen Sie betreuen, anhand der Theorie des systemischen Gleichgewichts. Sie sollten hierbei nach Möglichkeit die Familie aktiv mit einbeziehen. Visualisieren Sie ihr Ergebnis mit Hilfe des Diagramms des systemischen Gleichgewichts. Entwickeln Sie einen entsprechenden Pflege-/Beratungsplan mit der Familie. Diskutieren Sie ihre Ergebnisse mit anderen Kollegen und Kolleginnen.

Verwendete Literatur

Krankheitsbewältigung

Harner, M. Der Weg des Schamanen. Ein praktischer Führer zur inneren Heilkraft. Rowohlt, Reinbek 1996
Hellwig, A., M. Schoof, E. Wenglein: Lehrbuch Psychosomatik und Psychotherapie für Krankenpflegeberufe. 1. Aufl. Vandenhoeck & Ruprecht, Göttingen 1993
Krystal, P.: Die inneren Fesseln sprengen. Befreiung von falschen Sicherheiten. Ullstein, Berlin 2001
Mittag, O.: Mach' ich mich krank? Lebensstil und Gesundheit. Hans Huber, Göttingen 1996
Mücke, B.: Reiß dich zusammen und sei tapfer. Zusammen 8 (1996)
Reddemann, L.: Imaginationsübungen. Unveröffentlichtes Seminarskript 1998
Roper, N., W. W. Logan, A. J. Tierney: Die Elemente der Krankenpflege. Ein Pflegemodell, das auf einem Lebensmodell beruht. 4. Aufl. Recom, Basel 1993

Schmitt, G. u. a.: Kindheit und Jugend mit chronischer Erkrankung. Verstehen und Bewältigen von Belastung und Bedrohung. Hogrefe, Göttingen 1996

Simonton, O. u. a.: Wieder gesund werden, 10. Aufl. Rowohlt, Reinbek 2000

Vopel, K., R. Vopel: Selbstakzeptierung und Selbstverantwortung. Interaktionsspiele zur Persönlichkeitsentwicklung, Band I. iskopress, Salzhausen 1982

Wawrinowski, U.: Grundkurs Psychologie. Eine Einführung für Berufe im Gesundheitswesen. 1. Aufl. Bardtenschlager Verlag, München 1985

WHO: Ziele zur „Gesundheit für alle". Akt. Fassung. WHO-Euro, Kopenhagen 1991

Pflege von Kindern mit Behinderungen

Binder, S. u. a.: Welche Bedeutung hat die Körperwahrnehmung als Mittel zur Kommunikation? Die Schwester/Der Pfleger 7 (2000) 557–566

Boll, S.: Es betrifft uns alle – Sexualität. AsbH-Brief 1 (2001) 13–18

Daub, U., M. Wunder: Des Lebens Wert: Zur Diskussion über Euthanasie und Menschenwürde. Lambertus, Freiburg i. Br., 1994

Enders, C.: Rehabilitation kompakt. Ullstein Mosby, Berlin/Wiesbaden 1997

Finger, G.: Mein Kind ist nicht wie andere. Leben mit verhaltensauffälligen, behinderten und autistischen Kindern. Lambertus, Freiburg i. Br. 1995

Friedrich, H. u. a.: Betreuung von Eltern mit belastenden Geburtserfahrungen. Reihe Pflegewissenschaft, Bd. 1. Huber, Bern 1997

Friedrich, H. u. a.: Betreuung von Eltern mit belastenden Geburtserfahrungen. Reihe Pflegewissenschaft. Bd. 2 Huber, Bern 1997

Hackenberg, W.: Die psycho-soziale Situation von Geschwistern behinderter Kinder. Schindele Verlag GmbH, Heidelberg 1983

Hartung, K.: Entwicklungs-Rehabilitation. Ein neues Konzept der Behindertenhilfe. Deutsche Krankenpflege-Zeitschrift 11 (1991) 804–808

Hinze, D.: Väter und Mütter behinderter Kinder: der Prozess der Auseinandersetzung im Vergleich, 2. Aufl. Schindele, Heidelberg 1993

Holzt, R.: Therapie- und Alltagshilfen für zerebralparetische Kinder. Pflaum, München 1997

Kellnhauser, E. u. a. (Hrsg.): Thiemes Pflege, 9. Aufl. Thieme, Stuttgart 2000

Kürten, C.: Texte zur Patienten-Wirklichkeit. CK-Verlag Dr. Sidow, München 1987

PRO FAMILIA Deutsche Gesellschaft für Familienplanung, Sexualpädagogik und Sexualberatung e.V.: Körper und Sexualität. Sexualität und geistige Behinderung. Zu beziehen über Bundesverband, Stresemannallee 3, 60596 Frankfurt am Main

Richardson, J., I. Webber: Ethische Aspekte der Kinderkrankenpflege. Ullstein Medical, Wiesbaden 1998

Schuster, P.: Chronisch kranke Kinder – keine Kinder mehr? Kindsein im Lebenszusammenhang von Krankheit, Behinderung und Leid. Deutsche Krankenpflegezeitschrift 5 (1987) 312

Gesundheitsförderung

Beier, J.: Thesen zu den Gegenstandbereichen und Forschungsfeldern der Medizin- und Pflegepädagogik. PRINTERNET PÄDAGOGIK 4 (1999) 102

Beier, J.: Gesundheitsförderung – Möglichkeiten in der Pflege, Teil 1. Heilberufe 5 (1997) 12

Beier, J.: Gesundheitsförderung – Möglichkeiten in der Pflege, Teil 2. Heilberufe 7 (1997) 28

Von Bertalanffy, L.: General System Theory. George Brazeller, New York 1969

Friedemann, M.-L.: Familien- und umweltbezogene Pflege. Die Theorie des systemischen Gleichgewichts. Bern, Hans Huber 1996

Von Uexküll, T., W. Wesiack: Wissenschaftstheorie. Ein bio-psycho-soziales Modell. In von Uexküll, T.: Psychosomatische Medizin, 5. Aufl. Urban & Schwarzenberg, München 1996

Köhlen, C., J. Beier, G. Danzer: Ein Stückchen normales Leben. Eine qualitative Studie über die Gesundheitspflege bei chronisch kranken Kindern in der häuslichen Betreuung. Pflege 5 (1999) 309

Köhlen, C., J. Beier, G. Danzer: They don't leave you on your own. A qualitative study of the home care of chronically ill children. Pediatric Nursing 4 (2000) 364

Köhlen, C., J. Beier: Normalität des Alltags. Eine qualitative Studie über die Häusliche Kinderkrankenpflege in Berlin. Kinderkrankenschwester 6 (2001) 235

Köhlen, C., J. Beier: Familienorientierte Pflege in der häuslichen Betreuung chronisch kranker Kinder. Perspektiven einer Familie und einer Pflegenden. Kinderkrankenschwester 8 (2001) 325

Internetadressen

Behinderungen

www.behinderung.org
www.down-syndrom.org
www.independentliving.org
www.kindernetzwerk.de
www.nichcy.org
www.specialchild.de
www.profa.de

Gesundheitsförderung

Homepage in Deutsch und Englisch von Frau Prof. Dr. Marie-Luise Friedemann: www.fiu.edu/~friedemm/

www.printernet.com

6 Pflege und Betreuung von Kindern und Jugendlichen im Krankenhaus

Christine Grotensohn, Petra Kullick, Jenny Krämer-Eder

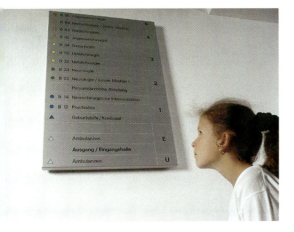

6.1 Begriffsbestimmungen

Christine Grotensohn

Die Krankenhausversorgung von Patienten ist in den Landeskrankenhausgesetzen der 16 Bundesländer geregelt, wobei nur in wenigen Fällen die Patienten nach ihrem Alter unterschieden werden. Zweck dieser Gesetzgebung ist – so die einleitenden Paragraphen z. B. aus den Ländern Brandenburg, Hessen, Nordrhein-Westfalen, Sachsen und Thüringen – „eine patienten- und bedarfsgerechte Versorgung der Bevölkerung" sicherzustellen, versehen mit dem Hinweis, dass diese Versorgung wirtschaftlich und sparsam zu erbringen sei. Das Bundesland Bremen jedoch konkretisiert den Zweck im Landeskrankenhausplan vom 25.04.1995 unter Punkt 2.020 „Behandlung von Kindern im Krankenhaus": „… Eine qualifizierte stationäre Behandlung von Kindern erfordert auch im Sinne der Charta „Kinder im Krankenhaus" (vgl. Charta für Kinder im Krankenhaus), dass Kinder vornehmlich gemeinsam mit anderen Kindern behandelt werden.…"

Während Bremen also die patienten- und bedarfsgerechte Versorgung von Kindern unter Bezugnahme auf die „Charta für Kinder im Krankenhaus" (s. S. 111) beschreibt und auch das Saarland eine kindgerechte Krankenhausversorgung einfordert, bleibt bei den meisten anderen Texten eine Erläuterung aus.

Aber was ist unter einer „bedarfsgerechten Krankenhausversorgung" zu verstehen? „Dem Bedarf gerecht werden", so die Interpretation der „Gesellschaft für Deutsche Sprache e. V. Wiesbaden" in einem Gespräch im September 2001, – dem Bedarf an Krankenhausbetten, dem Bedarf an medizinisch-technischer Versorgung, dem Bedarf an pflegerischer Betreuung, dem Bedarf an Versorgungsstandorten?

Im folgenden Abschnitt soll diese interpretierbare Formulierung erweitert werden: eine am Bedarf des Patienten – hier am Bedürfnis der Kinder und Jugendlichen – orientierte Krankenhausversorgung.

 Definition ‚Kinder' schließt entsprechend der Definition der Weltgesundheitsorganisation die Altersspanne von der Geburt bis zur Vollendung des 18. Lebensjahres ein. Sofern in diesem Kapitel das Wort ‚Kind/Kinder' verwendet wird, ist dieses auf alle die Kindheit bezogenen Altersgruppen – vom Früh- und Neugeborenem, dem Säugling, über das Klein- und Schulkind bis zum Jugendlichen – zu übertragen.

6.2 Bedürfnisse von Kindern im Krankenhaus

Sofern Kinder im Krankenhaus Bedürfnisse formulieren, sind diese häufig mit Forderungen nach bestimmten Tätigkeiten oder deren Vermeidung verbunden. Kinder fordern Zeit zum Verstehen und zur Kontaktaufnahme, sie verlangen nach Trost und Nähe zu vertrauten Personen. Jüngere Kinder wehren sich häufig gegen das Alleingelassenwerden, ältere Kinder mögen keine Überbehütung, weitgehend alle Kinder lehnen schmerzhafte oder auch nur vermutete schmerzhafte Handlungen an ihnen ab, und sie verweigern die Einhaltung vorgegebener Abläufe, sofern sie ihnen nicht verständlich sind. Kinder können einerseits ihren Anspruch auf Essen und Trinken deutlich machen, sie können aber andererseits auch jegliche Nahrungsaufnahme verweigern **(Abb. 6.1)**.

Kinder fordern die Befriedigung ihrer Bedürfnisse überwiegend spontan ihrem augenblicklichen Zustand entsprechend ein. Begrenzt sind hingegen die Möglichkeiten speziell jüngerer Kinder, grundlegende Bedürfnisse zu äußern, weshalb dies zwangsläufig dazu führt, die Bedürfnisse von „außen" aus Erwachsenensicht zu formulieren – wohlgemeint, aber nur aus zweiter Hand. Diese Erwachsenenperspektive ist abhängig vom Wissensstand um Grundbedürfnisse von Kindern und Jugendlichen, vom aktuellen

6 Pflege und Betreuung von Kindern und Jugendlichen im Krankenhaus

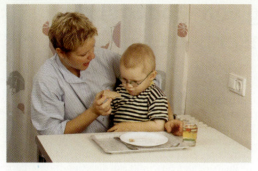

Abb. 6.1 ⇢ Verweigerung.
Grundlegende Bedürfnisse können in belastenden Situationen vom Kind verweigert werden

Stand der Erkenntnisse zur Entwicklungspsychologie, von der Akzeptanz oder der Tabuisierung von Krankheit, ja sogar vom Menschenbild der jeweiligen Gesellschaftsstruktur und damit vom Stellenwert des Kindes innerhalb der Gesellschaft.

Bedürfnisse von Kindern im Krankenhaus stellvertretend und in bester Absicht für sie zu formulieren bedeutet immer auch die Gefahr, diese aus sog. „übergeordneten" Gründen zu manipulieren oder auch die von Kindern selbst geäußerten Bedürfnisse zu übergehen.

Wenn die von Kindern selbst geäußerten und die von „außen" formulierten Bedürfnisse den Rahmen einer kindorientierten Betreuung im Krankenhaus bilden, kann von der bestmöglichen Betreuung ausgegangen werden. Nur beide Faktoren zusammen kommen den Kinderinteressen am nächsten.

Bedürfnisse von Kindern im Krankenhaus dürfen jedoch nicht in das Belieben von gesundheitspolitischen oder wirtschaftlichen Entscheidungen und zeitlichen oder personellen Engpässen gestellt werden. Das Eingehen auf die Bedürfnisse kann als rechtlich geschützt angesehen werden (s. S. 110), und es gehört auch zum beruflichen Ethos der Pflegenden und ärztlich Tätigen.

Im Folgenden werden unter acht Begriffen Bedürfnisse (AKIK 1996) aufgeführt, die auf dem altersbzw. entwicklungsbedingten Betreuungsaufwand für das gesunde Kind aufbauen, d. h. es werden nur solche Bedürfnisse genannt, die über den alltäglichen häuslichen Betreuungsaufwand hinausgehen. Die Nennung der Bedürfnisse erfolgt ohne Prioritäten **(Abb. 6.2)**.

■ Kindgemäße pflegerische Betreuung

Sie umfasst die Betreuung durch Kinderkrankenschwestern und -pfleger, für die im Rahmen ihrer Ausbildung Aspekte wie das Wissen um die Bedürfnisse gesunder und kranker Kinder, das Erkennen und Akzeptieren der Persönlichkeitsstruktur des Kindes und die Beurteilung des akuten Pflegebedarfes aufgrund der vorliegenden Gesundheitsstörung und des Entwicklungsstandes des Kindes wesentliche Grundlagen sind.

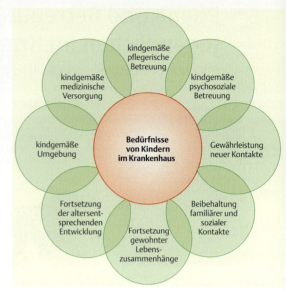

Abb. 6.2 ⇢ Bedürfnisse von Kindern im Krankenhaus. Erläutert in acht Stichworten

■ Kindgemäße psychosoziale Betreuung

Sie wird – über die Betreuung durch Kinderkrankenschwestern und -pfleger hinaus – im Wesentlichen durch die dazu speziell ausgebildeten Berufsgruppen wie Erzieher/innen, Psychologen/innen, Seelsorger/innen, Pädagogen/innen und Therapeuten/innen sichergestellt. Im Krankenhaus bisheriger Prägung sind diese Berufsgruppen noch zu selten im Einsatz bzw. überwiegend an Kliniken mit besonderen Schwerpunkten anzutreffen. Die psychosoziale Betreuung durch Fachpersonal erhält einen besonderen Stellenwert, wenn sie eine fehlende familiäre Unterstützung kompensieren muss. Sie sollte in Absprache, besser in enger Kooperation mit den Eltern erfolgen **(Abb. 6.3)**.

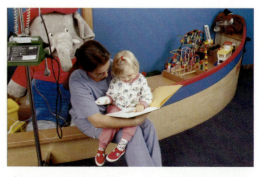

Abb. 6.3 ⇢ Kindgemäße psychosoziale Betreuung.
Sie hilft Kindern, sich mit ihrer Situation zu arrangieren

Bedürfnisse von Kindern im Krankenhaus 6

■ **Gewährleistung neuer Kontakte**
Kranken Kindern sollen Möglichkeiten und Chancen gegeben werden, in ihrem derzeitigen Umfeld neue Kontakte aufzubauen und Beziehungen zu Ärzten und Pflegenden sowie zu anderen kranken Kindern aufnehmen zu können. Dies dient dazu, die medizinische und pflegerische Behandlung annähernd zu verstehen und aktiv zu unterstützen, zumindest jedoch tolerieren zu können. Neue Kontakte sind hilfreich, das eigene Kranksein und den Krankenhausaufenthalt am Beispiel anderer kranker Kinder zu begreifen (**Abb. 6.4**).

■ **Beibehaltung familiärer und sozialer Kontakte**
Darunter fällt in erster Linie die Aufrechterhaltung des Eltern-Kind-Kontaktes bzw. die Beibehaltung des Kontaktes zu einer anderen vertrauten Person des Kindes. Voraussetzung hierfür ist die unbegrenzte Möglichkeit zur Anwesenheit von Eltern ebenso wie deren kostenlose Mitaufnahme in den gewünschten bzw. erforderlichen Fällen. Ebenfalls gehören zur Beibehaltung familiärer Kontakte die Begleitung durch Eltern in der Einschlafphase sowie die Anwesenheit der Bezugsperson bereits im Aufwachraum bei operativ zu versorgenden Kindern und Jugendlichen. Der Kontakt zu den Geschwistern und die Aufrechterhaltung der Kontakte zu Freunden sind ebenso von Bedeutung.

■ **Fortsetzung gewohnter Lebenszusammenhänge**
Hiermit ist die weitgehende Beibehaltung häuslicher Abläufe gemeint. Dazu zählen Gewohnheiten im Rahmen der Ernährung, der Kleidung, der Körperpflege, der Beschäftigung und des Schlafengehens. Darüber hinaus gehören die übrigen Lebenszusammenhänge, wie die Einbindung in Kindergarten, Schule, Sportverein, Jugendgruppe, Kultur- bzw. Religionseinrichtung usw. hinzu.

■ **Fortsetzung der altersentsprechenden Entwicklung**
Hierin ist die Aufforderung an Klinikmitarbeiter/innen und Eltern enthalten, kranken Kindern Eigenleistungen zuzutrauen, ihre Ressouren zu erkennen und Kinder ihrem Alter und ihrem augenblicklichen Zustand entsprechend zu fördern und zu fordern, statt zu unterfordern. Damit ist nicht gemeint, Fähigkeiten neu zu trainieren, also z. B. Tischsitten einzuüben oder gar Trennungen von den Eltern zu „üben", vielmehr sollen Kinder und Jugendliche entsprechend der aktivierenden Pflege zum „Selbsttun" angeregt werden.

■ **Kindgemäße Umgebung**
Sie beinhaltet die räumliche Gestaltung der unmittelbaren Umgebung kranker Kinder, z. B. unterschiedlich für Säuglinge, Kinder und Jugendliche gestaltete Stationen, ausgestattet mit Mobiliar und Beschäftigungsmöglichkeiten für die entsprechenden

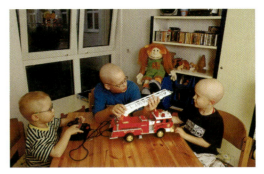

Abb. 6.4 ⇢ Gewährleistung neuer Kontakte.
Hier erleben Kinder, dass auch andere Kinder krank sind

Altersstufen. Dies schließt geeignete Beschäftigungsmöglichkeiten außerhalb der Stationen in Form von Therapieräumen und Gelegenheiten zu kreativen Tätigkeiten ein.

■ **Kindgemäße medizinische Versorgung**
Darunter ist die Versorgung von Kindern und Jugendlichen in Kinderkliniken oder -abteilungen bzw. Kinderfachabteilungen wie der Kinderchirurgie zu verstehen. Eingeschlossen ist darin die medizinische Versorgung durch Kinderärzte/innen und entsprechend Kinderchirurgen, ebenso wie in allen übrigen Fällen die interdisziplinäre Zusammenarbeit weiterer Fachärzte (s. S. 98).

6.2.1 Individuelle Bedürfniseinschätzung

Die unterschiedlichen Begleitumstände von Krankenhauseinweisungen und Klinikaufenthalten führen immer wieder dazu, den verschiedenen Bedürfnissen zeitweise unterschiedliche Priorität einzuräumen, als Beispiel: Bei einem lebensbedrohlich erkrankten Kind sind zunächt die kindgemäße medizinische Versorgung und die pflegerische Betreuung besonders wichtig, gleichzeitig auch die psychische Unterstützung durch vertraute Menschen, um den Willen zum Überleben zu stärken. Die Fortsetzung der altersentsprechenden Entwicklung, auch die Fortsetzung der gewohnten Lebenszusammenhänge können und müssen zunächst zurückstehen. Sobald die akute lebensbedrohliche Phase überwunden ist, sind die bisher zurückgestellten Bedürfnisse verstärkt zu berücksichtigen.

In anderen Situationen kann die Fortsetzung der altersbedingten Entwicklung besondere Priorität haben, wenn z. B. ein Kind mit chronischen Gesundheitsstörungen nicht aktiv den Teil der Behandlung und Versorgung übernimmt, der zwischen Kooperation und einem eigenverantwortlichen Umgang mit der chronischen Erkrankung notwendig ist. Aber auch dort müssen nach der Förderung der altersbe-

97

dingten Entwicklung die übrigen Bedürfnisse berücksichtigt werden, z. B. die Beibehaltung der familiären und sozialen Kontakte sowie die kindgemäße ärztliche und pflegerische Versorgung.

> **Merke** ···⟫ Eine dauerhafte Vernachlässigung verschiedener Bedürfnisse von Kindern im Krankenhaus kann für sie schwerwiegende Probleme gegenwärtig, aber auch langfristig zur Folge haben.

Aktuell ergeben sich Schwierigkeiten für die Kinder, die aufgrund ihres Entwicklungsstandes noch keine Zusammenhänge in Ursache und Wirkung erkennen und ausschließlich im Hier und Jetzt leben. Sie können nicht ermessen, dass ihre derzeitige Situation nur vorübergehend ist, da dies ihre Vorstellungskraft übersteigt und sie keine Vergleichsmöglichkeiten zu ähnlichen Situationen haben.

Langfristig sind Schwierigkeiten u. a. dann denkbar, wenn der Abbruch der gewohnten Lebenszusammenhänge mit dem Verlust jeglicher Beziehungen zu Gleichaltrigen einhergeht. Der Verlust dieser Beziehungen wird als sehr schwerwiegend von Kindern empfunden.

6.3 Das Krankenhaus für Kinder: Die Kinderklinik

6.3.1 Der ganzheitliche Gedanke

Entsprechend der Definition von Gesundheit und Krankheit ist es folgerichtig, die Betreuung und Versorgung kranker Kinder unter einen ganzheitlichen Ansatz zu stellen: Nur ein Eingehen auf alle ihre Bedürfnisse gewährleistet eine ganzheitliche Betreuung und ermöglicht kranken Kindern außer ihrer Genesung auch die Fortsetzung der altersentsprechenden Entwicklung.

In Kinderkliniken und -abteilungen wird zunehmend eine umfassende ganzheitliche Betreuung gewährleistet und damit die bisherige ausschließlich auf die Erkrankung bezogene Versorgung aufgegeben. Strenge Trennung von Krankheitsbildern – mit Ausnahme immunsuppressiver und intensiv zu betreuender Kinder – innerhalb einzelner Stationen und strenge altersgetrennte Belegungen weichen zunehmend einer gemischten Belegung der Stationen.

Ebenso setzt die sich Bezugs- bzw. Bereichspflege gegenüber der herkömmlichen Funktionspflege immer stärker durch. Der Vorteil dieser umfassenden Betreuung kommt nicht ausschließlich den Patienten und ihren Angehörigen zugute, er wird auch für die Pflegenden in einer abwechslungsreicheren und verantwortungsvolleren Tätigkeit sichtbar.

Fachkompetenz für kranke Kinder

Dem ganzheitlichen Ansatz folgend, sind Kinderkliniken die Einrichtungen, in denen die Fachkompetenz für kranke Kinder am umfassendsten vorhanden ist. Hier sind die auf Kinder spezialisierten Berufsgruppen zusammengefasst: Kinderkrankenschwestern und -pfleger, Pädiater und Kinderchirurgen und darüber hinaus Berufsgruppen wie u. a. Erzieher/innen und Therapeuten/innen.

Interdisziplinäre Zusammenarbeit

Mit den übrigen Fachgebieten ist eine interdisziplinäre Zusammenarbeit im Interesse der kranken Kinder unerlässlich. Dies wird an zahlreichen Kinderkliniken und -abteilungen bereits praktiziert, indem der Facharzt zum Kind kommt – und nicht etwa das Kind zum Facharzt gehen muss. Eine interdisziplinäre Zusammenarbeit wird erleichtert bzw. erst möglich,

···⟫ wenn die Frage der Weiterbildungsberechtigung, die noch immer mit der Bettenzahl verknüpft ist, zufriedenstellend geklärt ist,
···⟫ wenn zur Verkürzung der Wege eine enge räumliche Anbindung der Pädiatrie an die übrigen Fachbereiche geschaffen ist,
···⟫ wenn krankenhauspolitische Regelungen und persönliche Voraussetzungen der Verantwortlichen die erforderliche Zusammenarbeit befürworten und unterstützen.

Erst das Zusammentreffen dieser Voraussetzungen macht eine ganzheitliche und damit kindorientierte Behandlung möglich.

6.3.2 Unterschiede zu Erwachsenenabteilungen

Die Versorgung Erwachsener zeigt zwei besondere Merkmale: Zum einen hat die zunehmend erfolgte Spezialisierung häufig eine Reduzierung des erwachsenen Patienten auf sein erkranktes Organ bewirkt – eine oft kritisierte, medizinisch erklärbare, menschlich jedoch anzweifelbare Behandlungsform. Zum anderen besteht bei erwachsenen Patienten mehrheitlich der Wunsch, während des Krankenhausaufenthaltes in Zurückgezogenheit, Ruhe und möglichst ohne Störungen durch Mitpatienten untergebracht zu sein. Beide Faktoren, die Spezialisierung ausschließlich auf das erkrankte Organ und der Wunsch nach Ruhe, entsprechen nicht den Bedürfnissen kranker Kinder.

Benötigt ein Kind eine medizinische Versorgung, die derzeit nur in Erwachsenenkliniken gegeben ist, können seine Bedürfnisse nur selten zufriedengestellt werden. Denn wo Kinder und Erwachsene zusammen auf einer Station betreut werden, zeigen die Erfahrungen, dass überwiegend die Kinder in ihren Bedürfnissen eingeschränkt werden.

Um solche Einschränkungen nicht zwangsläufig akzeptieren zu müssen, ist anzustreben, alle die Kinder, die bisher außerhalb von Kinderkliniken durch „Erwachsenenmediziner" betreut werden, in einer interdisziplinär geführten Kinderstation zusammenzufassen.

Durch die auf eine Station konzentrierte gemeinsame Versorgung dieser Kinder lassen sich Rahmenbedingungen in Allgemeinkrankenhäusern eher herstellen, die den berechtigten Bedürfnissen kranker Kinder näherkommen. Damit wäre – nach der Betreuung in Kinderkliniken und -abteilungen – der zweitbeste Weg einer kindgemäßen Betreuung gefunden.

6.3.3 Stellenwert im Gesamtklinikum

Die in den vorhergehenden Abschnitten beschriebene anzustrebende interdisziplinäre Zusammenarbeit ist nicht nur von den dort geschilderten Fakten abhängig. Oft ist der Stellenwert der pädiatrischen Abteilung in einem Klinikum äußerst umstritten, was eine Zusammenarbeit deutlich erschwert. Nicht nur sinkende Geburtenzahlen, sondern auch die insgesamt kürzere Verweildauer gegenüber den Erwachsenenabteilungen und stärkeren saisonalen Belegungsschwankungen führen zu problematischen ökonomischen Situationen von Kinderkliniken oder -abteilungen. Wirtschaftlichkeitsberechnungen basieren in der Regel auf Voraussetzungen zur Versorgung erwachsener Patienten. Diese Berechnungen sind jedoch nicht ohne weiteres auf Kinderabteilungen übertragbar, weshalb Kinderkliniken häufig zwangsläufig zu einer defizitären Einrichtung werden. Kinderkliniken und -abteilungen nehmen damit beinahe ausschließlich eine Sonderrolle ein oder werden ggf. sogar zum Störfaktor innerhalb eines Gesamtklinikums. Nur selbständige Kinderkliniken geraten nicht in eine solche Sonderrolle.

Dass die pädiatrische Versorgung und mit ihr besonders die Kinderkrankenpflege tatsächlich nicht mit der Krankenpflege identisch ist, hat das Gesundheitsstrukturgesetz vom 1.1.1992 (ausgesetzt im Herbst 1996 und aufgehoben im Frühjahr 1997) bestätigt. Nach langen Bemühungen waren dort die Berechnungsgrundlagen für die Ermittlung von Pflegeleistungen festgeschrieben, die erstmalig die Unterschiede zwischen Krankenpflege und Kinderkrankenpflege transparent machten und auf eine gesetzliche Basis stellten.

Der Stellenwert der Pädiatrie kann zusammenfassend daran gemessen werden, ob innerhalb eines Gesamtklinikums alle Kinder in die Obhut des Kinderarztes und der Kinderkrankenschwester gegeben werden sowie – je nach Indikation – interdisziplinär durch weitere Fachärzte in den Räumen der Kinderklinik oder Abteilung bzw. kinderchirurgischen Einrichtung betreut werden und ob die wirtschaftlichen Rahmenbedingungen auf die Versorgung von Kindern abgestimmt sind.

6.3.4 Gesellschaftliche Gesichtspunkte

Tabuisierung des Themas

Der allgemeine Stand der Diskussion, unsere Gesellschaft sei kinderfeindlich und daraus abgeleitet sei zwangsläufig auch unsere Krankenhausversorgung kinderfeindlich, kann nicht allein verantwortlich sein für die Tabuisierung des Themas „Kind im Krankenhaus". Die Gründe hierfür scheinen sehr viel komplexer. Zu den wesentlichen gehören: ungeklärte Sinnfragen über Krankheit, Schmerz und Tod, noch dazu im Kindesalter. Bei mangelnder Auseinandersetzung mit diesen Sinnfragen erscheint die Tabuisierung dieser Fragen ein möglicher Ausweg. Ein anderer: die Verharmlosung. Auch sie wird angewandt, wenn der Beantwortung zu Fragen des Krankseins, zu Schmerzen und Tod ausgewichen wird, z.B. weil eigene Krankenhauserfahrungen unverarbeitet bleiben. Verharmlosung mündet in vermeintlich beruhigende und in der Regel nichtssagende Äußerungen zum Thema, die von Kindern rasch durchschaut werden. Die Glaubwürdigkeit der Erwachsenen geht damit zwangsläufig verloren. Auch die umgekehrte Reaktion, also die Dramatisierung – z.B. ein Krankenhausaufenthalt müsse unausweichlich zu einer negativen Erfahrung des Kindes führen –, trägt nicht zum Verständnis der Situation von Kindern im Krankenhaus bei und verhindert eine angemessene Diskussion darüber.

Erst eine Annäherung – hier, die Bereitschaft, Verharmlosungsstrategien abzulegen und Emotionen zuzulassen, und dort, Dramatisierungen zu vermeiden und eine Versachlichung anzustreben – kann aus dieser Sackgasse herausführen. Damit wird neben der rein medizinischen Diskussion über Versorgungsqualitäten auch das Gespräch über die psychosozialen Bedürfnisse des Kindes im Krankenhaus möglich und eröffnet auch Kindern und Jugendlichen einen Zugang zum Thema.

Mangelnde Wahrnehmung der Ist-Situation

Als weiterer Grund für die geringe Diskussionsbereitschaft zum Thema ist festzustellen, dass die Annahme weit verbreitet ist, es habe sich im Krankenhaus bereits vieles zugunsten der Kinder verbessert und somit gebe es keinen Handlungsbedarf mehr. Außerdem würden ja immer weniger Kinder stationär betreut, und das bei immer kürzerer Verweildauer. Sosehr alle positiven Veränderungen zu begrüßen sind, sosehr werden darüber die weiterhin bestehenden Mängel aus dem Blick verloren.

Dazu einige Zahlen: Die Bundesarbeitsgemeinschaft Kind und Krankenhaus e.V. (BaKuK e.V.) stellt in ihrer Veröffentlichung „Aktuelle Situation der stationären Kinder- und Jugendmedizin" (Osnabrück, 1999) die Situation von Kindern und Jugendlichen anhand von Zahlen auf der Basis einer Umfrage dar. Hieraus ergibt sich, dass – hochgerechnet auf die 1997 vorhandenen 399 Kinderkliniken und -abteilungen – 1 004 048 Kinder und Jugendliche in diesen Einrichtungen für Kinder stationär betreut wurden. Ihre Verweildauer betrug durchschnittlich 6,6 Tage. In kinderchirurgischen Einrichtungen wurden hochgerechnet 108 099 Kinder und Jugendliche betreut, ihre Verweildauer lag bei 5,1 Tagen. Hieraus lassen sich annähernd 7,2 Millionen Krankenhaustage für Kinder in der stationären Kinder- und Jugendmedizin errechnen.

Aus der Umfrage, die im Schlussteil auf Angaben aus dem Statistischen Bundesamt zurückgreift, ist auch der prozentuale Anteil von Kindern in Erwachsenenabteilungen ersichtlich, der für 1997 mit 49 Prozent angegeben wird. 1993 betrug der Anteil sogar 56 Prozent. Demnach muss zu den über 1 Million Kindern und Jugendlichen in Kinderfachabteilungen noch einmal etwa die gleiche Zahl von Kindern in Erwachsenenabteilungen gezählt werden. Damit sind in 1997 nicht nur insgesamt mehr als 2 Millionen Kinder und Jugendliche stationär aufgenommen worden, die oben genannten Krankenhaustage verdoppeln sich damit auch auf mehr als 14,3 Millionen.

Welche emotionalen Auswirkungen die Fakten, die hinter diesen Zahlen stehen, auf die jeweils betroffenen Kinder haben und welche organisatorischen und finanziellen Probleme von den dazugehörigen Familien bewältigt werden müssen, das ist bisher nicht ermittelt worden und kann nur annähernd geschätzt werden. Auswirkungen in Bezug auf die öffentliche Diskussion haben diese Tatsachen so gut wie keine, obwohl im Rahmen von gesundheitspolitischen Fragen die Krankenhausversorgung hochaktuell ist, jedoch eher aus dem Blickwinkel der Kosten-Nutzen-Rechnungen betrachtet wird.

Kinder im Krankenhaus – kein medienwirksames Thema

Ein weiterer Grund für die mangelnde Diskussionsbereitschaft zum Thema Kinder im Krankenhaus ist die täglich einströmende Informationsflut. Sie führt zu einer notwendigen Filterung der Information nach bestimmten Kriterien und ist u.a. häufig auf spektakuläre Ereignisse reduziert. So ist die Bereitschaft vorhanden, Informationen zu besonders brennenden Themen kurzzeitig aufzunehmen und durch spektakuläre Hilfsaktionen oder umfangreiche Spendenaufrufe eingreifend zu helfen.

Das Medieninteresse hält jedoch nur kurz an. Sobald das Thema von neuen Ereignissen verdrängt und überlagert wird, bleiben nur wenige engagierte Menschen übrig. Ihr Einsatz wird unverhältnismäßig mühsam und verläuft außerhalb des öffentlichen Interesses. Wenn selbst spektakuläre Ereignisse so kurzlebig im öffentlichen Interesse sind, um wieviel schwerer ist es dann, die Öffentlichkeit für den ganz normalen Alltag von Kindern im Krankenhaus zu interessieren, anderen Menschen nahezubringen, was es für ein Kind bedeutet,

- chronisch krank zu sein,
- mit Behinderungen zu leben,
- von einem Moment auf den anderen in eine Klinik eingeliefert zu werden,
- sein soziales Umfeld zumindest räumlich weitgehend aufgeben zu müssen,
- ohne Einsicht in Ursache und Wirkung unangenehme Maßnahmen zu ertragen,
- den augenblicklichen Zustand als von jetzt an immerwährend anzunehmen,
- tatsächlich das ganze Leben in einem Krankenhaus verbringen zu müssen.

Um das Thema der Kinder im Krankenhaus in das öffentliche Bewusstsein zu rücken, kann es hilfreich sein, die Situation der Kinder auf Erwachsene umzumünzen.

Beispiel: „Stellen Sie sich vor, sie werden ganz plötzlich – z. B. aufgrund einer Kreislaufschwäche – in ein Krankenhaus eingeliefert. Und während Sie so langsam zu sich kommen, wundern Sie sich doch sehr: die Einrichtung in Ihrem Zimmer besteht aus großen und kleinen Möbeln, um Sie herum bunte Wände, eine Erzieherin fragt Sie, wozu Sie denn gerade Lust haben zu spielen. Richtig: Sie sind in einer Kinderklinik.

Ja, können die das denn? Können die mich als Erwachsenen behandeln? Wissen die, was ich brauche und welche Medizin und Pflege für mich das Richtige sind?

Ziemlich paradox, dieses Beispiel, und ich bin sicher, dass dieser ‚Zustand' nicht lange anhalten würde, ein Sturm der Entrüstung würde entfacht, ginge es erwachsenen Patienten so. Aber beinahe jedem zweiten Kind geht es so!

Warum ist das so?"

(aus: Statement des AKIK-Bundesverbandes anlässlich des Parlamentarischen Abends der BaKuK e.V., Berlin, Juni 2001).

Ohne sensibilisierte Öffentlichkeit bleibt die Betreuung und Versorgung von Kindern im Krankenhaus ein Randthema in unserer Gesellschaft, und den Kindern im Krankenhaus kann nur in kleinen Schritten und unter hohem persönlichen Aufwand geholfen werden – ein Zustand, den sich unsere Gesellschaft nicht leisten sollte.

Innerhalb der Berufsgruppe der Kinderkrankenschwestern und -pfleger sollte weiterhin ein wesentlicher Beitrag zur notwendigen Sensibilisierung der Öffentlichkeit dadurch geleistet werden, dass verstärkt über das Wissen und Können im Bereich der Kinderkrankenpflege sowohl in Fachveröffentlichungen als auch in den übrigen Medien berichtet wird.

6.4 Bauliche Strukturen

Bauliche Strukturen können eine kindgemäße Versorgung unterstützen und in weiten Teilen überhaupt erst ermöglichen, sie können aber auch eine kindorientierte Betreuung und Versorgung verhindern, indem sie den Bedürfnissen von Kindern nicht hinreichend entsprechen und wichtige Aspekte einer ganzheitlichen Betreuung ignorieren.

Auf Bedürfnisse von Kindern im Krankenhaus wird einerseits durch direktes Handeln von Menschen – hier Pflegende, Angehörige, ärztliche und psychosoziale Berufsgruppen – eingegangen. Andererseits werden durch Entscheidungen von Menschen organisatorische, wirtschaftliche und bauliche Rahmenbedingungen geschaffen, die auf die Bedürfnisse entscheidenden Einfluss haben. Wieweit die Bedürfnisse und die Befindlichkeiten von Kindern von baulichen Gegebenheiten positiv oder negativ beeinflusst werden, soll in diesem Abschnitt betrachtet werden.

6.4.1 Herkömmliche Strukturen

Krankenhäuser sind unter den Gesichtspunkten geplant und gestaltet, gebaut oder renoviert, um
- eine notwendige medizinische Behandlung und Pflege von Patienten sicherzustellen und
- einen wirtschaftlich tragbaren organisatorischen Ablauf zu gewährleisten und dies
- bei gleichzeitiger Berücksichtigung der vorgeschriebenen Arbeitsplatzbedingungen für Krankenhausmitarbeiter.

Diese drei Gesichtspunkte stellen die Leitlinien einer Krankenhausplanung dar, während ein vierter Gesichtspunkt – nämlich eine patientenorientierte Planung – eher mit Wohlbefinden und Annehmlichkeiten für Patienten und weitgehend in den gedanklichen Zusammenhang mit Luxus gestellt wird und damit als nicht angemessen gilt. Ein repräsentatives Äußeres der Klinik hat oftmals höhere Priorität als die Befindlichkeit der Patienten im Inneren der Klinik. Im Zuge von Marketingdenken der Krankenhausträger werden die Annehmlichkeiten für Patienten in Zukunft eine größere Rolle spielen.

Sofern bisher Interessen von Patienten aufgegriffen wurden, orientieren sie sich in der Regel an Erwachsenenmaßstäben. Bedürfnisse von Kindern blieben bei solchen Planungen eher unberücksichtigt (s. S. 96).

Historisch begründete Bauweise

Herkömmliche Bauweisen sind gewachsen, sie sind historisch begründet und dienten von jeher einem besonderen Zweck: Zunächst waren Säuglings- und Findelheime zur „Aufzucht" von verwaisten oder aus verarmten Familien stammenden Kindern gedacht, es galt, grassierende Epidemien einzudämmen und durch Abschottung nach außen ein Eindringen der ansteckenden Krankheiten in die Heime zu vermeiden. Ausreichende Ernährung, neu zu lernende Hygienemaßnahmen, Ordnungsdenken und hierarchische Strukturen sowie streng geregelte Stationsabläufe dienten der Bewältigung dieser Aufgaben.

Auch Krankenhäuser, die in der Mitte dieses Jahrhunderts gebaut wurden, folgten im Wesentlichen den genannten Prinzipien, so dass bis in die 60er Jahre Grundsätze galten, neben der medizinischen Versorgung die Schwerpunkte auf Hygiene, auf Isolation der Patienten von ihren Familien und auf funktionelle Pflege zu legen. Mit der zunehmenden Technisierung im Krankenhaus förderten diese Schwerpunkte eine Bauweise, die – 50 Jahre später – den Kriterien einer patientenorientierten Versorgung zwangsläufig nicht gerecht werden können.

Unter baulichen Gesichtspunkten finden auch heutzutage die zweckmäßige Versorgung und der möglichst reibungslose organisatorische Ablauf ihren Niederschlag in einer Planung, die auf Funktionalität basiert und ein hohes Maß an Technisierung voraussetzt. Dies kann im Grundsatz nicht kritisiert werden, problematisch scheint vielmehr, wenn diese Technisierung durch gestalterische Kälte, wie z. B. eine deutliche Funktionsbetonung, begleitet wird und ein Gegengewicht an menschlicher Nähe und Zuwendung fehlt. Anzeichen für eine **Präferenz von Funktionalität** und **Technisierung** sind unter anderem in folgenden baulichen Strukturen wiederzufinden:
- Sachlich funktionelle Architektur: Die Technisierung wird damit auch optisch verstärkt.
- Aneinanderreihung von Patientenzimmern: Daraus bilden sich langgezogene Stationen, die ein Gefühl von „Fließbandabläufen" vermitteln.
- Unmittelbare Nähe von Patientenzimmern und Funktionsräumen: Dies verhindert wohnliche Atmosphäre und verstärkt das Krankheitsempfinden.
- Räumliche Enge für Patienten: Die Vielzahl von Funktionsbereichen und großen Verkehrsflächen stehen im Ungleichgewicht zum Platz für den Patienten.
- Wenig Intimsphäre: Gesundwerden wird zum öffentlichen Geschehen.
- Geringe Platzbemessung für Klinikmitarbeiter: Die Verrichtung von Arbeitsabläufen wird erschwert, Patientengespräche und Erholungspausen finden in ungeeigneten Räumen statt.
- Sachliche Ausstattung der Patientenzimmer und Stationen: Sie verstärken das Gefühl von Fremdsein.

Die bauliche Betonung von Funktionalität führt zur Anonymisierung, Isolation und Einengung, zur Reduzierung der Patienten auf ihre Erkrankung, zu starren Regelungen und einseitiger Nutzung, zur Unzufriedenheit bei Patienten und Klinikmitarbeitern **(Abb. 6.5).**

6 Pflege und Betreuung von Kindern und Jugendlichen im Krankenhaus

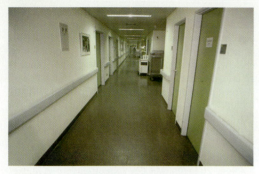

Abb. 6.5 ⇢ **Funktionale Bauweise.**
Die Aneinanderreihung von Patientenzimmern schafft unendlich wirkende Flure

6.4.2 Kindorientierte Bauweise

Eine am Kind orientierte Bauweise muss die Bedürfnisse von kranken Kindern aufgreifen. Deshalb wird in diesem Abschnitt dargestellt, wie mit Mitteln der Planung und Gestaltung diesen Bedürfnissen von Kindern im Krankenhaus (s. S. 96 und **Abb. 6.2**) entsprochen werden kann. Auch hier erfolgt die Aufzählung ohne Priorität.

1. Die **kindgemäße pflegerische Betreuung** wird durch kurze Wege unterstützt, die eine Arbeitserleichterung für die Pflegenden darstellen. Ebenso sollte die Bauweise eine ausreichende Beaufsichtigung der Kinder gewährleisten.
2. Eine **kindgemäße psychosoziale Betreuung** wird baulich durch geeignete Therapieräume unterstützt.
3. Zur **Gewährleistung neuer Kontakte** sind größtmöglicher Sichtkontakt und unterschiedliche Begegnungsmöglichkeiten mit anderen kranken Kindern sowie Pflegenden und Ärzten unerlässlich.
4. Zur **Beibehaltung der familiären und sozialen Kontakte** ist der Anteil an Angehörigen im Platzbedarf zu berücksichtigen, sind Bewegungsräume vorzuhalten, Begegnungs- und Rückzugsmöglichkeiten einzuplanen, Mitaufnahme der Eltern im Patientenzimmer (bei akut kranken Kindern) und in Stationsnähe (bei chronisch kranken Kindern) zu bedenken, ebenso der Platzbedarf für begleitende Eltern im OP-Vorraum und Aufwachraum. Für schwerkranke und sterbende Kinder sind zur Beibehaltung familiärer Kontakte geeignete Räumlichkeiten zu schaffen, ebenso für die Zeit des Abschiednehmens nach dem Tod eines Kindes. Elternzimmer als Rückzugsmöglichkeit sind mit geeigneter Ausstattung einzurichten.
5. Um die **Fortsetzung der gewohnten Lebenszusammenhänge** zu gewährleisten, müssen die Einrichtungen vom Kind (je nach Mobilität) selbst nutzbar sein und Spiel- und Beschäftigungsmöglichkeiten vorhanden sein.
6. Die **Fortsetzung der altersentsprechenden Entwicklung** muss baulich durch altersgemäße Ausstattung, Beschäftigungsmöglichkeiten im Patientenzimmer, Einrichtung von Therapieräumen, Kindergarten, Schule unterstützt werden.
7. Die **kindgemäße Umgebung** fasst unter baulicher Sicht die vorherigen Begriffe zusammen und setzt ein genügend großes Platzangebot ebenso voraus wie die Nutzung dieser Räumlichkeiten unter kommunikativen und interaktiven Gesichtspunkten, verbunden mit einem hohen Maß an Flexibilität.
8. Das Bedürfnis nach einer **kindgemäßen medizinischen Versorgung** wird baulich umgesetzt, indem Kinderabteilungen räumlich nicht isoliert werden, sondern zur interdisziplinären Versorgung eine direkte oder zumindest nahe räumliche Anbindung an andere mitbetreuende Fachbereiche aufweisen.

Kommunikation, Interaktion und Flexibilität

Werden Kommunikation, Interaktion und Flexibilität zu Leitgedanken einer kindorientierten Planung (AKIK 1994), erfordert dies eine Bauweise, die von herkömmlichen Planungen durch folgende Grundsätze abweicht **(Abb. 6.6)**:

⇢ die Patientenzimmer (2- und 4-Bett-Zimmer) sind U-förmig angeordnet,
⇢ die Nasszellen liegen an der Außen-/Fensterseite der Patientenzimmer,
⇢ Türen und Türelemente sind voll verglast,
⇢ die durch die U-förmige Anordnung der Patientenzimmer entstehende Innenfläche (Halle) wird als Begegnungsraum genutzt,
⇢ der Platz für schriftliche und organisatorische Arbeiten der Pflegepersonen wird an die offene Seite der U-Form und damit an den Rand der Halle verlegt,
⇢ die Funktionsräume schließen sich an die Patientenzimmer durch Verlängerung der U-Form an.

Wie **Abb. 6.6** zeigt, bietet sich für die Planung einer solchen Station die Stirnseite eines rechteckigen Grundrisses an. Durch diese Zuordnung der Räume sind Möglichkeiten zur Kommunikation, Interaktion und Flexibilität in der Nutzung am ehesten gegeben, was sich für Kinder so darstellt:

1. **Kommunikation** wird ermöglicht durch eine ungehinderte Sicht in die Halle, Anteilnahme am Stationsablauf, Kontaktaufnahme mit anderen kranken Kindern, mit Kinderkrankenschwestern und -ärzten sowie mit Besuchern.
2. **Interaktion** wird durch den Innenraum – die Halle – ermöglicht, die als Kernbereich der Station gilt und in der Aktivitäten wie Spielen, gemeinsames Essen und ein Einbeziehen in den Stationsablauf stattfinden **(Abb. 6.7)**.
3. **Flexibilität** ist durch technische Maßnahmen gewährleistet, indem u. a. die vollverglasten Türen über beide Flügel geöffnet werden können, sie

Bauliche Strukturen

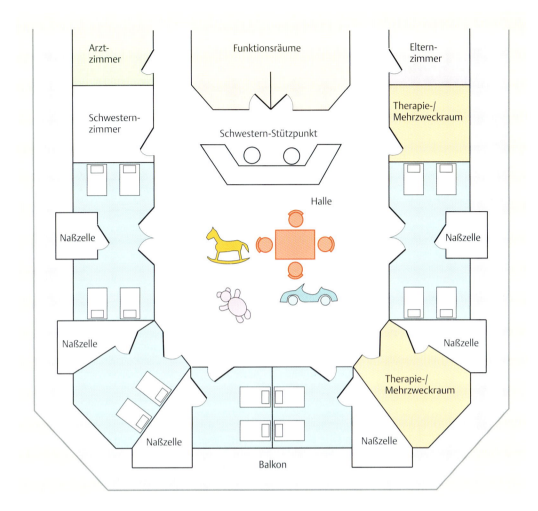

Abb. 6.6 ⇢ Kindorientierte Bauweise. Grundriss einer Station mit der Möglichkeit zur Kommunikation, Interaktion und Flexibilität (nach AKIK)

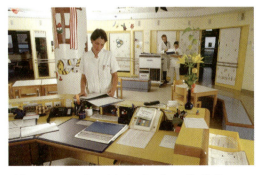

Abb. 6.7 ⇢ Kernbereich der Station: die Halle. Hier finden – wenn nicht gerade Mittagsruhe ist, wie auf dem Foto – gemeinsame Aktivitäten statt

können bei Bedarf – vom Kind gewollt oder zu dessen Schutz – geschlossen werden oder durch ein Rollo- oder Vorhangsystem abgetrennt werden. Ebenso ist jedes Zimmer zur Mitaufnahme von Eltern ausgestattet.

Vorteile für Krankenhausmitarbeiter

Die Vorteile für die Krankenhausmitarbeiter, besonders für die Pflegenden, liegen auf der Hand: die gelöste Atmosphäre, die Vermeidung von Konflikten aufgrund „eingebauter" Probleme, der erleichterte Kontakt zu Kindern und ihren Eltern, verbesserte Verständigungsmöglichkeiten untereinander und die Einsparung von Kraft- und Zeitaufwand für die Pflegenden ergeben in der Summe einen Beitrag zur größeren Berufszufriedenheit.

6.5 Integration von Eltern

6.5.1 Integration – ein neuer Begriff

> **Definition** ⇢ Die Bedeutung des aus dem Lateinischen kommenden Begriffs „**Integration**" wird u. a. mit „Wiederherstellung eines Ganzen" erklärt. (vgl. Das große Wörterbuch der Deutschen Sprache, Bd. 4, 1993). Neuere Ausgaben verwenden die Erklärungen „Vervollständigung, Eingliederung, Vereinigung".

Relativ neu ist die Verwendung des Wortes „Integration" im Zusammenhang mit Eltern von im Krankenhaus betreuten Kindern, das sich in diesem Zusammenhang wie folgt erklären lässt: Versteht man unter „Integration" die „Wiederherstellung eines Ganzen" und steht das „Ganze" für die „Eltern-Kind-Beziehung", so ist die „Integration von Eltern (in den Klinikalltag)" gleichbedeutend mit der Wiederherstellung der Eltern-Kind-Beziehung im Klinikalltag.

Die Wiederherstellung einer Beziehung setzt deren Trennung voraus, eine bis in die 60er Jahre übliche Verfahrensweise bei Krankenhausaufenthalten von Kindern. Erst die Integration von Eltern ermöglicht also die Eltern-Kind-Beziehung auch im Krankenhaus aufrechtzuerhalten bzw. wiederherzustellen. Zunehmend etabliert sich der Begriff „Integration von Eltern", jedoch werden ebenso die Begriffe „Einbeziehung von Eltern", „Beteiligung von Eltern" oder „Kooperation mit Eltern" zur Beschreibung der aktiven Rolle von Eltern verwendet.

Bis weit in die 70er Jahre wurden die überwiegend durch Eltern und damit von „außen" an die Kliniken herangetragenen Forderungen nach Öffnung der Krankenhäuser für Eltern kranker Kinder als erster Schritt der gewünschten Integration häufig abgelehnt bzw. nur halbherzig umgesetzt. Erst vereinzelt wurden die positiven Erfahrungen, die in den angelsächsischen Ländern schon seit den 50er Jahren mit der Einbeziehung der Eltern gemacht worden waren, auch von „innen", d. h. von Ärzten und Pflegenden, in den Krankenhausalltag umgesetzt.

Zunächst wurden Besuchszeiten von zweimal wöchentlich etwa eine Stunde schrittweise auf zunächst täglich eine Stunde erweitert, bis sie zu einer heute weitgehend zeitlich unbegrenzten Anwesenheit für Eltern führte. Weitaus schwieriger war und ist die Umsetzung der Forderung nach Anwesenheit der Eltern auch nachts, also die **Mitaufnahme** eines Elternteiles.

> **Definition** ⇢ ‚Rooming-in' als der häufig noch gebrauchte Ausdruck für die ‚Mitaufnahme von Eltern' ist nicht zutreffend, er gilt ausschließlich für die gemeinsame Unterbringung von Mutter und Neugeborenem.

Während einer Umfrage der BaKuK e.V. zufolge im Jahre 1997 die Eltern an 86 Prozent der Kinderkliniken und 88 Prozent der kinderchirurgischen Einrichtungen unbegrenzt anwesend sein konnten, wird die Mitaufnahme von Eltern mit etwa 30 bzw. 34 Prozent angegeben (vgl. Aktuelle Situation der stationären Kinder- und Jugendmedizin, Hrsg. BaKuK e.V., Osnabrück 1999). Grund für die bisher noch geringe Anzahl von mitaufgenommenen Eltern sind nicht nur die an Kinderkliniken und -abteilungen häufig anzutreffende räumliche Enge, oft mangelt es an der Überzeugung, dass die Betreuung und Begleitung durch Eltern oder eine andere vertraute Person in den meisten Fällen eine wichtige Hilfe für kranke Kinder ist. Hinzu kommt, dass für viele Klinikmitarbeiter die Probleme unlösbar scheinen, die sich durch die mit der Anwesenheit von Eltern verbundenen Veränderungen im Krankenhaus – nicht in erster Linie durch die Eltern selbst – ergeben (s. S. 107).

Die Grundvoraussetzung für die Integration von Eltern ist also zunächst, dass Eltern im Krankenhaus anwesend sein können. Erst durch die Öffnung der Kliniken wurde die Anwesenheit von Eltern möglich. Auf Seiten der Eltern waren damit die Familien erleichtert, die schon seit langem eine Öffnung befürworteten, anderen Familien mussten zunächst die Bedeutung und die Chancen einer Begleitung des kranken Kindes nahe gebracht werden.

Nicht zufriedenstellend sind bis heute die gesetzlichen Rahmenbedingungen, die die Anwesenheit von Eltern und deren Mitaufnahme regeln oder z.T. sogar erst ermöglichen.

Seit Ende der 80er Jahre wird die Anwesenheit von Eltern im Grundsatz nicht mehr in Frage gestellt – was im Einzelnen ablehnende Haltungen und rigide Einschränkungen nicht ausschließt. Die inzwischen erfolgte weitgehende Öffnung wird eher davon beeinträchtigt, welche Kriterien die Anwesenheit einschränken. Dies macht sich besonders an der Frage der Anwesenheit auch nachts – also der Mitaufnahme – fest, für die es außer der Regelung im Sozialgesetzbuch V (SGB V) und in der Bundes-Pflegesatzverordnung (BPflV) keine allgemeingültigen Voraussetzungen gibt.

Über die Häufigkeit der Mitaufnahme gibt bisher nur die Umfrage der Bundesarbeitsgemeinschaft Kind und Krankenhaus e.V. (BaKuK e.V) Auskunft. Demnach wurde 1997 bei insgesamt ca. 30 Prozent aller Kinder in Kinderkliniken und -abteilungen ein Elternteil mit aufgenommen. Stellt man diesen Prozentsatz dem Anteil der Säuglinge, Klein- und Vorschulkinder im Krankenhaus – also den Altersgruppen, die den uneingeschränkten Eltern-Kind-Kontakt am dringendsten brauchen – gegenüber, so ergibt sich ein krasses Missverhältnis: Dem Anteil von 30 Prozent (als Mittelwert, gebildet aus Mitaufnahmen bei Kindern aller Altersgruppen und Krankheitsbilder) steht je nach Behandlungsschwerpunkt der Kinderklinik der Anteil von 50 bis 70 Prozent Säuglingen, Klein- und Vorschulkindern gegenüber.

Integration von Eltern

Die Gründe für das Missverhältnis sind aus dem o. a. Umfrageergebnis nicht ersichtlich. Es ist die Vermutung naheliegend, dass eine uneingeschränkte Anwesenheit von Eltern bei weitem nicht überall möglich ist, dass sie nach unterschiedlichen Kriterien, z. B. Alter oder Krankheitsbild des Kindes, eingeschränkt wird oder dass ein Elternteil eine Anwesenheit nicht möglich machen kann oder will. Alle eingrenzenden Regelungen behindern jedoch die Integration. Sie sollten deshalb unbedingt aufgehoben werden. Ende der 80er Jahre wurde zunehmend deutlich, dass eine bloße Anwesenheit von Eltern
- die Bedürfnisse von kranken Kindern nur unzureichend zufriedenstellt,
- eine für Eltern unerträgliche Passivrolle bedeutet und
- für die Pflegenden wegen der unklaren Rolle der Eltern tatsächlich oft zum Störfaktor wurde.

> **Merke** ⇢ Anwesende Eltern verändern die bisherige Rollenververteilung im Krankenhaus, die den eher passiven Patienten – krank, hilfsbedürftig und fremd in der Krankenhausatmosphäre – und den aktiven Mitarbeiter – gesund, helfend, sich auskennend im Krankenhaus und mit medizinischen, pflegerischen und therapeutischen Kenntnissen ausgestattet – kannte.

Eltern kranker Kinder hatten darin keinen eigenen Platz, sie passten sowohl in die Rolle des passiven Patienten als auch in die des aktiven Mitarbeiters: Und doch gehörten sie keiner Gruppe wirklich an. Erst eine Einbindung in das behandelnde Team mit einer klaren Rollenverteilung bringt für alle Beteiligten eine befriedigende Situation:
- Kinder erleben ihre Eltern in den von zu Hause gewohnten Tätigkeiten wie z. B. Hilfestellungen bei der Körperpflege, beim gemeinsamen Essen, beim Spielen oder Zubettbringen, beim Fiebermessen und nach Anleitung auch bei anderen pflegerischen Tätigkeiten.
- Eltern erhalten mit der Rollenverteilung konkrete Aufgaben, können ihr diffuses Gefühl von Überflüssigsein und ihre Hilflosigkeit überwinden und aktiv zum Gesundwerden ihres Kindes beitragen.
- Für Kinderkrankenschwestern bedeutet die Rollenverteilung, einige Aufgaben abzugeben, neue Koordinations- und Kooperationsformen herauszuarbeiten, Beobachter und Begleiter für Kinder und Eltern zu sein und Kinder in einem Ausschnitt ihres familiären Umfeldes kennen und verstehen zu lernen.

Nur wenn alle Veränderungen, die mit der Integration von Eltern einhergehen, wahrgenommen werden, wenn Vor- und Nachteile gleichermaßen gesehen werden, wenn Gewinn und Verlust in den Tätigkeiten und dem Umgang mit kranken Kindern benannt und in einem ausgeglichenen Maß einander gegenüberstehen, kann von einer gelungenen Integration von Eltern gesprochen werden. Dass die notwendigen Veränderungen und die täglichen Bemühungen zur Integration selbst unter günstigen Bedingungen auch immer wieder problematisch sein werden, davon ist auszugehen, aber solche Probleme sind lösbar.

Notwendigkeit und Nutzen

Notwendigkeit und Nutzen der Integration von Eltern sollen hier nicht vom Grundsatz her dargestellt werden. Es wird vielmehr vorausgesetzt, dass die Bedeutung der Eltern-Kind-Bindung in den jeweiligen Altersstufen bekannt ist bzw. Fachliteratur aus den Bereichen Entwicklungspsychologie und Bindungstheorie herangezogen wird. Hier soll die Diskussion über Notwendigkeit und Nutzen erweitert werden.

Aus den traumatischen Folgen einer abrupten und/oder langanhaltenden Trennung insbesondere unter dem Eindruck eines Krankenhausaufenthaltes und aus der Bedeutung des Eltern-Kind-Kontaktes ist die Notwendigkeit zur Integration von Eltern abzuleiten. Gerade die Aufrechterhaltung des Eltern-Kind-Kontaktes stand lange Zeit im Vordergrund der Diskussion. Die Notwendigkeit war demnach für Kinder nachgewiesen, entsprechend wurde der Nutzen zunächst ausschließlich bei den Kindern und ihren Familien gesehen.

Dieses Bild hat sich gewandelt. Zunehmend leiten Kinderkrankenschwestern und -pfleger die Notwendigkeit der Integration von Eltern auch für ihre Tätigkeit ab, da sie die Stabilität und Sicherheit der Kinder schätzen, die von einer ihnen vertrauten Person begleitet werden.

Der Nutzen für das Pflegepersonal stellt sich immer da ein, wo eine Betreuung des Kindes nur in Kooperation mit den Eltern zu dem gewünschten Pflegeziel führt bzw. dies günstig beeinflusst. Aber durch die Teil-Delegation von Aufgaben an die Eltern, z. B. solche, die auch zu Hause von ihnen durchgeführt werden, verändern sich zahlreiche Pflegeaktivitäten, u. a. auch die direkte Krankenbeobachtung. Sie bleibt zwar weiter in der Verantwortung der Pflegenden, sie wird jedoch durch Delegation an die Eltern einerseits verringert, andererseits auch dahingehend erweitert, als die Beobachtungen und Einschätzungen der Eltern herangezogen und als wertvolle Ergänzung aufgenommen werden. Auch führt die Beobachtung des Eltern-Kind-Verhältnisses zu wichtigen Hinweisen auf die Befindlichkeit des Kindes bzw. lässt eine genauere Deutung seines Verhaltens zu.

Erfahrungsgemäß verringert sich die Verweildauer von durch Eltern begleitete Kinder deutlich gegenüber unbegleiteten Kindern. Der Nutzen, der sich daraus für Kinder und ihre Familien ergibt, kann zum Nachteil für die Wirtschaftlichkeit des Kinderkrankenhauses werden: Durch die Verkürzung der Verweildauer wird eine niedrigere Auslastung erreicht, die sich auf den Bestand von Kinderkliniken und -abteilungen in der Regel negativ auswirkt (s. S. 99).

Einen ökonomischen Nutzen dahingehend zu erwarten, dass sich der Arbeitsaufwand für die Pflegenden durch integrierte Eltern insgesamt verringert, oder die Auffassung, die Integration der Eltern sei ein nicht zu leistender Mehraufwand, ist vordergründig und spiegelt keineswegs den Stationsalltag wider, sie ist vielmehr das Ergebnis von falsch verstandener Integration.

Der Entlastung durch die von Eltern übernommenen Tätigkeiten (waschen, Nahrung verabreichen, Fieber messen, Kinder beschäftigen) steht immer auch die Belastung durch die für Eltern zu leistenden Hilfestellungen (aufklären, Hilfen geben, beobachten) gegenüber. Entlastung erfolgt nur bei Hilfestellung, wie umgekehrt nur der Hilfestellung die Entlastung folgt.

Erklärung aus Sicht des Gesetzgebers

Der Artikel 13 des Gesundheitsstrukturgesetzes (GSG), der für den Zeitraum vom 1.1.1993 bis 31.12.1996 die Personalbedarfsermittlung regeln sollte, wurde im Herbst 1996 ausgesetzt und im Frühjahr 1997 außer Kraft gesetzt.

Gründe und Auswirkungen dieser Maßnahmen sollen hier nicht dargelegt werden. Der Artikel 13 des GSG wird trotz der erfolgten Außerkraftsetzung hier angeführt, weil er erstmalig auf gesetzlicher Ebene nicht nur eine Differenzierung zwischen Krankenpflege und Kinderkrankenpflege vornahm, sondern auch den Begriff „Integration von Eltern" einführte.

So waren in den Tätigkeitsprofilen im Bereich des Pflegegrundwertes Tätigkeiten bezüglich der Integration von Eltern beschrieben und mit einem Minutenwert hinterlegt (nach Brand et al. 1993, S. 132). Die Tätigkeiten wurden darin spezifiziert als:

„Leistungen im Zusammenhang mit der Kind- und Elternbetreuung, insbesondere
- Anleiten und Kontrollieren
- Erklären und Aufklären
- Unterstützen und Motivieren der Eltern zur Betreuung des Kindes
- orientierungsgebende und angstnehmende Patienten- und Elterngespräche
- Begleiten sterbender Kinder und deren Angehörigen."

Außerdem wurden zahlreiche Tätigkeiten, die im Zusammenhang mit der Integration von Eltern stehen, in der Erläuterung des Gesetzgebers zum Artikel 13 des GSG von der Expertengruppe aufgezählt:

„Ein einflussnehmender Faktor auf den Aufgabenbereich ist die Anwesenheit von Eltern bzw. Bezugspersonen des Kindes, die zwischen kurzen, täglichen Besuchen über ausgedehnte Anwesenheit bis zur Mitaufnahme eines Elternteiles reicht. Der Erhalt der Eltern-Kind-Beziehung ist als wesentlicher Faktor zur Bewältigung der für das Kind fremden Situation im Krankenhaus unumgänglich.

Aus der Notwendigkeit der Elternanwesenheit ergeben sich für die Kinderkrankenschwester neue Aufgaben, die unter dem Begriff ‚Integration der Eltern' zusammenzufassen sind. Hier sind insbesondere die Anleitung zu pflegerischen Maßnahmen zu nennen, dazu vielfache Erklärungen und der oft erforderliche und begründete Zuspruch in Angst- und Stresssituationen der Eltern, da ein Krankenhausaufenthalt für das Kind und seine Eltern immer auch ein Ausnahmezustand ist.

Außerdem unterliegen die Tätigkeiten der Eltern auf Station einer ständigen Kontrolle durch die Kinderkrankenschwester, da sonst die Krankenbeobachtung und mit ihr eine Feststellung des zu erreichenden Pflegezieles unmöglich ist. Ein möglichst spannungsfreier und unkomplizierter Umgang mit den begleitenden Eltern hat positive Auswirkungen auf den Umgang mit dem kranken Kind, das auf diese Weise leichter Vertrauen zu den betreuenden Kinderkrankenschwestern gewinnt."
(Gesetzestext, Begründung, nach Brand et al. 1993, S. 60)

Aus den hier zitierten Tätigkeitsprofilen und aus dem Auszug aus der Erläuterung des Gesetzgebers zu Artikel 13, GSG ist abzuleiten, dass die Integration als Teil der zu erbringenden Pflegeleistungen galt und nicht von persönlichen Auffassungen oder personeller Besetzung abhängig gemacht werden durfte.

Wie jedoch die Integration umzusetzen sein sollte und welche Aufgaben konkret dazu gehörten, dies hatte der Gesetzgeber nicht geregelt. Es galt – wie bei den übrigen Pflegetätigkeiten auch – vielmehr als Aufgabe der Pflegenden, hierzu Tätigkeiten zu benennen, Abläufe aufzuzeigen und Standards zu entwickeln.

6.5.2 Eltern zwischen Duldung und Willkommensein

Mit der Anwesenheit der Eltern, sei es stundenweise oder auch unbegrenzt, ist eine der Grundvoraussetzungen für die Integration der Eltern zunächst gegeben, die Integration selbst ist jedoch damit noch nicht erreicht.

Vielfach können Eltern zwar aufgrund von Anordnungen anwesend sein, womit sie geduldet, nicht aber einbezogen sind. Dabei wird ihnen weder das Gefühl vermittelt, gebraucht zu werden, noch im Team willkommen zu sein. Dies macht nicht nur eine Integration unmöglich, es schafft zudem auch ein großes Potenzial an Unzufriedenheit bei den anwesenden Eltern.

Die Integration von Eltern bedarf also eines aktiven Umgangs der Pflegenden mit den anwesenden Eltern. Dazu ist wiederum Voraussetzung, solche Erfahrungen, Probleme und Verunsicherungen zu kennen, die Eltern in die für sie eingetretene Ausnahmesituation ins Krankenhaus mitbringen und die – je nach Situation – zu den unterschiedlichsten Verhaltensweisen von Eltern führen. Erst das Verstehen der Verhaltensweisen von Eltern macht den Umgang mit ihnen möglich, macht es möglich, mit ihnen zu kooperieren und sie zu Teammitgliedern zu machen.

Verständnis für die verschiedensten Verhaltensweisen aufzubringen ist nicht gleichbedeutend damit, die Verhaltensweisen immer auch akzeptieren zu müssen. Besonders schwierig wird es, Verständnis aufzubringen, wenn Verhaltensweisen oder Erziehungsstile nicht den eigenen Vorstellungen entsprechen. Hier sind die Pflegenden oft vor die Frage gestellt, wo Einmischung erlaubt ist, wo sie beginnt und wo sie endet und ab wann ein Eingreifen zwingend geboten ist.

Besonders wenn Eltern überreagieren, wenn sie z. B. gegenüber Pflegenden heftig „Dampf ablassen", gilt es, die Hintergründe für solche überzogenen Reaktionen herauszufinden. Sie können Ausdruck von Verunsicherung oder Überforderung der Eltern sein, genauso gut auch Reaktionen auf unbedachtes oder falsches Verhalten von Pflegenden oder Ärzten sein. Es gilt immer, beide Möglichkeiten in Betracht zu ziehen, um einseitige Schuldzuweisungen zu vermeiden, Abhilfe zu schaffen und Eltern die Chance zu geben, im Team willkommen zu sein.

6.5.3 Probleme der Integration

Neuerungen sind in der Regel von Problemen begleitet: Probleme, die durch eine Fehleinschätzung der neuen Situation entstehen, Probleme, die mit den beteiligten Menschen in Zusammenhang stehen und Probleme, die schon immer bestanden, durch die Veränderungen aber erst sichtbar werden. In Bezug auf die Integration von Eltern zeigt die Erfahrung, dass vielfach die Probleme unberechtigterweise allein der neu hinzukommenden Gruppe – also den Eltern – zugeschrieben wird. Wie vielfältig die Ursachen jedoch sein können stellt dieser Abschnitt dar.

Wenn Integration nicht wirklich gewollt ist

Ein Problem im Zusammenhang mit der Integration von Eltern tritt auf, wenn alle Beteiligten zwar von Integration sprechen, sie aber aus mangelnder Einsicht in die Notwendigkeit und den Nutzen nicht umsetzen können oder wirklich wollen. Dann wird die bloße Anwesenheit von Eltern bereits als Integration deklariert – eine Mogelpackung, weil weder von Seiten der Pflegenden noch von Elternseite die aktive Rolle der Eltern gefördert wird.

Findet auf Seiten der Pflegenden keine Auseinandersetzung mit dem Thema statt, so kann dies zu einer generellen Ablehnung oder Angst vor der Einbeziehung der Eltern führen, z. B. aus Sorge davor, überflüssig zu werden. Auch wird eine Ablehnung damit begründet, für das kranke Kind zuständig zu sein und sich nicht auch noch mit dessen Eltern befassen zu können. Oder aber der Wunsch der Eltern nach Einbeziehung wird grundsätzlich als überzogene Sorge und typische Überbehütung bezeichnet.

Auf Elternseite äußert sich die mangelnde Auseinandersetzung mit der Integration u. a. in Befürchtungen, grundsätzlich abgelehnt zu werden oder ausschließlich als Aushilfspersonal herangezogen zu werden.

Merke ⋯▷ Integration kann nur funktionieren, wenn sie gewollt ist – von Klinikseite und von Elternseite.

Es muss weiterhin Überzeugungsarbeit geleistet werden, damit bei Pflegenden und Eltern Notwendigkeit und Nutzen erkannt werden.

Wenn Probleme durch die Eltern sichtbar werden

Durch die Anwesenheit von Eltern werden Strukturen innerhalb des Krankenhauses sichtbar, und nichtöffentliche Probleme werden offenkundig, ohne dass sie von Eltern herbeigeführt wurden
⋯▷ mangelnde Absprachen innerhalb eines Hauses,
⋯▷ unbefriedigende Koordination und Kooperation bezüglich Terminen, Tätigkeiten und Abläufen,
⋯▷ mangelnder oder verzögerter Informationsfluss,
⋯▷ nicht abgestimmte Auffassungen bezüglich medizinischer oder pflegerischer Anordnungen,
⋯▷ unausgesprochene Erwartungen der Berufsgruppen untereinander u. a.

Eltern erleben die Auswirkung solcher Probleme unmittelbar und empfinden dies als belastend. Den Mitarbeitern der Kliniken sind diese Probleme in der Regel bekannt, gelten jedoch häufig als unabwendbar, nicht lösbar oder von der Struktur und dem Ablauf innerhalb des Hauses als gegeben und allen Veränderungsversuchen gegenüber als resistent. Damit werden sie letztlich als systemimmanent akzeptiert.

Mit diesen – je nach Klinik und Abteilung – unterschiedlich stark ausgeprägten Problemen gehen die Mitarbeiter unterschiedlich um: Während die einen bemüht sind, Veränderungen zu erreichen, haben andere nach vergeblichen Änderungsversuchen resigniert und wieder andere haben sich mit den Problemen arrangiert.

Die neu hinzukommenden Eltern spüren die Auswirkungen der Probleme innerhalb des Krankenhauses, ohne deren Ursachen zunächst zu erkennen. Ihre Reaktion darauf ist ähnlich wie die der Klinikmitarbeiter: Während die einen die erlebten Probleme als unabänderlich hinnehmen und eine defensive Rolle einnehmen, sind andere nach einigen Klärungsversuchen entmutigt und wieder andere äußern ihren Unmut und suchen nach Lösungen.

Wie Eltern ihren Unmut äußern, **welche** Lösungen sie vorschlagen, **wem** gegenüber sie dies tun, ist entscheidend, ob die vorgeschlagenen Veränderungen akzeptiert und als Denkanstöße betrachtet werden oder ob der Unmut als typische Unzufriedenheit von Eltern abgetan wird.

Entsprechend fühlen sich die Klinikangehörigen von Eltern „entlarvt" oder „ertappt" und damit gedrängt, eine Position zu vertreten, die sie vorher nicht hatten: Vielleicht fühlen sie sich zur Rechtfertigung der Mängel verpflichtet, obwohl sie sie doch gerne abgeschafft hätten, vielleicht werden sie zu Reaktionen aufgefordert, obwohl sie doch eigentlich resigniert hatten.

Viele Positionen verändern sich, manches bekommt einen anderen Stellenwert, Ansprüche werden geltend gemacht, und es erscheint logisch, die Eltern für diese „Unruhe" verantwortlich zu machen. Es bedarf der persönlichen Stärke, sicher auch der Erfahrung, wenn Klinikmitarbeiter die Sichtweise Betroffener aufnehmen und ihr soviel Bedeutung beimessen, dass sie den Versuch unternehmen, ihr nachzuspüren.

> **Merke** Die aus den Erfahrungen von Eltern und Kindern geprägte Sichtweise kann für Klinikmitarbeiter einen neuen Blickwinkel eröffnen. Sie kann vermeintlich unabhänderliche Abläufe und Sachzwänge durchbrechen.

Dass dies möglich ist, zeigen die Häuser, die in Qualitätszirkeln und enger Zusammenarbeit mit den Eltern eine größere Zufriedenheit aller – der Berufsgruppen und der Patienten – erreicht haben und eine Integration der Eltern damit zum festen Bestandteil des Klinikalltags gemacht haben.

Wenn Eltern neue Probleme mitbringen

Eltern bringen ihre Erfahrungen mit ihrem Kind, eine bestimmte Einstellung zum Kranksein und zum Krankenhaus, ihr Verständnis von ihrer Elternrolle und ihren sozialen Hintergrund mit ins Krankenhaus.

Entsprechend richtet sich das Verhalten der Eltern nach diesen persönlichen Faktoren: Es gilt als problemlos, wenn Pflegende es für angemessen halten, wogegen unangemessenes Verhalten Probleme erzeugt. Dabei kann nicht definitiv geklärt werden, was unangemessen oder angemessen, was richtiges oder falsches Verhalten ist.

Die Bewertung von Verhaltensweisen kann nur bedingt objektiven Maßstäben folgen, da immer auch subjektive Empfindungen des jeweiligen Betrachters mit einfließen. So kann von der Pflegenden A ein Verhalten akzeptiert werden, das für die Pflegende B als unzumutbar gilt. Aus der Vielzahl von Verhaltensmustern der Eltern werden in der Regel solche als problematisch eingestuft, die sich als
- für den Ablauf störend,
- die Behandlung erschwerend,
- der Situation unangemessen,
- die Klinikangehörigen kritisierend oder
- den Interessen des Kindes oder anderer Kinder zuwiderlaufend erweisen.

Auch diese Aufzählung lässt eine Bandbreite an tolerablem Verhalten und subjektiver Betrachtungsweise zu.

Wie bereits beschrieben (s. S. 106), ist das Verstehen von Elternverhalten, besonders wenn es als problematisch eingestuft wird, eine wesentliche Voraussetzung für den Umgang mit Eltern. Zum besseren Verständnis, jedoch ohne eine Bewertung, soll das Zustandekommen beleuchtet werden. Wie dargestellt ist das Elternverhalten geprägt durch das
- was sie in der Klinik antreffen (Akzeptanz oder Ablehnung, Einbeziehung oder Ausschluss, Kompetenz oder Unzulänglichkeit u. a.) und das
- was Eltern mitbringen (Vorerfahrungen, Sorgen, Ängste, Hoffnungen, Unsicherheiten, sozialen Hintergrund, Zeitnot u. a.).

Die Gefühle der Eltern – von Akzeptanz bis hin zur Ablehnung – beeinflussen ihre Wahrnehmung und ihr Verhalten insofern, als sie
- sich entweder auf die Bedürfnisse ihres Kindes konzentrieren können oder das Gefühl haben, ihren Platz erkämpfen zu müssen,
- ihre Erfahrungen einbringen können oder sich von jeglicher Versorgung des Kindes ausgeschlossen fühlen,
- ihr Kind in guten Händen wissen oder misstrauisch der Behandlung entgegenstehen.

Die ganz persönlichen Sorgen, Ängste und Hoffnungen, die Eltern mitbringen, basieren u. a. darauf,
- wie bisherige Krankenhausaufenthalte verlaufen sind,
- welche Unsicherheiten über den Zustand des Kindes, die Dauer des Krankenhausaufenthaltes und über die Abläufe im Krankenhaus vorherrschen,
- welche organisatorischen Probleme wegen der Krankenhauseinweisung zu bewältigen sind,
- welche familiären Probleme sichtbar werden könnten,
- welche Reaktionen Pflegende auf den Umgang der Eltern mit ihrem Kind zeigen.

Zusammen mit der Persönlichkeit eines jeden einzelnen Elternteils leiten sich hieraus Verhaltensweisen ab, die z. B. als kooperativ oder abweisend, fürsorglich oder vernachlässigend, um Normalitäut bemüht oder überbehütend, zuverlässig oder unzuverlässig, kleinlaut oder aggressiv, zuversichtlich oder verängstigt, sicher oder unsicher zu beschreiben sind.

Beide Reaktionen – die auf die Krankenhaussituation und die auf die mitgebrachte persönliche Situation – mischen sich und führen zu Verhaltensweisen, die auf den ersten Blick nicht nachvollziehbar sind, die manche Eltern selbst im Nachhinein als völlig „unnormal" bezeichnen und die eine Gemeinsamkeit mit den Pflegenden unmöglich erscheinen lassen.

Der tägliche Umgang der Pflegenden mit neu hinzukommenden Eltern sollte jedoch soviel Erfahrung mit sich bringen, dass selbst die nicht nachvollziehbaren oder auch unangemessenen Verhaltensweisen und die subjektiven Empfindungen und Wahrnehmungen der Eltern ernst genommen werden. Nach möglichen Ursachen, die – wie beschrieben – sowohl in der Situation der Eltern als auch innerhalb der Klinik und des Klinikteams liegen können, muss gesucht werden.

Wenn die räumliche Situation nicht stimmt

Die räumliche Situation in den Kinderkliniken und -abteilungen, ebenso in den kinderchirurgischen Einrichtungen ist vielfach noch nicht auf die Anwesenheit von Eltern – eine der wesentlichen Voraussetzungen für die Integration – abgestimmt.

Neben der überholten Bauweise, die eine Integration der Eltern häufig erschwert (s. S. 101), ist das bestehende Raumangebot sowohl bezüglich der Fläche in den Patientenzimmern als auch in den Therapieräumen im Allgemeinen zu eng bemessen.

Integration von Eltern 6

Die bisherigen Planungen gingen im Wesentlichen von Stellflächen für Betten, Verkehrswegen und Funktionsflächen für die Klinikmitarbeiter aus. Dass sich die Betreuung von Kindern gewandelt hat, dass Kinder Bewegungs- und Spielräume im Krankenhaus benötigen und dass nun bei einem hohen Prozentsatz von Kinderpatienten Angehörige über mehrere Stunden täglich und etwa 30 Prozent auch nachts anwesend sind, darauf sind die Raumprogramme von Kinderkliniken noch nicht eingestellt. Hier muss sowohl auf der gesetzlichen Ebene als auch von der planerischen Seite den veränderten Betreuungsformen Rechnung getragen werden.

Wenn keine Problemlösungen angeboten werden

In einer relativ engen Gemeinschaft wie dem Krankenhaus ist die Integration nur kurzfristig Anwesender auch deshalb problematisch, weil sich die Krankenhausmitarbeiter in jedem Fall neu auf die hinzukommenden Eltern einstellen müssen.

Es ist bekannt, dass die Zahl sog. problematischer Elternverhalten relativ gering ist gegenüber der Zahl von sog. unproblematischen Eltern. Ebenso ist bekannt, dass negative Verhaltensweisen positiv beeinflussbar sind. Dass jedoch trotz niedriger Häufigkeit und positiver Beeinflussbarkeit problematisches Elternverhalten sehr nachhaltig in Erinnerung bleibt, liegt daran, dass bisher zu wenig oder nur punktuell Lösungsangebote erarbeitet werden, nicht aber eine schlüssige Gesamtkonzeption. Gleiches gilt für die anderen hier dargestellten Probleme.

> **Merke** ⇢ Einzelfalllösungen, ein Durchhangeln von einem Problem zum nächsten, Probleme abzublocken oder mit Verweis auf unabänderbare Voraussetzungen hinzunehmen werden dem Thema nicht gerecht, schaffen Unzufriedenheit bei allen Betroffenen. Es bedarf vielmehr immer eines Gesamtkonzeptes zur Lösung der benannten Probleme.

6.5.4 Integration bedarf der Hilfestellung

Wer zum einen die Notwendigkeit der Integration anerkennt und zum anderen die sowohl systembedingten als auch die durch die Anwesenheit bedingten Probleme ernst nimmt, muss Hilfestellung für die durch die Integration erfolgte Veränderung anbieten. Diese Hilfestellung muss sich in erster Linie an die Mitarbeiter in den Kliniken wenden, da sie sich für die tägliche Arbeit einen professionellen Umgang mit Fragen der Integration aneignen sollten.

Wegen der für die Integration von Eltern unverzichtbaren engen Zusammenarbeit zwischen Pflegenden und Eltern sollten die Hilfestellungen zunächst für die Pflegenden erarbeitet und angeboten werden. Darüber hinaus müssen der ärztliche Bereich und die therapeutischen Berufsgruppen einbezogen werden. Hilfestellung für die Pflegenden kann unterschiedlich organisiert werden, sollte jedoch folgende Schritte beinhalten:
⇢ Erfassung des Ist-Zustandes
  (Einstellung zur Integration, Qualität der bisher erfolgten Integration, Auflistung von Problemen, beteiligte Personengruppen, Grad der Zufriedenheit),
⇢ Definition des Zieles
  (Qualität der gewünschten Integration, Zeitraum bis zum Erreichen des Zieles, vorhandenes Personal- und Finanzkontingent),
⇢ Vorgehensweise zum Erreichen des Zieles
  (Gesprächsangebote, Seminare, Qualitätszirkel, Stärken der eigenen Professionalität, begleitende Maßnahmen, Angebote zu Problemlösungen, Veränderung von Abläufen und Arbeitsweisen im Krankenhausalltag).

Hilfestellungen müssen jedoch auch für die zu integrierenden Eltern angeboten werden. Auch hier kann in den zuvor benannten Schritten vorgegangen werden:
⇢ Erfassung des Ist-Zustandes
  (Bedürfnis des Kindes, augenblickliche familiäre und/oder berufliche Belastungen der Eltern, Erfahrungen der Eltern, Einstellung der Eltern zum Krankenhausaufenthalt)
⇢ Definition des Zieles
  (wieweit wollen Eltern integriert werden, welche Aufgaben übernehmen sie dabei)
⇢ Vorgehensweise zum Erreichen des Zieles
  (welche Informationen und Unterstützung brauchen die Eltern, wo brauchen sie Entlastung, wer kann entlasten)

Kooperation mit den Pflegenden, ein partnerschaftliches Betreuen des kranken Kindes, Anerkennung der Kompetenzen, abgeben und annehmen können, Diskussionsbereitschaft in Konfliktsituationen, Bewältigungsstrategien für extreme Belastungen bis hin zu Hilfestellung bei organisatorischen Fragen sind wichtige Aspekte einer auf die Situation von Eltern abgestimmten Hilfestellung. Diese Hilfestellung kann z. T. über jederzeit abrufbare schriftliche oder bildgebende Medien erfolgen, sollte jedoch immer durch persönliche Kontakte begleitet werden.

Qualitätsmerkmal der Zukunft

Kinderkrankenhäuser sollten nicht nur bezüglich ihrer medizinischen Ausrichtung schneller auf neue Erkenntnisse reagieren können, sondern auch die Konsequenzen aus Forschungen und Erfahrungen im Hinblick auf die psychische Situation von kranken Kindern und ihre Bedürfnisse umgehend in den Krankenhausalltag einbeziehen. Die bereits begonnene ganzheitliche Betreuung und Versorgung ist hierbei eine wesentliche Voraussetzung.

Solange Veränderungen im Krankenhausalltag überwiegend als problembehaftet bezeichnet oder als Verlust bedauert werden, sind Neuerungen nicht zu erwarten. Sie setzen sich dann erst unter großem kräftemäßigen Aufwand und mit erheblicher zeitlicher Verzögerung durch.

> **Merke** ⋯⁚ An der Ernsthaftigkeit im Umgang mit dem Thema „Integration von Eltern" werden Kinderkliniken zunehmend gemessen werden. Deshalb sollte die Integration von Eltern als Qualitätsmerkmal einer kindgemäßen Behandlung und Betreuung festgeschrieben werden.

6.6 Rechte von Kindern im Krankenhaus

Der folgende Abschnitt soll auf solche Rechte von Kindern im Krankenhaus hinweisen, die außerhalb von gesetzlichen Regelungen des Gesundheitswesens (z. B. Bundespflegesatzverordnung, Landeskrankenhausgesetze, Sozialgesetzbuch) zu finden sind. Der Abschnitt enthält keine rechtsverbindlichen Aussagen. Vielmehr soll ermutigt werden, rechtliche Vorgaben aus dem Blickwinkel der Betreuung von Kindern im Krankenhaus zu betrachten, um möglicherweise daraus Ansprüche für Kinder herleiten zu können. Inwieweit das Herleiten daraus einer rechtlichen Prüfung standhält, wäre im Einzelfall abzuklären.

6.6.1 Das Kind – eine rechtsfähige Person

Jeder Mensch wird mit der Vollendung seiner Geburt zur rechtsfähigen Person. Dies ist als geltendes Recht im Bürgerlichen Gesetzbuch (BGB), §1 [Beginn der Rechtsfähigkeit], niedergelegt. Damit erwerben Kinder Rechte, auch wenn sie diese nicht aktiv ausüben können und sich durch ihre gesetzlichen Vertreter hierin vertreten lassen müssen. Kinder sind also rechtlich geschützt, dabei wird dieser Schutz in der Regel über die Rechte und Pflichten ihrer gesetzlichen Vertreter definiert. So sind Kinder über Artikel 6 [Ehe und Familie, nichteheliche Kinder] des Grundgesetzes geschützt, der wie folgt lautet:

„(1) Ehe und Familie stehen unter dem besonderen Schutze der staatlichen Ordnung.
(2) Pflege und Erziehung der Kinder sind das natürliche Recht der Eltern und die zuvörderst ihnen obliegende Pflicht. Über ihre Betätigung wacht die staatliche Gemeinschaft.
(3) Gegen den Willen des Erziehungsberechtigten dürfen Kinder nur auf Grund eines Gesetzes von der Familie getrennt werden, wenn die Erziehungsberechtigten versagen oder wenn die Kinder aus anderen Gründen zu verwahrlosen drohen."

6.6.2 Kinderrechte – Elternrechte

UN-Kinderkonvention

Das „**Übereinkommen über die Rechte des Kindes**" auch „UN-Kinderkonvention" genannt, beinhaltet ausschließlich Rechte von Kindern (definiert bis zum 18. Lebensjahr) und ist durch seine Ratifizierung am 5. April 1992 in der Bundesrepublik Deutschland in Kraft getreten, verbunden mit der Verpflichtung, die Konvention in nationales Recht umzusetzen.

Anliegen der UN-Kinderkonvention ist, den Schutz von Kindern vor Ausbeutung, Kriegsfolgen und Missachtung weltweit zu bewirken. Dazu benennt die Konvention auch das Recht auf körperliche Gesundheit und spricht die besondere Fürsorge für behinderte Kinder an. Da es nicht im Sinne der Vereinten Nationen sein kann, Rechte von Kindern in bestimmten Situationen – hier also im Krankenhaus – nicht zu berücksichtigen oder sogar auszuschließen, sollten die entsprechenden Artikel auch Anwendung auf Kinder im Krankenhaus finden.

Die amtliche Übersetzung der UN-Kinderkonvention ist inzwischen in verschiedenen Auflagen durch das Bundesministerium für Familie, Senioren, Frauen und Jugend herausgegeben. In der 6. Auflage stellt die Bundesministerin fest:
„Die in dem Dokument niedergelegten Grundsätze machen über die vorrangige Elternverantwortung hinaus die Verpflichtung der Vertragsstaaten deutlich, positive Rahmenbedingungen für die Entwicklung von Kindern und Jugendlichen zu schaffen. Die Kinderkonvention ist somit ein Zeichen von Achtung und Verantwortlichkeit der internationalen Staatengemeinschaft gegenüber Kindern in aller Welt."

Und weiter:
„Je verbreiteter die Kenntnis über diese weltweit geltende Konvention ist, desto besser können Kinder, Eltern, Bundesregierung, Länder, Kommunen und Träger der Jugendhilfe gemeinsam den Rechten von Kindern zu größerer Wirksamkeit verhelfen."
(aus: Übereinkommen über die Rechte des Kindes. UN-Kinderkonvention im Wortlaut mit Materialien, Hrsg. Bundesministerium für Familie, Senioren, Frauen und Jugend, Bonn 1999)

Im Folgenden sind solche Artikel ganz oder auszugsweise zitiert (Hervorhebungen durch die Autorin), die geeignet erscheinen, auch als Rechte von Kindern im Krankenhaus Anwendung zu finden. So heißt es in der UN-Kinderkonvention:

„Artikel 3 [Wohl des Kindes]
(1) Bei allen Maßnahmen, die Kinder betreffen, gleichviel ob sie von öffentlichen oder privaten Einrichtungen der sozialen Fürsorge, Gerichten, Verwaltungsbehörden oder Gesetzgebungsorganen getroffen werden, ist **das Wohl des Kindes ein Gesichtspunkt, der vorrangig zu berücksichtigen ist.**
(2) (…)
(3) Die Vertragsstaaten stellen sicher, dass die für die Fürsorge für das Kind oder dessen Schutz verantwortlichen Institutionen, Dienste und Einrichtungen den von den zuständigen Behörden **festgelegten Normen entsprechen, insbesondere im Bereich der Sicherheit und der Gesundheit sowie hinsichtlich der Zahl und der fachlichen Eignung des Personals** und des Bestehens einer ausreichenden Aufsicht."

Rechte von Kindern im Krankenhaus

„Artikel 5 [Respektierung des Elternrechts]
Die Vertragsstaaten achten die Aufgaben, Rechte und Pflichten der Eltern (…) oder anderer für das Kind gesetzlich verantwortlicher Personen, das Kind bei der Ausübung der in diesem Übereinkommen anerkannten Rechte in einer seiner Entwicklung entsprechenden Weise angemessen zu leiten und zu führen."
„Artikel 9 [Trennung von den Eltern; persönlicher Umgang]
(1) Die Vertragsstaaten stellen sicher, dass **ein Kind nicht gegen den Willen seiner Eltern von diesen getrennt wird,** es sei denn, dass die zuständigen Behörden in einer gerichtlich nachprüfbaren Entscheidung nach den anzuwendenden Rechtsvorschriften und Verfahren bestimmen, dass diese Trennung zum Wohle des Kindes notwendig ist (…)"
Artikel 12 [Berücksichtigung des Kinderwillens]
(1) Die Vertragsstaaten **sichern dem Kind,** das fähig ist, sich eine eigene Meinung zu bilden, **das Recht zu, diese Meinung in allen das Kind berührenden Angelegenheiten frei zu äußern, und berücksichtigen die Meinung des Kindes angemessen** und entsprechend seinem Alter und seiner Reife.
(2) (…)"
„Artikel 23 [Förderung behinderter Kinder]
(1) Die Vertragsstaaten erkennen an, dass ein geistig oder körperlich **behindertes Kind ein erfülltes und menschenwürdiges Leben** unter Bedingungen führen soll, welche **die Würde des Kindes wahren,** seine **Selbständigkeit fördern und seine aktive Teilnahme am Leben** der Gemeinschaft **erleichtern.**
(2) Die Vertragsstaaten erkennen das Recht des behinderten Kindes auf besondere Betreuung an und treten dafür ein und stellen sicher, dass dem behinderten Kind und den für seine Betreuung Verantwortlichen im Rahmen der verfügbaren Mittel auf Antrag Unterstützung zuteil wird, (…)"
„Artikel 24 [Gesundheitsvorsorge]
(1) Die Vertragsstaaten erkennen das **Recht des Kindes auf das erreichbare Höchstmaß an Gesundheit** an sowie auf **Inanspruchnahme von Einrichtungen zur Behandlung von Krankheiten und zur Wiederherstellung der Gesundheit.** (…)"

Alle diese Zitate regeln nicht explizit die Rechte von Kindern im Krankenhaus, wie eingangs schon hingewiesen, sie lassen sich jedoch auf sie übertragen. Klärungsbedarf besteht, warum diese Rechte bisher nicht in vollem Umfang angewendet werden und wie eine Umsetzung national und international möglich wird.

Abschließend dazu ein Zitat aus der **Präambel zur Erklärung der Rechte des Kindes,** die Teil der Denkschrift zu dem Übereinkommen ist. In Artikel 2 wird formuliert:
„Das Kind genießt besonderen Schutz und erhält kraft Gesetzes oder durch andere Mittel Chancen und Erleichterungen, so dass es sich körperlich, geistig, moralisch seelisch und gesellschaftlich gesund und normal in Freiheit und Würde entwickeln kann. Bei der Erfüllung von Gesetzen zu diesem Zweck sind die Interessen des Kindes ausschlaggebend."
Bei der Erfüllung von Gesetzen … sind die Interessen des Kindes ausschlaggebend – dies sollte Anregung und Aufforderung an alle sein, die mit der Versorgung und Betreuung von Kindern befasst sind.

Charta für Kinder im Krankenhaus

Die im Folgenden aufgeführte **„Charta für Kinder im Krankenhaus** (EACH-Charta)" beschreibt in zehn Punkten die Rechte von Kindern, wie sie aus dem Verständnis der europäischen „Kind im Krankenhaus"-Initiativen im Mai 1988 in Leiden/Niederlande formuliert und verabschiedet worden sind. Sie trägt inzwischen den Zusatz „EACH-Charta" nach dem 1993 in Graz/Österreich erfolgten Zusammenschluss der europäischen „Kind im Krankenhaus"-Initiativen zur „European Association for Children in Hospital (EACH)". Im Dezember 2001 wurde anlässlich der 7. EACH-Konferenz in Brüssel die verbindliche Erläuterung zu den zehn Artikeln der EACH-Charta von den Mitgliedsverbänden verabschiedet. Die Erläuterung dient dem besseren Verständnis und unterstützt die praktische Umsetzung der Rechte von kranken Kindern. Seit Juni 2002 liegt die Erläuterung – vom AKIK-Bundesverband als Mitgliedsorganisation in EACH übersetzt – in der deutschsprachigen Fassung vor. (vgl. Charta für Kinder im Krankenhaus (EACH-Charta) und ihre Erläuterungen. Hrsg.: AKIK-Bundesverband, Oberursel 2002)

> **Merke** ⇢ Es reicht nicht, die EACH-Charta mit einem Bilderrahmen versehen an einer Wand der Kinderklinik zu platzieren, es ist vielmehr erforderlich, sie zum Leitgedanken oder als Grundlage für qualitätsorientiertes Handeln zu machen. Die EACH-Charta mit ihren Erläuterungen bietet deshalb sowohl den Pflegenden als auch den Trägern von Kinderkliniken oder kinderchirurgischen Abteilungen konkrete Hilfe, anerkannte Kinderrechte in den Klinikalltag zu übernehmen und entsprechend zu handeln.

Die Rechte werden aus dem der Charta vorangestellten Satz der UNESCO abgeleitet, wonach das Recht auf bestmögliche medizinische Behandlung ein fundamentales Recht für Kinder ist.
Die EACH-Charta mit ihren Erläuterungen ist vor folgendem Hintergrund zu verstehen:
⇢ Alle in der EACH-Charta beschriebenen Rechte und alle daraus abzuleitenden oder zu treffenden Maßnahmen haben in erster Linie den Interessen der Kinder zu dienen und ihr Wohlergehen zu fördern.
⇢ Die in der EACH-Charta aufgeführten Rechte gelten für alle kranken Kinder, unabhängig von ihrer Erkrankung, ihrem Alter oder einer Behinderung, ihrer Herkunft oder ihrem sozialen oder kulturellen Hintergrund. Ebenso gelten sie unabhängig von anderen möglichen Gründen der Behandlung, der Art oder des Ortes der Behandlung, und sie gelten für stationär behandelte Kinder ebenso wie für ambulant behandelte.
⇢ Die EACH-Charta ist im Einklang mit entsprechenden und verbindlichen Rechten, die in der „UN-Kinderkonvention" (s. S. 110) vereinbart sind und die sich auf Kinder und Jugendliche im Alter von 0 bis 18 Jahren beziehen.

■ **EACH-Charta**
Das Recht auf bestmögliche medizinische Behandlung ist ein fundamentales Recht, besonders für Kinder **(Abb. 6.8):**

6 Pflege und Betreuung von Kindern und Jugendlichen im Krankenhaus

EACH-Charta

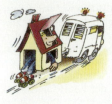

1 Kinder sollen nur dann in ein Krankenhaus aufgenommen werden, wenn die medizinische Behandlung, die sie benötigen, nicht ebensogut zu Hause oder in einer Tagesklinik erfolgen kann.

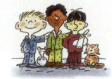

6 Kinder sollen gemeinsam mit Kindern betreut werden, die von ihrer Entwicklung her ähnliche Bedürfnisse haben. Kinder sollen nicht in Erwachsenenstationen aufgenommen werden. Es soll keine Altersbegrenzung für Besucher von Kindern im Krankenhaus geben.

2 Kinder im Krankenhaus haben das Recht, ihre Eltern oder eine andere Bezugsperson jederzeit bei sich zu haben.

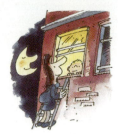

7 Kinder haben das Recht auf eine Umgebung, die ihrem Alter und ihrem Zustand entspricht und die ihnen umfangreiche Möglichkeiten zum Spielen, zur Erholung und Schulbildung gibt. Die Umgebung soll für Kinder geplant, möbliert und mit Personal ausgestattet sein, das den Bedürfnissen von Kindern entspricht.

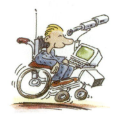

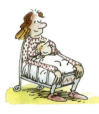

3 Bei der Aufnahme eines Kindes ins Krankenhaus soll allen Eltern die Mitaufnahme angeboten werden, und ihnen soll geholfen und sie sollen ermutigt werden zu bleiben. Eltern sollen daraus keine zusätzlichen Kosten oder Einkommenseinbußen entstehen. Um an der Pflege ihres Kindes teilnehmen zu können, sollen Eltern über die Grundpflege und den Stationsalltag informiert werden. Ihre aktive Teilnahme daran soll unterstützt werden.

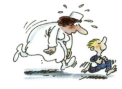

8 Kinder sollen von Personal betreut werden, das durch Ausbildung und Einfühlungsvermögen befähigt ist, auf die körperlichen, seelischen und entwicklungsbedingten Bedürfnisse von Kindern und ihren Familien einzugehen.

4 Kinder und Eltern haben das Recht, in angemessener Art ihrem Alter und ihrem Verständnis entsprechend informiert zu werden. Es sollen Maßnahmen ergriffen werden, um körperlichen und seelischen Stress zu mildern.

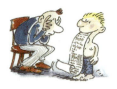

9 Die Kontinuität in der Pflege kranker Kinder soll durch ein Team sichergestellt sein.

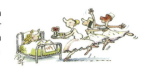

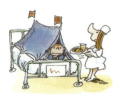

10 Kinder sollen mit Takt und Verständnis behandelt werden, und ihre Intimsphäre soll jederzeit respektiert werden.

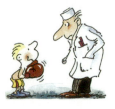

5 Kinder und Eltern haben das Recht, in alle Entscheidungen, die ihre Gesundheitsfürsorge betreffen, einbezogen zu werden. Jedes Kind soll vor unnötigen medizinischen Behandlungen und Untersuchungen geschützt werden.

Verabschiedet durch die 1. Europäische „Kind im Krankenhaus"-Konferenz, Leiden (NL), Mai 1988

Abb. 6.8 **EACH-Charta** (alle Illustrationen: ©PEF, für APACHE, Frankreich)

Teilnehmende Länder: Belgien – Kind en Ziekenhuis, BR Deutschland – AKIK, Dänemark –NOBAB, Finnland – NOBAB, Frankreich – APACHE, Großbritannien – NAWCH, Island – NOBAB, Italien – ABIO, Niederlande – Kind en Ziekenhuis, Norwegen – NOBAB, Schweden – NOBAB, Schweiz – Kind und Krankenhaus.

Veröffentlicht und unterstützt in der erläuternden Fassung durch sechs Fachverbände von Kinderärzten und Kinderkrankenschwestern, in „der kinderarzt", 12 (1990) 1807–1814.

Unterstützt durch die Weltgesundheitsorganisation (WHO) während der 2. Europäischen „Kind im Krankenhaus"-Konferenz, Tutzing (BRD), September 1991.

Die EACH-Charta hat bisher auf nationaler Ebene keinen Rechtsstatus, im Umgang mit der Charta hat sich jedoch nach und nach eine moralische Verpflichtung eingestellt. Diese Verpflichtung ergibt sich daraus, dass z. B. in der Bundesrepublik namhafte Verbände eine Umsetzung der Rechte unterstützen und dazu aufrufen.

Auch die Weltgesundheitsorganisation (WHO) unterstützt seit ihrer Teilnahme an der 2. Europäischen Konferenz der „Kind im Krankenhaus"-Initiativen im September 1991 in Tutzing/Deutschland die in der Charta beschriebenen Rechte.

Sorgerecht der Eltern

Das Bürgerliche Gesetzbuch (BGB) beschreibt im Vierten Buch, Familienrecht, das elterliche Sorgerecht (Fünfter Titel: Elterliche Sorge für eheliche Kinder) unter § 1626 wie folgt:

„(1) Der Vater und die Mutter haben das Recht und die Pflicht, für das minderjährige Kind zu sorgen (elterliche Sorge). Die elterliche Sorge umfasst die Sorge für die Person des Kindes (Personensorge) und das Vermögen des Kindes (Vermögenssorge).

(2) Bei der Pflege und Erziehung berücksichtigen die Eltern die wachsende Fähigkeit und das wachsende Bedürfnis des Kindes zu selbständigem verantwortungsbewusstem Handeln. Sie besprechen mit dem Kind, soweit es nach dessen Entwicklungsstand angezeigt ist, Fragen der elterlichen Sorge und streben Einvernehmen an."

Merke ⇢ Recht und Pflicht der Eltern – für das Kind sorgen, Fähigkeiten und Bedürfnisse berücksichtigen, Fragen der elterlichen Sorge mit Kindern besprechen und Einvernehmen anstreben.

Was elterliche Sorge umfasst, beschreibt § 1629 BGB:

„(1) Die elterliche Sorge umfasst die Vertretung des Kindes. Die Eltern vertreten das Kind gemeinschaftlich; ist eine Willenserklärung gegenüber dem Kind abzugeben, so genügt die Abgabe gegenüber einem Elternteil. Ein Elternteil vertritt das Kind allein, soweit er die elterliche Sorge allein ausübt oder ihm die Entscheidung nach § 1628 Abs. 1 übertragen ist."

Merke ⇢ Recht und Pflicht der Eltern – Vertretung des Kindes.

Die Aufgaben, die mit der Personensorge verbunden sind, werden in § 1631 BGB beschrieben:

„(1) Die Personensorge umfasst insbesondere das Recht und die Pflicht, das Kind zu pflegen, zu erziehen, zu beaufsichtigen und seinen Aufenthalt zu bestimmen."

Merke ⇢ Recht und Pflicht der Eltern – Kind pflegen, erziehen, beaufsichtigen, Aufenthalt bestimmen.

Die aus den zitierten Paragraphen stichwortartig zusammengefassten Rechte und Pflichten setzen einen engen Kontakt zwischen Eltern und Kind voraus, da die aufgeführten Pflichten sonst nicht erfüllt werden können. Da jedoch auch im Alltag von nicht berufstätigen, erst recht aber von berufstätigen Eltern, Pflichten und Rechte auf andere, den Eltern als vertrauenswürdig erscheinende Menschen übertragen werden, ist das auch für den Krankenhausalltag denkbar und selbstverständlich vertretbar.

Wegen der außergewöhnlichen Umstände brauchen Eltern aufgrund der Erkrankung ihres Kindes ärztliche und pflegerische Hilfe. Daraus eine generelle Übertragung des Sorgerechtes auf die Klinikmitarbeiter ableiten zu wollen, ist nicht zulässig. Das Sorgerecht und damit alle das persönliche Wohl des Kindes betreffenden Entscheidungen bleiben ausschließlich bei den Eltern. Nur in Notfällen dürfen Entscheidungen ohne Einwilligung der Eltern getroffen werden.

Im Zusammenhang mit der Ausübung des Sorgerechtes steht auch das Informationsbedürfnis der Eltern. Der Wunsch der Eltern, über geplante Maßnahmen und dessen Auswirkungen sowie mögliche Nachteile bzw. Nebenwirkungen informiert zu werden, trifft mit der gesetzlichen Aufklärungspflicht des Arztes zusammen. Nicht jedes Aufklärungsgespräch führt jedoch zum gewünschten Ziel, so dass sich Eltern u. U. uninformiert fühlen. Dies kann auf ärztlicher Seite durch folgende Voraussetzungen verursacht werden:

⇢ Das Aufklärungsgespräch ist durch den Gebrauch von medizinischen Fachausdrücken für Eltern unverständlich.
⇢ Das Aufklärungsgespräch beinhaltet eine für die Eltern schlimme Nachricht und kann deswegen weder in Einzelheiten noch in seiner Tragweite verstanden werden.
⇢ Das Aufklärungsgespräch findet in einer unangemessenen Situation statt, wodurch die Aufmerksamkeit der Eltern nicht gewährleistet ist.

Auch von Elternseite kann das Verständnis von vermittelten Informationen während eines Aufklärungsgespräches erschwert werden, wenn
⇢ aus Vorerfahrungen resultierend dem behandelnden Arzt (noch) kein Vertrauen entgegengebracht werden kann,
⇢ die Anspannung und Sorge so groß ist, dass Worte und ihre Inhalte nicht aufgenommen werden können,

··→ die Gedanken durch eine Schuldzuweisung (sich selbst oder anderen gegenüber) bezüglich der Erkrankung oder des Unfalles des Kindes blockiert werden.

Nur wenn alle Gesprächs- und Verständigungshindernisse beseitigt sind, kann ein umfassendes Aufklärungsgespräch seine gewünschte Wirkung haben: Eltern verstehen die gesundheitliche Situation ihres Kindes einzuordnen, können den vom Arzt beschriebenen Behandlungsweg positiv unterstützen und etwaige Risiken abschätzen und sind auch bereit, diese in Sorge um ihr Kind mitzutragen.

Die Ausübung des Sorgerechtes steht also mit der Aufklärungspflicht in einem engen Bezug, wie dies auch für die Anwesenheit von Eltern gilt: Nur anwesende Eltern können für ihr Kind sorgen, in seinem Sinne Entscheidungen treffen und ihrer Fürsorgepflicht nachkommen. Sind Eltern jedoch aufgrund von Krankenhausregelungen in ihrer Anwesenheit eingeschränkt, so sind sie damit auch in der Ausübung ihres Sorgerechtes eingeschränkt. In solchen Fällen wäre die Frage zu klären, inwieweit dies gegen geltendes Recht verstößt.

In Ausnahmefällen wird von Seiten des Krankenhauses ein Antrag auf Entzug des Sorgerechtes gestellt, z. B. bei der Verweigerung der Eltern, ihre Zustimmung zu einem bestimmten Behandlungsverfahren zu geben. Dass eine solche Verfahrensweise nur in äußersten Notfällen und ausgesprochen behutsam anzuwenden sein sollte, versteht sich von selbst.

6.6.3 Wahrung der Rechte von Kindern

Die hier zusammengetragenen gesetzlichen Regelungen sollten im Hinblick auf die Rechte von Kindern auch im Krankenhaus Anwendung finden. Für die Umsetzung der in der „Charta für Kinder im Krankenhaus" (EACH-Charta) beschriebenen Rechte gilt es, sich der Aufforderung des Berufsverbandes der Kinderärzte Deutschlands e.V. (heute: Berufsverband der Ärzte für Kinderheilkunde und Jugendmedizin Deutschlands e.V.) anzuschließen:

„Soweit die Charta oder einzelne Punkte der Charta nicht verwirklicht sind, sollten die damit beschäftigten pädiatrischen Berufsgruppen, aber auch die benachbarten Disziplinen, Politiker und Entscheidungsträger die Umsetzung der Charta fördern.
Die Charta orientiert sich an den Bedürfnissen der Kinder. Politische, berufspolitische und finanzielle Erwägungen sollten dabei in den Hintergrund treten."
(Dr. W. Schmidt. In: der Kinderarzt, 12 (1990) 1807–1814)

6.7 Aufnahme, Verlegung und Entlassung

Petra Kullick

6.7.1 Bedeutung für das Kind und seine Familie

Krankenhausaufenthalte im Kindesalter sind keine Seltenheit. Eine Aufnahme ins Krankenhaus kann aufgrund akuter oder chronischer Gesundheitsstörungen erfolgen. Für viele chronisch kranke Kinder sind sie Bestandteil ihres Lebensalltags. Eine Krankenhauseinweisung ist mit vielfältigen Erfahrungen, Eindrücken und Stressoren verbunden, die sich unterschiedlich auswirken können. Nicht selten werden Erkrankung und Krankenhausaufnahme von der Familie als traumatisches Ereignis erlebt. Dies betrifft insbesondere notfallmäßige Aufnahmen, die den größten Anteil an Krankenhauseinweisungen im Kindesalter ausmachen.

Auch eine Verlegung und Entlassung bringt Veränderungen für Eltern und Kind mit sich. Informationen und ein geplantes Vorgehen wo möglich, helfen sich auf die veränderte Situation einstellen zu können. Die Planung der Entlassung beginnt idealerweise bereits bei der Aufnahme mit der Festlegung von zielgerichteten Pflege, -Diagnose- und Behandlungsschritten.

Die Erarbeitung von Qualitätskriterien für das Vorgehen bei Aufnahme, Verlegung und Entlassung eines Kindes ist eine sinnvolle Methode, um Organisationsabläufe kind- und elternorientierter und zur höheren Zufriedenheit aller Beteiligten zu gestalten.

> **Merke** ··→ **Qualitätssicherung.** Eine gut organisierte Aufnahme, Verlegung und Entlassung unter emotionaler Unterstützung der Eltern und des Kindes, orientiert an seinem Alter und Entwicklungsstand, zeugt von einem hohen ärztlichen und pflegerischen Qualitätsstand und kann ein Qualitätsmerkmal im Wettbewerb mit anderen Kinderkliniken sein.

Erleben der Krankenhausaufnahme aus Sicht des Kindes

Kinder und Jugendliche erleben und verarbeiten die Aufnahme und einen Aufenthalt im Krankenhaus abhängig vom Alter, Entwicklungsstand und bisherigen Erfahrungen unterschiedlich.

Kinder erfahren bei Einweisung ins Krankenhaus einen abrupten Rollenwechsel, den sie je nach Alter und Entwicklungsstand nicht nachvollziehen können.

Im Krankenhaus ist für das Kind zunächst alles fremd. Völlig neue Eindrücke wie eine ungewohnte und häufig eine wenig kindgemäße Umgebung, die mögliche Trennung von der Familie, viele unbekannte Personen in ungewohnter Bekleidung, eine ungewohnte Sprache, Veränderungen in den Lebensaktivitäten und ein veränderter Tagesrhythmus lassen Gefühle von Angst und Verunsicherung entstehen. Eine ihnen fremde und von zunächst unbekannten Normen und Abläufen bestimmte Umgebung wirkt nicht vertrauenerweckend. Das Kind reagiert mit Angst und fühlt sich bedroht. Tagesablauf und Verhaltensmöglichkeiten sind weitgehend fremdbestimmt, am reibungslosen Ablauf des Klinikalltages orientiert und deshalb häufig entindividualisiert.

Die Krankenhausumgebung steht, trotz vieler Bemühungen, diese kinderfreundlicher zu gestalten, in krassem Gegensatz zur häuslichen Umgebung, vergleicht man beispielsweise ein Kinderzimmer mit einem Krankenhauszimmer. Für Kinder wichtige Rituale, die Sicherheit und Geborgenheit vermitteln, gehen oft verloren. Kinder werden möglicherweise in ihrer Aktivität, Mobilität und ihrer Entfaltung eingeschränkt, indem sie den Stationsbereich, das Zimmer oder das Bett vorübergehend nicht verlassen können. Ein hohes Gitterbett wird unüberwindbar, hindert das Kind daran, seine Umwelt zu erforschen, nimmt ein Stück Unabhängigkeit und verändert die Perspektive.

Beängstigende und teilweise schmerzhafte Prozeduren sowie Ungewissheit über den Ausgang der Erkrankung sorgen für Verwirrung, Beunruhigung, werden als Bedrohung empfunden und lassen ungesunden Stress entstehen.

Eine bereits gewonnene Selbständigkeit und Selbstbestimmung in einzelnen Lebensbereichen muss je nach Art und Schwere der Erkrankung und Dauer des Krankenhausaufenthaltes unter Umständen wieder aufgegeben werden.

Besonders Kinder in den ersten Lebensjahren sind sehr verwundbar, da ihnen die Einsicht in die notwendige Maßnahme fehlt, sie auf wenig Lebenserfahrung zurückgreifen können und ihnen nur begrenzte Bewältigungsmechanismen zur Verfügung stehen. Sie reagieren eher gefühlsmäßig, erleben Trennungsängste und grenzenloses Heimweh, besonders bei Abwesenheit der nahestehenden Bezugsperson.

Säuglinge nehmen bereits in den ersten Lebensmonaten Veränderungen in ihrer Umgebung wahr z. B. fremde Stimmen und ungewohnte Berührungen, weniger Körperkontakt, ein anderer Umgang beim Wickeln oder bei der Nahrungsgabe. Sie können nicht wie ältere Kinder auf einen Krankenhausaufenthalt oder Untersuchungen vorbereitet werden.

Für **Klein- und Vorschulkinder** bedeutet ein Krankenhausaufenthalt ein schwerer Eingriff in ihre Lebenssituation. Sie können mit zum Teil drastischen Verhaltensänderungen reagieren. Ihr Verständnis für die Bedeutung von Worten, Situationen oder von Zeit ist begrenzt. Die Krankenhauseinweisung kann als Bestrafung für eine vermeintlich „böse Tat" oder als eigenes Versagen empfunden werden – Schuldgefühle können sich einstellen.

Aber auch **ältere Kinder und Jugendliche** fühlen sich aus ihrem Umfeld herausgerissen und mehr oder weniger fremdbestimmt.

Mit zunehmender rationaler, emotionaler und sozialer Entwicklung wächst die Fähigkeit mit der Trennung von der Familie und den vielfältigen Eindrücken in der Krankenhauswelt besser umgehen zu können. Diese Fähigkeit entwickelt sich aber von Kind zu Kind unterschiedlich.

Im häufig hektischen, auch zunehmend von personeller Unterbesetzung geprägten Krankenhausbetrieb ist ein Eingehen auf das Kind und seine Eltern oft erschwert. Dennoch sollten sich Pflegende und Ärzte bewusst machen, dass jedes im Krankenhaus aufgenommene Kind besondere Probleme bietet und dass diese nur durch professionelles kindgerechtes Eingehen auf seine Ängste und Nöte gemildert werden können, auch die seiner Eltern.

Merke ⋯ Empathie. Die Aufnahme ins Krankenhaus bedeutet einen Bruch mit der Alltagswelt des Kindes oder Jugendlichen. Die Einpassung in eine fremde soziale und funktionale Umgebung mit wechselnden Sozialkontakten ruft schnell Gefühle von Verunsicherung, Angst, Misstrauen und Machtlosigkeit hervor. Das Kinderkrankenpflegepersonal hat zusammen mit anderen Berufsgruppen die Aufgabe, kindliche Reaktionen auf Erkrankung und Krankenhausaufenthalt zu erkennen und einfühlsame psychologische Unterstützung anzubieten.

Erleben der Krankenhausaufnahme aus Sicht der Eltern

Die belastende Situation einer Krankenhausaufnahme betrifft nicht nur das erkrankte Kind, sondern alle Familienangehörigen – Eltern, Geschwister oder auch Großeltern. Dieses stressvolle Ereignis wird von jedem Betroffenen individuell erlebt und verarbeitet.

Eltern können bei der Aufnahme ihres Kindes ins Krankenhaus und während des Aufenthaltes Verhaltensweisen zeigen, die sie unter normalen Umständen nicht aufweisen und die vielleicht auf den ersten Blick unverständlich wirken.

Strenges Reglement, ein Mangel an Informationen und Gesprächsbereitschaft und manchmal auch das Gefühl, nicht willkommen zu sein, verstärken Ängste und vermeintlich feindseliges Verhalten. Erfahrungen dieser Art können ein Gefühl des Unterlegenseins gegenüber Pflegepersonal und Ärzten auslösen. Viele Eltern trauen sich nicht, Fragen zu stellen, um nicht unwissend zu wirken, zu stören oder weil sie Sanktionen befürchten. Die eingeschränkte Privatsphäre kann dazu führen, dass Eltern sich ihrem Kind gegenüber zurückhaltender zeigen als zu Hause und z. B. weniger Zärtlichkeiten austauschen.

Einige Elten werden von Schuldgefühlen geplagt und machen sich Vorwürfe. Fragen wie „Habe ich etwas falsch gemacht oder etwas übersehen?" und

6 Pflege und Betreuung von Kindern und Jugendlichen im Krankenhaus

Selbstanklagen wie „Ich bin nicht in der Lage vernünftig auf mein Kind aufzupassen" belegen dies. Pflegepersonen sollten um mögliche Reaktionsweisen von Eltern wissen, ihnen mit Verständnis und einer professionellen Haltung in ihrer Funktion als Kinderkrankenschwester begegnen.

Einbeziehung der Eltern ⇢ Kinder und deren Familie erwarten und benötigen kompetente und einfühlsame Unterstützung, um die Erkrankung besser bewältigen und mögliche negative Auswirkungen des Krankenhausaufenthaltes so gering wie möglich zu halten.
Sie sollten von Anfang an, d. h. bereits in der Aufnahmesituation mitentscheiden und auf die veränderte Situation Einfluss nehmen können, um das Gefühl von Hilflosigkeit zu minimieren.

Erleben der Krankenhausaufnahme aus Sicht der Geschwister

Häufig können Geschwister in dieser Situation ihren gewohnten Lebensrhythmus nicht fortsetzen, werden bei Familienangehörigen, Freunden oder Nachbarn untergebracht bzw. sind auf sich alleine gestellt. Sie leiden meist genauso unter Stress wie das erkrankte Kind. Reaktionen wie Eifersucht, Wut oder Schuld können auftreten.

Insbesondere bei chronischer Erkrankung des Bruders oder der Schwester führen sie oft ein Schattendasein, fühlen sie sich alleingelassen und zurückgesetzt, weil sich alles um das kranke Geschwisterkind dreht. Auch der Zeitpunkt der Krankenhauseinweisung spielt eine Rolle. Wurde das erkrankte Geschwisterkind erst kürzlich geboren, können diese Gefühle verstärkt auftreten.

Beeinflussende Faktoren

Wie ein Kind die Krankenhausaufnahme und den -aufenthalt bewältigt, ist von vielen Faktoren abhängig:
⇢ seinem Alter und Entwicklungsstand,
⇢ der Persönlichkeitsentwicklung,
⇢ den Bewältigungsstrategien, die ihm zur Verfügung stehen,
⇢ der Vorbereitung auf den Krankenhausaufenthalt,
⇢ von vorausgegangenen Erfahrungen mit der Institution Krankenhaus,
⇢ der Art und Dauer des Krankenhausaufenthaltes (ambulant, stationär, geplant, ungeplant, notfallmäßig, erstmalig oder wiederholt, für Stunden, Tage oder Wochen),
⇢ der Schwere und Art der Erkrankung,
⇢ den therapeutischen und diagnostischen Maßnahmen,
⇢ dem Zeitpunkt (z. B. kurz zuvor Geburt eines Geschwisterkindes, Tod eines Angehörigen),
⇢ dem religiösen/kulturellen Umfeld,

⇢ den Kommunikationsmöglichkeiten der Eltern untereinander und mit Außenstehenden,
⇢ der Unterstützung der Familie von außen,
⇢ weiteren Belastungen der Familie.

6.7.2 Vorbereitung auf die Krankenhausaufnahme

Besteht kein akuter Anlass für eine Krankenhauseinweisung, sollten Kinder auf einen Krankenhausaufenthalt vorbereitet werden. Mit Hilfe von alters- und entwicklungsgemäßen Methoden erhalten Kinder die Möglichkeit, Ängste zu äußern und zu verarbeiten. Gleichzeitig können sie sich über Strukturen und Vorgänge in ihrem Körper, ihre Erkrankung und über Abläufe im Krankenhaus informieren. Die Vorbereitung sollte individuell auf die Bedürfnisse des Kindes abgestimmt werden unter Berücksichtigung des zur Verfügung stehenden Unterstützungssystems.

Maßnahmen zur Vorbereitung auf den Krankenhausaufenthalt haben folgende Hauptziele:
⇢ Das Kind mit dem Krankenhaus vertraut zu machen, um Ängste vor dem Unbekannten zu reduzieren. Eine Vorbereitung auf einen Krankenhausaufenthalt basiert auf der Annahme, dass unerwartete Ereignisse stärker ängstigen als vorhersehbare Belastungen.
⇢ Informationen können falsche Vorstellungen korrigieren und ermöglichen eine aktive Bewältigung.
⇢ Eine vertrauensvolle Atmosphäre zwischen Krankenhausmitarbeitern, Eltern und Kind zu schaffen (z. B. durch Vorbereitungsprogramme).

Die Vorbereitung auf den Krankenhausaufenthalt kann bei jüngeren Kindern spielerisch, bei älteren Kindern eher mit visuellen Methoden erfolgen. Zur Verfügung stehen eine Vielfalt an Bilder- oder Sachbüchern und Videofilme, die einen Einblick in den Klinikalltag geben oder zeigen wie ein „Modellkind" den Krankenhausaufenthalt erfolgreich bewältigt. Hand- oder Fingerpuppen, anatomische Puppen, Brettspiele oder Spielfiguren, die Krankenhauspersonal verkörpern, regen zu Rollenspielen an. Spielmaterialien helfen Gefühle und Fragen auszudrücken und die Erkrankung zu bewältigen.

Praxistipp ⇢ Ein Doktorkoffer mit Miniaturzubehör zum Ausprobieren und das Durchspielen eines Eingriffs an einer Puppe vermitteln insbesondere jüngeren Kindern eine anschauliche Vorstellung.

Bewältigungsstrategien

Aber auch zur Bewältigung von akuter oder chronischer Erkrankung bzw. eines Krankenhausaufenthaltes suchen Kinder und Jugendliche fast immer Möglichkeiten, ihre Ängste, Befürchtungen und unangenehmen Erlebnisse, aber auch ihre Hoffnungen und

Aufnahme, Verlegung und Entlassung 6

guten Erfahrungen auszudrücken. Es ist heute unumstritten, dass kreatives Spiel, Rollenspiel, Malen, Zeichnen oder Modellieren, Musik, Gespräche oder Schreiben ein wichtiges Element zur Bewältigung der Krankheits- und Kliniksituation darstellen (Schmitt u. a., 1996). Die Produkte der Kinder können mit deren Einverständnis Wertschätzung durch Veröffentlichung erfahren. Beispielsweise können ihre Werke auf der Station ausgestellt oder in einer Klinikszeitschrift, vielleicht unter redaktioneller Beteiligung von einzelnen Kindern an einer Kinderseite veröffentlicht werden. Aber auch eine Klinikzeitung von und für Kinder und Jugendliche kann ein wichtiges pädagogisches und therapeutisches Mittel zur aktiven Auseinandersetzung z.B. mit einer chronischen Erkrankung und wiederholten und längerdauernden Krankenhausaufenthalten sein.

Nach Saile und Schmidt, 1990 sind weitere günstige Bedingungen zur Bewältigung eines Krankenhausaufenthaltes z.B. die Anwesenheit der Eltern, positiver Kontakt zu anderen Kindern und Spielmöglichkeiten zur Erkundung der Klinikumgebung.

Sinnvoll ist es, Kinder ab dem Kindergartenalter auch ohne Vorliegen einer Erkrankung, mit der Welt des Krankenhauses vertraut zu machen. Manche Kindergärten laden Kinderkrankenschwestern zu kindgerechten Informationsstunden über die Vorgänge im Krankenhaus ein.

Einige Kliniken bieten Führungen für Kinder im Kindergarten- oder Schulalter an oder haben Informationsprogramme entwickelt, die Eltern und Kindern im Rahmen ihrer Öffentlichkeitsarbeit einen Einblick in das Krankenhausgeschehen geben. Kinder lernen bei diesen Aktivitäten das Krankenhaus aus der Perspektive des Gesunden und nicht selbst Betroffenen kennen. Die Krankenhauswelt kann mit positiven Erfahrungen verknüpft werden.

Die Erkundung eines Rettungshubschraubers kann spannende Einblicke vermitteln und die Neugier wecken, sich mit dem Thema Krankenhaus auseinanderzusetzen. In einer „Puppen - oder Teddybärenklinik" können Kinder unter dem Aspekt der psychologischen Vorbereitung ihre Teddybären von Medizinern oder Pflegenden untersuchen oder verarzten lassen, um ihnen Untersuchungs- oder auch Pflegesituationen vertrauter zu machen.

6.7.3 Gestalten der Aufnahmesituation

Der erste Kontakt mit dem Kind und seinen Eltern kann mitentscheidend sein für den weiteren Verlauf und den Aufbau einer konstruktiven und tragfähigen Pflegebeziehung. Der Aufnahmesituation kommt hierbei eine Schlüsselrolle zu.

Vor der Aufnahme des Kindes sollte die Koordination der Aufnahmetätigkeiten zwischen Pflegepersonen und anderen Berufsgruppen (z.B. Arzt) abgesprochen werden, um einen reibungslosen Ablauf zum Wohle des Kindes zu gewährleisten. Der Arzt erhebt die ärztliche Anamnese und den klinischen Befund (Aufnahmestatus) und dokumentiert alle Daten. Der Arzt klärt weiterhin über bevorstehende Maßnahmen sowie das Krankheitsbild auf.

Die zentralen Pflegehandlungen während der Aufnahme eines Kindes sind:
⇢ Eltern und Kind in der ungewohnten Umgebung Orientierung geben,
⇢ Trennungsschmerz, Gefühle von Hilflosigkeit, Kontrollverlust, Schmerzen und Angst vor Untersuchungen u. a. von Beginn an zu mildern und Hilfe zur Bewältigung geben,
⇢ pflegebezogene Einschätzung der Gesamtsituation des Kindes und seiner Familie im Aufnahmegespräch mit Erstellen der Pflegeanamnese,
⇢ Assistenz und emotionale Unterstützung des Kindes bei der ärztlichen Aufnahmeuntersuchung und während des Krankenhausaufenthaltes,
⇢ organisatorische und administrative Aufgaben (z.B. Vorbereiten des Zimmers, Aufnahmemodalitäten, Dokumentation).

Eltern und Kind Orientierung geben

Eltern und Kind benötigen Informationen, um sich in der neuen Umgebung zurechtzufinden und sich mit der veränderten Situation vertraut machen zu können. Maßgebliche Bedeutung, bei den Betroffenen Verunsicherung und Ängste abzubauen, kommt dabei Pflegepersonal zu, da der Erstkontakt bei der Aufnahme in der Regel durch Pflegende erfolgt.

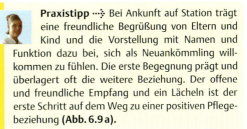

Praxistipp ⇢ Bei Ankunft auf Station trägt eine freundliche Begrüßung von Eltern und Kind und die Vorstellung mit Namen und Funktion dazu bei, sich als Neuankömmling willkommen zu fühlen. Die erste Begegnung prägt und überlagert oft die weitere Beziehung. Der offene und freundliche Empfang und ein Lächeln ist der erste Schritt auf dem Weg zu einer positiven Pflegebeziehung (Abb. 6.9 a).

Für kurze Wartezeiten sollte Eltern und Kind ein ansprechender Raum mit Spielmaterialien zur Verfügung stehen. Bei Verzögerungen werden sie dorthin begleitet und ihnen ein Sitzplatz angeboten. Sie sollten wissen auf wen sie warten, den Grund und die Dauer der Wartezeit erfahren, um sich nicht wie ein Störenfried zu fühlen.

Merke ⇢ **Pflegebeziehung.** Eine positiv gestaltete Aufnahmesituation
⇢ hilft Ängste und Verunsicherungen abzubauen,
⇢ schafft Vertrauen, erhöht die Kooperationsbereitschaft,
⇢ und bildet die Basis für eine konstruktive und vertrauensvolle Zusammenarbeit zwischen Eltern, Kind und Pflegepersonal.

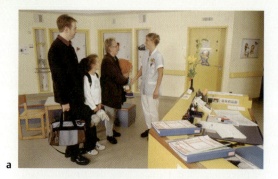

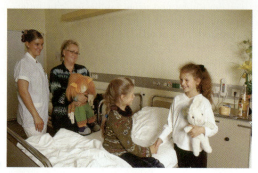

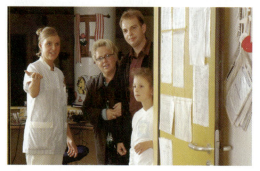

Abb. 6.9 ⇢ **Aufnahme eines Kindes im Krankenhaus.**
a Freundliche Begrüßung der Eltern und des Kindes auf Station
b Vorstellen des neuaufgenommenen Kindes und seiner Eltern bei den Bettnachbarn
c Zeigen des Stationszimmers

Einführen in die stationären Gegebenheiten

Im Rahmen der Aufnahme werden Eltern und Kind über den stationären Tagesablauf und organisatorische Regelungen wie Dienst-, Essens- und Visitenzeiten und die Möglichkeit der Mitaufnahme eines Elternteils informiert. Hinweise auf unterstützende Dienste wie Klinikseelsorger, Patientenfürsprecher und andere können bei Bedarf nützlich sein.

Die Pflegeperson stellt Neuankömmlinge den Bettnachbarn und anwesenden Eltern vor **(Abb. 6.9 b)**. Sie macht Eltern und Kind mit dem Zimmer, mit sanitären Einrichtungen und anderen Räumlichkeiten wie dem Stationszimmer vertraut **(Abb. 6.9 c)**. Rufanlage, Telefon, Fernseh- und Rundfunkgeräte sowie Hygienemaßnahmen (z. B. Händedesinfektion) werden erklärt.

Kinder sollten ermutigt werden Gegenstände mitzubringen, die ihnen viel bedeuten und sie an zu Hause erinnern.

Besonders bei längeren Krankenhausaufenthalten sollten Kinder das Zimmer mit Familienfotos, Zeichnungen oder Postern ihrer Lieblingsstars dekorieren können, um eine etwas wohnlichere und gemütlichere Atmosphäre zu erzeugen **(Abb. 6.10)**. Die Information, dass in der Regel Alltagskleidung genau wie zu Hause getragen werden kann, trägt zu etwas mehr Normalität bei. Bei jüngeren Kindern kann auch eine Aufnahmekarte für den Teddy oder andere bevorzugte Spielkameraden ausgefüllt werden.

Für Neugeborene und Säuglinge wird eine ruhige Atmosphäre gestaltet, die ein Höchstmaß an Sicherheit und Geborgenheit bietet. Eltern eines Säuglings werden ermutigt, aktiv an der Pflege ihres Kindes teilzunehmen, ihm Zuwendung, Körperkontakt und andere angenehme Erfahrungen zu vermitteln. Während ihrer Abwesenheit sorgen wenige konstante Bezugspersonen für das Kind. Sie fühlen sich oft etwas erleichtert, wenn ihnen die Pflegeperson versichert, dass ihr Kind in guten Händen ist, bis sie wiederkommt.

Wertsachen werden sicher verwahrt, dokumentiert und bei Verlegung oder Entlassung wieder ausgehändigt.

Eltern sollten Einrichtungen der Klinik empfohlen werden, die zum Rückzug, zur Entspannung und Erholung genutzt werden können. Ein Spaziergang im Park, ein Getränk im Café oder ein Besuch in der Krankenhauskapelle kann wieder neue Kräfte mobilisieren. Auch sollte für den Erhalt der Privatsphäre gesorgt werden, wann immer möglich, da ein ständiges „Leben auf dem Präsentierteller" für das Kind und seine Bezugspersonen auf Dauer belastend ist.

Kinder können das Spielzimmer besuchen, das sie in der Regel als willkommene Ablenkung und Schutzraum schätzen lernen.

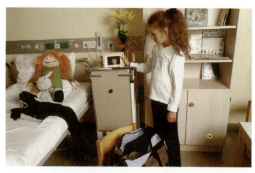

Abb. 6.10 ⇢ **Aufnahme.** Kinder sollten ermutigt werden, ihre Bettumgebung wohnlich zu gestalten

Aufnahme, Verlegung und Entlassung 6

Das neu aufgenommene Kind und seine Eltern werden dem Pflegeteam im Rahmen der Patientenübergabe vorgestellt.

Pflegerisches Aufnahmegespräch

Im Rahmen des pflegerischen Aufnahmegesprächs macht sich die Pflegeperson ein erstes Bild von der Situation des Kindes und seiner Familie. Weitere Aspekte sind das gegenseitige Kennenlernen, der Austausch von Erwartungen und Informationen.

Der Zeitpunkt des Aufnahmegesprächs hängt von der Situation ab. Der Gesprächszeitpunkt wird in Abhängigkeit vom physischen und psychischen Zustand des Kindes und nach Absprache mit den Eltern festgelegt.

Das Aufnahmegespräch sollte vor Beginn weiterer Maßnahmen eingeplant werden, um ersten Verunsicherungen begegnen zu können.

Im Allgemeinen wird es mit einem oder beiden Elternteilen geführt, bei Jugendlichen auf deren Wunsch auch allein. Das Aufnahmegespräch erfordert kommunikative Fähigkeiten, Wertschätzung der Gesprächspartner, Einfühlungsvermögen und Erfahrung.

Kinderkrankenpflegeschülerinnen und -schüler sollten in diesem sensiblen Bereich sorgfältig angeleitet werden.

Pflegeanamnese

Ein Bestandteil des pflegerischen Aufnahmegesprächs ist die Erstellung der Pflegeanamnese (s. S. 33). Die Pflegeanamnese ist eine zielgerichtete systematische Sammlung von Informationen über das Kind und seine Familie und bildet die Grundlage für den individuellen Pflegeplan.

Die Informationssammlung soll nach Möglichkeit in einem Gespräch erfolgen. Starres Abfragen orientiert am Aufbau eines Aufnahmebogens, lässt kaum Gesprächsfluss zu und hindert Kind und Eltern häufig daran, die für sie pflegerelevanten Fragen und Aussagen zu formulieren, ohne die keine individuelle Pflege stattfinden kann. Checklisten und Fragebögen können aber unerfahrenen Gesprächspartnern als Strukturierungshilfe dienen.

Hauptschwerpunkt der Pflegeanamnese ist die Einschätzung der Lebensgewohnheiten und des Gesundheitsverhaltens zu Hause, um deren Fortführung auch im Krankenhaus zu unterstützen. Gesprächsinhalt sind deshalb in erster Linie die Bedürfnisse und Gewohnheiten des Kindes, sein Entwicklungsstand, die Ausübung der Lebensaktivitäten und Bewältigungsstrategien, die dem Kind und seiner Familie zur Meisterung der Situation zur Verfügung stehen.

Bedeutsam ist es, im Rahmen der Pflegeanamnese einzuschätzen, welche Erfahrungen das Kind mit Krankheit und Krankenhaus mitbringt, ob das Kind auf den Krankenhausaufenthalt vorbereitet ist oder zusätzliche Vorbereitung benötigt. Bei der Aufnahme sollte mit den Eltern ihr Anteil an der Pflege ihres Kindes besprochen, festgelegt und im Pflegeplan vermerkt werden.

Die Informationssammlung kann im Laufe des Pflegeprozesses mit Hilfe weiterer Quellen ergänzt werden. Alle Informationen werden in der Pflegedokumentation aufgezeichnet.

> **Merke ⋯⋙ Pflegeprozess.** Bei der Aufnahme und während des Krankenhausaufenthalts bis zur Entlassung ist der Informationsaustausch mit dem Kind und seinen Eltern Grundlage des Pflegeprozesses. Die Fortführung oder Wiederaufnahme der Lebensaktivitäten und die Kontinuität der Pflege können durch wechselseitigen Austausch und die Aufnahme der aktuellen pflegerelevanten Informationen in die Pflegeplanung gewährleistet werden.

Vertrauensfördernde Gesprächsatmosphäre gestalten

Am günstigsten erfolgt die Aufnahme mit Pflegeerstgespräch durch die zukünftige Bezugsperson aus dem Pflegeteam.

Ein einfühlsam gestaltetes Aufnahmegespräch kann Eltern und Kind helfen, sich leichter in der neuen und ungewohnten Umgebung zu akklimatisieren. Eltern und Kind sollen sich als Partner am Pflegeprozess beteiligen können.

Folgende Bedingungen helfen eine angenehme Gesprächsatmosphäre zu schaffen:
⋯⋙ Die Pflegeperson stellt sich mit Namen und Funktion vor.
⋯⋙ Sie spricht Eltern und Kind mit Namen an.
⋯⋙ Für das Aufnahmegespräch soll genügend Zeit eingeplant und ein ruhiger, ungestörter Raum ausgewählt werden (Abb. 6.11).
⋯⋙ Eltern und älteren Kindern wird die Zielsetzung des Aufnahmegesprächs dargestellt.
⋯⋙ Bei Familien aus anderen Kulturkreisen, die ausschließlich ihre Muttersprache beherrschen, wird nach Möglichkeit ein Dolmetscher hinzugezogen,

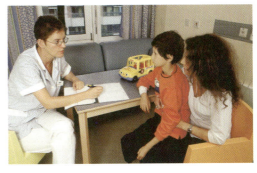

Abb. 6.11 ⋯⋙ **Aufnahmegespräch.** Dieses sollte in ruhiger und entspannter Atmosphäre stattfinden

119

um sicherzustellen, dass sie in gleicher Weise informiert werden.
↝ Offene Fragen, z. B. „Wie geht es Ihnen?", erleichtern den Gesprächseinstieg.
↝ Informationen in einer klaren und für Laien verständlichen Sprache zeigen, dass Eltern und Kind ernstgenommen werden.
↝ Mit Kindern soll in einer seinem Alter angemessenen verständlichen Sprache kommuniziert werden. Oft kann das „Eis gebrochen werden", indem die Pflegeperson bei kleinen Kindern eine Handpuppe „sprechen" lässt (s. S. 256).
↝ Weitere Grundsätze sind: Zuhören und weniger selbst reden sowie sich durch regelmäßiges Rückfragen vergewissern, ob alle Informationen verstanden wurden.
↝ Am Ende des Gesprächs werden wichtige Gesprächsanteile zusammengefasst und wiederholt. Eltern und Kind erhalten die Gelegenheit Fragen zu stellen oder etwas zu ergänzen und werden über das weitere Vorgehen informiert.
↝ Es ist wichtig Gesprächsbereitschaft über das Aufnahmegespräch hinaus zu signalisieren. Die Pflegeperson sollte bei Rückfragen zur Verfügung stehen, da in der ersten Aufregung Informationen erfahrungsgemäß häufig wieder vergessen werden.
↝ Viele Kliniken stellen deshalb zusätzliche Informationsschriften wie illustrierte Broschüren, Elternbriefe oder Leitfäden zur Verfügung, in denen wichtige Informationen in einer ruhigen Minute nachgelesen werden können. Sie können auch vor einer geplanten Aufnahme zugeschickt werden.

> **Merke ↝ Pflegebeziehung.** Ein ausführliches Aufnahmegespräch hilft, Bedürfnisse und Wünsche des Kindes und seiner Eltern kennenzulernen und diese im Pflegeprozess zu berücksichtigen. Es führt zu Frustrationen und dem Gefühl nicht ernst genommen zu werden, wenn zwar Informationen gesammelt werden, diese aber dann keine Berücksichtigung im Pflegeplan finden.

Durch die Abklärung von beiderseitigen Erwartungen, Rechten und Pflichten kann die Zusammenarbeit erleichtert und Missverständnissen vorgebeugt werden.

Mitentscheidung und Erhalt der Selbstkontrolle

Eltern sollten von Anfang an ermutigt werden, sich an bevorstehenden Maßnahmen und der Pflege ihres Kindes zu beteiligen. Das Integrieren ermittelter Gewohnheiten und vertrauter Rituale des Kindes in den Tagesablauf und in pflegerische Handlungen verleiht Sicherheit.

Pflegende sollten Eltern signalisieren, dass sie bei der Aufnahmesituation und während dem Krankenhausaufenthalt eine wichtige Bezugsperson für ihr Kind darstellen. Um Eltern nicht unter Druck zu setzen, sollte zuvor geklärt werden, ob und in welcher Form ein Einbezug z. B. bei Untersuchungen gewünscht ist und die elterliche Entscheidung respektiert werden.

Von Anfang an sollten Eltern ermutigt werden, Fragen zu stellen, ihre Befürchtungen und Gefühle auszudrücken. Es ist ein Ausdruck von hoher Pflegequalität, wenn der Pflegeplan, soweit realisierbar, zusammen mit Eltern und älteren Kindern entwickelt oder abgestimmt wird.

■ Tagesstrukturierung

Älteren Kindern, die ein ausgiebiges Diagnostik- und Therapieprogramm zu bewältigen haben, kann eine Tagesplanung angeboten werden. Als Strukturhilfe kann ein Stundenplan dienen, der neben festgelegten Therapie- und Untersuchungszeiten auch angenehme Aktivitäten enthält **(Abb. 6.12)**. Der Vorteil ist, dass das Kind informiert ist, mehr mitbestimmen und sich auf die geplanten Maßnahmen einstellen kann. Besuche und Beschäftigung lassen sich zur Zufriedenheit aller besser planen.

Familienbindungen und Kontakte zu Freunden können durch Besuche, Telefonate und Briefe gefördert werden. In einigen Kliniken stehen Computer mit Internetzugang zur Verfügung, über die Schulaufgaben durch Lehrer der zu Hause besuchten Schule angefertigt und kontrolliert oder Kontakte zu Freunden gepflegt werden können.

Wünschenswert ist auch eine offenere Besuchsregelung für Geschwister und Freunde jeden Alters. Deren Besuche verschaffen Ablenkung, tragen sehr zum Wohlbefinden und zur Gesundung bei. Zwischenmenschliche Beziehungen können aufrechterhalten werden.

Einschätzen der Situation des Kindes

Neben den im Aufnahmegespräch gewonnenen Informationen ergänzen folgende Pflege- und Beobachtungsmaßnahmen, die bei Aufnahme ins Krankenhaus erfolgen, die Gesamteinschätzung:
↝ Beobachten des körperlichen und psychischen Zustands (z. B. Beurteilung der Körperproportionen, Haut- und Pflegezustand, Verhalten, Ängste, Schmerzen, Ressourcen und Einschränkungen in den Lebensaktivitäten),
↝ Ermitteln und Beurteilen von Körpertemperatur, Puls, Blutdruck und evtl. Atmung (Ausgangswerte),
↝ Feststellen von Körperlänge und Körpergewicht (s. S. 273),
↝ Durchführen von Umfangsmessungen. Kopfumfang bis zum ersten Lebensjahr (s. S. 444), bei Auffälligkeiten oder abhängig von der Erkrankung, Brust- und Bauchumfang bei entsprechender Indikation.
↝ Eintragen von Körperlänge, -gewicht und Kopfumfang in ein Somatogramm oder in eine Perzentilenkurve bei Säuglingen (s. S. 274),
↝ ggf. Anlegen eines Tine-Tests oder Intrakutan-Tests nach Mendel-Mantoux (s. S. 741).

6 Aufnahme, Verlegung und Entlassung

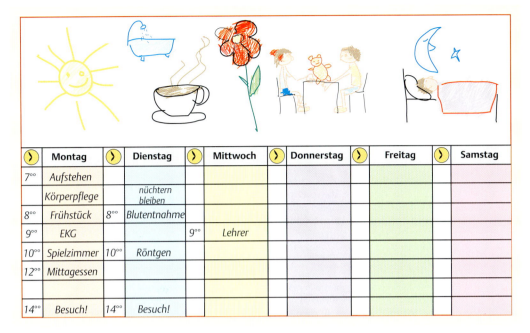

Abb. 6.12 ⇢ **Tagesstrukturierung.** Stundenplan für Kinder im Krankenhaus

⇢ Gewinnung von Urin- oder Stuhlproben, mikrobiologischen Abstrichen u. a. nach ärztlicher Anordnung,
⇢ Übertragung aller Beobachtungen und ermittelten Daten in die Pflegedokumentation.

6.7.4 Ärztliche Aufnahmeuntersuchung

Bei der Aufnahme untersucht der Arzt jedes neu aufgenommene Kind „von Kopf bis Fuß". Die Aufgabe der Pflegeperson besteht in der Unterstützung des Kindes und des Arztes während der Untersuchung.

Durch eine gute Kooperation zwischen Arzt und Pflegeperson kann dem Kind eine unnötige zweite Untersuchung durch die Pflegende erspart werden.

Sie kann während der Aufnahmeuntersuchung durch den Arzt bereits eigene Beobachtungen vornehmen. Während ihrer Anwesenheit zur psychologischen Unterstützung des Kindes oder bei Assistenzaufgaben kann Sie beispielsweise Informationen über das Verhalten und Reaktionen des Kindes bei der Untersuchung gewinnen, die Haut auf Veränderungen beobachten, die Körpertemperatur, Körperlänge und -gewicht bestimmen.

Vorbereitung auf die Aufnahmeuntersuchung

Die Pflegeperson bereitet das Kind abhängig von seiner Situation und seinem kognitiven Verständnis auf die bevorstehende ärztliche Untersuchung vor, damit diese behutsam und mit möglichst wenig Stress durchgeführt werden kann. Jüngere Kinder ängstigen sich möglicherweise bereits beim Abhören mit einem Stethoskop, beim Anlegen einer Blutdruckmanschette oder beim Abtasten des Körpers. Die Vorbereitung reduziert Ängste, erhöht die Kooperationsbereitschaft und hilft den Kindern die Situation zu meistern. Während der Untersuchung unterstützt sie das Kind individuell, lenkt es ab, tröstet und beruhigt es.

> **Praxistipp** ⇢ Einzelne Untersuchungsschritte werden in verständlichen Worten angekündigt und erklärt, damit das Kind weiß, was es erwartet. Beispielsweise kann ihm erklärt werden, was es bei der Untersuchung fühlen, sehen, hören und riechen wird und wie es mithelfen kann.

Kooperationsbereitschaft des Kindes fördern. Auf Wunsch können Eltern ihr Kind während der Untersuchung begleiten oder aber außerhalb des Untersuchungszimmers warten. Jugendliche entscheiden selbst, ob sie die Anwesenheit der Eltern wünschen. Viele Kinder sind in Begleitung ihrer Bezugspersonen kooperativer. In jedem Fall aber verarbeiten sie die Prozedur mit Unterstützung der Eltern besser.

Säuglinge sollten bei Bedarf Nahrung erhalten, wenn dieses nicht durch die Erkrankung oder geplante Maßnahmen ausgeschlossen ist.

6 Pflege und Betreuung von Kindern und Jugendlichen im Krankenhaus

 Einbeziehung der Eltern ⇢ In die Aufnahmeuntersuchung einbezogene Eltern erhalten Informationen, dass sie im Blickfeld des Kindes stehen sollen und was sie während der Untersuchung tun können.

Die Intimsphäre ist besonders bei Kindern ab dem Vorschulalter zu respektieren. Heranwachsenden wird die Möglichkeit gegeben, sich hinter einem Wandschirm auszuziehen. Sie werden aufgefordert, nur den zu untersuchenden Bereich zu entkleiden.

Es sollen sich nicht mehr Personen als notwendig im Untersuchungsraum aufhalten und Störungen von außen sollen unterbleiben, um die Untersuchungszeit für das Kind kurz zu halten. Jeder Schritt der Untersuchung wird angekündigt, unangenehme oder schmerzhafte Untersuchungen (Ohrspiegelung, Racheninspektion, Blutentnahmen u. a.) werden am Schluss durchgeführt.

 Praxistipp ⇢ Kleinkinder können während der Untersuchung durch Spielsachen abgelenkt werden. Mit Hilfe von Puppen, die dem Menschen anatomisch nachgebildet wurden, kann dem Kind eine Untersuchung oder Erkrankung anschaulich erklärt werden.

Jüngere Kinder dürfen eine Puppe, Eltern, Arzt, Pflegeperson oder sich selbst mit dem Stethoskop untersuchen **(Abb. 6.13)**. Falls es möglich ist, soll dem Kind die Wahl gelassen werden, sich eine angenehme Liege- oder Sitzposition auszusuchen. Eltern können ihr Kind auf dem Schoß halten und dem Arzt bei einigen Untersuchungen assistieren. Nach erfolgter Untersuchung wird das Kind für seine Mithilfe gelobt und es erhält ein kleines Geschenk.
Vorbereitung des Untersuchungsraums. Untersuchungsraum und -liege müssen warm sein (Wärmelampe, warme Unterlage). Für eine gute Beleuchtung ist zu sorgen. Kinder müssen vor Sturz von der Untersuchungsliege geschützt werden, da sie unerwartete Bewegungen machen können. Alle Instrumente zur Aufnahmeuntersuchung werden komplett vorbereitet.

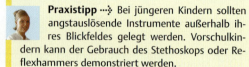 **Praxistipp** ⇢ Bei jüngeren Kindern sollten angstauslösende Instrumente außerhalb ihres Blickfeldes gelegt werden. Vorschulkindern kann der Gebrauch des Stethoskops oder Reflexhammers demonstriert werden.

Pflegerische Assistenzaufgaben

Nachfolgend werden Assistenzaufgaben bei verschiedenen Aufnahmeuntersuchungen beschrieben, in die auch Eltern einbezogen werden können.

■ Auskultation
Abhören von Geräuschen im Körper, um den Zustand von inneren Organen wie Herz, Lunge oder Magen-Darm-Trakt zu untersuchen. Auskultiert wird üblicherweise mit dem Stethoskop **(Abb. 6.14a)**, ist aber auch direkt mit dem Ohr möglich. Beurteilt werden Häufigkeit, Intensität, Dauer und Qualität der Geräusche. Die Aufgabe der Pflegeperson oder der Eltern besteht darin, jüngere Kinder abzulenken. Das tiefe Ein- und Ausatmen kann durch Nachahmen oder spielerisch bewirkt werden, indem das Kind einen Wattebausch oder ein Windrad pustet.

■ Perkussion
Abklopfen der Körperoberfläche mit den Fingerspitzen oder der Faust **(Abb. 6.14b)**, um Größe, Grenzen und Konsistenz von inneren Organen einzuschätzen. Außerdem kann durch Perkussion das Vorhandensein von Flüssigkeitsansammlungen in Körperhöhlen festgestellt und deren ungefähre Menge eingeschätzt werden.

■ Palpation
Untersuchen durch Abtasten mit den Händen **(Abb. 6.14c)**, bei der der Untersuchende die Beschaffenheit, Größe, Konsistenz und Lokalisation bestimmter Körperteile und -strukturen erfühlt. Beim Palpieren z. B. des Abdomens muss die Bauchdecke entspannt sein. Das Kind liegt deshalb mit angewinkelten Beinen auf dem Untersuchungstisch, die Füße sind aufgestellt. Säuglingen kann eine Rolle unter die Knie gelegt werden. Zur Entspannung werden größere Kinder aufgefordert, durch den Mund zu atmen. Jüngere Kinder entspannen sich durch Ablenkung.

Praxistipp ⇢ Arzt und Pflegeperson sollten bei der Untersuchung warme Hände haben (Hände mit warmem Wasser waschen), um keine Abwehr beim Kind hervorzurufen. Die Membran des Stethoskops sollte vor der Auskultation in der Hand erwärmt werden.

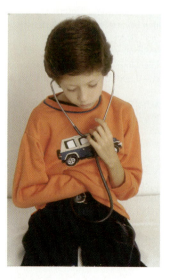

Abb. 6.13 ⇢ Untersuchungsvorbereitung. Junge hört sein Herz selbst mit dem Stethoskop ab

Aufnahme, Verlegung und Entlassung 6

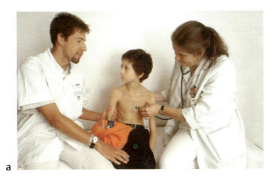
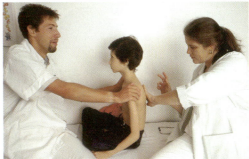
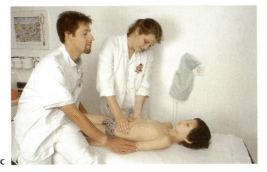
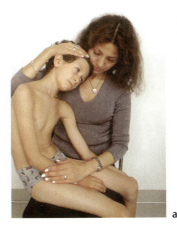

Abb. 6.14 Aufnahmeuntersuchungen.
a Auskultation der Lunge
c Palpation
b Perkussion
d Reflexprüfung

Reflexprüfung
Das Testen der Reflexe mit dem Reflexhammer ist ein Teil der neurologischen Untersuchung **(Abb. 6.14 d)**. Um eine Anspannung des Kindes zu verhindern, versucht die Pflegeperson, es durch ein Gespräch oder Spielsachen abzulenken.

Otoskopie
Bei der Ohrspiegelung inspiziert der Arzt mit Hilfe des Otoskops den äußeren Gehörgang und das Trommelfell. Bei einer Entzündung des Ohrs wird entweder zuerst das gesunde Ohr untersucht oder vorsichtshalber für jedes Ohr ein neuer Ohrentrichter auf das Otoskop aufgesetzt, um eine Keimverschleppung zu verhindern. Das Kind kann auf verschiedene Weise gehalten werden:
Halten im Sitzen. Während der Ohruntersuchung soll das Kind auf dem Schoß des anwesenden Elternteils oder der Pflegeperson sitzen. Kopf und Arme müssen dabei sicher festgehalten werden **(Abb. 6.15 a)**, um keine Verletzung des Trommelfells durch eine Abwehrbewegung des Kindes zu verursachen.
Halten in Seitenlage. Die Pflegeperson fixiert die Arme des Kindes mit einer Hand. Den Kopf stabilisiert sie mit der anderen Hand und hält ihn gegen ihren Oberkörper **(Abb. 6.15 b)**. Diese Position ist nur für sehr junge Säuglinge und ältere Kinder geeignet, die kaum Gegenwehr zeigen. Für sehr unruhige Kinder ist sie nicht zu empfehlen.

Abb. 6.15 Halten zur Otoskopie.
a im Sitzen
b im Liegen

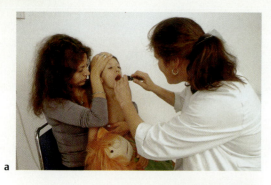

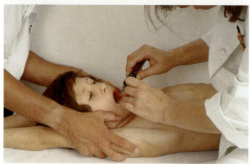

Abb. 6.16 ⇢ **Halten zur Racheninspektion.**
a im Sitzen
b im Liegen

■ **Racheninspektion**

Die Inspektion des Rachens und der Mundhöhle wird meistens zum Schluss vorgenommen (nach der Ohrinspektion), da sie von vielen Kindern als unangenehm empfunden wird. Auch hier müssen je nach Mitarbeit des Kindes Kopf und Arme sicher gehalten werden. Das Kind wird aufgefordert, den Mund weit zu öffnen, die Zunge herauszustrecken und „A" zu sagen. Die Zunge wird durch diese Lautbildung im hinteren Mundbereich nach unten gedrückt und erlaubt gute Sicht. Mit Hilfe eines Mundspatels kann nun die Untersuchung vorgenommen werden.

Verschiedene Haltepositionen sind möglich: das Halten im Sitzen und das Halten im Liegen **(Abb. 6.16)**.

6.7.5 Organisatorische und administrative Tätigkeiten

Die **Vorbereitung des Zimmers** und die **Bereitlegung der Utensilien** erfolgt bei einer geplanten Aufnahme, bevor das Kind eintrifft.

Unterbringung des Kindes

Bei der Auswahl eines geeigneten Zimmers sollten immer Alter, Geschlecht, Art der Erkrankung (z. B. Infektion), Ruhebedürfnis und das Ausmaß des Überwachungsbedarfs bedacht werden. Idealerweise sollte auch überlegt werden, ob die Bettnachbarn harmonieren könnten, da positive Kontakte zu anderen Kindern die Bewältigung des Krankenhausaufenthaltes günstig beeinflussen können.

Vorbereitet werden:
⇢ Ein entsprechendes Bett mit Nachtschrank, Inkubator oder Wärmebett,
⇢ Rufanlage,
⇢ Pflegeutensilien (eigene oder kliniksinterne),
⇢ Fieberthermometer und ggf. Schutzhüllen,
⇢ Elternliege und Bettwäsche,
⇢ Schutzkittel bei Bedarf,
⇢ Urinflasche, Steckbecken bei angeordneter Bettruhe, Töpfchen,
⇢ weitere Ausstattung nach Zustand des Kindes (z. B. Monitoring, Infusionsgeräte, Lagerungsmaterialien),
⇢ Dokumentationssystem.

Administrative Tätigkeiten

Die administrativen Tätigkeiten beinhalten die Anmeldeformalitäten, die Organisation der Mitaufnahme eines Elternteils, die Bestellung von Patientenetiketten, der ausgewählten Mahlzeiten für das Kind, ggf. Essenskarten für die Begleitperson u. a. Am Bett des Kindes wird eine Identitätskarte angebracht, zugewiesene Schränke und Bereiche im Badezimmer werden mit dem Namen des Kindes versehen. Für Vorschulkinder sollte ein Symbol z. B. ein Tier angebracht werden, das sie selbst auswählen dürfen. Anhand des Symbols können sie ihren Bereich selbst wiedererkennen.

Das Patientendokumentationssystem und die Krankenakte werden angelegt. Sind diagnostische Maßnahmen wie Blutentnahmen, spezielle Untersuchungen oder Operationen geplant, werden die entsprechenden Formulare wie Laborbegleitscheine, Informationsblätter, Einverständniserklärung oder Narkoseprotokoll vorbereitet.

Ist es Eltern nicht möglich, während des Krankenhausaufenthalts bei ihrem Kind zu bleiben, können zusammen mit der Pflegeperson Möglichkeiten entwickelt werden, die ihm helfen, die Zeit der Trennung zu überbrücken. Die Zuteilung fester Bezugspersonen aus dem Pflegeteam trägt während der Abwesenheit der Eltern dazu bei, dem Kind Kontinuität zu geben, Vertrauen zu fassen und einen Ansprechpartner zu haben.

Besuchszeiten, die Eltern mit ihren Kindern vereinbart haben, sollen unbedingt eingehalten werden. Nichteinhalten oder unüberlegte Versprechungen führen zu Enttäuschungen und Vertrauensverlust.

Die Eltern können Gegenstände beim Kind lassen, die ihnen viel bedeuten, z. B. erinnern Kassetten mit Aufnahmen aus der häuslichen Umgebung, Familienfotos, Zeichnungen von Geschwistern oder Freunden an zu Hause. Für Vorschulkinder kann ein Plan entworfen werden, der ihnen symbolisch klarmacht, wann das nächste Mal Besuch zu erwarten ist oder wo die Mutter zu finden ist. So kann eine Zeichnung mit einer aufgemalten Tasse bedeuten, dass die Mutter zum Frühstücken gegangen ist.

Mit Eltern, die sich nicht imstande fühlen zu gehen, weil sie befürchten, dass sie nicht anwesend sind, wenn ihr Kind aufwacht oder eine Untersuchung stattfindet, werden Absprachen getroffen. Manche Kliniken geben Piepser an Eltern von Langzeitpatienten aus, um ihnen von Zeit zu Zeit ein „Luftholen" außerhalb der Station zu ermöglichen.

Eltern, die ihr Kind während einem längeren Krankenhausaufenthalt nicht begleiten können, sollten darauf aufmerksam gemacht werden, dass das Aktionskomitee Kind im Krankenhaus e. V. (AKIK) an vielen Kliniken ehrenamtliche Mitarbeiter (Volontäre) vermittelt, die Kinder in einem zeitlich begrenzten Rahmen besuchen. Die Einwilligung der Eltern muss dazu vorliegen.

6.7.6 Verlegung eines Kindes

Die Verlegung eines Kindes erfolgt kliniksintern von einer Station zur anderen, extern in ein anderes Krankenhaus oder in eine Einrichtung mit anderer Pflegeform (z. B. Sozialpädiatrisches Zentrum, Häusliche Pflege). Die Entscheidung zur Verlegung wird vom Arzt in Absprache mit dem Pflegepersonal getroffen.

Verlegt werden Patienten:
⋯▹ bei Verbesserung des Gesundheitszustandes,
⋯▹ bei Verschlechterung des Gesundheitszustandes,
⋯▹ bei Ausbruch einer Infektionserkrankung,
⋯▹ zur Therapie auf einer Spezialstation.

Pflegehandlungen bei einer Verlegung

Vor einer geplanten Verlegung werden Eltern und Kind sowie die nachfolgende Station rechtzeitig informiert, um sich auf die Veränderung einstellen zu können. Der Grund der Verlegung wird erklärt und sie erhalten Vorabinformationen über die weiter betreuende Station. Ist dies nicht möglich, beispielsweise bei einer notfallmäßigen Verlegung durch Eintreten einer akuten Verschlechterung des Gesundheitszustandes, ist an eine telefonische Benachrichtigung der Eltern zu denken. Jeder kennt die Situation, dass Eltern bei fehlender Vorinformation plötzlich völlig entsetzt im Zimmer stehen und voller Angst ihr Kind suchen.

Die zur Verlegung notwendigen Unterlagen werden zusammengestellt. Sinnvoll ist die Anfertigung eines Pflegeverlegungsberichtes anhand eines Standardformulars. Mit Hilfe dieses Instrumentes können Informationsdefizite so gering wie möglich gehalten werden. Inhalte wie die Ausführung der Lebensaktivitäten und weiterzuführende Pflegemaßnahmen sollen den Pflegebedarf des Kindes widerspiegeln. Alle persönlichen Dinge des Kindes und z. B. Impfausweis, Medikamente und Spezialnahrung werden mitgenommen.

Das Transportmittel und die Begleitperson werden nach Alter und Gesundheitszustand des Kindes und zurückzulegender Wegstrecke ausgewählt. Auf entsprechende Bekleidung und Bedeckung ist zu achten.

Die Pflegeperson begleitet das Kind und anwesende Eltern zum verabredeten Zeitpunkt zur neuen Station. Hier stellt sie die Neuankömmlinge persönlich vor. Bei jeder Verlegung erfolgt eine ausführliche mündliche Übergabe an das weiterbetreuende Pflegeteam.

Aufgabe der Pflegenden der nachfolgenden Station ist es, Kind und Eltern zu helfen, sich in die neue Situation einzufinden.

 Merke ⋯▹ Schwerkranke, bewusstlose, narkotisierte oder stark sedierte Kinder werden immer in Begleitung einer examinierten Pflegeperson und eines Arztes verlegt.

6.7.7 Entlassung eines Kindes

Die Entlassung eines Kindes aus der Klinik sollte gut geplant sein, um den Eltern Zeit für die nötigen Vorbereitungen zu geben. Außerdem sollten sie darauf aufmerksam gemacht werden, sich konkrete Fragen zu überlegen und diese auch zu notieren. Im Entlassungsgespräch können die Fragen gestellt und beantwortet werden.

Die Eltern werden rechtzeitig in Pflegemaßnahmen, die zu Hause weitergeführt werden müssen, eingewiesen. Es ist genügend Zeit zum Üben einzuplanen, damit sie bis zur Entlassung vollständige Sicherheit gewinnen können. Unsichere Eltern, die vor der Entlassung ausführliche Erklärungen erhalten, sind weniger ängstlich und es hilft ihnen, das Gefühl der Überforderung etwas abzubauen.

Der verabredete Entlassungstermin sollte nach Möglichkeit eingehalten werden. Benötigt das Kind weiterhin fachpflegerische Unterstützung (z. B. bei der Versorgung von Frühgeborenen, Kindern mit Behinderungen, schweren oder chronischen Gesundheitsstörungen) kann die Familie nahtlos in die Weiterbetreuung durch ambulante Pflegeeinrichtungen übergeleitet werden (s. S. 127).

Entlassungsgespräch. Im Optimalfall nehmen Eltern, Arzt und betreuende Pflegeperson am Gespräch teil. Kinder werden nach Alter und Situation miteinbezogen.

Gesprächsinhalte können das weitere Vorgehen, Kontrolltermine, Verabreichung von Medikamenten und weiterführende Pflegemaßnahmen sein. Das abschließende Gespräch kann anhand eines Standardformulars dokumentiert werden. Wichtige Informationen werden für die Eltern schriftlich aufgezeichnet.

Einen Beitrag zur Sicherung von Pflegequalität kann die Einführung und Auswertung von Rückmeldebögen leisten, die Eltern und Kindern die Möglichkeit geben, konstruktive Kritik zu üben oder Verbesserungsvorschläge zur Aufnahmesituation und zum

6 Pflege und Betreuung von Kindern und Jugendlichen im Krankenhaus

Krankenhausaufenthalt zu äußern. Dieses Feedback kann zur Weiterentwicklung von Organisations- und Kommunikationsstrukturen beitragen und damit den Weg zu einer zukunftsweisenden am Kind und seinen Bezugspersonen orientierten Betreuung im Krankenhaus ebnen – von der Aufnahme bis zur Entlassung und bei Bedarf bis in den häuslichen Bereich.

6.8 Pflege und Betreuung im häuslichen Umfeld

Jenny Krämer-Eder

> **Definition** ⇢ Häusliche Kinderkrankenpflege ist eine qualifizierte ganzheitlich orientierte Pflege und Betreuung akut erkrankter, chronisch kranker, behinderter und sterbender Säuglinge, Kinder und Jugendlicher in ihrem gewohnten, häuslichen Umfeld.

Die Pflege des kranken Kindes hat in den letzten Jahren einen grundlegenden Wandel durchgemacht. Der technische und medizinische Fortschritt ermöglicht eine verbesserte und erweiterte Therapie im klinischen Bereich sowie im häuslichen Umfeld. Vielen Kindern kann eine deutlich verbesserte Lebensqualität und längere Lebensdauer ermöglicht werden.

Die Kinderkliniken haben im letzten Jahrzehnt zahlreiche Versuche unternommen, den Bedürfnissen von Kindern aller Altersgruppen gerechter zu werden (s. S. 98). Und dennoch bringt auch heutzutage ein Krankenhausaufenthalt für das betroffene Kind und seine Familie Probleme mit sich (s. S. 107).

Um eine kontinuierliche und qualifizierte Betreuung und Pflege nach dem stationären Aufenthalt des Kindes zu gewährleisten und die Familie zu stabilisieren, hat sich die Nachversorgung des kranken Kindes durch eine Einrichtung der Häuslichen Kinderkrankenpflege bewährt. Fahrten in die Klinik können dadurch reduziert, weitere stationäre Aufenthaltszeiten verkürzt werden. Dies beugt einem Hospitalismus des kranken Kindes vor und führt darüberhinaus zu Kosteneinsparungen der Krankenkassen.

> **Merke** ⇢ Wird ein krankes Kind in seiner gewohnten häuslichen Umgebung gepflegt, bleibt ihm sein Platz in der Familie sowie der vertraute Lebensraum erhalten. Hier wird der Grundstein zur Integration und Rehabilitation gelegt: Das Kind gesundet schneller.

Die Ursachen für manche Erkrankungen können zu Hause „vor Ort" oft geklärt werden, z. B. bedingt durch mangelnde Hygiene, unsachgemäße Nahrungszubereitung oder -verabreichung.

Im häuslichen Bereich ist die Infektionsgefahr im Gegensatz zum stationären Aufenthalt deutlich geringer.

Auch kann auf die Wünsche und Bedürfnisse der Kinder und Eltern in ihrem häuslichen Umfeld individueller eingegangen werden und die gewohnten Lebenszusammenhänge bleiben erhalten. Dazu gehören Kontakte zum sozialen Umfeld und Rituale im Rahmen der Lebensaktivitäten. Die Zusammengehörigkeit und Zufriedenheit innerhalb der Familie wird dadurch gefördert **(Abb. 6.17)**.

Häusliche Kinderkrankenpflege hat folgende **Zielsetzungen:**
- Alternative zu Klinik- oder Heimaufenthalten,
- Verkürzung von Klinikaufenthalten,
- fachspezifische Durchführung pädiatrischer Pflege,
- altersgemäße Anleitung, Integration und Rehabilitation des kranken Kindes,
- Ressourcen des kranken Kindes erhalten und fördern,
- Förderung und Stabilisierung der elterlichen Pflegekompetenz,
- Beratung, Anleitung und Unterstützung der Eltern in den pflegerischen Handlungen,
- Sicherung der kinderärztlichen Behandlung zu Hause,
- Gesundheitsvorsorge- und -förderung,
- positive Beeinflussung der Familiendynamik, z. B. durch Entlastung der Eltern und Einbeziehung der Geschwisterkinder in die Pflege,
- Koordination der Kontakte zwischen Eltern/Kind und therapeutischen Berufsgruppen wie z. B. Physiotherapeuten, Ergotherapeuten, Fachleuten in der Hör- u. Sehfrühförderung, Rehabilitationsberatern, Logopäden u. a.,
- regelmäßiger Kontakt und Austausch mit dem Kinderarzt und den an der Förderung beteiligten Therapeuten,
- Durchführung der einzelnen Pflegehandlungen nach einheitlichen Pflegestandards des Pflegedienstes.

Die Kinderkrankenschwester praktiziert im häuslichen Bereich eine ganzheitlich- u. familienorientier-

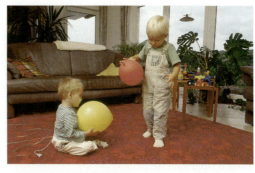

Abb. 6.17 ⇢ **Soziales Umfeld.** Simon kann zu Hause mit seinem Bruder spielen

Pflege und Betreuung im häuslichen Umfeld

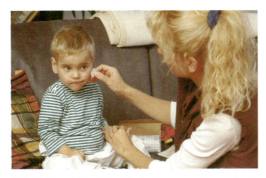

Abb. 6.18 ⇢ **Häusliche Kinderkrankenpflege.** Fixation einer Sauerstoffbrille in der häuslichen Umgebung

te Pflege, welche mit weiteren notwendigen therapeutischen Elementen nach den Bedürfnissen des Kindes spezifisch kombiniert wird **(Abb. 6.18)**.

Die **Voraussetzungen** zur Arbeit in der häuslichen Kinderkrankenpflege sind:
- ⇢ Kinderkrankenpflegeexamen mit mindestens 2 Jahren Berufserfahrung,
- ⇢ ständiges Erneuern und Aktualisieren des eigenen Fachwissens durch Fortbildungen und Seminare,
- ⇢ verantwortungsbewusstes und selbständiges Handeln sowie viel Eigenengagement,
- ⇢ Interesse an einem breiten Spektrum von pflegerischen Handlungen,
- ⇢ Flexibilität für unterschiedliche Arbeitsbedingungen von Familie zu Familie (z. B. im Asylbewerberheim),
- ⇢ Fähigkeit, mit oftmals einfachen Mitteln optimale Pflege zu leisten.

Folgende **Weiterbildungen** werden angeboten:
- ⇢ Fachkinderkrankenschwester für Häusliche Kinderkrankenpflege (auch berufsbegleitend),
- ⇢ Stationsleiterlehrgänge für ambulante Sozialstationen,
- ⇢ Mentorenlehrgänge (Praxisanleitung).

6.8.1 Arbeitsfelder

Im häuslichen Bereich werden Frühgeborene, Säuglinge, Kinder und Jugendliche mit unterschiedlichen Gesundheitsstörungen gepflegt. Hier soll nur ein Auszug der vielfältigen Pflegesituationen und Arbeitsfelder genannt werden, so z. B. die Pflege von Kindern mit:
- ⇢ Störungen der Atmungsorgane (z. B. Mukoviszidose, Bronchopulmonale Dysplasie, Asthma bronchiale, Choanalatresie, Tracheomalazie),
- ⇢ Störungen des Herz-Kreislaufsystems (z. B. Pulmonalstenose, hypoplastisches Linksherz),
- ⇢ Störungen des Nervensystems (z. B. Epilepsien, Hydrocephalus, Spina bifida, infantile Zerebralparese, Hirntumore),
- ⇢ Störungen der Muskulatur (z. B. Muskeldystrophien, Muskelatrophien),
- ⇢ Störungen der Haut (z. B. Ichthyosis congenita, Verbrühungen, Verbrennungen, Epidermolysen, Parasitosen, Neurodermitis atopica),
- ⇢ Stoffwechselstörungen (z. B. Diabetes mellitus Typ I, Mukopolysaccharidosen),
- ⇢ Infektionskrankheiten (z. B. AIDS, Hepatitis),
- ⇢ Störungen des Verdauungstraktes (z. B. Kurzdarmsyndrom, Ösophagusatresie, Obstipation, Morbus Hirschsprung),
- ⇢ Störungen der Knochen und Gelenke (z. B. Skelettdysplasien wie die Glasknochenkrankheit und die Achondroplasie),
- ⇢ onkologischen Erkrankungen,
- ⇢ Tracheotomie oder Beatmung,
- ⇢ Nachversorgung von Frühgeborenen oder Mangelgeborenen,
- ⇢ postoperative Pflege,
- ⇢ Ernährungsanleitung von Kindern mit Problemen bei der Nahrungsaufnahme, organischen Störungen oder zur Entwöhnung der Ernährungssonde,
- ⇢ Versorgung von primär gesunden Kindern drogenabhängiger oder AIDS-kranker Eltern,
- ⇢ Betreuung von Kindern, denen Gewalt angetan wurde (Vernachlässigung oder Misshandlung im seelischen oder körperlichen Bereich),
- ⇢ Begleitung des sterbenden Kindes und seiner Familie.

Die Pflegemaßnahmen beziehen sich auf die:
- ⇢ Beobachtung, Unterstützung und stellvertretende Übernahme der Lebensaktivitäten (z. B. Ganzkörperwaschung, Basale Stimulation, Sondenernährung, Lagern und Betten, Mobilisation),
- ⇢ pflegerischen Handlungen im Zusammenhang mit der Therapie (z. B. Infusionstherapie, Verbandwechsel, Injektionen),
- ⇢ Gesundheitsvorsorge (präventive und prophylaktische Maßnahmen),
- ⇢ Beratung und Anleitung der Kinder, ihrer Eltern und Geschwister,
- ⇢ Begleitung im psychosozialen Bereich (z. B. im Rahmen der Absprachen mit dem Jugendamt),
- ⇢ spezifischen therapeutischen Elemente, welche regelmäßig in den Tagesablauf integriert werden (z. B. Orofaziale Stimulationen nach Castillo Morales, Therapie nach Vojta oder Bobath).

6.8.2 Aufgabengebiete

Pflegeüberleitung

Die Pflegeüberleitung von der Kinderklinik in den häuslichen Bereich ermöglicht eine erste Kontaktaufnahme der Pflegeperson mit dem Kind und seinen Eltern bereits in der Klinik. Hier kann durch das Annähern und Herantasten an die bestehenden Erwartungen, Hoffnungen und Ängste („Wie meistern wir den Alltag mit der Krankheit zu Hause") ein Grundstein für ein Vertrauensverhältnis zwischen der Pflegeperson und dem betroffenen Kind sowie seinen Eltern gelegt werden. Während der Gespräche mit der Familie, dem Pflegepersonal, den betreuenden Ärzten und weiteren an der therapeutischen Arbeit beteiligten Berufsgruppen erfährt die Pflegeperson die Ursache und den Verlauf der Erkrankung sowie deren Auswirkungen auf die Lebensaktivitäten des Kindes. Bestehende Pflegeprobleme und Ressourcen können so ermittelt werden. Anhand des Dokumentationssystems (Pflegeberichte, Verlegungsbriefe, Befunde, Verlaufsbögen) werden weitere Besonderheiten der Pflegeintensität und des Pflegebedarfs ermittelt.

Die Kontaktaufnahme mit dem niedergelassenen Kinderarzt findet im Idealfall bereits vor der Entlassung des Kindes aus der Klinik statt. Er stellt die Verordnung für häusliche Krankenpflege aus.

Die benötigten Pflegehilfsmittel und medizinischen Geräte werden in Zusammenarbeit mit den Ärzten der Station organisiert **(Abb. 6.19)**. Dazu gehört u. a. die Kontaktaufnahme mit den zuständigen Herstellern (z. B. O_2-Bedarf, Beatmungsgeräte, Magensonden, Stomabedarf) oder eine Einweisung in die Bedienung Medizinischer Geräte.

Kurz bevor die Entlassung ansteht, erfolgt eine Absprache und Terminkoordination mit weiteren therapeutischen und beratenden Berufsgruppen (Physiotherapeuten, Ergotherapeuten, Logopäden, Fachleuten der Seh- und Hörfrühförderung, Reha-Berater, u. a.). Ebenso ist eine Überprüfung der hygienischen Gegebenheiten und Standortvoraussetzungen für Medikamente, Pflegehilfsmittel und Geräte im häuslichen Bereich des Kindes notwendig zur Gewährleistung einer komplikationslosen Pflegeüberleitung.

Case-Management. Um die Lücke zwischen kompletter Versorgung in der Klinik und der Versorgung im häuslichen Umfeld zu schließen, werden in einigen Kliniken Deutschlands so genannte Case-Managerinnen/-Manager eingesetzt.

Der Begriff des „Case"-Managements stammt aus dem angloamerikanischen Sprachraum. Dieses Konzept stellt den kranken Menschen in den Mittelpunkt. Case-Managerinnen/-Manager gehören zur Berufsgruppe der Pflegenden und begleiten den Patient individuell.

Ihre Aufgabe besteht darin, die notwendigen Helfer und Hilfsmaßnahmen zu organisieren, zu koordinieren und zu einem Netzwerk zu verbinden.

In dieser Rolle dienen die Pflegepersonen als Fürsprecher, um Kooperation mit all denen, die an der Versorgung des kranken Menschen beteiligt sind, zu fördern und die Kontinuität der Versorgung während des gesamten Krankheitsverlaufs zu gewährleisten. Sie sind in jeder Phase der Versorgung involviert, sowohl in der Klinik, als auch im häuslichen Umfeld, damit Vertrauen aufgebaut werden kann und keine Informationen verloren gehen.

So soll sichergestellt werden, dass der Patient die Pflege und Behandlung erhält, die den größtmöglichen Nutzen, gekoppelt mit größtmöglicher Effizienz erwarten lässt.

Unterstützung der Familie

Nach seiner Ankunft zu Hause, im Kreise der Familie, muss sich das kranke Kind und die weiteren Familienmitglieder erst wieder aneinander und an die geänderten Lebensbedingungen gewöhnen. Es überwiegen freudige Gedanken, jedoch auch Fragen, Zweifel und Ängste tauchen auf **(Abb. 6.20)**:
- Welche Auswirkungen wird die Krankheit oder Behinderung im Alltag mit sich bringen?
- Wie werden Freunde, Nachbarn und Verwandte reagieren?
- Wird eine Fortsetzung des gewohnten Lebensstils möglich sein?

Besonders die ersten Tage und Nächte werden oft als unruhige und aufregende Zeit empfunden. Viele Termine gilt es nun zu koordinieren und wahrzuneh-

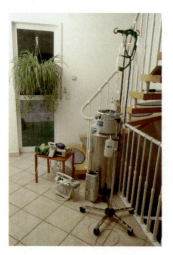

Abb. 6.19 Pflegehilfsmittel. Medizinische Geräte im häuslichen Umfeld

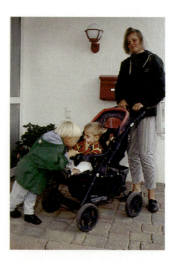

Abb. 6.20 Ankunft zu Hause. Neben Freude tauchen auch Ängste auf

men, welche bisher in der Klinik organisiert wurden. Die therapeutischen Maßnahmen zur Behandlung der Krankheit sowie der Rehabilitation erfordern eine gute Organisation des Alltags, um diese regelmäßig zu gewährleisten. Der Tagesablauf muss sich erst einpendeln.

Hat die Familie diese ersten Wochen zu Hause durchlebt, realisiert jedes einzelne Familienmitglied den unmittelbaren Einfluss der gesundheitlichen Veränderungen auf die gesamte Familiendynamik. Manchmal treten aus diesem Grund Zukunftsängste auf, da die Zukunft als nicht mehr vorhersehbar und planbar erlebt wird. Bei der Bewältigung ungewisser Situationen hilft den Eltern die Erfahrung der Pflegenden, Kontakte mit weiteren betroffenen Familien, Austausch mit Selbsthilfegruppen und der Zusammen- und Rückhalt innerhalb der Familie und dem Freundes- und Bekanntenkreis.

In der Anfangsphase und den sich anschließenden Lebensabschnitten kann die Familie Unterstützung und Entlastung durch eine Einrichtung der Häuslichen Kinderkrankenpflege erhalten. Den Eltern können Freiräume geschaffen werden. Indem sie eigenen Interessen nachgehen, haben sie die Möglichkeit neue Kraft zu tanken und so dem Gefühl einer Überbelastung oder mangelnder Selbstverwirklichung vorzubeugen.

Ebenso kann das Teilen der Verantwortung entlastend wirken und Gespräche mit der Pflegeperson das Gefühl der Empathie fördern. Die Familie erreicht die Pflegeperson auch in Notsituationen.

Im späteren Verlauf der Krankheitsverarbeitung leben manche Familien weitaus bewusster, als vor der Konfrontation mit der Krankheit oder Behinderung. Sie erleben die Krankheit nicht nur als Schicksal, sondern als Weg, welcher auch positive Seiten zeigt (z. B. neue Kontakte entstehen, der eigene Blick für das Leben wird erweitert, die schönen Kleinigkeiten im Leben werden vermehrt wahrgenommen). Gesundheit wird nicht mehr als Selbstverständlichkeit angesehen, eher als Geschenk. Jeder kleine Fortschritt in der Entwicklung des kranken Kindes gibt Anlass zur Freude.

Andere Eltern wiederum fühlen sich im Alltag mit einem chronisch kranken oder behinderten Kind überfordert. Hier gilt es alle möglichen Hilfsangebote auszuschöpfen und auf nutzbare Ressourcen und Kraftquellen aufmerksam zu machen. In manchen Familien müssen neue Einstellungen und Werte gefunden, neue Prioritäten gesetzt und Altes muss losgelassen werden.

Die Pflegeperson sollte sich klare Ziele für weitere Pflegeinterventionen stecken, um das Gleichgewicht innerhalb der Familie zu fördern.

Wichtig ist es, das chronisch kranke oder behinderte Kind nicht mit gesunden, gleichaltrigen Kindern zu vergleichen, ansonsten besteht die Gefahr, ihm eine leistungsorientierte Erwartungshaltung zu signalisieren. Es braucht Geduld und Zeit seine individuellen Entwicklungsschritte zu vollziehen. Es spürt, ob es in der Einzigartigkeit seiner Person, mit allen Stärken und Schwächen angenommen wird. Es ist angewiesen auf Menschen, welche sich über sein Da-sein freuen, es lieben und respektieren. Aus dieser Position heraus kann es seine Persönlichkeit entfalten.

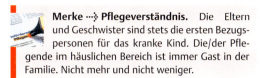

> **Merke ⇢ Pflegeverständnis.** Die Eltern und Geschwister sind stets die ersten Bezugspersonen für das kranke Kind. Die/der Pflegende im häuslichen Bereich ist immer Gast in der Familie. Nicht mehr und nicht weniger.

Die Orientierung an den Bedürfnissen aller Familienmitglieder, ist eine Voraussetzung zur positiven Einflussnahme auf die Familieninteraktion.

Beratung und Anleitung

Die Pflegeperson berät das betroffene kranke Kind, seine Eltern und Geschwister zu Hause in vielfältigen Bereichen **(Abb. 6.21)**.

Sie leitet die an der häuslichen Pflege beteiligten Personen in den für das Kind relevanten Pflegemaßnahmen an:
⇢ bei der Unterstützung oder stellvertretenden Übernahme der Lebensaktivitäten,
⇢ bei pflegerischen Handlungen in Zusammenhang mit der Therapie z. B. Herrichten und Applikation von Medikamenten, Inhalationen, Injektionen, Stomapflege, Verbandwechsel, u. a.,
⇢ in der pflegerischen Beobachtung, damit die Eltern Symptome frühzeitig erkennen können,
⇢ in hygienischen Maßnahmen, z. B. Sterilisation, Desinfektion,
⇢ in präventiven und gesundheitsfördernden Maßnahmen,
⇢ bei der Anwendung alternativer Pflegemethoden wie Wickel, Teezubereitung, Aromatherapie, Farbtherapie.

Ziel ist die Stärkung der kindlichen und elterlichen Pflegekompetenz, um ihnen Sicherheit für den Alltag zu geben.

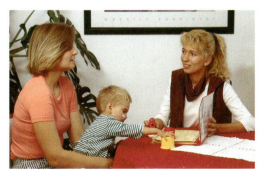

Abb. 6.21 ⇢ Gesundheitsberatung.
Die Beratung über präventive und gesundheitsfördernde Maßnahmen wird gerne angenommen

Meist werden die Kinder und Eltern bereits in der Kinderklinik in wesentlichen Pflegemaßnahmen angeleitet. Zu Hause angekommen herrscht dennoch zunächst Unsicherheit, da sie andere räumliche, hygienische und zeitliche Voraussetzungen vorfinden. Die Familie muss sich erst wieder gemeinsam zu Hause eingewöhnen und organisieren. Dieser Prozess dauert einige Tage bis Wochen. Sobald die Eltern aktiv am Wohlbefinden oder sogar Genesen ihres Kindes teilnehmen können, hebt dies ihr Selbstwertgefühl an und kann die Beziehung zu dem Kind vertiefen.

Einbeziehung der Eltern ⇢ Die Eltern sollten möglichst jene Pflegemaßnahmen übernehmen, welche für das Kind positiv behaftet sind. Schmerzhafte und unangenehme Maßnahmen (z. B. Legen einer Magensonde) sollten nach Möglichkeit vom häuslichen Pflegedienst übernommen werden!

Ebenso kann sich die Einbeziehung der Geschwisterkinder in pflegende Aufgaben positiv auf das Verhältnis zwischen den Geschwistern auswirken. Diese Tätigkeiten sollten den Neigungen, dem Alter sowie dem Entwicklungsstand des Kindes entsprechend ausgesucht werden, um eine mögliche Überforderung zu vermeiden.

Die Möglichkeit, sich aktiv an den pflegerischen Handlungen zu beteiligen, kann das familiäre Zusammengehörigkeitsgefühl fördern und es hilft den Kindern, die Krankheit zu begreifen. Zudem werden Erlebnisse im Zusammenhang mit Hoffnung, Kranksein, Trennung, Schmerz und Sterben intensiver erlebt und verarbeitet.

Mit dem Geschwisterkind können individuell pflegerische Aufgaben ausgesucht werden, welche sich in den Tagesablauf integrieren lassen und zum Wohlbefinden des kranken Kindes beitragen. Geeignete Pflegemaßnahmen sind z. B. die Mundpflege, Inhalationen, Massagen, Einreibungen. Spaß macht es z. B. Kindergartenkindern, sich gegenseitig zu massieren, gemeinsame Übungen zur Atemgymnastik wie Pusten, das Nachahmen von Tierlauten, Lieder singen in Verbindung mit speziellen Bewegungsübungen, Hüpfen auf dem Trampolin oder Pezziball u. a. Die Mitgestaltung der Kinder ist sehr fantasievoll und sie animieren, motivieren und stimulieren sich gegenseitig.

Dokumentation

In der häuslichen Kinderkrankenpflege ist eine ausführliche, lückenlose schriftliche Dokumentation unerlässlich. Die dokumentierten Unterlagen dienen der Krankenkasse als Nachweis über die geleisteten Pflegemaßnahmen, zur Abrechnung und auch zur rechtlichen Absicherung.

Jedes betreute Kind erhält eine eigene Mappe mit den nötigen Unterlagen. Diese verbleibt im Haushalt des Kindes und kann von den Erziehungsberechtigten jederzeit eingesehen werden.

Aus ihnen werden der Pflegeverlauf und die Pflegeintensität ersichtlich. Der Pflegebericht dient der schriftlichen Übergabe an die nächste Pflegeperson und beschreibt den aktuellen Zustand des Kindes. Desweiteren bezieht er sich auf seine Motivation, Mitarbeit und Reaktion bei den pflegerischen und therapeutischen Handlungen.

Den prozessorientierten Pflegeplanungen sind die Probleme, Ressourcen, Pflegeziele und Pflegemaßnahmen zu entnehmen. Diese Planung wird im Pflegeverlauf immer wieder evaluiert und aktualisiert.

Ein Medikamenten- und Ernährungsplan, sowie die Aufzeichnung der Vitalfunktionen, der Ausscheidungen, des Gewichtes, u. a. komplettiert die schriftliche Dokumentation. Je nach Pflegesituation wird z. B. auch eine Wunddokumentation (s. S. 864) oder ein Verlaufsbogen über zerebrale Anfälle (s. S. 714) benötigt.

Teamarbeit

Es ist die gesetzliche Auflage an einen ambulanten Pflegedienst, mindestens drei examinierte Pflegepersonen in einer Vollzeitanstellung zu beschäftigen. Das Pflegeteam stellt das Fundament in der häuslichen Pflege dar.

Regelmäßige Teamsitzungen gewährleisten den ständigen Informationsaustausch über die betreuten Familien, Therapien, Kassenverhandlungen, u. a. Es werden Terminabsprachen getroffen und administrative Aufgaben verteilt (z. B. Bürotätigkeiten, Telefonate, Besuch in der Kinderklinik).

Gemeinsam können Standardpflegepläne (s. S. 41) erstellt und besprochen werden. Die Arbeit nach Durchführungsstandards ermöglicht eine prozessorientierte und möglichst einheitliche Pflege. Diese dient der Orientierung der Eltern, neuer Mitarbeiter und Schülerinnen und Schüler sowie der Qualitätssicherung. Während der Gespräche über das Erlebte in den Familien beginnt bereits eine Verarbeitung des Erlebten.

Besondere Situationen, welche das Bedürfnis nach einem gemeinsamen Austausch erhöhen, können sein:
⇢ die stationäre Wiederaufnahme eines Kindes,
⇢ die akute Verschlechterung des Gesundheitszustandes eines Kindes,
⇢ während und nach Sterbebegleitungen,
⇢ der Verdacht auf Misshandlung eines Kindes,
⇢ die Verwahrlosung eines Kindes (seelisch und/oder körperlich),
⇢ Drogenmissbrauch durch die Eltern.
Einige Einrichtungen praktizieren in diesem Rahmen innerbetriebliche Fortbildungen oder auch eine gemeinsame Vorbereitung der Öffentlichkeitsarbeit.

> **Merke** ⇢ **Qualitätssicherung.** Die in regelmäßigen Abständen stattfindenden Teamsitzungen dienen dem Informationsaustausch, der Reflexion der praktizierten Pflege und den weiteren Zielsetzungen der gemeinsamen Pflegeinterventionen. Daraus resultiert eine stete gemeinschaftliche Qualitätsentwicklung sowie Qualitätssteigerung.

Der Bundesverband Häusliche Kinderkrankenpflege e.V. unterstützt die einzelnen Einrichtungen in den Bereichen Öffentlichkeitsarbeit, Vernetzung und Fortbildung und gibt versammelte Informationen an alle Mitglieder weiter. In Kooperation mit pflegewissenschaftlichen Institutionen soll eine Qualitätssteigerung erzielt werden, indem in der häuslichen Kinderkrankenpflege die Pflegeforschung und Fortbildung gefördert wird.

Darüberhinaus haben sich regionale Arbeitskreise formiert, um einen Informations- und Erfahrungsaustausch mit weiteren Einrichtungen der häuslichen Kinderkrankenpflege in der näheren Umgebung zu erreichen.

6.8.3 Rechtlicher Rahmen

Krankenversicherung SGB V

Die Kostenübernahme durch die Krankenkasse ist im Sozialgesetzbuch SGB V § 37 und § 39 festgeschrieben.

Neben der ärztlichen Behandlung erhalten Versicherte in ihrem Haushalt oder in ihrer Familie häusliche Krankenpflege durch geeignete Pflegepersonen, wenn:
⇢ Krankenhausbehandlung geboten, jedoch nicht durchführbar ist,
⇢ Krankenhausbehandlung durch die häusliche Krankenpflege vermieden oder verkürzt wird.

Diese gesetzlichen Grundlagen sind nicht bezogen auf Kinder, sondern allgemein auf „Patienten", welche natürlich auch Kinder sein können. Bis heute gibt es keine gesonderten gesetzlichen Bestimmungen der Kostenübernahme, wenn die fachgerechte pädiatrische Pflege von Kindern im häuslichen Bereich durch qualifizierte Kinderkrankenschwestern/-pfleger ausgeübt wird.

Die pflegerischen Handlungen werden laut den Verordnungsformularen der Krankenkassen in **Grund- und Behandlungspflege** unterteilt.

In der Regel werden die Leistungen für die Behandlungspflege nach den gleichen Modulen wie in der Erwachsenenpflege abgerechnet.

Die Grundpflege wird nur in Ausnahmefällen länger als 2–4 Wochen nach der Krankenhausentlassung genehmigt. Hier ist der Handlungsbedarf von Seiten der politisch Verantwortlichen nach wie vor noch sehr groß!

Die dringend notwendige und von den Eltern gerne angenommene Beratung wird beispielsweise nicht in den Leistungs-Katalogen erwähnt, und gerade sie dient der Prävention.

Viele Einrichtungen ohne Sondervereinbarungen und Spendeneinnahmen geraten durch die unzureichende Kostenregelung immer wieder in Zukunftsängste, finanzielle Engpässe, oder müssen gar ganz aufgeben.

Um dem Ideal „Ambulante vor stationärer Behandlung" näher zu kommen, werden dringend gesonderte Vereinbarungen benötigt, welche speziell auf Frühgeborene, Säuglinge, Kinder und Jugendliche zugeschnitten sind.

Pflegeversicherung SGB XI

Seit April 1995 werden Leistungen für die häusliche Pflege an Pflegebedürftige gewährt.

Das Pflegeversicherungsgesetz (PflegeVG) hat am 26.5.94 mit der Sozialen Pflegeversicherung (SGB XI) eine eigenständige Versicherung geschaffen.

Die Pflegesituation der Pflegebedürftigen soll verbessert, ebenso die häusliche und familiäre Pflege gefördert werden.

Der Medizinische Dienst der Krankenversicherung prüft und entscheidet den Hilfebedarf in folgenden Bereichen:
⇢ Körperpflege,
⇢ Ernährung,
⇢ Mobilität,
⇢ hauswirtschaftliche Versorgung.

Diese gesetzliche Festlegung zeigt, wie schwierig die Einstufung der Säuglinge und Kleinkinder in den Hilfsbedarf ist, da diese auch eine Unterstützung oder stellvertretende Übernahme von Lebensaktivitäten benötigen, wenn sie gesund sind. Bei Kindern ist für die Leistungszuordnung der zusätzliche (also altersunübliche) Hilfsbedarf gegenüber einem gesunden gleichaltrigen Kind maßgebend.

Je nach Eingruppierung in die Pflegestufe I, II oder III erhalten die Eltern der betroffenen Kinder ein monatliches Pflegegeld (= Geldleistung). Sie können auch eine Sachleistung beantragen, indem ein Pflegedienst beauftragt wird. Die Kombination von Sach- und Geldleistung ist möglich. Die Einrichtungen der häuslichen Kinderkrankenpflege leisten auch Pflegebegutachtungen nach SGB XI, § 37: Pflegebedürftige, die Pflegegeld beziehen, sind gesetzlich verpflichtet einen Pflegeeinsatz durch eine Pflegeeinrichtung, mit der die Kasse einen Versorgungsvertrag abgeschlossen hat, abzurufen.

Die Pflegeeinsätze dienen:
⇢ der Sicherung der Qualität der häuslichen Pflege,
⇢ der regelmäßigen Hilfestellung und Beratung des häuslich Pflegenden.

In besonderen Situationen übernimmt das Sozialamt oder das Jugendamt die Kosten für den Einsatz eines ambulanten Kinderkrankenpflegedienstes, z.B. im Rahmen der Hilfestellung in der Erziehung oder der Hilfestellung in der Pflege.

Lese- und Lernservice

Fragen zum Selbststudium

1. Beobachten Sie während eines Stationseinsatzes drei Kinder dahingehend, ob ihren Bedürfnissen entsprechend der Darstellung in 6.2 entsprochen wird. Berücksichtigen Sie dabei Kinder oder Jugendliche unterschiedlicher Altersgruppen und unterschiedlicher kultureller Herkunft. Beobachten Sie, welchen Bedürfnissen entsprochen wird, wie ihnen entsprochen wird, welche Bedürfnisse unberücksichtigt bleiben und welche (möglichen) Gründe es hierfür gibt.
2. Suchen Sie nach einem eingängigen Vergleich, mit dem auch Nicht-Klinikern verständlich gemacht werden kann, warum Kinder nicht in Erwachsenenkliniken betreut und versorgt werden sollen.
3. Betrachten Sie den Eingang einer Kinderklinik, Flure, Patientenzimmer und Untersuchungsräume, die von Kindern genutzt werden. Schätzen Sie ein, wie z. B. die Bilder an den Wänden, das Leitsystem und die Möblierung auf Kinder verschiedener Altersstufen wirkt. (Tipp: Benutzen Sie für die Besichtigungstour einen Rollstuhl.)
4. Beurteilen Sie die direkte Umgebung eines Kindes, das zur Zeit nicht aufstehen kann. Verfügt das Kind Ihrer Meinung nach über genügend geeignete Möglichkeiten, sich entsprechend seiner augenblicklichen Situation zu beschäftigen? Benennen Sie die Beschäftigungsmöglichkeiten bzw. erarbeiten Sie Vorschläge, wie die Umgebung kindgerecht zu gestalten ist.
5. Suchen Sie Argumente für und gegen die Integration von Eltern und prüfen Sie deren Stichhaltigkeit.
6. Finden Sie eine Erklärung, warum in diesem Kapitel der gängige Begriff „Besuchszeiten für Eltern" nicht verwendet wurde.
7. Befassen Sie sich mit den Rechten kranker Kinder, indem Sie im Gespräch mit Mitarbeiter/innen der Kinderkrankenpflege herausfinden, ob die Rechte kranker Kinder bekannt sind und welchen Stellenwert sie im Stationsalltag haben. Erarbeiten Sie was die zehn Artikel der EACH-Charta konkret bedeuten und welche Maßnahmen von pflegerischer Seite erforderlich sind, sie umzusetzen.
8. Fassen Sie zusammen, welche Aufgabenschwerpunkte eine Kinderkrankenschwester im Rahmen der Aufnahmesituation hat.
9. Gestalten Sie Informationsbroschüren, die Eltern mit hilfreichen Informationen bei einer Aufnahme ins Krankenhaus versorgen können.
10. Beobachten und analysieren Sie eine Aufnahmesituation in Ihrer Klinik. Welche Vorgehensweisen würden Sie beibehalten? Was würden Sie gerne verändern? Begründen Sie Ihre Angaben.
11. Mit welchen Angeboten können Sie einem 6-jährigen Kind die Aufnahme ins Krankenhaus erleichtern?

Verwendete Literatur

Aktionskomitee KIND IM KRANKENHAUS – Bundesverband e. V. (AKIK), Hrsg. aus der AKIK-Schriftenreihe, Heft 1 bis 7:
Heft 1 Mitbetreuung durch Eltern – Chancen und Schwierigkeiten, 2. Aufl. Oberursel 1997
Heft 2 Was erwarten Familien im Krankenhaus? 2. Aufl. Oberursel 1997
Heft 3 Mitaufnahme von Eltern in der Kinderklinik, Oberursel 1993
Heft 4 Gestaltung von Kinderkliniken, Oberursel 1994
Heft 5 Kind und OP, Oberursel 1995
Heft 6 Vorbereitung von Eltern und Kindern…, Oberursel 1996
Heft 7 Das ärztliche Gespräch, Oberursel 1996
Aktionskomitee KIND IM KRANKENHAUS – Bundesverband e. V. (AKIK), Hrsg.: Charta für Kinder im Krankenhaus (EACH-Charta) und ihre Erläuterungen, Oberursel 2002
Anderson, K. A. u. a.: Springer-Lexikon Pflege. Springer, Berlin 2000
betapharm Arzneimittel GmbH: Das Augsburger Nachsorgemodell: Neue Wege in der Nachsorge. Case-Management in der Sozialpädiatrie
Brand, S. u. a.: Pflege-Personalregelung. Der neue Weg zur leistungsbemessenen Personalermittlung. Fischer, Stuttgart 1993
Bundesarbeitsgemeinschaft Kind und Krankenhaus e. V. (BaKuK e. V.), Hrsg.: Aktuelle Situation der stationären Kinder- und Jugendmedizin. 2. bundesweite Umfrage, Vergleich und Entwicklung 1993 zu 1997, Osnabrück 1999
Bundesministerium für Familie, Senioren, Frauen und Jugend, Hrsg.: Übereinkommen über die Rechte des Kindes. UN-Kinderkonvention im Wortlaut mit Materialien, 6. Aufl. Bonn, 1999
Caviezel-Hidberd, D.: Lieber schnell und schmerzhaft? Ein Modell der Spitalvorbereitung für Kind und Eltern. Projuventa, o. O. 1996
Freud, A.: Kranke Kinder. Ein psychoanalytischer Beitrag zu ihrem Verständnis. Gustav Fischer, Stuttgart 1972
Grotensohn, Ch.: Integration von Eltern stationär betreuter Kinder. Abschlussbericht des Dreijahresprojektes, Hrsg.: AKIK-Bundesverband, Oberursel 1999
Grotensohn, Ch.: Unser Kind im Krankenhaus. Ein Ratgeber für Eltern und alle, die mit kranken Kindern zu tun haben. Rowohlt, Reinbek 1999
Herrmann, K.: Arzt-Eltern Gespräche. Vom schwierigen Dialog mit den Eltern kranker Kinder. Wissenschaftliche Verlagsgesellschaft mbH, Stuttgart 1999
Herzog, S.: Gespräche zwischen Patienten und Pflegenden. Eine Studie deutschsprachiger Literatur in allgemeinen Krankenhäusern. Pflegezeitschrift 3 (2001) Beilage Pflegewissenschaft
Kindernetzwerk für kranke und behinderte Kinder und Jugendliche in der Gesellschaft e. V. (Hrsg.): Wer hilft weiter? Ein bundesweiter Wegweiser. Schmidt-Römhild, Lübeck 1996

Kusch, M.: Mein Kind muss ins Krankenhaus. Falken, Niedernhausen 1996
Oerter, R., L. Montada: Entwicklungspsychologie. 4. Aufl. Beltz Psychologie Verlags Union, Weinheim 1998
Petermann, F.: Lehrbuch der klinischen Kinderpsychologie. Modelle psychischer Störungen im Kindes- und Jugendalter. Hogrefe, Göttingen 1995
Remschmidt, H.: Psychologie für Pflegeberufe. 6. Aufl. Thieme, Stuttgart 1994
Robertson, J.: Kind im Krankenhaus, Reinhardt, München 1982
Royal College of Nursing: Pflegestandards Kinderkrankenpflege, Hans Huber Bern, 1999
Rübling, H., J. Schweißgut: Psychologie in der Kinderkrankenpflege, 2. Aufl. Kohlhammer, Stuttgart 1997
Saile, H., L. Schmidt: Krankenhausaufenthalte bei Kindern. In Seiffge-Krenke (Hrsg.): Krankheitsverarbeitung bei Kindern und Jugendlichen. Jahrbuch der medizinischen Psychologie. Berlin, Springer 1990
Schmitt, G. M. u. a.: Kindheit und Jugend mit chronischer Erkrankung. Verstehen und Bewältigen von Belastung und Bedrohung. Hogrefe, Göttingen 1996
Wong, D. L.: Whaley & Wong's Clinical Manual of Pediatric Nursing. 4th ed. Mosby, St. Louis 1996
Wong, D. L.: Whaley & Wong's Nursing Care of Infants and Children. 5th ed. Mosby, St. Louis 1995

Weiterführende Literatur

Beck-Texte: Sozialgesetzbuch dtv, München 2001
Budnik, B.: Pflegeplanung leicht gemacht. Gustav Fischer, Stuttgart
Morales, R.: Die Orofaziale Regulationstherapie, 2. Aufl. Pflaum, München 1998
Petermann, F. u. a.: Schmerz im Kindesalter. Hogrefe, Göttingen 1994
Pflegeversicherung, Einführung (Broschüre) zu beziehen über Deutsche Vertriebsgesellschaft mbH, Postfach 1142, 53333 Meckenheim
Siegrist, J.: Arbeit und Interaktion im Krankenhaus. Vergleichende medizinsoziologische Untersuchung in Akutkrankenhäusern. 1. Aufl. Enke, Stuttgart 1978

Kontaktadressen

Aktionskomitee KIND IM KRANKENHAUS Bundesverband e. V. (AKIK), Geschäftsstelle
Kirchstr. 34, 61440 Oberursel
Telefon: 06172/303600, Fax: 06172/997936
www.akik-bundesverband.de
email: info@akik-bundesverband.de

Bundesarbeitsgemeinschaft Kind und Krankenhaus e. V. (BaKuK e. V.), Geschäftsstelle
c/o Kinderhospital Osnabrück
Iburger Straße 187, 49082 Osnabrück
Telefon: 0541/5602–112, Fax: 0541/5602–110

Bundesverband Häuslicher Kinderkrankenpflege
Postfach 420147, 50895 Köln
Telefon: 0221/9131223, Fax: 0221/9131224

Deutsche Liga für das Kind in Familie und Gesellschaft
Initiative gegen frühkindliche Deprivation e. V.
Chausseestr. 17, 10115 Berlin
Telefon: 030/28599970, Fax: 030/28599971
www.liga.kind.de
email: post@liga-kind.de

(Dachverband der europäischen „Kind im Krankenhaus"-Initiativen)
European Association for Children in Hospital (EACH)
Coordinator:
Giuliana Filippazzi A.B.I.O.
Via Losanna 4
I-20154 Milano
email: filippazzi@aicanet.it

Gesellschaft der Kinderkrankenhäuser und Kinderabteilungen in Deutschland e. V. (GKinD e. V.)
c/o DRK-Kinderklinik Siegen gGmbH
Wellersbergstraße 60, 57072 Siegen
Telefon: 0271/2345–265, Fax: 0271/56391
www.GKinD.de

Kindernetzwerk für kranke und behinderte Kinder in der Gesellschaft e. V.
Hanauer Straße 15, 63739 Aschaffenburg
Telefon: 06021/12030, Fax: 06021/12477
www.kindernetzwerk.de
email: Info@Kindernetzwerk.de

Hilfreiche Internetadresse:
http://www.kinderkrankenpflege-netz.de
Informationen über die häusliche Kinderkrankenpflege findet man auf der Startseite der Rubrik „Kinder mit Behinderungen"

II Beobachtung, Unterstützung und stellvertretende Übernahme der Lebensaktivitäten (LA)

7	Kommunizieren	135
8	Atmen/Kreislauf regulieren	169
9	Körpertemperatur regulieren	203
10	Sich sauber halten und kleiden	236
11	Essen und Trinken	270
12	Ausscheiden	314
13	Sich bewegen	353
14	Schlafen	376
15	Für eine sichere Umgebung sorgen	390
16	Sich beschäftigen, spielen und lernen	406
17	Mädchen oder Junge sein	419
18	Sterben	427

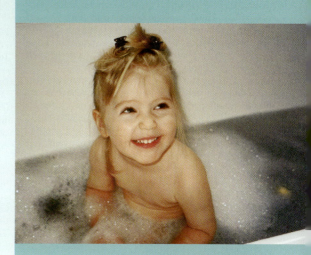
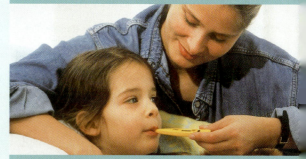
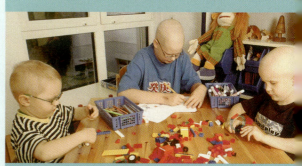

7 Kommunizieren

Kurt Kullick, Eva-Maria Wagner

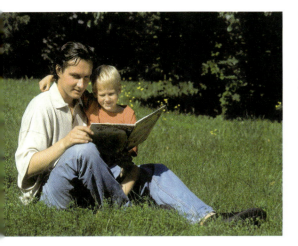

7.1 Bedeutung

Kurt Kullick

Kommunikation ist für alle sozialen Prozesse unabdingbar und in der Regel ein selbstverständlicher Vorgang wie das Atmen oder die Nahrungsaufnahme. Mittels Kommunikation werden Informationen, Gedanken, Meinungen und Haltungen zu einem bestimmten Zweck ausgetauscht. Als ein wesentlicher Bestandteil des menschlichen Verhaltens ist sie Grundlage jedes Kontaktes, jeder Interaktion und dient der Aufnahme und Aufrechterhaltung menschlicher Beziehungen. Auch die Entwicklung eines Kindes ist wesentlich davon abhängig, wie mit ihm kommuniziert wird.

Ob unser kommunikatives Verhalten wirksam und effektiv ist, hängt sowohl von der Deutlichkeit unserer Signale als auch von unserem Gesprächspartner ab. Dessen Aufmerksamkeit und Befindlichkeit, seine Vorerfahrungen, Denkfähigkeiten und Einstellungen bestimmen, ob und wie unsere Signale ankommen und wahrgenommen werden. Deshalb ist es von großer Bedeutung, das Kommunikationsverhalten und die vorhandenen Kommunikationsmöglichkeiten von Kindern zu kennen und als Pflegeperson angemessen darauf zu reagieren.

Kommunikation kann **direkt** oder **indirekt** erfolgen. Die direkte umfasst die interpersonalen Formen der Kommunikation von Angesicht zu Angesicht; die indirekte bezieht sich auf Informationsübertragung mittels technischer Nachrichtensysteme. Die Übergänge zwischen direkter und indirekter Kommunikation können fließend sein (z. B. Bildtelefon).

Die wichtigste Art der Verständigung ist die **verbale** Kommunikation. Als Kinder haben wir gelernt, allen für unser Leben notwendigen Gegenständen, Ereignissen und Gefühlen bestimmte Worte zuzuordnen. Nur aufgrund dieser festen Zuordnung, die für eine Sprachengemeinschaft verbindlich ist, können wir uns verständlich machen. Wir kommunizieren jedoch nicht ausschließlich mit dem Mittel der Sprache, sondern auch durch Blicke, Berührungen, Gesten und Bewegungen, d. h. wir verständigen uns mit außersprachlichen Signalen. Diese **nonverbale** Kommunikation hat folgende Funktionen:

- Sie kann die sprachliche Verständigung vollständig ersetzen.
- Sie kann die sprachliche Verständigung unterstützen und verdeutlichen.
- Sie kann im Gegensatz zu verbal kommunizierten Inhalten stehen.

Besonders Menschen, die in ihrer Kommunikationsfähigkeit durch angeborene oder erworbene Schädigungen eingeschränkt sind, sind in besonderem Maße auf ihre Bezugspersonen oder Kommunikationspartner angewiesen. Die Bereitschaft, die spezifischen individuellen Ausdrucksformen kennenzulernen sowie das Wissen über Kommunikationsprozesse und der Einsatz solcher Kommunikationsfertigkeiten ist die Voraussetzung für ein effektives, am Patienten orientiertes berufliches Handeln.

Auch im persönlichen Leben von Pflegepersonen können mit Hilfe der Techniken einer erfolgreichen Kommunikation menschliche Probleme und Konflikte vermieden bzw. gelöst werden.

> **Merke ⇢ Pflegeverständnis.** Kern pflegerischer Tätigkeit ist das Eingehen von Beziehungen. Eine sinnvolle Pflegebeziehung kann nur dann entstehen, wenn Pflegende Kenntnisse und Fertigkeiten auf dem Gebiet der Kommunikation erworben haben.

7.2 Beeinflussende Faktoren

Kommunizieren ist eine sehr komplexe Aktivität, die wesentlich von körperlichen, alters- und entwicklungsbedingten, psychologischen, soziokulturellen, wirtschaftspolitischen und umgebungsabhängigen Faktoren beeinflusst wird.

Die vielschichtigen Faktoren, die die Kommunikation beeinflussen, lassen sich in Anlehnung an Nancy Ropers et al. zusammenfassende Darstellung tabellarisch veranschaulichen **(Tab. 7.1)**.

Körperliche Faktoren. Die Fähigkeit eines Menschen, durch verbale oder Körpersprache zu kommu-

7 Kommunizieren

Tabelle 7.1 ⇢ Kommunikationsbeeinflussende Faktoren

Körperliche Faktoren	⇢ intakte Körperstruktur und -funktion ⇢ Sprechen ⇢ Hören ⇢ Sehen ⇢ Lesen ⇢ Schreiben ⇢ Gestikulieren
Alters- und entwicklungsbedingte Faktoren	⇢ pränatale Phase ⇢ Säuglingsalter und Kindheit ⇢ Pubertät ⇢ Erwachsenenalter ⇢ Alter
Psychologische Faktoren	⇢ Intelligenz/Wortschatz ⇢ Selbstvertrauen ⇢ Gemütslage
Soziokulturelle Faktoren	⇢ Muttersprache ⇢ Akzent/Dialekt ⇢ restringierter/elaborierter Kode ⇢ Fachsprache ⇢ Erscheinungsbild/Kleidung ⇢ Berührungsmuster ⇢ Blickkontakt/Gestik ⇢ Einstellungen, Wertvorstellungen
Wirtschaftspolitische Faktoren	⇢ Beruf/Einkommen ⇢ Kommunikationstechnologien ⇢ Massenmedien/Telekommunikation ⇢ Computer ⇢ Datenschutz
Umgebungsabhängige Faktoren	⇢ Art/Größe des Raums ⇢ Belüftung/Temperatur ⇢ Beleuchtung ⇢ Einrichtung ⇢ Gesprächsdistanz/Anordnung der Möbel

nizieren, wird durch viele körperliche Faktoren beeinflusst. Funktionsfähige Körperstrukturen im Nervensystem und im endokrinen System sind dabei besonders wichtig. Ein funktionsfähiges *Gehör* und ein funktionsfähiger *Sprechapparat* sind Voraussetzung zum Spracherwerb. Das Sprechen ist physiologisch von der Atmung, Kehlkopf, Stimmbändern, Mund, Zunge, Lippen und den Sinnesorganen geprägt. Für die sprachverwandten Tätigkeiten wie Lesen und Schreiben wird wenigstens ein Minimum an Sehkraft und eine entsprechend funktionsfähige Hand benötigt. Die Körpersprache beruht auf einem angemessenen *funktionsfähigen Nerven- und Bewegungssystem*.

Alters- und entwicklungsbedingte Faktoren. Die Komponente **Lebensspanne** ist für die LA „Kommunizieren" von großer Bedeutung. Selbst zwischen *Mutter und Ungeborenem* erfolgt Kommunikation. Diese geschieht auf drei Wegen:
1. über den Austausch körperphysiologischer Prozesse,
2. sensorisch über die Sinnesorgane und
3. gefühlsmäßig durch Annahme oder Ablehnung des Kindes.

Das *Neugeborene* erfährt die erste postnatale Kommunikation in der Berührung der Hände der Hebamme oder der Mutter. Mit dem Schreien nach der Geburt kommuniziert es erstmals verbal. Während der ersten sechs Wochen verfügt der Säugling nur über das Schreien als sprachliches Erkennungszeichen. Er schreit, wenn er Hunger hat, wenn er Schmerzen hat oder wenn er missmutig ist.

Ab der 7. Woche geht das Schreien allmählich in Lallen über und *nach 6 Monaten* bildet das Kind erstmals zweisilbige Begriffe wie z. B. ma-mam oder baba. Das kleine Kind ahmt die selber produzierten Lall-Laute nach – alle Kinder aller Erdteile gebrauchen die gleichen Laute. Auch Kinder, die nicht hören können, beginnen zu lallen, beenden dies dann aber, weil sie sich nicht hören können. Die Lall-Laute bezeichnen jedoch in dieser Lebensphase noch keine bestimmten Objekte oder Personen, sondern das Kind beschreibt damit vielmehr das, was für es im Zusammenhang mit seinen Bezugspersonen steht: das Fläschchen, das Spielzeug, das In-den-Arm-Nehmen, das Gut-Zureden.

Vom 9. bis zum 12. Monat nimmt vor allem das Wortverständnis erheblich zu und es kommt zu ersten intentionalen Sprachäußerungen. Bestimmte Dinge oder Personen werden mit Lautkombinationen, oft aber auch schon mit selbsterfundenen Worten bezeichnet.

Bis *Mitte des 2. Lebensjahres* entdeckt das Kind, dass alle Dinge einen Namen haben. Der Wortschatz nimmt, je nach Förderung des Kindes, rasch zu und kleine Sätze werden nachgesprochen. Gegen *Ende des 2. Lebensjahres* werden die ersten „Drei-Wort-Sätze" gesprochen.

Im 3. Lebensjahr verfügt das Kind bereits über einen Wortschatz von 800 bis 1000 Worten. Die gesprochenen Sätze werden komplexer, Wortverdrehungen und Phantasienamen fallen weg. *Im 4. Lebensjahr* wird die Sprachentwicklung abgeschlossen, die ersten „Warum-Fragen" werden gestellt. Mädchen lernen im Allgemeinen frühzeitiger sprechen als Jungen.

> **Merke** ⇢ **Sprachentwicklung.** Die Sprachentwicklung reagiert in hohem Maße auf Störungen in anderen Systemen wie Umwelt, emotionalen, kognitiven, neurologischen und physiologischen Strukturen. Probleme in jedem dieser Bereiche sind Indikatoren für die Möglichkeit, dass Sprechfähigkeit und Sprachverständnis sich nicht normal entwickeln können.

Die Sprachentwicklung von Kindern zwischen $1/2$ und 6 Jahren ist hier in Form einer Pyramide dargestellt (**Abb. 7.1**).

Für das *Schulkind* wird die Sprache zum wichtigsten Sozialisationsinstrument. Es vergrößert seinen Wortschatz durch Hören und Nachahmen.

Beeinflussende Faktoren 7

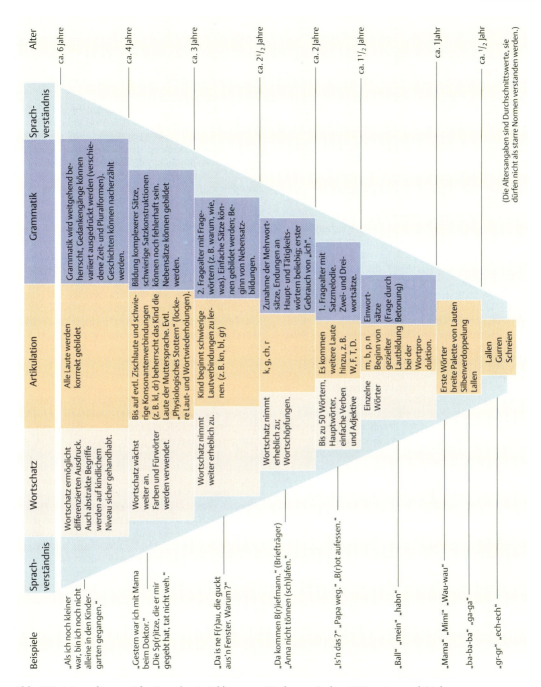

Abb. 7.1 ⇢ **Sprachpyramide.** Sprachentwicklung von Kindern zwischen 6 Monaten und 6 Jahren

Während der *Pubertät* grenzen sich Jugendliche häufig von der Welt der Erwachsenen ab. Sie kleiden sich jugendtypisch und sprechen eine Sprache, die von dem jeweiligen subkulturellen Milieu geprägt wird (Punks, Yuppies, Hooligans usw.) und oftmals von Erwachsenen in ihrer Bedeutung nicht verstanden wird.

Im *Erwachsenenalter* meistens mit Eintritt in das Erwerbsleben, passt sich die Ausdrucksweise verbal wie nonverbal wieder gängigen Normen an und die Repertoires erweitern sich. Der durchschnittliche Erwachsene hat in seiner Muttersprache einen aktiven Wortschatz von 3000–5000 Worten.

7 Kommunizieren

Im *fortgeschrittenen Lebensalter* kann die Schwächung der Sehkraft und des Gehörs und die daraus folgende Verzerrung der Sinneswahrnehmungen die Kommunikationsfähigkeit vermindern. Auch verlieren einige Gehirnzellen allmählich ihre Funktion, was zu Vergesslichkeit und manchmal zu geistiger Verwirrung führen kann. Schwellungen an Fingergelenken können das Schreiben erschweren. Gebrechlichkeit im Allgemeinen kann die Körperhaltung und Gestik beeinträchtigen. Alle diese Faktoren können älteren Menschen die Ausführung der LA „Kommunizieren" erschweren.

Psychologische Faktoren. Der Umfang des zum täglichen Gebrauch erworbenen Sprachschatzes ist weitgehend von der auf *Intelligenz* basierenden *Lernfähigkeit* abhängig und beeinflusst somit die Kommunikation. Besonders die *psychische Befindlichkeit* eines Menschen kann die Kommunikation erheblich bestimmen. Nervosität, z. B. bei Interviews, Vorstellungsgesprächen usw., kann die sprachliche Ausdrucksfähigkeit erheblich beeinträchtigen. Man kann z. B. nicht genau das ausdrücken, was auch gemeint wird, man „verliert den roten Faden" oder „es verschlägt einem die Sprache".

Auch wenn der sprachliche Ausdruck zufriedenstellend ist, kann Nervosität durch nonverbale Signale, wie z. B. zitternde Hände, erweiterte Pupillen und erhöhte Schweißsekretion deutlich werden. Auch andere *Stimmungen* wie z. B. Erregung, Ärger, Depressionen oder Heiterkeit wirken sich auf die Kommunikation aus. Bei der verbalen Kommunikation drücken sich Stimmungen besonders in der Sprechweise, Sprechrhythmus und Stimmqualität, bei der nonverbalen in der Gestik, Mimik, Blickkontakt und Körpersprache aus.

Besonders problematisch und häufig zu Missverständnissen führt die Kommunikation mit Menschen, deren Selbstachtung und Selbstvertrauen eingeschränkt ist. Diese Menschen reagieren häufig, hervorgerufen aus einem Gefühl der Scham, Wertlosigkeit oder Schuld auf unbedeutende Ereignisse mit offener Kritik und ersetzen hierdurch Selbstsicherheit durch Aggressivität.

Soziokulturelle Faktoren. Wir leben heute in einer zunehmend mobilen und multikulturellen Gesellschaft. Die Vielfalt sozialer und kultureller Hintergründe und den daraus resultierenden differenzierten Ausdrucksformen führen nicht selten zu Kommunikationsproblemen. In der Sprache als dem wesentlichen Kommunikationsmittel können verschiedene Faktoren zu kommunikativen Problemen führen: unterschiedliche *Muttersprache, Akzent, Dialekt*.

Auch die Zugehörigkeit zu einer *sozialen Schicht* kann zu einer Sprachbarriere führen. Ein vornehmlich von der Unterschicht gesprochener *restringierter Kode* unterscheidet sich von einem *elaborierten Kode*, den überwiegend die oberen sozialen Schichten sprechen („Sozialdialekte"). Merkmale des restringierten Kode sind einfache, oft unfertige Sätze in Aktivform, starres Satzschema, einfache Adjektive, Adverbien, Konjunktionen (so, dann, und), traditionelle Redewendungen und ausgeprägte Körpersprache.

Merkmale des elaborierten Kode sind komplexe Satzstrukturen, Konjunktionen und Präpositionen mit logischen Funktionen, unpersönlicher Pronomina, stark differenzierter Wortschatz und inidividueller Sprachgebrauch.

Innerhalb verschiedener Berufsgattungen wird eine bestimmte *Fachsprache* (s. S. 143) gebraucht, die Nichteingeweihten zum Teil völlig fremd ist. Für Patienten ist die Sprache des Krankenhauspersonals häufig unverständlich und kann beim Patienten und dessen Angehörigen zu Verunsicherungen und schwerwiegenden Missverständnissen führen.

Die *Körpersprache* verfügt über vielfältige, vom jeweiligen soziokulturellen Hintergrund geprägten Erscheinungsformen, die sich z. B. in der Kleidung, bei Körperkontakten, dem Ausmaß des Gestikulierens und des Blickkontaktes ausdrückt. Die *Kleidung* kann Informationen über ethnische, religiöse Zugehörigkeit oder Art der Beschäftigung vermitteln.

Körperkontakte und *Berührungen* im zwischenmenschlichen Umgang unterliegen je nach Kultur und Religion unterschiedlichen Normen. Während in manchen Kulturen gegenseitige Umarmungen oder Wangenküsse als Willkommens- oder Abschiedsgruß üblich sind, wird in anderen Kulturen nicht einmal gegenseitiges Händeschütteln sozial akzeptiert.

Solche kulturell bedingten Unterschiede bestehen auch im Ausmaß des *Gestikulierens*, der Lippenbewegungen und des *Blickkontaktes* während des Kommunizierens. Während es bei uns als höflich gilt, seinem Gesprächspartner in die Augen zu sehen, gilt dies in anderen Kulturen als aufdringlich. Der Umgang mit Menschen anderer sozialer und kultureller Zusammenhänge ist nicht nur vom Verstehen einer Fremdsprache abhängig, sondern auch vom Maß der *Offenheit* und *Toleranz* gegenüber andersartigen Lebenswelten. Die soziokulturelle Prägung eines jeden Menschen beeinflusst auch die Art und Weise, wie er sein Kranksein erfährt und mitteilt und wie Pflegepersonen diese Mitteilung entgegennehmen, verstehen, reflektieren und darauf antworten.

Wirtschaftspolitische Faktoren. Eng mit den soziokulturellen sind ökonomische und wirtschaftspolitische Faktoren verknüpft. Die soziale Position eines Menschen in unserer Gesellschaft ist oftmals von seiner wirtschaftlichen Situation, die sehr häufig vom ausgeübten Beruf abhängig ist, und in der Wahl der Wohngegend, des Bekanntenkreises, der Freizeitaktivitäten usw. bestimmt. Kommunikation kann durch den wirtschaftlichen Status der *politischen Wohngemeinde* beeinflusst werden. So kann die Anzahl und Qualität lokaler Einrichtungen, wie Kindergärten, Spielplätze, Jugendzentren, Sportstätten usw., erheblich die Kommunikation und die Entfaltungsmöglichkeiten besonders von Kindern und Jugendlichen beeinflussen.

In den reichen Industrienationen mit ihren *hoch entwickelten Kommunikationstechnologien* haben die Menschen mehrheitlich Zugang zu Massenmedien und Telekommunikationsnetzen. Der Umfang dieser technologischen Infrastruktur ist meist abhängig von der wirtschaftlichen Situation eines Gemeinwesens, einer politischen Wohngegend oder eines Staates und hat somit direkte Auswirkungen auf die Kommunikationsmöglichkeiten der darin lebenden Menschen.

Voraussetzung für ein erfolgreiches Management in der Industrie, Politik, aber auch in einer Organisation wie einem Krankenhaus ist eine effiziente Kommunikation. Neben den traditionellen Kommunikationswegen wie Besprechungen, Rundschreiben, Aushängen usw. können heute mit Hilfe der Computertechnologie Informationen in jedem Umfang und aller Art universell ausgetauscht werden.

Im *Pflegebereich* werden heute Computer als Kommunikationsmittel in der Praxis, in der Ausbildung, der Verwaltung und der Forschung verwendet. Die neuen Technologien bergen allerdings auch die Gefahr des unberechtigten Zugriffs und Missbrauchs gespeicherter Daten. Besonders patientenbezogene Daten bedürfen eines besonderen Schutzes, der durch das verantwortungsvolle Handeln eines jeden Sachbearbeiters, Arztes oder Pflegenden, technischen Sicherheitsvorrichtungen und entsprechenden Datenschutzgesetzen gewährleistet werden muss.

Umgebungsabhängige Faktoren. Eine erfolgreiche Kommunikation ist auch von einer angemessenen räumlichen Umgebung abhängig. Sowohl für persönliche Gespräche als auch für Teamgespräche oder Gruppenarbeit ist eine angenehme räumliche Atmosphäre von großer Bedeutung. Grundsätzlich sollte ein Raum für Einzelgespräche nicht zu groß, für Gruppengespräche nicht zu klein sein. Der Raum sollte eher sparsam, aber ansprechend eingerichtet sein.

Zu einer *ansprechenden Einrichtung* gehört eine neutrale Wanddekoration, die nicht ablenkt oder gar beeinflusst. Das Mobiliar sollte zweckmäßig und geeignet sein, um mindestens eine Stunde bequem sitzen zu können. Geeignet sind festgepolsterte Sessel mit Armlehnen und gerader Rückenlehne. Eine Abstellmöglichkeit für eine Handtasche oder persönliche Unterlagen sollte in der Nähe sein.

Es ist auf *gute Belüftung* des Raumes und auf eine angenehme *Temperatur* von ca. 20 °C zu achten. Bei der *Beleuchtung* ist zu berücksichtigen, dass kein Scheinwerfereffekt auftritt. Grelles Licht kann einem Menschen das Sprechen erschweren; bei mangelhafter Beleuchtung können wichtige nonverbale Hinweise übersehen werden. Voraussetzung für ein vertrauliches Gespräch ist die *Abschirmung gegenüber Störungen von außen*.

Nicht geeignet ist daher ein Durchgangszimmer, in dem sich vielleicht noch weitere Personen aufhalten. Umgebungslärm kann sich auch negativ auf das Gespräch auswirken. Besonders bei einer vertraulichen Konversation ist es für die Gesprächspartner von Vorteil, nicht physisch durch einen Distanz schaffenden Schreibtisch voneinander getrennt zu sein.

Bei Erwachsenen beträgt eine *intime Gesprächsdistanz* ca. 100–150 cm. Diese Distanz entspricht ungefähr der Entfernung, den zwei Gesprächspartner mit ausgestrecktem Arm z.B. beim Geben und Nehmen ohne Bewegung des gesamten Körpers überbrücken. Die intime Gesprächsdistanz lässt es zu, dass man sich in einer Lautstärke unterhalten kann, die auch für sog. heikle Themen angemessen erscheint. Überschreitet man die intime Gesprächsdistanz, ist der Gesprächspartner „zu weit weg", verliert die Situation an Intimität. Wird diese Distanz unterschritten, kann dies als Einbruch in den „persönlichen Raum" verstanden werden.

Auch bei *Teamgesprächen* oder *Gruppenarbeit* kann sich die Raumgestaltung positiv auf den Kommunikationsprozess auswirken. So wirken eng geschlossene Reihen von Tischen und Stühlen nicht so begünstigend wie Stühle im Kreis oder ein zentraler Tisch umringt von Stühlen. Diese Anordnung verringert die Distanz und es ermöglicht allen Gruppenmitgliedern, den Sprechenden zu sehen, Augenkontakt zu halten, die Körpersprache und andere nonverbale Signale wahrzunehmen.

7.3 Beobachten und Beurteilen

Kommunizieren ist kein willkürlicher oder zufälliger Prozess, sondern unterliegt bestimmten Gesetzmäßigkeiten. Die Kenntnis über die Abläufe, die sich beim Kommunizieren vollziehen, erleichtert den Aufbau einer positiven Pflegebeziehung.

7.3.1 Kommunikationsprozess

Voraussetzung für die Kommunikation ist das Vorhandensein:
- eines Senders (Kommunikator),
- einer Nachricht,
- eines Empfängers (Rezipient).

Eine Nachricht beinhaltet vier Aspekte **(Abb. 7.2)**:
1. Sachinhalt, z.B. „der Geschmack der Suppe ist hervorragend",
2. Selbstoffenbarung, z.B. „ich habe einen guten Geschmack",
3. Beziehung, z.B. „ich halte dich für einen guten Koch",
4. Appell, z.B. „ich möchte noch eine Portion Suppe".

In einem einfachen Kommunikationsmodell **(Abb. 7.3)** wird von einer Person (Sender) über einen bestimmten Kanal eine Nachricht gesendet, die vom Empfänger erhalten wird und bei ihm eine bestimmte Reaktion hervorruft, die wiederum zu einem Feedback zum Sender führt.

Das dargestellte Modell ist eines unter vielen, aber aufgrund seiner Einfachheit lässt es die Grundstrukturen des Kommunikationsprozesses leicht erken-

Kommunizieren

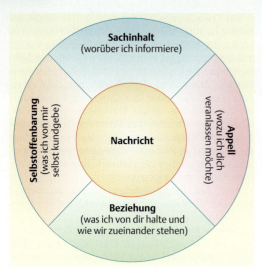

Abb. 7.2 ⇢ Kommunikationsprozess. Die vier Aspekte einer Nachricht

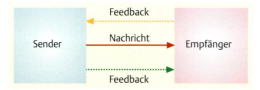

Abb. 7.3 ⇢ Kommunikationsmodell. Vereinfachtes Modell nach Schulz von Thun

nen. Das Kommunikationsgeschehen erweist sich jedoch in seiner Gesamtheit als wesentlich komplexer. Bevor der Sender das Bedürfnis hat, eine Nachricht zu übermitteln, muss er zunächst seinen Bewusstseinsinhalt kodieren. Unter „kodieren" versteht man, eine Nachricht derart in ein Signal umzusetzen, dass der Empfänger in die Lage versetzt wird, dieser Botschaft dieselbe Bedeutung zu verleihen wie der Sender. Die Nachricht wird vom Empfänger dekodiert und mit einer bestimmten Bedeutung verknüpft.

Kommunikation erfolgt in einer Wechselbeziehung, sodass als Reaktion auf die erhaltene Nachricht die gleiche Sequenz wieder in umgekehrter Richtung läuft. Es besteht eine ideale Situation, wenn Sender und Empfänger einander vollkommen verstehen, weil sie der Nachricht dieselbe Bedeutung geben. Aufgrund der Vielzahl der auf den Kommunikationsprozess einwirkenden Faktoren, können in jeder der verschiedenen Kommunikationsphasen Störungen auftreten, die hervorgerufen werden können z. B. durch:
⇢ Nichtbeherrschung der verbalen Sprache,
⇢ Unfähigkeit des Denkens, Sprechens, Zuhörens, Lesens und Schreibens,
⇢ das Fehlen eines gemeinsamen Kodes,
⇢ Unfähigkeit zur Kodierung und/oder Dekodierung,
⇢ tabuisierte Gefühle,
⇢ fehlende Sachkompetenz,
⇢ gestörte Beziehung zwischen Kommunikationspartnern,
⇢ den Widerspruch zwischen verbalen und nonverbalen Signalen,
⇢ unterschiedliche Einstellungen, Werte und Überzeugungen.

Grundregeln für eine erfolgreiche Kommunikation

Paul Watzlawick hat mit seinen fünf Axiomen einen bedeutenden kommunikationstheoretischen Ansatz zur Erklärung zwischenmenschlicher Kommunikation geliefert.

Erstes Axiom. *Es gibt kein Nicht-Kommunizieren.*

Jedes menschliche Verhalten hat Mitteilungscharakter, auch Schweigen und absichtliches Nichthandeln. Einer Kommunikation kann man sich nicht entziehen, es sei denn, dass sich jemand durch Weggeben physisch aus einer Kommunikationssituation entfernt. Es verbleiben vier Möglichkeiten, auf ein Kommunikationsangebot zu reagieren:
1. *Abweisung.* Jemand macht unmissverständlich klar, dass er eine Kommunikation nicht will (z. B.: „Mit dir will ich nichts zu tun haben").
2. *Annahme.* Auf das Kommunikationsangebot wird eingegangen.
3. *Entwertung.* Den eigenen Aussagen oder denen des Partners wird durch Ungereimtheiten, häufigen Themenwechsel, absichtliches Missverstehen usw. die klare Bedeutung genommen.
4. *Vorschützen eines Symptoms* (z. B. Kopfschmerzen). Dadurch wird die Verantwortung für eine Stellungnahme verlagert „auf eine Macht, die stärker ist als ich".

Zweites Axiom. *Jede Kommunikation hat einen Inhalts- und einen Beziehungsaspekt.*

Mit der Mitteilung inhaltlicher Art (z. B.: Informationen über stationsinterne Regelungen) wird gleichzeitig eine Bewertung darüber abgegeben, wie der Sender die Beziehung zwischen sich und dem Empfänger sieht (z. B.: „Nehmen Sie doch bitte Platz" oder „Hinsetzen!"). Im Idealfall sind sich die Kommunikationspartner sowohl auf der Inhaltsebene als auch auf der Beziehungsebene einig. Häufig treten jedoch Mischformen auf:
⇢ Auseinandersetzung auf der Inhaltsebene, was aber die Definition der Beziehung nicht in Frage stellt,
⇢ Einigkeit herrscht auf der Inhaltsebene, gleichzeitig ist jedoch die Beziehungsebene gestört.

Drittes Axiom. *Die Natur einer Beziehung ist durch die Interpunktion der Kommunikationsabläufe seitens der Kommunikationspartner bestimmt.*

In jeder Sekunde müssen wir Tausende von Sinneseindrücken verarbeiten und diese nach wesentlichen und unwesentlichen zergliedern (interpunktie-

ren). Als Ergebnis dieser Interpunktion resultiert das, was jeder für sich als „die Wirklichkeit" ansieht. Gemeint ist, dass jeder die Ursache-Wirkungs-Folgen so festlegt, dass der andere „schuld" ist (zwei Beispiele):
⇢ Ehemann: „Ich meide dich, weil du nörgelst." Ehefrau: „Ich nörgele, weil du mich meidest."
⇢ Pflegeperson: „Ich spiele nicht mir dir, weil du tobst." – Kind: „Ich tobe, weil du nicht mit mir spielst."

Viertes Axiom. *Kommunikation bedient sich digitaler und analoger Modalitäten.*

Digitale Kommunikation ist das, was wir unter geschriebener Sprache verstehen. Sie dient der Übermittlung des Inhaltsaspektes und macht eindeutige präzise Mitteilungen möglich. Die analoge Kommunikation ist die „Sprache" des Beziehungsaspektes.

Sie wird zum Ausdruck gebracht durch Gestik, Mimik, Körperbewegungen, Tonfall, Sprechweise, Blickkontakt usw. So ist z.B. das Überreichen eines Geschenkes eine analoge Mitteilung. Es ist jedoch von der Beziehung des Beschenkten zum Schenkenden abhängig, ob ersterer im Geschenk ein Zeichen von Zuneigung, Bestechung oder Wiedergutmachung sieht.

Fünftes Axiom. *Kommunikation verläuft entweder symmetrisch oder komplementär, je nachdem, ob die Beziehung zwischen den Partnern auf Gleichheit oder Unterschiedlichkeit beruht.*

Bei Symmetrie besteht die Gefahr, dass es zur „symmetrischen Eskalation" kommt, d.h. ein Partner versucht, in einem für ihn wichtigen Bereich „ein bisschen gleicher" als der andere zu sein, was von diesem mit ähnlichen Anstrengungen beantwortet wird, sodass ein gegenseitiges Hochschaukeln die Folge sein kann. Bei Komplementarität (z.B. Mutter – Kind, Vorgesetzter – Untergebener, Pflegeperson – Patient) besteht die Gefahr, dass die Abhängigkeit fixiert, starr beibehalten wird.

■ Kommunikative Grundfähigkeiten

Als **kommunikative Grundfähigkeiten** gelten:
⇢ Sprachbeherrschung,
⇢ Beherrschung nonverbaler Signale,
⇢ Einfühlung,
⇢ Selbstsicherheit,
⇢ Fähigkeit, eigene Wünsche und Bedürfnisse sowie Gefühle offen darzulegen,
⇢ Fähigkeiten, durch Argumente eine Sache zu vertreten,
⇢ Fähigkeit, zu sagen, was einem nicht passt, ein Problem zu erörtern, Widerstand zu leisten.

■ Voraussetzungen für erfolgreiche Kommunikation

Folgende Faktoren machen die Kommunikation erfolgreich:
⇢ *aktives Zuhören:* Durch Wiederholung des Gehörten und Nachfragen die Gefühle, Empfindungen, Wünsche, Bedürfnisse, Befürchtungen des Kommunikationspartners herausfinden;
⇢ *nicht-direkte Gesprächsführung* mit den Merkmalen Einfühlung (Empathie), Offenheit, Echtheit und Verbalisierung der vom Kommunikationspartner berichteten emotionalen Erlebnisinhalte;
⇢ *rückgekoppelte Kommunikation* durch die Vergewisserung, ob man es richtig verstanden hat, und durch die Mitteilung, wie das soeben Gesagte auf mich gewirkt hat;
⇢ *Ich-Botschaften*, d.h. Mitteilungen über eigene Gefühle, Wünsche, Befürchtungen usw.;
⇢ *Feedback:* Der Kommunikationspartner teilt mit, was eine vorausgegangene Botschaft bei ihm ausgelöst hat, wie sie angekommen ist, wie er sie verstanden hat, oder er teilt dem Partner mit, wie er zu ihm steht, wie er die Beziehung beurteilt.

Zu **vermeiden** sind:
⇢ *paradoxe Aufforderungen* (z.B. „Sei nicht so gehorsam" – Eltern zu ihrem Kind, das sie für zu nachgiebig halten);
⇢ *Interpretationen* und sog. *Lösungsbotschaften* (z.B.: „Es ist gar nicht so schlimm", „An deiner Stelle würde ich es so... machen");
⇢ *Doppelbindungen* (= Beziehungsfalle): Eine Mitteilung beinhaltet Aussagen, die einander negieren bzw. unvereinbar sind (Beispiel: Eine Pflegeperson sagt mit eisiger, liebloser Stimme zu einem Kind, es solle sich zu ihr auf den Schoß setzen);
⇢ *Killerphrasen* (z.B.: „Geht nicht...", „Das ist doch Blödsinn...", „Das wird schon immer so gemacht..." usw.).

Massenkommunikation

Von der im vorangegangenen Abschnitt beschriebenen sozialen Kommunikation wird die Massenkommunikation unterschieden **(Abb. 7.4)**. Massenkommunikation ist eine Form der Kommunikation bei der
⇢ die Aussagen öffentlich sind,
⇢ keine begrenzte oder personell definierte Empfängerschaft vorhanden ist,
⇢ die Nachricht mittels technischer Verbreitungsmittel (Medien) übermittelt wird,

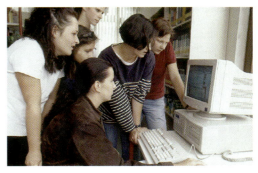

Abb. 7.4 ⇢ **Massenkommunikation.** Informationsgewinnung über Internet

7 Kommunizieren

- eine räumliche oder zeitliche oder raumzeitliche Distanz zwischen den Kommunikationspartnern vorliegt.
- Informationen einseitig an eine relativ große Zahl von Menschen unterschiedlicher Herkunft vermittelt werden.

Massenkommunikation wird im Wesentlichen von Medien wie Fernsehen, Rundfunk, Zeitungen oder Internet betrieben. Nach dem Grundgesetz (Art. 5) haben die Massenmedien eine wichtige politische Funktion zu erfüllen. Sie sollen durch Informationen mitwirken an der Meinungsbildung und durch Kritik und Kontrolle die demokratische Gesellschaft schützen und am Leben erhalten. Daneben sollen die Massenmedien dem Zuschauer, Hörer oder Leser helfen,

- die Welt und sich selbst besser zu verstehen (Beitrag zur Daseinserhellung),
- sich emotional zu engagieren (Beitrag zur Daseinserfüllung),
- die täglichen Anforderungen besser zu bewältigen (Beitrag zur Daseinsbewältigung).

Metakommunikation

Definition ⇢ Metakommunikation bedeutet wörtlich „Kommunikation über Kommunikation".

Zwischen der impliziten und der expliziten Form der Metakommunikation wird unterschieden:

Implizite Metakommunikation. Sie findet unbeabsichtigt ständig statt, weil jede sprachliche Botschaft von nonverbalen Signalen (Mimik, Gestik, Tonfall etc.) begleitet ist. Dadurch wird eine „Verstehensanweisung" mitgeliefert, die wie eine Botschaft zu interpretieren ist.

Explizite Metakommunikation. Darunter versteht man den absichtlichen Wunsch, über einen abgelaufenen Kommunikationsprozess und die Wirkungen, die er bei den jeweiligen Gesprächspartnern ausgelöst hat, in einen Austausch zu treten. Ehepartner kommunizieren z. B. über ihre „gute" oder „schlechte" Beziehung. Dadurch können Missverständnisse aufgedeckt, unterschiedliche Sichtweisen verstehbar gemacht und Kommunikationsstile, die ansonsten eine dauernde Konfliktursache darstellen würden, verändert werden.

Zu den wesentlichen metakommunikativen Grundfähigkeiten gehören:

- Kommunikationsstörungen zu erkennen,
- über die Beziehung und Art der Kommunikation zu sprechen,
- konstruktives Feedback zu geben und zu nehmen,
- zwischen Inhalts- und Beziehungsebenen zu unterscheiden,
- sich in die Rolle des Kommunikationspartners zu versetzen.

7.3.2 Kommunikationsformen

Im Folgenden werden die fünf Kommunikationsformen Sprechen, Zuhören, Schreiben, Lesen und Körpersprache näher erläutert.

Sprechen

Nach allgemeiner Auffassung ist die *Sprache* etwas, was den Menschen mit am deutlichsten vom Tier unterscheidet. Die Sprache ermöglicht dem Menschen Abstand zu nehmen von instinkthaftem, tierischem Reagieren auf Signale oder Auslösereize der Umwelt.

Die Sprache spielte in der Entwicklung der Menschheit eine überlebenswichtige Rolle. Das Fehlen von spezifischen Organen und Instinkten, das ihn zu erfolgreichen Flucht- und Angriffsmethoden befähigt hätte, wurde durch die Ausbildung der Sprache kompensiert. Auf diese Weise wurde eine Grundlage zu unserer menschlichen Kultur geschaffen, die die Natur bewältigte und sogar beherrschte.

Funktionen der Sprache. Die Sprache des Menschen erfüllt mehrere Funktionen:

- *Ausdrucksfunktion.* Mit Hilfe der Sprache lassen sich Gefühle, Erlebnisse, Lob, Tadel usw. ausdrücken;
- *Kommunikationsfunktion.* Sprache dient der zwischenmenschlichen Verständigung und der Kontaktaufnahme bzw. der Kontaktbeendigung;
- *Bezeichnungsfunktion.* Mit Hilfe von Sprache lassen sich Dinge, Gegenstände, Sachverhalte bezeichnen und zuordnen;
- *Beschreibungsfunktion.* Sprache dient der Informationsaufnahme und -weitergabe;
- *Handlungsfunktion.* Sprachliche Befehle, Anweisungen, Bitten, Fragen, Antworten wirken sich auf das Verhalten oder Handeln von Personen aus;
- *Denkunterstützungsfunktion.* Sprache hilft mit beim Problemlösen, Aufstellen von Regeln und Plänen, Überlegen von Begründungen;
- *Bewertungsfunktion.* Mit Hilfe von Sprache bewerten wir Dinge, Verhalten von Personen, Meinungen und Tatsachen, geben wir Geschmacksurteile ab;
- *Kulturtradierungsfunktion.* Alle literarischen Werke benutzten die Sprache als Medium. Texte, Lieder, Geschichten, Verse helfen, Kultur an nachfolgende Generationen weiterzugeben und zu überliefern.

Sprachlicher Ausdruck. Die Sprache besitzt dennoch keine vollkommene Klarheit und Transparenz. Denn jeder Mensch erfährt die Realität und ihren sprachlichen Ausdruck auf seine Weise und misst ihnen eigene Bedeutung zu. Ein und dasselbe Wort kann je nach Kontext verschiedene Bedeutungen haben. Beispiele sind die Begriffe Mutter, Steuer, Stuhl, Stift usw. Je abstrakter der Begriff wird, wie z. B. Freiheit, Freundschaft, Liebe, Ganzheitlichkeit usw., desto komplexer sind die Erfahrungen, die der einzelne Mensch damit gemacht hat, und um so unterschiedlicher sind die persönlichen Vorstellungen davon.

Die Anwendung der Sprache ist abhängig von der Fähigkeit des Sprechens. Das Sprechen selbst hat einen entscheidenden Einfluss auf die Informationsvermittlung. Das Sprechen ist ein individueller Willens- und Intelligenzakt und basiert im Wesentlichen auf dem sprachlichen Ausdruck und der Sprechweise. Der **sprachliche Ausdruck** umfasst:

- *Fachausdrücke.* Sie sind meist notwendig, da es nur selten entsprechende deutsche Ausdrücke gibt (z.B. technische, medizinische oder pflegerische Fachausdrücke). Dem Benutzer muss deren Bedeutung klar sein und er muss diese Wörter bei Rückfragen erklären können.
- *Fremdwörter.* Sie sind im Gegensatz zu Fachausdrücken meist überflüssig, weil es für jedes Fremdwort einen deutschen Ausdruck gibt.
- *Satzbau und Satzlänge.* Lange Sätze erschweren dem Zuhörer, Gesagtes zu verstehen. Häufig geht die Anzahl der Worte pro Satz einher mit einer Vielzahl von Nebensätzen und Einschüben, die Teile des Gesagten näher erläutern sollen. Der Zuhörer weiß am Ende des Satzes nicht mehr, was am Anfang gesagt wurde (der Sprecher oft auch nicht). Diese sog. Schachtelsätze sind zu vermeiden. Jede neue Aussage sollte mit einem neuen Satz begonnen werden.
- *Formulierung.* Viele Redebeiträge leiden unter schwerfälligen und unverständlichen Formulierungen. Es gibt im Deutschen einige sprachliche Phänomene, die dies begünstigen: u. a. die Hauptwörterei (beispielsweise „in Auftrag geben" statt beauftragen oder „in Rechnung stellen" statt „berechnen"),
- *Passivkonstruktionen* (z.B. „Wir wurden auf die Idee gebracht" statt „Wir sind auf die Idee gekommen"),
- *falsche Konjunktive* (z.B. „Ich möchte Ihnen jetzt gerne vorstellen, wie …" statt „Ich stelle Ihnen jetzt vor, wie …").

Die Sprecher müssen differenziert und eindeutig ausdrücken können, was sie meinen, wobei aber nicht entscheidend ist, was gesagt wird, sondern wie es gesagt wird. Die *Sprechweise* kann z.B. im Tonfall äußerst scharf oder lieblich, hart oder weich, melodisch oder abgehackt, brummend oder piepsend sein. Die Stimme kann angehoben bzw. abgesenkt werden, um die Aufmerksamkeit des Empfängers zu steigern und bestimmte Informationen zu betonen.

Auch die *Sprechgeschwindigkeit* vermittelt weitere Informationen. Ein stockendes Sprechen vermittelt Unsicherheit, ein sehr schnelles Sprechen Nervosität und Hektik, ein extrem langsames Sprechen bewusste Gelassenheit oder geistig-seelische Verlangsamung. Bedeutenden Ausdruckscharakter hat auch die Lautstärke beim Sprechen. Wird sehr leise gesprochen, so kann dies ein Zeichen der Angst, aber auch der Versuch, Aufmerksamkeit zu erregen sein. Sehr lautes Sprechen deutet oft auf emotionale Erregtheit hin **(Tab. 7.2)**.

Zuhören

Zuhören ist ein aktiver Vorgang und bedeutet weit mehr als nur das Wahrnehmen von Geräuschen und Lauten. Beim aktiven Zuhören wendet sich der Zuhörer ausschließlich dem Sprechenden zu und nimmt neben den ausgesprochenen Informationen auch die unausgesprochenen wahr.

Besonders bei Kommunikation, die nicht von Angesicht zu Angesicht erfolgt, sondern über Telefon, Kassettenrecorder etc., kann durch aktives Zuhören Stimmungslage, Gefühle, Einstellungen und Wertungen des Sprechenden durch Veränderungen des Tonfalls, Sprechtempos, Betonung und Lautstärke sowie durch Pausen, Seufzer, Räuspern oder Zittern der Stimme gedeutet werden. Erfolgt die Kommunikation von Angesicht zu Angesicht, so kann der aktive Zuhörer zusätzliche Informationen über die nonverbalen Zeichen, wie z. B. Körpersprache, Gestik, Mimik usw., beobachten und interpretieren.

Schreiben

Schreiben und Lesen gehören zu den sog. Kulturtechniken, die in Schulen vermittelt werden. Trotzdem leben unter uns 4–5 Mio. Erwachsene, die aus unterschiedlichsten Gründen Analphabeten sind. Schreiben als indirekte Form der Kommunikation erfolgt zunächst einseitig bei Abwesenheit des Empfängers. Durch die Beantwortung des Schreibens vermittelt der Empfänger dem Sender eine Reaktion, d.h. die Kommunikation wird wechselseitig gestaltet.

Tabelle 7.2 Deutung der Sprechweise (nach Grond 1985)

	Freude	Trauer	Erregung	Ausgeglichenheit
Tonhöhe	hoch	niedrig	unterschiedlich	mittel
Melodievariationen	stark	gering	stark	mittel
Tonhöhenverlauf	erst auf, dann ab	abwärts	stark auf und ab	gemäßigt
Klangfarbe Obertöne	viele	weniger	kaum	eher mehr
Tempo	schnell	langsam	mittel	mittel
Lautstärke	laut	leise	stark schwankend	mittel
Rhythmus	ungleichmäßig	gleichmäßig	unregelmäßig	gleichmäßig

Für einige Menschen ist das Schreiben eine bevorzugte Form, sich mitzuteilen. Gefühle und Meinungen können mit wohl überlegten Worten ausgedrückt werden, ohne dass der Empfänger unterbrechen oder Einfluss nehmen kann. Gleichzeitig hat der Empfänger Gelegenheit, das Übermittelte auf sich wirken zu lassen, ohne Gefahr zu laufen, spontan oder unüberlegt zu reagieren. Manche Menschen weisen auch bei normaler Intelligenz Lese- und Rechtschreibschwächen auf, die besonders in Stresssituationen oder bei emotionaler Erregtheit auftreten.

Lesen

Das Lesen ist wie das Schreiben eine indirekte Form der Kommunikation und ermöglicht, sich in Texten niedergelegte Sach- und Sinnzusammenhänge zugänglich zu machen. Beim Lesen von Allgemeintexten wie Büchern und Zeitungen findet in aller Regel kein wechselseitiger Austausch von Sender und Empfänger statt, während bei Briefen meistens eine Reaktion des Empfängers erfolgt. Lesen unterstützt das Lernen und Lehren und hat oft bildenden Wert.

Körpersprache

Der Begriff „Körpersprache" ist eine der Umgangssprache entlehnte Bezeichnung für körperliches Ausdrucksverhalten in seiner kommunikativen Bedeutung. Andere, z.T. deckungsgleich verwendete Begriffe für Körpersprache sind „Kinesik", „nonverbale" und „analoge" Kommunikation.

Merke ⋯⋗ Funktion. Die Körpersprache ergänzt die verbale Kommunikation, kann diese aber auch ersetzen.

Dies ist der Fall, wenn Sender und Empfänger nicht dieselbe Sprache beherrschen oder sich aufgrund weitgehender Sprach- bzw. Hörbehinderung und entwicklungsbedingt bei Kleinkindern nicht verbal verständigen können.

Verschiedene Ausdrucksformen der Körpersprache sind z.T. universell genetisch vorgegeben. So ist z.B. in allen menschlichen Kulturen der mimische Ausdruck für Freude/Glück, Überraschung, Furcht/Angst, Wut/Ärger, Trauer und Ekel gleich. Andere Ausdruckformen der Körpersprache sind in der frühen Kindheit angelernt und durch die Erziehung verstärkt worden. Kinder sind in ihrer Körpersprache noch unverfälscht, anders als Erwachsene, die gelernt haben, „sich zusammenzunehmen".

Körpersprache von Kindern. Sie ist ein verlässlicher Weg, ihre Gefühle und Wünsche zu verstehen. Besonders wichtig ist sie bei Kindern, die noch nicht sprechen können. So müssen Pflegepersonen z.B. unterscheiden lernen zwischen Schreien vor Hunger, Langeweile, Einsamkeit oder Schmerzen. Dabei kann der Gesichts- und Körperausdruck des Kindes entscheidende Hinweise geben.

Merke ⋯⋗ Funktion. Während die gesprochene Sprache dem Ausdruck von Gedanken dient, ist der Körper hingegen das Ausdrucksmittel für Gefühle. Im Gegensatz zur verbalen Kommunikation unterliegt die Körpersprache nur begrenzt einer bewussten Kontrolle.

Dies ist häufig die Ursache einer Diskrepanz zwischen den verbalen und nonverbalen Informationen (z.B.: einem gelangweilten Menschen fällt es schwer, seinem Körper eine aufmerksame Haltung zu geben, oder ein Patient sagt, dass er sich wohl fühlt, obwohl er tatsächlich Angst vor der anstehenden Behandlung hat).

Man kann lernen, die Signale der Körpersprache zu verstehen **(Abb. 7.5)**. Grundsätzlich besteht aber immer das Problem der Mehrdeutigkeit der Signale. Vor der Brust verschränkte Arme müssen nicht zwangsläufig auf eine Abwehrhaltung hindeuten, sondern kann auch ein Zeichen dafür sein, dass die Person nur friert.

Da der Interpretation der Körpersprache in der Pflege dennoch eine wichtige Bedeutung zukommt,

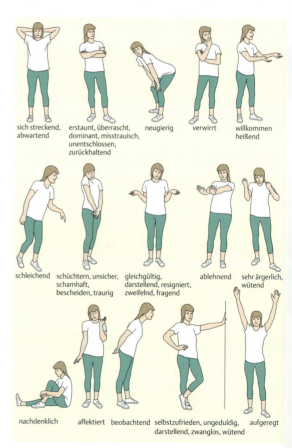

Abb. 7.5 ⋯⋗ Deutung sprechender Haltungen (nach Grond). Haltung und Mimik müssen immer im Zusammenhang gesehen werden

kann nur durch sorgfältiges Beobachten des gesamten situativen Umfeldes der Gefahr grober Missdeutungen begegnet werden. Die Körpersprache als elementare Ausdrucksform des Menschen ist ein sehr komplexer Prozess. Sie umfasst die Mimik, Gestik, Körperhaltung, -bewegung, -orientierung und -kontakt sowie das Blickverhalten, aber auch *vegetative Reaktionen* (Blässe, Erröten, Schwitzen, Tränen).

Mimik oder Mienenspiel. So werden die Ausdrucksbewegungen und -formen des menschlichen Gesichtes bezeichnet. Sie ist weitgehend unabhängig von bewusster Kontrolle und kann Hinweise auf das aktuelle Befinden der Kommunikationspartner geben. Der Gesichtsausdruck kann z. B. schmerzverzerrt, abwesend, fröhlich, traurig, gereizt, desinteressiert usw. sein.

Gestik. Sie umfasst alle Formen der veränderlichen Ausdrucksbewegungen des menschlichen Körpers. Verbale Aussagen lassen sich durch Gesten unterstreichen und illustrieren. Dabei spielen die ausdrucksstarken Hände eine besondere Rolle. Sie unterstützen das gesprochene Wort und bringen Gefühle und Gemütsregungen zum Ausdruck. Gesten können aber auch Worte ersetzen (z. B. „Vogel zeigen") und damit eine eigene Bedeutung erhalten. Die Gebärdensprache und die Fingersprache als wichtigste Kommunikationsmittel der Sprach- und Hörgeschädigten bedienen sich der Gestik.

Körperhaltung. Die seelische und körperliche Verfassung spiegelt sich in der *Körperhaltung* wider. Sie kann Selbstbewusstsein, Stolz, Trauer, Unsicherheit bzw. zum Ausdruck bringen. Eine schlaffe Haltung weist oft auf Kraftlosigkeit, eine gekrümmte auf Schmerzen oder Krankheit hin.

Körperbewegungen. Unter dem Begriff *Körperbewegungen* versteht man in erster Linie den Gang und die dazugehörigen unwillkürlichen Bewegungen der Arme sowie des Kopfes. Körperbewegungen können elastisch, federnd und beschwingt oder müde, kraftlos, zitternd, ungelenk und unsicher sein.

Körperorientierung (Stellung der Körperteile in Beziehung zum Kommunikationspartner). Sie gibt Hinweise auf die Beziehung der Kommunikationspartner. Aufmerksamkeit und Einlassen auf den anderen wird durch eine zugewandte Haltung signalisiert, wohingegen die Abwendung (dem anderen die Seite zuwenden) Abgrenzung oder Abwehr bedeuten kann.

Körperkontakt. Mittels *Körperkontakt* kann Kommunikation in ihrer intensivsten nonverbalen Form durch Anfassen, Streicheln, Drücken, Handauflegen, Umarmen oder Küssen erfolgen und somit Informationen über die persönlichen Gefühle zwischen Sender und Empfänger vermitteln. Selbst bei gesellschaftlichen Gebräuchen, die mit Körperkontakt einhergehen, wie z. B. Händeschütteln, Wangenküssen oder flüchtige Umarmungen können emotionale Befindlichkeiten wie Sympathie, Antipathie, Zuwendung, Distanzierung oder Hemmungen und Unsicherheiten deutlich werden. Eine besondere Form der Kommunikation mittels Körperkontakt stellt das Tastalphabet für Taubblinde dar.

Blickverhalten. Dieses beeinflusst den mimischen Ausdruck entscheidend. Als Kommunikationsmittel liefert es leicht zu beobachtende Informationen über das innere Befinden des Senders und über seine Einstellung zum Empfänger. Es kann z. B. freudig, traurig, verärgert, kritisch oder bejahend, ängstlich oder mutig sein. Dabei wirkt die Betätigung der Augenbrauen (z. B. Hoch- und Zusammenziehen) und der Augenlider (z. B. Zwinkern) unterstützend. Fehlt der Blickkontakt ganz, kann dies Ausdruck von Desinteresse, Langeweile, mangelnde Aufmerksamkeit oder auch Scham, schlechtem Gewissen oder Unsicherheit sein.

7.3.3 Individuelle Situationseinschätzung

Um ein Kind hinsichtlich seiner Kommunikationsfähigkeit beurteilen zu können, sollte sich die Pflegeperson folgende Fragen stellen:
- Stimmen die inhaltlichen und emotionalen Anteile einer Mitteilung des Kindes überein?
- Meint das Kind auch das, was es sagt, oder empfindet es vielleicht etwas ganz anderes?
- Kommuniziere ich mit dem Kind nur einseitig und habe ich das Feedback des Kindes genügend berücksichtigt?
- Unterliegt die Kommunikation im Pflegeteam anderen Gesetzmäßigkeiten als die mit Kindern?

7.4 Kommunikation im Pflegeprozess

Während des Krankenhausaufenthaltes ist die Aufnahme zwischenmenschlicher Kontakte zunächst durch die äußeren Umstände bedingt. Die Beteiligten haben einander nicht als Kommunikationspartner ausgesucht.

> 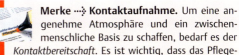 **Merke** ⇢ **Kontaktaufnahme.** Um eine angenehme Atmosphäre und ein zwischenmenschliche Basis zu schaffen, bedarf es der *Kontaktbereitschaft*. Es ist wichtig, dass das Pflegepersonal sowohl Offenheit und Bereitschaft als auch *Toleranz* und *Akzeptanz* signalisiert, damit sich ein tragfähiges Vertrauensverhältnis entwickeln kann (Abb. 7.6).

Problematisch gestaltet sich häufig die Pflege von Menschen, die in ihrer Kommunikationsmöglichkeit beeinträchtigt sind. Ob die Ursache der Störung angeboren ist oder ob sie allmählich oder plötzlich während einer Lebensspanne auftritt, beeinflusst die Kommunikation wesentlich.

Weitere Einflussfaktoren sind der Grad der Störung, der von einer teilweisen bis zu einer vollständigen Störung reichen kann, und die Frage, ob sie rever-

7 Kommunizieren

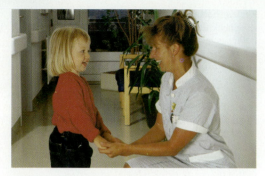

Abb. 7.6 ⇢ Kontaktaufnahme. Die Pflegeperson begibt sich auf die Ebene des Kindes

sibel ist oder nicht. Eingeschränkte Kommunikationsmöglichkeiten haben besonders bei Kindern einen erheblichen Einfluss auf alle Entwicklungsbereiche (z. B. Wahrnehmung, Gefühle, Körpererfahrung, Sprache, Bewegung, Kognition und Sozialerfahrung).

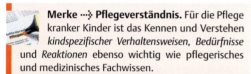

> **Merke ⇢ Pflegeverständnis.** Für die Pflege kranker Kinder ist das Kennen und Verstehen *kindspezifischer Verhaltensweisen, Bedürfnisse* und *Reaktionen* ebenso wichtig wie pflegerisches und medizinisches Fachwissen.

Besonders bei Kindern mit beeinträchtigten Kommunikationsmöglichkeiten ist das Wissen um das veränderte Verhalten Voraussetzung, es besser zu verstehen und Erwartungen an seine Fähigkeiten anpassen zu können. Es ist daher zunächst zu klären, welche Kommunikationsformen das Kind gegenwärtig benutzt und wie weit das Kind in seiner geistigen Entwicklung ist. Dabei geht es nicht um allgemeine Aussagen über die Intelligenz, sondern um eine entwicklungspsychologische Beschreibung, damit man das Kind „dort abholen kann, wo es steht".

„All unseren Tätigkeiten und Bemühungen muss Achtung gegenüber Menschen mit Behinderungen zugrunde liegen. Wir wollen uns zurücknehmen, zuhören, besser Verstehen lernen. Wir wollen begleiten, unterstützen, beraten, assistieren, stärken."

Resolution der Lebenshilfe-Veranstaltung „Von der Förderung zur Assistenz" am 14./15. 2. 1996, Marburg.

7.4.1 Förderung der Sprachentwicklung

Bei der Anwendung der folgenden Empfehlungen von Maßnahmen zur Förderung der Sprachentwicklung von Kindern ist zu beachten, dass die Altersangaben nur Richtwerte sind. Jedes Kind hat seine eigene Geschwindigkeit:

Bis zum 4. Monat.
- ⇢ Mit dem Kind sprechen, während des Verabreichens der Flasche oder der Wickelns.
- ⇢ Mit dem Kind auf dem Arm durch den Raum gehen und es Dinge in seinem Umfeld anschauen lassen, insbesondere Gegenstände, die in Form und Farbe kontrastreich sind.
- ⇢ Blickkontakt mit dem Kind suchen und dabei fröhlich mit ihm sprechen.
- ⇢ Das Kind mit den Augen einer Rassel folgen lassen, die Sie ca. 40 cm vor seinen Augen waagerecht hin und her bewegen.

5. bis 8. Monat.
- ⇢ Das Kind häufig bei seinem Namen rufen.
- ⇢ Ermuntern Sie das Kind, Gesten nachzuahmen (Winken, auf einen Gegenstand klopfen, in die Hände klatschen).
- ⇢ Machen Sie kleine Bewegungsspiele mit Armen und Beinen – z. B. „Eisenbahnfahren" und sprechen Sie dabei mit dem Kind.
- ⇢ Sagen Sie dem Kind wie die Dinge heißen, die es intensiv anschaut: „Das ist ein Ball", „Das ist eine Lampe".

9. bis 12. Monat.
- ⇢ Das Kind nach schon bekannten Dingen und Personen fragen: „Wo ist der Ball?"
- ⇢ Machen Sie Geben-und-Nehmen-Spiele, lassen Sie das Kind Dinge aus Hohlkörpern, z. B. einem Becher, herausholen.
- ⇢ Sprechen Sie zu Tätigkeiten, die Sie bewusst vorführen – beim Licht einschalten „an-aus" oder bei einer Verabschiedung „winke-winke".
- ⇢ Schauen Sie mit dem Kind altersgerechte Bilderbücher, mit jeweils nur einem Bild pro Seite, an und erklären Sie, was auf dem Bild zu sehen ist.
- ⇢ Bitten Sie das Kind, Ihnen etwas zu holen oder zu geben. Legen Sie die Gegenstände so, dass es sie durch eigene Anstrengung wie Krabbeln und Strecken erreicht.
- ⇢ Decken Sie vor den Augen des Kindes einen Gegenstand mit einem Tuch zu, und lassen es danach suchen.

13. bis 16. Monat.
- ⇢ Betrachten Sie gemeinsam Bilderbücher mit übersichtlich dargestellten, bunten Dingen.
- ⇢ Zeigen Sie dem Kind, was man mit seinem Spielzeug alles machen kann, z. B. wie ein Auto in eine Schachtel fährt, wie ein Ball rollt.
- ⇢ Zeigen Sie dem Kind bewusst, dass Sie sich freuen, wenn es etwas „spricht" und kleine Aufträge erfüllt.

17. bis 20. Monat.
- ⇢ Führen Sie dem Kind vor, was man mit verschiedenen Dingen machen kann. Beladen Sie z. B. einen Eisenbahnwagen mit Tieren oder koppeln einen Anhänger an einen Laster an.
- ⇢ Fragen Sie das Kind beim gemeinsamen Anschauen von Bilderbüchern nach abgebildeten Gegenständen.
- ⇢ Sprechen Sie mit dem Kind über das, was es gerade tut.

Kommunikation im Pflegeprozess

21. bis 24. Monat.
- Erzählen Sie, was im Bilderbuch geschieht; „Das Mädchen möchte einen Apfel haben", „Die Katze trinkt Milch."
- Sprechen Sie mit dem Kind über vergangene Ereignisse und erinnern sich gemeinsam daran: „Waren wir heute gemeinsam spazieren? Waren dort auch Blumen?"
- Lassen Sie das Kind kleine Aufträge erfüllen und loben es im Anschluss.
- Spricht das Kind Sie an, dann greifen Sie das Gesprächsangebot auf und bauen es thematisch aus, z. B.: Kühe – fressen Gras – geben Milch – Brei.
- Singen Sie mit dem Kind Lieder, bei denen Bewegung eine Rolle spielt, z. B. Fingerspiele.

25. bis 28. Monat.
- Malen Sie mit dem Kind. Fingerfarben und Wachsmalstifte eignen sich besonders.
- Spielen Sie gemeinsame Spiele wie „Einkaufen gehen", „Koffer packen" oder „Kochen" und benennen Sie alle Zutaten.
- Erinnern Sie das Kind an bereits erzählte Geschichten und vergangene Erlebnisse.
- Beschreiben Sie, was in den Bilderbüchern geschehen ist: „Der Junge ist auf einen Baum geklettert." „Der Hund ist ins Wasser gesprungen."

29. bis 32. Monat.
- Bestimmte Handlungen können dem Kind nicht nur beschrieben, sondern auch begründet werden: „Wir machen jetzt das Licht aus, weil es schon spät ist." „Das Mädchen ist stehengeblieben, weil die Ampel noch rot ist."
- Gemeinsam mit dem Kind übersichtliche Bildergeschichten anschauen.
- Mit dem Kind über das sprechen, was am Tag geschehen ist.

33. bis 36. Monat.
- Spielen Sie kleine Szenen mit dem Kind: „Teddy kauft eine Fahrkarte." „Ein Auto fährt zur Tankstelle."
- Mit dem Kind viel malen.
- Nach Ereignissen aus Kinderbüchern fragen.

7.4.2 Kommunizieren mit hörgeschädigten Kindern

Die Hauptrisikofaktoren für die Entstehung frühkindlicher Hörstörungen sind:
- familiäre Hörschäden mit Verdacht auf Erblichkeit,
- Röteln und andere Viruserkrankungen in den ersten Schwangerschaftsmonaten,
- Fehlbildungen im Kopfbereich, einschließlich Spalten,
- schwere Blutungen in der Frühschwangerschaft,
- Frühgeburten unter 1500 g Körpergewicht,
- perinatale Asphyxie,
- Ikterus gravis neonatorum,
- Meningitis und Enzephalitis.

Schwerhörigkeit und Gehörlosigkeit. Hörschädigungen reichen von leichter bis zu schwerer *Schwerhörigkeit* und *Gehörlosigkeit*. Das entscheidende Kriterium für die Möglichkeit der Kommunikation ist der Zeitpunkt des Eintritts der Schädigung.

Bei einer *angeborenen Gehörlosigkeit* oder Schwerhörigkeit können Kinder die sprachliche Kommunikationsfähigkeit nur sehr schwer erwerben, denn sie sind nicht in der Lage, aus eigener Kraft die Sprache zu erlernen. Besonders bei Kindern hat Schwerhörigkeit oder Gehörlosigkeit *Störungen des Sprechens* zur Folge. Es kommt zu fehlerhafter Akzentuierung, mangelhafter Artikulation der Laute sowie zur eingeschränkten Beherrschung grammatikalischer und syntaktischer Formen bei einem erheblich begrenzten Wortschatz.

Eine der ersten Einschätzungen ist ein einfacher Hörtest im Säuglingsalter **(Tab. 7.3)**, auf dessen Grundlage ggf. der Rat eines Spezialisten frühzeitig eingeholt und spezielle Förder- und Erziehungsmaß-

Tabelle 7.3 Orientierende Hörtestung bei Säuglingen und Kleinkindern. Die Prüfinstrumente dürfen von Kindern nicht gesehen werden, keine Erschütterung im Raum hervorrufen und keinen Schatten werfen (nach Hertl 1996)

Alter des Kindes	Test	Reaktion
Neugeborene und erste Lebensmonate	Kinderrassel in Ohrnähe, Schütteln eines Schlüsselbundes	Zusammenzucken; Veränderung der Atmung (Anhalten, verspätete Inspiration), bei geöffneten Augen, kurzer deutlicher Lidschluss
6 bis 9 Monate	Anruf, leise Geräusche (leises Schütteln der Kinderrassel, Öffnen eines Papierballes in Ohrnähe)	Umsehen nach der Schallquelle
10 bis 15 Monate	leises Rufen des Namens aus etwa 2 m Abstand; leises rhythmisches Vorsprechen von Lauten wie „S-S-S", „P-P-P", „K-K-K" aus 1 m Abstand	Umsehen nach der Schallquelle; Beruhigung des Kindes bei vorheriger Unruhe; Ausdruck einer schallbezogenen inneren Bewegung (Lachen, Nachsprechen u. a.)
ältere Kleinstkinder	Fragen in leiser Umgangssprache	sinnvolle Antwort in Sprache, Gestik und Haltung

7 Kommunizieren

nahmen ergriffen werden können. Ist die Schwerhörigkeit oder Gehörlosigkeit nach dem Erwerb der vollen Sprechfähigkeit entstanden, bleibt bei entsprechender Übung der erworbene Sprachschatz als Grundlage der Kommunikation weitgehend erhalten.

Gehörlose oder schwerhörige Menschen befinden sich in einer weitgehend lautlosen Welt, nehmen aber visuelle Hinweise auf, die möglicherweise nicht verstanden oder fehlgedeutet werden können. Die Reaktionen können sich in Argwohn, Reizbarkeit, Aggressivität bis hin zu Anzeichen paranoiden Verhaltens ausdrücken, was oftmals zur gesellschaftlichen Isolation führt.

Ohrenklingen. Schlimmer als der Hörverlust wird von vielen Betroffenen die unangenehme Begleiterscheinung *Ohrenklingen* empfunden. Diese monotonen Summ- und Klingellaute kann zwar jeder im Ohr wahrnehmen, wenn die Umgebung still genug ist, sie werden aber normalerweise durch Umgebungsgeräusche überdeckt. Bei gehörlosen oder schwerhörigen Menschen kann das quälende Ohrenklingen zu Schlaflosigkeit und Depressionen führen. Daraus geht hervor, dass diese Schädigung in jedem einzelnen Fall Konsequenzen hat, die neben dem Geschädigten selbst auch sein ganzes Umfeld betreffen.

Die Art, wie dieses Umfeld in der Lage ist, adäquat auf die besondere Situation einzugehen, ist für die körperliche und psychische Gesundheit entscheidend. Darum muss jeder, der damit umgeht, einige Verhaltensweisen kennen, die zur Kommunikation beitragen. Dies gilt auch für professionelle Pflegepersonen.

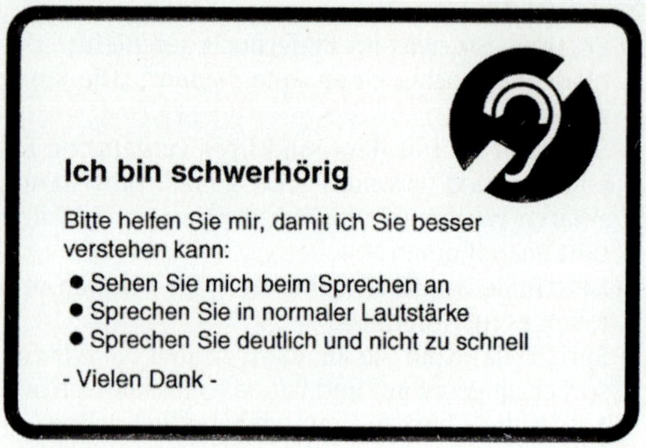

■ Verhaltensregeln

Für die Kommunikation mit hörgeschädigten Kindern sind folgende Grundsätze zu beachten:
- das hörgeschädigte Kind als vollwertigen Menschen akzeptieren und es entsprechend behandeln,
- dem Kind, um es nicht zu erschrecken, zu erkennen geben, dass man auf es zukommt (z. B. durch Betätigen des Lichtschalters),
- langsam, deutlich und laut sprechen, aber nicht schreien **(Abb. 7.7)**,
- das hörgeschädigte Kind muss das Gesicht seines Gesprächspartners sehen können, damit es die Laute von den Lippen ablesen kann; deshalb ist darauf zu achten, dass sich das Gesicht der Pflegeperson in angepasster Entfernung auf derselben Höhe des Kindes befindet und gut beleuchtet ist,
- Gestik und Mimik eindeutig und unterstützend einsetzen,
- möglichst Hochdeutsch und in kurzen, klar verständlichen Sätzen sprechen,
- das Kind bitten, wichtige Einzelheiten des Gesprächs zu wiederholen, um sich zu vergewissern, dass es alles verstanden hat,
- beachten, dass sich die Stimme von Hörgeschädigten monoton, melodiearm und schwer verständlich anhören kann und die Informationsvermitt-

Ich bin schwerhörig

Bitte helfen Sie mir, damit ich Sie besser verstehen kann:
- Sehen Sie mich beim Sprechen an
- Sprechen Sie in normaler Lautstärke
- Sprechen Sie deutlich und nicht zu schnell

- Vielen Dank -

Abb. 7.7 Kommunizieren mit hörgeschädigten Kindern (Hinweiskärtchen des Deutschen Schwerhörigenbundes). Verhaltensregeln beim Umgang mit schwerhörigen Kindern

lung entsprechend viel Zeit benötigt, deshalb geduldig bleiben und Verständnis aufbringen,
- andere Menschen, die mit dem betroffenen Kind in Kontakt stehen (Mitpatienten, Pflegepersonal, Physiotherapeuten u. a.) auf die Hörbehinderung aufmerksam machen (Gespräch, Eintrag im Dokumentationssystem),
- im Krankenzimmer einen entsprechenden Hinweis, z. B. Klebepiktogramm des DSB deutlich sichtbar am Bett anbringen,
- Kontakte zwischen Hörenden und Hörbehinderten fördern, damit dieser integriert und nicht isoliert wird,
- wenn ein hörbehindertes Kind geröntgt werden soll, muss vorher mit ihm vereinbart werden, wie er sich im abgedunkelten Raum zu verhalten hat,
- die Betroffenen immer wieder bewusst informieren und einbeziehen,
- falls möglich und notwendig, Hörhilfen zur Verfügung stellen und darauf achten, dass diese eingesetzt werden und funktionsfähig sind,
- gelingt die Kommunikation nicht, kann ggf. ein Gebärdensprachdolmetscher eingeschaltet werden,
- auch Mimik, Tanz und Pantomime sind sowohl als Ausdrucksmöglichkeit des Hörbehinderten wie auch als Informations- und Unterhaltungsquelle zu fördern.

■ Förderung von hörgeschädigten Kindern

Die *Frühförderung* gehörloser und schwerhöriger Kinder setzt mit der Diagnosestellung ein. Diese Aufgabe nehmen pädagogische Beratungsstellen, die in der Regel an jeder Gehörlosenschule zu finden sind, wahr. Sie arbeiten eng mit Ärzten und Psychologen zusammen; die Arbeit umfasst vor allem die Diagnostik, die familienzentrierte Frühförderung sowie das Wecken und Fördern der Sprach- und Sprechfähigkeit. Dabei sollen auch die Eltern in die Lage versetzt werden, ihr Kind trotz Behinderung angemessen zu fördern. Weitere Maßnahmen erfolgen ab dem 4. Lebensjahr in speziellen Kindergärten.

Für den schulischen Bereich stehen verschiedene Schulformen einschließlich berufsbildender Schulen zur Verfügung. Schwerhörigen- und Gehörlosenschulen unterstützen auch in außerschulischen Belangen, z. B. bei Behördenkontakten oder in allgemeinen Lebens- und Partnerschaftsfragen. Entsprechende Frühfördermöglichkeiten gibt es auch für seh-, sprach-, geistig- und körperbehinderte Kinder.

7.4.3 Kommunizieren mit sehgeschädigten Kindern

Kinder, die *blind* sind, haben keine visuellen Kommunikationsmöglichkeiten. Sie können z. B. die Körpersprache ihrer Gesprächspartner nicht wahrnehmen oder schriftliche Mitteilungen nicht aufnehmen. Personen mit *Sehresten* können Blickkontakt aufnehmen und dadurch mehr oder weniger uneingeschränkt kommunizieren. Bei ihnen ist bewusst darauf zu achten, dass der Blickkontakt wirklich hergestellt wird.

 Merke ⇢ Entwicklung. Bei schwer sehbehinderten oder blinden Kindern fehlen die visuellen Reize aus der Umwelt, daher ist es möglich, dass die geistige Entwicklung erheblich verzögert ist.

Viele dieser Kinder haben aber gelernt, andere Kommunikationskanäle wie Hör- und Tastsinn so einzusetzen, dass ihre Sehbehinderung weitgehend kompensiert werden kann. Aufgrund der besonderen Entwicklungsumstände blinder oder sehbehinderter Kinder zeigen diese häufig *besondere Verhaltensweisen*:
⇢ Sie wirken oft schüchtern, gehemmt, zurückhaltend und bescheiden,
⇢ können aber auch misstrauisch, gereizt und aggressiv reagieren, besonders dann, wenn sie sich in einer neuen Umgebung nicht zurechtfinden,
⇢ im Krankenhaus leben sie in ständiger Furcht vor schmerzhaften medizinischen Eingriffen,
⇢ vieles Neue bereitet ihnen zunächst Angst.

■ **Verhaltensregeln**
Für die Kommunikation mit erblindeten Kindern sollten folgende Regeln beachtet werden:
⇢ Erblindete Kinder sind in ihrer Persönlichkeit ernst zu nehmen. Man sollte ihnen unbefangen und natürlich begegnen. Mitleidsäußerungen, taktlose Fragen oder Bemerkungen wirken verletzend und stören die gegenseitige Beziehung.
⇢ Erblindete Kinder direkt und nicht etwa die Begleitperson ansprechen, sich selbst vorstellen, damit das Kind weiß, mit wem es gesprochen hat. Bald wird das Kind die Gesprächspartner an der Stimme erkennen.
⇢ Dem blinden Kind die Mitpatienten im gleichen Zimmer vorstellen.
⇢ Besonders in den ersten Stunden im Krankenhaus muss die Pflegeperson dem Kind behilflich sein, sich in seiner neuen Umgebung zurecht zu finden. Mit dem Kind sollte ein Rundgang gemacht, das Krankenzimmer (wo steht was) und der Weg zur Toilette erklärt werden. Dem Kind Gelegenheit geben, die wichtigsten Sachen, wie z. B. die Klingel zu ertasten und auszuprobieren. Soweit wie möglich sollten hierbei die Eltern einbezogen werden.
⇢ Jede räumliche Veränderung im Zimmer muss dem Kind mitgeteilt werden. Auch Veränderungen in der Ordnung persönlicher Dinge des Kindes muss erklärt werden.
⇢ Darauf achten, dass die Angaben „rechts", „links" vom erblindeten Kind aus korrekt bezeichnet werden.
⇢ Für Säuglinge und Kleinkinder ist Hautkontakt zur Aufnahme von Eindrücken und zur Gewinnung von Sicherheit und Vertrauen von großer Bedeutung. Die Pflegeperson sollte das Kind oft auf den Arm nehmen und es so körperliche Nähe erfahren lassen.
⇢ Die Pflegeperson sollte entsprechend des Alters und Entwicklungsstandes des Kindes eine bildhafte, klare und einfache Sprache sprechen.
⇢ Mit erblindeten Kindern „normal" kommunizieren. Man kann durchaus sagen, dass dem Kind oder Jugendlichen z. B. die Farbe des Sweat-Shirts besonders gut steht – besonders spät Erblindete erinnern Farben und Formen.
⇢ Wenn die Pflegeperson dem erblindeten Kind eine emotionale Botschaft übermitteln will, etwa, dass es gelobt oder in einer Sache bestärkt wird oder Mut gemacht bekommt, ist die Stimme deutlich zu variieren oder Körperkontakt aufzunehmen.
⇢ Wenn sich noch andere Personen im Raum befinden, das erblindete Kind mit Namen ansprechen. Bevor die Pflegeperson den Raum verlässt, soll sie dies ankündigen, das das Kind vielleicht nichts bemerkt und irrtümlich weiterredet, nachdem das Zimmer schon verlassen wurde.
⇢ Bei allen pflegerischen oder therapeutischen Maßnahmen soll die Pflegeperson die Durchführung korrekt ankündigen und verständlich erklären. Dem erblindeten Kind sagen, was es zu essen gibt, wo sich der Teller, die Bestecke usw. auf dem Tisch befinden. Nachfragen, wie viel es essen möchte, Gläser und Tassen nicht zu voll einschenken.
⇢ Das erblindete Kind möglichst viel selbständig tun lassen, auch wenn dies zunächst einen höheren Aufwand an Zeit und Erklärungen seitens des Pflegepersonals bedarf. Ein solches Vorgehen kann die Selbständigkeit fördern, das Selbstvertrauen stärken und damit zum allgemeinen Wohlbefinden sowie zur Entlastung des Pflegepersonals letztlich wesentlich beitragen.
⇢ Das blinde Kind benötigt viel Aufmerksamkeit und Zuwendung und ist auf Anregungen aus sei-

ner Umwelt angewiesen. Das Pflegepersonal sollte sich intensiv mit einem erblindeten Kind beschäftigen, indem es ihm z. B. vorliest, Musik hören lässt oder Geschichten erzählt. Das Spielzeug blinder Kinder sollte in seiner Form und Material interessant und abwechslungsreich sein, da das Fehlen von Farben dadurch ausgeglichen werden muss.

7.4.4 Kommunizieren mit geistig behinderten Kindern

Definition ⸺⸺⸺⸺ Als geistig behindert werden jene Menschen bezeichnet, deren Entwicklung, vor allem im Leistungsbereich, äußerst starke Rückstände gegenüber der Altersgruppe aufweist und die einen IQ zwischen 20 und 60 haben.

Die angegebenen IQ-Werte sind grobe Orientierungswerte, denn die verwendeten Intelligenztests wurden meist für Nicht-Behinderte entwickelt und lassen sich nicht exakt auf das Leistungniveau behinderter Menschen übertragen.

Ihr Abstraktionsvermögen ist sehr begrenzt, sie bleiben an das konkret-anschauliche Denken gebunden und erreichen maximal ein Intelligenzalter von 8 Jahren. Synonym mit geistiger Behinderung werden noch die Begriffe Imbezillität, Oligophrenie, Debilität oder Idiotie verwendet. Diese sollten jedoch vermieden werden, da sie aus der älteren Psychiatrie stammen, nicht viel aussagen und insbesondere einen negativen Bedeutungsgehalt haben.

Eine geistige Behinderung beruht immer auf einer hirnorganischen Schädigung. Sie kann auf Erbkrankheiten oder Chromosomenverteilungsfehler und erworbene Ursachen, wie z. B. Sauerstoffmangel während der Geburt zurückgeführt werden. Unter dem zeitlichen Gesichtspunkt können unterschieden werden:

⸺⸺ *Vorgeburtliche Schädigungen*, z. B. Chromosomenschädigung, Infektion der Mutter durch Vergiftungen, Viruserkrankungen (z. B. Röteln), Röntgenschäden;
⸺⸺ *Schädigungen im Zusammenhang mit der Geburt*, z. B. Hirnblutungen, Schädeldeformationen, Sauerstoffmangel;
⸺⸺ *Nachgeburtliche Schädigungen*, z. B. frühkindliche Hirnschäden aufgrund von Hirnhautentzündung oder Stoffwechselerkrankungen oder Beeinträchtigungen durch Unfälle.

Geistig behinderte Kinder besitzen oft nicht die notwendigen Fähigkeiten zur verbalen Kommunikation. Für diese Kinder hat die nonverbale Kommunikation eine besonders wichtige Bedeutung. Spiele, Körperkontakt, Gebärden, Handzeichen sowie Bilder und Wortkarten und einfache Zeichensysteme eignen sich je nach Schweregrad der Behinderung für eine erfolgversprechende Kommunikation.

Neben der Intelligenzminderung und eingeschränkten Möglichkeiten der verbalen Kommunikation liegen bei geistig behinderten Kindern häufig auch Beeinträchtigungen des Hör- und Sehvermögens und des Bewegungsapparates vor. Krampfanfälle und spastische Lähmungen können die Kommunikationsmöglichkeiten der Kinder ebenfalls einschränken.

Für den Umgang mit geistig behinderten Kindern ist zu beachten, dass diese häufig im emotionalen Bereich und im Sozialverhalten mehr oder weniger ungewohnt reagieren. Eine leichte Reizbarkeit und niedrige Frustrationstoleranz kann schnell zu aggressivem Verhalten führen. Auch enthemmtes und distanzloses Verhalten kann beobachtet werden.

■ **Verhaltensregeln**

Als Grundlage für eine erfolgreiche Kommunikation mit geistig behinderten Kindern sollten folgende Regeln Beachtung finden:

⸺⸺ Das geistig behinderte Kind als vollwertigen Menschen akzeptieren.
⸺⸺ Kommunikationshilfsmittel verwenden, die den individuellen Möglichkeiten der Kinder entsprechen **(Abb. 7.8)**.
⸺⸺ Die Pflegeperson soll versuchen, dem Kind alle pflegerischen Maßnahmen verständlich zu machen.
⸺⸺ Die Pflegeperson muss die möglichen Formen der besonderen Verhaltensweisen geistig behinderter Kinder kennen und diesen mit Akzeptanz und Geduld begegnen.
⸺⸺ Verbale Kommunikation durch Gestik und Mimik eindeutig unterstützen.
⸺⸺ Das geistig behinderte Kind benötigt viel Aufmerksamkeit und Zuwendung. Geborgenheit und Sicherheit kann durch Körperkontakt (z. B. Handhalten, über den Kopf streicheln) vermittelt werden.
⸺⸺ Kontakte zu nichtbehinderten Kindern fördern. Kinder haben wenig Probleme mit dem Anderssein, sie können wesentlich unbefangener als Erwachsene miteinander umgehen.
⸺⸺ Das geistig behinderte Kind darf nicht überfordert werden. Immer nur einen Auftrag erteilen, den

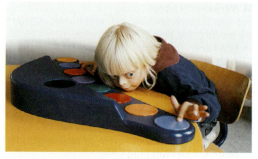

Abb. 7.8 ⸺⸺ **Kommunikationsanbahnungsgerät** „Paletto" (Fa. Rehavista) für geistig behinderte Kinder

das Kind auch bewältigen kann. Hat das Kind eine Aufgabe gelöst (z. B. selbständiges Ankleiden, Zähneputzen usw.), muss es deutlich gelobt werden.
- Die Gepflogenheiten des Kindes möglichst beibehalten. Besondere Ernährungsgewohnheiten (z. B. eine bestimmte Diät oder geschmackliche Vorlieben), die Essensgewohnheiten (z. B. spezielles Besteck oder Geschirr) und die Schlafgewohnheiten und Einschlafriten müssen in der Pflegeanamnese dokumentiert und berücksichtigt werden.
- Dem Kind ausreichend Möglichkeiten zum Spiel mit geeignetem Spielzeug einräumen; großes, stabiles Spielzeug ohne scharfe Ecken und Kanten auswählen. Der häufig vorhandenen Vorliebe für Musik und Rhythmus Rechnung tragen, durch gemeinsames Singen, Musizieren, Tanzen oder Musik hören.

7.4.5 Kommunizieren mit sprachgestörten Kindern

 Merke ⋯ Entwicklung. Der Spracherwerb eines Kindes hängt von der Wechselwirkung zwischen angeborenen Sprachfähigkeiten und Spracherfahrungen ab.

Mit Kindern sollte man grundsätzlich langsam und deutlich in einfachen Satzmustern sprechen. Das Sprachverständnis wird erleichtert, wenn die Pflegeperson anschaulich zeigt, was sie meint. Es existieren viele verschiedene Sprachstörungen mit unterschiedlichen Ursachen und Ausprägungen.

Eine Ursache für Sprachstörungen können *anatomische Fehlstellungen* (z. B. Lippen-Kiefer-Gaumen-Spalte) sein, die durch chirurgische Maßnahmen korrigiert werden können. Auch andere Faktoren können zu einer Sprachentwicklungsstörung führen:
- *Beeinträchtigung der Sinnesfunktionen* (Hören und Sehen). Taube Kinder erlernen die Sprache nicht selbstständig. Auch bei blinden Kindern verläuft die Sprachentwicklung aufgrund fehlender visueller Reize verzögert.
- *Verzögerte Hirnreifung* führt zur geistigen Retardierung, die mit einer Sprachentwicklungsverzögerung und Sprachschwäche verbunden ist.
- Bei *schweren Formen geistiger Behinderung* beginnt der Spracherwerb zwischen dem 3. und 6. Lebensjahr, bleibt gestört oder ist gar nicht möglich.
- *Deprivation*. Mangelnde Zuwendung, Vernachlässigung, mangelnder sprachlicher Umgang mit dem Kind können ebenfalls zu einer Störung der Sprachentwicklung führen.

Neben Sprachentwicklungsverzögerungen bei Kindern können auch Sprachentwicklungsstörungen auftreten. Bei diesen Sprachentwicklungsstörungen kann es sich um vorübergehende kindliche Störungen handeln, die nach einiger Zeit wieder verschwinden. Ist das nicht der Fall, ist eine Sprachheiltherapie dringend erforderlich.

Stottern. Als Stottern bezeichnet man das Unterbrechen der fließenden Sprache. Häufig ist die Ursache des Stotterns nicht anatomisch, sondern psychogen bedingt.

Es können verschiedene **Formen des Stotterns** unterschieden werden:
- beim *klonischen Stottern* werden einzelne Laute, Silben und Worte wiederholt;
- beim *tonischen Stottern* wird der am Anfang des Wortes ausgesprochene Laut verlängert;
- das *primäre Stottern* ist organisch bedingt und tritt gleichzeitig neben anderen Störungen auf;
- das *sekundäre Stottern* kann die Folge eines traumatischen Erlebnisses oder von Erziehungsfehlern sein.

Dyslalie. Darunter wird die Fehlartikulation eines Lautes, mehrerer Laute, Lautverbindungen oder ganzer Lautgruppen verstanden.

Bei einer Dyslalie lassen sich 2 Formen unterscheiden:
- *Artikulationsstörung.* Das Sprechen ist gestört, die Aussprache gelingt nicht in angemessener Weise. Einzelne Laute und Lautverbindungen können nicht korrekt gebildet/ausgesprochen werden. Dabei wurde die Sprache richtig erworben und das Kind kann auch richtig über sie verfügen.
- *Lauterwerbsstörung.* Das Kind bildet die fehlenden oder fehlerhaft gebildeten Laute nur mit gezielter Unterstützung. In seiner Spontansprache verwendet es diese Laute jedoch nicht. Es lässt einen oder mehrere Laute oder Lautverbindungen aus, oder ersetzt Laute und Lautverbindungen durch andere (z. B. statt „Blume" sagt es „Lume" oder aus „Kuh" wird „Tuh").

Je nach Anzahl der „gestörten" Laute spricht man von einer partiellen, multiplen oder universellen Dyslalie.

Beim **Lispeln** (Sigmatismus) handelt es sich um eine spezielle Form der Artikulationsstörung, die bei Kindern häufig auftritt. Dabei werden „S"-Laute und Zischlaute falsch gebildet, z. B. mit der Zunge zwischen statt hinter den Zähnen.

Dysgrammatismus. Darunter werden Störungen beim Erwerb und Gebrauch der Grammatik verstanden. Sie zeigen sich im Auslassen von Wörtern und Satzteilen (z. B. „Papa Auto", „Tom müde"), in der mangelnden Übereinstimmung zwischen Artikel und Substantiv (z. B. „das Junge", „der Milch") oder Subjektiv und Verb (z. B. „ich spielen", „du machen"), aber auch in einer falschen Stellung der Wörter innerhalb eines Satzes (z. B. „gestern bei Oma bin gewesen ich").

Dysarthrie. Sie bezeichnet eine Störung der Aussprache infolge von Erkrankungen der zentralen Bahnen und Kerne der Hirnnerven, die die Artikulationsmuskulatur bewegen. Die Kinder bilden einige Laute nicht, nicht richtig oder sie ersetzen sie durch andere Laute. Als Babys oder Kleinkinder geben die Kinder oft nur minimale lautsprachliche Äußerungen von sich. In der Regel wirken sich die Probleme mit der Artikulationsmuskulatur auch auf die Nahrungsaufnahme aus. Häufig können diese Kinder normale Kost kaum kauen oder schlucken, sie haben Speichelfluss und keinen Mundschluss.

Aphasie. Dabei handelt es sich um eine zentrale Sprachstörung, die bei einer Schädigung der dominanten Hirnhemisphäre auftritt. Dieses kann nach einer Hirnblutung, einer Hirnembolie, nach einer traumatischen Hirnverletzung sowie nach Hirntumoren, Hirnhautentzündungen oder einem Schlaganfall sein. Eine Aphasie kann in verschiedenen Formen und Schweregraden auftreten, die u. a. abhängig sind von der Lokalisierung und Größe der Schädigung.

Vorübergehende verbale Kommunikationsschwierigkeiten können durch örtliche Infektionen wie Kehlkopfentzündungen und Anschwellungen, wie etwa vergrößerte Mandeln, hervorgerufen werden. Auch beatmete Kinder können sich nicht verbal äußern.

■ **Verhaltensregeln**
Für die Kommunikation mit sprachgestörten Kinder, ist Folgendes zu beachten:
- auf eine logopädische, ggf. zusätzliche psychotherapeutische Behandlung hinwirken,
- den Betroffenen annehmen und sein Selbstbewusstsein stärken. Seine positiven Eigenschaften und Fähigkeiten aufzeigen und nicht ständig auf die Störung hinweisen,
- die Sprechangst reduzieren,
- Verständnis zeigen, geduldig sein und keinesfalls die verzögerten Sätze oder Worte des Betroffenen vollenden,
- keinesfalls dürfen vom Gesprächspartner die Störungen als niedliche Kindervariante der Sprache übernommen werden,
- Kontakte zu gleichartig Betroffenen und zu Selbsthilfegruppen vermitteln bzw. fördern.

7.4.6 Kommunizieren mit fremdsprachigen Kindern

In wachsender Zahl ist das Personal eines Krankenhauses mit der Pflege ausländischer Kinder und Jugendlicher befasst. Nicht immer beherrschen die Patienten und deren Angehörige die deutsche Sprache, was die Kommunikation erheblich erschwert. Die außergewöhnliche Situation des Krankenhausaufenthaltes in einem fremden Land kann bei eingeschränkter Kommunikationsmöglichkeit als bedrohlich empfunden werden. Die Sprachbarrieren, aber auch kulturelle und soziale Unterschiede sowie andersartige Krankheitsbilder stellen an die pflegerischen oder medizinischen Fachkräfte besondere Anforderungen.

Einige Familien stammen aus ökonomisch schwachen Ländern, in denen sie z. T. politisch verfolgt oder sozial und gesundheitlich gefährdet waren. Bei den Erkrankungen handelt es sich nicht nur um Tropenkrankheiten, sondern auch um Unterernährung und bei uns nur noch sehr selten vorkommenden Infektionskrankheiten, die sich durch mangelnde Hygiene und fehlenden Impfschutz im Heimatland verbreiten.

Andere Kinder sind bei militärischen Kampfhandlungen in ihrer Heimat verletzt worden und haben Angehörige verloren. Aufgrund dieser äußerst belastenden Faktoren ist die Möglichkeit eines psychosomatischen Erkrankung und Depression besonders bei Kindern groß.

■ **Verhaltensregeln**
Für die Kommunikation mit fremdsprachigen Kindern sollten folgende Grundsätze beachtet werden:
- durch Verständnis und Zuwendung Sicherheit und Geborgenheit vermitteln,
- Körperkontakt aufnehmen beispielsweise durch Handhalten oder den Kopf streicheln, vorausgesetzt, dass dies den kulturellen Normen des Herkunftslandes nicht widerspricht,
- die ggf. besonderen Ernährungsgewohnheiten und die religiösen und kulturellen Gepflogenheiten des Kindes und seiner Angehörigen berücksichtigen und respektieren,
- falls erforderlich einen Dolmetscher, der häufig unter den Angehörigen des Patienten, dem Krankenhauspersonal oder Mitpatienten zu finden ist, heranziehen,
- Dolmetscherliste in Krankenhäusern bereithalten,
- das Kind, sofern es schreiben kann, seine Mitteilung aufschreiben und später übersetzen lassen,
- eine zweisprachig angelegte Kommunikationstafel mit Begriffen aus dem Alltags-Krankenhausleben einsetzen,
- bewusstes Einsetzen von Mimik und Gestik.
- Verfügt das Pflegepersonal über Kenntnisse der Muttersprache des Kindes und seien es nur einige Worte, so sollten diese verwendet werden. Das Kind spürt, dass man sich um es bemüht, und es wird dadurch auch motiviert, sich um Kenntnisse der deutschen Sprache zu bemühen.
- Die Verhaltensweisen des ausländischen Kindes, die unseren Erwartungen nicht entsprechen, müssen unter Berücksichtigung des Verständigungsprobleme, Erziehung, Kultur und Krankheit des Patienten beurteilt werden (s. S. 13).

7.4.7 Kommunizieren bei beeinträchtigter Körpersprache

Die Körpersprache als Ausdrucksmöglichkeit kann in ihren verschiedenen Bereichen durch Fehlbildungen, Verletzungen, Krankheiten, Bewusstlosigkeit oder seelische Störungen beeinträchtigt oder in bestimmter Weise verändert sein. Wenn ein Mensch teilweise die Fähigkeit, sich zu bewegen, verliert, kann er den betroffenen Körperteil nicht mehr zur Übermittlung von nonverbalen Äußerungen benützen. Hierdurch wird der Betroffene in seiner Kommunikationsfähigkeit eingeschränkt, Missverständnisse und Fehleinschätzungen können die Folge sein.

Schon als Säuglinge machen körperbehinderte Kinder oft die Erfahrung, dass ihre Botschaften von der Umwelt nicht wahrgenommen oder falsch interpretiert werden. Ihre ersten Erfahrungen sind zudem häufig durch lange Klinikaufenthalte geprägt, die den frühen Dialog mit den Eltern und den Aufbau einer verlässlichen Bindung zu den Eltern erschweren.

 Merke ⋯⋗ Pflegeverständnis. Das Pflegepersonal muss erkennen, dass Kinder mit strukturellen und funktionellen Störungen nicht wie andere ihre Stimmungen und Einstellungen mittels Körpersprache durch z. B. Haltung, Gang, Gestik, Mimik ausdrücken können.

Gesichtsausdruck. Bestimmte Erkrankungen können **Ursache eines veränderten Gesichtsausdrucks** bei Kindern sein:
⋯⋗ *Exophthalmus:* Die Augäpfel sind nach vorn gedrängt; dies kommt z. B. bei Schilddrüsenüberfunktion, Verletzungen der Augenhöhle oder des vorderen Schädels vor.
⋯⋗ *Facies abdominalis:* Ängstlicher Gesichtsausdruck bei akuter und schwerer Erkrankung im Bereich des Bauchraumes. Der Gesichtsausdruck ist teilnahmslos, die Augen sind eingefallen und umrändert, die Wangen hohl, die Nase spitz und weiß, das Gesicht ist kühl und oft von kaltem Schweiß bedeckt.
⋯⋗ *Greisengesicht:* Infolge starken Durchfalls entsteht greisenartiges Aussehen des Säuglings oder Kleinkindes.
⋯⋗ *Facies lunata:* Das Vollmondgesicht tritt typischerweise bei Cushing-Syndrom auf.
⋯⋗ *Verzerrter Gesichtsausdruck:* ist meist ein Hinweis auf starke Schmerzen.
⋯⋗ *Mimikveränderungen:* können bei geistiger oder sprachlicher Behinderung beobachtet werden. Bei sprachlicher Behinderung geschieht das Formen der Laute häufig übertrieben deutlich. Bei geistiger Behinderung steht oft der Mund offen, der Blick kann verwirrt, starr oder unbeständig sein.

Haltung. Die Ausdrucksbewegungen und die **Haltung des menschlichen Körpers** können durch Hemmung, aber auch durch Erkrankungen, Fehlbildungen oder Deformitäten beeinträchtigt werden. So kann eine angeborene Wirbelsäulenverkrümmung beispielsweise zu verschiedenen Formen der Buckligkeit führen. Ein solches Kind ist nicht in der Lage, eine aufrechte Haltung mit gestrafften Schultern, die mit Selbstbewusstsein und Optimismus in Verbindung gebracht wird, einzunehmen. Diese Einstellung muss dann durch andere Mittel zum Ausdruck gebracht werden.

Gestik. Besonders starken Einfluss auf die **gestischen Ausdrucksbewegungen** haben seelische und geistige Störungen sowie Erkrankungen des Bewegungsapparates und des Nervensystems. Kinder, bei denen eine lokale Hyperaktivität vorliegt, können eine oder mehrere Muskelgruppen nicht beherrschen und so können sich beispielsweise ihre Arme ziellos bewegen, was ihnen z. B. nicht ermöglicht, etwas zu verlangen, indem sie darauf deuten. Da diese Fehlfunktionen oft mit einer Intelligenzminderung verbunden sind, die auch den Erwerb sprachlicher Ausdrucksmöglichkeiten erschwert, muss die Pflegeperson die Körperbewegungen des Patienten sehr genau beobachten, um ihnen ggf. eine Mitteilung entnehmen zu können.

Bei hyperaktiven Kindern und bestimmten Erkrankungen können sich die Betroffenen nicht ruhig halten und still sitzen, ihr Verhalten muss nicht immer einen Mitteilungscharakter, wie z. B. Ausdruck von Wut oder Frustration, haben. Solche Kinder dürfen nicht zwangsweise ruhig gehalten werden, da sie dadurch aggressiv und in ihrer Menschenwürde verletzt werden können. Diesen Kindern muss besondere Aufmerksamkeit entgegengebracht werden, damit sie sich selbst und andere nicht gefährden, wenn sie etwa ruhelos auf und ab gehen oder bedeutungslose Bewegungen machen und so ihre Körpersprache verfremden.

Körperkontakt. Art und Intensität des **Körperkontaktes** sind individuell und sehr unterschiedlich ausgeprägt, ohne dass es sich dabei um Abweichungen mit Krankheitswert handeln muss. Ausdruck einer krankhaften Störung kann Distanzlosigkeit sein. Sie ist häufig bei misshandelten Kindern, die in eine fremde Umgebung, wie z. B. ins Krankenhaus, kommen, festzustellen. Andere Kinder reagieren unter denselben Bedingungen mit extremer Distanzierung von fremden Menschen.

Seelische und geistige Störungen können sowohl mit Distanzlosigkeit als auch mit extremer Angst vor Nähe einhergehen. Bei Autismus zieht sich der Betroffene in die eigene Erlebnis- und Gedankenwelt zurück. Dabei ist er unfähig zur Kontaktaufnahme mit der Außenwelt und emotionale Kontakte bleiben aus.

Manche Menschen haben die Fähigkeit, durch die Haut Empfindungen aufzunehmen, verloren. Den Betroffenen fehlt nicht nur beim Kommunizieren die ganze Komponente des Berührens, sondern dieser Verlust beeinträchtigt auch die Wahrnehmung von Schutzsignalen. Diese gestörte Empfindungsfähigkeit verhindert ein rechtzeitiges Reagieren z. B. auf Verbrennungen oder Verletzungen.

Blickverhalten. Es kann von Hemmungen, Ängsten, Schamgefühl oder Unsicherheit beeinflusst werden. Dann tritt es meistens auf als Absenken oder Umherschweifen des Blickes, ohne dass Blickkontakt mit dem Kommunikationspartner aufgenommen wird. Krankhafte Störungen des Blickverhaltens sind meist durch Schäden an Nerven, die die Bewegung der Augäpfel steuern, bedingt.

Folgeerscheinung ist eine entsprechende Blicklähmung. Beim Blickkrampf werden die Augen zwanghaft nach oben oder zur Seite hin verdreht. Er dauert Minuten, manchmal Stunden an und tritt bei

Störungen des extrapyramidalen Systems oder nach Gehirnentzündungen auf. Das Schielen kann auf den Gesprächspartner irritierend wirken, da der Blickkontakt mit ihm nur mit einem Auge aufgenommen wird.

Bewusstlosigkeit. Das bewusstlose Kind kann nicht wechselseitig kommunizieren. Da nicht nachvollziehbar ist, ob das bewusstlose Kind bestimmte Reize wahrnimmt und Teile seiner Umwelt registriert, sollte man ihm immer wieder Reize anbieten. Dies geschieht z. B. durch Ansprechen und Berühren, aber auch durch Vermitteln von Temperaturreizen, Gerüchen oder vertrauten Klängen. Die Pflegeperson kann z. B. die Angehörigen bitten, eine Kassette, entsprechend der Vorlieben und Gewohnheiten des Betroffenen, mit bestimmten Musikstücken, Menschen- oder Tierstimmen und anderen gewohnten Lauten zu bespielen, und diese dem bewusstlosen Kind einige Male täglich vorspielen.

Praxistipp ⋯ Durch Hautkontakt wird menschliche Nähe und Zuwendung vermittelt und kann dem Bewusstlosen Vertrauen und Geborgenheit geben.

Die Art und Weise, wie die Pflegeperson das bewusstlose Kind pflegt, ist daher von großer Bedeutung. Andere Formen der Zuwendung mittels Hautkontakt ist das Handhalten und -auflegen, das Umarmen oder Streicheln (s. S. 49).

7.4.8 Kommunikationshilfsmittel

Die Überlegung, welches Hilfsmittel dem Kind die Kommunikation erleichtern soll, ist abhängig vom Entwicklungsstand des Kindes und von der Art und dem Grad der Behinderung. Die Kommunikationshilfsmittel müssen grundsätzlich den geistigen Fähigkeiten des Kindes entsprechen, um wirkungsvoll eingesetzt werden zu können.

Eine Alternative oder Ergänzung zur Lautsprache sind zunächst **körpereigene Kommunikationsformen**. Gestik, Mimik, Blickbewegungen und die Gebärdensprache lassen sich, sofern es die motorischen Fähigkeiten zulassen, gezielt zu kommunikativen Zwecken einsetzen.

Lässt sich Kommunikation nicht mit körpereigenen Methoden verwirklichen, müssen **externe Hilfsmittel** herangezogen werden. Bei diesen Kommunikationshilfen lassen sich nichtelektronische und elektronische Systeme unterscheiden.

Sprechhilfen

Damit Kind und Pflegeperson sich auch ohne Worte verständigen können, werden folgende Hilfsmittel eingesetzt:

⋯ Die *Sprechtafel* **(Abb. 7.9)** wurde von der Basler Gruppe „Shanti Nilaya" in Zusammenarbeit mit der Ärztin und Sterbeforscherin Elisabeth Kübler-Ross entwickelt. Die Sprechtafeln sind beidseitig bedruckt. Die eine Seite ist mit Symbolen aus dem täglichen Leben rund um das Krankenbett versehen. Auf der anderen Seite sind Zahlen, Buchstaben, Begriffe für einzelne Tätigkeiten, emotionale Aussagen, Namen, Medikamente und räumliche Orientierungshinweise geschrieben. Diese Seite kann aber auch auf die jeweiligen individuellen Bedürfnisse des Patienten angepasst werden. Hierzu werden leere, aufklebbare Felder mitgeliefert, auf denen auf das Kind abgestimmte Wörter und Begriffe ergänzt werden können. Ist es einem Kind nicht möglich, mit dem Finger oder einem Hilfsgegenstand hinzuzeigen, übernimmt dies die Pflegeperson. Das Kind kann dann durch einfache Laute und Mimik reagieren.

⋯ Das *Kommunikationsbuch* ist eine Verständigungshilfe, die – thematisch geordnet – verschiedene Bereiche des täglichen Lebens beinhaltet und mit Bildern und Wortlisten die Kommunikation erleichtert.

⋯ Entsprechend gestaltete *Symbol-* oder *Bildposter* an den Wänden können je nach Örtlichkeit die Kommunikation z. B. am Essplatz, Badezimmer, Toilette usw. erheblich vereinfachen.

⋯ Das *BLISS-Symbolsystem* wurde von Charles K. Bliss als universale grafische Symbolsprache erfunden und von Blissymbolics Communication International als Kommunikationsmittel für Menschen mit schweren Sprachstörungen weiterentwickelt. Das BLISS-Symbolsystem umfasst ca. 2400 Symbole. (Bezugsquelle: Julius Groos Verlag, Hertzstr. 6, 69126 Heidelberg)

⋯ Besonders geeignet für nichtsprechende körper-/geistigbehinderte Kinder ist das *Löb-Symbolsystem*, das 60 Symbole umfasst. (Bezugsquelle: Reinhold-Löb-Verlag, Sebastian-Kneipp-Str. 27, 86854 Amberg)

⋯ Das *PICSYMS-Symbolsystem* verfügt über 800 Symbole. Es ist aufgrund seiner einfachen Umrisszeichnungen und der grafischen Gestaltung eher für Kinder geeignet.

⋯ Der *Communicator* ist eine von der Firma Canon entwickelte elektronische Miniaturschreibmaschine, die am Unterarm festgebunden oder um den Hals gehängt und stets bei sich getragen werden kann. Im Gerät befindet sich ein Band, auf das Geübte pro Sekunde bis zu 10 Buchstaben tippen können. Das getippte Band kann abgerissen und dem Gesprächspartner gegeben werden. Die Buchstaben sind weit voneinander angeordnet, damit das Gerät auch von Menschen mit spastischen Lähmungen benutzt werden kann. Das Gerät kann auch von gelähmten Menschen ggf. mit Hilfe eines Bleistifts im Mund bedient werden.

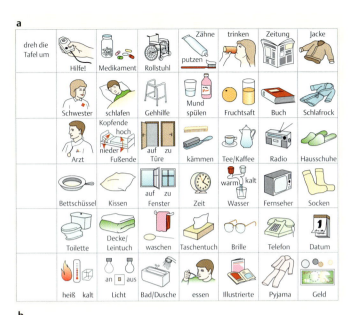

Abb. 7.9 Sprechtafel für sprachbehinderte und sprachlose Menschen (nach Juchli).
a Vorderseite
b Rückseite

→ Die Fa. Reha-Vista produziert eine Vielzahl von elektronischen Kommunikationshilfen (**Abb. 7.10**). Digivox Plus ist ein *Kommunikationsgerät mit natürlicher Sprachausgabe*, das auch von Kindern mit stärkeren körperlichen Beeinträchtigungen genutzt werden kann. Symbolverständnis muss vorhanden sein. (Bezug über Fa. IGEL, Hastedter Osterdeich 222, 28207 Bremen)

→ Der *Alltalk* ist ein elektronisches Kommunikationsmittel für Sprechbehinderte. Das Gerät kann vom Benützer so programmiert werden, dass es mit einer „menschlichen Stimme" sprechen kann. Das Programm kann von „sehr einfach" für kleine Kinder bis zu „sehr differenziert" eingegeben werden.

Hör- und Sehhilfen

Zur Verständigung zwischen Pflegeperson und hör- bzw. sehgeschädigten Patienten werden folgende Hilfsmittel verwendet:

→ Für Schwerhörige ist das wichtigste Kommunikationshilfsmittel das *Hörgerät*. Gehörlose Menschen sind wesentlich auf nonverbale Kommunikation angewiesen. Hierzu gehört auch die *Gebärdensprache* oder die Fähigkeit von den *Lippen abzulesen*.

→ Für sehbehinderte oder blinde Menschen steht eine Vielzahl von Hilfsmitteln zur Verfügung, die eine Teilnahme am sozialen Leben ermöglicht. *Tele-*

7 Kommunizieren

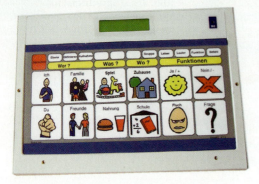

Abb. 7.10 **Kommunikationsgerät** (Fa. Rehavista). „Digivox Plus" mit natürlicher Sprachausgabe

fon und *Rundfunk* sind Möglichkeiten zur Kommunikation oder der Informationsbeschaffung.
- Verschiedene Verlage bieten eine Vielzahl von *Büchern in Großdruck* an.
- *Leselupen* ohne und mit Beleuchtung werden bis zu zehnfacher Vergrößerung angeboten und sind als Lesehilfen bei leichten Seheinschränkungen hilfreich.
- *Lesegeräte mit Bildschirm* erreichen eine Vergrößerung bis zum 50fachen. Für Bettlägerige eignen sich *durchsichtige Leseständer* und für Menschen mit eingeschränkter oder fehlender Finger- oder Handfunktion ein *Lesehalter aus Acrylglas mit Mundstab* oder Tipphämmerchen zum Umblättern.
- Zum Austausch von Mitteilungen als Alternative zum Briefeschreiben können auch besprochene *Kassetten* verwendet werden. Besonders für Kinder sind mit Kinderliedern und -geschichten bespielte Kassetten eine wichtige Anregung.

7.5 Berufliche Kommunikation

Gute Zusammenarbeit in Organisationen ist u. a. davon abhängig, wie sich ihre Mitarbeiter untereinander austauschen, wie sie miteinander kommunizieren können.

Im beruflichen Alltag einer Pflegeperson ist Kommunikation in den verschiedensten Situationen erforderlich. Eine der wichtigsten Formen menschlicher Kommunikation ist das Gespräch. Die überwiegende Mehrzahl der Gespräche werden bewusst geführt, um bestimmte Ziele wie Anerkennung, Verständnis, Selbstdarstellung, Vermitteln von Sachinformationen usw. zu erreichen. Der Verlauf und das Ergebnis beruflicher Kommunikation ist wesentlich abhängig von der Gesprächsführung.

Merke Gesprächsführung. Voraussetzung für eine zufriedenstellende Gesprächsführung ist aber nicht nur das angeeignete Wissen und die Kommunikationstechnik, sondern auch die einfühlende Einstellung zum jeweiligen Gesprächspartner.

7.5.1 Gesprächstechniken

Im Folgenden soll zwischen drei Gesprächstechniken unterschieden werden: dem helfenden Gespräch, der Themenzentrierten Interaktion und der Transaktionsanalyse.

Das helfende Gespräch

„*Wenn ich vermeide, mich einzumischen, sorgen die Menschen für sich selber
Wenn ich vermeide, Anweisungen zu geben, finden die Menschen das richtige Verhalten
Wenn ich vermeide zu predigen, bessern die Menschen sich selber
Wenn ich vermeide, sie zu beeinflussen, werden die Menschen sie selber.*"
(Laotse, 480 – 390 v. Chr.)

Der amerikanische Psychologe *Carl Rogers* ist der Begründer der klientenzentrierten oder nichtdirektiven, heute personenzentrierten genannten Gesprächspsychotherapie, auf deren Erkenntnissen und Methoden das helfende Gespräch basiert. Das helfende Gespräch findet grundsätzlich in allen Bereichen zwischenmenschlichen Umgangs Anwendung. Besonders die Psychologie, Pädagogik, Sozialarbeit und Krankenpflege bedient sich der Methoden des helfenden Gespräches.

In seiner **Persönlichkeitstheorie** spricht Rogers von einem allgemein menschlichen Trieb zur Selbstverwirklichung. Sehr früh im Leben entwickelt sich aber auch das Bedürfnis nach positiver Zuwendung. Reagiert die Umwelt auf das, was das Kind tut oder fühlt, negativ, so wird es diese Impulse und Gefühle unterdrücken und sich so verhalten, dass es positive Zuwendung erhält. Eigene Bedürfnisse oder Impulse, die mit den Wertvorstellungen der Umwelt kollidieren, werden nicht mehr oder nur verzerrt wahrgenommen. Das heißt auch, dass die Wahrnehmung des eigenen Selbst – des Bewusstseins der eigenen Person, des Fühlens, Erlebens, Erfahrens, des „So bin ich" – gestört ist und die Selbstverwirklichung behindert wird. Es bildet sich ein verzerrtes Selbstkonzept, eine Vorstellung von sich selbst, die weniger von den eigenen Erfahrungen und Gefühlen bestimmt ist als von äußeren Werten, geformt von dem Bedürfnis, Zustimmung und Zuwendung zu erhalten.

Erfahrungen, Bedürfnisse und Gefühle, die nicht in dieses Selbstkonzept passen, werden nicht mehr wahrgenommen oder unbewusst verzerrt. Dabei wird der Mensch rigide, eingeschränkt in seinem Handeln; er muss in ständiger Angst dafür sorgen, dass nichts und niemand sein Selbstkonzept ins Wanken bringt. Wie starr und ängstlich ein Mensch auf diese Weise auch immer geworden sein mag, sein Drang nach Selbstentfaltung und Selbstverwirklichung ist immer noch vorhanden.

> **Merke ⋯ Funktion.** Sinn des helfenden Gesprächs ist es also, Bedingungen zu schaffen, unter denen sich der Gesprächspartner wieder entfalten und die Mauern wegräumen kann, mit denen er sich umgeben hat. Es wird angestrebt, die Wachstumskräfte des Menschen zum Tragen zu bringen und jenes Umfeld zu schaffen, das es ihm ermöglicht, sich selbst zu helfen.

Nach Rogers sind drei Bedingungen Voraussetzung für das Gelingen des helfenden Gespräches:
1. *Echtheit:* Ein helfender Gesprächspartner wird als echt und kongruent erlebt, wenn seine Äußerungen mit dem, was er fühlt und denkt übereinstimmen. Er zeigt keine Fassade und versteckt nichts von seinem Wahrnehmen und Erleben. Kein professionelles Lächeln oder verbal freundliche Zuwendung, wenn er entgegengesetzt fühlt. Er begegnet dem anderen als reale Person und nicht als Träger einer Rolle.
2. *Akzeptanz:* Eine angstfreie und vertrauensvolle Gesprächssituation wird erreicht, indem der Gesprächspartner vorbehaltlos in seiner Person wertgeschätzt wird und er damit wieder an seine eigenen Kräfte glauben lernt und sich annehmen kann, wie er ist. Wertschätzung ohne Vorbedingungen heißt aber nicht, alles Verhalten des Klienten gutzuheißen.
3. *Empathie:* Wenn der helfende Gesprächspartner den Klienten annehmen kann, kann er auch mehr und mehr sich in ihn hineinversetzen. Er fühlt sich verstanden, wenn der Therapeut sensibel wird und „mitschwingt". Auf keinen Fall sollte das vom Klienten Gesagte „nachgeplappert" werden, vielmehr muss der helfende Gesprächspartner auf alle Mitteilungen, also auf Sprache, Sprechausdruck, Körperhaltung und aktuelle Verhaltensweisen des Klienten achten und dann das von ihm Gespürte dem Klienten mitteilen. So gelangt dieser schrittweise zu einem tieferen Verständnis der eigenen Person.

Echtheit, Akzeptanz und Empathie haben eine besondere Bedeutung für bewusstes Kommunizieren in der Pflege. Bei der Gesprächsführung sind drei methodische Aspekte zu berücksichtigen:
1. *Einfühlsam zuhören:* Helfende Gesprächspartner zeigen durch Mimik und Gestik nonverbal an, dass sie interessiert zuhören. Gegebenenfalls kann verbales Verstehen und Bereitschaft zum weiteren Zuhören geäußert werden, etwa: „Ich verstehe" oder „Ich höre zu" oder „Erzählen Sie ruhig weiter". Pausen werden akzeptiert. Die Klienten bekommen durch die von den Helfern ausgehaltenen Pausen Raum für sich. Sie können ihren Gefühlen nachspüren, überlegen, was sie weiter sprechen wollen. Evtl. kommen ihnen in einer Pause eigene Ideen zur Problemlösung. Sprechen sie diese dann an oder das, was sie ergänzen oder zurechtrücken möchten, steuern sie das Gespräch und bestimmen damit, was Thema sein soll.
2. *Verbalisieren der Gesprächsinhalte:* Durch Spiegeln oder Paraphrasieren können Klienten ihre eigenen Aussagen noch einmal zur Kenntnis nehmen. Sie können ihre weiteren Gedanken und Worte daran anknüpfen. Oft verstehen sie dadurch sich selbst und ihre Gedanken besser.
3. *Verbalisieren gespürter und vermuteter mitschwingender emotionaler Erlebnisinhalte:* Hierdurch soll das Gespräch auf der Gefühlsebene, der tieferen Schicht der Persönlichkeit und dem Ort der eigentlichen Probleme, gehalten werden. Ausgehend von der Erkenntnis, dass in einem Gespräch der Beziehungsaspekt den Sachaspekt und nicht umgekehrt bestimmt, lassen sich für die Gesprächsführung zusammenfassend 7 Leitsätze formulieren:
   – Ich verhalte mich ehrlich und zeige meine ehrlichen Interessen.
   – Ich akzeptiere den anderen so, wie er ist.
   – Ich versuche über das Akzeptieren des anderen hinaus, auch ihn zu verstehen.
   – Ich fange da an, wo der andere steht.
   – Ich prüfe kritisch die Gefühle, die der andere in mir auslöst.
   – Ich meide rechthaberisches Argumentieren und Diskutieren.
   – Ich beurteile den anderen nicht nach meinem Wertmaßstab.

Nach Rogers Meinung muss im helfenden Gespräch auf ein „du sollst" oder „du sollst nicht", ob ausgesprochen oder unausgesprochen verzichtet werden. Der Klient braucht weder Ratschläge noch Verhaltensmaßregeln. Den Weg, der für ihn der richtige ist, kennt er selbst am besten, auch wenn ihm dies noch nicht bewusst ist, und die Kraft zur Selbstverwirklichung hat er auch. Alles, was er braucht, ist eine Atmosphäre von Wärme, Sicherheit und Vertrauen, in der er zu sich selbst finden kann.

Themenzentrierte Interaktion (TZI)

Ruth C. Cohn, eine deutsche Jüdin, die in Berlin und in der Schweiz studierte und in den USA als Psychoanalytikerin arbeitete, entwickelte das **Konzept des „Lebendigen Lernens"** in Gruppen. Themenzentrierte Interaktion, bekannt unter der Abkürzung TZI, als pädagogisches und auch als therapeutisches Modell zielt auf „lebendiges", ganzheitliches (Körper-Geist-Seele; Verstand und Gefühle), schöpferisches, lustvolles Lernen. Das Cohn'sche Modell eignet sich hervorragend für Sitzungen und Besprechungen der Mitarbeitergruppe einer Pflegeinstitution. Ruth C. Cohn geht davon aus, dass jede Interaktionssituation und Kommunikation in der Gruppe von drei Elementen bestimmt wird:

- die individuellen Bedürfnisse, das *Ich*, die Persönlichkeit der Gruppenmitglieder,
- die Beziehungen zwischen den Gruppenmitgliedern, das *Wir*, die Gruppe und
- das Thema, der Inhalt der Kommunikation, die Sache oder das *Es*.

Das Dreieck von „Ich, Wir und Es" ist eingebettet in eine Kugel, die die Umgebung darstellt, in welcher sich die Gruppe trifft **(Abb. 7.11)**. Diese Umgebung besteht aus Ort, Zeit und anderen situativen, historischen, sozialen Bedingungen.

Wichtig ist, das Gleichgewicht und die Dynamik der drei Faktoren in der Gruppe zu erhalten oder herzustellen. Geht es nur um das Es, das Thema, so kann das leicht zu einer akademischen Diskussion werden, in der nur „über" etwas geredet wird.

Konzentriert sich die Gruppe zu sehr auf eine Person oder auf das, was zwischen den einzelnen Gruppenmitgliedern vor sich geht, so wird sie zu einer Therapie- oder Sensitivity-Gruppe. Das Besondere an der TZI ist, dass sie alle drei Bereiche gleichwertig einbezieht. Damit soll eine dynamische Balance zwischen persönlichen, physischen, emotionalen, intellektuellen und geistigen Bedürfnissen geschaffen werden. Um diese Balance herzustellen, sollen folgende Regeln der TZI zur Anwendung kommen:

- „Sei dein eigener Chairman." Bestimmte, wenn du reden oder schweigen willst, richte dich nach deinen Bedürfnissen; jeder ist aufgerufen, im Hinblick auf das Thema und Wir das zu geben und das zu lassen, was er selbst geben und erhalten will.
- „Beachte deine Körpersignale und die der anderen."
- „Störungen haben Vorrang." Wenn du nicht wirklich dabei sein kannst, d. h. wenn du gelangweilt oder ärgerlich bist oder aus einem anderen Grund dich nicht konzentrieren kannst, unterbrich das Gespräch.
- „Versuche zu sagen, was zu wirklich willst, nicht, was du möglicherweise sagen solltest, weil es von dir erwartet wird." Das schließt folgende Konsequenzen mit ein: Wenn du fragst, sage, warum du fragst und was die Frage für dich bedeutet, mache mir bewusst, was du denkst und fühlst, sei zurückhaltend mit Verallgemeinerungen.
- „Sprich nicht per man oder wir, sondern per ich!" „Man" bedeutet ein Verstecken vor der persönlichen Verantwortung. Du kannst nur für dich und nicht für andere reden.
- „Persönliche Aussagen sind normalerweise besser als unechte Fragen." Wenn z.B. einem Gruppenmitglied die Raumtemperatur zu warm ist, sollte es nicht fragen, ob die anderen die Wärme unangenehm empfinden, sondern ehrlich sagen, dass es ihm persönlich zu warm ist.
- „Wenn mehrere Gruppenmitglieder sprechen bzw. sprechen wollen, ist es empfehlenswert, eine Einigung über den Gesprächsverlauf herbeizuführen."
- „Vermeide nach Möglichkeit Seitengespräche."
- „Vermeide nach Möglichkeit Interpretationen anderer und teile statt dessen lieber deine persönlichen Reaktionen mit."
- „Gib Feedback: Sag, wie das Verhalten anderer auf dich wirkt, wenn du dich davon berührt fühlst."
- „Wenn du Feedback erhältst, höre ruhig zu und versuche zu verstehen." Gib keine Rechtfertigungen und Klarstellungen.

Will eine Mitarbeitergruppe gezielte Fortschritte machen, in dieser Art miteinander umzugehen, ist es empfehlenswert, sich wenigstens für einige Sitzungen eine in TZI ausgebildete Person in die Gruppe zu holen.

Transaktionsanalyse (TA)

Unter Transaktionsanalyse versteht man ein von *Eric Berne* entwickeltes Modell, mit dessen Hilfe sich gesunde und krankmachende lebenswichtige **soziale Wechselbeziehungen** veranschaulichen, verstehen und behandeln lassen. Nach Berne hat jeder Mensch **drei Ich-Zustände** in sich vereinigt **(Abb. 7.12a)**:

- *Kindheits-Ich:* Hierzu gehören unsere Triebe, Wünsche, Neugier, Kreativität, aber auch alle Reaktionen, die wir in den ersten fünf Lebensjahren eingesetzt haben, um mit den Anforderungen der Umwelt und der Eltern fertig zu werden. Das Kindheits-Ich ist dreigeteilt: das angepasste, das rebellische und das freie Kindheits-Ich.
- *Das Eltern-Ich* setzt sich aus dem zusammen, was das Kind in den ersten fünf Jahren an den Eltern beobachtet und erlebt hat. Im Eltern-Ich sammeln sich alle Normen, Regeln, Verbote, Prinzipien, die in der Erziehung eine wichtige Rolle gespielt haben. Das Eltern-Ich ist zweigeteilt: das fürsorgliche und das kritische Eltern-Ich.

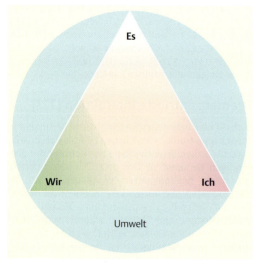

Abb. 7.11 Beziehungsdreieck **TZI** (nach Stalmann).
Eine dynamische Balance zwischen „Ich, Wir und Es" und Umwelt ist herzustellen

7.5.2 Patientenbezogene Kommunikation

Instruktion und Anleitung. Eine fachkompetente Pflegeanleitung ist die bewusste und methodisch ausgerichtete Instruktion und Anleitung von Lernenden. Infolge ihrer Gesundheitsstörungen müssen Kinder und Jugendliche oder deren Eltern und Bezugspersonen für die Zeit nach der Klinikentlassung über neues Verhalten und Pflegetechniken informiert werden. Dies kann z. B. der Fall sein bei Injektionen, Verbandwechseln, Inhalation usw.

Der Anleitungsprozess sollte in einem vorher festgelegten zeitlichen Rahmen erfolgen, wobei die Lernenden nicht überfordert werden dürfen. Die Anleitung vollzieht sich in folgenden Schritten:
- ⇢ *Vorbereitung.* Die Anleiteperson erklärt das Ziel der Anleitung und die Anleiteinhalte. Die Anleiteperson klärt die emotionale Situation des Lernenden (Angst, Befangenheit, Ekel usw.) und stellt Vorerfahrungen und -kenntnisse fest. Werden von der Anleiteperson pflegerische Maßnahmen demonstriert, platzieren sich die Lernenden so, dass sie die Pflegehandlung umfassend beobachten können. Die Umgebung wird vorbereitet, indem angemessene Licht- und Temperaturverhältnisse geschaffen, Hilfsmittel bereitgestellt und Störungsquellen beseitigt werden.
- ⇢ *Erklären und vormachen.* Hierbei ist es wichtig, nicht zu viel vorauszusetzen, die Anleitung in kleinen Schritten vollziehen und jede einzelne Handlung genau zu erklären. Das Erklären und Vormachen geschieht so oft, bis sich die Lernenden zutrauen, die Handlung selbst auszuführen.
- ⇢ *Nachmachen und erklären lassen.* In diesem Stadium übernehmen die Lernenden die Handlung, wobei sie zunächst, wenn notwendig, sprachlich begleitet, korrigiert und wiederholt werden. Erst wenn das neue Handeln beherrscht wird und gleichzeitig beschrieben werden kann, ist der direkte Anleitevorgang beendet.
- ⇢ *Einüben lassen und kontrollieren.* In dieser Phase sollten sich Lernende mit auftretenden Problemen und Unsicherheiten jederzeit an die Anleiteperson wenden können. Erst wenn Lernende und Anleiteperson überzeugt sind, dass die Handlung ohne Einschränkungen beherrscht wird, ist die Einübungs- und Kontrollphase abgeschlossen.

Pflegevisite. Sie ist in erster Linie ein Gespräch zwischen dem Patienten und seinen pflegerischen Bezugspersonen über seinen Pflegeprozess und soll eine bestmögliche individuelle Pflege gewährleisten. An der Pflegevisite sollten auch die jeweilige Stationsleitung und die Abteilungs- bzw. die Pflegedienstleitung teilnehmen.

Die Ziele der Pflegevisite sind:
- ⇢ den Patienten gezielt in die Pflege miteinzubeziehen und ihn umfassend über pflegerische Maßnahmen zu informieren und diese mit ihm zu besprechen.

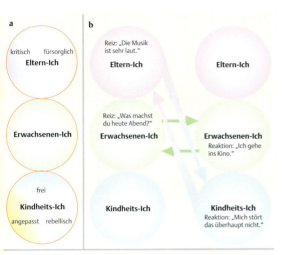

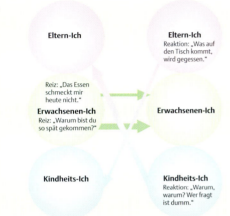

Abb. 7.12 ⇢ **Transaktionsanalyse** (nach Michel u. Novak).
a Grafische Darstellung der Ich-Zustände und deren Unterteilung
b Beispiel für komplementäre Kommunikation
c Beispiel für überkreuzte Kommunikation

- ⇢ Das *Erwachsenen-Ich* urteilt, denkt, legt sich seine Handlungen zurecht und berücksichtigt auch die Handlungskonsequenzen.

Die Transaktionsanalyse untersucht, welche Strukturebene des Ich in einer Kommunikationssituation aktiv bzw. angesprochen wird. Gespräche sowie Reize und Reaktionen lassen sich durch Kreise und Vektoren abbilden. Wenn die Vektoren parallel verlaufen, dann spricht Berne von einer komplementären Kommunikation **(Abb. 7.12 b)**, die erfolgreich verlaufen kann. Wenn sich die Vektoren von Reiz und Reaktion im Diagramm überkreuzen, dann ist eine erfolgreiche Kommunikation zu Ende **(Abb. 7.12 c)**.

Für die berufliche Kommunikation kann das Wissen aus der Transaktionsanalyse hilfreich sein, eigenes Sprechverhalten aus dem Kindheits-Ich, Erwachsenen-Ich, Eltern-Ich kommend zu identifizieren und bewusst einzusetzen bzw. zu korrigieren.

- Pflegeprobleme werden gemeinsam erörtert, korrekturbedürftige Pflegemaßnahmen werden erkannt, Pflegeziele werden auf ihre Erfüllbarkeit hin überprüft und ggfs. neu formuliert.
- Pflegeergebnisse werden bewertet, neue Teilziele werden erhoben und entsprechende Pflegemaßnahmen eingeleitet.

Nicht bei allen Patienten ist eine Pflegevisite notwendig. Pflegerisch unauffällige Patienten müssen nicht einbezogen werden. Die Pflegevisite sollte regelmäßig, an einem festgelegten Tag der Woche und mit einem durchschnittlichen Zeitbedarf von ca. 60 Minuten durchgeführt werden. Die Moderation der Pflegevisite sollte die jeweilige pflegerische Bezugsperson übernehmen. Inhaltlich sollte die Pflegevisite auf folgende Fragestellungen ausgerichtet sein:
- Wie ist das aktuelle Befinden des Patienten?
- Welche pflegerischen Probleme stehen im Vordergrund?
- Welche Pflegemaßnahmen werden beibehalten, welche werden umgestellt?
- Welche Teilziele müssen neu formuliert werden?
- Müssen Spezialisten oder ergänzende Dienste (z. B. Physiotherapeuten, Logopäden usw.) in die pflegerische Betreuung einbezogen werden?

Erstgespräch durch die Pflegeperson. Pflegeanamnese oder Situationseinschätzung (s. S. 33).

Arztvisite. Tägliche Besprechung der Patientensituation zwischen Arzt und Pflegepersonal. Das pflegerische Bezugspersonal gibt therapierelevante Informationen und Beobachtungen an den Arzt weiter (Abb. 7.13). Die Arztvisite ist Grundlage für die Abstimmung und Verordnung medizinischer Maßnahmen. Für die Arztvisite ist eine vollständige Pflegedokumentation Voraussetzung. Es werden *drei Formen der Arztvisite* unterschieden:
- *patientenzentrierte Visite:* täglich stattfindende Visite, in deren Mittelpunkt die Situation des Patienten und dessen Befinden steht,
- *Kardex-Visite:* wird außerhalb des Krankenzimmers vorgenommen und befasst sich mit medizinischen Problemen und dem Krankheits- und Therapieverlauf.
- *Chefarzt-Oberarztvisite:* wird von der zuständigen Pflegeperson und dem Stationsarzt begleitet und

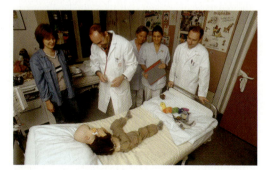

Abb. 7.13 Patientenvisite. Der Stationsarzt erkundigt sich nach dem Befinden des kleinen Patienten

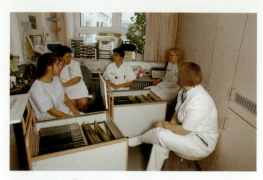

Abb. 7.14 Übergabegespräch. Zweck des Übergabegespräches ist es, die Kontinuität der Pflege zu gewährleisten

findet in der Regel einmal wöchentlich statt. Oberarztvisiten werden häufiger durchgeführt.

Teambesprechungen, Patienten- oder Situationsbesprechungen. Neben der zuständigen Pflegeperson, dem Patienten und ggf. dessen Angehörigen nimmt ein interdisziplinärer Personenkreis (z. B. Ergo-, Physio-, Sprachtherapeuten, Sozialarbeiter, etc.) an den Besprechungen teil. Diese finden wöchentlich, einen einzelnen Langzeitpatienten betreffend, alle 4–6 Wochen statt.

Übergabegespräch. Es findet bei Schichtwechsel und bei Übernahme oder Verlegung eines Kindes statt. Zweck des Übergabegespräches ist, die Kontinuität der Pflege zu gewährleisten. Im Übergabegespräch erfolgt auch die Patientenzuordnung und Aufgabenverteilung (Abb. 7.14).

Merke Dokumentation. Für alle Besprechungen ist eine exakte, vollständige und kontinuierliche Pflegedokumentation erforderlich.

7.6 Schmerz

Eva-Maria Wagner

Definition „Schmerz ist das, wovon die betreffende Person sagt, es seien Schmerzen; sie bestehen immer, wenn die betreffende Person sagt, dass sie vorhanden seien." (McCaffery, Schmerz – ein Handbuch für die Pflegepraxis, Ullstein/Mosby 1997)
Schmerz ist eine „unangenehme sensorische und/oder emotionale Erfahrung, die mit akuten oder potentiellen Gewebeschäden in Verbindung gebracht oder mit solchen Begriffen beschrieben wird. Schmerz ist immer subjektiv." (International Association for the Study of Pain, 1986)

Schmerz ist ein häufiges Phänomen. Er tritt als Symptom oder Warnsignal auf bei Verletzungen und

Krankheiten, aber auch in Verbindung mit physiologischen Veränderungen wie z. B. Zahnen, Menstruation oder Entbindung. Die Schmerzempfindung ist unabhängig vom Lebensalter und ist bereits beim Fötus nachweisbar.

In der Kinderklinik sind viele diagnostische und therapeutische Maßnahmen mit Schmerzen verbunden. Auch Pflegemaßnahmen können schmerzhaft sein.

7.6.1 Begriffsbestimmungen

Schmerzen können unterschieden werden in akute und in chronische Schmerzen.

> **Definition** ···▷ **Akute Schmerzen** dauern kürzer als drei Monate und lassen nach bei Einsetzen der Heilung. Sie können sowohl rasch als auch langsam auftreten und jede Intensität haben.
> **Chronische Schmerzen** sind Schmerzen, die länger als drei Monate anhalten oder die ständig wiederkehren. Man unterscheidet Schmerzen mit bekannter Ursache, z. B. bei Rheuma oder Krebs, von Schmerzen mit unbekannter Ursache, z. B. bei Migräne, Wachstumsschmerzen, rezidivierende Bauchschmerzen.

Die **Schmerzschwelle** bezeichnet den Augenblick, ab dem ein Reiz als Schmerz wahrgenommen wird. Da die Schmerzschwelle individuell sehr unterschiedlich ist, kann beispielsweise der Bedarf an Schmerzmitteln nach der gleichen Operation bei mehreren Kindern extrem unterschiedlich sein.

Die **Schmerztoleranz** bezeichnet die Dauer oder das Ausmaß der Schmerzen, die ein Mensch ertragen will oder kann. Langanhaltende oder wiederholte Schmerzen senken meist die Schmerztoleranz.

Die **körpereigene Schmerzabwehr** schützt uns in einem gewissen Ausmaß vor Schmerzen durch die Hemmung der Schmerzweiterleitung vom Rückenmark zum Gehirn und durch die Ausschüttung körpereigener, schmerzlindernder Substanzen, der sogenannten Endorphine.

Unter **Sensibilisierung** oder **Schmerzgedächtnis** versteht man die erhöhte Empfindlichkeit von Neuronen des ZNS für Reize, auch wenn die ursprüngliche Schmerzursache bereits vollständig verschwunden ist. Man unterscheidet Allodynie und Hyperalgesie. Bei der **Allodynie** führen normalerweise harmlose Reize, z. B. leichte Berührung der Haut, zu Schmerzen. Bei der **Hyperalgesie** führen Schmerzreize zu abnorm starker Schmerzempfindung.

Arten von Schmerzen

Man unterscheidet nach der Schmerzqualität:
···▷ brennende Schmerzen (z. B. Wasserlassen bei Blasenentzündung),
···▷ bohrende Schmerzen (z. B. Knochenschmerzen),
···▷ dumpfe Schmerzen (z. B. Verletzung innerer Organe),
···▷ klopfende Schmerzen (z. B. bei Entzündungen),
···▷ krampfartige Schmerzen (z. B. Kolik),
···▷ stechende Schmerzen (z. B. Zahnschmerzen) und
···▷ ziehende Schmerzen (z. B. Menstruation).

Darüber hinaus unterscheidet man je nach Lokalisation **Oberflächenschmerzen** (somatische oder parietale Schmerzen) in der Haut oder im Unterhautfettgewebe, **Tiefenschmerzen** an Muskeln oder Gelenken sowie **Eingeweideschmerzen** (viszerale Schmerzen) an den inneren Organen.

Folgen von Schmerzen

So wichtig Schmerzen als Warnsignal und Symptom sind, sie haben auch negative Folgen. Physiologische Veränderungen umfassen Blutdruckschwankungen, Herzfrequenzveränderungen, Schwankungen der Atemfrequenz, erhöhten Muskeltonus, Schwankungen von SaO2 bzw. tcPO2. Hormonelle und metabolische Veränderungen umfassen Hyperglykämie, Hyperkaliämie, katabolen Stoffwechsel, Hyperkoagulabilität des Blutes, erhöhte Infektanfälligkeit und verlangsamte Wundheilung.

Langanhaltende Schmerzen führen zu Störungen des Schlaf-Wach-Rhythmus und erniedrigen den körpereigenen Endorphinspiegel, d. h. der Mensch gewöhnt sich nicht an Schmerzen, sondern er wird im Gegenteil schmerzempfindlicher, die Schmerztoleranz sinkt und die Gefahr einer Sensibilisierung steigt. Je stärker der Schmerz wird, desto schwieriger ist er zu behandeln, d. h. durch die frühzeitige Gabe von adäquaten Schmerzmitteln lassen sich Menge und Dosierung insgesamt niedriger halten.

7.6.2 Schmerzerfassung

Leider lässt Schmerz selbst sich nicht messen, so wie wir z. B. die Körpertemperatur oder den Blutdruck messen können. Allerdings können wir die Reaktionen eines Menschen auf Schmerzen erfassen. Sie umfassen die folgenden Schmerzparameter:
···▷ das subjektive Schmerzerleben, z. B. Stöhnen, Jammern, Weinen, Schreien, Schmerzbeschreibung des betroffenen Menschen;
···▷ das beobachtbare Verhalten, z. B. Veränderungen von Mimik, Gestik, Körperhaltung, reflektorische Bewegungen, Schonhaltungen. Ein typischer Gesichtsausdruck ist bei Säuglingen mit Schmerzen beschrieben worden;
···▷ die physiologischen Veränderungen von Herzfrequenz, Atmung, Blutdruck, Muskeltonus, Schwitzen an den Handflächen. Die Vitalparameter bieten eine Zusatzinformation, sind jedoch unspezifisch, da sie vielen Einflüssen unterworfen sind.
···▷ die Veränderung hormoneller und biochemischer Werte (z. B. Adrenalin, Kortison, Insulin, Laktat, Blutzucker). Diese Werte können allerdings nur im Rahmen von Studien erhoben werden, für die

Schmerzerfassung im Alltag ist ihre Bestimmung zu aufwändig und langwierig.

Je nach Lebensalter bestehen bei Kindern spezielle Probleme bei der Erfassung von Schmerzen aufgrund der Unreife des Nervensystems, des ungenügend entwickelten Körperschemas (Kinder können oft Schmerz nicht eindeutig lokalisieren) und des mangelnden Sprachvermögens zur Beschreibung von Schmerzen.

Zur Schmerzeinschätzung müssen die folgenden Punkte beobachtet und dokumentiert sowie dem Arzt mitgeteilt werden:
- Hat das Kind Schmerzen?
- Seit wann hat es Schmerzen?
- Wo hat es Schmerzen?
- Wie stark sind die Schmerzen?
- Welche Qualität haben die Schmerzen?
- Wann treten die Schmerzen auf?
- Was lindert die Schmerzen?
- Was verursacht oder verstärkt die Schmerzen?
- Welche Auswirkungen haben die Schmerzen?

Hilfsmittel zur Einschätzung von Schmerzen

Schmerzskalen sind Hilfsmittel, die in unterschiedlichem Ausmaß die oben genannten Schmerzparameter berücksichtigen, um das Vorhandensein von Schmerzen zu erfassen und die Intensität der Schmerzen zu messen. Jede Schmerzskala ist entweder für eine bestimmte Altersgruppe oder eine spezielle Situation entworfen (z. B. postoperative Schmerzen, Schmerzen bei invasiven Maßnahmen etc.). Zusätzlich berücksichtigt werden müssen Faktoren wie das Alter des Kindes (bei Frühgeborenen das Gestationsalter, je unreifer das Baby, desto weniger ausgeprägt sind Schmerzreaktionen), die Schwere der Erkrankung und gegebenenfalls die Gabe von sedierenden Medikamenten, die die Schmerzreaktion abschwächen können.

Besondere Probleme bei der Einschätzung von Schmerzen ergeben sich bei Kindern, die stark eingeschränkt sind in ihrer Reaktionsfähigkeit, beispielsweise bei Kindern auf Intensivstationen, die muskelrelaxierende Medikamente erhalten oder bei bewusstlosen oder schwer mehrfachbehinderten Kindern.

Die gebräuchlichsten Schmerzskalen erfassen in der Regel gut die akuten Schmerzen, jedoch schlecht bis gar nicht chronische Schmerzen. Im folgenden werden einige für den Kliniksgebrauch getestete Skalen vorgestellt, die je nach individueller Situation herangezogen werden können.

Skalen zur Fremdeinschätzung

Definition Schmerzskalen sind Instrumente zur Fremdeinschätzung von Schmerzen, d. h. Pflegepersonal oder Ärzte, manchmal auch Eltern beurteilen anhand dieser Skalen, ob ein Kind Schmerzen hat und wie stark dieser Schmerz ist.

Man unterscheidet:
- Die **NIPS** (englisch Neonatal Infant Pain Score, zu deutsch Neugeborenen-Schmerz-Skala) ist eine gut untersuchte und einfach zu handhabende Skala, die gut geeignet ist für die Bestimmung von Schmerzen aufgrund invasiver Maßnahmen bei nichtbeatmeten Früh- und Neugeborenen **(Abb. 7.15 a)**. Die Person, die das Baby beobachtet, muss sechs verschiedene Schmerzparameter bestimmen. Jeder Parameter erhält eine Punktzahl, die Summe der erreichten Punkte gibt einen Hinweis, ob das Baby Schmerzen hat und eine Analgesie erforderlich ist.
- Die **KUS-Skala** (kindliche Unbehagens- und Schmerzskala) ist eine Skala, die bei nichtbeatmeten Neugeborenen und Kleinkindern bis zum Ende des 4. Lebensjahrs eingesetzt werden kann zur Beurteilung postoperativer Schmerzen. Es müssen fünf Verhaltensparameter bestimmt werden, die jeweils einen Punktwert erhalten, die Gesamtzahl der Punkte gibt einen Hinweis auf den Bedarf an Analgetika. Die KUS-Skala ist einfach anzuwenden und gut untersucht.
- Der **Sedierungsbogen** für beatmete Früh- und Neugeborene und Säuglinge der Universitätskinderklinik Köln bestimmt fünf verschiedene Faktoren, die mit Punkten bewertet werden müssen. Er ist einfach zu handhaben und hilft bei der Beurteilung von Schmerzen und des Sedierungsgrades, allerdings existiert er noch nicht sehr lange und ist noch nicht gut untersucht hinsichtlich seiner Zuverlässigkeit.

Merke **Schmerzbeobachtung.** Die Fremdbeobachtung von Schmerzen wird oft als objektiver angesehen als die Selbsteinschätzung. Höchstwahrscheinlich ist diese Annahme falsch. In verschiedenen Studien über- oder unterschätzten Beobachter die Intensität der Schmerzen oder sie bewerteten eindeutige Schmerzzeichen als Folge von Hunger, Ärger oder Müdigkeit. Eltern und Pflegepersonal liefern Zusatzinformationen bezüglich der Schmerzerfassung, die wichtigste Quelle der Information ist jedoch das betroffene Kind.

Instrumente zur Selbsteinschätzung

Sie können bei Kindern etwa ab dem 4. Lebensjahr eingesetzt werden. Im folgenden werden einige Beispiele aufgeführt.

Der **„Oucher"** (englisch) oder zu deutsch „Autscher" ist eine Skala mit Fotos von Kindergesichtern,

Schmerz 7

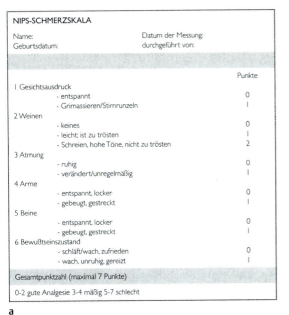

a

b

Abb. 7.15 ⇨ Schmerzskalen.
a NIPS-Skala (nach de Kuiper: Schmerz und Schmerzmanagement bei Kindern. Ullstein Medical, Wiesbaden 1999)
b Smiley-Analogskala

Die **Eland-Farbskala** liefert im Gegensatz zu den meisten anderen Skalen sowohl Informationen über die Schmerzintensität als auch über die Schmerzquelle. Sie besteht aus der Abbildung eines Kindes von vorn und von hinten, auf der das Kind die schmerzende(n) Körperstelle(n) einzeichnet. Vorher legt das Kind selbst fest, welche vier Farben für welche Schmerzintensität stehen **(Abb. 7.16)**. Diese Skala ist sehr einfach anzuwenden, erfasst sowohl akute als auch chronische Schmerzen und kann bei Kindern ab dem 5. Lebensjahr eingesetzt werden.

Auch **spontane Äußerungen** des Kindes zu Schmerzen müssen berücksichtigt werden, wie z. B. Kinderzeichnungen.

Je nach Alter des Kindes können von der Pflegeperson gezielte Fragen zum Thema Schmerz gestellt werden, entweder gemeinsam mit den Eltern oder ohne die Eltern. Man spricht in diesem Zusammenhang von einer **Schmerzanamnese**.

Bei chronischen Schmerzen, wie z. B. bei Migräne oder rezidivierenden Bauchschmerzen, empfiehlt sich das Führen eines kindgerecht gestalteten **Schmerztagebuches**. Dieses Tagebuch wird vom Kind selbst geführt, was etwa ab dem 7./8. Lebensjahr möglich ist. Das Kind soll die Stärke, Häufigkeit und Dauer seiner Schmerzen dokumentieren und erhält dafür geeignete Verstärker, z. B. Sticker zum Einkleben in das Tagebuch. Zusätzlich notiert werden auslösende Faktoren für die Schmerzen, Medikamente, ob das Kind bestimmte Aktivitäten unternommen oder unterlassen hat und wie das Kind sich

kombiniert mit einer Zahlenskala, der bereits bei Kindern ab drei Jahren angewendet wurde. Das unterste Foto zeigt ein Kindergesicht, das keine Schmerzen ausdrückt. Das zweitunterste Foto zeigt ein Kindergesicht, das ein bisschen Schmerzen ausdrückt und so weiter bis zum obersten, sechsten Bild, das ein Kindergesicht zeigt, das die stärksten Schmerzen ausdrückt. Das Kind soll auf das Gesicht zeigen, das so aussieht, wie es sich selbst gerade fühlt. Kinder, die bis 100 zählen können, dürfen wahlweise die Zahlenskala nutzen, wobei der Wert Null „keine Schmerzen" und der Wert 100 die stärksten Schmerzen bedeutet.

Die **Smiley-Analogskala** ist eine der genauesten und zudem eine bei Kindern sehr beliebte Skala zur Schmerzeinschätzung. Sie besteht aus sechs Gesichtern, die unterschiedliche Grade von Schmerzen darstellen **(Abb. 7.15 b)**. Das Kind wählt dasjenige Gesicht, das seinem eigenen Empfinden am besten entspricht. Diese Skala ist einfach anzuwenden und kann bei Kleinkindern ab 3 Jahren eingesetzt werden.

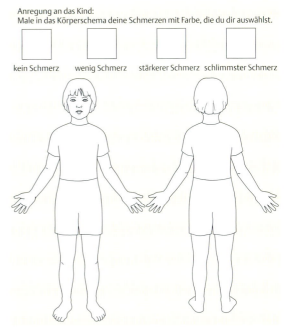

Abb. 7.16 ⇨ **Eland-Farbskala.** Körperschema als Darstellungshilfe der Schmerzlokalisation und Schmerzintensität

fühlte. Das Schmerztagebuch erleichtert nicht nur die Diagnose und Therapie von Schmerzen, sondern gibt auch dem Kind einen Überblick über den Verlauf seiner Schmerzen und seine Möglichkeiten, mit dem Schmerz umzugehen.

7.6.3 Pflegemaßnahmen bei Schmerzen

Gesundheitsfördernde und unterstützende Pflegemaßnahmen haben das Ziel, Schmerzen vorzubeugen oder zu lindern.

Schmerzprävention

Merke ⋯ Schmerzprävention. Die Vermeidung von Schmerzen hat Vorrang vor der Linderung von Schmerzen!

Daher sollte stets die am wenigsten schmerzhafte Weise eines Eingriffs bevorzugt werden. Das bedeutet:
- vor geplanten Punktionen sollte ein EMLA-Pflaster (s. S. 165) geklebt werden,
- venöse statt kapillärer Blutentnahmen, da diese weniger schmerzhaft sind (s. S. 794),
- Stress und Unruhe sollte vermieden oder auf ein Minimum reduziert werden, dies betrifft vor allem Faktoren wie Lärm, Licht, häufige Berührungen durch Pflegepersonal und Ärzte, unangenehme Pflegemaßnahme (entspricht dem Konzept des „Minimal Handling", s. S. 483),
- die vorbeugende Gabe von Lokalanästhetika oder/und Analgetika je nach Eingriff und ärztlicher Anordnung, wobei vorausschauend die Zeit bis zum Wirkungseintritt des Medikaments eingeplant werden muss,
- die regelmäßige Gabe von Analgetika nach ärztlicher Anordnung nach einem schmerzhaften Eingriff, anstatt abzuwarten, bis das Kind über Schmerzen klagt,
- eine möglichst schmerzlose Verabreichung von schmerzstillenden Medikamenten, d. h. oral, rektal oder intravenös über einen liegenden Gefäßzugang, aber nicht intramuskulär,
- das Angebot nicht nahrungsbezogenen Saugens und die Gabe von Saccharose per os bei Früh- und Neugeborenen (führt zur Ausschüttung körpereigener Endorphine) z. B. vor Venenpunktion, subkutaner Injektion, Verbandwechsel, endotrachealem Absaugen (s. S. 774) u. a.,
- das Anbieten von Hautkontakt in jedem Lebensalter, das reicht von der Känguru-Methode beim Frühgeborenen (s. S. 490) bis zum Handhalten beim Jugendlichen.

Einbeziehung der Eltern ⋯ Die wichtigste nicht-pharmakologische Maßnahme zur Schmerzprävention und Schmerzlinderung ist die Einbeziehung der Eltern!

Dies erfordert allerdings eine gute Information und Anleitung der Eltern. Sie müssen genau wissen, was z. B. bei einer Untersuchung auf ihr Kind zukommt und wie sie ihr Kind dabei unterstützen können. Unsicherheit und Ängstlichkeit der Eltern übertragen sich auf das Kind. Entspannungstechniken oder Ablenkung funktionieren oft am besten, wenn sie vom Kind gemeinsam mit den Eltern durchgeführt werden.

Schmerzlinderung

Zur Schmerzlinderung werden nicht-pharmakologische und pharmakologische Maßnahmen eingesetzt. Pharmakologische Maßnahmen bedürfen stets einer ärztlichen Anordnung.

■ **Nicht-pharmakologische Maßnahmen**
Nicht-pharmakologische Maßnahmen gehören in den eigenständigen Aufgabenbereich des Pflegepersonals und sind gut geeignet, gemeinsam mit den Eltern durchgeführt zu werden.
Schmerzlindernde Lagerungen. Sie beinhalten:
- die Ruhigstellung des betroffenen Körperteils bei bewegungsabhängigen Schmerzen,
- das Hochlagern oder bequeme Unterpolstern (Beispiel: angewinkelte Knie zur Entspannung der Bauchdecke bei Bauchschmerzen oder nach Operation im Bauchbereich),
- das regelmäßige Umlagern, um den Auflagedruck zu verringern.
- Zur praktischen Durchführung von Lagerungen siehe S. 364.

Physikalische Maßnahmen. Schmerzlindernde physikalische Maßnahmen beinhalten die Anwendung von Wärme (z. B. Wärmflasche) oder Kälte (z. B. Cold Packs).

Zur praktischen Durchführung von physikalischen Maßnahmen siehe S. 223, und McCaffery/Beebe/Latham: Schmerz, ein Handbuch für die Pflegepraxis, Kap. Kutane Stimulation.

Merke ⋯ Schmerztherapie. Der Einsatz physikalischer Maßnahmen ist ein unterstützendes Pflegeangebot und ersetzt keinesfalls eine adäquate Schmerztherapie.

Psychologische Schmerzbeeinflussung. Psychologische Methoden können Schmerzen nicht nehmen, aber den Umgang mit Schmerzen erleichtern. Daher sollten sie, wenn möglich, zur Ergänzung der medikamentösen Schmerztherapie eingesetzt werden.
Ablenkung. Aufgrund der Ablenkung richtet das Kind seine Aufmerksamkeit nicht mehr auf seine Schmerzen oder einen bevorstehenden Eingriff. Ablenkung kann sehr gut mit den Eltern gemeinsam eingesetzt werden, da sie wissen, was ihr Kind fasziniert.

Bei Kindern unter drei Jahren werden bevorzugt eingesetzt: Schnullern, Wiegen, Blickkontakt, Sprechen, gemeinsam Singen, eine nicht betroffene Körperstelle reiben, ein Bilderbuch anschauen (**Abb. 7.17**).

Schmerz 7

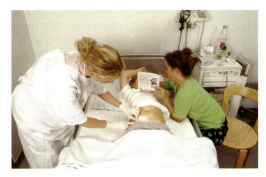

Abb. 7.17 ⇢ Schmerzbeeinflussung. Ablenkung hilft den Kindern, die Schmerzen zu ertragen

Bei Kindern über drei Jahren werden eingesetzt: Seifenblasen pusten, ein Lied singen, einen Witz oder eine Geschichte erzählen, etwas zählen, „ich-sehe-was-das-du-nicht-siehst" spielen, eine Musikkassette anhören oder ein Video ansehen.

Ablenkung sollte beginnen, bevor die Schmerzen einsetzen oder stärker werden. Ablenkung ist sehr gut geeignet bei kurzdauernden Schmerzen aufgrund geplanter Eingriffe, z. B. Lumbalpunktion, Knochenmarkpunktion, Wundreinigung, Fäden ziehen, Verbandwechsel, Ziehen von Drainagen, Injektionen, Venenpunktion. Ebenfalls geeignet ist die Anwendung bei Schmerzen aufgrund von Bewegung, z. B. bei der Mobilisation vom Bett zum Stuhl.

 Merke ⇢ Schmerzlinderung. Ablenkung kann Schmerzen erträglicher machen, sie aber nicht beheben. Sie soll gemeinsam mit der gezielten Anwendung von Analgetika eingesetzt werden.

Gelenkte Imagination. Bei der gelenkten Imagination soll sich das Kind in Gedanken in eine andere Situation versetzen. Diese Methode ist etwa ab dem vierten Lebensjahr einsetzbar. Beispiele: Die „Zauberdecke" wird vor einer Punktion auf die Einstichstelle gelegt und zaubert die Schmerzen fast völlig weg. Ein „Schmerzschalter" wird in Gedanken vom Kind gedrückt, bis die Schmerzen ausgeschaltet sind. Schmerzen werden „weggepustet" usw. Eine gute Anleitung zum Einsatz der gelenkten Imagination bieten die seit Jahren erprobten „Kapitän-Nemo-Geschichten" (s. Literaturverzeichnis), die als Buch und als Tonkassette erhältlich sind und bei Kindern ab fünf Jahren eingesetzt werden können.

Merke ⇢ Schmerzlinderung. Auch die gelenkte Imagination wird als unterstützende Maßnahme bei medikamentöser Schmerzbehandlung angeboten.

■ Pharmakologische Maßnahmen

Pharmakologische Maßnahmen umfassen den Einsatz von Lokalanästhetika und/oder systemisch wirkenden Analgetika nach ärztlicher Anordnung. Wesentlich ist die Anleitung der Eltern über die korrekte Anwendung (z. B. nach ambulanten Operationen), damit die Eltern die Schmerzbehandlung eigenverantwortlich zuhause fortsetzen können in Zusammenarbeit mit dem Kinderarzt.

Lokalanästhetika. Lokalanästhetika in Form von Gel oder Spray zur Betäubung der **Schleimhäute** werden vor diagnostischen oder therapeutischen Eingriffen eingesetzt, die zu Schleimhautreizungen führen, z. B. beim Legen eines Blasenkatheters oder einer Magensonde.

 Merke ⇢ Pharmakologie. Bei der Anwendung von Lidocain muss beachtet werden, dass es seine volle anästhesierende Wirkung erst nach einer Einwirkzeit von 5 bis 10 Minuten erreicht! Wird eine Magensonde oder ein Katheter mit Lidocain-Gel benetzt und sofort eingeführt, wirkt das Lidocain-Gel lediglich als Gleitmittel.

Zur Oberflächenanästhesie der **Haut** wird EMLA eingesetzt, d. h. **e**utektische **M**ischung von **L**ok**a**lanästhetika (Lidocain und Prilocain). Eutektische Salbenmixtur bedeutet, dass der Schmelzpunkt dieser Salbenmischung unter dem Schmelzpunkt ihrer einzelnen Bestandteile liegt. EMLA-Salbe ist fertig erhältlich auf einem Pflaster, das auf einen ausgewählten Hautbezirk aufgeklebt und dort 60 Minuten belassen wird. Indikationen, Kontraindikationen und die korrekte Anwendung sind im Beipackzettel genau erläutert. Soll ein venöser Zugang gelegt oder Blut entnommen werden, so muss nach Entfernen des Pflasters 10 bis 15 Minuten gewartet werden, bis die Venen wieder deutlich sichtbar sind.

 Praxistipp ⇢ Da bereits nach fünf Minuten Einwirkzeit ein gewisser lokalanästhetischer Effekt vorhanden ist, sollte besser ein EMLA-Pflaster nach kurzer Einwirkzeit wieder entfernt als gar keines geklebt werden!

Systemisch wirkende Analgetika. Zu grundsätzlichen Regeln im Umgang mit Arzneimitteln und Betäubungsmitteln s. S. 393.

Die Weltgesundheitsorganisation (WHO) hat 1986 Empfehlungen zum Einsatz von Schmerzmitteln bei der Behandlung von Tumorschmerzen herausgegeben. Dieses sogenannte „WHO-Stufenschema" ist auch gut geeignet als Leitfaden für die Therapie postoperativer oder posttraumatischer Schmerzen. Anhand dieses Schemas werden Analgetika in drei Stufen eingeteilt, je nach der Intensität der Schmerzen, gegen die sie eingesetzt werden:
⇢ Stufe I: bei geringen bis mittelstarken Schmerzen nichtopioide Analgetika.
⇢ Stufe II: bei mittelstarken bis starken Schmerzen schwach wirksame Opioide wie Tramadol oder Codein in Kombination mit Nichtopioiden.
⇢ Stufe III: bei starken bis stärksten Schmerzen stark wirksame Opioide (= Analgetika, die unter das Be-

7 Kommunizieren

täubungsmittelgesetz fallen) wie Morphin in Kombination mit Nichtopioiden.

Grundprinzipien der medikamentösen Schmerztherapie sind:
1. Präventive Anwendung von Analgetika. Der Schmerz sollte möglichst stets unter Kontrolle sein, d. h. Schmerzmittel werden verabreicht, bevor der Schmerz auftritt oder bevor er stärker wird.
2. Genaue Verordnung. Sowohl Dosierung als auch Verabreichungsintervall und Verabreichungsform müssen für jedes Kind individuell angepasst werden, so dass es zu einer möglichst optimalen Schmerzlinderung mit möglichst wenig Nebenwirkungen kommt.

Nichtopioide Analgetika. Sie wirken in unterschiedlichem Maß analgetisch (schmerzstillend), antiphlogistisch (entzündungshemmend), antipyretisch (fiebersenkend) und spasmolytisch (krampflösend). Sie wirken im Gewebe am Entstehungsort der Schmerzen analgetisch. Einen Überblick gibt **Tab. 7.4**, Nichtopioide Analgetika.

Opioide Analgetika. Sie wirken im Zentralnervensystem (ZNS) schmerzstillend, indem sie im Rückenmark und im Gehirn bestimmte Rezeptoren an den Nervenenden besetzen. Werden Opioide zur Schmerzlinderung regelmäßig nach einem festen Zeitschema eingenommen, kommt es nach einer gewissen Zeit (7 bis 14 Tage) zu einer körperlichen Gewöhnung. Damit keine Entzugssymptome auftreten, müssen Opioide daher allmählich immer niedriger dosiert „ausgeschlichen" werden und dürfen nicht abrupt abgesetzt werden. Einen Überblick über die gebräuchlichsten Medikamente gibt **Tab. 7.5**, Opioide Analgetika.

Opioide haben Nebenwirkungen, die prophylaktisch behandelt werden müssen. Nach einer Woche Behandlung mit Opioiden entwickelt sich in der Regel eine Toleranz in Bezug auf die Symptome Übelkeit/Erbrechen, Atemdepression und Sedierung. Die Obstipation ist jedoch die wichtigste und hartnäckigste Nebenwirkung, daher müssen Laxantien so lange gegeben werden, wie eine Schmerztherapie mit Opioiden erforderlich ist.

Tabelle 7.4 ⇢ Nichtopioide Analgetika

Medikament	Dosierung	Applikationsweg	Besonderheiten
Paracetamol	15–20 mg/kg KG alle 6 h	p. o. (Tabletten, Saft) rektal	wirkt antipyretisch; hepatotoxisch bei Anwendung > 2 Tage; Antidot: Acetylcystein
Ibuprofen	5–10 mg/kg KG alle 6 bis 8 h	p. o. (Saft, Tabletten, Brausegranulat), rektal, i. v.	bei Kindern > 6 Monate einsetzbar; wirkt antipyretisch
Diclofenac	1 mg/kg KG alle 8 h	p. o. (Tablette), rektal, i. v.	bei Kindern > 6 Jahre einsetzbar
Metamizol	10 mg/kg KG alle 4 h	p. o. (Tropfen, Tabletten, Sirup), i. v. als Kurz- oder Dauerinfusion	Blutdruckkontrolle bei Infusionsbeginn, Gefahr der arteriellen Hypotonie

Tabelle 7.5 ⇢ Opioide Analgetika

Medikament	Dosierung	Applikationsweg	Besonderheiten
Tramadol	0,5–1,0 mg/kg KG alle 6–8 h	p. o. (Tropfen, Tabletten, Brausetabletten); rektal, i. v. als Kurzinfusion (15 bis 30 min) oder Dauerinfusion	zur Behandlung mittelschwerer Schmerzen; Übelkeit und Erbrechen bei zu rascher Injektion; bei Kindern > 1 Jahr
Piritramid	0,05–1,0 mg/kg KG alle 6 h	i. v. als Dauerinfusion	Inkompatibel mit vielen Medikamenten und Infusionslösungen
Morphin	0,2–0,3 mg/kg KG alle 4 h p. o.; 0,1 mg/kg KG alle 2–4 h i. v.; 0,04 mg/kg KG/h als Dauertropf (Startdosis)	p. o. (Tabletten, Tropfen, Kapseln), rektal, i. v. als Kurz- oder Dauerinfusion	Morphingranulat kann zum Sondieren in Wasser gelöst werden, wird wegen seines Himbeergeschmacks auch von Kleinkindern gut toleriert
Fentanyl	1 µg/kg KG pro Gabe	transdermal als Membranpflaster; i. v. als Einzelinjektion oder Dauerinfusion	Pflaster nur bei stabilen Schmerzen, Pflaster nicht zerschneiden; Atem- und Kreislaufdepression möglich

Tabelle 7.6 ⇢ **Therapie von Opiatnebenwirkungen**

Nebenwirkung	Behandlungsmöglichkeit
Juckreiz	Waschung mit Stiefmütterchentee, ein- bis dreimal täglich, 1 bis 2 Esslöffel getrocknete Stiefmütterchen mit 500 ml kochendem Wasser überbrühen, 5 min ziehen lassen, absieben und zu 3 bis 4 l Waschwasser dazugeben; Clemastin (z. B. Tavegil) i. v. oder p.o; Naloxon (z. B. Narcanti) niedrigdosiert als Dauertropfinfusion
Übelkeit	Vomex-Kaugummi oder Vomex-Zäpfchen; Metoclopramid (z. B. Paspertin) p. o.; Ondansetron (Zofran) i. v.
Harnverhalt	Eukalyptusölkompresse zweimal täglich auf die Blase legen für 30 Minuten und mit einer Wärmflasche warmhalten; Carbachol (z. B. Doryl) p. o. oder s. c.; Einmalkatheterisierung oder bei Opiatdauerinfusion Blasenkatheter
Obstipation	Lactulose (z. B. Bifiteral) p. o., ggf. Gabe rektaler Laxantien

Eine Übersicht über die Nebenwirkungen und ihre Behandlungsmöglichkeiten gibt **Tab. 7.6**, Therapie von Opiatnebenwirkungen.

Lese- und Lernservice

Fragen zum Selbststudium

1. Erläutern Sie drei kommunikationsbeeinflussende Faktoren.
2. Welche drei Bedingungen sind Voraussetzung für eine gelingende Kommunikation?
3. Welche Kommunikationsformen können von dem Kind unter Berücksichtigung der entwicklungsbedingten Reife, des Sozialisationsumfeldes und möglichen Behinderungen beherrscht werden?
4. Welche Informationen benötigen Eltern zur häuslichen Schmerzbehandlung ihres Kindes mit Paracetamol nach einem ambulanten Eingriff?
5. Welchen Stellenwert hat die Schmerzerfassung für das Pflegepersonal?
6. Erstellen Sie einen Pflegeplan zum Pflegeproblem „Schmerz" bei einem Kind mit einem von Ihnen ausgewählten Krankheitsbild.

Verwendete Literatur

Kommunizieren

Balint, M.: Der Arzt, sein Patient und die Krankheit. Fischer, Frankfurt/Main 1970
BARMER Ersatzkasse (Hrsg.): Mehr Zeit für Kinder: Tips, Ideen, Informationen und Spiele zur Förderung der Sprachentwicklung; Pestalozzi-Verlag, Erlangen 1997
Braun, U.: Unterstützte Kommunikation. 1. Aufl. verlag selbstbestimmtes leben, Düsseldorf 1994
Brunen, M. H.: Die Pflege Gesunder und Kranker in der Gemeinde, Bd. 1. Schlütersche, Hannover 1995
Cohn, R.: Von der Psychoanalyse zur themenzentrierten Interaktion. Klett-Cotta, Stuttgart 1975
Dahmer, H., J. Dahmer: Gesprächsführung. Eine praktische Anleitung, 3. Aufl. Thieme, Stuttgart 1992
Deutscher Verein für Öffentliche und Private Fürsorge (Hrsg.): Fachlexikon der sozialen Arbeit. 3. Aufl. Kohlhammer, Stuttgart 1993
Frankenburg, W. K. et al.: Entwicklungsdiagnostik bei Kindern. 2. Aufl. Thieme, Stuttgart 1992
Kirchner, H.: Gespräche im Pflegeteam. Thieme, Stuttgart 1996
Lauber, A., P. Schmalstieg (Hrsg.): Wahrnehmen und Beobachten. Thieme, Stuttgart 2001
Mahler R.: Auf den Punkt gebracht: professionell kommunizieren; 1. Aufl. – Stuttgart; New York: Thieme 1999
Michel, C., F. Novak: Kleines Psychologisches Wörterbuch, 5. Aufl. Herder, Freiburg 1991
Müller-Schöll, A., M. Priepke: Sozialmanagement, 2. Aufl. Diesterweg, Frankfurt/Main 1989
Raue, W. et al.: Kinderkrankenpflege und spezielle Krankheitslehre. 4. Aufl. Ullstein Mosby, Berlin 1995
Rogers, C. R.: Die nicht-direkte Beratung. Kindler, München 1972
Schulz von Thun, F.: Miteinander Reden, Bd. 1. Rowohlt, Reinbek 1981
Spielhofer, K., M. Abel-Pfeiffer, W. Willig (Hrsg.). Lesebuch für Entwicklungspsychologie. 3. Aufl. Selbstverlag W. Willig, Balingen 1993
Stalmann, R. (Hrsg.). Kindlers Handbuch Psychologie. Kindler, München 1982
Watzlawick, P.: Menschliche Kommunikation. 7. Aufl. Huber, Bern 1985
Wendlandt, W.: Sprachstörungen im Kindesalter, 4. Aufl. Thieme, Stuttgart 2000

Schmerz

Bauer, K., H. Versmold: Analgesie bei Früh- und Neugeborenen. pädiatr. praxis 57 (1999) 169–178
Bauer, K., H. Versmold: Orale Zuckerlösungen in der Schmerztherapie von Neu- und Frühgeborenen. Zeitschrift für Geburtshilfe und Neonatologie 205 (2001) 80–85
de Kuiper, M.: Schmerz und Schmerzmanagement bei Kindern. Ullstein Medical, Wiesbaden 1999
Jakobs, H., M. Rister: Die Fremdeinschätzung von Schmerzen bei Kindern. Klinische Pädiatrie 209 (1997) 384–388
Jung, B.: Patientenorientierte Schmerztherapie und Kinderintensivpflege. Mabuse, Frankfurt/Main 1996
McCaffery, M., A. Beebe, J. Latham: Schmerz. Ein Handbuch für die Pflegepraxis. Ullstein/Mosby, Berlin/Wiesbaden 1997
Petermann, U.: Die Kapitän-Nemo-Geschichten. Geschichten gegen Angst und Stress. Herder Spektrum, Freiburg 2001
Sparshott, M.: Früh- und Neugeborene pflegen. Stress- und schmerzreduzierende, entwicklungsfördernde Pflege. Hans Huber, Berlin 2000
Zernikow, B. (Hrsg.): Schmerztherapie bei Kindern. Springer, Berlin/Heidelberg 2001

7 Kommunizieren

Weiterführende Literatur

Bensinger, S.: Sing und Sprich! Ein sprachtherapeutisches Liederbuch für geistig behinderte, entwicklungsverzögerte und sprachgestörte Kinder. Reha-Verlag, Bonn 1988

Bondzio, M., W. Vater: Vom ersten Laut zum ersten Wort. Reha-Verlag, Bonn 1990

Brunner, J.: Wie das Kind sprechen lernt. Huber, Bern 1987

Duker, P.: Gebärdensprache mit autistischen und geistig behinderten Menschen. Ein Handbuch der Gebärden. verlag modernes lernen, Dortmund 1991

Fröhlich, A. D.: Kommunikation und Sprache körperbehinderter Kinder. verlag modernes leben, Dortmund 1991

Gangkofer, M.: BLISS und Schriftsprache. Libelle Verlag, Bottighofen 1993

Grohnfeldt, M.: Grundlagen der Therapie bei sprachentwicklungsgestörten Kindern. Wiss.-Verl. Spiess, Berlin 1990

Gross, W.: Was erlebt das Kind im Mutterleib? Herder, Freiburg im Breisgau 1986

Habbel, S.: Praktisches Übungsbuch zur Kommunikation im Krankenhaus, 3. Aufl. Brigitte Kunz Verlag, Hagen 1992

Hermann, M.: Spiele zur Sprachtherapie, 2. Aufl. Verlag gruppenpädagogischer Literaur; Wehrheim 1986

Jaede, W., A. Portera: Ausländerberatung. Kulturspezifische Zugänge in Diagnostik und Therapie. Lambertus, Freiburg 1986

Kalde, M.: Vom spielerischen zum sprachlichen Dialog mit behinderten Kindern. Ein Buch zur handlungsorientierten Spiel- und Sprachmotivation. verlag modernes lernen, Dortmund 1995

Reimann, B.: Im Dialog von Anfang an. Die Entwicklung der Kommunikations- und Sprachfähigkeit in den ersten drei Lebensjahren. Luchterhand, Neuwied 1993

Remschmidt, H.: Psychologie für Pflegeberufe. 6. Aufl. Thieme, Stuttgart 1994

Schmidbauer, W.: Die hilflosen Helfer. Rowohlt, Reinbek 1977

Verny, Th.: Das Seelenleben des Ungeborenen. Ullstein, Berlin 1983

Wilken, E.: Sprachförderung bei Kindern mit Down-Syndrom. Wiss.-Verl. Spiess, Berlin 1993

Kontakt- und Internetadressen

Kommunizieren

Bayerischer Blinden- und Sehbehindertenbund e.V.
http://www.bbsb.org

Bundesverband für die Rehabilitation der Aphasiker e.V.
Georgstr. 9, 50389 Wesseling
Tel.: 02236/46698
http://aphasiker.de

Bundesverband für Körper- und Mehrfachbehinderte e.V.
Brehmstr. 5–7, 40239 Düsseldorf
Tel.: 0211/626651

Bundesverband Hilfe für das autistische Kind – Vereinigung zur Förderung autistischer Menschen e.V.
Bebelallee 141, 22297 Hamburg
Tel.: 040/5115604

Bundesverband Selbsthilfe Körperbehinderter e.V.
Altkrautheimer Str. 17, 74238 Krautheim-Jagst
Tel.: 06294/680

Bundesvereinigung Lebenshilfe für geistig Behinderte e.V.
Postfach 80, 35020 Marburg
Tel.: 06412/491–0

Bundesvereinigung Stotterer Selbsthilfe e.V.
Gereonswall 112, 50670 Köln
Tel.: 0221/1391106–08
http://www.bvss.de

Deutscher Blindenverband e.V.
Bismarckallee 30, 53173 Bonn
Tel.: 0228/354037

Deutscher Gehörlosen-Bund e.V.
Paradeplatz 3, 24768 Rendsburg
Tel.: 04331/5897–22

Deutscher Schwerhörigenbund e.V.
Breite Straße 3, 13187 Berlin
Tel.: 030/47541114
http://schwerhoerigkeit.de

Deutscher Verein der Blinden und Sehbehinderten in Studium und Beruf e.V.
Frauenbergstr. 8, 35039 Marburg
Tel.: 06421/481450

Gesellschaft zur Förderung behinderter türkischer Kinder e.V., c/o Nimet Gökce
Porschestr. 9, 30926 Seelze

IGEL Elektronische Kommunikationshilfen GmbH
http://www.dib.rehavista.de

Schmerz

⇢ Kontaktadressen zum Thema Schmerz bei krebskranken Kindern s. S. 601.
⇢ Bundesverband Deutsche Schmerzhilfe e.V. (DSH), Sietwende 20, 24725 Grünendeich, Tel. 04142/810423, Fax: 04142/810435, www.schmerzselbsthilfe.de
⇢ Deutsche Schmerzliga e.V., Hainstr. 2, 61476 Kronberg/Taunus, Tel. 0700/37537 53, Fax: 0700/3775 38, www.dsl-ev.de
⇢ Wichtigste Internetadresse mit Links zu allen anderen Organisationen: www.schmerzforum.de

8 Atmen/Kreislauf regulieren

Mechthild Hoehl

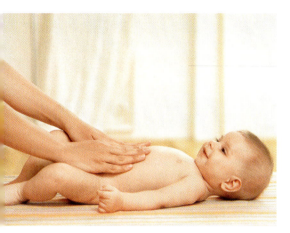

8.1 Bedeutung

Die Lebensaktivität „Atmen" ist für den Erhalt des Lebens eine notwendige Voraussetzung. Die Atmung regelt den Gasaustausch mit der Umgebung. Sauerstoff aus der Luft wird in den Lungen gegen das Kohlendioxid aus dem Blut ausgetauscht. Dieser Vorgang wird auch als äußere Atmung bezeichnet.

Unter der inneren Atmung versteht man die Abgabe des Sauerstoffs im Gewebe und den Organen zur Ermöglichung der dort stattfindenden Stoffwechselvorgänge. Eine Störung des Gasaustausches stört die Funktion der Organe. Schon eine kurze Sauerstoffunterversorgung kann zu irreversiblen Schäden und Ausfällen führen. Dadurch wird die Atmung zum Inbegriff des Lebens. Eine gestörte Atmung ruft beim Patienten existenzielle Ängste hervor.

Obwohl das Atmen ein physiologischer und unabhängiger Vorgang ist, ist es doch stark beeinflusst durch die Befindlichkeit des Menschen. Äußerungen wie „mir bleibt die Luft weg…" im Zusammenhang mit Ärger- oder Stresssituationen zeigen, wie sehr sich die Atmung und das Allgemeinbefinden wechselseitig beeinflussen.

Atmung und Befindlichkeit lassen sich beispielsweise durch Entspannungstraining auch gezielt steuern. Durch eine Beruhigung des Atemrhythmus und eine Vertiefung der Atemzüge kann ein in Atemtechniken geschulter Mensch über die Atmung auch seine psychische Befindlichkeit beeinflussen.

Zwischen der Atmung und der Regulation von Puls und Blutdruck besteht eine wechselseitige Beeinflussung. Der erste Atemzug eines Neugeborenen veranlasst eine wundervolle Anpassung an die neue Umgebung. Wenn sich die Lungen das erste Mal kräftig mit Luft füllen, ändern sich die Druckverhältnisse im Kreislauf und die vor der Geburt bestehenden Kurzschlüsse werden geschlossen.

„Jeder Herzschlag ist etwas Besonderes. Man merkt es, wenn es der Letzte war", heißt es in einem Sprichwort. Neben der Atmung gehört der Herzschlag zu der Vorstellung von Leben überhaupt. Die beste Sauerstoffversorgung nützt nichts, wenn sie nicht in die Zellen übertragen werden kann. Für einen gleichmäßigen Blutstrom sorgt die Herztätigkeit. Die Druckverhältnisse im Blutkreislauf stellen unter physiologischen Bedingungen eine ausreichende Durchblutung und Versorgung des Gewebes, dessen Gasaustausch und Stoffwechsel sicher.

In diesem Kapitel werden die Lebensaktivitäten „Atmen" und „Kreislauf regulieren" vorgestellt. Obwohl diese, wie oben erwähnt, untrennbar zusammengehören, werden hier die Beschreibung der Vitalfunktionen, deren Beobachtung und die jeweiligen gesundheitsfördernden und unterstützenden Pflegemaßnahmen der Übersicht halber getrennt in einzelnen Unterkapiteln dargestellt.

A Atmen

8.2 Beeinflussende Faktoren

Körperliche Faktoren. Die Atemtätigkeit passt sich den Notwendigkeiten der Umgebung und der Konstitution an: Kinder atmen abhängig vom Lebensalter, Größe und Gewicht schneller als Erwachsene, um die nötige Sauerstoffversorgung des Gewebes zu sichern, weil ihre Lungen noch ein geringeres Volumen haben.

Körperliche Anstrengung und Störungen der Lungen-, Herz- und Kreislauffunktion, Störungen des Stoffwechsels, Fieber sowie verschiedene Medikamente verursachen unterschiedliche Veränderungen der Atemfrequenz, -qualität und des Atemrhythmus.

Bei Anstrengung können stöhnende Geräusche zu hören sein.

Psychologische Faktoren. In Ruhe und psychischer Ausgeglichenheit ist die Atmung ruhig und gleichmäßig. Angst, Schmerzen und sonstige seelische Erregungszustände beeinflussen die normale Atemtätigkeit. Die Atmung wird dann häufig schneller und oberflächlicher. Im ausgeprägtesten Falle kommt es zur Hyperventilation. In Schrecksekunden kann kurzfristig der Atem „stocken" (kurze Atempause).

8 Atmen

Soziokulturelle, umgebungsabhängige Faktoren. Umweltbelastungen durch Schadstoffe, Autoabgase oder Rauchen führen zu einer verschlechterten Luftqualität. In dicht besiedelten Gebieten mit starker Umweltbelastung durch Straßenverkehr und Industrieabgase lassen sich Auswirkungen auf die Atemfunktion der Bevölkerung erkennen. Besonders bei Kindern häufen sich Anfälligkeiten für pulmonale Infektionskrankheiten und möglicherweise auch die Anfälligkeit für Allergien.

Aber auch die „frische Luft" in der freien unbelasteten Natur kann die Atmung in unterschiedlicher Weise verändern. Auf feuchtkalte Winterluft reagieren viele Menschen mit einer leichten Verengung der Bronchien. Sauerstoffarme Luft (etwa im Gebirge) führt in beschränktem Maße zu einer Zunahme der Atemtätigkeit.

8.3 Beobachten und Beurteilen

8.3.1 Zählen der Atemzüge

Die Atemzüge werden möglichst unauffällig beim schlafenden oder ruhigen Patienten über eine Minute gezählt. Bei einem Säugling, bei dem die Thorax- oder Zwerchfellbewegungen nicht sicher zu erkennen sind, kann vorsichtig die Hand auf den Thorax unterhalb des Schwertfortsatzes des Brustbeins aufgelegt werden. Hierdurch darf es jedoch nicht zu einer Beeinflussung der Atemzüge kommen **(Abb. 8.1)**. Ebenso kann die Atemfrequenz durch das Auflegen eines Stethoskopes auf den Thorax erfasst werden. Bei der Auskultation mit dem Stethoskop können einzelne Lungenbezirke nacheinander abgehört und damit die Lungenbelüftung und Atemgeräusche erfasst werden.

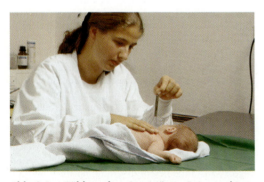

Abb. 8.1 ⇢ **Zählen der Atemzüge.** Bei unruhigen Säuglingen mit schwer beurteilbaren Atemzügen kann die Hand aufgelegt werden. Ansonsten sollte die Berührung des Thorax vermieden werden.

Bei größeren und wachen Kindern sollte ein Berühren des Brustkorbes beim Zählen der Atmung vermieden werden, da es zu einer willkürlichen Beeinflussung der Atmung kommen kann.

> **Merke ⇢ Beobachtung.** Beim Erfassen der Atemfrequenz wird auf die Atemqualität, den Atemrhythmus, Atemgeräusche, Atemgeruch und atemabhängige Auffälligkeiten geachtet.

8.3.2 Indirekte Beobachtung der Atmung

Aufschlüsse über die Atemleistung erlaubt auch die Beobachtung des Hautkolorits:
- ⇢ *Rosige Haut* spricht für gut oxygeniertes, d. h. mit Sauerstoff gesättigtes Blut. Achtung: Auch bei einer gefährlichen Kohlenmonoxidvergiftung erscheint die Haut rosig bis *kirschrot*.
- ⇢ Eine *Zyanose* ist eine Blaufärbung der Haut, Schleimhäute und oder der Finger- und Zehennägel. Man unterscheidet die zentrale Zyanose (am Körperstamm, Lippen und Mund) und die periphere Zyanose (an den Endgliedern der Extremitäten oder Nasenspitze). Diese wird auch Akrozyanose genannt. Eine zentrale Zyanose weist auf einen Sauerstoffmangel hin. Die Akrozyanose kann auch durch Unterkühlung bedingt sein. Für die Beurteilung der Zyanose muss unterschieden werden, ob sie ständig vorhanden ist, etwa bei einem zyanotischen Vitium oder nur in bestimmten Situationen, z. B. unter Belastung, beim Trinken, o. Ä. auftritt.
- ⇢ Ein *blass-graues Hautkolorit* ist häufig das erste Zeichen einer Neugeboreneninfektion oder Neugeborenenpneumonie. Das Kind ist intensiv auf das Auftreten weiterer Auffälligkeiten oder Atemprobleme zu beobachten.

> **Merke ⇢ Hautkolorit.** Die Beurteilung des Hautkolorits ist nur bei Tageslicht und/oder ausreichenden Lichtverhältnissen sicher durchzuführen.

Die Hautbeurteilung bei farbigen Kindern ist besonders schwierig und erfordert viel Übung. Bei schwarzen Kindern kommt es bei schlechtem Allgemeinzustand häufig zu aschgrauem Aussehen. Bei fraglicher Zyanose sollte das Kind zur Überprüfung der Sauerstoffsättigung an ein Pulsoxymeter angeschlossen werden.

Die allgemeine Leistungsfähigkeit ist bei Beeinträchtigung der Atemleistung häufig vermindert, z. B. das Trinkverhalten eines Säuglings kann eingeschränkt sein oder das Kind spielt weniger, ist unruhig oder verschwitzt.

8.3.3 Physiologische Atmung (Eupnoe)

Die normale Atmung erfolgt unwillkürlich in einer regelmäßigen Abfolge von Einatmung (Inspiration), Ausatmung (Exspiration), Pause. Diese Abfolge wird durch das Atemzentrum im Gehirn gesteuert.

Während der Einatmung werden die Rippen angehoben, das Zwerchfell wird kontrahiert und nach unten gezogen. Hierdurch wird die Lunge gedehnt und Luft eingezogen. Mit der Erschlaffung der Zwischenrippenmuskulatur und des Zwerchfells erfolgt die Ausatmung durch das passive Ausströmen der Luft aus der Lunge.

Die normale Atmung ist gleichmäßig und verläuft ohne Anstrengung. Sie verursacht weder Schmerzen noch Geräusche. Die Atemluft ist normalerweise geruchlos. Die Atemfrequenz ist abhängig vom Lebensalter **(Tab. 8.1)**.

Brustatmung. Dabei werden die Atembewegungen verstärkt durch die Hebung der Rippen ausgelöst. Die Atembewegungen sind am Heben und Senken des Thorax zu erkennen. Die Brustatmung wird vorwiegend von Frauen ausgeführt.

Bauchatmung. Sie entsteht durch das kräftigere Zusammenziehen des Zwerchfells. Die Atembewegungen des Zwerchfells sind gut zu beobachten. Diese Atemform findet man bei Säuglingen und Männern.

8.3.4 Abweichungen

Atemfrequenz

Bei der Abweichung von der normalen Atemfrequenz wird zwischen Tachypnoe, Bradypnoe und Apnoe unterschieden.

■ **Tachypnoe**

Definition ⋯▶ Eine Tachypnoe ist die deutliche Überschreitung der altersabhängigen Normalfrequenz.

Sie entsteht physiologisch durch Anstrengung und Aufregung, krankhafterweise bei Fieber, starkem Blutverlust, Herz- und Lungenerkrankungen.

Tabelle 8.1 ⋯▶ **Atemfrequenz in Abhängigkeit vom Lebensalter**

Alter	Atemfrequenz (Atemzüge pro Minute)
Frühgeborenes	50–60
Neugeborenes	30–40
Säugling bis 1 Jahr	25–30
Kleinkind	20–25
Schulkind	18–20
Jugendlicher	16–18

■ **Bradypnoe**

Definition ⋯▶ Die Bradypnoe ist das Unterschreiten der alterstypischen Atemfrequenz.

Sie entsteht physiologisch durch herabgesetzten Stoffwechsel bei tiefem Schlaf; pathologisch durch Unterkühlung sowie bei zentralen Regulationsstörungen, z. B. Gehirnerkrankungen, Vergiftungen, Stoffwechselstörungen (Coma diabeticum).

■ **Apnoe**

Definition ⋯▶ Die Apnoe ist eine Atempause bzw. ein Atemstillstand über 20 Sekunden Dauer.

Eine Apnoe kann die Folge einer Bradypnoe, ein Symptom der Pertussis (Keuchhusten) im Säuglingsalter, sowie Ausdruck eines unreifen (Frühgeborene) oder geschädigten Atemzentrums sein. Eine Verlegung der Atemwege, Lähmung des Atemzentrums oder der Atemmuskulatur (auch herbeigeführt durch Medikamente, z. B. zur Narkose) führen ebenfalls zum Atemstillstand.

Merke ⋯▶ **Notfall.** Durch einen unbehandelten Atemstillstand von mehr als 3 Minuten Dauer werden alle lebenswichtigen Organe infolge Sauerstoffmangel schwer geschädigt. Eine Sauerstoffunterversorgung des Gehirns ruft irreversible Schäden bis hin zum Hirntod hervor.

Atemrhythmus

Unregelmäßigkeiten im Atemrhythmus entstehen durch die Beeinträchtigung des Atemzentrums durch Unreife oder eine schwere Erkrankung. Die verschiedenen Formen eines auffälligen Atemrhythmus sind in **Abb. 8.2** dargestellt und werden im Folgenden beschrieben.

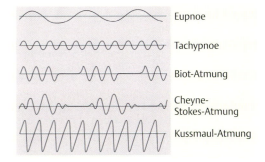

Abb. 8.2 ⋯▶ **Atemrhythmus.** Graphische Darstellung typischer Atemmuster

■ **Biot-Atmung**
Sie ist eine periodische Atmung, bei der sich Serien von gleichmäßigen und tiefen Atemzügen mit langen Atempausen abwechseln. Sie kann physiologisch im Schlaf und bei Aufenthalt in großen Höhen auftreten. Die periodische Atmung ist typisch bei Frühgeborenen mit unreifem Atemzentrum. Außerdem findet man sie bei Patienten mit Hirndruck durch Tumor, Blutung oder Hirnödem.

■ **Cheyne-Stokes-Atmung**
Kleine flache Atemzüge werden immer tiefer und flachen wieder ab, bis eine längere Atempause eintritt. Dieser Atemtyp tritt bei schwer geschädigtem Atemzentrum durch Hirnerkrankungen, Vergiftungen oder schweren Schädel-Hirn-Traumen auf. Er ist prognostisch ungünstig und kündigt das Erlöschen des Atemzentrums an.

Die Cheyne-Stokes-Atmung geht bei Sterbenden meist in die **Schnappatmung** über: unregelmäßig einsetzende vereinzelte, schnelle, aber nicht ausreichende Atemzüge mit langen Atempausen werden durch Sauerstoffmangel und Kohlendioxid-Überschuss ausgelöst. Schnappatmung sieht man auch direkt nach der Geburt bis zum Einsetzen der ausreichenden normalen Atmung.

■ **Kussmaul- oder Azidoseatmung**
Sie besteht aus großen, tiefen und beschleunigten Atemzügen ohne Pause nach der Exspiration. Durch diese Atemzüge versucht das Kind Kohlendioxid abzuatmen und somit einer Übersäuerung des Körpers entgegenzuwirken. Sie tritt bei schweren Stoffwechselentgleisungen, etwa dem diabetischen Koma auf.

■ **Hechelnde Atmung**
Mit extrem oberflächlichen und beschleunigten Atemzügen und geöffnetem Mund findet man sie besonders bei Früh- und Neugeborenen mit interstitieller Pneumonie. Bei größeren immunsupprimierten Kindern kann sie das erste Zeichen einer schweren Pneumocystis-Pneumonie sein.

Atemtiefe

Die Atemtiefe wird der Stoffwechsellage und dem Sauerstoffbedarf angepasst.

■ **Hyperventilation**
Hierbei kommt es psychogen, metabolisch oder zentral bedingt zu raschen und tiefen Atemzügen und es wird übermäßig viel Kohlendioxid abgeatmet. Als Folge kann eine Tetanie auftreten. Man erkennt diese an einer Verkrampfung der Hände mit typischer Pfötchenstellung der Finger. Eine Hyperventilation kann entstehen als Reaktion auf Schmerzen, Angst oder Erregung.

■ **Hypoventilation**
Die verminderte Atemtätigkeit wird besonders bei zentralen Störungen und der metabolischen Alkalose gesehen, z. B. bei Säuglingen mit hypertropher Pylorusstenose. Durch die oberflächliche Atmung wird weniger Kohlendioxid abgeatmet.

■ **Schonatmung**
Mit vorsichtigen, oberflächlichen und beschleunigten Atemzügen wird sie bei atemabhängigen Schmerzen im Brust- und Bauchraum beobachtet, z. B. bei Rippenbruch, Rippenfellentzündung (Pleuritis) sowie nach Lungen- und Bauchoperationen.

■ **Mundbodenatmung**
Dabei senkt sich der Mundboden bei der Inspiration zur Erweiterung der Atemfläche. Sie ist das Zeichen höchster Atemnot und stellt häufig eine Vorstufe zur Schnappatmung dar.

Atemqualität

■ **Dyspnoe**

Definition ⇢ Jede erschwerte Atmung wird als Dyspnoe bezeichnet.

Zeichen von Atemnot sind je nach Ausprägungsgrad ein ängstlicher Gesichtsausdruck, eine ausgeprägte Unruhe oder Apathie, die Benutzung der Atemhilfsmuskulatur, verstärkte Atembewegungen, erhöhte Atemfrequenz mit ungenügend tiefen Atemzügen, Atemgeräusche, eine Tachykardie und evtl. eine Zyanose **(Abb. 8.3)**.

Merke ⇢ **Notfall.** Jede Atemnot erfordert sofortige Hilfsmaßnahmen von Seiten des Pflegepersonals und eine Benachrichtigung des Arztes.

Die Ursachen für eine Dyspnoe sind sehr unterschiedlich:
⇢ pulmonal: durch eine Lungenerkrankung,
⇢ kardial: bei Herzinsuffizienz,
⇢ zirkulatorisch: bei schwerer Beeinträchtigung des Kreislaufes,

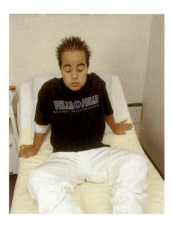
Abb. 8.3 ⇢ **Dyspnoe.** Das Kind setzt sich aufrecht, um die Atemhilfsmuskulatur einzusetzen

⇢ azidotisch: durch Stoffwechselentgleisung,
⇢ zentral: durch Gehirnschädigung,
⇢ psychisch: bei starker Aufregung und Angst,
⇢ abdominal: bei Behinderung der Zwerchfellatmung, z. B. durch starke Schmerzen im Bauchraum.

Man unterscheidet verschiedene Formen der erschwerten Atmung:
⇢ Die **inspiratorische Dyspnoe** ist eine erschwerte und/oder verlängerte Einatmung, ggf. mit Stridor. Sie entsteht durch verengte oder verlegte obere Atemwege, z. B. eine Enge im Nasen-Rachen-Schlund-Bereich beim Krupp-Syndrom.
⇢ Die **exspiratorische Dyspnoe** ist eine erschwerte und/oder verlängerte Ausatmung, ggf. mit Stridor. Sie ist die Folge einer Verengung in den Bronchien, z. B. beim Asthma bronchiale.
⇢ Von **Ruhedyspnoe** spricht man, wenn die Atemnot auch in Ruhe auftritt.
⇢ Die **Orthopnoe** ist eine schwerste Atemnot, das Kind sitzt aufrecht im Bett, ringt nach Luft und setzt die Atemhilfsmuskulatur ein.

■ **Nasenflügeln**

Beim sog. Nasenflügeln blähen sich die Nasenflügel bei jeder Inspiration zur Erweiterung der Atemwege auf. Es kann bei Früh- und Neugeborenen sowie Kleinkindern mit Lungenentzündung auftreten.

■ **Einziehungen**

Atembehinderungen bei der Einatmung führen zu einem Unterdruck im Thorax, durch den Haut und Gewebe in die flexiblen Abschnitte eingezogen werden **(Abb. 8.4)**.

Man unterscheidet die folgenden Formen der Einziehungen:
⇢ jugulare: am Hals,
⇢ klavikulare: am Schlüsselbein,
⇢ interkostale: zwischen den Rippen,
⇢ sternale: am Brustbein,
⇢ epigastrische: in der Magen- bzw. Oberbauchgegend.

Atemgeräusche

Atemgeräusche sind vielfältig und haben nicht immer Krankheitswert.
⇢ *Keuchen:* Es tritt bei starker körperlicher Anstrengung auf.
⇢ *Schnarchen:* Durch Zurückfallen des schlaffen Gaumensegels im Schlaf kommt es zum Schnarchen. Es ist häufig und besitzt keinen Krankheitswert. Davon abzugrenzen ist das *Schlaf-Apnoe-Syndrom*, das bei Schnarchern zu nächtlichen Atempausen durch obstruktive Apnoen führt und dessen Auswirkungen noch erforscht werden. Gelegentlich kann eine Vergrößerung der Gaumen- und Rachenmandeln auch zum Schnarchen führen. Ebenso kann es aufgrund von Gewebsweichheit zu schnarchähnlichen unklaren Atemgeräuschen bei Neugeborenen kommen.

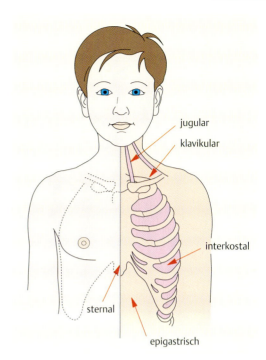

Abb. 8.4 ⇢ **Einziehungen.** Haut und Gewebe können aufgrund von Atembehinderungen an verschiedenen Stellen eingezogen werden

⇢ *Stridor:* Ein *Stridor* ist ein langgezogenes, durch eine Verengung in den Atemwegen hervorgerufenes pfeifendes Geräusch. Es entsteht inspiratorisch durch eine Enge im Kehlkopf- oder Trachealbereich beim Krupp-Syndrom, Glottisödem. Exspiratorischer Stridor kommt vor bei Atembehinderungen unterhalb der Bifurkation vor, z. B. beim Asthma bronchiale.
⇢ *Rasseln: Rasseln* entsteht durch Sekret, das durch die Atemluft hin- und herbewegt wird.
⇢ *Giemen: Giemen* wird hörbar beim Durchtritt der Luft durch verengte Bronchien durch Schwellungen, spastischen Verengungen der Luftwege oder Verlegung mit zähem Schleim, etwa beim Asthma bronchiale.
⇢ *Stöhnen:* Ein exspiratorisches *Stöhnen* ist bei Früh- und Neugeborenen Zeichen des Atemnotsyndroms.
⇢ *Schniefen: Schniefen* entsteht durch eine verlegte Nase beim Schnupfen.

Atemgeruch

Der Atemgeruch (Halitose) ist häufig nicht vom Mundgeruch (Foetor ex ore) zu unterscheiden. Beobachtet werden:
⇢ *Unangenehmer Geruch:* Er kann von der Ernährung und der Mundhygiene abhängen, durch Entzündungen der oberen Luftwege und der Mund-

höhle oder durch Erkrankungen des Magen-Darm-Traktes bedingt sein.
- *Übelriechend:* Bei Gewebs- und Zellzerfall.
- *Fade-süßlich:* Bei Bronchiektasen oder Lungenabszess.
- *Stechend-obstähnlich:* Der Azetongeruch ist typisch für eine saure Stoffwechsellage, besonders beim diabetischen Koma sowie bei Kindern mit Azetonämischen Erbrechen.

Schmerzen

Schmerzen bei der Atmung können unterschiedliche Ursachen haben.
- *Pleurale Schmerzen:* Deuten auf eine Rippenfellbeteiligung einer Erkrankung hin, etwa auf eine Pleuritis oder eine Rippenfraktur. Diese Schmerzen sind atemabhängig und stechend.
- *Retrosternale Schmerzen:* Schmerzen hinter dem Sternum signalisieren eine Entzündung der Trachea oder des Ösophagus. Herzerkrankungen können ebenfalls Schmerzen im Brustraum auslösen.

Thoraxveränderungen

Veränderungen am Thorax können die Atmung beeinträchtigen. Folgende Formen können beobachtet werden.
- *Hühnerbrust:* Vorwölbung des Sternums
- *Glockenthorax:* Auswölbung am unteren Thoraxrand
- *Fassthorax:* Überblähung bei chronischer Lungenerkrankung
- *Trichterbrust:* trichterförmig eingesunkenes Sternum
- *Skoliose im Thoraxbereich:* Wirbelsäulenverkrümmung.

Husten

Definition ⋯ Husten ist ein Schutzmechanismus, durch den Schleim sowie auch Fremdkörper aus den Atemwegen entfernt werden. Auf einen Reiz hin kommt es reflexartig zu stoßweisem Ausatmen der Luft.

Man unterscheidet:
- *Räuspern:* befördert kleine Schleimmengen nach oben,
- *nervöser Husten:* ist rau und trocken, oft nur ein Hüsteln,
- *staccatoartiger Husten:*
  - mit lautem Aufziehen, ist bei Keuchhusten typisch, man nennt ihn auch pertussiform,
  - staccatoartig, ohne Aufziehen, ist häufig der Husten von mukoviszidosekranken Kindern,
- *bellender Husten:* ist ein Symptom von Pseudokrupp,
- *trockener Husten:* deutet auf eine Entzündung in Larynx oder Trachea, Einwirkung von Reizgasen sowie Kehlkopferkrankungen hin,
- *feuchter oder produktiver Husten:* geht mit starker Sekretproduktion einher, entsteht bei Bronchitiden,
- *kupierter Husten:* klingt nur kurz an. Er wird meist wegen Schmerzen an der Pleura, z. B. bei Pleuritis oder schwerer Pneumonie gleich unterdrückt.

Die Beobachtung, Beschreibung und Dokumentation des Hustens beinhaltet die Beschreibung des Hustenvorgangs selbst sowie der Begleiterscheinungen und Besonderheiten:
- *Art des Hustens,* Hustengeräusche s. o.,
- *Zeitpunkt:* vorwiegend nachts oder tags, nach dem Aufstehen,
- *lageabhängiger Husten:* in besonderer Körperlage, z. B. in Rechtsseitenlage,
- *Begleitumstände:* bei Anstrengung, in Zusammenhang mit der Nahrungsaufnahme, nach Rennen und Toben,
- *Häufigkeit:* anfallsweise, ständig, gelegentlich.

Sputum

Schleim und Sekret wird ständig in den gesamten Luftwegen gebildet. Bei Entzündungen, Lungen- und Bronchialerkrankungen wird vermehrt Sputum gebildet, das abgehustet werden kann. Menge, Konsistenz, Aussehen, Geruch und Beimengungen werden beobachtet und dokumentiert.

Die Konsistenz kann wässrig, schleimig, serös, glasig, zähflüssig, klumpig oder schaumig sein. Die Konsistenz kann durch Flüssigkeitsangebot über die Nahrung bzw. Infusion oder von außen über Vernebelung beeinflusst werden.

Im Sputumbecher können sich Schichten, z. B. unten Eiter und Zelltrümmer, darüber gelbgrüne trübe wässrige Flüssigkeit und obenauf eine schleimige Masse absetzen: Dieses ist typisch für Bronchiektasen. Fade-süßlicher Sputumgeruch entsteht unter anderem bei bakteriellen Infektionen.

Das Aussehen des Sputums ist abhängig von der Erkrankung:
- weißlich, normales Sekret, bei Virusinfekten ggf. vermehrt produziert,
- gelblich bei verdicktem Sekret,
- grün durch eitrige Entzündung, Abszess,
- grau bei Tuberkulose,
- blutig, rostfarben durch feine Blutbeimengungen oder durch Lungenstauung bei Herzfehlern,
- blutig tingiert bei Blutungen in den oberen Atemwegen,
- hellrot-schaumig bei Rippenfraktur, Lungenblutungen bei Tuberkulose oder Karzinomen und Lungenödem.

8.3.5 Individuelle Situationseinschätzung

Bei der Einschätzung der Atemsituation sind individuelle Besonderheiten wichtig:
- Ist das Kind besonders gefährdet eine Atemstörung zu erleiden, z. B. durch bestehende Grundkrankheit oder postoperative Schonatmung?
- Handelt es sich um eine akute oder eine chronische Atemstörung?
- Wie ist bei einer chronischen Atemstörung die Atemqualität dieses Kindes in Ruhe und/oder in einer infektionsfreien Zeit?
- Hat das Kind z. B. immer leichte Einziehungen oder Atemgeräusche?
- Was ist das normale Hautkolorit des Kindes?
- Wird die Atemstörung durch Angst und Unruhe verstärkt?
- Ist die Atemstörung abhängig von der Tageszeit (Husten nachts oder morgens) oder bestimmten Tätigkeiten (essen, trinken oder körperliche Anstrengung)?
- Wie reagiert das Kind auf unterschiedliche atemerleichternde Maßnahmen – toleriert es atemerleichternde Lagerungen, Inhalationen usw.?
- Welche atemerleichternden Maßnahmen führten bei diesem Kind bereits zu Erfolgen?

8.4 Pflegemaßnahmen

> **Merke ⇢ Pflegeziel.** Ziel atemunterstützender Pflegemaßnahmen ist es, eine ungestörte Atemtätigkeit zu gewährleisten oder wiederherzustellen, sodass ein ausreichender Gasaustausch sichergestellt ist.

Bei chronischen atmungsbeeinflussenden Erkrankungen ist das Pflegeziel, eine Atemerleichterung zu bewirken. Außerdem muss der Angst des Kindes, welche durch die Atemstörung auftritt, beruhigend entgegengewirkt werden.

8.4.1 Luftqualität

Eine der wichtigsten Voraussetzungen für eine ungestörte Atmung ist eine gute Luftqualität. Im Krankenhaus kann eine gute Luftqualität durch regelmäßiges Lüften erreicht werden. Verbrauchte Luft in ungelüfteten Krankenzimmern ist nicht nur ein ideales Milieu für Krankheitserreger, sondern beeinträchtigt auch das allgemeine Wohlbefinden der Patienten erheblich.

Beim Lüften sollte Zugluft und ein allzu starkes Abkühlen der Luft, besonders auf den Säuglingsstationen, vermieden werden. Kälteempfindliche Kinder müssen dabei immer ausreichend angekleidet und zugedeckt sein. Unter diesen Voraussetzungen ist eine Freiluftbehandlung gerade bei Kindern mit Störungen des Atemsystems sehr förderlich.

In klimatisierten Räumen, in denen das Lüften verboten ist, besteht häufig die Gefahr von Lufttrockenheit. Bei Patienten mit empfindlichen oder erkrankten Atemwegen sollte an zusätzliche Luftbefeuchtung gedacht werden.

Bei gefährdeten Kindern sollte das Pflegepersonal die Familien über Maßnahmen zur Verbesserung des Raumklimas im häuslichen Umfeld aufklären.

Eltern und ältere Kinder sollten auf die schädigende Wirkung des Rauchens hingewiesen werden, besonders wenn sich bereits ein Patient mit Atemwegserkrankungen in der Familie befindet. Bei Kindern mit chronisch stark geschädigten Atemwegen kann gegebenenfalls sogar ein Umzug in eine reizärmere Umgebung angestrebt werden.

8.4.2 Atemtechnik

Eine richtige Atemtechnik ist unverzichtbar für eine ungestörte Atmung. Eine beeinträchtigte Atmung, bei der z. B. nicht alle Lungenabschnitte gut belüftet werden, zieht bereits neue Gefahren der Sekretanschoppung und Keimansiedlung nach sich. Das Kind wird angehalten, ganz bewusst und in Ruhe die Bauchatmung durchzuführen. Im Sitzen und in Rückenlage wird beobachtet, wie der Bauch beim Atmen „dick" und beim Ausatmen wieder „dünn" wird. Um die Zwerchfellaktivität zu erspüren, kann das Kind die Hände ans Zwerchfell halten **(Abb. 8.5)**.

Größere kooperative Kinder können zum bewussten, tiefen Durchatmen angeregt werden. Um die unteren Lungenbezirke besser zu belüften, kann die Pflegeperson dem Kind die Flankenatmung durch Auflegen der Hände an die Flanken bewusst machen (s. Kontaktatmung). Das Kind kann dies auch selbst oder mit Hilfe eines Gurtes durchführen **(Abb. 8.6)**.

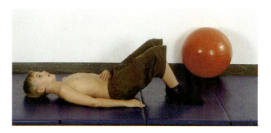

Abb. 8.5 ⇢ Bauchatmung. Der Bauch hebt sich bei der Einatmung und senkt sich bei der Ausatmung. Durch Auflage der Hände kann das Kind die Zwerchfell- und Bauchbewegungen erspüren

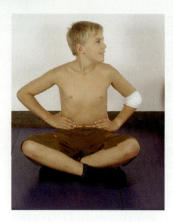

Abb. 8.6 ⇢ **Flankenatmung.** Das Kind erspürt und trainiert diese Atmung mit den Händen an den Flanken

8.4.3 Atemerleichternde Ausgangsstellungen

Die Möglichkeit zur bewussten und tiefen Einatmung kann durch das Einnehmen der atemerleichternden Ausgangsstellungen **(Abb. 8.7)** erleichtert werden. Diese Stellungen sind besonders für Kinder mit chronischen Atemwegserkrankungen (z. B. Asthma bronchiale oder Mukoviszidose) geeignet und werden von ihnen bei den ersten Anzeichen einer drohenden Atemnot eingesetzt, um die Atmung zu beruhigen, zu vertiefen und zu erleichtern. Mögliche atemerleichternde Ausgangsstellungen sind:

⇢ *Reitsitz:* Das Kind sitzt umgekehrt auf einem Stuhl und stützt die Unterarme auf der Stuhllehne auf **(Abb. 8.7 a)**.
⇢ *Kutschersitz:* Das Kind sitzt breitbeinig auf einem Stuhl, die Unterarme auf die Oberschenkel aufgelehnt **(Abb. 8.7 b)**.
⇢ *Auflehnen, Abstützen:* Das Kind sitzt am Tisch und lehnt sich auf, indem es die Unterarme auflehnt **(Abb. 8.7 c)** oder: Das Kind steht und stützt sich z. B. an der Wand, geeigneten hohen und stabilen Gegenständen (Baum/Auto) ab **(Abb. 8.7 d)**.
⇢ *Torwartstellung:* Das Kind steht mit leicht gebeugten Knien und stützt sich mit den Händen an den Knien ab **(Abb. 8.7 e)**.
⇢ *Schneidersitz:* Das Kind sitzt entspannt im Schneidersitz und stützt sich mit den Armen seitlich oder nach hinten ab.
⇢ *Päckchen:* Das Kind ist im Vierfüßerstand auf Unterschenkel und Unterarme abgestützt **(Abb. 8.7 f)**.

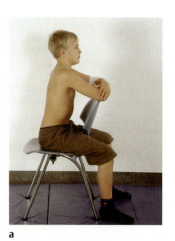

a

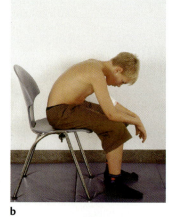

b

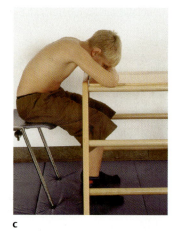

c

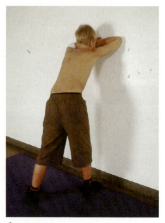

d

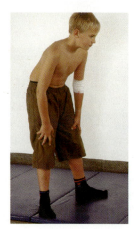

e

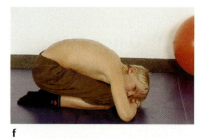

f

Abb. 8.7 ⇢ **Atemerleichternde Ausgangsstellungen.**
a Reitsitz, **b** Kutschersitz, **c** Anlehnen an Tisch, **d** Anlehnen an Wand, **e** Torwartstellung, **f** Päckchen

8.4.4 Atemunterstützende Lagerungen

Atemerleichterung, Belüftung oder Entlastung beeinträchtigter Lungenabschnitte wird durch gezielte Lagerung erreicht. Für atemunterstützende Lagerungen stehen mehrere Varianten zur Verfügung.

> **Merke ⋯˃ Lagerung.** Allgemein gilt: Hochgelagerte, gedehnte Lungenabschnitte werden besser belüftet. Das Kind wird regelmäßig umgelagert, sodass alle Lungenbezirke gleichmäßig belüftet und gedehnt werden, sofern keine anderen Indikationen für spezielle Lagerungen bestehen. Das Kind muss sich mit der atemunterstützenden Lagerung wohlfühlen und entspannt liegen können.

Pneumonielagerung

Zur Vorbeugung von Atemstörungen und zur Linderung einer bereits bestehenden Atembehinderung eignet sich insbesondere die klassische Pneumonielagerung:
- ⋯˃ Der Oberkörper des Kindes wird bis zu 45° hochgelagert.
- ⋯˃ Eine zusätzliche Unterpolsterung des Brustkorbes oder des gesamten Oberkörpers bewirkt eine Dehnung und damit eine Vergrößerung der Atemfläche.
- ⋯˃ Bei großen Kindern wird der Thorax mit Kissen (Abb. 8.8) gedehnt und die Knie werden unterpolstert, um die Bauchdecke zu entspannen und ein Abrutschen des Kindes aus dieser Lage zu verhindern. Atemerleichternd wirkt auch eine Unterstützung der Arme.
- ⋯˃ Bei Säuglingen wird die Dehnung des Brustkorbes je nach Größe mit einem gefalteten Moltontuch oder einer gefalteten Stoffwindel durchgeführt. Anstatt der Knierolle wird unterhalb des Gesäßes ein gerolltes Molton gelegt. Alternativ kann hierfür auch ein Hufeisenkissen verwendet werden. Dieses stützt das Kind auch zu den Seiten hin, sodass es nicht aus der atemerleichternden Lagerung abrutschen kann, sich in dieser Lagerung wohler fühlt und ruhiger wird.
- ⋯˃ Bei kleinen Frühgeborenen sollte die Unterlagerung des Thorax nicht zu extrem vorgenommen werden, weil sie eine krankhafte Tendenz zum Überstrecken des Kopfes (Opisthotonus) verstärken könnte.

V-, A-, T-, I-Lagerungen

Weitere Möglichkeiten der gezielten Dehnung einzelner Lungenbezirke sind folgende nach der Anordnung der Lagerungshilfsmittel benannten Lagerungsformen (Abb. 8.9):
- ⋯˃ *V-Lagerung:* Die V-Lagerung unterstützt die Dehnung der unteren Lungenanteile. Die Lagerungshilfsmittel werden V-förmig unter das Kind gebracht, sodass sich die Lagerungskissen oder Moltontücher im Beckenbereich überschneiden (Abb. 8.9 a).
- ⋯˃ *A-Lagerung:* Die A-Lagerung bewirkt eine Dehnung der oberen Lungenanteile. Die Lagerungshilfsmittel werden so A-förmig unter das Kind gelegt, dass sich die Spitze unter den Schulterblättern befindet (Abb. 8.9 b).
- ⋯˃ *T-Lagerung:* Die T-Lagerung erzielt eine Dehnung der unteren, mittleren und oberen Lungenanteile. Die Lagerungshilfsmittel werden T-förmig unter das Kind gelegt, sodass das Kind mit der Wirbelsäule auf dem Längskissen liegt (Abb. 8.9 c). Die Lage des Querkissens kann je nach Indikation variiert werden.
- ⋯˃ *I-Lagerung:* Die I-Lagerung dient zur leichten Dehnung des gesamten Brustraums. Sie besagt, dass sich ein Lagerungsmittel entlang der Wirbelsäule des Kindes befindet (Abb. 8.9 d).

Diese Lagerungen werden üblicherweise in flacher Rückenlage durchgeführt.

> **Praxistipp ⋯˃** Bei Kindern muss bei dem Einsatz der Lagerungsmittel je nach Alter und Größe des Kindes variiert werden. So kommen Mullwaschlappen bei Frühgeborenen, Mullwindeln bei Säuglingen, Moltontücher bei Kleinkindern und schließlich kleine Kissen bei Schulkindern zum Einsatz. Damit das Kind nicht aus der angestrebten Lagerung herausrutscht, wird es mit einem Nestchen/Stützschlange umlagert.

Die beschriebenen Lagerungen sind Vorschläge, die je nach Befinden und Vorlieben des Kindes variiert werden können und sollen. Im Zweifelsfall ist es sinnvoller, nicht die Lagerung auszuführen, die „besser aussieht", sondern bei der sich das Kind wohler fühlt, es entspannter atmen kann und es ihm subjektiv und objektiv besser geht.

Bei Säuglingen wird beispielsweise eine Atemerleichterung meistens durch Unterlagern des gesam-

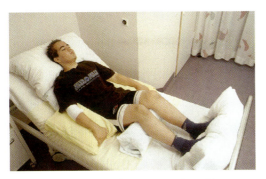

Abb. 8.8 ⋯˃ **Pneumonielagerung.** 45° Hochlagerung, Unterpolsterung des Oberkörpers, Arme und Knie bewirken eine Atemerleichterung

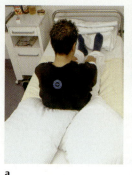 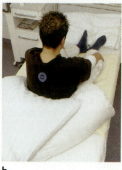 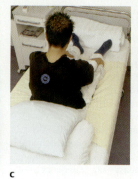 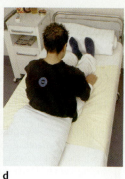

a b c d

Abb. 8.9 ⇢ **Atemunterstützende Lagerungen.**
a V-Lagerung
b A-Lagerung
c T-Lagerung
d I-Lagerung

ten Oberkörpers erzielt. Dies ist sowohl in Rückenlage als auch in Hängebauchlage möglich. Beispiele hierfür siehe S. 179.

Dehnlagen

Dehnlagen sind Körperhaltungen, die vom Kind zeitlich begrenzt eingenommen werden, um gezielt bestimmte Lungenbezirke zu dehnen und zu mobilisieren. Sie sind sowohl bei akuten Gesundheitsstörungen der Atemwege geeignet (etwa zur Öffnung von Atelektasen), als auch in besonderen Maße bei Kindern mit chronischen Störungen der Atemwege (z. B. Asthma oder Mukoviszidose), um langfristig die Lungenbelüftung und Thoraxmobilität zu fördern und zu erhalten. Daher ist es nicht nur wichtig, dass das Kind diese Körperhaltungen einnimmt, sondern dass es sich mehrmals täglich von einer Ruhe- oder Ausgangsposition in die gewünschte Dehnlagerung begibt, eine Weile verharrt und sich dann wieder langsam zur Ausgangsstellung zurückbewegt. Dabei kommen folgende Dehnlagen zum Einsatz **(Abb. 8.10):**

⇢ *Halbmond:* Das Kind bewegt sich aus der Rückenlage in eine mondförmige Lage, indem es z. B. eine Hand hinter den Kopf legt und die andere soweit wie möglich an der Körperseite nach unten bewegt. Hierdurch werden die oberen und seitlichen Lungenbezirke der Gegenseite gedehnt **(Abb. 8.10 a).**

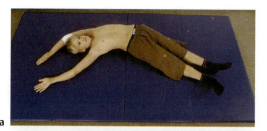

a

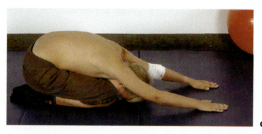

c

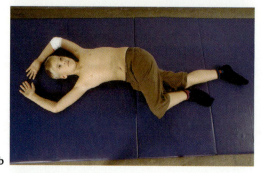

b

d

Abb. 8.10 ⇢ **Dehnlagen.**
a Halbmond
b Schraube
c Rutschbahn nach vorn
d Knoten

Pflegemaßnahmen

⇢ *Schraube:* Das Kind bewegt sich aus einer entspannten Seitenlage nur mit dem Oberkörper zur Gegenseite und dehnt damit die unteren und seitlichen Lungenbezirke **(Abb. 8.10 b).**

⇢ *Rutschbahn:* Aus dem Fersensitz gleitet das Kind mit den Händen auf der Unterlage nach vorn, bis es mit dem Gesäß möglichst weit oben ist **(Abb. 8.10 c).** Es werden hiermit seitliche und rückwärtige Lungenabschnitte gedehnt. Die Ruheposition nach dieser Stellung kann im „Päckchen" s. S. 176 oder der Hängebauchlage sein.

⇢ *Knoten:* Im entspannten aufrechten Sitz stellt das Kind ein Bein über das andere und dreht den Oberkörper gleichzeitig zur Gegenseite. Hierbei werden untere und seitliche Lungenbezirke gedehnt **(Abb. 8.10 d).**

Merke ⇢ Lagerung. Für Kinder mit Wirbelsäulen- und Hüftleiden können diese Lagerungen nur nach ärztlicher Rücksprache durchgeführt werden.

Lagerungsdrainagen

Sekretverlegte Bronchien werden durch Lagerungsdrainagen **(Abb. 8.11)** gereinigt:

⇢ *Rücken-, Rechts- und Linksseitenlage sowie Bauchlage,* in Hoch-, Flach- und Kopftieflage werden abwechselnd für eine begrenzte Zeit eingenommen und die Sekretlösung durch Vibration gleichzeitig gefördert.

⇢ Eine *Bauchlage* darf beim Säugling wegen der Gefahr des plötzlichen Kindestodes nicht ohne Monitorkontrolle oder kontinuierliche Beobachtung durchgeführt werden.

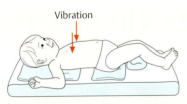

a Rückenlage, flach

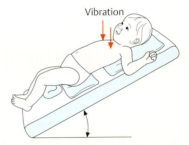

b Rückenlage, Oberkörper hoch

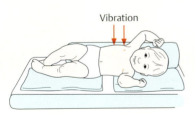

c Seitenlage, flach

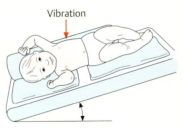

d Seitenlage, Kopf tief, rechts
(Vorsicht: Kopftieflage nicht bei Frühgeborenen. Hirnblutungsgefahr!)

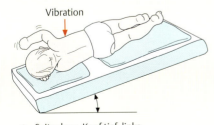

e Seitenlage, Kopf tief, links

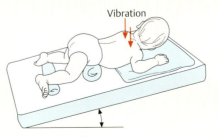

f Hängebauchlage

Abb. 8.11 ⇢ Drainagelagerungen bei Säuglingen

⋯▸ Die *Kopftieflage* wird nur während der Vibration, aber nicht über längere Zeit belassen, da sie unangenehm für das Kind sein kann. Die Kopftieflage ist bei Früh- und Neugeborenen kontraindiziert, da die Gefahr der Hirndrucksteigerung mit der Folge einer Hirnblutung zu groß ist.

8.4.5 Atemübungen

Kindgerechte Atemübungen

Dazu gehören das Spiel mit Seifenblasen und das Aufblasen von Luftballons. Mit Strohhalmen können Kinder bereits ab dem Kindergartenalter in Wassergläsern „blubbern" und haben meistens sehr viel Freude daran.

Singen und herzhaftes Lachen wirkt sich positiv auf die Atmung aus. Allerdings können sich kurzfristig bereits bestehende Symptome erneut verstärken. So treten bei diesen „Atemübungen" oder auch bei spontanem Toben und Spielen verstärkt Hustenanfälle und Atemnot auf, da durch die vertiefte Atmung Sekret gelöst werden kann.

> **Praxistipp** ⋯▸ Kinder sollten Atemübungen nicht allein durchführen. Es besteht die Gefahr, dass sie zu schnell und zu tief atmen. Am einfachsten erreichen die Kinder eine tiefe Atmung, wenn man bei den Atemzügen laut in der altersgemäßen Normfrequenz mitzählt. Hierbei darf dem Kind aber keinesfalls ein Atemrhythmus vorgegeben werden, der ihm nicht entspricht. Daher ist es sinnvoll, zuerst die Atemzüge des Kindes intensiv zu beobachten und sich beim „Mitzählen" an den kindlichen Rhythmus anzupassen. Möglich ist auch der Einsatz von ruhiger Musik, deren Rhythmus klar erkennbar ist und den gleichmäßigen Atemrhythmus des Kindes unterstützt. Atemübungen werden in Ruhe für mindestens 5–10 Minuten mehrmals täglich durchgeführt.

Einsatz von Atemtrainern

Spezielle Atemtrainer sind dazu konstruiert, die positiven Effekte der Atemübungen gezielt zu verstärken. Zur Verfügung stehen:

⋯▸ *Lippenbremse:* Ohne Hilfsmittel ist es möglich, bei der Ausatmung durch die geschlossenen Lippen einen erhöhten Atemwegswiderstand zu erzeugen. Hierdurch werden die Atemwege erweitert, Sekrete gelöst und die Atemmuskulatur gestärkt. Sie wird insbesondere von Kindern mit Asthma bronchiale erlernt (s. S. 551), da sie bei beginnenden Beschwerden überall verfügbar und einsetzbar ist.

⋯▸ *Blubberflasche:* Sie ist ein einfaches selbst konstruierbares Hilfsmittel, welches den Atemwegswiderstand erhöht. Es handelt sich dabei um eine wassergefüllte Flasche, in die ein Schlauch gehängt wird. Das Kind bläst durch den Schlauch, sodass Blasen im Wasser aufsteigen. Die Eintauchtiefe des Schlauches bestimmt dabei den Atemwiderstand.

⋯▸ *Vario-Resistance-Pressure-Gerät* (VRP) auch bekannt als „Flutter" **(Abb. 8.12):** Hierbei handelt es sich um ein pfeifenähnliches Gerät, bei dem eine Metallkugel durch den Druck der Ausatmung angehoben wird. Je nach Neigung des Flutters können unterschiedliche Atemwegswiderstände erzeugt werden. Der Atemwegswiderstand bewirkt eine Erweiterung der Alveolen. Eine intermittierende Betätigung des Flutters bringt die Ausatemluft in den Bronchien zum Schwingen und unterstützt damit die Sekretmobilisation.

⋯▸ *Inspirationstrainer*, z. B. Coach, Triflow **(Abb. 8.13):** Hierbei lassen sich bei der Inspiration bestimmte Effekte erzielen. Sie zeigen entweder die Atmungsströmung und das Volumen an, oder lassen kleine Bälle durch den Flow anheben. Die Inspiration soll damit verstärkt und verlängert werden. Hierdurch gelangt die Atmung in minderbelüftete Lungenabschnitte und verhindert hier eine Sekretanschoppung und die damit verbundene Pneumoniegefahr.

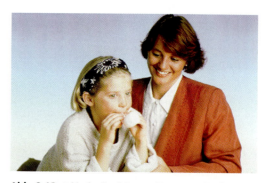

Abb. 8.12 ⋯▸ **Vario-Resistance-Pressure-Gerät** (Fa. tyco Healthcare). Je nach Neigung des „Pfeilchens" können unterschiedliche Atemwegswiderstände erzeugt werden.

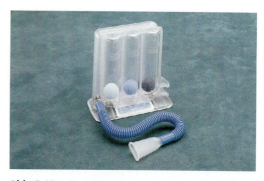

Abb. 8.13 ⋯▸ **Inspirationstrainer** (Fa. tyco Healthcare). Triflo-Atemtrainer

Pflegemaßnahmen 8

⇢ *Peak-Flow-Meter:* Beim schnellen Ausatmen durch das Gerät zeigt es die maximale Sekundenkapazität an. Es dient üblicherweise zur Verlaufskontrolle der aktuellen Lungenfunktion bei Kindern mit chronischen Atemwegsstörungen (Kap. 24). Da die Kinder im Einsatz dieses Gerätes manchmal einen „Sportlichen Ehrgeiz" entwickeln, die Werte zu verbessern, kann das Gerät unter Aufsicht auch zum Training der Sekundenkapazität eingesetzt werden.

⇢ *Totraumvergrößerer:* Bei der Atmung durch ein zusammensteckbares Kunststoffrohr nach Giebel wird der natürliche Atemwegstotraum vergrößert. Der damit verbundene Kohlendioxidanstieg bewirkt in der Regel eine verstärkte Atemarbeit. Der Einsatz dieser Maßnahme ist bei Kindern nicht ungefährlich und daher sehr kritisch zu betrachten.

8.4.6 Atemstimulierende Einreibungen

Mit atemstimulierenden Einreibungen kann eine gleichmäßige, ruhige und vertiefte Atmung erzielt werden. Das Kind sitzt bequem vor der Pflegeperson. Im Liegen bei sehr kranken Kindern können die Thoraxhälften in Halbseiten- oder Bauchlage einzeln nacheinander eingerieben werden.

Mit bloßen warmen Händen wird eine unparfümierte Wasser-in-Öl-Lotion in Haarwuchsrichtung auf den Rücken des Kindes aufgetragen. Wichtig dabei ist, dass die Hände der Pflegeperson vom Patienten als Einheit gespürt werden können, d. h., dass die Finger nicht gespreizt oder gekrümmt werden. Eine Hand bleibt immer in Körperkontakt. Die Hände werden dann gleichzeitig mit kreisenden Bewegungen, die sich der gewünschten Normfrequenz der Atmung anpassen, in Richtung Steiß geführt, wobei der Druck unmittelbar neben der Wirbelsäule leicht verstärkt wird.

Bei sehr kleinen Säuglingen muss die Technik individuell abgewandelt werden. Hier können die atemstimulierenden Kreise mit den Fingern oder Daumen bei einem Kind ausgeführt werden, welches in Bauchlage liegt.

Kontaktatmung

Mit ihrer Hilfe werden die Atembewegungen des Thorax und des Bauches durch Auflegen der Hände an Thorax, Bauch und Flanken vertieft **(Abb. 8.14)**. Die Hände der Pflegeperson versuchen sich in die Atembewegungen des Kindes einzufühlen und machen ihm seine Atmung erfahrbarer. Bei der Ausatmung wird der Druck der Hände etwas verstärkt und verlängert, sodass anschließend eine vertiefte Einatmung erfolgt. Meistens hat diese Maßnahme auch einen sehr beruhigenden Effekt auf die Kinder und durch die Beruhigung tritt eine zusätzliche Verbesserung der Atemqualität auf.

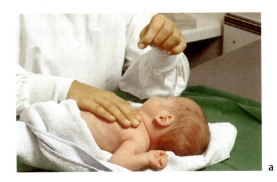

a

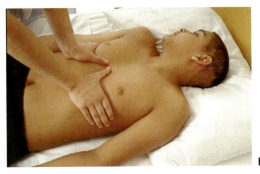

b

Abb. 8.14 ⇢ **Kontaktatmung.**
a beim Säugling
b beim größeren Kind

8.4.7 Sekretlockernde Maßnahmen

Viele Atemwegserkrankungen gehen mit vermehrtem und/oder eingedicktem Sekret einher, das nur schwer abgehustet werden kann. Um die Atemwege wieder frei zu bekommen, ist es notwendig, das Sekret zu lösen.

Vibration

Eine Möglichkeit der Sekretlösung ist die Vibration: Sie ist eine physiotherapeutische Maßnahme und geschieht auf ärztliche Anweisung bzw. nach Rücksprache mit dem behandelnden Arzt. Sie ist kontraindiziert bei Rippenfrakturen, Lungenblutungen, Lungenembolie, erhöhtem Hirndruck und nach Operationen im Thorax- oder Bauchbereich. Das Pflegepersonal führt die Vibration nach einer Einweisung durch die Physiotherapeuten selbständig durch.

Vibrationen werden bei Säuglingen mit einer elektrischen Zahnbürste durchgeführt, deren Borsten in einen Mulltupfer gewickelt sind. Man vibriert in den Drainagelagerungen in Richtung Hauptbronchien, zum Lungenausgang hin, also von außen nach innen und von unten nach oben bzw. bei den oberen Lungenspitzen von oben nach unten.

Mit der Zahnbürste kann auch bei größeren Kindern im Zwischenrippenraum vibriert werden. Oft reicht diese Vibration nicht mehr aus und man wählt für die größeren Kinder ein spezielles Vibrationsgerät, z. B. Vibrax, dessen Vibrationsstärke regulierbar ist.

Die *manuelle* Vibration ist ebenfalls möglich. Hierbei werden die Hände auf die Thoraxseiten aufgelegt und während der Exspirationsphase des Kindes aus den Armen heraus Vibrationen erzeugt, ohne dass die Hände den Hautkontakt zum kindlichen Thorax verlieren.

Vibrationen sollten dem früher üblichen Klopfen vorgezogen werden, da sie effektiver und angenehmer für das Kind sind. Das Klopfen erfolgt nach dem gleichen Schema mit der hohlen Hand. Das Nierenlager und die Wirbelsäule müssen unbedingt ausgespart werden.

Schüttelungen. Einen Vibrationseffekt erzielen auch die Schüttelungen, bei denen rhythmische Bewegungen von einem Körperteil des Kindes so ausgeführt werden, dass sich die leichten Schwingungen auf den Brustkorb übertragen. Diese Technik wird meist durch die Physiotherapeuten oder nach deren Anleitung durchgeführt.

Ätherische Substanzen und Heilkräuter

Die Effektivität der manuellen oder apparativen Sekretlösung kann durch den äußerlichen oder innerlichen Einsatz ätherischer Substanzen und Heilkräuter gesteigert werden. Ätherische Substanzen können bei der Anwendung als *Wickel* für ½ bis ¾ Stunde auf dem Brustkorb des Patienten belassen werden (s. S. 232).

> **Merke ⋯ Kontraindikation.** Bei Säuglingen und Schwangeren muss auf die Verwendung ätherischer Substanzen und Heilkräutern, die nicht ausdrücklich zur Anwendung bei Säuglingen bzw. Schwangeren bestimmt sind, verzichtet werden, weil diese besonders empfindlich darauf reagieren können. Bei Überdosierung und falscher Anwendung wurden eine Vergrößerung der Atemnot, Allergien sowie Nebenwirkungen auf den Kreislauf und das Magen-Darm-System beobachtet.

8.4.8 Sekretverflüssigende Maßnahmen

Inhalative Sekretverflüssigung ist die Lösung zähen Sekretes durch Anfeuchtung der Atemluft. Hierzu stehen verschiedene Möglichkeiten zur Verfügung (Tab. 8.2): die Kalt- und Warmluftbefeuchtung und die Inhalation. Unterstützend ist die Flüssigkeitszufuhr zu beachten.

Tabelle 8.2 ⋯ Wirkungsorte und Applikationsformen inhalativer Sekretverflüssigung

Partikelgröße (μm)	Eindringtiefe	Applikationsform
bis 3	gelangen in die Aveolen	Inhalette, Pari-Boy
bis 10	gelangen in die Bronchien	Ultraschallvernebler
bis 100	gelangen in die oberen Luftwege	Defensor, Luftbefeuchter für den Hausgebrauch
über 100	gelangen nicht in die Atemwege	Raumluftbefeuchtung unter 80 % Feuchte

Raumluftbefeuchtung

Geheizte oder klimatisierte Räume weisen häufig eine geringe Luftfeuchtigkeit auf, die Probleme der Atemwege verstärken kann. Ein ideales Raumklima erreicht man durch regelmäßiges effektives Stoßlüften.

Für den Hausgebrauch kann in Wohnbereichen der Einsatz von Raumluftbefeuchtern, Wasserspielen oder Zimmerspringbrunnen, die unerreichbar für die Kinder aufgestellt sind, erwogen werden. Ein hygienisch und technisch korrekter Umgang mit den Geräten gemäß der Gebrauchsanleitung muss gewährleistet werden.

In Schlaf- und Krankenzimmern kann durch den Einsatz von feuchten Tüchern die Luftfeuchtigkeit nah am Bett des Betroffenen erhöht werden. Diese Tücher werden täglich erneuert, mit sterilem Wasser befeuchtet und so befestigt, dass die Sicht auf das betroffene Kind nicht eingeschränkt ist. Da die Keimansiedlungsgefahr bei dieser Maßnahme groß ist, muss sie kritisch betrachtet werden.

Ebenfalls kaum noch verwendet werden sog. Kaltluftbefeuchter wie Ultraschallvernebler, die über Schallwellen Wassertropfen zerstäuben. Der entstehende feuchtkalte Luftstrom wird von den Kindern als unangenehm empfunden, es besteht Auskühlungsgefahr und Kontaminationsgefahr durch das im Gerät stehende Wasser. Außerdem lagert sich das vernebelte Wasser an der Haut, Bettwäsche, Kleidung und Einrichtungsgegenständen ab, die dann entsprechend gereinigt, gewechselt oder gepflegt werden müssen.

Eine zu starke Raumluftbefeuchtung birgt die Gefahr der unerwünschten Kondensation mit der Gefahr von Schimmelbildung. Ein regelmäßiger Luftaustausch ist daher zu gewährleisten.

Warmluftbefeuchtung

Warmluftbefeuchter zur kontinuierlichen Luftbefeuchtung sind angenehm für das Kind. Sie können zum Teil mit geschlossenen Wassersystemen oder mit Sauerstoffapplikationsmöglichkeit kombiniert werden. Eine genaue Information über den sach- und fachgerechten Umgang mit diesen Geräten entnehme man der jeweiligen Bedienungsanleitung.

Inhalation

Die Inhalation mit z. B. dem Pari-Boy **(Abb. 8.15)**, druckluftgesteuerten bzw. kompressorgesteuerten Aerosolbildnern erlaubt eine zeitlich begrenzte Verneblung. Die druckluftbetriebene Inhalation ist zur Verneblung von physiologischer Kochsalzlösung sowie gelösten Medikamenten sehr gut geeignet. Die Druckluft zerstäubt das Inhalat in kleinste Teile. Dadurch können gelöste Medikamente bis in die Alveolen vordringen. Bei der Inhalation sind folgende Kriterien zu beachten:

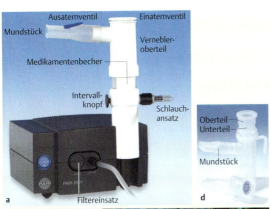

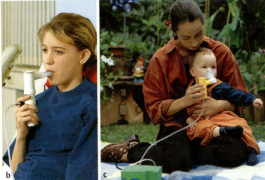

> **Praxistipp** ⇢ Da die Inhalationen Sekret lösen sollen, verursachen sie häufig unmittelbar nach dem Inhalieren Hustenanfälle. Daher ist es sinnvoll, die Inhalationen einige Zeit vor den Mahlzeiten durchzuführen, damit das Kind beim Husten nicht erbricht.

- ⇢ *Bei kleinen Kindern* inhaliert man mit einer Gesichtsmaske, die lose über Mund und Nase gelegt wird. Die Maske darf auf keinen Fall angedrückt werden.
- ⇢ Es empfiehlt sich, das Kind auf den Schoß zu nehmen, damit es keine Angst bekommt (Angst verschlechtert die Atmung!). Mit viel Phantasie muss dem Kind die Inhalation spielerisch interessant gemacht werden.
- ⇢ Eltern können ihr Kind unter Anleitung inhalieren. Dieses verstärkt die Akzeptanz der Maßnahme bei den Kindern. Außerdem müssen in der Klinik begonnene inhalative Maßnahmen häufig auch im häuslichen Umfeld durch die Eltern weitergeführt werden.
- ⇢ Nach der Inhalation mit der Gesichtsmaske benötigt das Gesicht eine besondere Hautpflege.
- ⇢ *Größere Kinder* setzen sich auf und inhalieren selbständig unter Aufsicht mit Hilfe eines Mundstückes. Das Mundstück wird auf die Zunge gelegt und fest mit dem Mund umschlossen. Die Kinder werden angehalten ruhig und gleichmäßig durch den Mund zu atmen.
- ⇢ Bei einigen Geräten kann der Luftstrom unterbrochen werden, sodass es den Kindern möglich ist, die Verneblung nur in der Inspirationsphase auszulösen.
- ⇢ Bei der Inhalation von Medikamenten sind die Wirkungen und Nebenwirkungen der Medikamente zu beachten. Das Kind braucht gegebenenfalls eine besondere Pflege oder Beobachtung, d. h. besondere Haut- bzw. Schleimhautpflege, um Medikamentenrückstände zu entfernen, oder Vitalzeichenkontrollen (s. S. 190 u. S. 195).

> **Merke** ⇢ **Hygiene.** Die Geräte sind gemäß der Bedienungsanleitung zu gebrauchen und zu reinigen. Üblich sind folgende hygienische Maßnahmen: Jeder Inhalieraufsatz ist jeweils für einen Patienten bestimmt. Er wird täglich chemisch oder thermisch desinfiziert. Alle weiteren Teile des Inhaliergerätes werden einer täglichen Desinfektion mit einem Flächendesinfektionsmittel unterzogen. Nach der Verneblung von Medikamenten wird das Gerät mit destilliertem Wasser nachvernebelt, damit sich die Düse nicht mit Medikamentenrückständen zusetzt.

Abb. 8.15 ⇢ **Inhalation.** Inhaliergeräte (Fa. Pari GmbH)
 a Pari-Boy
 b Mädchen beim Inhalieren
 c Kleinkind inhaliert auf dem Schoß der Mutter
 d Inhalette

Flüssigkeitszufuhr

Die Konsistenz des Bronchialschleims ist abhängig vom Flüssigkeitshaushalt. Deswegen ist eine ausreichende Flüssigkeitszufuhr (s. S. 284) eine notwendige Voraussetzung für alle sekretverflüssigenden Maßnahmen. Es muss beachtet werden, dass Kinder mit Infekten häufig zusätzliche Flüssigkeit über Fieber und verstärktes Schwitzen sowie Erbrechen und Durchfall verlieren. Immer wieder sollte den Kindern schluckweise Wasser, Tee oder stark verdünnte Fruchtsäfte (nach Lieblingsgetränken fragen) angeboten werden. Milch als Getränk ist eher ungeeignet, da sie die Schleimproduktion im Rachenraum verstärkt. Allzu große Flüssigkeitsportionen beeinträchtigen die Atmung zusätzlich und bergen die Gefahr, dass das Kind beim Husten erbricht.

8.4.9 Sekretentleerende Maßnahmen

Abhusten durch das Kind

Das bei Atemwegserkrankungen vermehrt produzierte Sekret wird durch *Abhusten* hinausgefördert. Dieses geschieht automatisch über den Hustenreflex. Daher darf nur trockener Reizhusten auf ärztliche Anordnung medikamentös unterdrückt werden.

- Die Kinder werden nach sekretlösenden Maßnahmen zum Abhusten aufgefordert, sofern sie dieses noch nicht von allein tun. Dazu werden sie aufgesetzt und leicht nach vorn gebeugt. In der sitzenden Position fällt es den Kindern leichter abzuhusten.
- Mit Hilfe einer einfachen Atemtechnik lässt sich das Lösen von festsitzendem Sekret provozieren (Hustenprovokation). Hierbei wird nach einem initialen tiefen Atemzug mehrmals durch die Nase eingeatmet und beim Ausatmen durch den Mund jeweils aktiv nachgeschoben, unterstützt von möglichst vielen „sch-sch-sch" Lauten (Kinder spielen hierbei gern Eisenbahn).
- Schmerzen durch Thorax- oder Bauchoperationen können dazu führen, dass das notwendige Abhusten nicht sorgfältig genug geschieht. Ein leichter Gegendruck mit der flachen Hand auf die Wunde lindert die Schmerzen beim Husten.
- Zum Auffangen des abgehusteten Sekretes werden reichlich Papiertaschentücher oder ein Sputumbecher bereitgestellt.
- Sputum kann zu diagnostischen Zwecken auf bestimmten Nährmedien oder in spezielle Laborgefäße gehustet werden. Dazu benötigt man in der Regel Nüchternsputum, d.h., das Sekret sollte vor dem Frühstück und vor dem Zähneputzen gewonnen werden.

Merke ⇢ Sputum. Sputum ist grundsätzlich als infektiös anzusehen und zu behandeln. Das Tragen von Einmalhandschuhen sowie eine sorgfältige Händedesinfektion verhindern das Verbreiten von Krankheitserregern.

Kleine Kinder neigen dazu, das Sekret herunterzuschlucken, was zu Appetitstörungen oder zum Erbrechen führen kann.

Absaugen

Definition ⇢ Unter Absaugen versteht man die Entfernung von Sekret aus den Atemwegen durch Sog mit einem Katheter.

Absaugen kann oral, d.h. aus dem Mund, nasopharyngeal, d.h. aus Nase und Rachen, oder endotracheal, d.h. aus der Luftröhre, erfolgen (s. S. 774).

■ Vorbereitung

Das Kind wird alters- und situationsgemäß über die geplante Maßnahme informiert. Es wird ihm erklärt, dass ein Schlauch aus seinen Atemwegen das Sekret herauszieht und dass es anschließend weniger husten muss oder besser Luft bekommt. Es wird ihm auch erklärt, dass ihm das Absaugen eklig und unangenehm sein kann. Die Pflegeperson kann mit dem Kind Zeichen vereinbaren, mit denen es signalisieren kann, wenn es den Absaugvorgang gar nicht mehr akzeptieren kann. Sind solche Zeichen vereinbart, müssen sie selbstverständlich auch eingehalten werden und der Absaugvorgang gegebenenfalls unterbrochen und einige Minuten später noch einmal durchgeführt werden. Außerdem werden dem Kind Möglichkeiten gezeigt, wie es sein Sekret entleeren kann, ohne abgesaugt werden zu müssen.

Material. Folgendes Material wird benötigt:
- transportables Absauggerät oder Wandanschluss mit Absaugeinheit (**Abb. 8.16**): Einstellung –0,2 bar (–0,18 bar bei Frühgeborenen bis maximal –0,4 bar bei Schulkindern). Die Funktionstüchtigkeit des Absauggerätes muss regelmäßig geprüft werden. Bei Kindern, die abgesaugt wer-

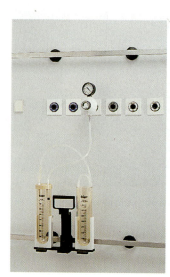

Abb. 8.16 ⇢ Absauggerät. Bronchusabsaugung an einer Wandschiene, betrieben aus der zentralen Versorgungsanlage (Fa. Dräger Medical)

den müssen, prüft die Pflegeperson die Betriebsbereitschaft des Gerätes zu Beginn ihrer Schicht.
- Absaugkatheter in verschiedenen Größen (richtet sich nach der Größe des Kindes und der Viskosität des Sekretes).
- Lochpfanne (= Fingerdip): Verbindungsstück zwischen Schlauch und Katheter, mit Öffnung, über die der Sog hergestellt werden kann. Bei geschlossener Öffnung wird abgesaugt.
- Unsterile Schutzhandschuhe, bei immunsupprimierten Patienten und Frühgeborenen sterile Einmalhandschuhe,
- Spüllösung,
- Abwurf.

■ **Durchführung**
Das Absauggerät wird auf den gewünschten Sog eingestellt und mit Lochpfanne und dem nur am Ansatz ausgepackten Katheter verbunden. Der Absaugkatheter wird mit einem Schutzhandschuh, bei abwehrgeschwächten Kindern einem sterilen Einmalfolienhandschuh aus der Verpackung entnommen. Er wird ohne Sog eingeführt, um keine Schleimhautverletzungen zu verursachen. Dann wird die Lochpfanne geschlossen und der Katheter unter Sog und leichten Drehbewegungen zügig zurückgezogen. Die Dauer des Absaugvorgangs sollte 10 Sekunden nicht überschreiten.

> **Merke ⋯ Prophylaxe.** Wegen der Aspirationsgefahr und aus hygienischen Gründen saugt man zuerst den Mund, dann die Nase ab. Für einen erneuten Absaugvorgang muss der Katheter gewechselt werden.

Orales Absaugen. Dabei wird das Sekret aus den Wangentaschen und unter der Zunge abgesaugt. Das Berühren des weichen Gaumens und des Zäpfchens mit dem Absaugkatheter muss strengstens vermieden werden, weil es starke Ekelgefühle, Brechreiz und Vagusreizung hervorrufen kann.
Nasopharyngeales Absaugen. Man unterscheidet das Absaugen der Nase zum Zwecke der Sekretentfernung bei verlegter Nasenatmung und das sog. „tiefe" Absaugen des Rachenraumes, um Sekret abzusaugen, welches im Rachen die Atmung behindert. Das tiefe Absaugen ist häufig nach der Geburt und nach dem Erbrechen zur Vermeidung von Aspirationen notwendig.

> **Merke ⋯ Beobachtung.** Während des Absaugens wird die Reaktion des Kindes, die Beschaffenheit des Sekretes in Menge, Farbe und Konsistenz sowie Beimengungen, z. B. Blut, beobachtet und dokumentiert. Außerdem wird die Wirkung des Absaugens auf die Atmung beurteilt und die Häufigkeit, sowie das Verhalten des Kindes dokumentiert.

■ **Nachsorge**
Nach dem Absaugen wird der Katheter um die Hand gewickelt in den Handschuh hineingezogen, den man umstülpend von der Hand zieht und gleichzeitig mit diesem verwirft. Der Schlauch wird mit der Spüllösung gut durchgespült. Vor und nach dem Absaugvorgang erfolgt eine Händedesinfektion. Das Kind erhält eine sorgfältige Mund- und Nasenpflege (s. S. 254 u. S. 257).

8.4.10 Sauerstofftherapie

Reicht die Atemtätigkeit nicht mehr aus, den Körper ausreichend mit Sauerstoff zu versorgen, kommt es zu Zyanose, Atemnot und Unterversorgung der Organe. Dann kann eine Sauerstofftherapie nötig sein.

Grundlagen

Die Sauerstofftherapie erfolgt auf ärztliche Anordnung, die folgende Parameter beinhalten muss: Dosierung, Dauer, Art der Verabreichung und Überwachungskriterien.

> **Merke ⋯ Pharmakologie.** Sauerstoff ist ein Medikament, welches nicht nur positive Wirkungen hat, sondern auch Nebenwirkungen. Sauerstoff wird immer unter genauer Beobachtung des Kindes zugeführt. Nur im Notfall darf Sauerstoff ohne explizite Anordnung verabreicht werden.

Die *Hypoxämie*, der Sauerstoffmangel des Blutes, führt zu einer gefährlichen Sauerstoffunterversorgung der Organe. Aber auch die *Hyperoxämie*, zuviel gelöster Sauerstoff im Blut, ist gerade für Kinder gefährlich:
- Bei Frühgeborenen wurden Netzhautveränderungen und Sehbehinderungen nach der Zufuhr von Sauerstoff beobachtet. Die Retinopathia praematurorum (auch ROP = Retinopathy of Prematurity) ist gekennzeichnet durch Neubildungen von Netzhautgefäßen, Einblutungen und evtl. Netzhautablösung. Die Entstehungsursache ist noch nicht endgültig geklärt. Risikofaktoren sind aber in jedem Fall die Unreife der Netzhaut und zu hohe Sauerstoffspannungen im Blut und Gewebe.
- Sauerstoff trocknet die Schleimhäute aus und führt in hohen Zufuhrkonzentrationen zu einer weiteren Schädigung der Atemwege und der Lunge. Sauerstoff muss immer angefeuchtet verabreicht werden. Bei einer Durchflussrate von mehr als 4 Litern pro Minute sollte der Sauerstoff zusätzlich erwärmt werden **(Abb. 8.17)**.
- Sauerstofftherapie kann bei Kindern mit chronischer Atemschwäche und ständig erhöhter Kohlendioxidspannung im Blut auch zu einer Abnahme der Atemarbeit mit der Gefahr von Apnoen führen, da bei diesen Kindern der Atemantrieb über den arteriellen Sauerstoffgehalt und nicht über die Kohlendioxidspannung gesteuert wird.

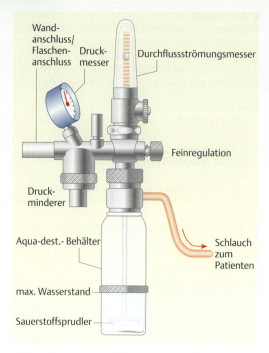

Abb. 8.17 ⇢ **Sauerstoffentnahmeventil.** Es reguliert den Flow und die Befeuchtung des Sauerstoffs

> **Merke** ⇢ **Unfallverhütung.** Beim Einsatz von Sauerstoff muss das Zubehör zu Beginn der Schicht auf Funktionstüchtigkeit geprüft werden. Sauerstoff ist ein brennbares Gas. Es darf nicht mit anderen brennbaren Substanzen z. B. hochprozentiger Alkohol oder Benzin verwendet werden. Bei dem Einsatz von Sauerstoff muss sich ein einsatzbereiter Feuerlöscher in der Nähe des Kindes befinden.

Sauerstoffquellen

Der Sauerstoff kann aus der zentralen Gasversorgung per *Wandanschluss* entnommen werden. Der Anschluss ist sechseckig und häufig blau gekennzeichnet und kann dadurch nicht mit den Anschlüssen anderer Gase verwechselt werden.

Wo keine Wandanschlüsse vorhanden sind, oder für Transporte von sauerstoffpflichtigen Kindern stehen *Sauerstoffflaschen* in unterschiedlichen Größen zur Verfügung. Die Flaschen sind blau angestrichen und werden durch das Anschrauben eines Flaschenventils (Druckminderer) gebrauchsfähig.

Beispiel. *Inhaltsberechnung der Sauerstoffflasche:*
Rauminhalt × Manometerstand = Inhalt
Beispiel: 10 l Flasche, 120 bar Manometerstand => 10 × 120 = 1200 l Inhalt;

Beispiel. *Gebrauchsdauer:*
Inhalt dividiert durch Liter pro Minute.
Beispiel: Sauerstoffverabreichung: 2 l pro Minute
=> 1200 : 2 = 600 Minuten (10 Stunden) Gebrauchsdauer.

■ **Umgang mit Sauerstoffflaschen**
Grundsätzlich ist beim Umgang mit Sauerstoffflaschen Folgendes zu beachten:
⇢ Leere Flaschen sind zu kennzeichnen und gesondert aufzubewahren.
⇢ Flaschen verschiedener Gase werden getrennt gelagert.
⇢ Wegen Explosionsgefahr niemals mit Fett und Öl an den Flaschen hantieren, auch nicht mit eingefetteten Händen.
⇢ Sauerstoffbehälter sind vor Wärme (Sonnenbestrahlung, Heizung, Wärmelampe) und Erschütterung zu schützen.
⇢ Bei Anwendung und Lagerung von konzentriertem Sauerstoff besteht eine erhöhte Brandgefahr. Feuer, Kerzen und Zigaretten gehören nicht in die Nähe von Sauerstoffflaschen.
⇢ Vor Inbetriebnahme muss die Sauerstoffbombe auf Farbe, Aufschrift und Füllungszustand kontrolliert werden.
⇢ Flaschen, in denen nur noch wenig Druck (unter 100 bar) ist, müssen gekennzeichnet werden. Flaschen mit einem Druck unter 50 bar sind sofort auszutauschen.

■ **Anwendung von Sauerstoffflaschen**
Im Folgenden wird die Anwendung der Sauerstoffflasche beschrieben:
⇢ Schutzkappe abnehmen,
⇢ Druckmindererventil und ggf. Befeuchtung anbringen,
⇢ Ventil aufschrauben,
⇢ Haupthahn öffnen,
⇢ jetzt kann mit dem Feinregulator die gewünschte Literzahl pro Minute eingestellt werden.
⇢ Beim Beenden des Sauerstoffflaschengebrauchs wird erst der Haupthahn geschlossen, wenn beide Zeiger auf Null stehen; auch der Feinregulierungshahn. Somit ist jetzt das Ventil gasfrei.

■ **Umgang mit Sauerstoffkonzentratoren**
Eine weitere Sauerstoffquelle ist ein *Sauerstoffkonzentrator*, der über elektrischen Strom den Sauerstoff der Raumluft konzentriert. Dieses Gerät eignet sich besonders für die häusliche Sauerstofftherapie. Es muss vor der Entlassung eines chronisch sauerstoffpflichtigen Kindes in der Klinik getestet werden, da der Sauerstoffbedarf im Vergleich zu Wandanschlüssen stark differieren kann.

Da das Gerät sehr viel Lärm verursacht, sollte es außerhalb des Kinderzimmers stehen und der Sauerstoff über lange Schläuche zum Kind geleitet werden. Hierbei ist die Dichtigkeit der Schläuche sorgfältig zu prüfen.

Pflegemaßnahmen 8

 Einbeziehung der Eltern ⋯▷ Die Gebrauchsanleitung des Gerätes ist zu beachten. Die Eltern sind im Umgang mit dem Gerät sowie der Beobachtung und Überwachung ihres Kindes während der Sauerstofftherapie ausreichend zu schulen. Sie sollten bereits in der Klinik die eigenständige Betreuung ihres Kindes unter Aufsicht des Pflegepersonals durchführen, damit nach der Entlassung die korrekte Therapie und Überwachung des Kindes gewährleistet ist.

Sauerstoffapplikation

Die Wahl der geeigneten Sauerstoffapplikationsform richtet sich nach der Grundkrankheit und dem Alter des Kindes, der Kooperation des Kindes und der Sauerstoffkonzentration, die das Kind benötigt.

Folgende Möglichkeiten der Sauerstoffapplikation stehen zur Verfügung:

▪ Sauerstoffsonde oder -brille

Mit diesen wird der Sauerstoff direkt in ein bzw. beide Nasenlöcher eingebracht **(Abb. 8.18)**. Hierdurch lässt sich mit wenig Sauerstoff eine hohe Konzentration in der Einatemluft erzielen (bis zu 60%). Diese kann allerdings nicht direkt gemessen werden.

Praxistipp ⋯▷ Toleriert das Kind keinen Fremdkörper in der Nase, besteht auch die Möglichkeit, die Nasenansätze mit einer Schere zu entfernen und die Sonde so zu fixieren, dass sich die verbliebenen Öffnungen direkt unter den Nasenlöchern befinden.

Die Fixierungspflaster sollten möglichst hautschonend geklebt werden und sind regelmäßig zu wechseln, dabei ist der Hautzustand zu beurteilen. Der Sauerstoff reizt die Nasenschleimhaut und es muss eine gute Nasenpflege durchgeführt werden.

Eine verstopfte Nase behindert die Sauerstoffzufuhr über Sonde oder Brille, sodass die Nase vor der Sauerstofftherapie und bei Bedarf gereinigt bzw. abgesaugt werden muss.

 Merke ⋯▷ **Notfall.** Neben jeden Säugling mit Sauerstoffnasensondenversorgung gehört ein betriebsbereites Absauggerät!

▪ Sauerstoffmaske

Die *Sauerstoffmaske* wird über Mund und Nase gelegt und kann mit einem Gummiband am Kopf befestigt werden. Sie erlaubt eine genauer kontrollierbare Atemluftkonzentration, wird aber gerade von kleinen Kindern nur selten oder nur für kurze Zeit toleriert. Anwesenheit und Zuspruch der Eltern erleichtern die Situation. In der Regel muss dennoch bald auf eine andere Art der Verabreichung übergegangen werden, zumal die Kommunikation und Nahrungsaufnahme durch die Maske beeinträchtigt wird. Eine Mindestdurchflussrate (Flow) von 4 Litern beugt der Kohlendioxid-Retention vor.

▪ Sauerstoffglocke, Croupette und Sauerstoffzelt

Bei *Sauerstoffglocke, Croupette* und *Sauerstoffzelt* wird Sauerstoff in einen abgegrenzten umschlossenen Raum geleitet, in dem das Kind bzw. der Kopf des Kindes liegt. Die Sauerstoffkonzentration ist in diesem Raum gezielt zu regulieren und zu überwachen. Man erreicht Sauerstoffkonzentrationen bis 40%. Allerdings fällt die Sauerstoffkonzentration bei Manipulation am Kind durch notwendiges Öffnen des Zeltes o. Ä. schnell stark ab.

Ein weiteres gravierendes Problem dieser Sauerstoffbehandlung ist die mangelnde Ableitung von verbrauchter, kohlendioxidhaltiger Luft. Dadurch kann auch der Kohlendioxidgehalt im Blut gefährlich ansteigen. Ein Mindestflow von 7 Litern ist einzustellen. Der hohe Sauerstoffverbrauch ist ein Grund dafür, dass diese Art der Sauerstoffverabreichung kaum noch verwendet wird. Außerdem kam es bei vielen Kindern mit dieser Applikationsform zu einem Engegefühl und Platzangst.

▪ Inkubator

Bei Neugeborenen besteht die Möglichkeit der Sauerstoffverabreichung im *Inkubator* oder geschlossenen Wärmebett. Hierbei lässt sich ebenfalls die Sauerstoffkonzentration genauestens kontrollieren. Im Inkubator ist außerdem der Austausch der verbrauchten Luft gewährleistet.

Während man bei den neueren Inkubatormodellen die gewünschte Sauerstoffkonzentration anwählen kann, ist bei den älteren Modellen nur die Überwachung des zugeführten Sauerstoffes möglich. Beim Öffnen der Klappen kann die Sauerstoffkonzentration stark abfallen, sodass bei hohem Sauerstoffbedarf mit einem Zusatzsauerstoffschlauch gearbeitet wird, der beim Arbeiten am Inkubator zugeschaltet wird. Die Pflegeperson ist verpflichtet, sich in die in ihrer Klinik gebräuchlichen Geräte nach dem Medizinprodukte-Betreiber-Gesetz einweisen zu

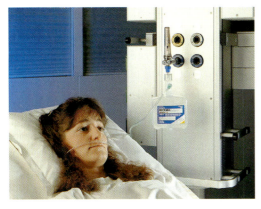

Abb. 8.18 ⋯▷ **Sauerstoffbrille.** Diese stehen in verschieden Größen für alle Altersstufen zu Verfügung.

187

lassen, um im Gebrauch dieser Geräte die nötige Sorgfalt und Sicherheit für das Kind gewährleisten zu können.

▪ Beatmungsgeräte
Eine weitere Möglichkeit der Sauerstofftherapie ist beim Einsatz von Beatmungsgeräten gegeben (s. S. 764).

Überwachung der Sauerstofftherapie

Folgende Möglichkeiten der Überwachung und Dokumentation der Sauerstofftherapie stehen zur Verfügung:
- Das *Sauerstoffangebot* wird in Liter pro Minute angegeben.
- Die *Sauerstoffkonzentration* in der Atemluft (z. B. 30%) kann mittels Sauerstoffkonzentrationsmessern überprüft werden.
- Die *Sauerstoffsättigung* besagt, wie viel Erythrozyten aktuell mit Sauerstoff gesättigt sind. Normalerweise sind mehr als 90% aller Erythrozyten mit Sauerstoff beladen, d. h., dass ein gemessener Sauerstoffsättigungswert unter 90% auf eine Minderversorgung hinweist.

Mit dem *Pulsoxymeter* wird die Sauerstoffsättigung kontinuierlich nichtinvasiv über einen Photosensor überwacht. Der Sensor kann an Händen und Füßen, an Fingern und Zehen und bei Frühgeborenen an den Extremitäten so angebracht werden, dass Lichtquelle und Sensor direkt gegenüberliegen **(Abb. 8.19)**.

Der Applikationsort ist regelmäßig zu wechseln, um Druckstellen zu vermeiden. Bei Phototherapie ist der Sensor mit einem kleinen Handschuh vor Lichteinfall zu schützen. Die Nachteile der Pulsoxymetrie liegen in der Häufigkeit der Fehlalarme durch Bewegungsartefakte und in der Messungenauigkeit im oberen Messbereich. Daher muss bei der Sauerstofftherapie bei Kindern die obere Alarmgrenze nach ärztlicher Anordnung eng eingestellt werden oder eine zusätzliche transkutane Überwachung vorgenommen werden.
- Bei Früh- und Neugeborenen wird der zusätzliche Einsatz von *transkutaner Sauerstoffpartialdrucküberwachung* mit einer Transoxode oder einer Kapnoxode, die zusätzlich noch die Kohlendioxidspannung überwachen kann, empfohlen. Hierbei bewirkt ein beheizter Sensor eine starke Durchblutung der darunterliegenden Haut, sodass die Gase durch die dünne Haut diffundieren und gemessen werden können.

Die Überwärmung des Applikationsortes durch den Sensor über die normale Körpertemperatur führt zu einem hitzebedingten Erythem. Im schlimmsten Fall kann es zu Verbrennungen kommen. Deshalb muss der Sensor nach zwei bis vier Stunden an einer anderen Hautstelle befestigt werden.

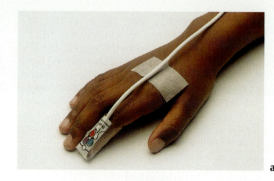
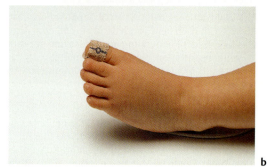
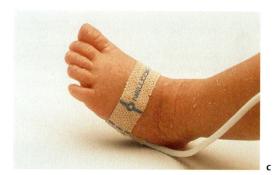

Abb. 8.19 Pulsoxymetrie. (Fa. tyco Healthcare)
a Pulsoxymeter am Finger
b Pulsoxymeter an einer Zehe
c Pulsoxymeter am Fuß

Bei sehr dicker Haut, schlechten Kreislauf- und Durchblutungsverhältnissen sind die gemessenen Werte ungenau und müssen mit den aktuellen Blutgaswerten verglichen und angepasst werden. Das Pflegepersonal benötigt vor dem Einsatz der Geräte eine Einweisung nach dem Medizin-Produkte-Betreibergesetz. Die Bedienungsanleitungen der Geräte bezüglich Gebrauch und Reinigung sind zu beachten.

Merke Sicherheit. Sauerstofftherapie ist bei Kindern, vor allem bei Früh- und Neugeborenen, wegen der Gefahr von Nebenwirkungen besonders streng zu überwachen.

8.4.11 Pneumonieprophylaxe

Prophylaxen sind in den vergangenen Jahren in der Pflege stark ritualisiert und wenig hinterfragt gewesen. Nach einer Untersuchung von Abt-Zeglin 1997 gehört die Pneumonieprophylaxe neben der Dekubitus-, Thrombose-, Soor- und Kontrakturenprophylaxe zum „betonharten Fünferblock der Prophylaxen" als häufig wenig hinterfragter gebräuchlicher Pflegehandlungen. Man denke nur an den Ausspruch mancher Pflegepersonen „Jetzt mache ich die Prophylaxen!"

In einer Erhebung von Bienstein aus dem Jahre 1988 zeigte sich, dass bei der Pneumonieprophylaxe immer wieder unabhängig von den Anforderungen der Patienten die gleichen Maßnahmen zum Einsatz kamen, allen voran der Einsatz mentholhaltiger Salben, Abklopfen und alkoholische Einreibungen.

Es ist längst überfällig in der Pflegepraxis so wichtige Maßnahmen wie die Pneumonieprophylaxe am tatsächlichen Bedarf orientiert gezielt einzusetzen. Für die Pflege von erwachsenen Patienten stehen inzwischen Skalen zur individuellen Beurteilung des Pneumonierisikos zur Verfügung, die jedoch auf die Kinderkrankenpflege nicht übertragbar sind.

Dennoch gilt auch für die Kinderkrankenpflege, dass eine gewissenhafte Anamneseerhebung und sorgfältige Beobachtung der Kinder die Grundlage für eine gezielt und effektiv eingesetzte Pneumonieprophylaxe bilden **(Tab. 8.3)**. Hierbei sind die Kinder besonders pneumoniegefährdet, für die gleich mehrere Risikofaktoren zutreffen. Für diese Kinder ergibt sich die Notwendigkeit zu umfangreicheren Maßnahmen.

Tabelle 8.3 ⇢ Einschätzung des Pneumonierisikos bei Kindern und geeignete Maßnahmen

Pneumoniegefährdung durch	Betroffene Patientengruppen	geeignete Maßnahmen
unzureichende Atemtiefe Folge: Minderbelüftung einzelner Lungenbezirke, Gefahr der Sekretanschoppung	Kinder nach Thorax- oder Bauchoperationen, die aufgrund von Schmerzen eine Schonhaltung einnehmen, Kinder mit geschwächter Atemmuskulatur	Verbesserung der Atemtiefe mittels spezieller Atemtrainer, atemstimulierende Einreibungen, Kontaktatmung, Pustespielchen
gestörte Sekretentleerung Folge: Nicht entleertes Sekret bietet idealen Nährboden für Krankheitskeime	Kinder mit Mukoviszidose, Kinder mit chronischen Veränderungen der Atemwege, intubierte Kinder	Drainagelagerungen, gezieltes Atemtraining mit speziellen Atemtrainern, selbständige Durchführung von Atemübungen, physiotherapeutische Thoraxmobilisation
Schluckstörung Folge: Erhöhte Aspirationsgefahr	Kinder mit angeborenen Schluckstörungen, bewusstlose Kinder, beatmete Kinder, Kinder nach Extubation	Nahrungsverabreichung per Sonde, Absaugen des Nasen-Rachen-Raumes bei Bedarf, ggf. Lagerung in Seitenlage zur Aspirationsprophylaxe
Immobilität Folge: Gefahr der Sekretanschoppung in einzelnen Lungenbezirken	Kinder mit therapeutisch erforderlicher Bettlägerigkeit unterschiedlicher Ursache, schwer körperbehinderte Kinder, sedierte oder relaxierte Kinder	Mobilisierungsmaßnahmen soweit möglich, regelmäßiger Lagerungswechsel, Maßnahmen zur Sekretmobilisation und Sekretentleerung
Immunsuppression Folge: Erhöhte Anfälligkeit gegenüber Infektionen aller Art, z. B. Atemwegsinfektionen	zytostatisch oder immunsuppressorisch behandelte Kinder, Kinder mit angeborener Immunschwäche, Frühgeborene, Kinder während oder nach schwerer Allgemeinerkrankung	strenge Auflagen an die hygienischen Anforderungen im pflegerischen Umgang mit den gefährdeten Kindern, Isolation von erkrankten Personen, Steigerung des Immunsystems über Ernährung, Lebensgestaltung und physikalische Maßnahmen soweit möglich
Akutes lungenschädigendes Ereignis Folge: Auch kurzdauernde Schädigungen erhöhen das Pneumonierisiko	Kinder mit akuten Aspirationen, Inhalationstraumen, Ertrinkungsunfällen	abhängig von der Ursache sofortige adäquate Reaktion, um Dauer der schädigenden Einflüsse zu verkürzen (absaugen, Bronchoskopie, Inhalation von Antidot, usw.)

B Puls

8.5 Beeinflussende Faktoren

Körperliche Faktoren. Die normale Herzfrequenz ist abhängig von dem Lebensalter, dem Körpergewicht, der Körpergröße und der körperlichen Aktivität. Die Körpertemperatur beeinflusst die Herzfrequenz: Eine Temperaturzunahme von 1 °C bewirkt eine Beschleunigung der Pulsfrequenz von ca. 8–10 Schlägen pro Minute.

Im Schlaf ist die Herzfrequenz deutlich niedriger als im Wachzustand. Jegliche körperliche Betätigung steigert die Herzfrequenz. Das Herz schlägt schneller, um die Muskeln ausreichend mit Sauerstoff zu versorgen. Bei körperlich trainierten Menschen steigt die Herzleistung, sodass sie in Ruhe eine auffallend niedrige Herzfrequenz haben können. Erkrankungen üben unterschiedlichen Einfluss auf die Herzfrequenz aus.

Psychische Faktoren Psychische Belastungssituationen, Stress, Aufregung, Ärger und Wut steigern die Herzfrequenz. Wenn sich der Mensch wohl fühlt, schlägt auch sein Herz ruhig. Allerdings kann es durch freudige Erregung auch zum Anstieg der Pulsfrequenz kommen.

Umgebungsabhängige Faktoren. Extreme Außentemperaturen führen durch Beeinflussung der Körpertemperatur ebenfalls zu Veränderungen der Herzfrequenz. Das auffallendste Beispiel ist die Unterkühlung, bei der der Puls stark absinkt.

8.6 Beobachten und Beurteilen

8.6.1 Begriffsbestimmungen

Der Begriff „Puls" stammt aus dem Lateinischen: „pulsus" und bedeutet Stoß. Gemessen wird in der Regel der Arterienpuls, d. h. der Anstieg der Pulswelle in den Gefäßen. Man unterscheidet zwischen dem **zentralen** und dem **peripheren Puls:** Der zentrale Puls wird über den herznahen Gefäßen abgehört. Er entspricht der tatsächlichen Herzfrequenz. Der periphere Puls wird an den peripheren Arterien getastet. Beim Gesunden ist der periphere Puls gleich dem zentralen.

Stimmen peripherer und zentraler Puls nicht überein, kommt es zu einem *Pulsdefizit*. Es besteht bei ungenügender Herzmuskelkontraktion, bei der zwar eine Herzkontraktion stattfindet, aber keine in der Peripherie tastbare Pulswelle entsteht.

Tabelle 8.4 Pulsfrequenz pro Minute in Abhängigkeit vom Lebensalter

Alter	Normalwert	Schwankungsbreite je nach Aktivität (Schlaf – Unruhe)
Frühgeborenes	um 150	90–190
Neugeborenes	um 140	80–180
Säugling bis 1 Jahr	um 110	70–170
Kleinkind	um 95	70–130
Schulkind	um 85	70–110
Jugendlicher	um 75	60–90

Merke Beobachtung. Der normale Puls ist in der altersentsprechenden Normalfrequenz (Tab. 8.4) rhythmisch, weich und gut gefüllt.

8.6.2 Fühlen des Pulses

Der Puls kann überall dort getastet werden, wo Arterien oberflächlich verlaufen und gegen einen Widerstand (Knochen, Muskel) gedrückt werden können.

Geeignete Stellen sind (Abb. 8.20):
- Arteria radialis (Speichenschlagader),
- Arteria carotis (Halsschlagader),
- Arteria temporalis (Schläfenschlagader),
- Arteria femoralis (Leistenschlagader),
- Arteria dorsalis pedis (Fußrückenschlagader),

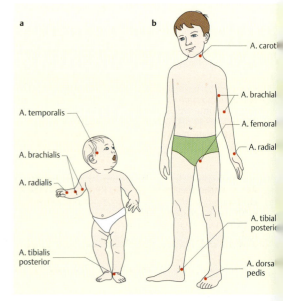

Abb. 8.20 Geeignete Stellen zum Pulsfühlen.
a beim Kleinkind
b beim größeren Kind

Beobachten und Beurteilen 8

⇢ Arteria tibialis posterior (hintere Schienbeinschlagader),
⇢ Arteria brachialis (Oberarmschlagader).

Merke ⇢ Pulsparameter. Beim Pulsfühlen werden Frequenz, Rhythmus und Qualität erfasst.

Üblicherweise erfolgt die Pulskontrolle beim ruhigen Kind im Zusammenhang mit weiteren Vitalzeichenkontrollen. Je nach Erkrankung (z. B. Herzerkrankung) kann es auch wichtig sein, die Herzfrequenz während oder nach einer Belastung festzustellen.

Das Pulsfühlen erfolgt mit den Kuppen von Zeige-, Mittel- und Ringfinger. Der Daumen ist zum Messen nicht geeignet, da er selbst eine leichte Pulswelle besitzt. Die Finger werden mit leichtem Druck an die ausgesuchte Arterie angelegt. Diese wird in der Regel die Arteria radialis sein. Bei Kleinkindern, bei denen die Arteria radialis schlecht tastbar ist, empfiehlt sich die Messung an der Schläfenschlagader.

Die Herzfrequenz wird über 15 Sekunden (Pulsuhr) gezählt, das Ergebnis mit vier multipliziert und im Dokumentationssystem festgehalten. Bei einem unregelmäßigen Pulsschlag und neu aufgenommenen Kindern zählt man eine ganze Minute mit Hilfe einer Uhr oder Pulsuhr aus.

Vor dem Pulsfühlen muss die Tätigkeit den Kindern alters- und situationsgerecht erklärt werden, so dass sie wissen, dass es nur eine leichte Berührung bedeutet. Viele Kinder wehren sich nach zahlreichen schmerzhaften Eindrücken im Krankenhaus zunächst einmal gegen jede Art von Berührungen von fremden Personen. Der Aufbau eines Vertrauensverhältnisses zum Kind durch spielerische Aufklärung ist daher zur Durchführung der immer wieder neu notwendigen Kontrolle unerlässlich. Eine Aufregung des Kindes würde die ermittelten Werte verfälschen.

8.6.3 Weitere Möglichkeiten der Herzfrequenzmessung

Bei Kindern bereitet die Technik des Pulsfühlens an der Arteria radialis oft Probleme, weil ein Fettpolster oder das Wegziehen des Armes die Beurteilbarkeit einschränkt.

■ **Herzfrequenzüberwachung mit Stethoskop**
Bei Säuglingen, bei denen Pulse schwer zu ertasten sind, bietet sich die **Herzfrequenzüberwachung mit Stethoskop** an **(Abb. 8.21)**.
⇢ Das Stethoskop wird vorher durch Reibung an der desinfizierten Hand oder dem Schutzkittel des Kindes angewärmt und auf die linke Thoraxhälfte zwischen linker Brustwarze und Brustbein (Herzgegend) aufgelegt.
⇢ Dann sind die Herzschläge deutlich hörbar und können ausgezählt werden. Man muss beachten, dass der normale Herzschlag zwei Herztöne verursacht, die jedoch nur als ein Schlag ausgezählt werden dürfen.

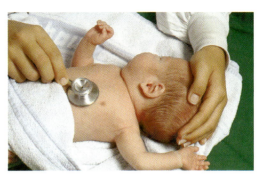

Abb. 8.21 ⇢ Herzfrequenzüberwachung.

⇢ Beim Auskultieren auffallende pathologische Herzgeräusche werden an den Arzt gemeldet. Sie können ein Anzeichen eines Herzfehlers sein.
⇢ Für jedes Kind sollte ein eigenes Stethoskop bereitliegen.
⇢ Vor Patientenwechsel und bei Bedarf ist das Stethoskop einer Wischdesinfektion zu unterziehen, um eine Keimverschleppung zu vermeiden.

■ **EKG-Monitor**
Für schwerkranke Kinder und Kinder mit Auffälligkeiten ist die Überwachung durch **EKG-Monitor** möglich: Hierbei sind Arrhythmien auch optisch zu erfassen, besser zu beschreiben und zu dokumentieren. Allerdings schränkt die Monitorüberwachung die Mobilität der Kinder stark ein und flößt Eltern und Kindern Angst ein. Eine Information von Eltern und Kind über den Zweck der Monitorüberwachung und mögliche Alarme ist wichtig.

Die EKG-Elektroden sind gemäß den Herstellerangaben anzubringen und zu erneuern. Sie werden so angebracht, dass sie weder auf Warzenvorhof oder Brustwarzen kleben und bei geplanten oder möglichen Thoraxröntgenaufnahmen nicht entfernt werden müssen **(Abb. 8.22)**. Sie sollten keine Druckstel-

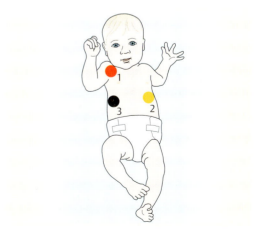

Abb. 8.22 ⇢ **Anbringen der EKG-Elektroden.** Graphische Darstellung der Klebepunkte einer gebräuchlichen EKG-Dauerableitung.

191

len und Hautreaktionen verursachen. Die EKG-Kabel sind so zu sichern, dass ein Aufliegen der Kinder sowie eine Strangulation verhindert wird. Der Umgang mit EKG-Monitoren geschieht gewissenhaft nach erfolgter Geräteeinweisung nach dem Medizinprodukte-Betreiber-Gesetz.

8.6.4 Abweichungen

Pulsfrequenz

■ **Tachykardie**

 Definition ⋯▸ Eine Tachykardie ist eine deutliche Überschreitung der altersgemäßen Normalfrequenz.

Sie entsteht physiologisch bei Aufregung, körperlicher Anstrengung, etwa beim Trinken des Säuglings, bei Schmerzen sowie verringertem Sauerstoffangebot (z. B. in den Bergen). Eine bei Anstrengung aufgetretene Tachykardie ist dann auffällig, wenn sie auch in Ruhe und im Schlaf anhält. Die Herzfrequenz ist krankhaft erhöht bei Fieber, Blutverlust, Schock, Herzinsuffizienz und Hyperthyreose.

Bei einer Sympathikusreizung durch Fehlregulation des vegetativen Nervensystems oder bei bestimmten Medikamenten (z. B. Adrenalin) kommt es ebenfalls zu einer beschleunigten Herzfrequenz.

■ **Bradykardie**

 Definition ⋯▸ Die Bradykardie ist eine Unterschreitung der altersgemäßen Herzfrequenz.

Sie ist typisch im Schlaf, bei Sportlern und reduzierter Stoffwechsellage, z. B. nach längerem Hungern.

Pathologisch erniedrigt ist die Herzfrequenz durch Vagusreizung, Hirndruck, Ikterus, Hypothyreose, verschiedene Infektionskrankheiten (z. B. B-Streptokokken-Sepsis beim Neugeborenen), Herzkrankheiten (z. B. AV-Block) und einigen Elektrolytentgleisungen (z. B. Hyperkaliämie). Bei Typhus besteht eine relative Bradykardie, d. h., in Bezug auf das hohe Fieber ist die Herzfrequenz auffallend niedrig.

Frühgeborene erleiden häufig im Zusammenhang mit Apnoen plötzlich auftretende Bradykardien (Apnoe-Bradykardie-Syndrom). Stimuliert man die Atmung mit leichten Reizen, steigt die Herzfrequenz sofort wieder an. Bei Neugeborenen, deren Mütter an einem Lupus erythematodes leiden, kann eine Bradykardie im Rahmen eines AV-Blocks 3. Grades angeboren sein.

Bestimmte Medikamente wie Schlaf- und Beruhigungsmittel führen zu einem verlangsamten Puls. Eine Überdosierung von herzaktiven Medikamenten wie Digitalis macht sich u. a. auch durch eine Bradykardie durch einen AV-Block bemerkbar.

■ **Asystolie**

 Definition ⋯▸ Die Asystolie ist der Herzstillstand.

Er kann die Folge von Bradykardien oder sonstigen Herzrhythmusstörungen, z. B. durch Hyperkaliämien sein oder nach Kammerflimmern entstehen.

 Merke ⋯▸ **Notfall.** Ein Herzstillstand ist ein absoluter Notfall, da kein sauerstoffreiches Blut mehr zu den Organen transportiert werden kann. Nach einem Herzstillstand von 3 Minuten sind in den Organen die Sauerstoffreserven verbraucht, sodass es zu irreversiblen Schäden kommen kann (s. S. 884).

Herzrhythmus

Der normale, regelmäßige Herzrhythmus wird durch die gleichmäßige physiologische Aktivität des Sinusknotens bestimmt. Daher nennt man ihn **Sinusrhythmus (Abb. 8.23)**.

■ **Sinusarrhythmien**

Sie gehen ebenfalls vom Sinusknoten aus. Bei der Sinusarrhythmie ist die Herzfrequenz schwankend, ein häufiges Phänomen bei Jugendlichen. Die meisten Sinusarrhythmien sind atmungsabhängig und harmlos. Bei der *respiratorischen* Sinusarrhythmie ist während der Einatmung der Puls beschleunigt und während der Ausatmung verlangsamt. Beim Pulsfühlen ist daher die Atmung mit zu beobachten.

■ **Paroxysmale Tachykardien**

Dieses sind plötzliche, anfallsweise auftretende Tachykardien mit einer Erhöhung der Herzfrequenz deutlich über die altersmäßige Normalfrequenz – bis zu 300 Schlägen pro Minute. Sie treten bei Gesunden als vegetative Fehlregulation auf. Selten sind sie Zeichen einer zugrundeliegenden Herzerkrankung (Herzinsuffizienz, Herzmuskelerkrankung). Das Herzrasen führt zu Angst- und Beklemmungsgefühlen sowie Atemnot. Die Kinder sind zu beruhigen.

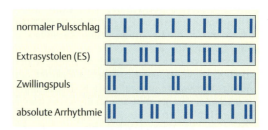

Abb. 8.23 ⋯▸ **Pulsrhythmen.** Graphische Darstellung der fühlbaren Pulswellen bei verschiedenen Herzrhythmen

Häufig hilft das Auslösen eines Vagusreizes (Trinken eiskalten Tees, Würgereiz auslösen oder kurzdauernden Eisauflagen im Gesicht), den Anfall zu unterbrechen.

■ Extrasystolen

Dieses sind Sonderschläge, die außerhalb des regulären Grundrhythmus stattfinden. Sie sind die häufigste Form der Herzrhythmusstörungen bei Kindern und Jugendlichen. Extrasystolen sind als vorzeitig eintretende Pulswellen, denen eine kompensatorische Pause folgen kann, tastbar. Sie werden häufig als „Herzstolpern" wahrgenommen und können eine Unruhe verursachen. Sie kommen sehr häufig bei Herzgesunden ohne erkennbare Ursache vor, können aber auch das erste Anzeichen einer Herzmuskelerkrankung sein.

Nach dem Ort ihrer Entstehung unterscheidet man:
1. ventrikuläre Extrasystolen (Kammerextrasystolen)
2. supraventrikuläre Extrasystolen (Vorhofextrasystolen)

Extrasystolen treten gewöhnlich vereinzelt auf, regelmäßige Abfolgen sind jedoch auch zu beobachten:
- *Bigeminus* (Zwillingspuls): Auf jeden Herzschlag folgt über längere Zeit regelmäßig eine Extrasystole. Man fühlt zwei dicht aufeinanderfolgende Pulswellen mit nachfolgender Pause. Diese Arrhythmie ist typisch für eine Digitalisüberdosierung.
- *Trigeminus:* ein Sinusschlag, zwei Extrasystolen.
- *2:1-Extrasystolie:* zwei Sinusschläge, eine Extrasystole.
- *3:1-Extrasystolie:* drei Sinusschläge, eine Extrasystole usw.

■ Absolute Arrhythmie

Dabei ist die Schlagfolge des Herzens meist beschleunigt und völlig unregelmäßig. Die Ursache sind Reizbildungs- oder Reizleitungsstörungen mit Vorhofflimmern als Folge von angeborenen Herzrhythmusstörungen, Mitralklappenfehlern, rheumatischer Karditis oder einem Herzinfarkt. Die absolute Arrhythmie kommt durch die unregelmäßige Überleitung der Erregungen im AV-Knoten zustande.

■ Tachykarde Herzrhythmusstörungen

Vorhofflattern oder **Vorhofflimmern** ist mittels EKG-Monitoring zu erkennen. Es kommt zu Vorhoferregungen mit Frequenzen von 220–350/min, von denen jedoch regelmäßig nur jede 2., 3. oder 4. Erregung an die Kammer weitergeleitet wird (2:1-, 3:1- oder 4:1-Blockierung).

Kammerflattern oder **Kammerflimmern** ist nicht mehr als Pulswelle zu tasten, da das Herz keine Auswurfleistung mehr besitzt. Beim Kammerflimmern kommt es innerhalb von 8 bis 10 Sekunden zu Bewusstlosigkeit und unbehandelt zum raschen Tode durch funktionellen Herzstillstand. Nur eine sofortige Reanimation bzw. Defibrillation kann das Leben des Patienten retten. Diese Arrhythmie tritt bei Kindern selten auf, dann als Folge einer Herzmuskelerkrankung.

■ Bradykarde Herzrhythmusstörungen

Beim **AV-Block** kommt es zu einer teilweisen oder vollständigen Blockierung der Reizleitung am AV-Knoten. Man unterscheidet unterschiedliche Grade. Leichte Formen treten nach Einnahme von herzaktiven Medikamenten (z.B. Digitalis) auf und sind nicht behandlungsbedürftig. Schwere Formen sind Folge einer Erkrankung des Reizleitungssystems und sind medikamentös oder mit Herzschrittmacher zu behandeln, da sie zu einer Abnahme des Herzzeitvolumens sowie zu Bewusstlosigkeit und Herz-Kreislauf-Stillstand führen können. Plötzlich eintretende AV-Blocks 3. Grades führen zu einem „Adam-Stokes-Anfall" (akute Sauerstoffminderversorgung des Gehirns mit kurzfristiger Bewusstlosigkeit).

Pulsqualität

Abweichungen in der Pulsqualität sind in Spannung, Füllung und Anstiegsgeschwindigkeit möglich.

■ Spannung

Darunter versteht man die Härte oder den Widerstand gegen den Druck, den man beim Pulsfühlen ausübt. Die Härte der Pulswelle ist abhängig von der Intensität der Kammerkontraktionen bzw. vom systolischen Blutdruck:
- Ein weicher, leicht eindrückbarer Puls (Pulsus mollis) entsteht bei schwachen Kreislaufverhältnissen, niedrigem Blutdruck, Fieber und Herzinsuffizienz.
- Ein harter, schlecht unterdrückbarer Puls (Pulsus durus) ist ein Zeichen von Bluthochdruck, kann aber auch durch Gefäßverkalkungen auftreten.
- Der Druckpuls ist eine verstärkte Form des harten Pulses. Er geht mit verlangsamter Herzfrequenz einher und füllt das Blutgefäß vollständig aus. Er entsteht bei Hirndruck durch Hirnödem, Blutung oder Tumor. Durch Reizung des Nervus vagus bei Hirndrucksteigerung kann die Pulsfrequenz um bis zu 20 Schläge pro Minute verlangsamt sein.

■ Füllung

Sie beschreibt die Blutmenge im Gefäß und ist abhängig von dem Schlagvolumen des Herzens:
- Gut gefüllt (pulsus altus) ist der Puls im Normalfall. Im Zusammenhang mit dem Druckpuls ist ein gut gefüllter Puls allerdings ein Zeichen von Hirndruck.
- Schlecht gefüllt (pulsus tardus) ist der Puls bei Hypotonie. Eine ausgeprägte Variante des schlecht gefüllten Pulses ist der *fadenförmige* Puls (pulsus filiformis), der regelmäßig typisch „klein" und beschleunigt auf einen Schock oder auf Herzinsuffizienz hindeutet.

Der sog. *Drahtpuls* entsteht durch gleichzeitigen Anstieg von Systole und Diastole, wie es bei nephrogenem Bluthochdruck oder Eklampsie vorkommt. Der Drahtpuls ist sehr hart mit nicht so stark erniedrigter Frequenz wie beim Druckpuls.

■ Anstieg der Pulswelle

Er wird ebenfalls beobachtet und bezeichnet den Zeitraum zwischen den niedrigsten und höchsten Füllungszustand der Gefäße:
- Eine langsam ansteigende Pulswelle (pulsus tardus) entsteht bei einer Aorten- bzw. Aortenklappenstenose.
- Eine schnellend ansteigende Pulswelle (pulsus celer) spricht für eine Aortenklappeninsuffizienz, bei der die „Windkesselfunktion" der Aorta (Dehnbarkeit und Druckausgleich) verloren geht.

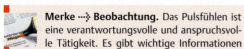

Merke ┅ **Beobachtung.** Das Pulsfühlen ist eine verantwortungsvolle und anspruchsvolle Tätigkeit. Es gibt wichtige Informationen über die Herz-Kreislauf-Situation des Patienten. Auffälligkeiten können Informationen über vitale Bedrohungen (z.B. Schock, Hirndruck) geben. Jede Pulsveränderung ist unbedingt ernst zu nehmen, unverzüglich dem Arzt zu melden und zu dokumentieren. Auf bedrohliche Auffälligkeiten muss sofort adäquat reagiert werden (s. S. 884).

8.6.5 Individuelle Situationseinschätzung

Um die ermittelten Parameter richtig beurteilen zu können, ist es wichtig, eine gewissenhafte individuelle Einschätzung vorzunehmen:
- Welches ist die normale Herzfrequenz des Kindes in Ruhe?
- Ist das Kind während der Überwachung ängstlich oder aufgeregt?
- Hat das Kind kurz vor der Überwachung geschrien oder getobt?
- Nimmt das Kind Medikamente, die die Herzaktion beeinflussen können?

8.7 Pflegemaßnahmen

Vermeidung von Belastungsfaktoren

Kinder mit tachykarden Herzrhythmusstörungen benötigen eine angst- und stressfreie Atmosphäre zur Vorbeugung und Linderung der Beschwerden. Dazu gehört die Organisation von pflegerischen Maßnahmen im Sinne des Minimal-Handling, Optimierung und gute Absprachen bei der Organisation diagnostischer und therapeutischer Maßnahmen mit eindeutig abgegrenzten Ruhe-, Schlaf- und Spielzeiten für die Kinder.

Belastende und/oder unverständliche Arzt- und Elterngespräche sollten immer außerhalb des Patientenzimmers geführt werden. Konflikte, z.B. zwischen den Eltern, sollten nicht in Anwesenheit des Kindes ausgetragen werden. Andererseits muss dem Kind Offenheit und Gesprächsbereitschaft für mögliche Sorgen und Konflikte signalisiert werden.

Säuglinge sollten bei auftretendem Hunger unverzüglich Nahrung erhalten, um lange Schreiphasen zu vermeiden. Darf ein Säugling aufgrund einer zugrunde liegenden Störung des Herz-Kreislauf-Systems nur wenig Flüssigkeit zu sich nehmen, muss nach sättigenden Alternativen gesucht werden. Lässt sich das Hungergefühl eines Säuglings nicht mit einer therapeutischen Diät in Einklang bringen, muss dies dem Arzt gemeldet werden, damit nach Alternativen gesucht wird. Beruhigend wirkt sich Körperkontakt oder die Nestlagerung bei Säuglingen aus. Ebenso hilft manchmal die Kontaktatmung (s. S. 181) den Kindern zur Ruhe zu kommen. Beim Versagen aller dieser Maßnahmen kann eine leichte Sedierung auf ärztliche Anordnung notwendig werden.

Kleinkinder können bereits gut mit Spielzeug und Beschäftigung abgelenkt werden. Ein Krankenhausaufenthalt kann ihnen mit der Anwesenheit ihrer Bezugsperson erleichtert werden. Können die Bezugspersonen aus persönlichen Gründen nicht bei ihrem Kind bleiben, so erfährt das Kind eine ausreichende Zuwendung durch das Pflegepersonal.

Ab dem Kindergartenalter können mit den Kindern Entspannungstechniken, z.B. autogenes Training, Yoga, durchgeführt werden, um Stresssituationen unbeschadet zu überstehen.

Belastungsarme Lebensführung

Eine gewissenhafte Beobachtung, in welchem Zusammenhang Pulsveränderungen bzw. Herzrhythmusstörungen auftreten, kann helfen, die auslösenden Faktoren zu vermeiden. Dieses gilt sowohl für die Betreuung während des Krankenhausaufenthaltes als auch für die häusliche Überwachung. Im Dokumentationssystem des Krankenhauses werden im Pflege- und Verhaltensbericht äußere Umstände der Auffälligkeiten vermerkt, z.B. im Schlaf, in Unruhephasen, bei Untersuchungen, nach Anstrengung, nach der Aufnahme bestimmter Speisen und Getränke, z.B. Schwarztee oder Kaffee bei älteren Kindern.

 Einbeziehung der Eltern ┅ Der Familie wird empfohlen, zur besseren Beobachtung und Einschätzung im häuslichen Bereich ein Tagebuch anzulegen, in denen die Begleitumstände der Auffälligkeiten erwähnt werden. Sind die begünstigenden Ursachen für Rhythmusstörungen bekannt, sollten sie gemieden werden.

Sichere medikamentöse Therapie

Nimmt das Kind Herz-Kreislauf-aktive Medikamente zu sich, so sind in der ersten Zeit engmaschige Puls- und Blutdruckkontrollen, möglicherweise eine

EKG-Monitorüberwachung notwendig. Die Pflegeperson informiert sich und die Eltern über die Wirkungsweise des Medikamentes, um mögliche Nebenwirkungen rasch zu erfassen. Das Kind wird nach seinem Allgemeinbefinden gefragt.

> **Merke ⇢ Beobachtung.** Bei Säuglingen können Erbrechen, Unruhezustände oder Apathie auf mögliche Nebenwirkungen bei der Verabreichung von herzaktiven Medikamenten hinweisen. Bei Verhaltensänderungen ist daher sofort der Puls zu fühlen, Frequenz, Qualität und Rhythmus zu erfassen.

C Blutdruck

8.8 Beeinflussende Faktoren

Körperliche Faktoren. Bei hoher Herzleistung, großem Schlagvolumen und starkem Gewäßwiderstand steigt der Blutdruck. Dies gilt insbesondere für das Zusammenspiel all dieser Faktoren. Entsprechend ist ein niedriger Blutdruck die Folge einer geringen Herzleistung, eines niedrigen Schlagvolumens, etwa bedingt durch eine ungenügende Kontraktion des Herzens und/oder einen niedrigen Gefäßwiderstand.

Das Gefäßvolumen, welches abhängig ist vom peripheren Gefäßwiderstand und der Körpergröße sowie dem Körpergewicht, wirkt sich auf den Blutdruck aus. Kreislaufaktive Medikamente wirken auf die Herzleistung und/oder den peripheren Gefäßwiderstand und können so die Blutdruckwerte verändern.

Psychische Faktoren. In Ruhe und Ausgeglichenheit senkt sich der Blutdruck. Bei einem gesunden Menschen liegt der Blutdruck in einem ausgeglichenen Zustand im unteren Normbereich. Stress, Ärger und Aufregung steigern den Blutdruck. Angst vor Untersuchungen, vor dem Blutdruckmessen selbst, kann den Blutdruck kurzfristig ansteigen lassen und die aktuell gemessenen Werte verfälschen.

Umgebungsabhängige Faktoren. Der Blutdruck ist abhängig von der Umgebung und der Aktivität des Menschen. Ein Kind im Krankenhaus, das lange Zeit nur gelegen hat, bekommt beim ersten Aufstehen starke Blutdruckschwankungen durch seinen Lagewechsel, die subjektiv als Schwindel wahrgenommen werden.

Die Ernährung hat Auswirkungen auf den Blutdruck. Die blutdrucksteigernde Wirkung des Koffein ist allgemein bekannt. Nicht endgültig erforscht ist der Zusammenhang zwischen der Kochsalzaufnahme und dem Blutdruck.

Soziokulturelle Faktoren. Die Ernährungsgewohnheiten haben entscheidenden Einfluss auf das Herz-Kreislauf-System. Über- und Fehlernährung in unserer Wohlstandsgesellschaft führen zu einer steigenden Anzahl von Menschen mit Hypercholesterinämie und Arterienverkalkung. Hierbei werden die ersten Symptome zu einem immer früheren Lebensalter sichtbar, sodass der Kinderkrankenpflege eine starke beratende und präventive Bedeutung zukommt.

8.9 Beobachten und Beurteilen

8.9.1 Begriffsbestimmungen

> **Definition ⇢** Als Blutdruck bezeichnet man den Druck des strömenden Blutes in den Blutgefäßen.

In der Regel wird der Druck in den peripheren Arterien bestimmt. Die Normwerte des Blutdrucks sind altersabhängig. Sie werden in **Tab. 8.5** dargestellt.

⇢ Der *systolische Blutdruck* ist das Druckmaximum in den Arterien, das durch den Blutauswurf während der Herzkammerkontraktion entsteht.
⇢ Der *diastolische Blutdruck* ist der niedrigste messbare arterielle Druck während der Erschlaffungsphase des Herzens.
⇢ Der *mittlere arterielle Druck (MAD)* ist ein rechnerischer Wert, der nach der folgenden Formel berechnet wird:

(diastolischer Blutdruck × 2 + systolischer Blutdruck) : 3 = MAD

Der mittlere arterielle Druck entspricht dem Perfusionsdruck der Organe, d.h. er besagt, mit welchem Druck die Organe durchblutet werden. Es ist wichtig, dass der mittlere arterielle Druck höher ist

Tabelle 8.5 ⇢ Blutdrucknormwerte in Abhängigkeit vom Lebensalter

Alter	Systolischer Blutdruck in mmHg	Diastolischer Blutdruck in mmHg
Frühgeborenes	55–70	25–35
Neugeborenes	60–80	35–50
Säugling bis 1 Jahr	90	60
Kleinkind	95	60
Schulkind	100	60
Jugendlicher	110	70
Erwachsene	120	80

als ein anderer Druck, der auf das Gewebe einwirkt, denn sonst ist keine ausreichende Durchblutung mehr gewährleistet.
Beispiel: Liegt der Hirndruck über dem mittleren arteriellen Druck, so kann das Gehirn nicht mehr ausreichend durchblutet werden. Die Folge sind ischämische Schädigungen, also Schädigungen durch die Minderdurchblutung bis hin zum Hirntod.

8.9.2 Messen des Blutdrucks

Zur Ermittlung des Blutdrucks stehen verschiedene Möglichkeiten zur Verfügung: die auskultatorische und die palpatorische Methode sowie die automatische und arterielle Blutdruckmessung.

Auskultatorische Methode

Dies ist die Blutdruckmessmethode mit Manschette und Stethoskop. Sie ist begründet von *Riva-Rocci*. Daher wird der gemessene Blutdruck häufig mit RR abgekürzt.

■ **Vorbereitung**
Messorte. Der geläufigste Messort ist die Arteria brachialis. Möglich ist die Blutdruckmessung auch an der Arteria radialis, Arteria poplitea, Arteria tibialis posterior und an der Arteria dorsalis pedis.
Material (Abb. 8.24):
- Blutdruckmanschette in der richtigen Größe,
- Ballon zum Aufpumpen mit Schraubventil,
- Manometer nach Riva-Rocci (aufrecht stehende Messsäule aus Quecksilber) oder Recklinghausen (Zeigermanometer am Handpumpenballon),
- Stethoskop.

> **Praxistipp** Zwei Drittel der Extremität sollen durch die Manschette bedeckt sein. Wenn man die Wahl hat zwischen einer etwas zu kleinen und einer etwas zu großen Manschette **(Tab. 8.6)**, sollte man eher die größere Manschette wählen.

Die Formel zur Ermittlung der Manschettengröße bei Frühgeborenen und Säuglingen lautet: (Oberarmumfang × 0,6) – 1,25 cm = Breite der Manschette.

■ **Durchführung**
Das Kind wird über die Blutdruckmessung aufgeklärt; vielleicht kann ein allzu ängstliches Kind die Messung zuerst bei anderen nicht so ängstlichen Kindern verfolgen.
Die Blutdruckmessung erfolgt bei Aufnahme, bei Bedarf (Schwindelgefühl, auffallende Blässe des Kindes), zur Beobachtung der Herz-Kreislauf-Situation bei bestimmten Erkrankungen, vor Mobilisation und nach ärztlicher Anordnung, idealerweise beim ruhig sitzenden oder liegenden Patienten. (An der Extremität, an der Blutdruck gemessen wird, darf sich kein venöser oder arterieller Zugang oder Shunt befinden):
- Der Arm des Kindes wird entspannt in Herzhöhe gelagert, die Manschette luftleer und straff angebracht und fixiert.
- Die Pflegeperson legt den Schallaufnehmer des Stethoskopes in die Ellenbeuge auf die Arteria brachialis (bei der Messung an einer anderen Arterie wird die Manschette oberhalb des Messpunktes angebracht und das Stethoskop auf den Messpunkt angelegt).
- Die Manschette wird bei geschlossenem Ventil aufgeblasen. Gleichzeitig wird an der gleichen Extremität der Puls gefühlt. Ist der Manschettendruck gleich dem Arteriendruck, ist kein Puls mehr tastbar. Der Manschettendruck wird nur leicht über diesen Wert hin erhöht, max. 30 mmHg.
- Es erfolgt ein langsames Öffnen des Luftauslassventils (2 – 5 mmHg pro Sekunde) unter gleichzeitiger Kontrolle der Arterientöne.

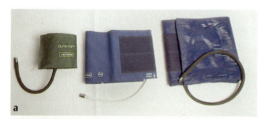

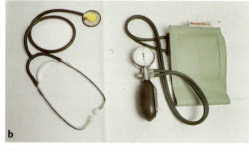

Abb. 8.24 **Material zum Blutdruckmessen.**
a Blutdruckmanschetten in verschiedenen Größen
b Blutdruckmessgerät mit Manschette und Stethoskop

Tabelle 8.6 Oberarmumfang und Manschettengröße für das Blutdruckmessen

Alter	Oberarmumfang	Manschettengröße
Frühgeborenes (ca. 2000 g)	5 – 9 cm	3 cm
Neugeborenes	7,5 – 10 cm	4 cm
Säugling bis 1 Jahr	10 – 12,5 cm	5 cm
Kleinkind	12,5 – 15 cm	7 cm
Schulkind	15 – 20 cm	9 cm
Jugendlicher	20 – 30 cm	12 cm

Beobachten und Beurteilen

⇢ Der erste hörbare Ton entspricht dem *systolischen Blutdruckwert*.
⇢ Der letzte hörbare Wert entspricht dem *diastolischen Blutdruckwert* (der diastolische Blutdruckwert ist bei Säuglingen häufig nicht hörbar).
⇢ Bei Messunsicherheiten wird die Messung wiederholt (Tab. 8.7), sie sollte jedoch nicht häufiger als 2× direkt hintereinander an der gleichen Extremität wiederholt werden, da sonst der ermittelte Wert verfälscht sein kann.
⇢ Die Dokumentation des Messergebnisses erfolgt mit Angabe der Extremität, an der gemessen wurde und ggf. Besonderheiten während des Messens.
⇢ Die hygienische Aufarbeitung des Materials erfolgt nach den Richtlinien des Krankenhauses.

Palpatorische Methode

Bei der palpatorischen Blutdruckmessung wird statt der Auskultation der Arterientöne nur der Puls getastet.

Automatische Blutdruckmessung

Bei Kindern wird häufig die automatische Blutdruckmessung mittels **Oszillometrie (Abb. 8.25)** angewandt:
⇢ Die Manschettengröße wird anhand der Herstellerangaben abgemessen und ausgewählt.
⇢ Das Auf- und Entblocken der Manschette erfolgt automatisch, entweder für eine einmalige Messung oder kontinuierlich in einem frei zu wählenden Intervall.
⇢ Die systolischen und diastolischen Blutdruckwerte werden durch die arteriellen Pulsationen ermittelt.
⇢ Bei einer einmaligen Messung wird die Plastikmanschette direkt nach dem Vorgang entfernt, um Hautreizungen zu vermeiden.
⇢ Bei der automatischen Blutdruckmessung in sehr kurzen Messintervallen wird die Manschette am Kind belassen, um es nicht durch häufige Manipulationen zu stören. Dieses Vorgehen muss jedoch kritisch abgewogen werden, da die Gefahr von Durchblutungs- und Nervenschädigungen besteht. Der Hautzustand unter der Manschette wird regelmäßig kontrolliert. Bei dem Auftreten von Hautrötungen, Druckstellen, verstärkter Schweißbildung unter der Manschette, Durchblutungs- oder gar Sensibilitätsstörungen muss der Messort häufiger gewechselt werden.
⇢ Der Gebrauch eines automatischen Blutdruckmessgerätes setzt eine Einweisung nach dem Medizin-Produkte-Betreiber-Gesetz voraus.
⇢ Die hygienische Aufbereitung des Materials richtet sich nach den Herstellerangaben und den kliniksüblichen Richtlinien.

Arterielle Blutdruckmessung

Die arterielle Blutdruckmessung ist ein in der Intensivpflege eingesetztes Mittel zur invasiven Druckmessung in einer großen Arterie (z. B. Arteria radialis oder Arteria femoralis) zur genauen und kontinuierlichen Ermittlung der aktuellen Blutdruckwerte **(Abb. 8.26)**.

Bei Neugeborenen ist die direkte Druckmessung über die Nabelarterie möglich. An einen Katheter, der in der Arterie liegt, wird ein Druckmesssystem angeschlossen, das die Druckkurve und die ermittelten Werte auf einem Monitor anzeigt.

Tabelle 8.7 ⇢ **Fehlerquellen beim Blutdruckmessen**

Fehlerquelle	Folge
Manschette war nicht luftleer	verfälschte Messergebnisse
zu breite Manschette	falsch niedriger Blutdruckwert
zu schmale Manschette	falsch hoher Blutdruckwert
Stethoskop drückt zu stark auf den Arm	Geräusche auch unterhalb des diastolischen Drucks hörbar
zu schnelles Öffnen des Luftauslassventils	erster Ton wird überhört
verspätetes Öffnen des Luftauslassventils	venöser Stau führt zu einem falsch hohen Wert
Undichtigkeit im Messsystem	keine Messung möglich
unruhiger Patient	keine Messung möglich oder falsch hohe Werte
schlecht hörbare Arterientöne bei Kleinkindern	keine Messung möglich, andere Messmethode bevorzugen
falsche Aufstellung des Riva-Rocci-Stativs	falsche Messwerte
falsche Nullpunkteinstellung vor Beginn der Messung	verzerrte Messwerte, zu hoch oder zu niedrig
Gefäßanomalien, Shunt, arterieller oder venöser Zugang, Sättigungsableitung	Messung erschwert oder unmöglich, falsche Messwerte, Beeinträchtigung der Zugänge oder Sättigungsableitung
Geräuschquellen im Zimmer	Hören leiser Arterientöne erschwert

8 Blutdruck

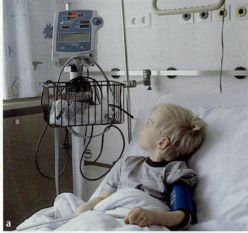

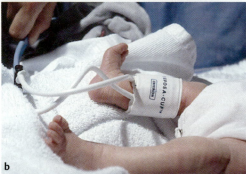

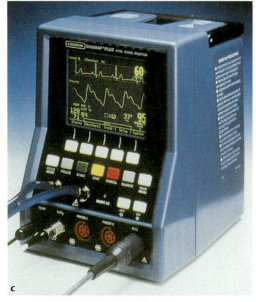

Abb. 8.25 ⇢ Automatische Blutdruckmessung (Oszillometrie).
a am Oberarm
b am Unterschenkel, wenn genauere Messorte nicht zu Verfügung stehen
c Messgerät Dinamap (Fa. Johnson & Johnson Criticon)

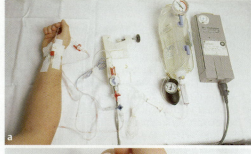

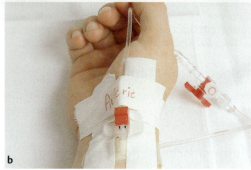

Abb. 8.26 ⇢ Arterielle Blutdruckmessung.
a notwendige Materialien zur Messung über die Unterarmarterie
b ein arterieller Zugang muss besonders gekennzeichnet sein

Die arterielle Kanüle wird kontinuierlich über ein spezielles Spülverfahren mit geringen Mengen heparinisierter physiologischer Kochsalzlösung gespült, damit sie nicht thrombosiert. Sie ist mit einem roten Warnhinweis „Arterie" gekennzeichnet und die Dreiwegehähne des Druckmesssystems sind rot, um einer versehentlichen intraarteriellen Injektion vorzubeugen.

> **Merke ⇢ Sicherheit.** Die Eintrittsstelle der arteriellen Kanüle, sowie die Verbindungsstellen des Systems werden nicht zugedeckt, um eine mögliche Dislokation oder Dekonnektion sofort zu erkennen. Es besteht die Gefahr von großen Blutverlusten.

Indirekte Beurteilung des Blutdrucks

Neben der Ermittlung der Blutdrucküberwachungswerte kommt der Einschätzung der Kreislaufsituation über die pflegerische Beobachtung eine zentrale Rolle zu. So können mögliche Messfehler **(Tab. 8.7)** erkannt und je nach Kind individuell unterschiedliche Blutdruckwerte besser eingeschätzt werden.

Zur Ermittlung der Kreislaufsituation werden folgende Parameter herangezogen:
⇢ *Mikrozirkulation:* Die Kreislaufsituation in den kleinen Gefäßen wird anhand der Hautfarbe,

Hauttemperatur und der Rekapillarisierungszeit eingeschätzt. Ist das Hautkolorit statt rosig, grau-blass-marmoriert, die Hauttemperatur reduziert und füllen sich die Kapillaren nach Druck verzögert mit Blut, so ist die Mikrozirkulation beeinträchtigt. Es kann eine Hypotonie vorliegen, jedoch ist auch eine Zentralisation ohne Blutdruckveränderung möglich.

⋯▸ *Urinausscheidung:* Ein anhaltend niedriger Blutdruck reduziert auch die Durchblutung innerer Organe, besonders der Nieren, was sich in einem Rückgang der Urinausscheidung bemerkbar macht. Bei einer starken Oligurie oder gar Anurie muss daher an eine starke Beeinträchtigung der Kreislaufsituation gedacht werden.

⋯▸ *Herzfrequenz:* Um die Durchblutung bei einer Hypotonie zu gewährleisten, kompensiert der Organismus die Kreislaufschwäche häufig durch einen kompensatorischen Anstieg der Herzfrequenz.

⋯▸ *Allgemeinbefinden:* Allgemeine Müdigkeit und Schwindelgefühle können bei älteren Kindern eine Hypotonie anzeigen.

Ist bei einem ermittelten niedrigen Blutdruck keinerlei Auffälligkeit bei den genannten Parametern erkennbar, so kann es sich hierbei um eine individuelle Abweichung vom Normwert handeln, d.h. das Kind hat einfach einen niedrigeren Blutdruck.

Merke ⋯▸ Beobachtung. Die Hypertonie verursacht in der Regel keine Symptome und ist daher durch rein pflegerische Beobachtung nicht zu erkennen.

Aufgrund der Zunahme der Hypertonien im Jugendalter werden daher routinemäßige Blutdruckkontrollen bei der J1 (Vorsorgeuntersuchung im Jugendalter), sowie bei Arztbesuchen aus anderer Ursache und/oder der Aufnahmeuntersuchung im Krankenhaus empfohlen.

8.9.3 Abweichungen

Hypotonie

Definition ⋯▸ Eine Unterschreitung des altersgemäßen Blutdruckes bezeichnet man als arterielle Hypotonie.

Eine physiologische Erniedrigung des Blutdruckes findet man bei allgemein reduziertem Stoffwechsel, z.B. im Schlaf oder nach längerem Hungern. Dabei ist meistens gleichzeitig auch die Herzfrequenz erniedrigt.

■ **Orthostatische Hypotonie**
Sie entsteht häufig beim Aufsetzen von der liegenden in die aufrechte Körperposition, besonders bei vegetativ labilen oder lange immobilisierten Patienten. Es kann auch nach längerem Stehen ohne Bewegungsmöglichkeit auftreten.

■ **Symptomatische Hypotonie**
Sie ist die Blutdruckerniedrigung bei Herz- und Kreislauferkrankungen, Schock und Blutverlust.

Blutdruckabfälle kommen ferner bei Einnahme von herz- oder kreislaufaktiven Medikamenten, z.B. β-Blockern, vor.

Begleitsymptome einer ausgeprägten Hypotonie sind Tachykardie, blasse, kaltschweißige Haut und Schwindelgefühl.

■ **Kreislaufkollaps**
Akut auftretende Kreislaufreaktion, bei der das Kind kurzfristig das Bewusstsein und Standfähigkeit verliert und durch eine vorübergehende Minderversorgung des Gehirns zu Boden sinkt.

■ **Vagovasale Synkope**
Gleichzeitiger Abfall von systolischem und diastolischem Blutdruck sowie der Herzfrequenz. Sie führt ebenfalls zum Kollaps.

Hypertonie

Definition ⋯▸ Eine deutliche Erhöhung des altersgemäßen Blutdrucks bezeichnet man als arterielle Hypertonie.

Physiologisch erhöht ist der Blutdruck bei körperlicher Anstrengung und Aufregung. Schmerzen erhöhen den Blutdruck. Besonders bei Kindern, die keine Möglichkeit haben, sich verbal zu äußern, wie Säuglinge oder Intensivpatienten, muss bei einer unklaren Blutdruckerhöhung auch an schmerzlindernde Maßnahmen gedacht werden.

Eine pathologische Steigerung des Blutdrucks kann durch erhöhten Widerstand der Blutgefäße oder durch ein erhöhtes Volumen in den Gefäßen entstehen.

■ **Primäre Hypertonie (auch essentielle Hypertonie)**
So bezeichnet man eine Blutdruckerhöhung, deren Ursache nicht eindeutig festzulegen ist. Sie ist familiär gehäuft, verstärkt durch Ernährungsgewohnheiten (zuviel Salz, Übergewicht) oder ständige Stresszustände. Die essentielle Hypertonie ist selten bei Kindern unter 10 Jahren.

■ **Symptomatische Hypertonie**
Etwa 10% aller Hypertonien haben eine eindeutige organische Ursache. Sie werden deswegen als *symptomatische Hypertonien* (auch sekundäre Hypertonie) bezeichnet. Man unterscheidet:

⋯▸ renale Hypertonien bei Nierenerkrankungen,

⋯▸ endokrine Hypertonien durch eine vermehrte Ausschüttung blutdruckaktiver Hormone, wie z.B. Adrenalin, Noradrenalin, Aldosteron und Glukokortikoide. Sie entstehen durch Störungen an der Nebennierenrinde und bestimmte Tumoren, z.B. dem Neuroblastom.

⇢ Kardiovaskuläre Hypertonien sind die Folge von einer Aortenisthmusstenose, Herzkreislauferkrankungen und Arteriosklerose.
⇢ Eine sekundäre Hypertonie tritt auch bei Säuglingen mit bronchopulmonaler Dysplasie auf.

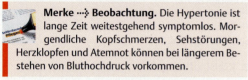

Merke ⇢ **Beobachtung.** Die Hypertonie ist lange Zeit weitestgehend symptomlos. Morgendliche Kopfschmerzen, Sehstörungen, Herzklopfen und Atemnot können bei längerem Bestehen von Bluthochdruck vorkommen.

Von chronischen arteriellen Hypertonien sind passagere Blutdrucksteigerungen abzugrenzen, die durch akute emotionale und kardiovaskuläre Ereignisse, blutdrucksteigernde Medikamente und ZNS-Erkrankungen mit Hirndruck auftreten können.

Veränderte Blutdruckamplitude

Die Blutdruckamplitude beschreibt die Differenz zwischen dem systolischen und dem diastolischen Blutdruck.

■ **Kleine Blutdruckamplitude**
Sie spricht für ein kleines Schlagvolumen des Herzens. Sie tritt auch bei Aortenklappenstenose auf. Beim Stehen kommt es immer zu einer leichten Verkleinerung der Amplitude. Bei der orthostatischen Hypotonie ist die Amplitude jedoch durch den gleichzeitigen Abfall des systolischen und Anstieg des diastolischen Blutdrucks pathologisch verkleinert.

■ **Große Blutdruckamplitude**
Diese spricht für ein großes Schlagvolumen. Krankhaft vergrößert ist die Blutdruckamplitude durch eine Aortenklappeninsuffizienz, bei der die diastolische Blutdruck durch fehlenden Klappenschluss abfällt. Eine große Blutdruckamplitude findet man auch beim persistierenden Ductus arteriosus Botalli und bei Hirndruck.

Blutdruckdifferenz

Eine leichte Differenz des Blutdrucks an den einzelnen Extremitäten ist normal. Bei Kindern unter einem Jahr ist der Blutdruck an oberen und unteren Extremitäten fast gleich, ab einem Jahr ist der an den Oberschenkeln gemessene Blutdruck durch die dickere Muskelschicht maximal 20 mmHg höher als an den Armen. Die Muskeldicke der Waden entspricht etwa der der Arme.
Eine deutliche Erhöhung des Blutdruckes an der oberen Körperhälfte spricht für eine Aortenisthmusstenose. Eine Erhöhung des Blutdruckes an den Beinen findet man bei der Aortenklappeninsuffizienz. Die Messung des Blutdruckes an allen vier Extremitäten ist ein diagnostisches Hilfsmittel bei vermuteten Herzfehlern. Zum Ausschluss solcher Fehlbildungen gehört die 4-Extremitäten-Messung zur Routineuntersuchung bei der Krankenhausaufnahme von Säuglingen.

8.9.4 Individuelle Situationseinschätzung

Zur individuellen Situationseinschätzung muss beachtet werden:
⇢ Was sind die Normwerte dieses Kindes? Manche Menschen haben z. B. immer einen etwas niedrigen Blutdruck.
⇢ Wie ist das Allgemeinbefinden mit diesem Blutdruck? Eine leichte Hypotonie mit unbeeinträchtigtem Allgemeinbefinden ist meistens harmlos.
⇢ Was tat das Kind unmittelbar vor der Blutdruckmessung? Schlief es, hatte es körperliche Anstrengung oder gar Stress?
⇢ Wie toleriert das Kind die Blutdruckmessung?
⇢ Welche Situationen führen zu einem Blutdruckanstieg bei diesem Kind, z. B. Schmerzen und Unbehagen?

8.10 Pflegemaßnahmen

Eine gesunde ausgeglichene Lebensführung mit gesunder Ernährung, ausreichender Bewegung an der frischen Luft, Entspannung und einem geregelten Tagesablauf beugt bei Gesunden Blutdruckveränderungen und Kreislauferkrankungen vor.

8.10.1 Hypotonie

Leichte vegetativ bedingte *orthostatische Hypotonien,* wie sie insbesondere bei pubertierenden Jugendlichen häufig sind, lassen sich durch gesundheitsfördernde Maßnahmen gut beeinflussen. Rechtzeitiges, langsames morgendliches Aufstehen, Wechselduschen, Kneipp'sche Anwendungen, bei Jugendlichen auch ein morgendlicher Schluck Kaffee, helfen die zumeist harmlosen orthostatischen Hypotonien abzumildern, bevor man zu blutdrucksteigernden Medikamenten greifen muss.
Bei Blutdruckabfällen infolge einer körperlichen Grunderkrankung (Volumenmangel, Infektionskrankheit, Herzerkrankung) stehen spezielle Überwachungsparameter und gesundheitsfördernde und unterstützende Pflegemaßnahmen, die die Grundkrankheit beeinflussen können, im Vordergrund.
Bei der postoperativen *Mobilisation* sowie der Mobilisation von schwerkranken Kindern ist die Kreislaufsituation besonders im Blick zu halten. Bevor ein Kind aufsteht, wird es zunächst mit den Beinen nach unten an die Bettkante gesetzt. Es wird auf Hautkoloritverfärbung (Blässe) oder Kaltschweißigkeit beobachtet.
Das Kind wird aufgefordert, nicht nach unten zu schauen, weil dies ein Schwindelgefühl hervorrufen

kann. Außerdem wird es gebeten tief und langsam durchzuatmen. Erst dann kann es auf seine Beine gestellt werden.

> **Merke ⋯ Sicherheit.** Die Mobilisation bei kollapsgefährdeten Kindern erfolgt immer mit 2 Pflegepersonen. Sollte eine auffallende Blässe, Kaltschweißigkeit oder gar ein starker Schwindel beobachtet werden, wird die Maßnahme sofort unterbrochen.

Maßnahmen bei einem Kreislaufkollaps. Dem Kind werden im Liegen die unteren Extremitäten leicht hochgehalten, sodass das Blutvolumen von den Extremitäten zu den anderen Organen (besonders zum Gehirn) zurückfließt. in der Regel erholt sich das Kind hierdurch rasch. Bei größeren Problemen erfolgen die Maßnahmen in Abhängigkeit von der Ursache.

8.10.2 Hypertonie

Eine bekannte Hypertonie ist mit regelmäßigen Blutdruckkontrollen zu überwachen, da sie kaum Symptome bietet.

Ein Kind mit einer Hypertonie sollte, soweit möglich, Ärger und Stress vermeiden. Die Eltern sind diesbezüglich im Umgang mit dem Kind zu beraten. Sinnvoll ist der Einsatz von Tagesablaufplänen, der dem Kind ausreichend Zeit zur Erledigung der Hausaufgaben, aber auch zum Spielen und unverplante Freizeit einräumt. Die Angst vor der Hypertonie darf jedoch bei den Eltern nicht dazu führen, dass sie auf notwendige Konsequenz in ihren Erziehungsmaßnahmen verzichten.

Das Kind sollte Entspannungstechniken erlernen, mit deren Hilfe es unvermeidbare Stresssituationen besser bewältigen kann. Es ist in Bezug auf seine Nahrungsaufnahme dahingehend zu beraten, dass es Übergewicht reduziert, indem es sich fettreduziert ernährt, Kaffee, Cola und Schwarzteegenuss vermeidet und seine Kochsalzzufuhr einschränkt.

Es kann vorsichtig ruhige Ausdauersportarten, z. B. Schwimmen betreiben. Da bei Kindern eher eine grundsätzliche Gesundheitsstörung Ursache der Hypertonie ist als bei Erwachsenen, wird sie von den behandelnden Ärzten intensiv gesucht. Dies kann für die Familien einen längeren Krankenhausaufenthalt mit vielen diagnostischen Maßnahmen bedeuten. Ist die Grunderkrankung herausgefunden, werden Kind und Eltern im Umgang mit dieser Krankheit, seiner Therapie und der notwendigen Überwachung angeleitet.

Lese- und Lernservice

Fragen zum Selbststudium

1. Welche Parameter werden bei der Beobachtung der Atmung erfasst?
2. Ein Kind hat aufgrund einer Störung des Atemsystems Schmerzen beim Atmen, sodass es nur oberflächlich atmet; zudem hat es sekretverlegte Atemwege. Mit welchen Pflegemaßnahmen können Sie seine Atemfunktion unterstützen und verbessern?
3. Ein 3-jähriges Kind muss dauerhaft inhalieren. Wie könnte die Anleitungssituation für das Kind und seine Eltern aussehen?
   Was verändert sich an der Anleitungssituation, wenn Sie ein Schulkind mit seiner Familie anleiten?
4. Ein Frühgeborenes benötigt Sauerstoff. Was ist bei der Applikation zu beachten?
5. Welche Parameter erfassen Sie beim Pulsfühlen?
6. Ein Jugendlicher klagt über häufige Schwindelgefühle beim Aufstehen, ohne dabei krank zu sein. Wie beraten Sie ihn?

Verwendete Literatur

Bienstein, Ch., G. Klein, G. Schröder: Atmen. Thieme, Stuttgart 2000
Brand-Hörsting, B.: Das Kinderkrankenpflegebuch. Enke, Stuttgart 1999
Brocke, M., D. Berdel, H. Ehrenberg: Atemtherapie für Säuglinge und Kinder. Pflaum, München 1995
Dr. Karl-Thomae GmbH (Hrsg.): Sportgruppen für Kinder und Jugendliche mit Atemwegserkrankungen. Dr. Karl-Thomae GmbH, Biberach 1994
Jakobi, M.: Die nichtinvasive Blutdruckmessung. Schwester Pfl. 7 (1995) 604–607
Juchli, L.: Pflege, Praxis und Theorie der Gesundheitspflege und Krankenpflege. 7. Aufl. Thieme, Stuttgart 1995
Karobath, H., W. Buchstaller: Physikalische Krankenuntersuchung. 5. Aufl. Verlag Gerhard Witzstrock, Baden-Baden 1979
Kellnhauser, E., u. a. (Hrsg.): Thiemes Pflege. 9. Aufl. Thieme, Stuttgart 2000
Klinik für Kinder und Jugendliche der HSK Wiesbaden (Hrsg.): Asthmaschulung an der Kinderklinik der HSK. Dr. Horst-Schmidt-Kliniken, Wiesbaden 1998
Mang, H.: Atemtherapie. Schattauer, Stuttgart 1992
Moll, H.: Gefahren mentholhaltiger Präparate im Kindesalter. Fortschr. Med. 82 (1964) 22
Neander, K.-D.: Ätherische Öle für lungenpflegerische Maßnahmen. Dtsch. Krankenpfl.-Z. 4 (1992) 38–40
Räwer-Kohl, B., Ch. Henschel: Atemtherapie. Kinderkrankenschwester 2 (1994) 38–40
Seel, M.: Die Pflege des Menschen. 2. Aufl. Brigitte Kunz Verlag, Hagen 1994
Stopfkuchen, H.: Pädiatrische Intensivpflege. 1. Aufl. Wissenschaftliche Verlagsgesellschaft, Stuttgart 1991

Weise, S.: Techniken der Sekretelimination bei Frühgeborenen, Säuglingen und bei Kindern in der frühen postoperativen Phase. KG-Zeitschrift 8 (1992) 697–979

Wichmann, V.: Kinderkrankenpflege. 2. Aufl. Thieme, Stuttgart 1986

Kontakt- und Internetadressen

Arbeitsgemeinschaft Asthmaschulung
Kinderhospital Osnabrück
Iburger Str. 187
49082 Osnabrück
Tel.: 05 41/56 02 – 0
www.asthmaschulung.de

Deutsche Atemwegsliga e. V.
Burgstr. 12
33175 Bad Lippspringe
Tel.: 0 52 52/95 45 05
www.atemwegsliga.de

Deutsche Hypertonie Gesellschaft
Postfach 102 040
69010 Heidelberg
Tel.: 0 62 21/41 17 74
www.paritaet.org/hochdruckliga

Deutsche Lungenstiftung e. V.
Podbielskistr. 380
30659 Hannover
Tel.: 05 51/9 06 33 47
www.ruhr-uni-bochung.de/lungenstiftung

Kinderherzstiftung der Deutschen Herzstiftung e. V.
Vogtstr. 50
60322 Frankfurt/Main
Tel.: 0 69/9 55 12 81 45
www.herzstiftung.de

9 Körpertemperatur regulieren

Petra Kullick

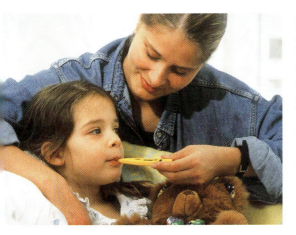

9.1 Bedeutung

Die Aufrechterhaltung der Körpertemperatur ist eine lebensnotwendige Voraussetzung für die Existenz menschlichen Lebens. Alle Funktionen unseres Organismus sind an eine relativ konstante Körpertemperatur von etwa 37° Celsius im Körperinneren – der Körperkerntemperatur – gebunden. Bestehen größere Abweichungen von der physiologischen Körpertemperatur über längere Zeit, so treten lebensbedrohliche Funktionsverluste des Körpers auf.

Die Körpertemperatur wird mittels eines übergeordneten Thermokontrollzentrums im vorderen Hypothalamus nach dem Prinzip eines Regelkreises (vgl. Heizung mit einem Thermostat) innerhalb enger Grenzen reguliert. Um die physiologische Körperkerntemperatur aufrecht zu halten, muss ein Gleichgewicht zwischen Wärmebildung und Wärmeabgabe bestehen. Die Wärmebildung erfolgt durch Stoffwechselprozesse in den Organen. Die Wärmeabgabe erfolgt hauptsächlich über die Haut an die kühlere Umgebung durch Wärmeleitung, Wärmestrahlung, Luftbewegung und Verdunstung (s. S. 480). Die Hautdurchblutung ist ein wesentlicher Faktor der Temperaturregulation.

Bei Abweichungen, z.B. bei kühler oder heißer Umgebungstemperatur oder bei Erkrankungen, die Fieber auslösen, werden Regulationsmechanismen aktiviert. Die Temperaturregulation bei Früh- und Neugeborenen setzt unmittelbar nach der Geburt ein, wird aber erst im Laufe der Entwicklung voll leistungsfähig.

Starke Temperaturveränderungen werden als unangenehm empfunden und lösen Verhaltensänderungen aus. Kälteeinwirkung veranlasst den Menschen, sich z.B. durch Kleidung, Heizung, wärmende Decken oder aktive Muskelbetätigung vor Kälte zu schützen. Bei hohen Außentemperaturen entfernen wir Kleidungsstücke oder suchen einen schattigen Platz auf. Dabei können durchaus unterschiedliche Verhaltensweisen auftreten, da die Toleranz gegenüber veränderten Außentemperaturen individuell verschieden sein kann. Jeder Mensch zeigt in einem gewissen Rahmen ein subjektives Wärme- und Kälteempfinden.

Jüngere Kinder müssen hinsichtlich Temperaturveränderungen beobachtet werden, da sie entweder noch nicht in der Lage sind, ihr Temperaturempfinden mitzuteilen, oder nicht adäquat darauf reagieren können. Sie benötigen je nach Grad der Selbständigkeit Unterstützung beim Regulieren der Körpertemperatur.

Auch psychische Erregung wie Zorn oder Angst kann mit kurzfristigen Temperaturanstiegen oder -abfällen verbunden sein. Dieses Zusammenspiel von Gefühlsebene und Körperreaktion findet sich auch in unserer Sprache wieder. Redewendungen wie bei Anspannung, „Lampenfieber haben", „vor Wut kochen" oder „vor Schreck kalt den Rücken herunterlaufen" verdeutlichen dies. Und nicht zuletzt vermittelt uns emotionale Wärme ein Gefühl von Geborgenheit, Schutz und Behaglichkeit, in einer „kalten Atmosphäre" dagegen fühlen wir uns angespannt, alleingelassen und unsicher.

9.2 Beeinflussende Faktoren

Die Lebensaktivität „Körpertemperatur regulieren" wird von vielen Faktoren beeinflusst, die Auswirkungen auf die individuelle Ausführung dieser Lebensaktivität haben.

Körperliche Faktoren. In der Neugeborenenperiode ist die Temperaturregulation noch sehr instabil durch noch nicht abgeschlossene Anpassungsvorgänge und eingeschränkte Regulationsmöglichkeiten. Dies erklärt eine besondere Empfindlichkeit von Frühgeborenen (s. S. 480) und Neugeborenen (s. S. 451) gegenüber unangemessenen oder veränderten Umgebungstemperaturen.

Neugeborenen fehlt die Fähigkeit, die Wärmeproduktion durch Muskelzittern zu steigern. Werden Neugeborene zu kühlen Umgebungstemperaturen ausgesetzt, wird Wärme durch zitterfreie Thermogenese gebildet, einhergehend mit einem erhöhten Sauerstoff- und Energieverbrauch. Überwärmung von Säuglingen wird als ein Risikofaktor für den plötzlichen Kindstod vermutet.

Zudem neigen Kinder – vom Frühgeborenen bis zum Kleinkind – besonders schnell zu Wärmeverlus-

9 Körpertemperatur regulieren

ten, weil ihre wärmeabgebende Körperoberfläche gegenüber dem wärmebildenden Körperkern im Vergleich zum Erwachsenen relativ groß ist. Untergewichtige Kinder (z. B. Frühgeborene) geben schneller Wärme ab, da ein Mangel an subkutanem Fettgewebe nur unzureichend isoliert.

Auf der anderen Seite führen zu warme Umgebungstemperaturen oder Bekleidung zu einer Überwärmung. Ausgelassenes Spiel und Toben führen bei Kindern schneller zur Überhitzung, da im Verhältnis zum Körpergewicht mehr Wärme produziert wird als bei Erwachsenen. Alte Menschen frieren leichter, da ihre Anpassung an veränderte Umgebungstemperaturen erschwert ist.

Hormone. Durch Einwirkung der Geschlechtshormone kommt es während dem Menstruationszyklus zu Tempertuschwankungen. Stoffwechselaktive Hormone können die Wärmeproduktion verändern. So kann eine Überproduktion der Schilddrüsenhormone einen Anstieg der Körpertemperatur infolge Stoffwechselbeschleunigung bewirken. Umgekehrt tritt eine niedrigere Körpertemperatur bei einer Hypothyreose durch eine verminderte Stoffwechseltätigkeit auf.

Nahrungsaufnahme. Durch Stoffwechselprozesse wird beim Abbau von Nährstoffen Wärme freigesetzt. Hochkalorische Nahrungsmittel liefern vermehrt Energie. Ohne dass es immer bewusst wird, nehmen viele Menschen in kalten Jahreszeiten eher deftige, fett- und eiweißreiche Gerichte zu sich, um sich warm zu halten.

Aktivität. Durch Muskeltätigkeit wird Wärme produziert, deshalb hängt die Körpertemperatur eng mit dem Ausmaß an Bewegung zusammen. Sportliche Aktivitäten, Herumtoben oder auch heftiges Schreien eines Säuglings lassen die Körpertemperatur ansteigen. Immobilität lässt sie leicht absinken.

Gesundheitszustand. Infektionserkrankungen verursachen besonders bei jüngeren Kindern oft rasche und hohe Temperaturanstiege. Störungen der Gehirnfunktion mit Schädigung des Temperaturregulationszentrums im Hypothalamus führen häufig zu normabweichenden und schwer zu beeinflussenden Körpertemperaturen.

Medikamente. Bestimmte Arzneimittel wie z. B. Antibiotika können Arzneimittelfieber auslösen.

Psychologische Faktoren. Starke Emotionen können die Stoffwechselaktivität beeinflussen und zu leichten Temperaturveränderungen führen.

Stresssituationen, Angst und Schmerzen drücken sich in einer veränderten Körpertemperatur aus. Viele Menschen haben es selbst erlebt, dass sich z. B. in Prüfungssituationen ihre Hände kalt und feucht anfühlen oder das Gesicht „glüht". Wärme trägt zur Entspannung und Beruhigung bei, z. B. ein warmer Tee im Winter, eine flauschige Decke, ein flackerndes Kaminfeuer oder wärmende Sonnenstrahlen auf der Haut. Die Körperwärme eines anderen Menschen vermittelt ein wohliges Gefühl und ist für eine gesunde psychische und körperliche Entwicklung von Kindern unentbehrlich **(Abb. 9.1 und 9.2)**. Auch Farben strahlen Wärme und Kälte aus und können unser Wohlbefinden beeinflussen. Rottöne gelten als „warme" Farben, Blautöne wirken kühl.

Soziokulturelle Faktoren. Die Zugehörigkeit zu einem Kulturkreis bedeutet manchmal auch, eine bestimmte Kleiderordnung einzuhalten, die es nicht erlaubt z. B. bei hohen Außentemperaturen alle möglichen Kleidungsstücke abzulegen. Häufig bestehen auch noch geschlechtsspezifische Unterschiede (z. B. Tragen eines Schleiers bei moslemischen Frauen). In südlichen Ländern halten die Menschen in der Mittagshitze eine Siesta ein, abends gehen sie ins Freie.

Umgebungsabhängige Faktoren. Zu warme oder zu kühle Umgebungstemperaturen beeinflussen auf Dauer die Körpertemperatur. Der menschliche Körper hat zwar die Fähigkeit, sich an Hitze oder Kälte anzupassen, aber dieser Prozess der Akklimatisation kann sich nur über längere Zeiträume von Wochen oder Monaten vollziehen. Starke klimatische Schwankungen, die plötzlich auftreten, wie z. B. eine große Hitzewelle oder ein Aufenthalt bei Kälte im Freien, lassen dem Körper keine Möglichkeit, sich zu akklimatisieren. Ein Hitzestau oder eine Unterkühlung bei mangelnden Vorkehrungen könnte die Folge sein.

Ungenügende oder zu warme Bekleidung kann zu übermäßigem Wärmeverlust oder Wärmestau führen. Die Auswahl entsprechender Kleidung schützt vor den Auswirkungen klimatischer Schwankungen (s. S. 267).

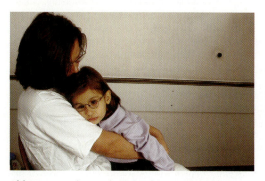

Abb. 9.1 ⇢ Geborgenheit durch Körperkontakt

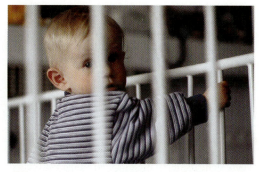

Abb. 9.2 ⇢ Verunsicherung durch Einsamkeit

Wirtschaftspolitische Faktoren Eine ausreichende finanzielle Grundlage zum Beheizen einer Wohnung und den klimatischen Verhältnissen entsprechende Kleidung ermöglichen es, angemessene Bedingungen aufrechtzuerhalten.

9.3 Beobachten und Beurteilen

Die Ermittlung der Körpertemperatur ist eine der am häufigsten durchgeführten Pflegetätigkeiten. Die Körpertemperatur lässt Rückschlüsse auf den Wärmehaushalt zu. Abweichungen vom Normbereich wie Fieber, Hyperthermie, Hypothermie und Temperaturlabilität (z. B. bei Frühgeborenen) liefern wichtige Informationen über unreife oder gestörte Körperfunktionen, sowie Erkrankungen, bevor spezifische Symptome auftreten. Die Beobachtung der Körpertemperatur über eine gewisse Zeitspanne kann zur Diagnosestellung beitragen.

9.3.1 Messen der Körpertemperatur

Ziel des Temperaturmessens ist es, Abweichungen von der normalen Körpertemperatur festzustellen, Veränderungen über eine bestimmte Zeit zu verfolgen und die Wirksamkeit von temperaturbeeinflussenden Maßnahmen zu überprüfen. Die Temperaturmessung ist eine weitgehend objektive Methode zur Ermittlung der Körpertemperatur. Dabei muss berücksichtigt werden, dass äußere Störeinflüsse Messergebnisse beeinflussen können.

Die Temperatur wird in Grad Celsius (°C) angegeben. Die Umrechnungsformel von Celsius in Fahrenheit (°F) lautet:
°C = (°F − 32) × 5/9 oder (°F − 32) × 0,55
°F = (°C × 9/5) + 32 oder (°C × 1,8) + 32

Indikationen zur Messung der Körpertemperatur

Die Körpertemperatur wird gemessen:
- Bei ersten Anzeichen von veränderter Körpertemperatur,
- bei zu erwartenden Veränderungen der Körpertemperatur durch Erkrankungen (z. B. Infektionen), bei unreifer oder gestörter Temperaturregulation (z. B. bei Frühgeborenen, schweren Schädel-Hirn-Traumen, Flüssigkeitsmangel), bei äußerer Wärme- oder Kältezufuhr (z. B. Pflege im Inkubator, unter Fototherapie, bei Wadenwickeln),
- zur Früherkennung von Komplikationen, z. B. postoperativ oder bei immunsupprimierten Kindern,
- zur Kontrolle der Effektivität therapeutischer Maßnahmen, z. B. bei Wärme- oder Kälteanwendungen, Verabreichung von Antipyretika (fiebersenkende Medikamente),
- bei stationärer Aufnahme ins Krankenhaus, um einen Ausgangswert zu erhalten,
- zu Diagnosezwecken (z. B. zum Erkennen von typischen Fieberverläufen bei bestimmten Erkrankungen).

Merke ⋯▸ Beobachtung. Häufigere Temperaturkontrollen müssen bei Fieber, Unterkühlung, Temperaturlabilität und der Anwendung temperaturbeeinflussender Maßnahmen erfolgen.

Patientenorientierte Temperaturmessung

Vor der Entscheidung wann und wie oft die Körpertemperatur kontrolliert wird, sollte die Überlegung stehen, wie bei Kindern (insbesondere bei jüngeren Kindern) eine schonende und zugleich aussagekräftige Messung erzielt werden kann. Temperaturmessungen sind oft ritualisierte Pflegehandlungen, deshalb wird nach wie vor in vielen Kliniken traditionell ein- bis zweimal täglich Temperatur gemessen, obwohl für einzelne Patienten keine Notwendigkeit besteht.

Zudem bereitet vielen Kindern Fiebermessen Unbehagen und eine Messung wird nicht ohne weiteres zugelassen. Auch ängstigen sich kleine Kinder, besonders im Vorschulalter, vor Maßnahmen, die ein „In-den-Körper-Eindringen" erfordern, weil sie ihre eigenen Körpergrenzen noch nicht einschätzen können. Gerade die rektale Messung wird sehr oft von Kindern abgelehnt und bedeutet einen massiven Eingriff in die Intimsphäre eines Menschen.

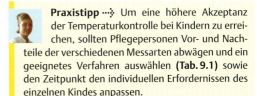

Praxistipp ⋯▸ Um eine höhere Akzeptanz der Temperaturkontrolle bei Kindern zu erreichen, sollten Pflegepersonen Vor- und Nachteile der verschiedenen Messarten abwägen und ein geeignetes Verfahren auswählen **(Tab. 9.1)** sowie den Zeitpunkt den individuellen Erfordernissen des einzelnen Kindes anpassen.

Die Auswahl der Messmethode muss im Einzelfall mit dem Arzt diskutiert werden, da die Genauigkeit der Messergebnisse je nach Messart variiert.

Thermometerarten

Es stehen verschiedene Thermometer zur Verfügung, die zur Einzelmessung oder kontinuierlichen Temperaturüberwachung geeignet sind.

■ **Maximalthermometer (Quecksilberthermometer)**
Das Maximalthermometer wird in Kliniken noch häufig verwendet, da es relativ preisgünstig ist. Es besteht aus einem luftleeren Glasröhrchen, das sich

Tabelle 9.1 ⇢ Messmethoden im Vergleich

Messdauer	Vorteile	Nachteile/Hinweise
Rektal		
Maximalthermometer: ca. 3–5 Minuten*	⇢ genaue Messmethode, Messwert entspricht weitgehend der Kerntemperatur, ⇢ kurze Messzeit	⇢ häufig geringe Akzeptanz bei Kindern, ⇢ Beeinträchtigung der Intimsphäre, ⇢ Keimverschleppung möglich, ⇢ Verfälschung der Messwerte durch Stuhl im Rektum möglich, ⇢ Verletzung der Rektumschleimhaut möglich, ⇢ Perforationsgefahr des Enddarms bei Säuglingen und insbesondere bei Frühgeborenen. Ungeeignet bei: ⇢ Durchfall, ⇢ schmerzhaften Veränderungen am Enddarm (z. B. Rhagaden, Analprolaps), ⇢ schweren Darmentzündungen, ⇢ nach Untersuchungen und Operationen am Darm (bes. Rektum), ⇢ ausgeprägter Thrombopenie (Blutungsgefahr)
Äußerer Gehörgang		
Ohrthermometer: 1–2 Sekunden	⇢ bei präziser Anwendung sehr genauer Messwert, ⇢ hohe Akzeptanz bei Kindern, angenehm für das Pflegepersonal, ⇢ Wahrung der Intimsphäre, ⇢ gut zugänglicher Messort, ⇢ Messung im Schlaf möglich, ⇢ sehr kurze Messzeit, ⇢ kaum beeinflussbar durch äußere Faktoren, ⇢ hygienische Messmethode, ⇢ Ohrthermometer ist teuer, spart aber Zeit und damit Kosten	⇢ ungenaue Messung bei nicht genauer Platzierung des Sensors (Training erforderlich) (Hinweise des Herstellers vor Benutzung eines Ohrthermometers sorgfältig lesen!) Ungeeignet bei: ⇢ Verletzungen oder Erkrankungen des Ohrs. Umstritten: ⇢ in der Anwendung bei jungen Säuglingen
Axillar		
Maximalthermometer: ca. 10–12 Minuten*	⇢ angenehme Messmethode, ⇢ Intimsphäre wird gewahrt, ⇢ hygienisches Messverfahren	⇢ ungenauer Messwert, da Messen der Körperschalentemperatur, ⇢ beeinflussbar durch äußere Faktoren (z. B. Verrutschen des Thermometers, Umgebungstemperatur, Achselschweiß), ⇢ lange Messzeit* Ungeeignet bei: ⇢ Kreislaufzentralisation (Vasokonstriktion)
Sublingual		
Maximalthermometer: ca. 6–8 Minuten*	⇢ angenehme Messmethode, ⇢ relativ genauer Messwert, ⇢ leicht anwendbar	⇢ Messwert beeinflussbar durch unmittelbar zuvor eingenommene kalte oder heiße Getränke, Kaugummikauen und Rauchen ⇢ **Vorsicht:** Messmethode nur geeignet für ältere, kooperative Kinder, die Anweisungen verstehen Ungeeignet bei: ⇢ unkooperativen Kindern, ⇢ Kindern mit Bewusstseinsstörungen, Behinderungen, ⇢ Beeinträchtigung der Atmung, Husten, Fazialisparese, nach Eingriffen, Erkrankungen und Verletzungen im Mundbereich

* Messzeiten verkürzen sich bei Verwendung eines Digitalthermometers auf ca. 1–3 Minuten

an seinem unteren Ende verengt, und dann zum Quecksilberdepot erweitert. Bei Wärmeaufnahme steigt die Quecksilbersäule durch Ausdehnung in der Glaskapillare auf.

Nach Beendigung der Temperaturmessung und somit bei Abkühlung kann der Quecksilberfaden durch die Verengung nicht mehr zurücktreten und reißt an dieser Stelle ab. Die Quecksilbersäule sinkt nur minimal (etwa $^1/_{10}$ Grad) ab und bleibt auf der maximalen Höhe (= gemessene Körpertemperatur) stehen.

Die Messskala ist in Zehntelgrade eingeteilt und reicht von ca. 35°–42°C. Spezielle Thermometer für Patienten mit Unterkühlung verfügen über eine nach unten erweiterte Skala bis etwa 23°C. Maximalthermometer können zur rektalen, axillaren und sublingualen Messung eingesetzt werden. Sie unterscheiden sich in der Form des Quecksilberdepots **(Abb. 9.3).**

Handhabung. Das Quecksilber muss vor jeder weiteren Messung durch „Herunterschlagen" mit kurzen, ruckhaften Bewegungen aus dem Handgelenk ins Depot zurückgebracht werden. Das Thermometer wird dabei fest zwischen Daumen, Zeigefinger und Mittelfinger gehalten und darf nicht angeschlagen werden.

Ablesen des Maximalthermometers. Maximalthermometer werden nach Ablauf der Messzeit waagrecht in Augenhöhe gehalten und leicht gedreht, bis die Quecksilberlinie sichtbar wird. Der höchste Wert, den die Quecksilbersäule erreicht hat, wird als Ergebnis in die Temperaturkurve eingezeichnet.

Verhalten bei Thermometerbruch. Das ausgelaufene Quecksilber muss sofort entfernt werden, da sich an der Luft giftige Dämpfe entwickeln, die zu einer Gesundheitsgefährdung führen können. Die verstreuten Quecksilberkugeln können in eine Einwegspritze aufgezogen oder mit Hilfe eines speziellen Quecksilberfängers eingesammelt und in ein luftdichtes Gefäß gegeben werden. Hautkontakt ist zu vermeiden. Die Entsorgung erfolgt als Sondermüll über die Apotheke.

> **Merke ⋯ Sicherheit.** Quecksilberthermometer sollten wegen der Bruch- und Verletzungsgefahr bei Kindern nicht angewendet werden. Sie sollten wegen der Vergiftungsgefahr außerhalb der Reichweite von Kindern aufbewahrt werden.

Alternativ gibt es quecksilberfreie Thermometer, z. B. Geratherm-Thermometer.

■ **Digitalthermometer**

Digitalthermometer haben das Quecksilberthermometer weitgehend verdrängt. Die batteriebetriebenen Thermometer bestehen aus einer Hülle mit Digitalanzeige, einem Ein- und Ausschaltknopf und einem Temperatursensor, der sich in der Thermometerspitze befindet **(Abb. 9.3 unten).**

Ein Mikroprozessor wandelt die Signale in Grad um. Das Ende der Messzeit wird durch ein optisches

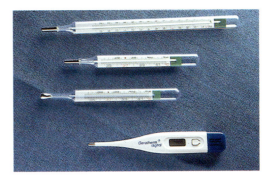

Abb. 9.3 ⋯ **Fieberthermometer.** Von oben nach unten: Fieberthermometer zur sublingualen, axillaren und rektalen Messung, Digitalthermometer

und/oder ein akustisches Signal angezeigt (je nach Fabrikat bereits nach 60 Sekunden). Digitalthermometer empfehlen sich besonders bei Kindern, da sie die Temperatur schnell anzeigen, bruchsicher und quecksilberfrei sind. Für den Einsatz im Krankenhaus sind nur wasserdichte tauchdesinfizierbare Modelle geeignet.

Vor Gebrauch muss das Thermometer nach den Angaben des Herstellers auf seine Funktionstüchtigkeit überprüft werden, um Fehlbestimmungen zu vermeiden.

■ **Infrarot-Ohrthermometer**

Das Messen der Körpertemperatur im Gehörgang ist eine genaue und komfortable Messmethode für Kinder und Pflegepersonal. Das Ohrthermometer, z. B. das Braun ThermoScan Pro3 **(Abb. 9.4 a)**, registriert die Intensität der Infrarotstrahlung, die vom Trommelfell und den umliegenden Geweben abgestrahlt wird, berechnet die Körpertemperatur und zeigt das Ergebnis im Display in nur einer Sekunde an.

Das innere Ohr liefert einen hervorragenden Indikator für die Körperkerntemperatur, da Trommelfell

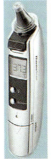 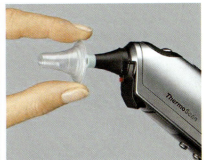

a b

Abb. 9.4 ⋯ **Ohrthermometer.**
a Braun ThermoScan Pro 3 (Fa. Braun)
b Schutzkappe wird auf das Ohrthermometer aufgesetzt

und Wärmeregulationszentrum im Gehirn die gleiche Blutversorgung aufweisen. Plötzliche Schwankungen der Kerntemperatur zeigt die im Ohr gemessene Temperatur ohne Zeitverzögerung und schneller an als andere Messmethoden. Temperaturen, die an anderen Körperstellen ermittelt wurden, sind deshalb auch nicht direkt mit den im Ohr gemessenen Werten vergleichbar. Es gibt Ohrthermometermodelle für den Kliniks- und Hausgebrauch.

Das Ohrthermometer ist für die ganze Familie geeignet, da auswechselbare Schutzkappen gegenseitige Infektionen unter den Benutzern verhindern (Abb. 9.4 b).

■ **Elektronische Thermometer**
Elektronische Thermometer erlauben eine kontinuierliche Überwachung der Körpertemperatur (Abb. 9.5). Eine dünne Messsonde mit integriertem Thermoelement wird dabei ins Rektum eingeführt. Jede Änderung der Temperatur wird als elektrisches Signal an einen dazugehörigen Monitor geleitet und dort nummerisch angezeigt. Einstellbare Alarmgrenzen lassen Veränderungen der Körpertemperatur frühzeitig erkennen. Weitere exakte, aber aufwändige und invasive Messverfahren, mit denen die Kerntemperatur erfasst werden kann, sind Messungen im Ösophagus, in der Pulmonalarterie und in der Blase. Die genannten Messmethoden beschränken sich auf den intensivmedizinischen und operativen Bereich.

Merke ⋯▷ **Sicherheit.** Aus Sicherheitsgründen müssen von Zeit zu Zeit Temperaturkontrollen mit herkömmlichen Thermometern erfolgen.

Zur Messung der *Hauttemperatur* wird ein Thermofühler auf die Haut z. B. an der Fußsohle aufgelegt. Die Hauttemperatursonde ist vor direkter Wärmeeinstrahlung (z. B. Phototherapie) durch Isolierung zu schützen. Über die Ermittlung der Hauttemperatur kann eine Zentralisation oder Durchblutungsstörung festgestellt werden. Beides führt zu einem Absinken der peripheren Temperatur. Die Temperaturmessung mittels Servokontroll-Modus eines Inkubators wird im Kapitel „Die Pflege des Frühgeborenen" beschrieben.

Thermometerhygiene und Aufbewahrung

Jeder Patient erhält sein eigenes Thermometer mit Ausnahme des Ohrthermometers. Bei rektaler Messung wird das Thermometer mit einer Einmalschutzhülle überzogen. Bei Früh- und Neugeborenen wird auf Schutzhüllen verzichtet, da die Schweißnähte der Folie zu Verletzungen der Rektumschleimhaut führen können. Nach Benutzung werden Maximalthermometer in eine entsprechend konzentrierte Desinfektionslösung eingelegt (gemäß klinikinternem Hygienestandard). Grobe Verschmutzungen werden zuvor entfernt. Nach der erforderlichen Einwirkzeit werden sie mit klarem, kaltem Wasser abgespült, abgetrocknet und außer der Reichweite von Kindern aufbewahrt.

Bei der Verwendung eines Ohrthermometers wird bei jeder Messung ein neuer Messfilter aufgesetzt.

Elektronische Messgeräte werden gemäß den Herstellerangaben desinfiziert und gelagert.

Wird bei einem Patienten sowohl axillar als auch rektal gemessen (z. B. zur Diagnostik bei Verdacht auf Appendizitis), so werden die entsprechenden Thermometer gekennzeichnet, um Verwechslungen auszuschließen.

Messarten

Die Temperaturbestimmung erfolgt an Körperstellen, die ganz oder weitgehend von Außenluft abgeschieden sind bzw. an denen unter der Haut oder Schleimhaut größere Blutgefäße verlaufen. Die Körpertemperatur wird im Pflegealltag hauptsächlich an folgenden Körperstellen gemessen:
⋯▷ Rektal (im Enddarm),
⋯▷ im äußeren Gehörgang,
⋯▷ axillar (in der Achselhöhle),
⋯▷ oral/sublingual (unter der Zunge).

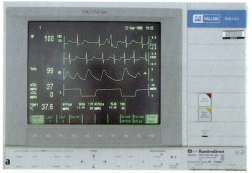
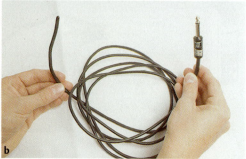

Abb. 9.5 ⋯▷ **Elektronische Thermometer.**
a Monitor
b Messsonde mit integriertem Thermoelement

Merke ⋯▷ Beurteilung der Körpertemperaturmesswerte in Abhängigkeit vom Messort.

⋯▸ Axillare Messung: ca. 0,5 °C unter rektalem Messwert
⋯▸ Sublinguale Messung: ca. 0,3–0,5 °C unter rektalem Messwert
⋯▸ Messung im äußeren Gehörgang: kommt der Körperkerntemperatur näher als alle anderen Messwerte (Interpretation der Messwerte anhand der Bedienungsanleitung).

Jeder Messort reflektiert die entsprechende Durchblutung und folgt Änderungen der Körperkerntemperatur in unterschiedlichem Ausmaß. Dadurch entstehen je nach Messort unterschiedliche Messergebnisse, die in ihrer Genauigkeit variieren.

Erzielung verlässlicher Messergebnisse:
⋯▸ Temperatur nach Möglichkeit immer an der gleichen Körperstelle bestimmen,
⋯▸ genaue Durchführung der gewählten Messmethode,
⋯▸ Einhaltung der erforderlichen Messzeiten.
⋯▸ Idealerweise sollte bei ruhenden Patienten gemessen werden, da Aktivität oder Aufregung die Körpertemperatur beeinflussen kann. Ist dies nicht möglich, wird neben dem Temperaturwert die Aktivität (z. B. Schreien) vermerkt.
⋯▸ Bei Maximalthermometern muss sich das Quecksilber vor der Messung im Depot befinden.
⋯▸ Andere Messgeräte werden einer Funktionsüberprüfung unterzogen.

Vorbereitung der Temperaturmessung. Nach Möglichkeit soll eine dem Kind angenehme Messmethode ausgewählt werden.

Die Kinder werden über die beabsichtigte Messung in verständlichen Worten informiert, z. B. „ich sehe nach, wie warm du bist". Sie erhalten Angebote wie sie mithelfen können. Aus Sicherheitsgründen müssen Maximalthermometer vor dem Einführen auf eine unbeschädigte Glaskapillare überprüft werden.

 Merke ⋯▸ Validität. Vor einer Temperaturmessung sollten möglichst alle Wärme- oder Kältespender entfernt werden.

■ **Rektale Temperaturmessung**
Bei der rektalen Messung muss Folgendes beachtet werden:
⋯▸ Das Thermometer aus hygienischen Gründen mit einer Einmalschutzhülle versehen (außer bei Früh- und Neugeborenen),
⋯▸ Schamgefühl beachten (z. B. Besucher aus dem Zimmer schicken, das Kind zudecken).
⋯▸ Zum leichten Einführen kann die Spitze des Thermometers mit Wasser gleitfähig gemacht und unter leichten Drehbewegungen vorsichtig eingeführt werden.
⋯▸ Besonders bei Säuglingen unter drei Monaten darf das Thermometer nicht zu tief ins Rektum eingeführt werden, da sich der Verlauf des Darms nach ca. drei Zentimetern vom Anus aus ändert (Perforationsgefahr!) **(Abb. 9.6 a).**

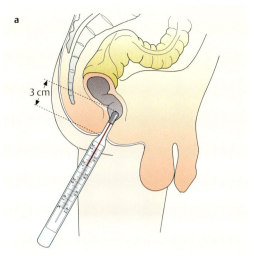

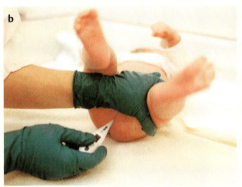

Abb. 9.6 ⋯▸ Rektale Temperaturmessung.
a Änderung des Darmverlaufs ca. 3 cm vom Anus entfernt
b Bei Säuglingen unter drei Monaten besteht Perforationsgefahr

Viele Kliniken führen deshalb bei Frühgeborenen unter ca. 1500 g Körpergewicht keine rektale Messung der Körpertemperatur durch.
⋯▸ Säuglinge liegen in Rückenlage mit dem Gesäß auf einer Windel, da beim Einführen des Thermometers häufig Stuhldrang ausgelöst wird. Setzt das Kind Stuhl ab, muss die Messung wiederholt werden. Die Pflegeperson hält die Beine des Kindes sicher in Beugeabspreizhaltung. Die Beine und das Thermometer werden während des gesamten Messvorganges festgehalten **(Abb. 9.6 b).**
⋯▸ Größere Kinder liegen in Seitenlage mit angezogenen Beinen, da in dieser Lage das Gesäß entspannt ist.

 Merke ⋯▸ Sicherheit. Bei der rektalen Temperaturmessung besteht die Gefahr, die Rektumschleimhaut zu verletzen. Bei einem spürbaren Widerstand muss die Messung sofort abge-

9 Körpertemperatur regulieren

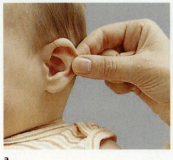
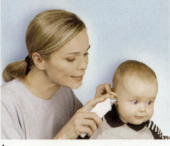
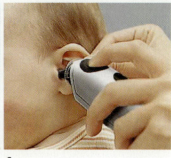

a b c

Abb. 9.7 Begradigen der natürlichen Biegung des Gehörgangs.
a bei Kindern bis zu einem Jahr wird die Ohrmuschel gerade nach hinten gezogen (Fa. Braun)
b bei Kindern über einem Jahr und Erwachsenen wird die Ohrmuschel nach schräg oben gezogen (Fa. Braun)
c Messspitze wird behutsam eingeführt (Fa. Braun)

brochen und eine andere Messart ausgewählt werden (Beobachtung einem Arzt mitteilen). Besonders bei Frühgeborenen und Säuglingen unter drei Monaten ist die Position des Thermometers zu beachten, da ein erhöhtes Risiko der Darmverletzung besteht.

■ Temperaturmessung im äußeren Gehörgang
Die Temperaturmessung im äußeren Gehörgang erfolgt sicher und präzise bei Beachtung folgender Schritte:
- Bei kleinen Kindern muss der Kopf sicher stabilisiert werden. Babys am besten flach hinlegen und den Kopf so drehen, dass ein Ohr nach oben weist.
- Um präzise Messungen durchzuführen, muss das Thermometer richtig positioniert werden. Dazu muss der Gehörgang gestreckt werden, damit die Messspitze des Thermometers ungehindert auf das Trommelfell gerichtet werden kann. Die Messspitze wird sanft in den Gehörgang eingeführt, bis dieser gut abgedichtet ist.
- Bei Kindern bis zu einem Jahr die Ohrmuschel vorsichtig gerade nach hinten ziehen (**Abb. 9.7 a**), dann die Messspitze nach Angaben des Herstellers behutsam in den Gehörgang in Richtung des gegenüberliegenden Auges einführen.
- Bei Kindern über einem Jahr und Erwachsenen die Ohrmuschel schräg nach hinten oben ziehen (**Abb. 9.7 b**), dann die Messspitze nach Angaben des Herstellers behutsam einführen, etwas in Richtung vor das gegenüberliegende Ohr (**Abb. 9.7 c**).
- Anschließend den Aktivierungsknopf drücken, 1–2 Sek. unter Beibehaltung des Ohrzugs messen, ablesen und den Wert dokumentieren.

Praxistipp Vor Einsatz eines Thermometertyps zur Temperaturmessung im Gehörgang ist die Gebrauchsanweisung sorgfältig zu lesen. Sie enthält Hinweise zur sicheren Anwendung, Pflege, Reinigung und Aufbewahrung sowie zur Interpretation der Messergebnisse. Pflegepersonal und Eltern müssen eingewiesen werden, um ein präzises Messergebnis zu erzielen.

■ Axillare Temperaturmessung
Die axillare Temperaturmessung wird wie nachfolgend beschrieben durchgeführt:
- Auf eine trockene und bekleidungsfreie Achselhöhle achten.
- Die Thermometerspitze liegt in der Mitte der Achselhöhle und muss luftdicht von Haut umschlossen sein.
- Der Arm liegt am Oberkörper seitlich an, der Unterarm quer über dem Brustkorb. Bei jüngeren Kindern hält die Pflegeperson den Arm fest. Kleinkinder akzeptieren die Prozedur möglicherweise leichter, wenn sie auf dem Schoß der Pflegeperson sitzen (**Abb. 9.8**).

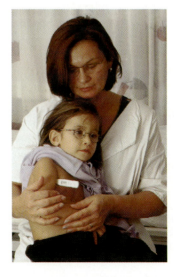

Abb. 9.8 Axillare Temperaturmessung. Der Arm liegt am Oberkörper seitlich an, der Unterarm quer über den Brustkorb

Sublinguale Temperaturmessung

Bei der sublingualen Temperaturmessung ist folgendes Vorgehen wichtig:
- Die Spitze des Spezialthermometers muss vollständig unter der Zunge rechts oder links neben dem Zungenbändchen liegen.
- Die Lippen sind fest verschlossen, wobei auf freie Nasenatmung zu achten ist.
- Etwa 15 Minuten vor der Messung dürfen keine heißen oder eisgekühlten Getränke und Speisen konsumiert werden, da verfälschte Messwerte entstehen können.

Bei Säuglingen, Kleinkindern, bewusstseinsgetrübten, unkooperativen und Kindern mit Krampfanfällen darf keine orale Temperaturmessung durchgeführt werden, da sie das Thermometer zerbeißen könnten. Für alle Temperturmessungen gilt:

Merke ⟶ Unfallverhütung. Jüngere Kinder, unkooperative und desorientierte Patienten müssen bei der Temperaturmessung beaufsichtigt werden. Das Thermometer wird dabei festgehalten.

Tabelle 9.2 ⟶ Beurteilung der Körpertemperaturwerte bei rektaler Temperaturmessung

Einteilung der Körpertemperaturwerte

Eiweißgerinnung im menschlichen Körper → Tod	über 42,0 °C
sehr hohes Fieber (Hyperpyrexie)	über 40,0 °C
hohes Fieber	39,1 – 40,0 °C
mäßiges Fieber	38,6 – 39,0 °C
leichtes Fieber	38,1 – 38,5 °C
subfebrile Temperatur	37,5 – 38,0 °C
physiologische Körpertemperatur	36,1 °C – 37,4 °C
Untertemperatur	unter 36,0 °C
kritischer Bereich	unter 29,0 °C
Erlöschen der autonomen Körperfunktionen → Kältetod	ca. 25,0 °C

Dokumentation der Messergebnisse

Nach Ermittlung der Körpertemperatur werden die Messergebnisse in das Patientendokumentationssystem eingetragen und mit den vorherigen Werten verglichen. Die verschiedenen Messmethoden (axillar, rektal usw.) werden durch die kliniksinternen Symbole gekennzeichnet.

Merke ⟶ Dokumentation. Normabweichende Temperaturen dem zuständigen Arzt mitteilen, fiebersenkende oder erwärmende Pflegemaßnahmen einleiten und häufigere Kontrollmessungen anschließen.

9.3.2 Physiologische Körpertemperatur

Die normale Körperkerntemperatur schwankt von Mensch zu Mensch und kann deshalb nicht genau auf einen bestimmten Wert festgelegt werden. Sie liegt bei rektaler und im Ruhezustand durchgeführter Messung innerhalb eines Normbereiches von 36,1 °C bis 37,4 °C **(Tab. 9.2).**

Merke ⟶ Beobachtung. Die menschliche Körpertemperatur unterliegt physiologischen tagesrhythmischen und periodischen Schwankungen zwischen 0,5 bis 1 °C und ist abhängig von unserer Aktivität.

Das Temperaturminimum wird in den frühen Morgenstunden erreicht, wenn der Körper noch in völliger Ruhe ist. Das Temperaturmaximum lässt sich am späten Nachmittag ermitteln. Voraussetzung ist das Vorherrschen eines normalen Schlaf-Wach-Rhythmus.

Eine Ausnahme bilden Neugeborene, sie weisen fast keine Temperaturunterschiede im Tagesverlauf auf und zeigen kaum Abweichungen zwischen rektaler und axillarer Temperatur. Hormonell bedingte Temperaturschwankungen treten während des Menstruationszyklus auf. Tritt eine Schwangerschaft ein, bleibt die Temperatur auf dem erhöhten Niveau der zweiten Zyklushälfte bestehen. Die Körperschale, hierzu zählen vor allem die Haut und Extremitäten, weist größere Temperaturunterschiede als die Kerntemperatur auf. Sie schwankt je nach Körperregion zwischen 25° – 33 °C. Die oberen Extremitäten sind meist 2° – 3 °C wärmer als die unteren Extremitäten. Große Hitze kann die Hauttemperatur über die Kerntemperatur ansteigen lassen.

Körpertemperaturen, die unter oder über dem Normbereich liegen, weisen auf Störungen in der Temperaturregulation hin. Veränderte Körpertemperaturen müssen frühzeitig erfasst und die Kinder bei der Regulierung unterstützt werden, um Schäden vom Organismus abzuwenden.

9.3.3 Erhöhte Körpertemperatur

Eine Temperaturerhöhung ohne Krankheitswert kann durch starke körperliche Betätigung oder Aufregung entstehen. Besonders bei Kindern kann dann die Körpertemperatur bei Aktivität schnell ansteigen.

Über der Norm liegende Körpertemperaturen werden in verschiedene Schweregrade eingeteilt

(Tab. 9.2). Sie umfassen subfebrile (leicht erhöhte) Temperaturen bis 38 °C und darüber mehrere Fiebergrade. An eine Erhöhung der Körpertemperatur muss auch gedacht werden, wenn sich die Haut des Kindes sehr warm anfühlt, gerötet ist, bei glasigem Blick, gestörtem Wohlbefinden, Äußerungen über Krankheitsgefühl und Anstieg von Puls- und Atemfrequenz.

Bei der erhöhten Körpertemperatur wird zwischen Hyperthermie und Fieber unterschieden. Diese Unterscheidung ist deshalb relevant, da Hyperthermie und Fieber unterschiedliche temperatursenkende Maßnahmen erfordern können. Ein Anstieg oder Abfall der Körpertemperatur steht in enger Wechselwirkung mit Stoffwechselvorgängen, Herz-Kreislauf-Funktion und Atmung. Eine erhöhte Körpertemperatur führt zu gesteigerten Stoffwechselvorgängen und damit zu einer Mehrbelastung des Kreislaufs sowie einem erhöhten Energie- und Sauerstoffverbrauch.

Hyperthermie

Definition ⇢ Diese ist ein Anstieg der Körperkerntemperatur **ohne** Sollwerterhöhung im Hypothalamus. Einer Hyperthermie liegt eine Überforderung der thermoregulatorischen Mechanismen zugrunde, die Körperkerntemperatur bei ca. 37 °C zu halten.

Infolge einer vermehrten Wärmezufuhr, -produktion oder einer verminderten Wärmeabgabe kommt es zu einem Anstieg der Körpertemperatur (z. B. bei sehr heißer und feuchter Umgebung, Flüssigkeitsmangel) ggf. bis über 40 °C. Formen der Hyperthermie sind z. B. Hitzschlag, Hitzeerschöpfung, Sonnenstich (s. S. 896) und Dehydrierung (s. S. 277).

Durch konsequente Kühlung der Körperoberfläche kann z. B. bei einem Hitzschlag die Körpertemperatur gesenkt werden. Antipyretika sind wirkungslos, da der Sollwert nicht erhöht ist.

Fieber (lat. febris)

Definition ⇢ Fieber wird als eine Erhöhung der Körperkerntemperatur über 38 °C definiert.

Es handelt sich dabei um eine vom Hypothalamus gesteuerte Sollwerterhöhung der Körperkerntemperatur. Diese wird aufgrund unterschiedlicher Ursachen auf einem erhöhten Niveau (z. B. auf 38,5 °C anstatt 37,0 °C) reguliert. Die Wärmeregulationsmechanismen (z. B. Wärmeabgabe durch Schwitzen) sind primär funktionstüchtig.

Fieber ist ein unspezifisches Symptom und oft das erste Anzeichen einer Erkrankung oder gestörten Körperfunktion. Im Kindesalter tritt Fieber häufig auf. Bei Säuglingen unter einem Jahr ist Fieber ungewöhnlich, deshalb muss sofort nach der Ursache geforscht und entsprechend reagiert werden.

Fieber wird durch Pyrogene (fiebererzeugende Stoffe) verursacht, die aus Bakterien, Viren oder Pilzen freigesetzt werden und pathophysiologische Prozesse in Gang bringen, die eine Sollwerterhöhung im Hypothalamus bewirken.

Vergleichbar mit dem Einstellen eines Thermostaten auf eine höhere Solltemperatur (z. B. 38,5 °C), hebt nun der Organismus die momentane Kerntemperatur (Istwert, z. B. 37,1 °C) an, bis der neueingestellte Sollwert erreicht ist. Bis zur Temperaturangleichung wird die Wärmeabgabe durch Abnahme der Hautdurchblutung herabgesetzt und die Wärmeproduktion durch erhöhte Stoffwechselprozesse gesteigert.

■ Begleitzeichen bei Fieber

Folgende Begleitzeichen können in mehr oder weniger ausgeprägter Form bei Fieber auftreten (Abb. 9.9):

- Tachykardie (Faustregel: Anstieg der Pulsfrequenz um 8–10 Pulsschläge in der Minute pro 1 °C Körpertemperaturerhöhung),
- beschleunigte, häufig oberflächliche Atmung,
- allgemeines Krankheitsgefühl, Mattigkeit, Spielunlust, Leistungsminderung,
- bei Säuglingen Trinkunlust, weinerliches und unruhiges Verhalten,
- blasse, kühle Haut bei Fieberanstieg. Die Wärmeabgabe wird durch Verengung der Hautgefäße (Vasokonstriktion) gedrosselt. Kältezittern oder Schüttelfrost kann auftreten.
- Gerötete, heiße, trockene oder feuchte Haut bei Fieberhöhe,
- gerötete, heiße und feuchte Haut im Fieberabfall. Die Hautgefäße erweitern sich (Vasodilatation), die überschüssige Wärme kann abgegeben werden. Schweißausbrüche können auftreten.
- Wechselndes Hitze- oder Kältegefühl je nach Fieberphase,
- Kopf- und Gliederschmerzen, evtl. Berührungsempfindlichkeit,
- Licht- und Geräuschempfindlichkeit,

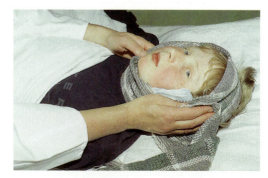

Abb. 9.9 ⇢ **Fieberzeichen.** Gerötete, heiße Gesichtshaut und Mattigkeit bei Fieber

- ⇢ Appetitlosigkeit und Durstgefühl,
- ⇢ trockener Mund, belegte Zunge,
- ⇢ evtl. Herpes labialis (schmerzhafte Bläschen an den Lippen),
- ⇢ glänzende Augen,
- ⇢ evtl. Zeichen von Dehydratation infolge Flüssigkeitsmangel,
- ⇢ Unruhe, Schlaflosigkeit.

> **Merke ⇢ Beobachtung.** Fiebernde Kinder sollten genau beobachtet werden, ob weitere Symptome wie Exantherme oder Schmerzen auftreten, die auf Erkrankungen wie Masern oder Appendizitis hinweisen.

Fieber ist besonders bei Entzündungsreaktionen ein sinnvoller Mechanismus. Nach heutigem Kenntnisstand begünstigt es wahrscheinlich die Infektionsabwehr.

■ Fieberursachen

Abhängig von der Ursache werden verschiedene Fieberformen unterschieden. Exogene Pyrogene (fieberauslösende Stoffe), die aus Bakterien, Viren oder Pilzen freigesetzt werden, setzen eine Abwehrreaktion in Gang, an deren Ende eine Erhöhung des Sollwertes steht. Exogene Pyrogene können auch von Arzneimitteln oder körperfremden Eiweißen stammen, die allergische Reaktionen mit einem Temperaturanstieg auslösen. Endogene Pyrogene, die bei der Schädigung von Körpergeweben nach Operationen, Traumen oder bei Nekrosen abgegeben werden, können Fieber verursachen.

Infektiöses Fieber. Es wird durch die Körperantwort auf Viren, Bakterien (bakterielles Fieber) oder Pilze und deren Toxine verursacht.

Resorptionsfieber (eine Form des aseptischen Fiebers). Dieses entsteht infolge der Aufnahme von zerstörten Gewebebestandteilen und -toxinen nach aseptischen Operationen oder Traumen.
Es tritt ca. 24 Stunden nach der Schädigung auf und sollte nicht länger als 5 Tage anhalten und 38,5 °C nicht übersteigen.
Das Resorptionsfieber ist gekennzeichnet durch steilen Anstieg, etwas Verweilen und langsamen, gleichmäßigen Abfall.

Zentrales Fieber. Es wird durch eine Schädigung des Temperaturregulationszentrums verursacht. Nach Schädelverletzungen oder infolge eines Tumors kann es beispielsweise als sehr hohes Fieber auftreten.

Toxisches Fieber. Dieses kann als Reaktion auf körperfremde Eiweiße (Impfungen, Transfusionen, Transplantate) entstehen.

Durstfieber. Es ist eine durch Flüssigkeitsmangel hervorgerufene Störung der Wärmeabgabe. Besonders gefährdet sind Neugeborene und Säuglinge. Rechtzeitige Flüssigkeitszufuhr beseitigt diesen Zustand rasch.

Dreitagefieber. Das Dreitagefieber ist eine Virusinfektion, die vor allem Kinder zwischen sechs Monaten und drei Jahren trifft. Die Kinder haben etwa 3 Tage zwischen 39° und 40° Fieber. Nach etwa drei Tagen sinkt die Temperatur ohne Medikamente auf Normwerte und am Körper (nicht im Gesicht) erscheint ein großflächiges Exanthem.

■ Fieberverlauf

Der Fieberverlauf ist durch drei Stadien gekennzeichnet: Fieberanstieg, Fieberhöhe und Fieberabfall. Bei Auftreten von Schüttelfrost sind ausgeprägtere Verläufe mit einer nachfolgenden längeren Erschöpfungsphase zu beobachten. Pflege- und Beobachtungsmaßnahmen bei Fieber und Schüttelfrost finden Sie in **Tab. 9.4** und S. 218.

Fieberanstieg (stadium incrementi). Die Körpertemperatur kann langsam oder schnell ansteigen. Viele Menschen frösteln während des Fieberanstiegs. Infolge einer raschen Körpertemperaturerhöhung kann bei älteren Kindern oder Erwachsenen Schüttelfrost auftreten. Bei prädisponierten Säuglingen oder Kleinkindern können Fieberkrämpfe als Komplikation (s. S. 214) ausgelöst werden. *Schüttelfrost* entsteht durch im Blut kreisende Krankheitserreger oder deren Stoffwechselprodukte (Toxine). Sie verursachen eine Reizung des Temperaturregulationszentrums im Gehirn. Als Ergebnis dieses Prozesses wird der Sollwert angehoben. Die aktuelle Körperkerntemperatur (Istwert) liegt noch unter dem neuen Sollwert, d. h. Soll- und Istwert weichen ab. Die Wärmeregulationsmechanismen werden aktiviert, um Wärme zu produzieren und den Istwert dem Sollwert anzugleichen. Dies geschieht durch häufige Muskelkontraktionen („Schütteln des Körpers") und Vasokonstriktion, um die Wärmeabgabe zu verringern, bis der neueingestellte Sollwert erreicht ist.

> **Merke ⇢ Beobachtung.** Schüttelfrost tritt mit Frösteln, Gänsehaut, Muskelzittern und Zähneklappern auf. Schüttelfrost ist unangenehm und kreislaufbelastend.

Fieberhöhe (Fastigium). Die Fieberhöhe entspricht dem höchsten Temperaturwert.

Fieberabfall (Stadium decrementi). Die Körpertemperatur sinkt ab, z. B. durch Abklingen der Infektion oder die Gabe fiebersenkender Medikamente (Antipyretika). Die Regulationsmechanismen werden zur Wärmeabgabe aktiviert, die Hautdurchblutung steigt daher an und es können Schweißausbrüche auftreten.

> **Merke ⇢ Komplikation.** Der Fieberabfall kann langsam (lytisch) oder schnell (kritisch) erfolgen. Bei einer Krisis besteht eine große Kreislaufbelastung.

Der *lytische Fieberabfall* (Lysis) kann mehrere Tage dauern und belastet den Organismus nicht allzusehr. Der Schweiß ist warm und großperlig.
Der *kritische Fieberabfall* (Krisis) dauert nur Stunden. Durch das rasche Absinken der Temperatur besteht Kollapsgefahr. Mit dem Temperaturabfall sinkt

auch die zuvor erhöhte Puls- und Atemfrequenz. Steigt der Puls erneut an, kann dies Zeichen eines drohenden Kreislaufversagens sein. Begleitend können kalter, kleinperliger, klebriger Schweiß, Blässe und Zyanose auftreten.

■ **Komplikationen bei Fieber**
Krisis. Siehe S. 213
Fieberkrämpfe. Fieberkrämpfe können bei disponierten Säuglingen und Kleinkindern als generalisierte tonisch-klonische Krampfanfälle bei einem plötzlichen und meist hohen Fieberanstieg auftreten (s. S. 712). Betroffen sind vorwiegend Kinder vom 6. Lebensmonat bis zum 5. Lebensjahr. Aber auch Kinder und Erwachsene mit Epilepsie sind gefährdet (s. S. 710).
Fieberdelirium. Ein Fieberdelirium kann bei sehr hohem und langandauerndem Fieber entstehen. Zu beobachten ist eine Bewusstseinstrübung, motorische Unruhe, Angst, Erregungszustände, Sinnestäuschungen, Phantasieren. Kinder sind besonders gefährdet.

■ **Fiebertypen**
Die verschiedenen Fiebertypen (**Abb. 9.10**) werden nach der Verlaufsform und den dabei beobachteten Differenzen zwischen höchster und niedrigster Tagestemperatur bestimmt. Rückschlüsse auf den Fiebertypus erhalten wir durch regelmäßiges Messen der Körpertemperatur über mehrere Tage oder Wochen und zu immer gleicher Tageszeit. Durch grafische Darstellung in der Patientenkurve entsteht ein bestimmtes Muster, das zu diagnostischen Zwecken verwandt werden kann.

Man unterscheidet die folgenden Fiebertypen und deren Charakteristika (Schäffler u. Menche 1996):
⇢ Kontinuierliches Fieber (Febris continua):
– gleichmäßig hohe Temperatur,
– Tagesdifferenz unter 1 °C,
– Ursachen: Scharlach, Viruspneumonie, Typhus abdominalis.
⇢ Remittierendes Fieber (Febris remittens):
– nachlassendes Fieber,
– Tagesdifferenz bis ca. 1,5 °C,
– der tiefste Wert liegt immer über dem Normalwert, Temperatur abends hoch, dann nachlassend und am Morgen niedriger
– Ursachen: Sepsis, Pyelonephritis.
⇢ Intermittierendes Fieber (Febris intermittens):
– Im Tagesverlauf wechseln hohe Temperaturen mit fieberfreien Intervallen,
– stundenweise hohe Fieberanfälle lösen oft einen Schüttelfrost aus,
– Tagesdifferenz beträgt 1,5 °C und mehr,
– Ursachen: typischer Fieberverlauf bei Sepsis, Pyelitis, systemische juvenile chronische Arthritis.
⇢ Rekurrierendes Fieber (Rückfallfieber):
– Wechsel zwischen mehrtägigen Fieberschüben und fieberfreien Intervallen (2 – 15 Tage),
– Ursachen: Malaria, Borreliosen.
⇢ Undulierendes Fieber (Febris undulans):
– wellenförmiger Verlauf mit langsamem Temperaturanstieg, einige Tage hohes Fieber, langsamer Fieberabfall und mehrere fieberfreie Tage, dann Wiederholung,
– Ursachen: Morbus Hodgkin, Tumoren, Brucellosen.
⇢ Biphasisches Fieber (Dromedartyp):
– Temperaturerhöhung in zwei Phasen.
– Verlauf von Anstieg und Abfall ergeben eine zweigipfelige Fieberkurve mit dem Umriss eines Dromedars,
– Ursachen: Meningokokkensepsis, Poliomyelitis.

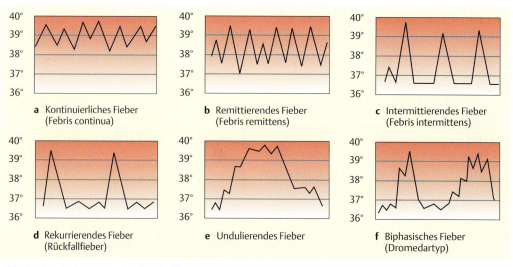

Abb. 9.10 ⇢ **Fiebertypen** (nach Schäffler u. Menche)

Klassische Fieberverläufe, die auf bestimmte Erkrankungen hinweisen, werden durch den Einsatz von Medikamenten wie Antibiotika oder Antipyretika heute seltener beobachtet.

9.3.4 Verminderte Körpertemperatur

Definition ⇢ Bei einer Hypothermie infolge einer Störung liegt die Körpertemperatur konstant unter 36 °C.

Untertemperatur entsteht durch eine zu hohe Wärmeabgabe, zu geringe Wärmebildung oder eine unzureichende Regulation durch das Wärmezentrum.

Eine Hypothermie kann folgende Ursachen haben:
- Unreife des Temperaturregulationssystems und/oder fehlendes der Temperatur angemessenes Verhalten, z.B. bei Frühgeborenen, Säuglingen und Kleinkindern, bewusstseinsgetrübten, behinderten oder in anderer Weise hilflosen Menschen,
- längerer Aufenthalt von hilflosen, immobilen Personen in kalter und/oder nasser Umgebung, z.B. nach Unfällen, Alkohol- oder Drogenintoxikationen,
- große Flüssigkeits- und/oder Blutverluste, Kollaps, Schock,
- hohe Wärmeverluste über die Haut, z.B. bei Verbrennung,
- zentrale Temperaturregulationsstörungen infolge Hirnverletzungen, Hirntumoren, Intoxikationen (zentrale Hypothermie),
- künstlich herbeigeführt wird die therapeutische Hypothermie (Hibernation) zur Herabsetzung des Stoffwechsels und der Reflextätigkeit bei großen chirurgischen Eingriffen, z.B. in der Herz- und Neurochirurgie.

Einen Überblick über Stadien, Symptome und Maßnahmen zur Wiedererwärmung bei Hypothermie können Sie **Tab. 9.3** entnehmen, weitere Pflegemaßnahmen werden auf S. 221 erläutert.

9.3.5 Schweißsekretion (Transpiration)

Definition ⇢ Schweiß (griech. hidros) ist die flüssige Absonderung der Schweißdrüsen. Er besteht zu 99 % aus Wasser und enthält Kochsalz, Harnstoff, Immunglobuline, Fettsäuren und Cholesterin. Zusammen mit Talg bildet Schweiß den bakterienhemmenden Säureschutzmantel der Haut mit einem pH-Wert zwischen 4 und 5.

Tabelle 9.3 ⇢ Stadien, Symptome und Maßnahmen bei Hypothermie

Stadien	Symptome	Maßnahmen der Wiedererwärmung
I. Leichte Hypothermie (Körperkerntemperatur: 35–33 °C)	⇢ Frieren, Kältezittern (Ausnahme: bei Säuglingen fehlen Zitterbewegungen oder sie sind nur schwach ausgeprägt), ⇢ blasse, kühle Haut, marmorierte Hautfarbe durch Vasokonstriktion, ⇢ verzögerte Rekapillarisierungszeit, ⇢ kühle Akren, ⇢ Schmerzen, ⇢ Tachykardie, ⇢ Blutdruckanstieg, ⇢ erhöhter Sauerstoffverbrauch, ⇢ anfangs hellwach-erregt, später verwirrt bis apathisch	⇢ **Passive** externe Erwärmung bei Körperkerntemperaturen über 33 °C meist ausreichend. Maßnahmen wie warmer Raum, Entfernung kalter, nasser Bekleidung, warme trockene Bekleidung, Decke, Wärmflasche u. a. ⇢ Überwachung der Kreislauffunktion, da eine zu schnelle periphere Vasodilatation aufgrund der relativen Hypovolämie zum Kreislaufkollaps führen kann!
II. Mäßige Hypothermie (Körperkerntemperatur: 32–28 °C)	⇢ Atemdepression, ⇢ Bradykardie, ⇢ Arrhythmien, ⇢ Hypoglykämie, ⇢ Muskelstarre, ⇢ fortschreitende Schmerzunempfindlichkeit, ⇢ Abschwächung der Reflexe, ⇢ Somnolenz, später Bewusstlosigkeit	⇢ Heizdecken, ⇢ warme Infusionslösungen nach AVO, ⇢ angewärmte Atemgase
III. Schwere Hypothermie (Körperkerntemperatur: unter 28 °C)	⇢ Koma, weite, lichtstarre Pupillen, ⇢ später Kammerflimmern, Asystolie, Bradypnoe, Apnoe und Kältetod ⇢ Klinische Zeichen des Hirntodes sind bei Temperatur < 32 °C nicht zu verwerten	⇢ ggf. Wiedererwärmung über extrakorporale Zirkulation

Die Schweißsekretion ist ein wichtiger Faktor der Körpertemperaturregulation. Durch Schwitzen und der Verdunstung des Schweißes auf der Haut wird dem Körper Wärme entzogen. Bei hohen Umgebungstemperaturen und/oder starker körperlicher Aktivität wird die Wärmeabgabe durch vermehrte Schweißsekretion erleichtert und damit die Aufrechterhaltung der physiologischen Körperkerntemperatur unterstützt. Eine sehr hohe Luftfeuchtigkeit kann die Verdunstung von Schweiß verhindern und z. B. in Kombination mit körperlicher Aktivität einen Wärmestau verursachen.

Da die Schweißdrüsen erst im zweiten bis dritten Lebensjahr ihre volle Funktionsfähigkeit erlangen, spielt die Wärmeabgabe durch Schwitzen bei Säuglingen und Kleinkindern eine untergeordnete, bei Frühgeborenen keine Rolle. Bei zu hohen Umgebungstemperaturen besteht deshalb besonders bei Neugeborenen und Säuglingen ein erhöhtes Risiko, einen Wärmestau zu entwickeln. Die Schweißabsonderung ist eine vegetative Funktion und wird überwiegend vom Nervus sympaticus gesteuert.

 Merke ⋯⋗ Beobachtung. Normaler Schweiß ist dünnflüssig, warm und großperlig.

Frischer Schweiß ist geruchlos. Ein alkalisches Sekret mit charakteristischem Duft, wahrnehmbar als individueller Körpergeruch, sondern lediglich sogenannte „Duftdrüsen" ab. Derartige Schweißdrüsen sitzen z. B. in der Achselhöhle und in der Genital-Analregion. Sie sind ab der Pubertät aktiv. Auch Stoffwechselprodukte und Medikamente können mit dem Schweiß ausgeschieden werden.

Die Beobachtung des Schweißes kann wichtige Hinweise auf die körperliche und psychische Verfassung eines Menschen geben.
Wichtige Beobachtungskriterien sind:
⋯⋗ Zeitpunkt des Schwitzens (z. B. bei Belastung, während oder nach der Mahlzeit, im Schlaf),
⋯⋗ Lokalisation des Schweißes (z. B. Stirn, Brust, Oberlippe, Hände),
⋯⋗ Beschaffenheit (warm und großperlig oder kalt und kleinperlig),
⋯⋗ Menge (z. B. Grad der Durchnässtheit von Wäschestücken),
⋯⋗ Geruch (z. B. auffällige Ausdünstung),
⋯⋗ Begleitsymptome oder nachfolgende Störungen (z. B. Schwächegefühl und Zittrigkeit bei einer Hypoglykämie, Schmerzen, Erbrechen).

Abweichungen von der physiologischen Schweißsekretion

Veränderungen der Schweißsekretion können auf akute oder chronische Störungen im Organismus hinweisen. Menschen, die nicht schwitzen können, sind gefährdet, lebensbedrohliche Wärmestaus zu erleiden.

Hypohidrosis. Verminderte generalisierte oder lokale Schweißsekretion. Tritt auf bei hohen Flüssigkeitsverlusten (z. B. bei Exsikkose, Diabetes insipidus), bei Hauterkrankungen mit gestörter Schweißdrüsentätigkeit (z. B. atopisches Ekzem, schwere Verbrennungen), bei hormonellen Störungen (z. B. Hypothyreose), Nervenläsionen (z. B. Sympathikusläsionen) oder Gabe von Medikamenten (z. B. Atropin).
Anhidrosis. Fehlende Schweißsekretion. Seltene angeborene Störung mit Fehlen der Schweißdrüsen.
Hyperhidrosis. Vermehrte generalisierte oder lokale Schweißsekretion. Physiologischer Vorgang zur Wärmeabgabe bei hohen Umgebungstemperaturen und gesteigerter körperlicher Aktivität. Weitere Auslöser sind Fieber (besonders während Fieberabfall), hormonelle Veränderungen (z. B. Klimakterium, Hyperthyreose) und Herzfehler. Lokale Hyperhidrosis mit verstärktem Schwitzen an einzelnen Körperpartien kommt häufig bei Aufregung, Angst, vegetativen Störungen und Adipositas vor. Starke Schweißbildung am Hinterkopf, häufig verknüpft mit Haarausfall und Juckreiz, kann auf eine Rachitis hinweisen.

Vermehrter Nachtschweiß kommt bei Albträumen, vegetativen Fehlregulationen, AIDS oder Lungentuberkulose vor.
Hemihyperhidrosis. Übermäßige einseitige Schweißsekretion betrifft meist nur eine Gesichts- oder Körperhälfte. Vorkommen bei Hemiplegie, Entzündungen oder Tumoren des Gehirns.
Bromhidrosis. Unangenehmer Schweißgeruch durch bakterielle Zersetzung des Schweißes an der Hautoberfläche, besonders an schlecht belüfteten Körperstellen und Kleidungsstücken.

Auffälliger Schweißgeruch entsteht auch nach dem Genuss von bestimmten Nahrungsmitteln oder bei der Einnahme von einigen Medikamenten, bei Stoffwechselstörungen, z. B. obstartiger (acetonartiger) Geruch im diabetischen Koma infolge Ausscheidung von Ketonkörpern über Schweiß und auch Harn, „mäusekotartiger" Geruch bei unbehandelter Phenylketonurie (s. S. 836).

 Merke ⋯⋗ Beobachtung. Kalter, kleinperliger und klebriger Schweiß kann auf einen akut bedrohlichen Zustand hinweisen, z. B. Kreislaufkollaps, Schock. Weiterhin kann er als Begleiterscheinung vor Erbrechen, bei starken Schmerzen, Hypoglykämie und Herzinsuffizienz auftreten. Erstmaßnahmen: Vitalzeichen und Bewusstseinslage kontrollieren, Arzt informieren.

Die bei starkem Schwitzen auftretenden Flüssigkeits- und Elektrolytverluste müssen ersetzt werden, um eine Dehydratation zu verhindern. Große Schweißmengen müssen ggf. in einer Flüssigkeitsbilanz berücksichtigt werden. Dazu wird die Differenz des Wäschegewichtes in trockenem und feuchtem Zustand bestimmt.

9.3.6 Individuelle Situationseinschätzung

Eine Informationssammlung über die Fähigkeit des Patienten, auf Temperaturprobleme adäquat zu reagieren, bildet die Grundlage für eine angepasste Pflege.

Die im Gespräch mit dem Kind oder seiner Bezugsperson bzw. durch fortlaufende Beobachtung ermittelten Informationen, fließen in den Pflegeplan ein.

Wichtige Fragestellungen zur Erfassung der Lebensaktivität „Körpertemperatur regulieren" können sein:

- ⇢ Inwieweit ist das Kind in der Lage, selbständig für eine angemessene Temperaturregulierung zu sorgen?
- ⇢ Hat das Kind bestimmte Wünsche oder Gewohnheiten (z. B. Raumtemperatur, Kleidung, zusätzliche Bettdecke)?
- ⇢ Besteht ein besonderes Risiko, rasch zu unterkühlen oder zu überwärmen (z. B. bei Frühgeborenen)?
- ⇢ Gibt es Anzeichen für eine erhöhte, erniedrigte oder labile Körpertemperatur?
- ⇢ Welche wärmeerhaltenden Maßnahmen sind notwendig (z. B. bei einem Frühgeborenen)?
- ⇢ Wie ist die Hautdurchblutung?
- ⇢ Welche Messart zur Ermittlung der Körpertemperatur bevorzugt das Kind?
- ⇢ Welche fiebersenkenden Maßnahmen wenden die Eltern im häuslichen Bereich an? Wie reagiert das Kind darauf?

9.4 Pflegemaßnahmen

9.4.1 Unterstützen beim Regulieren der Körpertemperatur

Eine Vielfalt an Maßnahmen trägt zu einem ausgeglichenen Wärmehaushalt und damit zum Wohlbefinden eines Menschen bei.

Insbesondere Kinder benötigen aufgrund ihrer physiologischen Besonderheiten und ihres Alters Unterstützung bei der Körpertemperaturregulation. Das Wärme- und Kälteempfinden und die Toleranz unterschiedlicher Temperaturen ist individuell verschieden. Präventive Maßnahmen dienen der Gesundheitsvorsorge. Der Umfang unterstützender Maßnahmen sowie Beratung und Anleitung im Rahmen der Lebensaktivität „Körpertemperatur regulieren" orientieren sich am individuellen Bedarf. Der Pflegebedarf wird mitbestimmt vom Lebensalter, der Lebenssituation, Erkrankungen, Wissen um die Unterstützung der LA „Körpertemperatur regulieren", der Fähigkeit diese selbständig aufrechtzuerhalten u. a.

Unterstützung entsprechend der Selbständigkeit. Kinder erhalten je nach Grad der Abhängigkeit beim Regulieren der Körpertemperatur Hilfestellung und werden bei notwendigen Maßnahmen unterstützt, bis sie die erforderlichen Verhaltensweisen erlernt haben und selbstständig anwenden können.

In der Versorgung von Früh- und Neugeborenen ist der Wärmeerhalt, aber auch der Schutz vor Wärmestau eine wichtige Pflegeaufgabe, um Belastungen des Organismus zu vermeiden. Behinderte Menschen benötigen abhängig von ihren Fähigkeiten vielleicht lebenslang Hilfestellung in dieser Lebensaktivität.

Optimale Umgebungstemperatur. Eine behagliche Umgebungstemperatur ist besonders bei Kindern nicht mit einem Temperaturbereich zu definieren. Früh- und Neugeborene benötigen, besonders in unbekleidetem Zustand höhere Umgebungstemperaturen als ältere Kinder und Erwachsene. Außerdem spielt das eigene Temperaturempfinden eine wesentliche Rolle bei der Wahl der Umgebungstemperatur. Empfohlen wird eine Wohnraumtemperatur zwischen 20°–22 °C tagsüber. Nachts sollte sie im Schlafbereich bei ca. 16 °C – 18 °C liegen. Ein gut gelüftetes und temperiertes Patientenzimmer sorgt insbesondere bei kranken Menschen für mehr Wohlbefinden.

Schutz durch Bekleidung. Eine den klimatischen Bedingungen angepasste Bekleidung gleicht Temperaturunterschiede aus, schützt vor kalter und nasser Witterung, sowie vor starker Sonnenstrahlung. Eine Auswahl an Naturfasern wie Baumwolle, Seide, Wolle oder moderne High-Tech-Gewebe bietet Schutz für alle Wetterbedingungen. Mehrere Bekleidungsschichten übereinander wärmen besser als ein einzelnes Kleidungsstück, da sich die dazwischen liegenden Luftschichten erwärmen. Angemessene Bekleidung hilft die Gesundheit zu erhalten.

Gesundes Sonnenbad. Wenn die Sonne scheint, fühlen wir uns gut. Die Abwehrkräfte unseres Körpers werden gestärkt, die Fließeigenschaft unseres Blutes wird verbessert und es wird mehr Vitamin D zum Knochenaufbau gebildet. Unser Körper braucht also in gewissem Maße Licht und Sonne, aber übemäßige Sonneneinstrahlung kann zu chronischen Hautschäden führen (vorzeitige Hautalterung und Hautkrebs durch Veränderung der Erbinformation in den Zellen). Auch eine Bräunung auf der Sonnenbank ist nicht unbedenklich.

Inzwischen belegen wissenschaftliche Studien, dass insbesondere in der Kindheit entstandene Sonnenbrände das Hautkrebsrisiko erhöhen. Hinsichtlich der Sonnenempfindlichkeit bestehen beträchtliche individuelle Unterschiede, abhängig vom Hauttyp.

9 Körpertemperatur regulieren

Merke ⟶ Prophylaxe. Sonnenbäder sollten deshalb zeitlich begrenzt und mit ausreichendem *Hautschutz und Sonnenbrille mit CE-Zeichen* genossen werden.

Es wird empfohlen je nach Hauttyp, Sonnenintensität und Dauer des Sonnenbades, eine unparfümierte Sonnenschutzcreme mit ausreichendem Lichtschutzfaktor ca. 30 Minuten vor dem Sonnenbad aufzutragen. Mehrmaliges Auftragen hintereinander erhöht den Lichtschutz nicht. Spezielle Sonnenschutz-Produkte für Kinder mit hohem Lichtschutzfaktor schützen zusätzlich, bedeuten aber nicht, dass das Kind gefahrlos in der Sonne bleiben kann.

Kinder unter einem Jahr sollten sich generell im Schatten aufhalten, da ihre Haut kaum Eigenschutz gegenüber UV-Strahlung hat und schützende Pigmente nur unzureichend bilden kann. Ein Kleinkind kann maximal 10 Minuten in der Sonne bleiben, bevor sich seine Haut rötet. Ein idealer Sonnenschutz bei Kindern beinhaltet einen Hut oder eine Kappe mit Nackenschutz, lockere Kleidung, die auch Arme und Beine bedecken soll **(Abb. 9.11)**. Socken oder Stoffschuhe schützen seine Fußrücken. Jüngere Kinder sollten sogar im Schatten bekleidet sein. Spielaktivitäten im Schatten schützen auch vor Hitzebelastung (z. B. Sonnenstich, Hitzschlag). Getränke sollten zum Schutz vor Flüssigkeitsmangel reichlich angeboten werden.

Gesundheitsförderndes Verhalten. Verschiedene Naturheilverfahren können der Vorbeugung und Therapie von Gesundheits- und Befindlichkeitsstörungen dienen. Klassische Naturheilverfahren, die auch problemlos im Alltag oder bei Kindern angewandt werden können, setzen nur natürliche Reize ein wie Wärme und Kälte, Licht und Luft, Wasser und Erde, Bewegung und Ruhe, Ernährung und Nahrungsenthaltung, Heilpflanzen und positive seelische Einflüsse. Ein immer noch zeitgemäßes Verfahren ist die Kneipp'sche Therapie.

In den letzten Jahren erleben sogenannte „Wellness-Programme" einen wahren Boom. Kinder haben Spaß an Aktivitäten im Freien, im Wasser u. a. und können so schon früh zur Gesundheitsförderung motiviert werden und lernen auf ihr körperliches und seelisches Wohlbefinden zu achten und dieses aktiv zu erhalten. Menschen mit Stressbelastung z. B. Pflegepersonen können aus einem großen Angebot zum Relaxen, Vorbeugen und Lindern von Beschwerden wie Kopf- und Rückenschmerzen, schweren Beinen, Nervosität u. a. wählen. Mit einem kleinen persönlichen „Wellness-Programm" kann man die „Seele baumeln lassen", seine Balance wiederfinden und „neue Energie schöpfen".

Kneipp'sche Waschungen, wohltuende Bäder, Wechselduschen, Güsse, Luftbäder, Sauna, Kieseltreten, Körpermassagen, Tees, Aromatherapie u. a. helfen, neben Entspannungsmethoden, Sport und gesunder Ernährung, sich zu verwöhnen, gesund zu halten, Ruhe und Gelassenheit zu gewinnen, zu Beleben und Spaß zu haben.

9.4.2 Pflege eines Kindes mit Fieber

Pflegerische Interventionen bei einem Kind mit Fieber haben das Ziel, eine normale Körpertemperatur zu erreichen, das Stoffwechselgleichgewicht wiederherzustellen, seine fieberbedingten Beschwerden zu lindern und einen komplikationslosen Verlauf zu gewährleisten.

Die pflegerischen und therapeutischen Maßnahmen richten sich nach dem Alter, der Primärerkrankung, der Reaktion auf Fieber, dem Befinden in den Fieberphasen (**Tab. 9.4**, S. 219) sowie den Einschränkungen in den einzelnen Lebensaktivitäten. Die Situation des Kindes muss ständig neu eingeschätzt werden. Außerdem werden die Effektivität der angewandten Maßnahmen und ihre Wirkung auf das Kind kontinuierlich überwacht. Wird die Körpertemperatur zu rasch gesenkt, kann der Kreislauf belastet werden.

Eltern und ältere Kinder werden bei Bedarf über eine verläßliche Bestimmung der Körpertemperatur, fiebersenkende Maßnahmen u. a. beraten.

Therapie von Fieber

Eine Fiebersenkung wird heute größtenteils nicht mehr an einen bestimmten Messwert (z. B. 39 °C) gebunden. Es wird vermutet, dass die erhöhte Körpertemperatur eine wirksame Waffe gegen Viren und Bakterien ist und die Abwehrreaktion des Organismus unterstützt. Bei älteren Kindern tritt Fieber meist in Zusammenhang mit einem banalen Infekt auf.

Auch wenn Fieber eine sinnvolle Wirkung hat, sollte es bei hohem Fieber, Kreislaufbeschwerden, beeinträchtigtem Allgemeinbefinden sowie besonderen Risikofaktoren gesenkt werden. Hohe Körpertemperaturen über längere Zeit sind sehr belastend

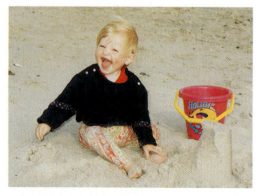

Abb. 9.11 ⟶ Sonnenbad. Kinderhaut muss vor Sonnenstrahlung geschützt werden

Pflegemaßnahmen 9

Tabelle 9.4 ⇢ **Pflegemaßnahmen in den Fieberphasen/bei Schüttelfrost**

Phasen	Begleitzeichen	Pflegemaßnahmen
1. Fieberanstieg: erfolgt meist allmählich, bei raschem Anstieg Auftreten von Schüttelfrost möglich, bei prädisponierten Säuglingen und Kleinkindern evtl. Fieberkrämpfe	⇢ frieren ⇢ kühle, blasse, marmorierte Haut, evtl. Schüttelfrost mit Muskelzittern, Zähneklappern, Gänsehaut ⇢ Anstieg der Körpertemperatur ⇢ Anstieg von Puls- und Atemfrequenz	⇢ *Wärmezufuhr,* bis das Frieren aufhört ⇢ Temperatur, Puls und Atmung kontrollieren (bei Schüttelfrost: nach Aufhören des Muskelzitterns) ⇢ Arzt benachrichtigen! ⇢ evtl. nach Arztanforderung Entnahme einer Blutkultur vorbereiten (Zeitpunkt größter Erregerschwemme im Blut)
2. Fieberhöhe: Auftreten eines Fieberdeliriums bei hohem Fieber möglich	⇢ Hitzegefühl ⇢ heiße, gerötete, trockene Haut ⇢ erhöhte Körpertemperatur ⇢ erhöhte Pulsfrequenz und beschleunigte, ggf. oberflächliche Atmung ⇢ Unruhe, Angst ⇢ stark gestörtes Wohlbefinden ⇢ lichtempfindliche Augen ⇢ Durst	*Wärmeabgabe gewährleisten:* ⇢ Wärmespender entfernen, kühlende Pflegemaßnahmen ⇢ medikamentöse Fiebersenkung nach Arztrücksprache ⇢ Flüssigkeits- und Elektrolytersatz ⇢ einfühlsame Begleitung, Sicherheit durch Anwesenheit, beruhigen ⇢ Überwachung von Temperatur, Vitalzeichen, Bewusstseinslage (Fieberdelir!), Allgemeinbefinden, Urinausscheidung
3. Fieberabfall: Lytischer oder kritischer Fieberabfall. Bei kritischem Fieberabfall Gefahr von Kreislaufstörungen	⇢ evtl. Schweißausbrüche (warm, großperlig) ⇢ Körpertemperatur sinkt ⇢ Absinken von Puls- und Atemfrequenz ⇢ Krisis: Kollapsneigung (kalter kleinperliger Schweiß, Hautblässe, erneuter Pulsanstieg)	⇢ Kreislaufüberwachung in kurzen Abständen! Bei Krisiszeichen Arzt informieren ⇢ Temperaturkontrolle ⇢ Körperpflege, Bekleidungs- und Wäschewechsel ⇢ Schutz vor Zugluft ⇢ Flüssigkeits- und Elektrolytverlust ⇢ reizarme Umgebung, gedämpftes Licht ⇢ Wärmeabgabe weiter unterstützen
4. Erschöpfung:	⇢ Müdigkeit, Abgeschlagenheit ⇢ der Patient erholt sich in einem tiefen Schlaf	⇢ für eine störungsfreie Ruhe- und Schlafphase sorgen ⇢ Pflegemaßnahmen auf das Nötigste reduzieren und koordinieren ⇢ Überwachungszeiträume verlängern
Dokumentation	⇢ Beobachtungen/Befinden ⇢ ggf. Verlauf des Schüttelfrostes	⇢ durchgeführte Pflegemaßnahmen, deren Effektivität und Wirkung auf das Kind

für einen Menschen, durch erhöhten Sauerstoffverbrauch, Energie- und Flüssigkeitsbedarf, beeinträchtigtes Wohlbefinden und eine eiweißabbauende (katabole) Stoffwechsellage.

Zu den **Risikogruppen,** die durch hohes Fieber gefährdet sind, gehören Säuglinge, Menschen mit Einschränkungen in der Temperaturregulation, reduzierter Herz-Kreislauf-Funktion und mit chronischen und zerebralen Störungen. Bei Kindern, die anamnestisch Fieberkrämpfe aufweisen, wird das Fieber bereits bei mäßigen Körperkerntemperaturen von 38,0 °C mit einer konsequenten Antipyrese gesenkt. Antipyretika greifen anders wie physikalische Maßnahmen direkt in die pathophysiologischen Fiebervorgänge ein, indem sie den erhöhten Sollwert wieder auf einem niedrigeren Niveau regulieren.

Fieber kann auf verschiedene Arten gesenkt werden:
1. Symptomatisch
   – durch physikalische Maßnahmen wie feuchtkühle Wickel (z. B. Wadenwickel) oder kühle Abwaschungen (bei älteren Kindern),
   – durch Gabe von Antipyretika nach Arztverordnung (ein im Kindesalter häufig angewandtes Antipyretikum mit schwach analgetischer Wirkung ist Paracetamol),
   – zur Unterstützung der Wärmeabgabe können schweißtreibende Teesorten, z. B. Lindenblütentee, verabreicht werden.
2. Ursächlich
   – durch spezifische Pharmaka (z. B. Antibiotika) zur Therapie der Primärerkrankung.

Merke ⇢ **Pharmakologie.** Acetylsalicylsäure (ASS) sollte im Kindesalter nur nach strenger Indikationsstellung verabreicht werden, da schwere Nebenwirkungen wie Leberzerfall, Hirnödem oder Einschränkungen der Thrombozytenfunktion möglich sind.

Da Kinder unterschiedlich auf Fieber und temperatursenkende Maßnahmen reagieren, können Informationen von Eltern helfen, Wege einer schonenden und wirkungsvollen Fiebersenkung zu finden. Elterliche Informationen werden in der Pflegeanamnese dokumentiert und im Pflegeplan berücksichtigt.

Mögliche Pflegeprobleme

Bei Fieber können nachfolgende Pflegeprobleme auftreten:
- Unwohlsein durch die erhöhte Körpertemperatur, allgemeines Krankheitsgefühl, wechselndes Hitze- und Kältegefühl, trockenen Mund,
- Gefahr eines Flüssigkeitsmangels durch erhöhten Flüssigkeitsbedarf, Schwitzen, zu geringe Trinkmenge,
- mangelnde Nährstoffaufnahme durch Appetitlosigkeit, besonders bei längerem Anhalten des Fiebers,
- Risiko von Komplikationen wie Ansteigen der Temperatur in kritische Bereiche, Auftreten von Fieberdelirium und Fieberkrämpfen, Kreislaufstörungen,
- Unsicherheit der Eltern im Umgang mit ihrem fiebernden Kind.

Pflegeziele und Pflegemaßnahmen

> **Merke ⋯ Pflegeschwerpunkte.** Zentrale pflegerische Maßnahmen bei einem Kind mit Fieber sind die Unterstützung der Wärmeregulation in den Fieberphasen (**Tab. 9.4**), die Beobachtung seines Allgemeinbefindens, Verhaltens und seiner Vitalzeichen, um Bedürfnisse und drohende Komplikationen frühzeitig zu erkennen.

■ Physiologische Körperkerntemperatur

Friert das Kind im Fieberanstieg, wird der Körper in seiner Anstrengung, die Körpertemperatur zu erhöhen, durch Wärmezufuhr unterstützt. Höhere Umgebungstemperaturen, Wärmflasche, warme Bekleidung, Decken und warme Getränke helfen, die Phase des Fröstelns oder des Schüttelfrostes zu verkürzen. Hat das Fieber seinen Höhepunkt erreicht, muss es dem Körper ermöglicht werden, Wärme abzugeben. Das Kind trägt nur leichte Bekleidung, wird mit einem dünnen Tuch bedeckt oder die Bettdecke ganz entfernt.

Die Umgebungstemperatur sollte reduziert werden. Das Zimmer gut lüften, aber Zugluft vermeiden.

Eine Fiebersenkung durch physikalische Maßnahmen wie Wadenwickel (S. 232) oder kühle Waschungen, bzw. mit Antipyretika nach Rücksprache mit dem Arzt, sollte bei hohem Fieber, bei stark gestörtem Allgemeinbefinden oder Risikofaktoren erfolgen. Auch bei Säuglingen unter einem Jahr wird frühzeitig Fieber gesenkt und ein Arzt informiert, da Fieber in dieser Altersgruppe eher ungewöhnlich ist. Kühlende fiebersenkende Maßnahmen sollen nur angewendet werden, wenn das Kind nicht friert und diese toleriert. Schweißtreibende Teesorten wie Lindenblütentee, Holundertee oder -saft unterstützen die Wärmeabgabe bei älteren Kindern.

■ Erhalt bzw. Wiederherstellung der physiologischen Körperfunktionen

Bei hohem Fieber sollten die Kinder bis nach dem Fieberabfall Bettruhe einhalten, um die Kreislaufbelastung und die Stoffwechseltätigkeit gering zu halten. Kinder, die sich krank fühlen, bleiben meist von sich aus im Bett liegen. Bei mäßigem Fieber können sie, angemessen bekleidet, außerhalb des Bettes einer ruhigen Beschäftigung nachgehen.

Da Fieber mit einem hohen Flüssigkeitsverlust und dadurch mit einem erhöhten Exsikkoserisiko einhergeht, muss unbedingt für eine ausreichende Flüssigkeitszufuhr gesorgt werden. Säuglinge haben ein erhöhtes Risiko zu dehydrieren, da das intrazelluläre Flüssigkeitsvolumen im Verhältnis zum extrazellulären Volumen geringer ist und ein Flüssigkeitsmangel sich deshalb gravierender auswirkt.

> **Merke ⋯ Physiologischer Flüssigkeitshaushalt.** Der adäquate Ersatz von Flüssigkeit und ggf. von Elektrolyten ist eine wichtige Maßnahme bei Fieber.

Fiebernden Kindern sollten reichlich Getränke angeboten werden (Tee mit Traubenzucker, Mineralwasser, Vitamin-C-haltige Fruchtsäfte, Bouillon). Die Ein- und Ausfuhr muss sorgfältig beobachtet und dokumentiert werden. Auch Eltern müssen über die Kontrolle der Trinkmenge informiert sein.

Die Kinder sollten nach ihren Essenswünschen gefragt und diese ermöglicht werden, notwendige diätetische Einschränkungen werden dabei berücksichtigt. Kleine häufige Mahlzeiten und leichte Kost werden meist bevorzugt (Pudding, Breie, Fruchtkompott, Joghurt).

Kohlenhydrat- und eiweißreiche Nahrungsmittel eignen sich zur Deckung des erhöhten Energiebedarfs, besonders bei längeranhaltendem Fieber. Der normale Kostaufbau sollte so rasch wie möglich erfolgen. Einer Obstipation kann durch reichlich Flüssigkeit und beispielsweise Kleiezusatz in Joghurt vorgebeugt werden.

Bei Bettruhe erhält das Kind in regelmäßigen Abständen Hilfestellung bei den Ausscheidungen (s. S. 318 und S. 338).

Prophylaktische Maßnahmen sind je nach Fieberursache und -dauer im Einzelfall abzuwägen (Dekubitus- und Thromboseprophylaxe, s. S. 370, Pneumonieprophylaxe, s. S. 189, Soor- und Parotitisprophylaxe, s. S. 260).

Patienten, die länger bettlägerig waren, werden schrittweise mobilisiert, um einer Kreislaufdysregulation entgegenzuwirken (s. S. 363).

Frische Luft und ausreichende Ruhe- und Schlafphasen in einem ruhigen, abgedunkelten Raum unterstützen die Genesung. Einem fiebernden Kind sollte eine entspannende Lagerung ermöglicht und seine Körperlage evtl. mit Hilfsmitteln unterstützt werden.

Pflegemaßnahmen

Komplikationsloser Verlauf und frühzeitiges Erkennen von Veränderungen

Obwohl Fieber meist durch harmlose Infekte verursacht wird, muss immer auch auf Anzeichen von schwerwiegenden Erkrankungen (z. B. Meningitis, Sepsis) geachtet werden. Durch eine genaue pflegerische Beobachtung können bedrohliche Zustände wie Exsikkose oder Fieberkrämpfe verhütet bzw. frühzeitig erkannt und eine Therapie eingeleitet werden.

Die Häufigkeit der Überwachungsmaßnahmen richten sich nach der aktuellen Situation des Kindes, der Höhe des Fiebers, nach zusätzlichen Risikofaktoren und nach der Arztanordnung:

- Überwachen der Vitalzeichen (Körpertemperatur, Puls, Blutdruck, Atmung) und ggf. Sauerstoffsättigung. Zeichen eines drohenden Kreislaufversagens oder andere kritische Situationen müssen sofort erkannt werden.
  Die Bestimmung der Körpertemperatur wird z. B. ab 38 °C, bei Kindern mit Neigung zu Fieberkrämpfen oder bei der Anwendung fiebersenkender Maßnahmen in engen Intervallen durchgeführt.
- Einschätzen des Allgemeinbefindens (Wohlbefinden, Aussehen, Schmerzen, Vitalität, Körperhaltung),
- Überprüfen der Bewusstseinslage,
- Beobachten von Durst, Appetit, Übelkeit, Erbrechen,
- Kontrolle des Flüssigkeitshaushaltes (z. B. Trinkmenge, Urinmenge, Anzeichen von Dehydratation wie reduzierter Hautturgor, geringe Urinausscheidung, Schweißbeobachtung),
- ggf. Flüssigkeitsbilanz und Bestimmung des spezifischen Gewichts im Urin (gibt Auskunft darüber, ob genügend Flüssigkeit zugeführt wird),
- Beobachtung auf Anzeichen von Erkrankungen wie Infektionen (z. B. Exantheme, Nackensteifigkeit, Bauchschmerzen, Hautblutungen),
- Kontrolle der Effektivität und die Reaktion des Kindes auf die fiebersenkenden Maßnahmen,
- Informieren des Arztes über Fieberverlauf und auftretende Komplikationen.

Merke · Sicherheit. Bei Anzeichen von Fieberkrämpfen, Fieberdelirium und kritischem Fieberabfall ist unverzüglich ein Arzt zu informieren. Vitalzeichen und Bewusstseinslage werden in engen Abständen überwacht. Das Kind darf nicht alleine gelassen werden. Es muss vor Verletzungen geschützt werden.

Steigerung des Wohlbefindens

Eine Verbesserung des Wohlbefindens kann durch folgende Vorgehensweise erreicht werden:

Einbeziehung der Eltern · Anwesende Eltern können ausgewählte Pflegemaßnahmen (z. B. Messen der Körpertemperatur oder Wadenwickel) teilweise oder vollständig je nach Kenntnisstand übernehmen.

Die Überwachung des Kindes und aller Pflegemaßnahmen bleibt aber im Verantwortungsbereich der Pflegeperson.

Beschäftigung. Das Einhalten der Bettruhe kann erleichtert werden, indem die Art der Beschäftigung zusammen mit dem Kind ausgesucht wird. Bilderbücher betrachten, Geschichten vorlesen oder kleine Bastelarbeiten eignen sich, Langeweile zu vertreiben, ohne anzustrengen (s. S. 414). Kinder, die sich sehr krank fühlen, verlangen meist nach Ruhe und möchten vielleicht nicht alleine gelassen werden.

Körperpflege. Sie richtet sich nach dem Bedarf und Befinden des Kindes. Häufigeres Waschen, entweder als Ganz- oder Teilwaschung, wird von vielen Patienten während des Fieberabfalls als erfrischend empfunden. Frieren muss vermieden werden. Bei kühlen Extremitäten oder Kältezittern wird das Kind nicht gewaschen, sondern es muss für zusätzliche Wärme gesorgt werden.

Bei starkem Schwitzen den Schweiß abwischen, um Verdunstungskälte zu vermeiden. Die Hautfalten werden trocken gehalten, um der Entstehung von Intertrigo vorzubeugen.

Eine sorgfältige Mund- und Lippenpflege hält die Schleimhäute feucht und geschmeidig (S. 257).

Kleidung und Bettwäsche. Sie sollen aus natürlichen, feuchtigkeitsabsorbierenden Materialien, z. B. Baumwolle, bestehen. Beides wird bei Durchfeuchtung gewechselt.

9.4.3 Pflege eines Kindes mit Hypothermie

Die pflegerischen und therapeutischen Maßnahmen können je nach Auskühlungsgrad und Zustand des Kindes stark variieren. An dieser Stelle sollen deshalb nur Pflegeprinzipien bei einer Körpertemperatur über 32 °C besprochen werden. Stark unterkühlte, bewusstseinsgetrübte Patienten mit Störungen der Vitalfunktionen werden intensivmedizinisch betreut (s. **Tab. 9.3**).

Wiederherstellung der physiologischen Körpertemperatur

Das Prinzip zur Wiederherstellung der physiologischen Kerntemperatur besteht in der schonenden, allmählichen Wiedererwärmung des Körpers ohne weitere Wärmeverluste.

Dieses wird mit Hilfe folgender Maßnahmen erzielt:

- **Passives, langsames Wiedererwärmen** um maximal 1,0 °C pro Stunde, um die Kreislaufbelastung möglichst gering zu halten. Aktive Wiedererwärmung durch Wärmflaschen und Wärmestrahler sollte unterbleiben, da sie zur oberflächlichen Gefäßerweiterung mit Blutdruckabfall führt und den lebenswichtigen Organen weitere Wärme entzogen wird. Außerdem können Wärmflaschen Verbrennungen infolge der gestörten Mikrozirkulation verursachen.

- ⇢ Der Körperstamm sollte vor den Extremitäten erwärmt werden, um eine Vermischung des kalten Blutes der Körperschale mit dem wärmeren Kernblut und damit einen weiteren Temperaturabfall zu vermeiden.
- ⇢ Die Raumtemperatur auf 26°–29 °C anheben, um Wärmeverluste durch Konvektion zu minimieren. Neugeborene oder junge Säuglinge werden im Inkubator oder Wärmebett versorgt. Rasches Erwärmen durch sehr hohe Umgebungstemperaturen oder Wärmestrahler ist zu unterlassen, da Atemstillstände auftreten können.
- ⇢ Nasse Bekleidung in einem warmen Raum wechseln.
- ⇢ Unterkühlte Personen durch Decken und zusätzliche Bekleidung erwärmen.
- ⇢ Kindern mit klarem Bewußtsein warme, gesüßte Getränke anbieten.
- ⇢ Unterkühlte Patienten sollten bis zur Wiedererwärmung ruhen.
- ⇢ Weitere Wärmeverluste vermeiden. Alu-Transportfolien nur verwenden, wenn die Umgebungstemperatur niedriger ist als die Körpertemperatur.

■ **Komplikationsloser Verlauf und frühzeitiges Erkennen von Veränderungen**

Engmaschige oder kontinuierliche Temperaturmessung, Puls- und Blutdruckkontrollen sowie die Überwachung der Atmung und Bewusstseinslage, des Allgemeinzustandes und der peripheren Durchblutung sind unerlässlich. Die Rektaltemperatur muss evtl. mit einem Spezialthermometer bestimmt werden, das bis ca. 20 °C graduiert ist. Alle Beobachtungen und durchgeführten Maßnahmen werden genau dokumentiert.

9.5 Physikalische Therapie

Unter physikalischer Therapie versteht man die Anwendung von vorwiegend natürlichen Mitteln mit dem Ziel, die Heilkräfte des Körpers anzuregen, Krankheiten zu verhüten, zu heilen oder Symptome zu lindern. Physikalische Maßnahmen sind somit ein wichtiger Bestandteil der kurativen Therapie und der Rehabilitation. Viele Anwendungen haben auch im häuslichen Bereich ihren Stellenwert.

Natürliche Mittel der physikalischen Therapie sind *Wärme, Kälte, Wasser, Licht* und *Luft*. Die Wirkungsweise der einzelnen Maßnahmen werden häufig kombiniert, z. B. die Eigenschaften von Wasser und Temperatur bei Bädern.

Physikalische Maßnahmen können sowohl kurzfristige Reaktionen auf Reize hervorrufen als auch langfristige „Umstimmungsvorgänge" (z. B. Stärkung des Immunsystems) im Organismus bewirken.

Folgende physikalische Maßnahmen werden unterschieden:

- ⇢ Thermotherapie: die Anwendung von Wärme und Kälte in feuchter und trockener Form,
- ⇢ Hydrotherapie: die therapeutische Anwendung von Wasser, meist in Kombination von Wasser- und Temperatureinwirkung. Deshalb wird bei feuchten Anwendungen in diesem Kapitel der Begriff Hydrothermotherapie verwendet,
- ⇢ Balneotherapie: die therapeutische Bäderbehandlung an Bade- und Kurorten mit natürlichen Heilquellen,
- ⇢ Lichttherapie: die Behandlung mit natürlichem und künstlichem Licht,
- ⇢ Bewegungstherapie: durch Heilgymnastik in Form von aktiven und passiven Bewegungsübungen,
- ⇢ Massage: die mechanische Behandlung der Haut und des tiefer liegenden Gewebes mit Beeinflussung des Gesamtorganismus,
- ⇢ Elektrotherapie (z. B. hydroelektrisches Bad: Stanger-Bad),
- ⇢ Inhalationen.

An dieser Stelle sollen nur **trockene Wärme- und Kälteanwendungen,** die **Hydrothermotherapie** und **Lichttherapie** näher beschrieben werden, da sie in der Kinderkrankenpflege häufiger Berücksichtigung finden. Therapien, die durch speziell ausgebildetes Personal, wie Physiotherapeuten in speziellen Abteilungen übernommen werden, sind nicht näher ausgeführt.

9.5.1 Trockene Wärme- und Kälteanwendungen

Grundsätzliches zur Wärme- und Kälteanwendung

Wärmeanwendungen können in trockener oder feuchter Form erfolgen. Je nach Ausmaß der Wärmeeinwirkung können lokale oder systemische Reaktionen entstehen. Die Wirkung auf den Kreislauf muss durch die Überprüfung des Befindens, von Puls und Blutdruck während und nach der Wärmeapplikation überwacht werden.

Kälteanwendungen werden lokal appliziert und können feucht (Wickel, kühle Waschungen), trocken (Kühlelemente) oder in Form von Eis angewendet werden. Kälteanwendungen rufen je nach Einwirkzeit unterschiedliche Reaktionsweisen hervor und werden deshalb in *Kurz- und Langzeitkälteanwendung* unterschieden. Die Einwirkzeit von Kälteapplikationen muss deshalb genau eingehalten werden, um die beabsichtigte Wirkung zu erzielen und nicht einen gegenteiligen Effekt auszulösen, z. B. anstatt Blutstillung Durchblutungsförderung mit nicht unerheblichen Folgen!

Die unterschiedlichen Wirkungsweisen von Wärme- und Kälteanwendungen, Indikationen und Kontraindikationen können **Tab. 9.5** entnommen werden.

Physikalische Therapie

Tabelle 9.5 ⇢ Therapeutische Wirkung von Wärme- und Kälteanwendungen, Indikationen und Kontraindikationen

	Wärmeanwendung	Kälteanwendung
Wirkung	⇢ verbesserte Gewebedurchblutung durch Vasodilatation (Hyperämie mit sichtbarer Hautrötung) ⇢ erhöhter Gewebestoffwechsel mit besserer Sauerstoff- und Nährstoffversorgung, Abtransport von Abbauprodukten nimmt zu ⇢ erhöhte kapillare Durchlässigkeit ⇢ Schmerzlinderung ⇢ reflektorische Muskelentspannung ⇢ Entspannung, Beruhigung (Einfluss auf das vegetative Nervensystem)	⇢ verminderte Gewebedurchblutung durch Vasokonstriktion (antihämorrhagisch, antiexsudativ) ⇢ verminderter Gewebestoffwechsel ⇢ Schmerzlinderung (besonders bei akuten Schmerzen) ⇢ erhöhter Muskeltonus ⇢ entzündungshemmend im akuten Stadium ⇢ wärmeentziehend ⇢ abschwellend
Indikation	⇢ chronisch-entzündliche und degenerative Erkrankungen des Bewegungsapparates (z. B. bestimmte rheumatische Erkrankungen), Muskelverspannungen ⇢ chronische Schmerzen am Bewegungsapparat ⇢ krampfartige Schmerzen (z. B. Blähungen) ⇢ Einschmelzen von lokalen Entzündungen, bei denen der Entzündungsprozess nicht unterbunden werden soll und die eine Öffnung zum Abfließen des Eiters haben (z. B. Panaritium)	⇢ Prellungen, Verstauchung, Ergüsse ⇢ Nasenbluten, nach Tonsillektomie und Zahnextraktionen ⇢ Eindämmung von Entzündungen bei akuten Gelenkprozessen ⇢ akute Schmerzen (z. B. Kopfschmerzen) ⇢ Fieber, Hyperthermie ⇢ nach Entbindungen ⇢ Mastitis ⇢ paroxysmale Tachykardien
Kontraindikation	⇢ akute Entzündungen (z. B. Appendizitis, akute Gelenkentzündungen mit überwärmten und geschwollenen Gelenken), da Gefahr der Ausbreitung und Aktivierung der Entzündung ⇢ unklare Schmerzzustände (z. B. unklare Bauchschmerzen) ⇢ Blutungsneigung ⇢ Sensibilitätsstörungen, Lähmungen ⇢ bewusstlose, desorientierte Kinder ⇢ Vorsicht bei Früh- und Neugeborenen, bei Kindern mit Herz-Kreislauf-Problemen (nicht anwenden oder nur milde Temperaturreize)	⇢ Personen mit Überempfindlichkeit gegen Kälte ⇢ Erkrankungen der Blutgefäße, Durchblutungs- und Sensibilitätsstörungen ⇢ Harnwegs- und Niereninfektionen ⇢ in der Regel keine Kältetherapie bei jüngeren Kindern

Wirkung von Kurz- und Langzeitkälteanwendung

⇢ Kurzfristige lokale Kälteanwendung führt anfangs zur peripheren Vasokonstriktion. Der Körper versucht durch die Engstellung der oberflächlich gelegenen Blutgefäße, seine Wärmeabgabe zu drosseln. Die Hautdurchblutung wird vermindert, begleitet von einer deutlichen Kälteempfindung. Die örtliche Schmerzempfindung wird durch die Kälteeinwirkung herabgesetzt.
Nach anfänglicher Gefäßkontraktion folgt dem kurzen Kältereiz eine sekundäre Gefäßerweiterung mit nachfolgender lokaler Durchblutungssteigerung (reaktive Hyperämie). Auch dieses Verhalten ist als Schutzmaßnahme des Körpers zu erklären, um Kälteschäden abzuwenden. Es tritt eine Hautrötung und ein Wärmegefühl auf. Diese Wirkungsweise macht man sich bei Kneippanwendungen zunutze.

⇢ Bei längerfristiger Kälteanwendung verengen sich die Blutgefäße, es entsteht ein Kältegefühl. Um tatsächlich eine Kältewirkung zu erzielen, muss die Kälte über längere Zeit einwirken können. Kältespender müssen dazu dauerhaft kühl oder kalt sein, d. h. sie müssen gegebenenfalls häufiger gewechselt werden. Nur die längerfristige Kälteanwendung entspricht der eigentlichen Kältewirkung.

⇢ Bei sehr langer Kälteeinwirkung reagiert der Körper mit unerwünschten Nebenwirkungen. Es kommt beispielsweise zu einem Gefäßkrampf. Die Haut verfärbt sich bläulich und sieht dann wachsartig blass aus.
Eine korrekte Durchführung der Kälteapplikationen bezüglich Zeitrahmen und Schutzmaßnahmen gewährleistet die gewünschte Wirkung.

> **Merke** ⇢ **Einfluss von Wärme und Kälte auf entzündliche Prozesse.** Grundsätzlich gilt, dass Wärmeanwendungen für inaktive und chronische Entzündungen geeignet sind. Akute Entzündungen sprechen besser auf Kälte an.

Die Reaktion auf Temperaturreize ist bei jedem Menschen verschieden. Die individuelle Verträglichkeit

9 Körpertemperatur regulieren

ist abhängig vom Alter, der Konstitution und der Erkrankung und muss bei Wärme- und Kälteanwendungen beachtet werden.

Durch Wärme- und Kälteanwendung können Komplikationen entstehen, deshalb müssen zuvor Indikation und Kontraindikation abgeklärt werden (Anwendung im Klinikbereich mit dem Arzt absprechen).

Trockene Wärmeanwendungen

Wärmflaschen. In der Anwendung bei Kindern werden meist anschmiegsame Gummiwärmflaschen benutzt. Die Entscheidung, ob bei einem Patienten eine Wärmflasche eingesetzt werden darf, muss wohlüberlegt sein.

Merke ⇢ Sicherheit. Bei Früh- und Neugeborenen sowie Kindern mit Durchblutungs- und Sensibilitätsstörungen dürfen keine Wärmflaschen benutzt werden, da Verbrennungsgefahr besteht.

Bei Kindern mit Durchblutungs- und Sensibilitätsstörungen (z. B. bei Lähmungen) können die Kapillaren zur Abgabe von Fremdwärme aufgrund der unphysiologischen Gefäßinnervation nicht weitgestellt werden. Schwere Gewebeschädigungen können die Folge sein. Durch Gefühllosigkeit einzelner Körperpartien kann sich das Kind schwere Verbrennungen zuziehen, ohne dies zu bemerken. Auch milde oder indirekte Wärmezufuhr verbietet sich bei diesen Kindern.

Das korrekte Füllen der Wärmflasche wird folgendermaßen vorgenommen:
- Gummiwärmflasche auf Schäden prüfen.
- Bei Säuglingen max. 40 °C warmes Wasser einfüllen, bei älteren Kindern max. 50°–60 °C warmes Wasser.
- Flasche nur zur Hälfte füllen, damit sich die Dämpfe ausbreiten können und die Wärmflasche nicht zu prall wird.
- Die Wärmflasche dabei liegend mit Wasser füllen, Öffnung hochhalten, damit die Luft entweichen kann.
- Die noch verbliebene Luft mit der flachen Hand herausstreichen, Flasche verschließen und abtrocknen.
- Auf Dichtigkeit prüfen, indem das Verschlussende nach unten gehalten wird.
- Eine Wärmflasche immer mit einem Stoffbezug umgeben, als Schutz vor allzu intensiver Wärme und aus hygienischen Gründen.
- Vor Anwenden der Wärmflasche deren Temperatur überprüfen (angenehm?, zu heiß?, zu kalt?).
- Den Verschluss der Wärmflasche vom Kind weg nach außen legen. Sind jüngere Kinder in der Lage, den Verschluss einer Wärmflasche zu öffnen, dürfen diese nicht ohne Aufsicht benützt werden.
- Das Wasser in der Wärmflasche vor Abkühlen erneuern, falls eine weitere Wärmeanwendung erforderlich ist.
- Es ist eine Kontrolle der Körpertemperatur notwendig.
- Gummiwärmflasche nach Gebrauch desinfizieren, trocknen und zum Aufbewahren mit Luft füllen, damit die Innenwände nicht verkleben.

Merke ⇢ Sicherheit. Sichere Anwendung von Wärmespendern:
Wegen Verbrennungsgefahr Wärmespender (Wärmflaschen, Hot-Pack) nie direkt auf die Haut legen. Immer mit Schutzbezug anwenden. Wärmflaschen grundsätzlich nur an den Körper anlegen. Nie ein Kind auf einer heißen Wärmflasche lagern (Verbrennungsgefahr!). Vorsicht: Verbrühungsgefahr durch undichte und poröse Wärmflaschen! Gummiwärmflaschen haben eine begrenzte Haltbarkeit und müssen gemäß den Herstellerangaben ausgetauscht werden.

Kirschkernkissen (z. B. Kirschkernhase). Eine Möglichkeit sanfte Wärme zuzuführen, ist ein mit Kirschkernen gefülltes Kissen, das erwärmt werden kann. Nach Lagerung im Tiefkühlfach ist es aber auch zum Kühlen von Prellungen geeignet.

Elektrische Heizkissen. Auf diese sollte aus Sicherheitsgründen bei Kindern verzichtet werden. Es besteht die Gefahr von Hautverbrennungen, eines Stromschlages oder Kurzschlusses durch Einwirkung von Feuchtigkeit.

Wärmelampen. Sie sind mit 750 bis 1000 Wattbirnen ausgestattet und finden ihen Einsatz auf Früh- und Neugeborenenabteilungen sowie in der Intensivpflege, beispielsweise als Schutz vor Auskühlung bei der Körperpflege oder bei Eingriffen. Die Wärmebestrahlung soll die körpereigene Wärmeabgabe durch Abstrahlung minimieren.

Merke ⇢ Sicherheit. Die vom Gerätehersteller angegebenen Vorsichtsmaßnahmen sind sorgsam zu beachten. Während der Versorgung unter der Wärmelampe muss das Kind beobachtet werden, um es vor Überwärmung zu schützen. Als Schutz vor Verbrennungen dürfen keine Metallgegenstände (z. B. Klemmen) längere Zeit unter einer Wärmelampe gelagert werden.

Trockene Kälteanwendungen

Trockene Kälte zur Oberflächenkühlung kann in Form von Eiskrawatten, Eisblasen oder Kühlelementen, z. B. „Cold-Hot-Packs", zugeführt werden.

Da die effektive Kühlzeit von Eis kurz ist, müssen Eisauflagen häufig gewechselt werden, d. h. **bevor** der Kälteeffekt nachlässt, damit die gefäßverengende Wirkung anhält. Geschieht dies nicht, tritt der Gegeneffekt ein mit einer reaktiven Steigerung der Durchblutung (Hyperämie)!

Thermoelemente. Sie sind als Cold-Hot-Pack für Kälte- und Wärmeanwendungen in verschiedenen Größen und Formen erhältlich. Die mit einer Spezialflüs-

Physikalische Therapie 9

sigkeit oder mit formbarem Gel gefüllten Auflagen werden im Gefrierfach gekühlt. Das Gefrierfach sollte nicht kälter als –10° bis –15 °C sein. Zur Wärmeanwendung werden sie in heißem Wasser erwärmt. Durch ihre Formbarkeit schmiegen sie sich den Körperkonturen gut an. Bei Kindern soll auf die Verwendung von nicht-toxischen Produkten geachtet werden.

Vor Anwendung der Thermoelemente muss die Gebrauchsanweisung sorgfältig gelesen werden. Nach Benutzung eine Desinfektion der Oberfläche durchführen und kühl lagern.

Eiskrawatte. Den Gummibeutel zur Hälfte, bei empfindlichen Kindern nur bis zu einem Drittel oder Viertel mit zerkleinerten Eiswürfeln füllen. Die scharfen Kanten der Eiswürfel zuvor durch Überspülen mit kaltem Wasser abrunden. Luft aus der Eiskrawatte herauspressen und dicht verschließen. In ein trockenes Tuch einschlagen und dem Kind ohne Druckausübung anlegen. Der Schutzbezug muss bei Durchfeuchtung (Kondensat) erneuert werden.

Eiskrawatten werden vorwiegend nach Tonsillektomie oder Adenotomie im Nacken angelegt. Der Verschluss der Eiskrawatte darf nicht auf den Kehlkopf drücken. Bei Anwendung im vorderen Halsbereich liegt der Verschluss seitlich. Nach Gebrauch wird die Kühlform desinfiziert, zum Trocknen gebracht und mit Luft gefüllt aufbewahrt.

> **Merke ⋯ Sicherheit.** Kühlelemente und Eisauflagen dürfen nie direkt auf die Haut aufgelegt werden. Sie müssen immer mit Stoff umhüllt werden, um Kälteschäden auszuschließen. Die ärztliche Anordnung zu Fläche und Dauer der Kälteanwendung ist genau einzuhalten, da Nebenwirkungen wie Durchblutungsstörungen und bei Kühlung von Gelenken eine Erhöhung der Synovialviskosität auftreten können.

Die Haut an der Auflagestelle muss während und nach der Anwendung beobachtet werden, um Kälteschäden auszuschließen.

Bei jüngeren Kindern sollten keine Kälteanwendungen durchgeführt werden, da u. a. Auskühlungsgefahr besteht. Größte Vorsicht ist bei Personen mit beeinträchtigter Wahrnehmung und älteren Menschen geboten.

Lesen Sie dazu auch „Grundsätzliches zu Wärme- und Kälteanwendungen", S. 222.

Eis am Stiel. Besonders geeignet für Kinder sind „Eislutscher". Mit dieser Kühlmöglichkeit können Kinder schmerzende Stellen ca. 5–10 Minuten selbst massieren. Neben industriell hergestellten Produkten lässt er sich im Eisfach leicht selbst mit einem Joghurtbecher und einem Mundspatel herstellen.

Beißringe. Der mit einer Gelmasse gefüllte Ring wird kurz in den Kühlschrank gelegt und zahnenden Säuglingen zur Schmerzlinderung gegeben. Allerdings sollte die Kühlung nicht zu lange ohne Unterbrechung erfolgen, da Unterkühlungen und Erfrierungen entstehen können.

Es ist darauf zu achten, dass Beißringe schadstoffgeprüft sind.

9.5.2 Hydrothermotherapie

> **Definition ⋯** Unter dem Begriff „Hydrothermotherapie" versteht man die therapeutische Anwendung von Wasser in Form von Bädern, Waschungen, Güssen, Wickeln, Dampf u. a.

Entsprechend der gewünschten Wirkungsweise auf den menschlichen Organismus werden unterschiedliche Wassertemperaturen ausgewählt.

Zusätzlich können Wirkstoffe (z. B. Heilkräuter und medikamentöse Zusätze) dem Wasser beigefügt werden.

Die Reizstärke der einzelnen Maßnahmen ist abhängig von der Art des Reizes, der Temperaturhöhe, der Einwirkungsdauer, dem Einwirkungsort, der Größe der behandelten Hautfläche und dem Reizwechsel (Dauer, Häufigkeit und Stärke des Reizes) und somit dosierbar. Berücksichtigt werden muss, dass nicht alle Menschen gleich reagieren. Einfluss auf die Reagibilität des Patienten haben z. B. Alter, Konstitution, Tagesform, Gewöhnung, Erkrankungen u. a.

> **Merke ⋯ Beobachtung.** Bei Kindern wird in der Regel eine milde Reizstärke gewählt. Da unterschiedliche Reaktionsweisen auftreten können, müssen die Kinder während und nach der Anwendung sorgfältig beobachtet werden, um nicht erwünschte Effekte zu erkennen und die Maßnahme rechtzeitig beenden zu können.

Ein an der Haut gesetzter thermischer oder andersartiger Reiz wirkt nicht nur isoliert an dieser Stelle, sondern über nervös-reflektorische Bahnen auch auf Muskulatur und innere Organe. Bestimmte Hautabschnitte (Head-Zonen) stehen mit Körperorganen in Verbindung, die ihre sensiblen Fasern aus demselben Rückenmarksegment beziehen. Auf diese Weise können durch einen Hautreiz deren Durchblutung und Tonus beeinflusst werden. Dies erklärt, warum beispielsweise eine Bauchkompresse bei Blähungen auf den Darm entspannend wirkt. Umgekehrt können innere Organe bei Erkrankung über das Rückenmark im entsprechenden Muskel- oder Hautsegment Verspannungen und Schmerzen hervorrufen.

> **Merke ⋯ Hydrothermotherapie.** Maßnahmen in der Hydrothermotherapie haben je nach Intensität Auswirkung auf den Gesamtorganismus, z. B. auf Atmung, Kreislauf, Körpertemperatur, Bewegungs-, Nerven- und Immunsystem.

9 Körpertemperatur regulieren

Grundsätzliches zu hydrotherapeutischen Maßnahmen

Grundsätzlich ist bei hydrotherapeutischen Maßnahmen folgendes zu beachten:

- Jede Anwendung eines Ganz- oder Teilbades, bzw. eines Wickels, bedarf eines fundierten Fachwissens, da auch natürliche Heilmethoden Grenzen haben und Gefahren bergen. Kontraindikationen von Anwendungen oder Zusätzen müssen bekannt sein.
- Anwendungen wie Wickel nur mit voller Zustimmung des Kindes durchführen.
- Bei Säuglingen und Kindern werden milde Reize und Temperaturen bevorzugt. Zu kalte und zu heiße Temperaturen sind zu meiden (Gefahr von großer Belastung des Organismus, Auskühlung, Überwärmung und Hautschäden).
- Erhebung einer ausführlichen Pflegeanamnese vor hydrotherapeutischen Maßnahmen. Gefragt werden muss z. B. nach der Reaktion auf Wärme oder Kälte, Allergien, Kreislauf- und Durchblutungsstörungen, Vorerfahrungen z. B. mit Wickeln.
- Hydrotherapeutische Maßnahmen in der Klinik müssen, sofern sie nicht angeordnet sind, mit dem Arzt abgesprochen werden. Grunderkrankungen müssen bekannt sein, da sie Kontraindikationen darstellen können.
- Die Anwesenheit der Pflegeperson während der Maßnahme ist wichtig, um Gefahren rechtzeitig zu erkennen und zu verhüten (z. B. Unfälle, Auskühlung, Störungen des Allgemeinbefindens). Die Patientenklingel muss in Reichweite sein.
- Abstand zur letzten Mahlzeit von mindestens einer Stunde einhalten.
- Gut gelüfteter, aber warmer und zugfreier Raum, ruhige Atmosphäre, ohne Unterbrechung (durch Visite o. ä.).
- Alle Störfaktoren ausschalten, z. B. vorher Blase und Darm entleeren lassen, alle Materialien vorbereiten.
- Der gesamte Körper muss durchwärmt sein, unabhängig davon, ob eine Ganz- oder Teilanwendung erfolgt. Kühle Extremitäten sollen vorher erwärmt werden. Wegen der Gefahr von paradoxen Gefäßreaktionen dürfen kühle Gliedmaßen (z. B. Füße) nur langsam erwärmt werden.
- Beobachtung (Vitalzeichen zur Kreislaufkontrolle, Allgemeinbefinden, Reaktionen) vor, während und nach der Maßnahme bis zum Abklingen der Wirkung.
- Bei Störungen der Befindlichkeit (Übelkeit, Schwindel, Frösteln, kalten Extremitäten u. a.) die Maßnahme abbrechen.
- Nach der Maßnahme abtrocknen, Haut eincremen, warm anziehen, zudecken (außer bei Fieber).
- Ca. 15 – 60 Minuten nachruhen lassen.
- Dokumentation: ggf. Einverständnis, Absprache mit dem Arzt, Art des Wickels, Beobachtungen, Reaktionen und Erfolg der Maßnahme dokumentieren.

■ Vorbereitung

Ein älteres Kind wird über die bevorstehende Maßnahme in verständlichen Worten informiert. Es wird ihm erklärt, dass es mitteilen soll, falls es sich nicht mehr wohl fühlt. Ein wenig begeistertes Kind kann möglicherweise spielerisch oder mit Hilfe seiner Eltern zum Mitmachen motiviert werden.

Bäder

Bäder werden mit oder ohne (medizinische) Zusätze zur Vorbeugung, Linderung oder Heilung von Beschwerden durchgeführt.

Bäder werden nach der Körperfläche, die das Wasser bedeckt und nach der Wassertemperatur eingeteilt. Unterschieden werden Vollbad, Dreiviertelbad, Halbbad, Teilbad, z. B. Arm-, Fuß- oder Sitzbad.

Bäder können mit unterschiedlichen Wassertemperaturen, mit an- und absteigender oder mit regelmäßig wechselnder Temperatur (Wechselbäder) erfolgen. Die Badedauer ist unterschiedlich, für warme Teil- oder Vollbäder beträgt sie durchschnittlich 5 – 20 Minuten.

Je nach Wassertemperatur, Eintauchtiefe und Art des Zusatzes können unterschiedliche Wirkungen erzielt werden: anregend, entspannend, wärmend, kühlend u. a. Bäder können besonders durch Zusätze die Sinne stimulieren.

Wasser hat folgende physikalische Eigenschaften, die sich auf den Organismus auswirken: Wassertemperatur, Auftrieb, Widerstand und hydrostatischer Druck.

Wassertemperatur. Sie wirkt hauptsächlich auf das Gefäßsystem, aber auch auf die Organfunktionen. Die individuelle Temperaturwahrnehmung wird von vielen Einflüssen bestimmt, es gibt deshalb keine absolute Temperaturempfindung. Lange Erfahrungen und Beobachtungen unter nahezu gleichen Voraussetzungen führten zur Definition folgender Wassertemperaturgrade:

sehr kalt	10 – 15 °C
kalt	16 – 25 °C
kühl	26 – 30 °C
lau	31 – 33 °C
indifferent (behaglich)	34 – 36 °C
warm	37 – 38 °C
sehr warm	39 – 40 °C
heiß	über 40 °C

Merke ⇢ Wassertemperatur. Je näher die Wassertemperatur der Indifferenztemperatur kommt, um so geringer ist der Reizeffekt.

Auftrieb. Nach dem Archimedischen Prinzip verliert jeder Körper in einer Flüssigkeit scheinbar so viel an Gewicht, wie die von ihm verdrängte Flüssigkeitsmenge wiegt. Durch den Auftrieb und die damit verbundene Abnahme der Schwerkraft wird die Muskulatur entlastet und entspannt, Bewegungen werden erleichtert.

Patienten mit hochgradig geschwächter Muskulatur, Lähmungen, Kontrakturen und anderen Bewegungsstörungen oder -einschränkungen (z. B. bei chronisch rheumatischen Erkrankungen) können so häufig noch Bewegungen ausführen und erfahren einen wesentlichen Motivationsantrieb.

Widerstand. Bei Bewegung in Wasser muss ein gewisser Widerstand überwunden werden, der mit der Schnelligkeit der Bewegung und mit der Größe der bewegten Körperabschnitte zunimmt. Der Wasserwiderstand wird therapeutisch genutzt bei der Unterwassergymnastik zur Kräftigung der Muskulatur.

Hydrostatischer Druck. Beim Eintauchen eines Menschen ins Wasser übt das Gewicht der jeweiligen Wassermenge einen zusätzlichen Druck vorwiegend auf das venöse System aus und verstärkt den Rückstrom des venösen Blutes zum Herzen. Mit zunehmender Eintauchtiefe steigt der Wasserdruck. Gesunde Menschen tolerieren die ausgelöste Kreislaufwirkung in der Regel problemlos. Bei herzkranken oder gefäßlabilen Personen können aber ernsthafte Störungen auftreten.

Vasolabile Menschen sollten vor dem Verlassen des Vollbades kurz mit kühlerem Wasser duschen, um einem Kreislaufkollaps vorzubeugen.

Halbbad. Das Kind sitzt bis zur Nabelhöhe im Wasser.

Bei Patienten mit Minderung der Herzleistung sollen ausschließlich Halbbäder mit einem maximalen Wasserstand bis in Nabelhöhe durchgeführt werden. Je nach Schwere der Beeinträchtigung muss von einem Bad ganz abgesehen werden.

Vollbad. Das Kind ist bis zur Schulterhöhe ins Wasser eingetaucht. Vollbäder werden als Reinigungsbad (s. S. 246), Heilbad mit medikamentösen Zusätzen oder als physikalisches Bad durchgeführt. Warme Vollbäder entspannen die Muskulatur und führen zu einer Weitstellung der oberflächlichen Blutgefäße. Bei vasolabilen Menschen besteht die Gefahr eines Kreislaufkollaps durch eine Umverteilung des Blutes vom Körperkern in die Körperschale.

Teilbäder. Es werden kleinere Körperabschnitte gebadet. Zu den Teilbädern zählen Sitz-, Hand-, Arm- und Fußbad.

Teilbäder finden Anwendung bei Wundsein im Ano-Genitalbereich, bei infizierten Wunden, als Wechselbad zur Erwärmung von kalten Händen und Füßen, zur Schlafförderung u. a.

Sitzbäder werden bei Veränderungen im Ano-Genitalbereich wie Windeldermatitis, Wundsein, Intertrigo, Ekzemen und Hämorrhoiden durchgeführt. Die Wassertemperatur, die medikamentösen Zusätze, Badedauer und -häufigkeit richten sich nach der Ursache und der ärztlichen Verordnung.

Grundsätze, wenn keine anderen Anordnungen vorliegen:
- Wassertemperatur: 37 °C,
- Badedauer: ca. 5–15 Minuten,
- keine Seife verwenden, um die Wirkung der Zusätze nicht zu beeinträchtigen (s. S. 246).

Durchführung. Günstig für Sitzbäder sind spezielle Sitzbadewannen, in denen das Wasser Beckenbereich und einen Teil der Oberschenkel umspült. Der Oberkörper, Beine und Füße bleiben bekleidet, um die Kinder vor Auskühlung zu schützen.

Steht keine Sitzbadewanne zur Verfügung oder ist das Kind zu klein, wird es mit bekleidetem Oberkörper in eine Badewanne gesetzt. Während des Bades sollten die Kinder mit Spielsachen oder Lesestoff beschäftigt werden, um die Badezeit kurzweilig zu halten.

Temperatursenkende Waschung

Die kühlende Waschung ist bei älteren Kindern eine erfrischende und schonende Methode zur Senkung der Körpertemperatur bei Fieber oder Hyperthermie (z. B. bei einem Hitzschlag). Durch Verdunstung und Wärmeleitung wird dem Körper Wärme entzogen. Wie beim Wadenwickel darf die Waschung nur bei einem gut durchwärmten Körper durchgeführt werden. Die Wassertemperatur sollte wenige Grade unter der Körpertemperatur liegen. Entscheidend ist, dass die Waschtemperatur angenehm empfunden wird.

Die kühlende Waschung ist die mildeste Form der Wasseranwendungen. Einzelne Körperteile (außer Intimbereich) werden nacheinander mit leichten Strichen gewaschen. Angenehm und beruhigend ist eine Waschung mit Waschhandschuhen in Haarwuchsrichtung. Der Körper wird, wenn es das Kind toleriert, nicht abgetrocknet (außer Hautfalten), sondern immer wieder zugedeckt. Zwischen den feuchten Abreibungen einzelner Köperpartien kann kurz pausiert werden, eine Auskühlung oder Frösteln muss aber vermieden werden. Temperatursenkende Waschungen erfolgen als Ganz- oder Teilwaschung und können mehrmals am Tag wiederholt werden.

Die Körpertemperatur sollte max. um 1 °C gesenkt werden. Dem Wasser können erfrischende Zusätze wie Pfefferminztee zugegeben werden (ein Liter Pfefferminztee auf vier Liter Wasser oder drei Tropfen Pfefferminzöl auf ein Liter Wasser).

9.5.3 Wickel und Auflagen

Bei einem Wickel wird der ganze Körper oder meist einzelne Körperteile mit einem feuchten Tuch (Innentuch) zirkulär umhüllt und mit einem oder zwei trockenen Tüchern (Zwischen- und Außentuch) umwickelt. Das Innentuch wird meist mit Wasser verschiedener Temperaturen und Zusätzen (z. B. Kamille) getränkt oder mit einer Substanz (z. B. Quark oder Heilerde) bestrichen.

Ein Kneipp-Wickel wird typischerweise mit drei Tüchern aus Leinen, Flanell und Wolle angelegt.

Wickel zeigen vielfältige Wirkungen durch ein Zusammenspiel der physikalischen Wirkung von Wärme und Kälte (s. S. 222) und der spezifischen Wirkung der Zusätze (z. B. Heilkräuter, ätherische Öle,

Essenzen, Lebensmittel). Durch die Anregung immunologischer Prozesse unterstützen sie die Bewältigung von Krankheiten, lindern leichte gesundheitliche Störungen (z. B. Fieber, Kopfschmerzen, Blähungen) oder beugen ihnen vor, z. B. durch prophylaktische Blasenkompressen bei rezidivierenden Blasenentzündungen. Bei chronischen Erkrankungen wie rheumatischen Prozessen helfen sie, das Leben erträglicher zu gestalten.

Im seelischen Bereich können sie Entspannung bringen und Rückbesinnung auf einen liebevolleren Umgang mit dem eigenen Körper.

Pflegepersonen, die Wickel anwenden, müssen über qualifiziertes Fachwissen zu Wickelmethoden und Zusätzen verfügen. Wissen über Wirkungen, Nebenwirkungen, Indikationen, Kontraindikationen und die Anwendung bei Kindern kann in Seminaren mit Selbsterfahrung erworben werden. Anwendungen im Klinikbereich sind mit dem Arzt abzusprechen.

> **Merke ···> Sicherheit.** Methoden zur Selbstbehandlung von Beschwerden haben Grenzen. Bei Unsicherheit über die Beschwerden, wenn unvorhersehbare oder unklare Zustände auftreten oder keine rasche Besserung eintritt, sollte unbedingt ein Arzt aufgesucht werden, besonders bei Kindern.

Grundsätzliches zu Wickeln bei Kindern

Viele Kinder verbinden Wickel in einer wohlig gestalteten Atmosphäre mit einem Gefühl von Geborgenheit, Nähe, Wärme und liebevoller Zuwendung. Sie können schon früh lernen auf Körpersignale zu hören und bei Befindlichkeitsstörungen Körper und Seele eine Auszeit zu gönnen. Eine erfundene phantasievolle „Wickelgeschichte" mit einem Wickelmännchen hilft die Aufmerksamkeit auf den Körper zu lenken und zu entspannen. Aber auch Vorlesen, Entspannungsübungen und Phantasiereisen lassen sich mit einem Wickel verbinden.

Um Wickel bei Kindern gefahrlos anwenden zu können, müssen bestimmte Regeln beachtet werden. Besondere Vorsicht ist bei Säuglingen und kleinen Kindern geboten, da ihr Temperaturhaushalt empfindlicher auf Wärme- und Kälteanwendungen reagiert (Gefahr eines Wärmestaus oder von Auskühlung). Wickel sollen nur bei einem durchwärmten Körper angelegt werden.

Vor Entscheidung für einen Wickel muss immer die Allgemeinsituation des Kindes eingeschätzt werden (Aussehen, Allgemeinzustand, Puls und Atmung). Zeichen, die auf mehr als eine leichte gesundheitliche Störung hinweisen (hohes Fieber, Berührungsempfindlichkeit, unklare Schmerzen, Exantheme u. a.), sind als Kontraindikation anzusehen. Im Zweifelsfall sollte unbedingt ein Arzt zu Rate gezogen werden. Das Befinden von Säulingen und Kleinkindern während des Wickels muss durch *genaue Beobachtung* von körpersprachlichen Äußerungen und Veränderungen der Allgemeinsituation festgestellt werden.

> **Praxistipp ···>** Kinder können beim Herstellen des Wickels bestimmte Aufgaben übernehmen. Sie dürfen die Kartoffeln zerdrücken oder den Quark auf die Kompresse streichen. Vielleicht möchten skeptische Kinder zuvor ihrer Puppe oder dem Teddy einen Wickel anlegen.

Wickeltücher

Stoffarten. Für den Klinikbereich geeignet sind alle kochfesten natürlichen Stoffarten wie Baumwolle, Molton oder Leinen. Seide ist aus Gründen der Hygiene und Verfügbarkeit für zu Hause zu empfehlen. Die Stoffeigenschaften sind unterschiedlich. Leinen beispielsweise hält die Kälte länger und ist deshalb ideal als Innentuch für temperatursenkende Wickel. Innentücher sollten aus saugfähigen Materialien bestehen.

Als Außentuch kann ein kochechtes Frottiertuch oder Stecklaken verwendet werden. Für den häuslichen Bereich ist ein Wolltuch als Wickelabschluss für warme oder heiße Wickel optimal, da es die Wärme am besten hält.

> **Praxistipp ···>** Synthetische Materialien, Gummi- oder Inkontinenzunterlagen sind für Wickel ungeeignet, da sie zu einem Feuchtigkeits- und Wärmestau führen können. Vorgefertige Wickeltücher sind in der Apotheke zu erhalten. Zu Hause können Mullwindeln, Geschirrtücher, Frottiertücher, alte Bettlaken oder Stofftaschentücher als Innentücher dienen.

Für Außentücher eignen sich Dusch- oder Badetücher, Wollschals, zurechtgeschnittene alte Wollpullover oder Socken ohne Fußteil.

Anzahl und Maße der Wickeltücher. Es können zwei oder drei Wickeltücher verwendet werden, je nach Auffassung und Zweck. Drei Tücher sind dann von Vorteil, wenn das Außentuch vor Verunreinigung oder Verfärbung geschützt werden soll (z. B. bei Heilerdeauflagen) oder bei Dampfkompressen zur besseren Wärmekonservierung.

Die Größe der Wickeltücher hängt von der zu behandelnden Körperpartie ab.

- ···> *Zweitüchermethode:* (Innentuch, Außentuch): Das Außentuch sollte das Innentuch um mindestens 2,5 cm überragen, um keine Verdunstungskälte entstehen zu lassen.
- ···> *Dreitüchermethode:* Das Zwischentuch ist ca. 6–8 cm breiter als das Innentuch, um den Wickel gut abzuschließen. Die Breite des Außentuchs wird nach Zweck variiert:
- ···> 6–8 cm breiter als das Zwischentuch, als zweiter, wärmender Wickelabschluss,

Physikalische Therapie 9

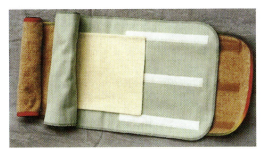

Abb. 9.12 ⇢ **Dreitüchermethode.** Innentuch aus Leinen, Zwischentuch aus Baumwolle, Außentuch aus Wolle

⇢ ca. 4 cm kleiner als das Zwischentuch als hygienischer Schutz des Außentuchs vor Schweiß, besonders bei Verwendung eines Wolltuches im häuslichen Bereich. Die Ränder sollten abgedichtet werden (**Abb. 9.12**).
Befestigungsmaterial. Wickel können mit elastischen Binden, Schlauchverbänden, Wollmütze, Stirnband u. a. befestigt werden. Bindenklammern und Sicherheitsnadeln dürfen bei Kindern oder behinderten Menschen nicht benutzt werden.
Bettschutz. Falls erforderlich kann ein Molton- oder Gummituch als Nässeschutz unter die umwickelte Körperpartie gelegt werden. Ein Bettschutz aus Gummi oder Plastik darf nie um den Wickel gelegt werden, da ein unerwünschter Wärmestau auftreten kann.

Wickelzusätze

Als Wickelzusätze können Flüssigkeiten (z. B. Wickellösungen aus ätherischen Ölen oder Heilpflanzentees) und feste Substanzen (z. B. Kartoffeln, Quark, Zwiebel) dienen. Sie sollten keine chemischen Zusätze erhalten, da diese Nebeneffekte auslösen können (z. B. Hautreaktionen).

Grundsätzlich sollte bei der Beschaffung von Wickelzusätzen darauf geachtet werden, dass Produkte von höchster Reinheit und Qualität gekauft werden.

Die Zusätze werden entsprechend der beabsichtigten Wirkung ausgesucht. Vorher muss abgeklärt werden, ob Allergien bestehen. Verschiedene Zusätze sind für Kinder ungeeignet (Kampfer, Fenchel bitter, Rosmarin u. a.) oder bei bestehenden Erkrankungen kontraindiziert (z. B. Salbei und Rosmarin bei Krampfleiden). Auch bei Schwangerschaft ist Vorsicht geboten. Alkoholumschläge sind bei Kindern nicht anzuwenden, da Alkohol Hautschäden verursachen kann und bei kleinen Kindern zu toxischen Effekten im Zentralnervensystem durch entstehende Dämpfe führen kann (**Tab. 9.6**).

Tabelle 9.6 ⇢ Beispiele für Wickel und Auflagen

Anwendungsgebiete	Wickel/Auflage – Temperatur	Zusatz	Wirkung
Akne, unreine, fettende Haut	kalte lokale Auflage (z. B. Gesichtsmaske)	Quark Heilerde	entzündungshemmend desinfizierend, absorbierend (Bakterien, Fette u. a.), entfettend
		Stiefmütterchen	noch ungeklärt
Blähungen (auch geeignet bei Dreimonatskoliken von Säuglingen, Unruhezuständen, Nervosität, Stress)	warmer Bauchwickel Bauchauflage Bauchkompresse	Wasser Kamille Fenchel	entspannend, beruhigend, krampflösend, schmerzlindernd, durchwärmend
Bronchitis, ohne Fieber	warmer Brustwickel oder Auflage	Quark (nicht bei Milcheiweißallergie)	schleimlösend, krampflösend, hustenlindernd
Fieber, schwere Beine	kühler Wadenwickel (s. S. 232), feuchte Socken ohne Fußteil	Wasser	wärmeableitend, fiebersenkend (nur bei warmen Beinen anwenden)
Gelenkerkrankungen akut	kalter lokaler Wickel/ Auflage	Heilerde	schmerzlindernd, abschwellend, stoffwechselaktivierend,
		Quark	schmerzlindernd, abschwellend, ableitend
chronisch	warmer lokaler Wickel/ Kompresse	Zwiebel	druchblutungssteigernd, entzündungshemmend, schmerzlindernd

Fortsetzung ▶

Tabelle 9.7 (Fortsetzung)

Anwendungsgebiete	Wickel/Auflage – Temperatur	Zusatz	Wirkung
Halsschmerzen	kalter Halswickel	Quark (nicht bei Milcheiweißallergie)	entzündungshemmend, schmerzlindernd, ableitend
Magen-Darm-Beschwerden **(nicht bei unklaren Beschwerden oder Entzündungen wie Appendizitis!)**	warmer Bauchwickel Bauchkompresse	Kamille Wasser	entspannend, krampflösend, beruhigend
Ohrenschmerzen	warme lokale Auflage	Zwiebel	entzündungshemmend, schmerzlindernd

Aromatherapie

Definition Unter Aromatherapie versteht man den therapeutischen Einsatz von ätherischen Ölen.

Duftreize gelangen über die Nase ins limbische System und beeinflussen das vegetative Nervensystem. Bei der Aufnahme über die Haut gelangen Moleküle über den Blutkreislauf zu den Organen. Es sollen nur 100 % naturreine, genau deklarierte Essenzen zur Anwendung kommen (z. B. aus der Apotheke).

Diese naturheilkundlichen Maßnahmen werden häufig in Verbindung mit Wickeln, Auflagen, Bädern und Wärme angewendet. Sie können zur Unterstützung von Therapien empfohlen werden oder zur Schaffung einer „Wohlfühlatmosphäre" (Springer Lexikon Pflege, 2002).

Viele ätherische Öle und andere Substanzen sollen bei Kindern unter sechs Monaten nicht angewendet werden, danach nur in kindgemäßer Verdünnung. Vor Anwendung sollte ein Tropfen des ätherischen Öls in der Armbeuge auf seine Verträglichkeit getestet werden. Das individuell unterschiedliche Duftempfinden ist zu berücksichtigen. Wird ein ätherisches Öl als unangenehm empfunden, muss darauf verzichtet werden. Die Anwendung bei Menschen, die sich nicht verbal äußern können, ist deshalb nicht unproblematisch.

Wickeltemperatur

Um bei den Kindern keine Abwehr zu erzeugen und keine unerwünschten Reaktionen hervorzurufen, sollte der kalte Wickel handwarm und der heiße Wickel nur warm angelegt werden. Vor Anbringen eines warmen Wickels muss die Pflegeperson die Temperatur der Auflage ca. eine halbe Minute lang am eigenen Unterarm überprüfen, um eine Verbrühung auszuschließen. Ist die Temperatur angenehm, kann der Wickel durchgeführt werden.

Wirkung und Auswahl des Wickels

Je nach Temperatur, Feuchtigkeitsgehalt und Anwendungsdauer der Tücher lassen sich unterschiedliche Wirkungen erzielen. Die Kreislaufsituation ist dabei zu überwachen.

Warme oder heiße Wickel. Sie sollen Wärme passiv zuführen. Sie wirken entspannend auf die Muskulatur und krampflösend (z. B. bei Magen-Darm-Krämpfen und Blähungen). Heiße Wickel nicht anwenden bei Wärmeempfindlichkeit, nach Operationen, bei Störungen der Herzfunktion, malignen Erkrankungen u. ä. Folgendes ist zu beachten:

- Einwirkdauer: Der Wickel bleibt so lange auf dem Körper, wie er sich warm anfühlt. Dies entspricht in der Regel einem Zeitraum von 15–20 Minuten. Er ist zu entfernen, bevor er abkühlt.
- Der Wickel wird in einem vorgewärmten Bett und mit warmen Wickeltüchern rasch angelegt.
- Das Innentuch soll gut ausgewrungen werden und faltenfrei an den Körper angelegt werden. Ein zu nass oder zu locker angelegter Wickel kühlt schnell ab. Das Außentuch muss das Innentuch dicht abdecken, damit keine Verdunstungskälte entsteht.
- Das Kind wird zugedeckt. Die Wärmespeicherung kann mit einer Wärmflasche unterstützt werden, wenn dies angenehm empfunden wird.

Kalte Wickel. Sie sollen entweder Wärme entziehen oder erzeugen und können zum Schweißausbruch führen, je nach Liegedauer.

- Beim *wärmeentziehenden Wickel* wird das mit kühlem Wasser getränkte Innentuch nur so weit ausgewrungen, dass es nicht mehr tropft. Durch die größere Wassermenge im Tuch wird dem Körper eine relativ große Anzahl an Wärmeeinheiten entzogen, um den Wickel zu erwärmen. Der Wickel muss regelmäßig gewechselt werden, um den Kühleffekt beizubehalten. Bevorzugt werden Wadenwickel zur Fiebersenkung angelegt, seltener Brustwickel, da diese den Kreislauf stärker belasten.
- *Wärmeerzeugender Kaltwickel:* Ein kalter Wickel mit kurzer Einwirkzeit erzeugt Wärme. Wärmebildung wird auch mit einem gut ausgedrückten

Physikalische Therapie

Innentuch und sehr langer Anwendungsdauer erzielt. Der Wickel bleibt solange liegen, bis dieser sich durch die Körpertemperatur erwärmt hat und es unter dem Wickel zu einem Wärmestau kommt (bei Kindern weniger zu empfehlen).
Temperierte Wickel (18–22 °C). Sie wirken ähnlich wie kalte Wickel, sind aber etwas verträglicher.
Temperaturunabhängige Wickel. Diese beeinflussen den Organismus nicht durch thermische Reize, sondern durch die Heilwirkung zugefügter Substanzen (z. B. ätherische Öle, Heilkräuter).

Anlegen eines Wickels mit zwei Tüchern

Ein Wickel sollte nur dann durchgeführt werden, wenn auch wirklich Zeit dafür eingeplant werden kann. Ein in Ruhe bereiteter Wickel und die Anwesenheit einer Bezugsperson kann dem Kind bei Beschwerden zu mehr Wohlbefinden verhelfen.

Wickel werden in der Regel in einem warmen Bett durchgeführt. Kleinere Auflagen sind mit guter Befestigung auch ohne Ruhelage möglich.

Der Zeitpunkt und die Art des Wickels wird durch die gewünschte Wirkung bestimmt. Ein warmer Wickel mit beruhigenden Zusätzen (z. B. Lavendel) kann das Einschlafen am Abend erleichtern oder bei Unruhe Entspannung bringen.

Wickel sollten nie auf vollen Magen angewendet werden, außer sie haben verdauungsfördernde Wirkung. Beachten Sie auch S. 223 und S. 226.

■ Vorbereitung

Verständige Kinder werden nach Gabe ihres Einverständnisses über die Maßnahme informiert und aufgefordert, sich bei Unbehagen zu melden. Sie können beim Anlegen der Wickel mithelfen.
Material (Abb. 9.13). Es werden Wickeltücher in entsprechender Größe der zu bedeckenden Körperfläche und Befestigungsmaterialien bereitgelegt. Zusätzlich:
↝ Eine Schüssel mit Wasser in entsprechender Temperatur sicher aufstellen,
↝ evtl. Wickelzusatz,
↝ evtl. Löffel, Spatel u. a. zum Auftragen von breiigen Substanzen,
↝ Bettschutz (wasserabweichende Unterlage und Moltontuch),
↝ Badethermometer, Uhr,
↝ evtl. Gummiwärmflasche.

■ Durchführung

Zügiges Arbeiten ist notwendig, um eine Temperaturveränderung des Wickels zu vermeiden.

Das Bett sollte mit der wasserdichten Unterlage und dem Molton vor Nässe geschützt werden, evtl. wärmende Socken über die Füße ziehen. Die Kinder über den Moment des Auflegens der Tücher informieren. Das aufgerollte Innentuch satt mit Wickellösung tränken und je nach beabsichtigter Wirkung auswringen. Nach Überprüfen der Temperatur wird dieses möglichst glatt an die betreffende Körperpartie anmodelliert. Lediglich an Körperpartien, deren Umfang sich zwischen dem unteren und oberen Wickelrand ändert, wie im Lendenbereich, wird der Wickel in Schrägfalten gelegt. Die faltenfreie Anlegetechnik soll das Eindringen von Luft zwischen Wickel und Haut verhindern, durch die die Wirkung des Wickels ungünstig beeinflusst werden kann.

Das größere, trockene Außentuch bedeckt das Innentuch vollständig.
Überwachung. Bei Wickeln an Brust, Stamm oder großflächig angewandten Packungen müssen immer die Vitalzeichen und das Allgemeinbefinden kontrolliert werden. Beim Anlegen von Wadenwickeln muss die Körpertemperatur in kurzen Abständen gemessen werden.

Die Reaktion auf den Wickel während und nach dem Wickel beobachten und dokumentieren. Kinder nach ihrem Befinden befragen oder daraufhin beobachten (Fühlt es sich wohl? Fühlt es sich warm an? Ist die Atmung tief und ruhig? Ist die Haltung entspannt? u. a.). Tritt bei einem Wickel nicht die gewünschte Wirkung ein, so muss neu überlegt werden, ob ein anderer Wickel vielleicht besser geeignet ist oder die Wickeltechnik nicht korrekt ausgeführt wurde. Ein wahlloses Experimentieren mit verschiedenen Wickeln ist aber zu vermeiden.

Während dem Wickel sollte eine Pflegeperson oder ein Angehöriger bei dem Kind bleiben, besonders bei jüngeren Kindern oder wenn Komplikationen zu befürchten sind. Eine Bettklingel muss bereit liegen.

> **Merke ↝ Komplikationen.** Bei unerwarteten Reaktionen (z. B. Frösteln, kalte Füße, Hautreaktionen), Veränderungen der Kreislaufsituation oder bei Unwohlsein des Patienten müssen die Wickel abgenommen werden.

■ Nachsorge

Die Wickel werden zügig entfernt, die Haut darunter sorgfältig kontrolliert, abgetrocknet und bei Bedarf mit einem Hautöl ohne Wirk- und Duftstoffe (z. B.

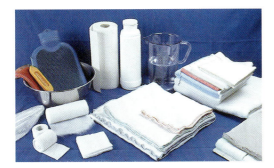

Abb. 9.13 ↝ **Material für Wickel und Auflagen.** Wickeltücher, Wickelzusatz, Befestigungsmaterialien u. a.

Körpertemperatur regulieren

Mandelöl) gepflegt. Das Kind wird warm bekleidet (außer bei Fieber) und sollte mindestens 15 Minuten nachruhen.

Die Wickeltücher in die Wäsche geben. Alle übrigen Gebrauchsgegenstände desinfizieren und die gebrauchten Wickelzusätze gemäß den hygienischen Richtlinien entsorgen.

■ Dokumentation

Wickelart, Zusätze, Wickeldauer, Reaktionen des Kindes und Effizienz des Wickels werden dokumentiert.

Sinnvoll ist auch die Dokumentation des Einverständnisses von Arzt und Patient.

Wickeltechniken am Körperstamm

Halswickel. Schmales Innentuch, evtl. einmal faltbar, um eine Wirksubstanz dazwischen aufzutragen. Am Hals von Ohr zu Ohr anlegen, Wirbelsäule immer freilassen. Außentuch um den Hals wickeln und befestigen.

Brustwickel. Der Brustwickel reicht von den Achselhöhlen bis unter die Rippenbögen **(Abb. 9.14)**. Er wird ohne Behinderung der Atmung fest um den Körper gezogen.

Die Tücher werden in der richtigen Anordnung auf dem Bett ausgebreitet, anschließend legt sich das Kind zurück. Durch Zug und Gegenzug werden die Wickeltücher faltenfrei angelegt, d. h., das Innentuch wird von der Gegenseite mit straffem Zug über den Körper gelegt und mit dem flachen Handrücken untergesteckt, gleichzeitig zieht die andere Hand das noch freiliegende Tuch straff, um es dann über den Körper zu legen. Mit Zwischentuch (falls vorhanden) und Außentuch wird in gleicher Weise verfahren.

Bauchwickel. Sie werden zwischen Brustbeinspitze und Leiste anmodelliert. Da ein zirkulärer Bauchwickel schwierig anzulegen ist, kann auch eine Kompresse auf den Bauch gelegt werden und diese rundherum umwickelt werden **(Abb. 9.15)**. Bei Säuglingen muss auf eine ungehinderte Bauchatmung geachtet werden.

Zum Schutz vor Urin kann eine luftdurchlässige Windel angelegt werden (keine Plastikwindel, da sie die Feuchtigkeit stauen).

Bei Säuglingen mit Dreimonatskoliken und Blähungen kann dem Wasser Kamille zur Beruhigung und Krampflösung zugesetzt werden (einen Esslöffel Kamillenblüten mit kochendem Wasser übergießen und fünf bis zehn Minuten zugedeckt ziehen lassen, anschließend abseihen).

Wadenwickel zur Fiebersenkung

Wirkung. Die Fiebersenkung wird durch Erhöhung der Wärmeableitung und ggf. über Verdunstungskälte mit kühlenden Wadenwickeln erreicht. Soll eine schonende Wärmeabgabe über Wärmeleitung erfolgen, dann werden die feuchten Innentücher mit trockenen Außentüchern umhüllt. Diese Methode ist besonders für Kinder und kreislauflabile Personen zu empfehlen. Soll Wärme über Wärmeleitung **und** Verdunstungskälte erfolgen, werden die feuchten Tücher nicht mit trockenen Tüchern umwickelt.

> **Merke ⇢ Zeitpunkt.** Wadenwickel werden erst **nach** dem Fieberanstieg angelegt, wenn der Temperaturhöhepunkt erreicht ist.

Wadenwickel dürfen nur bei warmen, gut durchbluteten Füßen und Beinen angelegt werden, da der Körper nur bei weitgestellten Hautgefäßen Wärme in ausreichendem Maß abgeben kann.

Bei kühlen Füßen oder Frösteln des Patienten verbietet sich diese Maßnahme, da die Wärmeabgabe durch eine Verstärkung der Zentralisation weiter verhindert würde. Gegebenenfalls müssen die Füße erst durch ein warmes Fußbad oder Socken erwärmt werden.

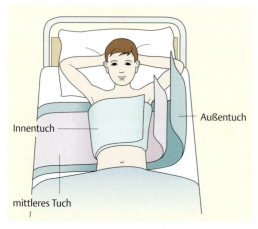

Abb. 9.14 ⇢ Brustwickel. Ein Brustwickel reicht von den Achselhöhlen bis unter die Rippenbögen

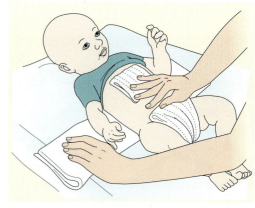

Abb. 9.15 ⇢ Bauchwickel. Eine feuchtwarme Bauchkompresse wird mit einem trockenen Tuch umwickelt

Physikalische Therapie

■ Vorbereitung
Verständige Kinder werden über die Maßnahme informiert und aufgefordert, sich bei Unbehagen zu melden.
Material. Folgendes wird benötigt:
- 2 Innentücher aus Baumwolle oder Leinen, etwa 2–4 cm kürzer als das Außentuch,
- 2 Außentücher aus Molton oder Frottee in Wadenlänge bei erwünschtem vorsichtigen Wärmeentzug,
- eine Schüssel mit Wasser, dessen Temperatur wenige Grade unter der des Körper liegen sollte. Bei hohem Fieber beginnt man mit etwa 2 °C unter der Körpertemperatur liegendem Wasser und senkt die Wassertemperatur dann langsam.
- Badethermometer,
- evtl. Zitronensaft oder Essig als erfrischender Zusatz (nach Hautempfindlichkeit, Allergien fragen, nicht bei Säuglingen),
- Bettschutz (wasserabweisende Unterlage und Moltontuch),
- Fieberthermometer, Uhr.

■ Durchführung
Wadenwickel werden beidseits angelegt. Sie reichen vom Knöchel bis zur Kniekehle, die Gelenke müssen unbedingt freigelassen werden:
- Das Bett mit der wasserdichten Unterlage und dem Molton vor Nässe schützen, wärmende Socken über die Füße ziehen.
- Die Kinder werden über den Moment des Auflegens der kühlen Tücher informiert.
- Die aufgerollten Innentücher ins Wasser eintauchen, nur mäßig ausdrücken und zügig um die Waden legen.
- Das trockene Außentuch faltenfrei darüberwickeln, damit keine Verdunstungskälte mit nachfolgender reaktiver Verengung der Hautgefäße entstehen kann.
- Die Unterschenkel können mit einem dünnen Tuch leicht bedeckt werden, ein Wärmestau ist aber unbedingt zu vermeiden.

Praxistipp ⋯ Alternativ können bei Kindern oder unruhigen Patienten feuchte Baumwollkniestrümpfe mit abgeschnittenem Fußteil angezogen werden.

Dauer und Häufigkeit. Folgendes ist zu beachten:
- Erneuerung der Wickel nach ca. zehn Minuten, da sie sich schnell erwärmen.
- In der Regel ungefähr drei- bis viermal rasch hintereinander anlegen, dann beenden. Für jeden neuen Wickel frisches Wasser verwenden. Maximale Körpertemperatursenkung: ca. 1 °C.
- Steigt die Körpertemperatur im Laufe des Tages wieder an, so kann die Wickelserie im Abstand von einigen Stunden wiederholt werden.

Überwachung. Die Vitalwerte sind zu überwachen:
- Erfassen der Kreislaufsituation durch Beobachtung von Hautdurchblutung, Puls, evtl. Blutdruck und Allgemeinbefinden in kurzen Abständen.
- Messen der Körpertemperatur unmittelbar nach dem Wickel.
- Bei Säuglingen und Kleinkindern bereits zehn Minuten nach Anlegen des Wickels, da die Temperatur rasch sinken kann.

Merke ⋯ **Komplikationen.** Bei Veränderungen der Kreislaufsituation, bei Unwohlsein des Patienten, Frösteln und Abkühlen der Füße müssen die Wickel abgenommen werden. Sinkt das Fieber nicht oder treten Komplikationen auf, muss der Arzt benachrichtigt werden.

Umschläge, Auflagen, Kompressen
Diese Begriffe werden häufig synonym für Wickel verwandt. Sie unterscheiden sich dadurch, dass das Innentuch nur auf eine begrenzte Körperpartie an- oder aufgelegt wird (z. B. Quarkauflage bei Gelenkentzündung **Abb. 9.16**).

Kompressen bedecken nur eine kleine Körperfläche, ihre Wirkung ist deshalb weniger intensiv (z. B. Augen- oder Bauchkompresse).
Packung. Sie umhüllt den ganzen Körper oder mehr als die Hälfte (z. B. Dreiviertelpackung) und kann als trockenheiße oder feuchte Packung angewendet werden.
Kataplasma. Als Kataplasmen werden Brei- und Pastenumschläge zur lokalen Therapie bezeichnet.
Zusätze für Kataplasmen:
- gemahlene und gekochte Leinsamen,
- gekochte, heiße und zerdrückte Kartoffeln (nicht bei Personen anwenden, die empfindlich auf intensive Wärme reagieren z. B. Säuglinge),
- Antiphlogistika wie Enelbin können als gebrauchsfertige Pasten bezogen werden.

Wirkung: Heiße Kataplasmen halten die Wärme längere Zeit und führen zu lokaler Mehrdurchblutung und Schmerzlinderung. Eitrige Prozesse können zur Einschmelzung gebracht werden.
Indikation: Mumps, Lymphadenitis, Abszesse.
Peloide. Moore, Schlamme, Schlicke und Heilerden werden unter dem Begriff Peloide (pelos, griech. Schlamm) zusammengefasst.

Sie werden in Breiform als Auflagen, Packungen oder Bäder als Kalt- oder Warmanwendung verabreicht. Teilweise werden die Grundstoffe in Kunststoffhüllen verpackt und sind so müheloser anwendbar (z. B. Fango).
Indikationen: Degenerative Erkrankungen des Bewegungsapparates, rheumatische Erkrankungen, Muskelschmerzen, gynäkologische Erkrankungen (Moore) u. a.

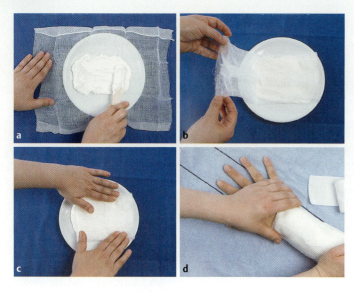

Abb. 9.16 Quarkauflage mit kühlender Wirkung.
a Quark ca. $1/2$ cm dick auf der Kompresse ausstreichen
b u. **c** Rand einschlagen
d Quarkkompresse auf betroffene Stelle legen, mit Mullbinde oder Handtuch fixieren

9.5.4 Lichttherapie

Schon im Altertum nutzte man die Heilwirkung des Sonnenlichts (Heliotherapie). Bei der Lichttherapie werden die anwendbaren Strahlenbereiche des Sonnenlichts mit künstlichen Strahlenquellen wie Infrarotlampen, Ultraviolettstrahlern, Fototherapielampen (s. S. 496) u. a. erzeugt. Die sehr effektiven Licht- und Wärmestrahlen verlangen eine genaue, dem einzelnen Patienten angepasste Dosierung, um Lichtschäden zu vermeiden.

Der Arzt verordnet Anzahl und Dauer der Behandlungen sowie Strahlungsstärke und den Abstand zur Wärmequelle. Es sind spezielle Maßnahmen in der Vorbereitung, Durchführung und Nachsorge von pflegerischer Seite zu beachten sowie Schutzvorkehrungen zu treffen.

> **Merke ⋯ Sicherheit.** Jüngere und unkooperative Kinder bedürfen der Aufsicht. Die Überwachung entspricht der jeweiligen Bestrahlungsmaßnahme. Insbesondere müssen Hautverbrennungen und Wärmestau verhütet sowie Auswirkungen auf den Gesamtorganismus frühzeitig erkannt werden.

Infrarotbestrahlung

Infrarotstrahlen verursachen eine bessere Durchblutung der Haut im Bestrahlungsfeld und somit einen Wärmeeffekt in oberflächlichen Gewebeschichten und reflektiv in der Tiefe.

Indikationen sind Sinusitis, Otitis media, Intertrigo und Muskelerwärmung vor Krankengymnastik und Massagen. Vor der Infrarottherapie Fenster und Türen schließen. Metallgegenstände (z. B. Schmuck, Haarspangen) entfernen, da sie sich bei Bestrahlung erhitzen. Das Kind wird in die entsprechende Position gebracht, jüngere Kinder auf den Schoß genommen. Den Infrarotstrahler im verordneten Abstand aufstellen (Verbrennungsgefahr). Ein Berühren der Strahlungsquelle muss ausgeschlossen sein.

Dunkle Schutzbrille aufsetzen (Kind und Pflegeperson, die das Kind hält), da Infrarotstrahlen die Augen schädigen können. Die Zeitschaltuhr wird eingestellt und die Bestrahlung nach Anordnung vorgenommen. Gesicht und Lippen nach Beendigung der Maßnahme eincremen, für eine warme Umgebung sorgen und nachruhen lassen.

Ultraviolettbestrahlung

Diese Form der Lichtanwendung hat durch neue Therapiemöglichkeiten (z. B. bei Rachitis) an Bedeutung verloren. In der Dermatologie zur Behandlung von Psoriasis, Akne und bestimmten Ekzemen hat sie sich weiter bewährt. Sie findet Anwendung als Teil- oder Ganzkörperbestrahlung (Höhensonne). Es gelten die gleichen Schutzvorschriften wie bei der Infrarotbestrahlung. Die Bestrahlungsdauer richet sich nach der Verordnung und dem Lampentyp.

Lese- und Lernservice

Fragen zum Selbststudium

1. Welche Vor- und Nachteile sehen Sie bei den einzelnen Messmethoden der Körpertemperatur?
2. Welche Pflegemaßnahmen stehen in den einzelnen Fieberphasen im Vordergrund? Begründen Sie Ihre Angaben!
3. Erläutern Sie die Wirkung von Kälte- und Wärmeanwendungen und nennen Sie verschiedene Anwendungsbeispiele.
4. Erklären und demonstrieren Sie das fachrichtige Anlegen eines Wadenwickels.

Verwendete Literatur

Anderson, K. A. u. a.: Springer-Lexikon Pflege. 2. Aufl. Springer, Berlin 2002
Aßmann, C.: Pflegeleitfaden Alternative und komplementäre Methoden. Urban & Schwarzenberg, München 1996
v. Brandis, H.-J., Schönberger: Anatomie und Physiologie. 8. Aufl. Gustav Fischer, Stuttgart 1991
DAK-Ratgeber: Wenzel, P.: Hausapotheke. Gräfe und Unzer, München 2000
Fischer-Rizzi, S.: Himmlische Düfe. Aromatherapie: Anwendung wohlriechender Pflanzenessenzen und ihre Wirkung auf Körper und Seele. 11. Aufl., Hugendubel, München 1995
Georg, J.: Wickel und Auflagen. In: Pflege akutell 1/95, S. 20–22
Kellnhauser, E., u. a. (Hrsg.): Thiemes Pflege. 9. Aufl. Thieme, Stuttgart 2000
Kretz, F.-J., Th. Beushausen: Das Kinder – Notfall – Intensiv Buch: lebensrettendes Know-How 2. Aufl. Urban & Fischer, München 2002
Lockstein, C., S. Faust: Relax! Der schnelle Weg zu neuer Energie. Gräfe und Unzer, München 2001
Rossi, E., E. Gugler, F. Vassella et al.: Pädiatrie. 3. Aufl. Thieme, Stuttgart 1997
Schäffler, A., N. Menche (Hrsg.): Pflege Konkret – Innere Medizin. Jungjohann Verlag bei Gustav Fischer, Ulm 1996
Sonn, A.: Pflegethema: Wickel und Auflagen. Thieme, Stuttgart 1998
Thüler, M.: Wohltuende Wickel, 7. Aufl. Maya Thüler Verlag, Worb 1995
Wong, D. L.: Whaley & Wong's Nursing Care of Infants and Children. 5th ed. Mosby, St. Louis 1995
Wong, D. L.: Clinical Manual of Pediatric Nursing. 4th ed. Mosby, St. Louis 1996

Internetadressen

www.bfs.de (Bundesamt für Strahlenschutz)
www.iglu.ch/hypothermie/unterkühlungmain.html
www.ssk.de (Strahlenschutzkommission)
www.wickel.de

10 Sich sauber halten und kleiden

Eva-Maria Wagner

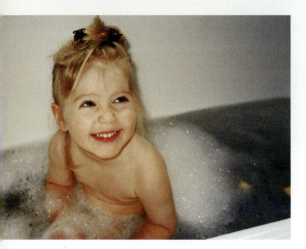

10.1 Bedeutung

Körperpflege und Kleidung

Körperpflege. Sie dient dazu, Schmutz, Schweiß und abgestorbene Hautzellen zu entfernen und die Haut vor Umwelteinflüssen zu schützen. Das persönliche Wohlbefinden wird durch ein entspannendes oder anregendes Bad oder eine erfrischende Dusche gefördert. Ein gepflegtes Äußeres und die Anwendung von Kosmetik können das Selbstwertgefühl in Bezug auf die körperliche Attraktivität steigern. Die meisten Menschen beurteilen andere Personen zunächst aufgrund ihres Aussehens und ihrer Kleidung.

Kleidung. Diese übernimmt die Aufgabe, die Körper- und die Umgebungstemperatur auszugleichen: Angemessene Kleidung soll warm halten, aber nicht zu einem Wärmestau führen. Sie muss Feuchtigkeit von außen abhalten sowie Schweiß aufnehmen und nach außen abgeben, ohne dass auf der Haut Verdunstungskälte zu spüren ist.

Darüber hinaus soll Kleidung bequem zu tragen und praktisch sein (z.B. spezielle Arbeitskleidung) sowie schmücken und Signale setzen, d.h. etwas aussagen über denjenigen, der sie trägt. Diese Bedeutung von Kleidung wird Kindern ab dem Kindergartenalter bewusst, sie wählen ihre Kleidung dann auch unter diesem Gesichtspunkt aus.

Durch die Reibung auf der Haut beim Tragen gibt Kleidung uns die Information, wo unser Körper anfängt bzw. aufhört. Besonders wichtig ist diese Rückmeldung bei verwirrten, komatösen oder schwerstbehinderten Menschen, die nur wenig Körpererfahrung machen können.

Gewaschenwerden

Berührungen durch die Hand eines anderen Menschen stellen im Allgemeinen einen stärkeren Reiz dar als Berührungen durch die eigene Hand. Sie können als sehr angenehm oder aber als unangenehm empfunden werden.

Berührungen, die uns von unserer Körperpflege her vertraut sind, verlaufen bei der Pflege unseres Körpers durch einen anderen Menschen nicht im uns vertrauten Rhythmus und Ablauf und der von uns bevorzugten Intensität. Darüber hinaus nimmt die uns fremde Pflegeperson mit Bereichen unseres Körpers Kontakt auf, die im Alltag für Berührungen durch andere tabuisiert sind, dadurch werden unsere Intimsphäre und unser Schamgefühl verletzt.

Scham und Schamgefühl entwickeln sich beim Kind im Kindergartenalter und sollen genau so respektiert werden wie beim Erwachsenen, dies gilt für die Eltern des Kindes ebenso wie für Pflegepersonal und Ärzte (Kap. „Mädchen oder Junge sein"). Hautkontakt mit einem anderen Menschen bedeutet Kommunikation auf nichtverbaler Ebene.

Wir Pflegenden können es als unangenehm empfinden, in die Tabuzonen eines anderen Menschen einzudringen. Zudem möchten wir durch unsere Berührung keine sexuellen Signale geben. Es gibt keine Patentrezepte, wie wir mit der eigenen Verlegenheit und der des Patienten umgehen sollen. Doch wir können stets erneut versuchen, sachlich vorzugehen, d.h. uns selbst eingestehen, dass es Pflegehandlungen gibt, die wir weniger gern durchführen, ohne sie deshalb besonders hastig, oberflächlich und unsanft vorzunehmen (z.B. Waschen des Genital- und Analbereiches).

Neben Scham kann auch Ekel den Pflegenden die Körperpflege eines anderen Menschen erschweren. Zum Umgang mit Ekelgefühlen in der Pflege siehe S. 314.

Bei verwirrten, komatösen oder schwerstbehinderten Menschen kann mittels Körperpflege die Wahrnehmung des eigenen Körpers gefördert werden. Das Waschen bzw. Gewaschenwerden hat somit nicht nur eine reinigende, sondern auch eine therapeutische Funktion.

Die Hände der Pflegenden

Die Hände der Pflegenden sind die wichtigsten Instrumente zur Durchführung der Körperpflege. In der Kinderkrankenpflege sind die Hände der Pflegenden im Verhältnis um so größer, je kleiner das Kind ist. Beim Neugeborenen bedeckt die Hand des Erwachsenen die gesamte Brust und den Bauch des Babys. Wird das Baby nun fast ganz von einer Hand umfangen, so sollte diese Hand warm, weich und behutsam sein. Gerade bei der Körperpflege ist es oft nicht ausschlaggebend, wie routiniert und zügig ein Handgriff durchgeführt wird, sondern welche Haltung sich dem Kind durch die Hände der Pflegenden vermittelt: Ruhe, Wärme, Geborgenheit. Dies gilt sowohl für neugewordene Eltern als auch für Auszubildende in der Kinderkrankenpflege.

10.2 Beeinflussende Faktoren

Die Lebensaktivität „Sich sauber halten und kleiden" wird von unterschiedlichen Faktoren beeinflusst.
Körperliche Faktoren. Das Alter bzw. der Entwicklungsstand des Kindes haben großen Einfluss auf die Ausübung dieser Lebensqualität.
Psychologische Faktoren. Persönliche Vorlieben bzw. die Orientierung an Gruppen Gleichaltriger spielen bei Schulkindern und Jugendlichen eine bedeutende Rolle.
Soziokulturelle Faktoren. Die Körperpflege- und Kleidungsgewohnheiten, die die Eltern dem Kind vermitteln, der soziale Status und die finanzielle Situation der Eltern, aktuelle Modetrends, das Geschlecht (geschlechtstypische Kleidung und Frisur) sowie die Kultur und die Religion (z. B. kann im Islam und im Hinduismus die Reinigung des Körpers nur unter fließendem Wasser erfolgen).

Im **Islam** hat die rituelle Reinigung des Körpers auch eine geistige Dimension: Nur wer rein ist, kann zum Gebet vor Allah treten. Da das benutzte Wasser als unrein gilt, soll es den Körper nicht mehr berühren. Somit kann eine Reinigung nur unter fließendem Wasser erfolgen, d. h. vorzugsweise unter der Dusche.

Manche Moslems lehnen auch die Verwendung eines Waschlappens ab. Säuglinge und Kinder werden ebenfalls nicht zur Reinigung gebadet. Medizinische Bäder werden akzeptiert, wenn ein Moslem sich sowohl vor als auch nach dem Bad waschen oder duschen kann.
Umgebungsabhängige Faktoren. Das Klima hat einen unterschiedlichen Einfluss auf die Körperpflege- und Kleidungsgewohnheiten.

Oft ist es üblich, dass Kinder und Jugendliche im Krankenhaus ihre gewohnte Kleidung ablegen und klinikseigene Kleidungsstücke tragen müssen. Dies sollte jedoch auf die unbedingt notwendigen Situationen beschränkt werden, wie beispielsweise das Tragen eines Operationshemdes nur im Operationssaal und im Aufwachraum.

Außerdem ist die Schwere der Erkrankung ein wichtiger Faktor, so sind z. B. auf Intensivstationen die Patienten meist weitgehend entkleidet, damit ihr Körper der Beobachtung und Therapie möglichst ungehindert zugänglich ist. Auch hier sollte kritisch hinterfragt werden, ob dies in jedem Fall erforderlich ist.

10.3 Beobachten und Beurteilen

10.3.1 Entwicklung der Selbständigkeit

Im Laufe ihrer allgemeinen Entwicklung können gesunde Kinder nach und nach ihre Körperpflege und das Kleiden selbständig ausführen. Das Kinderkrankenpflegepersonal muss die Meilensteine der Entwicklung kennen, um einschätzen zu können, ob die Fähigkeiten und Ressourcen eines Kindes altersentsprechend sind oder ob eine Entwicklungsverzögerung vorliegt. Diese Einschätzung ermöglicht die aktive Einbeziehung des Kindes in die Körperpflege, sodass seine Selbständigkeit erhalten und gefördert wird. Die Altersangaben sind Durchschnittswerte, das bedeutet, dass ein Kind durchaus früher oder später diese Fähigkeiten entwickeln kann **(Tab. 10.1)**.

10.3.2 Haut, Schleimhaut und Hautanhangsgebilde

Merke ⋯▷ Beobachtung. Im Rahmen der Körperpflege kann die Pflegeperson sich ein Gesamtbild über das körperliche Befinden des Kindes verschaffen.

Der Zustand der Haut sagt etwas aus über die Körperpflegegewohnheiten und den Ernährungszustand sowie den Wasserhaushalt und den Kreislauf des Kindes. Viele Krankheiten manifestieren sich an der Haut. Teilweise spiegelt die Haut die Gefühle eines Menschen wider, beispielsweise beim Erröten oder Erblassen.

Merke ⋯▷ Beobachtung. Die Haut wird auf folgende Aspekte hin beobachtet: Farbe, Temperatur, Feuchtigkeit, Hautturgor und gegebenenfalls Abweichungen.

Haut

Die Haut ist das größte Organ des Menschen. Gesunde Haut bildet eine natürliche Barriere gegen Keime, schützt die inneren Organe vor Druck oder Reibung, trägt zur Regulation des Wasser- und Wärmehaushalts bei und dient als Sinnesorgan.

Gesunde Haut ist feinporig, weich und glatt. Ihr Spannungszustand ist prallelastisch, d. h. wird am Oberarm oder Bauch eine Hautfalte abgehoben, so verstreicht sie nach dem Loslassen prompt und ohne Veränderungen. Ödeme können bei Kindern an Ober- und Unterlidern nach längerem Schreien oder Weinen und nach dem Schlafen physiologisch sein.

10 Sich sauber halten und kleiden

Tabelle 10.1 Entwicklung der Selbständigkeit beim Sichsauberhalten und Kleiden

Lebensalter	Fähigkeiten zum Sichsauberhalten und Kleiden
Geburt bis 15 Monate	Das Neugeborene, der Säugling und das Kleinkind sind völlig abhängig von den sie betreuenden Personen.
ab etwa 15 Monate	Das Kind kann mithelfen beim An- und Ausziehen, indem es auf Aufforderung einen Arm oder ein Bein streckt.
ab etwa 18 Monate	Das Kleinkind kann einfache Anweisungen befolgen, es kann Kleidungsstücke wie Handschuhe, Socken und Mütze ausziehen und einen Reißverschluss öffnen.
ab etwa 24 Monate	Das Kleinkind kann die Schuhe alleine ausziehen und einfache Kleidungsstücke selbst anziehen. Es hilft beim Haarewaschen und Kämmen. Die Eltern können mit dem Toilettentraining beginnen.
ab etwa 30 Monate	Das Kind kann das Töpfchen selbst benutzen, braucht aber noch Hilfe beim Abputzen. Unter Aufsicht kann es die Hände waschen und abtrocknen und das Handtuch zum Trocknen aufhängen.
ab etwa 3 Jahre	Das Kind kann die Schuhe selbst anziehen, muss aber darauf hingewiesen werden, welcher Schuh an den linken bzw. rechten Fuß gezogen wird. Es kann Knöpfe auf- und zuknöpfen und sich anziehen, braucht aber noch Hilfestellung, z. B. bei Knöpfen auf dem Rücken. Das Kind ist tagsüber evtl. bereits trocken und kann sich selbst auf die Toilette setzen. Es kann sich nach dem Toilettengang selbständig die Hände waschen.
ab etwa 4 Jahre	Das Kind kann selbst die Schuhe zubinden. Waschen und Zähneputzen kann es mit Hilfestellung durchführen. Evtl. ist es auch nachts trocken. Das Kind kann sich nach dem Toilettengang selbständig abputzen und die Toilettenspülung betätigen (muss aber möglicherweise noch darauf hingewiesen werden).
ab etwa 5 Jahre	Das Kind entwickelt ein ausgeprägtes Schamgefühl, es möchte nicht mehr von den Eltern im Genitalbereich gewaschen werden und zieht sich nur sehr ungern vor Fremden (z. B. Pflegepersonal und Ärzten) aus, manchmal auch nur ungern vor einem oder beiden Elternteilen. Außerdem entwickelt das Kind ein Bewusstsein dafür, welche Kleidung „in" ist und will sie selbst aussuchen. Dabei kann sein Geschmack den Erwachsenennormen völlig entgegengesetzt sein.
ab etwa 6 bis 7 Jahre	Das Schulkind kann alleine baden und sich auf das Schlafengehen vorbereiten. Es kann seine Haare so kämmen oder bürsten, dass die Eltern die Frisur nicht korrigieren müssen.
ab etwa 10 Jahre	Das Kind ist völlig selbständig in Bezug auf Körperpflege und Kleidung, auch beim Haarewaschen und fönen. Gegebenenfalls müssen die Eltern es darauf hinweisen, dass Maßnahmen zur Körperpflege erforderlich sind.
ab etwa 12 Jahre	Für Mädchen wird das Tragen eines Büstenhalters zum Thema sowie mit Einsetzen der Menstruation die Monatshygiene.
ab etwa 14 Jahre	Für Jungen wird das tägliche Rasieren wichtig.

Man unterscheidet verschiedene **Hauttypen:**
- Normale Haut: zart, feinporig, gut durchblutet, keine Hautunreinheiten, kein fettiger Glanz.
- Fette Haut (Seborrhoe): grobporig, glänzend, fettig, oft verbunden mit Hautunreinheiten und fettigem Haar (aufgrund vermehrter Talgbildung).
- Trockene Haut (Sebostase): rauh, spröde, leicht rissig oder schuppig.

Oft hat ein Mensch nicht einen bestimmten Hauttyp, sondern an unterschiedlichen Körperstellen auch verschiedene Hauttypen: fettige Haut an Stirn, Nase und Kinn, trockene Haut an den Ellenbogen und Knien und ansonsten normale Haut. Beim Vorliegen verschiedener Hauttypen spricht man von Mischhaut.

Der Hauttyp ändert sich im Laufe des Lebens: Kinder haben eine sehr zarte, eher trockene Haut. Jugendliche dagegen haben während der Pubertät eine eher fette, unreine Haut. Im Alter wird die Haut dünn, trocken und faltig. Auch Umwelteinwirkungen (Witterung und Sonne), hormonelle Einflüsse (Pubertät, Klimakterium) sowie Krankheiten und falsche Pflege beeinflussen den Hauttyp.

Physiologische Besonderheiten der Haut beim Säugling. Bezogen auf das Körpergewicht in Kilogramm ist die Hautoberfläche beim Säugling doppelt so groß wie beim Erwachsenen.

Die Epidermis ist noch sehr dünn, insbesondere die Hornschicht, daher ist die *Wasserabgabe* über die Haut (Perspiratio insensibilis) *erhöht*.

Die *erhöhte Durchlässigkeit* (Permeabilität) der Haut beim Säugling kann zu einer erhöhten Resorption von Medikamenten, Hautdesinfektionsmitteln und chemischen Stoffen in Hautpflegepräparaten führen, daher sollen Babypflegeprodukte prinzipiell frei von Alkohol, Parfüm und Konservierungsmitteln sein und jodhaltige Präparate in diesem Lebensalter nur sehr zurückhaltend eingesetzt werden.

Da der pH-Wert der Haut beim Säugling bei 6,7 liegt (beim Erwachsenen bei 5 bis 6,5) ist die körpereigene Abwehr gegen Bakterien, Pilze und Viren herabgesetzt. Wird die Säuglingshaut mit alkalischer Seife gewaschen, braucht sie wesentlich länger als die Erwachsenenhaut, um ihren natürlichen Fettfilm und Säureschutzmantel wieder aufzubauen.

Die Schweißdrüsen sind bei der Geburt alle vorhanden, aber erst im Alter von zwei bis drei Jahren voll funktionsfähig.

Da der relative Anteil gesättigter Fettsäuren in der Säuglingshaut höher ist als beim Erwachsenen, kann eine Kälteeinwirkung zum Übergang vom öligen in den festen Zustand führen, d.h. zur Entwicklung von schmerzhaften, knotigen Fettgewebsentzündungen, vorwiegend im Wangenbereich.

Schleimhaut

Gesunde Schleimhaut im Mund, an der Zunge, der Bindehaut und den Genitalien ist feucht, blassrosa, glänzend und ohne Beläge.

Haare

Haare und Nägel werden als **Hautanhangsgebilde** bezeichnet.

Gesundes *Kopfhaar* ist seidig-glänzend und gleichmäßig dicht. Die verschiedenen Hauttypen haben auch einen Einfluss auf das Haar, d.h. neigt die Haut zu vermehrter Talgbildung, hat der Mensch oft auch fettiges Haar (z.B. Jugendliche in der Pubertät).

Lanugohaare oder *Flaumhaare* sind sehr feine, pigmentarme Haare, die beim Fetus ab dem 4. Schwangerschaftsmonat den ganzen Körper bedecken. Bei sehr kleinen Frühgeborenen sind sie reichlich, beim reifen Neugeborenen nur noch spärlich vorhanden.

Bis zum 6. Lebensmonat werden sie durch das etwas gröbere, aber gleichfalls wenig gefärbte *Wollhaar* ersetzt. Ab der Pubertät findet sich dann das *Terminalhaar*.

Nägel

Die Nägel können hinsichtlich Form, Farbe und Struktur beurteilt werden. Gesunde Nägel sind glatt, rosig und fest.

Zähne und Zahnfleisch

Der erste Zahn erscheint meist zwischen dem 6. und dem 9. Lebensmonat. Innerhalb der folgenden zweieinhalb Jahre erscheinen nacheinander alle 20 Zähne des Milchgebisses.

Der Zahndurchbruch erfolgt meist in einer charakteristischen Reihenfolge, wobei große zeitliche Abweichungen möglich sind. Manchmal brechen innerhalb weniger Wochen etliche Zähne hintereinander durch.

Die ersten vier bleibenden Backenzähne kommen etwa im 6. Lebensjahr hinter den letzten Milchzähnen durch.

Zwischen dem 6. und 12. Lebensjahr wechselt das Milchgebiss Zahn für Zahn in das bleibende Gebiss über. Zuletzt brechen die letzten großen Backenzähne durch. Diese „Weisheitszähne" erscheinen in der Regel ab dem 18. Lebensjahr, allerdings nicht bei allen Menschen.

Das Zahnfleisch (Gingiva) gehört zur Mundschleimhaut. Es umschließt die Zähne im unteren Bereich, dem Zahnhals. Gesundes Zahnfleisch ist rosa, feucht und sitzt fest auf dem Zahnhals, ohne Taschen zu bilden.

10.3.3 Abweichungen

Haut

Hautkolorit. Es kann am besten dort beurteilt werden, wo die Haut wenig Melanin enthält, d.h. am Nagelbett, Ohrläppchen, Skleren, Konjunktiven, Lippen und Mund. An Abdomen und Rumpf lässt sich die Hautfarbe ebenfalls beurteilen, da die Haut dort meist nicht so sehr dem Sonnenlicht ausgesetzt ist wie z.B. im Gesicht und an den Händen. Das Hautkolorit wird bei Tageslicht begutachtet. (Beobachtung von Blässe und Zyanose s. S. 170.)

Hautverfärbungen. Es sind folgende Verfärbungen der Haut zu beobachten:

- Eine Hautrötung kann auftreten als Folge einer Überwärmung, der Einwirkung von Kälte oder einer lokalen Entzündung bzw. eines beginnenden Dekubitus oder als Symptom einer Infektionskrankheit mit charakteristischem Ausschlag (z.B. Masern oder Röteln). Eine entzündliche Hautrötung ist ein *Erythem;* eine schuppende Rötung der gesamten Hautoberfläche nennt man *Erythrodermie.*
- Eine rötlich-bläuliche Hautverfärbung kann beobachtet werden bei einer Polyzythämie.
- Eine kirschrote Haut ist Leitsymptom der Kohlenmonoxidvergiftung.
- Eine flammendrote Haut wie bei einem Sonnenbrand tritt auf bei der Kombination von Hautbestrahlung und der Gabe bestimmter Zytostatika.
- Ein *Ikterus* (Gelbfärbung) lässt sich am besten an den Skleren, den Schleimhäuten und am Abdomen erkennen.
Beim Neugeborenen ist der Ikterus in der ersten Lebenswoche physiologisch aufgrund des Abbaus des fetalen Hämoglobins. Pathologisch ist der Ikterus, wenn er bereits am ersten Lebenstag auf-

tritt, besonders ausgeprägt ist oder noch in der zweiten Lebenswoche bestehen bleibt.
- Bei chronischen Nierenerkrankungen färben sich oft die der Sonne ausgesetzten Hautpartien gelb (jedoch nicht die Skleren und Schleimhäute). Beim Säugling kann häufiger Verzehr von Karotten eine Gelbfärbung der Handinnenflächen, Fußsohlen und des Gesichts verursachen (aber nicht der Skleren und Schleimhäute).
- Eine Braunfärbung der Haut kann die Folge von Sonneneinwirkung oder therapeutischer Bestrahlung (Radioonkologie) sein oder auf einen Morbus Addison (Bronzehautkrankheit) oder einen Tumor der Hypophyse hinweisen.

Hautfeuchtigkeit. Sehr trockene, rauhe Haut tritt auf bei Fehlernährung, endokrinen Störungen (z. B. Hypothyreose) und nach längerer Kälteeinwirkung. Sehr trockene Haut verbunden mit Schuppenbildung kann folgende Ursachen haben: atopische Dermatitis oder Neurodermitis (im Säuglingsalter sog. Milchschorf, hauptsächlich auf den seitlichen Gesichtspartien und der Kopfhaut, **Abb. 10.1 a**); Psoriasis und seborrhoische Dermatitis (im Säuglingsalter bevorzugt am Kopf als sog. „Gneis"). Auf vermehrte Schweißbildung wird auf S. 216 eingegangen.

Hautturgor. Darunter versteht man den vom Flüssigkeitsgehalt abhängigen Spannungszustand der Haut. Man unterscheidet, ob der Hautturgor vermindert oder erhöht ist.

Verminderter Hautturgor. Stehende Hautfalten sind ein Hinweis auf Dehydratation oder Fehlernährung.

Erhöhter Hautturgor. Ödeme führen zu einem „aufgedunsenen" Aussehen im Gesicht bzw. an der betroffenen Körperstelle. Drückt man mit dem Finger auf

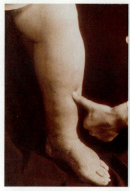
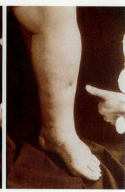

Abb. 10.1 b ⇢ **Unterschenkelödem.** Gut erkennbar ist, wie die Delle des Daumens im ödematösen Gewebe verbleibt

das ödematöse Gewebe, so entsteht dort eine kleine Delle, die erst nach einer Weile verstreicht **(Abb. 10.1 b)**.

Ödeme bilden sich oft in Abhängigkeit von der Lage des Menschen, d. h. an den Körperstellen, die tiefer liegen als der übrige Körper. Ursachen für Lidödeme können allergische Reaktionen oder Nierenerkrankungen sein.

Ödeme an den tiefsten Partien des Körpers (z. B. Unterschenkel, Fußknöchel und Fußrücken beim stehenden Menschen, im Kreuzbeinbereich beim liegenden Menschen) treten bei Herzerkrankungen auf. Bei Nierenerkrankungen sind die Ödeme meist im Gesicht, vor dem Schienbein (prätibial), um die Fußknöchel oder bei Jungen auch am Skrotum lokalisiert.

Temperatur. Eine Temperaturdifferenz zwischen Körperstamm und Extremitäten (z. B. Hände und Füße) ist normal. Insbesondere Neugeborene können ihre Temperatur noch nicht gut regulieren, sodass sie oft kühle bis kalte Hände und Füße haben. Eine Temperaturdifferenz zwischen oben und unten, d. h. warme Arme und Hände bei kalten Beinen und Füßen, kann ein Hinweis auf einen angeborenen Herzfehler sein (Aortenisthmusstenose).

Geruch. Mangelnde Körperpflege zieht unangenehmen Körpergeruch nach sich und wird von den meisten Menschen als abstoßend empfunden. Bestimmte Erkrankungen bringen einen charakteristischen Geruch mit sich. Beispiele: Azetongeruch beim Coma diabeticum; Mundgeruch bei Mundschleimhautentzündung (Stomatitis), chronischer Tonsillitis oder Zahnerkrankungen.

Angeborene Hautveränderungen. Geburtsmale oder Geburtsflecken umfassen Storchenbiss, Mongolenfleck (s. S. 448), Naevus flammeus (auch Feuermal oder Portweinfleck), Hämangiom **(Abb. 10.1 c)**. Bei der Aufnahme des Kindes sollten Lokalisation und Größe dokumentiert werden und gegebenenfalls Veränderungen (z. B. wenn ein Storchenbiss blasser wird oder ein Hämangiom an Umfang zunimmt).

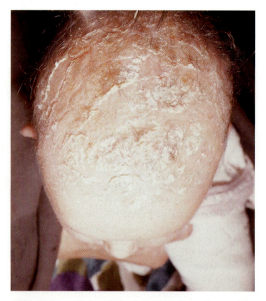

Abb. 10.1 a ⇢ **Seborrhoische Säuglingsdermatitis.** Der Milchschorf zeigt sich als gelblich, fettige und schuppende Hautrötung

Beobachten und Beurteilen

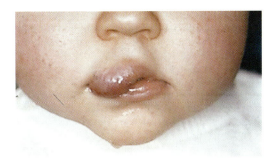

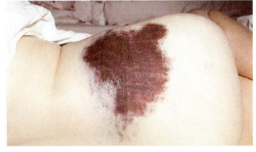

Abb. 10.1 c ⇢ Hämangiom. Der Blutschwamm erscheint als rote schwammartige Läsion oder bläulich schimmernd

Abb. 10.1 d ⇢ Hämatom. Bluterguss nach einer intramuskulären Injektion unter der Behandlung mit gerinnungshemmenden Arzneimitteln

Pigmentierung. Angeborener Pigmentmangel (Albinismus) führt zu sehr heller, blasser Haut und weißblonden Haaren.
Bei der Vitiligo (Weißfleckenkrankheit) handelt es sich um eine erworbene stellenweise Depigmentierung der Haut. Weiße Hautflecken unterschiedlicher Größe entwickeln sich, während die Hautstruktur normal bleibt. Am behaarten Kopf kann es an den betroffenen Stellen zu einer Depigmentierung der Haare, d. h. zu weißen Strähnen kommen.
Berührungsempfinden. Bei Erkrankungen des Zentralnervensystems (z. B. Meningitis) kann es sowohl zur Herabsetzung bis zum Verlust als auch zu Fehlleistungen des Berührungsempfindens (z. B. gesteigerter Schmerzempfindlichkeit) kommen.
Juckreiz (Pruritus). Der Juckreiz kann ein Symptom innerer Erkrankungen sein (z. B. Diabetes mellitus, Leberfunktionsstörungen, Leukämie) oder bei Parasitenbefall, Allergien, Schwangerschaft oder Hautkrankheiten auftreten.
Hautblutungen. Hautblutungen sind ein Symptom von Gerinnungsstörungen und müssen daher genau beobachtet und dem Arzt gemeldet werden. Je nach Größe werden unterschieden:
- ⇢ Petechien: nadelstichartige Haut- oder Schleimhautblutungen.
- ⇢ Ekchymosen: kleinfleckige Blutungen von mehr als drei Millimeter Durchmesser in Haut oder Schleimhaut,
- ⇢ Vibices: kleine, streifenförmige Blutungen unter und in der Haut.
- ⇢ Purpura: kleinfleckige Kapillarblutung in Haut oder Schleimhaut.
- ⇢ Hämatom: geschlossene, begrenzte Blutmasse im Gewebe, Bluterguss **(Abb. 10.1 d)**.
- ⇢ Suggillation: flächenhafte Blutung in der Haut ohne scharfe Begrenzung (Beispiel: Leichenflecke).

Effloreszenzen. Krankhafte Hautveränderungen werden als Effloreszenzen oder „Hautblüten" bezeichnet. Ein Hautausschlag, der auf größere Körperpartien verteilt ist und aus Effloreszenzen besteht, wird auch *Exanthem* genannt.
Primäre Effloreszenzen werden unmittelbar durch eine Krankheit hervorgerufen und umfassen:

- ⇢ Fleck oder Makula: eine reine Farbveränderung ohne Veränderung der Konsistenz oder des Hautniveaus, kleiner als ein Zentimeter im Durchmesser. Bei Entzündung rot, durch Fehlen von Farbe weiß, durch Pigmenteinlagerung kann die Makula alle Farben annehmen. Beispiel: Sommersprossen.
- ⇢ Knötchen oder Papel: umschriebene Verdickung oder Auftreibung der Haut, kleiner als ein Zentimeter im Durchmesser. Beispiel: Muttermal (Naevus).
- ⇢ Knoten oder Nodus: eine umschriebene Vermehrung der Substanz in oder unter der Haut, ein bis zwei Zentimeter im Durchmesser.
- ⇢ Bläschen oder Vesiculae: leicht vorgewölbte, kleine, mit Flüssigkeit gefüllte Hohlräume, treten oft in Gruppen auf. Beispiel: Bläschen bei Herpessimplex-Infektion.
- ⇢ Blase oder Bulla: mit Flüssigkeit gefüllte, erhabene Hohlräume, größer als ein Bläschen. Beispiel: zweitgradige Verbrennung der Haut.
- ⇢ Pustel: ein mit Eiter gefülltes Bläschen oder eine Blase. Beispiel: Akne.

Sekundäre Effloreszenzen entwickeln sich im Anschluss an primäre Effloreszenzen und umfassen:
- ⇢ Atrophie: Gewebeschwund.
- ⇢ Narbe oder Cicatrix: das Ergebnis der Heilung nach der Zerstörung von Hautteilen.
- ⇢ Schuppung oder Squama: abgeschilferte Teile der Hornschicht. Beispiel: Psoriasis.
- ⇢ Kruste: serum-, blut- oder eitergetränkter Schorf. Krusten bilden sich bei einer Vielzahl infektiöser oder entzündlicher Hauterkrankungen.
- ⇢ Erosion: oberflächlicher Gewebedefekt. Beispiel: Pemphigus.
- ⇢ Exkoriation: Gewebedefekt mit Beteiligung der Epidermis. Beispiel: Abschürfung.
- ⇢ Ulkus: Gewebedefekt mit Beteiligung der Dermis, Geschwür. Beispiel: Dekubitus.

Hautveränderungen können auch aufgrund von Infektionen mit Bakterien, Viren, Pilzen oder Befall mit Parasiten auftreten (s. S. 742).

Schleimhaut

Trockene Schleimhaut. Sie tritt an der Zunge und im Mund bei Aufregung oder längerer Mundatmung auf, bei der Gabe von Sauerstoff über eine Nasensonde oder -brille, infolge Dehydratation oder als Nebenwirkung bestimmter Medikamente, die den Speichelfluss hemmen, z. B. Atropin. Ein fleckiger oder flächenhafter Ausschlag der Schleimhaut wird als *Enanthem* bezeichnet.
Pilzinfektionen (Soor). Bei diesen finden sich weißliche, stippchen- bis flächenförmige, schwer abwischbare Beläge der Mundschleimhaut. Bei vaginalem Soor tritt weißliches, dickflüssiges Sekret aus der Scheide aus.
Mundschleimhautentzündung (Stomatitis). Dabei kommt es zur Rötung und Schwellung der Schleimhaut sowie zur Bildung zahlreicher Aphthen (weißliche, rot geränderte, rundliche Schleimhautdefekte), die zu brennenden Schmerzen führen. Aphthen können auch durch kleine Schleimhautverletzungen bei häufigem oralem Absaugen entstehen.

Weitere Veränderungen an der Schleimhaut können aufgrund von Infektionen mit Bakterien oder Viren auftreten, oft in typischer Form, z. B. Mitbeteiligung bei Infektionskrankheiten („Himbeerzunge" bei Scharlach (s. S. 742), Koplik-Flecken bei Masern usw.).

Im Rahmen einer Chemotherapie mit bestimmten Zytostatika kann es zu charakteristischen Schleimhautveränderungen im gesamten Gastrointestinaltrakt kommen (s. S. 589).
Rhagaden. Dabei handelt es sich um kleine, häufig sehr schmerzhafte Risse am Übergang von Haut zu Schleimhaut, z. B. im Mundwinkel.

Haare

Trockenes, brüchiges Haar kann auf Fehlernährung hinweisen oder auf falsche Pflege (zu häufiges Waschen, Anwendung austrocknender Pflegemittel wie Haargel o. ä.). Bei der Hypothyreose ist das Haar trocken und spröde.
Kopfläuse. Ein Befall ist an den weißen Nissen zu erkennen, die sich im Gegensatz zu Hautschuppen nicht von den Haaren abstreifen lassen.
Alopezie. (Kahlheit aufgrund vermehrten Haarausfalls). Sie kann auftreten als angeborene Haarlosigkeit, nach fieberhaften Infektionskrankheiten wie z. B. Grippe, bei chronischen Krankheiten wie z. B. Eisenmangelanämie oder Diabetes mellitus, bei hormonellen Veränderungen (postpartal oder durch Kontrazeptiva), Intoxikationen und als Folge von Medikamenteneinnahme (Zytostatika) oder Röntgenbestrahlung.

Der Haarausfall kann über den ganzen Kopf verteilt sein oder nur bestimmte Stellen betreffen (sog. kreisrunder Haarausfall). Haarausfall wird von den Betroffenen oft als entstellend empfunden und belastet sie daher sehr.

Säuglingsglatze. Sie ist das Ergebnis einer teilweisen Synchronisation des Haarausfalls aufgrund der mütterlichen Hormoneinwirkung während der Schwangerschaft. Dieser Haarausfall ist in jedem Fall reversibel, bei manchen Kindern dauert es jedoch bis zum zweiten Lebensjahr, bis die Haare nachwachsen.

Darüber hinaus kann man bei vielen Säuglingen in den ersten Lebensmonaten einen herdförmigen, vorübergehenden Haarausfall am Hinterkopf aufgrund ständiger Reibung auf der Unterlage beobachten.
Albinismus. Beim angeborenen Albinismus kommt es zu farblosen, weiß-gelblichen Haaren.
Lanugobehaarung. Bei Jugendlichen mit ausgeprägter Anorexia nervosa (Magersucht) ist ein erneutes Auftreten auch in der Pubertät beobachtet worden.
Schambehaarung. Menge und Verteilung können zur Beurteilung der altersentsprechenden körperlichen Entwicklung der Geschlechtsmerkmale herangezogen werden. Bei hormonellen oder Chromosomenstörungen sind der Zeitpunkt des ersten Auftretens, Menge und Verteilung der Schambehaarung verändert.

Nägel

Strukturveränderungen. Folgende Veränderungen können auftreten:
- Brüchige Nägel kommen vor bei Vitamin-, Eisen- oder Kalkmangel.
- Tüpfelnägel haben punktförmige Defekte im Nagel und sind Begleiterscheinungen bei Hauterkrankungen wie z. B. Psoriasis (Schuppenflechte).
- Querrillen können die Folge von schweren Systemerkrankungen, Vergiftungen, Zytostatikaeinnahme oder lokalen Infektionen sein.
- Verletzungen des Nagelbettes können Längs- oder Querrillen zur Folge haben.

Verfärbungen. Sie weisen größtenteils auf Krankheiten oder Verletzungen hin:
- Punktförmige oder streifige weiße Flecken (Leukonychie) kommen häufig vor und besitzen keinen Krankheitswert.
- Bläuliche oder braunschwarze Einschlüsse unter dem Nagel sind meist Hämatome (z. B. nach Einklemmen eines Fingers), die sich im Laufe des Nagelwachstums allmählich zum oberen Nagelrand vorschieben.
- Vom Nagelrand ausgehende, ungleichmäßige, braunschwarze Verfärbungen entstehen aufgrund von Nagelinfektionen mit Bakterien, Viren oder Pilzen; begünstigt werden diese Infektionen durch Verletzungen bei der Nagelpflege oder durch eingewachsene Nägel **(Abb. 10.2)**.
- Eine gelbliche Verfärbung weist auf Pilzbefall hin.
- Weiße Querstreifen treten nach Verletzungen des Nagelhäutchens auf oder bei Eiweißmangel aufgrund von Leber- oder Nierenerkrankungen.
- Längsstreifige Farbveränderungen sind die Folge von Verletzungen des Nagelbettes.
- Die Einnahme von Medikamenten kann als Nebenwirkung die Verfärbung der Nägel mit sich

Pflegemaßnahmen beim Sich sauber halten 10

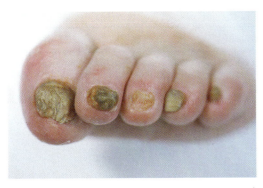

Abb. 10.2 ⇢ Ausgedehnter Nagelpilz. Diese Nägel dürfen niemals geschnitten werden, da sie unter Druck brechen

bringen. Die Gabe bestimmter Zytostatika führt zu einer Hyperpigmentierung der Fingernägel und Nagelbetten.

Formveränderungen. Sie treten aufgrund folgender Verletzungen oder Erkrankungen auf:
⇢ Die Nagelform ist verändert bei Nageldystrophien (angeboren oder erworben, z. B. bei Psoriasis) oder aufgrund Nägelkauens.
⇢ Eine Ablösung der Nagelplatte (Onycholysis) kann nach Infektionen, Verletzungen oder ohne Krankheitsursache auftreten.
⇢ Uhrglasnägel, d. h. stark vorgewölbte Nägel, werden bei Krankheiten beobachtet, die mit einem chronischen Sauerstoffmangel verbunden sind, z. B. zyanotische Herzfehler, Mukoviszidose oder Lungentuberkulose.
⇢ Weiche, eingedellte „Löffelnägel" sind Begleiterscheinungen bei Anämie.

Zähne und Zahnfleisch

Weiße Flecken auf der Zahnoberfläche oder bräunliche Verfärbungen in den Grübchen der Backenzähne sind Symptome einer Karies.

Rotes, geschwollenes oder blutendes Zahnfleisch sowie Zahnbelag können auf eine Parodontitis oder Parodontose (Zahnfleisch- oder Zahnbettentzündung) hinweisen.

Zahnfleischwucherungen (Gingiva-Hyperplasie) können als Nebenwirkung bei der Behandlung mit Antikonvulsiva auftreten.

10.3.4 Individuelle Situationseinschätzung

Um eine den Gewohnheiten und den Bedürfnissen des Kindes entsprechende Körperpflege durchführen zu können sowie die Selbständigkeit des Kindes bzw. Jugendlichen zu fördern, müssen folgende Punkte berücksichtigt werden:

⇢ Welchen Hauttyp hat das Kind bw. der Jugendliche?
⇢ In welchem Zustand ist die Haut?
⇢ Welche Pflegemittel benutzt das Kind/der Jugendliche zu Hause?
⇢ Hat das Kind eine Allergie oder eine andere Hauterkrankung? Benötigt es spezielle Pflegeartikel?
⇢ Wäscht das Kind sich zum Teil/nach Aufforderung/völlig selbständig?
⇢ Wäscht oder badet sich das Kind zu Hause? Zu welcher Tageszeit?
⇢ Putzt das Kind alleine die Zähne? Wie oft? Wann? Mit oder ohne Aufforderung?
⇢ Hat das Kind lose oder wacklige Milchzähne? Trägt es eine Zahnspange?
⇢ Nimmt das Kind Fluoridtabletten zur Kariesprophylaxe?
⇢ Hat das Kind Angst vor der Haarwäsche?
⇢ Kann sich das Kind alleine oder zum Teil selbständig an- und ausziehen?
⇢ Trägt das Kind eine Spreizhose oder andere besondere Kleidung?
⇢ Wie wird das Kind gewickelt: mit Stoffwindeln oder mit Einmalwindeln?
⇢ Ist eine besondere Wickelmethode erforderlich?
⇢ Mit welchen Worten bezeichnet das Kind seine Körperteile?
⇢ Welche kulturellen oder religiösen Gewohnheiten müssen berücksichtigt werden?

10.4 Pflegemaßnahmen

10.4.1 Intakte Haut

Zur Hautreinigung und Hautpflege sind sehr viele unterschiedliche Produkte erhältlich. Sofern das Kind oder der Jugendliche nicht die eigenen Körperpflegeprodukte von zu Hause mitbringt, muss vor der Körperpflege eine Auswahl getroffen werden. Um eine Entscheidung treffen zu können, muss das Pflegepersonal die Informationen aus der individuellen Situationseinschätzung sowie die folgenden Punkte berücksichtigen:

⇢ Besteht ein besonderes Risiko für eine Hautschädigung oder -erkrankung (z. B. Dekubitusgefahr aufgrund Inkontinenz, Immobilität, sehr trockener Haut u. a.)?
⇢ Welche Präparate stehen zur Verfügung? Hat das Pflegepersonal ausreichende Informationen, um gezielt ein bestimmtes Präparat auszuwählen?

Anregungen für die Auswahl verschiedener Hautreinigungs- und -pflegemittel geben **Tab. 10.2** und **10.3**. Sie entbinden die einzelne Pflegeperson jedoch nicht von ihrer Pflicht, sich über die Indikation und Nebenwirkungen eines Pflegemittels zu informieren, bevor sie es bei einem Kind anwendet.

10 Sich sauber halten und kleiden

Tabelle 10.2 → Hautreinigungsmittel

Reinigungsmittel	Inhaltsstoffe	Indikation	Hinweise
Wasser		alle Hauttypen	→ bereits klares Wasser greift den Säureschutzmantel an → warmes Wasser laugt die Haut stärker aus als kaltes Wasser → Duschen oder Waschen sind dem Baden vorzuziehen
Seife	Akalisalze, rückfettende Substanzen	starke Verschmutzung, z. B. mit Stuhlgang	→ Alkalisalze greifen den Schutzmantel an, entfernen das Hautfett und lassen die Hornhaut aufquellen
Kinderseife	wie Seife, größerer Anteil rückfettender Substanzen	Kinderhaut, trockene Haut	→ pH-neutral, d. h. der pH-Wert der Seife ist auf den pH-Wert der Haut abgestimmt
Parfümseife	wie Seife, zusätzlich Parfümöl	nur auf Wunsch des Patienten	→ Parfümöl kann zu allergischen Reaktionen führen → nicht bei Kindern einsetzen
Deoseife	wie Seife, zusätzlich Desinfektionsmittel	zur Hautdesinfektion für Klinikpersonal	→ verändert die physiologische Hautflora → nicht regelmäßig anwenden
Flüssigseife	wie Seife, oft geringere Anteile rückfettender Substanzen	Kliniksgebrauch	→ in Seifenspendern hygienischer in der Anwendung als Seifenstücke, daher in Kliniken bevorzugt
Syndets = synthetische Detergentien	waschaktive Tenside, rückfettende Substanzen	trockene Haut	→ flüssige Waschlotion → pH-neutral → bei trockener Haut besser geeignet als Seife
Schaumbad	waschaktive Substanzen, Duftstoffe	Reinigungsbad	→ Duftstoffe können zu allergischen Reaktionen führen → bei Säuglingen nicht zu empfehlen
Duschgel	waschaktive Substanzen, Duftstoffe	fettige Haut	→ entfettet die Haut stärker als Seife → auch zum Haarewaschen oder als Badezusatz geeignet
Reinigungsemulsion	ähnlich wie Syndets	alle Hauttypen	→ wird in die Haut einmassiert und mit klarem Wasser abgewaschen

10.4.2 Allgemeine Regeln beim Waschen

Bei der Auswahl der Methode zur Körperpflege muss die körperliche Belastbarkeit des Kindes berücksichtigt werden. Lässt das Allgemeinbefinden des Kindes die Durchführung der Körperpflege zu? Einbezogen werden sollten Faktoren wie Erkrankung und Therapie, akute Probleme wie Fieber, Schmerzen, Zustand nach unruhigem Schlaf, Mobilität, Bewusstsein, Atmung, Kreislauf u. a. Diese Einschätzung muss täglich neu durch das Pflegepersonal erfolgen, um aktuelle Veränderungen zu berücksichtigen. Jede Körperpflegemethode hat ihre eigenen Vor- und Nachteile, die gegeneinander abgewogen werden müssen. Gegebenenfalls wird vorher mit dem Arzt Rücksprache gehalten.

Baden, Duschen oder Waschen können gut mit anderen Maßnahmen kombiniert werden wie Mund- oder Zahnpflege, Nagelpflege, Haarwäsche oder Ankleben eines Urinbeutels beim Säugling, Ermittlung der Körpermaße usw. Auch hier ist der Zustand des Kindes entscheidend für den Umfang der Pflegetätigkeiten.

Information. Mit dem Kind und seinen Eltern wird besprochen, wann das Kind gebadet, geduscht bzw. gewaschen wird. Der Zeitpunkt soll nicht der Stationsroutine angepasst, sondern individuell festgelegt werden. Dabei wird der Tagesablauf des Kindes in der Klinik berücksichtigt, z. B. für welche Tageszeit diagnostische und therapeutische Maßnahmen geplant sind. Ebenso hat das Ziel der Körperpflege einen Einfluss auf den Zeitpunkt: Eine anregende Ganzwaschung wird vorzugsweise morgens, ein entspannendes Bad eher abends durchgeführt.

> **Einbeziehung der Eltern** → Die Eltern können die Körperpflege übernehmen, soweit dies aufgrund der Erkrankung des Kindes möglich und vom Kind und den Eltern erwünscht ist.

Tabelle 10.3 ⇢ Hautpflegemittel

Pflegemittel	Inhaltsstoffe	Indikation	Hinweise
Öl-in-Wasser-Emulsion/O/W-Emulsion	kleine Fetttröpfchen in Wasser	normale, fettige und Mischhaut	⇢ als Creme oder Lotion erhältlich ⇢ dringt rasch in die Haut ein ⇢ bildet keinen Fettfilm ⇢ hoher Wasseranteil lässt die Epidermis aufquellen und führt zu Verlust an Hautfeuchtigkeit ⇢ in reiner Form anwendbar oder als Trägersubstanz für medikamentöse Zusätze
Wasser-in-Öl-Emulsion/W/O-Emulsion	kleine Wassertröpfchen in Öl	trockene Haut	⇢ als Creme oder Lotion erhältlich ⇢ dringt langsam in die Haut ein ⇢ bildet einen Schutzfilm an der Hautoberfläche
reines Pflanzenöl z. B. Mandelöl, Sonnenblumenöl, Weizenkeimöl		alle Hauttypen	⇢ zieht rasch in die Haut ein ⇢ nur kaltgepresstes Pflanzenöl in Arzneibuchqualität verwenden ⇢ Lagerung < 20 °C, lichtgeschützt (im Schrank oder im Braunglas) ⇢ Weizenkeimöl stets 1:1 mit Mandelöl mischen, da es allein nur langsam in die Haut einzieht ⇢ Allergisierung möglich, daher Eltern befragen und Information bei Kliniksapotheke einholen ⇢ Jojobaöl enthält einen natürlichen Lichtschutzfaktor, daher nicht bei Babys unter Phototherapie einsetzen
Salbe	Vaseline, Schafwollfett oder synthetischer Trägerstoff, evtl. plus therapeutischen Wirkstoff	Hautfettung; längeres Haftenbleiben eines Wirkstoffes auf der Haut, z. B. Antimykotikum	⇢ nur auf ärztliche Anordnung verwenden ⇢ hoher Fettanteil bei geringem Wassergehalt führt zur Abdichtung der Hautporen und verhindert den Wärmeaustausch, daher bei Raumtemperatur und großflächiger Anwendung Gefahr des Wärmestaus ⇢ nicht großflächig einsetzen bei Babys unter Phototherapie
Paste	Vaseline, Fett oder Öl plus Pulver, evtl. auch therapeutischer Wirkstoff	wie bei Salbe	⇢ Mischung aus Salbe und Puder ⇢ nur auf ärztliche Anordnung verwenden ⇢ haftet an der Hautoberfläche ⇢ stößt Wasser ab ⇢ weiche Paste fettet die Haut, harte Paste trocknet sie (z. B. Zinkpaste)

ist. Gegebenenfalls benötigen Eltern oder/und Kind eine entsprechende Anleitung. Oft bietet die Körperpflege die einzige Gelegenheit, das Kind von Kopf bis Fuß zu beobachten. Führen die Eltern die Körperpflege durch, muss mit ihnen abgesprochen werden, dass eine Pflegeperson die Gelegenheit zur Beobachtung des Kindes erhält.

■ Vorbereitung

Fenster und Tür werden geschlossen, um Zugluft zu vermeiden, evtl. muss die Heizung angedreht werden (die Raumtemperatur sollte bei 20 bis 22 °C liegen).

Bei Neugeborenen und Säuglingen, die gebadet oder auf dem Wickeltisch gewaschen werden, wird der Wärmestrahler eingeschaltet. Zum Schutz vor Auskühlung wird bei Neugeborenen und Säuglingen erst der Unterkörper entkleidet und gesäubert, falls erforderlich die Körpertemperatur gemessen und anschließend das Baby zum Waschen oder Baden vollständig entkleidet.

Selbständigen Kindern und Jugendlichen wird die Möglichkeit zu baden bzw. zu duschen gegeben. Sie werden informiert, dass die Badezimmertür nicht abgeschlossen werden darf, damit eine Pflegeperson ihnen zu Hilfe kommen kann, wenn nötig. An der Badezimmertür wird ein Schild angebracht („Besetzt" oder „Bitte nicht stören").

■ Durchführung

 Merke ⇢ **Selbständigkeit.** Soweit es dazu in der Lage ist, soll das Kind erreichbare Körperteile selbst waschen, z. B. Hände, Gesicht, Arme, Oberkörper, um vorhandene Fähigkeiten zur Körperpflege auch in der Klinik zu erhalten.

Bei der Anwendung von Waschzusätzen (Waschlotion, Seife) muss mit klarem Wasser nachgewaschen werden, um Produktrückstände zu entfernen, da ihr Verbleib auf der Haut zu Juckreiz, Austrocknen der Haut und evtl. einer allergischen Reaktion führt.

Nach der Hautreinigung muss an den Stellen, an denen Haut auf Haut liegt (Halsfalten, Achseln, Leistenbeugen, Finger- und Zehenzwischenräumen usw.), die Haut gut getrocknet werden, um einer Mazeration der Haut und evtl. anschließender Infektion (sog. Intertrigo) vorzubeugen.

10.4.3 Baden

> **Merke ⋯⋅> Pflegeziel.** Das Bad dient der Reinigung, Durchblutungsförderung, Therapie (z. B. bei Hauterkrankungen) sowie der Körperwahrnehmung, Entspannung und Bewegungserfahrung.

Allgemeines. Sowohl bettlägerige als auch mobile Kinder können gebadet werden. Sie dürfen aber keine Zu- und Ableitungen (Infusionen u. a.) haben und ihr Allgemeinzustand (Atmung, Kreislauf, Körpertemperatur) muss stabil sein. Säuglingen, Klein- und Kindergartenkindern wird, so weit möglich, die Gelegenheit gegeben, das Bad auch zum Spielen zu nutzen, dementsprechend wird bei der Vorbereitung Badespielzeug bereitgelegt.

Vorteile. Das Bad kann anregend oder beruhigend wirken, je nach Wassertemperatur und Badezusatz (Belebende und beruhigende Ganzkörperwäsche in „Basal stimulierende Ganzwaschung", S. 252). Der Wasserauftrieb fördert die Beweglichkeit, dies ist besonders bei Kindern mit Kontrakturen oder Lähmungen günstig (Kap. „Regulieren der Körpertemperatur"). Therapeutische Zusätze können auf ärztliche Anordnung in das Badewasser gegeben werden **(Tab. 10.4)**.

Nachteile. Die warme Temperatur und der hydrostatische Druck des Wassers belasten den Kreislauf. Die Erkältungsgefahr ist erhöht. Die Haut wird durch das Verweilen im Wasser stark entfettet.

Badedauer. Bei Früh- und Neugeborenen sowie kleinen Säuglingen wird die Badedauer begrenzt, um sie

Tabelle 10.4 ⋯⋅> Medizinische Badezusätze

Badezusatz	Indikation	Badedauer	Hinweise

Ölbad	Hautfettung bei trockener Haut	5 – 20 min	⋯⋅> nur auf ärztliche Anordnung
			⋯⋅> nur 2- bis 3-mal pro Woche
			⋯⋅> Gebrauch von Seife o. ä. hebt die Wirkung des Ölbads auf
			⋯⋅> Haut anschließend nur trocken tupfen, nicht rubbeln, um den Ölfilm nicht zu entfernen
			⋯⋅> man unterscheidet 2 Typen von Ölbädern:
			   – Emulsionsbad – mischt sich völlig mit dem Badewasser, z. B. Balneum Hermal, Ölbad Cordes, Linola Fett Ölbad
			   – spreitendes Ölbad – legt sich als Fettfilm auf die Haut (und die Badewanne), z. B. Balmandol, Parfenac Basisbad
			⋯⋅> **Vorsicht**, erhöhte Rutschgefahr aufgrund des Ölfilms

Kleiebad	trockene, schuppige Ekzeme; Wundsein; Juckreiz	8 – 10 min	⋯⋅> Badezusatz zunächst mit einer kleinen Menge Wasser verrühren, dann auffüllen ⋯⋅> bei hautgesunden Säuglingen geeignet anstatt Schaumbad ⋯⋅> **Vorsicht**, erhöhte Rutschgefahr
Kaliumpermanganat 1 : 10 000	nässende Ekzeme; mykotische und bakterielle Ekzeme	nach ärztl. Anordnung	⋯⋅> bei hellrosa Farbe korrekte Verdünnung, **Vorsicht:** ätzend bei höherer Konzentration ⋯⋅> wirkt adstringierend, antiseptisch, desodorierend ⋯⋅> kontraindiziert bei Schwangeren
Eichenrinde	nässende Ekzeme, Hautrisse, Schrunden	5 – 10 min	⋯⋅> Eichenrinde färbt stark ab, um dies zu vermeiden, kann man dem Badewasser etwas Zitronensaft zusetzen
Salzbad	Psoriasis, Windelsoor	5 – 10 min	⋯⋅> 2- bis 3-mal pro Woche ⋯⋅> mit Meersalz oder Solesalz ⋯⋅> Haut hinterher abduschen
Lavendelbad	Entspannung, Einschlafstörungen	10 – 15 min	⋯⋅> zur Einschlafförderung abends durchführen
Rosmarinbad	Anregung von Kreislauf und Durchblutung	5 – 10 min	⋯⋅> nicht abends durchführen ⋯⋅> kontraindiziert bei Epilepsie, Bluthochdruck, Schwangeren und Kindern unter 6 Jahren

vor Auskühlung zu schützen. Für ein Reinigungsbad sind drei bis fünf Minuten beim Säugling bzw. fünf bis acht Minuten beim Kleinkind ausreichend.

Bei medizinischen Bädern, die vom Arzt verordnet werden, ist die Badedauer je nach Badezusatz unterschiedlich, teilweise wird auch eine andere Badewassertemperatur gefordert.

Zeitpunkt. Ein Bad vor der Abendmahlzeit ist günstig, da das Baden die meisten Kinder ermüdet; manche Kinder werden dadurch aber erst richtig wach (Eltern befragen). Unmittelbar nach einer Mahlzeit soll nicht gebadet werden, da dies den Kreislauf zu sehr belastet und bei Neugeborenen und Säuglingen die Neigung zum Spucken erhöht.

> **Merke ⇢ Gesundheitsförderung.** Hautärzte empfehlen bei Säuglingen mit gesunder Haut ein bis zwei Bäder pro Woche, da tägliches Baden den Säureschutzmantel der Haut zerstört.

Ein tägliches Reinigungsbad ist bei Säuglingen nicht erforderlich, da sie sich im Gegensatz zu Kleinkindern im Laufe des Tages nicht schmutzig machen. Kleinkinder kann man in der Badewanne sitzend oder stehend mit der Handbrause abduschen, anstatt sie täglich zu baden. Bei medizinischen Bädern wird die Häufigkeit durch den Arzt angeordnet.

> **Merke ⇢ Sicherheit.** Beim Baden von Kindern sind folgende Regeln zu beachten:
> ⇢ Um einen Unfall mit heißem Wasser vorzubeugen, lässt man zuerst kaltes, dann warmes Wasser einlaufen. Beim Baden von Säuglingen und Kleinkindern wird der Heißwasserhahn weggedreht oder mit einem Tuch umwickelt, damit das Kind sich nicht verbrühen kann.
> ⇢ Um eine angenehme Wassertemperatur zu gewährleisten und eine Verbrühung oder Unterkühlung zu vermeiden, muss stets die Temperatur des Badewassers gemessen werden, sie soll in der Regel zwischen 36 °C und 38 °C liegen. Ärztliche Anordnung bzw. Herstellerangaben zur Badetemperatur und Badedauer beachten. Badethermometer müssen unter der Wasseroberfläche abgelesen werden.
> ⇢ Auch Säuglinge, die bereits sitzen können, müssen beim Baden festgehalten werden, damit sie nicht in der Wanne ausrutschen und untertauchen.
> ⇢ Kleinkinder sowie geistig behinderte Kinder dürfen nicht unbeaufsichtigt baden, sie können bei dem Versuch, am Badewannenrand aufzustehen, stürzen oder mit dem Kopf unter Wasser tauchen.

■ **Vorbereitung**

Material. Handtücher, Waschlappen oder Waschhandschuhe, Waschzusatz (Seife/Waschlotion oder angeordneter Badezusatz), evtl. Shampoo, Badethermometer zur Überprüfung der Wassertemperatur, saubere Bekleidung für das Kind, evtl. frische Windel, Badespielsachen.

> **Merke ⇢ Hygiene.** Die Badewanne wird nach kliniksüblichem Vorgehen gereinigt und danach mit klarem Wasser ausgespült. Eine Desinfektion ist nur erforderlich, wenn der Patient, der vorher darin gebadet wurde, eine infektiöse Erkrankung hat.

Die entsprechende Wassermenge wird in die Badewanne eingelassen. Sie richtet sich nach dem Zweck des Bades, dem Alter des Kindes (beim Säugling und Kleinkind sind 10 bis 15 cm Wasserhöhe ausreichend) und seiner Erkrankung. Beispielsweise soll das Wasser bei Kindern mit angeborenem Herzfehler oder Herzerkrankungen nur bis in Nabelhöhe reichen, damit der Kreislauf des Kindes durch den hydrostatischen Druck nicht zu stark belastet wird.

■ **Durchführung**

Neugeborenes und Säugling. Auch dem Neugeborenen und Säugling wird erklärt, was mit ihm geschieht, z. B. „Jetzt tauchen deine Füße ins Wasser, danach deine Beine und dein Po und dein Rücken. Nun wasche ich deine Arme, deine Brust und deinen Bauch." Die Pflegeperson spricht mit ihm so einfach und klar wie möglich, aber nicht kindisch und nicht in der dritten Person. Diese Haltung ist ein wichtiges Modell für Eltern, die ihr erstes Kind bekommen haben.

> **Praxistipp ⇢** Aus hygienischen Gründen wird das Gesicht des Babys meist zuerst gewaschen, bevor es in die Badewanne gehoben wird. Da das Gesicht jedoch ein sehr sensibler Körperteil ist, kann man es auch nach dem Bad reinigen, indem man einen frischen Waschlappen unter dem Wasserhahn warm anfeuchtet.

Die Augen werden von außen nach innen gereinigt. Bei der Beschreibung der folgenden Handgriffe wird davon ausgegangen, dass die betreffende Person Rechtshänder ist. Linkshänder müssen die einzelnen Handgriffe jeweils mit der anderen Hand durchführen.

Säugling in die Badewanne heben: Die Pflegeperson umgreift mit der linken Hand den linken Oberarm des Säuglings, sodass sein Hinterkopf auf ihrem Unterarm ruht. Die rechte Hand schiebt sie unter dem rechten Bein des Kindes durch und umfasst damit den linken Oberschenkel. Auf diese Weise hebt sie das Baby mit seinen Füßen voran in die Badewanne, so dass es spürt, welche Veränderung auf es zukommt. Mit diesem Griff hält die Pflegeperson das Kind sicher, ohne Gelenke des Kindes zu blockieren.

Das Kind wird im Wasser so lange gehalten, bis es sich daran gewöhnt hat und sich entspannt. Es ist günstig, wenn die Füße des Babys nahe am Wannenrand sind, da das Kind dann bei Beinbewegungen ei-

10 Sich sauber halten und kleiden

nen Halt verspürt. Nun lässt die Pflegeperson den linken Oberschenkel des Kindes los und hat somit ihre rechte Hand frei, um das Kind zu waschen.

Auch Säuglinge, die bereits sitzen können, werden so in die Badewanne gehoben. Während des Badens hält die Pflegeperson mit ihrer linken Hand den Säugling an seinem linken Oberarm.

Abfolge des Waschens: Hals, Arme von oben nach unten, Hände, Oberkörper, Bauch, anschließend die Beine von oben nach unten und die Füße. Bei schlechter Hautdurchblutung wird von der Peripherie des Körpers zum Herzen hin gewaschen. Der Genitalbereich wird von vorne nach hinten, d. h. von der Symphyse zum Perineum (Damm) hin gesäubert, damit Keime aus dem Analbereich nicht in die Harnröhre bzw. Scheide gelangen können.

Es gibt mehrere Varianten, um ein Baby von der Rückenlage in die Bauchlage zu drehen. Jede Pflegeperson sollte die Variante vorziehen, die sie am sichersten beherrscht. Die Pflegeperson greift mit ihrer rechten Hand den Brustkorb des Babys an seiner linken Seite und dreht es von sich weg auf ihrem Unterarm vom Rücken auf den Bauch. Am Schluss der Drehung liegt das Kind mit seiner Brust auf ihrem Unterarm und ihre linke Hand umfasst den rechten Oberarm des Kindes **(Abb. 10.3 a)**. Sie kann aber auch mit ihrer rechten Hand den Brustkorb des Babys an seiner linken Seite fassen und es auf ihrem Unterarm zu sich hin vom Rücken auf die Brust drehen.

Insbesondere Früh- und Neugeborene fühlen sich in Bauchlage aufgrund der Beugehaltung wohler und sind meist entspannter als in Rückenlage. Nach dem Waschen des Rückens und des Genital- und Analbereiches kann die Pflegeperson das Kind in der Bauchlage aus der Wanne herausheben. Die Füße des Kindes verlassen dabei das Wasser zuletzt, damit das Kind sich auf die Veränderung einstellen kann.

Hat der Säugling Freude am Baden, kann die Pflegeperson ihn auf den Rücken zurückdrehen und das Bad genießen und mit dem Wasser spielen lassen. Wird das Baby in Rückenlage aus der Badewanne gehoben, sollen ebenfalls die Füße das Wasser zuletzt verlassen. Dabei hält die Pflegeperson das Baby wie beim Hineinheben in die Wanne mit ihrer rechten Hand am linken Oberschenkel **(Abb. 10.3 b)**.

Das Baby wird in ein großes Badetuch eingewickelt und von oben nach unten abgetrocknet. Das Baby wird gegebenenfalls mit einem geeigneten Hautpflegemittel eingecremt. Danach wird es gewickelt und angezogen.

Kleinkind. Kleinkinder müssen während des Badens nicht mehr am Oberarm gehalten werden. Ihr Gesicht können sie sich bereits selbst waschen. Zum Waschen des Genitalbereichs können sie sich in der Badewanne aufstellen.

Vorsicht: Das Kind kann beim Stehen in der Wanne ausrutschen!

Bei größeren Säuglingen und Kleinkindern fasst die Pflegeperson mit beiden Händen unter die Achseln des Kindes und hebt es so aus der Badewanne.

Merke ⇢ Sicherheit. Achtung, das Kind ist schwer, durch das Bad schlüpfrig und wehrt sich möglicherweise gegen das Herausheben!

Weiteres Vorgehen wie beim Neugeborenen bzw. Säugling.

Kindergartenkind. Das Kindergartenkind wird gegebenenfalls vor dem Baden auf die Toilette geschickt. Es benötigt Hilfestellung beim Waschen und um in die Badewanne zu gelangen. Zur Förderung seiner Selbständigkeit soll es erreichbare Körperteile selbst waschen, auch wenn dies mehr Zeit beansprucht, als von einer Pflegeperson gewaschen zu werden.

Schulkind und Jugendliche. Mit den Eltern und dem Kind wird bei der Pflegeanamnese besprochen, inwieweit das Kind alleine baden kann.

Kann das Kind nicht alleine baden, z. B. bei körperlicher und/oder geistiger Behinderung, wird es von ein oder zwei Pflegepersonen gebadet, je nach dem Ausmaß seiner Beeinträchtigung. Um schwere Kinder oder Jugendliche in die Badewanne zu heben, kann ein Patientenlifter benutzt werden **(Abb. 10.4)**.

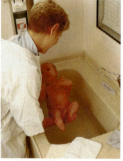

a   b

Abb. 10.3 ⇢ Baden des Säuglings.
a Halten des Säuglings in der Bauchlage
b Heben aus dem Wasser

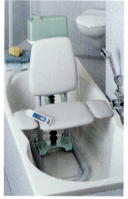 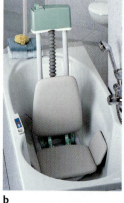

a   b

Abb. 10.4 ⇢ Badelifter.
a Ist zum Einsteigen hochgestellt und b kann per Knopfdruck hinuntergefahren werden (Fa. Ortopedia)

Ängstliche Kinder. Bei Kindern, die vor dem Baden Angst haben, empfiehlt es sich, sie zu waschen und dabei mit Wasser spielen zu lassen, um sie allmählich an das Baden zu gewöhnen.

 Praxistipp Beispielsweise kann man das Kind auf ein großes Badetuch auf den Boden setzen und eine Waschschüssel danebenstellen, in der es planschen und mit Wasserspielzeug spielen kann. Findet es daran Spaß, steckt es vielleicht auch die Füße in die Schüssel, um damit zu spritzen. Als nächsten Schritt kann man das Kind neben eine Babybadewanne setzen, in die es hineinkrabbeln kann, aber nur, wenn es das selbst möchte! Nach einigen Sitzbädern in der Babybadewanne kann man diese in die große Badewanne stellen, damit es sich an die hohen Wände der Badewanne gewöhnen kann.
Zeigt das Kind vor der „Wanne in der Wanne" keine Angst mehr, kann man versuchen, es in der großen Badewanne mit wenig Wasser zu baden.

Dieses Vorgehen empfiehlt sich auch, wenn Säuglinge zwischen dem dritten und sechsten Monat aus der Babybadewanne herauswachsen. Die Eltern werden zu diesem schrittweisen Heranführen an das Baden angeleitet. Ist ein solches Vorgehen in der Kinderklinik nicht möglich, sollen wasserscheue Babys und Kleinkinder nur gewaschen werden.
Infantile Zerebralparese. Säuglinge und Kleinkinder mit einer infantilen Zerebralparese können einen ausgeprägten Moro-Reflex haben, das bedeutet, wenn sie in eine halb liegende Stellung gebracht werden, fällt ihr Kopf nach hinten, die Arme schießen nach vorne oben und die Hände öffnen sich. In dieser Stellung können die betroffenen Kinder weder sitzen noch ihr Gleichgewicht halten und auch nicht ihre Hände zum Festhalten oder Abstützen benutzen. Daher muss die Auslösung des Moro-Reflexes unbedingt vermieden werden, indem die Kinder in eine gebeugte Stellung gebracht werden, wobei Kopf und Arme vorne sind. In dieser Haltung wird das Kind in die Badewanne gehoben, zum Baden gehalten und auch wieder herausgehoben. Da es oft schwierig ist, ein nasses, schlüpfriges Kind aus der Wanne zu heben, kann man erst das Wasser ablaufen lassen, dann das Kind in ein trockenes Handtuch wickeln und es so in gebeugter Haltung aus der Wanne herausheben.

Größere Kinder mit infantiler Zerebralparese können oft entweder die Hüften nicht ausreichend beugen, um mit ausgestreckten Beinen in der Badewanne zu sitzen, oder sie können im Sitzen ihr Gleichgewicht nicht halten. Daher benötigen sie einen Badewannensitz, in dem sie Halt haben.

Schwerbehinderte Kinder können möglicherweise nur im Liegen gebadet werden. Aus Sicherheitsgründen sollte in solchen Fällen nur wenig Wasser in der Wanne sein. Hat das Kind eine gewisse Kopfkontrolle, kann man ein Badewannenkissen mit Saugnäpfen verwenden, auf das das Kind seinen Kopf legen kann. Dieses Kissen sollten die Eltern von zu Hause mitbringen.

10.4.4 Duschen

Mobile und kreislaufstabile Kinder und Jugendliche ohne Zu- oder Ableitungen können duschen bzw. geduscht werden.
Vorteile. Beim Duschen steht viel Wasser zur Verfügung, die Reinigung erfolgt schneller und die Haut wird nicht so ausgelaugt wie beim Baden. Außerdem kann ein kreislaufanregender Effekt erzielt werden durch Wechsel der Wassertemperatur.
Nachteile. Das Kind muss sicher stehen können, dabei besteht die Gefahr des Ausrutschens. Das Duschen kann das Kind anstrengen. Auch die Erkältungsgefahr ist erhöht.

Kinder, die nicht stehen können (z.B. Rollstuhlbenutzer), werden mit Hilfe eines Hockers oder Duschstuhls geduscht. Bei Verwendung dieser Hilfsmittel kann allerdings der Anal- und Genitalbereich nur schwer gereinigt und auf Hautveränderungen beobachtet werden.

Basal stimulierende Dusche

Um ein Erschrecken des Kindes zu vermeiden, ist es empfehlenswert, das Duschen mit körperwarmem Wasser dort zu beginnen, wo das Kind es gut wahrnehmen kann, beispielsweise von den Füßen aufwärts oder aber an den Händen beginnend bei Kindern, die nur wenig oder kein Gefühl in den Füßen haben (z.B. bei Spina bifida, Querschnittlähmung oder Apallischem Syndrom). Ist das Kind ganz nass, kann die Pflegeperson vom Körperstamm ausgehend das Kind so abduschen, dass die Körperform durch den Wasserstrahl betont wird. Es sollte möglichst kein Waschzusatz verwendet werden, damit das Wasser als alleiniges Medium auf das Kind wirken kann.

Wenn das Kind das Duschen gut toleriert (insbesondere Atmung, Muskeltonus und Gesichtsausdruck beachten), kann die Pflegeperson vom Oberkopf her Kopf und Gesicht des Kindes ebenfalls abduschen. Manche Kinder mögen einen kräftigen Wasserstrahl im Gesicht, andere tolerieren das Wasser nur, wenn es sanft plätschert. Bei Kindern, denen Wasser im Gesicht sehr unangenehm ist, muss die Pflegeperson mit einer Hand Augen, Nase und Mund des Kindes abschirmen.

10.4.5 Ganzwaschung

Erst wenn weder Baden noch Duschen noch Waschen im Sitzen, z.B. am Waschbecken, möglich sind, wird das Kind im Bett gewaschen. Oft ist nicht jeden Tag eine komplette Ganzwaschung erforderlich, auch eine Teilwaschung kann ausreichend sein.

10   Sich sauber halten und kleiden

Ziel. Die Ganzwaschung dient der Reinigung, der Beobachtung des Kindes, der Durchführung gesundheitsfördernder und vorbeugender Maßnahmen (Prophylaxen) sowie der Förderung der Körperwahrnehmung des Kindes (Prinzipien der Basalen Stimulation).

■ Vorbereitung

Material. Waschschüssel und Nierenschale, Handtücher, Waschlappen oder Waschhandschuhe, evtl. Waschzusatz (Seife/Waschlotion), Badethermometer; saubere Bekleidung für das Kind, evtl. frische Windel.

> **Praxistipp** ┈┈ Wenn zwei Waschlappen verwendet werden, einen davon für die Intimtoilette kennzeichnen, z. B. indem man ihn nach links dreht oder einen dunkelfarbigen Waschlappen wählt. Günstiger ist es, Waschlappen und Handtuch täglich zu wechseln.

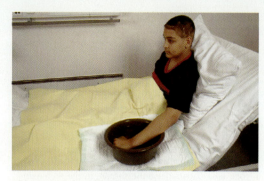

Abb. 10.5 ┈┈ **Handbad.** Zum Schutz des Bettes wird ein Tuch unter die Waschschüssel gelegt

Auf folgende Maßnahmen ist bei der Vorbereitung zur Ganzwaschung zu achten:
- Eine geeignete Abstellfläche bietet genügend Platz für das benötigte Material nahe dem Patientenbett und ist für die Pflegeperson leicht erreichbar. Die Pflegeperson sollte sich maximal um 45 Grad drehen müssen, um alles zu erreichen, sonst wird ihre eigene Wirbelsäule zu stark belastet und sie verliert ständig den Blickkontakt zum Kind.
- Die Pflegeperson stellt, sofern möglich, das Bett oder den Inkubator auf eine Arbeitshöhe ein, die für ihre Körpergröße ein rückenschonendes Arbeiten ermöglicht.
- Bei Früh- und Neugeborenen kann die Temperatur des Wärmebettes bzw. Inkubators ein Grad höher eingestellt werden, da durch das Öffnen der Klappen die Temperatur im Inkubator bzw. Wärmebett absinken kann.
- Bei Schulkindern und Jugendlichen wird ein Sichtschutz aufgestellt.
- Störende Lagerungshilfsmittel werden aus dem Bett entfernt.
- Das Kopfteil des Bettes sollte möglichst hoch gestellt werden bzw. bleiben, dies ermöglicht dem Kind, die Handgriffe der Pflegeperson mit den Augen zu verfolgen, es ist dann nicht völlig hilflos dem Gewaschenwerden ausgesetzt. Das Kopfteil sollte erst flachgestellt werden, wenn es wirklich erforderlich ist, z. B. wenn das Kind zum Waschen des Rückens auf die Seite gedreht werden muss.

■ Durchführung

Zu Beginn des Waschens kann das Kind seine Hände in der Waschschüssel baden **(Abb. 10.5)**. Die einzelnen Schritte werden dem Kind erläutert, z. B. „Ich wasche jetzt deinen linken Arm." Das Handtuch wird zum Schutz des Bettes jeweils unter den zu waschenden Körperteil gelegt.

Es wird nur der Körperteil aufgedeckt, der gerade gewaschen wird, damit das Kind nicht friert und seine Intimsphäre respektiert wird. Jeder Körperteil wird nach dem Waschen abgetrocknet und wieder zugedeckt.

Aus hygienischen Gründen wird die Ganzwaschung meist im Gesicht begonnen. Kinder und Jugendliche, die in der Lage sind, sich das Gesicht selbst zu waschen, sollen dazu aufgefordert werden, damit zu beginnen. Bei Kindern, die sich nicht selbständig das Gesicht waschen können, wird an einem weniger sensiblen Körperteil (z. B. den Händen oder dem Thorax) mit dem Waschen begonnen, um keine Abwehrreaktion hervorzurufen.

Das Gesicht wird nur mit klarem Wasser, ohne Zusätze, gewaschen. Wird das Gesicht nicht als erstes gewaschen, kann man etwas klares Wasser in einer Nierenschale zur Seite stellen.

Im Gesicht kann mit der *Stirn* begonnen werden, da sie nicht sehr berührungsempfindlich ist. Von dort kann die Pflegeperson den Waschlappen in einer Bewegung über die *Schläfen* zu den Augen führen **(Abb. 10.6)**. Die *Augen* werden vorsichtig vom äußeren zum inneren Augenwinkel gesäubert, entsprechend dem Selbstreinigungsmechanismus des Auges durch den Tränenkanal im inneren Augenwinkel. Auch der *Mund* soll behutsam gewaschen werden, da er ein sehr sensibler und intimer Bereich ist.

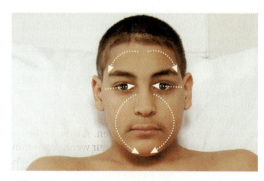

Abb. 10.6 ┈┈ **Waschrichtung im Gesicht.** Die Pfeile zeigen die Waschrichtung an Stirn, Augen und Mund

Pflegemaßnahmen beim Sich sauber halten 10

Nach dem Gesicht folgen die *Ohrmuscheln*, die Region *hinter den Ohren* und der *Hals*. Dabei dürfen weder Wasser noch Seife in die Ohren dringen.

Die *Achselhöhlen* und die *Brust* werden gereinigt, anschließend der *Bauch* bis zum Nabel.

Die *Arme* werden an der Hand beginnend gewaschen, an der Innenseite des Armes entlang bis zur Achselhöhle, von dort an der Außenseite des Armes entlang zurück zur Hand **(Abb. 10.7)**.

Nun wird der *Rücken* gewaschen, falls das Kind aufsitzen kann. Nach dem Abtrocknen kann das Schlafanzugoberteil bzw. Nachthemd angezogen werden. Kann das Kind nicht aufsitzen, muss es auf die Seite gedreht werden. Dazu wird das Bett flach gestellt oder, falls diese Lagerung vom Kind nicht toleriert wird, in die schiefe Ebene gebracht. Die Bettdecke wird zu einer festen Rolle zusammengedreht und neben dem Kind ins Bett gelegt. Die Pflegeperson stellt das Bein des Kindes, das nicht neben der Bettdecke liegt, auf und führt es dann angewinkelt über das andere Bein hinweg zur Bettdecke. Dann ergreift sie das Kind an Becken und Schulter und dreht es so auf die Bettdeckenrolle, zu sich hin **(Abb. 10.8 a)**. Am Ende dieser Drehung liegt das Kind bequem und sicher mit der Vorderseite seines Körpers auf der Bettdeckenrolle.

Es muss darauf geachtet werden, dass auch sein Kopf bequem liegt und die Atmung nicht behindert wird. Jetzt kann die Pflegeperson den Rücken des Kindes waschen **(Abb. 10.8 b)**. Sofern möglich, wird das Kind auf die von ihm bevorzugte Seite gedreht, dies gibt ihm Sicherheit und verringert evtl. aufgrund des Lagewechsels auftretende Schmerzen.

Bei der Verwendung mehrerer Waschlappen und Handtücher müssen diese nun gewechselt werden. Der Unterkörper des Kindes wird entkleidet. Die *Beine* werden nach dem gleichen Prinzip wie die Arme gewaschen: vom Fuß aus an der Innenseite des Beines entlang nach oben, von dort an der Außenseite zurück zum Fuß **(Abb. 10.9)**. Danach werden die *Füße* gereinigt oder in der Waschschüssel gebadet **(Abb. 10.10)**.

Waschen des Genitalbereichs (Intimtoilette). Erst werden die Leistenbeugen gesäubert, dann der Genitalbereich und zuletzt der Analbereich.

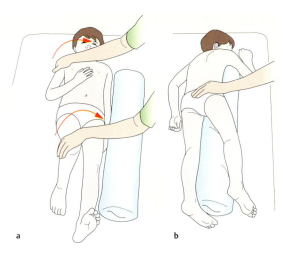

Abb. 10.8 ⇢ Waschen des Rückens.
a Die Pflegekraft ergreift Schulter und Knie des Kindes und
b dreht es auf den Bauch

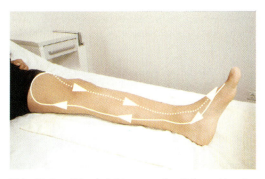

Abb. 10.9 ⇢ Waschrichtung an den Beinen. Von der Körperinnenseite zur Außenseite

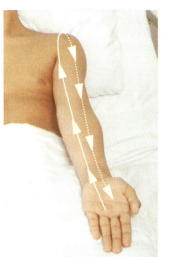

Abb. 10.7 ⇢ Waschrichtung an den Armen. Von der Körperinnenseite zur Außenseite

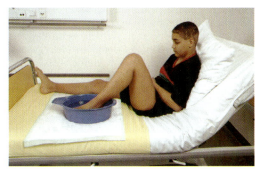

Abb. 10.10 ⇢ Fußbad

251

10 Sich sauber halten und kleiden

> **Merke → Hygiene.** Es wird stets von vorne nach hinten gewaschen und abgetrocknet, damit keine Darmbakterien in die Harnröhre gelangen können, da sonst Harnwegsinfekte begünstigt werden.

Das Mädchen wird aufgefordert, sofern möglich, die Beine im Bett aufzustellen und leicht zu öffnen. Nun werden die Schamlippen gespreizt, dann wird von der Symphyse aus Richtung Perineum (Damm) gewischt, also von vorne nach hinten. In dieser Richtung wird auch abgetrocknet. Damit soll verhindert werden, dass Darmbakterien in die Harnröhre bzw. die Scheide gelangen.

Beim Jungen, dessen Praeputium (Vorhaut) beweglich ist, wird die Vorhaut zurückgezogen über die Glans (Eichel) und diese von der Harnröhrenmündung weg gewischt. Durch das Zurückziehen der Vorhaut können die Eichel und die darunterliegende Furche von Smegma (Sekret der Eichel- und Vorhautdrüsen) gereinigt werden. Danach wird die Vorhaut wieder vorgestreift.

Eine Phimose ist beim Neugeborenen, Säugling und Kleinkind bis zu zwei Jahren physiologisch, die Vorhaut darf auf keinen Fall mit Gewalt zurückgestreift werden.

Danach werden der Penisschaft und der Hodensack gewaschen. Auch unter dem Hodensack muss die Haut gesäubert werden, besonders bei großen Hoden kann sie bereits beim Neugeborenen rasch wund werden. Nach dem Waschen des Genitalbereichs wird die Unterhose bzw. der Schlafanzug angezogen.

> **Merke → Intimsphäre.** Das Waschen des Genitalbereichs stellt einen massiven Eingriff in die Intimsphäre dar, was dem Kind gegen Ende der Vorschulzeit bewusst wird.

Wichtig ist, dass das Kind keine Scheu hat, sich selbst „da unten" anzufassen, sonst kann es nicht lernen, seinen Genitalbereich sauber zu halten. Hier gilt es – für die Eltern ebenso wie für das Pflegepersonal – einen Weg zu finden, um sowohl den Intimbereich des Kindes zu respektieren als auch das korrekte Waschen des Genitalbereichs zu vermitteln.

Im Kinderkrankenhaus müssen die dem Kind von zu Hause bekannten Bezeichnungen für die Geschlechtsorgane verwendet werden, wenn mit dem Kind über das Waschen des Genitalbereichs gesprochen wird. Diese Bezeichnungen werden bei der Pflegeanamnese von den Eltern erfragt.

Hygienische Aspekte. Das Wechseln des Waschwassers ist aus hygienischen Gründen nicht in jedem Fall erforderlich. Ein *Waschwasserwechsel* ist

- → empfehlenswert, wenn das Waschwasser sehr viele Seifenrückstände enthält oder sichtlich verschmutzt ist,
- → erforderlich, wenn das Wasser stark abgekühlt ist,
- → obligat bei lokalen Infektionen; hat das Kind beispielsweise einen Fußpilz, so wird das Wasser vor dem Waschen des Genitalbereichs gewechselt.
- → erforderlich, wenn derjenige, der gewaschen wird, es wünscht.
- → nötig, wenn die Reihenfolge Oberkörper, Beine, Füße und dann Genital- und Analbereich beim Waschen nicht eingehalten werden kann. Beispielsweise wird man ein schwerkrankes Kind zum Waschen nur einmal drehen, d.h. man wäscht erst den Vorderkörper inklusive Genitalbereich. Nach dem Drehen des Kindes und dem Wechseln des Waschwassers wird der hintere Teil des Körpers inklusive Analbereich gewaschen.

Die Verwendung mehrerer Waschschüsseln für die Ganzwaschung ist aus hygienischen Gründen nicht nötig. Nach Gebrauch wird die Waschschüssel nach kliniküblichem Vorgehen desinfiziert.

Das *Tragen von unsterilen Handschuhen* ist nicht generell erforderlich. Es erfolgt bei Indikation, d. h. bei vermuteten oder nachgewiesenen Infektionen des Patienten oder wenn die Pflegeperson an ihren Händen kleine Verletzungen hat. Wenn die Pflegeperson sich beim Waschen mit Handschuhen wohler fühlt, sollte sie sie tragen. Es ist besser, einen Patienten im Genitalbereich mit Handschuhen gründlich als ohne Handschuhe nur oberflächlich zu waschen.

Unerlässlich ist die konsequente und korrekte Anwendung von Handschuhen bei der Körperpflege von immunsupprimierten Kindern in Umkehrisolation (S. 737).

Religiöse Besonderheiten. Da die Reinigung des Körpers im Islam einen großen Stellenwert besitzt, waschen sich Moslems auch im Krankenhaus lieber selbst, anstatt sich von einer fremden Pflegeperson waschen zu lassen. Dies sollte bei moslemischen Kindern und Jugendlichen ihrem Alter, Entwicklungsstand und Krankheitszustand entsprechend berücksichtigt werden.

Die Reinigung des Körpers erfolgt normalerweise unter fließendem Wasser, was bei der Ganzwaschung im Bett nicht möglich ist. Zur Reinigung der Hände und Füße wird eine leere Waschschüssel ins Bett gestellt, das Kind oder der Jugendliche hält seine Hände oder Füße über die Schüssel, die dann von einer Pflegeperson mit Wasser übergossen werden. Auch abgekochtes Wasser hat eine reinigende Wirkung. Es muss allerdings rechtzeitig abgekocht werden, damit es abkühlen kann, keinesfalls darf kaltes Leitungswasser dazugemischt werden.

Basal stimulierende Ganzwaschung

Zur Definition und Erläuterung des Konzepts der Basalen Stimulation s. S. 45. Der folgende Abschnitt beschränkt sich auf diejenigen Aspekte der Basalen Stimulation, die für die Körperpflege von Bedeutung sind.

Bei der basal stimulierenden Ganzwaschung steht nicht die Reinigung der Haut im Vordergrund, sondern das individuelle Angebot zur Förderung des Kindes. Der Ablauf der Körperpflege soll jeden Tag gleich sein, um dem Kind einen Wiedererkennungseffekt zu ermöglichen. Das bedeutet, dass für jedes Kind individuell eine Waschreihenfolge festgelegt und dokumentiert wird, die alle Pflegepersonen einhalten.

Es gelten folgende **Prinzipien:**

⇢ Vor dem Einsatz basal stimulierender Pflegemaßnahmen ist eine Pflegeanamnese der normalen Körperpflegegewohnheiten des Kindes unabdingbar.

⇢ Es wird eine Initialberührung festgelegt und dokumentiert, die von allen Personen ausgeführt wird, die eine Pflegehandlung am Körper des Kindes durchführen wollen. Dadurch weiß das Kind, dass jetzt Körperkontakt zu ihm aufgenommen wird und kann sich darauf einstellen. Mit dieser Berührung wird dem Kind auch das Ende jeder Pflegemaßnahme und damit die Beendigung des Körperkontaktes angezeigt. Die konsequente Anwendung der Initialberührung fördert sehr stark die Orientierung des Kindes.

⇢ Die Durchführung der Körperpflege erfolgt stets nur durch eine Person, möglichst jeden Tag durch die gleiche Person, z.B. nach gezielter Anleitung durch ein Elternteil.

⇢ Die Pflegeperson bleibt soweit möglich im Gesichtsfeld des Kindes.

⇢ Der Hautkontakt wird nach Möglichkeit ununterbrochen aufrechterhalten. Dies ist besonders wichtig für Kinder, bei denen der Blickkontakt eingeschränkt oder gestört ist (Sehschwäche, Blindheit, Koma u.a.). Da die Pflegeperson für manche Handgriffe beide Hände benötigt, kann sie den Körperkontakt aufrechterhalten, indem sie sich beispielsweise auf die Bettkante setzt und mit ihrem Oberschenkel Kontakt zur Hüfte des Kindes hält oder indem sie einen Säugling auf ihrem Schoß sitzen lässt.

⇢ Andere Möglichkeiten, um zu signalisieren „unser Kontakt ist nicht unterbrochen" sind: dem Kind ein Kissen oder seinen Teddy auf den Bauch legen oder dem Kind ein großes Handtuch in die Hand geben zum Festhalten.

⇢ Die Hände werden ruhig und flächig aufgelegt, da solche Berührungen die Körperoberfläche bewusster machen.

⇢ Die Hände arbeiten mit gleichbleibendem Druck.

⇢ Punktuelle Berührungen, z.B. mit den Fingerspitzen, werden vermieden.

⇢ Da die Wahrnehmung des Kindes eingeschränkt ist, müssen die Bewegungen der Pflegepersonen so langsam durchgeführt werden, dass das Kind ihnen folgen kann. Dies muss vor Beginn basal stimulierender Maßnahmen bedacht werden (ausreichenden Zeitraum einplanen).

Merke ⇢ Beobachtung. Zeigt das Kind Zeichen von Erschöpfung wie Verlust des Blickkontakts, beschleunigte Atem- oder Herzfrequenz, motorische Unruhe, so wird die Ganzwaschung beendet. Evtl. ist eine Teilwaschung ausreichend.

⇢ Berührungen gegen die Haarwuchsrichtung werden intensiver wahrgenommen als Berührungen im Verlauf der Körperbehaarung. Eine der Haarwuchsrichtung folgende Ganzkörperwaschung wirkt beruhigend und gibt dem Kind Informationen über die Form seines Körpers. Eine Ganzkörperwäsche gegen die Haarwuchsrichtung wirkt eher anregend. Dies gilt auch für das Abtrocknen und die Haarwäsche.

⇢ Je nach Zustand des Kindes wird eine beruhigende oder belebende Ganzkörperwäsche durchgeführt. Dabei sollen möglichst keine Waschzusätze angewendet werden, um die Reaktion des Kindes auf die Art der Waschung ohne weitere äußere Einflüsse beurteilen zu können. Anstatt einer Ganzwaschung kann auch ein Bad oder eine Teilwaschung (z.B. nur der Arme oder Beine) nach den genannten Prinzipien erfolgen.

⇢ *Beruhigende Ganzkörperwäsche:* Wassertemperatur 40°C bis 42°C (bei Fieber des Kindes ca. 8°C unter der gemessenen Körpertemperatur), in Haarwuchsrichtung waschen, möglichst beim Thorax beginnend zu den Armen hin. Das Gesicht wird zuletzt gewaschen. Abgetrocknet wird ebenfalls in Haarwuchsrichtung. Sowohl beim Waschen als auch beim Abtrocken werden die Extremitäten des Kindes von der Pflegeperson mit einer oder beiden Händen umfasst, um die Form deutlich spürbar zu machen. Die Wirkung wird verstärkt durch Verwendung eines weichen Waschlappens und weichen Handtuchs.

⇢ *Belebende Ganzkörperwäsche:* Wassertemperatur etwas unter Körpertemperatur (ca. 5°C), gegen die Haarwuchsrichtung waschen, bei den Händen beginnend zum Thorax hin. Auch hierbei werden die Extremitäten deutlich nachmodelliert. Das Abtrocknen erfolgt wie das Waschen gegen die Haarwuchsrichtung. Die Wirkung wird verstärkt durch Verwendung eines rauhen Waschlappens und rauhen Handtuchs.

⇢ Anstatt eines Waschlappens kann ein Waschhandschuh verwendet werden, damit das Kind beim Waschen nicht nur den Stoff spürt, sondern auch die Hand der Pflegeperson, die seinen Körper nachmodelliert.

⇢ Werden zwei Waschhandschuhe gleichzeitig benutzt, so kann die Pflegeperson mit beiden Händen gleichzeitig eine Extremität zirkulär umfassend entlangstreichen und dem Kind damit diesen Körperteil erfahrbar machen **(Abb. 10.11)**.

⇢ Darüber hinaus können auch andere Materialien benutzt werden (von den Eltern mitbringen lassen): Naturschwamm; weiche Hautbürste; Frot-

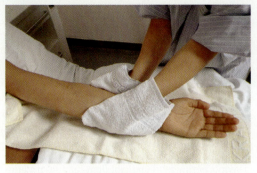

Abb. 10.11 ⇢ **Basale Waschung.** Der Arm wird mit zwei Waschlappen nachmodelliert

teesocken, die anstatt des Waschhandschuhs an die Hand der Pflegeperson gezogen werden. Kratzende Materialien, die der Haut kleine Verletzungen zufügen, dürfen nicht angewendet werden (z. B. Massagehandschuh aus Luffa-Gurke).

⇢ Unterstützende Waschung: Auch komatöse oder apallische Kinder haben Ressourcen, an die die Pflege anknüpfen kann. Bei der unterstützenden Waschung werden die Waschbewegungen vom Kind mit Unterstützung durch eine Pflegeperson oder die Eltern durchgeführt. Dabei ergreift der Erwachsene die Hand des Kindes und führt mit dieser die zum Waschen erforderlichen Bewegungen durch. Auch andere Tätigkeiten wie z. B. Zähneputzen, Haarekämmen, Eincremen oder Mundpflege können auf diese Weise durchgeführt werden.

⇢ Intime Körperbereiche wie Genitale, Gesäß, evtl. auch Bauch und Brustwarzen, werden bei Kindern, die keine Windeln mehr tragen, im Rahmen der allgemeinen Körperpflege gewaschen, bei der basal stimulierenden Ganzkörperwäsche jedoch nicht berührt!

⇢ Die Reaktion des Kindes auf Körperpflegemaßnahmen wird beobachtet und dokumentiert. Besonders wichtig ist die Feststellung, ob und welche Veränderungen sich bei dem Kind entwickeln.

> **Merke** ⇢ **Pflegeverständnis.** Die basal stimulierende Ganzwaschung ist keine Pflegetechnik, die, routiniert angewendet, stets zu vorhersagbaren Erfolgen führt. Sie ist vielmehr Ausdruck der Einstellung der Pflegeperson zum Kontakt und zur Kommunikation mit dem Kind. Ob und welche Maßnahmen sinnvoll sind, entscheidet allein das Kind durch seine Reaktion. Das Pflegepersonal muss seine eigene Wahrnehmung schulen, bevor es die Wahrnehmung anderer Menschen fördern kann. Hierzu ist der Besuch von Kursen zur Einführung in die Basale Stimulation unter qualifizierter Anleitung empfehlenswert.

Ohrenpflege

Normalerweise ist eine Reinigung des äußeren Ohres und der sichtbaren Teile des äußeren Gehörganges im Rahmen des täglichen Waschens ausreichend. Dabei dürfen weder Wasser noch Seife in das Ohr dringen.

Zerumen (Ohrschmalz) in der Ohrmuschel kann mit einem Watteträger, etwas gedrehter Watte oder einem nicht fasernden Tuch entfernt werden.

> **Merke** ⇢ **Sicherheit.** Aufgrund der großen Verletzungsgefahr darf das Wattestäbchen **nicht** in den Gehörgang eingeführt werden. Außerdem besteht die Gefahr, dass man mit dem Wattestäbchen das Zerumen noch weiter in den Gehörgang hineinschiebt.

Für jedes Ohr wird ein separates Wattestäbchen bzw. ein neuer Tupfer verwendet.

Beim Austritt von Blut oder Liquor oder Eiter aus dem Ohr muss sofort der Arzt verständigt werden. Das Ohr wird behutsam mit einem trockenen, sterilen Tupfer verbunden. Zur Applikation von Ohrentropfen s. S. 515.

Nasenpflege

Wie bei den Ohren ist auch bei der Nase normalerweise keine besondere Pflege erforderlich.

Die Reinigung der Nase erfolgt durch Schneuzen in ein Taschentuch. Babys und Kleinkinder reinigen ihre Nase durch häufiges Niesen. Haben sie sehr zähes Sekret in der Nase, muss es evtl. mit Nasentropfen (z. B. physiologischer Kochsalzlösung) verdünnt und danach entfernt oder abgesaugt werden.

> **Merke** ⇢ **Sicherheit.** Bei Neugeborenen und Säuglingen ist eine freie, unbehinderte Nasenatmung besonders wichtig, da sie fast ausschließlich über die Nase atmen.

Die unteren Nasengänge können mit einem mit physiologischer Kochsalzlösung getränkten, nicht fasernden Tupfer behutsam gereinigt werden. Dazu führt man den Tupfer unter Drehbewegungen gerade nach hinten in die Nase ein. Für jedes Nasenloch wird ein separater Tupfer benutzt.

Nasentropfen und -salbe sollten nur über einen begrenzten Zeitraum angewendet werden, um die natürliche Funktion der Nasenschleimhaut nicht zu beeinträchtigen. Zur Applikation von Nasentropfen und -salbe s. S. 514.

Augenpflege

Die Augen werden normalerweise gereinigt wie bei der Ganzwaschung beschrieben. Verkrustungen werden mit physiologischer Kochsalzlösung eingeweicht und dann abgewischt von außen nach innen. Physiologische Kochsalzlösung entspricht in ihrer

Zusammensetzung in etwa dem Salzgehalt der Tränenflüssigkeit. Für jeden Wischvorgang wird ein neuer Tupfer benutzt.

> **Merke ⇢ Hygiene.** Ist von einer Konjunktivitis nur ein Auge betroffen, so wird dieses Auge von innen nach außen gereinigt, um eine Schmierinfektion des anderen Auges bei der Reinigung zu vermeiden. Wenn möglich, soll das Kind auf die erkrankte Seite gelagert werden, damit kein Sekret in das andere Auge gelangen kann.

Eine spezielle Augenpflege mit Augentropfen (sog. künstliche Tränen) oder Augensalbe (s.S. 507) wird erforderlich, wenn der Selbstreinigungsmechanismus der Augen nicht mehr ausreichend funktioniert und um eine Austrocknung der Hornhaut zu verhindern. Diese Probleme können bei fehlendem Lidschlag (aufgrund Bewusstlosigkeit, Narkose) oder bei ungenügendem Lidschluss (aufgrund Gesichtsnervenlähmung) auftreten. Die spezielle Augenpflege wird mindestens dreimal täglich bzw. nach ärztlicher Anordnung häufiger durchgeführt.

10.4.6 Zahn- und Mundpflege

Zahnpflege

Ziel. Zweck der Zahnpflege ist es, den Karies verursachenden Belag auf den Zähnen durch Bürsten zu entfernen und die Durchblutung des Zahnfleisches zu fördern.

> **Merke ⇢ Intimsphäre.** Einem anderen Menschen die Zähne zu putzen, erfordert von der Pflegeperson besondere Geschicklichkeit und Behutsamkeit. Auch der Mund gehört zu den intimen Körperbereichen.

Allgemeine Regeln. Die Verwendung von *Zahnpasta* unterstützt die Wirkung des Bürstens. Eine erbsgroße Menge Zahncreme ist ausreichend. Fluoridhaltige Zahncremes erhöhen die Widerstandsfähigkeit des Zahnschmelzes gegenüber Karies. Ihre Anwendung oder andere vorbeugende Maßnahmen wie die Einnahme von Fluoridtabletten, fluoridiertem Speisesalz oder eine Fluoridlackierung der Zähne werden am besten von den Eltern individuell mit dem Zahnarzt besprochen im Rahmen einer Fluoridanamnese.

Die Zahnpasta soll nicht süß aromatisiert sein, damit der Geschmack das Kind nicht an Süßigkeiten erinnert. Zahncremes gibt es als Kinderzahncreme, Juniorzahnpasta oder als Zahncreme für Erwachsene. Kinderzahncremes enthalten weniger Abrasivstoffe und einen unterschiedlichen Gehalt an Fluorid oder gar kein Fluorid.

Für Säuglinge gibt es „Babys erste Zahnbürste", eine Kombination von Beißring und Bürstchen, die eingesetzt werden kann, sobald die ersten vier Milchzähne durchgebrochen sind.

Kleine Kinder benötigen einen etwas abgewinkelten, dicken *Zahnbürstengriff*, damit sie ihn gut mit der Faust greifen können. Bei Schulkindern und Jugendlichen ist es unbedeutend, ob der Zahnbürstengriff abgewinkelt, geknickt oder gerade ist. Welcher Form sie den Vorzug geben, hängt von ihrer persönlichen Putztechnik ab.

Kinder benötigen je nach Alter einen *Zahnbürstenkopf* von ein bis zwei Zentimtern Länge, Jugendliche drei Zentimetern Länge. Längere Bürstenköpfe behindern den Bewegungsspielraum im Mund. Der Zahnbürstenkopf soll abgerundet sein.

Die Zahnbürste soll weiche abgerundete *Kunststoffborsten* haben. Naturborsten sind nicht zu empfehlen. Sie sind kantig abgeschnitten, splittern leicht und quellen auf, wodurch das Zahnfleisch verletzt werden kann und ein Nährboden für Bakterien entsteht. Sobald die Borsten sich verformen, muss die Zahnbürste gegen eine neue ausgetauscht werden (d. h. alle 6 bis 8 Wochen). Um Kinder spielerisch an das Zähneputzen heranzuführen, kann man bunte Zahnbürsten und Zahnputzbecher verwenden sowie bebilderte Broschüren oder Bilderbücher zum Thema Zähneputzen.

Elektrische Zahnbürsten sind für Kinder, die das Zähneputzen gerade erst lernen, nicht geeignet.

> **Merke ⇢ Gesundheitsförderung.** Eltern werden darauf hingewiesen, dass sie Schnuller, Sauger oder Löffel des Kindes nicht ablecken, wenn diese z. B. auf den Boden gefallen sind, da die Gefahr besteht, dass Streptokokkus mutans, der Erreger der Karies, aus der Mundhöhle des Erwachsenen auf das Kind übertragen wird. Säuglinge und Kleinkinder sollten keine Flaschen mit Milch, Saft oder gesüßtem Tee zum Nuckeln bekommen, da dies die Entstehung von Karies fördert. Bekommt das Kind ein „Betthupferl", dann nur *vor* dem Zähneputzen, nicht danach. Der Schnuller sollte dem Kind möglichst bis zum dritten Lebensjahr abgewöhnt werden, auch wenn er kiefergerecht geformt ist.

Putztechnik. Zahnflächen aufeinanderstellen. Kaufläche, Außenseite der Zähne, Innenseite werden vom Zahnfleisch weg zum Zahn hin in kleinen, kreisenden Bewegungen geputzt mit mäßigem Druck (Merksatz: Von Rot nach Weiß). Der Übergang vom Zahnfleisch zum Zahn muss besonders sauber gehalten werden, ebenso die Grübchen in den Kauflächen. Auch das Zahnfleisch soll mit der Zahnbürste massiert werden.

Zeitpunkt. Die Zähne sollen möglichst bald nach jeder Mahlzeit bzw. nach dem Verzehr von Süßigkeiten geputzt werden. Bei Kindern, die über eine Sonde ernährt werden, wird die Zahnpflege entweder vor der Sondenmahlzeit oder ca. 30 Minuten danach durchgeführt, um ein Hochbringen von Nahrung durch Auslösen des Würgereizes zu verhindern.

10 Sich sauber halten und kleiden

Häufigkeit. Mindestens zweimal täglich (morgens und abends) nach den Mahlzeiten und nach dem Verzehr von Süßigkeiten.

Dauer. Bei korrekter Durchführung beansprucht das Bürsten von Zähnen und Zahnfleisch ca. drei Minuten. Hilfreich ist dabei die Verwendung einer Sanduhr.

Nach dem Zähneputzen wird die Mundhöhle mit Wasser ausgespült und das Wasser durch die Zahnzwischenräume gepresst.

Bei Verwendung fluoridhaltiger Zahnpasta wird nach dem Zähneputzen nur ausgespuckt und nicht mit Wasser der Mund ausgespült, damit die Fluoride länger einwirken können.

Nach dem Zähneputzen wird die Zahnbürste unter fließendem Wasser gereinigt und zum Trocknen mit den Borsten nach oben in einen Zahnputzbecher gestellt.

Mundwasser. Der Zusatz von Mundwasser ist nicht erforderlich. Kann Mundgeruch durch gründliches Zähneputzen nicht beseitigt werden, ist er meist ein Symptom für innere Erkrankungen. Viele Mundwässer enthalten Desinfektionsmittel, die nicht nur den schädlichen Streptokokkus mutans abtöten, sondern auch die Bakterien, die zur physiologischen Mundflora gehören.

Besonderheiten bei der Durchführung der Zahnpflege. Es ergeben sich aus dem Alter bzw. Entwicklungsstand des Kindes einige Besonderheiten (Tab. 10.5).

Bei kleinen Kindern kann zuerst demonstriert werden, wie an der Puppe die Zahnpflege durchgeführt wird. Danach kann die Pflegeperson das Kind auf ihren Schoß setzen, um es beim Zähneputzen zu unterstützen, oder das Kind auf einem Stuhl stehen lassen und sich selbst hinter das Kind stellen (Abb. 10.12). Ein Kindergartenkind benötigt evtl. ei-

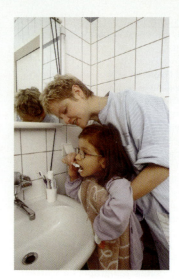

Abb. 10.12 Zähneputzen. Das Kind wird unterstützt, ohne es in seiner Bewegungsfreiheit einzuschränken

nen Hocker zum Daraufstellen, damit es seine Zahnputzbewegungen im Spiegel beobachten kann.

Bei Kleinkindern dürfen vor Operationen und Untersuchungen, für die das Kind nüchtern sein muss, die Zähne nicht geputzt werden. In diesem Alter wird nämlich das Wasser oft geschluckt anstatt ausgespuckt, sodass das Kind dann nicht mehr völlig nüchtern ist.

Zähneputzen im Liegen. Zum Schutz der Bettwäsche wird ein Handtuch unter den Kopf des Kindes gelegt. Der Kopf des Kindes wird zur Seite gedreht und an den Rand des Kopfkissens platziert. Ein zweites kleines Handtuch wird dem Kind als Wäscheschutz umgehängt. Damit das Kind den Mund ausspülen kann, wird ihm das Wasser mittels Trinkhalm angeboten.

Tabelle 10.5 Besonderheiten der Zahnpflege in Abhängigkeit vom Lebensalter

Lebensalter	Besonderheiten der Zahnpflege
6 bis 12 Monate	Die ersten Zähne werden abends mit einem feuchten Wattestäbchen oder Mullläppchen gereinigt.
12 bis 18 Monate	Nach der letzten Abendmahlzeit werden die Zähne mit einer speziellen Babyzahnbürste geputzt.
18 Monate bis 2 Jahre	Das Kind kann nun an die Kinderzahnbürste gewöhnt werden. Die Erwachsenen sollten das Kind mit der Zahnbürste spielen lassen und mit ihm üben, den Mund auf- und zuzumachen und die Zähne zu zeigen. Zum Zähneputzen stellt sich ein Erwachsener am besten hinter dem Kind vor den Spiegel. Er fasst den Unterkiefer des Kindes mit einer Hand, sodass das Kind den Mund öffnet. Mit dem Zeigefinger kann er die Wangen des Kindes zur Seite schieben und die Zahnbürste kann eingeführt werden.
ab 2 Jahre	Das Kind ist allmählich in der Lage, den Mund mit Wasser auszuspülen und zur Übung die Zähne vorzuputzen. Jetzt sollen die Zähne auch regelmäßig nach dem Frühstück, vor dem Schlafengehen und dem Verzehr von Süßigkeiten geputzt werden.
4 bis 6 Jahre	Das Kind ist aufgrund seiner motorischen Entwicklung in der Lage, die Zähne selbständig zu putzen, es muss aber noch öfters von den Erwachsenen kontrolliert werden.

Pflegemaßnahmen beim Sich sauber halten

Bei *bewusstlosen Kindern* und bei Kindern, bei denen Aspirationsgefahr besteht, werden die Zähne ohne Zahnpasta, lediglich mit der feuchten Zahnbürste geputzt. Eine funktionstüchtige Absauganlage muss zur Verfügung stehen.

Kinder mit *Zerebralparese* können sich eher mit einer elektrischen Zahnbürste selbständig die Zähne putzen als mit einer normalen Zahnbürste, da die elektrische Zahnbürste weniger Geschick in der Handhabung erfordert.

Nach Hals-Nasen-Ohren-Operationen wie *Tonsillektomie* oder *Adenotomie* dürfen die Kinder nach ärztlicher Anordnung ihre Zähne mit einer neuen Zahnbürste mit weichen Borsten ohne Zahnpasta putzen.

Kinder mit *Gerinnungsstörungen* dürfen je nach ärztlicher Anordnung ihre Zähne nicht mit einer Zahnbürste putzen, sondern nur mit einem feuchten Tuch.

Bei *immunsupprimierten* Kindern muss die Zahnbürste häufiger gewechselt werden, bei frisch transplantierten Kindern wird teilweise ein täglicher Wechsel empfohlen.

Pflege von Zahnspangen. Vom Zahnarzt oder Kieferorthopäden verordnete Zahnspangen müssen auch während eines Krankenhausaufenthaltes getragen werden, um den Erfolg der Behandlung nicht zu gefährden. Herausnehmbare Spangen werden nach dem Tragen mit klarem Wasser abgespült und in speziellen Behältern aufbewahrt.

Die Anwendung besonderer Pflegemittel (die von den Eltern mitgebracht werden sollten) wird bei der Pflegeanamnese erfragt und nach Anweisung durchgeführt. So weit möglich, soll das Kind die Pflege seiner Zahnspange selbständig durchführen. Besonders wichtig ist eine sorgfältige Zahnpflege bei festsitzenden Zahnspangen, da das Zähneputzen deutlich erschwert ist.

> **Praxistipp** ⋯ Bei nicht herausnehmbaren Spangen kann eine Munddusche benutzt werden sowie spezielle kleine Interdentalraum-Zahnbürsten, die unter und zwischen den kieferorthopädischen Geräten putzen können. Gegebenenfalls müssen abends die für die Zahnbürste nicht erreichbaren Zahnzwischenräume mit Zahnseide gereinigt werden.

Mundpflege

Die Mundpflege ist erforderlich bei Nahrungskarenz, zur Prophylaxe und Therapie bestimmter Erkrankungen und wenn die Reinigung des Mundes durch Zähneputzen nicht möglich ist.

Ziel. Die Mundpflege dient der Reinigung der Mundhöhle, dem Anfeuchten der Mundschleimhaut und dem Erhalt bzw. der Verbesserung des Wohlbefindens des Kindes. Im Rahmen der Mundpflege können der Saug- und Schluckreflex gefördert und Zungenbewegungen angeregt werden (wichtig bei Früh- und Neugeborenen, Kindern mit neurologischen Erkrankungen u.a.). Bei Erkrankungen der Mundschleimhaut wird die Mundpflege zur Therapie mit vom Arzt verordneten Medikamenten durchgeführt.

■ **Vorbereitung**

Zur Beurteilung des Zustandes der Mundhöhle ist eine Inspektion mittels Taschenlampe und Spatel erforderlich **(Abb. 10.13)**.

Information. Dem Kind und seinen Eltern muss erklärt werden, warum diese Inspektion und die Mundpflege durchgeführt werden und wie das Kind dabei helfen kann. Auch wenn die Eltern die Mundpflege übernehmen, ist trotzdem eine tägliche Inspektion der Mundhöhle durch das Pflegepersonal erforderlich.

Material. Watteträger bzw. Stieltupfer oder Tupfer und Péanklemme, Mundpflegelösung, Nierenschale, unsterile Handschuhe, evtl. Beißkeil aus Gummi, Lippencreme.

■ **Durchführung**

Bei der Verwendung einer Péanklemme müssen aufgrund der Verletzungsgefahr die Tupfer so befestigt werden, dass die Metallenden der Klemme im Tupfer verschwinden **(Abb. 10.14)**. Da die Verwendung einer Klemme für das Kind unangenehm ist, führt ihre Anwendung häufig zum Wegdrehen des Kopfes und Verschluss des Mundes bis zum Beißreflex, was die Mundpflege unmöglich macht. In diesem Fall kann anstatt der Klemme ein Finger benutzt werden, der durch einen Handschuh oder Fingerling geschützt wird. Bei Bedarf wird ein Gummikeil eingelegt, um

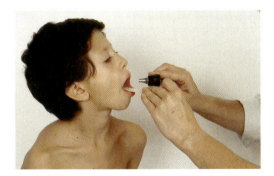

Abb. 10.13 ⋯ **Inspektion der Mundhöhle.**

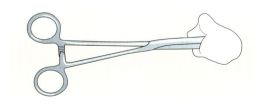

Abb. 10.14 ⋯ **Péanklemme.** Der Tupfer ist richtig in der Peanklemme befestigt

10 Sich sauber halten und kleiden

zu verhindern, dass das Kind seinen Mund schließt bzw. zubeißt. Der Watteträger bzw. Tupfer wird mit Mundpflegelösung befeuchtet und überschüssige Flüssigkeit abgestreift. Die Mundhöhle wird von hinten nach vorne ausgewischt.

Vorsicht: Im Bereich der Uvula (Zäpfchen) kann der Würgereflex ausgelöst werden.

Für jeden Wischvorgang (auf und unter der Zunge, Wangeninnenseiten, Gaumen) wird ein frischer Tupfer bzw. Watteträger verwendet.

Zum Abschluss der Mundpflege werden die Lippen eingecremt und das Kind wird für seine Mitarbeit gelobt.

Merke ⇢ Hygiene. Die Klemme wird nach jedem Benutzen nach klinikübliche Vorgehen desinfiziert und einmal täglich ausgewechselt. Die Mundpflegelösung wird je nach Angaben des Herstellers bzw. nach kliniküblicher Handhabung erneuert.

Häufigkeit. Die Häufigkeit der Mundpflege richtet sich nach den Bedürfnissen des Kindes. Verschiedene Faktoren beeinträchtigen den Zustand der Mundschleimhaut: Mundatmung, Sauerstofftherapie, orales Absaugen, parenterale oder Sondenernährung, Dehydratation, Chemotherapie u. a. Faustregel: Nach jeder Mahlzeit, auch bei Sondenernährung bzw. bei parenteraler Ernährung so oft, wie das Kind eine Mahlzeit zu sich nehmen würde.

Mundpflegemittel. Vor der Auswahl eines bestimmten Mundpflegemittels müssen verschiedene Punkte beachtet werden:
⇢ Welches Pflegeproblem liegt vor?
⇢ Hat das Kind eine Erkrankung der Mundhöhle/Mundschleimhaut?
⇢ Muss ein Medikament zur therapeutischen Mundpflege vom Arzt verordnet werden?
⇢ Besteht ein besonderes Risiko für eine Mundschleimhauterkrankung aufgrund Immunschwäche (z. B. bei Früh- und Neugeborenen, Kindern mit Zytostatika-Therapie oder Bestrahlung u. a.)?
⇢ Benutzt das Kind bereits ein bestimmtes Mundpflegemittel? Wie hat sich der Zustand der Mundschleimhaut unter dieser Behandlung verändert?
⇢ Welche Mundpflegemittel stehen in der Klinik zur Verfügung? Hat das Pflegepersonal ausreichende Informationen, um gezielt ein Mundpflegemittel auszuwählen?
⇢ Können bei dem vorliegenden Pflegeproblem dem Kind verschiedene Mundpflegemittel zur Auswahl angeboten werden?

Anregungen für den Einsatz verschiedener Pflegemittel gibt **Tab. 10.6.** Sie kann jedoch nur eine Auswahl darstellen und entbindet die einzelne Pflegeperson nicht von ihrer Pflicht, sich über die Indikation und Nebenwirkungen eines Pflegemittels zu informieren, bevor sie es bei einem Kind anwendet.

Tabelle 10.6 ⇢ Mundpflegemittel

Pflegeziel	Pflegemittel	Anwendungsart	Hinweise
Pflegeproblem Mundtrockenheit			
feuchte Zunge und Mundschleimhaut	Mineralwasser, Tee	Mund spülen oder auswischen	⇢ kalte Getränke halten die Mundschleimhaut länger feucht ⇢ Tee nach Vorliebe des Kindes auswählen ⇢ Tee in Arzneibuchqualität (aus der Krankenhausapotheke) verwenden, Teebeutel können mit Pilzsporen belastet sein ⇢ Tee max. 3 min ziehen lassen, damit die Gerbsäure nicht in den Tee übergeht (Gerbsäure trocknet Mundschleimhaut aus)
	Lieblingsgetränke zu Eiswürfeln gefroren	Eiswürfel lutschen	⇢ Kanten abrunden, indem man die Eiswürfel kurz unter heisses Wasser hält, oder runde Eiswürfel mit Spezialbehältern herstellen ⇢ bei somnolenten/komatösen Kindern Eiswürfel in Gaze verpackt in die Wangentasche legen, auf Abwehrreaktion achten
	verdünnter Zitronensaft	Mund auswischen oder nur seitliche Zungenränder	⇢ Zitrone regt Speichelfluss an ⇢ nur bei intakter Schleimhaut einsetzen ⇢ Zitronensaft greift Zahnschmelz an, daher nicht zur täglichen Mundpflege einsetzen
	künstlicher Speichel	Mund einsprühen	⇢ ähnelt in der Zusammensetzung dem natürlichen Speichel ⇢ kann ohne Nebenwirkungen so oft wie nötig angewandt werden **Vermeiden aller Pflegemittel, die die Schleimhaut austrocknen durch Gerbsäure oder Alkohol (z. B. Präparate, die Myrrhe, Salbei, Glyzerin oder Hexetidin enthalten)**

Fortsetzung ▶

Pflegemaßnahmen beim Sich sauber halten

Tabelle 10.6 (Fortsetzung)

Pflegeziel	Pflegemittel	Anwendungsart	Hinweise
Pflegeproblem Reduzierte Speichelproduktion			
ausreichende Speichelproduktion	Zitrone	riechen lassen	⇢ aufgeschnittene Zitronenhälfte gut abgedeckt aufbewahren, damit das Aroma erhalten wird ⇢ Riechen ist nur möglich bei unbehinderter Nasenatmung; d. h. nicht bei Polypen, Schnupfen, nasal liegendem Tubus u. a.
	Bonbons	lutschen lassen	⇢ zuckerfreie Bonbons verwenden ⇢ so weit möglich, Lieblingsgeschmack des Kindes berücksichtigen
	Kaugummi, Brotrinde, Trockenfrüchte	kauen lassen	⇢ zuckerfreien Kaugummi verwenden ⇢ Vorlieben des Kindes berücksichtigen ⇢ Vorsicht bei Diät, Diabetes oder parenteraler Ernährung
	salzhaltige Zahnpasta	Zähne putzen (lassen)	⇢ regt den Speichelfluss stark an ⇢ wird evtl. aufgrund ihres Geschmacks abgelehnt
	Massage der Speicheldrüsen	kreisende Bewegungen mit leichtem Druck	⇢ Ohr- und Unterkieferspeicheldrüsen von der Drüse zum Ausgang hin massieren ⇢ mindestens 3-mal täglich durchführen ⇢ Eltern bzw. Kind in der Massage anleiten **zusätzlich alle unter Mundtrockenheit aufgeführten Mittel**
Pflegeproblem belegte Zunge und Mundschleimhaut, Borkenbildung			
saubere Zunge und Mundschleimhaut ohne Beläge oder Borken	kohlensäurehaltiges Mineralwasser	Mund spülen oder auswischen	⇢ Kohlensäure greift den Zahnschmelz an, daher nur befristet anwenden
	Salbeitee	Mund spülen	⇢ wird evtl. aufgrund seines bitteren Geschmacks abgelehnt ⇢ trocknet die Mundschleimhaut aus, daher nur befristet anwenden
	Butter, Speiseöl, Margarine oder Naturjoghurt	Zunge und Gaumen dünn einreiben	⇢ nach Einwirkzeit von 20 min aufgeweichte Borke entfernen ⇢ **Vorsicht!** Borken nicht gewaltsam entfernen ⇢ bei Abneigung gegen Butter oder Margarine Naturjoghurt anwenden
	Würfelzucker	Schleimhaut mit Würfelzucker abreiben	⇢ Zucker ist kariesfördernd, Nährboden für Keime und trocknet die Mundschleimhaut aus, daher nach Anwendung unbedingt den Mund reinigen
	Natriumbikarbonat	Mund auswischen	⇢ nur auf ärztliche Anordnung ⇢ nur bei starker Verkrustung ⇢ 1 Teelöffel Natriumbikarbonat auf 500 ml Wasser geben
	Wasserstoffperoxid 1,5 %	Mund auswischen oder spülen	⇢ nur auf ärztliche Anordnung ⇢ führt zur Bildung von Schaum im Mund, daher Absauganlage bereithalten, nicht bei Kindern mit gestörtem Hustenreflex anwenden, Kind vorher über Schaumbildung informieren ⇢ aufgrund Schaumbildung und üblem Geschmack Mund anschließend mit Wasser oder NaCl 0,9 % spülen ⇢ nur bei starker Verborkung oder nach zahn-, mund-, kieferchirurgischen Eingriffen, wenn das Kind Nähte im Mund hat

Fortsetzung ▶

Tabelle 10.6 (Fortsetzung)

Pflegeziel	Pflegemittel	Anwendungsart	Hinweise
Pflegeproblem Mundgeruch			
Mundgeruch lindern oder beseitigen	Zahnbürste u. -pasta	Zähne putzen	→ bestes und einfachstes Mittel zur Mundpflege, verhindert Mundgeruch → mindestens zweimal täglich für drei Minuten durchführen
	Tee aus Salbei, Kamille, Pfefferminze	spülen, gurgeln oder Mund auswischen	→ Tee nach Vorliebe des Kindes auswählen → Tee in Arzneibuchqualität verwenden → Salbei und Pfefferminze trocknen die Mundschleimhaut aus, daher nur befristet anwenden
	Salzwasser	Mund spülen	→ 1 Messerspitze Salz in 1 Glas Wasser (0,2 l) oder isotonische Kochsalzlösung (0,9 %)
	Chlorophyll-Dragees	kauen lassen	→ nur auf ärztliche Anordnung → verfärben die Zunge grün
Pflegeproblem Mundaphthen			
intakte Mundschleimhaut, Schmerzlinderung	Myrrhetinktur	betupfen	→ wirkt adstringierend, antibakteriell, anästhesierend
	Nelkenöl	betupfen	→ wirkt antiseptisch, antibakteriell, anästhesierend
	Salbeitee	gurgeln	→ wirkt gerbend
	Rosenhonig	betupfen	→ dünn auftragen, wirkt heilend, Zahnpflege anschließend durchführen
	Lokalanästhetika	betupfen	→ nur auf ärztliche Anordnung
Pflegeproblem Stomatitis			
intakte Mundschleimhaut, Schmerzlinderung	Tee aus Salbei, Kamille, Huflattich	spülen, gurgeln oder Mund auswischen	→ 6–8-mal täglich durchführen → Tee max. 3 min ziehen lassen → Tee nach Vorliebe des Kindes auswählen → Tee in Arzneibuchqualität verwenden
	Rathaniawurzeltee/-tinktur	spülen, gurgeln, Mund auswischen	→ 6–8-mal täglich durchführen
	Lokalanästhetika	betupfen	→ nur nach ärztlicher Anordnung und evtl. nach Bedarf, jedoch höchstens alle drei Stunden → können mit Lieblingsgetränk zu Eiskugeln gefroren und gelutscht werden, um ihren schlechten Geschmack zu überdecken
Pflegeproblem Parotitis			
normale Speichelbildung und -fluss, Schmerzlinderung	Arnikatinktur	Mund auswischen	→ wirkt schmerzstillend und desinfizierend → 1 Kaffeelöffel auf ein Glas warmes Wasser (0,2 l)
	Salzwasser	Mund spülen	→ wirkt abschwellend
	Rathaniatinktur	getränkte Tupfer in die Wangentasche legen	→ für 10 min in Wangentaschen belassen, fördert Speichelfluss → Kind vornübergebeugt sitzen lassen mit Nierenschale, um Speichel aufzufangen

Fortsetzung ▶

Tabelle 10.6 ⇢ (Fortsetzung)

Pflegeziel	Pflegemittel	Anwendungsart	Hinweise
Pflegeproblem Mundsoor			
physiologische Mundflora, Ausbreitung des Soors vorbeugen	Tee aus Kamille, Thymian, Salbei	spülen oder Mund auswischen	⇢ Tee in Arzneibuchqualität ⇢ nach Vorliebe des Kindes ⇢ max. 3 min ziehen lassen
	Myrrhetinktur	spülen oder bepinseln	⇢ zum Spülen 5 Tropfen auf ein Glas Wasser (0,2 l), unverdünnt zum Bepinseln
	Antimykotika	pinseln oder lutschen	⇢ nur nach ärztlicher Anordnung ⇢ vor der Anwendung Mund reinigen ⇢ danach mind. 20 min Nahrungs- und Flüssigkeitskarenz, damit das Medikament wirken kann ⇢ Lutschtabletten haben eine längere Wirkungsdauer, sind aber unangenehmer im Geschmack (insbesondere Amphotericin) ⇢ antimykotische Suspensionen können mit reinem Fruchtsaftkonzentrat zu Eiskugeln gefroren und gelutscht werden (bessere Akzeptanz)
Nach der Einnahme von Milch oder Milchprodukten immer den Mund reinigen, Milchreste verkleben sonst mit dem Pilzbelag und verstärken das wattige Gefühl auf der Zunge!			
Pflegeproblem Zahnungsbeschwerden beim Säugling oder Kleinkind			
Schmerzlinderung, erleichterter Zahndurchbruch	Lokalanästhetikum	betupfen	⇢ nur auf ärztliche Anordnung
	Brotrinde	kauen lassen	⇢ Vorsicht bei parenteraler Ernährung

Wenn das Kind den Mund nicht öffnet, kann es dazu angeregt werden, indem die Pflegeperson mit dem Finger langsam vom Jochbeinbogen zum Mundwinkel streicht oder die Lippen kreisförmig bestreicht. Der Effekt wird verstärkt, wenn sie dazu einen Finger des Kindes nimmt oder etwas auf den Finger gibt, was dem Kind gut schmeckt (Eltern befragen).

Sie kann den Watteträger auch anfangs in eine Flüssigkeit tauchen, die das Kind mag, und dann ein bis zwei Tröpfen in den Mund und auf die Zunge träufeln. Manchmal hilft auch eine behutsame Massage der Kiefermuskulatur.

Merke ⇢ **Mundpflege.** Den Mund nicht gewaltsam zu öffnen versuchen!

Bei Kindern mit *Schluckstörungen* und bei *bewusstlosen* Kindern wird die Mundpflege mit aufrechtem Oberkörper und leicht vorgebeugtem Kopf (Kinn zeigt zur Brust) oder in Seitenlage durchgeführt, um einer Aspiration des Mundpflegemittels vorzubeugen. Eine funktionstüchtige Absauganlage muss bereitstehen.

Eine Munddusche oder Atomiseur kann verwendet werden, wenn die Mundpflege anders nicht durchführbar ist, beispielsweise bei verdrahteten Kiefern.

Die Mundpflege dient auch der Vorbeugung von *Soor* und *Parotitis*. Da diese Erkrankungen durch eine Infektion verursacht werden, können sie durch sorgfältige Mundpflege allein nicht verhindert werden. Ungenügende Mundpflege ist jedoch ein infektionsbegünstigender Faktor, ebenso wie Chemotherapie, Bestrahlung, Einnahme von Antibiotika oder Steroiden und Sondenernährung.

Basal stimulierende Mundpflege. Im Rahmen der Basalen Stimulation (S. 81) kann eine orale Stimulation durchgeführt werden. Sie fördert den Saug- und Schluckreflex, erleichtert das Öffnen des Mundes und erhöht die Wachheit des Kindes sowie seine Kooperation bei der Durchführung der Mund- und Zahnpflege.

Bei der basal stimulierenden Mundpflege steht nicht die Reinigung der Mundhöhle im Vordergrund, sondern ein individuelles Angebot zur Förderung des Kindes. Dies kann z. B. bedeuten, die Mundpflege bei Früh- und Neugeborenen mit Muttermilch durchzuführen.

10.4.7 Haarpflege

Zur Haarpflege zählen das tägliche Frisieren, die Haarwäsche und gegebenenfalls die Rasur der Barthaare. Bei der Auswahl der Haarpflegemittel muss der Hauttyp berücksichtigt werden.

Sich sauber halten und kleiden

Frisieren der Haare

Je nach Gewohnheit und Wunsch des Kindes werden die Haare zweimal täglich mit Kamm oder Bürste frisiert.

Bei Säuglingen wird eine Babyhaarbürste verwendet, auch wenn nur wenige Haare vorhanden sind, da das Bürsten die Durchblutung der Kopfhaut fördert. Bei bettlägerigen Kindern und Jugendlichen werden lange Haare seitlich zu einem oder zwei Zöpfen frisiert. Dem Kind wird ein Spiegel angeboten, sodass es seine Frisur betrachten und sich, wenn möglich, selbständig frisieren kann.

Schwarze oder farbige Kinder mit krausem Haar werden mit einem grobzinkigen Kamm frisiert. Eventuell ist die Anwendung spezieller Haarpflegemittel erforderlich. Beides können die Eltern von zu Hause mitbringen.

> **Merke ⇢ Hygiene.** Vor dem Frisieren wird ein Handtuch unter den Kopf des Kindes gelegt, um ausgefallene Haare rasch entsorgen zu können. Nach dem Frisieren wird der Kamm bzw. die Bürste von Haaren gereinigt. Werden die Kämme und Bürsten vom Krankenhaus gestellt, muss vor Gebrauch bei einem anderen Kind eine entsprechende Reinigung und Desinfektion erfolgen. Aus hygienischen Gründen sollten Kämme und Bürsten aus Kunststoff sein.

Haarwäsche

Sofern möglich, werden Wünsche bzw. Gewohnheiten des Kindes berücksichtigt (Häufigkeit der Haarwäsche, eigenes Shampoo, für den jeweiligen Haartyp geeignete Pflegemittel usw.).

Bei Verletzungen oder Operationen im Bereich des Kopfes muss vorher die Erlaubnis des Arztes eingeholt werden, da die Haarwäsche aus medizinischen Gründen kontraindiziert sein kann.

Häufigkeit. Vor der Pubertät fetten Kinderhaare kaum, sie müssen daher nur gewaschen werden, wenn sie staubig oder schmutzig sind, d. h. in der Regel einmal pro Woche. Bei Kindern mit Heuschnupfen ist es in der Zeit des Pollenflugs sinnvoll, jeden Abend Pollen durch eine Haarwäsche zu entfernen. Tägliches Haarewaschen schadet nicht, wenn ein mildes Shampoo verwendet wird. Für die Haarwäsche bei Babys ist klares Wasser allein ausreichend.

Getrocknet werden die Haare am schonendsten an der Luft in einem warmen Raum. Dabei muss das Kind vor Auskühlung und Zugluft geschützt werden. Der heiße Luftstrom des Föns regt die Talgproduktion an und schädigt die Haarstruktur. Beim Haareföhnen wird der Fön auf die niedrigste Stufe eingestellt, die Pflegeperson muss den Abstand vom Fön zum Kopf des Kindes ständig überprüfen, da die Gefahr einer Verbrennung durch die heiße Luft besteht.

Haarwäsche im Bett. Sie erfolgt mit Hilfe spezieller Haarwaschbecken, die am Kopfende in das Bett gestellt werden und das Haarwaschwasser nach außen in einen Eimer ableiten (**Abb. 10.15**). Die Haarwäsche im Bett sollte durch zwei Personen erfolgen. Eventuell muss der Nacken des Kindes mit einem Kissen gestützt werden.

Zum Klarspülen der Haare von Shampoo ist ein Behälter und ausreichend angenehm temperiertes Wasser erforderlich. Darf das Kind zum Haaretrocknen nicht aufgesetzt werden, so kann es seinen Kopf oder, falls erforderlich, den ganzen Körper auf die Seite drehen.

Basal stimulierende Haarwäsche. Bei Kindern, die angeregt werden sollen, erfolgt eine *belebende Haarwäsche* gegen die Haarwuchsrichtung, die Wassertemperatur liegt unter der Körpertemperatur (bei 27 °C). Nach dem Haarewaschen werden die Haare mit einem Handtuch kräftig trocken gerubbelt.

Bei unruhigen Kindern wird eine *beruhigende Haarwäsche* durchgeführt in Haarwuchsrichtung, die Wassertemperatur liegt über der Körpertemperatur (bei 39 °C bis 42 °C). Nach dem Haarewaschen wird das Wasser durch Drücken der Haare in das Handtuch aufgenommen, anstatt kräftig abzutrocknen. Man kann auch einen Handtuchturban anlegen, so dass die Haare darunter trocknen.

Angst vor der Haarwäsche. Bei älteren Säuglingen und Kleinkindern muss vorher gefragt werden, ob sie Angst vor der Haarwäsche haben. Wenn ja, empfiehlt sich die Verwendung eines Haarwaschkranzes (**Abb. 10.16**) oder das Ausspülen der Haare mit einem Waschlappen oder einem Schwamm. Diese sollten von den Eltern von zuhause mitgebracht werden.

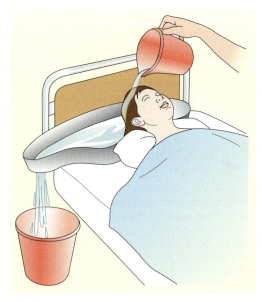

Abb. 10.15 ⇢ **Haarwäsche im Bett.** Mit Hilfe eines Haarwaschbeckens wird das Wasser aus dem Bett abgeleitet

10.4.8 Nagelpflege

Die Finger- und Fußnägel sind wichtig für das Tastempfinden und schützen die Finger- und Zehenspitzen, die viele Nervenendigungen und Blutgefäße enthalten.
Ziel. Das Kürzen der Fingernägel erfolgt aus hygienischen Gründen; bei Säuglingen verhindern kurze Nägel darüber hinaus, dass sie sich das Gesicht zerkratzen.
Nagelpflegemethoden. Die Nägel können mit einer Nagelschere, einer Nagelfeile oder einer Nagelschneidezange gekürzt werden. Spezielle Babynagelscheren haben abgerundete Enden, schneiden jedoch häufig nicht sehr gut. Dem Ungeübten sind sie zu empfehlen, da die Verletzungsgefahr geringer ist.

Die Fingernägel werden rund geschnitten oder gefeilt, die Zehennägel werden gerade geschnitten, um ein Einwachsen der Nägel zu verhindern. Ein vorhergehendes Teilbad der Hände bzw. Füße erleichtert das Nägelschneiden, da die Nägel nach dem Bad weicher sind.

Bei Verwendung der Nagelfeile muss beachtet werden, dass die Feile nur in eine Richtung bewegt wird, um ein Splittern der Nägel zu vermeiden. Gefeilt wird vom Nagelrand zur Mitte des Nagels.

Beim Kürzen der Nagelhaut durch Schneiden kommt es oft zu Verletzungen und anschließend zu Nagelbettentzündungen. Es ist günstiger, die Nagelhaut mit geeigneten Utensilien (sog. „Kuhfuß") zurückzuschieben.

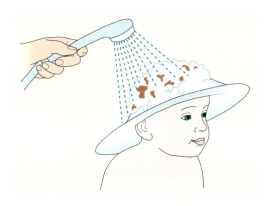

Abb. 10.16 ⇢ **Haarwaschkranz.** Dieser soll verhindern, dass Shampoo in die Augen gelangt

Bei einem Kind, das Angst davor hat, Wasser über den Kopf gegossen zu bekommen, sollte auch im Krankenhaus nur behutsam vorgegangen werden.
Milchschorf. Hat ein Baby einen weißlichen Belag auf der Kopfhaut, wird dieser mit Öl eingerieben, das mehrere Stunden, am besten über Nacht, einwirken soll. Am nächsten Morgen werden die Haare mit einem milden Shampoo gewaschen und der Belag mit einem feinen Kamm vorsichtig herausgekämmt. Manchmal muss dieser Vorgang mehrmals wiederholt werden. Vor dem Auskämmen wird ein Gazetupfer über die Zinken des Kammes gezogen, damit sich die Hautschuppen gründlicher aus dem Kamm entfernen lassen.

Rasieren der Barthaare

Wenn der Jugendliche dazu in der Lage ist, soll er eigenständig die tägliche Trocken- oder Nassrasur durchführen. Nach Augenoperationen oder bei Verletzungen im Gesicht muss vorher der Arzt befragt werden, da das Rasieren aus medizinischen Gründen kontraindiziert sein kann.

Wird die Rasur durch eine Pflegeperson vorgenommen, ist die Verwendung eines Elektrorasierers zur Trockenrasur vorzuziehen (geringere Verletzungsgefahr, insbesondere bei Hautunreinheiten wie Pickel). Bei bettlägerigen Jugendlichen wird vorher ein Handtuch unter den Kopf gelegt, das das Entfernen der Haare erleichtert.

Vorsicht: Bei tracheotomierten Jugendlichen können kleine Haare in das Tracheostoma gelangen und einen Hustenreiz auslösen.

Da die Rasur die Gesichtshaut reizt, muss anschließend eine entsprechende Hautpflege durchgeführt werden, z.B. mit Aftershave oder Hautcreme.

> **Merke** ⇢ **Hygiene.** Vor der Durchführung der Nagelpflege wird ein kleines Handtuch untergelegt, um die abgeschnittenen Nägel bzw. den feinen Staub vom Nägelfeilen rasch zu entsorgen. Nagelpflegeutensilien, die von der Klinik gestellt werden, müssen nach jedem Gebrauch nach kliniküblichem Vorgehen desinfiziert werden.

■ **Durchführung**
Neugeborene. Bei ihnen sind die Nägel noch häutig und so weich, dass sie von selbst abschilfern. Sie sollten in den ersten vier Wochen nicht geschnitten werden, da es zum Einreißen der Haut seitlich des Nagels und in der Folge zu einer Nagelbettentzündung kommen kann.
Säugling. Man nimmt die geöffnete Hand des Kindes in die eigene Hand und hält die oberen Fingerglieder fest **(Abb. 10.17)**. Am einfachsten gelingt dies beim schlafenden Kind. Die Nägel werden möglichst kurz geschnitten.
Kleinkinder. Ihnen werden die Fingernägel nicht mehr ganz so kurz geschnitten wie dem Säugling, sondern es wird so viel stehen gelassen, dass die Nägel der Linie der Fingerkuppen folgen. Kleinkinder können bereits in die Nagelpflege einbezogen werden, sie dürfen z.B. sagen, welcher Fingernagel als nächster geschnitten oder gefeilt werden soll, und sie

> **Merke** ⇢ **Hygiene.** Bei Elektrorasierern wird nach dem Gebrauch der Scherkopf abgenommen und von Haaren gereinigt.

10 Sich sauber halten und kleiden

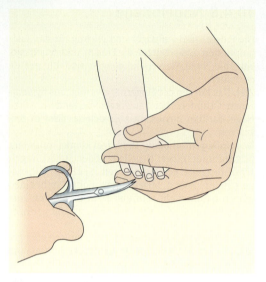

Abb. 10.17 ⇢ **Schneiden der Fingernägel.** Die Pflegeperson fixiert die oberen Fingerglieder des Kindes

dürfen unter Aufsicht selbst mit der Nagelfeile hantieren.
Vorschulkinder. Sie können ihre Nägel im Beisein eines Elternteiles oder einer Pflegeperson mit Hilfe einer Nagelfeile reinigen und das Nägelfeilen üben. Das Nagelschneiden muss von einem Erwachsenen übernommen werden.
Schulkinder. Inwieweit sie die Nagelpflege selbständig durchführen können, wird im Rahmen der Pflegeanamnese von den Eltern erfragt.

 Merke ⇢ **Recht.** Das Schneiden oder Feilen der Nägel ohne Einwilligung des Kindes bzw. der Eltern stellt eine Körperverletzung dar!

Besonderheiten. Bei Kindern mit Thrombozytopenie ist die Durchführung der Nagelpflege aufgrund der Blutungsgefahr kontraindiziert.
Kinder mit Diabetes bedürfen einer besonders sorgfältigen und behutsamen Nagelpflege, insbesondere bei den Fußnägeln, da bei ihnen kleine Wunden schlechter verheilen.

10.4.9 Wickeln

Durch das Wickeln wird der Genitalbereich sauber und trocken gehalten und vor dem Wundwerden geschützt, da längerer Kontakt mit Stuhl und Urin die Haut angreift.
Information. Die Eltern sollen Informationen über besondere Pflegemaßnahmen bei ihrem Kind an das Pflegepersonal weitergeben (z. B. spezielle Wickeltechnik, Pflegemittel u. a.). Gegebenenfalls benötigen die Eltern eines Neugeborenen Anleitung bezüglich Technik und Hygiene.

Hygiene. Um den Genitalbereich zu reinigen, gibt es zwei Möglichkeiten:
1. Reinigung mit *klarem Wasser:* Stuhlgang, auch zähes Mekonium, lässt sich mit klarem Wasser am besten entfernen. In der Klinik werden frische Waschlappen, Einmalpapiertücher, Zellstofftücher oder weiches Toilettenpapier verwendet. Bevor die frische Windel verschlossen wird, müssen alle Hautfalten trocken sein.
2. Reinigung mit *Öl:* Auch Öl entfernt Schmutz und bildet außerdem eine leichte Schutzschicht gegen Urin und Stuhl im Windelbereich. Besonders empfehlenswert sind reine Pflanzenöle.

 Merke ⇢ **Sicherheit.** Bei Windeldermatitis oder Soor im Genitalbereich darf kein Öl zur Reinigung verwendet werden, da es auf wunder Haut brennt und Pilzwachstum begünstigt.

Häufigkeit. So oft wie nötig, d. h. in der Regel beim Neugeborenen, dessen Haut recht empfindlich ist, alle drei bis vier Stunden; beim Säugling fünf- bis sechsmal täglich. Bei Windeldermatitis, Durchfall oder Soor muss eventuell öfter gewickelt werden. Zudem ist die Häufigkeit des Windelwechsels abhängig von der Art der verwendeten Windel, bei Stoffwindeln muss häufiger gewickelt werden als bei Einmal-Höschenwindeln. Generell wird nach jedem Stuhlgang gewickelt, da der Kontakt mit Stuhl über längere Zeit zum Wundsein führen kann.
Zeitpunkt. Der Zeitpunkt des Wickelns wird individuell auf das Kind abgestimmt. Neigt ein Säugling nach dem Trinken zum Spucken oder sogar Erbrechen, wird er vor der Mahlzeit gewickelt. Schläft ein Baby während der Mahlzeit ein, kann man es nach der Hälfte der Mahlzeit wickeln bzw. beim Stillen vor dem Wechsel von einer Brust an die andere. Dieses Vorgehen ist auch nachts empfehlenswert bei Kindern, die sonst durch das Wickeln hellwach werden. Babys, die beim Trinken an Brust oder Flasche Stuhlgang haben, werden nach der Mahlzeit gewickelt.

 Merke ⇢ **Gesundheitsförderung.** Grundsätzlich sollte kein Baby nur zum Zweck des Wickelns geweckt werden.

Wickeltechnik

Einmal-Höschenwindeln. Sie sind einfach zu handhaben und werden nach Gebrauch weggeworfen. Es gibt sie in verschiedenen Größen vom Neugeborenen bis zum Erwachsenen.
Sie werden auseinandergefaltet und die Kante mit den Klebestreifen wird unter das Gesäß des Kindes gelegt. Die vordere Hälfte des Windelhöschens wird zwischen den Beinen des Babys nach oben gezogen, die Seiten eingeschlagen und die Kante mit den Klebestreifen darüber befestigt. Die Windelhose soll nicht zu stramm sitzen, damit die Bauchatmung noch gewährleistet ist und die Beine am Oberschenkel nicht eingeschnürt werden.

Pflegemaßnahmen beim Sich sauber halten

Stoffwindeln. Diese sind aus Baumwolle, luftdurchlässig, waschbar und in vielen Variationen erhältlich (Mullwindeln, Moltontücher, Köperwindeln, Strick- oder Bindewindeln, Baumwollwindelhosen, Klettverschlusswindelhosen). Windeln aus naturbelassener Baumwolle sind saug- und strapazierfähiger als weiße, chlorgebleichte Windeln. In Kliniken werden meist einfache Stoffwindeln verwendet (Mullwindeln, Köperwindeln und Moltontücher). Nachteil: Die Babys liegen oft im Nassen und müssen häufiger gewickelt werden.

Stoffwindeln können auf verschiedene Arten gefaltet werden:

- Eine gebräuchliche Methode ist die *Dreieckswindel mit Steg* (**Abb. 10.18**).
  Das Baby wird auf die Windel gelegt, das Mittelteil wird zwischen den Beinen nach oben gezogen und die Seitenteile werden jeweils zur gegenüberliegenden Seite eingeschlagen. Die Zipfel der Seitenteile werden oben in die Windel gesteckt. Über dieses Windelpäckchen wird z. B. eine gestrickte Wollhose gezogen. Diese Wickelmethode eignet sich nur für Neugeborene und kleine Säuglinge, die keine Hüftprobleme haben; bei Krabbelkindern wird die Beweglichkeit durch das Windelpäckchen zu sehr eingeschränkt.
- *Strick- oder Bindewindel:* Die Bindewindel wird ausgebreitet und darauf eine zusätzliche Einlage gelegt, z. B. eine gefaltete Mullwindel oder ein Moltontuch (Größe 40 × 40 cm). Dann wird das Vorderteil der Bindewindel bis zu den Bändern eingeschlagen. Weiteres Vorgehen siehe **Abb. 10.19**. Über die Bindewindel wird eine gestrickte Wollhose gezogen. Diese Wickelmethode eignet sich für größere Säuglinge und für Kinder mit Hüftdysplasie.
- *Klettverschlusswindelhosen* aus Wolle oder Mikrofaser, die mit Einlagewindeln verwendet werden, und *Baumwollwindelhosen* werden wie Einmal-Höschenwindeln angelegt und müssen wie diese in der jeweils passenden Größe verwendet werden.

Manche Babys reagieren auf Einmal-Höschenwindeln mit *Wundwerden* (**Abb. 10.20**), da sie luftundurchlässig sind und unter Anwendung vieler verschiedener Chemikalien hergestellt sind. Ein Wech-

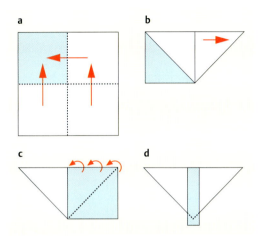

Abb. 10.18 **Falten einer Dreieckswindel mit Steg.** Methode nach Deutscher:
- **a** Eine Mullwindel (Größe 80 × 80 cm) wird zweimal gefaltet, man erhält ein vierlagiges Quadrat
- **b** Der oberste der vier übereinanderliegenden Zipfel wird auf die gegenüberliegende Seite gezogen, sodass ein Dreieck auf dem Quadrat liegt
- **c** Das Ganze wird umgedreht, das Quadrat liegt oben und es wird mehrmals eingeschlagen
- **d** In der Mitte liegt dann ein handbreiter Steg

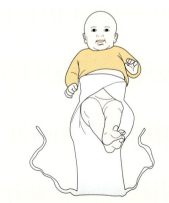 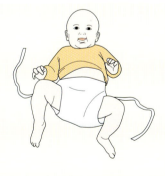 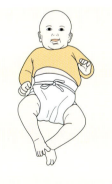

- **a** Das Baby wird auf die ausgebreitete Windel gelegt und die oberen Enden der Windel werden auf dem Bauch übereinander geschlagen
- **b** Das Vorderteil wird zwischen den Beinen nach oben gezogen
- **c** Die Bänder werden unter dem Rücken des Kindes gekreuzt und vorne zu einer Schleife gebunden

Abb. 10.19 **Wickeln eines Säuglings.** Hier dargestellt mit einer Bindewindel

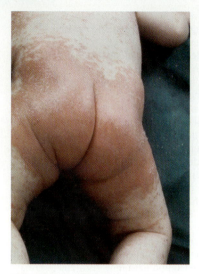

Abb. 10.20 ⇢ Windeldermatitis. Die aufgeweichte oberste Hautschicht reibt sich ab und verliert ihre Schutzwirkung

10.5 Pflegemaßnahmen beim Sich kleiden

10.5.1 Auswahl von Kleidung

Für Kinder geeignete Kleidung muss praktisch und bequem sein und die Temperaturregulation unterstützen sowie aus schadstoffarmen Materialien hergestellt sein. Häufig erfüllt die für Säuglinge und Kinder angebotene Kleidung diese Kriterien nicht.

Viele Kleidungsstücke enthalten Pestizide und andere Chemikalien, mit denen der Stoff behandelt wurde, um ihn mottensicher, knitterarm, bügelfrei oder schmutzabweisend zu machen usw. Auch Säuglings- und Kinderkleidung, die nur schwer entflammbar ist, wird dies erst durch eine chemische Behandlung und ist daher nicht unbedingt zu empfehlen. Mehrmaliges Waschen vor dem ersten Tragen verringert die Belastung mit Chemikalien. Bei Kleidung, die direkt auf der Haut aufliegt (Strampler, Unterwäsche, Socken), sind ungefärbte und nicht chemisch aufgerüstete Naturtextilien vorzuziehen. Sie sind an entsprechenden Wäschezeichen zu erkennen.

Bei bunter Kleidung bietet die Waschanleitung einen Hinweis: Je höher die Waschtemperatur sein darf, desto größer ist die Farbechtheit, d. h. die Farbe läuft beim Waschen nicht aus und gelangt nicht beim Schwitzen auf die Haut, wo sie evtl. allergieauslösend wirkt.

Kunstfasern wie Perlon, Dralon, Nylon, Polyester u. a. haben den Nachteil, dass der Stoff kaum Feuchtigkeit aufnimmt oder durchlässt, somit bleibt der Schweiß auf der Haut, was Erkältungen begünstigt. Kinderkleidung sollte höchstens ein Drittel Kunstfasern enthalten, noch besser sind reine Naturfasern (Tab. 10.7).

Babys und Kleinkinder sollen keine Reißverschlüsse, Schnallen oder Nieten an ihrer Kleidung haben, da diese beim Schlafen drücken und meist Chrom oder Nickel enthalten, die zu Allergien führen können. Bei Kleidungsstücken, die über den Kopf gezogen werden wie Pullover und T-Shirts, sind weite Halsausschnitte praktisch.

Kleinkinder und Kindergartenkinder brauchen Kleidung, mit der sie das selbständige An- und Ausziehen üben können und die sie alleine ausziehen können, z. B. wenn sie auf Toilette gehen. Hosen mit Gummizug sind daher besser geeignet als Latzhosen oder Overalls mit komplizierten Verschlüssen. Möchte ein Mädchen Kleider tragen, sind kurze Kleider vorteilhaft, da sie die Bewegungsfreiheit nicht so sehr einschränken wie lange Kleider.

sel der Marke oder die Anwendung von Stoffwindeln kann Abhilfe schaffen. Sog. Ökohöschenwindeln aus ungebleichtem Zellstoff haben den Nachteil, dass sie weniger saugfähig sind und einen höheren Kunststoffanteil haben und daher bei manchen Babys noch eher zu Wundsein führen als die gebleichten Höschenwindeln.

Für Kinder mit *Wollallergie* gibt es Klettverschlusswindelhosen aus Baumwollnicki.

Bei *Windeldermatitis* hat es sich bewährt, das Baby möglichst viel ohne Windel an der Luft strampeln zu lassen. Dabei muss auf ausreichenden Wärmeschutz geachtet werden, am günstigsten ist die Durchführung dieser offenen Pflege, solange das Baby im Inkubator oder Wärmebett liegt. Gegebenenfalls werden vom Arzt spezielle Hautpflegemittel angeordnet.

Säuglinge und Kleinkinder mit *infantiler Zerebralparese* haben in Rückenlage oft einen ausgeprägten Streckspasmus und überkreuzen beide Beine, wodurch der Windelwechsel sehr erschwert wird. Werden sie auf die Seite gerollt, lassen sich die Beine meist leichter spreizen und die Hüften und Knie lassen sich besser beugen als in Rückenlage.

Pflegemaßnahmen beim Sich kleiden

Tabelle 10.7 ⇢ Eigenschaften von Textilien

Material	Vorteile	Nachteile	Verwendung für
Baumwolle	⇢ preiswert, reißfest ⇢ schweißbeständig ⇢ maschinenwaschbar ⇢ kratzt nicht auf der Haut, wird auch von hautempfindlichen Menschen vertragen ⇢ kann ca. ein Drittel ihres Eigengewichts an Feuchtigkeit aufnehmen	⇢ wenig wärmend ⇢ häufig mit vielen verschiedenen Chemikalien bearbeitet (gebleicht, gefärbt u. a.) ⇢ knittert leicht ⇢ läuft oft etwas ein beim Waschen	⇢ Unterwäsche ⇢ Oberbekleidung ⇢ Bettwäsche
Wolle	⇢ wärmend; knitterarm ⇢ gut dehnbar ⇢ wirkt temperaturausgleichend ⇢ kann bis zu 40 % des Eigengewichts an Feuchtigkeit aufnehmen	⇢ wenig reißfest ⇢ filzt, wenn unbehandelt ⇢ anfällig für Motten ⇢ ungeeignet für hautempfindliche Menschen	⇢ Unterwäsche ⇢ Oberbekleidung
Leinen/Flachs	⇢ sehr reißfest, fusselt nicht ⇢ strapazierfähig ⇢ beständig gegen Motten ⇢ wenig anfällig für Schmutz und Geruch ⇢ kann ca. ein Viertel des Eigengewichts an Feuchtigkeit aufnehmen	⇢ knittert stark, wird daher oft chemisch behandelt, um dies zu verhindern, ⇢ kann beim ersten Waschen um ca. 20 % eingehen, wenn unbehandelt	⇢ Oberbekleidung ⇢ Bettwäsche
Seide	⇢ glatt, elastisch, reißfest ⇢ geruchsabweisend ⇢ beständig gegen Motten und andere Schädlinge ⇢ isoliert gut, d. h. kühlt im Sommer, wärmt im Winter ⇢ kann ca. ein Drittel ihres Eigengewichts an Feuchtigkeit aufnehmen	⇢ schmutzempfindlich ⇢ lichtempfindlich ⇢ nicht maschinenwaschbar ⇢ kann einlaufen ⇢ nicht schweißbeständig	⇢ Unterwäsche ⇢ Oberbekleidung
Viskose, Modal	⇢ saugfähig ⇢ aus Zellulose hergestellt	⇢ knittert stark ⇢ läuft leicht ein	⇢ Oberbekleidung
Kunstfasern	⇢ pflegeleicht ⇢ knitterfrei, bügelfrei ⇢ beständig gegen Schädlinge ⇢ schmutzabweisend u. a.	⇢ nehmen fast keine Feuchtigkeit auf ⇢ nur geeignet in Mischgewebe mit Naturfasern	⇢ Unterwäsche ⇢ Oberbekleidung ⇢ Bettwäsche

> **Merke** ⇢ **Gesundheitsförderung.** So weit möglich sollen Kinder im Krankenhaus ihre eigene Kleidung tragen dürfen. Kinder, die aufstehen und herumlaufen, müssen tagsüber keine Schlafanzüge tragen.

Schuhe. Bei Kleinkindern wachsen die Füße sehr rasch, daher muss öfters überprüft werden, ob die Schuhe noch passen. Nicht nur die Länge, auch die Breite des Fußes muss berücksichtigt werden, um entsprechend dem WMS-Maßsystem (**w**eit, **m**ittel, **s**chmal) den richtigen Schuh auszuwählen.

Schuhe sollten aus luftdurchlässigen Naturmaterialien wie Leder, Baumwolle oder Leinen sein und dem Fuß genügend Halt geben, damit Bänder und Sehnen nicht überbeansprucht werden. Dies gilt auch für Turnschuhe, die auf keinen Fall aus billigem Kunststoff sein sollten. Günstig sind herausnehmbare Innensohlen, die gewaschen werden können. Ein ausgeprägtes Fußbett ist nicht erforderlich, eine leichte Unterstützung des Fußgewölbes und eine nach unten gebettete Ferse sind ausreichend.

Klettverschlüsse können vom Kind selbständig gut geschlossen werden, Schnürsenkel dagegen werden oft nicht gleichmäßig angezogen, wodurch der Schuh dem Fuß nicht genügend Halt geben kann. Im Lauflernalter sind anstatt Hausschuhen Socken mit aufgenähter rutschfester Sohle empfehlenswert, z. B. Hüttenschuhe. In diesem Alter müssen Kinder nur Schuhe tragen, wenn sie im Freien herumlaufen.

Bei Kindern, die bereits laufen können, ist wie bei Erwachsenen ein mehrmaliger Schuhwechsel und gelegentliches Barfußlaufen im Laufe des Tages günstig. Tragen Kinder zu Hause oder im Krankenhaus Pantoffeln oder Hausschuhe, sollten auch diese dem Fuß Halt geben und nicht ausgeleiert sein. Auch die *Socken* bzw. *Strümpfe* müssen passen. Sind Stretchsocken für mehrere Fußgrößen bestimmt und das Kind benötigt die größte, nimmt man besser die

nachfolgende Sockengröße. Empfehlenswert sind Socken aus Naturfasern wie Baumwolle, Wolle oder Seide, die viel Feuchtigkeit aufnehmen können. Ungeeignet sind Strümpfe aus Kunstfasern, da sie Schweißbildung und Pilzinfektionen begünstigen.
Krankenhausaufenthalt. In diesem Fall muss die Kleidung evtl. den jeweiligen Bedürfnissen angepasst werden. So können die Eltern beispielsweise Nachthemden oder Schlafanzugoberteile im Rücken aufschneiden, damit sie auch bei langfristig bettlägerigen Kindern einfach an- und auszuziehen sind. Dies ist meist angenehmer für das Kind, als ein Flügelhemd zu tragen.

Hat das Kind einen Beingips, kann man die Hosen seitlich am Hosenbein aufschneiden und mit einem Klettverschluss versehen. Wenn das Kind mehrere Sonden und Drainagen hat oder eine kontinuierliche EKG-Kabelableitung, sind Kleidungsstücke günstig, die durch Knöpfe möglichst an verschiedenen Stellen zu öffnen sind.

Bei Kindern mit ausgeprägtem Spasmus oder Kontrakturen sind Kleidungsstücke empfehlenswert, die sich vorne öffnen lassen, anstatt sie über den Kopf zu ziehen.

Religiöse und *kulturelle Bräuche* drücken sich auch in der Kleidung aus. Beispielsweise bedecken viele moslemische Mädchen und Frauen ihren ganzen Körper außer Händen und Gesicht, da sie sich sonst nackt und ausgeliefert fühlen. Soweit es die Beobachtung, Diagnostik und Therapie nicht beeinflusst, sollen sie auch im Krankenhaus ihre Gewohnheiten beibehalten dürfen, z. B. das Tragen eines Kopftuches.

10.5.2 Hilfestellung beim An- und Ausziehen

Je nach Alter, Entwicklungsstand und Erkrankung benötigt das Kind Hilfestellung beim Kleiden. So weit möglich, soll auch in der Klinik die bereits vorhandene Fähigkeit des Kindes beim Kleiden genutzt werden, um seine Selbständigkeit zu erhalten und zu fördern **(Tab. 10.1)**.

Merke ⋯▷ Empfindung. Das An- und Ausziehen besteht wie das Waschen aus einer Reihe von Berührungen, die als angenehm oder unangenehm empfunden werden, wenn man sie nicht selbständig durchführen kann.

Unangenehm oder verunsichernd sind diese Berührungen, wenn das Kind sie nicht einordnen kann (z. B. beim Neugeborenen aufgrund seines Lebensalters oder beim geistig behinderten Kind) oder die Berührungen den Zustand des Kindes negativ beeinflussen (z. B. Erhöhung des Muskeltonus beim spastisch gelähmten Kind, Auslösen des Moro-Reflexes beim Neugeborenen und jungen Säugling).

Bei diesen Kindern ist daher eine gute Ausgangsposition beim An- und Ausziehen wichtig, d. h. möglichst keine völlige Streckung des Körpers. Eine kleine Unterlage unter dem Kopf unterstützt die Beugung. Beim Anziehen soll das Kind erst den Stoff spüren, dann werden die Kleidungsstücke und die jeweils zu bekleidenden Körperteile benannt, entweder von der Pflegeperson oder vom Kind selbst, wenn es die Bezeichnung kennt. Auch bei komatösen oder schwerstbehinderten Kindern wird so vorgegangen, um ihre Körperwahrnehmung zu fördern.

Das Überstreifen von Kleidungsstücken über den Kopf wird auch von gesunden Kindern oft als besonders unangenehm erlebt, insbesondere beim Ausziehen, das „gegen den Strich" durchgeführt wird. Eine deutliche und ruhige Berührung mit den Händen beidseits des Kopfes des Kindes vermittelt Sicherheit, während der Kopf hinter dem Kleidungsstück „verschwunden" ist. Das Gesicht des Kindes soll so rasch wie möglich wieder frei gemacht werden. Dieser Vorgang kann mit einem „Guckguck"-Spiel verbunden werden oder, wenn das Kind nicht sehen kann (z. B. nach Augenoperation oder bei Blindheit), nach Absprache durch Berühren der Nase des Kindes dem Kind signalisiert werden „jetzt bis du wieder da".

Anziehen eines Oberteils. Der Ablauf beim Anziehen eines Pullovers bei einem Kind mit normalem Muskeltonus:
⋯▷ Der Pullover wird gekrempelt, die Halsöffnung mit beiden Händen aufgehalten und dann von hinten nach vorne über den höchsten Punkt des Kopfes gezogen.
⋯▷ Dann ergreift die Pflegeperson eine Hand des Kindes, beugt den Arm des Kindes an seinen Oberkörper und steckt die Hand des Kindes in den Ärmel.
⋯▷ Während das Kind seinen Arm streckt, rutscht der Ärmel über den Arm. Günstig ist es, wenn das Kind dabei die Finger der betreffenden Hand geschlossen hält.

Ausziehen eines Oberteils. Die Pflegeperson nimmt das Kind an einer Hand und streckt von der Hand aus seinen Arm, während sie gleichzeitig am Ärmel zieht. Wenn sie nun den Arm des Kindes loslässt, aber den Ärmel festhält, kann das Kind seinen Arm zurückziehen, aus dem Ärmel heraus.

An- und Auskleiden bei Einschränkungen

Ist bei einem Kind eine Extremität erkrankt oder beeinträchtigt (z. B. durch Gips, Verband oder Infusion), so wird mit dem Anziehen an dieser Extremität begonnen. Beim Ausziehen dagegen beginnt man an der besser beweglichen Extremität.

Spastisch gelähmte Kinder. Bei ihnen beginnt man mit dem Anziehen auf der weniger beweglichen, beim Ausziehen auf der besser beweglichen Seite. Bei ausgeprägtem Streckspasmus beugt man die Beine des Kindes in der Hüfte und im Knie und stellt seine Füße auf der Unterlage auf. Dann streift man die Hose über die Füße und Beine. Nun wird das Kind mit gebeugten Hüften und Knien auf die rechte bzw. linke Seite gedreht und dabei die Hose über sein Gesäß gezogen.

Säuglinge und Kleinkinder mit ausgeprägtem Streckspasmus lassen sich leichter an- und ausziehen, wenn sie auf der Seite liegen oder wenn die Pflegeperson das Kind auf dem Bauch über ihre Knie legt, da der Körper in dieser Stellung automatisch gebeugt wird.

Kann eine Kind mit infantiler Zerebralparese ohne Unterstützung nicht sitzen und sein Gleichgewicht nicht halten, so kann die Pflegeperson das Kind mit seinem Rücken zu sich auf ihren Schoß oder einen Stuhl setzen. In dieser Position werden die Hüften des Kindes gebeugt und sein Rumpf nach vorne geneigt, was das An- und Ausziehen erleichtert. Außerdem kann das Kind sehen, welche Bewegungen die Pflegeperson ausführt. Bevor Strümpfe oder Schuhe angezogen werden, sollte die Pflegeperson das Bein des Kindes beugen, da bei gebeugten Beinen die Fußgelenke und Füße weniger steif sind und die Zehen weniger Richtung Fußsohle eingekrallt werden als bei gestreckten Beinen.

Wahrnehmungsbeeinträchtigte Kinder. Ihnen sollte die Kleidung eher etwas zu groß sein, so dass sie durch ständiges Hin- und Herrutschen auf der Haut den Kindern ihre Körpergrenzen verdeutlicht.

Lese- und Lernservice
Fragen zum Selbststudium

1. Welche Besonderheiten bei der Körperpflege müssen Sie bei einem Vorschulkind mit Infusionstherapie und Bettruhe berücksichtigen?
2. Welche Schwerpunkte sehen Sie bei der Körperpflege eines schwer körperbehinderten, sechsjährigen Kindes?
3. Wie erklären Sie einem Kindergartenkind die Notwendigkeit und Durchführung der Zahnpflege?
4. Wie leiten Sie Eltern an, bei ihrem zweijährigen Kind mit Chemotherapie die Mundpflege durchzuführen?

Verwendete Literatur

Aulmann, J.: Stellenwert der Mundpflege wird oft unterschätzt. Pflegezeitschrift 10 (1995) 597–600
Barmer Ersatzkasse: Gesunde Zähne. Broschüre. Wuppertal o. J.
Beiersdorf AG (Hrsg) Factbook: Neue Erkenntnisse zu Physiologie und Pflege der Babyhaut, Hamburg 1996
Bruder, C.: Babys natürlich wickeln – Alternativen zur luftdichten Verpackung. Rowohlt, Reinbek 1996
Finnie, N. R.: Hilfe für das cerebral gelähmte Kind. 2. Aufl. Otto Maier Verlag, Ravensburg 1976
Fröhlich, A.: Basale Stimulation. verlag selbstbestimmtes leben, Düsseldorf 1991
Goldner, M.: Mundpflege bei hämatologisch-onkologisch erkrankten Patienten. Kinderkrankenschwester 12 (1995) 483–486
Gutzeit-Boldt, M.: Arbeit mit Handschuhen in der Pflege. Die Schwester/Der Pfleger 9 (98) 748–754
Kirsch, M.: Ekelgefühle in der Krankenpflege. Pflegezeitschrift 5 (1995) 264–268
Lamers-Abdella, A. und L. Ullrich: Die Bedeutung der Haut und deren Pflege für den kranken Menschen. Die Schwester/Der Pfleger 6 (98) 492–499
Leach, P.: Die ersten Jahre deines Kindes. 5. Aufl. Hallwag Verlag, Bern 1990
Münger, K.: Mundpflege im Spital. Ein vernachlässigter Pflegeaspekt. Inselspital, Bern 1993
Uzarewicz, C. und M.: Technik und Ekel. intensiv 8 (2000) 246–250
Wolf, M.: Intrafamiliäre orale Infektionen durch Streptokokkus mutans. Kinderkrankenschwester 8 (1995) 312–316

Weiterführende Literatur

Bienstein, C., A. Fröhlich
Basale Stimulation in der Pflege
verlag selbstbestimmtes leben, Düsseldorf, 8. Auflage

Inhester, O., I. Zimmermann
Ganzkörperwaschung in der Pflege
Schlütersche Verlagsanstalt, Hannover 1996

Nydahl, P., G. Bartoszek (Hrsg).
Basale Stimulation – Neue Wege in der Intensivpflege
Urban & Fischer, München, 3. Auflage 2000

Pikler, E. u. a.
Miteinander vertraut werden
Herder Verlag, Freiburg 1997

Internet-Adressen

http://www.zahngesund.de
http://www.hzn.de/lagh
(Landesarbeitsgemeinschaft Jugendzahnpflege Hessen)
http://www.basale-stimulation.de
http://www.stiftung-warentest.de
http://www.oekotest.de

11 Essen und Trinken

Alice Plummer

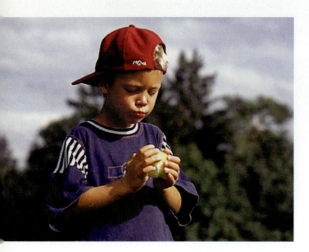

11.1 Bedeutung

Essen und Trinken sind Grundvoraussetzung für eine gesunde Lebensführung und nehmen wesentlichen Einfluss auf unsere **Gesundheit, Leistungsfähigkeit** und **Lebensqualität**. Dieser beginnt bereits vorgeburtlich, im Mutterleib, und setzt sich kontinuierlich durch die gesamte Lebensspanne fort. Ohne Essen und Trinken ist kein Leben über einen längeren Zeitraum möglich. Bereits Unregelmäßigkeiten bezüglich Essenszeiten und somit Zeitabständen zwischen Mahlzeiten, welche für eine gleichmäßige Nährstoff- und Energiezufuhr wichtig sind, können sich unmittelbar in Form von Konzentrationsschwäche, Unwohlsein und Unruhe auswirken. Qualitative und quantitative Unausgewogenheiten in unserer Ernährung hinterlassen mittel- und langfristig Spuren im Gesundheitszustand.

Die existenzielle Bedeutung der LA „Essen und Trinken" spiegelt sich auch im täglichen Zeitbedarf wider, der sich vom Anbau und der Herstellung der Nahrungsmittel, über deren Erwerb und Zubereitung, bis hin zum Verzehr und der Verdauung erstreckt. Jeder von uns hat individuelle Ansprüche und Vorlieben bezüglich des Essens und Trinkens, deren Entwicklung und Umsetzung Teil einer aktiven Lebensgestaltung sind. Diese sind jedoch maßgeblich von soziokulturellen Faktoren geprägt, welche außerhalb unseres persönlichen Einflussbereichs liegen.

Heute bestehen zunehmend Unsicherheiten in Ernährungsfragen. Hierzu tragen unterschiedliche Thematiken bei, wie z. B. die zunehmende Globalisierung des Nahrungsmarktes mit einem vielfältigen Angebot an internationalen Produkten, z. T. bestrahlt oder gentechnisch verändert, mit Pestiziden behandelt, Konservierungs-, Farb- und Geschmacksstoffen versehen; aber auch die Folgen der stets wachsenden Umweltverschmutzung und die Häufung allergischer Erkrankungen und ernährungsbedingter „Zivilisationskrankheiten".

Gesundheitsberufe haben die verantwortungsvolle Aufgabe ernährungsberatend und wenn möglich *präventiv* zu agieren. Dies erfordert nicht nur ein grundlegendes naturwissenschaftliches Wissen. Die heutige Pflegeforschung sollte eine solide und wachsende Wissensbasis entwickeln, welche den vielschichtigen Ernährungsbedürfnissen einer modernen, multikulturellen Gesellschaft gerecht wird. Im Einzelnen dient als Basis für die Erfassung der individuellen, wie auch soziokulturellen Bedürfnisse und Vorlieben eines Kindes und seiner Ernährungsgewohnheiten eine ausführliche Ernährungsanamnese, an welcher sich der Ernährungsprozess orientiert.

Auch innerhalb der durch Zeit und Wirtschaftlichkeit geprägten Rahmenbedingungen im Gesundheitswesen muss der LA „Essen und Trinken" der Stellenwert eingeräumt werden, welcher dem grundlegenden Anspruch auf Gesundheit und Lebensqualität nachkommt.

11.2 Beeinflussende Faktoren

Die LA „Essen und Trinken" hängt von einer Vielzahl, in komplexer Wechselwirkung zueinander stehender, beeinflussender Faktoren ab, die sich hier nur exemplarisch aufführen lassen.

Körperliche Faktoren. Biologische Basis für die Nahrungsaufnahme, Verdauung und Resorption sind funktionsfähige anatomische Strukturen und physiologische Prozesse.

Die Gestaltung der LA „Essen und Trinken" steht in enger Beziehung zu dem Entwicklungsabschnitt, in welchem sich das Kind befindet. Dieser ist geprägt durch den körperlichen Entwicklungsstand und dem Erlangen stets komplexer werdender motorischer Fertigkeiten.

Hunger und Durst sind physiologische Prozesse, derern Ausprägungsgrad sich kurzfristig durch eine erhöhte körperliche Aktivität verändern kann. Entscheidend wird das Ernährungsverhalten durch den körperlichen Gesundheitszustand beeinflusst. Bereits eine Läsion im Mundbereich oder eine Erkältung können Appetit und Geschmackssinn empfindlich stören. Auch die Einnahme von Medikamenten kann sich auf das Ernährungsverhalten auswirken.

Psychische Faktoren. Die kognitive Entwicklung in den ersten Lebensjahren steht in enger und untrennbarer Wechselbeziehung zur motorischen, und er-

Beeinflussende Faktoren

möglicht dem Kind zunehmend die eigenständige Nahrungsaufnahme.

Jedes Kind hat individuelle Geschmacksvorlieben, welche sich im Laufe der Zeit verändern. Dies geschieht durch das Kennenlernen neuer Geschmacksrichtungen, sowie positiv und negativ erlebter Ernährungserfahrungen in Form von Konditionierungsprozessen.

Das Empfinden von Hunger und Durst ist unterschiedlich ausgeprägt. Mit zunehmendem Alter lernen Kinder diese primären Bedürfnisse zu kontrollieren, während das Ernährungsverhalten kleiner Kinder durch den Impuls zur unmittelbaren Bedürfnisbefriedigung geprägt ist.

Appetit und Geschmackssinn reagieren empfindlich auf Gefühle und Stimmungen, wie Trauer, Depression, Ärger oder Stress. Ob diese sich appetitdämpfend oder -steigernd auswirken, ist individuell verschieden.

Mit zunehmendem Alter zeigt sich, welcher Stellenwert der LA „Essen und Trinken" eingeräumt wird. So kann eine sich herausbildende persönliche Welteinstellung auch in der Ernährungsweise, beispielsweise einer vegetarischen oder veganischen, zum Ausdruck kommen. Die sich entwickelnde Lebensauffassung steht in enger Wechselbeziehung zum jeweiligen Kulturkreis.

Soziokulturelle Faktoren. Wie sich die LA „Essen und Trinken" im Einzelnen für Kinder gestaltet, hängt von der Fürsorge und den zur Verfügung stehenden Mitteln der Angehörigen ab, welche es mit Nahrung versorgen, Hilfestellung geben und auf die Wünsche und Vorlieben eingehen. Die Einstellung der Bezugspersonen kann sich prägend auf die des Kindes auswirken. Häufig teilen sich diese mit Einrichtungen, wie Kindertagesstätten und Ganztagsschulen, die Verantwortung über die Ernährung ihres Kindes.

Der Tagesablauf des Kindes strukturiert sich im Idealfall um gesellige Mahlzeiten, bei welchen auch die kulturellen Bräuche, die mit der Nahrungsaufnahme zusammenhängen, erlernt werden. So z. B. die Art des Servierens, Tischsitten oder auch die Bedeutung von Essen und Trinken zu verschiedenen Anlässen, wie Geburtstagen, Hochzeiten oder religiösen Festen, wie Weihnachten. Jeder Kulturkreis hat seine besonderen Essensriten, Bräuche und Feste. Je nach Religionszugehörigkeit gibt es Ernährungsvorschriften. Im Islam und Judentum ist der Verzehr von Schweinefleisch, im Hinduismus von Rindfleisch nicht gestattet. Im Einzelnen sind diese jedoch sehr komplex und beziehen sich neben der Art der Nahrungsmittel auf deren Zubereitung, Zusammenstellung, sowie die Art und den Zeitpunkt des Verzehrs.

In postmodernen Gesellschaftsstrukturen ist die Nahrungsaufnahme eine zunehmend isolierte Aktivität. Viele Kinder essen alleine ihre Mikrowellen erhitzte Nahrung, nicht selten Fertiggerichte, vor dem Fernseher. Auch sind scheinbar persönliche Vorlieben in unserem Informations- und Konsumzeitalter wesentlich durch Werbung und Massenmedien geprägt. Kinder sind längst bevorzugte Zielgruppe der Werbeindustrie geworden. Auch können Medien ganze Trends enstehen lassen, was sich u. a. im Rückgang des Stillens in den sechziger und siebziger Jahren des 20. Jahrhunderts zeigte.

Die LA „Essen und Trinken" wirft heute mehr denn je ethische Fragestellungen auf. Spätestens wenn wir beim Abendessen vor dem Fernseher Bilder von Hungersnöten aus der südlichen Hemisphäre übertragen bekommen, entsteht ethischer Diskurs. Oder schalten wir doch lieber um?

Umgebungsabhängige Faktoren. Die räumliche Umgebung nimmt wesentlichen Einfluss auf die LA „Essen und Trinken". Ist das Kind in ungewohnter Umgebung, wie einem Krankenhaus, können sich Angst und Unsicherheit störend auf das Essverhalten auswirken. Das Kind muss sich auf die Ernährungssituation in der neuen Umgebung einstellen, da Nahrungsangebot, Zusammenstellung, Anblick und Geschmack zunächst ungewohnt und entfremdend wirken. Essensplatz und Essenszeiten sind anders, wie auch die Art des Servierens. Hinzu kommt, dass die Großküchenversorgung häufig unflexibel ist und nur bedingt das Eingehen auf individuelle Essenswünsche ermöglicht. Besonders schwierig gestalten sich kurzfristigere Änderungen.

Grundsätzlich bestimmen die geographische Lage mit den vorhandenen Umweltbedingungen und der wirtschaftspolitischen Form entscheidend die Quantität und Qualität des Nahrungsangebotes. Faktoren wie Bodenfruchtbarkeit, Klima, Niederschlagsmenge, Jahreszeit, wie auch die Bevölkerungsdichte in der Konkurrrenz um die Ressourcen sind essenziell, v. a. außerhalb der Industriegesellschaften. Ohne die erforderliche Infrastruktur können Lebensmittel nicht haltbar gemacht, gelagert und transportiert werden, was Hunger, Unterernährung, Mangelerscheinungen, Krankheiten oder Seuchen zur Folge haben kann. Wesentlich ist die Versorgung mit frischem, sauberem Trinkwasser.

Unsere postindustrielle Gesellschaft, geprägt von verschwenderischem Überfluss und bislang uneingeschränktem Zugriff auf Trinkwasser und Lebensmittel, wiegt sich in scheinbarer Sicherheit. Aber Epidemien wie BSE oder Maul- und Klauenseuche zeigen, wie empfindlich unsere Nahrungskette eigentlich ist. Auch die zunehmende Trinkwasserknappheit als eine der problematischen Herausforderungen dieses Jahrhunderts steht im krassen Gegensatz zu unserer Trinkwassernutzung, welche vorwiegend für alles Andere als zum Trinken verwendet wird.

Unser Ökosystem ist durch den hohen Grad an Umweltverschmutzung, für welche im Wesentlichen wir Industrieländer verantwortlich sind, empfindlich gestört. Jedoch eine ökologisch gerechte Ressourcennutzung und Lebensweise gerät immer wieder in Konflikt mit diversen wirtschaftspolitischen Interessen. Auch Entwicklungsprojekte können nur dort erfolgreich sein, wo keine kriegerischen Auseinandersetzungen die wenigen Ressourcen, Infrastruktur und materiellen Güter in den betreffenden Ländern zerstören.

11 Essen und Trinken

11.3 Beobachten und Beurteilen

11.3.1 Physiologischer Ernährungszustand

Der optimale Ernährungszustand wird als **Eutrophie** bezeichnet **(Abb. 11.1)**, welcher u.a. vom Gesundheitszustand, Art und Menge der Nahrung, sowie Verdauungs- und Stoffwechselprozessen abhängig ist.

Der Ernährungszustand ist quantitativ erfassbar über das Körpergewicht, das in Form von Somatogrammen (S. 274), Perzentilenkurven (S. 274) und dem Body Mass Index (S. 275) in Beziehung zu Körperlänge und Lebensalter gesetzt wird. Daneben ist die Beobachtung des Aussehens, z.B. die Verteilung der Fettpolster und der Hautturgor, wichtig.

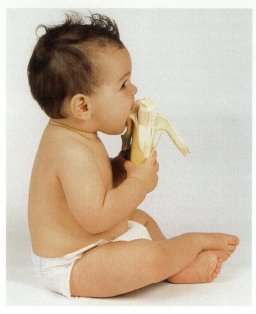

Abb. 11.1 ⇢ **Eutrophes Kind.** Eutrophie ist der optimale Ernährungszustand

Körpergewicht

Das Körpergewicht wird u.a. bei Neuaufnahme im Krankenhaus, vor einer Narkose oder in regelmäßigen Abständen zur Verlaufskontrolle ermittelt. Täglich, gegebenenfalls auch öfter, werden z.B. Kinder mit einer Flüssigkeitsbilanz, parenteraler Ernährung, Gastroentertitis, Nieren- und Herzerkrankungen, oder bei Einnahme bestimmter Medikamente, wie Diuretika, gewogen.

Waage. Es gibt Säuglings-, Sitz und Stehwaagen **(Abb. 11.2)**, wie auch Bettwaagen. Die Auswahl des Waagetyps richtet sich nach dem Alter und Zustand des Kindes. Grundsätzlich muss die Waage auf ebenem, festem Untergrund stehen. Wichtig bei mechanischen Waagen ist die Austarierung vor dem eigentlichen Wiegen:

⇢ Bei Neigungswaagen muss der Zeiger auf Null stehen.
⇢ Bei Schiebegewichtswaagen müssen die Wiegezungen eine Waagerechte bilden.

Einfach in der Handhabung sind Digitalwaagen.
Die Herstellerhinweise sind zu beachten.

Gewichtsermittlung. Grundvoraussetzungen sind die vorherige Information des Kindes, Beachtung des Schamgefühls und Wahrung der Sicherheit:

⇢ Um eine Auskühlung des Säuglings und ein Missbehagen des Kindes zu verhindern, wird die Wie-

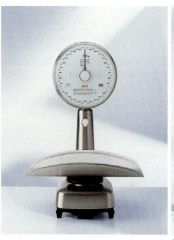
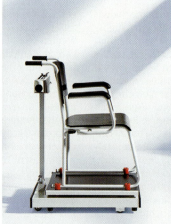
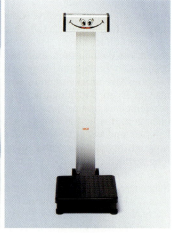

a b c

Abb. 11.2 ⇢ **Verschiedene Waagetypen** (seca).
a Neigungswaage
b Sitzwaage (Schiebegewichtswaage)
c Stehwaage (Digitalwaage)

gefläche der austarierten Waage mit einem abgewogenen Tuch abgedeckt. Säuglinge und Kleinkinder werden nackt oder, wenn möglich, mit zuvor abgewogener Kleidung und Windel gewogen, deren Gewicht (inkl. des unterliegenden Tuches) von dem zu ermittelnden Körpergewicht subtrahiert wird.
- Ältere Kinder werden mit möglichst wenig Bekleidung, z. B. in Unterwäsche, und Jugendliche in jedem Fall ohne Schuhe oder schwerere Bekleidungsstücke (wie Jeans) gewogen.
- Bei allen Kindern, die nicht sitzen oder stehen können, erfolgt die Gewichtsermittlung zusammen mit der Pflege- oder Bezugsperson. Das aktuelle Gewicht der Letzteren wird dann vom Gesamtgewicht subtrahiert.

Praxistipp ⇢ In jedem Fall unbedingt Schreibmaterialien zurechtlegen und sämtliche Gewichte notieren!

Merke ⇢ **Sicherheit.** Das Kind muss auf der Waage beaufsichtigt werden. Zur Sicherung von Säuglingen und Kleinkindern muss beim Wiegen wegen bestehender Sturzgefahr immer eine Hand über dem Kind bleiben, und es ist wichtig, das Kind im Blickfeld zu behalten (**Abb. 11.3**).

Ab- und Zuleitungen, wie Infusionsschläuche oder Drainagen, werden bei der Gewichtsermittlung ohne Zugwirkung kurz angehoben, damit sie sich nicht auf das Gewicht auswirken.

Standardisierte Wiegebedingungen. Um brauchbare Messdaten zu erhalten, sollten die Messvoraussetzungen stets die Gleichen sein. Optimal ist das Benutzen derselben Waage zu gleicher Tageszeit, am besten morgens nüchtern und nach dem Toilettengang.

Merke ⇢ **Beobachtung.** Urin- und Stuhlabgang können größere Gewichtsschwankungen verursachen.

Abweichende Bedingungen müssen dokumentiert werden.

Körperlänge

Die Körperlänge wird u. a. bei Neuaufnahme im Krankenhaus oder vor einer Narkose ermittelt. Säuglinge werden regelmäßig gemessen, da deren Körperlängenwachstum, neben der Gewichts- (S. 275) und Kopfumfangsentwicklung (S. 444) Rückschlüsse auf die körperliche Entwicklung zulässt.

Messprinzip. Die Körperlänge wird bei allen Kindern ohne Schuhe, bei Säuglingen ohne Strümpfe, mit nebeneinanderstehenden Füßen, gestreckten Beinen, aufrechter Körperhaltung und gerade gehaltenem Kopf ermittelt.

Messmethode. Die Auswahl der Messmethode richtet sich nach dem Alter und Zustand des Kindes:
- Säuglinge können in einer Messmulde (**Abb. 11.4 a**) gemessen werden: Dabei berührt der Kopf leicht das eine Ende und wird behutsam von einer Pflegeperson gehalten, während die andere die Beine möglichst parallel auf der Unterlage hält und die Schiebevorrichtung gegen die angewinkelten Füße bewegt: Die Körperlänge lässt sich an der Position der Schiebevorrichtung ablesen.

Merke ⇢ **Sicherheit.** Wichtig ist das behutsame Handling des Säuglings! Unter keinen Umständen die Knie durchdrücken oder Beine gewaltsam strecken. Dies kann zu Gelenkschäden führen. Vorsicht ist auch am Kopfende wegen der offenen Fontanelle geboten!

- Größere Kinder werden an einer Messlatte (**Abb. 11.4 b**) gemessen.
- Kinder, die nicht stehen können, werden liegend auf fester Unterlage gemessen: Scheitel- und Fußsohlenhöhe werden markiert und die Körperlänge mit einem Maßband bestimmt (**Abb. 11.4 c**).

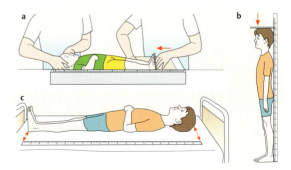

Abb. 11.4 ⇢ **Körperlängenbestimmung.**
a Längenermittlung bei einem Säugling in der Messmulde
b Längenbestimmung bei einem Kind an der Messlatte
c Längenmessung bei einem liegenden Kind

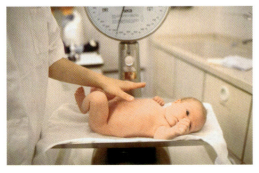

Abb. 11.3 ⇢ **Körpergewichtsermittlung beim Säugling.** Wichtig ist die sichernde Hand über dem Kind

Somatogramm

Anhand eines Somatogramms **(Abb. 11.5)** lässt sich der **Entwicklungsstand** des Kindes anschaulich beurteilen:
- Von links nach rechts werden Lebensalter, Körperlänge und Körpergewicht markiert und die Linien miteinander verbunden: Eine selten vorkommende Gerade wäre als ein optimaler, altersentsprechender körperlicher Entwicklungsstand zu deuten.
- Jeweils rechts neben den Spalten für Körperlänge und -gewicht ist der plus/minus 2 Sigmabereich angegeben: Abweichungen innerhalb dieses Bereichs (doppelte Standardabweichung) entsprechen noch der Norm, d. h. Körperlänge und -gewicht sind altersentsprechend entwickelt.
- Je nachdem wie die Werte voneinander abweichen lässt sich ersehen, ob das Längenwachstum verlangsamt oder beschleunigt, das Kind unter- oder übergewichtig ist, oder ob Körperlänge und -gewicht zwar zueinander im Verhältnis stehen, jedoch für das Alter des Kindes zu niedrig oder hoch sind.

Zur Einschätzung des körperlichen Entwicklungsstands ist der Body Mass Index (S. 275) aussagekräftiger.

Perzentilenkurve

Die Perzentilenkurve **(Abb. 11.6)** ermöglicht die Beurteilung des **Entwicklungsverlaufs** durch die in regelmäßigen Abständen eingetragenen Messwerte des Kindes.

Gleichzeitig lassen sich die Werte im Vergleich zu den Wachstumsdaten der repräsentativen Altersgruppe deuten, welche in Form von der 3., 10., 25., 50., 75., 90., und 97. Perzentile ersichtlich sind:
- Die 50. Perzentile entspricht dem Mittelwert: Hier sind 50% der Messwerte der repräsentativen Altersgruppe gleich oder darunter, die anderen 50% darüber.

Mädchen				
Jahre	cm	±2σ	kg	±2σ
	177		67,5	
	176		66,8	
	175		66,1	
	174		65,4	
	173		64,7	
	172		64,0	
	171		63,0	
	170		62,0	
	169		61,0	
	168		60,0	
	167		59,0	
19	166	11	58,0	
	165		56,0	
	164		54,5	+19,0
	163		53,5	−13,5
14	162	13	52,5	
	161		50,8	
	160		49,2	+19,0
	159	13	47,6	−13,5
13	158		46,0	
	157		45,1	
	156		44,2	+19,0
	155	14	43,3	−13,0
	154		42,4	
12	153		41,5	
	152		40,9	
	151		40,3	
	150	14	39,4	+16,5
	149		38,5	−11,0
	148		37,5	
11	147		36,6	

Abb. 11.5 → **Somatogramm.** Lässt anschaulich den Entwicklungsstand beurteilen (Beispiel eines 13-jährigen Mädchens)

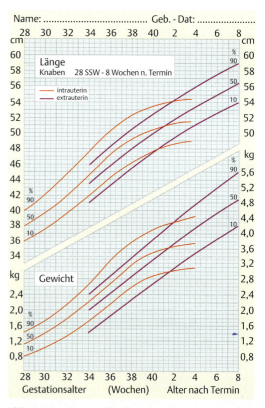

Abb. 11.6 → **Perzentilenkurve.** Lässt anschaulich den Entwicklungsverlauf beurteilen (in dieser Kurve von Knaben ab der 28. Schwangerschaftswoche bis 8 Wochen nach Termin)

⇢ Entsprechend sind die anderen Perzentilen zu deuten. So sind bei der 97. Perzentile 97 % aller Messwerte der repräsentativen Altersgruppe gleich oder kleiner, 3 % größer.
⇢ Messdaten von der 3. bis einschließlich der 97. Perzentile liegen im Bereich der doppelten Standardabweichung (+/– 2 ς-Bereich).

> **Merke ⇢ Beobachtung.** Abweichungen der Wachstumsdaten außerhalb des angegebenen Normbereichs bedürfen der weiteren Abklärung. Anhand von Perzentilenkurven lässt sich frühzeitig ein Trend in Richtung eines abweichenden Entwicklungsverlaufs erkennen.

Besonderheiten in der elterlichen Statur sind zu berücksichtigen.

Body Mass Index

Der Body Mass Index (BMI) oder Körpermasseindex (auch Quetelex Index genannt) dient der Abschätzung der Gesamtkörperfettmasse. Er berechnet sich durch folgende Kalkulation: Körpergewicht (in Kilogramm) geteilt durch die Körperoberfläche (Körperlänge in Metern zum Quadrat).

> **Definition ⇢** BMI = [Körpergewicht in kg] : [Körperlänge in m]^2

Da der BMI im Kindes- und Jugendalter aufgrund der physiologischen Veränderungen in der prozentualen Körperfettmasse sowohl alters-, als auch geschlechtsspezifischen Einflüssen unterliegt, dienen zur Beurteilung des BMI-Wertes alters- und geschlechtsspezifische Perzentilenkurven (**Abb. 11.7**) und -tabellen (www.a-g-a.de/Leitlinien).

Körperliches Wachstum des Säuglings

Körperlängenwachstum. Der Säugling wächst monatlich etwa 2,5 cm während des 1. Lebenshalbjahres, und monatlich um die Hälfte (1,25 cm) während des 2. Lebenshalbjahres. Das Längenwachstum erfolgt typischerweise in Schüben. Bis zum 1. Lebensjahr hat sich die Geburtskörperlänge um etwa 50 % vergrößert (Wong, 1999).
Gewichtsentwicklung. Neugeborene verlieren bis zum 3./4. Lebenstag bis zu 10 % ihres Geburtsgewichts. Dieser *physiologische Gewichtsverlust* ist bedingt durch Mekoniumabgabe und die Perspiratio insensibilis einerseits, und noch relativ gering aufgenommene Nahrungsmenge andererseits, vor allem bei gestillten Babys. Das Geburtsgewicht sollte nach 10 (spätestens 14) Tagen wieder erreicht sein.
Im Weiteren nimmt der Säugling im 1. Lebenshalbjahr 150 bis 210 Gramm pro Woche/durchschnittlich 680 Gramm pro Monat zu. Im 2. Lebenshalbjahr reduziert sich die Gewichtszunahme auf wöchentlich 90 bis 150 Gramm (Wong, 1999).

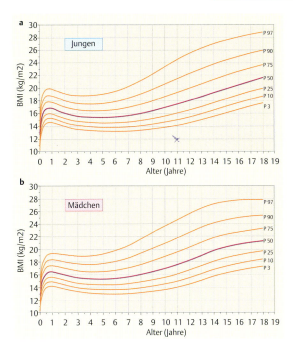

Abb. 11.7 ⇢ Perzentilenkurven. Zeigen die Verteilung des BMI **a** von Jungen im Alter von 0–18 Jahren (nach AG Adipositas). **b** Von Mädchen im Alter von 0–18 Jahren (nach AG Adipositas)

> **Merke ⇢ Beobachtung.** Das Geburtsgewicht sollte sich bis zum 5. Lebensmonat (bei der U5) *verdoppelt*, bis zum 1. Lebensjahr (bei der U6) *verdreifacht* haben.

Auch unter standardisierten Wiegebedingungen (S. 273) ist das Auftreten von Gewichtsschwankungen in der täglichen Gewichtskontrolle gegeben. Insofern keine Gegenindikation besteht, lassen daher größere Zeitabstände zwischen dem Wiegen eine *zuverlässigere* Trendentwicklung erkennen.
Es ist zu beachten, dass die Gewichtsentwicklung vollgestillter und nicht gestillter Säuglinge **anders** verläuft (Dewey *et al.*, 1992, 1993):
⇢ Nach anfänglich ähnlicher Gewichtszunahme während der ersten 3 Lebensmonate, nehmen vollgestillte Säuglinge im Vergleich zu nicht gestillten im weiteren Verlauf des ersten Lebensjahres in der Regel *langsamer* zu.
⇢ Dieser Unterschied kann besonders im 2. Lebenshalbjahr ausgeprägt sein, nach Einführung der Beikost.
⇢ Der abweichende Gewichtsverlauf hat *keine* Auswirkungen auf Faktoren wie Körperlängenwachstum, Kopfumfangsentwicklung, Morbidität, Aktivitätenpegel oder Verhaltensentwicklung.
Wenn also die Gewichtsentwicklung vollgestillter Säuglinge nach den ersten 2 bis 3 Lebensmonaten

deutlich sichtbar auf standardisierten Wachstumskurven nachlässt, laufen diese, gegenüber nicht gestillten Säuglingen, Gefahr, vorschnell pathologisiert zu werden, *obwohl* sie sich gesund entwickeln (Dewey et al., 1992). Leider hat dies immer wieder zur Folge, dass Eltern gesagt bekommen, die Muttermilchmenge bzw. deren Fettgehalt sei zu gering für eine adäquate Entwicklung ihres Babys, und es sollten Ersatzmilchprodukte oder andere Nahrungsmittel zusätzlich gegeben werden.

Höchste Vorsicht ist mit vorschnellen Rückschlüssen und „Ratschlägen" gegenüber Eltern geboten! Dies führt zu Ängsten und Unsicherheiten, was sich negativ auf das Stillen auswirken (Beispiel einer „selbsterfüllenden Prophezeiung"!) oder aber direkt zum Beenden des Stillens mit Umstieg auf Ersatzmilchprodukte führen kann. Besonders schwerwiegend kann sich dies in Entwicklungsländern auswirken, wo schlechte hygienische Bedingungen in der Zubereitung von Nahrungsmitteln ein gesundheitliches Risiko darstellen (Dewey et al., 1992). Die Diagnosestellung einer Mangelentwicklung sollte vorsichtig erwogen werden, insbesondere wenn keine weiteren Hinweise auf eine Mangelernährung bestehen (Wong, 1999). Künftige Standardgewichtstabellen sollten Bezug auf die Ernährungsmethode nehmen, aber auch etwaige Unterschiede verschiedener Kulturkreise, wie auch der elterlichen Statur, berücksichtigen.

11.3.2 Ernährungsverhalten

Die Beobachtung des Ernährungsverhaltens kann einen Einblick in das physische und psychische Befinden, wie auch die Einstellung zur eigenen Gesundheit, geben. Mögliche Beobachtungskriterien sind beispielsweise:
- Rhythmus, Häufigkeit und Zeitpunkt der Mahlzeiten,
- Menge und Zusammenstellung der Nahrung,
- Tischsitten und Tempo der Nahrungsaufnahme,
- Motivation, u. a. bedingt durch Durst, Hunger oder Appetit.

Beobachtungen. Veränderungen im Ernährungsverhalten sind aufmerksam zu verfolgen und die Ursache herauszufinden. Was anfänglich nach einer Appetitstörung aussieht und sich möglicherweise noch gut beheben lässt, kann sich längerfristig als Essstörung manifestieren. Diesem Prozess sollte durch frühzeitige Weitergabe und Besprechung der Beobachtungen im Ernährungsteam, sowie der gemeinsamen Erstellung eines entsprechenden Behandlungskonzeptes, entgegengesteuert werden.

Ernährungsprotokoll. Das Führen eines Ernährungsprotokolls dient der Analyse des Essverhaltens. Bei einer Gewichtsabnahme oder einem Wachstumsstillstand, wie auch bei einer gewünschten Gewichtsreduktion, kann es wichtige Hinweise auf eine mögliche Fehlernährung geben. Art und Menge der Speisen und Getränke werden über einen Zeitraum von mehreren Tagen notiert (**Tab. 11.1**).

Durst. Das Trinkbedürfnis, welches, ausgelöst durch Reizung von Osmorezeptoren im Hypothalamus, zur Flüssigkeitsaufnahme und somit Regulation des Wasserbedarfs im Organismus führt, wird als Durst bezeichnet. Dieser kann mit einem Trockenheitsgefühl im Mund-Rachen-Raum einhergehen. Der Wasserbedarf wird u. a. durch die Umgebungstemperatur, Luftfeuchtigkeit und den Salzgehalt der Nahrung beeinflusst.

Hunger. Das durch Nahrungsmangel ausgelöste Allgemeingefühl, das den Menschen zur Nahrungsaufnahme veranlasst, wird als Hunger bezeichnet. Dieser kann mit einer gesteigerten Leerperistaltik („Magenknurren") und Magenschmerz einhergehen. Diverse innere und äußere Faktoren beeinflussen das Hungergefühl, z. B. verfügbare Glukose, vorhandenes Körperfett, psychische Verfassung, wie auch Tageszeit und Umgebungstemperatur.

Appetit. Als Appetit wird das Verlangen nach Nahrungsaufnahme („Schwachform des Hungers") bezeichnet. Es spielen mehr lust- und stimmungsbetonte Faktoren eine Rolle, als beim Hunger. Appetit wird über optische, geruchliche oder geschmackliche Sinnesreize angeregt und durch die bloße Vorstellung der Lieblingsspeise aktiviert. Er konzentriert sich meist auf bestimmte Speisen.

Tabelle 11.1 Exemplarisches Ernährungsprotokoll, welches der vorliegenden Situation jeweils angepasst werden kann durch zusätzliche Spalten, z. B. für Kilokalorien/Kilojoule oder Broteinheiten

Name:	Kim Müller					
Datum:	12.11.2001					
Uhrzeit (Dauer)	Art der Nahrungsmittel	Menge	Getränkeart	Menge	Beobachtungen	HZ
12.30–13 h (30 Min.)	Tomatensuppe Toast Butter Gouda Joghurt	1 Tasse (250 ml) 2 Scheiben 30 g 2 Scheiben (50 g) 175 g	Orangensaft	300 ml	Schnell abgelenkt, verträumt. Musste mehrmals zum Weiteressen animiert werden.	A.P.

Sorge die zur verzögerung führen
Schwellung
Hyperselchia
Bronchospasmus

50h, 84g, 34g
504, 843, 142
oct 246

2. Aufmerksam
- Übergabe am Fahrersessel
- Pflegerszle
- Professionstheorie
- eldere als Being
- Pflegetheorien
- Pflege prozess

- Klinik: bellender Husten, inspiratorischer Stridor mit Einziehungen, Atemnot, Tachykardie, Unruhe, Zyanose,...
- Therapie: Beruhigung, feuchte Luft (offenes Fenster, Dusche), Inhalation mit Adrenalin, evtl. Steroide, Intubation

b) Laryngitis supraglottica: Epiglottitis
- Meist Hämophilus influenza Typ B
- Heute selten, da Impfung offziell empfohlen
- Meist im Kleinkindalter
- Klinik: AZ reduziert, starke Halsschmerzen, hohes Fieber, kloßige Sprache, Speicheln, sitzende Haltung, oft fulminanter Verlauf mit Ersticken
- Diagnostik: Racheninspektion: hochrote, geschwollene Epiglottis, starke Schleimhautschwellung
- Therapie: Antibiotika, früh Intubation, hohe Letalität

Echter diphterischer Krupp (Erkrankung und Tod meldepflichtig):
Ätiologie:
- Auslöser ist das Corynebacterium diphteriae
- Erregerreservoir ist der Mensch (bis 7% gesunde Keimträger, insbesondere in den Staaten der Ex-UdSSR)

Therapie:
Abwarten, Tonsillektomie bei Persistenz der Symptome über Monate

Adenoide Vegetation/Rachenmandelhyperplasie:
Klinik:
Facies adenoidea (schnarchende Atmung, offener Mund, nasale Sprache), häufig Infekte der oberen Atemwege (Otitis)

Therapie:
Abwarten, operative Entfernung

Lymphadenitis colli:
Definition:
Entzündliche Schwellung der regionalen Lymphknoten, meist im Anschluß bakterielle Entzündungen im Mund-Rachenraum

Klinik:
Ein/doppelseitige Schwellung der Lymphknoten insbesondere im Kieferwinkel, umgebende Haut evtl. geschwollen, gerötet, Druckdolent

Diagnostik:
Sono, erhöhte Entzündungswerte

Therapie:
Antibiotika, Wärme, bei Abszeß Inzision

Akute Laryngitis:
Definition:
Kehlkopfentzündung, meist durch Viren ausgelöst

Klinik:
Heiserkeit, Aphonie, rauer, bellender Husten

a) <u>Laryngitis subglottica (Pseudokrupp): stenosierende Laryngitis</u>
  - Meist Parainfluenza-, RS-Viren
  - Evtl. allergisch, dann meist leichterer Verlauf, rezidivierend
  - Häufig im Herbst/Winter, meist abends/nachts, morgens häufig wieder Besserung der Symptome
  - Meist im Kleinkindalter

- Inkubationszeit 1-7 Tage
- Manche Stämme bilden Diphtherietoxin → schädigt Herzmuskulatur, Nerven, Leber und Nieren

Klinik:

Lokalinfektion: *teilweils sehr ausgeprägt*
- Rachen/Tonsillen, Nase, Augen, Kehlkopf („Croup = Würgekrankheit" mit inspiratorischem Stridor), Nabel bei Säuglingen, Wunden

Systemische Infektion:
- 4-5 Tage nach Lokalinfektion mit Fieber, Erbrechen, Atemnot

Rachen: weißliche Beläge, die fest haften und beim Abstreifen bluten (Pseudomembranen), süßlicher Geruch nach vergärenden Äpfeln, blutige Rhinitis, bei Kehlkopfdiphterie: Erstickungsgefahr!

Komplikationen:

Toxin-bedingt:
- Kreislaufkollaps, ödematöse Halsschwellung (Caesarenhals)
- Myokarditis

HWI

Neph. Syndrom

HUS

Nephritisches Syndrom (Lipid, Physik. Schmerzen-Verlust)

Dialyse (Lösungen)

CAPD-Komplikationen

Müssen verhindern dass keine einreten

• Viveusine Nephrolithiasis

Harnsäure ? (allen Pat.)

Blutabbildungen

Urämie ?

11.3.3 Abweichungen

Störungen des Durstgefühls

Eine Steigerung des Durstgefühls (Polydipsie) tritt z. B. bei endokrinologischen Erkrankungen, wie Diabetes mellitus oder Diabetes insipidus, auf, oder bei extrarenalem Flüssigkeitsverlust, z. B. bei Erbrechen, Diarrhö, nach starkem Blutverlust oder Verbrennungen. Eine Schädigung des Hypothalamus kann zu einer Verminderung bzw. einem Erlöschen des Durstgefühls (Adipsie) führen.

Dehydratation

Eine Abnahme des Gesamtkörperwassers infolge ungenügendem Ersatz ausgeschiedener Flüssigkeiten, bzw. ungenügender Flüssigkeitsaufnahme, wird als eine Dehydratation oder Exsikkose (Austrocknung) bezeichnet.
Ursachen. Eine Dehydratation kann aufgrund einer Gastroenteritis mit Erbrechen, Durchfall und gleichzeitiger Nahrungsverweigerung auftreten, wie auch bei Fieber, starkem Blutverlust, Verbrennungen, Nierenerkrankungen oder hormonellen Störungen, z. B. einem entgleisten Diabetes insipidus.
Schweregrad der Dehydratation. Das Ausmaß einer Dehydratation ist am besten über den Gewichtsverlust feststellbar. Das aktuelle Körpergewicht wird bestimmt und mit einem unmittelbar vor der Erkrankung bestehenden Gewicht verglichen. Die Differenz entspricht dem akuten Flüssigkeitsverlust. Da jedoch genaue Gewichtsangaben häufig fehlen, erfolgt die Bestimmung des Schweregrades meistens über die vorliegende Symptomatik (**Tab. 11.2**).

Merke ⋯ Sicherheit. Aufgrund des Volumenmangels (Abnahme der zirkulierenden Blutmenge) besteht bei einer schweren Dehydratation die Gefahr eines hypovolämischen Schocks. Insbesondere bei Säuglingen ist die frühe Erfassung und Behandlung einer Dehydratation wichtig, da sich innerhalb von relativ kurzer Zeit ein lebensgefährlicher Zustand daraus entwickeln kann.

Tabelle 11.2 ⋯ Abschätzen des Schweregrades einer Dehydratation aufgrund der klinischen Symptomatik (aus Schulte F. J., J. Spranger: Lehrbuch der Kinderheilkunde, 27. Aufl. Fischer, Stuttgart 1993)

Klinische Zeichen	Leichte Dehydratation	Mittelschwere Dehydration	Schwere Dehydratation
Allgemeinverhalten	unruhig, durstig	apathisch oder unruhig, durstig	somnolent-komatös
Atmung	normal	vertieft, leicht beschleunigt	vertieft und beschleunigt
Haut Verstreichen der angehobenen Hautfalte über der Clavicula Farbe	sofort blass	langsam grau-blass	sehr langsam (> 2 Sek.) grau-blass-zyanotisch-marmoriert
Augen	normal	leicht eingesunken	stark eingesunken
Große Fontanelle	normal	leicht eingesunken	stark eingesunken
Tränen	vorhanden	nicht vorhanden	nicht vorhanden
Radialispuls	normal	schnell, schwach	schnell, kaum tastbar
Systolischer Blutdruck	normal	normal bis leicht erniedrigt	< 90 mm Hg, evtl. nicht messbar
Schleimhaut	trocken	spröde	brüchig
Urinproduktion	normal	vermindert, dunkler Urin	seit einigen Stunden nicht, leere Harnblase
Gewichtsverlust (%) Säuglinge Kinder	 ≤ 5 ≤ 3	 5 – 10 3 – 6	 10 – 15 6 – 9
Geschätztes Flüssigkeitsdefizit Säuglinge Kinder	 ≤ 50 ml/kg KG ≤ 30 ml/kg KG	 50 – 100 ml/kg KG 30 – 60 ml/kg KG	 100 – 150 ml/kg KG 60 – 90 ml/kg KG

Dehydratationstyp. Die Bestimmung des Dehydratationstyps erfolgt über die Laborwerte. Je nach dem, wie sich die Zusammensetzung im Intra- und Extrazellulärraum bzgl. Wasser und osmotisch wirksamer Substanzen verhält, wird zwischen einer hypotonen, isotonen und hypertonen Dehydratation unterschieden.

Reduzierter Ernährungszustand

Ursachen. Ein reduzierter Ernährungszustand (Abb. 11.8) kann z. B. die Folge einer Unterernährung, Fehlernährung, häufigem Erbrechen, einer Nahrungsverwertungsstörung (u. a. bei Mukoviszidose, Zöliakie), rezidivierender Durchfälle oder Stoffwechselstörungen sein, wie auch bei konsumierenden Krankheiten (Tuberkulose, bösartige Tumore) auftreten.

Einteilung. Je nach Schwere des Verlaufs wird unterschieden zwischen einer Dystrophie, Atrophie oder Kachexie, welche fließend ineinander übergehen können.

Dystrophie. Diese leichtere Verlaufsform geht u. a. mit folgender Symptomatik einher:
- erst fehlende Gewichtszunahme, später Gewichtsabnahme bei fortschreitender Abmagerung,
- eingesunkene Wangen, groß wirkende Augen,
- blasse und trockene Haut,
- Falten durch zunehmende Reduktion des Unterhautfettgewebes, besonders auffallend als längsstehende Falten im Gesäßbereich (sog. „Tabakbeutelgesäß"),
- vorgewölbter Bauch, durch die hypotone und schwindende Muskulatur,
- Pseudoobstipation bzw. Absetzen von Hungerstühlen,
- Verlangsamung des Körperwachstums.

> **Merke ⇢ Beobachtung.** Das Kind ist in schlechter Stimmungslage und infektanfällig. Das anfänglich im Gesichtsbereich noch recht gut ausgeprägte Fettgewebe kann über den allgemeinen Zustand hinwegtäuschen.

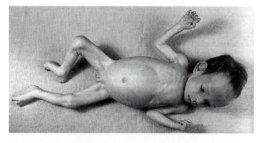

Abb. 11.8 ⇢ Kind in reduziertem Ernährungszustand. Gut erkennbar ist der vorgewölbte Bauch aufgrund der schwindenden Muskulatur

Atrophie. In diesem Zustand extremer Abmagerung sind die Symptome verstärkt:
- völlig zurückgebildetes Unterhautfettgewebe,
- „Greisengesicht" durch eingesunkene Wangen, Falten und halonierte, d. h. tiefliegende, von ringförmigen Schatten umgebene, Augen,
- grau-blasse Haut, zyanotische und kühle Extremitäten,
- hochrote, trockene Mundschleimhaut,
- flache Atmung, verlangsamter Puls, herabgesetzte Körpertemperatur,
- aussetzendes Körperwachstum.

Das Kind ist stimmungslabil. Durch die allgemeine Schwächung ist es ausgeprägt infektanfällig.

Kachexie. Die sog. Auszehrung ist eine Atrophie mit Abnahme des Körperwachstums um mehr als 20 % des Sollgewichts. Das Aussehen ist skelettartig. Es kommt zu einem allgemeinen Kräfteverfall. Neben den genannten Ursachen kann auch eine Anorexia nervosa der Kachexie zugrunde liegen (S. 726).

Appetitstörungen

Appetitlosigkeit. Appetitlosigkeit mit herabgesetztem Trieb zur Nahrungsaufnahme kann verschiedene Ursachen haben:
- physische, z. B. Fieber, Schmerzen, Übelkeit, Müdigkeit, diverse Krankheiten, wie onkologische, nephrologische, gastrointestinale Erkrankungen oder Infektionskrankheiten, sowie Medikamenten ein- oder umstellungen;
- psychische, u. a. durch Heimweh, Kummer, Stress, unbewältigte Konflikte oder Angst bedingt.

Das appetitlose Kind äußert kaum Essenswünsche oder lehnt Mahlzeiten ab. Es sitzt teilnahmslos vor dem Teller oder stochert im Essen herum. In Institutionen, wie dem Krankenhaus, kann die entfremdende Umgebung, oder gar Alleinsein beim Essen, schnell zu Appetitlosigkeit führen. Die ungewohnten Mahlzeiten im Kreise der anderen Kinder einzunehmen, kann die Motivation zum Essen wieder steigern.

Nahrungsverweigerung. Die Nahrungsverweigerung kann z. B. als Signal des Trotzes eingesetzt werden, vorübergehend auftreten oder im Rahmen verschiedener Erkrankungen, u. a. einer Anorexia nervosa oder Depression, bestehen (S. 726).

Appetitsteigerung. Eine Appetitsteigerung kann physiologisch, z. B. während der Adoleszenz oder einer Schwangerschaft, auftreten.

Heißhunger. Dieser kann Symptom einer organischen Störung, wie Diabetes mellitus, sein oder medikamentenbedingt auftreten, z. B. unter hochdosierter Kortisontherapie. Heißhunger kann auch im Zusammenhang mit Essstörungen bestehen.

Adipositas. Übertrifft die Kalorienzufuhr den -verbrauch, werden überschüssige Kalorien im Körperfett gespeichert. Eine pathologische Erhöhung der Gesamtkörperfettmasse wird als Adipositas (Fettsucht) bezeichnet. Die AGA oder Arbeitsgemeinschaft Adipositas im Kindes- und Jugendalter (2001)

empfiehlt folgende definierende Grenzwerte (vgl. auch **Abb. 11.7**):

> **Definition** ⋯▷
> ⋯▷ Übergewicht: 90. alters- und geschlechtsspezifische BMI Perzentile;
> ⋯▷ Adipositas: 97. alters- und geschlechtsspezifische BMI Perzentile.

Das Vorkommen der Adipositas nimmt weltweit in allen Industrienationen zu. Je nach Definition sind alleine in Deutschland 10–20% aller Schulkinder und Jugendlicher übergewichtig. Ursachen sind vielfältig und kommen insbesondere in veränderten Lebensbedingungen, d.h. einer übermäßigen Kalorienzufuhr durch fettreiche Nahrung verbunden mit körperlicher Inaktivität, zum Tragen. Die AGA (2001) empfiehlt daher die Anwendung des BMI (S. 275) bei Screeninguntersuchungen und Verlaufsbeobachtungen.

> **Merke** ⋯▷ **Gesundheitsförderung.** Die *Prävention* der Adipositas im Kindesalter stellt sowohl auf gesundheitspolitischer Ebene, als auch in der täglichen Praxis von Gesundheitsberufen, eine zunehmende Herausforderung im Rahmen der Gesundheitsförderung und -erziehung dar.

Der Organismus, vor allem das Herz-Kreislauf-System und der Bewegungsapparat, sind bei starkem Übergewicht extrem belastet. Hinzu kommen weitere psychische Belastungen durch Stigmatisierung aufgrund des allgemein vorherrschenden Schlankheitsideals. Das somit erlebte erniedrigte Selbstwertgefühl stellt einen weiteren Risikofaktor für die psychosoziale Entwicklung, wie auch Essstörungen, dar.

Einer Adipositas können auch körperliche, z. B. endokrinologische Ursachen (Schilddrüsenunterfunktion, Morbus Cushing), zugrunde liegen.

Schluck- und Verdauungsstörungen

Schluckstörungen (Dysphagien). Sie lassen sich unterteilen in:
⋯▷ oropharyngeale, welche als Schluckbeschwerden zu Beginn des Schluckakts oder in Form von „Verschlucken" mit Hustenattacken auftreten können;
⋯▷ ösophageale, als eine Passagebehinderung im Weitertransport der festen oder flüssigen Nahrung.

Die Dysphagie kann mit Schmerzen oder Druckgefühl einhergehen. Ihr können organische Ursachen zugrunde liegen, z.B. akute Erkrankungen (Angina tonsillaris, Epiglottitis), ein verschluckter Fremdkörper, eine Struma, Schlucklähmung oder Fehlbildung (Lippen-Kiefer-Gaumen-Spalte, Ösophagusstenose). Psychisch bedingt kann die Dysphagie mit einem „Kloßgefühl" im Hals bei Stress, Trauer oder Depressionen auftreten.

Verdauungsstörungen. Eine Infektion im Magen-Darm-Trakt, der Verzehr fetthaltiger und schwer verdaulicher Speisen, sowie Ärger, Kummer oder Stress, können Verdauungsstörungen hervorrufen. Mögliche Anzeichen sind:
⋯▷ Mundgeruch und -beläge,
⋯▷ Aufstoßen, z.B. als Folge der Aerophagie („Luftschlucken"),
⋯▷ Sodbrennen, d.h. eine brennende Empfindung in der Magengegend, z.B. infolge eines gastroösophagealen Refluxes,
⋯▷ Blähungen (Flatulenz), welche als übermäßige Gasansammlungen im Magen-Darm-Trakt zu Völle- und Druckgefühl, sowie Schmerzen, führen können. Eine Erleichterung erfolgt durch Aufstoßen und Windabgang.

Nausea. Übelkeit kann die Folge von unangenehmen Sinnesreizungen, z.B. geruchlicher oder geschmacklicher Art, psychischen Faktoren oder einer Drucksteigerung im Verdauungstrakt sein. Nausea kann auch als Vorzeichen des Erbrechens auftreten.

Erbrechen

Erbrechen (Emesis, Vomitus) ist ein wichtiger Schutzreflex, der über das Brechzentrum in der Medulla oblongata gesteuert wird. Mageninhalt wird über den Mund durch die unwillkürliche Kontraktion der Magenmuskulatur, unter Einsatz der Bauchpresse, entleert:
⋯▷ vorher besteht meist Appetitlosigkeit, Blässe, Übelkeit, Bauchschmerz, verstärkte Speichelproduktion, Schweißausbruch, eventuell eine Pupillenerweiterung und verlangsamte Atmung,
⋯▷ währenddessen kann es durch Vagusreizung zu einer Bradykardie kommen,
⋯▷ anschließend ist das Kind ermüdet und erschöpft. Gerade im Kindesalter tritt Erbrechen häufig auf, manchmal ohne erkennbaren Grund. Es sollte aber nicht unterschätzt werden, da es ein Hinweis auf eine zugrunde liegende Erkrankung sein kann.

■ Ursachen
Es wird unterschieden zwischen:
⋯▷ angeborenen Ursachen: u.a. anatomische (Stenosen oder Atresien im Magen-Darm-Trakt), neuromuskuläre (Achalasie) oder als Symptom einer Stoffwechselerkrankung (Fruktoseintoleranz);
⋯▷ erworbenen Ursachen: u.a. entzündliche (Gastritis), ernährungsbedingte (Allergien, Unverträglichkeiten, zu viel Nahrung z.B. bei Säuglingen), psychische (Angst, Aufregung, Essstörung), mechanische (Ileus, Tumor, Fremdkörper), zentrale (erhöhter Hirndruck), Medikamentenwirkung bei forciertem Erbrechen, Medikamentennebenwirkung, Intoxikation, Reizung des Vestibularapparates (Reisekrankheit), oder als Begleitsymptom bei einer Schwangerschaft, Migräne, einem Harnwegsinfekt oder Krampfanfall.

■ Beobachtungskriterien
Wichtig für die Beurteilung der Situation bezüglich möglicher Ursachen und der Dringlichkeit einer In-

tervention sind, unter Berücksichtigung von Lebensalter und vorliegender Erkrankung, die Beobachtungen.

Folgende vier Kriterien müssen exakt beschrieben werden:
1. Brechvorgang;
2. Beschaffenheit (Konsistenz, Farbe, Geruch, Beimengungen);
3. Menge des Erbrochenen;
4. Zeitpunkt und Häufigkeit des Erbrechens.

1. Brechvorgang. Es wird unterschieden:
⇢ Spastisches Erbrechen: Die Entleerung des Mageninhaltes erfolgt explosionsartig, meist über Mund und Nase. Typisch bei der hypertrophen Pylorusstenose ist ein spastisches Erbrechen „im hohen Bogen" (S. 606).
⇢ Atonisches Erbrechen: Der Mageninhalt läuft „schlaff" zum Mund heraus, welches ohne sichtbare Kontraktionen der Magenmuskulatur stattfindet, z. B. bei einer Cardiainsuffizienz.
⇢ Würgendes Erbrechen: meist mit Magenschmerz einhergehend bei wiederholtem Würgen; erfolgt auch bei bereits entleertem oder leerem Magen.
⇢ Rumination: wiederholtes Herauswürgen von Mageninhalt ohne gastrointestinale Störung, gefolgt von erneutem Kauen, Schlucken, teils Spucken. Als Symptom einer Verhaltensstörung tritt die Rumination meist bei älteren Säuglingen auf.

2. Beschaffenheit. In der Beurteilung des Erbrochenen ist auf folgende Kriterien zu achten: *Konsistenz*, *Farbe*, *Geruch* und *Beimengungen* (Tab. 11.3).

Auffälligkeiten in Konsistenz, Farbe und Geruch sind nach Ingestion von Medikamenten oder Chemikalien sorgfältig zu beobachten; auffällige Beimengungen können in Form von Würmern oder verschluckten Fremdkörpern auftreten.

3. Menge. In der Einschätzung der Menge reicht es in der Regel aus, wenn beschrieben wird, ob die ganze Mahlzeit oder ein Teil davon, z. B. die Hälfte, erbrochen wurde. Es kann jedoch eine *exakte* Mengenbestimmung erforderlich sein, beispielsweise bei Kindern mit einer Flüssigkeitsbilanz. Das in einem Gefäß oder Tuch aufgefangene Erbrochene wird abgemessen bzw. -gewogen.

Tabelle 11.3 ⇢ **Beschaffenheit des Erbrochenen**

Beobachtbare Auffälligkeiten in Konsistenz, Farbe, Geruch und Beimengungen	Situation bzw. mögliche Ursachen des Erbrechens
Unverdaute Nahrung: ⇢ Erbrochenes entspricht der aufgenommenen, noch unzersetzten Nahrung, ⇢ Geruch evtl. leicht säuerlich.	Kurze Verweildauer im Magen.
Angedaute Nahrung: ⇢ Durch Magensaft zersetzte, z. T. stark geronnene Nahrung, mit oder ohne Speisereste, ⇢ Geruch stark sauer, ⇢ Konsistenz flüssig, breiig oder bröckelig.	Längere Verweildauer im Magen mit vorangeschrittenen Verdauungsprozessen.
Erbrechen von Schleim: ⇢ Gerucht meist fade, ⇢ Konsistenz schleimig.	Bei nüchternem Magen oder bei vorliegender Gastritis (vermehrte Schleimproduktion als Entzündungsreaktion).
Bluterbrechen (Hämatemesis): ⇢ **Frisches Blut:** – Farbe hellrot.	Blutungsquelle oberhalb des Magens (z. B. verschlucktes Blut bei Nasenbluten, Lungenblutung, nach Tonsillektomie). Sofortiges Erbrechen des verschluckten Blutes.

⇢ **Geronnenes Blut:**
   – Durch Magensaft zersetzt,
   – Farbe dunkel- bis schwarzrot,
   – Konsistenz „kaffeesatzartig".
	Längere Verweildauer im Magen von verschlucktem Blut (Zersetzung des Hämoglobins zu Hämatin unter Einwirkung der Salzsäure). Blutungsquelle kann auch im Magen liegen, z. B. blutendes Magengeschwür.

⇢ **Hämatinerbrechen:**
   – Farbe rot-bräunlich
   – Konsistenz fadenartige Gerinnsel.
	Typisch u. a. bei Refluxösophagitis.

Erbrechen von Galle: ⇢ Farbe gelb bis grünlich, ⇢ Geruch süßlich bis bitter, ⇢ Konsistenz dünnflüssig.	Bei nüchternem Magen, langandauerndem Erbrechen mit leerem Magen, wie auch einer Passagestörung im oberen Darmbereich (z. B. Ileus, Duodenalatresie).
Koterbrechen (Miserere): ⇢ Farbe bräunlich, ⇢ Geruch kotig.	Bei tiefliegendem Darmverschluss (Ileus oder Atresie).

4. Zeitpunkt, Häufigkeit. Wann, wie oft und in welchem Zusammenhang erfolgt das Erbrechen:
⇢ zu welcher Tageszeit,
⇢ vor, während oder nach der Mahlzeit,
⇢ nach dem Verzehr bestimmter Nahrungsmittel,
⇢ vor, während oder nach der Medikation,
⇢ bei Lageveränderungen,
⇢ bei Schmerzen, Aufregung, Stress oder Angst,
⇢ mit Durchfall einhergehend.

■ **Pflegemaßnahmen bei Erbrechen**
Eine Schale o. Ä. wird dem Kind gereicht oder gehalten, sowie Tücher zum Abwischen des Gesichtes. Wichtig als Pflegeperson ist es, Ruhe und Mitgefühl zu signalisieren. Es kann als angenehm empfunden werden, wenn sie mit einer Hand die Stirn stützt oder mit beiden Händen die Schultern umfasst. Das Kind wird zu tiefem, ruhigem Durchatmen aufgefordert. Bei einer vorhandenen Wunde im Bauchbereich kann ein auftretender Schmerz durch mit flacher Hand ausgeübtem Gegendruck gelindert werden.

> **Merke ⇢ Sicherheit.** Wegen Aspirationsgefahr müssen Säuglinge, Kleinkinder, Bewusstseinsgestörte und alle, die nicht in aufrechter Lage sind, umgehend in Seitenlage gebracht werden!

Erbrechen ist ein äußerst unangenehmer Vorgang. Gerade bei älteren Kindern, Jugendlichen oder auch Angehörigen kann das Gefühl enstehen, eine peinliche Situation geschaffen zu haben. Dies begründet sich nicht nur in der Angst, Dritte dem Anblick und Geruch des Erbrochenen auszusetzen, sondern auch einen erhöhten Arbeitsaufwand verursacht zu haben. Solchen Ängsten gilt es, durch Verständnis und Ansprechen möglicher Peinlichkeiten, direkt entgegenzuwirken.
  Nach dem Erbrechen sollten folgende Maßnahmen ausgeführt werden:
⇢ Säuglinge und Kleinkinder werden hochgenommen und beruhigt.
⇢ Das Erbrochene wird mit eventuell verschmutzter Bettwäsche und allen für das Kind ekelerregenden Auslösern, z. B. Essensresten, umgehend entfernt.
⇢ Etwaige Zahnspangen und Prothesen sicherstellen!
⇢ Das Wohlbefinden fördern durch Gelegenheit zum Waschen und Umziehen. Die Mundhygiene beseitigt nicht nur den unangenehmen Geschmack, sondern schützt auch den Zahnschmelz vor der Magensäure.
⇢ Das Zimmer wird gelüftet und ein ruhiger, evtl. abgedunkelter Raum geschaffen.
⇢ Kinder und Jugendliche werden je nach Zustand und Befindlichkeit zur Aspirationsprophylaxe seitlich gelagert, mit den Bauch entlastenden, angewinkelten Beinen, bzw. suchen sich ihre bevorzugte Lage. Klingel, Brechschale und Tücher liegen in Griffweite.

Es erfolgt eine sorgfältige **Dokumentation** über das Beobachtete und das Befinden des Kindes, sowie die Weitergabe an einen Arzt. Es ist zu berücksichtigen, ob es sich um einen einmaligen Vorgang handelt, z. B. in einer Stresssituation, und das Allgemeinbefinden im Anschluss unbeeinträchtigt ist, oder ob die Situation einer dringenden Intervention bedarf.

> **Merke ⇢ Sicherheit.** Folgende Punkte sind beim Umgang mit Erbrechen zu beachten:
> ⇢ Häufiges Erbrechen kann schnell zu einem gefährlichen Gesundheitszustand eskalieren; umso schneller, je jünger das Kind ist. Ausgeprägter Gewichtsverlust, Exsikkose (S. 277) und Alkalose sind gefürchtete Komplikationen.
> ⇢ Erbrechen unabhängig von Zeit und Nahrungsaufnahme kann ein Hinweis auf einen erhöhten Hirndruck sein.
> ⇢ Bei blutigem, galligem, kotigem oder sonst auffälligem Erbrochenen, häufigem Erbrechen und/oder Verschlechterung des Allgemeinzustandes des Kindes ist umgehend ein Arzt zu informieren.
> ⇢ Erbrochenes ist bei Auffälligkeiten aufzubewahren und dem Arzt zu zeigen.
> ⇢ Bei Vergiftungen wird eine Probe zur toxikologischen Analyse benötigt.

■ **Nachsorge**
Wie sich der Kostaufbau nach dem Erbrechen gestaltet, hängt vom Befinden des Kindes, der Situation und ärztlichen Anordnung ab. Es kann eine Nahrungskarenz erforderlich sein. Wichtig ist die ausreichende Flüssigkeitszufuhr. Hält das Erbrechen weiterhin an, werden je nach ärztlicher Verordnung Flüssigkeit und Elektrolyte in Form von einer Infusion zugeführt und Antiemetika gegeben.
  Wesentlich ist die sorgfältige, weitere Beobachtung. Bei anhaltendem Erbrechen besteht z. B. die Gefahr einer Dehydratation (S. 277) und Elektrolytentgleisung. Die Vitalzeichenkontrolle erfolgt engmaschig, mit besonderem Augenmerk auf die Bewusstseinslage. Das Körpergewicht wird mindestens einmal täglich kontrolliert.
  Da Erbrechen den Beginn einer Erkrankung oder als Begleitsymptom, z. B. einer Infektionskrankheit, auftreten kann, ist auf weitere Auffälligkeiten zu achten: Allgemeinbefinden, Haut, Schleimhäute, Ausscheidungen usw. werden sorgfältig überwacht.

11.3.4 Individuelle Situationseinschätzung

Jeder Mensch hat seine speziellen Ernährungsgewohnheiten. Sinn der Situationseinschätzung ist, eine Entsprechung zwischen diesen, den bestehenden Begebenheiten, sowie der aktuellen Situation, zu schaffen.

Ernährungsanamnese

Die Informationssammlung schließt die Einschätzung des Ernährungszustands („Eutrophie", S. 272, „reduzierter Ernährungszustand" S. 278, „Adipositas" S. 279) und Beschreibung von Auffälligkeiten ein. Folgende weitere Kriterien respektive der Ernährungsgewohnheiten sollen als Anregung dienen, den individuellen „Ernährungsstandort" innerhalb der LA „Essen und Trinken" herauszufinden:

Qualitative Ernährungsaspekte. Erfragt werden kann u.a.:
- Wird das Kind gestillt?
- Was sind die persönlichen Vorlieben, Lieblingsspeisen?
- Welche Besonderheiten sind in der Zubereitung der Mahlzeiten zu beachten?
- Gibt es religiöse oder weltanschauliche Regeln, die einzuhalten sind?
- Mit welcher Kostform kommt das Kind am besten zurecht?
- Welche Säuglingsmilch-, Beikost- bzw. Sondenkostprodukte ist es gewöhnt?
- Liegen spezielle Abneigungen vor?
- Hat das Kind Allergien oder Unverträglichkeiten?
- Gibt es krankheits- oder medikamentenbedingte Therapievorschriften, die sich auf die Ernährung auswirken?

Quantitative Ernährungsaspekte. Folgende Gewohnheiten können erfragt werden:
- Wann und wie viele Mahlzeiten isst das Kind?
- Welchen Umfang hat eine Mahlzeit in etwa; nimmt das Kind mehrere kleine oder wenige große Mahlzeiten zu sich?
- Wie viel trinkt es im Durchschnitt an einem Tag?
- Gibt es feste Zeiten, die das Kind gewöhnt ist, z.B. Sondierzeiten?
- Gibt es spezielle Therapievorschriften, z.B. bezüglich des Zeitabstandes zwischen den Mahlzeiten oder Mengenbegrenzungen in Bezug auf Flüssigkeit oder Kalorien?
- Was ist hinsichtlich etwaiger Medikation zu beachten?

Gestaltung der Nahrungsaufnahme. Hier sollten u.a. folgende Kriterien geklärt werden:
- Wie ist die Motivation zum Essen und Trinken?
- Gibt es spezielle Tips, die Motivation zu steigern?
- Kann das Kind selbständig essen? Isst es bereits mit Messer und Gabel?
- Wie sieht die Hilfestellung im Einzelnen genau aus?
- Werden spezielle Ess- und Trinkhilfen verwendet?
- Wie ist die bevorzugte Sitzposition?
- Wann ist das Kind gewöhnt, Pausen einzulegen?
- Ist es die Nahrungsaufnahme im größeren oder kleineren Kreis, innerhalb der Familie oder unter anderen Kindern, z.B. in einer Tagesstätte, gewöhnt?
- Gibt es spezielle Gewohnheiten, die zu berücksichtigen sind, z.B. ein Tischgebet?
- Legt das Kind nach der Mahlzeit eine Ruhepause ein?

Information und Abstimmung

Örtliche und organisatorische Begebenheiten. In den Rahmen einer Ernährungsanamnese gehört eine Einweisung in die Lokalisation und Regelung bezüglich des Stillraums, der Küche, des Speiseraums, sowie Möglichkeiten der Speisenauswahl, Art der Essensanlieferung, Essenszeiten, usw.

Besteht der Bedarf, erfolgt eine Information, über die im Hause geführten Säuglingsmilch-, Beikost- oder Sondenkostprodukte, sowie die Kontaktherstellung zu den beratenden Stellen, z.B. Milch- oder Diätküche. So entsteht in feiner Abstimmung eine Annäherung der individuellen Gewohnheiten des Kindes und seiner Familie in der LA „Essen und Trinken" im Rahmen der möglichen und vorliegenden Begebenheiten.

Aktuelle Situation. Zudem werden Kind und Angehörige hinsichtlich der aktuellen Lage aufgeklärt, z.B. über einzuhaltende therapeutische Ernährungsvorschriften entsprechend dem Krankheitszustand und Befinden des Kindes oder im Rahmen einer Operation. Es wird auf spezielle Ängste und Informationsdefizite eingegangen und Ressourcen erkannt und gefördert:
- Wo liegen Unsicherheiten und ist eine Anleitung erforderlich und erwünscht?
- Inwiefern können Kind und Angehörige zur Übernahme von Pflegetechniken integriert werden, z.B. beim Essen Reichen oder Sondieren?
- Welche Nahrungsmittel dürfen von Angehörigen mitgebracht und gegeben werden? Wie werden diese gelagert?
- Ist die notwendige Motivation da, therapeutisch bedingte Einschränkungen zu befolgen? Wo genau liegen Probleme und warum?

> **Merke Gesundheitsförderung.** Bei der Ermittlung des „Ernährungsstandortes" können etwaige Ernährungsprobleme, z.B. eine Fehlernährung oder zu geringe Trinkmenge, zum Vorschein kommen. Diese gilt es, durch gesundheitsförderndes Einwirken mit dem Einverständnis des Kindes und seiner Eltern zu korrigieren und entsprechend in den Pflegeprozess aufzunehmen. Je nach Ausprägungsgrad sollte das Hinzuziehen des Ernährungsteams angeregt werden.

Das Ernährungsverhalten zeigt sich in seiner Gesamtheit erst im Laufe des Krankenhausaufenthaltes, wird aber in vielen Fällen nicht mit dem zu Hause übereinstimmen. Es ist zu beachten, dass Veränderungen, z.B. im Appetitverhalten, durch einen Klinikaufenthalt hervorgerufen werden können. Es ist die rechtliche und ethische Pflicht der Pflegenden, Ursachen von Störungen frühzeitig zu erkennen und ihnen entgegenzusteuern.

11.4 Pflegemaßnahmen

Für jeden Menschen nimmt die LA „Essen und Trinken" ihren Ausgang im Mutterleib und setzt sich in den verschiedenen Lebensabschnitten kontinuierlich fort. Im Folgenden wird auf qualitative und quantitative Aspekte einer **gesunden Ernährung** von Schwangeren, Stillenden, Säuglingen, Klein-, Schulkindern und Jugendlichen eingegangen. Richtwerte bezüglich der Zufuhr von Energie und Wasser sind den Tabellen **11.4** und **11.5** zu entnehmen. (Für aktuelle Richtwerte bzgl. der Zufuhr von Nährstoffen siehe http://www.dge.de.)

11.4.1 Ernährung der Schwangeren

Wer sich bereits vorher vollwertig ernährt, beginnt eine Schwangerschaft mit gefüllten Nährstoffspeichern. Die Ernährung mit einer *bedarfsgerechten, vollwertigen Mischkost* während der Schwangerschaft spielt für die Entwicklung des ungeborenen Kindes und die Gesundheit der Frau eine entscheidende Rolle.

Gut ernährte, gesunde Schwangere müssen nur wenig auf die Erhöhung der Kalorienzufuhr achten, welche ihrem Ernährungszustand und der körperlichen Aktivität angepasst sein sollte (Aktionsgruppe Babynahrung 1990). Das Forschungsinstitut für Kinderernährung Dortmund (Fördergesellschaft Kinderernährung e. V., 1993) empfiehlt in der 2. Schwangerschaftshälfte den Mehrbedarf von 100 bis 200 kcal pro Tag über Zulagen zu decken, welche zusätzlich zur ausgewogenen Mischkost verzehrt werden. Der Bedarf an lebenswichtigen Nährstoffen, z. B. an Protein, Vitaminen (u. a. Folsäure, Vitamin C) oder Mineralstoffen (u. a. Kalzium, Eisen, Jod) steigt wesentlich stärker als der Bedarf an Energie. Deshalb ist insbesondere auf die Auswahl und Zusammenstellung der Nahrungsmittel nach *qualitativen* Gesichtspunkten zu achten:

- Um eine gleichmäßige Nährstoff- und Energiezufuhr zu gewährleisten, sollte die Schwangere ihren Nahrungsverzehr auf etwa 5 bis 6 kleinere Mahlzeiten über den Tag verteilen.
- Als Zwischenmahlzeiten sollte Frischobst gegenüber Süßigkeiten oder Kuchen bevorzugt werden. „Notfalls" kann der Hunger auf Süßes auch durch selbst gekochten, wenig gesüßten Pudding und frisches Obst gestillt werden. Besonders günstige

Tabelle 11.4 Richtwerte für die Energiezufuhr (aus Deutsche Gesellschaft für Ernährung [Hrsg.]: Empfehlungen für die Nährstoffzufuhr. Umschau, Frankfurt/Main 1995)

Alter	kcal/Tag m	kcal/Tag w	MJ/Tag m	MJ/Tag w	kcal/kg m	kcal/kg w	kJ/kg m	kJ/kg w	Bereich der Empfehlungen in anderen europäischen Ländern[2] kcal/Tag m	kcal/Tag w
Säuglinge										
0 bis unter 4 Monate	550		2,3		112		470		550 –	
4 bis unter 12 Monate	800		3,3		95		400		– 1000	
Kinder										
1 bis unter 4 Jahre	1300		5,4		102		430		1100 – 1400	
4 bis unter 7 Jahre	1800		7,5		90		380		1500 – 1800	
7 bis unter 10 Jahre	2000		8,4		73		300		1900 – 2800	
10 bis unter 13 Jahre	2250	2150	9,4	9,0	61	54	260	230	2300 – 2800	2000 – 2600
13 bis unter 15 Jahre	2500	2300	10,5	9,6	53	46	220	190	2700 – 3300	2200 – 2800
Jugendliche u. Erwachsene[1]										
15 bis unter 19 Jahre	3000	2400	12,5	10,0					2800 – 3700	2200 – 2800
19 bis unter 25 Jahre	2600	2200	11,0	9,0					2600 – 3500	2200 – 3000
25 bis unter 51 Jahre	2400	2000	10,0	8,5					2400 – 3500	2000 – 3000
51 bis unter 65 Jahre	2200	1800	9,0	7,5					2200 – 3500	1800 – 3000
65 Jahre und älter	1900	1700	8,0	7,0					–	–
Schwangere										
ab 4. Monat		+ 300		+ 1,2						+ 200 bis + 350
Stillende		bis + 650		bis + 2,7						+ 500 bis + 1000

[1] Die Werte gelten für Personen mit vorwiegend sitzender Tätigkeit (Leichtarbeiter). Für andere Berufsschweregruppen sind folgende Zuschläge erforderlich: Mittelschwerarbeiter: 2,5 MJ (600 kcal); Schwerarbeiter: 5,0 MJ (1200 kcal); Schwerstarbeiter: 6,7 MJ (1600 kcal)
[2] Aus Truswell et al.: Rev. Clin. Nutr. 53 (1983) 939 ff.

11 Essen und Trinken

Tabelle 11.5 → Richtwerte für die Zufuhr von Wasser (bei normaler Energiezufuhr und durchschnittlichen Lebensbedingungen) (aus Deutsche Gesellschaft für Ernährung [Hrsg.]: Empfehlungen für die Nährstoffzufuhr. Umschau, Frankfurt/Main 1995)

Alter	Gesamt-wasseraufnahme[1] ml/Tag	Oxidationswasser ml/Tag	Wasserzufuhr durch Getränke ml/Tag	Wasserzufuhr durch feste Nahrung[2] ml/Tag	Wasserzufuhr durch Getränke und feste Nahrung[3] ml/kg u. Tag
Säuglinge					
0 bis unter 4 Monate	780	70	710	–	140
4 bis unter 12 Monate	1000	100	400	500	110
Kinder					
1 bis unter 4 Jahre	1550	150	950	450	110
4 bis unter 7 Jahre	1900	200	1100	600	90
7 bis unter 10 Jahre	2000	250	1100	650	65
10 bis unter 13 Jahre	2200	250	1200	750	50
13 bis unter 15 Jahre	2400	300	1300	800	40
Jugendliche					
15 bis unter 19 Jahre	2700	350	1450	900	35
Erwachsene					
19 bis unter 25 Jahre	2400	300	1300	800	30
25 bis unter 51 Jahre	2300	300	1250	750	30
51 bis unter 65 Jahre	2000	250	1100	650	25
65 Jahre und älter	1800	200	1000	600	25
Schwangere	2500	300	1350	850	35
Stillende	3200	300	1950	950	45

[1] Gestillte Säuglinge etwa 1,5 ml Wasser/kcal, Kleinkinder etwa 1,2 ml/kcal, Schulkinder und junge Erwachsene etwa 1,0 ml/kcal einschließlich Oxidationswasser (etwa 0,125 ml/kcal)
[2] Wasser in fester Nahrung etwa 0,33 ml/kcal
[3] Wasserzufuhr durch Getränke und feste Nahrung = Gesamtwasseraufnahme – Oxidationswasser

Quellen für Vitamin C und Folsäure sind u. a. Beerenobst im Sommer, Zitrusfrüchte im Winter und Kiwis, sowie grünes Gemüse und Weizenkeime.
→ Für eine ausreichende Jodzufuhr wird täglich der Verzehr von Milch, sowie regelmäßig Seefisch empfohlen. Davon dient fettreicher Seefisch (z. B. Hering, Makrele) der Zufuhr wichtiger, mehrfach ungesättigter Fettsäuren. Neben der Verwendung von jodiertem Speisesalz sollte auch im Einkauf von Lebensmitteln, z. B. Brot, auf deren Zubereitung mit Jodsalz geachtet werden. Gesalzen wird jedoch sparsam. „Geschmacklichen Ersatz" bieten frische Küchenkräuter.
→ Der Flüssigkeitsbedarf von etwa 1,5 l wird über kalorienfreie Getränke, wie stilles Wasser, gedeckt. Als Säfte sollten nur reine Fruchtsäfte getrunken werden, wovon 2 Gläser pro Tag ausreichen.
→ Die Nahrungsaufnahme erfolgt möglichst in Ruhe und ausgeglichener Stimmungslage, nicht aber unter Stress oder starken Emotionen, wie Ärger und Wut. Dadurch können für das Ungeborene unnötige Belastungen vermieden werden.

Merke → Gesundheitsförderung.
Nahrungsmittel sollten nährstoffreich im Verhältnis zu den Kalorien sein, z. B. Vollkornprodukte, Kartoffeln, Gemüse oder Obst. Ungeeignet sind daher fett- und zuckerreiche Lebensmittel, wegen der vielen Kalorien im Verhältnis zu den Nährstoffen.
Auf folgende Nahrungsmittel sollte verzichtet werden:
→ Rohmilch, Rohmilchkäse oder Weichkäse: Gefahr einer Listeriose;
→ rohes Fleisch, Rohwurst oder Tatar: Gefahr einer Toxoplasmose;
→ Innereien: zum Teil hoher Gehalt an toxischen Schwermetallen, Purin und Vitamin A.

11.4.2 Ernährung der Stillenden

Auch die Ernährung der stillenden Mutter sollte ausreichend und ausgewogen sein, d. h. in Form von einer *vollwertigen Mischkost*. Die Nahrungsmittel sollten hochwertig sein, d. h. mit einer hohen Nährstoffdichte. Dies dient der mütterlichen Gesundheit durch Deckung des Eigenbedarfs und Auffüllen der Reserven, sowie der gehaltvollen Ernährung ihres Kindes. Eine Mangelernährung kann sich auf die Menge der Muttermilch, eine einseitige Ernährung auf deren Gehalt an manchen Nährstoffen, z. B. Fettsäuren oder Vitaminen, auswirken.

Das Forschungsinstitut für Kinderernährung Dortmund (Fördergesellschaft Kinderernährung e. V., 1993) empfiehlt für die stillende Mutter den zusätzlichen Verzehr täglicher Zulagen, welche den Mehrbedarf der Nährstoffe ganz und zu etwa $3/4$ der Energie (480 kcal) decken. Die restliche Energie (170 kcal) kann über Lebensmittelzulagen der eigenen Wahl zugeführt werden, wie z. B. durch täglich einen Apfel und eine Banane.

Zur Deckung des Flüssigkeitsbedarfs von etwa 2 l empfehlen sich kalorienfreie Getränke, wie stilles Wasser.

Unverträglichkeiten. Jede Mutter sollte auf Zusammenhänge zwischen ihrer Ernährung und etwaigen negativen Auswirkungen auf ihr Kind empfindlich achten. Bei auftretenden Unverträglichkeiten werden die betreffenden Nahrungsmittel etwa 14 Tage weggelassen, ehe sie erneut verzehrt werden. Bei Wiederauftreten der Beschwerden sollten sie ganz aus dem Speiseplan gestrichen, bzw. eine Ernährungsberatung eingeholt werden. Gewisse Obstsorten können durch ihre Fruchtsäuren beim Säugling Wundsein, und bestimmte Sorten von Gemüse und Hülsenfrüchten Blähungen verursachen. Dies ist jedoch nicht generell der Fall.

> **Merke ⇢ Gesundheitsförderung.**
> **Für schwangere und stillende Frauen gilt:**
> Kein Konsum von Nikotin und Alkohol! Vorsicht auch bei passivem Rauchen! Äußerst sparsamer Umgang mit koffeinhaltigen Genussmitteln, wie Kaffee oder schwarzer Tee (wenn, nur „schwach" zubereiten), sowie koffeinhaltigen Erfrischungsgetränken. Bei Arzneimitteleinnahmen immer einen Arzt zu Rate ziehen.
> Keine Diät auf eigene Faust vornehmen, sondern mit dem behandelnden Arzt absprechen. Alternative Ernährungsformen sollten zur Gewährleistung einer bedarfsgerechten Ernährung mit einer Ernährungsberaterin besprochen werden. Liegen Allergien innerhalb der Familie vor, sollte die werdende und stillende Mutter ihre Ernährung darauf abstimmen und Allergene meiden.

11.4.3 Ernährung des Säuglings

Mit der Durchtrennung der Nabelschnur findet eine grundlegende Ernährungsumstellung statt (**Abb. 11.9**). Zuvor erfolgte kontiuierlich die Versorgung mit niedermolekularen Nährstoffen, z. B. Aminosäuren oder Fettsäuren, durch den Blutkreislauf über Plazenta und Nabelschnur. Nun muss das Neugeborene selbst und intermittierend hochmolekulare Nährstoffe, wie Proteine oder Fette, durch aktives Saugen aufnehmen, dabei Schlucken und Atmung koordinieren und schließlich über den Magen-Darm-Trakt verdauen. Zudem muss sich der Säugling nach dem sterilen intrauterinen Milieu mit den unzähligen Umgebungskeimen auseinandersetzen.

Das Ernährungsverhalten ist anfänglich geprägt durch unwillkürliche Reflexaktivität, z. B. dem Suchreflex während der ersten 2 Monate, oder der Saugreaktion bis etwa in den 5./6. Lebensmonat (Schönberger 1992). Die Ernährung besteht in dieser Phase ausschließlich aus flüssiger Nahrung: Die *natürliche* Ernährung mit Muttermilch wird von der *künstlichen* Ernährung mit Ersatzmilchprodukten abgegrenzt.

Natürliche Ernährung des Säuglings

Muttermilch ist die *artspezifische*, natürliche und somit *ideale* Nahrung für den Säugling. Sie ist sowohl in der Menge, als auch ihrer Zusammensetzung, optimal den Energie- und Nährstofferfordernissen des Säuglings angepasst und auf dessen Verdauungsleistung, Stoffwechsel, Ausscheidungskapazitäten, wie auch Abwehrlage, abgestimmt. Sie ist gut verdaulich

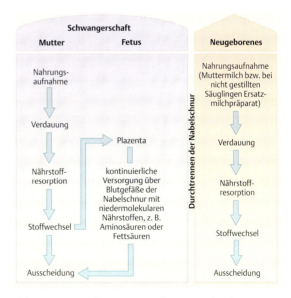

Abb. 11.9 ⇢ Ernährungsumstellung nach durchtrennter Nabelschnur. Dies erfordert u. a. die eigenständige Aufnahme und Verdauung hochmolekularer Nährstoffe

und wird optimal ausgenutzt. Muttermilch ist keimfrei und steht zu jeder Zeit und an jedem Ort frisch und richtig temperiert zur Verfügung.

Zusammensetzung der Muttermilch (Tab. 11.6). Diese verändert sich während der Laktation und ist den sich ändernden Erfordernissen des Kindes optimal angepasst:

- *Kolostrum:* Die besonders proteinreiche Vor- oder Neugeborenenmilch (Lothrop 1996) erhält das Kind in den ersten Lebenstagen, welche viele Schutz- und Abwehrstoffe, v. a. Immunglobulin A, enthält. Bereits mit dem ersten Stillen breiten sich diese immunologisch wirksamen Stoffe über die gesamte Schleimhaut des Magen-Darm-Traktes aus und schützen den Säugling vor eindringenden Keimen. Kolostrum stimuliert zudem die Darmperistaltik, was den Mekoniumabgang unterstützt, und enthält sog. Donné-Körperchen, mit Fett beladene Leukozyten.

Die schützenden Eigenschaften des gelben Kolostrums wurden erst in der Mitte des 18. Jahrhunderts entdeckt (Vincent, 1999). Und doch achten Gesundheitsberufe erst seit dem letzten Jahrhundert darauf, dass Neugeborene ihr wertvolles Kolostrum erhalten. In vielen traditionellen Gesellschaftsformen ist die Bedeutung des Kolostrums nicht bekannt, bzw. wird als negativ angesehen. Insbesondere in unserer multikulturellen Gesellschaft ist es daher wichtig, ein Bewusstsein für kulturelle Unterschiede zu entwickeln und in der Informationssammlung während der Pflegeanamnese gezielt darauf einzugehen. So kann im Folgenden die Stillberatung darauf abgestimmt werden.

- *Transitorische Milch:* Die Übergangsmilch wird mit dem Milcheinschuss in den ersten Lebenstagen gebildet und geht nach etwa 2 bis 3 Wochen über in die
- *reife Muttermilch:* Sie hat einen niedrigeren Gesamtproteinanteil, aber durch die angestiegene Menge an Fett und Kohlenhydrat einen höheren Energiegehalt.

Auch im Laufe einer Stillmahlzeit verändert sich die Zusammensetzung der Muttermilch durch den ansteigenden Fettgehalt. Der Säugling nimmt zuerst, gleichsam als „Durstlöscher", die relativ wässrige, niederkalorische Vormilch auf, während die Hintermilch durch den hohen Fettgehalt hochkalorisch ist.

Frauenmilchprotein wird folgendermaßen unterteilt (Wachtel et al. 1994):

- Nutritiver Anteil: bestehend aus Kasein und Laktalbuminen. Dieser wird im Verdauungstrakt zu Aminosäuren abgebaut, die nach der Resorption dem Stoffwechsel zur Verfügung stehen. Durch den insgesamt relativ niedrigen Proteingehalt, mit hohem Anteil des feineren Molkenproteins gegenüber dem grobflockiger ausfallenden Kasein, ist Muttermilch u. a. leicht verdaulich.
- Immunologisch wirksamer, verdauungsresistenter Anteil: bestehend aus wichtigen Schutz- und Abwehrstoffen, wie Immunglobulin A, Laktoferrin oder Lysozym.

> **Merke Gesundheitsförderung.** Frauenmilchprotein ist in erste Linie arteigenes Protein und schützt vor Allergien. Der hohe immunologisch wirksame Anteil stellt für den Säugling eine wichtige Überbrückung dar, bis die eigenen physiologischen Abwehrmechanismen ausgereift sind.

Der Abbau des Kohlenhydrats Laktose bewirkt u. a. ein schwach saures Milieu im Darm des Kindes, welches das Wachstum der sog. Bifidusflora, einem Teil der Darmflora, begünstigt und gleichzeitig das der pathogenen Keime unterdrückt. Muttermilch ist reich an Fetten und bei einer vollwertigen Ernährungsweise der Mutter gehaltvoll an essenziellen Fettsäuren, z. B. Linolsäure. Die Muttermilchlipase verbessert die Aktivität der noch unreifen Pankreaslipase des Kindes und unterstützt im Dünndarm des Säuglings die Milchfettverdauung.

Bei einer ausgewogenen Ernährung enthält Muttermilch ausreichend Vitamine. Um jedoch Mangelerkrankungen zu verhindern, werden zur Prophylaxe Vitamin D und K substituiert, wie auch Fluor. Die günstige Bioverfügbarkeit der Mineralstoffe trägt zur optimalen Ausnutzung von Muttermilch bei. So enthält diese das Enzym Laktoferrin, welches Eisen bindet und dessen fast vollständige Resorption im kindlichen Verdauungstrakt ermöglicht. Somit ist Eisen auch den potenziell pathogenen Erregern, welche es für ihr Wachstum benötigen, entzogen.

Tabelle 11.6 Muttermilch: durchschnittliche Zusammensetzung und Nährwert pro 100 ml Kolostrum und reifer Muttermilch (nach Pschyrembel Klinisches Wörterbuch)

Zusammensetzung	Kolostrum (g)	Reife Muttermilch (g)
Eiweiß	2,3	1,5
Kasein	1,0	0,4
Laktalbumin	0,8	0,4
Laktoglobin	0,5	0,7
Fett	3,0	4,5
Kohlenhydrate	4,0	7,0
Salze	0,3	0,2
Vitamin A	ca. 0,16	ca. 0,04
Vitamin C	ca. 0,007	ca. 0,005
Nährwert	67 kcal (281 kJ)	75 kcal (314 kJ)

Milchmenge. Eine Überernährung mit Muttermilch ist nicht möglich. Durch die fein abgestimmte, dem Stillen zueigene Laktationsphysiologie zwischen dem Saugen an der Brust und mütterlichen Hormonkreislauf (S. 466), pendelt sich die Trinkmenge nach dem Prinzip von „Angebot und Nachfrage" ein. Der Säugling bestimmt selbst den Zeitpunkt seiner Mahlzeit und die Trinkmenge. Durch diese „Ad libitum"-Ernährung nimmt er bereits von Anfang an eine aktive Rolle im Ernährungsprozess und somit im Leben ein.

> **Merke ⋯ Gesundheitsförderung.** Säuglinge sollten 6 Monate, d. h. bis zur *Vollendung* des 6. Lebensmonats, ausschließlich und **ad libitum** gestillt werden. Dies trifft auch auf Zwillinge zu.

In den meisten Fällen liegt die Trinkmenge eines Säuglings weit unterhalb der Kapazität der Muttermilchproduktion. Praktiken, welche dem Verlangen oder der Fähigkeit des Säuglings effektiv an der Brust zu saugen bzw. sich zu ernähren entgegenwirken, wie die Gabe zusätzlicher Flüssigkeiten (Wasser, Glukose, Dextrose, Kräutertees, Säfte, Milchen, usw.), sind nicht nur unnötig, verdrängen die Aufnahme der reichhaltigeren, nährstoffdichten Muttermilch und wirken sich negativ auf das Saugverhalten aus, sondern gefährden zudem Konsolidierung und Weiterführen des Stillens. Auch in warmem Klima, solange ausschließlich gestillt wird, benötigt der Säugling keine zusätzliche Flüssigkeit (Fleischer Michaelsen et al., 2000).

Etwaige Ängste einer Mangelernährung des Säuglings sind unbegründet, wenn sich das Kind gesund entwickelt („Gewichtsentwicklung", S. 275). Sollte wirklich ein begründeter Verdacht auf eine zu geringe Milchaufnahme vorliegen oder haben Eltern Unsicherheiten, bzw. einen Informationsbedarf bezüglich des Stillens, wird eine ausgiebige Stillberatung (S. 467) angeboten. In dieser wird auf etwaige Probleme, z. B. in der Stilltechnik, eingegangen, eingehend Hilfestellung geleistet und Ressourcen gefördert.

Der Einsatz sogenannter Stillproben, d. h. die Gewichtsermittlung des Kindes vor und nach der Stillmahlzeit, bedarf einer besonderen *Indikationsstellung* (z. B. hypotrophes Kind). Die unbegründete Durchführung einer derartigen Intervention ist nicht nur ethisch fragwürdig, sondern auch unprofessionell, da sie sich nachteilig auf die Laktationsphysiologie, insbesondere den Milchlosslassreflex, auswirken kann. Die Aussage einer solchen Gewichtskontrolle beschränkt sich lediglich auf die Milchmenge, die in den ersten Lebenstagen kaum exakt erfasst werden kann, nicht aber auf die qualitative Zusammensetzung. Insgesamt geheihen vollgestillte Säuglinge durch die optimale Zusammensetzung der Muttermilch mit einer geringeren Milchmenge, als sie für nicht gestillte Säuglinge angegeben ist (Lothrop, 1996).

Sollte jedoch eine Indikation zur Bestimmung der Milchmenge vorliegen, erfolgen Stillproben über einen Zeitraum von mindestens 24 Stunden. Wegen der Genauigkeit muss hierfür eine elektronische Waage benutzt werden. Bevor eine sogenannte „Zwiemilchernährung" erfolgt, d. h. nach dem Stillen ein künstliches hypoallergenes Ersatzmilchpräparat nachgegeben wird, müssen *alle* Möglichkeiten ausgeschöpft sein, die Ursache der etwaigen geringen Muttermilchmenge herauszufinden und zu beheben.

> **Merke ⋯ Gesundheitsförderung.** Die WHO räumt Pflegepersonen eine Schlüsselrolle zum Schutz, zur Förderung und Unterstützung des Stillens ein. Jegliche Negativität und Fehlberatung gegenüber des Stillens, wie auch der vorschnelle Einsatz von künstlichen Milchpräparaten, läuft Resolution 43.3 der WHO von 1990 (Fleischer Michaelsen et al., 2000) zuwider und löst nicht nur *keine* Stillprobleme, sondern verunsichert die Mutter und wirkt sich destruktiv auf die fein eingespielte und abgestimmte Laktationsphysiologie aus. Ersatzmilchpräparate enthalten artfremdes Protein, was die Entwicklung von Allergien begünstigt.

Des Weiteren kann sich der Säugling durch das weniger anstrengende Trinkverhalten schnell an die Flasche gewöhnen und an der Brust trinkfaul werden, was zu einer weiteren Einschränkung der Milchproduktion führt.

Da Stillen den besten Start ins Leben darstellt und es die Aufgabe aller Pflegepersonen ist, Mütter in ihrer Entscheidung für das Stillen zu bestärken und aktiv zu fördern, haben die WHO und UNICEF „10 Schritte zum erfolgreichen Stillen" entwickelt (**Abb. 11.10**), die sich an der Praxis in Krankenhäusern einerseits und an den Bedürfnissen der Mütter und Neugeborenen andererseits orientieren. Wenn Einrichtungen diese 10 Anforderungen erfüllen, sowie den „WHO-Kodex zur Vermarktung von Muttermilch-Ersatzprodukten" befolgen (d. h. weder Werbung für künstliche Säuglingsnahrung betreiben, nach an Mütter oder Personal verbilligt oder kostenlos abgeben) und keine Werbung von Herstellern künstlicher Babynahrung akzeptieren, werden sie als ein „Stillfreundliches Krankenhaus" ausgezeichnet und sind an der entsprechenden Plakette (**Abb. 11.11**) zu erkennen. Von weltweit rund 15000 „Stillfreundlichen Krankenhäusern" gibt es bislang in Deutschland erst *zwölf*. Seit dem 1.1.2001 hat der „Verein zur Förderung der WHO/UNICEF-Initiative „Stillfreundliches Krankenhaus" in Deutschland seine Arbeit aufgenommen und vertritt somit die internationale „Babyfriendly Hospital Initiative" (BFHI) in Deutschland.

Die zum Teil großzügige Handhabung von Marketingartikeln sollte in Entbindungs-, Kinder- und Frauenkliniken kritisch überprüft und durch neutrale Artikel ersetzt werden. Hierzu zählen auch Namensschildchen, Poster, Kalender, etc., welche Fir-

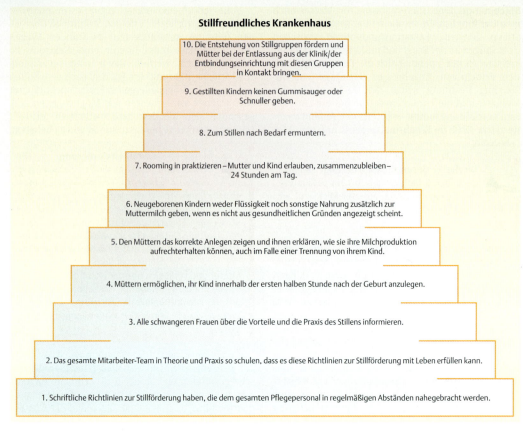

Abb. 11.10 ⇢ Stillfreundliches Krankenhaus. Fördert aktiv das Stillen durch die Umsetzung der zehn Schritte zum erfolgreichen Stillen (nach Unicef)

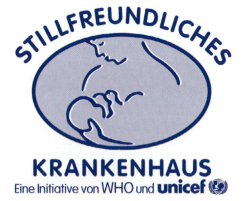

Abb. 11.11 ⇢ WHO/Unicef-Plakette. Zur Auszeichnung und Erkennung eines Stillfreundlichen Krankenhauses

mennamen von Säuglingsnahrungsherstellern enthalten. Gesundheitspersonal sollte bedenken, dass der Einsatz solcher Werbeartikel der positiven Stillhaltung der Einrichtung zuwider läuft.

> **Merke ⇢ Beobachtung.** Beobachten Sie in Ihren Praxiseinsätzen die Stillhaltung der jeweiligen Einrichtung und der Pflegepersonen. Notieren Sie das Vorhandensein etwaiger Marketingartikel für Säuglingsnahrungshersteller (siehe oben) einerseits, bzw. andererseits stillfördernder Materialien wie Poster, Broschüren, Angebot von Stillberatung, usw. Achten Sie auf Äußerungen (verbal, nonverbal) von Pflegepersonen.
> Tragen Sie Ihre Beobachtungen zusammen und überlegen Sie gemeinsam, wie die WHO/UNICEF Initiative „Stillfreundliches Krankenhaus" in den jeweiligen Einrichtungen umgesetzt werden könnte.

Rückstände. Da der Mensch Endglied in der Nahrungskette ist, kommt es auch in der Muttermilch zu einer Anhäufung von Schadstoffen. Da diese Rückstände v. a. im Depotfett des Menschen gespeichert werden, sollte die stillende Mutter eine Gewichtsreduktion während der Laktation vermeiden: Eine Mobilisation von Depotfett würde die Schadstoffbelastung für den Säugling erhöhen. Im 1. Lebenshalbjahr überwiegen trotz der Schadstoffkontamination die Vorteile des Stillens (Dammann 1993). Wer jedoch bezüglich etwaiger Rückstände in der Muttermilch verunsichert ist, kann sich beim lokalen Gesundheitsamt informieren, wo diese kostenlos untersucht werden kann.

Künstliche Ersatzmilchernährung des Säuglings

Es gibt vergleichsweise wenige Frauen, bei welchen eine Gegenindikation zum Stillen besteht. Die Ernährung nichtgestillter Säuglinge erfolgt durch industriell hergestellte Säuglingsnahrungen, welche in der Regel auf Kuhmilch basieren. Wegen der Artspezifität sind Muttermilch **(Tab. 11.6)** und Kuhmilch **(Tab. 11.7)** in ihrer qualitativen und quantitativen Nährstoffzusammensetzung grundlegend verschieden.

Kuhmilch hat z.B. einen hohen Gehalt an Eiweiß (mit hohem Kaseinanteil gegenüber Molkenprotein), sowie an bestimmten Aminosäuren und Mineralstoffen. Der Gehalt an Laktose und Linolsäure ist niedrig und der Vitamingehalt schwankend. Kuhmilch ist in der ursprünglichen Zusammensetzung für den Säugling ungeeignet und muss daher modifiziert werden.

> **Merke ⋯ Gesundheitsförderung.** Ersatzmilchprodukte sind zwar, so weit es der aktuelle Forschungsstand zulässt, an die Muttermilch angeglichen, sind dieser aber nicht gleichzusetzen. Muttermilch ist in erster Linie die arteigene und somit natürliche, optimale und immunologisch bedeutende Ernährung für den Säugling (S. 285).

Einteilung. Gemäß einer Richtlinie der Europäischen Kommission von 1991, und im folgenden diversen Änderungsrichtlinien (Kersting 2000a), wird unterschieden zwischen:

Tabelle 11.7 ⋯ **Kuhmilch: durchschnittliche Zusammensetzung und Nährwert (pro 100 ml) (nach Pschyrembel Klinisches Wörterbuch)**

Zusammensetzung	Werte (g)
Eiweiß	3,3
Kasein	2,8
Laktalbumin	0,4
Laktoglobin	0,2
Fett	3,7
Kohlenhydrate	4,8
Salze	0,7
Vitamin A	ca. 0,03
Vitamin C	ca. 0,002
Nährwert	67 kcal (281 kJ)

- ⋯ *Säuglingsanfangsnahrungen*, welche den Ernährungserfordernissen des nichtgestillten Säuglings in den ersten 4 bis 6 Lebensmonaten allein genügen;
- ⋯ *Folgenahrungen*, welche in ihrer Zusammensetzung weniger an Muttermilch angenähert und als flüssiger Anteil in der Ernährung von Säuglingen über 4 Monaten (d. h. ab dem 5. Lebensmonat) in einer sich zunehmend abwechselungsreicher gestaltenden Kost bestimmt sind.

Säuglingsanfangs- und Folgenahrungen müssen in der Zusammensetzung den in der Richtlinie der Kommission festgelegten Minimal- und Maximalwerten nachkommen. Das bedeutet, dass der Energie- und Nährstoffgehalt verschiedener Produkte innerhalb dieser festgesetzten Grenzen voneinander abweichen kann.

Auf Kuhmilchproteinen basierende Produkte heißen Säuglings*milch*nahrung bzw. Folge*milch*. Mögliche weitere Proteinträger sind Sojamilchisolate, aber keine andere Tiermilch (wie Ziegenmilch):

- ⋯ Die Silbe „Pre" im Namen der Säuglingsmilchnahrung deutet auf das alleinige Vorhandensein des Kohlenhydrats Laktose hin.
- ⋯ Die Ziffer „1" weist auf weitere Kohlenhydrate hin: Stärkezusatz macht die Milch sämiger und kann zu einer längeren Sättigungsdauer, aber auch leichter zu einer *Über*ernährung führen, als stärkefreie Säuglingsmilch. Neben Laktose und Stärke können weitere Kohlenhydrate enthalten sein. Das Forschungsinstitut für Kinderernährung Dortmund (Fördergesellschaft Kinderernährung e.V., 1994b) weist darauf hin, dass grundsätzlich in der Säuglingsernährung auf überflüssige Zutaten möglichst verzichtet werden sollte.
- ⋯ Folgenahrungen tragen die Ziffer „2".

Da Vitamine und Spurenelemente nach EG-Regelung in ausreichender Menge in Säuglingsmilchnahrung und Folgemilch enthalten sind, ist der Zusatz von Saft, Gemüse oder Obst in die Säuglingsmilchflasche überflüssig.

> **Merke ⋯ Nahrungsumstellung.** Eine Umstellung auf eine Folgenahrung ab dem 5. Lebensmonat ist *nicht* erforderlich, da die Säuglingsanfangsnahrung bzw. Säuglingsmilchnahrung nach altersentsprechender Einführung der Beikost (S. 290) als Teilernährung bis zum Ende des 1. Lebensjahres beibehalten werden kann (Kersting, 2000a).

Nahrungsmenge. Für ein gesundes Neugeborenes kann die benötigte Milchmenge innerhalb der ersten Lebenstage nach einer der beiden folgenden Formeln berechnet werden:

- ⋯ 20 ml × kg Körpergewicht × Lebenstage = ml Trinkmenge/24 Stunden.
- ⋯ Finkelstein-Regel: (Lebenstage − 1) × 70 ml = ml Trinkmenge/24 Stunden, ergibt 420 ml/d am Ende der 1. Lebenswoche.

Die Nahrungsmenge wird täglich schrittweise gesteigert, pro Woche + 100 ml/d bis auf etwa 800 ml/d, oder bis sie $1/6$ des Körpergewichts entspricht; 1000 g pro Tag sollten nicht überschritten werden. Der Säugling bekommt genügend Nahrung, wenn sein Gewichtsverhalten physiologisch ist (S. 275). Wie sich die Tagestrinkmenge in einzelne Mahlzeiten aufteilt, gestaltet sich individuell verschieden, pendelt sich aber allmählich in einen regelmäßigen Rhythmus von etwa 5 bis 6 Mahlzeiten über 24 Stunden ein.

Die Gabe zusätzlicher Flüssigkeit ist innerhalb der ersten 4 bis 6 Lebensmonate unter Normalbedingungen nicht erforderlich.

Die Zubereitung und Verabreichung der Flaschenmahlzeit sind auf S. 297 aufgeführt.

11.4.4 Ernährung des älteren Säuglings

Ein Säugling sollte bei gutem Gedeihen 6 Monate ausschließlich gestillt werden. Darüber hinaus reichen Energie und Nährstoffe der Muttermilch und Säuglingsmilch als alleinige Nahrung nicht mehr aus (Fördergesellschaft Kinderernährung e.V. 1994b).

Beikost. Im 7. Lebensmonat (bei ungenügendem Gedeihen frühestens im 5. Lebensmonat) wird mit der Einführung von Beikost begonnen. Als Beikost werden alle im 1. Lebensjahr für die Ernährung des Säuglings eingeführten Lebensmittel bezeichnet, außer der Muttermilch bzw. Säuglingsanfangs- und Folgenahrung.

Bis zu diesem Zeitpunkt hat die Milchnahrung alleinig den Ernährungserfordernissen des Säuglings genügt. Mit der Beikosteinführung, welche schrittweise erfolgt, setzen sich die Mahlzeiten nun aus einzelnen Komponenten zusammen, welche in ihrer Gesamtheit täglich eine ausgewogene Mischkost ergeben.

Obwohl die Alterseinschränkungen bei der Beikost aufgrund der EG-Richtlinien die Ernährungspraxis in Deutschland positiv beeinflusst haben, erhalten heute noch etwa 5% der Säuglinge am Ende des 2. Lebensmonats (gegenüber 25% in der 6. Lebenswoche in den 1980ern) und etwa 25% am Ende des 4. Lebensmonats bereits Beikost (Kersting, 2000b)!

> **Merke ⇢ Gesundheitsförderung.** Eine verfrühte Einführung anderer Lebensmittel, wie Säfte oder Breie, kann das Auftreten von Allergien begünstigen. Zur Allergieprävention sollte unbedingt 6 Monate voll gestillt werden. Insbesondere sollte bei der Einführung der Beikost darauf geachtet werden, Lebensmittel einzeln und in größeren Zeitabständen, z. B. von einer Woche, zu geben, um Unverträglichkeiten und etwaige Allergien besser erkennen zu können.

Kostaufbau. Begonnen wird löffelweise z. B. mit reinem Kürbismus. Anfangs wird der Säugling am Löffel saugen und die Nahrung durch den Zungenstoß zum Mund wieder hinausbefördern. Nach einiger Zeit gewöhnt er sich an diese Art der Nahrungsaufnahme. Bis die ersten Schwierigkeiten überwunden sind, wird das Kürbismus beibehalten.

> **Merke ⇢ Allergien.** Die Verwendung von Karottenmus als Einstiegsnahrung ist weit verbreitet, jedoch im Zusammenhang mit Karottenallergien, Kreuzallergien mit anderen Lebensmitteln, sowie Obstipation, kritisch zu beurteilen. Als Gemüsebeikost empfiehlt sich daher z. B. Kürbismus, besonders bei allergiegefährdeten Säuglingen.

In den „Empfehlungen für die Ernährung von Säuglingen" (Fördergesellschaft Kinderernährung e.V., 1994b) sind Rezepte des Forschungsinstituts für Kinderernährung Dortmund für die eigene Zubereitung von Breien veröffentlicht:
⇢ Gemüse-Kartoffel-Fleisch-Brei
⇢ Vollmilch-Getreide-Brei
⇢ milchfreier Getreide-Obst-Brei.

Durch den Verzehr von Beikost kann der Säugling häufiger Durst bekommen. Zum Durstlöschen eignet sich stilles Wasser oder abgekochtes Trinkwasser.

Die Gabe von Kräutertees, wie es in vielen Ländern Westeuropas üblich ist, sollte kritisch betrachtet werden. Die WHO (Fleischer Michaelson et al., 2000) weist darauf hin, dass Kinder wegen der kleineren Körpergröße und schnelleren Wachstumsrate im Vergleich zu Erwachsenen empfänglicher für pharmakologisch wirksame Substanzen in Kräutertees sind. Zudem können Kräutertees, wie Kamillentee, den gleichen herabsetzenden Effekt auf die Eisenresorption haben, wie schwarze und grüne Tees. Aufgrund des Mangels wissenschaftlicher Ergebnisse bzgl. der Sicherheit verschiedener Kräuter und Kräutertees für Kinder besteht ein großer Forschungsbedarf in diesem Gebiet.

Muttermilch bzw. Säuglingsmilch- oder Folgemilchnahrung bleibt weiterhin als wichtigste Kalziumquelle fester Bestandteil der Ernährung. Die Anzahl der Flaschenmahlzeiten verringert sich durch die Breimahlzeiten, während gestillte Kinder weiterhin bei Bedarf die Brust bekommen.

Obst eignet sich auch als Zwischenmahlzeit, ersetzt jedoch keine Hauptmahlzeit. Sobald die ersten Zähne durchbrechen, nehmen Säuglinge zwischendurch gerne etwas Zwieback oder härtere Brotrinde zum Kauen, welche unter Aufsicht gegeben werden.

Je nachdem, wie viele Zähne das Kind hat, gestaltet sich die Kost allmählich gröber. So werden Gemüse oder Kartoffeln nicht mehr fein püriert, sondern nur noch zerdrückt. Der Säugling beteiligt sich zunehmend an der eigenen Nahrungsaufnahme. Er lernt frei zu sitzen, übt sich mit Löffel, Teller und Tasse und erlernt die Koordinierung der damit verbundenen Bewegungsabläufe.

Die Gabe der Breimahlzeit ist auf S. 299 erläutert.

Pflegemaßnahmen 11

■ **Merke ⋯▸ Gesundheitsförderung.** Der Beikost sind weder Salz, Zucker, noch andere Süßungsmittel zuzufügen. Sie soll dem *Säugling*, nicht dem Erwachsenen schmecken. Bei industriell gefertigter Beikost muss auf die genaue Zusammensetzung geachtet werden: *je einfacher, desto besser*. Es sollten keine Süßungsmittel, Salz oder weitere „Geschmackszutaten", wie Gewürze oder Aromen, enthalten sein. Ebenso sollte auf Zutaten wie Kakao, Schokolade, Nüsse u. Ä. im Babybrei zur Allergievorbeugung verzichtet werden. Nicht durch Aufdrucke über den Beginn der Beikosteinführung verwirren lassen!

Mit der Beikosteinführung findet eine entscheidende Umstellung des Ernährungsverhaltens statt. Neue komplexe Essvorgänge müssen erlernt werden. Zudem markiert die Einführung der Beikost einen weiteren wichtigen Entwicklungsschritt im Leben des Säuglings. Bislang kannte er die eine Geschmacksrichtung seiner Muttermilch oder Säuglingsmilch. Nun beginnt er, die sich ihm neu auftuende Erfahrungswelt mit ihrer Vielfalt an Gerüchen, Geschmack, Konsistenz und Aussehen zunehmend zu erschließen.

Übergang zur Familienkost. Ab etwa dem 10. Lebensmonat gestaltet sich die Kost allmählich gröber und verteilt sich auf drei Haupt- und zwei Zwischenmahlzeiten. Das Kind erhält nun regelmäßig Flüssigkeit über Getränke, z. B. stilles Wasser, welche reichlich zu den Mahlzeiten und zwischendurch zur Verfügung stehen sollten. Erst gegen Ende des 1. Lebensjahres beginnt das Kind, Vollmilch aus der Tasse zu trinken. Zur Allergieprävention sollte Kuhmilch erst ab dem 10. Lebensmonat eingeführt werden.

■ **Merke ⋯▸ Gesundheitsförderung.** Schwer verdauliche Lebensmittel sollten im Speiseplan nicht enthalten sein. Diese schließen stark blähende (Bohnen, Linsen oder Kohl) und fettige (fettes Fleisch, Wurst oder in Fett gebratene Lebensmittel) ein. Auch leicht zum Verschlucken führende Nahrungsmittel, z. B. Nüsse, eignen sich nicht für den Verzehr kleiner Kinder. Die Mahlzeiten sollten ungesalzen und wenig gewürzt sein.

Der Ernährungsplan für das 1. Lebensjahr ist in **Abb. 11.12** dargestellt.

11.4.5 Ernährung von Kindern und Jugendlichen

Das Forschungsinstitut für Kinderernährung Dortmund (Fördergesellschaft Kinderernährung e.V., 1994a) empfiehlt für die Ernährung von Kindern und Jugendlichen die *optimierte Mischkost*. Sie deckt

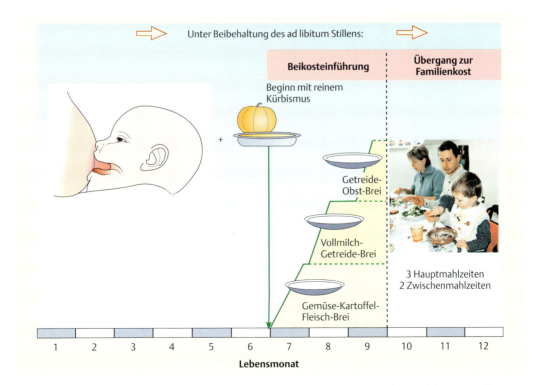

Abb. 11.12 ⋯▸ Ernährungsplan im 1. Lebensjahr. Für 6 Monate voll gestillte Säuglinge erfolgt im 7. Lebensmonat die Beikosteinführung unter Beibehaltung des Stillens bei Bedarf

nicht nur den Energie- und Nährstoffbedarf, welcher für das Wachstum, die Entwicklung und Gesundheit dieser Altersgruppen so wichtig ist, sondern dient auch der Vorbeugung von Zivilisationskrankheiten des Erwachsenenalters, wie Herz-Kreislauf-Erkrankungen, Osteoporose oder Gicht.

Definition ⇢ Energie- und Nährstoffzufuhr stehen im folgenden Verhältnis:
- ⇢ 50 – 55 % über Kohlenhydrate,
- ⇢ 35 % über Fette,
- ⇢ 10 – 15 % über Eiweiße.

Der physiologische Brennwert ist der für den Organismus verfügbare Energiegehalt: 1 g Eiweiß liefert 4,1 kcal (17,2 kJ), 1 g Kohlenhydrat 4,1 kcal (17,2 kJ), 1 g Fett 9,3 kcal (39 kJ). Vom Energiegehalt her sind diese Nährstoffe daher im Verhältnis 1 g Eiweiß = 1 g Kohlenhydrat = 0,44 g Fett austauschbar. Qualitativ sind Eiweiße und Fette aufgrund ihrer essenziellen Bestandteile aber nicht vollständig durch Kohlenhydrate ersetzbar.

Die optimierte Mischkost dient der Ernährung der gesamten Familie, vom Kleinkindalter an. Der Unterschied zwischen den Altersgruppen liegt in der Nahrungsmenge. Es wird unterschieden zwischen „empfohlenen" und „geduldeten" Lebensmitteln.

Merke ⇢ **Nahrungsmittelzubereitung.**
Zum Erhalt der lebenswichtigen Nährstoffe erfolgt eine nährstoffschonende Nahrungsmittelzubereitung. Gemüse, Kartoffeln oder Salat werden kurz und gründlich gewaschen, nicht aber gewässert, danach erst zerkleinert und sofort weiterverarbeitet. Gemüse wird gedämpft oder in wenig Wasser gedünstet, überschüssiges Wasser weiterverwendet, z. B. für die Soße. Die fertige Mahlzeit sollte bald verzehrt und möglichst nicht lange warmgehalten bzw. aufgewärmt werden.

Empfohlene Lebensmittel

Die nachfolgenden Lebensmittel sind im Verhältnis zu ihrem Energiegehalt *nährstoffreich*. Sie decken den kompletten Nährstoff- und z. T. (über 80 %) den Energiebedarf.

Reichlich sollten sie in Form von Getränken und pflanzlichen Lebensmitteln, welche besonders reichhaltig an Vitaminen, Mineralstoffen und Balaststoffen sind, mäßig über tierische und sparsam als fettreiche Lebensmittel zugeführt werden **(Tab. 11.8)**.

1. **Reichlich – Getränke und pflanzliche Lebensmittel**
   Getränke. Wasser ist das ideale Getränk. Am besten eignet sich stilles oder kohlensäurearmes,

Tabelle 11.8 ⇢ Altersgemäße Lebensmittelverzehrmengen (aus Fördergesellschaft Kinderernährung e. V. [Hrsg.]: Empfehlungen für die Ernährung von Klein- und Schulkindern. Forschungsinstitut für Kinderernährung Dortmund 1994)

Empfohlene Lebensmittel (> 80 % der Gesamtenergiezufuhr)							
Alter (Jahre)		1	2 – 3	4 – 6	7 – 9	10 – 12	13 – 14	15 – 18
reichlich								
Getränke	ml/Tag	600	700	800	900	1000	1200	1400
Brot, Getreide(-flocken)	g/Tag	80	120	170	200	250	280	300
Kartoffeln, Nudeln, Reis, Getreide	g/Tag	80	100	120	140	180	200	250
Gemüse	g/Tag	100	120	180	200	230	250	300
Obst	g/Tag	100	120	180	200	230	250	300
mäßig								
Milch*, Milchprodukte	ml (g)Tag	300	330	350	400	420	450	500
Fleisch, Wurst	g/Tag	40	52	60	70	80	90	90
Eier	Stück/Woche	1 – 2	1 – 2	2	2	2 – 3	3	3
Fisch	g/Woche	50	70	100	150	180	200	200
sparsam								
Margarine, Öl, Butter	g/Tag	10	15	20	25	30	30	35
Geduldete Lebensmittel (< 20 % der Gesamtenergiezufuhr)								
Altersgruppe		Kleinkinder, Schulkinder			Jugendliche			
z. B.								
Kuchen, Süßigkeiten	g/Tag	< 50			< 80			
Marmelade, Zucker	g/Tag	< 10			< 20			

* 100 ml Milch entsprechen ca. 15 g Schnittkäse oder 30 g Weichkäse

Pflegemaßnahmen

bzw. für Kleinkinder in geöffneter Flasche ausgesprudeltes Mineralwasser. Zur Abwechslung dienen auch ungesüßte Früchtetees. Reine Fruchtsäfte enthalten neben Vitaminen und Mineralstoffen verschiedene Zucker (etwa 10%). Werden sie häufiger zum Durstlöschen getrunken, sollten sie mindestens 1 : 1 mit Wasser verdünnt werden. Mit Nährstoffen angereicherte Getränke sind bei der optimierten Mischkost überflüssig. Ungeeignet zum Löschen des Durstes sind Getränke mit zugesetztem Zucker, z. B. Malzbier, Fruchtsaftgetränke, Fruchtnektare, Limonaden oder Brausen. Koffeinhaltige Genussmittel, wie schwarzer Tee, Kaffee oder entsprechende Erfrischungsgetränke, sind für Klein- und Schulkinder abzulehnen.

Brot und Getreide(-flocken). Hochwertig an Nährstoffen sind vor allem die Randschichten und der Keimling des Getreidekorns, welche auch wichtige ungesättigte Fettsäuren enthalten. Mindestens die Hälfte der täglich verzehrten Getreidemenge sollte aus gehaltvollen Vollkornprodukten, z. B. Knäckebrot, Vollkornbrot und Getreideflocken, bestehen. Die Verwendung von Vollkornmehl kann zur Eingewöhnung 1 : 1 mit Auszugsmehl gemischt werden. Kinder sollten frühzeitig Brot als wichtiges und eigenständiges Grundnahrungsmittel schätzen lernen. Daher gilt: Brotscheibe eher dick schneiden, dünn bestreichen und belegen.

Kartoffeln, Nudeln, Reis, Getreide. Sie bilden den Hauptbestandteil der warmen Mahlzeit und sind nicht als Beilagen anzusehen. Kartoffeln enthalten neben Stärke auch hochwertiges Eiweiß und sind ein wichtiges Grundnahrungsmittel. Wegen des hohen Fettgehaltes in der Zubereitung sollten Pommes frites, Bratkartoffeln, Kroketten u. Ä. im Speiseplan eher selten enthalten sein.
Ungeschälter Reis und Vollkornteigwaren, z. B. Vollkornnudeln, sowie anderes Getreide, u. a. Hirse, Grünkern, Buchweizen und Dinkel, sorgen für eine gehaltvolle Abwechslung.

Gemüse, Obst, Hülsenfrüchte. Bei Gemüse und Obst sollte inländische Frischware bevorzugt werden. Obst sollte immer als Rohkost verzehrt werden, Gemüse zum Teil, z. B. als Salat. Dieser wird wegen der besseren Verdaulichkeit kleingeschnitten. Karotten werden zur besseren Ausnutzung der Nährstoffe in etwas Fett gedünstet. Falls Kinder zeitweise Gemüse ablehnen, kann dies durch den Mehrverzehr von Kartoffeln und Obst ausgeglichen werden.
Hülsenfrüchte enthalten zusätzlich Eiweiß, das sich gut mit dem aus Getreide und Fleisch ergänzt. Daher sollten mindestens einmal pro Woche beispielsweise Erbsen, Linsen oder Bohnen als Basis einer warmen Mahlzeit, wie Eintopf oder Bratlinge, gegessen werden.

Merke ⇢ Gesundheitsförderung. Konserviertes sollte nur in Ausnahmefällen genommen werden, wegen der zerstörten Vitamine und des hohen Zucker- bzw. Salzgehaltes!

2. Mäßig – tierische Lebensmittel
Milch, Milchprodukte. Diese Nahrungsmittel sind nicht nur die wichtigsten Kalziumlieferanten, sondern auch für die Versorgung mit Eiweiß, weiteren Mineralstoffen (z. B. Jod, Magnesium, Zink, Phosphor) und Vitaminen (besonders A-, B-Vitamine) wichtig. Milch ist wegen des Energie- und Nährstoffgehaltes als Nahrungsmittel, nicht als Getränk anzusehen. Der Fettgehalt der Milch wird nach den Geschmacksvorlieben des Kindes ausgewählt. Zieht es die fettreichere Milch vor, wird bei anderen Nahrungsmitteln mit versteckten Fetten „gespart", z. B. in Form von magerem Fleisch oder fettärmeren Wurst- und Käsesorten. Magermilch enthält nur sehr wenig Fett (0,3%) und ist wegen des niedrigen Gehaltes an fettlöslichen Vitaminen *ungeeignet*.
Bei Käse wird meist der Fettgehalt in der Trockenmasse (Fett i. Tr.) angegeben, welcher etwa doppelt so hoch ist wie im gesamten Käse. Möglichst salzarme Käsesorten sollten ausgewählt werden.
Milchdesserts, z. B. Pudding, werden am besten selbst mit wenig Zucker zubereitet oder als Naturjoghurt oder -dickmilch ohne Zusätze gekauft und mit frischem Obst gemischt. Fertigprodukte sollten 1 : 1 mit Naturprodukten gemischt werden.
Wird Milch abgelehnt, lässt sich die Kalziumzufuhr über Sauermilchprodukte, wie Joghurt, Dick- oder Buttermilch, und über Käse sichern. Eine 15-g-Scheibe oder die doppelte Menge Weichkäse ersetzen etwa 100 ml Milch. Sollte das Kind all diese Milchprodukte ablehnen, können sie in Gerichten wie Suppen, Aufläufen, Soßen oder Desserts auch „versteckt" zugeführt werden.

Fleisch, Wurst, Eier. Fleisch enthält hochwertiges Eiweiß, Mineralstoffe, z. B. gut ausnutzbares Eisen, Zink und Vitamine, v. a. der B-Gruppe. Fleisch und Wurst sollten mager sein, z. B. Geflügel oder Kalbfleisch, kurz angebraten und möglichst unpaniert zubereitet werden.
Fleischprodukte sollten **nicht** täglich verzehrt werden, wegen der enthaltenen z. T. bedenklichen Stoffe. Bedingt durch die Massentierhaltung und bestimmten Fleischtechnologien können z. B. kleine Mengen pharmakologisch wirksamer Substanzen (Tierarzneimittel), Nitrit, Nitrat, polyzyklische aromatische Kohlenwasserstoffe, Phosphate, Konservierungsstoffe, usw., enthalten sein. Hinzu kommen Schadstoffe durch Verunreinigungen aus der Umwelt (Vollmer et al. 1995, Bd. 2).
Innereien sollten aufgrund des z. T. hohen Anteils an toxischen Schwermetallen, Purin oder Vitamin A möglichst nicht im Speiseplan enthalten sein. Wegen des hohen Cholesteringehaltes werden je nach Alter nur max. 3 Eier pro Woche gegessen (**Tab. 11.8**).
Fleischgerichte können durch Getreidegerichte, zusammen mit Gemüse oder Obst, ersetzt werden. Der Vitamin-C-Gehalt in Gemüse und Obst verbessert die Ausnutzbarkeit des Eisens aus Vollkornprodukten.

Fisch. Mindestens einmal pro Woche sollte Seefisch zur Jodversorgung verzehrt werden (z. B. Kabeljau, Schellfisch, Scholle). Die von Kindern gerne verzehrten Fischstäbchen sollten wegen der bereits fetthaltigen Panade im Backofen zubereitet werden.

Zur Jodversorgung wird des Weiteren nur jodiertes Speisesalz (sparsam!) verwendet und Lebensmittel, z. B. vom Bäcker oder Metzger, gekauft, die mit solchem zubereitet sind.

3. **Sparsam – fettreiche Lebensmittel**
   Fette, Öle. Die Fettzufuhr erfolgt hauptsächlich über Pflanzenfette, welche gehaltvoll an ungesättigten Fettsäuren und fettlöslichen Vitaminen sind. Sie sollten in der Zubereitung von Speisen, u. a. mit Maiskeim-, Soja-, Sonnenblumen- oder Olivenöl, und als Streichfett in Form von pflanzlicher Margarine verwendet werden. Der Verzehr von Butter und fettreichen Speisen, wie Frittiertem, vielen Wurst- und Käsesorten, Nuss-Nougat-Cremes, Sahne, Mayonnaise u. Ä., sollte wegen des hohen Gehaltes an gesättigten Fettsäuren bzw. Cholesterin möglichst gering gehalten werden.

Geduldete Lebensmittel

Was über die empfohlenen Lebensmittel hinaus verzehrt wird, dient der Deckung der restlichen Energiebedarfs, d. h. weniger als 20% der Gesamtenergiezufuhr. Geduldete Lebensmittel können frei gewählt werden **(Tab. 11.8**, S. 292), z. B. in Form von zuckerhaltigen Lebensmitteln. Um aber den Appetit auf die Hauptmahlzeiten nicht einzuschränken, wird Süßes eher nach den Mahlzeiten oder als Zwischenmahlzeit gegeben, falls eine Möglichkeit zum Zähneputzen besteht. Getränke mit viel Zuckerzusatz sind als Süßigkeiten einzustufen.

Merke ⇢ Gesundheitsförderung. Eine Fixierung auf Süßes kann zu Karies und Übergewicht führen und durch sämtliche Süßungsmittel hervorgerufen werden. Dies sollte bereits vom Säuglingsalter an durch die Gabe von Ungesüßtem vermieden werden. Möglichst wenige zuckerreiche Lebensmittel sollten eingekauft und im Haushalt Zucker so sparsam wie ein Gewürz verwendet werden!

Vorsicht ist bei dem geschickten Marketing von „Kinderlebensmitteln" geboten (Kersting, 2000b), welche sich direkt auf Kinder als Zielgruppe richten. Zum großen Teil zählen diese zu den geduldeten Lebensmitteln im Rahmen der optimierten Mischkost, obwohl die Werbung den Fehleindruck eines besonderen ernährungsphysiologischen Vorteils für Kinder entstehen lässt.

Achten Sie in der Werbung (Radio, TV, Zeitschriften) auf das Angebot von „Kinderlebensmitteln". Wie werden diese „ernährungsphysiologisch" angepriesen? Besteht zwischen den Werbesprüchen und der eigentlichen Zusammensetzung eine Diskrepanz? Welche Tricks verwenden Supermärkte, um direkt die Zielgruppe Kinder mit Süßem zu ködern? Tragen Sie ihre Ergebnisse zusammen und diskutieren Sie, ob es ethisch richtig ist, Kinder diesem schutzlos auszuliefern? Was könnte unternommen werden (siehe auch Kersting, 2000a, b zur Lebensmittelgesetzgebung der EU und der Kinderernährung in Deutschland)?

Gestaltung der Mahlzeiten

Durch die Kombination von Nahrungsmitteln nach den einfachen Regeln der optimierten Mischkost besteht der tägliche Speiseplan aus einer gesunden, ausgewogenen, aber auch abwechslungsreichen Ernährung, welche kindgerecht zubereitet und angerichtet wird. Um den Organismus gleichmäßig mit Nährstoffen und Energie zu versorgen, sollten die Mahlzeiten in *regelmäßigen* Abständen eingenommen werden. Dies entlastet den Organismus und fängt Leistungstiefs auf. In der Regel werden 5 Mahlzeiten verzehrt: 2 kalte (Frühstück, Abendessen), 1 warme (in der Regel Mittagessen) und 2 Zwischenmahlzeiten:

Frühstück, Abendessen. Diese bestehen vorwiegend aus Milch und Vollkornbrot, mit sparsamem Brotaufstrich in Form von pflanzlicher Margarine und abwechslungsreichem Belag, wie Frischkäse und Kresse. Je nach Geschmack gibt es dazu Frischobst (Apfel, Banane) und Gemüserohkost (Tomate, Gurke). Eine Alternative bietet Müsli, bestehend aus Vollkorngetreide und Obst, abgerundet mit Milch, Joghurt, Fruchtsaft o. Ä.

Mittagsmahlzeit. Meist warm; besteht vorwiegend aus Kartoffeln (bzw. Reis, Nudeln), Gemüse oder Salat, mit Fleischbeilage oder Fisch an manchen Tagen. Mindestens eine Mahlzeit pro Woche sollte auf Basis von Hülsenfrüchten, als Eintopf oder Bratlinge, verzehrt werden.

Zwischenmahlzeiten. Einfallsreich sollte das „Pausenbrot" für die Schule gestaltet sein: mit Obst, einzeln oder als Obstsalat, Gemüse (klein geschnittene Paprika), belegtem Brot mit Käse und frischen Kräutern, selbst angerührtem Früchtequark, o. Ä. Bei Kindern, die nicht gerne frühstücken, wird der Hauptanteil in dieses zweite Frühstück gelegt. Nachmittags gestaltet sich die Zwischenmahlzeit ähnlich der morgendlichen. Hin und wieder kann Gebäck oder Kuchen gereicht werden.

Getränke sollten zu jeder Mahlzeit und zwischendurch reichlich zur Verfügung stehen (S. 292).

Nahrungsaufnahme

Neben den qualitativen und quantitativen Aspekten einer gesunden Ernährung ist auch die Art der Nahrungsaufnahme wichtig. Es sollte immer genügend Zeit zur Verfügung stehen, damit sie in Ruhe erfolgen kann. Keinesfalls wird im Stehen oder Gehen gegessen, sondern sitzend möglichst an einem Tisch. Negativ wirken sich starke Gemütserregungen, wie Ärger, Hektik oder Stress, auf die Verdauung aus. Neben Ruhe und Ausgeglichenheit sind aber auch gründliches Kauen, nicht aber „Schlingen", Grundvoraussetzungen für die physiologische Nahrungsaufnahme.

Die Mahlzeit ist ein geselliges Ereignis. Wenn auch nicht zu allen, kommen zu den meisten Mahlzeiten möglichst viele Familienmitglieder zusammen. Wer von Anfang an in einem rundherum gesunden Ernährungsprozess eine selbstverständliche, aktive und ernstgenommene Rolle einnimmt, hat eine solide Basis für ein gesundes Leben. Dieser Prozess beinhaltet, dass gemeinsam die Ernährung besprochen und an Ideen und Geschmacksvorlieben der Familienmitglieder angepasst wird.

Neben einer gesunden Ernährung ist auch auf den körperlichen Ausgleich zu achten.

11.4.6 Nahrungsgabe im Krankenhaus

Es ist wichtig, den hohen Stellenwert der LA „Essen und Trinken" zu erkennen. Regelmäßige Mahlzeiten bilden für die Gesundheit bzw. Gesundung eine wichtige Basis. Oft stellen sie in Einrichtungen, wie Krankenhäusern, einen bedeutenden zeitlichen Rahmen dar, in dem sich Kinder innerhalb des für sie meist unübersichtlichen und unkontrollierbaren Tagesablauf orientieren.

Krankheit, Unwohlsein und Heimweh, verbunden mit ungewohnten Menüzusammenstellungen und Essenszeiten, können sich negativ auf den Appetit auswirken.

Organisation

Die LA „Essen und Trinken" muss von den allgemeinen Stationsabläufen so abgegrenzt sein, dass die damit verbundenen vielschichtigen pflegerischen Aufgaben mit Ruhe und Zeit erfolgen können. Nur so kann dem Kind die intensive und ungeteilte Aufmerksamkeit gewidmet werden, die erforderlich ist, den vielfältigen Bedürfnissen nach einem Stück häuslicher Geborgenheit, Umsorgung und Normalität gerecht zu werden. Die Pflegeperson sollte nicht unter Druck stehen, sich zwischen der Erledigung anderer Stationsarbeiten und dem ausgiebigen Begleiten und Unterstützen in der LA „Essen und Trinken" hin- und hergerissen zu fühlen.

 Praxistipp ···▸ Sämtliche mit dem Kind in Kontakt stehende Berufsgruppen sollten ihre Arbeit so strukturieren und miteinander abstimmen, dass die Essenszeit störungsfrei verläuft.

Unangenehme Sinneseindrücke, z. B. Gerüche oder Schmerzen, und für Kinder mit Aufregung verbundene Aktivitäten, wie Verbandwechsel oder Blutentnahmen, sollten nur in dringenden Ausnahmefällen, bzw. nach vorheriger Absprache mit Kind und Bezugspersonen, in die Essenszeit fallen.

Wer isst schon gerne und empfindet es als würdevoll, wenn Mahlzeiten nicht respektiert werden, sie mangels effizienter Organisation oder Absprachen unter den Berufsgruppen unter hektischen Bedingungen erfolgen müssen oder der Appetit durch Aktionen, welche unangenehme Sinnesreize setzen, vergeht?

Kostform

Die Kostform richtet sich grundsätzlich nach der individuellen Situation und den Ansprüchen der Kinder. Es gibt u. a. gemahlene (pürierte) Kost, Kindervollkost, vegetarische oder schweinefleischfreie Kost.

 Definition ···▸ Unter Diät „…wird heute ganz allgemein eine auf ernährungswissenschaftlichen, biochemischen und physiologischen Grundlagen beruhende Kostform verstanden, die von einer normalen altersentsprechenden Ernährungsweise deutlich abweicht. Diese spezielle Kostform soll das Stoffwechselgeschehen gezielt beeinflussen und dadurch prophylaktisch oder therapeutisch wirksam sein." (Wachtel et al. 1995, S. 1)

Allgemein lassen sich *unspezifische* Diäten, z. B. flüssige Kost bei Schluckstörungen, leichte Kost postoperativ (S. 850), von den *spezifischen*, z. B. Ernährungsmaßnahmen bei Diabetes mellitus (S. 628), oder glutenfreie Kost bei Zöliakie, abgrenzen.

Anlieferung

In Krankenhäusern gibt es verschiedene Küchen, z. B. Zentral-, Diät- bzw. Milchküche, in welchen die diversen Kostformen, Diäten bzw. Säuglingsnahrungen zubereitet werden.

Je nach vorliegenden Organisationsstrukturen wird der pflegerische Handlungsspielraum, eine bedürfnisgerechte individuelle Pflege auszuüben, eingeengt. Oft erfolgt die Essenslieferung mit bereits vorportionierten, auf Tabletts hergerichteten Speisen, welche in einem speziellen Essenswagen nur noch vor der Gabe erhitzt werden brauchen („Tablettsystem"). Da die Pflegeperson dadurch weder in der Menge noch Zusammenstellung der Nahrung auf die individuellen Bedürfnisse des Kindes zum Zeitpunkt des Servierens eingehen kann, muss sie sich im Vorfeld, bei der Essensbestellung, zur Abstimmung mit den individuellen Wünschen, viel Zeit nehmen.

Die Wahl und Zusammenstellung der Mahlzeiten sind als wichtiger Bestandteil des Tagesablaufs ein wesentlicher Entscheidungsbereich, an dem Kinder beteiligt werden sollten.

Insbesondere für Kinder ist ein unflexibles Bestellsystem problematisch. Es erfordert ein gewisses Abstraktionsvermögen, sich bereits am Vortag in Art und Menge des Menüs festzulegen. Kinder erinnern sich häufig nicht mehr an ihre gestrige Bestellung, bzw. ändern kurzfristig beim Anblick anderer Menüs ihre Appetitwünsche. Daher bietet sich besonders für das Frühstück und Abendessen für nicht bettlägerige Kinder das Anrichten des Essens in Form eines Buffets an.

Essensplatz

Alle Kinder, die keine Bettruhe haben und es möchten, speisen in einer gemeinsamen Essensrunde. Der Essensplatz sollte räumlich getrennt vom Schlafplatz sein, um dieses besondere und gesellige Ereignis gesondert zu erleben. An einem schön gedeckten Tisch, gemeinsam, schmeckt es gleich viel besser. Dabei macht es den Kindern häufig Spaß, in die Vorbereitungen mit einbezogen zu werden.

Bettlägerigen Kindern wird Gelegenheit zu den Handlungen gegeben, welche sie vor (z. B. „Toilettengang", Hände waschen) und nach den Mahlzeiten (z. B. Zähne putzen) gewöhnt sind.

Liegt *keine* Kontraindikation vor, wird für eine geeignete Körperhaltung zum Essen das Rückenteil des Bettes weit hochgestellt und der Rücken mit zusätzlichen Kissen unterstützt. Die Haltung sollte achsensymmetrisch sein.

Die Tischhöhe wird reguliert, Glas, Teller und Besteck in bequemer Reichweite arrangiert. Sämtliche Zu- und Ableitungen, medizinischen Geräte u. Ä. müssen so positioniert werden, dass sie bei der Nahrungsaufnahme nicht stören **(Abb. 11.13)**.

> **Praxistipp** Zum Essen wird eine aufrechte Körperhaltung eingenommen. Die Sitzhaltung ist leicht nach vorne geneigt. Bei angemessener Tischhöhe können die Arme angewinkelt darauf liegen. Nicht bettlägerige Kinder sollten mit den Füßen fest auf dem Boden stehen können.

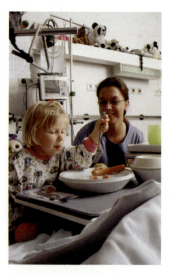

Abb. 11.13 Bettlägerigkeit. Kinder werden beim Essen betreut

Servieren

> **Merke Hygiene.** Im Umgang mit Nahrung ist die Einhaltung der hygienischen Grundsätze obligat. Zum Anrichten und Austeilen der Speisen werden die Hände gewaschen und ggf. desinfiziert, eventuell eine Schürze bzw. ein Schutzkittel übergezogen.

Das im Krankenhaus übliche Essenstablett wird zur Mahlzeit entfernt, um keine „kantinenartige Atmosphäre" aufkommen zu lassen. Altersentsprechend und situationsgerecht wird Hilfestellung bei der Nahrungsaufnahme geleistet. Kinder, denen strenges Liegen verordnet ist, wird zur Erleichterung das Essen in mundgerechte Portionen gebracht und Getränke mit einem Strohhalm bzw. in speziellen Trinkbechern (S. 300) serviert. Für eine ausreichende Getränkeauswahl und Flüssigkeitszufuhr ist zu den Mahlzeiten, wie auch zwischendurch, zu sorgen.

> **Praxistipp** Kinder werden beim Essen nicht alleine gelassen. Stark ablenkende Reize und eine Reizüberflutung, z. B. durch hohe Geräuschpegel, laufende Fernsehsendungen oder Musik, sind während der Mahlzeit zu vermeiden. Ausgedehnte Unterhaltungen sollten abgeschlossen sein. Negative Bemerkungen bezüglich des Essens sind in Gegenwart von Kindern unangebracht.

Medikamentengabe

Der Verabreichungszeitpunkt von Medikamenten wird mit den Mahlzeiten abgestimmt. Zu Beginn der Nahrungsaufnahme kann deren Einnahme, v. a. bei kleineren Kindern, das Essverhalten stören. Am Ende der Mahlzeit kann hingegen durch die Sättigung die Bereitschaft zur Einnahme sinken, bzw. ein Spucken oder Erbrechen provoziert werden. Der geeignete Einnahmezeitpunkt richtet sich jedoch nach dem Medikament und der speziellen Verordnung.

> **Merke Beobachtung.** Bei Arzneimittelgaben sind mögliche Nebenwirkungen, wie Appetitlosigkeit oder Schläfrigkeit, zu beachten, welche sich negativ auf das Essverhalten auswirken können. Unverträglichkeitsreaktionen bzw. eine Wirkminderung durch die Kombination von bestimmten Medikamenten und Nahrungsmitteln müssen berücksichtigt werden.

11.4.7 Nahrungsgabe beim Säugling

Es gibt verschiedene Gründe, warum Säuglinge die abgepumpte Muttermilch als **Flaschenmahlzeit** erhalten. Dies ist z. B. bei einer unumgänglichen Trennung von Mutter und Kind der Fall; oder bei Säuglingen mit einer Gaumenspalte, die einen Spezialsauger benötigen (S. 521).

Nicht gestillte Säuglinge erhalten industriell gefertigte Säuglingsnahrung (S. 289), welche als trinkfertige Flaschen oder in Form von Pulvermilchnahrung auf dem Markt angeboten wird.

Zubereitung einer Flaschenmahlzeit

Die abgepumpte Muttermilch bzw. Ersatzmilchpräparate werden in einem Flaschenwärmer auf Körpertemperatur (36 °C bis 37 °C) erwärmt. Pulvermilchnahrung wird zuvor genau nach den Herstellerhinweisen zubereitet.

 Merke ⋯ Sicherheit. Bei Nichteinhaltung der vorgegebenen Mischungsverhältnisse kommt es zu einer Fehlernährung des Säuglings!

Tiefgefrorene Muttermilch wird erst unter fließend kaltem Wasser aufgetaut. Es ist zu bedenken, dass es beim Pasteurisieren bzw. Kochen, in geringerem Ausmaß beim Tiefgefrieren, zu Wirksamkeitsverlusten des immunologischen Anteils der Muttermilch kommt.

 Merke ⋯ Sicherheit. Der Mikrowellenherd ist zur Erwärmung jeglicher Flaschennahrung, u. a. wegen der Verbrühungsgefahr, ungeeignet: Die Mikrowellenbestrahlung führt zu einer unterschiedlichen Energieverteilung. Daher kann sich die Milchflasche kühl anfühlen, jedoch hoch erhitzte Milch enthalten. Auch innerhalb der Nahrung ist die Wärmeverteilung ungleichmäßig (Wachtel et al. 1994).

Wahl des Saugers. Die Pflegeperson sollte wissen, dass kein Sauger zu einem gleichen Saugverhalten wie beim Stillen führen kann. Beim Saugen an der Brust (**Abb. 11.14 a**) *modelliert* sich der Säugling aktiv aus der Brustwarze und einem großen Anteil des Warzenhofs einen „Schnuller": Die Lippen schmiegen sich mit nach unten geöffneter „C"-Form an den Brustwarzenhof und Kiefer, Zunge, Muskulatur, usw. kommen optimal zum Einsatz. Dies ist für die weitere Gaumen-, Gebiss- und Gesichtslinienentwicklung von Bedeutung. Bei einem Flaschensauger, den die Lippen „O"-förmig umfassen, ist die Form *vorgegeben*, was zu einem ganz anderen Saugverhalten führt. Grundsätzlich sind Sauger mit „physiologischen" Formen (**Abb. 11.14 b, c**) zu benutzen. Rundsauger möglichst **nicht** verwenden (**Abb. 11.14 d**).

Saugergröße, Saugerloch und die damit verbundene Tropfengeschwindigkeit sind entsprechend dem Alter und der Situation des Säuglings, sowie der Nahrungskonsistenz, auszuwählen. Um den Unterschied zwischen dem Saugverhalten an Brust und Flasche zu verstehen, beschreibt die Hebammengemeinschaftshilfe e.V. (1995, S. 13 f) folgende einfache Übung:

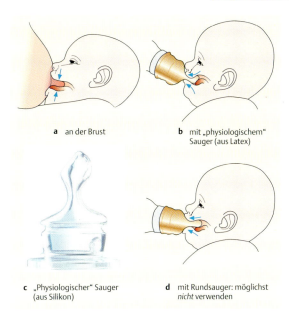

a an der Brust
b mit „physiologischem" Sauger (aus Latex)
c „Physiologischer" Sauger (aus Silikon)
d mit Rundsauger: möglichst *nicht* verwenden

Abb. 11.14 ⋯ Saugen. Saugverhalten an Brust und Saugern sind grundsätzlich verschieden. Kiefer, Zunge und Muskulatur kommen beim Stillen optimal zum Einsatz

„Nehmen Sie einen Finger in den Mund wie einen Flaschensauger und saugen Sie. Sie werden merken, dass Ihre Wangen durch dies Saugen eingesogen werden. Jetzt saugen Sie an Ihrem Unterarm, so dass Ihr Mund voll ist, wie es beim Stillen sein soll. Ihre Mund- und Kieferbewegungen werden ganz anders, sie beziehen alle Gesichtsmuskeln ein."

Kontrolle der Milchtemperatur. Wenige Tropfen der Milch werden auf die Innenseite des eigenen Unterarms gegeben, da hier die Haut besonders dünn und sensitiv ist. Die Milchtemperatur sollte gegenüber der eigenen Hauttemperatur weder als kälter noch als wärmer empfunden werden.

Flaschengabe

Der Säugling wird in entspannter Lage im Arm der Pflegeperson oder auf dem Schoß liegend gehalten (**Abb. 11.15**): Die Armlage entspricht eher der Lage beim Stillen und ermöglicht einen intensiveren Körperkontakt. Der Kopf des Kindes liegt in physiologischer Mittelstellung, die Arme sind vor dem Körper.

Praxistipp ⋯ Vor der Mahlzeit werden Säuglinge, die zum Spucken neigen bzw. eine volle Windel haben, gewickelt. Während der Nahrungsaufnahme ist für den Erhalt der Körperwärme zu sorgen.

Medikamente werden unter keinen Umständen in die Flasche gegeben, da beim unvollständigen Austrinken die aufgenommene Arzneimittelmen-

11 Essen und Trinken

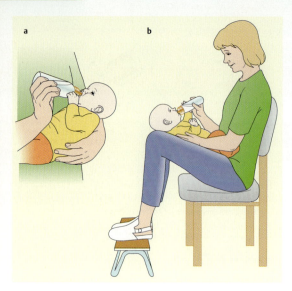

Abb. 11.15 Nahrungsgabe bei einem Säugling
a Halten im Arm
b Halten auf dem Schoß

Die Dauer der Flaschenmahlzeit variiert je nach Säugling zwischen 10 und 25 Minuten, und sollte 30 Minuten nicht überschreiten (Brunner et al. 1991).

Nach der Mahlzeit erfolgt bei Bedarf ein Windelwechsel. Die Bewegungen müssen sehr behutsam sein, um kein Spucken oder Erbrechen zu provozieren.

Lagerung. Insofern keine Kontraindikation besteht, wird der Säugling in die Schlafhaltung gebracht (S. 385). Bei besonders aspirationsgefährdeten Kindern kann eine abweichende Lagerung erforderlich sein.

Ist das Kind unruhig, wird nochmals Gelegenheit zum Aufstoßen gegeben.

Dokumentation. In der Pflegedokumentation werden Art und Menge der Nahrung, Saugverhalten, Zeitpunkt und Dauer der Mahlzeit, deren Tolerierung, sowie etwaige Besonderheiten, z. B. Spucken oder Erbrechen, notiert.

Hygiene

 Merke Hygiene. Die Milchmahlzeit wird vor jeder Gabe frisch zubereitet. Nahrungsreste werden maximal 30 Minuten zum Nachgeben warmgehalten, nicht wieder aufgewärmt und anschließend verworfen. Sämtliche, für die Ernährung des Säuglings verwendeten, Utensilien müssen absolut sauber gehalten werden, da Nahrungsreste einen guten Nährboden für Keime bieten.

Muttermilch. Mit abgepumpter Muttermilch wird in Kliniken unterschiedlich verfahren. Die vorübergehende Lagerung erfolgt im Kühlschrank bei +4°C, im Gefrierschrank bei −20°C bis −25°C (Wachtel et al. 1994). Aufgebraucht wird sie innerhalb des von der Hygieneabteilung vorgegebenen Zeitraums.

Je nach Klinik wird die abgepumpte Muttermilch in regelmäßigen Abständen bzw. bei Auffälligkeiten, z. B. Verdauungsbeschwerden des Kindes, mikrobiologischen Kontrollen unterzogen.

Ersatzmilchnahrung. Im Unterschied zum Hausgebrauch wird die Flaschenmahlzeit je nach Vorgaben der Klinik wegen der besonderen hygienischen Bedingungen ein- bis mehrmals täglich zentral in der Milchküche zubereitet. Die vorgefüllten Flaschen werden bei +4°C im Kühlschrank gelagert. Pulvermilchnahrung wird mit abgekochtem Wasser nach den Herstellerhinweisen zubereitet.

Sauger- und Flaschenhygiene. In der Klinik werden sterile Flaschen und Sauger verwendet. Wieder zu sterilisierende Sauger werden aus den Sammelgefäßen unter sterilen Kautelen entnommen. Nach der Mahlzeit wird der Sauger unter fließendem Wasser von Nahrungsresten befreit, die Flasche mit einer Flaschenbürste gereinigt.

Desinfektion. Für den Hausgebrauch bzw. die schnelle Wiederaufbereitung auf Station empfehlen

---

ge nicht nachvollziehbar ist! Es kann zu einer geschmacklichen Veränderung der Nahrung kommen.

Die Essenszeit gilt ausschließlich der intensiven Beziehung zwischen Bezugs-/Pflegeperson und Säugling. Eine ungestörte und ungeteilte Zuwendung ist zu gewährleisten. Fehl am Platz sind „Unterhaltungsrunden" mit Dritten.

 Merke Gesundheitsförderung. Die Gabe der Flasche stellt eine in sich abgerundete Mahlzeit dar, dient jedoch nicht als Schnullerersatz zum „Dauernuckeln". Letzteres begünstigt Zahnfehlstellungen und bei zuckerhaltigen Getränken Karies. Ältere Säuglinge sollten früh an das Trinken aus der Tasse gewöhnt werden.

Die Milchtemperatur wird unmittelbar vor der Mahlzeit nochmals überprüft. Mit dem Sauger, dessen Saugerloch nach oben zeigt, wird an den Lippen des Säuglings entlanggestrichen. Durch den ausgelösten Suchreflex öffnet das Kind weit den Mund und umfasst den Sauger, unter welchen sich die Zunge legt. Den Saugbewegungen wird im Rhythmus des Kindes leicht nachgegeben. Der Sauger muss kontinuierlich mit Milch gefüllt sein.

Zwischendurch, je nach Bedarf, und nach Beendigung der Mahlzeit, wird dem Säugling Gelegenheit zum Aufstoßen gegeben. Dafür wird er hochgenommen und ihm unter Aussparung der Wirbelsäule und des Nierenbereichs sanft auf den Rücken geklopft, bzw. mit kreisenden Bewegungen gestrichen.

sich Vaporisatoren. Die Desinfektion erfolgt durch Wasserdampf. Die Herstellerhinweise sind zu beachten. Anschließend werden Flaschen und Sauger in einem sauberen Tuch bis zum nächsten Gebrauch eingewickelt.

Die sogenannte „Auskochmethode" ist hygienisch bedenklich. Auch die sogenannte „Kalt-Desinfektions-Methode", d. h. das Einlegen der gebrauchten Utensilien in eine Desinfektionslösung, ist wegen möglicher Chemikalienrückstände kritisch zu betrachten.

11.4.8 Nahrungsgabe beim älteren Säugling

Die Ernährung des älteren Säuglings ist auf S. 290 beschrieben. Es wird unterschieden zwischen selbst zubereiteter und industriell gefertigter **Breikost**. Letztere muss genau nach den Herstellerhinweisen zubereitet werden. Milchbreie werden mit abgekochtem Wasser angerührt, da Milch bereits in ausreichender Menge als Trockenmilchpulver enthalten ist.

Der ältere Säugling wird zunehmend *aktiv* in der eigenen Nahrungsaufnahme. Vor allem die Betreuung durch gleiche Bezugspersonen gewährleistet, dass erreichte Selbständigkeiten nicht übergangen, sondern erhalten und gefördert werden. Es kommt zum eigenen Gebrauch von Becher, Löffel und Teller. Hilfreich für das Erlernen des Trinkens aus dem Becher ist ein vorstehender Rand. Eine rutschfeste Unterlage kann die Nahrungsaufnahme erleichtern. Im Handel gibt es Geschirr und Besteck speziell für Kleinkinder, welche für den Übergang zur Selbständigkeit hilfreich sein können.

Körperhaltung. Die Arme des Kindes sind vor seinem Körper. Zur Nahrungsgabe kann der ältere Säugling in halbsitzender Stellung im Arm der Pflegeperson gehalten werden (**Abb. 11.16 a**), was aber anstrengend werden kann. Daher bietet sich die halbsitzende Lage auf dem Schoß an (**Abb. 11.16 b**). Eine aufrechte Körperhaltung (**Abb. 11.16 c**) darf erst bei *selbständig* freiem Sitz erfolgen.

Grundregeln bei der Nahrungsgabe

Bei der Nahrungsgabe ist auf die Einhaltung der folgenden Grundregeln zu achten:
- Hält das Kind im Sitzen das Gleichgewicht, kann es in einem Kindersitz am Tisch seinen Platz einnehmen. Die Sitzhöhe der Pflegeperson sollte in Augenhöhe des Kindes oder niedriger sein. Dies erspart dem Kind das ständige Anheben des Kopfes, welches die Nahrungsaufnahme erschwert.
- Der Teller wird so platziert, dass das Kind sehen kann, woher das Essen kommt.
- Kleinere Portionen und Schlucke nehmen lassen;
- den Löffel von der Mitte her in den Mund bringen und möglichst waagerecht wieder herausführen, nicht an der Oberlippe abstreifen.

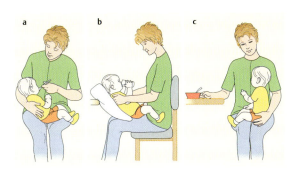

Abb. 11.16 ⋯▸ Nahrungsgabe bei einem älteren Säugling.
a Halbsitzende Lage im Arm
b Halbsitzend auf dem Schoß
c Sitzstellung: erst wenn das Kind *selbst* frei sitzen kann

- Zum Kauen und Schlucken ausreichend Zeit lassen. Der Mund muss erst geleert sein, ehe eine neue Portion nachgegeben wird.
- Auch wenn sich Nahrung um den Mund herum ansammelt, wird diese nicht ständig „abgewischt": Es kommt ansonsten zu einer Übersensibilisierung der Mundpartie. Bei größeren Kindern kann diese Handlung zudem als degradierend empfunden werden.
- Es ist nicht sinnvoll, eine Mahlzeit zeitlich zu weit auszudehnen. Es kann zu einer Ermüdung kommen. Das Vorhandensein eines Ernährungsrhythmus, mit als abgerundet empfundenen Mahlzeiten, sollte noch gewährleistet sein. Die Dauer richtet sich natürlich individuell nach dem Kind, sollte aber eine ausreichende Verdauungszeit und Pause bis zur nächsten Mahlzeit zulassen.
- Zwischendurch und nach der Mahlzeit wird Gelegenheit zum Aufstoßen gegeben.

Dokumentation. Zeitpunkt und Dauer der Mahlzeit, Art und Menge der Nahrung, sowie deren Tolerierung, Essverhalten und etwaige Besonderheiten werden in der Pflegedokumentation notiert.

11.4.9 Kinder mit Behinderungen oder Einschränkungen

Die Hilfestellung richtet sich in Art und Umfang nach den vorhandenen Ressourcen. Diese sind durch die Art und den Grad der Behinderung oder Einschränkung (z. B. venöser Zugang an der Hand), sowie der vorhandenen Selbständigkeit und Motivation, geprägt.

Ernährungskonzept. Um dem einzelnen Kind mit seinen individuellen Ernährungserfordernissen gerecht zu werden, vorhandene Ressourcen zu erhalten und zu fördern, ist die enge und konstruktive Zusammenarbeit eines geschulten Ernährungsteams erstrebenswert. Im Idealfall setzt sich dieses aus Pflegepersonen, Physio- oder Ergotherapeuten, Ernährungsberatern, Pädiatern und Psychologen zusammen, die gemeinsam mit Kind und Angehörigen ein realisierbares Ernährungskonzept unter Berücksichtigung der bestehenden Ernährungsgewohnheiten erarbeiten. Die Zielsetzung eines solchen Konzeptes ist, die Nahrungsaufnahme in ihrer Gesamtheit, der individuellen Situation angepasst, zu erleichtern und die Selbständigkeit zu fördern.

Insbesondere in der Neuropädiatrie treten vielfältige Ernährungsschwierigkeiten auf. Diese können bedingt sein durch Koordinationsstörungen, fehlende Mund-, Kopf- oder Rumpfkontrolle und Sitzbalance, ungenügende Hüftbeugung, Unvermögen, die Arme auszustrecken, gezielt mit den Händen zu greifen und diese zum Mund zu führen, Ess-, Trink- und Schluckstörungen, usw. Ein Ernährungsteam, welches interdisziplinär spezielle Maßnahmen für die Nahrungsgabe erarbeitet, gemeinsam umsetzt und den Erfolg regelmäßig evaluiert, ist zum Wohl des Kindes unentbehrlich. Ein Ernährungskonzept umfasst beispielsweise die Art und Zusammensetzung der Kost, die geeignete Körperhaltung, eine sinnvolle unterstützende Hilfestellung durch die Pflegekraft, wie die Kieferkontrolle, die Auswahl einzusetzender Ess- und Trinkhilfen u. Ä. Eine kleine Zusammenstellung aus dem vielfältigen Angebot von Ernährungshilfsmitteln ist in **Abb. 11.17** zusammengestellt.

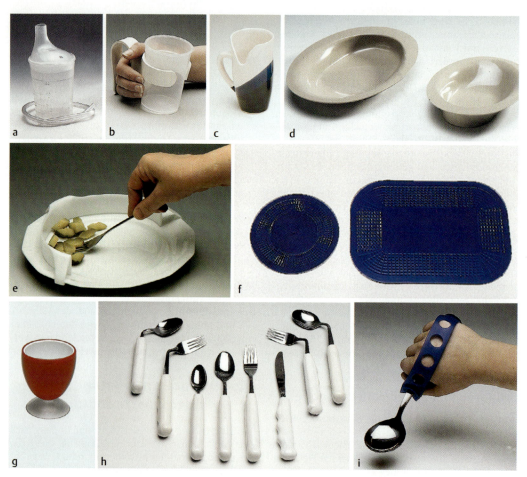

Abb. 11.17 ⇢ **Verschiedene Ess- und Trinkhilfen** (Fa. Thomashilfen).
a Trinkbecher mit austauschbarem Mundstück und flexiblem, aufsteckbarem Schlauch. Für Bettlägerige, die den Kopf nicht ausreichend heben können
b Trinkglas bei mangelndem Greifvermögen
c Trinkbecher mit Aussparung für die Nasenpartie; so kann der Becher ohne Anhebung des Kopfes leer getrunken werden
d Teller mit erhöhtem Rand
e Teller mit aufsteckbarem Tellerrand ermöglicht die Nahrungsaufnahme mit einer Hand
f rutschfeste Unterlage
g Eierbecher mit Standsauger
h Spezialbesteck mit auswechselbaren Griffen
i Speziallöffel für die linke oder die rechte Hand

Pflegemaßnahmen 11

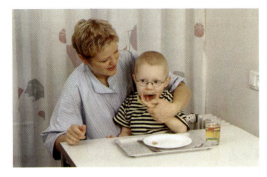

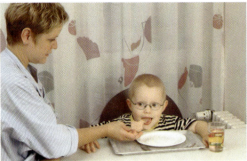

Abb. 11.18 ⇢ **Nahrungsgabe bei einem pflegebedürftigen Kind.**
a Die Handführung ermöglich dem Kind das Erleben des Gesamtablaufs
b Die Sitzposition gegenüber würde einen direkten Blickkontakt ermöglichen. Günstiger wäre ein kindgerechter Stuhl

Auch die Sitzposition der Pflegeperson sollte gut überlegt sein **(Abb. 11.18)**:
⇢ Natürlicher ist es, sich neben das Kind zu setzen, da die Nahrungsgabe aus dessen Perspektive erfolgt. Wo es möglich ist, wird die Hand des Kindes zum Mund geführt, um das Erleben der Nahrungsaufnahme im gesamten Handlungsablauf zu ermöglichen. So erscheint auch die Nahrung nicht plötzlich und unerwartet am Mund.
⇢ Die Sitzposition gegenüber ermöglicht hingegen einen guten Augenkontakt und die Gesamtkontrolle, welches aber als unangenehm empfunden werden kann. Wer mag es schon, wenn einem beim Essen jemand buchstäblich auf den Mund sieht? Das Anschauen sollte demnach möglichst diskret und natürlich verlaufen.

> **Merke** ⇢ **Nahrungsgabe.** Gerade für Kinder mit Schluck- und Koordinationsstörungen erfordert die Nahrungsaufnahme höchste Konzentration: Daher sind Ablenkungen möglichst zu vermeiden und die Betreuung durch gleiche Pflegepersonen besonders wichtig. Jede noch so kleine Veränderung in der Esssituation erfordert eine Neueinstellung von Seiten des Kindes, was zu einer

Stagnation bzw. Rückschritten führen kann. Niemand wird zum Essen gedrängt. Bei Anzeichen wie Lippen zusammenpressen, Kopf wegdrehen, Abwehrbewegungen, einer entsprechenden Mimik, usw. wird die Nahrungsgabe unterbrochen. Die Situation ist so zu verändern und anzupassen, dass sich das Kind wieder wohl fühlt. Durch ein Übergehen dieser Signale kann die Esssituation im weiteren Verlauf als sehr negativ, unangenehm und auch beängstigend empfunden werden.
Bei Husten und jeglichen Auffälligkeiten ist die Nahrungsgabe zu unterbrechen!

Weiteres s. „Grundregeln bei der Nahrungsgabe", S. 295.
Nach der Mahlzeit wird die aufrechte Körperhaltung für 20 bis 30 Minuten belassen.

11.4.10 Künstliche Ernährung

Wird der physiologische Weg der Nahrung durch den Verdauungstrakt teilweise oder ganz umgangen, spricht man von „künstlicher Ernährung":
⇢ bei der **enteralen** Ernährung wird die Nahrung über eine Sonde in den Magen-Darm-Trakt eingegeben,
⇢ bei der **parenteralen** Ernährung durch eine Infusionslösung ersetzt und intravenös appliziert.
Die Ernährungssonde wird entweder
⇢ über die Nase, transnasal,
⇢ über den Mund, oral oder
⇢ durch die Bauchdecke, perkutan
in den Gastrointestinaltrakt eingebracht.
Es werden folgende Sondenlagen unterschieden **(Abb. 11.19)**:
⇢ gastral, duodenal, jejunal.

Transnasale Magensonde

Die Ernährung über eine transnasale Magensonde erfolgt bei kurzfristiger, noch unklarer oder auch, v. a. in der Pädiatrie, langfristiger Sondenernährungsdauer. Eine Indikation kann sein:
⇢ eine Trinkschwäche,
⇢ Nahrungsverweigerung,
⇢ Schluckstörung oder -lähmung,
⇢ Fehlbildung,
⇢ Verletzung oder Operation im Mund-Rachen-Raum oder im übrigen Verdauungstrakt,
⇢ Atem- oder Bewusstseinsstörung,
⇢ ein zu anstrengendes Saugen für schwerkranke (z. B. herzkranke) Säuglinge.
Voraussetzungen für das **Legen einer Magensonde** sind die ärztliche Anordnung und, insofern die Maßnahme nicht zwingend früher erforderlich ist, eine angemessene *Nahrungskarenz*. Diese richtet sich nach dem Zeitpunkt und der Größe der zuletzt verzehrten Mahlzeit und der Verdauungsleistung.

11 Essen und Trinken

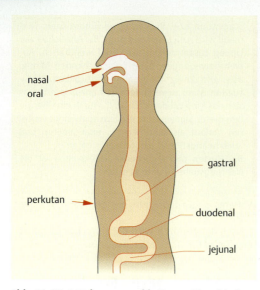

Abb. 11.19 ⇢ **Nahrungsapplikation.** Verschiedene Zugangswege schematisch dargestellt: transnasal, oral oder perkutan (→) und Sondenlagen: gastral, duodenal oder jejunal (—)

■ Vorbereitung

Information. Die Notwendigkeit des Eingriffs und die genaue Vorgehensweise werden vor dem Eingriff eingehend erläutert. Eine sich nach dem individuellen Verständnis und Empfinden des Kindes und seiner Bezugsperson richtende Information lässt es bereits im Vorfeld zu, Unsicherheiten und Ängste abzubauen und auf konkrete Sorgen und Fragen einzugehen.

> **Merke** ⇢ **Empfindung.** Das Legen und Tragen einer Sonde stellt einen Eingriff in die Persönlichkeitsphäre dar, welcher je nach Person als physisch unangenehm und störend, sowie psychisch als große Belastung empfunden werden kann.

Vorbereitung des Kindes. Etwaige Zahnspangen oder Prothesen werden entfernt, die Nase gereinigt und geschneuzt. Bei erstmaligem Sondenlegen wird die bevorzugte Nasenseite erfragt, bzw. die größere Nasenöffnung ersehen. Ein Nasenseitenwechsel erfolgt möglichst bei jedem Sondenwechsel.

Ein Zeichen, z. B. Handheben, wird für eine mögliche Unterbrechung vereinbart, falls es zu sehr unangenehmen Empfindungen kommen sollte.
Materialien: (s. **Tab. 11.19**).

Tabelle 11.9 ⇢ **Materialien zum Legen einer Magensonde**

Material	Verwendungszweck
Schutzkittel, Einmalhandschuhe	Hygiene und Eigenschutz der Pflegeperson
Tuch	Wäscheschutz für das Kind zum Abdecken des Oberkörpers
Sonde	Die geeignete Sonde, d. h. deren Lumen, Länge und Material (z. B. Polyvinylchlorid, Polyurethan, Silikonkautschuk), wird entsprechend der individuellen Situation ausgewählt und richtet sich z. B.: ⇢ nach Größe und Gewicht des Kindes ⇢ der Nahrungskonsistenz ⇢ evtl. dem Magenrücklauf ⇢ der Liegedauer Die Herstellerhinweise sind zu beachten
Tee (oder NaCl 0,9%)	Anfeuchten der Sonde
Schmaler Pflasterstreifen oder Fettstift	Markierung der abgemessenen Sondenlänge
Abwurfschale	Auffangen etwaigen Magenrücklaufs
Spritze (1, 2 oder 5 ml)	Lagekontrolle: ⇢ Abziehen von Mageninhalt (Spritzengröße je nach Sondengröße und Alter des Kindes)
pH-Indikatorpapier	⇢ pH-Bestimmung des Magenrücklaufs
Stethoskop	⇢ Auskultation der Magengegend
Mundspatel, Taschenlampe	Inspektion des Mund-Rachen-Raums
Zugeschnittenes Pflaster (Abb. 11.**20c** u. 11.**21b**)	Fixierung der Sonde
Absauggerät	zum Freimachen der Atemwege bei etwaigem Erbrechen

Pflegemaßnahmen 11

■ Durchführung

Das Legen der Sonde erfolgt ggf. mit Hilfe einer weiteren Pflegeperson.

 Merke ⋯ Hygiene. Die Hände werden gewaschen und desinfiziert, Schutzkittel und -handschuhe angezogen und der Oberkörper des Kindes mit einem Tuch abgedeckt.
Die Sonde wird u. a. bei Frühgeborenen oder immunsupprimierten Kindern unter sterilen Kautelen gelegt.

Das Sondenlegen beim Säugling wird erleichtert, wenn die Arme mit dem Oberkörper in ein Tuch eingewickelt werden **(Abb. 11.20 b)**.
Lokalanästhesierendes Spray. Falls ärztlich verordnet, wird das Spray unter Beachtung der Einwirkzeit in den Rachenraum eingebracht.

 Merke ⋯ Sicherheit. Vorsicht jedoch bei der Verwendung anästhesierender Sprays, da diese zu Schluckschwierigkeiten und somit einer Aspirationsgefahr führen können!

Bestimmung der einzuführenden Sondenlänge. Wong (1999) beschreibt zwei Standardmethoden zum Abmessen der Sondenlänge:
⋯ Von der Nase zum Ohrläppchen und dann zur Sternumspitze,
⋯ Von der Nase zum Ohrläppchen und dann zu einem in der Mitte zwischen Sternumspitze und Nabel gelegenen imaginären Punkt **(Abb. 11.20 a)**.

Wong weist auf wissenschaftliche Studien bei Frühgeborenen hin, die gezeigt haben, dass bei beiden Methoden die Sondenlage zu hoch war (im Ösophagus), obwohl die 2. Methode bessere Ergebnisse erzielte. Auch bei Kindern im Alter von 1 Monat bis 18 Jahren führte die 1. Methode zu einer zu hohen Sondenlage. Auf diesem Gebiet besteht weiterhin großer Forschungsbedarf. Klinikinterne Richtlinien sind den entsprechenden Standards zu entnehmen.

Die Kopfhaltung des Kindes ist beim Abmessen in physiologischer Mittelstellung. Die abgemessene Länge wird mit einem Fettstift oder durch Anbringung eines kleinen Pflasterstreifens markiert.
Lagerung. Ältere Kinder nehmen eine bevorzugte Position ein, mit erhöhtem Oberkörper und nach vorn gebeugtem Kopf, z. B. in Seitenlage. Wer nicht

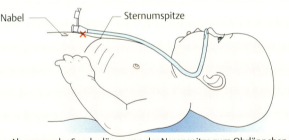

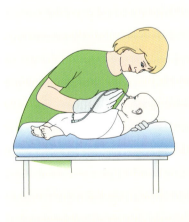

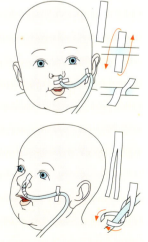

Abb. 11.20 ⋯ Transnasale Magensonde. Die Ernährungssonde wird über die Nase in den Magen eingebracht

a Abmessen der Sondenlänge von der Nasenspitze zum Ohrläppchen bis zu einem in der Mitte zwischen Sternumspitze und Nabel gelegenen imaginären Punkt

b Einführen der Sonde in Halbschräglage: Kopf leicht in Richtung Thorax halten

c Fixierungsmöglichkeiten: unterhalb oder auf der Nase

303

aktiv mitmachen kann, z. B. ein Säugling, wird in eine Halbschräglage (45°) gebracht. Mit der linken Hand (bei Rechtshändern) wird unter Kopf und Nacken des Kindes gefasst und der Kopf leicht nach vorn gebeugt **(Abb. 11.20 b)**. Dies führt zu einem tendenziellen Verschluss der Trachea.

Einführen der Sonde. Zum tiefen Durchatmen auffordern. Mit der freien Hand wird die angefeuchtete, geöffnete Sonde am Nasenboden entlang in Richtung Okziput **zügig** eingeführt. Sobald sie etwas über die Nasenlänge eingebracht ist, werden Kinder, die Anweisungen verstehen, zum Schlucken aufgefordert. Dann wird die Sonde bis zur Markierung weiterhin zügig, synchron mit dem Schlucken, vorgeschoben. Ein etwaiger Mandrin wird jetzt gezogen.

Merke ⇨ Komplikationen. Schleimhautverletzung; Aufrollen der Sonde im Mund-Rachen-Raum; Sonde gelangt in die Trachea; Vagusreizung beim Passieren des Rachenraums, d. h.:
- ⇨ Würgereiz, welcher zum Erbrechen und zu einer Aspiration führen kann;
- ⇨ Bradykardie;
- ⇨ Apnoe.

Die Sonde nicht gegen Widerstand vorschieben. Bei spürbarem Widerstand, sowie einsetzenden Dyspnoezeichen, sofort ziehen! Das Kind sollte rosig, mit klarer Stimme und ohne Hustenreiz sein.
Bei erneutem Versuch Sonden mit gezogenem Mandrin unter keinen Umständen wiederverwenden: Es besteht eine Perforations- und Verletzungsgefahr!

Prüfen der Sondenlage. Möglichkeiten zur Lagekontrolle sind die Überprüfung des pH-Wertes, die Luftinsufflation („Luftversuch") und zusätzlich die Inspektion des Mund-Rachen-Raums **(Tab. 11.10)**. Die frisch gelegte Sonde ist dabei in ihrer Position festzuhalten.

Ein Beschlagen der Sondeninnenfläche bei der Ausatmung des Kindes ist ein möglicher Hinweis auf die Fehllage der Sonde im Atemtrakt. Bei Unsicherheiten bezüglich der Sondenlage wird die Sonde gezogen und je nach Situation und Befinden des Kindes gleich oder zu späterem Zeitpunkt erneut gelegt.

Merke ⇨ Sicherheit. Die Überprüfung der Sondenlage muss nach jedem Sondenlegen bzw. -wechsel, vor jeder Applikation von Flüssigkeit oder Nahrung, bei gelöstem oder disloziertem Fixierungspflaster, nach Würgen oder Erbrechen, sowie bei jeglicher Auffälligkeit, erfolgen. Die Pflegeperson muss sich der Gefahr bewusst sein, dass Testmethoden, wie die ph-Wert-Kontrolle oder Luftinsufflation unspezifische Testmethoden und keine Garantie für eine korrekte Sondenlage sind. Bestehen Zweifel bzgl. der Sondenlage, ist ein Arzt zu Rate zu ziehen. Perkutane Sonden bieten eine wesentlich größere Sicherheit (S. 306).

Wong (1999) empfiehlt stets die Anwendung von pH-Wert-Kontrolle *und* Luftinsufflation. Es ist zu beachten, dass der gastrische pH-Wert durch die Gabe bestimmter Medikamente verändert sein kann, und dass bei der Auskultation der Lufteinstrom als fortgeleitetes Geräusch im Magen selbst bei einer zu hohen Sondenlage hörbar sein kann. Die genaueste Testmethode ist die Röntgenkontrolle, was natürlich in der Praxis nicht vor jeder Nahrungsgabe möglich ist. Wong weist auf Studien hin, welche die Konzentration von Verdauungsenzymen, wie Pepsin und Trypsin, als Indikatoren zur Lagebestimmung untersuchen. Wie bei der Bestimmung der Sondenlänge (S. 303) gibt es auch bei der Lagekontrolle einen Forschungsbedarf in der Pädiatrie, um die Sicherheit des Kindes in diesen alltäglich angewandten Techniken zu gewährleisten.

Tabelle 11.10 ⇨ Prüfen der Sondenlage

	Methode	*Besonderheiten*
pH-Wert-Kontrolle	mit pH-Indikatorpapier oder Lackmuspapier wird der spontane bzw. gewonnene Magenrücklauf auf seinen pH-Wert überprüft; eine saure Reaktion deutet auf die Sondenlage im Magen hin	bei alkalischer Reaktion muss unbedingt die Luftinsufflation erfolgen, da keine eindeutige Aussage über die Sondenlage möglich ist. **Vorsicht:** Bei weichen Sondenmaterialien ist die Gewinnung von Magenrücklauf oft nicht möglich, was ein Risiko für die Lagekontrolle darstellt.
Luftinsufflation („Luftversuch")	eine geringe Menge Luft, d. h. bei Früh- und Neugeborenen 0,5 bis 1 ml, bei älteren Kindern 5 ml wird in die Sonde gegeben; durch Auskultation der Magengegend mit einem Stethoskop ist die austretende Luft aus der Sondenspitze als „gurgelndes, blubberndes" Geräusch hörbar; Luft danach wieder abziehen	**Vorsicht:** Die Sonde kann oberhalb des Mageneingangs im Ösophagus liegen und der Lufteinstrom als ein fortgeleitetes Geräusch der in den Magen eindringenden Luft hörbar sein!
Inspektion	zum Ausschluss einer dort aufgerollten Sonde erfolgt zusätzlich eine Inspektion des Mund-Rachen-Raums	

Fixierung der Sonde (Abb. 11.20 c). Die Sonde muss frei, d. h. ohne Zugwirkung, im Lumen der Nasenöffnung liegen. Sie wird, ihrem „natürlichen Verlauf" folgend, hautschonend an oder unterhalb der Nase mit einem Pflasterstreifen fixiert, ohne dabei abgeknickt zu werden.

Stört die herunterhängende Sonde oder besteht die Gefahr, dass das Kind sie sich selbst zieht, erfolgt mit hautfreundlichem Pflaster eine weitere Fixierung an der Wange.

Dokumentation. Zeitpunkt des Legens, Sondenart, -größe und -lage, Zugangsweg, Nasenseite, Magenrest, pH-Wert, Befinden des Kindes, Besonderheiten, usw. werden in der Pflegdokumentation notiert.

■ Pflegemaßnahmen bei liegender Sonde

Während die Sonde für das Kind zunächst ungewohnt und störend ist, kann sie auch als unästhetisch und abstoßend empfunden werden.

Insbesondere Sondenmaterialien wie PVC, deren enthaltene Weichmacher sich innerhalb kurzer Zeit herauslösen und das Material hart und spröde werden lassen, können ein starkes Fremdkörpergefühl aufkommen lassen.

Für Bezugspersonen kann der ungewohnte Anblick einen befremdenden Effekt haben. Daher ist eine einfühlsame *psychische* Betreuung eine sehr wichtige Aufgabe, in der es gilt, auf Unsicherheiten einzugehen, die Notwendigkeit der liegenden Sonde nahezubringen und stets eine Gesprächsbereitschaft zu signalisieren.

Inspektion von Mund und Nase. Bei unregelmäßiger Nahrungsaufnahme bzw. absoluter Nahrungskarenz kann ein Ungleichgewicht der physiologischen Mundflora auftreten. Es besteht die erhöhte Gefahr einer Soorinfektion. Mindestens einmal pro Tag werden Mundschleimhaut und Zunge nach Auffälligkeiten, z. B. Belägen oder Bläschen, untersucht. Die Nasenöffnungen werden nach Auffälligkeiten, z. B. Rötungen oder Druckstellen, inspiziert.

Intensivierte Mund- und Nasenpflege. Diese erfolgt zur Erhaltung einer intakten Mund- und Nasenschleimhaut und reduziert die Gefahr einer Parotitis.

Zusätzlich zur Zahnpflege wird die Mundhöhle, je nach Situation, in regelmäßigen Abständen mit Tee oder speziellen Mundpflegepräparaten ausgewischt und angefeuchtet, bzw. eine Mundspülung vorgenommen. Die Lippen- und Nasenpflege erfolgt mit Salbenpräparaten. Die Sonde wird von etwaigen Inkrustierungen befreit.

> **Merke ⋯▸ Sicherheit.** Der Zeitpunkt der Mundpflege ist mit der Nahrungsaufnahme so abzustimmen, dass keine Aspirationsgefahr besteht. Entweder erfolgt sie vor dem Sondieren oder, z. B. bei Ess- und Trinkversuchen, in angemessenem Abstand danach.

Zeitgleich mit dem Sondiervorgang wird eine *geschmacksstimulierende* Mundpflege vorgenommen (S. 261). So erfährt das Kind den Zusammenhang zwischen Schmecken (und Riechen) und der Magenfüllung, was insbesondere bei einer Langzeitsondierung wichtig ist. Eine Mundpflege mit geschmacksstimulierenden Substanzen trainiert zudem frühzeitig den oralen Nahrungsaufbau.

Neufixierung der Sonde. Da das Ablösen des Pflasters zu Hautirritationen führen kann, sollte eine Neufixierung nicht zu häufig erfolgen. Das Fixierungspflaster wird bei einer vorliegenden Hautreizung oder einer Pflasterverschmutzung erneuert. Bei einer anliegenden Sonde, bzw. Zugwirkung auf die Nasenwand, muss eine Neufixierung erfolgen, da sonst Druckulzera an der Nasenschleimhaut oder Nasenscheidewand entstehen können.

Pneumonieprophylaxe. Diese kann notwendig werden, wenn das Kind aufgrund der liegenden Sonde flach atmet (S. 189).

■ Sondenwechsel und Entfernen der Sonde

Die Liegedauer der Sonde richtet sich nach dem Zustand und der Belastbarkeit des Kindes, sowie der vorliegenden Situation, z. B. eine verstopfte Sonde. Die Verweildauer ist auch abhängig vom Sondenmaterial. Weiche Materialien sind Silikonkautschuk und Polyurethan, und für eine längerfristige Liegedauer von mehreren Wochen geeignet. Die Herstellerhinweise sind zu beachten. Beim Legen einer neuen Sonde wird möglichst die Nasenseite gewechselt.

> **Merke ⋯▸ Sicherheit.** Die Sonde muss in geschlossenem Zustand gezogen werden, da möglicher Sondeninhalt beim Passieren des Rachenraums in den Atemtrakt gelangen kann. Zur Vermeidung einer Vagusreizung wird die Sonde zügig gezogen.

Orale Magensonde

Eine Magensondierung erfolgt oral z. B. zur Gewährleistung einer freien Nasenatmung bei Früh- und Neugeborenen, bei der Unmöglichkeit einer nasalen Sondierung oder bei Vorhandensein einer Fehlbildung, Verletzung oder Operation im Nasenbereich.

Abweichungen beim Legen einer oralen Magensonde im Vergleich zur transnasalen Magensonde (S. 303) liegen in:

⋯▸ der Längenabmessung **(Abb. 11.21 a)**; vom Mund zum Ohrläppchen zu einem in der Mitte zwischen Sternumspitze und Nabel gelegenem imaginären Punkt (Foster et al., 1989). Wong (1999) hingegen gibt die gleiche Messtechnik für die orogastrische Sondierung wie für die transnasale an. Klinikinterne Richtlinien sind den entsprechenden Standards zu entnehmen.

⋯▸ dem Einführen der Sonde durch den Magen in Richtung Rachen, was evtl. durch einen Mundkeil erleichtert werden kann;

⋯▸ der Fixierung der liegenden Sonde am Mundwinkel mit einer Schlaufe **(Abb. 11.21 b)**. Ein Nachteil

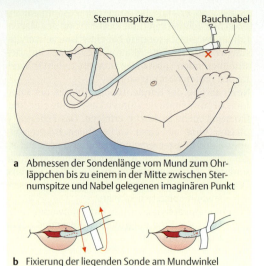

Abb. 11.21 ⇢ Orale Magensonde. Die Ernährungssonde wird über den Mund in den Magen eingebracht

a Abmessen der Sondenlänge vom Mund zum Ohrläppchen bis zu einem in der Mitte zwischen Sternumspitze und Nabel gelegenen imaginären Punkt

b Fixierung der liegenden Sonde am Mundwinkel

gegenüber der transnasalen Magensonde ist die unsichere Fixierungsmöglichkeit.

Duodenalsonde

Eine duodenale Sondenlage kann u. a. bei einer Magenentleerungsstörung erforderlich sein. Sie beugt einer Aspiration vor. Das Legen der Sonde ins Duodenum erfolgt durch einen Arzt unter bildgebendem Verfahren wie Ultraschall oder Röntgen.

Beim Prüfen der Sondenlage **(Tab. 11.10)** muss der alkalische pH-Wert des Duodenalrücklaufs und die Lage im Duodenum bei der Luftinsufflation berücksichtigt werden.

 Merke ⇢ Sicherheit. Auch Atemwegssekret hat einen einen alkalischen pH-Wert.

Perkutane Sonden

Bei einer Kontraindikation oder Unmöglichkeit einer nasalen und oralen Sondierung, bzw. unklarer, mittel- oder langfristiger Sondenernährungsdauer, wird u. a. eine perkutane Sonde gelegt, welche vergleichsweise zur transnasalen (S. 303) und oralen (S. 305) Magensonde wesentliche Vorteile bietet:

Der Schluckakt bleibt durch die Sondenlage unbeeinträchtigt. Es kommt weder zur Irritation noch zum Fremdkörpergefühl im Nasen-Rachen-Raum. Die perkutane Sonde führt durch die kosmetischen Vorteile zu einer verbesserten Lebensqualität, da sie unter der Kleidung versteckt liegt. Sie kann problemlos gehandhabt und gewechselt werden. Es besteht weniger die Gefahr einer Dislokation und somit Fehlsondierung.

Es wird unterschieden zwischen:
- ⇢ *endoskopisch* gelegten Sonden: PEG = Perkutane Endoskopische Gastrostomie, oder PEJ = Perkutane Endoskopische Jejunostomie;
- ⇢ *operativ* eingebrachten Sonden: Gastrostomie = „Witzelfistel", oder FKJ = Feinnadel-Katheter-Jejunostomie.

Endoskopisch gelegte Sonden. Der Verbandwechsel der PEG (oder PEJ) erfolgt nach den Regeln einer aseptischen Wundversorgung (S. 868). Dieser wird während der ersten postoperativen Woche täglich durchgeführt, danach 2- bis 3-mal pro Woche, was ein reizfreies Stoma und einen trockenen, sauberen Verband voraussetzt.

Der Katheter ist durch zwei Haltevorrichtungen gesichert: einer Haltescheibe an der Innenseite des Magens und der sichtbaren Halteplatte an der Bauchdecke **(Abb. 11.22 a)**. Die Zahlenmarkierung an der Austrittstelle wird für die weitere Lagekontrolle dokumentiert.

Zur Versorgung des Stomas wird die Halteplatte gelöst und vorsichtig zurückgezogen (Herstellerhinweise beachten). An die adäquate Stomaversorgung schließt sich neben der Hautbeobachtung die Lockerung der Sonde im Einstichkanal an: Hierfür wird sie leicht vor- und zurückgeschoben. Schließlich wird die Sonde bis zu dem durch die innere Halteplatte im

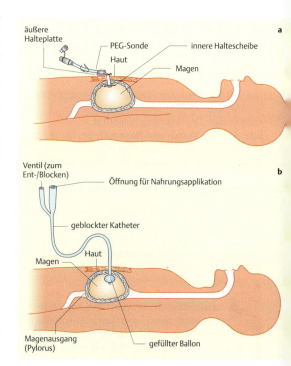

Abb. 11.22 ⇢ Gastrostomie.
a PEG-Sonde
b Geblockter Katheter

Magen verursachten Widerstand vorsichtig wieder zurückgezogen. Eine Schlitzkompresse um die Austrittstelle dient der Unterpolsterung der äußeren Halteplatte, die wieder an der ursprünglichen Zahlenmarkierung unter etwas Spielraum fixiert wird. Abschließend wird ein neuer Verband angelegt.

Die Klemme bleibt bei geschlossener PEG offen, um einer Materialschädigung vorzubeugen. Sollte sie geschlossen bleiben müssen, z. B. bei stark erhöhtem Mageninnendruck, muss ihre Lokalisation regelmäßig zur Schonung des Materials gewechselt werden.

Operativ eingebrachte Sonden. Der erste Verbandwechsel erfolgt durch den Chirurgen und bis zur vollständigen Abheilung der Wunde nach den Regeln einer aseptischen Wundversorgung (S. 868):

Bei geblockten Kathetern fehlt die äußere Halteplatte **(Abb. 11.22 b)**. Da die Gefahr des Sondenverrutschens in Richtung Pylorus besteht, was zu dessen Verschluss führen kann, muss die Katheterlänge postoperativ zur weiteren Lagekontrolle abgemessen und dokumentiert werden. Eine Lagekontrolle erfolgt in jeder Schicht. Zusätzliche Sicherheit bietet eine Markierung an der Katheteraustrittstelle.

Der geblockte Katheter wird unter leichtem Zug an die innere Gastrostomaöffnung gebracht und unter etwas Spielraum an der Bauchhaut fixiert. Dies gewährleistet auch einen von innen her dichten Abschluss.

> **Merke ⇒ Sicherheit.** Eine zu feste Fixierung des Katheters kann sowohl an der Magenwand, als auch an der Bauchdecke, zu Druckulzera führen. Eine starke Zugwirkung kann allmählich zu einer Aufweitung des Kanals und somit zum Austritt von Magen- bzw. Darmsekret führen, was die umliegende Bauchhaut angreift.

Hautpflege. Zum Erhalt einer intakten Haut muss das Stoma sauber und trocken gehalten werden. Nach vollständiger Abheilung der Wunde und reizfreiem Stoma erfolgt die Pflege, wie die der umliegenden Bauchhaut, mit Wasser und milder Seife. Es werden keine alkoholischen Präparate verwendet, da diese zur Austrocknung der Haut und zu Hautirritationen führen können.

Ein Verband ist nicht mehr notwendig, kann aber verhindern, dass das Kind mit dem Gastrostoma spielt und sich die Sonde zieht. Zur Verhinderung von Druckstellen wird Material, das auf der Haut liegt, abgepolstert.

Katheterwechsel. Sollte der Katheter versehentlich herausrutschen, muss bei einem neu angelegten Gastrostoma sofort ein Pädiater oder Chirurg in Kenntnis gesetzt werden. Bei einem vollständig abgeheilten Stoma wird umgehend ein neuer Katheter mit gleicher Charrière-Zahl eingeführt und anschließend geblockt. Dies muss so schnell wie möglich erfolgen, ehe sich der Kanal schließt.

Ein Katheterwechsel erfolgt je nach angewandtem Material und ärztlicher Verordnung. Der geeignete Zeitpunkt liegt unmittelbar vor einer Mahlzeit, damit der Magen möglichst leer ist. Der Katheter wird entblockt und zügig im abgestöpselten Zustand gezogen. Der neue Katheter wird sofort im Anschluss eingebracht und geblockt.

Sondenernährung

Die Betreuung eines über eine Sonde ernährten Menschen erfordert ein hohes Maß an Einfühlungsvermögen und sollte möglichst durch die gleichen Bezugspersonen erfolgen. Der vorhandene Grad an Selbständigkeit in der LA „Essen und Trinken" muss unbedingt erhalten bleiben und in die Gestaltung der Sondenmahlzeit integriert werden.

> **Einbeziehung der Eltern ⇒** Es ist wichtig, Angehörige frühzeitig in die Sondenernährung ihres Kindes einzubeziehen. Die Nahrungsgabe ist eine der Bezugsperson altvertraute Aufgabe. Sie vermittelt ihr ein Gefühl von Sicherheit, etwas Sinnvolles für ihr Kind zu tun. Manche Eltern finden jedoch zunächst keinen Bezug zu der anfangs befremdenden Sondenernährung. Die Pflegeperson sollte ihnen behutsam über mögliche Berührungsängste hinweghelfen.

Die Art und Menge der zu gebenden Sondenkost unterliegt dem ärztlichen Anordnungsbereich. Allgemein lässt sich die selbst zubereitete von der industriell gefertigten Sondenkost abgrenzen. Säuglinge erhalten Muttermilch bzw. nicht-gestillte Säuglinge Ersatzmilchpräparate.

Selbst zubereitete Sondenkost. Der Ernährungsplan wird zusammen mit einer Diätberaterin erstellt. Die Nahrung, z. B. Kartoffeln, Fleisch, Gemüse oder Obst, wird u. a. püriert, mit Bouillon, abgekochtem Wasser oder Milch verdünnt und gesiebt. Von großem Vorteil ist, dass die Kost mit den individuellen Wünschen des Kindes abgestimmt werden kann. Von Nachteil jedoch ist, dass sie den heutigen, speziellen medizinischen Erfordernissen an eine bedarfsgerechte bilanzierte Diät nicht gerecht wird. Zudem ist in der Zubereitung die Gefahr einer Kontamination mehr gegeben als bei industriell hergestellter Sondenkost.

Industriell gefertigte Sondenkost. Je nach Nährstoff- und Energiebedarf, sowie der Verdauungsleistung und spezifischen Erkrankung, gibt es die passende Sondendiät:

- ⇒ Hochmolekulare, nährstoffdefinierte Sondennahrung wird bei ausreichend funktionstüchtiger Verdauungsleistung gegeben.
- ⇒ Chemisch definierte Sondennahrung mit bereits in ihre niedermolekularen Bestandteile aufgeschlüsselten Nährstoffe wird bei eingeschränkter Verdauungs- oder Resorptionsleistung, z. B. bei Darmerkrankungen oder Pankreasinsuffizienz, gegeben.
- ⇒ Die Ernährung mit einer nährstoffmodifizierten Diät erfolgt bei bestimmten Erkrankungen, wie

Diabetes mellitus, Leber- oder Niereninsuffizienz, bei denen die Sondenkost an die Stoffwechselsituation adaptiert sein muss.
Sondenkost gibt es in flüssiger Form oder Pulverform. Der Vorteil der gebrauchsfertigen, flüssigen Sondenkost ist, dass sie leicht und hygienisch zu handhaben ist, während die pulverförmige mit abgekochtem Wasser nach den Herstellerhinweisen zubereitet werden muss. Von Nachteil ist, dass auf individuelle Kostwünsche nur über die begrenzte Auswahl an Geschmacksrichtungen eingegangen werden kann.

 Merke ⇢ Sicherheit. Bei jeder Sondenernährung ist auf eine ausreichende Flüssigkeitszufuhr zu achten!

Sondierzeiten. Die Sondenmahlzeit findet möglichst zu den üblichen Essenszeiten und in regelmäßigen Zeitabständen statt. Wenn es keine zwingende Indikation gibt, wird bei älteren Kindern die Sondierung nachts umgangen, um den Verdauungstrakt während der natürlichen Nachtruhe zu entlasten.

Bei einer kontinuierlichen Nahrungsapplikation sollte eine Pause von mindestens 4 Stunden pro Tag eingeplant sein, damit der Magensaft seine bakterienabtötende Wirkung entfalten kann.

Ess- und Trinkversuch. Insofern keine Gegenindikation besteht, sollte immer vor dem Sondieren die Gelegenheit zur physiologischen Nahrungsaufnahme gegeben werden:

Merke ⇢ Empfindung. Wesentlich hierbei ist das aktive Erleben der Nahrungsaufnahme, nicht aber, wie viel das Kind isst oder trinkt. Die verbleibende Nahrungsmenge kann nachsondiert werden.

Bei nicht möglichem Ess- oder Trinkversuch geht die aktive Teilnahme am physiologischen Ernährungsvorgang verloren und somit das bewusste Erleben der Mahlzeit über die verschiedenen Sinneseindrücke, mit welchen Aufnahme, Kauen und Schlucken der Nahrung verbunden sind.

Dem Kind wird bei der Ernährung mit selbstgefertigter Sondenkost eine aktive Mitgestaltung der Mahlzeit ermöglicht und die Zusammensetzung, so weit es geht, in Abstimmung mit den individuellen Wünschen variiert. Bei industriell gefertigter Kost wählt das Kind die Geschmacksrichtung aus.

Zur Stimulierung des Sinnesempfindungen wird das Riechen an der Kost ermöglicht, ein Tröpfchen zum Kosten gegeben bzw. etwas Sondenkost oder passiertes Obst, Honig o.Ä. zwischen die Lippen oder auf die Zunge des Kindes gegeben. Voraussetzung ist ein positiver Schluckreflex, bzw. keine weitere Kontraindikation.

■ **Vorbereitung**
Die abgemessene Sondenkost wird im Flaschenwärmer auf Körpertemperatur (36–37 °C) erwärmt. Tee wird rechtzeitig vorbereitet, um eine ausreichende Abkühlung zu gewährleisten. Auch die Sondenmahlzeit wird auf einem Tablett, schön hergerichtet, serviert. Insofern das Kind keine Einwände hat, wird sie in der gemeinsamen Essensrunde gegeben.

Vor der Nahrungsapplikation wird die Kosttemperatur überprüft und die Sondenlage sorgfältig kontrolliert (S. 304).

Körperhaltung. Wichtig ist die möglichst aufrechte Körperhaltung. Säuglinge können auf dem Schoß (vgl. Körperhaltung Abb. 11.15 b, Abb. 11.16 und 11.23 b) und Kleinkinder am Tisch sitzend (Abb. 11.23 a) sondiert werden. Ist dies nicht möglich, wird das Kind in rechter Seitenlage sondiert. Der Oberkörper wird möglichst hochgelagert.

Magenrest. Vorhandener Magenrest wird zur Erhaltung des Elektrolytgleichgewichtes in der Regel resondiert. Dessen Menge wird von der verordneten Kostmenge subtrahiert. Soll z.B. ein Säugling 30 ml Nahrung erhalten und hat unmittelbar vor der Mahlzeit einen Magenrest von 8 ml, erhält er nach dessen Resondierung noch 22 ml Nahrung. Eine andere Methode kann bei größeren Kindern angewendet werden: Besteht ein Magenrest von mehr als $1/4$ der letzten Mahlzeit, wird dieser resondiert und nach 30 bis 60 Minuten nochmals überprüft. Beträgt der Magenrest dann weniger als $1/4$ der zuletzt sondierten Nah-

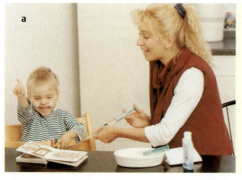
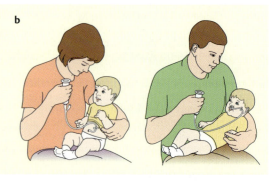

Abb. 11.23 ⇢ Sondenernährung.
a Manuelle Bolusgabe bei einem Kleinkind
b Schwerkraftprinzip mit Spritzenzylinder

rungsmenge, wird nach dessen Resondierung die verordnete Mahlzeit gegeben (Wong 1996).

Merke ⋯▸ Beobachtung. Besteht weiterhin viel Magenrest und die nächste Mahlzeit steht an, muss der Arzt darüber informiert werden. Neben dem Ausprägungsgrad und der Häufigkeit muss auch bei Auffälligkeiten bezüglich des Aussehens und der Konsistenz des Magenrestes, wie auch bei anderen Auffälligkeiten (z. B. geblähtes Abdomen), ärztliche Rücksprache gehalten werden.

■ Durchführung
Applikationsform. Diese richtet sich u. a. nach der Sondenlage, der Verdauungs-, Resorptionsleistung und Stoffwechselsituation des Kindes:
- ⋯▸ *Manuelle Bolusgabe* **(Abb. 11.23 a)**: Die Nahrung wird mit einer Einmalspritze aufgezogen und langsam sondiert. Die Spritzengröße ist dem Alter des Kindes anzupassen. Ein Volumen von 20 ml sollte möglichst nicht überschritten werden, da darüber hinaus eine feine, gefühlvolle Dosierung kaum möglich und zudem die Gefahr von größeren Bolusgaben gegeben ist.
- ⋯▸ *Schwerkraft-Prinzip*: Die Nahrung kann über einen Ernährungsbeutel (oder die Sondenkostflasche) mit einem entsprechenden Applikationssystem gegeben werden. Bei abgeklemmter Sonde wird sie in den Ernährungsbeutel gefüllt, das System entlüftet und die Tropfgeschwindigkeit eingestellt.
Eine schonende Applikationsform ist das Einlaufenlasssen der Nahrung über eine Spritzenzylinder (oder Trichter). Die Einlaufgeschwindigkeit ist bedingt durch die Schwerkraft, den Gegendruck im Magen, sowie das Sondenlumen, und kann über die Höhe des Nahrungsreservoirs reguliert werden **(Abb. 11.23 b)**. Die Nahrung wird in einen an die Sonde gefestigten Spritzenzylinder gegeben und anschließend unter leichtem Hochhalten oder Befestigen am Bett unter Aufsicht langsam einlaufend verabreicht. Der Spritzenkonus sollte dabei nicht höher als die Schulter des Kindes bzw. 15 cm über dem Magen gehalten werden (Wong 1996).
- ⋯▸ *Ernährungspumpe.* Eine Ernährungspumpe kommt z. B. bei einer Sondenlage im Dünndarm oder Resorptionsstörungen zum Einsatz. Nach Entlüftung des Applikationssystems **(Abb. 11.24 a)** wird die Tropfgeschwindigkeit in ml pro Stunde eingestellt.
Es gibt stationäre und tragbare Pumpen mit Zubehör für den mobilen Gebrauch. Letztere ermöglichen die weitgehend normale Gestaltung des Tagesablaufs, da das spezielle Beutelsystem mit der Pumpe in einer Tasche **(Abb. 11.24 b, c)** oder einem Rucksack mitgeführt wird. Für einen ausreichend aufgeladenen Akku ist zu sorgen.

Sondierungsgeschwindigkeit. Diese entspricht der physiologischen und individuellen Ess- oder Trinkzeit des Kindes. Ein zu schnelles Sondieren schafft Unbehagen und erhöht die Aspirationsgefahr, da Nahrung in die Speiseröhre zurücklaufen und zu Verdauungsproblemen führen kann.

Eine Sondenmahlzeit hat eine Dauer von etwa 15 bis 30 Minuten, wobei die Einlaufgeschwindigkeit bei Frühgeborenen und jungen Säuglingen 5 ml in 5 bis 10 Minuten, bei älteren Kindern 10 ml/min nicht überschreiten sollte (Wong, 1997).

Kontinuierliche Nahrungsapplikation. Hier ist zu bedenken, dass dem Kind das Mahlzeitengefühl, d. h. eine zeitlich abgerundete Mahlzeit mit Anfang und Ende, verloren geht. Zudem ist die Gefahr gegeben, dass die Nahrungsgabe „nebenher abläuft" und dem Kind nicht die Zuwendung und Gesellschaft zukommt, die es sonst während einer Mahlzeit erfährt. Wichtig ist daher, sich dem Kind mit Zeit und Ruhe zu widmen. Zwischendurch wird die Sondenkost durchmischt, um durch die gleichmäßige Verteilung der

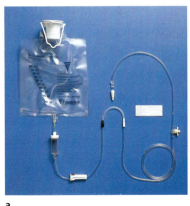
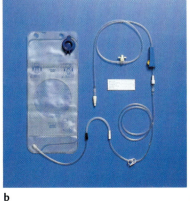
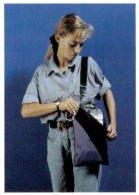

a   b   c

Abb. 11.24 ⋯▸ **Beutelsysteme zur enteralen Ernährung** (Fa. Fresenius Kabi).
a   Applikationssystem für den stationären Gebrauch
b   Applikationssystem für unterwegs
c   das Beutelsystem kann in einer Tasche oder einem Rucksack verstaut werden

Bestandteile einer Sondenverstopfung vorzugbeugen. Lufteintritt in den Magen-Darm-Trakt ist unbedingt zu vermeiden: Ablaufsystem und Trichter, bzw. Spritzenzylinder dürfen nicht leerlaufen!

Beobachtung. Während der Nahrungsgabe besteht eine erhöhte Aspirationsgefahr durch Hochwürgen, Erbrechen oder unbemerkte Dislokation der Sonde. Es muss ausgeschlossen werden, dass das Kind sich die Sonde zieht. Die Aspirationsgefahr ist insbesondere bei der kontinuierlichen Nahrungszufuhr gegeben, die eine ständige Aufsicht nahezu unmöglich macht.

Bei jeglicher Veränderung, z. B. Unruhe, Schwitzen, Würgen, Spucken oder Erbrechen, ist der Sondiervorgang vorerst abzubrechen und die Ursache herauszufinden. Es erfolgt eine erneute Überprüfung der Sondenlage.

Bei auftretenden Verdauungsproblemen wie Bauchschmerzen, Völlegefühl, Übelkeit, Erbrechen, Blähungen oder Durchfall ist die Ursache (z. B. eine zu schnelle Nahrungsgabe, zu warme oder kalte Kosttemperatur, Nahrungsunverträglichkeiten, Lufteintritt, ungenügendes Aufstoßen, kontaminierte Sondenkost) herauszufinden und entsprechende Abhilfe zu schaffen.

Merke ⋯ Sicherheit. Um fatale Verwechslungen mit i. v. Infusionen auszuschließen, müssen Applikationssysteme, die der Nahrungsgabe dienen, deutlich als solche gekennzeichnet sein. Zur Nahrungsgabe dürfen keine Infusionspumpen verwendet werden! Die Ernährungspumpe wird bei gleichzeitiger Infusionstherapie auf einem gesonderten Infusionsständer befestigt.

Während der Nahrungsaufnahme kann die Gabe eines Schnullers dem Säugling Zufriedenheit geben, was jedoch der WHO/UNICEF Initiative „Stillfreundliches Krankenhaus" nicht zuwider laufen darf (siehe Abb. 11.10 „10 Schritte zum erfolgreichen Stillen")! Während und nach der Mahlzeit wird ausreichend Gelegenheit zum Aufstoßen gegeben.

Durchspülen der Sonde. Vor und nach der Nahrungsapplikation wird die Sonde mit etwas Tee oder abgekochtem Wasser durchgespült. Auch unbenutzte Sonden werden einmal täglich angespült, um einer Verklebung und Verstopfung vorzubeugen.

Fruchsäurehaltige Flüssigkeit sollte nicht im Sondenschlauch verbleiben, da es zu einer Materialschädigung kommen kann; auch roter Tee ist hierfür nicht geeignet, da zudem eine Assoziation mit Blut naheliegt.

Vitamin-C-haltige Säfte sollten immer gesondert gegeben werden, da die Sondenkost sonst leicht gerinnt. Auch Früchtetees können wegen des Säuregehaltes zum Ausflocken der Kost und einer Sondenverstopfung führen.

Merke ⋯ Sicherheit. Eine verstopfte Sonde darf nie mit Gewalt, z. B. durch hohen Druck oder einen Mandrin, durchgängig gemacht werden! Es besteht die Gefahr einer Sondenperforation mit Flüssigkeitsaustritt, welche je nach Sondenlage zu einer Aspiration oder Verletzungen führen kann.

Lagerung des Kindes. Nach der Sondenmahlzeit wird die aufrechte Körperhaltung noch 20 bis 30 Minuten belassen.

Hochhängen der Sonde. Um Luft entweichen zu lassen, kann zur Entlastung des Magens die Sonde hochgehängt werden. Dafür wird die Sonde geöffnet und an einen Spritzenzylinder angebracht, dessen Kolben zuvor entfernt wurde: Die Öffnung wird durch sterile Kompressen abgedeckt und die Spritze mehrmals täglich durch eine neue ersetzt. Bei einer hochgehängten, geöffneten Sonde besteht eine erhöhte **Aspirationsgefahr!** Das Kind muss sicher gelagert und beaufsichtigt werden.

Merke ⋯ Hygiene. Sondenkost bietet einen günstigen Nährboden für Bakterien und Pilze. Jegliche Kontamination muss vermieden werden!

- ⋯ Händewaschen und die hygienische Händedesinfektion vor jeder Zubereitung der Nahrung und Manipulation am Applikationssystem sind obligat.
- ⋯ Die Einzelportion wird unmittelbar vor der Applikation aus der Flasche entnommen bzw. frisch zubereitet und erwärmt.
- ⋯ Die angebrochene Flasche mit vermerktem Datum und genauer Uhrzeit darf maximal 24 Stunden im Kühlschrank aufbewahrt werden. Reste werden verworfen.
- ⋯ Bei kontinuierlicher Nahrungsgabe ist zu beachten, dass die ungekühlte Nahrung im Applikationssystem am Kind spätestens nach 6 Stunden verworfen werden sollte.
- ⋯ Der Sondenansatz wird mindestens einmal täglich gereinigt, um Verklebungen und einem Keimwachstum vorzubeugen. Hierfür dürfen keine alkoholischen Mittel verwendet werden. Der bei Langzeitsonden abnehmbare Sondenansatz wird bei Bedarf gewechselt.
- ⋯ Die Sondierspritzen werden nach dem Gebrauch (bzw. nach Vorschrift der Hygieneabteilung) entsorgt.
- ⋯ Beutelsysteme werden mit Tee oder abgekochtem Wasser durchgespült und spätestens nach 24 Stunden gewechselt.
- ⋯ Ernährungspumpe und Halteständer werden einmal täglich und bei Bedarf gereinigt.

Medikamentengabe. Der Verabreichungszeitraum richtet sich nach dem Medikament und der speziellen Verordnung. Einer Sondenverstopfung muss vorgebeugt werden: Tabletten werden fein zermörsert und in Flüssigkeit aufgelöst. Zähflüssige Arzneimittel, wie Sirup, werden möglichst mit etwas Flüssigkeit verdünnt.

Vor jeder Medikamentenapplikation wird die Sonde zur Befreiung von Nahrungsresten mit Tee oder abgekochtem Wasser durchgespült und danach vollständig von Medikamentenresten freigespült. Werden mehrere Medikamente zur gleichen Zeit gegeben, muss die Sonde zwischen jedem Medikament freigespült werden.

Merke ⋯≻ Sicherheit. Die Darreichungsform darf nur nach Rücksprache mit einem Arzt oder Apotheker verändert werden, da die Wirkungsweise des Medikamentes sich möglicherweise verändert. Dies betrifft z. B. Kapseln, Retard-Tabletten oder Dragees.

■ **Nachsorge**
Dokumentation. Die Sondenmahlzeit wird in der Pflegedokumentation notiert. Dies schließt den Zeitpunkt und die Dauer der Mahlzeit, Art und Menge der Nahrung, sowie deren Tolerierung, ein. Auftretende Besonderheiten werden dokumentiert, z. B. Menge und Aussehen von Magenrest und wie damit verfahren wurde, auftretende Verdauungsprobleme, Unverträglichkeiten, usw.

Einbeziehung der Eltern ⋯≻ Kinder, die mit einer Sondenernährung nach Hause entlassen werden, müssen während des Klinikaufenthaltes zusammen mit ihren Angehörigen durch das Ernährungsteam (S. 299) im Umgang mit der Sonde und der Ernährungstherpie angeleitet werden. Es wird ein Ernährungsplan erstellt, dessen Sondierzeiten mit dem häuslichen Tagesablauf abzustimmen sind.

Die Bezugsperson muss in folgenden Punkten *sicher* und ausreichend informiert sein:
- ⋯≻ im Legen einer Magensonde: Sondenlänge abmessen, Lagerung des Kindes und Einführen der Sonde, korrekte Überprüfung der Sondenlänge, Fixierung der Sonde;
- ⋯≻ sich der Komplikationen, die im Zusammenhang mit dem Legen und einer liegenden Sonde auftreten können, bewusst sein;
- ⋯≻ Pflegemaßnahmen an Mund- und Nasenschleimhaut durchführen können und deren Notwendigkeit erkennen;
- ⋯≻ Auffälligkeiten beobachten können: Was sind z. B. Anzeichen einer Pilzinfektion in der Mundhöhle?
- ⋯≻ Wissen, wann und in welcher Situation ein Wechsel bzw. die Entfernung der Sonde vorgenommen werden muss;
- ⋯≻ mit einer PEG umgehen und den Verbandwechsel durchführen können: Was sind Anzeichen einer Entzündung?
- ⋯≻ Möglichkeiten der Sondenernährung kennen und die Sondenkost zubereiten können;
- ⋯≻ Nahrungs- und Medikamentenapplikation über die Sonde fachgerecht durchführen können;
- ⋯≻ Komplikationen im Zusammenhang mit der Ernährungstherapie kennen: Was sind mögliche Anzeichen?

Nach wiederholter Anleitung erfolgt die Durchführung der Pflegemaßnahmen so oft, bis die Bezugsperson sich darin sicher ist. Sie muss über die möglichen Komplikationen ausreichend informiert sein. Das Verhalten bei auftretenden Problemen wird besprochen und eine Liste von Ansprechpartnern mit Telefonnummern zusammengestellt. Es muss klar sein, dass bei jeglichen Unsicherheiten, die in der Anfangsphase, aber auch zu jedem anderen Zeitpunkt, auftreten können, mit einer geschulten Person Rücksprache gehalten werden sollte.

Die Organisation der Belieferung und Bestellung des benötigten Materials, wie auch die Sicherstellung der Kostenübernahme durch die Krankenkasse, ist zu gewährleisten.

Die Anleitung der Bezugsperson mit deren aktuellem Wissensstand muss in der Pflegedokumentation ersichtlich sein.

Lese- und Lernservice
Fragen zum Selbststudium

1. Tragen Sie alle möglichen Worte, Redewendungen, usw zusammen, welche mit der Nahrungsaufnahme zu tun haben. Diskutieren Sie deren Bedeutung v. a. in Bezug auf Inhalte, welche in unserer Wortwahl zum Ausdruck kommen: z.B. welche Unterschiede bestehen in der Verwendung des Wortes Nähren gegenüber Füttern? Welche Assoziationen liegen nahe?
2. Diskutieren Sie den Einfluss aktueller Entwicklungen und zukünftiger Trends im Gebiet der *Gentechnik* auf die oben skizzierten beeinflussenden Faktoren (s. S. 270 f)! Entwickeln Sie dazu Szenarien und recherchieren Sie neueste Forschungsprojekte, politische Richtlinien diverser Länder/Ländergemeinschaften, wie auch ethische Stellungnahmen verschiedener Interessengruppen/Vereinigungen.
Hier ein exemplarisches Szenario: Eine in Nordamerika vorkommende Fischart (der Winterflunder) zeichnet sich durch seine Widerstandsfähigkeit gegenüber extremer Wintertemperaturen aus (indem er ein Protein produziert, das die Bildung von Eisnadeln herabsetzt). Wenn das dafür verantwortliche Gen in diverse Obst- und Gemüsearten eingebracht wird, würden diese keinen Schaden durch Frost nehmen. Was sind die ethischen Implikationen? Wie würden Vegetarier oder Veganer dazu stehen?
3. Wie stehen Sie zum Stillen? Wie sind Ihre innere Einstellung und Gefühle?
Lesen Sie nun Resolution 43.3 der WHO von 1990 (Fleischer Michaelsen et al., 2000), in welcher ex-

plizit die *Schlüsselrolle* von Gesundheitspersonal, insbesondere Pflegepersonen und Hebammen, zum Schutz, zur Förderung und Unterstützung des Stillens hervorgehoben ist! Werden Sie sich dieser Schlüsselrolle bewußt! Was sind die Implikationen? Wie würde sich eine negative Einstellung verbal und nonverbal auf den Stillwunsch einer Mutter auswirken? Wie auf eine unsichere Mutter? In welchem Licht würde sie die Professionalität sowohl der Pflegeperson, als auch der Einrichtung, erscheinen lassen?

Betrachten Sie nun erneut die vorherigen Ergebnisse Ihrer Diskussion. Im Pflegealltag kommt es vor, dass innere Einstellung und Gefühle in Konflikt mit der Berufspraxis geraten. Es ist ein Zeichen von Professionalität und ethischer Verantwortlichkeit, derartige Diskrepanzen zu erkennen und Hilfe zu suchen, z. B. in Form von Supervision (entsprechende Strukturen sollten in jeder Einrichtung vorhanden sein!).

4. Was gehört in den Rahmen einer Ernährungsanamnese? Üben Sie anhand von Rollenspielen verschiedene Szenarien, z. B. Kind und Angehörige eines bestimmten Kulturkreises, stillende Mutter, pflegebedürftiges Kind mit speziellen Vorlieben und Gewohnheiten, etc.
5. Warum ist Muttermilch die optimale Ernährung für den Säugling? Üben Sie ein Beratungsgespräch anhand eines Rollenspiels!
6. Welche Nahrungsmittel werden nach der „Optimierten Mischkost" reichlich, mäßig und welche sparsam verzehrt und warum?
7. Warum ist die interdisziplinäre Zusammenarbeit durch ein Ernährungsteam, insbesondere in der Neuropädiatrie, erstrebenswert? Formulieren Sie einen Pflegeplan anhand eines Fallbeispiels!
8. Diskutieren Sie was es bedeutet, eine Sonde gelegt zu bekommen und darüber ernährt zu werden?
9. Welche Inhalte umfasst die Anleitung von Angehörigen für die Sondenernährung zu Hause? Üben Sie die Anleitungssituation in Form von Rollenspielen!

Verwendete Literatur

Aktionsgruppe Babynahrung (Hrsg.): Stillen, Schutz, Förderung und Unterstützung: Die besondere Rolle des Gesundheitspersonals. Aktionsgruppe Babynahrung e.V., Aachen 1990

Arbeitsgemeinschaft Adipositas im Kindes- und Jugendalter: Leitlinien. Http://www.a-g-a.de/Leitlinien/leitlinien.html Stand 02/2001

Bayha, U., S. Roddewig-Rother: Essen über Sonde. Kinderkrankenschwester 1 (1991) 8 – 9

Borker, S.: Gewissenskonflikte beim Essenreichen. Pflege und Gesellschaft 1 (1996) 14 – 16

Bowden, V. R., S. B. Dickey, C. Smith Greenberg: Children and Their Families: The Continuum of Care. W. B. Saunders Company, Philadelphia 1998

Brunner, L. S., D. S. Suddarth: The Lippincott Manual of Paediatric Nursing. 3rd ed. Chapman & Hall, London 1991

Dammann, R. (Hrsg.): Öko-Test Ratgeber Kleinkinder. Rowohlt, Hamburg 1993

Deutsche Gesellschaft für Ernährung (Hrsg.): Empfehlungen für die Nährstoffzufuhr. 2. korr. Nachdruck d. 5. Überarbeitung 1991. Umschau, Frankfurt/Main 1995

Dewey, K. G., M. J. Heinig, L. A. Nommsen, J. M. Peerson, B. Lönnerdal: "Growth of Breast-Fed and Formula-Fed Infants From 0 to 18 Months: The DARLING Study". Pediatrics, 89 (6): 1035 – 1041, 1992

Dewey, K. G., M. J. Heinig, L. A. Nommsen, J. M. Peerson, B. Lönnerdal: "Breast-Fed Infants are leaner than Formula-Fed Infants at 1 y of Age: The DARLING study". American Journal of Clinical Nutrition, 57: 140 – 145, 1993

Fleischer Michaelsen, K., L. Weaver, F. Brance, A. Robertson: Feeding and Nutrition of Infants and Young Children: Guidelines for the WHO European Region, with emphasis on the former Soviet Countries. WHO Regional Publications, European Series, No 87, Copenhagen 2000

Fördergesellschaft Kinderernährung e.V. (Hrsg.): Empfehlungen für die Ernährung von Mutter und Kind. Forschungsinstitut für Kinderernährung Dortmund, Dortmund 1993

Fördergesellschaft Kinderernährung e.V. (Hrsg.): Empfehlungen für die Ernährung von Klein- und Schulkindern. Forschungsinstitut für Kinderernährung Dortmund, Dortmund 1994 a

Fördergesellschaft Kinderernährung e.V. (Hrsg.): Empfehlungen für die Ernährung von Säuglingen. Forschungsinstitut für Kinderernährung Dortmund, Dortmund 1994 b

Fördergesellschaft Kinderernährung e.V. (Hrsg.): Empfehlungen für das Frühstück. Forschungsinstitut für Kinderernährung Dortmund, Dortmund 1994 c

Foster, R. L. R., M. M. Hunsberger, J. J. T. Anderson: Family-Centred Nursing Care of Children. W. B. Saunders Company, Philadelphia 1989

Fresenius (Hrsg.): Fresenius Home Care. Pflegestandard ambulante enterale Ernährungstherapie. Fresenius AG, Bad Homburg 1995 a

Fresenius (Hrsg.): Praxis der Enteralen Ernährung. Fresenius AG, Bad Homburg 1995 b

Hebammengemeinschaftshilfe e.V. (Hrsg.): Erfolgreiches Stillen. rufdruck, Karlsruhe 1995

Juchli, L.: Pflege. Praxis und Theorie der Gesundheits- und Krankenpflege. 7. Aufl. Thieme, Stuttgart 1994

Kersting, M.: Die Lebensmittelgesetzgebung der EG und die Kinderernährung in Deutschland. Teil 1: Grundlagen, Richtlinien über Milchnahrungen für Säuglinge. Ernährungs-Umschau, 47 (Heft 10): 382 – 386, 2000 a

Kersting, M.: Die Lebensmittelgesetzgebung der EG und die Kinderernährung in Deutschland. Teil 2: Richtlinien über Beikost. Ernährungs-Umschau, 47 (Heft 11): 437 – 441, 2000 b

Lothrop, H.: Das Stillbuch. 21. Aufl. Kösel, München 1996

Roper, N., W. W. Logan, A. J. Tierney: The Elements of Nursing. 4th ed. Churchill Livingstone, Edinburgh 1996

Schalch, F.: Schluckstörungen und Gesichtslähmung. 4., überarb. Aufl. Gustav Fischer, Stuttgart 1994

Schönberger, W.: Kinderheilkunde. Gustav Fischer, Stuttgart 1992

Vincent, P.: Feeding our Babies: Exploring Traditions of Breastfeeing and Infant Nutrition. Hochland & Hochland Ltd 1999

Vollmer, G., G. Josst, D. Schenker, W. Sturm, N. Vreden: Lebensmittelführer, Bd. 1 u. 2. 2. neubearb. Aufl. Thieme, Stuttgart 1995

Wachtel, U., R. Hilgarth: Ernährung und Diätetik in Pädiatrie und Jugendmedizin, Bd. 1: Ernährung, Thieme, Stuttgart 1994

Wachtel, U., R. Hilgarth: Ernährung und Diätetik in Pädiatrie und Jugendmedizin, Bd. 2: Diätetik. Thieme, Stuttgart 1995

Wong, D. L.: Whaley & Wong's Essentials of Pediatric Nursing. 5th ed. Mosby, St. Louis 1997

Wong, D. L.: Wong & Whaley's Nursing Care of Infants and Children. 6th ed. Mosby, St. Louis 1999

Wong, D. L.: Wong & Whaley's Clinical Manual of Pediatric Nursing. 4th ed. Mosby, St. Louis 1996

Kontaktadressen

Aktion „Muttermilch – ein Menschenrecht"
Rempartstraße 8, 79098 Freiburg
Tel.: 07 61/6 21 28

Aktionsgruppe Babynahrung e. V. (AGB)
Untere Masch-Straße 21, 37073 Göttingen
Tel.: 05 51/53 10 34, Fax: 05 51/53 10 35

Berufsverband Deutscher Laktationsberaterinnen (BCLC) e. V.
Saarbrückener Str. 157, 38116 Braunschweig
Tel.: 05 31/2 50 69 90, Fax: 05 31/2 50 69 91
http://www.bdl-stillen.de

Bundesforschungsanstalt für Ernährung
Haid-und-Neu-Str. 9, 76131 Karlsruhe
Tel.: 07 21/66 25 – 0, Fax: 07 21/66 25 – 1 11
http://www.bfa-ernaehrung.de/

Deutsche Gesellschaft für Ernährung (DGE) e. V.
Godesberger Allee 18, 53175 Bonn
Tel.: 02 28/3 77 66 00
http://www.dge.de

Deutsches Institut für Ernährungsforschung
Arthur-Scheunert-Allee 114 – 116, 14558 Bergholz-Rehbrücke
Tel.: 03 32 00/88 – 0, Fax: 03 32 00/88 – 4 44
http://www.dife.de

Deutsches Institut für Ernährungsmedizin und Diätetik
Weiherstraße 5, 91484 Sugenheim
Tel.: 02 41/6 08 08 30, Fax: 02 41/6 08 08 34
http://www.ernaehrungsmed.de

Deutsches Komitee für UNICEF e. V.
Initiative „Stillfreundliches Krankenhaus"
Höninger Weg 104, 50969 Köln
Tel.: 02 21/9 36 50 – 0, Fax: 02 21/9 36 50 – 2 79

Forschungsinstitut für Kinderernährung (FKE)
Heinstück 11, (Brünninghausen), 44225 Dortmund
Tel.: 02 31/79 22 10 – 0, Fax: 02 31/7 15 81
http://fke-do.de/

Fresenius Kabi Deutschland GmbH
Marktbereich Enterale Ernährung
Else-Kröner-Str. 1, 61352 Bad Homburg v. d. H.
Tel.: 0 61 72 – 6 86 – 82 00

La Leche Liga Deutschland e. V.
Postfach 65 00 96, 81214 München
Tel.: 0 68 51 – 25 24
http://www.lalecheliga.de/

Robert-Koch-Institut
Nationale Stillkommission
General-Pape-Straße 63, 12101 Berlin
Tel.: 0 30/7 80 07 – 3 28, Fax: 0 30/86 10 36

Thomashilfen für Pflege und Alltag
Walkmühlenstr. 1, 27432 Bremervörde
Tel.: 0 47 61/88 60

Verein zur Förderung der WHO/UNICEF- Initiative „Stillfreundliches Krankenhaus" (BFHI)
Tel.: 02 21 – 9 36 50 – 2 82
http://www.stillfreundlich.de

Internetadressen

http://www.adiz.de
Allergie-Dokumentations- und Informations-Zentrum (ADIZ)

http://www.aid-online.de
aid (Auswertungs- und Informationsdienst für Ernährung, Landwirtschaft und Forsten)

http://www.a-g-a.de/
Arbeitsgemeinschaft Adipositas im Kindes und Jugendalter

http://www.agv.de
Arbeitsgemeinschaft der Verbraucherverbände e. V.

http://www.jodmangel.de
Arbeitskreis Jodmangel

http://www.bzga.de
Bundeszentrale für gesundheitliche Aufklärung

http://www.ernaehrung.de
DBInet, deutsches Ernährungsberatungs- und Informationsnetz

http://www.bll-online.de
Der Bund für Lebensmittelrecht und Lebensmittelkunde e. V.

http://www.ernaehrungsnetz.de
Ernährungsnetz

http://www.uni-giessen.de/nutriinfo
Informations- und Dokumentationsstelle am Institut für Ernährungswissenschaft der Universität Gießen

http://www.margarine-institut.de
Margarine – Institut für gesunde Ernährung

12 Ausscheiden

Heidrun Beyer

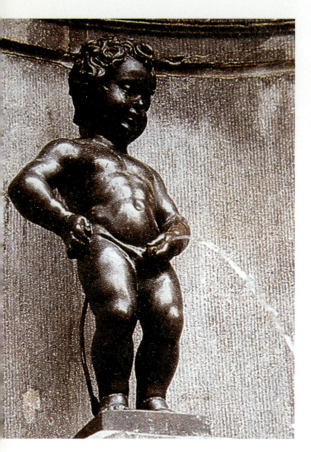

ons- und Defäkationsstörungen durch insuffiziente Ausscheidungsorgane oder veränderte Lebensgewohnheiten in Form von Bewegungsmangel und geringer Flüssigkeitsaufnahme auftreten. Eine Stuhl- oder Harninkontinenz kann aus Angst vor Bloßstellung zu sozialer Isolation und bei zusätzlichen Beeinträchtigungen zum Verlust der Selbständigkeit führen.

Abhängigkeit und Unabhängigkeit. Ob ein Mensch während seiner Lebensspanne die Urin- und Stuhlausscheidung ohne fremde Hilfe verrichten kann, ist nicht allein vom Alter und dem Entwicklungsstand abhängig. Eine Verrichtung der Miktion oder Defäkation ohne fremde Hilfe wird entscheidend durch intakte Ausscheidungsorgane, ein leitungsfähiges Nervensystem und einen funktionierenden Bewegungsapparat mitbeeinflusst, der den selbständigen Gang zur Toilette ermöglicht.

Während bestimmter Lebensabschnitte ist es für uns natürlich, dass Menschen bei der Verrichtung der Ausscheidung ganz oder teilweise von fremder Hilfe abhängig sind. Nach Erreichen eines bestimmten Reifungsprozesses sollten sie jedoch von fremder Hilfe unabhängig sein, sofern sich nicht die Lebenssituation durch Erkrankung oder Unfall geändert hat.

Ein vorrangiges Ziel in der Betreuung von Menschen mit Ausscheidungsproblemen muss es daher sein, eine weitgehende Unabhängigkeit zu erreichen, um Schulbesuche, Berufsausübung und Freizeitgestaltung zu ermöglichen, damit soziale Kontakte und eine Steigerung der Lebensqualität ermöglicht werden.

12.1 Bedeutung

Die Ausscheidung ist für jeden Menschen, unabhängig von seinem Alter, eine tägliche Notwendigkeit, der er sich nicht entziehen kann, auch wenn ihm Ort und Zeitpunkt nicht gelegen kommen. Um diesem Bedürfnis ungestört nachkommen zu können, suchen die Menschen in der Regel ein „stilles Örtchen" auf. Die Häufigkeit der Urin- und Stuhlentleerungen ist sehr individuell und von verschiedenen Faktoren abhängig.

Lebensspanne. Das Ausscheidungsverhalten verändert sich vom Zeitpunkt der Geburt bis zum Tod eines Menschen.

Bei einem Säugling erfolgt die Miktion und Defäkation unwillkürlich. Die Kontrolle der Ausscheidung wird im Kleinkindalter mit viel Geduld von Seiten der Eltern und des Kindes erlernt, sofern keine Fehlbildungen oder psychischen Störungen vorliegen.

Nach einer langen Phase der kontrollierten Urin- und Stuhlausscheidung können dann im Alter Mikti-

Umgang mit Ekelgefühlen

Durch Kontakt mit Ausscheidungen wird das Pflegepersonal sehr häufig mit Ekelgefühlen konfrontiert. Befragungen von Christiane Sowinski in ihrer Studie über den „Stellenwert der Ekelgefühle im Erleben des Pflegepersonals" haben ergeben, dass die dreißig befragten Pflegepersonen am Anfang ihrer Berufstätigkeit Probleme im Umgang mit Stuhl und Urin hatten, diese sich jedoch im Laufe der Zeit durch Gewöhnung verringerten. Große Ekelgefühle beobachteten die Befragten an sich im Zusammenhang mit Sputum und Erbrochenem. Am Unangenehmsten war für sie der Umgang mit großen, tiefen Wunden z. B. Dekubitus. Hierbei fand keine Gewöhnung statt.

Dies zeigt, dass Ekelgefühle nicht allein durch Ausscheidungsprodukte des Körpers hervorgerufen werden, sondern auch andere Ursachen dafür auslösend sein können. Es wird vermutet, dass im Unterbewusstsein der Menschen die Abscheu vor dem Zerfall und der Verwesung und somit die Angst vor dem eigenen Tod die Ekelgefühle hervorrufen.

Intensität des Ekelgefühls. Sie ist bei den Menschen recht unterschiedlich ausgeprägt und von der Beziehung zu dem Kind sowie von dem eigenen Befinden der Pflegeperson abhängig. Ausscheidungen von Säuglingen erregen in der Regel keine Ekelgefühle, anders verhält es sich dagegen bei Kindern und Jugendlichen. Befragte Pflegepersonen berichten, dass anfangs die Ekelgefühle stärker waren, sich aber im Verlauf der Arbeitsjahre verringert haben.

Beim Pflegepersonal bewirken Ekelgefühle Abwehr und Abwendung vom Gegenstand des Ekels und damit von der zu pflegenden Person, was zu Ambivalenzkonflikten, verbunden mit Schuldgefühlen, führen kann. Haben sie sich doch bei ihrer Berufswahl den nahen Kontakt mit den Kindern und Jugendlichen gewünscht und nun müssen sie erleben, dass während bestimmter Pflegeverrichtungen diese negativen Gefühle auftreten, für die sie sich häufig schämen.

Eingestehen von Ekelgefühlen. Es ist wichtig, dass sich die Pflegenden bereits bei Beginn der beruflichen Laufbahn mit Ekelgefühlen beschäftigen und sie sich diese auch eingestehen. Auch ein Austausch zwischen den Kollegen kann dabei sehr hilfreich sein, denn es wird dadurch die Erkenntnis gewonnen, dass man doch mit seinen Empfindungen nicht allein dasteht. In Ausnahmesituationen, wenn sich die Pflegeperson einmal nicht wohl fühlt, kann sie eine Kollegin bitten, ihr behilflich zu sein.

Ehrliches und offenes Verhalten den Patienten gegenüber. Um die Würde des zu pflegenden Kindes und Jugendlichen nicht zu verletzen, sollte die Pflegeperson ein ehrliches und offenes Verhalten zeigen und nicht die Nase rümpfen und sagen, dass es überhaupt nicht schlimm ist. Die Äußerungen der Pflegeperson sollten mit der Mimik und Gestik übereinstimmen, damit für die Betroffenen die Situation nicht unerträglich ist. Hilfreich ist dabei, sich vorzustellen, wie es einem selbst in der Situation des Betroffenen gehen würde und welches Verhalten einem am angenehmsten wäre. Ungezwungenheit ist sicher die beste Lösung, was mit wenigen Beispielen verdeutlicht werden soll.

Beispiel: Die Pflegeperson kommt in das Zimmer und sagt zu dem Kind, das gerade auf dem Steckbecken Stuhl entleert hat:
- „Ich mach erst einmal, wenn es dir recht ist, das Fenster kurz auf, damit die Luft im Zimmer wieder frisch ist."
- „Dir und mir ist das auch nicht angenehm, aber da müssen wir durch. Gleich haben wir es beide geschafft."

Die Pflegeperson kann sich und das Kind auch ablenken, indem sie sich eingehend mit ihm unterhält. Die Äußerungen der Pflegeperson dem Kind oder Jugendlichen gegenüber sollten sich an der Situation orientieren. Für Kind und Pflegeperson ist es auch hilfreich, wenn sich beide sympathisch sind. Häufig wünschen sich Kinder deshalb für bestimmte Pflegemaßnahmen auch ihre Lieblingsschwester.

12.2 Beeinflussende Faktoren

Körperliche Faktoren. Das Ess- und Trinkverhalten sowie körperliche Betätigung haben einen sehr entscheidenden Einfluss auf die Urin- und Stuhlentleerung und somit auf den Gesundheitszustand. Kinder werden diesbezüglich in großem Ausmaß von ihrer Umgebung geprägt, sodass sie häufig das gleiche Fehlverhalten der Eltern nachahmen, indem sie sich ungesund ernähren und sich sportlich wenig betätigen.

Psychologische Faktoren. Emotionale Regungen wie Aufregung, Angst und Depression wirken sich auf die Häufigkeit der Miktion und Defäkation individuell ganz unterschiedlich aus. Die meisten Menschen kennen das Gefühl der Prüfungsangst und ihre Auswirkungen auf die Blase oder den Darm. Kinder mit psychischen Problemen, z.B. nach der Geburt eines Geschwisterkindes, Verlust von Angehörigen, Krankenhausaufenthalten u.a., reagieren sehr häufig auf veränderte Lebenssituationen mit Einnässen oder evtl. sogar mit Einkoten.

Soziokulturelle Faktoren. Das Kind wird bezüglich seines Schamverhaltens ganz entscheidend durch die Erziehung geprägt, die wiederum ihre Wurzeln in der Kultur und Religion hat. In islamischen Ländern, wo der Intimbereich eine noch größere Tabuzone darstellt als in den westlichen Ländern, ist daher das Schamgefühl und Schamverhalten häufig noch ausgeprägter. Ein verstärktes Schamverhalten kann unter Umständen die Ursache für einen willentlich unterdrückten Harn- oder Stuhldrang sein, sofern die Möglichkeit einer ungestörten Entleerung nicht gegeben ist. Als Folgen können dann eventuell Harnwegsinfektionen oder in Wiederholungsfällen Darmträgheit mit Obstipation auftreten.

Umgebungsabhängige Faktoren. Unsaubere oder außerhalb des Wohnbereiches befindliche Toiletten können dazu beitragen, dass der Urin- oder Stuhldrang längere Zeit willentlich unterdrückt wird. Auch spielende Kinder oder stark beschäftigte Erwachsene ignorieren häufig diese Bedürfnisse, sodass die umgebungsabhängigen Faktoren die Ursache für gesundheitliche Schäden sein können.

Wirtschaftspolitische Faktoren. Infektiöse Darmerkrankungen werden durch wirtschaftliche Faktoren eines Landes in starkem Maße mitbeeinflusst, da das Gesundheitssystem sehr entscheidend dazu beiträgt, das Auftreten von Epidemien zu verhindern. Dazu gehört unter anderem die Überwachung von Lebensmitteln, Restaurants und Personal, sodass in den reichen Industrieländern das Auftreten von infektiösen Darmerkrankungen eine untergeordnete Rolle spielt.

In der dritten Welt sind dagegen sanitäre Einrichtungen, ein funktionierendes Abwassersystem und eine ausreichende Trinkwasserqualität häufig nicht vorhanden. Die Aufklärung zur Einhaltung der Hygiene wird meist völlig vernachlässigt, sodass in besonderem Maße Kinder und abwehrgeschwächte ältere Menschen an Durchfällen erkranken.

12.3 Beobachten und Beurteilen der Urinausscheidung

Urin wird in beiden Nieren von ca. zwei Millionen Nephronen produziert, anschließend über die ableitenden Harnwege transportiert und im Bereich der Harnröhrenmündung ausgeschieden. Die Hauptaufgaben der Nephronen bestehen in der Filtration des Blutes, Rückresorption von Stoffen wie Wasser, Elektrolyte, Glukose u. a. sowie der Regulierung des Säure-Basen-Haushaltes. Die Aufgabe der ableitenden Harnwege besteht im Transport des Endharns, der sich zu 95% aus Wasser, Salzen und im Wesentlichen aus den Abbauprodukten des Eiweißstoffwechsels, der Harnsäure, des Kreatinins und des Harnstoffes zusammensetzt.

Kann die Niere aufgrund einer Insuffizienz ihren vielfältigen Aufgaben nicht mehr nachkommen, so treten die harnpflichtigen Stoffe in das Serum über und können in schwerwiegenden Fällen zu einer Harnvergiftung, einer Urämie führen, die ohne Dialysebehandlung ein Leben unmöglich macht.

12.3.1 Physiologische Urinausscheidung

In **Tab. 12.1** werden die Kriterien zur Beobachtung der physiologischen Urinausscheidung, wie z. B. Farbe, Durchsichtigkeit und Geruch, dargestellt.

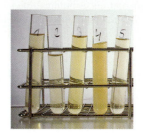

Abb. 12.1 ⇢ Verschiedene Urinfarben

Tabelle 12.1 ⇢ Kriterien zur Beobachtung der Urinausscheidung mit physiologischen Abweichungen

Beobachtung des Urins		Abweichungen durch physiologische Ursachen
Farbe	hellgelb	⇢ Blassgelb bei hoher Flüssigkeitsaufnahme (Abb. 12.1) ⇢ Dunkelgelb bei geringer Flüssigkeitszufuhr (Abb. 12.1) ⇢ Rot gefärbter Niederschlag bei Säuglingen durch Ausfällung von Harnsäuresalzen und Uroerythrin sichtbar durch rötlichen Hof in der Windel (Ziegelmehlsediment) ⇢ rötlich durch rote Rüben ⇢ leuchtend Gelb durch Vitamin B
Durchsichtigkeit	klar	⇢ durch längeres Stehen kann bei einem konzentrierten oder sauren Urin eine leichte Trübung auftreten
Reaktion (Wasserstoffionenkonzentration = pH)	pH-Wert 5–6	⇢ pH: alkalisch 7–8, bei pflanzlicher Kost ⇢ pH: sauer = bei eiweißreicher Kost
Gewicht	1015–1025	s. „Messende Verfahren", S. 332
Geruch	unauffällig, nicht unangenehm	⇢ durch langes Stehen nach Ammoniak = scharfer Geruch ⇢ Veränderungen durch Nahrungsmittel, z. B. durch Spargel, Kaffee usw.
Tägliche Menge: sie richtet sich nach dem Alter der Kinder und der Flüssigkeitsmenge	⇢ Neugeborene: 20–40 ml ⇢ Säuglinge: bis 500 ml ⇢ Kinder unter 8 Jahren: bis 1000 ml ⇢ Kinder über 8 Jahren: bis 1200 ml ⇢ Erwachsene: bis 2000 ml	⇢ geringe Trinkmengen führen zu niedrigen Urinausscheidungen ⇢ eine hohe Flüssigkeitszufuhr führt zu großen Ausscheidungsmengen ⇢ zusätzlich muss der Flüssigkeitsverlust über Atmung und Haut mitberücksichtigt werden; bei starkem Schwitzen durch Sport oder hohen Temperaturen kann die Urinausscheidung verringert sein
Anzahl der täglichen Miktionen: die Miktionen erfolgen willkürlich im Strahl und sind schmerzlos	⇢ Neugeborene: anfangs 1- bis 2-mal ⇢ 1. Lebenswoche: 6- bis 8-mal ⇢ Säuglinge: bis 25-mal ⇢ Schulkinder 6- bis 8-mal ⇢ Erwachsene: 4- bis 6-mal	⇢ die Häufigkeit der Miktionen ist vom Entwicklungsstand abhängig, d. h. ob der Harndrang willkürlich gesteuert werden kann oder nicht, ⇢ den Trinkmengen ⇢ sowie der Blasenkapazität

12.3.2 Pathologische Abweichungen

Veränderungen bei der Urinausscheidung durch pathologische Ursachen beschreibt **Tab. 12.2**.

Dokumentation. Urinentleerungen werden bei Neugeborenen häufig mit einem „x" vermerkt. Außerdem müssen angeordnete Flüssigkeitsbilanzierungen im Dokumentationssystem eingetragen werden.

Weiterhin werden in der Patientendokumentation Katheterisieren der Harnblase sowie diagnostische Maßnahmen, z. B. Laboruntersuchungen u. a. vermerkt.

12.3.3 Individuelle Situationseinschätzung

Um den Urin und die Miktion beurteilen zu können, ist es wichtig, von den Angehörigen diesbezüglich Informationen zu erhalten. Bei der Aufnahme sollten deshalb gezielt Fragen zur Ausscheidung gestellt werden:

- Ist das Kind tagsüber sauber?
- Trägt das Kind nachts Windeln?
- Muss es nachts auf die Toilette?
- Geht es allein zur Toilette?
- Welche Trinkgewohnheiten hat das Kind?
- Wie äußert sich das Kind, wenn es Wasserlassen möchte?

Tabelle 12.2 ⇢ Veränderungen des Urins durch pathologische Ursachen

Farbe	⇢ bierbrauner Urin durch Bilirubin, ein Bestandteil der Gallenfarbstoffe, bei einer Hyperbilirubinämie, Hepatitis usw. ⇢ fleischwasserfarben bis rot durch Blut bei einem Harnwegsinfekt, Harnsteinen usw. Sichtbares Blut im Urin wird als Makrohämaturie bezeichnet. Von einer Mikrohämaturie wird gesprochen, wenn das Blut nur durch spezielle Untersuchungen nachgewiesen werden kann. ⇢ blassgelb bis wasserhell bei Diabetes mellitus und Diabetes insipidus; bei Diabetes mellitus ist trotz der hellen Farbe das spezifische Gewicht durch die Glucose hoch!
Durchsichtigkeit	⇢ trüb und undurchsichtig durch Eiweiß und Eiter bei massiven Harnwegsinfektionen; Eiweiß im Urin wird als Proteinurie und eitriger Urin als Pyurie bezeichnet
Reaktion	⇢ saurer Urin bei Fieber, diabetischer Azidose und Tumorzerfall usw. ⇢ durch Zellzerfall nach zytostatischer oder Strahlentherapie kann der Urin sehr sauer sein, d. h. pH 4–5, es besteht die Gefahr einer Nierenschädigung durch Harnsäure
Geruch	⇢ unangenehmer und veränderter Geruch nach Ammoniak und Schwefelwasserstoff; übelriechender Urin weist auf eine bakterielle Harnwegsinfektion hin ⇢ Obstkellergeruch bei Coma diabeticum durch Keton im Urin, was als Ketonurie bezeichnet wird (S. 626)
Miktionsstörungen: (Menge, Häufigkeit, Zeitpunkt u. a.)	⇢ **Polyurie** ist die Bezeichnung für eine vermehrte Urinausscheidung, z. B. bei Diabetes mellitus und Diabetes insipidus ⇢ **Oligurie** bedeutet eine verminderte Urinausscheidung, hervorgerufen durch Fieber, Erbrechen, Durchfall u. a. ⇢ **Anurie** liegt vor, wenn die Harnproduktion fehlt; sie führt zur Urämie, da Stoffwechselprodukte nicht ausgeschieden werden können. Ursache: Schock mit Nierenversagen u. a. ⇢ **Nykturie** bedeutet häufiges nächtliches Wasserlassen; die Urinmenge ist nachts größer als tagsüber, was z. B. bei Herz- und Nierenerkrankungen beobachtet werden kann ⇢ **Pollakisurie** ist die Bezeichnung für häufiges Wasserlassen von sehr kleinen Urinmengen bei Harnwegsinfektionen; die Urinmenge über 24 Std. kann dabei normal sein ⇢ **Dysurie** ist eine schmerzhafte Miktion; bei der häufig nur tropfenweise Harn entleert wird; Vorkommen: bei Harnwegsinfektionen, postoperativ durch Sphinkterspasmus und nach Entfernen des Blasendauerkatheters u. a. ⇢ **Harnretention** liegt vor, wenn die gefüllte Blase nicht entleert werden kann, die Ursache ist eine Abflussbehinderung, die z. B. durch Steine hervorgerufen wird; das Harnverhalten kann aber auch durch neurogene Störungen hervorgerufen werden ⇢ **Harninkontinenz** oder Harnträufeln ist das Unvermögen, den Urin willkürlich zurückzuhalten, z. B. bei neurogenen Blasenentleerungsstörungen
Spezifisches Gewicht	⇢ **Isosthenurie** ist eine Harnstarre, die bei einem Nierenversagen beobachtet werden kann. Da das Konzentrationsvermögen der Nieren stark herabgesetzt ist, beträgt das spezifische Gewicht daher konstant 1010–1012 ⇢ **Hypersthenurie** ist die Bezeichnung für ein übermäßig hohes spezifisches Gewicht, eine massive Glukose- oder Eiweißausscheidung führt zu einem hohen spezifischen Gewicht bei normaler bis erhöhter Flüssigkeitsmenge und hellgelbem Urin

12.4 Pflegemaßnahmen zur Urinausscheidung

12.4.1 Physiologische Nieren- und Harnableitungsfunktion

Eine störungsfreie Entwicklung und eine gesunde Lebensführung beeinflussen sehr entscheidend das Miktionsverhalten eines Kindes sowie die Funktionsfähigkeit der Nieren und ableitenden Harnwege. Es sollte daher von Seiten des Pflegepersonals Ziel aller gesundheitsfördernden Pflegemaßnahmen sein, die Kinder und Eltern zu informieren und zu motivieren, alle notwendigen prophylaktischen Maßnahmen zur Gesunderhaltung durchzuführen. Dazu gehört das reichliche Trinken, um die Nieren und ableitenden Harnwege gut durchzuspülen, sowie eine sorgfältige und fachrichtige Intimpflege, damit die Entstehung von Harnwegsinfektionen vermieden wird.

Besteht die Neigung zu Harnsteinen, so müssen wichtige Regeln beachtet und diätetische Maßnahmen zur Rezidivprophylaxe durchgeführt werden (S. 653). Eltern sollten auch Hilfestellungen durch Beratung erhalten, wenn ihre Kinder nach dem fünften Lebensjahr noch einnässen, damit die Ursache abgeklärt und die Störung behoben werden kann (S. 725).
Sauberkeitsgewöhnung. Sie beginnt in der Regel im zweiten bis dritten Lebensjahr, wenn das Kind eine Blasenfüllung oder einen Stuhldrang wahrnimmt. Die Sauberkeitsgewöhnung sollte nicht zu früh einsetzen, da das Sauberwerden ein Entwicklungsprozess ist, für den neben körperlichen Fähigkeiten auch seelische Faktoren vorhanden sein müssen. Eine zu früh und unter Druck einsetzende Sauberkeitserziehung kann evtl. zu Störungen in der Entwicklung führen. Daher ist es sehr wichtig, das Kind nicht zu drängen, sondern selbst entscheiden zu lassen, wann es auf den Topf oder die Toilette gehen möchte.

Häufig meldet sich das Kind, wenn es Urin- oder Stuhldrang verspürt, da es gelernt hat, dass ein feuchtes Windelpaket unangenehm ist. Leider ist es aber oft zu spät, denn es kann sein Bedürfnis bis zur Toilette nicht mehr zurückhalten. In diesem Fall sollten die Eltern nicht mit Schimpfen oder gar Strafen reagieren. Die Kinder haben selbst den Wunsch groß und selbständig zu werden und schaffen es individuell früher oder etwas später problemlos, sofern keine organischen oder psychischen Schäden vorliegen. Ist dann das große oder kleine Geschäft erfolgreich im Topf, so sollte das Kind gelobt werden. Vor allen Dingen sollten die Eltern Freude über das „Geschenk" zeigen.

Es wird abgeraten, die Flüssigkeitsmenge am Abend zu reduzieren, da dies zu gesundheitlichen Schäden führen kann. Sind die Kinder tagsüber sauber, so kann ihnen anfangs nachts noch eine Windel angezogen werden. Dies sollte jedoch nicht zu lange Zeit geschehen, da die Kinder nicht motiviert werden, auch nachts trocken zu bleiben.

Die Eltern sollten auch dahingehend informiert werden, dass die neuen Höschenwindeln, die sich selbst im nassen Zustand noch trocken anfühlen, den Kindern das Wahrnehmen einer nassen Windel erschweren. Es wird daher empfohlen, Baumwollwindeln oder -tücher einzulegen oder auf die Windelpackung zu verzichten, um die Ausscheidungswahrnehmung zu fördern.

Ist ein Kind längere Zeit sauber, so kann in besonderen Ausnahmesituationen durch Krankenhausaufenthalt, Geburt eines Geschwisterkindes u.a. erneutes Einnässen auftreten, das in der Regel von selbst wieder verschwindet. Kinder mit fünf Jahren, die primär inkontinent sind, d.h. niemals sauber waren, und ältere Kinder, die nach einer trockenen Phase wieder einnässen, müssen einem Arzt vorgestellt werden, damit die Ursache abgeklärt und eine Kontinenz durch eine individuelle Behandlung erreicht werden kann (S. 725). In der Regel sind Kinder mit drei Jahren sauber, wobei die Stuhlausscheidung früher beherrscht wird.

12.4.2 Hilfestellung zur physiologischen Urinausscheidung

■ **Anregen der Miktion**
Dabei können folgende Maßnahmen hilfreich sein:
- Ein Anregen der Miktion kann erfolgen, indem die Kinder die Möglichkeit erhalten, sich im Bett aufzusetzen, da die sitzende Position die Miktion häufig erleichtert. Hilfreich ist es, wenn man sie anschließend eine Weile allein lässt, damit sie sich nicht gedrängt fühlen.
- Ein laufender Wasserhahn wirkt sich durch das Geräusch des fließenden Wassers ebenfalls positiv aus.
- Ein kalter Waschlappen, der auf den Unterbauch im Bereich der Blase gelegt wird, hat eine stimulierende Wirkung.
- Dürfen Kinder kurz aufstehen, so hilft es ihnen häufig, wenn sie die Toilette aufsuchen dürfen.
- Die Wahrung der Intimsphäre sollte unbedingt beachtet werden, da sie sich ebenfalls positiv auf eine ungestörte Miktion auswirken kann.

■ **Umgang mit Ausscheidungsgefäßen**
Kindertopf. Er ist ein geeignetes Ausscheidungsgefäß für Kinder im Krabbelalter, die für die Benutzung einer Toilette noch zu klein sind oder für ältere Kinder, die das Krankenzimmer nicht verlassen dürfen. Kindertöpfe sind aus Kunststoff (**Abb. 12.2**) oder Metall hergestellt und sogar mit Musik erhältlich, damit der Erfolg mit einem Lied belohnt wird.

Der Topf kann direkt in das Bett gestellt werden. Aus Sicherheitsgründen muss das Pflegepersonal un-

Pflegemaßnahmen zur Urinausscheidung 12

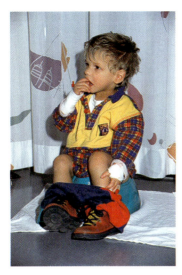

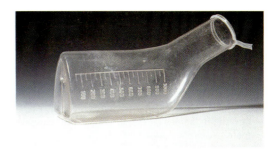

Abb. 12.3 ⇢ **Urinflasche für Jungen.** Sie kann mittels einer Aufhängevorrichtung am Bett des Jungen befestigt werden.

die *Steckbecken* als Auffangbehältnisse für den Urin (S. 338).

Abb. 12.2 ⇢ Bei der Benutzung des Kindertopfes wird aus hygienischen Gründen eine Windel untergelegt.

 Merke ⇢ **Hygiene.** Grundsätzlich sollten Schutzhandschuhe im Umgang mit Ausscheidungen getragen werden.

mittelbar am Bett stehen bleiben oder das Bettgitter schließen, wenn es sich kurzfristig entfernen möchte. Wird der Topf zur Sitzung auf den Fußboden gestellt, so sollte er sich aus hygienischen Gründen auf einer Windel befinden, die zusätzlich den nackten Füßen des Kindes Schutz bietet. Weiterhin sollte darauf geachtet werden, dass der Topf nicht zu kalt ist, da dies für die Kinder sehr unangenehm ist. Steht er im kalten Pflegearbeitsraum, so sollte er durch warmes Wasser leicht angewärmt oder in einem temperierten Zimmer aufbewahrt werden.

Urinflaschen für Jungen. Sie werden in der Kinderklinik für bettlägerige größere Jungen eingesetzt und können mittels einer Aufhängevorrichtung am Bett befestigt werden, damit sie von den Jungen nach Bedarf selbständig benutzt werden können. Sie sind aus durchsichtigem Plastik und in der Form den anatomischen Gegebenheiten des Penis angepasst. Außerdem haben sie eine abgeflachte Liegefläche und eine Graduierung in Milliliter, damit die ausgeschiedenen Urinmengen zur Flüssigkeitsbilanzierung abgelesen werden können **(Abb. 12.3)**. Durch das durchsichtige Material ist eine gute Beobachtungsmöglichkeit des Urins bezüglich Farbe und Durchsichtigkeit gegeben, sodass Veränderungen sogleich erkannt werden können. Ist der Junge nicht in der Lage, die Urinflasche selbständig zu benutzen, so wird vom Pflegepersonal der Penis im Bereich der Peniswurzel angefasst und in die Flaschenöffnung eingeführt. Hierbei sollte ein Pfleger dem Jungen behilflich sein. Besucher werden zur Wahrung der Intimsphäre aus dem Zimmer geschickt.

Urinflaschen für Frauen. Sie haben eine breitere Öffnung, die während der Miktion an die äußeren Schamlippen gepresst wird. In der Kinderklinik werden sie jedoch nicht eingesetzt. Für Mädchen dienen

12.4.3 Gewinnung von Spontanurin

Das Auffangen des spontan entleerten Urins dient diagnostischen Zwecken. Er wird zur Durchführung von messenden und schätzenden Verfahren sowie zur quantitativen Bestimmung für Schnelltests oder Laboruntersuchungen benötigt.

Entsprechend der Diagnosestellung können verschiedene Techniken der Uringewinnung angewendet werden:

⇢ *Morgenurin:* Es handelt sich um den ersten Urin, der am Morgen spontan entleert wird. Er wird z. B. zur Durchführung des Schwangerschaftsnachweises benötigt, da er morgens besonders konzentriert ist.

⇢ *Spontanurin:* Es ist der spontan entleerte Urin, der nach gründlicher Reinigung des äußeren Genitalbereiches aufgefangen wird.

⇢ *Mittelstrahlurin:* Nach gründlicher Reinigung des Genitalbereiches wird nur der mittlere Harnstrahl für bakteriologische Untersuchungen verwendet.

Auffangen des Spontanurins beim Säugling

Im Folgenden werden Vorbereitung und Durchführung für das Auffangen des Spontanurins beim Säugling beschrieben.

■ **Vorbereitung**
Material. Dieses wird benötigt:
⇢ Waschutensilien,
⇢ frische Windel,
⇢ Urinauffangbeutel,
⇢ steriles Untersuchungsröhrchen,

319

12 Ausscheiden

- Nierenschale,
- Schutzhandschuhe,
- Klebeetiketten,
- ausgefüllter Begleitschein.

Durchführung

Bei der Durchführung zur Gewinnung von Spontanurin beim Säugling ist Folgendes zu beachten:

- Der Genitalbereich wird sorgfältig mit lauwarmem Wasser gewaschen. Desinfektionsmittel sollten *nicht* verwendet werden, um eine Verfälschung des Untersuchungsergebnisses zu vermeiden. Ein sorgfältiges Trockentupfen der Haut gewährleistet ein sicheres Kleben des Beutels.
- Unter das Gesäß kann zum Schutz eine frische Windel gelegt werden.
- Zum Auffangen des Urins werden Einmal-Klebebeutel verwendet, deren Schutzpapier vorher entfernt werden muss.
- Beim Mädchen wird der Beutel auf die großen Labien geklebt. Die hintere Kante des Beutels muss gut anliegen und die Harnröhrenmündung sollte sich im oberen Drittel der Beutelöffnung befinden.
- Beim Jungen befindet sich der Penis im Beutel und die hintere Kante des Beutels an der Peniswurzel. Er wird dann auf dem Skrotum und der umliegenden Haut aufgeklebt.
- Eine Windel sollte anschließend locker angelegt werden, damit sich der Beutel auch füllen kann. Bei unruhigen Kindern müssen Wege gefunden werden, diese vorübergehend still zu halten, um eine Hautschädigung durch mehrmaliges Beutelankleben zu vermeiden.
- Eltern sollten über das Vorhandensein des Beutels informiert werden, um ein Entleeren beim Tragen ihres Kindes zu vermeiden, und darauf hingewiesen werden, eine Pflegeperson zum Entfernen des gefüllten Beutels zu rufen.
- Der Urinbeutel kann durch Zusammendrücken der Klebefläche vorübergehend verschlossen werden. Um eine Verunreinigung zu vermeiden, sollte der Urin mit Hilfe einer sterilen Spritze und Kanüle oder einer Urinmonovette in das Untersuchungsröhrchen umgefüllt werden. Anschließend wird es beschriftet und möglichst umgehend oder innerhalb von maximal 4 Stunden in das Labor gebracht.
- Nach der Beutelabnahme sollte die Haut des Kindes mit einer Hautlotion gepflegt werden.

Gewinnen von Mittelstrahlurin

Der Mittelstrahlurin wird für bakteriologische Untersuchungen verwendet, um ein verwertbares Untersuchungsergebnis zu erhalten. Durch das Auffangen des *mittleren* Strahles wird gewährleistet, dass die in der Urethra vorhandenen Keime weitgehend entfernt wurden. Das letzte Drittel des Harnstrahls wird für Untersuchungszwecke nicht verwendet, da er häufig Bestandteile des Sediments enthält.

Größere Kinder können nach ausführlicher Information den Mittelstrahlurin selbst auffangen, bei kleineren Kindern dagegen wird die Hilfe des Pflegepersonals notwendig. Zur Anregung der Diurese kann bei Säuglingen nach ärztlicher Absprache zusätzlich Tee verabreicht werden. Es sollte weiterhin beachtet werden, dass die letzte Miktion längere Zeit zurückliegt, damit vorhandene Keime genügend Zeit haben, sich zu vermehren. Dadurch kann das Untersuchungsergebnis deutlich von einer Verunreinigung abgegrenzt werden.

Vorbereitung

Material. Diese Utensilien braucht die Pflegeperson:
- warmes Wasser und pH-neutrale Waschlotion,
- sterile Tupfer zur Reinigung und sterile Kompressen zum Abtrocknen,
- steriles, verschließbares Urinauffanggefäß,
- Klebeetiketten und Begleitschein.

Durchführung

Das Vorgehen zur Gewinnung von Mittelstrahlurin:
- Gründliche Reinigung des Intimbereiches mit Wasser, pH-neutraler Waschlotion und sterilen Tupfern, die nach *einer Wischbewegung* verworfen werden. Bei Mädchen werden die Labien gespreizt und von der Symphyse zum Anus gewischt. Bei Jungen ab dem 2. Lebensjahr wird die Vorhaut vorsichtig zurückgeschoben und nach gründlicher Reinigung wieder nach vorn gezogen, um die Entstehung einer Paraphimose zu vermeiden. Das Abtrocknen erfolgt anschließend ebenfalls mit sterilen Kompressen.
- Kinder werden aufgefordert, sich umgekehrt mit gespreizten Beinen über die WC-Schüssel zu stellen oder zu setzen.
- Die erste und die letzte Urinportion lässt das Kind in die WC-Schüssel laufen, nur die mittlere Portion wird im sterilen Gefäß aufgefangen und sofort verschlossen. Für das hygienische Auffangen des Mittelstrahlurins stehen spezielle, steril verpackte Behältnisse, z. B. Harnex (**Abb. 12.4**) zur Verfügung.
- Der Urin sollte dann umgehend in das Labor gebracht werden.

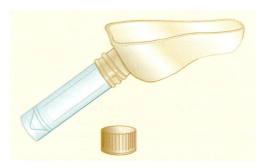

Abb. 12.4 **Mittelstrahlurinauffanggerät.** Das Auffanggerät Harnex ist eine Methode, um Mittelstrahlurin zu gewinnen

Pflegemaßnahmen zur Urinausscheidung 12

Merke ⇢ Uringewinnung. Der Mittelstrahlurin wird ohne Unterbrechung des Miktionsstrahles gewonnen.

12.4.4 Hilfestellung bei Urininkontinenz

Die Ursachen und Schweregrade bei Urininkontinenz können sehr unterschiedlich sein, sodass eine sorgfältige Abklärung erfolgen muss, um gezielte Hilfestellungen geben zu können.

Ursachen für Urininkontinenz:
- Bei inkontinenten Kindern ist häufig das Zusammenspiel von Blasenmuskulatur und Schließmuskel gestört, sodass es zum unwillkürlichen Einnässen kommt.
- Das Fassungsvermögen der Blase kann zu gering sein, sodass schon geringe Urinmengen zum Harndrang führen.
- Bei neurogenen Blasenentleerungsstörungen kann die Blase nicht willkürlich und restharnfrei entleert werden oder der Urin läuft ununterbrochen ab, da keinerlei Blasenkontrollen und Schließmuskelfunktionen vorhanden sind (S. 655).

Merke ⇢ Inkontinenz. Die Ziele bestehen in der Beseitigung der Inkontinenz, der restharnfreien Blasenentleerung und dem Erhalt einer intakten Haut.

Blasentraining

Trainingsprogramme. Ist das Zusammenspiel zwischen Blasenmuskulatur und Schließmuskel gestört, so kann mit Hilfe von Trainingsprogrammen unter therapeutischer Leitung das Wasserlassen eingeübt werden. Die Miktion des Kindes wird dafür auf einen Bildschirm übertragen, damit es den Erfolg des Wasserlassens ohne Anspannung des Schließmuskels direkt beobachten kann.

Eine weitere Möglichkeit besteht in der *Aufzeichnung des Harnstrahles* während der Harnflussmessung (S. 651), wodurch dem Kind ebenfalls eine direkte Kontrolle ermöglicht wird. Zusätzlich wird das Kind aufgefordert, ein Protokoll über trockene und nasse Nächte und gegebenenfalls Tage zu führen.

Vergrößerung des Blasenfassungsvermögens. Um das Fassungsvermögen der Blase zu vergrößern, wird das Kind aufgefordert, nachdem es eine verordnete Trinkmenge zu sich genommen hat, Zeitpunkt des ersten Druckgefühls in der Blase, Dauer des Urineinhaltens und ausgeschiedene Urinmenge zu protokollieren. Das *bewusste Wahrnehmen* stellt eine gute Methode dar, die Abstände nach und nach zu vergrößern mit dem Ziel, eine nächtliche Kontinenz zu erreichen. Ein Entleerungsrhythmus kann durch regelmäßige Blasenentleerungen im Abstand von z.B. anfangs zwei Stunden trainiert und mit der Zeit vergrößert werden.

Eine *Protokollierung* der erfolgten Miktionen, Urinmengen oder Einnässen ermöglicht einen Überblick über den Erfolg des Blasentrainings. Nach den spontanen Miktionen kann anfangs die Restharnmenge mittels einer Ultraschallkontrolle bestimmt werden, da Restharn die Entstehung von Harnwegsinfekten begünstigt.

Definition ⇢ Unter Restharn wird die Urinmenge verstanden, die nach spontaner Urinentleerung in der Blase zurückbleibt.

Alarmtherapie. Sind die Kinder älter als fünf Jahre und besteht auch bei ihnen der Wunsch, nachts trocken zu bleiben, so kann die Alarmtherapie eine wirksame Methode zum Erreichen der Harnkontinenz sein. Es werden Klingelmatten oder Klingelhosen angeboten, die beim ersten Urintropfen ein lautes Klingelgeräusch anzeigen. Häufig werden die Kinder davon nicht wach, sondern müssen von den Eltern geweckt und zur Toilette begleitet werden. Die Eltern sollten darauf achten, dass die Kinder ganz bewusst den Toilettengang wahrnehmen und dies auch verbalisieren. Es dient ebenfalls der Wahrnehmung einer vollen Blase mit dem Ziel, rechtzeitig wach zu werden und zur Toilette zu gehen oder trocken durchzuschlafen. Beim Vorliegen einer neurogenen Blasenentleerungsstörung kann versucht werden, die Blase durch Auslösen eines Reflexes zu entleeren oder mittels Selbstkatheterismus eine restharnfreie Blasenentleerung zu erreichen (S. 327).

Pad-Test

Zur Diagnosestellung kann der Windel-Test zur Erfassung der unwillkürlich abgegangenen Harnmengen durchgeführt werden, um einen Überblick über den Zeitpunkt und das Ausmaß des Einnässens zu erhalten.

■ **Durchführung**
Es werden zwölf Vorlagen benötigt, die stündlich gewechselt werden sollen. Bei jedem Wechsel wird die benutzte Vorlage auf einer Digital-Haushaltswaage gewogen und das ermittelte Gewicht anschließend von dem einer unbenutzten Vorlage abgezogen. Das Ergebnis wird mit Uhrzeit und Urinmenge genau notiert.

Hautpflege

Sie ist eine wichtige pflegerische Maßnahme, da bei Inkontinenz die Haut im Bereich der Genitalregion stark strapaziert wird. Feuchtigkeit weicht die Haut auf und der Säureschutzmantel wird durch Ammoniak, eine chemische Umwandlung des Harnstoffs, reduziert, sodass die Haut aggressiv angegriffen wird. Folgendes ist deshalb zu beachten:
- Die Kinder sollten regelmäßig die Toilette aufsuchen oder in kurzen Abständen gewickelt werden,

um den Urinkontakt mit der Haut so kurz wie möglich zu halten.
→ Zur Hautreinigung sollte nur warmes Wasser oder evtl. eine pH-neutrale Reinigungslotion verwendet werden, um den Säureschutz der Haut nicht zusätzlich zu zerstören.
→ Ist die Haut sehr ausgetrocknet, können rückfettende Ölbäder zur Hautpflege verwendet oder die Haut nach dem Waschen mit Lotionen für trockene Haut eingerieben werden.
→ Nach dem Waschen muss die Haut sorgfältig, besonders in den Hautfalten, abgetrocknet werden, damit sie nicht zusätzlich aufgeweicht wird.
→ Zeigen sich im Bereich der Genitalregion Rötungen, so können Kleie- oder Mondamin-Bäder u. a. zu einer Hautberuhigung beitragen. Eine dünn aufgetragene Paste bewirkt einen Nässeschutz im Bereich der strapazierten Haut.
→ Liegt eine Zerstörung der Haut vor, so können zur Heilung hydrokolloide Hautschutzplatten verwendet werden. Der Heilungsprozess wird auch gefördert, wenn die betroffenen Hautbezirke mehrmals täglich der Luft ausgesetzt werden. Die betroffenen Hautareale müssen außerdem vor Druck geschützt werden, indem man die Kinder häufig umlagert.
→ Die richtige Auswahl der Versorgungssysteme oder Inkontinenzhilfsmittel trägt ebenfalls zu einer Hautschonung bei.

Versorgungssysteme. Von verschiedenen Firmen werden Einlagen, Netzhosen und Windeln in verschiedenen Größen angeboten. Je nach der individuellen Situation können die entsprechenden Versorgungssysteme ausprobiert werden. Um die Betten zu schützen, stehen Betteinlagen zur Verfügung, die entweder aufsaugende Eigenschaften haben, da sie aus Zellstoff bestehen oder Flüssigkeiten absorbieren können, weil sie hauptsächlich aus chemischen Substanzen hergestellt sind. Es stehen auch waschbare Unterlagen zur Verfügung.
An Versorgungssysteme werden folgende Anforderungen gestellt:
→ hohe Aufnahmekapazität, um eine Sicherheit bei den Betroffenen zu gewährleisten,
→ ein guter Tragekomfort, der unter der Kleidung nicht aufträgt und bei Bewegung nicht raschelt,
→ trockene Haut durch Flüssigkeitsabsorption,
→ keine Allergieentstehung,
→ Verhinderung einer Geruchsbildung,
→ erträgliches Preisniveau,
→ leichte Handhabung.

Urinalkondome

Sie stellen bei größeren Jungen eine gute Möglichkeit dar, Urin abzuleiten ohne einen Dauerkatheter legen zu müssen. Der Urin wird über ein Kondom mit Ablaufschlauch in einen Sammelurinbeutel geleitet. Urinalkondome werden aus verschiedenen synthetischen Materialien wie z. B. Latex angeboten.

Merke → Allergien. Latex kann Allergien auslösen. Es sollte daher Zurückhaltung bezüglich der Verwendung von Latex geübt werden und wenn möglich auf andere Materialien ausgewichen werden.

Urinalkondome sind entweder selbstklebend oder werden mit einem Haftstreifen befestigt. Die Größe wird mittels einer Schablone oder mit Hilfe eines Messbandes ermittelt. Das Anlegen eines Urinalkondoms zeigt **Abb. 12.5**.

Merke → Intimsphäre. Das Anlegen eines Urinalkondoms kann für einen Jungen sehr peinlich sein, daher sollte möglichst eine männliche Pflegeperson Hilfestellung leisten.

12.4.5 Katheterisieren und Punktieren der Harnblase

Definition → Beim Katheterisieren handelt es sich um das transurethrale Einführen eines Katheters in die Harnblase zum Zweck der Harnentnahme oder Harnableitung.

Je nach ärztlicher Indikation kann das einmalige Katheterisieren angeordnet oder ein Dauerkatheter zur längerfristigen Urinableitung notwendig werden. Bei Mädchen wird das Legen eines Katheters in der Regel vom Pflegepersonal durchgeführt, bei Jungen häufig von Ärzten übernommen.

Merke → Hygiene. Das Katheterisieren sollte nur nach strenger ärztlicher Indikation erfolgen, um die Entstehung von Harnwegsinfektionen durch die im Harnröhrentrakt befindlichen Keime zu vermeiden.

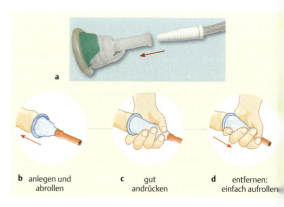

a
b anlegen und abrollen
c gut andrücken
d entfernen: einfach aufrollen

Abb. 12.5 → Anbringen und Entfernen des Urinalkondoms. Der Urin wird über einen Ablaufschlauch in einen Sammelurinbeutel geleitet

Katheterarten. Die Wahl des richtigen Katheters ist ein entscheidender Faktor zur Vermeidung von Schleimhautirritationen und Allergien. Außerdem trägt er zu einer bequemen Handhabung bei, was im Falle des Selbstkatheterismus ganz besonders wichtig ist.

- *Einmalkatheter* sind aus PVC-Material gefertigt.
- *Katheter zum Selbstkatheterisieren:* Sie bestehen ebenfalls aus PVC-Material und sind mit einer Gleitfläche aus Polyvinylpyrrolidon (PVP) und Kochsalz (NaCl) versehen. Durch die wasserbindende Eigenschaft wird ein leichtes Einführen des Katheters ermöglicht.
- Für Jungen können die gebogenen von Tiemann oder die geraden Katheter von Nelaton verwendet werden, die sowohl als Einmal- als auch als Dauerkatheter zur Verfügung stehen **(Abb. 12.6)**.
- Bei Mädchen werden die geraden Katheter nach Nelaton eingesetzt.
- Die *Verweil-* oder *Dauerkatheter* sollten zur Vermeidung von toxischen Schleimhautschäden nur aus Silikon beschaffen sein oder eine spezielle Beschichtung aufweisen, um ein Herauslösen von schleimhautschädigenden Stoffen zu vermeiden. Außerdem weisen die Dauerkatheter an ihrer Spitze einen Ballon auf, der mit aqua dest. gefüllt werden kann, wodurch eine Fixierung in der Blase erfolgt **(Abb. 12.7)**.

Kathetergrößen. Sie werden in Charrière angegeben: 1 Ch = $^1/_3$ mm Durchmesser.

Beispiel: $^1/_3 \times 6$ Ch = 2 mm Durchmesser.

Die Wahl der Kathetergröße richtet sich nach dem Alter des Kindes. Wird der Katheter zu groß gewählt, so führt der ständige Reiz durch Druck zu Schleimhautirritationen oder gar zu Schleimhautverletzungen **(Tab. 12.3)**.

Einmalkatheterismus

Es handelt sich hierbei um das einmalige Katheterisieren der Harnblase.

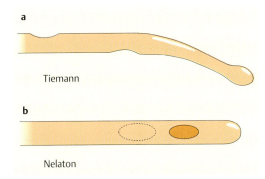

Abb. 12.6 Spitzen verschiedener Blasenkatheter
a Tiemann-Katheter nur für Jungen
b Nelaton-Katheter mit gerader Spitze

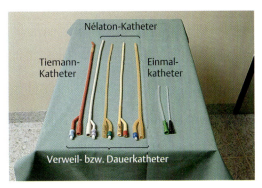

Abb. 12.7 Katheterarten. Einmalkatheter, Dauer- bzw. Verweilkatheter

Tabelle 12.3 Empfehlungen für Blasenkathetergrößen

Alter des Kindes	Kathetergrößen in Charrière
Frühgeborene	Magensonde Ch. 5
Neugeborene	Magensonde Ch. 5–6
Säuglinge	Katheter Ch. 6–8
Kleinkinder	Katheter Ch. 8
Schulkinder	Katheter Ch. 8–10
Jugendliche	Katheter Ch. 10–12
Erwachsene	Katheter Ch. 10–18

Indikationen

Folgende Gründe erfordern ein einmaliges Katheterisieren:
- Blasenentleerung bei Harnverhalt, z. B. postoperativ oder nach einer Geburt.
- Harngewinnung für bakteriologische Untersuchungen, sofern die Gewinnung von Mittelstrahlurin nicht möglich ist.
- Evtl. Röntgendarstellung mit Kontrastmittel und Restharnbestimmung.

Merke Sicherheit. Schleimhautverletzungen und Harnwegsinfektionen können als Folge des Katheterisierens auftreten.

Vorbereitung

Merke Allergien. Vor dem Katheterismus muss nach einer möglichen Jod- oder Latexallergie gefragt werden, um einen Kontakt mit dem Allergen bei gefährdeten Kindern zu vermeiden.

12 Ausscheiden

Material. Benötigt werden:
- gute Lichtquelle,
- frischer Schutzkittel,
- Bettschutz,
- sterile Einmalunterlage,
- steriles Lochtuch,
- Händedesinfektionsmittel,
- steriles Schälchen mit 6 sterilen Tupfern,
- sterile Kompresse,
- Schleimhautdesinfektionsmittel: Bei Säuglingen sollten nur jodfreie Mittel verwendet werden, um eine Störung der TSH-Bildung in der Hypophyse zu vermeiden.
- Mindestens 3 sterile Handschuhe oder 2 und eine sterile anatomische Pinzette,
- steriles Kathetergleitmittel,
- 2 Einmalkatheter in entsprechender Größe,
- 2 Nierenschalen, eine davon steril,
- sterile Untersuchungsröhrchen mit Begleitzettel,
- Abwurfbehältnis.

> **Merke · Hygiene.** Es wird empfohlen, sterile Kathetersets zu benutzen, die von der Zentralsterilisation nach Wunsch gepackt werden oder fertig im Handel erhältlich sind. Die Verwendung eines sterilen Lochtuches wird aus hygienischen Gründen dringend angeraten **(Abb. 12.8)**.

Kind. Beim Katheterismus eines Kindes sind diese Vorbereitungen zu treffen:
- Es wird über die bevorstehende Maßnahme ausführlich aufgeklärt, damit es sich nicht verkrampft. Kleine Kinder müssen deshalb gut abgelenkt werden.
- Ganz wichtig ist die Wahrung der Intimsphäre, indem es vor Blicken von Mitpatienten und Besuchern geschützt wird. Zur Wahrung des Schamgefühls sollte das Katheterisieren von einer Pflegeperson des gleichen Geschlechtes durchgeführt werden.
- Die Fenster werden geschlossen, um eine Auskühlung zu vermeiden.
- Das Kind wird aufgefordert, sich bis zum Nabel zu entkleiden, kleine Kinder werden von der Pflegeperson ausgezogen.

- Anschließend wird eine sorgfältige Intimpflege mit warmem Wasser und evtl. einer pH-neutralen Waschlotion durchgeführt (S. 244).
- Zum Katheterisieren nimmt das Kind eine Rückenlage mit gespreizten und gebeugten Beinen ein **(Abb. 12.9)**. Dabei hat das Pflegepersonal Gelegenheit, das Genitale auf Auffälligkeiten, z. B. Rötung, zu kontrollieren.
- Jüngere Kinder müssen von einer zweiten Pflegeperson sicher gehalten werden, um eine Verletzung der Harnröhre durch Abwehrbewegungen zu vermeiden.

Pflegeperson. Die Pflegeperson desinfiziert sich die Hände und zieht einen frischen Kittel an. Danach streift sie sich sterile Handschuhe über, wobei die rechte Hand bei Rechtshändern zwei sterile Handschuhe trägt. Der äußere kann nach dem Desinfizieren abgestreift werden, sodass eine längere Unterbrechung durch einen Handschuhwechsel vermieden wird.

■ Durchführung

Desinfizieren des weiblichen Genitale. Folgendermaßen wird hierbei vorgegangen:
- Die Desinfektion erfolgt mit sechs sterilen Tupfern, da für jeden Wischvorgang, der stets von der Symphyse zum Anus erfolgt, ein neuer Tupfer verwendet wird.
- Während die linke Hand die Labien spreizt, werden mit Hilfe des 1. und 2. Tupfers die beiden großen Labien und mittels des 3. und 4. Tupfers die beiden kleinen Labien desinfiziert. Der 5. Tupfer ist für die Desinfektion der Harnröhrenöffnung bestimmt und der 6. Tupfer bleibt während des Katheterisierens vor der Vaginalöffnung liegen, um den evtl. Austritt von Sekret zu verhindern **(Abb. 12.10)**.

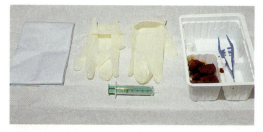

Abb. 12.8 · Inhalt eines Kathetersets zum Einmalkatheterisieren

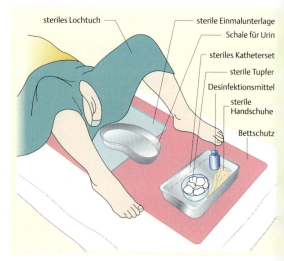

Abb. 12.9 · Lagerung eines Mädchens zum Legen eines Blasenkatheters. Aus hygienischen Gründen wird die Benutzung eines sterilen Lochtuchs empfohlen

Pflegemaßnahmen zur Urinausscheidung 12

 Merke ⋯▶ Hygiene. Für jeden Desinfektionsvorgang wird ein neuer steriler Tupfer benutzt.

Einführen des Katheters beim Mädchen.
⋯▶ Die linke Hand hält weiterhin die Schamlippen gespreizt, während der dritte Handschuh von einer Assistenzperson abgestreift wird.
⋯▶ Der Einmalkatheter wird unter sterilen Bedingungen entgegengenommen und mit sterilem Anästhesiegel gleitfähig gemacht, indem er durch die mit Anästhesiegel benetzte Kompresse gezogen wird.
⋯▶ Anschließend wird der Katheter in die Harnröhrenöffnung evtl. mit Hilfe einer anatomischen Pinzette eingeführt und vorsichtig vorgeschoben, bis Urin abläuft **(Abb. 12.11)**.
⋯▶ Zum Auffangen des Urins wird eine Nierenschale verwendet. Steht keine Assistenzperson zur Verfügung, so sollte zum Auffangen des Urins eine sterile Nierenschale verwendet werden, um eine Kontamination der sterilen Handschuhe zu vermeiden.
⋯▶ Soll der Urin für bakteriologische Untersuchungen verwendet werden, so muss ein steriles Auffanggefäß benutzt werden.

Desinfizieren des männlichen Genitale. Dabei wird dieses Vorgehen angewandt:
⋯▶ Der Penis wird gestreckt und die Vorhaut zurückgeschoben. Während der ersten zwei Lebensjahre müssen alle Manipulationen an der Vorhaut unterbleiben, da in diesem Alter noch eine physiologische Vorhautverengung besteht.
⋯▶ Die Harnröhrenöffnung wird anschließend mit Hilfe von drei sterilen mit Desinfektionslösung getränkten Tupfern oder Kompressen abgetupft **(Abb. 12.12)**. Das Desinfizieren erfolgt stets von der Harnröhrenöffnung ausgehend in Richtung Glansfurche. Mit dem dritten getränkten Tupfer wird die Harnröhrenmündung desinfiziert. Auch hier muss die jeweilige Einwirkzeit des Schleimhautdesinfektionsmittels beachtet werden.

Einführen des Katheters beim Jungen.
⋯▶ Das Kathetergleitmittel wird langsam in die Harnröhre instilliert **(Abb. 12.13)**. Danach wird der Penis ca. 30 Sekunden auf eine sterile Kompresse gelegt, um das anästhesierende Gleitmittel wirken zu lassen.
⋯▶ Der Penis wird vom Arzt angehoben und leicht gestreckt, um die physiologischen Krümmungen besser überwinden zu können **(Abb. 12.14)**. Die Katheterspitze wird mit der sterilen anatomischen Pinzette gefasst und in die Harnröhrenöffnung eingeführt **(Abb. 12.15)**. Während des Weiterschiebens wird der Penis gesenkt.

 Merke ⋯▶ Sicherheit. Bei der Verwendung eines Tiemann-Katheters zeigt die Spitze stets nach *oben*. Sie darf während des Einführens nicht gedreht werden, um Schleimhautverletzungen zu vermeiden.

⋯▶ Sobald der Urin abfließt, darf der Katheter nicht mehr weitergeschoben werden.

 Merke ⋯▶ Sicherheit. Niemals darf der Katheter gegen einen Widerstand weitergeschoben werden, da es zu Verletzungen der Harnröhre kommen kann.

Auffangen des Urins. Man lässt ca. 5 ml der ersten Urinportion in die Nierenschale ablaufen und fängt die mittlere Portion des Urins in einem sterilen Urinröhrchen auf, sofern eine mikrobiologische Untersuchung angeordnet wurde.

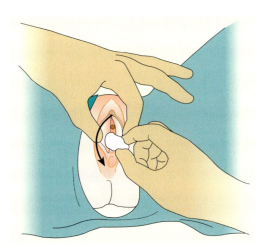

Abb. 12.10 ⋯▶ Desinfizieren des weiblichen Genitale vor dem Legen eines Blasenkatheters stets von der Symphyse zum Anus

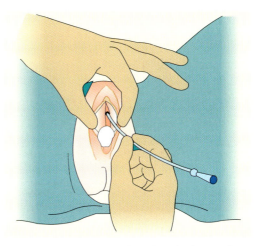

Abb. 12.11 ⋯▶ Einführen des Blasenkatheters beim Mädchen durch vorsichtiges Vorschieben des Katheters bis Urin abläuft

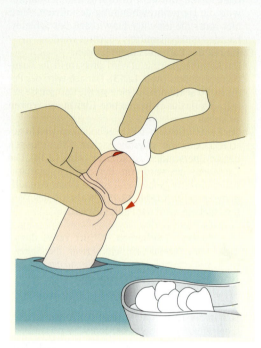

Abb. 12.12 Desinfizieren des männlichen Genitale vor dem Legen eines Blasenkatheters. Das Desinfizieren erfolgt stets von der Harnröhrenöffnung in Richtung Glansfurche

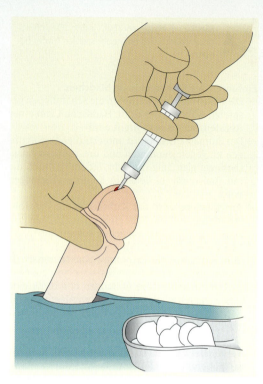

Abb. 12.13 Instillieren des Kathetergleitmittels

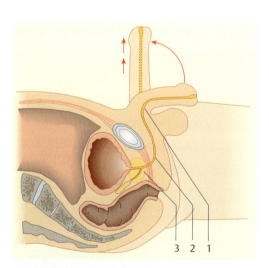

Abb. 12.14 Schwierige Stellen beim Katheterisieren des Jungen: 1 Erste und 2 zweite Kurvatur 3 mögliche Einengung durch die Prostata.
Penis leicht anheben und strecken, um physiologische Krümmungen zu überwinden

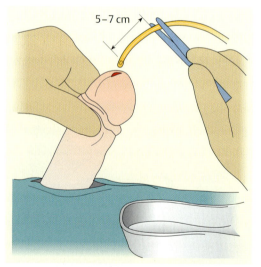

Abb. 12.15 Einführen des Blasenkatheters beim Jungen mittels einer Pinzette. Während des Weiterschiebens wird der Penis gesenkt

Beenden des Katheterisierens. Durch leichten Druck auf den Unterbauch kann die Blase vollständig entleert werden, um Restharn und evtl. eingedrungene Keime zu entfernen. Anschließend wird der Katheter abgeklemmt und vorsichtig, aber zügig entfernt.

 Merke ⇢ Sicherheit. Bei Jungen muss unbedingt zur Vermeidung einer Paraphimose die Vorhaut wieder nach vorn gestreift werden.

Zuletzt wird der rechte Handschuh beim Ausziehen über den Katheter gestülpt und in der Nierenschale abgelegt.

■ Nachsorge

Die Nachbereitung wird auf diese Weise vorgenommen:
- ⇢ Das Kind wird aufgefordert, sich anzuziehen, so weit es dazu in der Lage ist. Bettlägerige Kinder werden gelagert und zugedeckt.
- ⇢ Die Untersuchungsröhrchen werden mit Klebeetiketten, die mit Namen und Station beschriftet sein müssen, versehen und mit dem Begleitzettel in das Labor gebracht. Für max. 4 Stunden darf der Urin im Kühlschrank aufbewahrt werden.
- ⇢ Das Einmalmaterial wird verworfen, einschließlich des geöffneten Kathetergleitmittels.
- ⇢ Nierenschalen und Pinzetten werden durch Sterilisation wieder aufbereitet.

Selbstkatheterismus

Ist eine physiologische Blasenentleerung nicht möglich, z. B. bei neurogenen Blasenentleerungsstörungen, unzureichender Öffnung des Schließmuskels sowie psychogenen Ursachen, so wird ein regelmäßiges Selbstkatheterisieren notwendig.

Die Kinder werden bereits mit ca. fünf Jahren angeleitet, sich selbst zu katheterisieren, damit der bevorstehende Schulbesuch erleichtert wird.

Die hygienischen Maßnahmen bestehen in:
- ⇢ sorgfältigem Händewaschen vor jedem Katheterisieren und einer täglich durchgeführten Intimtoilette mit Hilfe einer Handbrause. Sie sollte auch nach jeder Stuhlausscheidung erfolgen, um eine Verunreinigung des Genitalbereiches mit Darmkeimen z. B. Escherichia coli zu verhindern. Steht keine Waschgelegenheit zur Verfügung, so wird ein Desinfizieren der Hände empfohlen.
- ⇢ Eine regelmäßige Stuhlentleerung erleichtert das Katheterisieren und verringert somit das Infektionsrisiko. Bei Auftreten einer Obstipation sollte diese durch ausreichende Bewegung und Umstellung der Ernährung behoben werden (S. 292).
- ⇢ Der beschichtete Katheter wird zu Hause mit Leitungswasser angefeuchtet, so weit es Trinkwasserqualität aufweist. In der Klinik wird jedoch die Verwendung von steriler physiologischer NaCl-Lösung oder Aqua dest. empfohlen. Für unterwegs kann ein Spezialkatheter benutzt werden, sodass das Katheterisieren auch ohne fließendes Wasser durchgeführt werden kann. Die Flüssigkeit zum Anfeuchten wird in einen Beutel gefüllt, in dem sich der Katheter befindet, und anschließend in die Harnröhre eingeführt, *ohne* ihn mit den Händen zu berühren **(Abb. 12.16)**.
- ⇢ Die Mädchen lernen das Selbstkatheterisieren mit Hilfe eines Spiegels, um den Katheter nicht versehentlich in die Vagina einzuführen **(Abb. 12.17)**. Sollte dies passiert sein, so muss ein neuer Katheter benutzt werden.
- ⇢ Die Kinder lernen auch das vollständige Entleeren der Blase, indem sie mit der freien Hand den Bauch leicht drücken, um verbliebenen Restharn zu entfernen.
- ⇢ Die Herstellerfirma Lofric hat Broschüren herausgegeben, um die Anleitung so einfach und effektiv wie möglich zu gestalten.

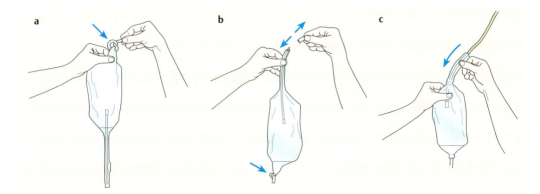

Abb. 12.16 ⇢ **a** Der Katheter wird ins untere Ende geschoben, oben wird der Beutel zugeknotet
b Der Beutel wird auf den Kopf gedreht und an der Markierung aufgerissen
c Das Katheterende wird herausgeschoben und ohne Berührung in die Blase eingeführt

12 Ausscheiden

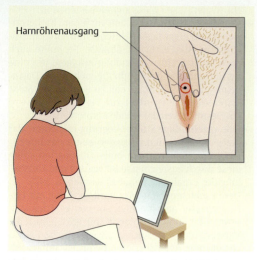

Abb. 12.17 Selbstkatheterisieren bei Mädchen mit Hilfe eines Spiegels

Einlegen eines Blasendauerkatheters

Er wird wie der Einmalkatheter über die Urethra eingeführt, kann jedoch auf Grund seiner Fixierungsmöglichkeit über einen längeren Zeitraum liegen bleiben. Die Liegedauer sollte so kurz wie möglich sein, da die Dauerkatheter eine Verbindung in das Körperinnere darstellen und somit die große Gefahr von Harnwegsinfektionen gegeben ist. Außerdem kann es durch den liegenden Katheter zu Schleimhautläsionen und einer Schrumpfblase kommen.

Indikationen
Das Einlegen eines Dauerkatheters nach ärztlicher Anordnung ist notwendig:
- zur Entleerung der Harnblase nach Operationen an den ableitenden Harnwegen oder am Genitale u. a. sowie
- zur Flüssigkeitsbilanzierung nach Operationen, bei Schock u. a.

Vorbereitung
Die Vorbereitung des Kindes erfolgt wie beim Einmalkatheterismus.
Material (s. Einmalkatheterismus). Außerdem werden benötigt:
- Dauerkatheter anstelle des Einmalkatheters,
- Spritze und steriles Aqua dest.,
- sterile Urinableitung mit Rückschlagventil und Beutel mit Halterung,
- geschützte Klemme,
- Pflaster und Schere.

Durchführung
Das Legen des Dauerkatheters verläuft wie beim Einmalkatheter. Vor dem Einführen des Dauerkatheters sollte der Ballon mit Hilfe von eingespritzter Luft auf Dichtigkeit geprüft werden. Läuft Urin ab, so liegt der Katheter in der Blase und kann mit 2–5 ml Aqua dest. geblockt werden, um eine sichere Fixierung in der Blase zu gewährleisten. Die Blockungsmenge richtet sich nach dem Alter des Kindes und wird in der Regel vom Arzt oder der Herstellerfirma angegeben. Eine zu große Flüssigkeitsmenge kann zu Irritationen der Blasenschleimhaut durch zu große Kontaktfläche führen und sollte daher vermieden werden.

Anschließend wird der Katheter vorsichtig auf den Blasengrund zurückgezogen (Abb. 12.18).

> **Merke · Sicherheit.** Der Katheter muss frei beweglich sein, um eine sichere Lage zu gewährleisten.

Nachsorge
Der Katheter wird spannungsfrei und sicher am Oberschenkel des Kindes fixiert. Ein Herausreißen muss unbedingt vermieden werden, da dies zu massiven Verletzungen der Blase und Harnröhre führen kann. Kinder und Eltern sollten aus diesem Grund gut aufgeklärt werden. Können die Kinder aus unterschiedlichen Gründen, z. B. gestörter Bewusstseinslage, nicht zur Mitarbeit motiviert werden, so kann es nötig werden, die Beine vorübergehend zu fixieren.

Das Kind wird anschließend bequem gelagert, sofern es dazu nicht allein in der Lage ist. Für sein tapferes Verhalten sollte es gelobt werden.

Der Urinbeutel muss unter Niveau des Kindes fixiert werden, um ein Zurückfließen des Urins zu vermeiden. Sind die Kinder mobil, so kann ein Beinbeutel für ungestörte Bewegungsfreiheit sorgen (Abb. 12.19).

Im Dokumentationssystem werden anschließend das Datum des Legens, Kathetergröße und Blockungsmenge notiert.

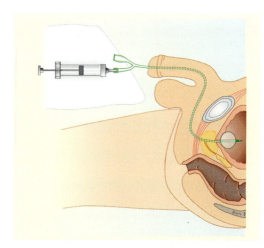

Abb. 12.18 Blocken des Katheters und Zurückziehen auf den Blasengrund. Blockungsmenge richtet sich nach dem Alter des Kindes

Pflegemaßnahmen zur Urinausscheidung 12

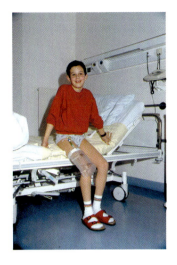

Abb. 12.19 Beinbeutel. Mobile Kinder erreichen durch ihn ungestörte Bewegungsfreiheit

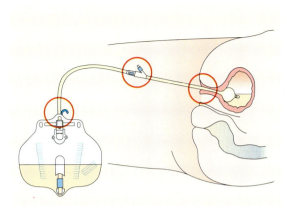

Abb. 12.20 Eintrittsstellen für Keime zwischen Blasenkatheter und Beutelsystem. Eine Dekonnektion muss vermieden werden

Katheterpflege

Kind und Eltern sollten über die Funktion eines Blasendauerkatheters und die damit verbundenen Gefahren informiert werden, damit sie verstehen, dass die Vermeidung von Harnwegsinfektionen und Verletzungen der Schleimhaut durch das eigene Verhalten mitbeeinflusst wird. Das Kind sollte außerdem darauf hingewiesen werden, dass es jetzt keine Urinflasche mehr benötigt, sondern der Urin in den Beutel abfließt.

Der fachgerechte Umgang mit Harnableitungen zur Verhinderung von Harnwegsinfektionen wird auf S. 650 ausführlich beschrieben. Eine Katheterpflege sollte mindestens einmal, besser zweimal täglich durchgeführt werden. Dies ist wichtig, da der liegende Katheter zu einer Reizung der Harnröhrenschleimhaut verbunden mit vermehrter Sekretion führt, die eine Verkrustung an der Austrittsstelle des Katheters zur Folge hat. Hinzu kommt, dass der Katheter das Aufsteigen der Keime an der Katheteraußenseite begünstigt. Weitere Eintrittsstellen für Keime sind bei Dekonnektion die beiden Verbindungsstellen zwischen dem Katheter und dem Beutelsystem **(Abb. 12.20)**.

 Merke **Sicherheit.** Ein Blasentraining durch intermittierendes Abklemmen des Katheters sollte wegen eines erhöhten Infektionsrisikos nicht durchgeführt werden.

■ **Durchführung**
- Die Kinder sollten mit viel Geduld überzeugt werden, diese unangenehme Maßnahme mindestens einmal, besser zweimal täglich durchführen zu lassen. Dabei ist es wichtig, die Intimsphäre zu wahren, indem es vor Blicken geschützt wird.
- Die Genitalregion wird vorsichtig von vorn nach hinten mit Wasser oder evtl. mit sterilem aqua dest. und einer pH-neutralen Waschlotion sowie einem frischen Waschlappen oder einer Mullkompresse gereinigt und sorgfältig abgetrocknet. Den Jungen wird die Vorhaut zurückgestreift und den Mädchen die Schamlippen gespreizt. Alle Verkrustungen müssen vorsichtig entfernt werden, um eine Keimbesiedlung zu verhindern. Bei der Wischrichtung muss beachtet werden, dass die am Katheter befindlichen Keime nicht in die Harnröhre gewischt werden.
- Von einer routinemäßigen Desinfektion im Bereich der Katheteraustrittsstelle und des herausführenden Katheterabschnittes mit einer Desinfektionslösung wird heute abgesehen. Diese Empfehlung wird mit der Vernichtung der physiologischen Schleimhautflora und einer Reizung der Schleimhaut durch das Desinfektionsmittel begründet. Sollte eine desinfizierende Katheterpflege infolge massiver Verkrustungen u.Ä. notwendig sein, so wird z.B. mit Chloramin, Betaisodona oder Braunol durchgeführt.
- Jodhaltige Schleimhautdesinfektionsmittel nicht bei Säuglingen unter sechs Monaten und Patienten mit Jodallergie verwenden (s. S. 324).
- Während der Katheterpflege sollte die Genitalregion auf Rötungen und Sekretausfluss beobachtet werden.
- Anschließend wird die Katheterpflege dokumentiert.

Entfernen des Dauerkatheters

Beim Entfernen des Katheters sollte folgendes beachtet werden:
- Kind altersentsprechend informieren und auf die Angst vor Schmerzen eingehen,
- Hände desinfizieren und Schutzhandschuhe anziehen,
- Blockflüssigkeit abziehen (die Menge sollte im Dokumentationssystem vermerkt sein),

329

- Katheter vorsichtig aber zügig ziehen,
- Katheterspitze evtl. mit Zellstoff umwickeln, den Handschuh darüber streifen und entsorgen,
- sofern kein neuer Katheter gelegt wird, sollte auf die nächste Miktion geachtet werden, da diese aus Angst vor Schmerzen häufig unterdrückt wird.

Suprapubische Blasenpunktion

Die gefüllte Harnblase wird über die Bauchdecke mittels einer Hohlnadel zur Gewinnung von Urin punktiert. Es ist eine ärztliche Tätigkeit, die in Lokalanästhesie und meistens zur Sicherheit unter Ultraschallkontrolle durchgeführt wird.

 Merke ⋯⋗ Sicherheit. Diese Methode wird heute dem transurethralen Katheterismus vorgezogen, da die Infektionsgefahr sowie die Verletzung der Harnröhrenschleimhaut geringer ist und von den Betroffenen als weniger schmerzhaft und unangenehm empfunden wird.

Als sehr seltene Komplikationen können Verletzungen von Gefäßen, Peritoneum und Darm vorkommen.

Die Aufgabe des Pflegepersonals besteht in der Vorbereitung des Kindes sowie des Materials.

▪ Indikationen
Eine Blasenpunktion wird durchgeführt:
- zur Entleerung der Harnblase bei akutem Harnverhalt,
- zur Entnahme eines unveränderten Urins zur bakteriologischen Untersuchung,
- zum Nachweis eines vesikoureteralen Refluxes durch ein Miktionszystourethrogramm (S. 647).

▪ Kontraindikationen
Es darf keine Blasenpunktion erfolgen bei:
- Gerinnungsstörungen,
- Hautdefekten im Bereich der Punktionsstelle,
- Blasentumoren,
- Voroperationen, die zu veränderten Verhältnissen im Bereich des Abdomens geführt haben.

▪ Vorbereitung
Kind. Es wird folgendermaßen auf die Blasenpunktion vorbereitet:
- Das Kind sowie die Eltern sollten bezüglich der geplanten Maßnahmen altersentsprechend und wahrheitsgetreu aufgeklärt werden, damit Ängste verringert und kooperativ mitgearbeitet werden kann.
- Zur Blasenfüllung wird dem Kind ausreichend Flüssigkeit angeboten, damit eine Verletzung von Darm und Peritoneum vermieden wird.
- Bei Jugendlichen erfolgt vorher evtl. eine Rasur (S. 851).
- Die Punktion wird in Rückenlage mit ausgestreckten und geschlossenen Beinen durchgeführt. Der Oberkörper des Kindes bleibt bekleidet. Zur Entspannung der Bauchdecke sollte eine Rolle unter die Knie gelegt werden. Eine Einmalunterlage wird zum Schutz unter das Gesäß des Kindes platziert.

Material. Benötigt wird Folgendes:
- Händedesinfektionsmittel,
- Kittel, evtl. Mundschutz,
- sterile Handschuhe und evtl. ein steriles Abdecktuch,
- Material zur Hautdesinfektion,
- sterile Tupfer und Kompressen,
- Emla-Pflaster oder
- Material zur Lokalanästhesie,
- sterile Punktionskanüle dem Alter des Kindes entsprechend,
- sterile Spritze (10–20 ml),
- steriles Urinröhrchen,
- Klebeetiketten und Begleitschein,
- Pflaster, Schere und Nierenschale.

▪ Durchführung
Folgende Vorgehensweise hat sich bewährt:
- Eine Anästhesie kann mit Hilfe einer anästhesierenden Creme erfolgen, die mindestens eine Stunde vor der Punktion aufgetragen werden muss (S. 165).
- Das Pflegepersonal hat die Aufgabe, das Kind zu beruhigen oder altersgemäß abzulenken und sicher festzuhalten, damit Verletzungen durch plötzliche Bewegungen vermieden werden.
- Der Arzt punktiert nach einer Desinfektion die gefüllte Blase unter Ultraschallkontrolle ein bis zwei Querfinger oberhalb der Symphyse in der Mittellinie, wobei die Nadel senkrecht, bei 90° eingeführt wird **(Abb. 12.21)**.

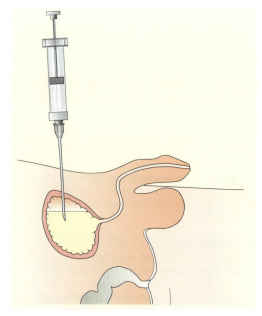

Abb. 12.21 ⋯⋗ Punktion der gefüllten Blase erfolgt unter Ultraschallkontrolle

Pflegemaßnahmen zur Urinausscheidung 12

⋯≻ Nachdem der Urin abgezogen wurde, wird die Kanüle entfernt und ein Kompressionsverband angelegt (S. 801).

■ Nachsorge
Abschließend erfolgen diese Maßnahmen:
⋯≻ Das Kind wird bequem gelagert.
⋯≻ Der Verband muss auf Nachbluten kontrolliert und die erste Urinportion auf Blutbeimengungen beobachtet werden.
⋯≻ Das Material wird fachgerecht entsorgt, indem Einmalmaterial verworfen und wiederverwendbares Material durch Desinfizieren und Sterilisieren wieder aufbereitet wird (S. 399).

Suprapubische Harnableitung

Der Urin wird mittels eines Katheters, der über die Bauchdecke in die Blase eingeführt wird, abgeleitet. Er kann viele Wochen liegen bleiben und eine störungsfreie Harnableitung gewährleisten, da Infektionen und Schleimhautverletzungen ein geringeres Risiko als beim transurethralen Dauerkatheter darstellen. Ein Wechsel der Zystostomie oder suprapubischen Harnableitung sollte nach ca. 6 Wochen erfolgen.

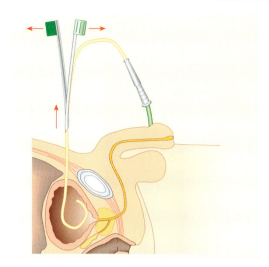

Abb. 12.22 ⋯≻ Entfernen der Punktionskanüle (Trokar) nach korrekter Platzierung des suprapubischen Katheters

 Merke ⋯≻ Sicherheit. Die suprapubische Harnableitung sollte bei längerfristiger Katheterisierung (über 5 Tage) und nach größeren Operationen unter Beachtung der Kontraindikationen bevorzugt werden.

■ Vorbereitung
Die Vorbereitung verläuft im Wesentlichen wie die suprapubische Blasenpunktion.
   Als Material stehen industriell zusammengestellte Sets zur Verfügung, die neben der Punktionskanüle mit Katheter eine Abklemmvorrichtung und eine Arretierungsplatte zur Fixierung auf der Bauchhaut enthalten. Für Säuglinge stehen besondere Punktionssets zur Verfügung.

■ Durchführung
Die Durchführung erfolgt ebenfalls bei gut gefüllter Blase nach Desinfektion und Lokalanästhesie sowie Sedierung. Nach korrekter Platzierung des Katheters und Entfernung der Punktionskanüle **(Abb. 12.22)** wird die suprapubische Harnableitung mit einem geschlossenen Urinableitungssystem verbunden.
   Der Katheter wird anschließend sicher auf der Bauchhaut fixiert. Dies kann mit Hilfe einer Arretierplatte erfolgen, um ein Abknicken des Katheters zu vermeiden. In seltenen Fällen wird der Katheter an der Bauchhaut festgenäht. Die Einstichstelle kann mit Hilfe einer sterilen Schlitzkompresse und Pflaster oder einer Kompresse und Fixomull geschützt werden. Durch den Fixomull wird eine zusätzliche Fixierung gewährleistet.

■ Nachsorge
Der Verband muss regelmäßig auf Blut- oder Urinaustritt kontrolliert und die Eintrittsstelle täglich evtl. mittels Palpation durch den Verband auf Schwellung und Schmerz beurteilt werden. Ein routinemäßiger Verbandwechsel erfolgt innerhalb der ersten Woche nach 24–48 Stunden und ab der zweiten Woche bei unauffälliger Punktionsstelle alle 48–72 Stunden.

 Merke ⋯≻ Hygiene. Ein Verbandwechsel sollte außerdem bei Bedarf, d. h. bei Feuchtwerden der Kompresse erfolgen, um eine Infektionsgefahr durch eine feuchte Kammer zu vermeiden.

12.4.6 Messende Verfahren

24-Stunden-Sammelurin

Über einen Zeitraum von 24 Stunden wird der Urin eines Kindes kontinuierlich gesammelt. Es ist eine ärztlich angeordnete Maßnahme, die diagnostischen Zwecken dient, z. B.:
⋯≻ Bestimmung der Ausscheidungsmenge,
⋯≻ Erstellen einer Flüssigkeitsbilanz,
⋯≻ Durchführung bestimmter Untersuchungen, deren Testergebnisse auf 24 Stunden bezogen sind, z. B. Kreatinin-Clearance, Glukose-Nachweis bei Diabetes mellitus.

■ Vorbereitung
Ein Sammelgefäß wird mit Namen sowie Uhrzeit versehen und außerhalb des Patientenzimmers auf-

12 Ausscheiden

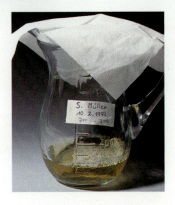

Abb. 12.23
24-Stunden-Urin. Gefäß für Sammelurin

bewahrt. Es sollte eine entsprechende Größe haben, sauber und abgedeckt sein (Abb. 12.23). Wird in zeitlichen Intervallen gesammelt, so müssen mehrere Sammelgefäße bereitgestellt werden. Das Kind sollte altersentsprechend informiert und zur Mitarbeit motiviert werden, damit eine Miktion auf der Toilette verhindert wird.

■ Durchführung

Die Sammelperiode dauert in der Regel von morgens 7.00 Uhr bis zum nächsten Morgen 7.00 Uhr. Bei Säuglingen, Kleinkindern und inkontinenten Patienten muss ein Urinableitungssystem angelegt werden:

- Das Kind wird um 7.00 Uhr aufgefordert, Urin zu entleeren. Diese Portion wird verworfen.
- Alle weiteren werden bis 7.00 Uhr des folgenden Tages gesammelt, einschließlich der letzten Urinportion, die um 7.00 Uhr entleert wird.
- Bei Patienten mit Diabetes mellitus wird der Tag- und Nachturin für die Glukosebestimmung getrennt gesammelt. Dies kann in zwei, drei oder vier Portionen erfolgen.
- Für Untersuchungen werden häufig nur kleine Urinportionen benötigt, die nach vorherigem Umrühren von der Gesamtmenge abgenommen werden. Auf dem Begleitzettel für die Laboruntersuchung muss die Gesamturinmenge des 24-Stunden-Sammelurins angegeben werden.

Spezifisches Gewicht des Urins

 Definition ⋯▸ Das spezifische Gewicht ist das arteigene Gewicht von 1 ml Urin, das in Beziehung gesetzt wird mit 1 ml Wasser. Ein Milliliter Wasser wiegt bei 4°C 1 g oder 1000 mg.

Klinische Bedeutung. Das spez. Gewicht des Urins wird ermittelt, um eine Aussage über die Konzentrationsfähigkeit der Nieren sowie die Einschätzung des Flüssigkeitshaushalts im Organismus zu erhalten. Außerdem ist es an der Bewertung anderer Harnparameter mit beteiligt, da z. B. das Vorhandensein von Protein in einem geringer konzentrierten Urin bedeutungsvoller ist als in einem konzentrierten.

Das spezifische Gewicht des Urins ist abhängig von der zugeführten Flüssigkeitsmenge und der Konzentrationsfähigkeit der Nieren. Sehr große Flüssigkeitsmengen führen zu einer Verdünnung des Urins und somit zu einem niedrigen spezifischen Gewicht, dementsprechend ist der Urin wasserklar. Eine geringe Flüssigkeitszufuhr oder Flüssigkeitsverluste durch Schwitzen, Durchfall und Erbrechen führen zu einer hohen Urinkonzentration mit hohem spezifischen Gewicht und einem bernsteinfarbenen Urin.

Die Konzentrations- und Verdünnungsfähigkeit der Nieren liegt zwischen 1001–1035.

Das normale spezifische Gewicht schwankt zwischen 1015 und 1025. Im Säuglingsalter ist das spezifische Gewicht niedriger als im Schulalter, da die Nieren noch nicht so gut konzentrieren können.

Das spezifische Gewicht wird mit dem Urometer, das auch als Harn- oder Senkwaage bezeichnet wird, bestimmt. Es ist auf 20°C geeicht (Abb. 12.24).

Entsprechend der Dichte des Urins, die durch die Urintemperatur mitbeeinflusst wird, taucht das Urometer in den Urin ein. Liegt eine Temperaturveränderung des Urins vor, muss *je 3°C* höher oder niedriger *ein Teilstrich* entweder dazugezählt oder abgezogen werden.

Beispiele:
- Die Urintemperatur beträgt 20°C: Die Ausdehnung des Urins ist normal, das spezifische Gewicht beträgt 1020.
- Die Urintemperatur beträgt 14°C: Der Urin dehnt sich geringer aus, das spezifische Gewicht ist deshalb höher, da der Urin konzentrierter ist. Daher müssen bei einer 6°C niedrigeren Temperatur zwei Teilstriche abgezogen werden.
- Die Urintemperatur beträgt 26°C: Der Urin dehnt sich stärker aus, das spezifische Gewicht ist deshalb niedriger, da der Urin geringer konzentriert ist. Bei einer 6°C höheren Temperatur müssen deshalb zwei Teilstriche dazugezählt werden.

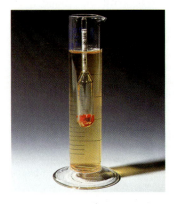

Abb. 12.24
Urometer. Es wird zur Ermittlung des spezifischen Gewichts von Urin verwendet

Pflegemaßnahmen zur Urinausscheidung 12

■ **Vorbereitung**
Material. Zur Ermittlung des spezifischen Gewichtes des Urins wird das hier aufgeführte Material benötigt:
⇢ 1 Messzylinder,
⇢ 1 Urometer (Harn- oder Senkwaage),
⇢ Schutzhandschuhe und
⇢ evtl. ein Thermometer, um die Urintemperatur zu ermitteln.
⇢ Filterpapier, um den Schaum zu entfernen.

■ **Durchführung**
⇢ Die Harnwaage wird in den Urin, der eine Temperatur von 20 °C haben sollte, eingetaucht. Er sollte daher nicht frisch entleert sein. Kann nicht abgewartet werden oder steht der Urin sehr kühl, so muss vor dem Messvorgang die Urintemperatur ermittelt und das Ergebnis entsprechend angepasst werden.
⇢ Falls Schaum vorhanden ist, muss dieser mit Filterpapier aufgesaugt werden, um das spezifische Gewicht exakt ablesen zu können.
⇢ Die Harnwaage soll frei schwimmen.
⇢ In Augenhöhe wird abgelesen und der Wert anschließend protokolliert.

Flüssigkeitsbilanz

 Definition ⇢ Es handelt sich um die Flüssigkeitsmenge, die sich aus der Differenz zwischen Ein- und Ausfuhr errechnet.

Das Erstellen der Flüssigkeitsbilanz ist eine pflegerische Tätigkeit, die auf Anordnung des Arztes erfolgt und dazu dient, eine Störung der Harnbildung oder Harnausscheidung schnell zu erkennen. Dies kann während eines Schockzustandes, nach Operationen an Nieren und ableitenden Harnwegen sowie bei Herzerkrankungen usw. notwendig werden.
Die Flüssigkeitsmengen, die dem Patienten zugeführt und von ihm ausgeschieden werden, müssen sorgfältig auf speziellen Protokollblättern notiert und anschließend rechnerisch gegenübergestellt werden. Je nach Zustand des Kindes kann die Flüssigkeitsbilanz nach ärztlicher Anordnung anfangs einstündlich und im weiteren Verlauf in größeren Abständen erfolgen.
Berechnung der Einfuhrmenge. Zur Einfuhr rechnet man die gesamte Flüssigkeitsmenge, die
⇢ oral in Form von Getränken oder flüssigen und halbflüssigen Speisen,
⇢ enteral über Sonden und Fisteln, z. B. über Magen- und Jejunumsonde sowie Gastrostomie oder
⇢ parenteral durch Infusionen verabreicht wird.
Berechnung der Ausfuhrmenge. Zur Ausfuhr wird jede Flüssigkeit gerechnet, die vom Kind abgegeben wird. Hierbei kann es sich handeln um:
⇢ Urin, dünnen Stuhl und Erbrochenes,
⇢ Sekrete aus Magen und Wunden,

⇢ abpunktierte Flüssigkeiten aus Körperhöhlen,
⇢ Flüssigkeit wie Perspiratio insensibilis, die über die Haut sowie Atmung verloren geht und mittels einer Formel berechnet wird.

 Merke ⇢ **Bilanzierung.** Transfusionen werden in der Regel nicht bei der Flüssigkeitsbilanz mitberechnet, da sie dem Ersatz dienen. Blutplasma wird gegebenenfalls zur Hälfte mitberechnet.

■ **Durchführung**
Urin, Wundsekrete und Stuhl bei Anus praeter können in speziellen Behältnissen oder Beuteln aufgefangen und abgemessen werden. Bei intensiv-medizinisch betreuten Kindern sollte ein geschlossenes Harnableitungssystem mit integriertem Messbehälter, einem sog. Urimeter (**Abb. 12.25**) verwendet werden, um eine bessere Harnbilanzierung zu gewährleisten. Ist dies nicht möglich, werden Pampers, Stoffwindeln, Unterlagen usw. abgewogen und anschließend das vorher bestimmte Trockengewicht abgezogen. Bei größeren Kindern sollte der Urin getrennt vom Stuhl gewonnen werden, um das Abmessen zu erleichtern und eine aussagekräftige Flüssigkeitsbilanz zu erhalten.
Es werden folgende Bilanzen unterschieden:
⇢ *Ausgeglichene Bilanz:* Hierbei entspricht die Flüssigkeitszufuhr dem Flüssigkeitsverlust.
⇢ *Positive Bilanz:* Die Flüssigkeitszufuhr ist größer als die ausgeschiedene Menge. Sie kann nach einem Durchfall oder Erbrechen erwünscht sein.

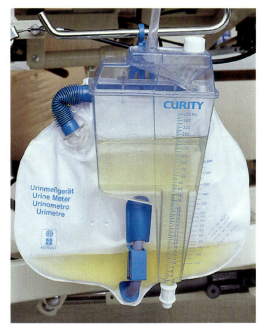

Abb. 12.25 ⇢ **Urimeter.** Über das Urimeter wird die Urinausscheidung kontrolliert

333

12 Ausscheiden

Tabelle 12.4 → Flüssigkeitsbilanzen

	ausge-glichene Bilanz	positive Bilanz	negative Bilanz
Flüssigkeitszufuhr: → oral → enteral → parenteral	2000 ml	2000 ml	2000 ml
Flüssigkeitsausfuhr: → Urin, Stuhl u. a. → Sekrete aus Drainagen → Perspiratio insensibilis	2000 ml	1500 ml	2300 ml
	+/– 0	+ 500 ml	– 300 ml

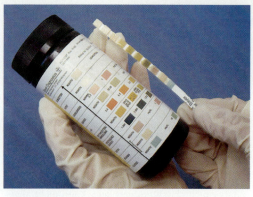

Abb. 12.26 → **Uristeststreifen.** Der Teststreifen wird mit der Farbskala des Behälters verglichen

→ *Negative Bilanz:* Die Flüssigkeitszufuhr ist geringer als die ausgeschiedene Menge. Dieser Zustand kann bei Schädelhirntraumen zur Reduzierung eines Hirnödems angestrebt werden **(Tab. 12.4)**.

12.4.7 Urinuntersuchungen

Schnelltests

Es handelt sich um semiquantitative Suchtests, die dem Nachweis von Eiweiß, Zucker, Keton, Erythrozyten, Bilirubin, Urobilinogen, Leukozyten und Nitrit, einem Stoffwechselprodukt verschiedener Bakterien, sowie der Bestimmung des Säure-Basenhaushaltes dienen. Sie können mit Hilfe von Teststreifen oder Testtabletten auf den Stationen durchgeführt werden. **Umgang mit Teststreifen und Testtabletten.** Dabei ist auf Folgendes zu achten:
→ Herstellerhinweise sollten vor Gebrauch gelesen werden.
→ Lagertemperatur und Haltbarkeitsdatum werden beachtet.
→ Teststreifen und -tabletten müssen vor Licht und Feuchtigkeit geschützt werden.
→ Das im Glas befindliche Trockenmittel darf nicht entfernt werden.
→ Verfärbte und nachgedunkelte Schnellreagenzien müssen verworfen werden.
→ Reaktionszonen auf den Teststreifen sowie Tabletten dürfen nicht mit den Händen berührt werden.
→ Ablesezeiten müssen genau eingehalten werden, um ein zuverlässiges Untersuchungsergebnis zu erhalten.

■ **Durchführung**
Die Teststreifen werden in den frisch gelassenen Urin eingetaucht. Nach der angegebenen Ablesezeit wird die Farbveränderung mit der Farbskala verglichen, ohne das Behältnis mit dem Teststreifen zu berühren **(Abb. 12.26)**, um eine Kontamination zu vermeiden. Das Ergebnis muss anschließend protokolliert werden.

Tabelle 12.5 → Teststreifenanalytik

Bestandteile	Kürzel	physiologisch	Klinische Bedeutung
Glucose	(Gluc)	**Nüchternurin:** < 20 mg/dl **Tagesurin:** < 30 mg/dl	Hyperglykämie, wenn Nierenschwelle (ca. 180 mg/dl) überschritten wird, Nierenerkrankungen, Schwangerschaft
Protein	(Prot)	negativ mg/dl	z. B. bei Harnwegsinfektionen und Nephrotischen Syndrom
Ketonkörper	(Keton)	negativ	entsteht bei verstärktem Fettabbau aufgrund einer unzureichenden Energiezufuhr durch Kohlenhydrate
Spezifisches Gewicht	(SpezGew)	1015 – 1030 g/l	bei Niereninsuffizienz: Isosthenurie = Harnstarre konstant 1010, bei Diabetes mellitus: sehr hohes spez. Gewicht durch Glucose
pH-Wert	(pH)	5 – 6	Bei anhaltend saurem bzw. alkalischen Urin besteht der Verdacht einer Störung des Säure-Basen-Gleichgewichtes. Ein anhaltend alkalischer Urin weist auf eine Infektion des Urogenitaltraktes hin.

Fortsetzung ▶

Tabelle 12.5 (Fortsetzung)

Bestandteile	Kürzel	physiologisch	Klinische Bedeutung
Leukozyten	(Leuko)	negativ	vermehrt vorhanden bei einer entzündlichen Erkrankung der Nieren und der ableitenden Harnwege
Nitrit	(Nitrit)	negativ	sicherer Nachweis einer bakteriellen und akuten Harnwegsinfektion (Bakterien reduzieren das Nitrat zu Nitrit)
Urobilinogen (Abbauprodukt des Bilirubins)	(Urobil)	< 1 mg/dl	bei gestörter Leberfunktion infolge primärer und sekundärer Lebererkrankung und gesteigerten Hämoglobin-Abbau z. B. infolge einer primär hämolytischen Erkrankung
Bilirubin	(Bili)	Erwachsene < 0,1 mg/dl	Bei jedem Krankheitsprozess, der die Konzentration von **konjugiertem** Bilirubin im Plasma erhöht, kann die Ausscheidung von Bilirubin im Harn beträchtliche Werte erreichen
Blut/Hämoglobin		negativ	Vorhanden bei Entzündungen oder Verletzungen

Tabelle 12.6 Sedimentuntersuchung

Bestandteile		physiologisch	Klinische Bedeutung
Kristalle: Treten in Abhängigkeit vom pH des Urins auf	(Krist)	vorhanden, z. B. Harnsäurekristalle	nur von geringer diagnostischer Bedeutung
Epithelzellen	(Epith)	vereinzelt vorhanden	geringe diagnostische Bedeutung
Leukozyten	(Leuko)	0–5 (Gesichtsfeld)	Infektion
Erythrozyten	(Ery)	0–5 (Gesichtsfeld)	Entzündung, Verletzung
Hyaline Zylinder (Proteinausgüsse der Tubuli)	(hyalZyl)	vereinzelt	vorhanden bei körperlicher Anstrengung, Fieber. Sie sind ohne diagnostische Bedeutung
Epithelzylinder	(EpithZyl)	nicht vorhanden	bei Nephropathie. Sie weisen auf ischämisch oder toxisch bedingte Tubulus-Zellnekrosen hin.
Granulierte Zylinder	(granZyl)	nicht vorhanden	akute u. chronische Nephritis
Leukozytenzylinder	(LeukoZyl)	nicht vorhanden	bei interstitieller Nephritis. Sie belegen den renalen Ursprung einer Leukozyturie
Erythrozytenzylinder	(EryZyl)	nicht vorhanden	vaskuläre u. parenchymatöse Nierenerkrankung. Sie beweisen den renalen Ursprung einer Hämaturie
Bakterien	(Bakt)	unter 10 000/ml = Kontamination	10 000–20 000/ml = Verdacht auf HWI über 100 000 Keime/ml = Harnwegsinfektion

Laboruntersuchungen

Weiterleiten des Urins. Katheter- oder Mittelstrahlurin zur bakteriologischen Untersuchung wird in ein steriles Röhrchen gefüllt, sofort verschlossen und möglichst umgehend in das Labor weitergeleitet. Der Urin darf maximal für 4 Stunden im Kühlschrank gelagert werden.

Die Harnanalytik erfordert zur Absicherung der Diagnose häufig eine Sedimentuntersuchung mit Hilfe des Mikroskopes. Dafür werden in der Regel 10 ml frischer Mittelstrahlurin benötigt, der nicht älter als 2 Stunden sein sollte, da nach längerem Stehen eine Auflösung der zellulären Bestandteile erfolgen kann.

12.5 Beobachten und Beurteilen der Stuhlausscheidung

Stuhl. Er ist der zersetzte und unverdaute Rest des Nahrungsbreies, der im Bereich des Kolons durch massiven Wasserentzug eingedickt wird. Unverdaute Ballaststoffe werden mit Hilfe von Kolikeimen gespalten, sodass es durch Kohlenhydrate zu einer Gärung und durch Eiweiß zu einer Fäulnis kommt. Der im Enddarm gesammelte Stuhl besteht im Wesentlichen aus 70–75 % Wasser, Zellulose, Schleim Epithelien, Farbstoffen, Darmbakterien u. a. und wird auf Grund eines nervalen Reizes, der zum Stuhldrang führt, ausgeschieden.

Kommt es zu einer Störung der Stuhlausscheidung, bedingt durch Passagehindernisse, Wahrnehmungsstörungen oder unzureichende Sphinkterfunktion, so sind je nach Ausprägung und Schweregrad massive Beeinträchtigungen des Wohlbefindens bis zu akuten Krankheitszuständen zu beobachten.

12.5.1 Physiologische Stuhlausscheidung

Tab. 12.7 gibt eine Übersicht über die physiologische Stuhlausscheidung von Neugeborenen, mit Muttermilch und Kuhmilch ernährten Säuglingen sowie mit Mischkost ernährten Kindern.

12.5.2 Abweichungen

Stuhlveränderungen durch pathologische Ursachen zeigt **Tab. 12.8**.

Dokumentation. Jede Stuhlausscheidung muss im Dokumentationssystem mit einem Symbol vermerkt werden, das in den verschiedenen Kliniken unterschiedlich aussehen kann. In der Regel wird ein geformter Stuhl mit einem „O", ein breiiger Stuhl mit

Tabelle 12.7 ⇢ Physiologische Stuhlausscheidung

	Farbe	Konsistenz	Geruch	Bestandteile	Defäkation
Neugeborenes	⇢ Mekonium = Kindspech, grün-schwarz	zähklebrig	geruchlos	⇢ eingedickte Galle ⇢ Lanugohaare ⇢ Darmepithelien ⇢ Fruchtwasser	innerhalb der ersten 24 bis 36 Std. nach der Geburt
	⇢ Übergangsstuhl, schwarz-grün-gelb	weniger klebrig	nahezu geruchlos	⇢ Mischung aus Mekonium und Stuhl nach Nahrungsaufnahme ⇢ Nahrungsreste ⇢ Bakterien entsprechend der Ernährung	**Gefahr:** bei Nichtabsetzen: Mekoniumileus ein- bis mehrmals täglich
mit Muttermilch ernährter Säugling	⇢ goldgelb ⇢ grün durch Oxidation mit Sauerstoff	häufig dünn, salbig oder pastig	aromatisch, säuerlich	⇢ Nahrungsreste ⇢ Wasser ⇢ Gallensäfte ⇢ Bifidus-Bakterien	1- bis 5-mal täglich, die evtl. geringen und seltenen Entleerungen erklären sich aus der guten Ausnutzung des Muttermilchstuhls
mit Kuhmilch ernährter Säugling	hellbraun	geformt, dickbreiig	⇢ Käsegeruch ⇢ evtl. fäkulent-übelriechend	⇢ s. mit Muttermilch ernährter Säugling ⇢ Kolibakterien	1- bis 3-mal täglich
mit Mischkost ernährtes Kind oder Jugendlicher	mittel-, dunkelbraun ⇢ Karotte: rötlich ⇢ Spinat: grün ⇢ Fleisch: dunkel ⇢ Milch: hell ⇢ Eisen, Blaubeeren, Rotwein: braunschwarz	geformt, dickbreiig, abhängig vom Wassergehalt	fäkulent-übelriechend ⇢ Eiweiß = faulig ⇢ Kohlenhydrate = säuerlich	⇢ s. mit Kuhmilch ernährter Säugling Nahrungsreste sind abhängig von der aufgenommenen Nahrung	1- bis 2-mal täglich, abhängig von der Art der Ernährung und Bewegung

Beobachten und Beurteilen der Stuhlausscheidung

Tabelle 12.8 ⇢ Stuhlveränderungen durch pathologische Ursachen

Farbveränderungen	Ursachen	Erklärungen
⇢ grünlich, ockerfarben = **Dyspepsiestuhl**	Ernährungsstörungen des Säuglings durch: ⇢ Nahrungsunverträglichkeit oder ⇢ Infektionen mit pathogenen Darmkeimen	durch allergische Reaktionen oder Toxine von pathogenen Keimen kommt es zu einer Reizung der Darmschleimhaut, die zu den Veränderungen führt
⇢ schwarz = **Teerstuhl**	durch Blutbeimengungen infolge von: ⇢ Blutungen im **oberen** Anteil des Verdauungstraktes sowie ⇢ verschlucktes mütterliches Blut während des Stillens	durch die Salzsäure des Magens wird das Blut verändert
⇢ grau-weiß = **acholischer Stuhl**	⇢ bei Hepatitis, ⇢ Gallenwegsverschluss ⇢ oder nicht angelegten Gallengängen u. a.	die Gallenfarbstoffe können nicht in den Darm abgegeben werden
Beimengungen und Auflagerungen	**Ursachen**	**Erklärungen**
⇢ Eiter	Entzündungen des Dickdarmes = Colitis ulcerosa	Absonderung von neutrophilen Leukozyten und eingeschmolzenem Gewebe durch Entzündungsprozesse
⇢ frisches Blut	Invagination, Colitis ulcerosa, Analfissuren, Hämorrhoiden u. a.	Salzsäure kann nicht mehr wirksam werden
⇢ Fettauflagerung	Maldigestion, z. B. zystische Fibrose (Mukoviszidose)	Fette können durch die fehlende Lipase nicht gespalten werden
⇢ Parasiten und Wurmeier	⇢ Madenwürmer (*Oxyuren*): fadendünn, 4–12 mm lang, in großer Zahl vorkommend ⇢ Spulwürmer (*Askariden*): regenwurmähnlich, grau 15–40 cm lang ⇢ Bandwurmglieder: weiß, glatt, fingernagelgroß	Aufnahme von Wurmeiern über die Nahrung oder durch Kontakte mit Haustieren, z. B. Hunden
⇢ Fremdkörper	z. B. Münzen, Kirschkerne, Augen von Teddybären u. a.	werden von den Kindern verschluckt
Konsistenzveränderung	**Ursachen**	**Erklärungen**
⇢ breiig bis wässrig, zerhackt, schaumig	⇢ Ernährungsstörungen bei Säuglingen durch Magen-Darm-Infektionen ⇢ Nahrungsmittelunverträglichkeit	durch die Reizung oder Entzündung der Darmschleimhaut erfolgt eine schnellere Passage, sodass die Rückresorption des Wassers gestört ist
⇢ knollig, hart	⇢ Flüssigkeitsmangel im Darm durch geringe Trinkmengen und ballaststoffarme Ernährung ⇢ geringe oder zu starke Peristaltik	dem Darm wird zu viel Flüssigkeit durch die übermäßige Peristaltik oder infolge der zu langen Verweildauer bei geringer Peristaltik entzogen
⇢ grau-weiß, trocken, fest = **Kalkseifenstuhl**	Ernährung des Säuglings mit unverdünnter Kuhmilch	Kuhmilch hat einen zu hohen Kalzium- und Natriumgehalt
Geruchsveränderung	**Ursache**	**Erklärung**
übelriechend	Ernährungs- und Maldigestionsstörung, z. B. Infektionen, zystische Fibrose u. a.	durch unverdaute Nahrungsreste
Veränderung der Reaktion	**Ursache**	**Erklärung**
⇢ sauer, pH < 6	Gärung, z. B. Laktoseintoleranz	durch Kohlenhydratverdauung
⇢ alkalisch, pH > 7	Fäulnis	durch Eiweißverdauung

Fortsetzung ▶

12 Ausscheiden

Tabelle 12.8 (Fortsetzung)

Veränderung des Volumens	Ursache	Erklärung
massige Stühle	Malabsorption: z. B. Zöliakie	durch Zottenatrophie gestörte Resorption
massige Fettstühle (*Steatorrhoe*)	Maldigestion: z. B. zystische Fibrose	durch fehlende Lipase gestörte Spaltung und Resorption der Fette
sehr geringe Stuhlmengen (**Hungerstuhl**) = schwarz-braun-grün und dünnflüssig	bei Nahrungskarenz, z. B. nach einer Operation	durch das Fehlen von Nahrungsresten; er besteht aus eingedicktem Gallensaft, Schleim, Darmepithelien und Kolibakterien

einem „I" und ein dünnflüssiger Stuhl mit einem schrägen „/" dokumentiert.

Blutauflagerungen können mit einem rot schreibenden Kugelschreiber kenntlich gemacht werden. Das Mekonium bei einem Neugeborenen wird meist mit einem „M" und Übergangsstühle werden mit einem „Ü" dokumentiert. Eine korrekte Dokumentation ist notwendig, um Unregelmäßigkeiten der Defäkation und Veränderungen der Stuhlbeschaffenheit so frühzeitig wie möglich erkennen zu können.

12.5.3 Individuelle Situationseinschätzung

Um den Stuhl und die Defäkation beurteilen zu können, müssen diesbezüglich wichtige Informationen von Seiten des Pflegepersonals bei den Angehörigen des Kindes eingeholt werden:
- Wie häufig scheidet das Kind Stuhl aus?
- Neigt das Kind zur Obstipation?
- Welche Trink- und Essgewohnheiten hat das Kind?
- Wie sagt es, wenn es Stuhl entleeren möchte?
- Ist das Kind bereits sauber?

12.6 Pflegemaßnahmen

12.6.1 Physiologische Darmtätigkeit

Eine physiologische Stuhlentleerung hat nicht allein gesundheitliche Auswirkungen, sondern trägt auch entscheidend zum Wohlbefinden eines Menschen bei. Durch Untersuchungen wurde bewiesen, dass das Risiko einer Entstehung von Darmkrebs durch eine geregelte Stuhlentleerung verringert werden kann. Es sollte daher für das Pflegepersonal ein vorrangiges Ziel sein, Kinder, Jugendliche und Eltern bezüglich gesundheitsfördernder Verhaltensweisen zu informieren und zu motivieren, diese durchzuführen.

12.6.2 Hilfestellung zur Stuhlentleerung

Umgang mit Ausscheidungsgefäßen

Steckbecken. Steckbecken werden für die Stuhlausscheidung sowohl bei Jungen als auch bei Mädchen verwendet und sind in zwei unterschiedlichen Größen, für Kinder und Erwachsene erhältlich. Das Steckbecken wird unter das Gesäß eines bettlägerigen Kindes geschoben oder gesteckt, wodurch sich die Bezeichnung Steckbecken erklärt. Da die Form an eine Pfanne erinnert, wird auch häufig der Begriff „Bettpfanne" verwendet **(Abb. 12.27)**.

Für ein krankes Kind ist eine strenge Bettruhe stets mit der Benutzung eines Steckbeckens verbunden, was für das Kind den Verlust der Selbständigkeit und einen Eingriff in die Intimsphäre bedeutet. Es ist darauf angewiesen, das Steckbecken vom Pflegepersonal zum richtigen Zeitpunkt untergeschoben zu bekommen und danach so bald wie möglich wieder davon befreit zu werden.

Die Wahrung der Intimsphäre ist eine sehr wichtige pflegerische Maßnahme, die diese unangenehme Verrichtung für die Betroffenen erträglicher macht:
- Sie kann dadurch erfolgen, dass Besucher und evtl. auch Mitpatienten, sofern sie aufstehen dürfen, aus dem Zimmer geschickt werden.
- Bei bettlägerigen Mitpatienten kann eine spanische Wand u. a. zu Hilfe genommen werden, um den Einblick zu verwehren. Auch sollte nicht vergessen werden, die Schutzvorrichtungen an den

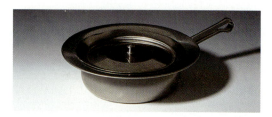

Abb. 12.27 Steckbecken.

Scheiben zum Flur und zwischen den Zimmern herunterzulassen.
⇢ Handelt es sich um einen relativ mobilen Jugendlichen, so ist es unter Umständen angenehmer, wenn das Steckbecken auf einen Stuhl neben seinem Bett abgestellt wird, sodass er es nach Bedarf selbständig benutzen kann.

Einschieben des Steckbeckens. Empfehlenswert ist folgendes Vorgehen:
⇢ Ein Kind sollte nur so weit, wie es notwendig ist aufgedeckt sein, um das Steckbecken unterschieben zu können.
⇢ Anschließend fordert man es auf, eine leichte „Brücke zu bauen", indem es die Beine aufstellt und das Gesäß anhebt. Das Steckbecken ist richtig platziert, wenn sich der obere Teil in Kreuzbeinhöhe befindet.
⇢ Bei schwer bewegungseingeschränkten Kindern sollten je nach Körpergewicht zwei Pflegepersonen die Lenden-Kreuzbein-Region anheben, um rückenschonend zu arbeiten. Eine weitere Möglichkeit besteht darin, das Kind auf die Seite zu drehen, das Steckbecken am Gesäß zu platzieren und es anschließend auf das Steckbecken zurückzudrehen, während es sicher gehalten wird. Welche Methode gewählt wird, muss sich am Zustand des Kindes oder des Jugendlichen orientieren.
⇢ Bei Jungen muss *gleichzeitig* eine Urinflasche angelegt werden, da bei einer Stuhlentleerung in der Regel auch Urin entleert wird.
⇢ Mädchen werden aufgefordert, die Beine leicht zu spreizen und auszustrecken, damit der Urin ungehindert abfließen kann.

Entfernen des Steckbeckens. Auf diese Weise sollte vorgegangen werden:
⇢ Die Pflegeperson legt eine Windel auf einen Stuhl, um die Bettpfanne abstellen zu können, und zieht sich Handschuhe an.
⇢ Nach erfolgter Urin- oder Stuhlentleerung wird das Steckbecken bei angehobenem Gesäß nach unten geschoben und herausgenommen. Eine andere Möglichkeit ist das Drehen des Kindes auf die Seite, während das Steckbecken vom Pflegepersonal gut festgehalten wird, um eine Verunreinigung des Bettes zu verhindern.
⇢ Nachdem der Genitalbereich mit Toilettenpapier trocken getupft oder von vorn nach hinten abgewischt wurde, wird das Steckbecken im abgedeckten Zustand sofort in den unreinen Raum gebracht. Durch Spülen und Desinfizieren in der Spülmaschine wird es wieder aufbereitet **(Abb. 12.28)**.
⇢ Nach der Stuhlentleerung muss das Gesäß des Kindes gesäubert werden. Es wird mit Hilfe eines Einmalwaschlappens, warmem Wasser und evtl. einer pH-neutralen Waschlotion gesäubert und die Haut mit einem speziellen Handtuch sorgfältig abgetrocknet. Aus hygienischen Gründen sollten Schutzhandschuhe vom Pflegepersonal getragen werden.

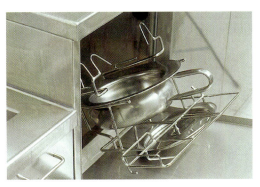

Abb. 12.28 ⇢ **Steckbeckenspüle.** Das Steckbecken wird in einer besonderen Spüle gereinigt und desinfiziert

⇢ Die Ausscheidung muss auf Farbe, Konsistenz, Menge und Beimengungen kontrolliert und die Beobachtung dokumentiert werden. Veränderungen werden gemeldet und evtl. auffällige Stühle zur Begutachtung aufbewahrt.
⇢ Jedes Kind hat entweder sein eigenes Steckbecken, das in einer Aufhängevorrichtung, die sich unter dem Nachttisch befindet, deponiert wird, oder es erhält jedesmal ein neues Steckbecken, das im unreinen Arbeitsraum aufbewahrt wird.

Toiletten- oder Nachtstuhl. Der Toiletten- oder Nachtstuhl ermöglicht bettlägerigen Menschen, die Probleme mit der Benutzung eines Steckbeckens haben, ihre Ausscheidungen im Sitzen zu verrichten, so weit es der gesundheitliche Zustand zulässt. Er besteht aus einem fahrbaren Stuhl mit herausnehmbarem Steckbecken, der auf zwei verschiedene Arten benutzt werden kann:

Entweder kann das Steckbecken als Auffangbehältnis für die Ausscheidung dienen, oder der Toilettenstuhl wird direkt über der Toilette platziert, nachdem das Steckbecken vorher entfernt wurde **(Abb. 12.29)**.

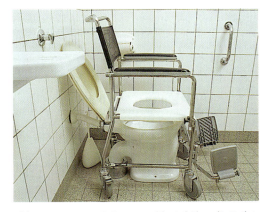

Abb. 12.29 ⇢ Der Toilettenstuhl wird über die Toilette gefahren nachdem zuvor das Steckbecken entfernt wurde

Die zweite Möglichkeit kann jedoch nur gewählt werden, wenn auch entsprechende räumliche Gegebenheiten, z.B. eine am Patientenzimmer befindliche Nasszelle, vorhanden sind. Auch wenn es sich hierbei um eine relativ schonende Methode handelt, muss natürlich vorher die Erlaubnis des Arztes für die Mobilisation des Kindes oder Jugendlichen eingeholt werden.

12.6.3 Hilfestellung bei Verdauungs- und Defäkationsstörungen

Hilfestellung bei Stuhlinkontinenz

Definition ⇢ Unter einer Stuhlinkontinenz versteht man den unwillkürlichen Abgang von Stuhl als Folge eines nicht funktionierenden Schließmuskels.

Bei einem Säugling und Kleinkind ist es ein normaler Zustand, dass die Stuhlausscheidung nicht beherrscht wird, jedoch sollten die Kinder mit ca. fünf Jahren sauber sein. Ist dies nicht der Fall, so können pathologische Ursachen, z.B. neurogene Störungen durch Myelomeningozelen, Sphinkterlähmung, Tumoren im Bereich des Anus sowie Enddarms oder psychische Störungen vorliegen.

Die Probleme, die daraus resultieren, sind vom Alter und der Entwicklung des Kindes abhängig. Je älter die Kinder werden, desto schwerwiegender sind die psychischen Probleme, da sie eine Bloßstellung durch Geruchsbildung befürchten. Die Folge kann dann eine soziale Isolation, verbunden mit geringer Förderung der geistigen und motorischen Fähigkeiten sein. Ein weiteres Problem ist die Hautreizung, die durch Fehlbildungen, verbunden mit verminderter Sensibilität und Immobilität, verstärkt wird.

Merke ⇢ **Pflegeziel.** Die wichtigsten Ziele bei der Versorgung von Kindern und Jugendlichen mit Stuhlinkontinenz müssen daher die Förderung der Selbstversorgung, Stärkung des Selbstbewusstseins und Erhalt einer intakten Haut sein.

Bei größeren Kindern sollte nie der Begriff „wickeln" verwendet werden, da sich dadurch die Kinder leicht in das Kleinkindalter zurückversetzt fühlen. Das Pflegepersonal sollte lieber von „frisch machen" oder „Wechseln der Vorlage" u.a. sprechen.

Die Förderung der Selbständigkeit ist ein sehr wichtiger Faktor, um die Betroffenen von fremder Hilfe so weit wie möglich unabhängig zu machen. Daher sollten Hilfestellungen nur in dem Ausmaß erfolgen, wie sie auch notwendig sind. Häufig genügt es, das Waschwasser zu stellen und die Kinder aufzufordern, sich selbst zu waschen und abzutrocknen.

Die Schwester hat dann die Aufgabe, die Hautbeschaffenheit zu beobachten, dem Kind notwendige Hilfestellungen zu geben und sich von der trockenen Haut zu überzeugen.

Mit Hilfe von Versorgungssystemen kann der Stuhl aufgefangen und dem Kind somit Sicherheit gewährleistet werden.

Bei Vorliegen eines Anus praeter kann mit individuell abgestimmten Beutelsystemen den Betroffenen wirkungsvoll geholfen werden (S. 619).

Hilfestellung bei Dreimonatskoliken

Sie treten innerhalb der ersten 3 Monate auf und gehen mit längeren Schreiattacken unterschiedlicher und abends häufig verstärkter Intensität einher. Da sie meist 10 bis 20 Minuten nach der Nahrungsaufnahme auftreten, nahm man bisher an, dass es sich um kolikartige Schmerzen handelt, die durch Aerophagie, d.h. Luftschlucken verbunden mit Blähungen, hervorgerufen werden. Inzwischen werden aber auch andere Ursachen für dieses anhaltende Schreien, mit dem der Säugling sein Unwohlsein ausdrückt, diskutiert, z.B. Kuhmilchprotein-Allergie, gestörte Mutter-Kind-Beziehung und unvollständig abgeschlossener Melatonin-Zeiteinteilungs-Mechanismus. Der biochemische Melatoninkalender benötigt ca. zwölf Monate zur Entwicklung, das Kind hat jedoch bis zum Zeitpunkt der Geburt nur neun Monate erreicht.

Erscheinungsbild. Folgende Symptome sind zu beachten:
⇢ Die Kinder krümmen sich, der Kopf ist häufig hochrot.
⇢ Der Bauch ist gebläht, die Beinchen sind angezogen und aus dem Anus entleert sich Luft oder Stuhl.
⇢ Es gelingt meist nicht, die Kinder zu beruhigen.

Maßnahmen zur Besserung. Diese Maßnahmen erweisen sich als hilfreich:
⇢ Gute Information der Mutter ist wichtig, damit sie weiß, dass es sich um keine besorgniserregende Erkrankung handelt und die Schreiattacken in kurzer Zeit wieder verschwinden. Dies ist besonders für junge Mütter beruhigend, da sie unerfahren, häufig nach längeren Schreiattacken entnervt sind und unter Schuldgefühlen leiden, weil sie annehmen, etwas falsch gemacht zu haben.
⇢ Die Mutter sollte erfahren, dass es von Bedeutung ist, selbst ruhig zu bleiben, damit sie unter Umständen ihr Kind beruhigen kann.
⇢ Hilfreich ist auch ein Erfahrungsaustausch zwischen betroffenen Müttern, da wirksame Tips ausgetauscht und seelische Unterstützung geleistet werden kann, denn geteiltes Leid ist häufig halbes Leid.
⇢ Es sollte Sorge getragen werden, dass sich das Kind in einer ruhigen Umgebung befindet. Durch Streicheln, in den Armen wiegen und leises Zusprechen kann dem Kind Ruhe und Geborgenheit vermittelt werden.

‣ Besteht ein geblähtes Abdomen, so können verschiedene Maßnahmen zu einer Besserung führen, die unter „Meteorismus" behandelt werden.

Hilfestellung bei Meteorismus

Es handelt sich hierbei um Blähungen, die häufig mit schmerzhaften Oberbauchschmerzen und Völlegefühl einhergehen und das Wohlbefinden eines Menschen stark beeinträchtigen.

Ursachen sind falsche Ernährung, Hektik und Stress, die zu einer Beeinträchtigung der physiologischen Bakterienbesiedelung im Darm führen und Fäulnisprozesse mit Gasbildung zur Folge haben. Diese Gase sammeln sich als feiner Schaum, sodass sie nicht auf natürlichem Wege entweichen können.

Es sollten daher in unserer hektischen durch Fastfood geprägten Zeit einige Verhaltensweisen berücksichtigt werden, die in den meisten Fällen eine Abhilfe schaffen:

‣ Die Nahrung sollte ohne Hektik aufgenommen und vor allen Dingen gut gekaut werden, um ein Luftschlucken zu vermeiden.
‣ Bevorzugt sollten ballaststoffreiche Nahrungsmittel wie Vollkornbrot, Gemüse, Salat, Obst u. a. verzehrt werden.
‣ Blähende Speisen wie Zwiebeln, Hülsenfrüchte, blähendes Gemüse sollten gemieden werden, außerdem Süßigkeiten und Mehlspeisen. Da Milchprodukte die Fäulnisprozesse infolge der Eiweißverdauung verstärken, sollten diese auch zurückhaltend gegessen werden.
‣ Ausreichende Bewegung und Bauchgymnastik verringern das Auftreten von Blähungen.
‣ Ein feuchtwarmer Leibwickel oder eine Wärmflasche haben eine entspannende Wirkung, sodass die Luft besser entweichen kann und dadurch die Schmerzen verringert werden (s. S. 229).
‣ Das kreisförmige Massieren des Bauches bei Säuglingen entsprechend des Dickdarmverlaufes von rechts nach links im Uhrzeigersinn wirkt ebenfalls beruhigend.

Praxistipp ‣ Zur Kolonmassage können entsprechende Öle, z. B. Mandelöl mit einem Tropfen Kümmelöl, zur Unterstützung der Peristaltik verwendet werden. Kümmelöl hat eine reizende Wirkung und muss daher sparsam verwendet werden.

‣ Hilfreich kann auch das Tragen des Säuglings auf dem Unterarm in Fliegerhaltung sein.
‣ Fenchel- und Kümmeltee wirken ebenfalls den Blähungen entgegen.
‣ Bei der Milchzubereitung für Säuglinge sollte prophylaktisch ein starkes Schütteln der Milch vermieden und evtl. vorhandener Schaum entfernt werden. Kann die Schaumbildung der Milch nicht verhindert werden, so wird geraten, sie zu entschäumen, indem eine entsprechende Tropfenzahl Entschäumungsmittel der Milch beigesetzt wird.

‣ Beim Füttern sollte ein kleines Saugerloch gewählt werden, das ein hastiges Trinken, verbunden mit Luftschlucken, verhindert. Außerdem sollte darauf geachtet werden, dass während des Trinkens der Sauger stets mit Milch gefüllt ist.
‣ In ausgeprägten Fällen können Simethicon-Präparate, d. h. Entschäumungsmittel, z. B. Sab simplex oder Lefax, den Kindern verabreicht werden. Sie bewirken einen Zerfall des feinblasigen Schaums, sodass das Gas entweichen kann und hierdurch schnelle Abhilfe geschaffen wird. Das Medikament selbst wird unverändert ausgeschieden und beeinflusst nicht die Verdauungsvorgänge. Die Präparate können nach ärztlicher Anordnung auch Säuglingen in entsprechender Dosierung verabreicht werden.
‣ Stillende Mütter sollten bedenken, dass blähende Nahrungsmittel bei ihren Säuglingen ebenfalls Blähungen auslösen können.

Hilfestellung bei Obstipation

Eine Obstipation ist eine Verstopfung, der eine Funktionsstörung des Dickdarmes, verbunden mit ungenügender und zu seltener Stuhlentleerung zugrunde liegt. Es handelt sich hierbei nicht um eine Erkrankung, sondern um ein Symptom, deren Ursache gefunden werden muss.

Beobachtungskriterien. Zu beachten sind:
‣ seltene Defäkationen, alle drei bis vier Tage und länger,
‣ harter, trockener und dunkler Stuhl,
‣ Völlegefühl, Unwohlsein, Appetitlosigkeit, Leibschmerzen, Blähungen,
‣ bei chronischer Obstipation: blasse Hautfarbe, verminderte Leistungsfähigkeit.

Ursachen. Grundsätzlich muss unterschieden werden, ob es sich um eine vorübergehende oder chronische Obstipation handelt und welche Ursachen ihr zugrunde liegen. Diese können zum einen in der Lebensführung oder einer besonderen Lebenssituation liegen und zum anderen durch organische, psychische oder äußere Störfaktoren hervorgerufen werden:

‣ ballaststoffarme Ernährung, mangelnde Bewegung, Unterdrückung des Defäkationsdranges und häufige Einnahme von Laxantien,
‣ hormonale Umstellungen, z. B. vor der Menstruation, während der Schwangerschaft und im Wochenbett,
‣ vorübergehende Darmatonien, hervorgerufen durch Narkosen oder Operationen im Darmbereich (S. 611),
‣ neurologische Störungen, z. B. durch eine Myelomeningozele, eine unfallbedingte Querschnittlähmung oder durch Antikonvulsiva bei Krampfleiden,
‣ Obstruktionen im Bereich des Darmes, z. B. durch Fehlbildungen, Tumoren,
‣ schmerzhafte Zustände, z. B. bedingt durch Hämorrhoiden, Analfissuren, Operationen,

- psychische Erkrankungen, z. B. Depressionen, Psychosen,
- Mehrbettzimmer im Krankenhaus, Benutzung einer Bettpfanne,
- endokrine Erkrankungen, z. B. Hypothyreose.

Alle betroffenen Personengruppen sollten individuell beraten und zur Umstellung der Lebensgewohnheiten motiviert werden. Bei bestehenden Erkrankungen sind therapeutische Maßnahmen zu ergreifen.

Obstipationsprophylaxe. Eine wichtige Voraussetzung ist das Wissen um die Entstehung einer Obstipation, um ihr wirkungsvoll begegnen zu können.

Der Obstipation liegt entweder eine Darmträgheit unterschiedlicher Genese oder eine zu starke Darmtätigkeit zugrunde, die zu Wasser- und Salzentzug des Dickdarminhaltes und somit zu Bildung von Kotknollen führt. Je länger sich der Darminhalt im Dickdarm befindet oder je intensiver er bearbeitet wird, desto stärker kommt er seiner Aufgabe bezüglich der Eindickung des Stuhlinhaltes nach. Daraus resultiert eine erschwerte Defäkation, verbunden mit Schmerzen und evtl. Fissuren, die wiederum zu einer Zurückhaltung des Darminhaltes führt. Es kommt zu einer Verschlimmerung der Situation, sodass verschiedene Maßnahmen ergriffen werden müssen, um die Peristaltik anzuregen und die Stuhlbeschaffenheit zu normalisieren.

- Eine Aufklärung über den Entstehungsmechanismus der Obstipation ist daher die Grundvoraussetzung für alle betroffenen und gefährdeten Kinder und Jugendlichen.
- Ausreichende körperliche Bewegung ist unbedingt notwendig, damit die Peristaltik des Darmes angeregt wird.
- Reichliche Flüssigkeitszufuhr in Form von Mineralwasser, Kräutertee, Obst- und Gemüsesäften sollten erfolgen, damit es nicht zu einer Eindickung des Stuhles kommt. Sauerkrautsaft wirkt sich besonders günstig auf die Darmperistaltik aus.
- Ballaststoffreiche Ernährung in Form von Vollkornprodukten wie Haferflocken, Roggen, Leinsamen und Weizenkleie sollten in ausreichendem Maße gegessen werden, da sie im Darm quellen, sodass es zu einer Vergrößerung des Darmvolumens kommt, die zu einer verstärkten Peristaltik führt. Wichtig ist, dass genügend Flüssigkeit aufgenommen wird, um ein Aufquellen der Fasern zu ermöglichen. Rohkostsalate, Gemüse und rohes Obst sind faserreich, sodass es auch hier zu einer Dehnung der Darmwand kommt.

Milchsäurehaltige Nahrungsmittel wie Buttermilch, Sauermilch, Joghurt, Kefir wirken ebenfalls leicht abführend, da sie zu einer guten Darmflora beitragen. Bei Säuglingen ist die Verabreichung von Milchzucker mit der Flaschennahrung sehr wirkungsvoll.

Unbedingt gemieden werden sollten Süßigkeiten, insbesondere Schokolade, Weißbrot, Bananen, harte Eier, Rotwein und Tee, da sie eine stopfende Wirkung haben.

- Die Nahrung sollte langsam gegessen und gut gekaut werden, damit der Speisebrei durchmischt und leicht befördert werden kann.
- Stuhldrang sollte aus Zeitmangel nicht unterdrückt werden, um eine weitere Eindickung des Darminhaltes zu vermeiden.
- Es empfiehlt sich ein regelmäßiges Darmtraining, damit der Darm sich an ganz bestimmte Zeiten gewöhnen kann. Der beste Zeitpunkt für die Stuhlentleerung ist nach dem Frühstück, da die Darmperistaltik durch die Füllung des Magens intensiviert wird (gastrokolischer Reflex).
- Eine ungestörte und ruhige Umgebung ermöglicht häufig eine erfolgreiche Stuhlentleerung. So weit es möglich ist, sollte den Patienten ein Toilettenbesuch oder die Benutzung eines Toilettenstuhles ermöglicht werden (S. 339). Führen alle prophylaktischen Maßnahmen nicht zum Erfolg, so müssen nach Anordnung des Arztes ein Mikroklist, Klysma (S. 344) oder orale Laxanzien verabreicht werden. Laxanzien sind Medikamente, die durch unterschiedliche Substanzen und Wirkungsweisen die Stuhlentleerung fördern **(Tab. 12.9)**.

Merke · Sicherheit. Mit der Einnahme von Laxanzien muss insgesamt sehr sparsam umgegangen werden, auch wenn es sich um natürliche Substanzen handelt. Die Gefahr liegt in der daraus resultierenden Darmträgheit, die eine Erhöhung der Medikamentendosis und eine dauernde Anwendung zur Folge hat.

Digitale Ausräumung

Liegt eine dauerhafte, nicht zu beherrschende schlaffe Darmlähmung aufgrund einer neurogenen Entleerungsstörung vor, so muss der Darm regelmäßig digital, d. h. mit dem Finger, ausgeräumt werden. Diese Maßnahme bedeutet für den Patienten je nach Alter und Entwicklung eine sehr unangenehme und peinliche Situation, die sehr vorsichtig und mit viel Takt sowie Einfühlungsvermögen durchgeführt werden muss.

■ Vorbereitung

Material. Diese Utensilien werden benötigt:
- Unterlage, Zellstoff, Windel,
- Schutzhandschuhe, Fingerling,
- Vaseline,
- Abwurfsack.

■ Durchführung

Die digitale Ausräumung des Darmes wird folgendermaßen durchgeführt:
- Das Kind wird je nach Zustand und Situation informiert, damit es diese unangenehme Pflegesituation besser erträgt.
- Anschließend wird es auf die *linke Seite* an den Bettrand gelagert. Steht für Kinder ein Spezialkissen zur Verfügung, sodass das Gesäß erhöht liegt,

Pflegemaßnahmen 12

Tabelle 12.9 ⇢ Wirkungen von Laxanzien

Substanzen und Handelsnamen	Spezifische Wirkungen	Besonderheiten
Gleitmittel: Glyzerin, dickflüssiges Paraffin, z. B. Agarol	macht den Stuhl gleitfähiger, sodass die Defäkation erleichtert wird	längerer Gebrauch von Paraffin verhindert die Resorption von fettlöslichen Vitaminen; Glycerin hat eine den Darm reizende Wirkung
Osmotische Mittel: Karlsbader Salz, Glaubersalz, Milchzucker, Laktose, Mannitol, Sorbitol u. a.	halten die Wassermenge im Darm zurück, sodass das Darmvolumen gesteigert und die Peristaltik verstärkt wird	durch Zitronenzusatz schmecken salinische Mittel nicht so bitter; bei zu langem Gebrauch und zu hoher Dosierung kommt es zu Störungen im Wasser- und Salzhaushalt
Quellstoffe: Weizenkleie, Leinsamen u. a.	sind unverdauliche Kohlenhydrate, die zu einer Vergrößerung der Stuhlmenge führen	es muss reichlich Flüssigkeit aufgenommen werden, damit die Fasern quellen können
Darmerregende Mittel: Sennesblättertee, Faulbaumrinde, Rhabarberwurzel, Aloe u. a.	erhöhen die Darmperistaltik durch eine reizende Wirkung auf die Darmschleimhaut oder die glatte Muskulatur	bei unsachgemäßer Zubereitung können massive Koliken hervorgerufen werden; Sennesblättertee muss deshalb mit kaltem Wasser aufgegossen werden
Stuhlaufweichende Mittel: z. B. Florisan	setzen die Oberflächenspannung herab und führen zu einer Veränderung der Stuhlkonsistenz	Dragees werden erst im Dünndarm aufgelöst, sollten nicht mit Milch oder Antazida eingenommen werden

wird es in Rückenlage gebracht. Durch das Heranziehen der Beine kann die Bauchpresse unterstützt werden.
⇢ Ein Fingerling wird über den Handschuh gestreift, mit Vaseline gleitfähig gemacht und in den Anus behutsam eingeführt.
⇢ Danach sollte die Darmwand zirkulär mit dem Finger stimuliert werden, um die Kotballen zu lockern (**Abb. 12.30**). Sie müssen dann vorsichtig mit dem Finger ausgeräumt werden. Große Kotballen können evtl. mit zwei Fingern entfernt bzw. geteilt werden.
⇢ Der Analbereich wird anschließend gereinigt und das Kind wieder in eine bequeme Lage gebracht und das Material fachgerecht entsorgt. Anschließend erfolgt die Dokumentation der Stuhlbeschaffenheit.

12.6.4 Einläufe

Mit Hilfe von Flüssigkeiten, die in den Darm eingebracht werden, erfolgt eine Entleerung und Reinigung des Rektums bzw. des Kolons. Sie dienen der Vorbereitung, zur Therapie und Diagnostik.
Indikationen. Einläufe werden durchgeführt
⇢ zur Reinigung des Darmes, z. B. zur präoperativen Vorbereitung,
⇢ zur Vorbereitung für Untersuchungen im Bereich des Dickdarmes und des Urogenitaltraktes,
⇢ vor Entbindungen zur Geburtserleichterung,
⇢ bei Obstipation,
⇢ zur Lösung frischer Invaginationen,
⇢ zur postoperativen Anregung der Peristaltik,
⇢ zur Behebung einer Hyperkaliämie,
⇢ zum Erkennen von Passagehindernissen und Kolonkarzinom u. a.
Einlaufarten. Je nach Indikation stehen verschiedene Methoden zur Verfügung, um die gewünschten Ergebnisse zu erzielen:
⇢ Einmalklistiere, d. h. Klysma sowie Mikroklist für Säuglinge und Kleinkinder,
⇢ Reinigungseinlauf,
⇢ hoher Einlauf,
⇢ rektale Darmspülung,
⇢ orthograde Darmspülung,
⇢ medikamentöser Einlauf,
⇢ Kontrastmitteleinlauf.
Wirkprinzipien der Einläufe. Einläufe und Darmspülungen üben eine Reizwirkung auf die Darmschleimhäute sowie die Darmperistaltik aus, was durch mechanische, thermische und chemische Faktoren hervorgerufen wird.

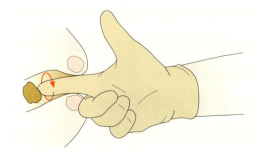

Abb. 12.30 ⇢ **Digitale Ausräumung.** Darmwand wird zirkulär mit dem Finger stimuliert

343

Mechanische Wirkung. Sie erfolgt durch
- das Einführen des Darmrohres,
- die Flüssigkeitsmenge,
- den Druck der einlaufenden Flüssigkeit, die von der Höhe des Irrigators abhängig ist.

Merke ⋯ Sicherheit. Je größer das Darmrohr, je höher der Irrigator, je umfangreicher die Flüssigkeitsmenge, desto stärker ist der Reiz auf die Darmschleimhaut und die Peristaltik.

Thermische Wirkung. Der Reiz wird durch die Temperatur der Spüllösung hervorgerufen:
- Eine körperwarme Flüssigkeit (37 °C) bewirkt einen geringen Reiz.
- Durch eine kühlere Flüssigkeit (35–36 °C) wird der Reiz erhöht, aber die Gefahr der Auskühlung verstärkt.
- Eine höhere Temperatur kann zu Schleimhautverbrühungen führen. Daher muss die Einlaufflüssigkeit mit einem Thermometer kontrolliert werden.

Chemische Wirkung. Durch chemische Zusätze können je nach Art und Konzentration bestimmte Wirkungen auf die Darmschleimhaut und Darmperistaltik ausgeübt werden:
- Fertigpräparate auf salinischer Basis, z. B. Klysma oder hyperosmolare Lösungen, haben eine flüssigkeitsentziehende Wirkung.
- Kamillosan-Lösung wirkt entzündungshemmend.
- Glyzerin hat eine darmreizende Wirkung.

Merke ⋯ Sicherheit. Bei Säuglingen und Kleinkindern darf nur eine physiologische Spüllösung, z. B. 0,9%ige NaCl-Lösung verwendet werden, um eine Wasserintoxikation zu vermeiden.

Gefahren bei rektalen Applikationen. Dieses sind u. a.
- Wasserintoxikation bei Säuglingen und Kleinkindern durch unphysiologische Flüssigkeit,
- Auskühlung durch zu gering temperierte Spüllösung,
- Belastung des Kreislaufes,
- Erbrechen,
- Perforation des Darmes.

Kontraindikationen. Einläufe dürfen nicht durchgeführt werden:
- bei drohender Fehl- oder Frühgeburt,
- bei Erbrechen oder Bauchschmerzen unklarer Genese,
- bei akuter Baucherkrankung, z. B. Verdacht oder Bestehen eines Ileus, Peritonitis, akuter Appendizitis u. a.,
- nach Dickdarmoperationen.

Verabreichung eines Klysmas oder Mikroklists

Klysma. Darunter versteht man einen gebrauchsfertigen kleinen Einlauf mit ca. 200–300 ml Flüssigkeit in einem Plastikbehältnis mit Rektalkanüle. Es beruht meist auf salinischer Basis, d. h. einer hyperosmolaren Lösung, die den Einstrom von Flüssigkeit in den Darm fördert und somit zu einer Aufweichung und Gleitfähigkeit des Stuhles führt. Bei Kindern wird häufig nur ein halbes Klysma verordnet.

Merke ⋯ Sicherheit. Klysma auf salinischer Basis sollen laut Herstellerfirma nur bei Erwachsenen verwendet werden, da sie bei Kindern zu einer Elektrolytstörung führen können. Als Nebenwirkung kann eine Darmreizung entstehen.

Mikroklist. Dieses ist ebenfalls ein kleiner Einmaleinlauf, jedoch mit 5 ml Flüssigkeit, der sowohl bei Erwachsenen als auch bei Säuglingen und Kleinkindern angewendet werden darf **(Abb. 12.31)**. Er verursacht laut Herstellerfirma keine Schleimhautreizungen und wird nicht resorbiert.

Merke ⋯ Sicherheit. Bei Säuglingen und Kleinkindern sollte nur die Hälfte eines Mikroklist verabreicht werden.

■ **Indikationen**
Klysma oder Mikroklist werden angewendet zur
- raschen Entleerung des Enddarmes, z. B. vor Operationen, Darmspiegelungen, Röntgenuntersuchungen und Entbindungen,
- Stuhlentleerung bei massiver Obstipation,
- postoperativen Anregung der Darmperistaltik.

■ **Vorbereitung**
Das Kind wird auf den kleinen Einmaleinlauf folgendermaßen vorbereitet:
- Das Kind wird bezüglich des kleinen Einlaufes informiert, beruhigt und zur kooperativen Mitarbeit motiviert.
- Eine freie Toilette muss gewährleistet sein.
- Die Intimsphäre wird gewahrt, indem Besucher aus dem Zimmer geschickt und das Kind vor Blicken geschützt wird.
- Das Kind muss dem Verlauf des Kolons entsprechend auf die *linke Seite* gelagert werden.
- Das Klysma sollte körperwarm sein, evtl. muss es im Wasserbad leicht erwärmt werden.

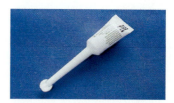
Abb. 12.31 ⋯ **Mikroklist.** Kleiner Einmaleinlauf, der sowohl bei Säuglingen und Kleinkindern als auch bei Erwachsenen angewendet werden darf

Material. Benötigt werden:
- Klysma oder Mikroklist nach ärztlicher Anordnung,
- Einmalhandschuhe,
- evtl. Bettschutz,
- Vaseline,
- Zellstoff,
- evtl. Darmrohr und Klemme,
- Reinigungsutensilien.

■ **Durchführung**
Der kleine Einlauf wird dann auf diese Weise vorgenommen:
- Schutzhandschuhe anziehen,
- die Verschlusskappe entfernen, das Einflussrohr mittels Vaseline gleitfähig machen und unter leichten Drehbewegungen einführen. Mit Hilfe eines ausgedrückten Tropfens kann auch die Spitze des Mikroklists befeuchtet werden.
- Bei Kindern unter drei Jahren sollte nur die Hälfte der Flüssigkeitsmenge eines Mikroklists verabreicht und das Einflussrohr nur *zur Hälfte* eingeführt werden.
- Die angewärmte Flüssigkeit wird durch kräftiges Zusammendrücken der Tube in das Rektum eingebracht und anschließend im zusammengedrückten Zustand entfernt. Die Gesäßhälften sollten dabei leicht zusammengehalten werden.

■ **Nachsorge**
Das Kind wird anschließend aufgefordert, die Flüssigkeit für ca. 15 bis 20 Minuten einzuhalten, damit sie auch die gewünschte Wirkung entfalten kann. Das Pflegepersonal muss sich vom Erfolg des Klysmas überzeugen und die Maßnahme sowie das Ergebnis dokumentieren.

> **Merke** ⋯▹ **Einläufe.** Für sämtliche Einläufe müssen folgende Maßnahmen berücksichtigt werden:
> - Einläufe stets vor den Mahlzeiten durchführen, um ein Erbrechen zu vermeiden.
> - Darm- oder Einflussrohr nie gegen Widerstand einführen, da Verletzungsgefahr besteht.
> - Einläufe müssen immer im Liegen durchgeführt werden, wegen der Gefahr einer Kreislaufbelastung.

Reinigungseinlauf

Er dient der Reinigung des Darmes und Anregung der Darmperistaltik. Durch entsprechende Zusätze sowie thermische und mechanische Wirkungen kann eine Intensivierung erreicht werden.

■ **Indikationen**
Reinigungseinläufe finden Anwendung:
- bei hartnäckigen Obstipationen,
- vor Untersuchungen und kleinen Operationen am Magen-Darm-Trakt,
- evtl. zur Geburtsvorbereitung,
- vor Kontrastmitteleinläufen.

■ **Vorbereitung**
Die Vorbereitung zum Reinigungseinlauf erfolgt wie beim Klysma oder Mikroklist.
Material. Folgende Utensilien braucht die Pflegeperson **(Abb. 12.32)**:
- Bettschutz, Zellstoff,
- Irrigator mit Schlauch und Klemme (bei Früh- und Neugeborenen: dicke Magensonde und Spritze oder Adapter mit Spritze). Nach ärztlicher Anordnung können auch gebrauchsfertige Lösungen im Beutel verwendet werden.
- Darmrohr,
- Vaseline und Spatel,
- Einmalhandschuhe,
- Abwurfmöglichkeit,
- angewärmte Flüssigkeit nach Anordnung des Arztes.

Flüssigkeitsmenge. Benötigt werden für
- Frühgeborene: nur wenige Milliliter,
- Säuglinge: 30–100 ml,
- Kleinkinder: 100–300 ml,
- Schulkinder: 500–1000 ml,
- Erwachsene: über 1000 ml.

Spüllösungen. Bei Säuglingen wird eine isotone Lösung, z. B. 0,9%ige NaCl- oder Ringer-Lösung, verwendet, um Elektrolytverschiebungen zu vermeiden.

Für Früh- und Neugeborene kann auch Muttermilch verwendet werden. Die Flüssigkeitsmenge einschließlich der Zusätze erfolgt nach ärztlicher Anordnung. Als Zusätze können Kamillosan-Konzentrat 0,5% oder Glycerin angeordnet werden.

Da der Hersteller von Glycerin keine Angaben zur Verdünnung macht, kann nur eine Verfahrensweise aus der Praxis empfohlen werden:
- für größere Kinder: 500 ml NaCl 0,9% und 50 ml Glycerin,
- für Kleinkinder: 500 ml NaCl 0,9% und 10–20 ml Glycerin.

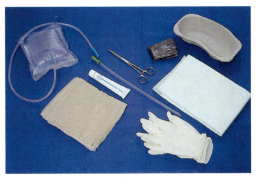
Abb. 12.32 ⋯▹ **Materialien für einen Einlauf.** Anstelle des gebrauchsfertigen Beutels kann ein Irrigator mit entsprechender Flüssigkeit verwendet werden

Merke ⋯▸ Sicherheit. Da Glycerin eine darmreizende Wirkung hat, darf die Konzentration nicht zu hoch gewählt werden.

Kamillosan-Konzentrat soll bei Kindern zur inneren Anwendung laut Herstellerhinweis folgendermaßen verdünnt werden:
Auf 100 ml warmes Wasser kommen 2,5 ml Kamillosan-Konzentrat.

■ Durchführung
Bei Kindern und Jugendlichen. Dabei ist Folgendes zu beachten:
- ⋯▸ Die auf 37 °C erwärmte Flüssigkeit wird in den Irrigator eingefüllt und dieser luftleer gemacht, indem die Klemme kurz bis zum Auslaufen der Flüssigkeit geöffnet wird.
- ⋯▸ Das Darmrohr wird mit dünn aufgetragener Vaseline gleitfähig gemacht, ohne die Löcher zu verstopfen.
- ⋯▸ Das Darmrohr wird unter leicht drehenden Bewegungen, nie gegen Widerstand, in den Darm eingeführt. Das Ende des Darmrohres sollte sich in der Nierenschale befinden, um evtl. Verunreinigungen des Bettes zu vermeiden.
- ⋯▸ Anschließend wird das Darmrohr mit dem Irrigator verbunden und die Klemme langsam geöffnet.
- ⋯▸ Der Irrigator sollte sich *nicht* höher als ca. 30 cm über dem Kind befinden, um keinen zu starken Reiz zu erzeugen (**Abb. 12.33**).
- ⋯▸ Während des Einlaufes muss das Kind gut beobachtet werden, da er eine Kreislaufbelastung darstellt. Klagt das Kind über ein Druckgefühl, so muss der Irrigator kurz gesenkt und evtl. die Lage des Darmrohres geringfügig verändert werden. Tritt keine Besserung ein oder klagt das Kind über Schmerzen, so muss der Vorgang abgebrochen und der Arzt anschließend informiert werden.
- ⋯▸ Treten jedoch keine Auffälligkeiten auf, so lässt man die Flüssigkeit langsam einlaufen, während man das Kind bittet, mit geöffnetem Mund zu atmen, um ein Gegenpressen zu verhindern.
- ⋯▸ Nachdem die Flüssigkeit eingelaufen ist, wird der Schlauch abgeklemmt, die Gesäßhälften zusammengedrückt und das Darmrohr zügig entfernt.

Früh- und Neugeborene. Bei Früh- und Neugeborenen wird der Einlauf entweder vom Arzt oder einer Pflegeperson durchgeführt. Anstelle des Darmrohres wird eine dicke Magensonde vorsichtig ca. 1 bis 2 cm in den Anus eingeführt (Perforationsgefahr) und die wenigen Milliliter mit einer Spritze langsam in den Darm eingebracht. Es können auch spezielle Adapter verwendet werden, die in den Anus eingeführt und mit der Spritze verbunden werden. Nach dem Einlauf muss das Neugeborene bezüglich der Ausscheidung, der Beschaffenheit des Abdomens sowie das Verhalten sorgfältig beobachtet werden.

■ Nachsorge
Nach dem Einlauf sollten folgende Maßnahmen beachtet werden:
- ⋯▸ Das Kind wird aufgefordert, die Flüssigkeit möglichst lange, ca. 10 bis 15 Minuten, einzuhalten, um eine gute Effektivität zu erreichen.
- ⋯▸ Es wird gesäubert, je nach Zustand wieder bequem gelagert und das Steckbecken bereitgestellt, sofern das Kind nicht auf die Toilette gehen kann oder darf.
- ⋯▸ Die Pflegeperson muss sich vom Erfolg des Einlaufes überzeugen und ihn anschließend dokumentieren.
- ⋯▸ Das wiederverwendbare Material, z.B. Irrigator und Nierenschale, werden desinfiziert und bei Bedarf sterilisiert.
- ⋯▸ Einmalmaterial, z.B. Einmaldarmrohre, Bettschutz u.a., wird fachgerecht entsorgt.

Spezielle Einläufe

Eine Anregung der Peristaltik kann durch wiederholtes Heben und Senken des Irrigators erzielt werden. Die Flüssigkeit läuft während des Hebens langsam in den Darm ein und durch Senken in den Irrigator zurück. Wird der Vorgang mehrmals wiederholt, so spricht man von einem Hebe-Senk- oder Schaukeleinlauf.

Eine Übersicht über die Durchführung von speziellen Einläufen gibt **Tab. 12.10**.

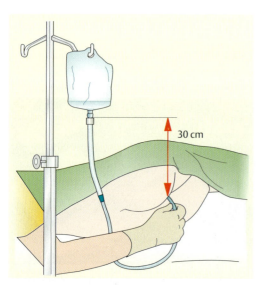

Abb. 12.33 ⋯▸ Höhe des Beutels oder des Irrigators beim Reinigungseinlauf

Tabelle 12.10 ⇢ Spezielle Einläufe

	Hoher Einlauf	Kontrastmitteleinlauf
Begriffserklärung	Die Flüssigkeit soll mittels eines langen dünnen Darmrohres hoch in den Dickdarm möglichst bis zum Colon transversum gelangen. Ein hoher Einlauf ist **kein** Einlauf aus großer Höhe!	Mit Hilfe des einlaufenden Kontrastmittels in den Darm kann dieser mittels Röntgenstrahlen dargestellt werden; ein Kontrastmitteleinlauf wird vom Arzt durchgeführt.
Indikationen	⇢ vor Kontrastmitteleinläufen ⇢ vor Koloskopien u. Operationen ⇢ zur Lösung frischer Invaginationen	Darstellung des Kolons auf dem Röntgenbild
Material	⇢ s. „Reinigungseinlauf", S. 345 zusätzlich: ⇢ langes, dünnes Darmrohr ⇢ doppelte Flüssigkeitsmenge	⇢ s. „Hoher Einlauf", zusätzlich: ⇢ Kontrastmittel, z. B. Bariumsulfatpräparat, anstelle der Flüssigkeit ⇢ Irrigator mit Schlauchsystem und Y-Glaszwischenstück ⇢ 2 Klemmen ⇢ Ständer ⇢ Auffanggefäß ⇢ Polster zur Lagerung
Vorbereitung	⇢ s. „Reinigungseinlauf", S. 345 ⇢ Lagerung: Knie-Ellenbogen-Lage oder linke Seitenlage	⇢ s. „Reinigungseinlauf", S. 345 ⇢ ein Kind erhält zur Vorbereitung einen Reinigungseinlauf ⇢ Kind nüchtern lassen ⇢ Lagerung: das Gesäß des Kindes wird auf einem Polster erhöht gelagert
Durchführung und Nachsorge	⇢ das Darmrohr wird unter Einlaufen der Flüssigkeit aus geringer Höhe langsam vorgeschoben ⇢ bei einer frischen Invagination erfolgt die Durchführung durch einen Arzt unter Röntgenkontrolle ⇢ weiteres Vorgehen und Nachsorge wie beim Reinigungseinlauf, S. 346	⇢ s. „Reinigungseinlauf", S. 346 ⇢ unter Anweisung des Arztes wird vom Pflegepersonal das Einfließen des Kontrastmittels reguliert, indem der zuführende und wegführende Schlauch abwechselnd geöffnet bzw. geschlossen wird. ⇢ danach wird das Kind sofort auf die Toilette geschickt Anschließend muss eine Kontrolle der Ausscheidung erfolgen, da Obstipationsgefahr besteht

Medikamentöser Einlauf

Er dient nicht der Reinigung und Entleerung des Darmes, sondern wird zur Medikamentenverabreichung durchgeführt.

Bei einer Niereninsuffizienz, die meist zu einer Hyperkaliämie führt, kann ein Resonium-A-Einlauf angeordnet werden. Das Prinzip beruht auf einem Ionenaustausch, indem Natrium- gegen Kaliumionen über die Darmschleimhaut ausgetauscht und anschließend mit dem Stuhl ausgeschieden werden.

■ Durchführung

Der Resonium-A-Einlauf erfolgt auf diese Weise:
⇢ Zur Vorbereitung wird evtl. ein Reinigungseinlauf durchgeführt, um eine bessere Wirkung zu erzielen.
⇢ Das Medikament wird über ein dünnes Darmrohr oder bei Säuglingen über eine rektal eingeführte Magensonde verabreicht.
⇢ Nach einer vom Arzt bestimmten Zeit wird eine Darmspülung durchgeführt, um das Medikament einschließlich der Kaliumionen wieder zu entfernen.

Verabreichung von Suppositorien

Ein Suppositorium ist ein Zäpfchen, das rektal in den Darm appliziert wird. Die feste oder halbfeste Grundmasse schmilzt bei Körpertemperatur und gibt das darin enthaltene Medikament frei, das von der Darmschleimhaut resorbiert wird.

■ Indikation

Ein Zäpfchen wird appliziert
⇢ zur Darmentleerung vor bestimmten Operationen und Darmspiegelungen,
⇢ zum Abführen bei leichter Verstopfung,
⇢ zur Schmerzlinderung bei Hämorrhoiden,
⇢ zur schonenden Verabreichung von Medikamenten und schnellen Wirkung bei Schmerzen, Atemnot, z. B. Pseudokrupp und Fieber.

> **Merke ⇢ Sicherheit.** Die Dosierung muss beachtet werden, da Suppositorien in unterschiedlicher Konzentration vorliegen. Häufig wird auch ein halbes Suppositorium verordnet, das zur besseren Dosierung längs durchgeschnitten werden sollte.

■ Durchführung
Die Applikation des Zäpfchens:
⇢ Kinder müssen über die Maßnahme altersgemäß informiert werden.
⇢ Schutzhandschuhe werden angezogen oder ein Fingerling übergestreift.
⇢ Die Zäpfchen können mit Hilfe eines Zellstofftupfers in das Rektum eingeführt werden.
⇢ Anschließend werden die Gesäßhälften zusammengedrückt und das Kind motiviert, das Zäpfchen einzubehalten.

Verabreichung von Rektiolen

Es handelt sich um gebrauchsfertige Spezialapplikatoren mit einem entsprechenden medikamentösen Wirkstoff, die wie ein Mikroklist verabreicht werden (S. 344).

■ Indikation
Rektiolen werden häufig zur Unterbrechung eines Krampfanfalles verordnet, z. B. Chloralhydrat-Rectiole.

12.6.5 Darmspülungen

Der Darm wird mit Hilfe großer Flüssigkeitsmengen gespült, bis die aus dem Darm austretende Flüssigkeit klar ist.
Indikationen. Darmspülungen werden zur Vorbereitung und Reinigung vor Darmoperationen, speziellen Röntgenuntersuchungen und nach Vergiftungen durchgeführt.
Arten der Darmspülung. Es wird zwischen der rektalen und orthograden Darmspülung unterschieden.

Rektale Darmspülung

Die Flüssigkeitsmenge gelangt mittels eines Darmrohres in den Darm, der so lange gespült wird, bis die austretende Flüssigkeit klar und sauber ist. Die Darmspülung erfolgt nach einem vorher durchgeführten Reinigungseinlauf.

■ Vorbereitung
Material (s. „Reinigungseinlauf", S. 345). Zusätzlich werden benötigt:
⇢ größere Flüssigkeitsmengen nach Anordnung des Arztes, bei Erwachsenen ca. 5 Liter,
⇢ Irrigator und Y-Verbindungsstück,
⇢ zusätzliche Klemme,
⇢ Auffanggefäß.

■ Durchführung
Der Beginn der Durchführung entspricht einem Reinigungseinlauf, dann wird folgendermaßen vorgegangen:
⇢ Das Y-Verbindungsstück wird mit dem Darmrohr verbunden.
⇢ Durch Öffnen der Klemme am zuführenden Schlauch gelangen kleine Flüssigkeitsmengen in den Darm. Der zuführende Schlauch wird danach abgeklemmt und der abführende geöffnet, damit die Flüssigkeit wieder aus dem Darm laufen kann (**Abb. 12.34**).
⇢ Der Spülvorgang wird so lange wiederholt, bis sich keine Stuhlreste mehr in der Flüssigkeit befinden.

■ Nachsorge
Das Kind wird für sein kooperatives Verhalten gelobt. Es erhält Hilfestellungen zur Reinigung des Gesäßes und zur bequemen Lagerung, sofern es dazu allein nicht in der Lage ist. Das Material wird anschließend fachgerecht entsorgt und der Raum gelüftet.

Orthograde Darmspülung

Das Spülen des Darmes erfolgt über den Magen, indem die Flüssigkeit mittels einer Magen- bzw. Duodenalsonde verabreicht wird. Große Kinder und Erwachsene können die Flüssigkeitsmengen auch trinken, was häufig als nicht so belastend empfunden wird.

Die Flüssigkeitsaufnahme muss hintereinander in einem bestimmten Zeitabschnitt erfolgen, damit der Darm schnell durchgespült wird, ohne dass es zu einer Resorption der Flüssigkeit über den Darm kommt. Als Richtwert gilt *1 Liter Flüssigkeit pro Stunde*. Die Spülmengen können halbiert an zwei aufei-

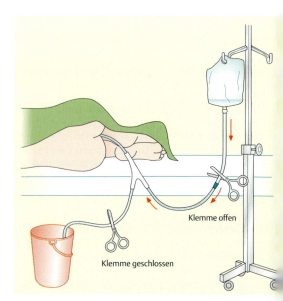

Abb. 12.34 ⇢ Durchführung der rektalen Darmspülung

nander folgenden Tagen verabreicht werden, um die Kinder nicht übermäßig zu belasten. Vor, während und nach einer orthograden Darmspülung müssen Kontrollen des Elektrolytgleichgewichtes und Säure-Basen-Haushaltes durchgeführt werden.

 Merke ⇢ Komplikation. Ein langsames Einlaufen der Flüssigkeit kann durch Resorption zu schwerwiegenden Elektrolytverschiebungen und Kreislaufproblemen führen.

■ Indikationen
Die orthograde Darmspülung dient der Vorbereitung für Operationen im Bereich des Dünn- und Dickdarmes, z. B. Kolon-Conduit und MAINZ-Pouch I und II (S. 656 f).
Vorteile der orthograden Darmspülung. Diese bestehen darin, dass
⇢ das Kind bis zur Spülung normale Kost zu sich nehmen kann,
⇢ die Darmreinigung eine gute Effektivität bei kurzer Dauer der Durchführung hat,
⇢ durch bakteriologische Untersuchungen eine Keimreduzierung beobachtet wurde.

■ Vorbereitung
Die Vorbereitung für eine Darmspülung erfolgt auf diese Weise:
⇢ Eine wichtige pflegerische Aufgabe besteht in der eingehenden Information des Kindes und der Eltern, damit sie kooperativ mitarbeiten können und Komplikationen verringert werden.
⇢ Nach ärztlicher Anordnung werden einen Tag vor der Spülung orale Laxanzien oder ein Klysma bzw. Mikroklist verabreicht. In Ausnahmefällen kann auch ein Reinigungseinlauf angeordnet werden.
⇢ Das Pflegepersonal assistiert bei der Blutabnahme für die Kontrolle des Elektrolytgleichgewichtes und des Säure-Basen-Haushaltes.
⇢ Das Gewicht des Kindes wird **vor** der Spülung ermittelt, um nach einer orthograden Darmspülung eine Flüssigkeitsverschiebung erkennen zu können.

Material. Diese Utensilien werden benötigt:
⇢ Material zum Legen einer Magensonde,
⇢ körperwarme Flüssigkeit mit Infusionssystem und Ringer-Lösung, es kann aber auch eine Elektrolytlösung, z. B. Fordtran-Lösung oder Oralav-Lösung getrunken werden,
⇢ Bettschutz,
⇢ Nachtstuhl (oder für freie Toilette sorgen),
⇢ evtl. Darmrohr,
⇢ Blutdruckgerät und Überwachungsblatt.

Flüssigkeitsmenge. Altersabhängig werden beim
⇢ Kleinkind ca. 4 Liter,
⇢ Schulkind ca. 6 Liter und beim
⇢ Erwachsenen ca. 8 – 12 Liter Flüssigkeit gebraucht.

■ Durchführung
Die orthograde Darmspülung wird folgendermaßen durchgeführt:

⇢ Es wird eine Magensonde gelegt (S. 302).
⇢ Das Kind wird in eine sitzende Position gebracht und ein Bettschutz untergelegt. Die Flüssigkeit lässt man anfangs langsam einlaufen und beobachtet das Verhalten des Kindes. Durch die großen Flüssigkeitsmengen besteht die Gefahr des Erbrechens mit anschließender Aspiration. Kinder dürfen deshalb während der orthograden Darmspülung **nicht allein gelassen** und müssen bezüglich Übelkeit, Erbrechen und einem geblähten Abdomen beobachtet werden. Tritt kein Erbrechen auf und wird nicht über Übelkeit geklagt, so kann das Einlaufen schneller erfolgen, sodass zwei Liter in ca. 2 bis 3 Stunden einlaufen können.
⇢ Intensives Beschäftigen und Ablenken der Kinder kann häufig ein Erbrechen verhindern.
⇢ Ein Darmrohr kann gelegt werden, wenn nach ca. 0,5 bis 1 Liter eingelaufener Flüssigkeit noch kein Stuhl entleert wurde.
⇢ Notwendige Kontrollen von Puls- und Blutdruck müssen halbstündlich erfolgen.
⇢ Das Pflegepersonal assistiert bei der Blutentnahme für die Elektrolyt- und pH-Kontrollen.
⇢ Die Ein- und Ausfuhrmenge sollte, so weit möglich, nach Anordnung bilanziert werden.
⇢ Die Spülung kann beendet werden, wenn klare Flüssigkeit aus dem Darm entleert wird.

■ Nachsorge
Bei der Nachbereitung ist vom Pflegepersonal Folgendes zu beachten:
⇢ Die Magensonde wird im **geschlossenen** Zustand gezogen.
⇢ Das Gewicht wird kontrolliert und die Flüssigkeitsbilanz erstellt.
⇢ Es erfolgt erneut die Assistenz bei der Blutentnahme für die Elektrolyt- und pH-Kontrollen.
⇢ Danach dürfen die Kinder bis zum Operationstermin oral nur Tee sowie eine Infusionstherapie erhalten.
⇢ Milch und milchhaltige Produkte dürfen nicht verabreicht werden, da sie einen Film auf der Darmschleimhaut bilden.

12.6.6 Diagnostische Maßnahmen

Rektale Untersuchung

Mit dem geschützten Finger tastet der Arzt die Schleimhaut im Bereich des Anus und des Rektums ab.

■ Indikationen
Die rektale Untersuchung wird u. a. bei Verdacht auf Verengung im Rektalbereich sowie zur Beurteilung des Sphinktertonus durchgeführt.

■ Vorbereitung
Das Kind wird auf die rektale Untersuchung wie folgt vorbereitet:

- Das Kind wird darüber informiert, dass es sich um eine unangenehme Untersuchung handelt, die evtl. schmerzhaft ist.
- Es sollte vorher die Blase entleert haben.
- Die Lagerung erfolgt je nach Alter und Zustand des Kindes in Knie-Ellenbogen-Lage, Seitenlage, in gebeugter Stellung oder in Steinschnittlage, d. h. in Rückenlage mit gespreizten Beinen. Kleine Kinder müssen sicher festgehalten werden.

Material. Folgende Utensilien werden zur Untersuchung benötigt:
- Nierenschale, evtl. Zellstoff,
- Unterlage für das Gesäß,
- Schutzhandschuhe, Fingerling,
- Gleitmittel, z. B. Vaseline.

■ **Durchführung**

Die rektale Untersuchung wird auf diese Art durchgeführt:
- Der Arzt führt den eingefetteten, geschützten Finger in den Anus ein.
- Die Fingerkuppe muss danach auf Blutspuren kontrolliert werden.
- Der After wird nach der Untersuchung gesäubert und das Kind angezogen.

Rektoskopie

■ **Indikation**

Die Untersuchung dient dem Nachweis von Geschwüren, Polypen, Tumoren und Entzündungen im Bereich der Schleimhaut des Rektums und des Anus. Sie ist indiziert bei Blutauflagerungen auf dem Stuhl, einem positiven Test auf okkultes Blut und Schmerzen im Bereich des Anus.

Mit Hilfe eines Rektoskopes, das aus einem Metalltubus mit Beleuchtung besteht, wird die Schleimhaut inspiziert. Zusätzlich kann ein Schleimhautabstrich mittels eines eingeführten Watteträgers abgenommen werden.

■ **Vorbereitung**

Das Kind wird auf die Rektoskopie folgendermaßen vorbereitet:
- Das Kind sollte wahrheitsgemäß informiert werden. Vielleicht hat es in früherer Zeit schon einmal einen Einlauf oder ein Klistier erhalten, sodass das Einführen des Rektoskopes mit dem eines Darmrohrs erklärt werden kann.
- Kleine Kinder erhalten eine Narkose und müssen vorher nüchtern bleiben. In diesem Fall darf die schriftliche Einwilligung der Eltern nicht vergessen werden.
- Das Kind erhält am Tag vor dem Eingriff nur flüssige und schlackenarme Kost. Zur Entleerung des unteren Darmabschnittes wird zusätzlich ein Reinigungseinlauf oder ein Klistier vor der Untersuchung durchgeführt.
- Das Pflegepersonal begleitet das Kind in den Endoskopieraum, sofern die Untersuchung nicht auf der Station durchgeführt wird.

Material. Benötigt werden:
- eine Einwegunterlage,
- Polster
- Schutzhandschuhe,
- Kathetergleitmittel,
- lange, sterile Watteträger,
- ein Rektoskop.

 Praxistipp Die Beleuchtung des Rektoskopes sollte vorher überprüft werden.

■ **Durchführung**

Eine Rektoskopie läuft auf diese Weise ab:
- Das kleine Kind wird auf den Untersuchungstisch in Rückenlage mit erhöhtem Gesäß auf der Einmalunterlage gelagert. Das Gesäß sollte mit der Tischkante abschließen. Bei größeren Kindern kann die Untersuchung in der Knie-Ellenbogen-Lage durchgeführt werden.
- Das Kind muss sicher gehalten werden, indem das Pflegepersonal die abduzierten Oberschenkel festhält und mit Hilfe der aufgestützten Unterarme den Rumpf fixiert. Erfolgt die Untersuchung im Endoskopieraum, können die Kinder auf dem Untersuchungstisch mit Hilfe von Gurten fixiert werden, damit Verletzungen vermieden werden.
- Ist das Kind ansprechbar, so wird es aufgefordert, während des Einführens des Rektoskopes mit geöffnetem Mund zu atmen, damit ein Gegenpressen verhindert wird.

■ **Nachsorge**

Abschließend sollte:
- das wache Kind beruhigt und für seine Tapferkeit gelobt werden,
- das Einmalmaterial verworfen und das wiederverwendbare Material durch Desinfizieren und Sterilisieren wiederaufbereitet werden.

12.6.7 Stuhluntersuchungen

Bei den Stuhluntersuchungen unterscheidet man:
- *makroskopische Untersuchungen* (der Stuhl wird auf Parasiten oder Fremdkörper untersucht, die die Kinder verschluckt haben),
- *mikroskopische Untersuchungen* (z. B. Untersuchung auf pathogene Keime, Nachweis auf Wurmeier, Untersuchung auf Ausnutzung),
- *chemische Untersuchungen* (z. B. Nachweis auf okkultes Blut).

Untersuchung auf pathogene Keime

Der Nachweis pathogener Darmkeime wie Salmonellen, Shigellen, Campylobacter, Yersinien und Pilze erfolgt bei Durchfallerkrankungen nach Anordnung des Arztes. Bei einer Appendizitis wird häufig eine Untersuchung auf Yersinien durchgeführt. Zum Nachweis bestehender Infektionen werden in der

Regel drei Stuhluntersuchungen aus verschiedenen Entleerungsvorgängen benötigt.

■ **Durchführung**
Der Stuhl sollte in ein sauberes Gefäß abgesetzt und anschließend in ein spezielles Stuhlröhrchen abgefüllt werden **(Abb. 12.35)**. Es genügen 1 bis 2 ml des flüssigen oder 1 ccm des festen Stuhles, der bevorzugt aus dem Bereich der evtl. Blut- und Schleimauflagen abgenommen werden sollte. Anschließend wird er möglichst umgehend weitergeleitet, um eine Überwucherung gering vorhandener pathologischer Darmkeime durch die Darmflora zu vermeiden.

Nachweis auf Wurmeier

Wurmeier können auch mit Hilfe des Tesa-Streifen-Tests nachgewiesen werden, da die Weibchen der Oxyuren ihre Eier in den frühen Morgenstunden in der Umgebung des Afters ablegen.

■ **Durchführung**
Den Kindern wird nachts ein Klebestreifen über den Anus geklebt, nachdem die Gesäßhälften auseinandergezogen wurden. Am Morgen wird dann der Klebestreifen entfernt, anschließend auf einen Objektträger geklebt und an das Labor weitergeleitet. Es können für den Test auch zwei Klebestreifen verwendet werden, die in jeder Gesäßhälfte aufgebracht werden. Eine weitere Möglichkeit besteht in der Durchführung des Tests am frühen Morgen, indem der Klebestreifen kurz aufgeklebt, anschließend abgezogen und sofort auf einem Objektträger fixiert wird.

Untersuchung auf Ausnutzung

Besteht der Verdacht auf eine Maldigestion, d. h. Verdauungsstörung, z. B. bei zystischer Fibrose, so kann der Stuhl auf unverdaute Bestandteile wie Fett, Stärke und Muskelfasern untersucht werden. Dafür wird eine kirschkerngroße Portion Stuhl mit Hilfe eines Spatels, der sich im Stuhlröhrchen befindet, abgenommen und an das Labor weitergeleitet.

Nachweis auf okkultes Blut

Es ist eine Untersuchung, die dem Nachweis von verstecktem Blut im Stuhl dient. Sie wird durchgeführt, um diskrete intestinale Blutungen, die nicht mit dem Auge zu erkennen sind, nachzuweisen.

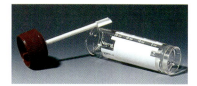

Abb. 12.35 ⇢ **Stuhlröhrchen.** Das Abfüllen kleiner Stuhlmengen wird problemlos ermöglicht

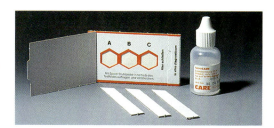

Abb. 12.36 ⇢ Testbrief zum Nachweis von okkultem Blut

Ursachen können Polypen, Hämorrhoiden, chronisch entzündliche Darmerkrankungen u. a. sein. Um ein sicheres Testergebnis zu erreichen, sollten die Anweisungen des Herstellers beachtet werden.

■ **Durchführung**
In der Regel wird der Test mit Hilfe von drei Testbriefchen an drei aufeinanderfolgenden Tagen durchgeführt **(Abb. 12.36)**. Jede der drei Stuhlproben wird dann auf okkultes Blut kontrolliert, indem an zwei oder drei verschiedenen Stellen jeder Stuhlportion mit jeweils einem neuen Spatel ein linsengroßes Stück auf einem getrennten Testfeld des Briefchens aufgestrichen wird. Auf der Station oder in der Arztpraxis wird die Rückseite des Briefchens geöffnet und eine Entwicklerlösung auf den getrockneten Stuhl aufgebracht. Von der Pflegeperson oder vom Arzt wird dann der Test nach ca. 30 Sekunden mit Hilfe einer Farbskala abgelesen. Eine Blaufärbung zeigt an, dass okkultes Blut vorhanden ist.

Um das Testergebnis nicht zu verfälschen, wird geraten, drei Tage vor dem Testergebnis bis zum Testende eine schlackenreiche Ernährung mit Gemüse, Salat und Vollkornbrot zu sich zu nehmen und eine orale Zufuhr von Vitamin C zu unterlassen. Je nach Test sollte evtl. auf rohes Fleisch oder Wurstwaren verzichtet werden.

 Merke ⇢ **Hygiene.** Im Umgang mit Stuhl sollten Handschuhe zum Eigenschutz und zur Vermeidung einer Kreuzinfektion getragen werden.

Lese- und Lernservice
Fragen zum Selbststudium

1. Beschreiben Sie bitte die Gewinnung des Mittelstrahlurins und begründen Sie die Notwendigkeit der Entnahme.
2. Was verstehen Sie unter dem spezifischen Gewicht des Urins? Geben Sie bitte die Schritte zu dessen Ermittlung mit Hilfe des Urometers an.
3. Nennen Sie Beobachtungs- und Beurteilungskriterien des Stuhles.

Ausscheiden

4. Welche Ursachen führen zu einer Obstipation und durch welche Verhaltensweisen kann ihr begegnet werden?
5. Welche Informationen sollten jungen Müttern erteilt werden, deren Kinder durch Dreimonatskoliken betroffen sind?
6. Durch welche Wirkprinzipien werden bei einem Einlauf die Darmschleimhaut und die Darmperistaltik mitbeeinflusst?
7. Welche Verhaltensweisen würden Sie sich vom Pflegepersonal wünschen, wenn bei Ihnen selbst ein Einlauf durchgeführt werden soll?

Verwendete Literatur

Astra Tech: Intermittierende Selbst-Katheterisierung mit LoFric. Limburg 1993
Eckersdorfer, E.: Die orthograde Darmspülung. Kinderkrankenschwester 4 (1992) 151
Füsgen, I.: Harninkontinenz. Mit einer verschwiegenen Behinderung umgehen. Trias, Stuttgart 1994
Lettgen, Ferring Arzneimittel GmbH: Fragen und Antworten zum Bettnässen. Kiel o. J.
Goepel, M., T. Otto: Patientenratgeber Harninkontinenz. Springer, Berlin 1995
Hotz, J., Dr. Falk Pharma GmbH: Normalisierung der Darmfunktion ohne Abführmittel. 9. Aufl. Freiburg 1996
Kellnhauser, E., u. a. (Hrsg.): THIEMEs Pflege, begründet von L. Juchli, 9. Aufl., Thieme, Stuttgart 2000
Kirsch, M.: Ekelgefühle in der Krankenpflege. Pflegezeitschrift (Pflegepraxis) 5 (1995) 264
McGuire, G. A.: Pflegeprobleme Intensivmedizin. Springer, Berlin 1994
Niedermeier, H.-P.: Sauber werden ohne Stress. Mein Kind 1 (1996) 72
Pschyrembel, W.: Klinisches Wörterbuch, 257. neubearb. Aufl. Walter de Gruyter, Berlin 1994
Roche Diagnostics, Compendium: Visuelle Harnanalytik mit Teststreifen, Roche Diagnostics GmbH
Roper, N., W. W. Logan, A. J. Tierney: Elemente der Krankenpflege. 4. überarb. Aufl. Recom, Basel 1993
Schäffer, A., u. a. (Hrsg.): Pflege Heute, Lehrbuch und Atlas für Pflegeberufe, 1. Auflage, Verlag Urban und Fischer, München 2000
Töpper, M.: Pflegestandards für Pädiatrie und Intensivmedizin. Pechstein, Dobersdorf 1996

Weiterführende Literatur

Urin und Stuhlbeobachtung

Anonym: Obstipation und Laxantien. Experten erarbeiten Konsenspapier. Pharmazie Zeitung 22 (1999)
Anwärter, W., E. Köttgen: Urin unter dem Mikroskop. Roche Diagnostics GmbH
Mutschler, E.: Arzneimittelwirkungen. Wissenschaftliche Verlagsgesellschaft, Stuttgart 1996
Sitzmann, F.: Mit wachen Sinnen wahrnehmen und beobachten, Teil 2. Recom, Baunatal 1996
Van der Bruggen, H.: Defäkation. Ullstein Medical, Wiesbaden 1998

Urininkontinenz

Beske, F.: Epidemiologie und soziale Bedeutung der Harninkontinenz. In Füsgen, I. (Hrsg.): Harninkontinenz – eine sozialpolitische Herausforderung. MMV Medizin, München 1994
Füsgen, I., H. Melchior: Inkontinenzmanual, 2. Aufl. Springer, Heidelberg 1997
Roe, B. H., K. Williams: Inkontinenz: Ein Handbuch für die Pflegepraxis. Ullstein Mosby, Berlin 1997
Sauer, M.: Schulungsmappe zur Urinalversorgung, 3. Aufl. Eigenverlag, Lobbach 1996

Katheterisieren der Harnblase

Bach, D., P. Brühl: Nosokomiale Harnwegsinfektionen. Urban & Fischer, München
Sachsenmaier, B.: Inkontinenz-Hilfen, Versorgung und Pflege. Schlütersche Verlagsanstalt und Druckerei, Hannover 1991
Sitzmann, F.: Hygiene. Springer, Berlin 1999
Stöhrer, M., H. Madersbacher, H. Palmtag (Hrsg.): Neurogene Blasenfunktionsstörung – Neurogene Sexualstörung. Springer, Berlin 1996
Untitled: **Intermittierender Katheterismus** als neuro-urologische Basis-Therapie H. E. Burgdörfer, R. Djamali-Lale, M. Stöhrer: Der intermittierende Selbstkatheterismus. Ergebnisse einer vergleichenden Untersuchung

Kontaktadressen

GIH, Gesellschaft für Inkontinenzhilfe e.V.
Friedrich-Ebert-Str. 124, 34119 Kassel

Kontinenzberatungsstelle,
Bethanien-Krankenhaus
Rohrbacher Str. 149, 69126 Heidelberg

Internetadressen

Fachinformationen zur **Inkontinenz** (Harninkontinenz, Stuhlinkontinenz) und Inkontinenzhilfen:
http://www.geroweb.de/pflege/inkontinenz/inkontinenz.html

Intermittierender Selbstkatheterismus:
http://www.lofric.at/Urotherapie/LOF.htm
http://www.astratech.de/urotherapy/LOF.htm
http://www.gih.de/2_akt_palmtag.htm

Studien:
http://www.medical-service.de/Der-ISK/studien.html
http://www.gz-halle.de/ifag-uro-04.htm

13 Sich bewegen

Christa Aßmann

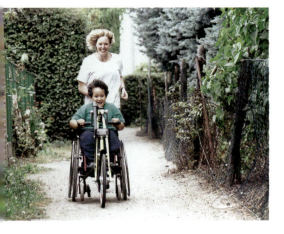

13.1 Bedeutung

Bewegung ist mit die wichtigste Voraussetzung für Leben überhaupt. Dadurch, dass wir lebendig sind, sind wir nie ohne Bewegung. Der Herzschlag oder die Atmung sind nur durch Muskelbewegungen möglich. Bewegung steht in Abhängigkeit zu allen Funktionen des Organismus.

Damit sich ein Neugeborenes entwickeln kann, braucht es Bewegung. Das erste Lebensjahr ist durch die rasche sensomotorische Entwicklung geprägt. Dies ist notwendig, damit der Säugling sich seine Umwelt erschließen kann. Das große Aktivitätspotential des Säuglings ermöglicht ihm in hohem Maße, sich selbst und seine Umwelt kennenzulernen und zu verstehen. Kinder lernen, indem sie mit ihrer Umwelt interagieren, denn Wahrnehmung und Bewegung bedingen sich gegenseitig und sind nicht voneinander trennbare Entwicklungsbereiche.

Die motorische Entwicklung steht in direkter Wechselwirkung mit der geistigen, seelischen und sozialen Entwicklung. Kinder brauchen Bewegung – jederzeit. Nur wenn dies möglich ist, können sie sich entwickeln. Bewegung macht ihnen von Natur aus Freude. Dies bleibt in der Regel auch während der gesamten Kindheit und darüber hinaus bestehen. Kinder, die sich austoben können, können auch zur Ruhe und Konzentration finden. Je mehr ein Kind die Möglichkeit zur Bewegung hat, desto besser kann es auch Beweglichkeit, Koordination, Ausdauer, Kraft und Schnelligkeit entwickeln. Dies ist wiederum die Grundlage, um komplexere Bewegungen zu entwickeln wie z. B. Klettern, Balancieren, Springen.

Kinder, die ihrem natürlichen Bewegungsdrang folgen können, steigern ihr Selbstbewusstsein und Selbstwertgefühl. Sie lernen spielerisch ihre eigenen Grenzen kennen, trainieren ihren Körper, lernen diesen kennen, sind seltener krank und kräftigen ihre Organsysteme. Kinder, die sich regelmäßig austoben können, schaffen sich ein Ventil für emotionale Energien und sind ausgeglichen. In der Regel können diese Kinder sich dadurch auch besser konzentrieren. Wenn sie sich regelmäßig bewegen und toben, entwickeln sie ein Gefühl für Höhen und Tiefen, für Schnelligkeit und Weite, lernen Gefahren abzuschätzen und vorzubeugen. Nur wenn ein Kind fällt, lernt es das Fallen, nur wenn es springt, lernt es das Landen.

Mangelnde Bewegung im Kindesalter kann vielfältige gesundheitliche Störungen auslösen, die sich während des ganzen Lebens auswirken. Deshalb muss der Elternberatung zur Notwendigkeit des Sichbewegens ein hoher Stellenwert eingeräumt werden.

13.2 Beeinflussende Faktoren

Körperliche Faktoren. Nicht jedes Kind hat die Möglichkeit, sich normal zu entwickeln. Zerebrale Bewegungsstörungen, soziale Deprivation, angeborene Fehlbildungen oder andere körperliche Ursachen können Gründe für eine motorische Einschränkung und somit eine Entwicklungsstörung sein.

Psychologische Faktoren. Auch psychische Faktoren können die Bewegung eines Kindes deutlich beeinflussen. Freude, Wohlbefinden und Gesundheit lassen Menschen aktiv werden. Erkrankungen, Krisen, Trauer, Verstimmungen oder depressive Phasen zeigen sich deutlich in reduzierter und verlangsamter Bewegung eines Menschen.

Umgebungsabhängige Faktoren. Dem natürlichen Bewegungsdrang gesunder Kinder werden häufig durch zu enge Wohnungen, verkehrsreiche Straßen, zugeparkte Bürgersteige und phantasielose Spielplätze Grenzen gesetzt. Wird der Fernseher oder Computer zum einzigen Spielkameraden des Kindes, so wird ein Kind schnell zum Stubenhocker, der kaum körperlich aktiv ist.

Eltern behindern Kinder häufig an ihrem natürlichen Bewegungsdrang, weil sie Angst vor Gefahren haben. So werden Kinder ebenfalls ängstlich und nicht selten überbehütet. Angst macht unsicher und dies wiederum hemmt die Bewegung. Auch werden Kinder am Toben gehindert, weil sie sich schmutzig machen können.

Beeinflussende Faktoren im Krankenhaus. Jeder Krankenhausaufenthalt ist für das Kind eine Belastung. Je jünger das Kind ist, desto massiver sind die

Auswirkungen. Kinder führen sich eingeengt, weil sie in ihrer Bewegungsfreiheit stark eingeschränkt werden. Kleinkinder, die an ihren Gitterbettchen sitzen und mit aller Macht an den Gitterstäben rütteln, machen uns aufmerksam auf ihr elementares Bedürfnis nach Bewegung. Da nutzen erfahrungsgemäß auch die schönen Spielsachen, die man ihnen hineinlegt nichts, um sie abzulenken. Nicht wenige Kinder fühlen sich betrogen, weil sie nach Untersuchungen oder Operationen ihren Aktivitäten nicht nachgehen können. Kinder, die aufgrund ihrer Erkrankung stark in ihrer Bewegung eingeschränkt sind, zeigen oftmals erhebliche Unlust und Spannungen, die sich in destruktiver Aggressivität entladen.

Soziokulturelle Faktoren. Was ein Kind körperlich leistet, hängt entscheidend davon ab, was seine Eltern ihm zutrauen. Bewegungsmuffel werden nicht geboren, sondern erzogen.

Die Bewegungswelt der Kinder ist auch in kulturelle Rahmen eingebettet. So dominieren bei „ausgesprochenen Jungensportarten" Wettkampfgedanken und bei „typischen Mädchensportarten" gymnastisch-tänzerische Bewegungen. Dieses Beispiel macht deutlich, dass die Gesellschaft die Flexibilität des Kindes und die Orientierung an seinen individuellen Neigungen und Vorlieben durch Vorstellungen von typischen geschlechtsspezifischen Sportarten einschränken kann.

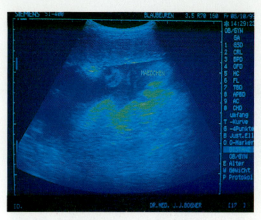

Abb. 13.1 ⇢ **Ultraschallbild eines Fötus.** Die einzelnen Extremitäten sind schon erkennbar

13.3 Beobachten und Beurteilen

13.3.1 Physiologische Entwicklung

Bewegung ist das Grundbedürfnis eines jeden Menschen. Durch ihren natürlichen Bewegungsdrang und ihr Interesse an der Umgebung öffnen sich Kinder selbst das Tor zum Lernen.

Im Säuglingsalter ist eine Trennung von motorischer und geistiger Entwicklung kaum durchführbar. Die geistige Entwicklung ist abhängig von der Fähigkeit, sich zu bewegen. Der geistige und psychische Horizont des Kindes wachsen durch das Wechselspiel von Bewegung, Wahrnehmung und Kommunikation.

Pränatale Entwicklung

Der Fötus beginnt schon sehr früh, vielfältige Bewegungsmuster auszuführen. Lebensnotwendige Bewegungen wie Atembewegungen, Saugen und Schlucken werden eingeübt.

Isolierte Bewegungen der einzelnen Extremitäten oder auch komplexere Bewegungen des gesamten Körpers sind intrauterin möglich **(Abb. 13.1)**. Die Hände werden zur Faust geballt oder der Daumen wird zum Mund geführt und gelutscht. Der Fötus greift nach seiner Nabelschnur und berührt sich selbst, Zwillinge berühren sich gegenseitig.

Mit den Armen oder den Beinen kann sich der Fötus von der Uteruswand abstoßen, was eine Ganzkörperdrehung auslösen kann. Das Kind bewegt und dreht sich und wird durch die Bewegungen der Mutter stimuliert. Diese Kombination sorgt dafür, dass die sog. Nahsinne für Oberflächen-, Tiefen- und Gleichgewichtsempfinden angeregt werden. Diese tragen zur Entwicklung des Zentralnervensystems entscheidend bei.

Grobmotorische Bewegungsentwicklung vom Neugeborenen zum Kleinkind

Neugeborenes. Das Neugeborene muss sich völlig neu orientieren, es kommt aus seiner geschützten, engen Welt, in der es deutlich seine Körpergrenzen spürte, in eine neue Umgebung ohne Begrenzungen, in der es sich mit der Einwirkung der Schwerkraft auseinandersetzen muss. Das gesunde Neugeborene hat einen kräftigen Beugetonus in Rückenlage **(Abb. 13.2)**. Diese Beugehaltung bleibt auch in Bauchlage bestehen.

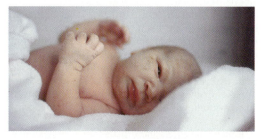

Abb. 13.2 ⇢ **Neugeborenes.** Charakteristisch sind die angewinkelten Arme durch den Beugetonus

Beobachten und Beurteilen

In Rückenlage hält der Säugling den Kopf seitlich. Der Schwerpunkt liegt auf der Gesichtsseite. Die Arme und Beine sind gebeugt. Bis zum dritten Monat ist der Thorax nicht symmetrisch.

Zweiter Monat. Hier überwiegt zwar noch der Beugetonus, das Kind kommt aber in der Bauchlage schon in die Streckung. Der Kopf kann symmetrisch bis zu 45° abgehoben werden.

Dritter Monat. Sowohl in Rückenlage als auch in Bauchlage liegt der Säugling stabil symmetrisch vom Rumpf auf. Der Säugling kann stabil auf dem Rücken liegen und den Kopf in der Mittelstellung halten und frei von einer Seite zur anderen drehen. Die Hände können in der Mittellinie zusammengeführt werden. Sie werden paarig gespürt, gesehen und geschmeckt. Das Kind erfährt, dass es zwei Seiten hat.

Auch in Bauchlage sucht das Baby eine stabile Lage, es lernt, wie es sich durch den Ellenbogenstütz stabil halten kann und seinen Kopf dabei frei gegen die Schwerkraft kontrollieren und drehen kann. Sein Hauptinteresse gilt dem Bereich zwischen Gesicht und Händen. So wie die Mittellage beherrscht wird, können neue Positionen geübt werden.

Vierter Monat. Auf dem Bauch stützt sich der Säugling auf seinen Ellenbogen ab und hat die Hände frei zum Spielen **(Abb. 13.3).** Er entdeckt Spielsachen und untersucht sie ausgiebigst auch mit dem Mund. In Rückenlage sind die Hände geöffnet, der Säugling kann einen Gegenstand seitlich ergreifen, halten und diesen zum Mund führen. Bei Freude und Ärger strampelt er heftig mit seinen Beinen.

Fünfter Monat. Der Säugling kann sich aus der Rückenlage von einer Seite auf die andere drehen. Er betastet mit den Händchen seinen Körper bis zu den Knien. Häufig stemmt sich der Säugling nach hinten, bis hoch zur Brücke. In Bauchlage kann der Kopf und Rumpf bis 45° gut angehoben werden. Es kommt zu Gewichtsverlagerungen zu einer Seite, um die andere Seite zu entlasten und im Einzelellenbogenstütz nach angebotenem Spielzeug zu greifen. Der Säugling macht deutliche Erfahrungen über das Ausmaß seines Körpers. Er bekommt ein Bild von seinen Umrissen, er lernt oben und unten kennen und dass er aus zwei gleichen Seiten besteht (Körperschema).

Sechster Monat. Der Säugling entdeckt seine Füße und umfasst sie. Bei Motivation dreht er sich schraubenförmig über die Seite von der Rücken- in die Bauchlage **(Abb. 13.4).** In diesem Alter liegt das Kind lieber auf dem Bauch, da es von hier mehr zu sehen und erleben gibt. Das Kind kommt in den „Handstütz" mit völliger Aufrichtung der Wirbelsäule.

Siebter Monat. Der Säugling hat Interesse an allem, was in seiner Umgebung liegt, dies lässt ihn immer wieder neue Bewegungen und Positionen erproben. Er nimmt seine Füße in den Mund und übt das Rollen vom Rücken auf den Bauch. Der Bauch ist weiterhin Lieblingsposition, er beginnt, die Beine zur Aufrichtung unter den Bauch zu ziehen. Er robbt, um sich vorwärts zu bewegen. Im Vierfüßlerstand wird durch rhythmisches Vor- und Zurückschaukeln die Standsicherheit geübt. Diese Bewegung wird auch „Rocking" genannt **(Abb. 13.5).**

Achter Monat. Das Kind kommt zum Vierfüßlerstand über den Schrägsitz zum freien Langsitz. Er sitzt mit aufrechter Wirbelsäule. Der Säugling beginnt beim Drehvorgang im seitlichen Stütz innezuhalten und dadurch den Raum nach oben zu erforschen **(Abb. 13.6).** Er krabbelt und seine Umgebung ist nicht mehr vor ihm sicher.

Neunter Monat. Der Säugling ist ständig am Krabbeln, seine bevorzugte Position ist das Sitzen. Er sitzt stabil und kann das Gleichgewicht halten. Sobald diese Position stabil ist, zieht es sich an einer Hand oder an Gegenständen hoch auf die Füße und kommt in die

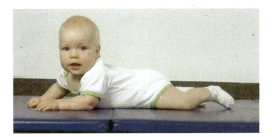

Abb. 13.3 ⇢ **Ellenbogenstütz.** Säugling stützt sich mit dem Ellenbogen ab und hat die Hände frei zum Spielen

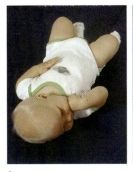
a

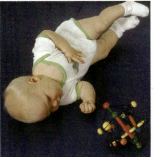
b

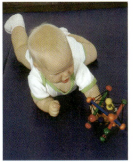
c

Abb. 13.4 ⇢ **Drehung.** Bei Motivation dreht sich der Säugling schraubenförmig von der Rücken- in die Bauchlage

13 Sich bewegen

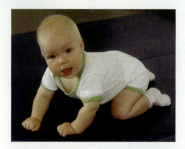

Abb. 13.5 ⇢ Rocking. Rhythmisches Vor- und Zurückschaukeln im Vierfüßlerstand

aufrechte Position. Fortbewegung und Lageveränderungen bestimmen seine weitere Entwicklung.
Zehnter Monat. Das Kind beginnt mit dem Aufstehen über den Einbeinkniestand **(Abb. 13.7)**. Im Stehen lässt sich der Säugling mit den Händen manchmal los, macht aber noch keine Schritte nach vorne. Vom Stand kann sich das Kind alleine hinsetzen. Es variiert zwischen Krabbeln und Bärengang **(Abb. 13.8)**.
Elfter bis zwölfter Monat. Das Kind wird in allen statomotorischen Fähigkeiten immer sicherer. Die aufrechte Position wird immer stabiler. Die Laufentwicklung bahnt sich an, es geht an einer Hand vorwärts und läuft seitlich an Möbeln entlang. Es lernt das freie Laufen, wobei das Gleichgewicht noch nicht vollständig entwickelt ist **(Abb. 13.9)**.
Fünfzehnter Monat. Das Krabbeln wird zur Fortbewegung nicht mehr bevorzugt, denn das Kleinkind kann sicher frei laufen.
Achtzehnter Monat. Das Kleinkind kann beim Laufen größere Gegenstände in der Hand halten. Es kann vom Stehen in die Hocke gehen und einen Gegenstand vom Boden aufheben. Es kann rückwärts laufen und Fußball spielen. Wird es an der Hand gehalten, steigt es im Kinderschritt die Treppe hinauf. Beim Laufen kann es gut abbremsen.

Im Kleinkindalter wird die Bewegungskoordination weiter verbessert; der natürliche Bewegungsdrang des Kindes ist ihm dabei behilflich.

Körperbild

 Definition ⇢ Mit dem Körperbild bezeichnet man die Art und Weise wie jemand sich selbst sieht.

Alle Sinneseindrücke und Bewegungen, die der Körper je erfahren hat, werden im Gehirn gespeichert. Der Säugling lernt seinen eigenen Körper kennen, er entdeckt seine Hände, seine Füße, nimmt wahr, dass er zwei Körperhälften hat.

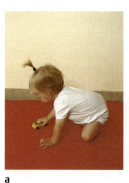 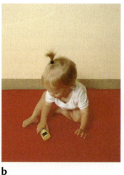 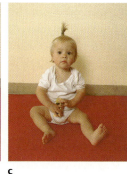

a   b   c

Abb. 13.6 ⇢ Vom Vierfüßlerstand zum Sitzen.
a Kind kommt vom Vierfüßlerstand
b über den abgestützten Schrägsitz
c zum Langsitz

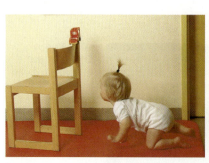 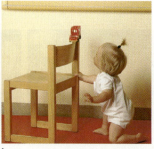 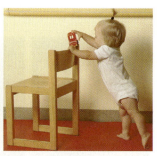

a   b   c

Abb. 13.7 ⇢ Vom Vierfüßlerstand zum Stehen.
a Kind kommt vom Vierfüßlerstand
b über den Einbeinkniestand
c in die aufrechte Position

Beobachten und Beurteilen 13

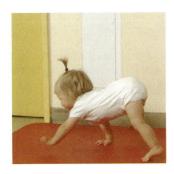

Abb. 13.8 ⇢ **Bärengang** Das Kind bewegt sich auf Handflächen und Füßen mit erhobenem Gesäß

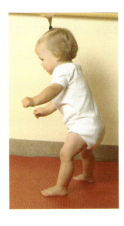

Abb. 13.9 ⇢ **Freies Laufen.** Das Gleichgewicht ist mit zwölf Monaten noch nicht vollständig entwickelt

Durch Bewegung drücken wir uns selbst aus, die Art und Weise, wie sich ein Mensch bewegt, wie er sich mit Hilfe von Mimik und Gestik ausdrückt, gibt Auskunft über seinen seelischen und körperlichen Zustand (s. S. 144).

Bewegungen sind Funktionsbewegungen und Ausdrucksbewegungen. Bei Störungen der Funktionsbewegung kommt es auch zur Beeinträchtigung der Ausdrucksbewegung, insbesondere bei zerebralen Bewegungsstörungen. Bewegung ist Kommunikation, sie erzeugt Reaktion bei anderen Menschen, die auf uns zurückwirken. Bewegung schließt Haltung ein! Beide sind aufeinander abgestimmte koordinierte Vorgänge. Bewegungsstörungen sind auch Haltungsstörungen und Haltungsschäden führen zur Bewegungsbeeinträchtigung (Bruch 1994).

Mangelnde motorische Erfahrung kann sich in Haltungsauffälligkeiten und Bewegungsbeeinträchtigungen zeigen. Die Körperhaltung eines Menschen ist Ausdruck seiner Lebensgeschichte. Ein hoher Prozentsatz der Kinder hat zum Zeitpunkt der Einschulung Haltungsschwächen und Koordinationsstörungen. Viele dieser Kinder leiden u. a. an Gleichgewichtsstörungen, sie kollidieren häufig mit anderen Kindern oder Gegenständen. Sie können nicht rückwärts gehen, nicht balancieren und sich beim Fallen nicht abstützen.

> **Merke** ⇢ **Gesundheitsrisiko.** Bewegungsmangel kann aber auch die Ursache von Übergewicht, Herz-Kreislauf-Schwäche und anderen sogenannten Zivilisationserkrankungen sein.

Es wird ihm bewusst, dass seine Haut die Grenze zwischen seinem eigenen Körper und der Umwelt ist. Gleichzeitig lernt er die Haut und seinen Körper als Kontaktstelle zur Umwelt kennen. Jeder Mensch hat sein eigenes Körperbild, das entsprechend seiner individuellen Erfahrungen ausdifferenziert ist und immer wieder aktualisiert wird.

Störung des Körperbildes. Körperbildstörungen können durch eine Vielzahl von Ursachen ausgelöst werden, z. B. durch Essstörungen, psychiatrische oder neurologische Störungen. Sensomotorische Störungen liegen z. B. bei Funktionsstörungen vor, insbesondere bei zerebral bewegungsgestörten Kindern. Bewusstlose Patienten, immobile Patienten, extrem unreife Frühgeborene und Apalliker, deren Eigenaktivität radikal eingeschränkt ist, verarmen im sensorischen Bereich. Dies führt zu Störungen der Körperwahrnehmung. Diese Menschen können ihren eigenen Körper nicht mehr oder nur undifferenziert spüren. Sie benötigen Hilfe, um sich selbst zu erfahren. Das Konzept der Basalen Stimulation bietet viele Möglichkeiten, dem Verlust des Körperselbstbildes entgegenzuwirken (s. S. 49).

Beweglichkeit und Gesundheit

Durch seine Bewegungsfähigkeit ist der Mensch selbstständig und handlungsfähig. Eine Bewegungsbehinderung führt zu einer Handlungsbehinderung.

Bei Kindern mit zerebralen Bewegungsstörungen kommt es zu Veränderungen des Muskeltonus. Dieser kann sich in verschiedenen Formen darstellen, z. B. Spastik, Hypotonus, Athetose, Ataxie. Komplikationen wie Luxationen oder Kontrakturen können auftreten.

Bewegungsmangel kann auch zu Verhaltensstörungen, Konzentrationsdefiziten, Sprach-, Lese- oder Rechenschwäche führen. Besonders deutlich wird der enge Zusammenhang von Beweglichkeit und Gesundheit bei schwerkranken Kindern. Die Krankheit schränkt sie in ihrer Beweglichkeit deutlich ein oder macht sie völlig immobil. Wenn diese Kinder gesunden, werden sie beweglicher und lebendiger. Deshalb muss die Pflege immer eine aktivierende ganzheitliche Pflege sein!

13.3.2 Abweichungen

Lähmungen

Je nach Lokalisation der Schädigung wird unterschieden zwischen *spastischer Lähmung* (zentrale Lähmung durch Schädigung der Pyramidenbahn und Bewegungszentren), bei der der Muskeltonus erhöht ist (hyperton), und *peripherer Lähmung* (schlaffe Lähmung durch Schädigung des Nervs außerhalb des Rückenmarks oder des Neurons in den Vorderhornzellen des Rückenmarks), bei der der Muskeltonus schlaff ist (hypoton).

Die Lähmungen werden unterschieden in **Paresen** (Teillähmung oder inkomplette Lähmung) und **Plegien** (vollständige Lähmung).

Diese beiden Gruppen wurden je nach Lokalisation der Lähmung unterteilt in:
- Monoparese bzw. -plegie = Lähmung einer Extremität,
- Hemiparese bzw. -plegie = Lähmung einer Körperhälfte,
- Paraparese bzw. -plegie = Lähmung zweier Extremitäten, z. B. Querschnittslähmung,
- Tetraparese bzw. -plegie = alle vier Extremitäten sind in unterschiedlicher Intensität betroffen,
- Diplegie = Beine sind stärker betroffen als die oberen Extremitäten.

■ Querschnittslähmungen
Angeborene Querschnittslähmung. Hierzu gehört die „Spina bifida" (s. S. 701). Je nach Lokalisation und Ausprägung der Fehlbildung kommt es zu einer kompletten oder inkompletten Querschnittslähmung mit schlaffer Parese, Sensibilitätsstörungen und Blasen- und Darmlähmung. Bereits intrauterin kann es zu Fehlstellungen an Füßen, Beinen und Wirbelsäule kommen, z. B. Skoliose, Klumpfüße. Während des Wachstums können durch das Muskelungleichgewicht weitere Deformitäten und Kontrakturen auftreten.

Erworbene Querschnittslähmung. Die Ursachen für erworbene Querschnittslähmungen sind Unfälle oder Krankheitsprozesse wie Tumoren und Entzündungen. Lokalisation und Schaden bestimmen das Ausmaß der Lähmung. Bei einer akuten Schädigung tritt zunächst die Phase des spinalen Schocks auf, sie ist gekennzeichnet durch schlaffe Lähmung. Diese weicht nach 2–8 Wochen einer mehr oder weniger stark ausgeprägten Spastik. Betroffene sollten möglichst bald in eine Rehabilitationsklinik überwiesen werden.

Zerebrale Bewegungsstörungen

In den ersten sechs Lebenswochen spricht man von einer **zentralen Koordinationsstörung (ZKS)** als Behelfsdiagnose, weil man noch keine sichere Diagnose stellen kann.

■ Spastik
Bei der Spastik besteht ein erhöhter Muskeltonus (Hypertonus), der eine Fehlkoordination von Bewegung und Haltung bewirkt. Dadurch kommt es zu einer Bewegungseinschränkung. Normale Haltungs- und Gleichgewichtsreaktionen sind nicht möglich. Die Spastik tritt in Beuge- und Streckmustern auf. Diese können sich in Ruhe verlieren, so dass das Kind hypoton wirkt.

Faktoren, die einen Hypertonus verstärken können:
- Angst,
- Schmerzen,
- plötzliche, laute unklare Geräusche, laute befehlende Stimmen,
- Hektik,
- emotionale Zustände,
- neue Begegnungen und Kontakte,
- fremde Situationen und eigenartige Apparaturen,
- falsches Handling.

Am häufigsten findet man folgende spastische Muster:
- obere Extremitäten – Beugemuster,
- untere Extremitäten – Streckmuster.

Syndrome, die mit einer Spastik einhergehen werden unterteilt in:
- spastische Diplegie,
- spastische Tetraplegie,
- spastische Hemiplegie.

■ Zentrale Hypotonie
Bei der zentralen Hypotonie ist der Muskeltonus vermindert (Hypotonus) und die Gelenke überstreckbar. Statische Funktionen sind stark beeinträchtigt, Haltung und Haltungsbewahrung sind unmöglich. Die Situation ist für die Kinder frustran, dadurch werden sie manchmal sogar apathisch. Kinder mit Auffälligkeiten durch taktil-kinästhetische (den Berührungs- und Bewegungssinn betreffende) Wahrnehmungsstörungen gehören auch in diese Gruppe.

■ Athetose
Bei dieser Bewegungsstörung kommt es zu ungesteuerten, unregelmäßigen, verkrampften, sinnlosen Bewegungen mit wurmartig drehendem Ablauf, wobei die Muskelspannung erhöht ist. Es handelt sich hierbei um eine Übersteuerung des Bewegungssystems, die eine sinnvolle, ökonomische Bewegungskoordination verhindert. Die Athetose findet man z. B. infolge von Kernikterus.

■ Ataxie
Diese zentral bedingte Koordinationsstörung ist durch ein Zuviel an Bewegung gekennzeichnet. Eine Koordination und Feinabstimmung der Bewegungen ist nicht möglich. Die Kinder sind unfähig, zielgerichtete Bewegungen auszuführen (**Abb. 13.10**). Der Bewegungsablauf ist nicht flüssig, sondern verwackelt. Hinzu kommt ein Muskelzittern und es fehlt das richtige Maß an Kraft. Die Muskelspannung ist hyperton, z. B. „gestelzter Gang".

■ Mischformen
Hierzu gehört der größte Anteil der bewegungsgestörten Kinder. Kennzeichnend ist eine mangelhafte Bewegungskoordination.

Pflegemaßnahmen 13

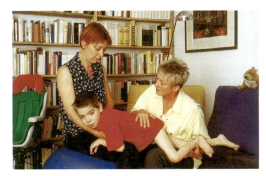

Abb. 13.10 ⇢ **Spastische Diplegie.**
Der erhöhte Muskeltonus betrifft hauptsächlich die unteren Extremitäten

13.3.3 Individuelle Situationseinschätzung

Um eine individuelle Pflegeplanung zu erstellen, ist eine Informationssammlung über die persönlichen Daten des Kindes unabdingbar. Das Wissen über Gewohnheiten, Bedürfnisse oder Einschränkungen des Kindes macht es leichter, sein Wohlbefinden zu ermöglichen. Ressourcen können erkannt und genutzt werden. Die LA „Sich bewegen" steht in enger Wechselwirkung mit allen anderen Lebensaktivitäten. Deshalb sollte sie auch nie isoliert betrachtet werden, sondern in bezug zur Gesamtsituation.

Im Rahmen der Pflegeanamnese kann Folgendes besprochen werden:
⇢ Welche Bedeutung hat die Bewegung für das Kind?
⇢ Ist das Kind ein ruhiger oder lebhafter Typ?`
⇢ Welche Form der Fortbewegung bevorzugt das Kind?
⇢ Ist das Kind in einer Beweglichkeit eingeschränkt?
⇢ Ist das Kind Rechts- oder Linkshänder?
⇢ Hat das Kind eine Lieblingsposition zum Einschlafen?
⇢ Welche Lage ist dem Kind unangenehm?
⇢ Benötigt das Kind Hilfestellung bei Aktivitäten?
⇢ Benötigt das Kind Hilfsmittel zur Fortbewegung?

13.4 Pflegemaßnahmen

Die Bewegungsentwicklung im Kindesalter hat lebenslang Auswirkungen auf die Person. Diese können positiv oder auch negativ sein und wirken auf den Menschen in seiner Gesamtentwicklung, sowohl im körperlichen als auch im kognitiven und psychischen Bereich. Das Pflegepersonal sollte in diesem Bereich gesundheitsfördernde Aufklärung übernehmen.

13.4.1 Erreichen und Erhalt der Beweglichkeit

■ **Bewegungsspiele**
Gesunde Kinder wollen spielen und sich bewegen, nicht still sitzen oder liegen. Sie brauchen Bewegungsspiele, denn diese bereiten ihnen Freude, sind voller Erlebnisse für die Kinder und sie sammeln darüber spielerisch Erfahrung (lernen). Wie bereits unter Abschnitt „Bedeutung" (s. S. 253) beschrieben, sind sie für eine gesunde Entwicklung notwendig. Kinder bewegen sich, wann immer sie wollen, oft erst recht, wenn sie es nicht sollen.

Dies kann zu einer besonderen Aufgabe in der Klinik werden. Es ist sinnvoll, den Kindern entsprechende Ausgleichsangebote zu machen. Bewegungsfreudige Kinder in der Klinik zeigen uns auch ohne Worte, dass sie genesen.

■ **Richtiges Schuhwerk**
Leider gibt es immer noch viele Kinder, die Fußschäden als Folge von nicht passenden Schuhen oder von zu früh den Fuß einengenden und dadurch haltungsschädigenden Schuhe haben. Kinder, die laufen lernen, brauchen keine Schuhe als Stütze, sie benötigen lediglich einen Schuh als Schutz, wenn sie nach draußen gehen. Kinderschuhe werden nach WMS (W = weit, M = mittel, S = schmal) angepasst. Ein passender Kinderschuh hat von den Zehen bis zur Kappe 1 cm Luft. Da Kinderfüße sehr schnell wachsen, sollte die Schuhgröße regelmäßig in Fachgeschäften kontrolliert werden.

 Praxistipp ⇢ Laufen ohne Schuhe ermöglicht den gesunden Reifeprozess des Kinderfußes. Barfußlaufen ist die beste Fußgymnastik!

Fußschäden betreffen nicht nur den Fuß, im Laufe der Zeit wirkt sich dies ungünstig auf andere Gelenke aus. Gelenkverschleiß, Knieprobleme und Hüftgelenksschäden können die Folge sein. Fußschäden, die in der Kindheit erworben wurden, können sich bis ins Seniorenalter negativ auswirken.

■ **Rücken stärken**
Die Körpersprache des Menschen entspricht seiner geistig-seelischen Stimmung. Innere und äußere Haltung entsprechen sich. Ein Kind mit Angst oder wenig Selbstvertrauen kann von Pflegepersonen oder Eltern durch körperliche Gesten unterstützt werden. Kommunizieren Sie mit dem Kind direkt von Körper zu Körper und geben Sie ihm Vertrauen, indem Sie seinen Rücken stärken.

Es genügt, wenn Sie oder die Eltern eine Hand auf den Rücken des Kindes legen und mit ihrer Achtsamkeit ganz beim Kind sind. Wenn das Kind es zulässt, machen Sie ihm eine Rückenmassage. Eltern können ihren Kindern auf diese Art vor großen Aufgaben den Rücken stärken **(Abb. 13.11)**.

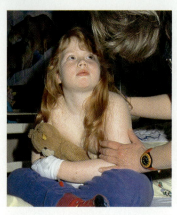

Abb. 13.11 ⇢ Rücken stärken. Körperkontakt gibt auch der Seele Kraft

■ **Sportangebote**

Für chronisch kranke Kinder kann Bewegung und Sport in Maßen betrieben zu einer sinnvollen Beschäftigung werden. Sie werden davor bewahrt, zum Außenseiter zu werden.

Beim Diabetes mellitus hat Sport einen positiven, therapeutischen Effekt (s. S. 629). Bei Kindern mit Asthma bronchiale (s. S. 551) kann ein direkter Erfolg beobachtet werden, indem sie die Angst vor körperlicher Anstrengung reduzieren lernen. Bei Hyperkinesen oder minimaler zerebraler Dysfunktion dient der Sport der Entladung des erhöhten Bewegungsbedürfnisses.

■ **Bewegungsförderung**

Mittlerweile gibt es eine Vielzahl von Bewegungsangeboten, die in speziellen Kursen auf die individuellen Bedürfnisse des Kindes eingehen. In diesen Kursen können die Kinder spielerisch Haltungsschäden vorbeugen oder korrigieren und verschiedene Bewegungsformen üben. Sie lernen das richtige Sitzen, Heben und Tragen und vieles mehr. Es sollen nur einige Formen aufgezählt werden:

⇢ Kinderturnen,
⇢ Rückenschule für Kinder,
⇢ Feldenkrais-Methode,
⇢ Yoga für Kinder,
⇢ Prager-Eltern-Kind-Programm für Säuglinge usw.

Kranke Kinder benötigen jedoch eine zusätzliche Therapie durch eine Fachkraft.

Handling nach dem Bobath-Konzept

Handling nach dem Bobath-Konzept beinhaltet die Handgriffe des täglichen Lebens im Umgang mit dem Säugling. Dazu gehören: Hochheben, Hinlegen, Wickeln, An- und Ausziehen, Tragen, Baden, Füttern, Trinken, Spielen und Lagern.

Über die oben genannten, täglich wiederkehrenden Handlungen erfährt das Kind einen großen Teil des Gefühls für Haltung und Bewegung. Diese Eindrücke beeinflussen auch seine sich entwickelnde Eigenwahrnehmung. Außerdem tragen sie zu aktiven Handlungen des Körpers bei.

Die täglichen Handlungen am Kind sind in ihrem therapeutischen Wert für das behinderte und entwicklungsverzögerte Kind nicht zu unterschätzen.

Das „Handling" meint das richtige Handhaben des Kindes entsprechend seiner Probleme. Es wird versucht, bei jeder Beschäftigung mit dem Kind abnorme Aktivitäten zu verhindern, sowie normale Bewegungen zu erleichtern und zu fördern. Dabei sollte Blickkontakt mit dem Kind gesucht werden. Der intensive Körperkontakt vermittelt dem Kind Sicherheit und Geborgenheit. Dem Kind soll die Möglichkeit gegeben werden, alles was mit ihm geschieht ganzheitlich zu begreifen, d. h. mit all seinen Sinnen und dem ganzen Körper.

> **Merke ⇢ Pflegeziel.** Handling bedeutet: für gesunde Säuglinge eine Unterstützung, für retardierte Säuglinge eine Förderung, für behinderte Säuglinge eine Anbahnung der normalen Bewegungs- und Wahrnehmungsentwicklung.

Grundprinzipien. Hier werden einige Griffe gezeigt, die als ganz selbstverständliche Umgangsformen in die Pflege integriert werden sollten, um jedem gefährdeten Kind normale Haltungs- und Bewegungsmuster zu übermitteln. Dabei gelten folgende Prinzipien:

⇢ Um Bewegungen beim Kind einzuleiten, sind die Hände der Pflegeperson am Rumpf des Kindes oder rumpfnah und nicht an seinen Extremitäten.
⇢ Geben Sie dem Kind Sicherheit, indem Sie mit der ganzen Hand greifen. Die Möglichkeit des Kindes, eigenaktiv zu werden, sollte dabei nicht eingeschränkt werden. Bewegen Sie das Kind langsam, sodass es nachvollziehen kann, was mit ihm geschieht und dass es selbst aktiv mitgehen kann.
⇢ Das Kind wird mit viel Drehung über die Seite hoch genommen oder abgelegt, ebenso beim An- und Ausziehen. Dabei sollten beide Seiten abgewechselt werden. Durch die Drehung wird ein Überstrecken des Kopfes und Rumpfes verhindert bzw. gehemmt.

■ **Drehen**

Um einen Säugling zu drehen, muss man ihn nicht hoch nehmen. Günstiger ist das Drehen auf der Unterlage, damit die Bewegung für das Kind selbst nachvollziehbar wird.

Drehen von der Rückenlage in die Bauchlage. Eine Hand umfasst die Hüfte, die zweite Hand greift zwischen den Beinen des Kindes durch. Von der Hüfte wird das Kind über die Seitlage in die Bauchlage gedreht **(Abb. 13.12)**.

■ **Aufnehmen und Hinlegen des Säuglings**

Aus der Rückenlage aufnehmen. Die Pflegeperson greift unter die Achseln und dreht das Kind über die Unterlage zur Seite und nimmt es hoch.

Pflegemaßnahmen 13

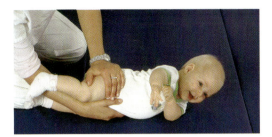

Abb. 13.12 ⇢ Drehen des Kindes. Von der Rückenlage in die Bauchlage mit Unterstützung der Hüfte

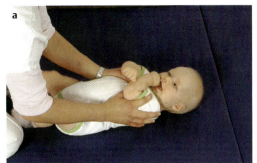

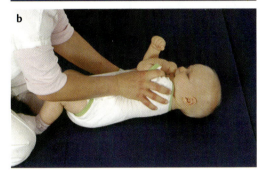

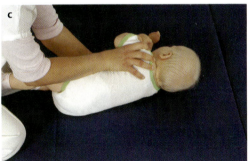

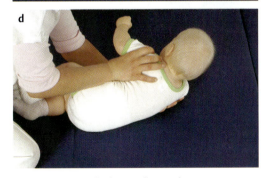

Das Kind kann zum Hochnehmen auch auf den eigenen Unterarm gedreht werden **(Abb. 13.13)**.
Das Zurücklegen. Es erfolgt in der gleichen Weise: Die Arme bleiben frei. Die Hände der Pflegeperson greifen unter die Achsel des Kindes und drehen es über die Seite mit Kontakt zur Unterlage in die Rückenlage zurück. Es ist darauf zu achten, dass der Kopf in Beugung bleibt.
Aus der Bauchlage aufnehmen. Das Kind in Seitenlage drehen, dann wie beschrieben aufnehmen.

■ Tragen
Tragen in Seitlage. Der eigene Arm umfasst den Brustkorb und die Hand hält das gegenüberliegende Bein. Die Arme sind beide vorne **(Abb. 13.14a)**.
Tragen in Bauchlage. Das Kind liegt mit seinem Bauch auf einem Unterarm der Pflegeperson, mit dem zweiten Arm hält die Pflegeperson das Kind unter dem Brustkorb, dabei umgreift sie die Achselhöhe des ihr fernen Armes. Die Arme des Kindes kommen nach vorne.
Tragen vor dem Bauch. Das Kind sitzt angelehnt im Arm, die Hand greift um den Brustkorb des Kindes unter sein Gesäß oder an den Oberschenkel, die andere Hand umgreift von hinten den Oberschenkel, sodass das Bein in Beugestellung gehalten werden kann. Beide Arme sind vor dem Körper des Kindes, der Kopf ist unterstützt **(Abb. 13.14b)**.
Tragen auf der Hüfte. Das Kind sitzt seitlich auf der Hüfte der Bezugsperson, beide Arme sind vor dem Körper. Der Arm der Pflegeperson unterstützt den Rumpf **(Abb. 13.15)**.

■ Wickeln
Beim Wickeln mit einer Hand zwischen den Beinen zum Oberschenkel greifen, dieses Bein in Beugung und Außenrotation bringen, mit dem eigenen Unterarm wird das gehaltene Bein in der Beugung gehalten.

■ An- und Ausziehen
Beim An- und Ausziehen gelten die Prinzipien des Handlings. Um Ärmel eines Kleidungsstückes anzuziehen, greift die eigene Hand diagonal durch das Armloch, greift den Arm des Kindes am Handgelenk und zieht dann den Ärmel hoch. Dabei liegt das Kind

Abb. 13.13 ⇢ Aufnehmen des Kindes.
a die Hände der Pflegeperson greifen unter die Achsel des Kindes, wobei die Arme nicht fixiert werden dürfen
b über die Schulter wird das Kind
c in die Seitlage gedreht
d und kann nun hochgenommen werden

13 Sich bewegen

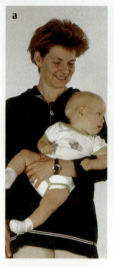 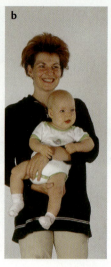

Abb. 13.14 ⇢ Tragen des Kindes vor dem Bauch.
a seitlicher Tragsitz.
b angelehnter Sitz.

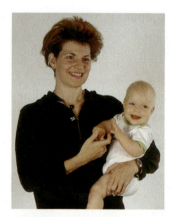

Abb. 13.15 ⇢ Tragen auf der Hüfte.

ling Geborgenheit durch eine vertraute Person. Außerdem ermöglicht das Tragen am Körper der Eltern dem Baby ein langsames Entwöhnen von der vertrauten Situation im Mutterleib, um sich langsam an die neue Umgebung außerhalb des Mutterleibes zu gewöhnen **(Abb. 13.16).**

Die Bewegungswahrnehmung hat eine beruhigende Wirkung auf das Kind, einen günstigen Einfluss auf seinen Muskeltonus und positive Auswirkungen auf seine Atem- und Herztätigkeit.

> **Merke ⇢ Pflegeverständnis.** Getragene Kinder sind ausgeglichener, weinen weniger und haben eine positivere Grundstimmung als nicht getragene Kinder. Die Eltern-Kind-Bindung ist geprägt von Sicherheit und Vertrauen.

Getragene Kinder sind häufiger sicher an ihre Eltern gebunden, das heißt, ihre Eltern reagieren feinfühliger und einfühlsamer auf sie. Wobei das Getragenwerden allerdings keine unabdingbare Garantie für eine gelungene Eltern-Kind-Bindung ist, sie ist jedoch eine gute Vorgabe.

In der Verhaltensbiologie wird der menschliche Säugling dem Jungentyp des Traglings zugeordnet, weil seine psychologischen und anatomischen Voraussetzungen hierzu angelegt sind. Das Tragen ermöglicht ihm sich optimal zu entwickeln.

Der Säugling bereitet aktiv mit seinen Beinen den Hüftsitz vor und beteiligt sich an dessen Stabilisierung. Im Hüftsitz getragen nimmt der Säugling eine Haltung ein, die die Entwicklung der noch knorpeligen Hüftgelenkstrukturen fördert. Der Oberschenkel wird bis zu einem rechten Winkel angezogen oder auch stärker, der Abspreizwinkel liegt bei durch-

auf der Seite. Der andere Ärmel wird genauso angezogen, Hosenbeine werden ebenso hochgezogen. Um Pullover über den Kopf zu ziehen, wird der Kopf in Beugung gehalten, das Kleidungsstück wird von hinten nach vorne über den Kopf gezogen.

Tragen des Säuglings

Immer häufiger tragen Eltern ihr Kind im Tragetuch oder einer anderen Tragehilfe. Die Meinungen zu dieser uralten, in unserer Kultur wiederentdeckten Methode sind sehr unterschiedlich.

Das Baby hat ein Grundbedürfnis nach Körperkontakt und Bewegtwerden. Dieses sind intensive Sinneswahrnehmungen, die das Baby bereits aus der Zeit vor der Geburt kennt. Sie vermitteln dem Säug-

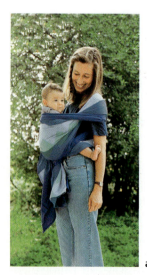 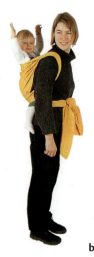

a   b

Abb. 13.16 ⇢ Säugling im Tragetuch
(Fa. Didymos)
a vor dem Bauch
b auf dem Rücken

schnittlich 45°. Das erfüllt die therapeutischen Erfordernisse einer Hüftdysplasie in einer den kindlichen Bedürfnissen angepassten Weise.

Die oftmals prophezeiten Wirbelsäulenschäden konnten bisher nicht nachgewiesen werden (vgl. Kirkilionis 1999).

■ **Tragehilfen**

Neben dem Tragen auf dem Arm gibt es auch die Möglichkeit, Säuglinge und Kleinkinder über einen längeren Zeitraum in einer Tragehilfe am Körper zu tragen. Diese hat den Vorteil, dass die tragende Person beide Arme und Hände frei hat. Es gibt eine große Auswahl an Tragehilfen, die zum Teil hier vorgestellt werden.

Tragetücher. Sie sind für alle Altersstufen geeignet. Das Kind kann liegend oder aufrecht getragen werden. Das Tuch ist variabel einsetzbar. Wichtig ist allerdings die richtige Anwendung der geeigneten Bindetechnik! Dies macht etwas Übung erforderlich.

Tragebeutel, Tragesäcke, Känguru-Tragen. Es gibt eine große Auswahl an Tragehilfen, die zudem große Qualitätsunterschiede aufweisen. Leider sind die wenigsten empfehlenswert, da sie nicht ausreichend an die körperlichen Gegebenheiten eines Kindes anpassbar sind und eine optimale Beinhaltung nicht möglich ist.

Tragegestelle, Rückentragen. Diese sind nur geeignet für Kinder, die eigenständig und langfristig sicher sitzen können.

Anwendung des Tragetuchs in der Kinderklinik. Sehr unruhige Säuglinge beruhigen sich im Tragetuch sehr schnell, deshalb hat es sich für diese Kinder auch in der Klinik bewährt. Vor allem bei Kindern mit Entzugsproblematik, z.B. drogenabhängiger Mütter, hat das Tragetuch eine positive Wirkung, da diese ein Höchstmaß an körperlicher Zuwendung und Bewegung benötigen. Zum Spaziergang mit den Eltern im Klinikgelände bietet sich ebenfalls das Tragetuch an.

Das Tragen eines Frühgeborenen oder Säuglings wird in Kliniken immer häufiger ermöglicht, deshalb soll hier die Variante der **Wiege** beschrieben werden. Sie eignet sich für Säuglinge bis etwa zum zweiten Lebensmonat.

Dafür wird zunächst das Tuch wie folgt gebunden:
⇢ legen Sie das Tuch zunächst über z.B. die rechte Schulter,
⇢ binden Sie beide Enden links etwa in Höhe der Taille mit einem Kreuzknoten zusammen,
⇢ schieben Sie den Knoten nach hinten bis zur Wirbelsäule etwa in Schulterblatthöhe (er drückt dann nicht),
⇢ legen Sie nun das Baby von der freien Schulter aus in das Tuch hinein (Rückenlage), bringen Sie es dabei schon in eine an ihrem Körper angepasste leichte seitliche Biegung,
⇢ anschließend die Falten des Stoffes wieder nachziehen und, ein oder zwei Tuchkanten über die Schulter herunterziehen.

Mobilisation

Mobilisieren heißt beweglich machen, in Bewegung setzen. Da die Beweglichkeit eines Menschen eng mit seiner Lebendigkeit verknüpft ist, muss es Ziel sein, jedes Kind so bald als möglich zu mobilisieren.

 Merke ⇢ Mobilisation. Sie beginnt bereits damit, dass bewegungseingeschränkte, bettlägerige und/oder schwerkranke Kinder eine Unterstützung der Bewegung erhalten an Stelle einer schematischen Lagerung.

Umgekehrt ist es häufig schwierig, Kinder ruhig zu halten, die zu ihrer Genesung Bettruhe benötigen. Sie wollen sich bewegen, toben und spielen. Nur in Bewegung ist ein Mensch selbständig und handlungsfähig und auch nur so kann er sich selbst ausdrücken.

Körperliche Aktivität wird mit Gesundheit verbunden und so fühlt sich ein Mensch, der sich wieder bewegen kann, gesund. Die frühe Mobilisation des Kindes hat auch weitere wichtige Funktionen:
⇢ Anregung des Kreislaufs,
⇢ Vertiefung der Atmung,
⇢ Anregung des Stoffwechsels,
⇢ Verbesserung der Organfunktionen,
⇢ Erhaltung und Kräftigung der Restaktivitäten der Bewegungsorgane,
⇢ Verhinderung von Kontrakturen, Thrombose, Dekubitus, Pneumonie etc.,
⇢ Erhaltung des Körperbildes,
⇢ Steigerung des Wohlbefindens,
⇢ Erhalt der geistigen Fähigkeiten.

Es wird deutlich, welch vielschichtige und komplexe Lebensaktivität „Sich bewegen" ist.

Voraussetzungen für eine erfolgreiche Mobilisation. Sie muss individuell unter Berücksichtigung aller Bewegungsressourcen des Kindes und je nach Situation gemeinsam mit ihm gelöst werden. Dabei sollten immer die Stärkung der Selbstkompetenz und die Förderung der Selbständigkeit des Kindes im Vordergrund stehen. Das Kind muss u. U. motiviert werden. Es braucht dann einen „Beweggrund", evtl. müssen Pflegeperson und Eltern erst herausfinden, was zu tun ist. Manchmal wollen Kinder lieber spielen als üben.

Denken Sie sich etwas aus, damit die Mobilisation für das Kind interessant wird. Nicht immer ist der vorgesehene Zeitpunkt der richtige für das Kind. Wenn möglich sollte dieser gemeinsam festgelegt werden.

 Praxistipp ⇢ Ein Fußball, am Rollator befestigt, kann das Gehtraining eines fußballinteressierten Jungen deutlich verbessern.

Aspekte einer erfolgreichen Mobilisation. Eine Pflegeperson sollte folgende Aspekte beachten:
⇢ Angst nehmen oder reduzieren, indem sie dem Kind viel Sicherheit und Halt vermittelt,

- ⇢ Schmerzfreiheit gewährleisten durch korrektes Handling und/oder Schmerzmittel,
- ⇢ Zeit lassen und Ruhe vermitteln, damit restliche Fähigkeiten genutzt werden können,
- ⇢ Raum für Bewegung schaffen, störende Gegenstände aus dem Weg räumen,
- ⇢ dem Kind klare Bewegungsimpulse vermitteln,
- ⇢ Hilfsmittel einsetzen, wenn es erforderlich wird!
- ⇢ Schaffen Sie eine förderliche Atmosphäre und Interaktion. Erlernen Sie Konzepte, die Sie befähigen, die Bewegungsressourcen des Kindes vollständig zu nutzen, korrektes Handling anzuwenden und selbst rückenschonend zu arbeiten, z.B. Handling nach dem Bobath-Konzept, Kinästhetik-Infant-Handling.

Merke ⇢ Pflegeverständnis. Die Mobilisation beginnt bereits mit der Lagerung.

Bei Kindern mit zentralen Störungen dient die Lagerungen primär der Tonusregulation.

13.4.2 Lagerungen

Eine Lagerung wird notwendig bei:
- ⇢ verminderter Gelenkbeweglichkeit,
- ⇢ verminderter Muskelkraft,
- ⇢ zur Therapie,
- ⇢ bei Kindern mit Hirnschädigung:
  - muskulärer Hypertonus,
  - muskulärer Hypotonus,
  - Paresen,
  - Athetosen.

Je nach Alter und Erkrankung des Kindes hat die Lagerung unterschiedliche Ziele:
- ⇢ Regulation des Muskeltonus,
- ⇢ Hemmung und Reduzierung pathologischer Bewegungsmuster,
- ⇢ Wohlbefinden des Kindes,
- ⇢ Erhaltung und Förderung der Mobilität, Aktivierung und Eigenaktivität,
- ⇢ entspannte Lagerung,
- ⇢ Druckentlastung,
- ⇢ Prophylaxe von Skelettveränderungen, Kontrakturen, Dekubiti, Atembeschwerden,
- ⇢ Vermitteln von Sicherheit, Stabilität und Halt,
- ⇢ als verordnete therapeutische Maßnahme,
- ⇢ Vermeidung oder Reduktion von Schmerzen,
- ⇢ Entwicklungsförderung und Unterstützung,
- ⇢ Verbesserung der Körperwahrnehmung,
- ⇢ Interesse an der Umwelt wecken.

Wichtig ist, dass das Kind sich in seiner Lage wohl fühlt, denn so wird es sich insgesamt besser fühlen als in einer Zwangslage. Sind vom Kind ungeliebte Lagerungen notwendig, so sollte das Kind langsam daran gewöhnt werden und zunächst nur kurze Zeit in Anwesenheit einer Bezugsperson darin verweilen. Wenn das Kind die Lage toleriert, sollte der Zeitraum gesteigert werden.

Jede Lagerung sollte so erfolgen, dass noch vorhandene Aktivitäten ausgeführt werden können.

Merke ⇢ Empfindung. Seien Sie sich bewusst, dass jede Lagerung in liegender Position ein Gefühl von Hilflosigkeit und Ausgeliefertsein auslösen kann.

Lagerungen bei verordneter Bettruhe

Wenn keine spezielle therapeutische Lagerung verordnet wurde, sollte das Kind so gelagert werden bzw. sich selbst lagern, wie es sich wohl fühlt und es seinen Bedürfnissen entspricht.

▪ Rückenlage
Das Bett ist flach, das Kind bekommt ein kleines Kissen unter den Kopf und eine Rolle unter die Knie. Die Unterschenkel können auch auf einer Unterlage erhöht gelagert werden.

▪ Oberkörperhochlagerung
Dazu das Kopfende des Bettes hochstellen, dabei sollte der Knick des hochgestellten Bettes mit der Hüftknickung des Kindes übereinstimmen. Kissen unter den Kopf, Knierolle unter die Knie, evtl. Fußstütze ans Bett, damit das Kind nicht herunterrutscht. Das Kind kann auch im Langsitz gelagert werden, dann wird keine Rolle unter die Knie gelegt. Bei Patienten mit zentralen Bewegungsstörungen darf keine Fußstütze ins Bett gelegt werden, da diese einen Streckreflex auslösen kann. Bei Bedarf Arme mit Kissen unterstützen.

▪ Bauchlagerung
Das Kopfteil des Bettes bleibt flach, evtl. kann ein kleines Kopfkissen untergelegt und bei Bedarf ein gefaltetes Tuch unter die Füße zur Entlastung der Zehen gelegt werden.

▪ Seitenlage
Das Kopfteil des Bettes ist flach oder leicht erhöht, das Kind liegt in 30°- oder 90°-Seitenlage. Dem Kind werden Kissen zur Unterstützung für Nacken, Rücken und/oder Extremitäten angeboten.

Immobile Kinder sollten zweistündlich umgelagert werden, dabei wird zwischen Seitenlage, Rückenlage und Bauchlage gewechselt. Es sollte so bald als möglich eine sitzende oder halbsitzende Position angestrebt werden. Die Lagerung erfolgt abwechselnd in Beuge-, Streck- und Mittelstellung.

Lagerung von Kindern mit zentralen Bewegungsstörungen und Erkrankungen des Nervensystems

Für Kinder mit zerebralen Bewegungsstörungen ist eine optimale Förderung und Entwicklung nur dann möglich, wenn sie richtig gelagert werden. Für diese Kinder sind weitere Kriterien zu beachten:

⇢ Nur wenn die Muskelspannung sich normalisiert oder nachlässt, wird u. a. die Kopfkontrolle erleichtert,
⇢ werden Arm- und Handbewegung ermöglicht, kann das Kind aufmerksam werden, wahrnehmen und lernen.

Häufig ist das Liegen die einzige Position, die von diesen Kindern ohne Hilfsmittel eingenommen werden kann. Durch die liegende Position reduziert sich die Interaktion mit der Umwelt erheblich.

Lagern bedeutet in der Sprache auch „Aufbewahren". Dies scheint oftmals Kindern mit einem dieser Krankheitsbilder zu widerfahren. Dabei spielt gerade für sie die richtige Lagerung für ihre Entwicklung eine besonders große Rolle.

Grundprinzipien.
Während dem Umlagern muss Kontakt zum Kind gehalten werden. Dieser bleibt auch nach erfolgtem Lagewechsel so lange bestehen, bis das Kind sich wieder entspannt hat.
⇢ Es ist sinnvoll, die Lagerung mit Physiotherapeuten oder Kinästhetik-Trainern und/oder Praxisbegleitern für Basale Stimulation zu besprechen.
⇢ Bei Säuglingen und Kindern, die bereits eine Lieblingsseite haben, auf die sie bevorzugt den Kopf drehen, muss unbedingt auf die richtige Platzierung des Bettes im Raum geachtet werden. Diese Kinder müssen so gelagert werden, dass alle Anregungen und Reize vom Raum oder Personen von der vernachlässigten Seite kommen!
⇢ Einseitige Lagerungen führen auf Dauer zu Deformierungen von Kopf, Hüfte, Wirbelsäule und Gliedmaßen und zu Wahrnehmungsstörungen.
⇢ Kinder mit gestörter oder fehlender Wahrnehmung liegen oftmals sehr unruhig und ruhelos im Bett, da sie auf der Suche nach Orientierung im Raum sind. Diese Kinder benötigen Grenzen, indem sie fest umpolstert werden, mit Materialien, die sie nicht wegschieben können. Dadurch bekommen sie Kontakt zur Umwelt und werden ruhig (Abb. 13.17). Man baut ihnen sozusagen ein Nest.

Komplikationen. Kinder mit einem Muskelhypertonus müssen besonders sorgfältig gelagert werden. Die Spastizität verhindert physiologische Bewegungen und kann, wenn keine Maßnahmen zur Tonussenkung durchgeführt werden, zu sekundären Komplikationen, z. B. Kontrakturen und Dekubiti führen. Die Ausbildung einer Spastik sollte verhindert werden.

■ **Rückenlage**
Sie sollte bei Menschen mit einem Muskelhypertonus nach Möglichkeit vermieden werden. Wenn Patienten über längere Zeit in Rückenlage gepflegt werden, besteht die Gefahr einer Hyperextension der Halswirbelsäule und Rumpf mit Beugekontrakturen der Arme. Dies hat weitere Auswirkungen, die Hüften werden steif und die Beine strecken sich, pressen aneinander und drehen nach innen, dabei kommen die Füße in eine falsche Stellung.

Die Überstreckung von Nacken und Rumpf führt zu Schwierigkeiten beim Essen, Trinken, Atmen, Sprechen, Sitzen und verursacht Gleichgewichtsstörungen. Wenn das Kind unbedingt in Rückenlage gepflegt werden muss, so sollte darauf geachtet werden, dass der Kopf die Halswirbelsäule und die Schultern unterpolstert werden, sodass der Nacken nicht überstreckt liegt. Die Beine werden durch leichtes Unterpolstern der Knie in leichte Beugestellung gebracht.

■ **Seitenlage**
Sie verringert den Muskelhypertonus und Eigenaktivität wird ermöglicht. Das Kind wird so gelagert, dass Kopf und Nacken gebeugt sind und die Arme über der Brust verschränkt sind. Hüftgelenk und Knie werden ebenfalls gebeugt. Zwischen die Beine wird ein großes Kissen gelegt. Der Kopf liegt auf einem Kissen. Hinter dem Rücken wird ein Kissen fest gesteckt, um den Rumpf in der richtigen Position zu halten. Um den oben liegenden Arm zu stützen, kann man ihn auf ein großes Kissen, welches auf dem Rumpf liegt, lagern. Der andere Arm liegt bequem zur Seite (Abb. 13.18). Der untere Arm muss an der unteren Schulter vorgezogen werden. Zeigen die Arme des Kindes eine Tendenz zur Beugung, sollten sie so gelagert werden, dass sie so weit wie möglich in der Streckung bleiben.

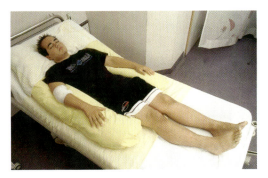

Abb. 13.17 ⇢ **Nestlagerung.** Eine feste Umpolsterung kann beruhigend wirken

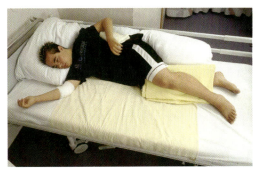

Abb. 13.18 ⇢ **Seitenlagerung.** Der Muskeltonus wird verringert und Eigenaktivität ermöglicht

Streckspastik. Liegt bei Kindern eine *Streckspastik* vor, ist eine Lagerung der Beine in Schrittstellung erstrebenswert. Dabei liegt das untere Bein in Hüftstreckung und das obere Bein vorne auf einem Kissen in leichter Hüft- und Kniebeugung. Das Kissen, welches zwischen den Beinen liegt, verhindert, dass das untere Bein sich anbeugt.

Starke Streckspastik. Kinder, die bereits eine *starke Streckspastik* entwickelt haben, bereiten große Probleme beim Bewegen. Hier sollten Sie sich Informationen und Unterstützung von den Physiotherapeuten holen. Lassen Sie sich Griffe zeigen, wie Sie eine Spastik lösen können. Ein gemeinsam erarbeiteter Plan wirkt sich auf die Kinder positiv aus. Regelmäßiges Umlagern und Aufsetzen im Bett erhält und fördert die Beweglichkeit. Das Rollen über die Seite und spiralige Drehbewegungen sind für den weiteren Aktivitätsaufbau des Kindes von großer Bedeutung. Sobald das Kind in irgendeiner Form Aktivität zeigt, wird es zum Mithelfen angeregt.

Es gibt noch die speziellen Lagerungen für Patienten mit einer Hemiplegie (s. Literaturverzeichnis).

■ Bauchlage

Leider wird die Bauchlage viel zu selten durchgeführt. Jedes immobile Kind sollte, wenn irgend möglich, täglich zunächst für kurze Zeit unter Aufsicht auf dem Bauch gelagert werden **(Abb. 13.19)**. Die Bauchlagerung reduziert die Spastizität, entspannt und streckt Hüfte und Knie und wirkt sich positiv auf die Atmung aus. Die Streckspastik der Beine wird dadurch verringert. Bei Kindern mit einer Hüftgelenkskontraktur muss ein Kissen unter den Bauch gelegt werden, weil sonst die Spannung auf die Hüftbeuger zu stark wird und das Kind Schmerzen bekommt. Viele Kontrakturen können dadurch verhindert werden. Anfangs benötigt man noch viele Lagerungshilfsmittel wie Kissen oder Keile, um eine Position zu finden, in der das Kind sich wohl fühlt.

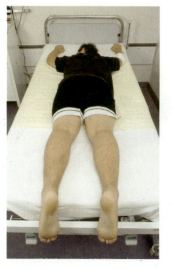

Abb. 13.19 **Bauchlagerung.** Sie reduziert die Spastizität und wirkt sich positiv auf die Atmung aus

Das Kind mit zerebralen Bewegungsstörungen bekommt die Möglichkeit, auf dem Bauch liegend zu spielen.

■ Sitzende Lagerung

Sehr früh sollte jedes Kind nach einer Hirnverletzung mit angemessener Unterstützung außerhalb des Bettes sitzen, auch wenn es scheinbar das Bewusstsein noch nicht wiedererlangt hat. Dies erfolgt nur unter Aufsicht einer Pflegeperson, einer Bezugsperson oder eines Therapeuten. Das Kind darf nie alleine gelassen werden! Die Situation muss im Team mit den Ärzten und Physiotherapeuten besprochen werden, damit keine wertvolle Zeit für das Kind verloren geht. Am besten ist ein Rollstuhl. Hilfreich für den Transfer aus dem Bett sind das Bobath-Konzept und die Kinästhetik.

Wochenlange oder sogar monatelange ausschließliche Pflege in Rückenlage kann zu Steifigkeit, Kontrakturen und Dekubitus führen. Die sensorische Wahrnehmung reduziert sich im Bett erheblich. Eine Abwechslung bietet das Sitzen im Rollstuhl. Es ermöglicht einen „Tapetenwechsel" und somit weitere sensorische Angebote.

Vorteile der sitzenden Lagerung:
- frühzeitige Mobilisation mit all ihren Vorteilen,
- Wohlbefinden des Kindes,
- Unterstützung der Prophylaxen (z. B. Dekubitus-, Kontrakturen-, Pneumonieprophylaxe),
- bessere und vermehrte sensorische Stimulation,
- das Kind kann bei Alltagshandlungen besser geführt und unterstützt werden (unterstützendes Waschen),
- verbesserte Rehabilitation.

■ Schneidersitz

Nach Möglichkeit sollte vor pflegerischen Versorgungen der Muskeltonus des Kindes reguliert werden. Ist das Kind entspannt, kann es besser spüren, es wird aufmerksamer und seine Wahrnehmung wird verbessert. Dazu trägt der Schneidersitz bei. Der Streckspasmus wird durch diese Lagerungsform in den unteren Extremitäten reduziert.

> **Praxistipp** Diese Position eignet sich auch zur Durchführung von Ganzkörperwaschungen, da das Kind beobachten kann, was mit ihm geschieht.

Der Schneidersitz eignet sich für Kinder im Wachkoma und Kinder nach Schädel-Hirn-Trauma **(Abb. 13.20)**.

Der Oberkörper, d. h. die Schultern, werden mit einem CorpoMed-Hufeisenkissen unterlagert, der Kopf wird auf ein großes Kopfkissen gelegt, so dass der Nacken nicht nach hinten überstreckt ist. Die Beine werden gebeugt, dazu umgreift die Pflegeperson mit ihrer Hand den Fußrücken oder Ferse des Kindes, ohne Sohlendruck auszuüben, und zieht die Zehen oder den Fußaußenrand weit hoch (hemmt die Streckspastik), mit ihrer zweiten Hand greift sie

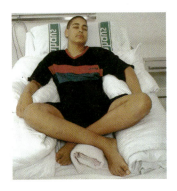

Abb. 13.20 Schneidersitz. Er eignet sich für Kinder im Wachkoma oder mit Schädel-Hirn-Trauma

oberhalb der Kniekehle unter den Oberschenkel und führt das Bein in die Beugung. Die Füße bleiben dabei in Kontakt mit der Matratze, und sie stellt das Bein auf. Es wird seitlich am Knie durch ein Kissen abgestützt, das zweite Bein wird ebenso gebeugt und überkreuzt, zu dem anderen Fuß angestellt. Das Knie wird ebenfalls mit einem Kissen abgestützt. Ein kleines gerolltes Tuch wird unter die gekreuzten Füße geschoben. Das Kopfteil des Bettes wird hochgestellt.

Hilfsmittel

 Merke ⇢ Pflegeziel. Das Ziel ressourcenorientierter Pflege ist die Erhaltung der Bewegungsfähigkeit oder die frühestmögliche Wiederherstellung der Eigenbeweglichkeit eines Menschen. Deshalb müssen die Hilfsmittel zur Unterstützung so gewählt werden, dass sie das Kind in seinem Bedürfnis zur Positionsveränderung unterstützen und nicht zusätzlich einschränken.

Es gibt eine Vielzahl von Materialien zur Unterstützung der Bewegung. Lernen Sie den kritischen Umgang mit den angebotenen Hilfsmitteln:
⇢ Ist das Wohlbefinden des Patienten gewährleistet?,
⇢ Hautfreundlichkeit,
⇢ Wirkung des Materials,
⇢ Nebenwirkungen,
⇢ Handhabung des Materials,
⇢ Reinigung des Materials,
⇢ Wird die Pflege durch den Einsatz erleichtert oder erschwert?

Echtes Lammfell. Das Kind liegt direkt mit der Haut auf dem Fell, das Luftzirkulation und Temperaturausgleich gewährleistet. Felle absorbieren Flüssigkeit, vermindern die Scherkräfte (Reibungskräfte) und fördern ein behagliches Gefühl und dadurch das Wohlbefinden. Als Fersen- und Ellenbogenschutz sind Lammfelle nur wirksam, wenn sie im Bett liegen und nicht am Kind fixiert sind (Bienstein 1997, S. 116). Lammfelle eignen sich auch gut als Rollstuhleinlage.

 Merke ⇢ Lammfelle können desinfiziert werden, benötigen anschließend jedoch eine ausreichend lange Trocknungsphase.

Kunstfelle. Wenn sie flauschig sind, eignen sie sich zur Reduzierung der Scherkräfte. Synthetische Felle können keine Feuchtigkeit absorbieren. Sie sind waschbar.

Fußbrett oder -bank. Verhindert das Herunterrutschen des Kindes im Bett, sichert den korrekten Hüftknick und dient der Thromboseprophylaxe.

 Merke ⇢ Sicherheit. Fußbrett oder -bank nicht bei Kindern mit Hirnschädigungen oder einem muskulären Hypertonus einsetzen (fördert die Spastik)!

Bettbügel/Bahnhof. Hält Druck der Bettdecke vom Kind ab. Einzusetzen nach Operationen oder zur Spitzfußprophylaxe.

Gelkissen zur Dekubitusprophylaxe. Gelkissen sind besonders geeignet bei kachektischen Patienten. Die Gelkissen wirken als „künstliches Fettpolster", der Auflagedruck vermindert sich auf einem solchen Kissen. Gelkissen können aufgewärmt werden und halten lange die Wärme.

Rhombo-fill-Kissensysteme. Dies sind Spezialkissen zur Weich- und Hohllagerung.

 Merke ⇢ Hygiene. Rhombo-fill-Kissensysteme sind waschbar und desinfizierbar. Sie eignen sich für alle Lagerungsarten.

CorpoMed-Lagerungskissen. Diese Hufeisenkissen gibt es in mehreren Größen für verschiedene Altersgruppen, verwendbar zur Nestlagerung. Diese Lagerungskissen eignen sich besonders gut in der Kinderkrankenpflege, da die normalen Kopfkissen für spezielle Lagerungen oftmals zu groß und zu dick sind.

Sonstige Lagerungshilfsmittel. Spreukissen, Sandsäcke, Nackenrollen und Knierollen dienen jeweils als Unterstützung spezieller Lagerungen und sind auch spezifisch einzusetzen.

Handtücher, Laken, Stoffwindeln, Moltonwindeln oder mit Wasser gefüllte Handschuhe eignen sich ebenfalls zur Lagerung.

Wasserringe dürfen zur Druckentlastung nicht mehr eingesetzt werden, sie entlasten nicht, da der Auflagedruck zu hoch ist.

 Merke ⇢ Hygiene. Bei Inkontinenz und Kontaminationsgefahr eignet sich nur sterilisierbares Material.

13.4.3 Prophylaxen

Definition ⇢ Unter Prophylaxen versteht man Maßnahmen zur Vorbeugung und Verhütung von Komplikationen und Sekundärerkrankungen.

Pflegerische Maßnahmen zur Prophylaxe werden vor allem bei Immobilität notwendig. Die individuelle

Situationseinschätzung zur Gefährdung des Kindes erfolgt anhand der Pflegeanamnese und, falls vorhanden, anhand spezieller Skalen.

Kontrakturen- und Spitzfußprophylaxe

■ **Kontraktur**

 Definition ⇢ Eine Kontraktur ist eine Funktions- und Bewegungseinschränkung eines Gelenkes durch Verkürzung der Muskeln, Sehnen und Bänder und der Schrumpfung der Gelenkkapsel und/oder Verwachsungen der Gelenkflächen bis zur völligen Gelenkversteifung.

Je nach Gelenkstellung unterscheidet man:
- Beugekontraktur = Bewegungseinschränkung in Beugestellung, Streckung im Gelenk nicht möglich,
- Streckkontraktur = Bewegungseinschränkung in Streckstellung, Beugung im Gelenk nicht möglich,
- Abduktionskontraktur = Bewegungseinschränkung in Abspreizhaltung, Heranziehen ist nicht möglich,
- Adduktionskontraktur = Abspreizen ist nicht mehr möglich.

Ursachen für die Entstehung von Kontrakturen:
- pathologische hypertone und hypotone Haltungsmuster der Extremitäten bei zentralen Störungen:
- zerebrale Bewegungsstörungen, Schädel-Hirn-Traumen,
- Hemiplegie,
- Wahrnehmungsstörungen; der Patient bringt seine Extremitäten in Gelenkendstellung, um einen Widerstand zu spüren,
- Unsachgemäße oder gleichbleibende Lagerung,
- Schonhaltung des Gelenks, z. B. bei Schmerzen,
- verzögerte Mobilisation,
- lange Ruhigstellung, z. B. bei Frakturen, Verletzungen,
- Gelenkerkrankungen, z. B. bei Arthritis, Polyarthritis,
- Verbrennungen.

Kontrakturen sollten auf jeden Fall verhindert werden, da sie fatale Folgen für die weitere Entwicklung oder Rehabilitation der Kinder haben.

 Merke ⇢ **Ziel der Kontrakturenprophylaxe.** Dieses besteht in der Erhaltung der physiologischen Gelenkfunktion.

Maßnahmen. Folgende Maßnahmen sollten bei Kontrakturen angewendet werden:
- regelmäßiger Positionswechsel variabel, je nach Zustand des Kindes,
- frühzeitige Mobilisation,
- halbsitzende oder sitzende Position anstreben,
- passive Bewegungsübungen,
- aktive Bewegungsübungen,
- korrektes Handling der Kinder nach dem Bobath-Konzept,
- gewünschte Bewegungen provozieren, Beweggründe schaffen (interessante, beliebte Gegenstände in Reichweite legen).

■ **Spitzfuß**

 Definition ⇢ Er ist eine Form der Kontraktur. Als Spitzfuß bezeichnet man eine Bewegungseinschränkung im oberen Sprunggelenk mit Streckstellung des Fußes, eine Beugung ist nicht möglich (Abb. 13.21).

Ursachen für die Entstehung eines Spitzfußes:
- erhöhter Muskeltonus,
- Schädigung des ZNS,
- anhaltende Fehlhaltung des Fußes bei Immobilität,
- Druck der Bettdecke auf den Vorfuß,
- Fußstütze oder Fußbrett am Ende des Bettes verstärkt eine vorhandene Spastik.

Maßnahmen. Beim Spitzfuß sollten folgende Maßnahmen ergriffen werden:
- in Rückenlage „Bahnhof" (Bettbogen/Deckenheber) über die Füße stellen, damit die Bettdecke nicht auf den Fuß drückt,
- Seitenlage und Bauchlage (s. S. 365) bevorzugen.
- Die beste Spitzfußprophylaxe ist das Sitzen im Stuhl. Dabei müssen beide Füße guten Bodenkontakt haben und es muss genügend Gewicht über den Fußsohlen liegen. Die Knie stehen dazu im rechten Winkel zu den Unterschenkeln. Ist das Sitzen nicht möglich, muss der Fuß passiv durchbewegt werden, oder es werden Schienen zur Prophylaxe angefertigt.

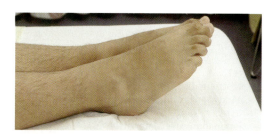

Abb. 13.21 ⇢ **Spitzfuß.** Unphysiologische Streckstellung der Füße

Dekubitusprophylaxe

 Definition ⇢ Unter Dekubitus versteht man das Wundliegen oder Aufliegen durch äußere lokale Druckeinwirkung, die zur Unterbrechung der Durchblutung des Gewebes mit nachfolgender Ischämie führt. Der Dekubitus wird auch Druckgeschwür oder Dekubitalulkus genannt.

Dekubitusentstehung. Ein Dekubitus entsteht, wenn lang anhaltender Druck auf einen Hautbezirk

einwirkt und die Durchblutung des Gewebes unterbunden wird. Der Stoffwechsel in diesem Bereich kommt zum Erliegen, Zellen sterben ab, es kommt zu einer Nekrose (Gewebezerfall).
Risikofaktoren. Folgende Faktoren sind an dieser Stelle zu nennen:
- Bewegungseinschränkung,
- Sensibilitätsstörungen,
- reduzierter Allgemein- und Ernährungszustand,
- Bewusstseinsstörungen,
- Herz-Kreislauf- und Bluterkrankungen,
- Stoffwechselerkrankungen,
- Hautveränderungen, z. B. Hautfeuchte durch Schwitzen,
- Inkontinenz.

Je mehr Risikofaktoren vorhanden sind, desto größer ist die Dekubitusgefährdung.

Merke ⇢ **Prophylaxe.** Jede Erkrankung, die zur Immobilität führt, ist ein Risikofaktor der Dekubitusentstehung!

Risikogruppe. Gefährdet sind Kinder mit folgenden Gesundheitsstörungen:
- Koma,
- schwersten zerebralen Bewegungsstörungen,
- Wachkoma,
- Hemiplegie,
- Paraplegie,
- Muskeldystrophien,
- Brandverletzungen,
- Schock,
- Herzinsuffizienz,
- Kachexie.

Dekubitusgefährdete Körperstellen. Besonders gefährdet sind Körperstellen, an denen Knochen unmittelbar unter der Haut liegen, bzw. Bereiche mit wenig Unterhautfettgewebe **(Abb. 13.22):**
- *in Rückenlage.* Hinterkopf, Wirbelsäulenvorsprünge, Schulterblätter, Kreuzbein und Steißbein, Fersen und Ellenbogen,
- *in Seitenlage.* Ohrmuschel, Schulter, Rippen, Arm, Becken, großer Rollhügel (Trochanter major), seitlicher Knöchel,
- *in Bauchlage.* Ohrmuschel, Brustbein, Kniescheibe, Innenknöchel, Fußrücken.

Gefährdet sind aber auch alle Körperstellen, die Druck durch Sonden, Katheter, Drainagen oder Gipsverbänden ausgesetzt sind, z. B. Dekubitus der Nasenscheidewand, bei lang liegender oder unsachgemäß fixierter Magensonde, Dekubitus bei schlecht sitzendem Gipsverband.
Ermittlung des Dekubitusrisikos. Das Risiko sollte direkt mit Beginn der Immobilität und der Erkrankung eingeschätzt werden, damit die Prophylaxe beginnt, bevor die ersten Anzeichen eines Dekubitus vorhanden sind.

Zur eindeutigen Identifizierung eines Dekubitus Grad 1 eignet sich der sogenannte **Fingertest**. Dieser geschieht durch kurzes Eindrücken des Fingers auf eine gerötete Körperstelle. Wenn die Haut rot bleibt,

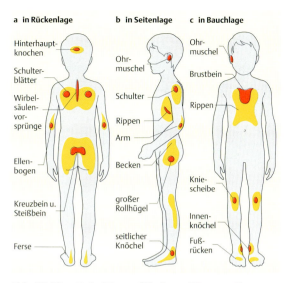

Abb. 13.22 ⇢ **Dekubitusgefährdete Körperstellen.**
Je nach Lagerung sind verschiedene Körperpartien dekubitusgefährdet

statt weiß zu werden, liegt bereits eine Schädigung der Haut vor. Je nach Situation des Patienten, wird zu individuell festgelegten Zeiten der Hautzustand begutachtet.

Eine weitere Möglichkeit ist der Einsatz einer Skala zur Dekubituseinschätzung. Diese müssen jedoch für den Einsatz an Kindern und Jugendlichen modifiziert und erprobt werden. Die am besten untersuchte Skala ist die Bradenskala, die jedoch nicht für Kinder modifiziert ist. Weitere Informationen und Anregungen hierzu in Bienstein 1997.

Viel zu oft kommt es zur Entstehung eines Dekubitus bei immobilen Kindern, nicht selten beginnt die Prophylaxe erst, wenn schon die ersten Zeichen eines Druckgeschwürs vorhanden sind.
Stadieneinteilung des Dekubitus. Diese erfolgt in vier Stadien **(Abb. 13.23).**

■ **Allgemeine Maßnahmen zur Dekubitusprophylaxe**
Das zentrale Ziel ist die Verhinderung eines Dekubitus. Die Maßnahmen erfolgen mit allen an der Pflege Beteiligten, einschließlich der Patienten. Die Anleitung und Unterstützung der körpereigenen Bewegung steht an erster Stelle! Dazu werden verschiedene Bewegungs-, Lagerungs- und Transfertechniken eingesetzt.

Daneben bieten nachfolgend aufgeführte Maßnahmen, Techniken und Hilfsmittel eine sinnvolle Unterstützung. Diese richten sich nach den individuellen Nutzen für die Betroffenen.
Beobachtung der Haut. Besonders die gefährdeten Körperstellen müssen direkt nach der Übernahme des Kindes, während der Körperpflege und nach dem Umlagern beurteilt werden.

13 Sich bewegen

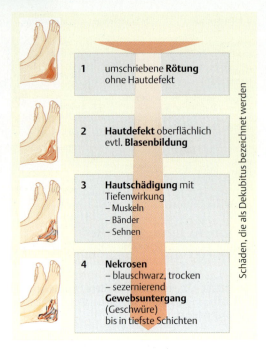

Abb. 13.23 ⇢ **Dekubitusstadien.** Charakteristika der vier Stadien

Druckentlastung. Regelmäßiges Bewegen und Lageveränderung sind die beste Maßnahme, um einen Dekubitus vorzubeugen. Deshalb sollte ein individueller Bewegungsplan für das Kind erstellt werden.

Nur wenn die Bewegungsförderung nicht möglich ist, werden druckreduzierende Hilfsmittel unverzüglich eingesetzt. Diese müssen individuell ausgewählt werden.

Kreislaufstimulation. Durchblutungsförderung durch beginnende Mobilisation (Bewegen im Bett).

Ernährung. Es muss auf genügende Flüssigkeitszufuhr (s. S. 284) und eine ausgewogene Ernährung geachtet werden (s. S. 292).

Körperpflege und Hautschutz. „Zur Erhaltung und Förderung der Gewebetoleranz wird empfohlen, Maßnahmen zu vermeiden, die den Wasser-Lipid-Haushalt und den Säureschutzmantel der Haut, oder die normale Temperatur beeinträchtigen." (Deutsches Netzwerk für Qualitätssicherung in der Pflege, Osnabrück 2000.)

Dies bringt für die Pflege folgende Maßnahmen zur Erhaltung eines physiologischen Hautmilieus mit sich:
⇢ Individuell angepasste Hautpflege (s. S. 245),
⇢ Franzbranntwein vermeiden, da er eine austrocknende Wirkung hat,
⇢ feuchte Kammern vermeiden,
⇢ Haut trocken halten,
⇢ häufiger Wäschewechsel, wenn das Kind schwitzt.

■ **Lagerungen zur Dekubitusprophylaxe**
Regelmäßig sollte eine Lageveränderung des Kindes vorgenommen werden.

 Praxistipp ⇢ Verwenden Sie sowenig Kissen wie möglich, aber so viele wie nötig. Zu viele Kissen schränken das Kind in seiner Beweglichkeit ein!

Korrekte Hüftknickung. Bei erhöhtem Kopfende des Bettes muss die Hüftbeugung mit der Bettabknickung übereinstimmen. Somit wird dem Herunterrutschen des Kindes mit der Entstehung von Reibungskräften (Scherkräften) entgegengewirkt **(Abb. 13.24)**.

Bei Kindern sollten Betttücher oder Handtücher als Bremse unter die Oberschenkel oder als Fußstütze ans Fußende des Bettes gelegt werden **(Abb. 13.25)**.

30°-Schräglagerung. Sie eignet sich zur Dekubitusprophylaxe des Sakralbereichs und des Trochanter major, des Schulterblattes und des Ellenbogens **(Abb. 13.26)**. Dazu werden zwei Kissen zusätzlich benötigt. Der Patient wird zur Seite gedreht, ein Kissen wird unter seinen Rücken gelegt. Das Kind wird auf das Kissen zurückgedreht, ein zweites Kissen wird bei Bedarf unter das höher liegende Bein gelegt. Das Kopfende muss nicht flach gestellt sein.

135°-Lagerung. Sie eignet sich zur Entlastung des Sakralbereichs, wenn keine Kontraindikation besteht. Da diese Lagerung nicht immer vom Kind toleriert wird, sollte es anfangs nur kurze Zeit in dieser Position verweilen **(Abb. 13.27)**.

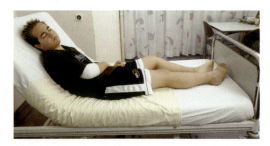

Abb. 13.24 ⇢ **Unphysiologische Hüftknickung.** Dieser Junge ist im Bett nach unten gerutscht und in eine unphysiologische Haltung geraten

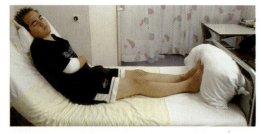

Abb. 13.25 ⇢ **Physiologische Hüftknickung.** Ein Kissen am Bettende kann das Herunterrutschen verhindern

Pflegemaßnahmen 13

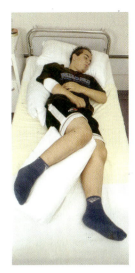

Abb. 13.26 30°-Schräglagerung. Entlastet Sakralbereich mit Trochanter major

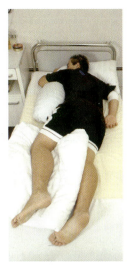

Abb. 13.27 135°-Lagerung. Entlastet Sakralbereich

→ Die 3-Kissen-Lagerung eignet sich besonders zur Entlastung bzw. Freilagerung des Sakralbereichs **(Abb. 13.28c)**.

Spezialmatratzen. Sie werden zur Dekubitusprophylaxe angeboten. Dazu gehören die Schaumstoffmatratzen und luftgefüllten Matratzen.

> **Merke** → **Lagerung.** Diese Spezialmatratzen können keine absolute Druckentlastung realisieren! Sie ersetzen nicht das regelmäßige Umlagern des Patienten!

Geeignet sind die großzelligen Wechseldruckmatratzen, diese ermöglichen eine nahezu ideale Lagerung, da pro Zyklus eine absolute Druckentlastung erreicht werden kann.

Thromboseprophylaxe

> **Definition** → Unter Thrombose versteht man eine Blutpfropfbildung durch Gerinnung von Blut innerhalb eines Blutgefäßes, meist innerhalb einer Vene. Bevorzugte Stellen sind Bein- und Beckenvenen.

Schiefe Ebene. Sie ist besonders geeignet für Kinder, die nur passiv umgelagert werden können. Dazu werden harte Schaumgummikeile, gerollte Bettdecken oder Sandsäcke unter die gesamte Matratzenlänge bis zur Matratzenhälfte geschoben. Durch die entstandene schiefe Ebene wird bewirkt, dass sich das Gewicht innerhalb des Körpers auf die unten liegende Körperhälfte verlagert **(Abb. 13.28a)**.

Weich- und Hohllagerung. Diese eignet sich besonders zur Therapie eines zu behandelnden Dekubitus. Sie hat den Nachteil, dass das Kind in seiner Mobilität erheblich eingeschränkt ist. Die Durchführung der Lagerung ist arbeitsaufwendig und u. U. für den Patienten schmerzhaft:
→ Die 5-Kissen-Lagerung stellt eine gute Methode der Weich- und Hohllagerung zur Dekubitusprophylaxe und -therapie dar **(Abb. 13.28b)**.

Thromboseentstehung. Faktoren, die eine Thromboseentstehung begünstigen, wurden von dem Pathologen R. Virchow zusammengefasst zur „Virchowschen Trias":
1. Veränderung und Schäden der Gefäßwand: durch Phlebitis, Endoxine, Bakterien, Verletzung,
2. Veränderung der Blutzusammensetzung: durch verstärkte Gerinnungsneigung,
3. Veränderung der Blutströmung: Verlangsamung Abflusshindernisse oder hervorgerufen durch Immobilität bei Wegfall der Muskelpumpe (wichtiger Mechanismus zur Entstehung der Thrombose).

Thrombosen und Embolien sind im Kindes- und Jugendalter viel seltener als im Erwachsenenalter.

Risikogruppe. Dazu gehören immobile Patienten durch:
→ Bewusstlosigkeit,
→ Beatmung,

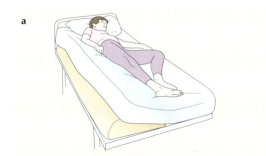
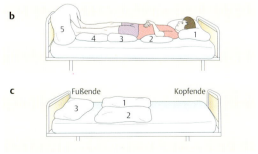

Abb. 13.28 → **Lagerungsformen.**
a schiefe Ebene
b 5-Kissen-Lagerung
c 3-Kissen-Lagerung

- ⇢ Polytrauma,
- ⇢ lange Bettruhe.

Außerdem thrombosegefährdet sind Patienten mit:
- ⇢ Adipositas,
- ⇢ Nephrotischem Syndrom (Hypozirkulation, Thrombozytose, erhöhte Konzentration einiger Gerinnungsfaktoren),
- ⇢ Herzinsuffizienz,
- ⇢ intravasalen Kathetern,
- ⇢ Sepsis,
- ⇢ Sichelzellanämie,
- ⇢ Tumoren,
- ⇢ Exsikkose,
- ⇢ Diuretika,
- ⇢ Schwangerschaft und Wochenbett.

Eine Thromboseprophylaxe erfolgt in der Regel bei immobilen Kindern ab dem 10. Lebensjahr, insbesondere bei Jugendlichen, die adipös sind, rauchen und die Pille nehmen.

Seit neuestem gehören auch Fluggäste auf Langstreckenflügen mit eingeengter Sitzgelegenheit (Economy-Class-Thrombose) zur Risikogruppe.

Zeichen einer Thrombose. Dazu zählen:
- ⇢ Schweregefühl in der betroffenen Extremität,
- ⇢ Schwellung und livide Verfärbung der betroffenen Extremität, bedingt durch den gestörten Rückfluss zum Herzen,
- ⇢ Schmerz bei Berührung oder Druck entlang des Blutgefäßes oder Fußsohlenschmerz,
- ⇢ Schmerz bei Belastung.

Ziele der Thromboseprophylaxe. Hauptziel ist die Vermeidung einer Thrombose:
- ⇢ Risikofaktoren erkennen und einschätzen,
- ⇢ Aktivierung der Muskelpumpe,
- ⇢ Förderung des venösen Rückflusses,
- ⇢ umfassende Information des Kindes und Jugendlichen über Risiko und Maßnahmen (aktive Übungen),
- ⇢ Frühmobilisation.

■ Allgemeine Maßnahmen
- ⇢ Verminderung der Blutgerinnung durch Heparininjektion und ausreichende Flüssigkeitszufuhr,
- ⇢ Förderung des venösen Rückflusses,
- ⇢ *Umfassende Information* (des Kindes/Jugendlichen über die Thromboseprophylaxe): damit die Notwendigkeit erkannt wird und eine aktive Mithilfe des Patienten eingeplant werden kann. Der Patient muss über Möglichkeiten, wie er aktiv werden kann, aufgeklärt werden.

■ Physikalische Maßnahmen
Durch sie kann die Beschleunigung des verlangsamten venösen Blutflusses erreicht werden.

Ausstreichen der Beine. Bei leicht angehobenem Bein wird von der Ferse über die Wade bis zur Kniekehle kräftig ausgestrichen, dabei umfasst die ganze Handinnenfläche den Unterschenkel. Vorgang 3- bis 4-mal wiederholen, dazu jeweils neu an der Ferse ansetzen.

Merke ⇢ **Sicherheit.** Nicht durchführen bei Herzinsuffizienz, Ödemen und bestehender Thrombose!

Hochlagerung der Beine. Unterschenkel ca. 20° hochlegen, Kniekehlen leicht beugen.

Merke ⇢ **Sicherheit.** Nicht durchführen bei Patienten mit Herzinsuffizienz!

Bewegungsübungen im Bett. Dazu gehören *Rad fahren* im Bett, wenn vorhanden mit Bettfahrrad, und *Fußgymnastik*.

So könnte Ihre Anleitung für eine Bewegungsübung im Bett lauten:
- ⇢ Nimm eine bequeme Rückenlage ein und strecke die Beine aus,
- ⇢ atme während der Übungen gleichmäßig tief ein und aus,
- ⇢ kralle alle Zehen kräftig ein, und strecke sie wieder lang,
- ⇢ ziehe abwechselnd die linke und rechte Fußspitze in Richtung Nase, und drücke sie dann wieder nach unten, oder lasse Deine Füße kreisen,
- ⇢ ziehe abwechselnd das linke und das rechte Bein an und beuge dabei Knie und Hüfte, so stark es geht.

Fußsohlendruck. Dadurch wird die Wadenmuskulatur tonisiert und der Venenplexus im Fußgewölbe von Blut geleert. Die Fußsohlen drücken gegen einen Widerstand im Bett, z. B. Tennisball in Schlauchverband am Fußende festgeknüpft oder gegen einen Sekretauffangbeutel.

Merke ⇢ **Sicherheit.** Fußsohlendruck nicht bei Patienten mit neurologischen Erkrankungen anwenden, da eine Spastik ausgelöst oder verstärkt werden kann.

Frühmobilisation. Das Kind wird so früh wie möglich zum Stehen und Gehen gebracht.

Antithrombose-Strümpfe (AT-Strümpfe). Sie komprimieren die Beine, dadurch wird das Lumen der Beinvenen verkleinert und das venöse Blut fließt mit erhöhter Geschwindigkeit zum Herzen zurück. AT-Strümpfe werden von immobilen Patienten getragen.

Merke ⇢ AT-Strümpfe sind nur dann wirksam, wenn die Beine genau vermessen und die entsprechende Strumpfgröße den Beinen angepasst ist. Die Hersteller liefern entsprechende Maßbänder und Kodierungskarten mit.

Bevor die AT-Strümpfe im Liegen angezogen werden, müssen die Venen entstaut werden. Dafür werden die Beine für 10–15 Minuten etwa 30° hochgelagert oder eine Minute lang auf 90° angehoben. Die Strümpfe müssen faltenfrei sitzen und reichen bis zur Leiste. AT-Strümpfe werden Tag und Nacht während der Liegephasen getragen. Steht der Patient auf oder läuft er umher, sind sie unwirksam, da keine ausreichende Kompressionswirkung mehr erzielt wird. Dann kann auch auf sie verzichtet werden. AT-Strümpfe können nach Bedarf gewechselt werden.

Sind keine passenden AT-Strümpfe vorhanden, müssen die Beine mit einem Unterschenkelkompressionsverband gewickelt werden. Dies sollte nur von examiniertem Pflegeperson durchgeführt werden.

Merke ⟶ Prophylaxe. Die Thromboseprophylaxe sollte aus einer Kombination von Heparin, AT-Strümpfen und mehreren physikalischen Maßnahmen bestehen. Physikalische Maßnahmen werden mehrmals täglich mindestens 3-mal 5–10 Minuten durchgeführt (Zegelin u. Gerlach 1996).

13.4.4 Rückenschonende Arbeitsweise

Krankenpflegepersonal gehört zu den Arbeitnehmern mit der größten Rückenbelastung. Hebe- und Trageaktivitäten sowie Zwangshaltungen sind als auslösende Faktoren bekannt. Wesentliche Bedeutung hat dabei das Gewicht der Last, die Position und Haltung des Körpers beim Heben und Tragen.

Die Bandscheiben haben eine Stoßdämpferfunktion (Abb. 13.29) und ermöglichen die Bewegung der Wirbelkörper. Im Stehen und Sitzen sind sie immer hohem Druck ausgesetzt. Falsches Bücken oder falsches Sitzen mit rundem Rücken erhöht die Belastung um ein Vielfaches und führt zu einer ungleichmäßigen Belastung (Abb. 13.30, Abb. 13.31 und Abb. 13.32).

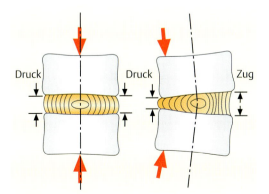

Abb. 13.29 ⟶ Belastung der Bandscheibe. Bei gleichmäßiger (links) und ungleichmäßiger Druckeinwirkung (rechts) mit vermehrter Belastung und Verschiebung der Bandscheibe (nach Krämer)

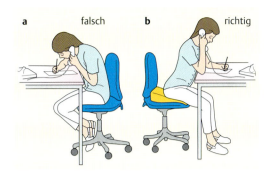

Abb. 13.30 ⟶ Haltung beim Sitzen. Wird das Becken nach vorn gekippt, richtet sich die Wirbelsäule auf

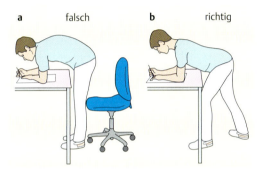

Abb. 13.31 a, b ⟶ Haltung beim Beugen. Die Beugung sollte im Hüftgelenk und nicht über die Wirbelsäule erfolgen

Merke ⟶ Gesundheitsförderung. Jede unnötige Druckbelastung führt zu einem schnelleren Verschleiß der Bandscheibe. Deshalb gilt es, unnötige Belastungen zu vermeiden. Im Sitzen ist der Druck auf die Bandscheiben höher als im Stehen!

Tipps für einen gesunden Rücken

Im Folgenden werden Ihnen einige Anregungen zum Erhalt eines gesunden Rückens und richtiger Haltung gegeben (nach Kempf 1992):
⟶ Korrigieren Sie Ihre Haltung. Halten Sie sich im Lot und vermeiden Sie unnötige Belastungen.
⟶ Halten Sie Ihren Rücken gerade und stabil, dadurch kann Fehlbelastungen und Fehlhaltungen vorgebeugt werden.
⟶ Im Lot heben, am Körper tragen, sinnvoll verteilen! Schonen Sie Ihren Körper!
⟶ Bewegen Sie sich, legen Sie aber auch Bewegungspausen ein!
⟶ Langes Sitzen schadet Ihrem Rücken, verändern Sie deshalb öfters Ihre Position!

13 Sich bewegen

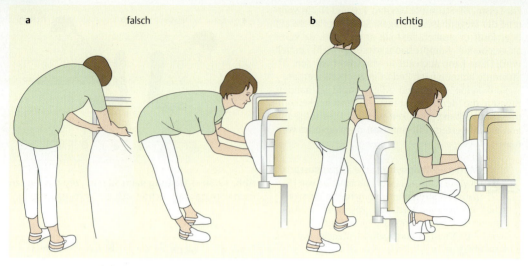

Abb. 13.32 ··⇒ Haltung beim Bettenmachen. Bett in bestmögliche Arbeitshöhe bringen, in Schrittstellung herangehen und beim Einschlagen des Lakens in die Knie gehen

··⇒ Entlasten Sie Ihren Rücken! Gönnen Sie sich die Entlastungshaltung (Rückenlage mit aufgelegten Beinen, dabei entspannen sich Muskulatur und Bandscheiben).

··⇒ Trainieren Sie Ihren Rücken, treiben Sie Sport. Eine gut trainierte Rumpfmuskulatur stabilisiert die Wirbelsäule.

··⇒ Kontrollieren Sie Ihre Umgebung! Schaffen Sie sich rückenfreundliche Verhältnisse:
 – Sind die Arbeitstische in richtiger Höhe?
 – Sind die Stühle passend zur Arbeitshöhe?
 – Haben Sie höhenverstellbare Betten?

 Merke ··⇒ Gesundheitsförderung. Lernen Sie rückengerechtes Verhalten! Verändern Sie Ihre schädlichen liebgewonnenen Gewohnheiten. Üben Sie!

Regeln zum Heben und Tragen

Diese Regeln sollen Ihnen helfen, das Heben und Tragen zu erleichtern:

··⇒ Überprüfen Sie Ihre Kraft im Verhältnis zu der zu hebenden Last.

··⇒ Nehmen Sie eine breite Schritt- bzw. Grätschstellung ein, diese vergrößert die Stabilität des Körpers, Gleichgewicht und Standfestigkeit werden verbessert.

··⇒ Schuhe müssen bequem und sicher sein, Fußspitzen zeigen nach vorne, Kleidung muss bequem sein und eine vergrößerte Schrittstellung zulassen.

··⇒ Der Gegenstand sollte so nah wie möglich an den Körper herangebracht werden.

··⇒ Rücken gerade halten, im Hüftgelenk beugen, Knie leicht beugen.

··⇒ Rumpfmuskulatur zur Stabilisierung anspannen und Gegenstand kontinuierlich anheben, nicht ruckartig, erst heben, dann tragen.

Beim Heben von Patienten ist Folgendes zu beachten:

··⇒ Informieren Sie den Patienten.

··⇒ Bringen Sie das Bett in die richtige Arbeitshöhe.

··⇒ Überprüfen Sie, ob der Patient Ressourcen zur aktiven Mitarbeit hat.

··⇒ Erklären Sie ihm die Reihenfolge.

··⇒ Planen Sie, falls nötig, den Hebevorgang mit einer zweiten und dritten Helferin.

··⇒ Wählen Sie ein präzises verständliches Kommando.

··⇒ Setzen Sie Hilfsmittel ein!
 Es gibt eine Anzahl von Liftern und Hebern, die eingesetzt werden sollten!

··⇒ Achten Sie auf Schmerzen beim Patienten, verändern Sie dann, wenn möglich, die Hebemethode.

··⇒ Überprüfen Sie, ob der Patient bequem liegt.

Lese- und Lernservice

Fragen zum Selbststudium

1. Welche Bedeutung hat die Bewegung für Ihr Wohlbefinden?
 – Wie fühlen Sie sich nach körperlicher Bewegung, Sport, körperlich anstrengender Arbeit, langen Spaziergängen etc.?
 – Wie fühlen Sie sich bei Bewegungseinschränkung, Krankheit, Entspannung?
2. Wozu ist das Handling des Säuglings wichtig? Was würden Sie einer Mutter sagen, die Sie danach fragt?

Lese- und Lernservice

3. Beschreiben Sie die zentralen Schritte der Bewegungsentwicklung und wie sie aufeinander aufbauen, vom Neugeborenen bis zum Kleinkind.
4. Nennen Sie verschiedene Erscheinungsformen der zerebralen Bewegungsstörungen.
5. Wieso ist es wichtig, kranke, bettlägerige Kinder so früh wie möglich zu mobilisieren?
   – Welche Komplikationen können auftreten?
   – Wie können diese vermieden werden?
6. Wie können Sie für eine rückenschonende Arbeitsweise sorgen?
7. Übung: Legen Sie sich für mindestens 15 Minuten auf eine Decke auf den Boden (Wecker stellen). Bleiben Sie für diese Zeit absolut bewegungslos liegen.
   – Welche Körperstellen nehmen Sie nach dieser Zeit noch wahr?
   – Welche Stellen spüren Sie besonders deutlich?
   – Wie nehmen Sie Ihr Körperbild wahr – was hat sich verändert?
   – Wie erleben Sie ihre „Umwelt"?

Verwendete Literatur

Affolter, F.: Wahrnehmung, Wirklichkeit und Sprache. 6. Aufl. Neckar-Verlag GmbH, Villingen-Schwenningen 1992
Bienstein, C. et al.: Dekubitus. Die Herausforderung für Pflegende. Thieme, Stuttgart 1997
Deutsches Netzwerk für Qualitätssicherung in der Pflege (Fachhochschule Osnabrück): Expertenstandard Dekubitusprophylaxe in der Pflege, Osnabrück 2000
Duyfjes, J. et al.: Heben - Tragen - Mobilisieren. Ullstein Mosby, Berlin 1997
Flehming, I.: Normale Entwicklung des Säuglings und ihre Abweichungen. 5. Aufl. Thieme, Stuttgart 1996
Juchli, L.: Pflege. Praxis und Theorie der Gesundheits- und Krankenpflege. 7. Aufl. Thieme, Stuttgart 1999
Kirkilionis, E.: Ein Baby will getragen sein. Kösel Verlag 1999
Krause-Riedl, K., U. Matthias: Ein Weg zur besseren Nutzung von Patientenressourcen. Pflege aktuell 2 (1996) 108 – 110
Roper, N., W. W. Logan, A. J. Tierney: Die Elemente der Krankenpflege. 4. Aufl. Recom, Basel 1993
Zegelin, A., A. Gerlach: Thromboseprophylaxe, Teil 1. Pflege aktuell 11 (1995) 756 – 758
Zegelin, A., A. Gerlach: Thromboseprophylaxe, Teil 2. Pflege aktuell 12 (1995) 840 – 842
Zegelin, A., A. Gerlach: Thromboseprophylaxe, Teil 3. Pflege aktuell 1 (1996) 23 – 25

Weiterführende Literatur

Kempf, H.-D., J. Fischer: Rückenschule für Kinder. Rowohlt, Reinbek 1995
Kirkilionis, E.: Tragen eines Säuglings – Prophylaxe bei angeborener Hüftdysplasie. Krankengymnastik 50 8 (1998) 411 – 420
Largo, H.: Babyjahre – Die frühkindliche Entwicklung aus biologischer Sicht. 10. Aufl. Serie Piper 2000
Molcho, S.: Körpersprache der Kinder. Mosaik, München 1996
Pikler, E.: Laßt mir Zeit. Die selbständige Bewegungsentwicklung des Kindes bis zum freien Gehen. Pflaum, München 1988
Stemme, G., D. von Eickstedt: Die frühkindliche Bewegungsentwicklung. Verlag selbstbestimmtes leben, Düsseldorf 1998
Stening, W. u. a.: Beobachtung der Vitalparameter früh- und reifgeborener Kinder während des Tragens im Tragetuch. Monatsschrift Kinderheilkunde 2 (1999) 160
Urbas, L.: Pflege eines Menschen mit Hemiplegie nach dem Bobath-Konzept. 2. Aufl. Thieme, Stuttgart 1996
Zimmer, R.: Schafft die Stühle ab. 3. Aufl. Herder, Freiburg 1995

Internetadresse

http://www.didymos.com

14 Schlafen

Simone Teubert

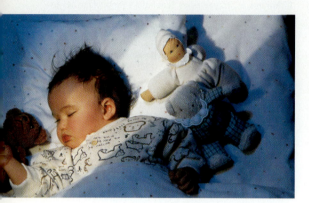

14.1 Bedeutung

Der Schlaf ist ein wesentlicher Faktor im gesamten biologischen Rhythmus eines jeden Lebewesens. Fälschlicherweise glauben viele Menschen, dass Schlafen eine passive Tätigkeit ist. Doch während der Mensch schläft, laufen eine Vielzahl von Regenerationsprozessen im Körper ab. Der Organismus erholt sich, der Geist und die Seele verarbeiten Eindrücke des vergangenen Tages, das Gedächtnis festigt sich. Jeder Mensch schläft ein Drittel seines Lebens, dabei schläft er sich gesund, schön oder überschläft eine Entscheidung.

Das individuelle Schlafbedürfnis und Schlafverhalten ändert sich innerhalb der Lebensspanne, dem Alter, der Gefühlslage und den Anforderungen von außen.

Dieses Kapitel wird verdeutlichen, wie wichtig der erholsame Schlaf ist, das Phänomen Schlafen und die Aktivitäten des Körpers dabei aufzeigen, schlafbeeinflussende und -fördernde Faktoren nennen.

14.2 Beeinflussende Faktoren

Der Schlaf ist in der Regel ein Vorgang, der sich ohne besonderes Zutun von alleine einstellt. Ungeachtet dessen gibt es eine Vielzahl von Faktoren, die unseren Schlaf unterstützen, fördern und beeinflussen, ohne dass es dem Einzelnen bewusst ist.

Die Lebensaktivität Schlafen ist eng mit anderen Lebensaktivitäten, z. B. „Sich bewegen", „Essen und Trinken", „Sich beschäftigen, spielen und lernen" verknüpft.

Im Folgenden werden die einzelnen Aspekte vorgestellt und anhand von Beispielen näher erläutert.

Körperliche Faktoren. Das Schlafverhalten verändert sich bezüglich seiner Dauer, Tiefe und Qualität im Laufe eines Lebens, das bedeutet: Das *biologische Alter* eines Menschen nimmt Einfluss auf sein Schlafverhalten und -erleben.

Jeder Mensch besitzt die sog. innere Uhr. Allgemeine Stoffwechselvorgänge, Körpertemperatur, Verdauung, Atem- und Herztätigkeit sowie Wach-, Ruhe- und Schlafphasen werden reguliert. Die innere Uhr wird vor allem von dem Tageslicht beeinflusst, was zur Folge hat, dass die meisten Menschen nachts schlafen und tagsüber aktiv sind. Äußere Zeitgeber verändern den Schlaf-Wach-Rhythmus. So verändern z. B. lange Flugreisen und Schichtdienste das gewohnte Schlafverhalten.

Körperliche Bewegung. Sie beeinflusst ebenfalls das Schlafverhalten ganz deutlich. In Abhängigkeit von sportlicher Betätigung, Spiel, körperlicher Arbeit ändert sich der Bedarf nach Ruhe und Erholung. Zu wenig Bewegung beeinflusst ebenfalls das Schlafbedürfnis und die Schlafqualität des Menschen.

Essen und Trinken. Der Zeitpunkt des Abendessens und die Wahl der Speisen spielt eine große Rolle für einen erholsamen und unbeeinträchtigten Schlaf. Schwer verdauliche Speisen am Abend, der Genuss von Alkohol oder koffeinhaltige Getränke (z. B. Cola oder Kaffee) können das Ein- und Durchschlafen stören. Menschen, die mit einer Diät ihr Gewicht reduzieren wollen, empfinden oft nachts ein ausgeprägtes Hungergefühl und werden dadurch am Durchschlafen gehindert.

Medikamente. Sie können mit den unterschiedlichsten Wirkungsweisen das Schlafverhalten beeinflussen. So führt ein Medikament, das die Diurese erhöhen soll, auch in der Nacht zu einem gesteigerten Harndrang, was eine Unterbrechung der Nachtruhe zum Toilettengang provoziert.

Einige atemunterstützende Medikamente wirken nicht nur auf die Atmung stimulierend, der Patient kann sehr unruhig sein. Für manche diagnostischen oder therapeutischen Maßnahmen (z. B. Computertomographie, Punktionen), die eine völlige Bewegungslosigkeit des Kindes erfordern, werden Sedativa zur Beruhigung eingesetzt. Die Auswirkungen dieses künstlich herbeigeführten Schlafes am Tage können zu Störungen der Nachtruhe führen.

Der Einsatz von schlaffördernden Medikamenten erfolgt v. a. im postoperativen bzw. intensivstationären Bereich. Die Medikamente sollen dem kranken Kind zu erholsamem, unbeeinträchtigtem und gesundem Schlaf verhelfen. Bessert sich der Zustand des Kindes, wird auf die medikamentöse Unterstützung in der Regel verzichtet.

Gesundheitsstörungen. Sie haben oft einen nicht unerheblichen Einfluss auf das Schlafverhalten und eine erholsame Nachtruhe. So wird z. B. Juckreiz als besonders quälend empfunden, aber auch Fieber, Schnupfen, Husten und Schmerzen können zu einer deutlichen Beeinträchtigung des Schlafes führen.

Organische Störungen im Rahmen einer Erkrankung des Zentralnervensystems sind oft mit schweren Schlafstörungen verbunden.

Psychologische Faktoren. Die *Stimmungslage* eines Menschen beeinflusst seine Fähigkeit, erholsamen Schlaf zu finden und ausgeruht aufzuwachen.

Eine ausgeglichene Stimmungslage fördert den erholsamen Schlaf. Starke Glücksgefühle, Erfolgserlebnisse, aber auch Stress, Sorgen und depressive Verstimmungen können dem Menschen den Schlaf „rauben".

Die Gründe für die Schlafstörungen nehmen Einfluss darauf, ob der Schlaf subjektiv als erholsam empfunden wird oder nicht. So erlebt ein glücklicher Mensch die zeitweise auftretende Schlaflosigkeit nicht beeinträchtigend, ein von Sorgen geplagter, in seinem Schlafbedürfnis gestörter Mensch, fühlt sich am Morgen zusätzlich wie „gerädert".

Äußere Reize. Auf Kinder strömen jeden Tag eine *Vielzahl von Reizen und Erlebnissen* ein, deren Auswirkungen nicht immer für Eltern und Bezugspersonen offensichtlich sind.

Aufgrund der heutigen Medienvielfalt, einem Fernsehprogramm, das rund um die Uhr dem Zuschauer zur Verfügung steht, konsumieren Kinder, oft unbegleitet, Sendungen und Filme, die nicht altersgemäß auf sie zugeschnitten sind. Die Inhalte werden in nächtlichen Träumen verarbeitet und können in Alpträumen gipfeln.

Ist der Tagesablauf in seiner regelmäßig wiederkehrenden Form verändert (z. B. durch Eintritt in den Kindergarten oder die Schule, Stundenplanänderungen, Ferien, Neuorientierung der Eltern im Berufsleben), kann dies ein Kind aus dem inneren Gleichgewicht bringen.

Angst. Sie ist eine das Leben stark beeinflussende Emotion, die vor allem quälend wird, wenn der Mensch, besonders ein Kind, sich alleine mit den Ursachen auseinandersetzen muss oder glaubt, alleine gelassen zu werden.

Hierbei können ganz reale Faktoren, z. B. Dunkelheit, ungewohnte nächtliche Geräusche oder Unterbringung in einer fremden Umgebung auslösende Momente sein.

Aber auch nicht näher definierbare Ängste, wie Verlustangst (z. B. durch Trennung der Eltern), Konkurrenzangst (z. B. bei Geburt eines Geschwisters) oder die Angst zu versagen (z. B. in der Schule) beeinflussen das Gefühlsleben stark. Es kann dadurch zu Schlafstörungen infolge mangelnder Entspannungsfähigkeit kommen.

Konflikte im näheren sozialen Umfeld eines Kindes können ebenfalls Gefühle wie Erregung und Angst hervorrufen, die einem entspannten und erholsamen Schlaf nicht zuträglich sind.

Gewohnte Rituale. Selbst im Erwachsenenalter haben viele Menschen ihre ganz eigenen Einschlafrituale, die sie allabendlich wiederholen. Dies können z. B.

ein entspannendes Wannenbad sein, die Lektüre kurz vor dem Einschlafen, ein bestimmtes Getränk oder Entspannungsübungen.

Bei Kindern sind sie in ihrer Bedeutung für ein entspanntes Einschlafen oft von sehr großer Wichtigkeit. Sie kehren immer in der gleichen Form wieder, meistens sind immer die gleichen Personen daran beteiligt. Der Zeitrahmen ist oft festgesetzt und spezielle Gegenstände oder Vorgänge des täglichen Lebens spielen eine wichtige Rolle. So baden oder duschen viele Kinder vor dem Zubettgehen. Das Lieblingsspielzeug oder ein anderer, ihnen ans Herz gewachsener Gegenstand, der die ungewöhnlichsten Formen oder Materialien haben kann (z. B. Kuscheldecke, Stoffwindel, altes Kuscheltier), ist für ein beruhigtes Einschlafen unersetzlich **(Abb. 14.1)**.

Zu beachten sind auch die letzten *Geräusche*, die ein Kind in den Schlaf begleiten. Das kann je nach Alter eine Spieluhr oder eine Musikkassette sein, aber viele Eltern erzählen bzw. lesen auch eine Geschichte vor. In vielen Familien der verschiedenen Kulturkreise ist es üblich den Tag mit einem Nachtgebet zu beschließen.

Soziokulturelle Faktoren.

Schlafplatz. In vielen Kulturen ist es nicht ungewöhnlich, dass sich ganze Familien einen *Schlafplatz teilen*. Die kleinsten Kinder schlafen meist mit im elterlichen Bett. Diese Angewohnheit stößt in unserem Kulturkreis oft auf Befremden, wenn mitaufgenommene Mütter diese für sie übliche Schlafweise auch in der Klinik praktizieren.

Die *Form* und die *Nutzung eines Bettes* unterscheidet sich ebenfalls sehr stark. In einigen Kulturen schlafen die Menschen lediglich auf einer Unterlage, die sie vor dem nackten Boden schützt und die nach Gebrauch zusammengerollt und weggeräumt wird. Für die einen ist ein Bett ausschließlich Schlafplatz, für die anderen nimmt es am Tag die Funktion von Sofa und Spielwiese ein.

Zeitpunkt. Der *Zeitpunkt des Zubettgehens* differiert sehr innerhalb Europas. In südlichen Ländern ruht in der Mittagszeit das gesamte soziale Leben; die Menschen ziehen sich in eine kühlere Umgebung zurück,

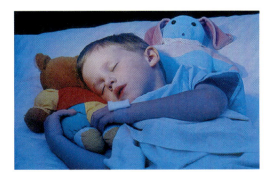

Abb. 14.1 ⋯› Schlafutensilien. Das gewohnte Kuscheltier darf auch im Krankenhaus nicht fehlen, damit das Kind beruhigt einschlafen kann

ruhen sich aus und halten Siesta. Daher ist es für Kinder in Südeuropa ganz normal, auch am Abend noch draußen zu spielen und am späten Abendessen im Kreise der Familie teilzunehmen.

Kleidung. Die *Art der Nachtwäsche* unterscheidet sich in den einzelnen Kulturen sehr stark. Manche Völker (z. B. die Eskimos) schlafen in ihrer täglichen Kleidung; die Bewohner der westlichen Welt bevorzugen zumeist besondere Nachtwäsche. Für ältere Jugendliche und Erwachsene kann es auch üblich sein, nackt zu schlafen.

Umgebungsabhängige Faktoren. Manchen Menschen können völlig unabhängig von den äußeren Umständen nahezu überall schlafen, andere brauchen ein ganz bestimmtes Umfeld.

Geräusche. Die *Geräuschkulisse* spielt eine große Rolle. So wird ungewohnter Lärm (z. B. Straßenverkehr, laute Musik) als Störfaktor empfunden, aber auch eine ungewohnte Stille (z. B. bei Ferien auf dem Land) kann als unbekannt und somit beeinflussend erlebt werden.

Luft. Eine gute *Luftqualität* und ausreichende *Luftfeuchtigkeit* des Schlafzimmers unterstützt den gesunden Schlaf. Einige Menschen bestehen aber auf ein geschlossenes Fenster beim Schlafen.

Licht. Die *Raumbeleuchtung* im Schlafzimmer kann von der Vorliebe für völlige Dunkelheit bis zu einem ständig betriebenen Nachtlicht reichen.

Bettnachbarn. Für viele Menschen ist die *Mehrfachbelegung* eines Raumes ein Problem, da sie gewohnt sind, alleine zu schlafen. Kinder teilen häufig gerne ein Zimmer mit Bettnachbarn, was aber auch zu verspätetem Einschlafen führen kann.

Therapeutische Maßnahmen. Die unterschiedlichen diagnostischen und therapeutischen Maßnahmen wecken in vielen Kindern ungeahnte Ängste. Diese wirken sich oft auf ihr Einschlaf- und Schlafverhalten in den ersten Tagen aus. Unkoordinierte pflegerische und ärztliche Maßnahmen stören zusätzlich die Ruhephasen (z. B. das Waschen in den frühen Morgenstunden, überflüssige diagnostische Maßnahmen während des Schlafens).

Lagerung. Jeder Mensch hat seine individuellen Schlafgewohnheiten, wobei die bevorzugte *Einschlafhaltung* einen sehr hohen Stellenwert einnimmt. Bei einem Klinikaufenthalt kann diese Gewohnheit aufgrund vielfältiger Maßnahmen empfindlich gestört werden. Eine ungewohnte Lagerung z. B. durch Katheter, Infusionszuleitungen, Drainagen, Extensionen und Gipsverbände, die die freie Beweglichkeit einschränken werden als störend und einengend erlebt **(Abb. 14.2)**.

Oft hat das Kind Angst, die diversen Zu- und Ableitungen in ihrer Lage zu verändern, da dies zu Schmerzen führen könnte.

Störungen. Die Überwachung der einzelnen Vitalparameter, die auch während der Nacht gewährleistet sein muss, bringt Unterbrechungen der Ruhephasen mit sich. Das Licht muss mehrfach angestellt werden, um das Kind adäquat beurteilen zu können. Geräusche der Station sind zu hören, die akustischen Signale der einzelnen Überwachungsgeräte stören die Kinder im Schlaf.

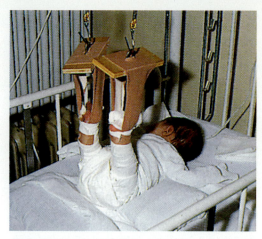

Abb. 14.2 **Schlafqualität.** Therapeutische Maßnahmen, wie diese Overhead-Extension, können die Schlafqualität ungünstig beeinflussen

Wirtschaftspolitische Faktoren. Die wirtschaftliche Situation eines Menschen ermöglicht die *Gestaltung des sozialen Umfelds*. Ist die wirtschaftliche Grundlage gefährdet oder sind die finanziellen Möglichkeiten herabgesetzt, sind viele Menschen genötigt, sich einzuschränken. Dies zeigt sich v. a. in der meist beengten Wohnsituation, die mehrere Familienmitglieder zwingt, den Schlafraum zu teilen oder aber denen nur ein Wohn-Schlafraum zur Verfügung steht. Dies wirkt sich auf das Schlafverhalten jedes Einzelnen aus.

In der heutigen Zeit nimmt die Zahl *obdachloser Menschen* jeden Alters und Geschlechts stark zu. Sie sind gezwungen, im Freien ungeschützt zu nächtigen oder die vom Staat zur Verfügung gestellten Notunterkünfte in Anspruch zu nehmen. Ein erholsamer, ungestörter und gesunder Schlaf ist unter diesen Bedingungen nicht möglich.

Schichtarbeit. Auch in der Pflege ist Schichtarbeit üblich und hat ernstzunehmende Auswirkungen auf den Schlaf-Wach-Rhythmus. Der Tagesschlaf hat eine andere Qualität als der Nachtschlaf, die biologische Uhr wird aus dem Gleichgewicht gebracht. Die allgemeine Konzentrationsfähigkeit ist herabgesetzt und hierdurch kann die Sicherheit bei der Ausführung verantwortungsvoller Aufgaben gefährdet sein. Um diesem Sicherheitsrisiko entgegenzuwirken, sind Arbeitsintervalle, Ruhepausen und Erholungsphasen streng gesetzlich geregelt.

14.3 Beobachten und Beurteilen

Der Schlaf ist ein störanfälliger Vorgang. Daher ist es für die Pflegeperson wichtig, sich mit den Grundlagen der Schlafarchitektur vertraut zu machen und sich mit den speziellen Bedürfnissen und Gewohnheiten des Kindes auseinanderzusetzen.

14.3.1 Physiologischer Schlaf

Auslöser und Schrittmacher des Schlafbedürfnisses liegen im ZNS. Die Physiologie des Schlaf-Wach-Rhythmus ist im Detail bis zum jetzigen Zeitpunkt noch nicht völlig geklärt. Messbar sind eindeutige Veränderungen des gesamten Körpers, die während des Schlafvorganges stattfinden.

Schlafphasen

Der Schlaf wird in fünf Phasen eingeteilt, wobei zwischen zwei Phasentypen unterschieden wird: der **Non-REM-Phase** und der **REM-Phase**. Rapid Eye Movement (REM), charakterisiert durch die schnellen Augenbewegungen bei geschlossenen Lidern, ist die Phase mit erhöhter Traumaktivität. Die Non-REM-Phase zeichnet sich durch fehlende Aktivität der Augen aus.

Die einzelnen Schlafphasen dauern ungefähr 90 Minuten und werden in sog. wiederkehrenden Schlafzyklen, je nach Schlafdauer 4- bis 6-mal in der Nacht wiederholt **(Abb. 14.3)**.

1. Phase: Einschlafphase (geringe Reize führen zum Erwachen),
2. Phase: leichter Schlaf (der Mensch ist leicht erweckbar, es kommt zu einer zunehmenden Entspannung),
3. Phase: mitteltiefer Schlaf (die Stoffwechselvorgänge sind gedrosselt, Geräusche des täglichen Lebens führen nicht mehr zum Erwachen),
4. Phase: tiefer Schlaf (geringe Bewegung, schwere Erweckbarkeit),
5. Phase: Traumschlaf (Auftreten von REM, der Mensch träumt).

Die Anteile der Stadien 1.–4, die Non-REM-Phase, verändern sich im Laufe eines Lebens im Verhältnis zur REM-Phase. Der Anteil der REM-Phase überwiegt im Säuglings- und Kleinkindalter. Sie nimmt mit zunehmendem Alter deutlich ab, wobei dann die Non-REM-Phase überwiegt **(Abb. 14.4)**.

Studien verschiedener Schlafforschungszentren haben einen Zusammenhang zwischen dem erhöhten Anteil an REM-Schlafphasen und der Entwicklung des kindlichen Gehirns aufgezeigt.

Während des gesamten Schlafes verändern sich einige Funktionen des Körpers. Neben der vorübergehenden Ausschaltung des Bewusstseins kommt es zu weiteren körperlichen Veränderungen:
- die Herzfrequenz wird herabgesetzt,
- die Atemfrequenz nimmt ab, die Atemtiefe zu,
- der Stoffwechsel wird verlangsamt,
- die Körpertemperatur sinkt (ca. 1 °C bis 1,5 °C),
- die Drüsensekretion nimmt insgesamt ab, aber die Schweißdrüsen steigern ihre Produktion.

Schlafbedarf

Der menschliche Schlafbedarf, der durch den Schlaf-Wach-Rhythmus gesteuert ist, wird von äußeren Zwängen (z. B. feste Arbeitszeiten, Schulbesuch) be-

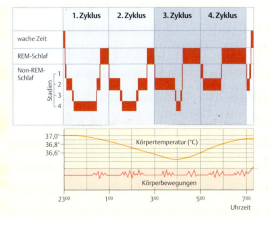

Abb. 14.3 ⇢ **Schlafprofil einer ganzen Nacht.** Unten ist zu sehen, wie während der Nacht die Körpertemperatur sinkt und während der REM-Traumphasen die Körperbewegungen zunehmen

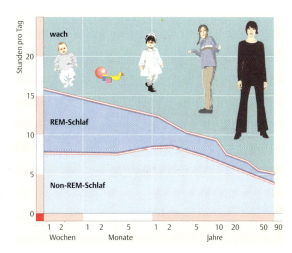

Abb. 14.4 ⇢ **Entwicklung des Schlafverhaltens.** Die Verteilung der Schlafphasen ist abhängig vom Lebensalter

einflusst und ist individuell völlig verschieden. Die Schlaf- und Wachzeiten, die bei unseren Vorfahren stark von Helligkeit und Dunkelheit abhängig waren, treten in der heutigen Zeit mit elekrisch produzierten Lichtquellen eher in den Hintergrund.

Babys erwerben, unabhängig von äußeren Einflüssen und Erziehungsstrategien je nach Reife bis zum 3. und 4. Lebensmonat einen eigenen Schlaf-Wach-Rhythmus. Die Verteilung der einzelnen Schlafzeiträume ist abhängig von Entwicklung, Aktivität und kulturellen Einflüssen.

So schlafen viele Kleinkinder nachmittags ein bis zwei Stunden und auch Erwachsenen wird ein kurzer Erholungsschlaf von 20 bis 30 Minuten am frühen Nachmittag empfohlen. Diese Ruhephasen erhalten die Leistungs- und Konzentrationsfähigkeit.

Der Mensch kann auch unterschiedlichen *Schlaftypen* zugeordnet werden, wie die Schlafforschung inzwischen auch wissenschaftlich belegen kann. Es gibt den Morgenschläfer, der erst am Mittag aktiv wird und bis in die späten Abendstunden leistungsfähig bleibt, dafür morgens lieber länger schläft. Der Abendschläfer hat seinen Leistungsgipfel am Morgen und Nachmittag und wird dafür abends eher müde und geht auch früher zu Bett. Insgesamt ist es schwierig, Schlafmangel oder ein Übermaß an Schlaf zu beurteilen. Viele Menschen kommen mit einem deutlich geringeren Maß an Schlaf aus als die meisten Menschen und fühlen sich dabei leistungsfähig und erholt.

Schlafqualität

Die Schlafqualität ist objektiv mittels spezieller Untersuchungsmethoden, z. B. EEG (Elektroencephalogramm) nachweisbar. Für die Pflegeperson gibt es jedoch Zeichen, die Rückschlüsse auf die Schlafqualität zulassen:
- Schläft das Kind prompt oder verzögert ein?
- Bewegt sich das Kind häufig und ruckartig; spricht oder schreit es im Schlaf; knirscht es mit den Zähnen?
- Wacht das Kind nachts auf oder schläft es durch?
- Fühlt es sich nach dem Aufwachen erfrischt oder noch müde und schläfrig?

Merke Beobachtung. Die Messung der Vitalfunktionen sind Beobachtungsparameter für einen physiologischen Schlaf. Sie sind während des Schlafes an der unteren Grenze der Normwerte angesiedelt.

14.3.2 Abweichungen im Schlafverhalten

Abweichungen im kindlichen Schlafverhalten haben in seltenen Fällen Krankheitswert, werden aber von den betroffenen Eltern als sehr belastend empfunden. Hierbei ist es wichtig, sie über die einzelnen Phänomene aufzuklären und ihnen Hilfestellung anzubieten.

Einschlafstörungen

Eine nicht ganz eindeutige Form ist das *Nicht-Zubettgehen-Wollen*, d. h., das Kind ist müde, schläft im Bett auch ein, zögert diesen Moment aber unter Einsatz aller ihm zur Verfügung stehenden Mittel hinaus. Gründe hierfür können eine erhöhte Aktivität am Tage sein. Aber auch ein sich mit den Eltern-messen-Wollen kann eine Ursache sein. Dies kann durch das drängende Verhalten und das Bestehen auf die Einhaltung der Schlafenszeit der Eltern noch zusätzlich verstärkt werden.

Verzögertes Einschlafen. Das Kind ist müde, kann aber über einen längeren Zeitraum keine Ruhe finden. Hierfür sind oft ungelöste Konflikte, Ängste, aber auch ungünstige Umgebungsverhältnisse (z. B. Licht, Lärm) verantwortlich.

Jaktationen. Sie treten oft in Form von rhythmischen Kopf- und Rumpfbewegungen in der Einschlafphase auf. Sie werden von den Kindern als angenehm einlullend empfunden. Die Ursachen hierfür können v. a. eine unbewusste Art der Lustgewinnung darstellen. Die Neigung zu Jaktationen verliert sich mit zunehmendem Alter. Sie kann aber mit einem erhöhten Verletzungsrisiko einhergehen, sodass für eine sichere Bettumgebung Sorge zu tragen ist (z. B. Bettpolsterung).

Durchschlafstörungen

Nächtliches Erwachen kann die vielfältigsten Gründe haben.

Pavor nocturnus (lat. nächtliche Angst). Sie wird auch Nachtschreck genannt und ist ein Phänomen, das häufig auftritt. Es ist gekennzeichnet durch ein plötzliches Aufschrecken, mit einem Schreien oder Keuchen einhergehend. Die Kinder sind stark verwirrt und befinden sich in einem erhöhten Erregungszustand. Sie haben keine Erinnerung an das nächtliche Ereignis, da Pavor nocturnus aus der Tiefschlafphase entsteht. Neben inneren und äußeren Stresszuständen oder Sauerstoffmangel infolge erweiterter Rachenmandeln können genetische Ursachen auslösend sein.

Schlafwandeln (Somnambulismus). Dieses Phänomen tritt ebenfalls im Klein- und Schulkindalter gehäuft auf. Das Kind kann schlafend aufstehen, spielen oder aber völlig absurde Tätigkeiten (z. B. Gegenstände suchen) ausführen. Es erinnert sich am nächsten Morgen nicht; bei einem Erwachen während dieser Phase ist es verwirrt (Ursachen s. Pavor nocturnus).

Zähneknirschen. Das nächtliche *Zähneknirschen* ist für das Kind im Schlaf kein Problem, kann aber am Tag Grund für Kopfschmerzen und Verspannungen sein und langfristig zu Zahndefekten führen. Kieferbedingte Fehlstellung der Zähne, aber auch Stress können das nächtliche Mahlen mit den Zähnen begünstigen.

14.3.3 Bewusstsein

Definition ⋯▶ Ein Mensch mit klarem Bewusstsein in wachem Zustand hat die Fähigkeit, seinem Alter entsprechend auf äußere Reize zu reagieren. Das bedeutet, er nimmt sich selbst als Person wahr, ist sich seiner selbst bewusst. Er ist räumlich, zeitlich und örtlich orientiert und in der Lage, zu denken, uneingeschränkt zu reagieren, und ist ungehindert handlungsfähig.

Durch verschiedene Einflüsse kann es zu einer Veränderung der Bewusstseinslage kommen, beispielsweise durch:
- zerebrale Ursachen (Entzündungen, Schädel-Hirn-Traumen, intrakranielle Blutungen, Tumoren),
- metabolische Ursachen (Hyper- und Hypoglykämie, Stoffwechselerkrankungen),
- kardiovaskuläre Ursachen (Schock, Herz-Kreislauf-Stillstand),
- toxische Ursachen (Intoxikation durch Aufnahme von Giftpflanzen, Alkohol oder Drogen).

Merke ⋯▶ **Sicherheit.** Die Pflegeperson muss auf Bewusstseinsveränderungen immer reagieren, da betroffene Patienten einer intensiven Überwachung aller Vitalfunktionen und Lebensaktivitäten bedürfen.

Bewusstseinsbeeinträchtigungen werden in fünf Stadien eingeteilt. Der Zeitraum der einzelnen veränderten Bewusstseinszustände kann sich von minutenlanger Dauer über Stunden, Tage und Wochen erstrecken. Das Wiedererlangen des klaren Bewusstseins kann durch die Beseitigung der Ursache erreicht werden, bei schweren Schäden des Gehirns und des ZNS kann es aber auch zu einem bleibenden Bewusstseinsverlust kommen.

Die verschiedenen Bewusstseinsstadien sind durch die in **Tab. 14.1** aufgeführten Reaktionen und Merkmale gekennzeichnet. Sie können ineinander übergehen und anhand der Glasgow-Koma-Skala, die es für jüngere und ältere Kinder gibt durch den Arzt beurteilt werden **(Tab. 14.2)**.

Einschätzen der Bewusstseinslage

Um die Bewusstseinslage eines Kindes einzuschätzen, stehen der Pflegeperson mehrere Möglichkeiten zur Verfügung, die im folgenden aufgeführt sind.

Ansprache des Kindes. Sie erfolgt in ruhigem und gut verständlichem Ton. Es empfiehlt sich, dem Alter oder Entwicklungsstand angemessen, eindeutig zu beantwortende Fragen zu wählen, z. B. „Wie heißt Du?", „Gehst Du in den Kindergarten/die Schule?" Zeigt ein Kind Angst aufgrund der ungewohnten Umgebung, können die Eltern nach vorangegangener Information diese Aufgabe im Beisein der Pflegeperson übernehmen.

Bewegungen ausführen lassen. Die Pflegeperson lässt das Kind z. B. einen Arm heben, einen Gegenstand ergreifen, die Augen öffnen und schließen.

Reaktionen auf stärkere Reize. Die Pflegeperson kann z. B. die Wirkung von Kälte oder von akustischen Reizen, aber auch das Verhalten des Kindes bei der Blutentnahme beobachten.

Reflexe prüfen. Dies ist in erster Linie ärztliche Aufgabe. Für die betreuende Pflegeperson ist es wichtig zu erkennen, ob z. B. der Saug-, Husten- und Schluckreflex vorhanden sind. Fehlen diese Reflexe ganz oder teilweise, erhält das Kind keine orale Nahrung, da es aspirieren könnte. Diese Reflexe können vorsichtig mit einem Beruhigungsschnuller, Sauger oder Löffel geprüft werden.

Tabelle 14.1 ⋯▶ Bewusstseinsstadien und Befunde (Huber u. a., 1994)

Stadium	Reaktionen des Patienten, Sprache	Sensibilität	Motorik
ansprechbar/wach	adäquate Antwort, prompt, spontan, normal, Mimik differenziert, Befehle werden sofort ausgeführt	spürt schon leichte Berührung mit den Fingerspitzen	bewegt sich spontan und seitengleich
benommen	zeitlich und örtlich desorientiert, sehr gut weckbar, oft schweigend. Befehle werden verzögert ausgeführt, Mimik differenziert, unzusammenhängende Sprache, Verständnisschwierigkeiten, Echolalie	spürt Kneifen, Stechen	bewegt sich seitenungleich (Spontaneität, Kraft, Widerstand), nicht gezielt auf Befehl
somnolent	desorientiert, apathisch, antriebslos, schläft ein, keine spontanen Worte, Lallen, Artikulation schlecht, Mimik undifferenziert	spürt Kneifen, Stechen	Abwehrbewegungen, bei Schmerz gezielt
soporös	völlig desorientiert, kein Schmerzlaut, nur mit Schmerz weckbar, Mimik nur bei Schmerz	spürt Stechen	Abwehrbewegungen bei Schmerz ungezielt
Koma	keine Reaktionen	spürt nichts	keine Reaktionen außer einigen Reflexen

Tabelle 14.2 ⇨ Glasgow-Koma-Skala (modifiziert für das Kindesalter). Standardisiertes Punktebewertungssystem zur Überwachung von bewusstseinsgestörten Patienten. Beurteilt wird die verbale Antwort (über und unter 2 Jahre), motorische Antwort und das Augenöffnen (nach kinderkrankenschwester 4/96)

I *Verbale Antwort* (über 2 Jahre)	**III** *Augenöffnen*
5 verständliche Sprache, volle Orientierung 4 unverständliche Sprache, Verwirrtheit 3 inadäquate Antworten, Wortsalat 2 unverständliche Laute 1 keine verbale Äußerung	4 spontanes Augenöffnen 3 Augenöffnen auf Zuruf 2 Augenöffnen auf Schmerzreize 1 kein Augenöffnen auf jegliche Reize
I *Verbale Antwort* (unter 2 Jahre)	**IV** *Okulomotorik*
5 fixiert, erkennt, verfolgt, lacht 4 fixiert kurz, inkonstant, erkennt nicht sicher 3 zeitweise erweckbar, trinkt/isst nicht mehr, Bedrohreflex negativ 2 motorische Unruhe, nicht erweckbar 1 keine Antwort auf visuelle, akustische, sensorische Reize	(Kaltspülung äußerer Gehörgang, Puppenaugenphänomen) 4 konjugierte Augenbewegungen, Pupillenreaktion auf Licht beidseits erhalten 3 konjugierte tonische Augenbewegungen bei oben genannten Reflexen 2 Divergenzstellung beider Bulbi bei oben genannten Reflexen 1 keinerlei Reaktion bei oben genannten Reflexen, Pupillenreaktion auf Licht erloschen
II *Motorische Antwort*	*Modifizierte Glasgow-Koma-Skala für Kinder unter 24 Monaten*
6 gezieltes Greifen nach Aufforderung 5 gezielte Abwehr auf Schmerzreize 4 ungezielte Beugebewegung auf Schmerzreize 3 ungezielte Armbeugung/Beinstreckung auf Schmerzreize 2 Streckung aller Extremitäten auf Schmerzreize 1 keine motorische Antwort auf Schmerzreize	Maximale Punktzahl 15 bei unbeeinträchtigten Menschen Ab einem GCS von 8 Punkten oder weniger ist in der Regel neurologische Intensivpflege erforderlich (z. B. Beatmung, hirndrucksenkende und kreislaufstabilisierende Maßnahmen).

Pupillenkontrolle. Ein wichtiges Kriterium bei der Feststellung des neurologischen Zustandes ist die Überprüfung und Beurteilung der Pupillenreaktion, -weite, -form und -position sowie evtl. Seitendifferenz (**Abb. 14.5**).

Die Reaktion bei Lichteinfall auf die Pupille erfolgt im Normalfall prompt und seitengleich, die Pupille ist eng und rund.

Durchführung der Pupillenkontrolle. Der Ablauf gestaltet sich folgendermaßen:
⇨ Der Raum ist abgedunkelt.
⇨ Die Augen sind beidseitig von eventuellen Salbenresten gereinigt.
⇨ Mit Hilfe einer Taschenlampe wird der Lichtstrahl schnell von der Seite zum Auge hingeführt und wieder weg bewegt.
⇨ Alle Merkmale werden auf beiden Seiten gleich erhoben.
⇨ Die Befunde werden dokumentiert.

Definition ⇨ Konsensuelle Pupillenreaktion: die Pupillen reagieren seitengleich, Isokorie: gleiche Pupillenweite auf beiden Seiten, Anisokorie: seitendifferente Pupillenweite

Bewertung der Pupillenkontrolle. Die Untersuchung kann Aufschluss über einige neurologische Erkrankungen liefern:
⇨ Eine einseitige Pupillenerweiterung kann z. B. infolge einer Kompression des Nervus occulomotorius auftreten.
⇨ Eine beidseitige auffallende Pupillenerweiterung wird z. B. bei zerebraler Hypoxie beobachtet.
⇨ Beidseitig enge Pupillen können auf eine sekundäre Kompression bei intrakraniellem Druckanstieg hinweisen.

Beim Einsatz einiger Arzneimittel (z. B. Mydriatikumgabe oder Opiate) kommt es zu einer falschen Bewertung der Pupillenweite aufgrund der Wirkung der Präparate. Eine Überprüfung der Pupillenreaktion kann aus diesem Grund nur eingeschränkt durchgeführt werden. Weite, entrundete und reaktionslose Pupillen kennzeichnen den Ausfall der Hirnstammfunktion.

Merke ⇨ **Notfall.** Bei einer Veränderung der Bewusstseinslage tritt eine Notfallsituation ein!
Die zentrale Regulation der Vitalfunktionen kann sich dramatisch verschlechtern oder ausfallen. Der Arzt muss umgehend informiert werden! Die betreuende Pflegeperson muss bis zum Eintreffen des Arztes Erste-Hilfe-Maßnahmen einleiten (s. S. 884).

Pflegemaßnahmen 14

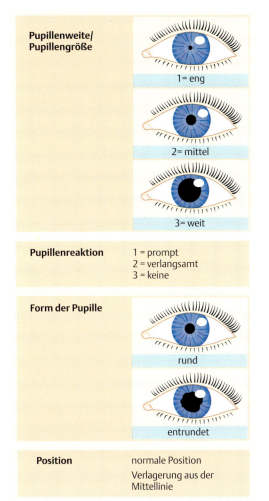

Abb. 14.5 ⇢ **Pupillenkontrolle.** Pupillenweite, -reaktion, -form und -position werden beidseits ermittelt

14.3.4 Individuelle Situationseinschätzung

Um einem Kind erholsamen Schlaf in der ihm fremden Umgebung zu ermöglichen oder Störungen im Schlafverhalten aufzuspüren, bedarf es genauer Kenntnisse der Schlafgewohnheiten. Mit diesen Informationen kann die Pflegeperson zur Schlafförderung beitragen, therapiebegleitende Störfaktoren können unter Umständen abgemildert werden. Die häuslichen Gewohnheiten werden mit den Eltern und dem Kind im Gespräch ermittelt.

Folgende Faktoren können von Interesse sein:
⇢ Wo schläft das Kind, wechselt es während der Nacht den Schlafplatz?
⇢ Wann geht Ihr Kind gewöhnlich schlafen?
⇢ Wie schläft das Kind ein/durch?
⇢ Welche Rituale liebt das Kind vor dem Zubettgehen?
⇢ Welche Gegenstände braucht Ihr Kind zum Einschlafen?
⇢ Welche Lage bevorzugt das Kind zum Einschlafen?
⇢ Welche Lichtverhältnisse sind wichtig?
⇢ Welche Bettwäsche wird benutzt (z. B. Schlafsack)?
⇢ Welche regelmäßigen Unterbrechungen der Nacht gibt es (z. B. nächtlicher Toilettengang)?
⇢ Wann schläft Ihr Kind tagsüber (z. B. Mittagsschlaf)?
⇢ Hat Ihr Kind Schlafprobleme?
⇢ Wie versuchen Sie Schlafprobleme zu lösen?

Wird das Kind innerhalb der Klinik verlegt, z. B. von der Intensivstation auf die weiterbetreuende Station, kann es für die aufnehmende Pflegeperson von Interesse sein, welche schlaffördernden Maßnahmen erfolgreich von den Kollegen eingesetzt werden konnten:
⇢ Welche Schlafposition hat sich bei bestehenden Einschränkungen (z. B. Gips, Infusionen, Operationswunden) bewährt?
⇢ Welche Einschlafhilfen waren erfolgreich?
⇢ Welche Maßnahmen wurden als besonders störend empfunden?
⇢ Wie reagiert das Kind auf die veränderte Umgebung?
⇢ Wie reagiert das Kind auf angeordnete Beruhigungs- und Schmerzmittel?

14.4 Pflegemaßnahmen

Ziele schlaffördernder Maßnahmen sind es, gesunden bzw. erholsamen Schlaf zu fördern oder Lösungen für Schlafstörungen zu finden. Informations- und Beratungsgespräche über schlaffördernde Möglichkeiten helfen, diese belastenden Situationen für Kinder und Familie zu mindern oder zu beseitigen.

14.4.1 Fördern des gesunden Schlafs

Um den gesunden Schlaf zu fördern, sollte eine schlaffreundliche Umgebung geschaffen werden. Diese Maßnahmen sind sowohl für den häuslichen als auch den klinischen Bereich ungeheuer wichtig.

Umgebungsfaktoren

Luft. Die *Luftqualität* des Schlafraums spielt eine große Rolle. Der Raum sollte gut gelüftet sein und eine konstante Temperatur von 16 °C bis 18 °C aufweisen.
Geräusche. Ungewohnte *Umgebungsgeräusche*, hervorgerufen z. B. von noch zu verrichtenden Arbeiten oder durch Gäste, sollten abgeschirmt werden. In der Klinik sollten alle störenden Geräusche vermieden werden. Das bedeutet u. a. keine lauten Schuhe zu

14 Schlafen

tragen, Gespräche in geminderter Lautstärke und nicht im Zimmer eines schlafenden Kindes zu führen.

Licht. Die *Lichtverhältnisse* werden den Bedürfnissen des Kindes angepasst. Hat es bei völliger Dunkelheit Angst, kann man ein kleines Nachtlicht anbringen. Im Krankenhaus ist für die gute Beobachtung des Kindes eine ausreichende Lichtquelle notwendig. Sie sollte jedoch zielgerichtet eingesetzt werden und unnötige Gesamtbeleuchtung vermieden werden.

Das Bett sollte eine angemessene *Größe* haben, die dem Kind eine ausreichende Bewegungsfreiheit ermöglicht.

Schlafplatz. Wichtig ist es, das Bett als Ort des Schlafens und Ruhens einzusetzen und nicht zur Spielwiese umzufunktionieren, damit das Kind klar zwischen aktiver Beschäftigung und Schlafen zu unterscheiden lernt.

Die *Nachtwäsche* und *Bettdecke* sollte funktional, d. h. wärmend und bedeckend und den individuellen Vorlieben angepasst sein. Sie darf nicht einengen. Empfehlenswert sind Materialien aus Baumwolle. Zugunsten der Bequemlichkeit ist auf Verzierungen, die drücken könnten (z.B. Knöpfe, stark erhabene Applikationen), zu verzichten.

Essen. Bei der *Wahl des Abendessens* sollte man auf Gerichte zurückgreifen, die nicht blähen und leicht verdaulich sind. Dies ist insbesondere zu beachten, wenn die Abendmahlzeit aus beruflichen Gründen der Eltern oder des Stundenplans der Kinder die warme Mahlzeit des Tages ist. Es empfiehlt sich, auch koffeinhaltige Speisen und Getränke ab dem frühen Nachmittag zu meiden.

Zeitpunkt. Wichtig ist auch der Zeitpunkt des Schlafens. Es ist sinnvoll das individuelle Schlafbedürfnis u. die Müdigkeit des Kindes zu berücksichtigen und Schlaf- und Ruhephasen in den Tagesablauf einzubeziehen. Dadurch vermeidet man einen Energieschub, der auch als „Überdrehtsein" empfunden wird. Ereignisse des Tages, die als aufregend und belastend empfunden werden, sollten besprochen und im Fall eines *Konflikts* möglichst ein versöhnliches Ende nehmen.

Elternberatung

Viele Ursachen für Schlafprobleme sind nicht offensichtlich. Oft wird die Abweichung von herkömmlichen Schlafverhalten bei den eigenen Kindern aufgrund der Meinung von Dritten (z.B. Freunden, Großeltern), Medien und dem eigenen Verständnis für gesundes Schlafverhalten überbewertet.

Einbeziehung der Eltern. Zusammen mit den Eltern und dem Kind gilt es, bei bestehenden Problemen im häuslichen Bereich, deren mögliche Ursache zu klären und Veränderungsstrategien zu entwickeln.

Wichtig ist es, im Gespräch als beratende Pflegeperson wertfrei zu informieren. Eltern und Kinder dürfen nicht das Gefühl vermittelt bekommen, schuldhaft an den abendlichen bzw. nächtlichen Ereignissen beteiligt zu sein.

Ein besonders belastendes Phänomen für junge Eltern sind sogenannte Schreikinder, die aus noch nicht näher geklärten Gründen stundenlang schreien ohne sich beruhigen zu lassen. Dieser Zustand treibt betroffene Eltern an den Rand der Erschöpfung.

Hilfe finden Eltern mit ihrem Kind in sogenannten Schreisprechstunden, die zumeist an Kinderkliniken angegliedert sind. Es ist nicht empfehlenswert, mit einem Schlaftraining in einer Klinik zu beginnen.

Es gibt zahlreiche Ratgeber, die unterschiedliche Positionen vertreten. Jedes Elternpaar muss für sich selbst entscheiden, welches „Programm" für sie das Richtige ist. Die folgenden Empfehlungen haben daher nur Vorschlagscharakter.

14.4.2 Einschlafrituale

Die meisten Kinder entwickeln zusammen mit ihren Eltern Rituale, die allabendlich wiederkehren. Sie haben den Vorteil, den Übergang von Tagesaktivitäten langsam zur Schlafenszeit überzuleiten und somit auch Signalcharakter.

Rituale geben in ihrer Beständigkeit dem Kind Sicherheit. Dies kann v. a. bei sehr ängstlichen und unsicheren Kindern hilfreich sein.

Die Vorlieben sind dabei individuell verschieden und reichen von der abendlichen Fortsetzungsgeschichte, über Vorlesen (**Abb. 14.6**), dem gemeinsamen Nachtgebet bis hin zu dem Hören von Musik- oder Märchenkassetten. Die Zeitdauer sollte gemeinsam festgelegt sein. Wichtig ist, ruhigeren Aktivitä-

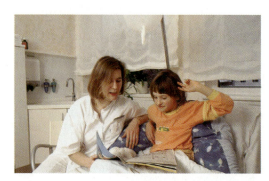

Abb. 14.6 Einschlafritual. Das gemeinsame Lesen eines Buches ist als Gute-Nachtritual hilfreich

ten den Vorrang zu geben und aufregende Spiele oder unmittelbaren Fernsehkonsum vor dem Zubettgehen zu vermeiden. Besonders geliebte Gegenstände, die mit der Zeit ihre Vollkommenheit einbüßen, können wichtiger Bestandteil eines Gute-Nachtrituals sein. Eltern und Pflegepersonen sollten ihr eigenes ästhetisches Empfinden gegenüber den Vorlieben der Kinder zurückstellen.

In der Klinik ist es möglich, einige Rituale zu übernehmen, und diese können auch in den abendlichen Klinikablauf integriert werden.

14.4.3 Beruhigende Maßnahmen

Körperkontakt. Kinder vermissen im Krankenhaus oft den Körperkontakt zu ihren Eltern. Einige Eltern legen sich in der Einschlafphase neben ihr Kind und beruhigen es dadurch. In der Klinik sollte im Team besprochen werden, ob für Kind und Eltern diese Einschlafform ermöglicht werden kann, und die Eltern sollten ggf. dazu auch ermuntert werden.

Oft werden Eltern und Pflegepersonen mit dieser Situation konfrontiert: Ein Säugling schreit und lässt sich auf Ansprache und Streicheln nicht beruhigen, ein Kleinkind weint und kann nicht einschlafen. Hierbei hilft oft sanftes Wiegen in den Armen oder das Halten der Hand, um das Kind zu beruhigen.

> **Merke ⇢ Empfindung.** Körperkontakt wirkt beruhigend und schlaffördernd. Dadurch kann unruhigen und ängstlichen Kindern ein Gefühl der Sicherheit und Geborgenheit vermittelt werden!

Es sind ganz einfache Maßnahmen, die bei plötzlich auftretender Unruhe des Kindes jeder ausüben kann und die keiner besonderen Anleitung bedürfen. Es hat sich in der Praxis bezeigt, dass rhythmisches Wiegen und Auf- und Abgehen den Säugling ruhiger werden lasssen. Es ist sinnvoll diese Maßnahmen nicht zu einem Ritual werden zu lassen, da ein Kind wach zu Bett gehen sollte.

Legt man z.B. die Hand auf das Gesäß des Säuglings und löst mit sanftem rhythmischen Klopfen langsame wellenförmige Bewegungen aus, beruhigt es das Kind auch im Liegen. Schläft das Kind dabei ein, sollten die Bewegungen in Frequenz und Intensität langsam abklingen, um ein abruptes Erwachen zu vermeiden. Schläft ein Säugling nach der Mahlzeit auf dem Arm ein, haben Beobachtungen gezeigt, dass die Art des Hinlegens für das Weiterschlafen des Kindes eine große Rolle spielt.

Die Mutter oder die Pflegeperson sollte versuchen das Kind mit den Füßen beginnend, langsam abrollend hinzulegen. Das bedeutet, dass die einzelnen Körperteile Füße, Beine, Becken und Rücken, Arme, Kopf nacheinander Kontakt mit der Unterlage aufnehmen. Dieses spezielle Hinlegen bedarf ein wenig der Übung und kann zuvor mit dem wachen Kind problemlos ausprobiert werden.

> **Praxistipp ⇢** Grundsätzlich sollte aber ein Kind im wachen Zustand ins Bett gelegt werden, um nicht nach dem Einschlafen im Bett aufzuwachen und dann nicht zu wissen, wie es dahin gelangt ist, und evtl. Ängste entwickelt.

Baden. Viele Eltern baden ihre Kinder vor dem Zubettgehen. In der Klinik ist aufgrund der therapeutischen Maßnahmen manchmal ein Wannenbad nicht möglich. Ersatzweise kann am Abend eine beruhigende Ganzkörperwaschung durchgeführt werden. Diese kann die Pflegeperson mit der Mutter gemeinsam gestalten oder die Mutter kann nach Anleitung ihr Kind selbst waschen (S. 253).

Es gibt vielfältige Möglichkeiten der beruhigenden Maßnahmen, für spezielle Techniken (z.B. Fußreflexzonenmassage, indische Babymassage) bedarf es der fachlichen Unterweisung.

14.4.4 Schlaffördernde Lagerung

Alle Kinder haben in der Regel eine bevorzugte Einschlafhaltung und Schlafstellung, die sie als bequem empfinden. In der Klinik ist diese Lieblingshaltung aufgrund therapeutischer Maßnahmen manchmal nur eingeschränkt möglich. Zusammen mit dem Kind und den Eltern sollte mittels Lagerungshilfsmittel die für den Patienten bequemste Lagerung herausgefunden werden. Dabei muss darauf geachtet werden, dass eine therapeutische Lagerung (z.B. zur Atmungserleichterung) integriert wird.

Früh- und Neugeborene haben noch keine Schlafgewohnheiten entwickelt, aber prägende Erfahrungen während ihres intrauterinen Lebens gemacht.

Säuglinge, die man unbedeckt auf eine leere Fläche legt, werden unruhig, zeigen fahrige Bewegungen und fühlen sich sichtlich unwohl. Geborgenheit kann dem Kind mittels begrenzender Lagerungshilfsmittel, wobei sich Hufeisenkissen bewährt haben, vermittelt werden. So kann speziell Frühgeborenen die intrauterine Haltung weitgehendst nachempfunden werden und ihre Bewegungs- und Haltungsentwicklung positiv beeinflusst werden.

> **Merke ⇢ Komplikationen.** Säuglinge sind im Schlaf vom plötzlich eintretenden Kindstod bedroht (Häufigkeitsgipfel 2.–4. Lebensmonat). Es ist mit 30–40% die häufigste Todesursache im Säuglingsalter.

Viele neugeborene Kinder vermissen die rhythmischen Bewegungen im Mutterleib. Werdende Mütter berichten, dass ihre ungeborenen Kinder vorzugsweise nachts aktiv werden, wenn sie sich zur Ruhe begeben. Neugeborene und sehr aufgeregte Säuglinge, die im Bett nicht einschlafen können und die ihre Lage nicht selbstständig verändern, kann man in Ausnahmesituationen versuchsweise in einen Kinderwagen legen und leicht wiegend zum Einschlafen

14 Schlafen

bringen. Mit Hilfe von Physio- und Ergotherapeuten kann man auch Hängematten entwickeln, die das Kind leicht in den Schlaf wiegen (s. S. 488).

> **Merke ⋯ Sicherheit.** Es ist streng darauf zu achten, dass sowohl der Einsatz von Kinderwagen und Hängematten ausschließlich unter unmittelbarer Aufsicht der verantwortlichen Pflegeperson oder der Eltern erfolgt!
> Kann dies nicht gewährleistet werden, dürfen diese Maßnahmen nicht eingesetzt werden!

14.5 Das Krankenhausbett

Das Bett spielt für das Wohlbefinden und den erholsamen Schlaf des Menschen eine wichtige Rolle. Besonders während des Klinikaufenthaltes, der je nach Art der Gesundheitsstörung das Kind zwingt, auch im wachen Zustand das Bett zu hüten, ist es wichtig, eine Bettform zu wählen, die seinen Bedürfnissen angepasst ist.

14.5.1 Einsatz und Handhabung des Bettes

In der Klinik stehen verschiedene Betttypen zur Verfügung **(Tab. 14.3)**.
Folgende Anforderungen an Klinikbetten sind zu stellen:
⋯> Höhenverstellbarkeit,
⋯> einfache Handhabung,
⋯> direkter Zugang von allen Seiten an das Kind,
⋯> höchstmöglicher Komfort und Sicherheit für das Kind (abgerundete Kanten, Abstand der Gitterstäbe gemäß DIN-Vorschrift, Seitenteile für große Betten),
⋯> leichte Beweglichkeit durch Rollen, sicherer Halt im Standbetrieb **(Abb. 14.7 a)**,
⋯> integrierte Lagerungsmöglichkeiten (z. B. Erhöhung des Kopfteils, mechanisch oder elektronisch) **(Abb. 14.7 b)**,
⋯> Desinfizierbarkeit des gesamten Bettes.

Das Bettzubehör gleicht sich ebenfalls:
⋯> Matratzen, Kissen und Decken müssen leicht zu reinigen sein und den Bedürfnissen des Kindes angepasst sein.
⋯> Säuglinge erhalten kein Kopfkissen. Es könnte die Atemwege verlegen und das Kind könnte ersticken. Stoffwindeln, die als Schutztuch eingesetzt werden, müssen an den Seiten des Bettes festgesteckt werden. Das Kind darf sie sich nicht vor das Gesicht ziehen können.
⋯> Ein Matratzenschutz aus atmungsaktiven Materialien schützt den Patienten vor unangenehmem Schwitzen und die Matratze vor eventueller Verunreinigung mit Körperflüssigkeiten. In der Regel wird heute industriell gefertigten Einmalartikeln gegenüber reinen Gummiunterlagen, die desinfizierbar sind, der Vorzug gegeben.

Bei Wärmebetten und Inkubatoren **(Abb. 14.7 c, d)** sind die Matratzen, z. B. aus Gel oder ähnlichem Kunststoff, gefertigt und desinfizierbar.

In vielen Kinderkliniken wird bunte Bettwäsche, die farbstabil und bei 95 °C waschbar ist, benutzt. Sie trägt dazu bei, das Bild des Krankenzimmers farblich aufzulockern und eine freundliche Atmosphäre zu schaffen.

Tabelle 14.3 ⋯> Verschiedene Bettformen und ihre Einsatzmöglichkeiten

Bettenart	Zielgruppe	Besonderheiten
Inkubator	Frühgeborene mit sehr niedrigem Geburtsgewicht zur besseren Versorgung und Beobachtung	exakte Klimatisierung ⋯> Möglichkeit der Sauerstoffzufuhr ⋯> Infektionsschutz ⋯> optimale Lagerungsmöglichkeit bei Beatmung
Wärmebett	Risikoneugeborene zur besseren Beobachtung bei Anwendung therapeutischer Maßnahmen, z. B. Phototherapie, postoperativ, zum Erhalt der stabilen Körpertemperatur	exakte Wärmezufuhr von unten (beheizbare Matratzenauflage oder Bodenplatte) und oben (Wärmestrahler) ⋯> von allen Seiten zugänglich durch abklappbare Seiten-, Kopf und Fußteile ⋯> Funktionsleisten zur Befestigung von medizinischen Geräten
Säuglingsbett	Neugeborene und Säuglinge	der Körpergröße und dem Sicherheitsbedürfnis des Kindes angepasst
Kleinkindbett	Kinder je nach Größe und Alter von 1 bis 4 Jahren	größerer Aktionsspielraum
Krankenbett (Abb. 14.7 e)	Schulkinder, Jugendliche	Kopf- und Fußteil verstellbar ⋯> Sicherung mit Seitenschutz möglich ⋯> Aufzugstange und Bettbügel

Das Krankenhausbett 14

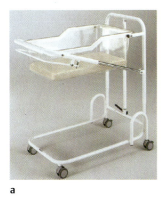
a

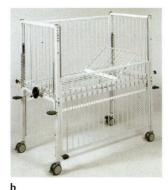
b

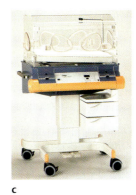
c

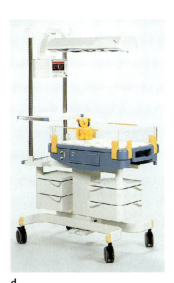
d

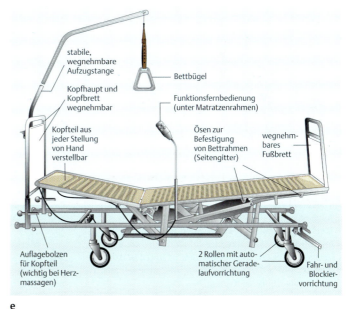
e

Abb. 14.7 ⇢ Betttypen

Für Kinder mit besonders schweren Gesundheitsstörungen stehen Spezialbetten und Spezialmatratzen zur Verfügung (z. B. Clinitron, Sandwich-Bett).

Sie werden z. B. eingesetzt bei Verbrennungen, bei schweren Polytraumen und nach großen Operationen. Aufgrund ihrer ausgereiften Technologie ermöglichen sie es, den Auflagendruck maximal zu mindern und die Druckverteilung zu optimieren.

Wäschewechsel

Der Wechsel der Bettwäsche orientiert sich
⇢ am Zustand, dem Bedarf und den Bedürfnissen des Kindes und
⇢ an hygienischen Richtlinien.

Klinikinterne Bettenzentralen bereiten benutzte Betten hygienisch auf und stellen sie desinfiziert und frisch bezogen den Stationen zur Verfügung. Falls keine Bettenzentrale vorhanden ist, liegt die Aufbereitung der Betten in der Verantwortung der Station. Das Stationspersonal desinfiziert und bezieht die Betten dann selbst. Die Schmutzwäsche wird in die Zentralwäscherei des Klinikums geliefert, dort aufbereitet und auf Bestellung der Station gereinigt geliefert. Den Transport der gesamten Wäsche übernimmt ein Hol- und Bringdienst.

■ Vorbereitung

Folgende Vorbereitungen müssen getroffen werden:
⇢ Wäsche richten (Kopfkissenbezug, Bettlaken, Stecktuch, Matratzenschutz, Bettbezug),
⇢ Wäschewagen für Schmutzwäsche, bei Bedarf für infizierte Wäsche genau gekennzeichnete Wäschesäcke, bereithalten,
⇢ 2 Stühle für die Ablage der Bettdecke und des Kopfkissens (Stühle ggf. desinfizieren und mit sauberem Tuch abdecken),

- desinfizierte Fläche für die Ablage der sauberen Wäsche,
- ggf. Schutzkittel,
- Händedesinfektion.

■ **Durchführung**
Im folgenden ist das Vorgehen beim Wäschewechsel mit zwei Pflegepersonen beschrieben, wobei auf rückenschonende Arbeitsweise geachtet wird:
- Das Kind wird von der Maßnahme unterrichtet bzw. der Zeitpunkt des Bettens mit ihm abgesprochen,
- Bett auf Arbeitshöhe einstellen, Kopf- und Fußteil flach stellen,
- Deckbett und Kopfkissen entfernen, abziehen, auf dem Stuhl ablegen, Schmutzwäsche entsorgen,
- Stecklaken zusammenfalten (Patientenseite nach innen) und entsorgen,
- Matratzenschutz, je nach Fabrikat, in den Abfall oder zur Wiederaufbereitung in den Wäschesack,
- Laken an den Enden und seitlich lösen, zusammenfalten und entsorgen,
- Matratzen auf Verunreinigung überprüfen,
- Händedesinfektion,
- frisches Laken auffalten und faltenfrei über die Matratze breiten,
- am Kopfende an den Ecken das Laken einschlagen,
- am Fußende gleich verfahren,
- an den Bettseiten das Laken unter Zug einspannen,
- Matratzenschutz im mittleren Drittel des Bettes fixieren,
- Stecktuch darüber breiten, Bruchkante nach unten, unter die Matratze einschlagen und spannen,
- Kopfkissenecken und Ecken des Bezuges werden von der einen Person gehalten, die andere zieht den Bezug über das Kissen,
- Bettdecke in gleicher Weise beziehen,
- Kopfkissen und Decke auf das Bett legen, am Fußende einschlagen und gedrittelt falten oder auf Wunsch des Kindes ausbreiten,
- Bett in gewünschte Position bringen.

Merke Hygiene. Folgende Prinzipien sind zu befolgen: Das Aufschütteln von Kissen und Decken sowie das Glattstreichen der Laken mit den Händen ist wegen Keimverschleppung zu unterlassen, schmutzige Wäsche und frische Bettwäsche nicht miteinander in Berührung bringen, Wäschestücke oder Bettdecke, die den Boden berührt haben, müssen gewechselt werden.

■ **Nachsorge**
Zur Nachsorge gehören das Aufräumen des Raumes und das Entsorgen von Wäsche und Wäschewagen.
Schmutzwäsche sortieren und ausschließlich im Wäschesack entsorgen und nicht zwischenlagern (z. B. auf dem Fußboden).

Wäschewechsel beim liegenden Patienten

Die Vorbereitung und das allgemeine Vorgehen ist mit dem üblichen Wäschewechsel identisch.
Besonderheiten: Das Kind wird informiert und im Rahmen seiner Möglichkeiten zur Mithilfe motiviert. Je nach Ursache der Gesundheitsstörung wird das Kind beim Laken- und Stecktuchwechsel am Haltegriff, unterstützt von einer Pflegeperson, hochgezogen (z. B. Liegegips) oder auf eine Bettseite, gesichert und unterstützt von einer Pflegeperson gedreht (z. B. nach chirurgischen Eingriffen) und anschließend auf die andere Seite gedreht.
Der Wechsel des Lakens, Matratzenschutzes und des Stecklakens sieht dann so aus:
- Das eingeschlagene Laken, den Matratzenschutz und das Stecklaken an der einen Seite lösen und bis zur Mitte des Bettes an den Körper des Kindes aufrollen,
- frisches Laken, Matratzenschutz und Stecklaken in dieser Reihenfolge seitlich wie gewohnt fixieren und ebenfalls zum Patienten aufrollen,
- das Kind entweder umlagern oder auffordern, sich hochzuziehen,
- auf der anderen Seite entfernt die zweite Pflegeperson die gebrauchte Wäsche, rollt die frische Wäsche aus und fixiert sie,
- schätzt die betreuende Pflegeperson den Wäschewechsel als zu belastend für das Kind ein, empfiehlt sich eine Umlagerung des Kindes in ein frisches Bett mit Hilfe einer zweiten Pflegeperson.

Merke Prophylaxe. Bei einem bettlägerigen Kind wird die Bettdecke nicht eingesteckt. Es besteht die Gefahr der Entstehung eines Spitzfußes durch den Druck auf den Fußrücken.

Abhängig vom Lebensalter des Kindes sollten beim Wäschewechsel folgende Sicherheitsmaßnahmen ergriffen werden:
- Kann ein Kind während des Wäschewechsels das Bett verlassen, muss seine Sicherheit gewährleistet sein.
- Säuglinge legt man vorübergehend in einen Kinderwagen oder eine Wippe in nächster Umgebung. Falls möglich, bittet man eine zweite Pflegeperson oder die anwesenden Eltern, das Kind auf dem Arm zu halten.
- Kleinkinder werden immer von einer zweiten Person auf dem Schoß gehalten bzw., wenn es das Befinden zulässt, in einen Sportwagen oder Laufstall gesetzt.
- Größere Kinder können sich auf einen Stuhl setzen. Während des gesamten Wäschewechsels beobachtet eine Pflegeperson das Kind, um gegebenenfalls Veränderungen des Befindens z. B. Kreislaufprobleme rechtzeitig zu erkennen und Unfälle zu vermeiden.

Lese- und Lernservice

Fragen zum Selbststudium

1. Nennen Sie soziokulturelle Aspekte, die den Schlaf beeinflussen.
2. Welche umgebungsabhängigen Faktoren im Krankenhaus können den Schlaf des Kindes beeinflussen?
   Welche Maßnahmen ergreifen Sie, um diese Einflüsse zu mindern?
3. Welche Abweichungen des gesunden Schlafs kennen Sie?
4. Welche Maßnahmen wenden Sie bei der Überprüfung der Bewusstseinslage an?
5. Was raten Sie Eltern bei Einschlafstörungen/Durchschlafstörungen. Was sind die Gründe für diese Abweichungen?

Verwendete Literatur

Bucher, C.: Lagerung frühgeborener Kinder. Krankengymnastik 2 (1995) 172–183

Dunitz-Scheer, M.: Schlaf- und Schlafstörungen bei Kleinkindern. Pädiatrie und Pädiologie 2 (1998)

Faller, A.: Der Körper des Menschen. 13 Aufl. Thieme, Stuttgart 1999

Friebel, V., S. Friedrich: Schlafstörungen bei Kindern. Trias, Stuttgart 1997

v. Harnack, K. (Hrsg.): Kinderheilkunde, 11. Aufl. Springer, Berlin 2000

Kellnhauser, E., u. a. (Hrsg.): Thiemes Pflege, begründet von L. Juchli, 9. Aufl. Thieme, Stuttgart 2000

Montagu, A.: Körperkontakt, 10. Aufl. Klett, Stuttgart 2000

Neuhäuser, G.: Schädel-Hirn-Trauma – Krankheitsbild und Diagnostik. kinderkrankenschwester 4 (1996) 130

Pschyrembel, W.: Klinisches Wörterbuch, 259. Aufl. de Gruyter, Berlin 2001

Roper, N., W. W. Logan, A. J. Tierney: Die Elemente der Krankenpflege. 4. Aufl. Recom, Basel 1993

Scharrer, C.: Physiologische und medizinische Grundlagen zur Beobachtung des menschlichen Schlafes und Aspekte der Pflege zum Thema Schlaf. intensiv 3 (1995) 108–116

Stopfkuchen, H. (Hrsg.): Pädiatrische Intensivpflege, 2. Aufl. Wissenschaftliche Verlagsgesellschaft, Stuttgart 1997

Weiterführende Literatur

Hertl, M.: Der plötzliche Kindstod. Kinderkrankenschwester 10 (2000)

Kast-Zahn, A., H. Morgenroth: Jedes Kind kann schlafen lernen, 12. Aufl. Oberstebrink Verlag 2001

Kontaktadressen

Gemeinsame Elterninitiative Plötzlicher Kindstod (GEPS-NRW e.V.),
Elternselbsthilfeorganisation zum SID (sudden infant death)
Hildegard Jorch
Stadtlohnweg 34
48161 Münster
Tel./Fax: 02 51/86 20 11
E-Mail: GEPS-NRW@schlafumgebung.de

Internetadressen

http://schlafumgebung.de
http://www.liga-kind.de

15 Für eine sichere Umgebung sorgen

Simone Teubert

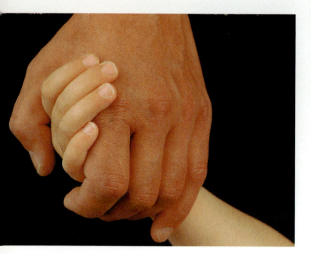

Die Menschen haben im Laufe der Zeit versucht, ihr Leben und ihre Umgebung sicherer zu gestalten. Doch auch heute noch wird das Streben nach Sicherheit von unbeherrschbaren oder nur schwer veränderbaren Umständen beeinflusst:
- Krankheit,
- Umweltverschmutzung,
- Kriminalität,
- Armut,
- Hunger,
- Naturkatastrophen,
- Bürgerkriege und Rassenkonflikte.

All diese Faktoren können die Sicherheit, das Wohlbefinden und die geistige und körperliche Gesundheit gefährden.

15.1 Bedeutung

 Definition ⇢ Sicher, abgeleitet vom lateinischen securus (sorglos, unbekümmert, sicher), bedeutet gewiss, sicher, ohne Zweifel, geschützt, in Fertigkeiten geübt, ruhig und überzeugend.

Die Sorge für eine sichere Umgebung begleitet einen Menschen zeit seines Lebens.

Anfangs, ausgestattet mit überlebenswichtigen Reflexen (z. B. schützende Seitwärtsdrehung des Kopfes), kann das Neugeborene nur wenig zu seiner eigenen Sicherheit beitragen. Den Hauptanteil für ein geborgenes Aufwachsen ermöglichen die Eltern und die Bezugspersonen.

Sie schaffen eine sichere Umgebung und gesicherte Lebensumstände, soweit es ihnen möglich ist, und lehren das heranwachsende Kind, für sich selbst und die eigene Sicherheit verantwortlich zu sein.

Im Laufe seines Lebens wird der Mensch viel für die Sicherheit seiner Familie, seiner Umwelt und seiner Lebensbedingungen leisten, bis er im Alter die Sorge um seine Sicherheit vielleicht wieder in die Verantwortung Dritter geben wird.

Die Sorge um die eigene Sicherheit und die anderer ist sehr umfassend und findet sich in allen Lebensaktivitäten wieder.

Der Mensch sorgt sich:
- um seine Gesundheit und deren Erhaltung,
- um Umstände, die ihm ein sicheres Leben und eine sichere Umgebung ermöglichen,
- um eine gute Ausbildung und eine befriedigende berufliche Tätigkeit,
- um seine Familie und seinen Lebenspartner.

15.2 Beeinflussende Faktoren

In diesem Kapitel wird angesprochen, was die Lebensaktivität „Für eine sichere Umgebung sorgen" für jeden einzelnen Menschen bedeuten kann und welche Faktoren sie beeinflussen, aber auch das Bestreben nach Sicherheit in einer Klinik für Kinder und Pflegende.

Körperliche Faktoren. Der menschliche Körper und seine einzelnen Funktionen sind so aufgebaut, dass er auf Einflüsse von außen passiv und aktiv reagieren kann und somit das Leben in einem sicheren Gleichgewicht zu halten vermag.

Es ist wichtig, die körperlichen „Schutzvorrichtungen" zu kennen und ihre Funktion zu unterstützen und zu erhalten. Sind diese Mechanismen gestört und kann der Körper Störeinflüsse nicht mehr kompensieren, können Schäden eintreten und der Mensch ist auf Hilfe angewiesen.

Fünf Sinne. Sehen, Hören, Tasten, Riechen und Schmecken können zur Steigerung seines Wohlbefindens eingesetzt werden. Sie dienen aber auch als Frühwarnsystem zur Erkennung von Gefahr.

Körperliche Reserven. Die körperliche Ausstattung eines Menschen ermöglicht ihm beeindruckende Leistungen, z. B. im sportlichen Bereich. Er besitzt zwei Ohren, zwei Augen und zwei Nieren, zusätzlich mehr Lungen- und Lebergewebe, als er eigentlich zum Leben braucht, er ist außerdem in der Lage, Fettdepots anzulegen. Auf diese Reserven kann in Notsituationen des Organismus zurückgegriffen werden, um z. B. eine stabile Stoffwechsellage für einige Zeit zu gewährleisten.

Körperliche Schranken. Alle lebenswichtigen Organe und sensiblen Strukturen sind von einer jeweiligen „Isolierungsschicht" umgeben. So schützt das Skelett

die inneren Organe wie z. B. Gehirn, Lunge, Rückenmark. Die intakte Haut schützt vor dem Eindringen von körperfremden Stoffen. Das Lymphsystem ist ständig abwehrbereit und kann Krankheitserreger erkennen und vernichten.
Heilungsmechanismen. Der Körper verfügt nicht nur über ein gut ausgeklügeltes Schutzsystem, sondern auch über Möglichkeiten, im Schadensfall sichernd und selbstheilend einzugreifen (z. B. bei Entzündungen und darauffolgenden Erneuerungsprozessen des Gewebes, Fieber zur Abtötung von Mikroorganismen).
Schmerzen. Sie haben eine Warnfunktion und unterstützen gleichzeitig die Regeneration des betroffenen Körperteils. Der Mensch wird entweder nach den Ursachen forschen oder aber die betroffene Stelle schonen, um Schmerzfreiheit zu erlangen.
Psychologische Faktoren. Aufgrund seiner intellektuellen Fähigkeiten ist der Mensch in der Lage, eine Situation richtig einzuschätzen und angemessen zu reagieren. Ist es ihm wegen seines Alters (z. B. Kinder) oder einer Störung im intellektuellen Bereich nicht möglich, diese Fähigkeiten zu erbringen, wird er teilweise oder vollständig abhängig von fremder Hilfe.

Wichtig ist bei der Einschätzung einer Situation auch die emotionale Stimmungslage. Sie beeinflusst unser Handeln in entscheidender Weise. Wichtige emotionale Faktoren sind:
⇢ Temperament,
⇢ Freude,
⇢ Selbstbewusstsein,
⇢ Furcht, Angst,
⇢ Wut, Zorn,
⇢ Depression,
⇢ Trauer,
⇢ Stress.
All diese Faktoren beeinflussen die Einschätzung der Umwelt und führen dazu, dass der Blickwinkel verändert ist und die Reaktion auf unsichere Situationen anders erfolgt, als dies bei einer ausgeglichenen Stimmungslage der Fall wäre.
Soziokulturelle Faktoren. Die Sorge für eine sichere Umgebung hat in den einzelnen Kulturen unterschiedliche Stellenwerte.
Familienstruktur. Während in Großfamilien die Sorge für eine sichere Umgebung der einzelnen Familienmitglieder von allen getragen wird, müssen Kleinfamilien, Alleinerziehende und Singles diese Aufgaben z. T. an soziale Einrichtungen weitergeben.
Bildungsniveau. Das Bildungsniveau der einzelnen Gesellschaftsschichten zeigt deutlich den Einfluss auf die Wahrung persönlicher Sicherheit. Je höher die Schulbildung und ein aktives Interesse für die Belange des sozialen Umfeldes sind, um so eher nutzen die Menschen angebotene Informationen zur persönlichen Sicherheit.
Materielle Versorgung. Sie spielt im Bereich der Sicherheitsstabilisierung ebenfalls eine entscheidende Rolle. Familien mit niedrigem Einkommen werden immer mehr in Wohngebiete mit billigen Mieten zurückgedrängt. Das Freizeitangebot für Kinder ist gering, die wenigen Möglichkeiten (z. B. Kinderspielplätze, Jugendtreffs) sind schlecht ausgestattet bzw. die Einrichtungen oft zerstört. Die Kinder sind gezwungen, auf der Straße zu spielen, und haben dadurch z. B. ein größeres Risiko, einen Verkehrsunfall zu erleiden. Familien mit höherem Einkommen ermöglichen sich eine Wohnung in einer sicheren Umgebung.

Umgebungsabhängige Faktoren. Mit der Umgebung wird nicht nur die private, häusliche Umgebung bezeichnet, sondern auch die globale, der Kontinent, die Welt, in der wir leben.

So haben Menschen in der Dritten Welt ganz bestimmte Faktoren, die ihre Sicherheit beeinflussen **(Abb. 15.1)**:
⇢ klimatische Bedingungen,
⇢ hygienische Mangelversorgung,
⇢ geringe Infrastruktur.
Menschen, die in Industrieländern aufwachsen, kennen diese Problematik meist nicht. Die Industrie und die Wohlstandsgesellschaft belasten jedoch ihre Umwelt, indem sie Rohstoffe abbauen und ihren Industriemüll entsorgen. Abbauprodukte aus Industrieabfällen belasten das Grundwasser und die Luft, was u. a. zur Zerstörung der Ozonschicht führt.
Wirtschaftspolitische Faktoren. Der Staat nimmt ebenfalls Einfluss auf die Lebensaktivität „Für eine sichere Umgebung sorgen".

Zum einen erlässt er Gesetze mit dem Ziel der Risikominderung und Vermeidung von Unfällen, Infektionsausbreitung und Umweltverschmutzung. Zum anderen versucht er z. B. mit Gesetzen, die Krankenversicherung, den Schutz der Familie und die Renten zu regeln, die Sicherheit des Einzelnen zu gewährleisten und ein soziales Gleichgewicht herzustellen.

Mit Hilfe der Öffentlichkeitsarbeit und Aufklärungskampagnen macht er die wichtigsten Inhalte für die allgemeine Öffentlichkeit zugänglich.

Der Mensch kann sich auch als einzelne Person in die Entscheidungsfindung politischer Belange einschalten. Als Mitglied einer Partei oder einer politisch unabhängigen Bürgerinitiative kann er deren

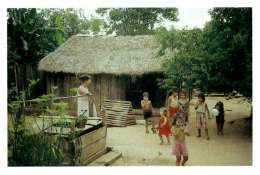

Abb. 15.1 ⇢ **Wasserversorgung.** In vielen Gegenden der Dritten Welt wird die Wasserversorgung noch durch Brunnen gewährleistet

Programm unterstützen, mit dem Ziel, Probleme deutlich zu machen und auf ihre Beseitigung hinzuwirken. So ist es z. B. vielen Bürgerinitiativen zu verdanken, dass es heute Spielstraßen mit Geschwindigkeitsbegrenzungen gibt und Umgehungsstraßen für einen verbesserten Lärmschutz für Anwohner gebaut werden.

15.3 Beobachten und Beurteilen

Um die Fähigkeit eines Menschen hinsichtlich der persönlichen Sorge für seine eigene Sicherheit beurteilen zu können, braucht man neben deutlich sichtbaren, einschränkenden Zeichen (z. B. Rollstuhlfahrer) eine Fülle von Informationen.

Unter Berücksichtigung des Alters, der körperlichen, psychischen und geistigen Fähigkeiten und dem individuellen Verhalten des Kindes, ist es die wichtige Aufgabe der Pflegeperson, die Informationen einzuordnen und ihre gesamten pflegerischen Maßnahmen auf die Sicherheit des Kindes auszurichten.

15.3.1 Individuelle Situationseinschätzung

Um die Bedürfnisse eines Patienten in seine Pflege miteinzubeziehen, ist es wichtig, so viele Informationen wie möglich über seine Gewohnheiten, Fähigkeiten und Kenntnisse in der Lebensaktivität „Für eine sichere Umgebung sorgen" zu erfahren.

Auch bei Kindern geschieht dies in Form einer ausführlichen Pflegeanamnese, wobei immer die Eltern oder die Bezugsperson, unabhängig vom Alter eines Kindes, befragt werden. Kinder haben ein anderes Sicherheitsbewusstsein und -empfinden als Erwachsene.

Die Sorge für eine sichere Umgebung betrifft alle Lebensaktivitäten. Es ist daher sinnvoll, diese bei der Pflegeanamnese über die einzelnen Lebensaktivitäten zu erfassen. Folgende Fragen können beispielsweise Auskunft über das Sicherheitsbewusstsein eines Kindes geben:

⇢ Kommunizieren:
 – Kann das Kind Anweisungen verstehen und danach handeln?
 – Kann das Kind sich allgemein verständlich machen?
 – Hat das Kind besondere Worte für Angst oder Furcht?
 – Gibt das Kind Ängste zu?
⇢ Atmen/Kreislauf regulieren:
 – Hat das Kind in diesem Bereich eine nicht erkennbare Gesundheitsstörung, die die Atmung oder den Kreislauf beeinträchtigen könnte (z. B. eine Allergie oder Asthma)?
⇢ Essen und trinken:
 – Kann das Kind feste Nahrung ausreichend kauen und problemlos schlucken?
 – Kann das Kind mit Besteck essen? Wenn ja, welches bevorzugt es?
 – Gibt es eine Nahrungsmittelunverträglichkeit?
 – Wie nimmt das Kind gegebenenfalls Medikamente ein?
⇢ Ausscheiden:
 – Kann das Kind selbstständig auf die Toilette gehen?
 – Kann das Kind Angaben zu seinen Ausscheidungen machen?
⇢ Sich sauber halten und kleiden:
 – Kann das Kind alleine baden oder duschen?
 – Kann das Kind die Wassertemperatur selbst bestimmen?
⇢ Sich bewegen:
 – Kann das Kind laufen, rennen, frei stehen?
 – Kann das Kind zugreifen, festhalten, feinmotorische Bewegungen ausüben?
 – Kann das Kind Gegenstände tragen, Türen öffnen, mit Kraftaufwand Hebel betätigen?
 – Ist das Kind sportlich und gelenkig?
⇢ Sich beschäftigen, spielen und lernen:
 – Spielt das Kind konzentriert und vergisst die Welt um sich?
 – Ist es risikobereit oder eher zurückhaltend?
⇢ Schlafen:
 – Ermüdet es leicht?
 – Schläft das Kind mit einem Schutz vor dem Herausfallen (z. B. Bettgitter)?
 – Wie hoch ist das Bett?
 – Hat das Kind ein ständiges Nachtlicht?

Bei einem Kind mit einer geistigen oder körperlichen Einschränkung wird vor allem Gewicht auf die Fragen gelegt:

„Was kann Ihr Kind für seine eigene Sicherheit tun?" und „In welchem Bereich braucht es die uneingeschränkte Fürsorge?"

Ein Kind erlebt aufgrund seiner Gesundheitsstörung, der veränderten Umgebung und der therapeutischen Maßnahmen Situationen, die sein normales Sicherheitsbewusstsein beeinflussen:

⇢ Ungewohnte räumliche Gegebenheiten, z. B. glatte Böden, schwere Türen, hohe Betten, ungewohnter Lärm, bergen ein erhöhtes Unfallrisiko für das Kind.
⇢ Therapeutische Maßnahmen, z. B. Verbände, Infusionen und Gipse, behindern die normale Beweglichkeit.
⇢ Kann das Kind z. B. problemlos mit einem Infusionsständer gehen (**Abb. 15.2**)? Kann das Kind gegebenenfalls alleine mit seiner Gehhilfe gefahrenfrei gehen?
⇢ Hat das Kind Heimweh oder Angst und kann deshalb seine Umgebung nicht mehr realistisch einschätzen?

Die Pflegeperson muss erkennen, was das Kind in welcher Weise und in welchem Ausmaß einschränkt und verunsichert! Sie wird daraufhin individuell auf

Pflegemaßnahmen 15

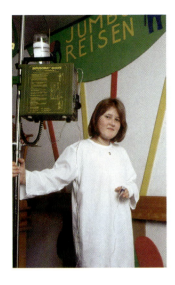

Abb. 15.2 Einschränkungen. Infusionsständer schränken das Kind ein und stellen ein Sicherheitsrisiko dar

die Bedürfnisse des Kindes zugeschnittene Präventionsmaßnahmen ergreifen.

Die Beurteilung der Fähigkeit, Sorge für die eigene Sicherheit tragen zu können, bedarf großem Einfühlungsvermögen und übersichtlichem und vorausschauendem Handeln. Es ist wichtig, ein auf das Kind zugeschnittenes Sicherheitskonzept zu planen, ohne es dabei zu überfordern und somit seine Sicherheit zu gefährden.

15.4 Pflegemaßnahmen

Die Aufgabe einer Pflegeperson im Rahmen der Sicherheitsförderung beinhaltet drei wichtige Aspekte:
- Wahrung und Förderung der Sicherheit des ihr anvertrauten Kindes im Rahmen seines Klinikaufenthaltes unter Berücksichtigung und Einbeziehung seiner Ressourcen.
- Aufklärung und Beratung der Eltern und des Kindes, die helfen sollen, den erlangten Gesundheitszustand zu erhalten und zu fördern.
- Potenzielle Probleme erkennen (z. B. Aspirationsgefahr, Dekubitusgefahr, Unfallgefahren) und geeignete Präventivmaßnahmen ergreifen.

Um selbstbewusst und kompetent die Anleitung und Betreuung von Menschen mit Gesundheitsstörungen übernehmen zu können, bedarf es einer qualitativ hochwertigen theoretischen und praktischen Ausbildung und der Motivation, dieses erworbene Basiswissen kontinuierlich im Rahmen von Fortbildungen zu erweitern und zu vertiefen.

Die verantwortungsbewusste Pflegeperson sollte in der Lage sein:
- selbstkritisch ihre Handlungsweise zu hinterfragen,
- ihre persönliche Sicherheit im Rahmen der täglichen Pflege zu beurteilen,
- besondere Fähigkeiten zu vertiefen,
- evtl. Defizite auszugleichen.

Die Pflegeperson gibt ihre fachliche Kompetenz und Erfahrung an Auszubildende und neue Mitarbeiter weiter, um so die Qualitätssicherung und -verbesserung zu unterstützen.

Der Austausch mit Auszubildenden und Kollegen, auch aus anderen Kliniken, kann neue Aspekte aufwerfen und die gemeinsame Arbeit bereichern.

Viele Kliniken haben in ihrem eigenen wirtschaftlichen und qualitätssichernden Interesse zusätzlich ausgebildete Mentoren und Praxisanleiter eingestellt, um gezielt eine systematische, praktische Anleitung für Schüler und neue Mitarbeiter zu gewährleisten.

15.4.1 Umgang mit Arzneimitteln

Die Arzneimittelverabreichung ist eine verantwortungsvolle Aufgabe! Daher ist es von besonderer Wichtigkeit, dass Pflegepersonen sich ein umfangreiches Wissen über den Umgang mit Arzneimitteln aneignen. Dabei ist folgendes zu beachten:
- Aufbewahrungsort,
- Darreichungsform und Applikationsart,
- Vorbereitung von Arzneimitteln,
- Unterstützung bei der Arzneimittelverabreichung,
- Kenntnisse über Wirkung und Nebenwirkung der Arzneimittel,
- Wirtschaftlicher Umgang mit Arzneimitteln,
- Entsorgung.

■ **Aufbewahrungsort**

Die Station wird regelmäßig von der Apotheke auf Anforderung mit Arzneimitteln beliefert. Die Arzneimittel werden in einem eigens dafür vorgesehenen Raum gemäß ihren besonderen Lagerungsvorschriften, welche aus einer speziellen Kennzeichnung zu ersehen sind, aufbewahrt. Hierbei ist besonders zu beachten:
- Lagerungstemperatur,
- gegebenenfalls Lichtschutz,
- trockene und saubere Umgebung,
- Einordnung orientiert sich an dem Verfallsdatum gemäß dem „First-in-First-out"-Prinzip, d. h., die zuletzt gelieferten Arzneimittel werden hinter die noch vorhandenen Arzneimittel gelagert.

Für Arzneimittel, die dem Betäubungsmittelgesetz unterliegen, steht ein besonderes abschließbares Fach zur Verfügung (s. S. 396).

 Merke Sicherheit. Der Arzneimittelschrank muss immer verschlossen sein bzw. unter unmittelbarer Aufsicht stehen, um unkontrollierte Entnahmen von Unbefugten zu vermeiden.

393

15 Für eine sichere Umgebung sorgen

■ Darreichungsform und Applikationsart

Arzneimittel werden in unterschiedlichsten Formen und Konsistenzen angeboten. Über den dafür vorgesehenen Applikationsweg soll eine optimale Wirkstoffentfaltung am gewünschten Resorptionsort erreicht werden **(Abb. 15.3)**. Die Resorptionsgeschwindigkeit hängt von der Darreichungsform und der Beschaffenheit des Trägerstoffes des Präparates ab.

> **Merke ⋯▸ Resorption.** Grundsätzlich gilt: Wirkstoffe in flüssigen Medien (z. B. Tropfen, Säfte) werden schneller vom Körper aufgenommen als Wirkstoffe, die in fester Form (z. B. Tabletten, Kapseln) appliziert werden.

■ Vorbereitung von Arzneimitteln

Die Arzneimittel werden kurz vor der Verabreichung von der betreuenden Pflegeperson an einem sauberen, desinfizierten Arbeitsplatz gerichtet. Um Verwechslungen auszuschließen, ist es empfehlenswert, nur für ein Kind die verordnete Arzneimittelgabe zu richten. Die Person, die sie gerichtet hat, verabreicht sie auch. Für den Transport in das Patientenzimmer steht ein dem Kind zugeordnetes Einzeldosissystem zur Verfügung.

Das Richten von Arzneimitteln erfolgt nach ärztlicher Anordnung, die im Dokumentationssystem schriftlich fixiert und vom Arzt gegengezeichnet ist. Auf manchen Stationen, z. B. Intensivstationen werden oft speziell dafür vorgesehene Verordnungsblätter verwendet.

> **Merke ⋯▸ Recht.** Die Verordnung der einzelnen Arzneimittel unter Angabe der genauen Dosierung, Darreichungsform, dem Zeitpunkt und der Applikationsart ist ausschließlich ärztliche Tätigkeit! Diese Anordnung muss schriftlich erfolgen!

Fünf Faktoren, die sog. „Fünfer-Regel", sind vor der Verabreichung von Arzneimitteln unbedingt zu beachten **(Abb. 15.4)**:
1. Richtiges Arzneimittel:
   – Präparate mit Namensähnlichkeiten nicht verwechseln,
   – Verfallsdatum beachten.
2. Richtiger Patient:
   – Vor- und Zuname überprüfen.
3. Richtige Dosierung:
   – richtige Konzentration des Medikaments (z. B. Säfte),
   – Umrechnung von angeordneten ml- und mg-Angaben (bei Unsicherheiten von Kollegen überprüfen lassen).
4. Richtige Applikationsart:
   – Prüfen, ob die Darreichungsform für die angeordnete Applikationsart geeignet ist (z. B. Ampullen für i. m. oder s. c. Injektionen).

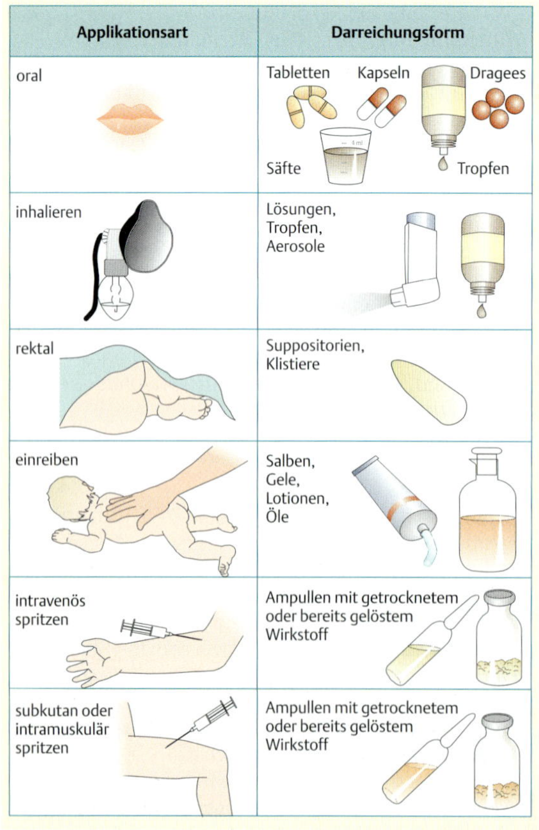

Applikationsart		Darreichungsform	
oral		Tabletten, Kapseln, Dragees, Säfte, Tropfen	
inhalieren		Lösungen, Tropfen, Aerosole	
rektal		Suppositorien, Klistiere	
einreiben		Salben, Gele, Lotionen, Öle	
intravenös spritzen		Ampullen mit getrocknetem oder bereits gelöstem Wirkstoff	
subkutan oder intramuskulär spritzen		Ampullen mit getrocknetem oder bereits gelöstem Wirkstoff	

Abb. 15.3 ⋯▸ **Applikationsarten.** Verschiedene Darreichungsformen von Arzneimitteln

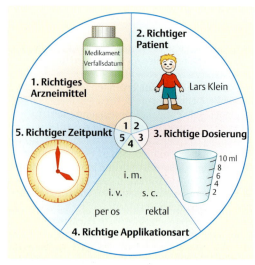

Abb. 15.4 ⋯▸ **Fünfer-Regel.** Diese fünf Faktoren sind vor der Verabreichung von Arzneimitteln zu beachten

5. Richtiger Zeitpunkt:
   - Dem Beipackzettel ist die wirkungsvollste Einnahmezeit z. B. vor, während oder nach dem Essen zu entnehmen.
   - Der angeordnete Verabreichungszeitpunkt sollte eingehalten werden, um den angestrebten Wirkstoffspiegel im Blut zu gewährleisten.

■ **Arzneimittelverabreichung**

Es liegt in der Verantwortung der Pflegeperson, die Einnahme des Arzneimittels hilfreich zu unterstützen, zu überwachen und zu dokumentieren.

Bei Säuglingen und Kleinkindern sollten Tabletten, falls sie sich nicht in etwas Flüssigkeit lösen lassen, mit Hilfe eines Mörser zerkleinert und in etwas Flüssigkeit gelöst, mit einem Plastiklöffel gefüttert werden, vorausgesetzt die Resorption der Substanz wird durch das Zermörsern nicht verändert.

Praxistipp ···▷ Manche Kinder können keine Kapseln und Tabletten schlucken. Säuglingen darf grundsätzlich keine Kapsel oder Tablette verabreicht werden, da Aspirationsgefahr besteht!

Zur genauen Dosierung von Lösungen werden die Medikamente mit Einmalspritzen aufgezogen und dem Kind anschließend langsam und vorsichtig in den Mund geträufelt, danach wird erst die Flasche angeboten. Ausgenommen davon sind Arzneimittel, deren Einnahme vor oder nach der Mahlzeit empfohlen wird. Die Einnahme eines Arzneimittels vor der Mahlzeit sollte eine Stunde vor dem Essen oder Füttern mit etwas Wasser oder Tee erfolgen.

Bei größeren Kindern werden Messlöffel verwendet, um z. B. Säfte genau zu dosieren. Die hygienische Reinigung der Messlöffel muss nach dem Gebrauch gewährleistet sein.

Tropfpipetten, die vom Hersteller beigefügt werden, werden nur zur genauen Dosierung eingesetzt. Das Arzneimittel wird entweder auf einen Löffel gegeben oder dem größeren Kind in einem Glas mit etwas Flüssigkeit zum Trinken gegeben. Die Tropfpipette darf nicht mit dem Kind in Berührung kommen, da sie sonst kontaminiert ist.

■ **Merke** ···▷ **Arzneimittelapplikation.** Arzneimittel nicht in die Flasche geben! Es verändert den Geschmack und das Kind könnte die Nahrung ablehnen oder es trinkt nicht die gesamte Menge und der angeordnete Wirkstoff wird dadurch nicht aufgenommen.

Erbricht ein Kind die Nahrung und somit auch die Arzneimittel kurze Zeit nach dem Füttern, muss der Arzt informiert werden. Er entscheidet über eine mögliche Zweitgabe.

Größere Kinder, die kleine Kapseln schlucken können, werden ebenfalls bei der Einnahme unterstützt, motiviert und bekommen anschließend viel zu trinken angeboten. Kapseln können auch, eingebettet in Obstpüree oder ähnlichem, mit dem Löffel aufgenommen werden.

Bei Suspensionen und Säften sind die Angaben des Herstellers sehr genau zu beachten. Einige Präparate müssen z. B. vor der Applikation gut geschüttelt und nach Gebrauch sofort wieder verschlossen werden.

Dauermedikation. Wichtig ist, neben dem Erlernen der richtigen Technik, auch das Bewusstmachen der Wichtigkeit einer kontinuierlichen Weiterführung der medikamentösen Therapie zu Hause. Eltern sollten unbedingt darauf hingewiesen werden, dass sie das Absetzen oder Pausen in der Medikamentengabe immer mit dem behandelnden Arzt besprechen müssen, um einen Therapieerfolg nicht zu beeinträchtigen.

Einbeziehung der Eltern ···▷ Geht ein Kind mit einer Dauermedikation nach Hause, werden die Eltern oder die Bezugsperson von der betreuenden Pflegeperson bezüglich dem Richten und Verabreichen der Arzneimittel angeleitet und führen dies unter Aufsicht mehrfach durch.

Bemerkt die betreuende Pflegeperson Vorbehalte bei Eltern gegenüber bestimmten Medikamenten bzw. Wirkstoffen, sollte sie den behandelnden Arzt informieren, um evtl. die Indikation durch ihn nochmals erklären zu lassen. Ziel ist es, die Compliance bei Kind und Eltern zu fördern.

Compliance bedeutet, wie gut ein Kind und seine Eltern eine ihm verordnete Medikation ausführen kann bzw. ausführt.

■ **Nebenwirkungen von Arzneimitteln**

Arzneimittel zeigen neben der beabsichtigten Hauptwirkung auch Nebenwirkungen. Der dem Arzneimittel beigefügte Beipackzettel weist auf die möglichen Begleiterscheinungen hin.

Die Pflegeperson muss sich darüber informieren und das Kind hinsichtlich der möglicherweise auftretenden Symptome beobachten. Diese werden bei Auftreten dokumentiert und der Arzt informiert. Die Pflegeperson achtet auf Störungen im Bereich:
···▷ des Bewusstseins (z. B. Müdigkeit, Schläfrigkeit, Schwindel),
···▷ der Haut und Schleimhäute (z. B. Ausschlag, Jucken, Rötungen, trockene gereizte Mundschleimhaut, Haarausfall),
···▷ der Verdauung (z. B. Obstipation, Übelkeit, Durchfälle),
···▷ der Vitalfunktionen (z. B. das Auftreten von Tachy-/ Bradykardien, Blutdruckschwankungen).

■ **Merke** ···▷ **Komplikation.** Nicht auszuschließen ist bei Nebenwirkungen von Arzneimitteln ein anaphylaktischer Schock.

Diese Begleiterscheinungen von Arzneimitteln beeinflussen auch andere Lebensaktivitäten und sind in der Pflege zu berücksichtigen.

15 Für eine sichere Umgebung sorgen

> **Merke ⇢ Dokumentation.** Kommt es zu einer fehlerhaften Arzneimittelverabreichung, muss diese umgehend dem Arzt mitgeteilt werden!

> **Merke ⇢ Recht.** Diese Maßnahmen sollen Unregelmäßigkeiten und Arzneimittelmissbrauch vorbeugen und verhindern. Bei Zuwiderhandlung der Anordnungen und einem nicht erklärbaren Fehlbestand ist mit einer strafrechtlichen Verfolgung zu rechnen.

■ **Wirtschaftlicher Umgang mit Arzneimitteln**
Beim Richten von Medikamenten ist es wichtig, auf den wirtschaftlichen Umgang zu achten. Dies gilt z. B. für Präparate, die in flüssiger Darreichungsform zur Verfügung stehen (Säfte, Tropfen).

Die verantwortliche Pflegeperson sollte sich in Absprache mit den Kollegen für eine Packungsmenge entscheiden, die einen gemeinsamen Verbrauch im angegebenen Verwendungszeitraum gewährleistet.

Der mehrfache Anbruch von Medikamenten, die zeitgleich benötigt werden, ist zu vermeiden. Wichtig ist die hygienische Entnahme der angeordneten gelösten Wirkstoffmenge, um eine Kontamination des Medikaments zu vermeiden.

■ **Entsorgung von Arzneimittelresten**
In der Regel werden Arzneimittelreste von der Apotheke entsorgt. Sie stellt Behälter zur Verfügung, die genau deklariert sind und in denen die Reste verworfen werden (z. B. Zytostatika und Infusionslösungen). Die Behälter werden sorgfältig verschlossen und nach hausinternen Regelungen vom Entsorgungspersonal abtransportiert.

Umgang mit Betäubungsmitteln

Einige Arzneimittel nehmen aufgrund eines hohen Suchtpotentials einen besonderen Stellenwert ein (z. B. Morphium). Ihre Herstellung, Verordnung, Abgabeform und -menge ist gesetzlich durch das Betäubungsmittelgesetz (BtMG) geregelt!

Dies bedeutet für den Stationsalltag:
Gesicherter Aufbewahrungsort. Die Betäubungsmittel sind stets unter Verschluss aufzubewahren. Den Schlüssel trägt die verantwortliche Stations- bzw. Schichtleitung immer bei sich.
Genaueste Dokumentation. In einem speziell dafür vorgesehenen Betäubungsmittelbuch werden Entnahmedatum, Präparatbezeichnung, Patientenname, Darreichungsform, Dosisangabe und Applikationsart dokumentiert. Die Entnahme wird von der applizierenden Person unterzeichnet.
Organisation. Die Arzneimittelanforderung erfolgt mit einem ausschließlich dafür vorgesehenen BTM-Anforderungsschein, der nur vom Oberarzt oder dem Chefarzt der Abteilung ausgestellt werden darf.
Kontrolle. Der Arzneimittelbestand muss immer mit der Buchführung übereinstimmen. Die Kontrolle erfolgt durch die Stationsleitung und den Stationsarzt, der einmal im Monat und bei Änderungen des Bestandes den aktuellen Arzneimittelbestand mit seiner Unterschrift gegenzeichnet.

Die Unterlagen werden in klinikseigenen Räumen ab der letzten Eintragung für drei Jahre gelagert.

15.4.2 Hygiene

> **Definition ⇢** Der Begriff „Hygiene" (griech. Hygieinos) bedeutet heilsam, gesund, munter, wohlbehalten.

Hygienische Maßnahmen zielen auf die Gesunderhaltung des Menschen ab und haben eindeutig vorbeugenden Charakter.

In einem Krankenhaus wird besonderer Wert auf die Einhaltung der Hygienevorschriften gelegt. An diesem Ort, der eigentlich die Gesundung des Menschen zum Ziel hat, ist die Gefahr einer Infektion mit gefährlichen Mikroorganismen deutlich höher als in der gewohnten Umgebung.

> **Definition ⇢** Eine im Krankenhaus erworbene Infektion wird als nosokomiale Infektion (Nosokomeion = Krankenhaus) bezeichnet.

Die Pflegeperson muss umfangreiche Kenntnisse über die besonderen krankenhaushygienischen Maßnahmen besitzen, um eigenverantwortlich Infektionsursachen und -wege zu erkennen und sie mit gezieltem und sinnvollem Einsatz von Schutz- und Desinfektionsmaßnahmen zu verhüten.

Dieses Wissen beinhaltet Kenntnisse über:
⇢ Risikofaktoren,
⇢ Infektionswege,
⇢ Infektionsträger,
⇢ Infektionsquellen,
⇢ allgemeine Desinfektionsmaßnahmen, z. B. Händedesinfektion, Flächendesinfektion
⇢ Sterilisation,
⇢ Umgang mit Sterilgut,
⇢ Desinsektion.

Faktoren, die u. a. eine nosokomiale Infektion begünstigen, sind:
⇢ das Alter, der körperliche und seelische Zustand eines Menschen (z. B. Frühgeborene, Patienten im Koma),
⇢ verminderte Immunabwehr (z. B. Antibiotikatherapie, Zytostatikabehandlung),
⇢ die Grunderkrankung (z. B. Mukoviszidose),
⇢ unzureichende Händedesinfektion,
⇢ unzureichende Hautdesinfektion bei invasiver Diagnostik und Therapiemethoden (z. B. Herzkatheteruntersuchung),
⇢ mangelhafte Desinfektion und Sterilisation von Materialien (z. B. Pflegeutensilien),

- ⇢ unsachgemäße Handhabung von Material bei Diagnostik und Therapie,
- ⇢ unsachgemäße hygienische Durchführung von pflegerischen und therapeutischen Maßnahmen.

Infektionswege

Es gibt verschiedene Infektionswege und Angriffsflächen für pathogene Mikroorganismen, die die Ausbreitung einer Infektion begünstigen. Man unterscheidet grob zwischen dem direkten und dem indirekten Kontakt.

Beim **direkten Kontakt** ist die Pflegeperson erkrankt oder überträgt die Keime durch unhygienisches Arbeiten, z. B. mangelnde Händedesinfektion.

Beim **indirekten Kontakt** werden Keime über kontaminierte Utensilien (z. B. Instrumente, Medikamente, Bettzeug, Bekleidung) übertragen.

Ferner wird unterteilt in:
- ⇢ *Oraler Infektionsweg*. Kontaminierte Lebensmittel, Medikamente und Hände können Keime über den Mund in den Körper einbringen.
- ⇢ *Fäko-oraler Infektionsweg* (sog. Schmierinfektion). Die mit Stuhlerregern kontaminierte Hand wird zum Mund geführt (z. B. ein bettlägriger Patient erhält nach dem Ausscheiden keine Möglichkeit, seine Hände zu waschen).
- ⇢ *Aerogener Infektionsweg* (Tröpfcheninfektion). Die Aufnahme erfolgt über die Atemwege (z. B. durch Anhusten, Sprechen).
- ⇢ *Haut, Schleimhaut, Wunden*. Direkter Haut- oder Wundkontakt, auf dem Luftwege (z. B. Sprechen beim Verbandwechsel, **Abb. 15.5**).
- ⇢ *Trans- bzw. perkutaner Infektionsweg*. Über Verletzungen der Haut durch Stich- oder Bissverletzungen oder z. B. bei Injektionen und Infusionen.

Keime brauchen für ihre Ausbreitung:
- ⇢ ein gewisses Milieu (z. B. Flüssigkeit, Wärme),
- ⇢ ein Vehikel, das sie transportiert (z. B. Hände, Haare, Kleidung, Instrumente, Gebrauchsgegenstände, Staubpartikel).

Maßnahmen zur Vermeidung der Verbreitung von Mikroorganismen:
- ⇢ unnötige Luftbewegungen (z. B. Luftzug, Aufschütteln von Bettwäsche) vermeiden,
- ⇢ Patientenwäsche nicht mit Berufskleidung in Kontakt bringen, immer direkt entsorgen (keine Zwischenlagerung auf Böden oder Stühlen),
- ⇢ Gegenstände aus dem Bett nicht auf den Tisch oder Boden legen,
- ⇢ Behandlungsmaterial, Patientenakten, Röntgenbilder nicht im Bett ablegen,
- ⇢ Drainageauffangbeutel, Urinflaschen oder Ähnliches nicht auf den Boden legen, sondern am Bett befestigen.

Praxistipp ⇢ Lässt sich einer dieser Faktoren nicht vermeiden, z. B. beim Transport des Kindes, sind die kontaminierten Gegenstände zu desinfizieren bzw. die Wäsche anschließend zu wechseln!

Desinfektionsmaßnahmen

Definition ⇢ Unter dem Begriff „Desinfektion" versteht man Maßnahmen, die durch Abtötung, Reduzierung, Inaktivierung bzw. Entfernung von pathogenen Mikroorganismen (Bakterien, Viren, Pilze, Protozoen) ein Material in einen nicht infektiösen Zustand versetzen.

Hygieneplan. Auf der Grundlage der Richtlinien des Robert-Koch-Instituts (www.rki.de) wird von Hygienefachleuten ein Hygienemaßnahmenplan erstellt und dem Krankenhauspersonal werden die hausinternen Desinfektions- und Hygienepläne erläutert. Zu Desinfektionsmaßnahmen bei speziellen Erregern s. S. 738 f.

Im Rahmen ihrer Tätigkeit wird die Pflegeperson mit den folgenden Desinfektionsmaßnahmen konfrontiert.

Laufende Desinfektion. Sie beinhaltet die Desinfektion aller Gegenstände, die während pflegerischer, therapeutischer und diagnostischer Maßnahmen mit dem Patienten in Berührung kommen. Dies wird erreicht durch:
- ⇢ Haut- und Händedesinfektion,
- ⇢ Instrumentendesinfektion,
- ⇢ Ausscheidungsdesinfektion,
- ⇢ Flächendesinfektion.

■ Händehygiene

Die Händehygiene umfasst Waschen, Desinfizieren, Pflegen und Schützen der Hände.

Merke ⇢ **Prävention.** Eine fachgerechte, überlegt eingesetzte Händehygiene von allen mit dem Patienten in direkten Kontakt tretenden Personen, ist die wirksamste Prävention von nosokomialen Infektionen.

Warum müssen Hände desinfiziert werden?
Hände sind Hauptüberträger von pathogenen Mikroorganismen! Die korrekte Händedesinfektion ist

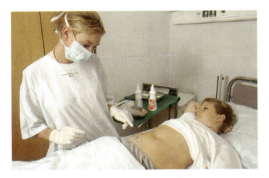

Abb. 15.5 ⇢ **Infektionswege.** Direkter Haut- oder Wundkontakt (z. B. beim Verbandwechsel).

15 Für eine sichere Umgebung sorgen

die effektivste Maßnahme zur Vermeidung der Verbreitung pathogener Keime während der Pflege, Diagnostik und Behandlung eines Menschen!

Wann müssen Hände desinfiziert werden?
Desinfiziert werden müssen sie
- allgemein vor Arbeitsbeginn,
- vor jeder Pflegemaßnahme und vor jedem Kontakt mit dem Kind,
- nach jeder Pflegemaßnahme,
- vor dem Verlassen des Patientenzimmers,
- vor dem Umgang mit Medikamenten, Infusionslösungen und der Essensverteilung.

Wie müssen Hände desinfiziert werden?
Das Desinfektionsmittel wird mit einem Hub aus dem Spender, der mit dem Unterarm betätigt wird, in die hohle Hand gegeben. Dieser Hub ergibt die erforderliche Desinfektionsmittelmenge (in der Regel 3 bis 5 ml). Das Desinfektionsmittel wird mit Waschbewegungen unter Einbeziehung der Fingerzwischenräume in die Hände einmassiert, bis es völlig eingezogen ist. Die vorgeschriebene Einwirkzeit von 30 Sek. ist dabei streng zu beachten **(Abb. 15.6)**.

Was muss zum Schutz der Hände getan werden?
Folgendes sollte beachtet werden:
- Händedesinfektion sinnvoll und überlegt einsetzen,
- als zusätzlichen Schutz Einmalhandschuhe tragen (z.B. bei Kontakt mit Wischdesinfektionslösungen, Kontakt mit infektiösen Körperflüssigkeiten, Ausscheidungen),
- die Hände regelmäßig eincremen.

■ **Hautdesinfektion vor medizinischen Eingriffen**
Bevor die Haut durch einen Eingriff, z.B. eine Injektion, verletzt wird, wird sie mit einem speziellen Hautdesinfektionsmittel mit einer kurzen Einwirkungszeit desinfiziert:
- Die gewählte Stelle wird mit dem Mittel befeuchtet (bei Säuglingen und Kleinkindern nicht aufsprühen, da es durch die meist alkoholischen Präparate zu einem Kältereiz kommen kann). Zusätzlich kommt es zu Aerosolbildungen, deshalb nicht im Inkubator sprühen und nicht in Gesichtsnähe.
- Mit sterilem Tupfer wird die Stelle kreisförmig von innen nach außen abgewischt.

Es ist wichtig, das Hautdesinfektionsmittel wie beschrieben zu verwischen, um Hautfette und Keime zu entfernen. Die desinfizierte Hautstelle darf nicht mehr mit der Hand berührt werden.

Die Einwirkzeit muss unbedingt eingehalten werden, da es sonst zu einer reduzierten Keimvernichtung kommen kann und der Wirkstoff im Einstichkanal brennt.

> **Merke** ⇢ **Einwirkzeit.** Talgdrüsenreiche Haut (z.B. Kopf, hintere Schweißrinne entlang dem Rückgrat) bedarf einer längeren Einwirkzeit des Hautdesinfektionsmittels. Während der empfohlenen Einwirkzeit von mindestens 10 min muss die Haut ständig durch das Desinfektionsmittel feucht gehalten werden.

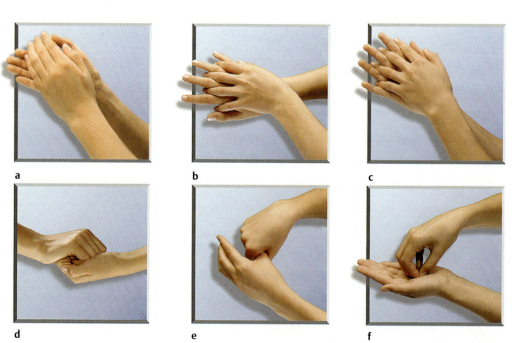

Abb. 15.6 ⇢ **Händedesinfektion.** (Fa. Bode)
a Desinfektionsmittel zwischen den Handflächen verreiben, **b** mit der linken Handfläche rechten Handrücken zwischen den Fingern einreiben und **c** umgekehrt, **d** Fingernagelbereich, **e** Daumen und **f** Fingerkuppen desinfizieren

Hautdesinfektionsmittel riechen oft sehr unangenehm. Die Pflegeperson sollte daher das Kind auf den Geruch vor der Pflegemaßnahme hinweisen.

■ Instrumentendesinfektion
Bevorzugt sollten Instrumente chemothermisch in speziellen Waschautomaten desinfiziert werden. Da dies aber nicht immer praktikabel bzw. wirtschaftlich ist, gibt es die Möglichkeit einer chemischen Reinigung im Tauchbad. Dabei ist folgendes zu beachten:
- Desinfektionslösung nach Vorschrift herstellen,
- Instrumente und Materialien werden ungereinigt, luftblasenfrei in eine Desinfektionswanne mit Deckel gelegt. Dabei muss alles vollständig von der Desinfektionslösung bedeckt sein.
- Einwirkungszeit beachten,
- danach mit Handschuhen das Desinfektionsgut gründlich abspülen und trocknen.

Nachteile bei dieser Art von Reinigung sind Fehlerquellen durch unvollständiges Eintauchen durch Auftrieb und das Aufsteigen von Dämpfen.

■ Flächendesinfektion
Kontaminierte glatte Oberflächen, z. B. Wickeltische und Behandlungsliegen, werden nach Gebrauch sorgfältig mit einer Desinfektionslösung nach der Feucht-Wisch-Methode gereinigt.

Allgemeine Grundregeln bei der Herstellung von Desinfektionslösungen sind:
- Herstellung der Desinfektionslösung gemäß der Dosierungsvorschrift,
- kaltes Wasser benutzen, um aufsteigende Dämpfe zu vermeiden,
- zuerst das Wasser einfüllen, dann das Desinfektionsmittel, um Schaumbildung zu verhindern, Schaum beeinträchtigt die Konzentration und damit die Wirkung der Lösung,
- Haltbarkeitszeitraum der Lösung genau einhalten (Herstellungsuhrzeit und -datum am Eimer vermerken),
- die Lösung nur mit Schutzhandschuhen anwenden, um gesundheitliche Gefahren wie Allergien und Belastungen mit Desinfektionsmitteln zu verhüten,
- jeden Kontakt mit Seifenlösungen vermeiden, sie inaktiviert die Wirksamkeit von Desinfektionsmitteln.

 Einbeziehung der Eltern. Aufgabe der Pflegeperson ist es, Eltern und Auszubildende der Station in diese allgemeingültigen Maßnahmen zu unterweisen und ihre sachgerechte Anwendung zu überprüfen!

■ Schlussdesinfektion
Die Schlussdesinfektion beinhaltet alle desinfizierenden Maßnahmen nach der Entlassung oder der Verlegung eines Kindes. Ziel ist es, alle pathogenen Keime, die sich im Patientenzimmer, in der Nasszelle, auf den Pflegeutensilien, dem Mobiliar und den Arbeitsflächen befinden, abzutöten.

Dies geschieht durch eine Desinfektion, wobei die Wahl des Desinfektionsmittels und die Einwirkungszeit dem Hygieneplan der Station zu entnehmen ist. Das anschließende Lüften kann bei geruchsintensiven Desinfektionsmitteln erfolgen.

Das Patientenbett wird nach jeder Belegung mit einem Patienten ungeachtet seiner Gesundheitsstörung in der kliniksinternen Bettenzentrale desinfiziert und neu bezogen.

 Merke. Prävention. Wichtige Maßnahme zur Reduzierung von nosokomialen Infektionen ist die richtige Anwendung und das korrekte Einhalten der Einwirkzeit von Desinfektionsmitteln aller Art!

Desinsektion
Von der Desinfektion abzugrenzen ist die Desinsektion:

 Definition. Unter Desinsektion versteht man die Bekämpfung und Vernichtung von Ungeziefer und Parasiten.

Die Mittel und Verfahren sind durch das Infektionsschutzgesetz geregelt und werden von einem staatlich geprüften Desinsektor ausgeführt.

Sterilisationsverfahren

 Definition. Sterilisation bedeutet die komplette Abtötung bzw. irreversible Inaktivierung sämtlicher pathogener Keime.

Man unterscheidet:
- *physikalische Sterilisation* (z. B. Wasserdampf, trockene Hitze, Beta- und Gammastrahlen),
- *chemische Sterilisation* (z. B. Gassterilisation).

Die Methode des Sterilisationsverfahrens richtet sich nach der Art des Materials und der Widerstandsfähigkeit der Keime. Die am häufigsten eingesetzte Methode ist die Sterilisation mit Wasserdampf in einem Autoklaven. Die Sterilisation mit Strahlen ist aufgrund des großen technischen Aufwands nur in industriell betriebenen Großanlagen möglich.

Merke. Sterile Materialien werden bei allen pflegerischen, therapeutischen und diagnostischen Maßnahmen, die einen Kontakt zu Blutbahn, Gewebe und Organen zur Folge haben, eingesetzt.

Um die Sterilität der Artikel zu gewährleisten, müssen folgende Punkte beachtet werden:
- Die Lagerung muss staubfrei, trocken und geschlossen erfolgen.

15 Für eine sichere Umgebung sorgen

⇢ Das Haltbarkeitsdatum ist zu beachten (industriell hergestellte Einmalartikel haben meist eine Sterilitätsgarantie von bis zu 3 Jahren).
⇢ Ist eine Packung erst einmal geöffnet, ist das Material nicht länger steril.
⇢ Die Handhabung der sterilen Materialien erfolgt mit ebenfalls sterilem „Werkzeug" (z. B. Pinzette) oder mit einer mit einem sterilen Handschuh bekleideten Hand.

Merke ⇢ Sterilgut muss immer überlegt, sorgfältig und sinnvoll eingesetzt werden. Sterilisationsverfahren und notwendige Verpackungsmaterialien belasten die Umwelt **(Abb. 15.7).**

■ Anwenden von sterilen Handschuhen

Beim Umgang mit sterilen Materialien ist es angezeigt, sterile Einmalhandschuhe zu tragen. Dabei ist zu beachten:
⇢ Vor dem Anziehen steriler Handschuhe müssen die Hände desinfiziert werden.
⇢ Einmalhandschuhe in der richtigen Größe wählen, um ein Überstehen der Handschuhe zu vermeiden.
⇢ Alle sterilen Verpackungen müssen geöffnet sein, damit die Handschuhe nicht mit unsterilen Materialien in Berührung kommen.
⇢ Das Anziehen von sterilen Handschuhen erfolgt mit trockenen Händen, da sonst der Kunststoff kleben kann und die Handschuhe sich nicht über die Hände ziehen lassen **(Abb. 15.8).**

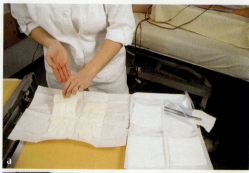
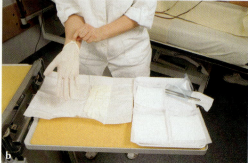
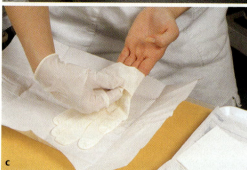

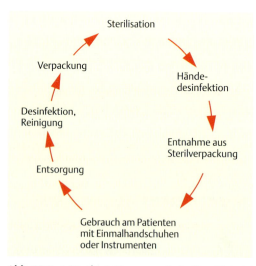

Abb. 15.7 ⇢ **Sterilgut.** Umgang mit sterilem Material (nach Möllenhoff 1995)

Abb. 15.8 ⇢ **Sterile Handschuhe.**
a rechte Hand schlüpft in den Handschuh, linke Hand hält umgeschlagene Manschette hoch
b linke Hand zieht an der Innenseite des Umschlags den Handschuh nach oben
c Behandschuhte rechte Hand greift unter die umgeschlagene Manschette des linken Handschuhs

15.4.3 Berufsbekleidung und persönliche Hygiene

Die persönliche Hygiene und das Tragen besonderer Berufsbekleidung unterstützt die Maßnahmen zur Einhaltung der Krankenhaushygiene.
Persönliche Hygiene. Folgende Richtlinien sind zu beachten:
⇢ Lange Haare müssen zurückgebunden oder -gesteckt werden.
⇢ Lange Ohrgehänge, lange Ketten, Armbänder, Uhren und Fingerringe dürfen nicht getragen werden.

Sie stellen ein Verletzungsrisiko dar (z. B. wenn ein Kind an einem Schmuckstück zieht) und sie sind Keimreservoire (z. B. unter den Ringen).
⇢ Die Fingernägel müssen kurz geschnitten sein und dürfen nicht lackiert werden, da sich unter den Fingernägeln und dem Nagellack Keime festsetzen können.

Berufsbekleidung. Sie wird in der Regel vom Arbeitgeber gestellt, hygienisch gereinigt und muss folgende Kriterien erfüllen. Sie sollte:
⇢ aus hautsympathischem Material, bequem und formschön sein sowie die Träger und die Kinder ansprechen,
⇢ bei 95 °C waschbar sein,
⇢ von heller Farbe sein, um Verunreinigungen sofort zu erkennen,
⇢ in ausreichender Menge vorhanden sein, um ein tägliches Wechseln zu ermöglichen.

Die Kleidung muss bei Verunreinigung bzw. eindeutiger Kontamination sofort gewechselt werden. Sie darf nicht privat oder auf dem Weg zur Arbeit getragen werden.

Berufsbekleidung hat zusätzlich eine Signalwirkung und erleichtert den Kindern und den Eltern, ihre Träger den einzelnen Berufsgruppen zuzuordnen. Namensschilder oder Dienstausweise vervollständigen die Berufsbekleidung. Die verschiedenen Abteilungen eines Krankenhauses tragen aus diesen Gründen unterschiedliche Farben.

Umgang mit Schutzkitteln. Zum Schutz der Kleidung und zur Minderung der Keimübertragung stellt die Klinik zusätzlich Schutzkittel zur Verfügung. Sie sind für den Einsatz bei pflegerischen Maßnahmen (z. B. Umgang mit infektiösen Materialien oder Ausscheidungen) oder den direkten Patientenkontakt gedacht (z. B. Säuglinge, bettlägerige Patienten).

Das Tragen dieser Schutzkittel wird von den verschiedenen Kliniken unterschiedlich gefordert und von Hygienefachleuten bezüglich seiner Bedeutung unterschiedlich bewertet. Das Tragen der Schutzkittel ist jedoch in den obenstehenden Beispielen zu empfehlen.

Berufsschuhe. Sie sollten diese Kriterien erfüllen:
⇢ Sie müssen vorne und hinten geschlossen sein, um bei Unfällen ausreichenden Schutz zu bieten (z. B. beim Herunterfallen eines Gegenstandes auf den Fuß).
⇢ Sie müssen eine leicht zu reinigende, glatte Oberfläche aufweisen und dürfen nicht aus Stoff gefertigt sein (z. B. keine Leinenturnschuhe).
⇢ Die Schuhe dürfen beim Gehen keinen Lärm verursachen und
⇢ sollten im Interesse der Wirbelsäulen- und Fußgesundheit des Trägers ein physiologisches Fußbett aufweisen.
⇢ Sie sollten regelmäßig, je nach Abnutzung, gewechselt werden.

15.4.4 Transport eines Kindes

Kinder werden aus unterschiedlichen Gründen innerhalb und außerhalb der Klinik transportiert. Sie werden zu Untersuchungen, in die Operationsabteilung oder bei Verlegungen begleitet. Die Anzahl der Begleitpersonen und die Wahl des Transportmittels hängt von dem Grund des Transports ab.

Das Kind wird immer von der betreuenden Pflegeperson und, wenn möglich, von den Eltern begleitet. Bei Verlegungen von Kindern mit instabiler Kreislaufsituation, Beatmung oder postoperativ nach schweren Eingriffen begleitet ein Arzt zusätzlich den Transport.

Transport von Neugeborenen und Säuglingen. Es stehen je nach Stabilität und Allgemeinzustand des Kindes folgende Transportmöglichkeiten zur Verfügung:
⇢ im Kinderwagen,
⇢ im Bett,
⇢ in einer Säuglingstragetasche,
⇢ im Autositz,
⇢ im Transportinkubator.

Transport von größeren Kindern. Je nach Allgemeinbefinden und Mobilisationsfähigkeit werden sie mit folgenden Transportmitteln verlegt:
⇢ selbständig gehend,
⇢ an der Hand,
⇢ im Rollstuhl,
⇢ im Bett,
⇢ auf einer Trage des Krankentransports.

Bei einem Transport mit einem Krankenwagen ist Folgendes zu beachten:
⇢ Überwachung der Vitalparameter mit einem Transportmonitor bzw. manuelle Vitalzeichenkontrolle in regelmäßigen Abständen; die Zeitintervalle richten sich dabei nach dem Zustand des Kindes. Diese Maßnahme ermöglicht der Pflegeperson, Veränderungen im Befinden des Kindes rechtzeitig zu erkennen und unterstützende Maßnahmen zu ergreifen.
⇢ Das Kind sollte möglichst physiologisch, schmerzreduzierend gelagert werden.
⇢ Es sollte eine ausreichende Bedeckung und Wärmezufuhr erfolgen.
⇢ Eine sichere Lagerung muss während des Transports gewährleistet sein, um einen Sturz zu vermeiden.
⇢ Geräte (z. B. Infusionspumpen), die für den Transport benötigt werden, müssen sicher fixiert werden.
⇢ Zu- und Ableitungssysteme (z. B. Infusionsleitungen, Beatmungsschläuche) dürfen keinen Zug ausüben.
⇢ Patientenunterlagen (z. B. Krankenakten, Röntgenbilder) werden von der Begleitperson verwahrt.
⇢ Der Transport sollte immer in Blickrichtung des Kindes erfolgen.
⇢ Bei einem Krankentransport mit dem Krankenwagen können die Eltern nach Rücksprache mit dem verantwortlichen Sanitäter das Kind begleiten.

15 Für eine sichere Umgebung sorgen

> **Merke ⇢ Transport.** Es ist wichtig, während des gesamten Transports dem Kind Zuspruch und Körperkontakt zu vermitteln, um Ängste zu mindern.

15.4.5 Prävention

Eine der Hauptaufgaben der Pflegeperson ist im Rahmen der Prävention (vorbeugende Maßnahmen) die Gesundheitsförderung und die Weitergabe entsprechender Informationen und die Beratung von Eltern und Kindern. Die Prävention im Gesundheitswesen nimmt heute eine zentrale Bedeutung ein.

Sie soll helfen, Gesundheit zu erhalten und die Ressourcen des Einzelnen zu fördern und zu stärken. Zusätzlich sollen präventive Maßnahmen helfen, die enormen Kosten der Krankenkassen zu senken. Diese Aufgabe erfüllen Pflegepersonal, Ärzte und zunehmend mobile Kinderkranken- und Krankenpflegeorganisationen.

Hinweise für eine Gestaltung der sicheren Umgebung, vor allem im häuslichen Bereich (z.B. Unfälle, Vergiftungen) sollen im Folgenden erörtert werden. Weitere Präventionsmaßnahmen sind in den einzelnen Kapiteln erläutert.

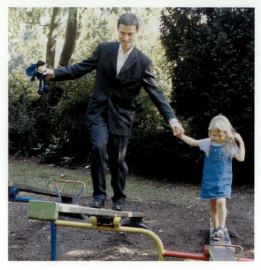

Abb. 15.9 ⇢ Unfallverhütung. Diese beinhaltet Maßnahmen zum Schutz des Kindes und Beratung der Bezugspersonen

Unfälle im Kindesalter

Unfälle sind die häufigste Todesursache im Kindesalter. Sie können Grund für Krankenhausaufenthalte und nicht mehr heilbare Behinderungen (z.B. Mobilitätsverlust oder -einschränkung, Verlust eines Sinnesorgans, Narben) sein **(Tab. 15.1)**.

Um einem Kind ein sicheres Aufwachsen zu ermöglichen, mit Rücksicht auf sein Recht und die Notwendigkeit der Entdeckung seiner Umwelt, seiner Fähigkeiten und Grenzen, müssen alle an seiner Erziehung Beteiligten Raum und Möglichkeiten dafür schaffen **(Abb. 15.9)**.

Die Pflegeperson kann im Gespräch mit Eltern und Kindern erkennen, wo Risiken oder fehlende Kenntnisse die Sicherheit des Kindes beeinträchtigen. Sie kann die Eltern darauf aufmerksam machen und beratend tätig werden.

Es ist wichtig, Situationen und Orte, die Gefahren in sich bergen können, zu erkennen und diese sicherer zu gestalten. Von Bedeutung ist bei den im Folgenden aufgeführten Beispielen das Vorbild der Erwachsenen, die so früh wie möglich einsetzende Sicherheitserziehung der Kinder und die Wahrung der Aufsichtspflicht.

Dabei kommt es darauf an, dem Kind keine Angst vor gefährlichen Situationen zu vermitteln und es somit zu verunsichern, sondern es zu motivieren, überlegt und konzentriert der Situation zu begegnen.

Beispiel: Ein zweijähriges Kind erklimmt ein aus Sicht der Bezugsperson hohes Klettergerüst. Eine mögliche Reaktion ist: „Pass auf, dass Du nicht hinunterfällst, das ist gefährlich." Diese Äußerung könnte ein Erschrecken und Panik des Kindes zur Folge haben und somit einen Konzentrationsverlust.

Hilfreicher könnte folgende Formulierung sein: „Jetzt bist Du aber schon ganz schön hoch geklettert, achte auf die nächste Stufe und halte Dich gut fest". Dieser Satz vermittelt Lob und Aufforderung zur selbständigen Sicherung und verstärkt die Konzentration des Kindes.

Tabelle 15.1 ⇢ Unfallursachen im Kindesalter (nach Callabed, J. 1996)

0.–1. Lebensjahr	1.–2. Lebensjahr	Unfallursachen im 2.–5. Lebensjahr	5.–9. Lebensjahr	10.–16. Lebensjahr
Stürze	Stürze	Stürze	Stürze	Werkzeug
Ertrinken	Vergiftungen	Spielplatz	Spiel	Feuerwaffen
Verbrühungen	Verbrennungen	(Schaukel, Rutsche)	Verwundungen	gefährliches Spielzeug
Ersticken	Verbrühungen	Vergiftungen	Straßenverkehr	Elektrizität
Straßenverkehr	Schnittwunden	Verbrühungen	Schule	Sportverletzungen
	Ersticken	Ertrinken	Sport	Erkundungen
	Fremdkörper	Quetschungen		Intoxikationen
	Ertrinken	Straßenverkehr		Straßenunfälle
	Straßenverkehr	Verbrennungen		

Pflegemaßnahmen 15

Unfallverhütende Maßnahmen

Eltern neugeborener Kinder sind oft unsicher, welche Maßnahmen für ihre Kinder nützlich sind, und daher sollte die Pflegeperson Kenntnisse besitzen, um die Eltern beraten zu können.

Beim Kauf und der Handhabung von Geräten, die bei Kindern eingesetzt werden, ist Folgendes zu beachten:
- Autositz und Kinderwagen müssen sicherheitsgeprüft und mit der dafür vorgesehenen Prüfplakette ausgestattet sein sowie eine genaue Produktbeschreibung beinhalten. Die Montage sollte mit dem Fachmann ausprobiert werden.
- Wickelauflagen und Badewanneneinsätze müssen rutschfest sein.
- Kinder nie ohne unmittelbare Aufsicht auf Wickeltischen oder im Kinderwagen alleine lassen.
- Sog. mit Rollen versehene „Gehfrei" oder „Lauflernhilfen" sind nicht empfehlenswert. Die Kinder erreichen ohne großen Kraftaufwand eine hohe Geschwindigkeit, können das Spielgerät aber nicht selbständig steuern oder stoppen. Trifft das Kind auf ein Hindernis, kann das Kind umfallen oder katapultartig herausgeschleudert werden.

Unfallursachen

■ Sturz

Im Hause bergen viele Gegenstände oder die Anordnung von Möbeln die Gefahr, bei einem Sturz den Aufprall und somit das Verletzungsrisiko zu erhöhen.

Maßnahmen, die dem Kind eine gefahrenfreie Mobilität ermöglichen:
- sämtliche spitzen Kanten und Ecken abpolstern,
- rutschfeste Böden,
- keine herabhängenden Kabel, Tischdecken und Pflanzen,
- Sicherung von Treppenabsätzen mit speziellen Gittern, die der Sicherheitsnorm entsprechen.
- Kinder nicht unbeaufsichtigt bei einem offenen Fenster lassen, Fenster mit Sicherheitsriegel verschließen.

■ Verbrennen und Verbrühen

Feuer, Kerzenschein und Streichholzlicht haben schon immer eine Faszination auf Kinder ausgeübt, aber auch Wärmequellen, die nicht sichtbar sind (z. B. heißes Wasser, Heizkörper, eingeschaltete Herdplatten), bergen Gefahren.

Deshalb sind die wichtigsten Maßnahmen:
- Aufbewahrung von Streichhölzern und Feuerzeugen außer Reichweite von Kindern,
- immer unmittelbare Aufsicht bei offenem Feuer (z. B. Grill, Kerzen),
- Sicherung von Herden, Töpfe vorzugsweise hinten abstellen, Einsatz von Herdgittern,
- keine heißen Speisen oder Getränke für das Kind erreichbar abstellen,
- Überwachen des Duschens oder Badens, Wassertemperatur überprüfen.

■ Schneiden, Quetschen und Stechen

Neben Messer und Schere gibt es eine Vielzahl von Gegenständen, die weniger offensichtlich zu in **Tab. 15.1** genannten Verletzungen führen können. Deshalb sollte Folgendes beachtet werden:
- scharfe und spitze Küchenutensilien in sicherer Höhe aufbewahren,
- Werkzeuge vor Kindern sicher lagern,
- Kleinkinder nur unter unmittelbarer Aufsicht mit Besteck und zerbrechlichem Geschirr umgehen lassen,
- auf bruchsicheres, nicht spitzes Spielzeug achten,
- Beaufsichtigung des Kindes im Türbereich, besonders bei Autotüren und automatischen Drehtüren von öffentlichen Einrichtungen.

■ Ersticken und Ertrinken

Vor allem bei Säuglingen bis zum sechsten Lebensmonat ist das Ersticken die häufigste Todesursache, aber auch größere Kinder können in solche Gefahrensituationen geraten. Daher ist besonders zu beachten:
- auf herabhängendes, an Schnüren befestigtes Spielzeug beim schlafenden, unbeaufsichtigten Kind verzichten,
- Plastiktüten unter Verschluss halten,
- Truhen, große Behälter, Waschmaschinen immer fest verschließen,
- Kleinkinder nie unbeaufsichtigt in und am Wasser spielen lassen (schon Pfützen reichen bei einem Sturz zum Ertrinken aus),
- Kinder sollten früh schwimmen lernen.

■ Unfälle mit elektrischem Strom

Strom ist für das menschliche Auge nicht sichtbar und die Folgen von Stromkontakt sind dem Kind nicht demonstrierbar. Deshalb sind alle Gefahren, die von einer Stromquelle ausgehen können, zu unterbinden:
- Steckdosen mit Kindersicherungen versehen,
- keine defekten Elektrogeräte benutzen,
- Elektrogeräte niemals in Reichweite eines Kindes und Wasser aufbewahren (z. B. im Badezimmer, in der Küche),
- elektrische Geräte immer vom Netz nehmen (z. B. Fernseher).

■ Unfälle im Straßenverkehr und mit Sportgeräten

Kinder sind durch ihre Spontaneität und ihrer Freude an Bewegung und Geschwindigkeit und einer von ihnen nicht einschätzbaren Risikofreude stark gefährdet, im öffentlichen Verkehr zu verunglücken. Daher müssen Eltern und Erziehungsberechtigte auf Folgendes achten:
- Kinder immer in den gesetzlichen dafür bestimmten Kindersitzen in ihrem Auto anschnallen, auch für kurze Wegstrecken,
- Verkehrserziehung so früh wie möglich beginnen,
- immer selbst Vorbild sein, als Fußgänger und auch als Auto- oder Fahrradfahrer,

15 Für eine sichere Umgebung sorgen

⇢ sicherheitsgeprüfte Sportgeräte kaufen und die Handhabung erklären, einüben und überwachen.

■ **Gefährdung durch andere Personen**
Im Laufe der letzten Jahre hat die Gefährdung von Körper und Seele durch Dritte stark zugenommen. Eltern sollten von Anfang an eine Gesprächs- und Vertrauensbasis zu ihrem Kind schaffen und es für die Gefahren, die durch andere ausgehen, sensibilisieren.
Verhaltensweisen, die Kinder schützen können:
⇢ nicht mit fremden Menschen mitgehen, keine Geschenke annehmen, sich nicht einladen lassen,
⇢ nicht ohne Begleitung nach Einbruch der Dunkelheit im Freien aufhalten,
⇢ auch am Tage unbelebte Orte alleine meiden,
⇢ nicht mit alkoholisierten Fahrern mitfahren,
⇢ nicht trampen,
⇢ über Drogenkonsum, Verbreitungswege und Folgen aufklären.

Erste-Hilfe-Maßnahmen. Um die Verletzungen eines Kindes im Falle eines Unfalles sachgerecht versorgen zu können, sollten Eltern und an der Erziehung von Kindern beteiligte Personen:
⇢ ihre Erste-Hilfe-Kenntnisse ständig auffrischen (z. B. Erste-Hilfe-Kurse für Säuglinge und Kinder),
⇢ Erste-Hilfe-Zubehör immer im Hause haben,
⇢ wichtige Notrufnummern immer griffbereit halten (z. B. Hausarzt, Rettungsdienst, Feuerwehr, Polizei, Giftzentrale),
⇢ im Falle einer Vergiftung das Produkt und die Verpackung zum Arzt oder in die Klinik mitnehmen, bei Pflanzenvergiftungen Teile der Pflanze mitnehmen.

■ **Unfälle in der Klinik**
Auch im Krankenhaus können Gefahren, einige wurden zuvor beschrieben, zu unvorhersehbaren Unfällen führen. Die Pflegepersonen müssen daher die Eltern in der ungewohnten Umgebung auf diese besonderen Gefahrenquellen hinweisen und sie bitten, die Kinder hierbei besonders sorgfältig zu beaufsichtigen (z. B. Pflegearbeitsraum, Behandlungszimmer, schwere, automatisch öffnende Türen, Geräte, Zu- und Ableitungen).

Jede Pflegeperson muss mit ihrem Arbeitsplatz vertraut sein und die potenziellen Gefahren, die zusätzlich für das zeitweise in seinen Lebensaktivitäten eingeschränkte Kind auftreten können, erkennen.

Merke ⇢ **Pflegeverständnis.** Der Umgang mit sicherheitsfördernden Maßnahmen und deren Umsetzung durch die Pflegeperson hat jederzeit Vorbildcharakter für Eltern, Kinder und Mitarbeiter.

15.4.6 Sicherheit am Arbeitsplatz

Der Angestellte eines Betriebes hat Anspruch auf einen sicheren Arbeitsplatz. Dieser Anspruch wird mit dem Arbeitsschutzrecht gesetzlich festgelegt. Ziel dieses Gesetzes ist es, Gefahren abzuwehren und Leben und Gesundheit des Beschäftigten zu schützen.

Sicherheitsbestimmungen

Alle Mitarbeiter genießen den Schutz besonderer Gesetze. Sie definieren genau den Verantwortungsbereich des Arbeitgebers, stellen aber auch klar die Pflicht des Arbeitnehmers zur Einhaltung der Schutzbestimmungen heraus.

Gesetze, die Vorschriften zum Arbeitsrecht enthalten, sind u. a.:
⇢ Mutterschutzgesetz,
⇢ Bundesurlaubsgesetz,
⇢ Betriebsverfassungsgesetz,
⇢ Personalvertretungsgesetz.

Die Hauptschutzmaßnahmen finden sich in drei Punkten wieder:
1. Technische und bauliche Maßnahmen, z. B.
   – sicherheitsgerechte Einrichtung,
   – Einhaltung von Schutzbestimmungen bei Arbeiten mit gesundheitsschädigenden Stoffen.
2. Organisatorische Maßnahmen, z. B.
   – Regelungen zur sicheren Arbeitsweise durch Betriebs- oder Dienstanweisungen.
3. Personelle Maßnahmen, z. B.
   – Einsatz geeigneter und ausgebildeter Mitarbeiter,
   – Sicherheitskräfte, der Personalrat und die Beschäftigten tragen die Verantwortung, diese Schutzmaßnahmen einzuhalten, zu unterstützen und die Mängel zu erkennen und abzustellen.

Verstöße gegen diese Gesetze ziehen rechtliche Konsequenzen nach sich.

Brandschutz

Um eine Klinik, Patienten und Mitarbeiter vor Brandgefahren ausreichend zu schützen, müssen die einzelnen Mitarbeiter regelmäßig in Brandschutzmaßnahmen unterwiesen werden.

Jeder einzelne Mitarbeiter sollte aber die Hauptaspekte brandschutztechnischer Maßnahmen vor Augen haben und ihre allgemeingültigen Punkte einhalten:
⇢ Die Flure sind von Gegenständen jeder Art freizuhalten (z. B. Betten, medizinische Geräte), damit diese im Fluchtfall keine Behinderung darstellen.
⇢ Brandschutztüren schließen sich selbsttätig, es dürfen keine Gegenstände (z. B. Keile) dies verhindern.
⇢ Türen müssen in Fluchtrichtung zu öffnen sein.
⇢ Notausgänge dürfen nicht verschlossen oder verstellt werden.
⇢ Ein Merkblatt über „Verhalten im Brandfall" muss gut sichtbar angebracht sein.
⇢ Notrufnummern der Feuerwehr sind auf jedem Telefon vermerkt.

Es liegt in der Verantwortung des Arbeitgebers und jedes einzelnen Mitarbeiters, dass das gesamte Personal Kenntnisse hat bezüglich:

- ⇢ brandbegünstigenden Faktoren,
- ⇢ Arten von Zündquellen,
- ⇢ Brandklassen,
- ⇢ Brandbekämpfung,
- ⇢ Aufstellungsort, Einsatz und Handhabung eines Feuerlöschers.

Medizinproduktegesetz

Im Rahmen ihrer Tätigkeit muss die Pflegeperson mit hochentwickelten medizinisch-technischen Geräten arbeiten, die bei unsachgemäßem Gebrauch dem damit behandelten Kind Schaden zufügen können.

Um potenzielle Schäden vom Patienten abzuwenden, tritt beim Einsatz von medizinisch-technischen Geräten das Medizinproduktegesetz (MPG) in Kraft. Es regelt u. a.:
- ⇢ Anwendungsbereich,
- ⇢ Überprüfung der Bauartzulassung,
- ⇢ Einweisung des Personals,
- ⇢ sicherheitstechnische Kontrollen,
- ⇢ Aufbewahrung der Gebrauchsanweisungen und Gerätebücher (die die genauen Daten des Gerätes und die Kontrolltermine beinhalten),
- ⇢ Unfall- und Schadensanzeigen bei Ausfall eines Gerätes.

Es liegt in der Verantwortung eines jeden einzelnen Mitarbeiters und dessen Vorgesetzten, dass er in die Handhabung der Geräte, die er einsetzt, eingewiesen wird. Der Anwender muss durch den Hersteller oder der vom Betreiber beauftragten Person unter Berücksichtigung der Gebrauchsanweisung in die sachgerechte Handhabung eingewiesen worden sein.

Die Pflegeperson muss die Handhabung des Gerätes einüben. Nur nach Anweisung und genauer Kenntnis dürfen die Geräte eigenverantwortlich vom Mitarbeiter bedient werden. Jede Pflegeperson hat einen Gerätepass, in dem die Unterweisungen für die einzelnen Geräte dokumentiert werden. Auszubildende dürfen nur unter unmittelbarer Aufsicht mit medizinisch-technischen Geräten arbeiten.

Lese- und Lernservice

Fragen zum Selbststudium

1. Welche Erlebnisse in Ihrer Kindheit haben ihr Sicherheitsbewusstsein nachhaltig verändert? Haben Sie heute Ängste, z. B. Höhenangst, Angst vor tiefen offenen Gewässern?
2. Welche Sicherheitskontrollen führen Sie vor der Verabreichung von Arzneimitteln durch?
3. Was verstehen Sie unter Pflegekompetenz?
4. Nennen Sie Gründe für die Verbreitung von Krankenhausinfektionen. Welche Maßnahmen kennen Sie, die diese verhindern bzw. mindern können?
5. Gehen Sie durch Ihre Wohnung oder über Ihre Station mit den Augen eines zweijährigen Kindes. Welche Unfallrisiken erkennen Sie, welche Präventionsmaßnahmen würden Sie ergreifen oder anregen?
6. Welche Motive können Menschen haben, die eine Extremsportart ausüben (Freeclimbing, Rafting, Bungeespringen)? Wie schätzen Sie deren Sicherheitsbewusstsein ein?
7. Welche Präventivmaßnahmen im häuslichen Bereich zur Sicherung von Kindern kennen Sie? Was sind die häufigsten Unfälle im Kindesalter nach den einzelnen Altersgruppen gestaffelt?
8. Welche Bestimmungen, die den sicheren Arbeitsplatz regeln, erachten Sie als besonders wichtig?

Verwendete Literatur

BAGUV-Schriftenreihe Theorie und Praxis der Unfallverhütung: Hautkrankheiten und Hautschutz. Bonn 1993

Bals, T.: Was Florence noch nicht ahnen konnte. Neue Herausforderungen an die berufliche Qualifikation in der Pflege. Bibliomed, Melsungen 1994

Bayerisches Staatsministerium für Arbeit und Sozialordnung, Familie, Frauen und Gesundheit (Hrsg.): Sicherheit für ihr Kind – (k)ein Kinderspiel. 11. Aufl. Bayerisches Staatsministerium, München 1995

Beckert, J.: Hygiene für Fachberufe im Gesundheitswesen. 5. neubearb. Aufl. Thieme, Stuttgart 1995

Braun, U., P. Roos-Pfeiffer: Sichere Medizintechnik, Information zur Medizinprodukte-Betreiberverordnung, 2. Aufl. TransMIT GmbH, Gießen 1999

Bundeszentrale für gesundheitliche Aufklärung (Hrsg.): Sicherheitsfibel – Ratgeber für Eltern zur Verhütung von Kinderunfällen. Bundeszentrale für gesundheitliche Aufklärung, München 1995

Callabed, J.: Prävention von Unfällen im Kindesalter. Sozialpädiatrie und Kinderärztliche Praxis, 3 (1996) 166

Ebner, W., u. a.: Sinnvolle und nicht sinnvolle Hygienemaßnahmen in der Pädiatrie. Monatsschr. Kinderheilkunde 148 (2000) 1017

Goldinger, A.: Umgang mit Arzneimitteln im Krankenhaus. Ein Leitfaden für das Pflegepersonal. Kohlhammer, Stuttgart 1998

Jandt, A.: Sich sicher fühlen und verhalten. In: Kellnhauser, E., u. a. (Hrsg.): THIEMEs Pflege, begründet von L. Juchli, 9. Aufl. Thieme, Stuttgart (2000) 550 – 562

Kahlert, E.: Der Unfall eines Kindes – Auswirkungen auf die Angehörigen. Kinderkrankenschwester (2001) 246 – 250

Möllenhoff, H.: Hygiene für Pflegeberufe, 2. Aufl. Urban & Schwarzenberg, München 2001

Pschyrembel, W.: Klinisches Wörterbuch. 259. Aufl. de Gruyter, Berlin 2001

Roper, N., W. W. Logan, A. J. Tierney: Die Elemente der Krankenpflege. Recom, Basel 1993

Rote Liste. Arzneimittelverzeichnis des BPI und VFA, Aulendorf 1995

Schriever, J.: Kinderunfälle – Ursachen und Tipps zur Prävention. Kinderkrankenschwester 9 (1999) 367 – 371

Internetadressen

www.rki.de (Robert-Koch-Institut)
www.umwelt-online.de/recht/lebensmt/medprod
www.bvmed.de/text/betreibervo.htm

16 Sich beschäftigen, spielen und lernen

Eva-Maria Wagner

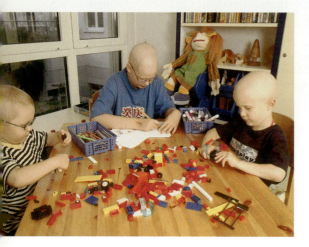

16.1 Bedeutung

Spielen ist für ein Kind ein Grundbedürfnis wie essen und trinken, ruhen und schlafen oder die Nähe vertrauter Menschen spüren. Das Spiel ermöglicht dem Kind, aktiv zu lernen und sich alltägliche Fähigkeiten anzueignen, wie beispielsweise mit Ausdauer ein Ziel zu verfolgen, sich mit anderen Kindern auseinanderzusetzen, zu sprechen, den Umgang mit Geld oder das korrekte Verhalten im Straßenverkehr zu üben usw.

Im Spiel wird das Kind mit sich selbst konfrontiert, mit seinen Wünschen, Konflikten, Freuden und Ängsten. Alles, was für ein Kind neu und somit erst zu verarbeiten ist, versucht es, spielend nachzuahmen und zu begreifen.

In den ersten sechs Lebensjahren spielt ein Kind ca. 15 000 Stunden, d. h. sieben bis neun Stunden täglich. Dies entspricht dem Arbeitstag eines Erwachsenen. Für das Kind ist aber das Spiel nicht wie für den Erwachsenen ein angenehmer Zeitvertreib, sondern seine wichtigste Beschäftigung.

 Merke ⇢ Spielverhalten. Die Vorstellungen der Erwachsenen sollten das Spielverhalten des Kindes nicht einschränken, denn Spiel ist zweckfrei und Ausdruck von Lebensfreude.

Bedeutung für das kranke Kind

Das Spiel im Krankenhaus hat für ein krankes Kind eine große Bedeutung. Es lenkt das Kind ab von den ihm auferlegten Beschränkungen (z. B. Bettruhe, Isolation oder teilweise Bewegungsunfähigkeit auf Grund von Infusionen u. a.) und bringt ein Stück Normalität in den Klinikalltag. Probleme und Ängste kann das Kind spielend verarbeiten, indem es im Rollenspiel seine eigene Situation darstellt, z. B. den ersten Tag in der Kinderklinik, die Untersuchung durch den Arzt, die Medikamentenausgabe durch eine Pflegeperson usw.

Im Spiel versucht das Kind, sich die ihm fremde Krankenhausumgebung vertraut zu machen. Das Kind erhält Selbstbestätigung, wenn ihm trotz seiner Erkrankung etwas gelingt, beispielsweise beim Malen, Basteln oder Musizieren.

Auch Lernen im Krankenhaus ist für Schulkinder wichtig, selbst wenn sie normalerweise nicht besonders gerne zur Schule gehen. Es bedeutet ein Stück Alltag im Klinikablauf, lenkt sie ab, ermöglicht ihnen, den Kontakt zu den Klassenkameraden aufrechtzuerhalten und nach dem Krankenhausaufenthalt Anschluss an die Unterrichtsthemen in der Schule zu finden. Durch das Lösen von seinem Leistungsniveau entsprechenden Schulaufgaben erlebt das kranke Kind einen Erfolg, der es bestätigt und zur Bewältigung weiterer Herausforderungen ermutigt.

Bedeutung für das Pflegepersonal

Die Pflege kranker Kinder ist eine ernste Angelegenheit – je kränker das Kind, desto ernster. Darf man da als Pflegeperson beim Verbandwechsel ein Lied singen oder während der Blutentnahme mit dem Kind um die Wette Grimassen schneiden? Darf man als Pflegeperson mit einem Kind spielen, wenn noch nicht alle Betten gemacht, Vorräte aufgefüllt oder Befunde abgeheftet sind? Was denken da die Kolleginnen, Ärzte, Eltern…? Spiel ist nicht nur Kinderspiel. Es hat auch für das Pflegepersonal große Bedeutung.

Im Spiel:
- ⇢ erfahre ich, wie sich das Kind fühlt, wie es das Krankenhaus erlebt, welche belastenden Erfahrungen es im Spiel verarbeitet,
- ⇢ zeigt sich die psychosoziale Entwicklung des Kindes, da bestimmte Spiele erst ab einem bestimmten Alter auftreten, wenn das Kind über entsprechende Fähigkeiten verfügt (Beispiel: Entwicklung des Malen und Zeichnens),
- ⇢ kann Kontakt der Kinder untereinander hergestellt werden, so dass das einzelne Kind sich nicht mehr so langweilt oder ängstigt,
- ⇢ können chronisch kranke Kinder im Umgang mit ihrer Erkrankung geschult werden (z. B. bei Asthma, Diabetes, Rheuma),
- ⇢ können viele Berufsgruppen im Krankenhaus ihren therapeutischen Auftrag umsetzen, z. B. Kinderkrankenpflege, Physiotherapie, Ergotherapie, Logopädie.

16.2 Beeinflussende Faktoren

Verschiedene Faktoren können das Spielverhalten von Kindern beeinflussen. Im Folgenden werden einige Faktoren aufgeführt, die im Krankenhaus von Bedeutung sind.

Körperliche Faktoren. Das Alter bzw. der Entwicklungsstand des Kindes bringt jeweils spezifische Spielarten mit sich, typisch für Säuglinge ist beispielsweise das Ablecken und Abtasten jedes Spielzeugs mit dem Mund.

Eine körperliche und/oder geistige Behinderung beeinträchtigt das Spielverhalten, z. B. greifen blinde Kinder selten nach Spielzeug, da sie nicht sehen können, dass es sich in ihrer Nähe befindet.

Aufgrund einer Erkrankung kann sich das Kind zu unwohl fühlen, um zu spielen oder sich auf ein Spiel zu konzentrieren. Möglicherweise ist es in seiner Beweglichkeit so eingeschränkt, dass nur bestimmte Spiele in Frage kommen.

Psychologische Faktoren. Das Kinderspiel wird beeinflusst durch Gefühle wie Angst, Unruhe, Langeweile und Einsamkeit. Insbesondere während eines Krankenhausaufenthalts können diese Faktoren sich hinderlich auswirken.

Soziokulturelle Faktoren. Das Kind ahmt im Spiel das Sozialverhalten nach, das ihm in seiner Umgebung vorgelebt wird. In manchen Kulturen schaut man sich bei der Begrüßung in die Augen und schüttelt sich die Hände, in anderen wird durch Neigen des Kopfes und einen gesenkten Blick versucht, den Blickkontakt zu vermeiden.

Ab ca. 2 Jahren kann geschlechtsspezifisches Spiel beobachtet werden, d. h. Jungen spielen bevorzugt mit technischem Spielzeug wie Autos und Mädchen spielen bevorzugt mit Puppen, die sie umsorgen. Diese Unterschiede sind jedoch durch das Vorbild der Umwelt bedingt, nicht durch das biologische Geschlecht des Kindes. Auch das Angebot an Spielzeug ist abhängig von der Kultur und Gesellschaft, in der das Kind lebt.

Umgebungsabhängige Faktoren. Es treten sehr unterschiedliche Spiele auf, je nachdem, ob das Kind alleine spielt (z. B. mit sich selbst oder einer Puppe Gespräche führt) oder mit einem anderen Kind bzw. einer Gruppe von Kindern oder mit einem Erwachsenen.

16.3 Beobachten und Beurteilen

Das Spielen von Kindern nimmt viele verschiedene Formen an. Im folgenden Text können nicht alle Spiele erläutert werden, die Kinder ab einem bestimmten Alter bzw. Entwicklungsstand spielen. Es werden lediglich kurz die bevorzugten Spiele vorgestellt, sofern sie auch im Krankenhaus relevant sind. Die Altersangaben sind lediglich Richtwerte.

Die vier Haupttypen kindlichen Spiels sind:
- das Bewegungsspiel,
- das Funktions- oder Konstruktionsspiel,
- das Rollenspiel,
- das durch Spielregeln bestimmte Gemeinschaftsspiel.

16.3.1 Spielverhalten

Geburt bis drei Monate

Soziales Spiel. Darunter versteht man ein Wechselspiel der Interaktion zwischen dem Säugling und einer Bezugsperson. Es besteht aus:
- Blickkontakt aufnehmen,
- den Kopf in Richtung des Erwachsenen wenden, aufmerksam zuhören,
- Nachahmen der Mimik des Erwachsenen,
- Erlernen des sozialen Lächelns.

Spiel mit den eigenen Händen (Bewegungsspiel). Dieses besteht darin,
- Hände in den Mund nehmen (Hand-Mund-Koordination),
- Hände zu betrachten (Hand-Augen-Koordination),
- Hände zu betasten (Hand-Hand-Koordination).

Dies ist das erste Spiel, das der Säugling mit sich selbst spielt. Dabei lernt er seine Hände kennen und bereitet sich auf das Erlernen des Greifens ab dem 4./5. Lebensmonat vor.

Drei bis zwölf Monate

Erkunden von Gegenständen durch Greifen. Dabei entwickelt das Kind mit fortschreitendem Alter verschiedene Arten des Greifens:
- beidhändiges palmares Greifen (von lat. palmus manus: Handinnenfläche) ab dem 4. Lebensmonat,
- einhändiges palmares Greifen ab dem 6./7. Lebensmonat, wobei der Säugling einen Gegenstand gezielt mit einer Hand ergreifen und von einer Hand in die andere nehmen kann.
- Pinzettengriff ab dem 9./10. Lebensmonat, bei der der Säugling nicht mehr mit der Handinnenfläche, sondern mit den Fingerkuppen von Daumen und Zeigefinger greift und sich gern intensiv mit dem Aufpicken kleinster Dinge wie z. B. Brotkrümeln oder Fäden beschäftigt.

Sich beschäftigen, spielen und lernen

Orales Erkunden („Mundeln"). Der Säugling nimmt Gegenstände in den Mund und untersucht sie mit Lippen und Zunge. Dies ist das dominierende Spiel bis zum 8. Monat, danach wird es allmählich unwichtiger und tritt nach dem 18. Lebensmonat kaum noch auf.

Mittel zum Zweck. Ab dem 8. Monat begreift der Säugling die Auswirkung einfacher Handlungen, z. B. dass beim Schütteln einer Rassel ein Geräusch erklingt. Bevorzugtes Spielzeug sind jetzt oft Tiere auf Rollen, die an einer Schnur herangezogen werden können, sowie Rasseln und Glocken.

Spiel mit der Merkfähigkeit. Ab dem 9. Monat entwickelt sich die Merkfähigkeit bzw. das Kurzzeitgedächtnis: Der Säugling beginnt, sich zu erinnern. Auch wenn ein Gegenstand aus dem kindlichen Blickfeld verschwindet, behält das Baby eine Vorstellung davon und sucht danach. Beispielsweise lässt das Baby, das im Hochstuhl sitzt, Gegenstände fallen und beobachtet interessiert, wohin sie rollen, oder es räumt Spielsachen in eine Schachtel, holt sie heraus und lässt sie erneut verschwinden. Im sozialen Spiel ist das Verschwinden und Wiederauftauchen von Personen ähnlich faszinierend für das Baby: Die Eltern verstecken ihr Gesicht hinter einem Tuch und tauchen kurze Zeit später wieder auf, was beim Kind freudige Erwartung auslöst.

Ein bis drei Jahre

Spiele mit Symbolcharakter. Das Kind ahmt Handlungen und Verhalten der Erwachsenen nach und übt dadurch motorische und soziale Fähigkeiten ein. Alles, was das Kind täglich erlebt, wird zum Spiel. Es beginnt damit, einfache Handlungen nachzuspielen, wie der Puppe die Haare bürsten, den Teddy mit dem Löffel füttern sowie telefonieren (**Abb. 16.1**). Dieses Spiel wird zunehmend komplexer, das Kind spielt allmählich ganze Alltagsszenen, z. B. Mittagessen kochen, Tisch decken, Puppen an den Tisch setzen, essen und anschließend Tisch abräumen und Geschirr spülen.

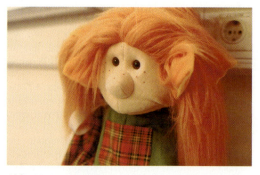

Abb. 16.1 ⇢ Handpuppen. Mit der Spielpuppe werden häufig alltägliche Handlungen, die das Kind erlebt, nachgespielt

Ab ca. 18 Monaten tritt symbolisches Spiel auf, das Kind setzt beispielsweise den Teddy in einen Schuh und spielt, dass der Teddy mit dem Auto durch das Zimmer fährt. Später wird aus dem symbolischen Spiel das Rollenspiel.

Funktions- und Konstruktionsspiele. Das Kind spielt, um herauszufinden, wie etwas funktioniert, was es damit alles tun kann. Das Kind versucht z. B. einen Gegenstand in einen anderen hineinzustecken, dabei kann es durchaus vorkommen, dass das Kind zunächst den größeren Gegenstand in den kleineren hineinzustecken versucht. Oder es probiert aus, ob es beim Baden einen Ball unter die Wasseroberfläche drücken kann. Besonders interessant findet das Kind Haushaltsgeräte und andere alltägliche Gebrauchsgegenstände (Telefon usw.).

Sobald das Kind die Beschaffenheit und Funktion eines Gegenstandes oder Materials begriffen hat, setzt es ihn ein, um damit etwas Neues herzustellen, d. h. zu konstruieren, beispielsweise beim Spiel mit Bauklötzchen oder mit Sand.

Malen. Kleine Kinder experimentieren gerne mit Farben. Geeignet sind Wachsmalbirnen und dicke Wachsmalstifte auf Bienenwachsbasis, extra dicke Kindermalstifte und Filzstifte auf Lebensmittelbasis sowie Fingerfarben. Malt ein Kind nicht gerne mit den Fingern, kann man ihm einen kleinen Schwamm, einen dicken Borstenpinsel mit kurzem Stiel oder eine Holzkugel mit Borsten anbieten. Die Auswahl an Farben wird begrenzt, anfangs genügt eine einzige Farbe.

Drei bis sechs Jahre

Puppentheater. Ab etwa vier Jahren kann ein Kind mit einer einfachen Handspielpuppe im Puppentheater spielen und mit ihr Gespräche führen. Die Handspielpuppen oder -tiere sollen aus möglichst leichtem Material sein, z. B. ganz aus Stoff oder mit Köpfen aus Pappmasche oder Modelliermasse, die das Kind selbst herstellen kann. Außer klassischen Figuren wie dem Kasper sind für das Kind bekannte Personen bzw. Tiere bedeutsam, beim kranken Kind beispielsweise eine Arztpuppe.

Rollenspiel. Im Rollenspiel verarbeitet das Kind seine Erlebnisse und tut so, als ob es alle die Dinge könnte, die sonst den Erwachsenen vorbehalten sind. Das gemeinsame Spiel mit anderen Kindern fördert soziales Verhalten, denn die Verteilung der Rollen muss abgesprochen werden: Nicht alle können gleichzeitig die Verkäuferin im Kaufmannsladen sein, es müssen auch Kunden zum Einkaufen kommen. Rollenspiel macht erfinderisch, da nicht nur Spielzeug, sondern auch Alltagsmaterialien (Kleidung, Gebrauchsgegenstände usw.) vom Kind dafür eingesetzt werden.

Gesellschaftsspiele. In diesem Alter können die Kinder erstmals bei Gesellschaftsspielen mitmachen, wenn diese weder Taktik noch besondere Geschicklichkeit verlangen. Im Gesellschaftsspiel lernt das Kind, Regeln zu akzeptieren und einzuhalten. Meist

ist jedoch der Verlauf des Spiels für das Kind spannender und bedeutsamer als das Endziel, d. h. zu gewinnen. Beispiele: Bilderlotto, Farben- und Bilderdomino, Memory, Angelspiel, Schwarzer Peter.
Malen und Zeichnen. Ab etwa vier Jahren können die Kinder mit Wasserfarben (Deckfarben) und einem dicken Pinsel umgehen sowie mit Bleistiften und Buntstiften mit dicken Minen.
Bauen und Konstruieren. Kindergartenkinder bauen gerne mit Bauklötzen aus Holz oder Steckbausystemen aus Kunststoff. Je jünger das Kind ist, desto großformatiger sollten die Steine sein und um so weniger verschiedene Formen und Farben besitzen.

Sechs bis zehn Jahre

Viel Kinder sammeln irgend etwas, mit dem sie sich stundenlang beschäftigen können, z. B. Sammlungen von Spielzeug (Dinosaurier, Barbie-Puppen u. a.), die sie mit denen anderer Kinder vergleichen.
Gesellschaftsspiele. Nun sind Spiele interessant, die Voraussicht, taktische Überlegungen oder besondere Geschicklichkeit verlangen, von „Mensch ärgere dich nicht" bis zu Halma, Mikado, Wortlegespielen u. a. Grundschulkinder müssen das Gewinnen und Verlieren im Gruppenspiel noch üben. Kooperationsspiele, bei denen alle Mitspieler gemeinsam einen Lösungsweg suchen müssen, lassen das einzelne Kind nicht als alleinigen Verlierer oder Gewinner dastehen.
Rollenspiele. Sie werden immer mehr zum Schauspiel. Die Kinder übertreiben gerne die Darstellung bestimmter Merkmale oder spielen den Clown. Nun sind auch Theaterspiele mit festgelegter Handhabung und vorgegebenen Rollen interessant.
Malen und Zeichnen. Schulkinder haben das Bestreben, Dinge detailliert und wirklichkeitsgetreu darzustellen und entwickeln ein Gefühl für räumliche Perspektiven. Jetzt zählt nicht mehr nur das Tun an sich, sondern auch das fertige Produkt, das möglichst gelungen sein soll. Kritik der Erwachsenen kann rasch zu Entmutigungen führen.
Basteln, Werken, Handarbeiten. Gespielt wird mit einfachen Modellbaukästen mit Konstruktionsmaterial aus Holz, Kunststoff oder Metall, Ausschneidebogen für Anziehpuppen oder einfache Modellbaubogen, Stempelkasten sowie den verschiedensten Materialien zum Basteln und Handarbeiten (Holz, Papier, Wolle, Stoff, Modelliermasse usw.).

Ab zehn Jahren

Gesellschaftsspiele. Je nach Erfahrung und Anregung sind Zehnjährige den Erwachsenen in allen Spielen ebenbürtig oder sogar überlegene Spielpartner. Dies betrifft auch anspruchsvolle Gesellschaftsspiele wie Dame, Mühle oder Schach.
Malen und Zeichnen. Viele Kinder verlieren das Interesse am spontanen Malen oder Zeichnen und müssen erst motiviert werden, auch weil sie selbstkritisch sind.

Weitere beliebte Beschäftigungen. Dazu gehören Computerspiele, Lesen (Zeitschriften, Bücher), Musik hören (Radio, Kassettenrekorder, Walkman), Fernsehen, Modellbau, naturwissenschaftliche Experimentierkästen, Werken und textiles Gestalten. Viele Jugendliche unterhalten sich gerne ausführlich mit Freunden am Telefon oder pflegen Brieffreundschaften.

16.3.2 Individuelle Situationseinschätzung

Anhand der Pflegeanamnese und durch Beobachtung des Kindes können Vorlieben des Kindes berücksichtigt und seinem Alter und Entwicklungsstand sowie seiner Erkrankung ensprechende Beschäftigungsangebote ausgewählt werden:

- Hat das Kind eine Lieblingspuppe oder ein Schmusetier?
- Welche Lieblingsbeschäftigung oder Hobbys hat das Kind/der Jugendliche?
- Hat das Kind eigene Spiel- oder Bastelsachen von zu Hause mitgebracht?
- Wenn nicht, gibt es auf der Station bzw. in der Kinderklinik Spielzeug, Bastel- oder Zeichenmaterial, das ihm zur Verfügung gestellt werden kann?
- Kann das Kind mit den vorhandenen Spielsachen alleine spielen oder benötigt es dazu Anleitung bzw. einen Spielpartner?
- Wissen die Eltern, womit sie und ihr Kind spielen und sich beschäftigen können?
- Kann das Kind lesen? Gibt es in der Patientenbücherei geeignete Bilder- oder Kinderbücher?
- Welche diagnostischen und therapeutischen Maßnahmen können dem Kind spielerisch nahegebracht werden?
- Ist das Spielverhalten des Kindes beeinträchtigt, sodass ergotherapeutische Unterstützung erforderlich ist?
- Wird das Kind/der Jugendliche voraussichtlich längere Zeit in der Klinik bleiben, sodass Unterricht am Krankenbett oder in der Schule im Krankenhaus erforderlich ist?
- Kann das Kind das Angebot des Spielzimmers der Kinderklinik überhaupt nutzen?

16 Sich beschäftigen, spielen und lernen

16.4 Pflegemaßnahmen

16.4.1 Grundsätze

Die Aufgabe des Erwachsenen ist es, dem Kind ein Spielpartner zu sein, ihm Spielsachen anzubieten und Vorbild zum Nachahmen zu sein.

Bei jüngeren Kindern zeigt ein interessierter, freudiger Gesichtsausdruck, dass das Spiel sinnvoll ist. Ein lustloses, gleichgültiges Gesicht oder untätiges Herumsitzen des Kindes deutet darauf hin, dass es durch das Spiel wahrscheinlich unter- oder überfordert ist. Wenn wir unsicher sind, welches Spiel dem Kind gefällt, können wir sein Tun beobachten und dann sein Spiel nachahmen. Das Kind erlebt Nachspielen als Ausdruck von Sympathie. Möchte das Kind nicht alleine spielen, so fordert es den Erwachsenen zum Mitspielen auf.

Essen, sauber werden, waschen usw. machen dem Kind Spaß, wenn es dabei spielen darf. Das fröhliche Vorbild der Erwachsenen ist dabei entscheidend – auch Zähneputzen kann für ein Kleinkind ein Abenteuer sein. Mit dem Kind zu spielen ist gut, dem Kind ein Vorbild geben, indem die Erwachsenen es in ihre Aktivitäten einbeziehen, ist besser.

Kinder brauchen Zeit und Gelegenheit zum Spielen. Dies gilt auch für alltägliche Ereignisse wie die Mahlzeiten. Ein Kind sollte nicht aufgefordert werden, sein Spiel für das Mittagessen zu beenden, wenn es dann noch eine halbe Stunde auf das Essen warten muss. In einem solchen Fall ist es besser, das Kind verspielt die lange Wartezeit. Durch die Ankündigung der Mahlzeit kann es sich darauf einstellen, dass es beim Spielen bald eine Pause einlegen muss. Ein Kind empfindet die Störung oder Unterbrechung seines Spiels genau so unangenehm wie ein Erwachsener, der konzentriert arbeitet. Auch Angehörige anderer Berufsgruppen sollten darauf aufmerksam gemacht werden, dass sie das Spiel des Kindes nicht unnötig stören. Notfallsituationen sind hiervon selbstverständlich ausgenommen.

Das Spiel sollte dem Entwicklungsstand des Kindes angepasst sein. Angaben der Hersteller, für welches Alter ein bestimmtes Spielzeug geeignet ist, sind meist zu hoch. Kinder interssieren sich häufig bereits früher für das betreffende Spielzeug, auch wenn sie vielleicht auf eine andere Art damit spielen als vorgegeben.

Da das Kind auf sein anstrengendes, aufregendes und wichtiges Spiel stolz ist, sollten die Erwachsenen am Tun des Kindes ernsthaftes Interesse zeigen, d. h., es sich anschauen, erklären lassen, sich mit dem Kind darüber freuen und es dafür loben. Erwachsene sollten sich nicht zu einem Spiel zwingen, das ihnen keinen Spaß macht, sonst hat auch das Kind nichts davon.

16.4.2 Spielen im Krankenhaus

Kranke Kinder dürfen in Bezug auf die Art und den Schwierigkeitsgrad eines Spiels eher unterfordert werden, damit sie nicht frustriert sind, wenn ihnen etwas nicht gelingt.

In den Pflegealltag können einfache Spielideen eingebaut werden, fällt beispielsweise die Puppe aus dem Bett, so erhält sie ein Pflaster. Bunte, selbstgebastelte Namensschilder für jedes Schmusetier bzw. Puppe erleichtern es dem Pflegepersonal, diese in ihre Pflegetätigkeiten einzubeziehen und somit den Kontakt zum Kind zu verbessern.

Während eines Krankenhausaufenthalts kommt es immer wieder zu Wartezeiten: Warten auf die Untersuchung durch den Arzt, die Behandlung durch die Krankengymnastin, die Mahlzeiten, den Besuch u. a. Diese Wartezeiten lassen sich durch kleine Spiele (z. B. Fingerspiele, Fadenspiele, Ratespiele) überbrücken, die gegebenenfalls rasch beendet werden können, ohne dass es Tränen gibt.

Die Möglichkeit, Kinder in alltägliche Verrichtungen einzubeziehen, ist in der Klinik nicht so oft gegeben wie zu Hause. Das Kind kann aber durchaus beim Bettenmachen mithelfen, indem es z. B. den Kopfkissenbezug selbst zu wechseln versucht, so weit seine Erkrankung es zulässt.

Beeinträchtigungen aufgrund des Krankenhausaufenthalts wie motorische Einschränkungen, Einhalten einer Diät, Langeweile oder Angst können zur Entstehung von Aggressionen führen. Daher müssen dem Kind Möglichkeiten gegeben werden, Aggressionen abzubauen, beispielsweise durch Hammerspielzeug (sofern der Lärm die anderen Kinder nicht stört), kneten, Papierballschlachten mit Pflegepersonal oder Eltern. Wenn die Behandlung und der Allgemeinzustand des Kindes es erlauben, kann das Kind das Spielzimmer der Kinderklinik nutzen. Auch der Kontakt zu Geschwistern und Freunden des Kindes sollte in der Kinderklinik unterstützt werden.

Sofern möglich werden Fachleute wie Ergotherapeuten, Heilpädagogen, Erzieher oder Krankenhauslehrer einbezogen und der Kontakt zur Kindergartengruppe bzw. Schulklasse hergestellt, die das Kind besucht. Können die Eltern nicht regelmäßig bei ihrem Kind sein, so können oft freiwillige Helfer einbezogen werden („Grüne Damen", AKIK-Betreuerinnen), nach Absprache mit den Eltern.

In vielen Kinderkliniken gibt es sogenannte Kliniksclowns oder Clowndoktoren, die regelmäßig alle Stationen besuchen (**Abb. 16.2**). Die punktuelle Ablenkung und Unterhaltung der Kinder durch Kliniksclowns ersetzt jedoch nicht die qualifizierte Betreuung durch Fachleute wie Erzieher, Ergotherapeuten etc.

Im Folgenden wird ein kleiner Überblick gegeben über die Bedeutung des Spielens im Krankenhaus in verschiedenen Altersstufen.

Pflegemaßnahmen 16

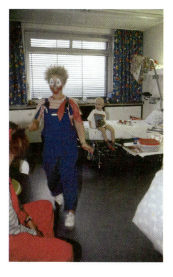

Abb. 16.2 ⇢ **Klinikclowns.** Sie können die Kinder zumindest zeitweise von ihrer Krankheit ablenken

Geburt bis drei Monate

Soziales Spiel. Die Pflegeperson soll
⇢ die Kontaktaufnahme mit dem Säugling stets mit liebevoller Ansprache verbinden,
⇢ während der Pflegemaßnahmen mit dem Baby sprechen, das Baby häufig mit seinem Namen ansprechen – kein anderes Geräusch ist schon ab dem Neugeborenenalter so interessant wie die menschliche Stimme,
⇢ Blickkontakt mit dem Säugling herstellen,
⇢ auf Zeichen des Kindes achten, wann es erschöpft ist.

Die Aufmerksamkeitsspanne des jungen Säuglings ist noch kurz. Wenn das Baby vom sozialen Spiel ermüdet ist, zeigt es dies durch Wegschauen, Wegdrehen des Kopfes, Augenschließen, „glasigen" Blick, Wegdrehen des ganzen Körpers, Schluckauf. Auf diese Zeichen muss geachtet werden – das Baby sollte dann nicht wiederholt zur Kontaktaufnahme stimuliert werden. Dies gilt selbstverständlich auch bei eindeutigen Zeichen wie Quengeln oder Schreien.

Spiel mit den eigenen Händen. Handschuhe und Fixieren der Hände hindern den jungen Säugling daran, seine Hände kennenzulernen, sich auf das Greifenlernen vorzubereiten sowie sich selbst zu beruhigen und sich das Einschlafen durch Saugen an den Fingern bzw. der ganzen Hand zu erleichtern.

> **Merke** ⇢ **Fixierung.** Handschuhe dürfen nur dann angezogen bzw. die Hände nur festgebunden werden, wenn es unbedingt erforderlich, d. h. weder eine Pflegeperson noch ein Elternteil am Bett des Kindes anwesend ist. Wenn möglich, soll wenigstens eine Hand frei bleiben.

Bei blinden Säuglingen wird durch das Ausbleiben der Hand-Augen-Koordination die Entwicklung des Greifens beeinträchtigt. Diese Babys sollten besonders zum Greifen angeregt werden, z. B. durch Spielzeug, das Geräusche macht (Rassel, Klapper, Glöckchen) und klare, prägnante Formen hat.

Spielzeug. Hängende Spielsachen (Mobile, Klangspiel, Luftballon, Spieluhr) werden so angebracht, dass der Säugling sie nicht ununterbrochen im Blickfeld hat, d. h. entweder seitlich oder nur für begrenzte Zeit im Gesichtsfeld. Das Baby kann sich sonst ihrem Anblick nur entziehen durch Augenschließen oder Wegdrehen des Kopfes.

Greifspielzeug soll leicht und handlich sein, da der Säugling es im Liegen gegen die Schwerkraft halten muss. Am besten geeignet sind ringförmige Spielsachen, da sie an jeder Stelle gleich gut zu ergreifen sind.

Drei bis zwölf Monate

Aus der Sicht des Säuglings ist jeder Gegenstand, der sich zum Erkunden anbietet, ein Spielzeug. Aus der Sicht der Erwachsenen ist ein gutes Spielzeug nur dann für den Säugling geeignet, wenn es ungefährlich für das Baby ist, d. h.,
⇢ es hat keine scharfen oder spitzen Teile, an denen das Baby sich verletzen kann,
⇢ es ist unzerbrechlich,
⇢ es ist mit ungiftiger Farbe bemalt bzw. aus ungiftigem Material hergestellt,
⇢ es ist so groß, dass das Baby es nicht ganz in den Mund nehmen und verschlucken oder aspirieren kann.

Im Krankenhaus ist es darüber hinaus wichtig, dass das Spielzeug einfach zu reinigen bzw. nach kliniküblichem Vorgehen zu desinfizieren ist. Das im Folgenden aufgeführte Spielzeug kann dem Baby angeboten werden.

Stofftier, -ball und Spieluhr. Weiche Stofftiere, die evtl. auch quietschen, Stoffball und Spieluhr, mit Stoff überzogen, werden den Kindern gerne gegeben. Eltern sollen darauf hingewiesen werden, dass sie waschbare Stofftiere kaufen. Tiere mit einer Brummstimme, wie z. B. Teddybären, können nicht gewaschen werden, da die Brummstimme beim Waschen zerstört wird.

Spielsachen aus Textilien sollten vor der ersten Benutzung gewaschen werden. Dadurch wird ein Großteil der Chemikalien entfernt, die bei der Herstellung verwendet werden und im Stoff haften bleiben. Nach dem Waschen muss das Spielzeug gut trocknen, sonst können Schimmelpilze darin wachsen, auch in synthetischen Füllungen.

Bei Kindern mit vermuteter oder nachgewiesener Hausstauballergie können die Eltern das Milbenwachstum verhindern, indem sie das Stoffspielzeug in eine Plastiktüte eingehüllt alle drei Monate für eine Nacht in die Tiefkühltruhe legen und anschließend Staub und Milben gut ausklopfen oder das Spielzeug für zwei Stunden in den 60 °C geheizten Backofen legen. Plüschtiere dürfen nicht in die Reinigung gegeben werden, da die Chemikalien sich in der Füllung und im Plüsch sehr lange halten.

> **Praxistipp** ⇢ Um Stofftiere zu desinfizieren, kann man sie bei 150 °C für zehn Minuten in den Backofen legen. **Vorsicht** bei hohem Kunstfaseranteil, das Stofftier könnte bei dieser Temperatur anfangen zu brennen. Keime werden dadurch abgetötet, das Stofftier ist „sauber", verliert aber nicht wie beim Waschen seinen dem Kind vertrauten Geruch.

Rasseln, Klappern, Greif- und Badewannenspielzeug. Rasseln, Klappern u. a. Gegenstände, die Geräusche machen **(Abb. 16.3)** sowie Greifspielzeug und Badewannenspielzeug dürfen keine sich leicht lösenden Einzelteile haben, die der Säugling leicht verschlucken oder aspirieren kann.

> **Merke** ⇢ **Sicherheit.** Eltern sollten beim Kauf von Spielzeug beachten, dass die Spielzeugsicherheit durch eine europäische Norm gesetzlich geregelt wird. Bei Spielzeug mit verschluckbaren kleinen Teilen müssen die Hersteller auf die Verpackung aufdrucken: „Nicht geeignet für Kinder < 3 Jahren".

Geeignete Spielwaren sind mit einem Aufkleber mit CE-Zeichen gekennzeichnet. Organisationen wie Öko-Test, Stiftung Warentest und der „Spiel gut"-Arbeitsausschuss für Kinderspiel und Spielzeug geben regelmäßig Empfehlungen für sicheres Kinderspielzeug heraus. Kleine Brücken, an denen Spielzeug befestigt ist, sogenannte Greif- und Spieltrainer oder „Babygyms", die über das liegende Baby gestellt oder aufgehängt werden, sind erst geeignet, wenn das Baby gezielt zu greifen beginnt, also beim gesunden Säugling zwischen dem 4. und 6. Monat.

> **Merke** ⇢ **Sicherheit.** Sobald ein Säugling sich im Bett aufrichten kann, darf auf keinen Fall mehr eine Spielzeugkette oder ein Spielzeugstab in Reichweite des Kindes quer über das Bett aufgehängt werden. Der Säugling könnte sich in der aufgespannten Kette verfangen und sich nicht mehr allein aus dieser Lage befreien. Dies gilt auch für Mobiles und um den Hals gehängte oder an der Kleidung befestigte Schnuller.

Ein bis drei Jahre

Spielerische Vorbereitung. Im Alter von ein bis drei Jahren können diagnostische und therapeutische Maßnahmen dem Kind am besten im Spiel vermittelt werden, z. B. durch eine Puppe. Dazu darf allerdings nicht die Lieblingspuppe oder das Kuscheltier des Kindes verwendet werden, da das Kleinkind evtl. glaubt, die Puppe oder das Tier würde – wie das Kind selbst – echte Schmerzen oder Angst empfinden.

Da das Aufnahmevermögen in dieser Altersgruppe begrenzt ist, sollten solche spielerischen Vorgänge nicht länger als fünf bis zehn Minuten dauern und möglichst kurz vor der entsprechenden Maßnahme stattfinden. Sofern möglich, sollte das Kind unter Aufsicht mit dem Untersuchungszubehör hantieren dürfen, um die Angst davor abzulegen (z. B. Stethoskop, Spatel, Reflexhammer). Hilfreich ist die Verwendung von Spielzeug-Arztkoffern. Auch echtes Material kann dem Kind zur Verfügung gestellt werden, z. B. Reste vom Verbandmaterial, Einweg-Spatel aus Holz oder Plastik, leere Spritzen (ohne Kanüle) usw.

Da das gesunde Kleinkind fast den ganzen Tag mit Spielen verbringt, sollen auch beim kranken Kleinkind die Hände nur fixiert werden, wenn es unbedingt erforderlich ist (rechtliche Aspekte beachten). Oft löst die Fixierung mehr Angst oder Protest aus als der Grund der Fixierung (z. B. Infusion). Günstiger ist es, das Kind gemeinsam mit den Eltern durch Spielen, Singen, Vorlesen usw. abzulenken. Oft sind Fäustlinge aus Baumwolle bereits ausreichend, damit das Kind nicht nach verbotenen Dingen greifen kann.

In den Augen des Kindes sind auch Maßnahmen wie eine Ohruntersuchung, die rektale Temperaturmessung oder die Gabe eines Zäpfchens bedrohlich. Sie können lebhafte Abwehr auslösen und sollten daher möglichst in ein Spiel „verpackt" werden, z. B. indem das Zäpfchen erst brummend durch die Lüfte kreist, bevor es ganz rasch in den Po des Kindes schlüpft, um ihm zu helfen, sich weniger matt und heiß zu fühlen.

Drei bis sechs Jahre

Rollenspiele. Rollenspiele mit oder ohne Puppen helfen dem Kind, den beängstigenden Krankenhausaufenthalt zu bewältigen. Das Kind darf im Spiel der Pflegeperson einen Verband anlegen oder dem Arzt eine Spritze geben. Die spielerische Vorbereitung kann in dieser Altersgruppe ca. 10 bis 15 Minuten dauern.

Kindergartenkinder sind meist sehr neugierig bezüglich des Materials und des Ablaufs bei Untersuchungen. Das Kind kann vorher mit dem Material hantieren und, sofern möglich, auch während der Maßnahme helfen, z. B. indem es beim Blutdruck-

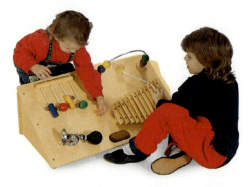

Abb. 16.3 ⇢ **Sicherheit beim Spielen.** Beim Musik-Aktivitätenbrett sind alle Einzelteile fest montiert

messen das Stethoskop in der Ellenbeuge selbständig festhält. Um zu überprüfen, wie viel das Kind verstanden hat, kann man es dazu auffordern, es nun der Puppe oder dem Schmusetier zu erklären.

Um Ängste des Kindes auszudrücken, können Puppen ebenfalls helfen, indem eine Pflegeperson oder die Eltern sie für das Kind sprechen lassen: „Manche Kinder haben ja furchtbare Angst davor, im Krankenhaus zu sein, obwohl da so viele andere Kinder sind, die nach kurzer Zeit wieder gesund nach Hause gehen." Bei manchen Kindern ist die Furcht jedoch so groß, dass sie sich erst nach ihrer Entlassung zu Hause darüber äußern. Daher sollen sie nicht wiederholt darauf angesprochen werden.

Das Kindergartenkind glaubt möglicherweise, dass Pflaster, Verband oder Fäden seinen Körper zusammenhalten und dass ein Verbandwechsel oder Fädenentfernen bedrohlich ist, weil der Körper an dieser Stelle offen ist und nun Blut oder etwas anderes herauskommen könnte. Im Spiel kann das Kind z. B. an einem Teddybär erleben, dass nichts Schlimmes geschieht, wenn der alte Verband durch einen neuen ersetzt wird.

Malen. Malen und Zeichnen können dem Kind helfen, seine Erlebnisse zu verarbeiten **(Abb. 16.4)**. Hat das Kind ein Bild gemalt, sollte sich die Pflegeperson die Zeit nehmen, das Bild zu bewundern und sich das Dargestellte erklären zu lassen.

Sechs bis zehn Jahre

Ältere Schulkinder finden das Spiel mit Puppen möglicherweise zu kindisch, als dass es bei ihnen zur Vorbereitung auf diagnostische Maßnahmen eingesetzt werden könnte. In diesem Fall kann eine Maßnahme an einer anderen Person demonstriert werden, auch an den Eltern. Schulkinder dürfen mit dem Untersuchungsmaterial hantieren und sich so viel wie irgend möglich aktiv beteiligen, indem sie beispielsweise ein Pflaster selbst enfernen oder helfen, Verpackungen zu öffnen usw.

Die Vorbereitung auf geplante Maßnahmen kann nun etwa 20 Minuten dauern und evtl. in einer kleinen Gruppe von zwei oder drei gleichaltrigen Kindern erfolgen. In diesem Alter kann das Kind den Umriss seines Körpers zeichnen oder malen und da-

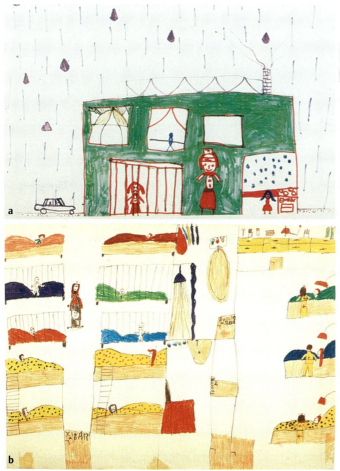
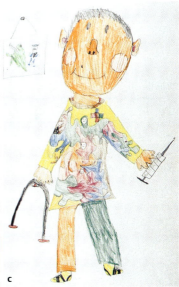

Abb. 16.4 Kinderzeichnungen. Kinder verarbeiten ihre Erlebnisse oft, indem sie das Geschehene zeichnen und malen

16 Sich beschäftigen, spielen und lernen

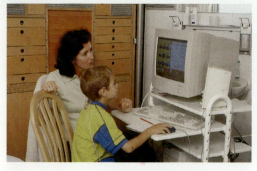

Abb. 16.5 ⇢ **PC- und Internetzugang.** Immer mehr Krankenhäuser haben mittlerweile Computer und Internetzugang, die auch für die Kinder zugänglich sind

Ab zehn Jahre

Größere Schulkinder und Jugendliche sollen im Krankenhaus ihre Hobbys und Interessen, so weit möglich verfolgen dürfen, z.B. Musik hören mit Kopfhörern, um Mitpatienten nicht zu stören. Jugendliche, die längere Zeit Bettruhe einhalten müssen, sollte der Besuch durch Freunde und Schulkameraden ermöglichst und ein Telefon am Bett zur Verfügung gestellt werden. Eine Berücksichtigung der Privatsphäre durch das Klinkpersonal ist wichtig bei Beschäftigungen wie Telefonieren, Briefe- oder Tagebuchschreiben sowie Besuch durch Freunde.

In Modellprojekten werden Kinderkliniken per Computer und Internet an die Klassenzimmer angeschlossen, so dass die Kinder von der Klinik aus am Unterricht teilnehmen können **(Abb. 16.5)**.

zu die Probleme, die es hat, beispielsweise eine Verletzung, Schmerzen oder eine geplante Operation. Zum einen zeigt dies dem Pflegepersonal, wie das Kind sich fühlt, zum anderen können falsche Vorstellungen des Kindes entdeckt und angesprochen werden.

16.4.3 Spiele für bettlägerige Kinder

Bei bettlägerigen Kindern muss gemeinsam mit den Eltern und dem Kind überlegt werden, ob weitere Einschränkungen außer der Bettruhe vorliegen und welche Spiele in Frage kommen. **Tab. 16.1** gibt eine kurze Übersicht, um die Auswahl eines geeigneten Spieles zu erleichtern.

Tabelle 16.1 ⇢ Spiele für bettlägerige Kinder

Alter	Spiel	Besonderheiten
von Geburt an alle Altersstufen	Luftballons	⇢ optischer Reiz für Neugeborene und junge Säuglinge ⇢ kann als Ballersatz genutzt werden zum Werfen
alle Altersstufen	Malen und Zeichnen	⇢ geeignete Unterlage bereitstellen (Bett-Tisch) ⇢ beim Malen mit Wasserfarben Bett mit Folie abdecken ⇢ anfangs genügt eine oder zwei Farben ⇢ Ausmalbücher fördern wahrscheinlich nicht die Kreativität, aber die Feinmotorik
jedes Alter	Bilderbücher, Bücher	⇢ altersentsprechende Bücher auswählen ⇢ Vorlieben des Kindes berücksichtigen
ab dem Säuglingsalter	Fingerspiele	⇢ verschiedene Spielformen möglich: Fingerspiele mit Reimen („Das ist der Daumen ...), Fingerspiele mit bemalten Fingern (wasserlösliche Deckfarben), Schattenspiele
ab 2 Jahre	Kneten	⇢ möglichst weiches, dauerelastisches Material verwenden ⇢ anfangs genügt eine Farbe ⇢ Bett vorher mit Folie abdecken
ab 2 Jahre	Puppenspiel	verschiedene Spielformen möglich: Stabpuppen, Fingerpuppen, Handpuppen (Kasperletheater), Babypuppen u. a.
ab 2 Jahre	Puzzle	⇢ Puzzles aus Holz mit Greifknöpfen sind für motorisch leichtbehinderte Kinder gut geeignet ⇢ für verschiedene Altersstufen gibt es Puzzles unterschiedlichen Schwierigkeitsgrades

Fortsetzung ▶

Tabelle 16.1 ⋯⇢ (Fortsetzung)

Alter	Spiel	Besonderheiten
ab 3 Jahre	Bilderlegespiel, Bildermix	kann alleine oder als Gesellschaftsspiel gespielt werden
ab 3 Jahre	Seifenblasen	**Vorsicht:** Erst Kinder ab ca. 3 Jahren können selbst pusten, jüngere Kinder dagegen saugen die Seifenlauge an
ab 3 Jahre	Fädelspielzeug	Fädelringe, Gardinenringe oder sehr große Perlen mit weiter Durchbohrung auf Schnürsenkel auffädeln
ab 4 Jahre	Fädelspielzeug	Fädeln von farbigen Schnürsenkeln durch vorgelochte Platten oder einfache Ausnähbilder
ab 4 Jahre	Bilderwürfel	ergeben 6 verschiedene Bilder
ab 4 Jahre	Kaleidoskop, Oktaskop	der Inhalt sollte auswechselbar sein (Konfetti, Papierschnitzel, Federn u. a.)
ab 4 Jahre	weben	Papierflechten mit Streifen festen Papiers oder Flechtblättern
ab 5 Jahre	weben	einfacher Webrahmen
ab 6 Jahre	Ausschneidebogen	beide Hände müssen mitarbeiten können
ab 6 Jahre	Denkspiele	erfordern Konzentration
ab 6 Jahre	Geschicklichkeitsspiele	erfordern Geduld und Konzentration (Mikado, Labyrinth u. a.)
unterschiedliche Altersstufen	Gesellschaftsspiele	⋯⇢ mehrere Mitspieler erforderlich, meist mindestens zwei ⋯⇢ können teilweise von Kindern unterschiedlichen Alters gespielt werden, z. B. Memory
ab 8 Jahre	weben	Perlwebrahmen

16.4.4 Umgang mit (Bilder-)Büchern

Säuglinge

Sie interessieren sich sehr für das Erkunden eines Bilderbuches mit dicken Seiten aus Plastik oder Pappe durch In-den-Mund-Stecken und Ablecken. Für kranke Säuglinge, die nicht viel mit ihren Händen tun können, sind die interessantesten Bilder die Gesichter von Menschen.

Auch Neugeborene betrachten, abgesehen von einfachen Schwarzweißmustern, am liebsten menschliche Gesichter. Eltern können Bilder von sich und der restlichen Familie mitbringen und z. B. an der Seitenwand des Inkubators oder des Wärmebetts anbringen.

Kleinkind

Auch im Kleinkindalter müssen Bilderbücher stabile, unzerreißbare Kartonseiten besitzen, mit denen das Kind hantieren kann. Auf jeder Seite sollte ein einzelner Gegenstand oder ein einzelnes Tier mit klaren Farben bzw. Formen abgebildet sein, ohne bunten Hintergrund. Das Kleinkind kann die Abbildung noch nicht von dem Gegenstand unterscheiden. Es versucht beispielsweise, das Bild einer Katze zu streicheln oder am Bild einer Blume zu riechen.

Kindergartenkind

Es ist bereits so geschickt und behutsam, dass es Bilderbücher mit richtigen Papierseiten, die allerdings fester sind als normales Buchpapier, zum Betrachten erhalten kann. Das Buch sollte anfangs 15 bis 20 Seiten haben und über die direkte Lebenswelt des Kindes hinausgehende, einfache Handlungen erzählen, z. B. über die Jahreszeiten, das Leben in der Stadt bzw. auf dem Land, einen Besuch im Zirkus oder Zoo.

Auch ein Krankenhausaufenthalt oder eine Operation kann dem Kind im Bilderbuch nahegebracht werden, wenn das Kind die akute Phase seiner Erkrankung bereits hinter sich hat. Das Kind erfährt im Buch etwas über Krankheiten und ihre Behandlung, das Krankenhaus und die Menschen, die darin arbeiten, sowie den Umgang mit kranken oder behinderten Menschen. Dabei ist es ausschlaggebend, dass eine erwachsene Person mit dem Kind gemeinsam das Buch betrachtet bzw. liest und danach mit ihm darüber spricht.

Auch *Märchen* eignen sich zum Vorlesen, in diesem Alter bevorzugt einfache Tier- oder Zaubermärchen mit Handlungswiederholungen.

Regeln zum Vorlesen. Wenn das Kind sich nicht selbst ein Buch aussuchen kann oder will, wählt die Pflegeperson ein Buch aus, das dem Alter des Kindes entspricht und das ihr auch gefällt, sodass sie sich beim Vorlesen ehrlich begeistern kann. Sie sollte sich so neben das Bett des Kindes setzen, dass sie sich mit ihm auf gleicher Höhe befindet und das Kind die Abbildungen gut sehen kann **(Abb. 16.6)**.

Es ist günstig, die Geschichte bereits einmal für sich gelesen zu haben, damit die Pflegeperson die Stimmen einzelner Charaktere oder Tiere betonen oder nachahmen kann. Auch Kinder, die bereits lesen können, lassen sich gerne von einem Erwachsenen vorlesen, besonders wenn sie krank sind.

Nach dem Vorlesen erhält das Kind das Buch, um es alleine nochmals durchzublättern und die Bilder in Ruhe zu betrachten. Für das Kind ist es sehr wichtig, das Gelesene mit einem Erwachsenen besprechen zu können. Gute (Bilder-)Bücher finden sich in den Buchempfehlungslisten der Aktion „Das fröhliche Krankenzimmer" und der Stiftung Lesen (Adressen s. S. 418).

Schulkinder

Mit dem Lesenlernen treten beim Schulkind anstelle des Bilderbuchs Bücher mit Text und einzelne Illustrationen oder Comics. Das junge Schulkind hört oder liest selbst gerne Märchen. Gegen Ende der Grundschulzeit verliert das Kind seine Märchengläubigkeit, da sich das realistische Denken erweitert. Nun interessiert es sich für Tierbücher, Erzählungen, Reiseberichte, Abenteuergeschichten und Sachbücher.

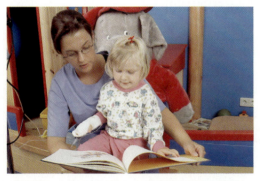

Abb. 16.6 ⇢ Regeln beim Vorlesen. Die Pflegeperson sollte sich auf einer Höhe mit dem Kind befinden

16.4.5 Basales Spielen mit behinderten Kindern

Wesentliche Elemente des Spiels sind Wahrnehmungen, Bewegung (Motorik) und Körperbewusstsein. Sie bilden die Basis für die ersten, einfachen Spiele (wie das soziale Spiel beim jungen Säugling) sowie sehr komplexe Spielformen. Einschränkungen dieser drei Grundelemente führen auch zu Einschränkungen des kindlichen Spiels. Dies wird besonders deutlich bei behinderten Kindern.

 Definition ⇢ Basales Spielen ist, laut Knobloch (1996), „ein einfaches, elementares Spiel, an dem jeder Mensch teilnehmen kann, auch wenn er körperlich und/oder geistig behindert ist".

Basales Spielen ist keine Spieltherapie, kein spezielles Förderprogramm, sondern Spiel um des Spieles willen. Das Kind muss für das Spiel keine Voraussetzungen mitbringen, es muss beispielsweise nicht sehen, hören, sprechen oder greifen können. Der Erwachsene richtet nicht ein Spiel an das Kind, sondern das Kind und der Erwachsene entwickeln gemeinsam ein Spiel, sofern das Kind es möchte, denn das Mitspielen des Erwachsenen ist durchaus nicht immer erwünscht. Mit dem Kind zu spielen, ohne etwas von ihm zu fordern, fällt Erwachsenen bei behinderten Kindern besonders schwer. Oft sind sie unsicher, ob das Kind sie aufgrund seiner Behinderung überhaupt wahrnimmt, ob es sie hört, ob sie seine Körpersprache richtig verstehen und ob es „etwas davon hat". Behinderte Kinder sollen in ihrer Entwicklung gefördert werden, aber kann denn zweckfreies Spiel förderlich sein?

 Merke ⇢ Spielverhalten. Spielen muss nicht als Entwicklungsförderung legitimiert werden, es darf zweckfreies Handeln bleiben.

Im Spiel erlebt das Kind sich als kompetent und fähig, nicht als eingeschränkt oder behindert. Das Spiel in eine Richtung zu lenken, die wir Erwachsenen wünschen, ist unbedingt zu vermeiden.

Prinzipien des basalen Spielens

Dem basalen Spielen liegen die Prinzipien der Basalen Stimulation zugrunde (s. S. 46). Medien des Spiels sind:
⇢ die Haut (durch Berührung, Massage, Streicheln),
⇢ die Stimme (hören bzw. Vibration spüren) beim Singen, Erzählen, Spiel mit Geräuschen und Sprache,
⇢ die Bewegung (vestibuläre Anregung), z. B. Wiegen des Kindes auf dem Arm oder Schoß des Erwachsenen, Kniereiterspiele wie „Hoppe, hoppe, Reiter".

Für den Erwachsenen ist es wichtig zu wissen, welche Sinne des Kindes er ansprechen kann und möch-

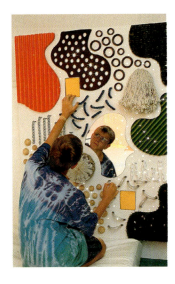

Abb. 16.7 ⇢
Basales Spielen.
Diese Tasttafel kombiniert taktile und visuelle Reize

muss das Kind so gelagert werden, dass es seine Hände benutzen kann, z. B. indem es mit dem Oberkörper auf einen Lagerungskeil oder über eine Rolle gelegt wird. Aufgrund der Streckung der Hüften hat das Kind in Bauchlage die Möglichkeit, seinen Kopf anzuheben.

> **Merke** ⇢ **Beobachtung.** Bei Kindern mit Zerebralparese muss beurteilt werden, ob sie ihre Hände öffnen können oder sie ständig zur Faust ballen oder sie bereits nach kurzer Zeit unter der Brust einklemmen. In diesem Fall sollte die Lage gewechselt werden.

Die Rückenlage ist für Kinder mit Zerebralparese oft ungünstig, da die Kinder dabei weder Schultern noch Arme nach vorne bringen und die Hände nicht zusammenbringen können. Es muss zumindest versucht werden, eine Beugung des Kopfes mittels einer kleinen Unterlage zu erreichen, um ein Überstrecken zu vermeiden. Ab dem 2. Lebensjahr können die Kinder in eine halbsitzende Position gebracht werden, in der sie gut abgestützt werden müssen.

Durch die Beugehaltung im Sitzen wird oft die Streckspannung bei Zerebralparese reduziert. Günstig hierfür ist ein Kinderautositz in der passenden Größe, in dem das Kind mit einem Gurt gesichert werden kann. Zusätzlich sollte eine Fußstütze angeboten werden, auf der das Kind den ganzen Fuß absetzen kann. Wichtig ist, dass die Beine leicht gegrätscht werden, denn dadurch werden Becken und Rumpf unterstützt und die Hüftgelenke stabilisiert. Werden die Beine des Kindes im Autositz nicht bereits automatisch leicht gegrätscht, so sollte ein Keil oder eine Sitzerhöhung eingesetzt werden.

te: Sehen, Hören, Riechen, Schmecken, Tasten, Gleichgewicht und Orientierung **(Abb. 16.7)**.

Geeignetes Spielmaterial

Alltagsmaterial ist für nichtbehinderte Kinder zum Spielen hervorragend geeignet, für behinderte Kinder ist es oft gefährlich oder setzt zu viele Fähigkeiten voraus. Einfaches Babyspielzeug dagegen, wie Rasseln oder Greiflinge, ist für größere behinderte Kinder meist zu klein. Spielmaterial für behinderte Kinder muss prägnant und eindeutig sein, d. h. kontrastreiche Farben und klare Formen besitzen, Geräusche oder Klänge von sich geben (z. B. rascheln, knistern, klappern, klingeln) oder sich bewegen, aber nicht zu schnell, z. B. Mobile.

Ein rundes Kuchengitter kann beispielsweise gut als Aufhängevorrichtung für eine Art Mobile dienen, an das bunte Bänder, Federn, Papierstreifen oder Blechdosen usw. gehängt werden. Ein Stück durchsichtiger Gartenschlauch aus dem Baumarkt mit fünf Zentimetern Durchmesser kann als Kugelbahn für große Murmeln oder Klangkugeln dienen.

Geeignete Lagerung zum Spielen

Spielmaterial muss für das Kind erreichbar gemacht werden, die ihm die Kopfkontrolle, die Bewegung der Hände und Arme sowie die Augen-Hand-Koordination erleichtern. Dazu sind Seiten- oder Bauchlage meist am geeignetsten. Generell sollte das Kind nicht länger als 20 Minuten in einer Stellung belassen werden. Verschiedene Stellungen sollten ausprobiert werden, evtl. ist es sinnvoll, nicht jeden Tag die gleiche Stellung einzunehmen.

Die Seitenlage erleichtert dem Kind die Kopfkontrolle und das Zusammenführen seiner Hände vor dem Körper bzw. dem Mund. Eine Beugung der Hüften und Knie verhindert Streckspasmen. In Bauchlage

Lese- und Lernservice
Fragen zum Selbststudium

1. Wie können die Eltern eines drei Monate alten Säuglings ihr Kind während des Krankenhausaufenthalts beschäftigen?
2. Wie können Sie ein Kind spielerisch auf einen Verbandwechsel vorbereiten:
   a) im Kindergartenalter?
   b) im Grundschulalter?
3. Welche Schwerpunkte sehen Sie im gemeinsamen Spiel mit einem schwer geistig und körperlich behinderten Kind?
4. Nach welchen Kriterien wählen Sie ein geeignetes Spiel für ein bettlägeriges Kind?
5. Stellen Sie sich vor, Sie müssten eine begrenzte Zeit auf einer einsamen Insel verbringen und dürften nur einen einzigen nicht lebensnotwendigen, persönlichen Gegenstand mitnehmen. Was würden Sie mitnehmen? Warum gerade diesen Gegenstand?

Verwendete Literatur

Barmer Ersatzkasse und „Mehr Zeit für Kinder e.V." (Hrsg.): Das Gesundheits-Spielebuch für nicht mehr kranke und noch nicht gesunde Kinder. Pestalozzi, Slovakia, 1995

Bartl, A.: Mein Kind ist krank. Spiel- und Basteltips zum Gesundwerden. Otto Maier, Ravensburg 1992

Bundeszentrale für gesundheitliche Aufklärung: Kinderspiele. Anregungen zur gesunden Entwicklung von Kleinkindern. Köln, o.J. Kostenlos erhältlich bei der BZgA, Postfach 91 01 52, 51 071 Köln, Tel. 0221/8992 – 1

Finnie, N. R.: Hilfe für das cerebral gelähmte Kind. 2. Aufl. Otto Maier, Ravensburg 1976

Knobloch, S.: Basales Spielen. Vortrag auf der Tagung „Basale Stimulation – Pflege und Förderung im Austausch" am 10. und 11. 5.1996 in Landau/Pfalz

Largo, R. H.: Babyjahre. Die frühkindliche Entwicklung aus biologischer Sicht. Carlsen, Hamburg 1993

Lüders, D. (Hrsg.): Das Spiel im Krankenhaus. In: Lehrbuch für Kinderkrankenschwestern, Bd. 1. 10. Aufl. Enke, Stuttgart 1983

Nitsch, C.: Das Tröstebuch. Geschichten, Verse, Spiele: Die besten Heilmittel gegen Kummer. Rowohlt, Reinbek 1995

Pousset, R.: Fingerspiele und andere Kinkerlitzchen. Rowohlt, Reinbek 1983

Sevenig, H.: Materialien zur Kommunikationsförderung von Menschen mit schwersten Formen cerebraler Bewegungsstörungen, verlag selbstbestimmtes leben, Düsseldorf 1994

Spiel gut – Arbeitsausschuss Kinderspiel und Spielzeug e.V. (Hrsg.): Gutes Spielzeug von A – Z. Ratgeber für Spiel und Spielzeug. 24. Aufl. Arbeitsausschuss Kinderspiel und Spielzeug e.V., Ulm 1995

Spielhofer, K., M. Abel-Pfeiffer, W. Willig: Lesebuch für Entwicklungspsychologie, Pädagogik, Kind im Krankenhaus. 3. Aufl. Selbstverlag W. Willig, Balingen 1993

Weiterführende Literatur

Aly, M.: Das Sorgenkind im ersten Lebensjahr. Frühgeboren, entwicklungsverzögert, behindert – oder einfach anders? Ein Ratgeber für Eltern. Springer, Berlin/Heidelberg 1998

Bettelheim, B.: Kinder brauchen Märchen. 16. Aufl. dtv, München 1993

Diergarten, A., F. Smeets: Komm, ich erzähl dir was. Märchenwelt und kindliche Entwicklung. Köser, München 1987

Fleck-Bangert, R.: Kinder setzen Zeichen. Kinderbilder sehen und verstehen. Kösel, München 1994

Kálló, E., G. Balog: Von den Anfängen des freien Spiels. Pikler Gesellschaft, Berlin 1996

Krenz, A.: Was Kinderzeichnungen erzählen. Kinder in ihrer Bildersprache verstehen. Herder, Freiburg 1997

Kontaktadressen

Aktion „Das fröhliche Krankenzimmer e.V."
Kinderklinik der Universität München im Dr. von Haunerschen Kinderspital – Kinderbücherei
Lindwurmstr. 4
80337 München
Tel. 089/51 60 – 27 28

Arbeitskreis für Jugendliteratur e.V.
Schlörstraße 10
80634 München

Die Clown Doktoren e.V.
Rheingoldstr. 5
65203 Wiesbaden
Tel. 06 11/9 41 01 76

Fördern durch Spielmittel – Spielzeug für behinderte Kinder e.V.
Immanuelkirchstr. 24
10405 Berlin
Tel. 0 30/4 42 92 93

Klinik Clowns e.V.
General-von-Nagel-Str. 4 a
85354 Freising
Tel. 0 81 61/4 18 05

Riedel GmbH
Unter den Linden 15
72762 Reutlingen
Tel. 0 71 21/31 08 65
Fax 0 71 21/37 01 43
Spielmaterial und Hilfsmittel für behinderte Menschen

Spiel gut – Arbeitsausschuss Kinderspiel und Spielzeug e.V. Geschäftsstelle
Neue Straße 77
89073 Ulm
Tel. 07 31/6 56 53
Fax 07 31/6 56 28

Stiftung Lesen
Fischtorplatz 23
55116 Mainz
Tel.: 0 61 31/28 89 00

Internetadressen

www.KlinikClowns.de
www. spielgut.de
www.spiel-des-jahres.com
www.spieltrieb.com
www.spielbox-online.de

17 Mädchen oder Junge sein

Eva-Maria Wagner

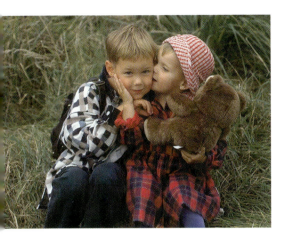

17.1 Bedeutung

„Es ist ein Mädchen" bzw. „Es ist ein Junge" ist meist die erste Feststellung bei der Geburt eines Kindes. Vom ersten Lebenstag an nehmen Erwachsene die Kinder als Mädchen oder Jungen wahr und ordnen ihnen – meist unbewusst – geschlechtstypische Rollen zu.

Die **Geschlechtszugehörigkeit** wird durch die Chromosomen festgelegt, die dazugehörende **Geschlechtsrolle** durch gesellschaftliche Konventionen. Das bedeutet: In jeder Gesellschaft bekommen Menschen aufgrund ihres Geschlechts bestimmte Aufgaben und Verhaltensweisen zugeordnet. Es gibt wahrscheinlich keine geschlechtsneutrale Erziehung.

Der Erwerb der **Geschlechtsidentität** ist eine Entwicklungsaufgabe, die mit der Geburt des Kindes beginnt und über die Pubertät bis ins Erwachsenenalter hinein dauert. Ein besonderer Einschnitt ist der Übergang vom Kindes- zum Erwachsenenalter. Dieser Übergang wird in vielen Kulturen, z. B. in Afrika, mit sog. Initiationsriten oder Reifeweihen gefeiert, teilweise durch beängstigende und schmerzhafte Rituale (z. B. Hautritzungen, Beschneidung der Vorhaut beim Jungen bzw. der Klitoris und/oder der Schamlippen beim Mädchen).

In den Industriegesellschaften fehlen solche Initiationsrituale. Konfirmation, Abschlussprüfungen in der Schule bzw. Lehre oder die Führerscheinprüfung führen die Jugendlichen Stück für Stück in das Erwachsenenleben ein. In dieser Zeit erproben die Jugendlichen, was es jeweils für sie heißt, ein Mann bzw. eine Frau zu sein.

„Kein anderes individuelles Merkmal ist für das Leben eines Menschen lebenslang von größerer Bedeutung als das Geschlecht." (R. Huck)

Bedeutung für das Kinderkrankenpflegepersonal. Auch alle in der Kinderklinik tätigen Erwachsenen waren einmal Mädchen bzw. Jungen und sind zu Frauen bzw. Männern herangewachsen. Für die meisten Auszubildenden in der Kinderkrankenpflege liegt diese Zeit des Umbruchs, die sog. Adoleszenz, entweder noch nicht lange zurück oder sie ist noch nicht abgeschlossen. Sie haben ihre eigenen Vorstellungen entwickelt, was männlich bzw. weiblich ist (beispielsweise haben sie sich für die Ausbildung in einem „typischen Frauenberuf" entschieden). Diese Vorstellungen prägen oft unbewusst unser Verhalten. Wir werden damit konfrontiert in Situationen wie den folgenden:

- Wir kommen in ein Zimmer, in dem ein Kind weint. Machen wir einen Unterschied zwischen einem weinenden Jungen und einem weinenden Mädchen? Was denken oder fühlen wir, wenn wir die Eltern sagen hören: „Aber ein Junge weint doch nicht!"?
- Bei der Ganzwaschung fragt ein Mädchen im Vorschulalter: „Hast du Haare auf deinem Pipi? Wenn ich groß bin, habe ich auch Haare auf meinem Pipi."
- Ein Junge im Vorschulalter erklärt bei der Ganzwaschung: „Guck mal, das ist mein Penis. Meine Mutti sagt immer Bändelchen, aber das ist doch kein Bändelchen, das ist doch ein Penis!"
- Ein ausländischer Junge im Schulkindalter missachtet ständig die Anweisungen der Kinderkrankenschwestern. Im Gespräch mit den Eltern teilt der Vater mit, dass in ihrem Herkunftsland die Männer das Sagen haben und nicht die Frauen.
- Ein jugendlicher Patient äußert den Wunsch, dass wir vor Betreten seines Zimmers anklopfen und auf sein „Herein" warten sollen.
- Wir betreten ein Zimmer, in dem ein Kind masturbiert.
- Ein behinderter Jugendlicher versucht uns bei jeder Pflegebehandlung zu umarmen und zu küssen.
- Bei der Ganzwaschung durch eine Pflegeperson hat ein Jugendlicher eine Erektion.

Es gibt keine allgemein gültigen Regeln für das richtige Verhalten in solchen Situationen. Wünschenswert ist es, die dabei entstehenden Gefühle (z. B. Scham, Peinlichkeit, Hilflosigkeit) zu akzeptieren und sich im Pflegeteam gezielt, aber behutsam damit auseinander zu setzen.

Sexuelle Belästigung

Die große körperliche Nähe der verschiedenen Berufsgruppen bei der Arbeit am Patienten birgt die Gefahr der sexuellen Belästigung. Sexuelle Belästigung konfrontiert uns (sowohl Frauen als auch Männer) auf drastische und unerfreuliche Weise mit unserer Geschlechtlichkeit. Wir sind verwirrt oder wütend, fühlen uns verletzt und beschämt und wissen nicht, wie wir uns klar, sachlich und angemessen gegen einen solchen Übergriff wehren können.

In einem solchen Fall ist es erforderlich, sich Unterstützung zu sichern, z.B. beim Personalrat bzw. der Mitarbeitervertretung oder bei Kolleginnen oder Vorgesetzten, denen wir vertrauen. Dies hilft auch herauszufinden, ob andere ebenfalls von derselben Person belästigt wurden. Niemand muss sich dafür schämen oder sich schuldig fühlen, sexuell belästigt worden zu sein – Schuld und Scham sollte eher die Person, die belästigt, empfinden.

Sexuelle Belästigung ist kein „Kavaliersdelikt", das schweigend ertragen oder ignoriert werden sollte, sondern eine strafbare Handlung. Dies hat der Gesetzgeber im Beschäftigtenschutzgesetz (BSchG) geregelt. Jede/r Beschäftigte hat das Recht, sich bei einem Dienstvorgesetzten zu beschweren. Jeder Arbeitgeber ist dafür verantwortlich, die in seinem Betrieb beschäftigten Arbeitnehmer davor zu schützen und Fehlverhalten zu unterbinden.

17.2 Beeinflussende Faktoren

Körperliche Faktoren. Der Beginn der sexuellen Reifung des Körpers ist abhängig vom individuellen Gesundheitszustand und der Ernährung. Einfluss nehmen außerdem Krankheiten (s. S. 726) oder Chromosomenanomalien (z.B. verzögerte oder ausbleibende körperliche Geschlechtsentwicklung beim Ullrich-Turner-Syndrom). Darüber hinaus machen Veränderungen des Körpers durch angeborene Fehlbildungen (z.B. intersexuelles Genitale), Krankheit, Verletzung (z.B. Verbrennung) oder Amputation es einem Kind schwer, sich mit diesem veränderten Körper angenommen und geliebt zu fühlen.

Psychologische Faktoren. Die Einstellung der Eltern hat einen großen Einfluss, beispielsweise wenn sie sich einen Sohn gewünscht haben und statt dessen eine Tochter bekamen oder ihre Kinder je nach Geschlecht sehr unterschiedlich behandeln. Wichtig ist auch, ob das Kind einen gleichgeschlechtlichen Erwachsenen als Vorbild für die Entwicklung seiner Geschlechtsidentität findet („Entwicklung der Geschlechtsidentität", s. unten).

Soziokulturelle Faktoren. Die Lebensaktivität „Mädchen oder Junge sein" wird stark geprägt durch die Kultur (in islamischen Ländern gilt es beispielsweise als schamlos, wenn Mann und Frau in der Öffentlichkeit Zärtlichkeiten austauschen), die Gesellschaft, die Religion sowie die Vorstellungen der Eltern, die sie mit ihrer Erziehung verwirklichen wollen und die den gesellschaftlichen oder kulturellen Vorstellungen gerade entgegengesetzt sein können.

Umgebungsabhängige Faktoren. Das Klima beeinflusst den Beginn der sexuellen Reifung (Beginn der Pubertät).

Ein Krankenhausaufenthalt hat einen großen Einfluss auf die Lebensaktivität „Mädchen oder Junge sein". Es kommt zu einem Mangel an Intimsphäre bei der Unterbringung im Mehrbettzimmer und bei Untersuchungen, für die sich das Kind entkleiden muss, evtl. vor mehreren ihm fremden Erwachsenen. Ein Mangel an Nähe und Zuwendung kann beim kleinen Kind auftreten, wenn die Mitaufnahme eines Elternteils nicht möglich ist oder beim Jugendlichen durch fehlende Möglichkeiten des Rückzugs mit der Freundin/dem Freund.

17.3 Beobachten und Beurteilen

17.3.1 Entwicklung der Geschlechtsidentität

In der Psychologie existieren verschiedene Theorien über die Entwicklung der Geschlechtsidentität, auf die hier nicht näher eingegangen wird.

Tab. 17.1 gibt nur einen kurzen Überblick, welche Verhaltensweisen in einem bestimmten Lebensalter auftreten können, die darauf hinweisen, dass sich ein Kind mit seiner Geschlechtlichkeit auseinander setzt. Die Altersangaben sind lediglich Richtwerte.

Tabelle 17.1 ⇢ Entwicklung der Geschlechtsidentität

Lebensalter	Verhalten
Geburt bis 6 Monate	Das Baby erlebt das Saugen an der Brust oder Flasche, am Schnuller und den eigenen Fingern als lustvoll und genießt den Hautkontakt beim Stillen und Schmusen.
6. – 8. Monat	Viele Babys entdecken ihre Genitalien als Teil des Körpers und spielen damit.
Ende des 1. Lebensjahres	Sobald ein Kind bestimmte Merkmale als männlich oder weiblich erkennen kann (z.B. Stimme, Frisur, Kleidung), stellt es Vermutungen an, welchem Geschlecht es selbst angehört und beginnt, sich dementsprechend zu verhalten. Die Reaktion der Erwachsenen bestärkt oder korrigiert sein Verhalten.

Fortsetzung ▶

Tabelle 17.1 ⇢ **(Fortsetzung)**

Lebensalter	Verhalten
2.–3. Lebensjahr	Das Kind lernt, seine Körperfunktion zu kontrollieren und erlebt das Zurückhalten bzw. Ausscheiden von Urin oder Stuhl als lustvoll. Kinder beobachten einander gerne beim Wasserlassen oder wollen ihre Eltern auf die Toilette begleiten. Sie interessieren sich für ihre Genitalien und die anderer Kinder und Erwachsener. Dabei stellen sie fest, dass es Unterschiede gibt. Im Laufe des Spracherwerbs lernen sie die in ihrem Elternhaus üblichen Bezeichnungen für die Genitalien kennen. Gerne flirten, küssen und schmusen die Kinder miteinander oder mit vertrauten Erwachsenen. Kinder sind fest davon überzeugt, dass sie ihr Geschlecht ändern können, wenn sie es wollen, z. B. indem sie ihre Kleidung wechseln.
3.–6. Lebensjahr	Das Kind sucht sich einen gleichgeschlechtlichen Erwachsenen als Bezugsperson zum Aufbau seiner Geschlechtsidentität. Es fühlt sich evtl. zum andersgeschlechtlichen Elternteil besonders hingezogen und versucht, den gleichgeschlechtlichen Elternteil „auszustechen". Das Kind entwickelt den Wunsch nach Intimität, es möchte ein eigenes Zimmer oder zumindest eine Ecke, wo es unbeobachtet tun und lassen kann, was es will. Um das 3. Lebensjahr herum fragt das Kind, woher die Babys kommen, wie sie in den Bauch der Mutter gelangten und wie es selbst auf die Welt kam. Jungen sind stolz auf ihren Penis und wollen wie der Vater im Stehen Wasser lassen. Sie entwickeln Ängste, als Bestrafung ihren Penis zu verlieren (sog. Kastrationsangst). Diese Angst kann im Krankenhaus aktiviert werden, z. B. beim Legen eines Blasenkatheters. Mädchen und Jungen masturbieren, wenn sie entdecken, dass die Reizung der Geschlechtsorgane Lust bewirkt. Sie begreifen aber auch, dass man bestimmte Dinge nicht vor anderen Menschen tut (z. B. sich ausziehen) und entwickeln ein Schamgefühl. Ungefähr ab dem 4. Lebensjahr treten sexuelle Phantasien auf. Bei „Doktorspielen" ziehen die Kinder sich aus und untersuchen sich gegenseitig. Sie spielen Heiraten, Kinderkriegen, Vater-Mutter-Kind. Die Identifikation mit der männlichen bzw. weiblichen Rolle ist sehr intensiv, auch wenn die Eltern versuchen, ihr Kind nicht zu einem „typischen" Mädchen bzw. Jungen zu erziehen. Das Kind sucht Freunde und Vorbilder fast ausschließlich beim eigenen Geschlecht, wählt geschlechtstypisches Spielzeug und Kleidung. Im 5. Lebensjahr will das Kind oft mehr wissen über das Kinderkriegen, die Unterschiede zwischen Mann und Frau und was die Eltern tun, wenn sie ihre Schlafzimmertür schließen, um eine Weile allein zu sein. „Schmutzige" oder „verbotene" Worte werden auf dem Spielplatz und im Kindergarten ausgetauscht, oft ist den Kindern die konkrete Bedeutung nicht bewusst, sie merken aber, dass sie damit provozieren können.
6.–10. Lebensjahr	Kinder können nun unterscheiden zwischen der durch ihre Genitalien festgelegten Geschlechtszugehörigkeit und der gesellschaftlich bedingten Geschlechtsrolle. Sie passen sich den Erwachsenennormen an und verfolgen ihre Interessen für sich, abgeschirmt von den Eltern. Erotische Spiele finden auch zwischen gleichgeschlechtlichen Kindern oder zwischen Geschwistern statt. Im 9./10. Lebensjahr wird das Verhältnis zueinander zunehmend distanziert, andererseits kann es zum ersten Verliebtsein kommen.
10.–14. Lebensjahr	Junge erleben ihren ersten Samenerguss und den Stimmbruch. Mädchen beobachten, wie ihr Busen wächst, und haben die erste Menstruation. Bei beiden Geschlechtern wachsen die Geschlechtsorgane, die Haut wird fettiger und sie schwitzen stärker, weil mehr Schweißdrüsen aktiv sind. Mädchen und Jungen sind verunsichert durch rasche körperliche Veränderungen und seelische Stimmungsschwankungen. Sie bezeichnen sich einerseits gegenseitig als doof, blöd, zickig usw., fühlen sich andererseits zueinander hingezogen. In ersten Freundschaften wird das Beziehungsverhalten erprobt und die Geschlechtsidentität weiter gefestigt.
Ab dem 14. Lebensjahr	Jungen und Mädchen haben meist im Rahmen einer festen Beziehung das erste Mal Geschlechtsverkehr, sie müssen sich mit den Themen Verhütung und AIDS auseinandersetzen. Bei der Berufswahl findet eine weitere Auseinandersetzung mit der Geschlechtsrolle statt. Nach wie vor wählen Mädchen meist sog. „typische Frauenberufe" (hierzu gehört u. a. die Kinderkrankenpflege) und Jungen wählen „typische Männerberufe". Beide Geschlechter machen Pläne für ihr zukünftiges Leben in Bezug auf Partnerschaft, Ehe, Kinder.

17.3.2 Abweichungen

Angeborene Fehlbildungen des Genitaltrakts

Genitalfehlbildungen sind von sehr unterschiedlicher Form und Ausprägung. Eine funktionelle Korrekturoperation wird in der Regel direkt nach der Geburt und im Laufe des ersten Lebensjahres erfolgen.

Kosmetische Korrekturoperationen werden ebenfalls im 1. Lebensjahr empfohlen. Dies soll dem Kind die ungestörte Entwicklung der Geschlechtsidentität ermöglichen. Bei ehemals Betroffenen, bereits erwachsenen Frauen sind kosmetische Korrekturoperationen wie z.B. eine Klitorisverkleinerung sehr umstritten, da hierdurch die sexuelle Empfindungsfähigkeit verringert wird.

Die Entscheidung, zu welchem Zeitpunkt und in welchem Umfang ihr Kind operiert werden soll, kann für die Eltern sehr konfliktreich sein. Eine umfassende Information (z.B. über eine Selbsthilfegruppe) und eine begleitende psychologische Betreuung sind wichtig.

Gegebenenfalls ist außer einer Operation auch die Substitution von Sexualhormonen erforderlich. Bei einer solchen Fehlbildung handelt es sich um einen psychosozialen Notfall, denn die Verwirrung und Verunsicherung der Eltern ist enorm. Sobald das Geschlecht des Kindes feststeht, sollten Ärzte und Pflegepersonal das Baby stets mit seinem Namen ansprechen.

Pubertas praecox und Pseudopubertas praecox

Das verfrühte Einsetzen der Entwicklung der sekundären Geschlechtsmerkmale (bei der Pseudopubertas praecox) sowie der Gonadenentwicklung (bei der Pubertas praecox) hat auch psychische Folgen für die betroffenen Kinder. Sie fühlen sich evtl. beschämt und isoliert, da sie sich deutlich von ihren Altersgenossen unterscheiden (**Abb. 17.1**). Die Umwelt erwartet von ihnen ein reifes Benehmen, das ihrer körperlichen Entwicklung entspricht, aber nicht ihrem eigentlichen Lebensalter.

Für Eltern und Pflegepersonal stellt sich das Problem, mit diesen Kindern über die komplexen Zusammenhänge ihrer Erkrankung und ihrer verfrühten körperlichen Entwicklung zu sprechen, wobei das kognitive Verständnis der Kinder dem Gleichaltriger entspricht, also häufig noch sehr begrenzt ist.

Behinderte Kinder und Jugendliche

Sexuelle Bedürfnisse, der Beginn der Pubertät und das Einsetzen der Geschlechtsreife werden durch eine geistige und/oder körperliche Behinderung nicht beeinflusst.

Geistig Behinderte masturbieren genauso wie gesunde Kinder und Jugendliche, es ist jedoch schwie-

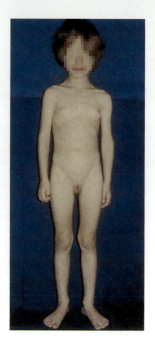

Abb. 17.1
Pubertas praecox. Dreijähriges Mädchen mit Pubertas praecox

rig, ihnen klarzumachen, dass Masturbation eine private und keine öffentliche Handlung ist. Geistig Behinderte drücken ihre Zuneigung zu anderen Menschen meist körperlich aus. Sie umarmen, streicheln, tätscheln, küssen die betreffenden Personen, denen körperlicher Kontakt in dieser Intensität vielleicht gar nicht recht ist. In einem solchen Fall sollte die Pflegeperson ruhig die Hand des Behinderten wegnehmen, wo sie stört bzw. sich aus der Umarmung lösen.

Mit der Pubertät wird oft die Behinderung nach außen deutlicher. Dies führt zum einen dazu, dass der betroffene Jugendliche als anders zu erkennen ist. Wenn er sich dessen bewusst wird, empfindet er evtl. Scham darüber und versucht, sich zurückzuziehen. Zum anderen kann es sein, dass er das hilflosliebenswerte Aussehen verliert, das beim behinderten Kind zum spontanen Umarmen einlädt. Es kann dazu kommen, dass die Erwachsenen auf Distanz gehen, auch die Eltern und Betreuer, die mit dem Jugendlichen vertraut sind.

Für die Eltern eines geistig behinderten Kindes stellt sich spätestens mit Beginn der Pubertät die Frage, wie sie mit der sexuellen Entwicklung ihres Kindes umgehen wollen.

Insbesondere bei Mädchen wollen die Eltern ihr Kind davor schützen, von anderen Menschen ausgenützt zu werden oder ungewollt schwanger zu werden. Dabei kann man im allgemeinen davon ausgehen, dass geistig behinderte Jugendliche, die Geschlechtsverkehr vollziehen können, auch dazu in der Lage sind, eine Methode der Schwangerschaftsverhütung einzusetzen. Bei diesem sensiblen Thema benötigen die Eltern und das Kind fachlichen Rat durch einen Arzt und eine Beratungsstelle wie z. B. Pro Familia.

Viele geistig und/oder körperlich behinderte Menschen sind für ihre Körperpflege und sonstige tägliche Verrichtungen auf die Hilfe anderer Personen angewiesen. Dadurch wird ihre Intimsphäre oft automatisch verletzt. Pflegepersonal und Ärzte müssen sich dessen bewusst sein und das Recht behinderter Menschen auf Stolz und Würde auch im Krankenhaus respektieren. Anregungen zur „Wahrung der Intimsphäre" siehe S. 424.

Sexueller Missbrauch

Sexueller Missbrauch von Kindern und Jugendlichen ist – leider – ein wichtiges und beachtenswertes Problem. Das Pflegepersonal muss sich mit dem Thema sexuelle Gewalt gegen Kinder auseinandersetzen und seine Sensibilität dafür schulen. Hier kann nur ein kleiner Einblick gegeben werden, weiterführende Information gibt die vertiefende Literatur am Ende des Kapitels.

 Definition ⇢ Unter sexuellem Missbrauch versteht man alle Arten von sexuellen Aktivitäten zwischen Erwachsenen und Kindern, zu denen das Kind kein informiertes Einverständnis geben kann.

Symptome. Bestimmte körperliche Symptome können auf sexuellen Missbrauch hinweisen, müssen jedoch nicht zwangsläufig vorhanden sein oder können z. T. andere Ursachen haben:
- Blut im Urin oder Stuhl,
- Schmerzen beim Wasserlassen oder Stuhlgang,
- Ausfluss aus der Scheide, dem Penis oder dem After,
- Juckreiz in der Scheide, um die Urethra oder den After,
- Warzen oder Pickel im Genitalbereich,
- Verletzungen im Genital- und Analbereich und an sog. erogenen Zonen wie Hals, Ohrläppchen u. a., vor allem bei kleinen Kindern auch im Mund (Hinweis auf Oralverkehr),
- Geschlechtskrankheiten bei Kindern vor der Pubertät.

Diese Symptome können dem Pflegepersonal bei der Körperpflege oder bei der Hilfestellung zum Ausscheiden auffallen. Es gibt keine psychischen Symptome oder Verhaltensweisen, die speziell auf sexuellen Missbrauch hinweisen. Aussagen des Kindes sind häufig verschlüsselt. Insbesondere Kleinkinder und Kindergartenkinder können oft nicht in verständlicher Form äußern, dass sie sexuell missbraucht wurden, da sie keine Worte bzw. Begriffe dafür besitzen. Daher ist bei Verdacht auf sexuellen Missbrauch eine umfassende Untersuchung und Beurteilung der Gesamtsituation des Kindes erforderlich. Dazu sind neben dem Sachwissen auch der Kooperation von Ärzten, Pflegepersonal, Psychologen und Sozialdienst auch Fortbildungen zur Sensibilisierung für dieses Thema erforderlich.

Verhalten des Pflegepersonals. Das Urteil „sexueller Missbrauch" ist auch ein Werturteil. Das heißt: Ärzte und Schwestern orientieren sich an dem Bild, das sie sich von den Eltern gemacht haben. Demzufolge kommen „nette Eltern" für sexuellen Missbrauch nicht in Frage, selbst wenn das Kind Verhaltensauffälligkeiten oder Verletzungen aufweist. Ein Kind, das sexualisiertes, distanzloses oder aggressives Verhalten gegenüber dem Pflegepersonal zeigt, löst eher ablehnende Gefühle aus als Interesse, Verständnis und Zuwendung, die es dem Kind ermöglichen würden, über den Missbrauch zu sprechen.

Macht ein Kind gegenüber einer Pflegeperson eine Andeutung oder eine konkrete Aussage über sexuellen Missbrauch, ist Folgendes zu beachten:
1. das Kind nicht allein lassen, mit ihm reden und ihm uneingeschränkt glauben,
2. dem Kind kein Versprechen geben, das nicht zu halten ist,
3. dem Kind erklären, dass es keine Schuld am Missbrauch hat, sich dafür nicht schämen muss und nicht bestraft wird,
4. dem Kind sagen, dass vielen Kindern so etwas angetan wird und dass es gut ist, dass es darüber gesprochen hat,
5. dem Kind versichern, dass die Eltern von dem Gespräch nur unterrichtet werden, wenn dies mit dem Kind vereinbart wurde und dem Kind darauf nicht weitere Gefahr oder Schwierigkeiten entstehen.

Rechtliche Aspekte bei Verdacht auf sexuellen Missbrauch werden im gleichnamigen Kapitel behandelt.

Der Verdacht des sexuellen Missbrauchs kann beim Pflegepersonal starke Emotionen wie Wut, Ärger, Angst oder Ekel auslösen, die ihnen den ruhigen und sachlichen Umgang mit den Eltern erschweren. Verunsicherung und Sorge um das Wohlergehen des Kindes können das Pflegepersonal belasten, wenn sich der Verdacht des sexuellen Missbrauchs weder ausräumen noch bestätigen lässt. Um diese emotionalen Belastungen zu verkraften, benötigen Pflegepersonen professionelle Unterstützung in Form von themenbezogenen Fortbildungen und Supervision. Diese werden oft von Beratungsstellen angeboten, die sich speziell mit sexuellem Missbrauch (z. B. Wildwasser) oder allgemein mit Kindesmisshandlung befassen (z. B. Kinderschutzbund).

17.3.3 Individuelle Situationseinschätzung

Eine individuelle Situationseinschätzung ist sehr wichtig, um zu erfahren, wie sich Kinder und Jugendliche in der Lebensaktivität „Mädchen oder Junge sein" fühlen und verhalten. Durch eine gezielte Informationssammlung kann auch verhindert werden, dass die Intimsphäre eines Kindes in der Kinderklinik aufgrund von Pflegemaßnahmen, Diagnostik und Therapie auf ein Minimum reduziert wird. Bei Kindern aus außereuropäischen Kulturen oder nichtchristlichen Religionen sind gegebenenfalls andere Tabus bzw. ein stärker ausgeprägtes Schamgefühl zu berücksichtigen.

Persönliche Details müssen vom Pflegepersonal vertraulich behandelt werden. Neben dem Gespräch mit den Eltern und dem Kind ist eine sensible Beobachtung von Bedeutung, da nicht alle wichtigen Informationen erfragt werden können. Sofern die Situation und das Schamgefühl von Kind und Eltern es zulassen, wird bei der Pflegeanamnese mit ihnen besprochen:

- Hat das Kind ein Schmusetier, eine Kuscheldecke oder ähnliches?
- Gibt es Berührungen, die das Kind überhaupt nicht mag?
- Welche Worte benutzt das Kind für seine Genitalien?
- Hat Ihre Tochter/hast du/haben Sie bereits die Menstruation? Wie bezeichnet Ihre Tochter/bezeichnest du/bezeichnen Sie die Menstruation?
- Benutzt sie/benutzt du/benutzen Sie Binden und/oder Tampons?

In der fortlaufenden Einschätzung muss erfragt werden, ob das Kind, bzw. der Jugendliche, die Anwesenheit oder Unterstützung der Eltern wünscht bei:

- der täglichen Körperpflege,
- der Hilfestellung zum Ausscheiden,
- Untersuchungen oder Behandlungen, für die sich das Kind entkleiden muss.

17.4 Pflegemaßnahmen

„Kinder sollen mit Takt und Verständnis behandelt werden, und ihre Intimsphäre soll jederzeit respektiert werden."

(Charta für Kinder im Krankenhaus, Leiden/Niederlande 1988)

17.4.1 Wahrung der Intimsphäre

Es gibt keine allgemein gültige Vorstellung davon, welche Bereiche zur Intimsphäre gehören und von anderen zu respektieren sind. Jeder Mensch hat seine individuellen Tabuzonen, seinen Körper und seine Persönlichkeit betreffend. Einige Grundregeln lassen sich jedoch aufstellen, unabhängig von Alter, Geschlecht, Kultur oder Religion. Darüber hinausgehende, spezielle Maßnahmen werden aus der Pflegeanamnese abgeleitet und in den Pflegeplan integriert. Die Grundregeln lauten:

- Bei Schulkindern und Jugendlichen an der Zimmertür klopfen und einen Moment lang warten mit dem Eintreten.
- Jugendliche nicht automatisch duzen, sondern nur auf ihren Wunsch hin.
- Zimmertür geschlossen halten bei Untersuchungen, Ganzwaschung etc.
- Bettdecke erst nach Vorankündigung zurückziehen.
- Kleidung nur nach Vorankündigung ausziehen.
- Kinder nur so weit entkleiden (lassen), wie unbedingt erforderlich (Ganzwaschung, Untersuchung, therapeutische Maßnahmen).
- Im Untersuchungszimmer eine Trennwand aufstellen, hinter der das Kind sich an- und ausziehen kann.
- Im Mehrbettzimmer vor der Ganzwaschung die Mitpatienten aus dem Zimmer schicken oder einen Sichtschutz (Trennwand) aufstellen.
- Den Intimbereich des Kindes erst nach Ankündigung waschen, dabei Blickkontakt halten, so weit möglich. Während der Intimhygiene möglichst nicht das Gespräch abbrechen und schweigen oder plötzlich das Thema wechseln, sondern dem Kind ruhig erklären, was gerade getan wird. Einfache Worte benutzen, die das Kind kennt.
- Bettlägerige Kinder, auch auf Intensivstationen, mit Unterwäsche und Schlafanzug oder anderen Kleidungsstücken bekleiden.
- Keine Mobilisation oder Lagerung im Flügelhemd ohne Unterhose durchführen.
- Vor Benutzung des Nachtstuhls im Mehrbettzimmer Mitpatienten aus dem Zimmer schicken oder das Kind mit dem Nachtstuhl in die Toilette oder das Badezimmer schieben.
- Toilettentür bzw. Badezimmertür hinter dem Kind oder Jugendlichen schließen, kenntlich machen, dass die Toilette bzw. das Bad besetzt ist.
- Keine Versorgung eines Stomas im Mehrbettzimmer bei Anwesenheit anderer Patienten durchführen.
- Keinen Wechsel von Binden oder Vorlagen bei menstruierenden Mädchen im Mehrbettzimmer in Anwesenheit der Mitpatientinnen vornehmen.
- Rektale Temperaturkontrollen bei Kindern (außer bei Säuglingen) weitgehend vermeiden, statt dessen Temperatur z. B. im Gehörgang messen.
- Bei muslimischen Jugendlichen beachten, dass Mädchen ausschließlich durch weibliche Pflegepersonen, Jungen möglichst durch männliche Pflegepersonen beim Essen, der Körperpflege und den Ausscheidungen unterstützt werden.

17.4.2 Menstruationshygiene

Von vielen Mädchen wird die erste Menstruation sehnlichst erwartet, denn sie ist ein Symbol für ihre sexuelle Identität, d. h. erwachsen zu werden, Frau zu sein und Kinder bekommen zu können. Das reale Erleben der Monatsblutung führt jedoch oft zu einer ganz anderen, negativen Einstellung: Die Menstruation kann mit unangenehmen Symptomen verbunden sein wie Schmerzen, Übelkeit und Erbrechen oder Heißhungerattacken, Stimmungsschwankungen sowie eingeschränkter körperlicher Aktivität.

Die Menstruation ist ein Tabuthema, über das Mädchen und Frauen nicht gerne sprechen. Oft werden Schwankungen im körperlichen oder seelischen Befinden erklärt mit dem Satz: „Sie hat wohl ihre Ta-

ge." Somit ist auch die Menstruationshygiene, trotz aller Offenheit in der Werbung, kein Aspekt, über den Mädchen und Frauen sich offen austauschen, manchmal nicht einmal Mütter mit ihren Töchtern.
Hilfestellung zur Menstruationshygiene. Auch das Pflegepersonal kann es als peinlich empfinden, bei der Hilfestellung zur Menstruationshygiene in eine körperliche Tabuzone einzudringen. Hilfreich ist ein ruhiger, sachlicher Umgang mit dem Mädchen, dem mit verständlichen Worten erklärt wird, was getan wird (z.B. „Ich wechsle jetzt deine Binde gegen eine frische Binde aus.").

In der Pflegeanamnese werden die Gewohnheiten in Bezug auf die Menstruationshygiene erfragt und die Begriffe, mit denen das Mädchen oder die Eltern die Menstruation bezeichnen.

Im Judentum und im Islam gilt die Frau während der Menstruation als unrein; muslimische Frauen müssen am Ende ihrer Menstruation eine sog. große Waschung vornehmen, um wieder rein zu werden. Dies muss bei muslimischen Mädchen berücksichtigt werden. Möglicherweise möchten die Mädchen nicht im Beisein ihrer Mutter über das Thema Menstruation sprechen, da sie es als ungehörig empfinden.

Im Rahmen der Gesundheitserziehung sollten Mädchen darauf hingewiesen werden, dass spezielle Waschlotionen oder Deos für den Intimbereich unnötig sind und die natürliche Scheidenflora schädigen, wodurch das Auftreten von Infektionen begünstigt wird. Sie können jedoch während der Menstruation mehrmals täglich ihren Genitalbereich mit Wasser und pH-neutraler Waschlotion waschen.

Zum Auffangen von Menstruationsblut dienen Vorlagen, Binden und Slipeinlagen sowie Tampons. Auf den Patiententoiletten müssen Entsorgungsmöglichkeiten für benutzte Tampons, Binden und Vorlagen vorhanden sein (ausreichend Toilettenpapier zum Einwickeln oder spezielle Wegwerftüten aus Papier sowie Abfalleimer mit Deckel).
Vorlagen und Binden. Sie bestehen aus Watte und/oder Zellstoff, der je nach Bindenstärke unterschiedlich saugfähig ist. Binden sollten luftdurchlässig sein. Binden mit einer dünnen Plastikfolie an der Unterseite können zur Entstehung einer feuchtwarmen Kammer im Scheidenbereich führen, wodurch Infektionen, z.B. mit Hefepilzen begünstigt werden. Allerdings müssen luftdurchlässige Binden rechtzeitig gewechselt werden, da sie keinen Schutz bieten vor dem Durchsickern von Blut in die Unterwäsche und Kleidung. An der Unterseite besitzen sie einen oder zwei Klebestreifen, mit denen sie in der Unterwäsche befestigt werden können. Binden oder Vorlagen
- müssen gewechselt werden, bevor sie ganz vollgesogen sind,
- sollten keine deodorierenden Zusätze enthalten, da diese allergische Reaktionen hervorrufen können,
- können bei schwacher Blutung durch eine Slipeinlage ersetzt werden,
- haben den Nachteil, dass das Menstruationsblut außerhalb des Körpers an der Luft trocknet und dabei manchmal etwas unangenehm riecht (dies lässt sich durch häufiges Wechseln der Binde oder Vorlage vermeiden).

Tampons. Sie bestehen aus zusammengepresster, saugfähiger Verbandswatte mit einem Rückholfaden in der Mitte und sind je nach Stärke der Blutung in verschiedenen Größen erhältlich. Tampons liegen richtig, wenn sie kaum zu spüren sind. Zu beachten ist bei ihrer Verwendung, dass sie
- aufgrund der Gefahr aufsteigender Infektionen alle 4–6 Stunden gewechselt und daher auch nicht nachts getragen werden sollen,
- das Auftreten von Scheideninfektionen begünstigen können und bei Erkrankungen, die mit Fieber verbunden sind, nicht angewendet werden dürfen,
- auch mit Einführhilfen aus Pappe erhältlich sind, da ihre Anwendung eine gewisse Übung und Geschicklichkeit erfordert,
- den Vorteil haben, dass das Menstruationsblut in der Scheide aufgesaugt wird und es daher nicht zur Geruchsbildung kommt.

Lese- und Lernservice

Fragen zum Selbststudium

1. Welche Risiken für die Entwicklung der Geschlechtsidentität bringt Ihrer Ansicht nach ein Krankenhausaufenthalt mit sich
   a) für eine Kindergartenkind?
   b) für ein Schulkind?
2. Welche Schwerpunkte sehen Sie in der Pflege zur Wahrung der Intimsphäre bei behinderten Kindern und Jugendlichen?
3. Welche Informationen über die individuelle Ausübung der Lebensaktivität „Mädchen oder Junge sein" sind für Sie von Bedeutung?
4. Stellen Sie sich vor, Sie könnten für 24 h Ihr Geschlecht wechseln. Was möchten Sie unbedingt erleben? Was möchten Sie keinesfalls erleben?

Verwendete Literatur

Bombe, M.: Die Wahrung der Intimsphäre bei der Waschung des Intimbereichs. Eine Studie zu einem Tabuthema. Pflegezeitschrift 9 (1995) 3–11

Brodde, K.: Die Entdeckung von Mann und Frau. Geo-Sonderheft „Kindheit und Jugend". Gruner und Jahr, Hamburg 1995, S. 83–89

Ernst, A., V. Herbst, K. Langbein, C. Skalnik: Kursbuch Kinder. Kiepenheuer und Witsch, Köln 1993

Frank, R., K. Räder: Früherkennung und Intervention bei Kindesmisshandlung. Forschungsbericht. Bayerisches Staatsministerium für Arbeit und Sozialordnung, Familie, Frauen und Gesundheit, München 1994

Kaiser, H.: So sag ich's meinem Kinde. Zärtlichkeit und Schmusen, Liebe und Sexualität. Rowohlt, Reinbek

„Männer und Gesundheit – kein Thema für Betroffene und Institutionen" Kongressbericht. Dr. med. Mabuse 125 (2000) 62–63

al Mutawaly, S.: Menschen islamischen Glaubens individuell pflegen. Brigitte Kunz Verlag, Hagen 1996

Paulsen, S.: Heikle Zeit der Reife. Geo-Sonderheft „Kindheit und Jugend". Gruner und Jahr, Hamburg 1995, S. 128–136

Sinnecker, G. H. G.: Störungen der Keimdrüsen und der sexuellen Entwicklung. In Kruse, K. (Hrsg.): Pädiatrische Endokrinologie. 2. Aufl., Thieme, Stuttgart 1999

Stüben, B.: Entwicklung von Geschlechtsidentität und Sexualität im Kindesalter. Kinderkrankenschwester 11 (1994) 373–376

Weiterführende Literatur: für Pflegepersonal

Bischoff, C.: Frauen in der Krankenpflege. Zur Entwicklung von Frauenrolle und Frauenberufstätigkeit im 19. und 20. Jahrhundert. 2. Aufl. Campus Verlag, Frankfurt/Main 1994

Enders, U. (Hrsg.): Zart war ich und bitter war's. Handbuch gegen sexuellen Missbrauch an Mädchen und Jungen. Kiepenheuer und Witsch, Köln 1995

Harrison, T. (Ed.): Children and Sexuality. Perspectives in Health Care. Baillière Tindall, London 1998

Huch, R.: Weibliches Verhalten – Biologie oder Tradition? Kinderkrankenschwester 7 (2001) 294–298

Jungjohann, E.: Das Dilemma des misshandelten Kindes. Fischer, Frankfurt/Main 1996

Pro Familia: Sexualität und geistige Behinderung. Frankfurt/Main 1998

Römer, B.: Streicheln ist schön. Sexuelle Erziehung von geistig behinderten Menschen. Grünewald Verlag, Mainz 1995

Rubner, J.: Was Frauen und Männer so im Kopf haben. dtv, München 1996

Strasser, S.: Die Unreinheit ist fruchtbar! Geschlechterbeziehungen in einem türkischen Dorf. Rowohlt, Reinbek 1996

Taylor, J., D. Müller: Nursing Adolescents. Research and psychological perspectives. Blackwell Science, London 1995

Weiterführende Literatur für Eltern

Bundeszentrale für gesundheitliche Aufklärung (BZgA):
– Körper, Liebe, Doktorspiele. Ratgeber zur kindlichen Sexualentwicklung vom 1. bis zum 3. Lebensjahr
– Körper, Liebe, Doktorspiele. Ratgeber zur kindlichen Sexualentwicklung vom 4. bis zum 6. Lebensjahr
– Über Sexualität reden

Elternbrief „Liebhaben, Schmusen, Doktorspiele", erhältlich bei der Bundesvereinigung Evangelischer Tageseinrichtungen für Kinder e.V., Stafflenbergstr. 76, 70184 Stuttgart, Tel. 0711/2159–270

Gilbert, S.: Typisch Mädchen! Typisch Jungen! Praxisbuch für eine geschlechtergerechte Erziehung. Walter, Düsseldorf/Zürich 2001

Mönkemeyer, K.: Kindliche Sexualität heute. Tabus – Konflikte – Lösungen, 3. Aufl. Beltz, Weinheim/Basel 1997

Nitsch, C. u.a.: Sexualität im Familienalltag. Partnerschaft, Schwangerschaft, Elternschaft. Rowohlt, Reinbek 1995

Weiterführende Literatur: für Kinder und Jugendliche

Bell, R. (Hrsg.): Wie wir werden – was wir fühlen. Ein Handbuch für Jugendliche über Körper, Sexualität, Beziehungen. Rowohlt, Reinbek 1991

Bundeszentrale für gesundheitliche Aufklärung (BZgA): Über den Umgang mit Liebe, Sexualität, Verhütung und Schwangerschaft. Eine Broschüre für Jugendliche. Köln 1995 (kostenlos erhältlich bei der BZgA, 51 101 Köln)

Pro Familia Darmstadt: Mein Körper gehört mit! Loewe Verlag, Bindlach 1994

Schneider, S., B. Rieger: Das Aufklärungsbuch. Otto Meier, Ravensburg 2000

Kontakt- und Internetadressen

Bundesarbeitsgemeinschaft der Kinderschutz-Zentren
Spichernstraße 55
50672 Köln
Tel.: 02 21/52 93 01

Bundeszentrale für gesundheitliche Aufklärung
Ostmerheimer Str. 220
51109 Köln
Tel.: 02 21/8 99 20
www.bzga.de
(Bundeszentrale für gesundheitliche Aufklärung)
www.sexualaufklaerung.de

Deutscher Kinderschutzbund – Bundesverband e.V.
Schiffgraben 29
30159 Hannover
Tel.: 05 11/30 48 50

Durchblick – Beratungsinitiative
Postfach 1272
85221 Dachau
Tel.: 01 30/34 31
Gebührenfreie Anrufe zu den Themen körperliche Entwicklung. Sexualität, Verhütung für Kinder, Jugendliche und Eltern

Pro Familia Bundesverband
Stresemannallee 3
60596 Frankfurt am Main
Tel. 0 69/63 90 – 02
www.profamilia-online.de
Wildwasser – überregionale Adresse:
Arbeitsgemeinschaft gegen sexuellen Missbrauch an Mädchen Wildwasser e.V.
Mehringdamm 50
10961 Berlin
Tel.: 0 30/7 86 50 17

18 Sterben

Mechthild Hoehl

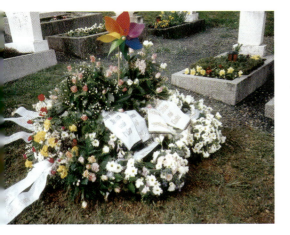

Der Wert des menschlichen Lebens hängt weder von seiner Leistungsfähigkeit noch von seiner Lebenserwartung ab.

„Ich richte meinen Blick auf das Leben.
Leben, Sterben und Tod sind Prozesse auf einem Weg, den jede und jeder gemeinsam gehen muss, die und der einmal geboren wurde.
Die Schönheit dieses Weges hängt nicht von seiner Länge ab."
(Renate Greinert)

Wir werden als Kinderkrankenpflegepersonal mit sterbenden Kindern und ihren Familien konfrontiert. Auch wenn der Tod nicht in allen Bereichen der Kinderkrankenpflege alltäglich ist, gehört die Problematik „Sterben, Tod und Trauer" zu unserem Berufsalltag. Wir werden immer wieder neu mit den Fragen konfrontiert: „Wie gehe ich für mich, für die Kinder und deren Angehörige mit möglicherweise lebensbedrohlichen Erkrankungen, mit dem Tod um?"

18.1 Bedeutung

Leben und Sterben ist untrennbar miteinander verknüpft. Jedes Leben endet unweigerlich einmal mit dem Tod.

Auch im Kleinen müssen kleine „Tode", Trennungserlebnisse und verlorene Hoffnungen hingenommen werden. Trauererfahrungen sind daher nicht primär an die Begegnung mit dem Tod geknüpft.

Der Tod eines Menschen erschreckt als etwas Unberechenbares und Endgültiges. Was nach dem Tode mit dem verstorbenen Menschen geschieht, wird von den Weltanschauungen, Kulturen und Religionen unterschiedlich bewertet und erklärt, bleibt aber letztlich den zurückbleibenden lebenden Menschen unbekannt.

Das Thema „Sterben" im Umgang mit Kindern scheint sich völlig auszuschließen. Ein Kind hat in der Regel sein Leben noch vor sich. Kinder gelten als Inbegriff der Zukunft, sie sind Hoffnungsträger ihrer Eltern und der Gesellschaft. Dass ein Kind durch eine Erkrankung, ein akutes Ereignis wie einem Unfall oder gar durch Selbstmord stirbt, macht betroffen. Fragen nach Sinn, Erklärungen oder Schuld bleiben meist unbeantwortet.

Wir müssen uns als Pflegepersonal, betroffenen Eltern und der gesamten Gesellschaft immer wieder vor Augen führen, dass jeder Mensch ein natürliches Recht auf Leben hat; er hat aber gleichzeitig bei einem nicht zu heilenden Leiden, welches in jedem Fall zum Tode führt, ein Recht auf ein würdiges Sterben. Kein Mensch darf als Eigentum eines anderen (auch nicht der Eltern) oder einer Institution sowie des Staates angesehen werden, die ihm sein Recht auf ein menschenwürdiges Leben und Sterben verweigern könnten.

18.2 Beeinflussende Faktoren

Der Vorgang des Sterbens als körperlicher Prozess, und das persönliche Erleben von Tod und Trauer sowie der Umgang damit wird von einer Vielzahl von Faktoren beeinflusst, die hier nur ansatzweise erwähnt werden können.

Körperliche Faktoren. Die Ursache des lebensbedrohlichen Ereignisses, ob langdauernde Erkrankung oder akut einsetzendes Ereignis, beeinflusst sowohl den körperlichen Sterbevorgang, als auch die Möglichkeit bewusst und vorbereitet mit Tod und Trauer umzugehen. Die körperliche Konstitution des Sterbenden beeinflusst, wie lange sich ein Sterbeprozess ausdehnen kann. Massive körperliche Vorschädigungen, etwa bei vorausgegangenen langen Krankheitsprozessen oder chronischen Gesundheitsstörungen, sind bzgl. der Therapierbarkeit einer akut lebensbedrohlichen Situation prognostisch ungünstiger. Jedoch ist auch eine bislang absolute Gesundheit keine Garantie für eine Genesung in lebensbedrohlichen Situationen.

Langdauernde, oder sich abzeichnende Sterbeprozesse geben einer betroffenen Familie die Möglichkeit, sich mit ihren Wünschen und Bedürfnissen in dieser Zeit intensiver auseinanderzusetzen. Die Möglichkeit des „Aktiven Erlebens" des eigenen Sterbeprozesses für das Kind ist abhängig von seinem Alter und seinem Bewusstseinszustand.

Psychologische Faktoren. Der Umgang mit Sterben, Tod und Trauer ist abhängig von den Erfahrungen die der Sterbende, seine Familie und seine Pflegenden bereits mit dem Tod gemacht haben und wie damit umgegangen wurde. Je stärker diese Erfahrungen aufgearbeitet wurden, desto mehr haben sich die Beteiligten bereits mit ihren Bedürfnissen, Möglichkeiten und Grenzen auseinandergesetzt. Allerdings können in das Erleben der bedrohlichen Situation auch Lebenserfahrungen und Gefühle hineinspielen, die nicht oder nur unzureichend aufgearbeitet wurden. Solche Dinge können den Sterbeprozess (s. S. 429) in manchmal schwer nachvollziehbarer Weise beeinflussen.

Allgemeine innerfamiliäre Strukturen und Konfliktlösungsansätze haben Einfluss darauf, wie stark sich eine Familie auf das akute Ereignis einlassen und es für sich verarbeiten kann.

Soziokulturelle Faktoren. Die soziokulturelle Prägung der Familie beeinflusst ebenfalls das Erleben existenzieller Erfahrungen. Gerade angesichts des Todes greift der Mensch auf seine soziokulturellen, religiösen und weltanschaulichen Wurzeln zurück. Das Unbegreifbare wird dann entweder rational-wissenschaftlich betrachtet; religiös-transzendental gedeutet oder mit mystischen Vorstellungen in Verbindung gebracht. Die soziokulturellen Grundlagen der gesamten Familie und des Freundeskreises gewinnen an Bedeutung. Die Trauer selbst, die Tatsache, ob sie offen gelebt oder still verschwiegen erlitten wird, unterliegt der gesellschaftlichen Prägung.

Umgebungsabhängige Faktoren. Die Umgebung beeinflusst das Erleben des Todes sowie das Trauern weiterhin. In Deutschland sterben nahezu 80% aller Menschen in Krankenhäusern. Dadurch wird das Sterben in deutschen Kliniken institutionalisiert. Von der Grundhaltung der Klinikleitung und des dort arbeitenden Personals hängt das Erleben des Todes für die Betroffenen in entscheidendem Maße ab. Ob eine ausreichende Begleitung bekommen, genügend Raum und Zeit zur Verabschiedung finden, ob ihnen hilfreiche Unterstützung für ihr Sterben bzw. ihre Trauer geboten wird; dies alles wird vom Personal des Krankenhauses abhängig, insbesondere dann, wenn die Betroffenen wenig eigene Vorstellungen und Bedürfnisse äußern können.

Das Sterben im Krankenhaus entspricht nicht der Wunschvorstellung der meisten Sterbenden. Wenn es eben möglich ist, ist das Sterben in häuslicher Umgebung zu ermöglichen. Hierzu benötigen die Angehörigen je nach Bedarf jedoch die größtmögliche Unterstützung über ambulante Kinderkrankenpflegedienste, Hospizhelfer, Seelsorger, psychologisch geschulte Begleiter und soziale Netzwerke.

Wirtschaftspolitische Faktoren. Sterben muss jeder, egal ob arm oder reich. Dennoch ist das Erleben des Todes durchaus auch abhängig von wirtschaftlichen Faktoren. Das Ausmaß der medizinischen Absicherung hat einen entscheidenden Einfluss auf die Gesundheit und damit auf die Lebenserwartung. Unter wirtschaftspolitisch verbesserten Möglichkeiten ist beispielsweise die Säuglingssterblichkeit in den vergangenen Jahrzehnten rapide gesunken. Andererseits ist der Einsatz von lebensverlängernden Maßnahmen, verbunden mit all seinen Konsequenzen und ethischen Fragestellungen, u. a. durch die Möglichkeiten der Intensivmedizin in den Industrienationen möglich geworden.

18.3 Beobachten und Beurteilen

18.3.1 Entwicklung des Todesverständnisses

Die Vorstellung vom Tod ändert sich im Laufe der kindlichen Entwicklung. Hierzu gibt es inzwischen vielfältige Angaben und Übersichten in der Literatur, die sich mit der Thematik „Kinder und Tod" befasst. Hierbei muss betont werden, dass es noch stärker als bei anderen Entwicklungsschritten große individuelle Schwankungen gibt, die sich daraus ergeben, wie die Kinder an die Thematik „Sterben und Tod" herangeführt wurden und welche Erfahrungen sie damit verbinden.

An dieser Stelle kann nur eine grobe Übersicht gegeben werden **(Tab. 18.1)**.

18.3.2 Begriffsbestimmungen

 Definition ⸱⸱⸱⋗ Als Tod wird das Erlöschen aller Lebensfunktionen bezeichnet.

Man unterscheidet:
- *Natürlicher Tod:* Ein durch innere und krankheits- bzw. altersbedingte Ursachen eingetretener Tod
- *Unnatürlicher Tod:* Durch Fremdverschulden oder Gewalteinwirkung eingetretener Tod. Bei Verdacht auf eine unnatürliche Todesursache wird die Polizei eingeschaltet. Zu unnatürlichen Todesursachen gehört auch der Suizid (Selbstmord, Selbsttötung, Freitod)
- *Klinischer Tod:* Ein augenblicklicher Herz-Atem-Stillstand, der bei rechtzeitigem Erkennen durch Reanimation (Wiederbelebung) rückgängig gemacht werden kann
- *Hirntod:* Der irreversible Ausfall aller Hirnfunktionen. Das Gehirn zeigt keinen Blutfluss und keine elektrische Aktivität mehr (Null-Linien-EEG). Der Patient kann sich aus diesem Zustand nicht mehr erholen. Obwohl unter Beatmung und Intensivtherapie andere Stoffwechselfunktionen noch intakt sein können, wird der Hirntod als Tod der Person anerkannt und berechtigt bei Einwilligung der Angehörigen (bzw. bei Vorliegen eines Organspenderausweises bei Erwachsenen) zur Organentnahme zwecks Transplantation
- *Absoluter biologischer Tod:* Er beinhaltet den Stillstand des Stoffwechsels in allen Körperzellen. Es kommt zum Auftreten der Todeszeichen.

Beobachten und Beurteilen 18

Tabelle 18.1 ⇢ **Entwicklung des Todesverständnisses bei Kindern**

< 2 Jahre	Unterscheidung von belebten und unbelebten Objekten Entwicklung von Verlustgefühlen bei Trennungen Reaktionen auf gespannte Stimmungen und Gefühle
2 – 3 Jahre	Tod wird als Nicht-Leben ansatzweise erfasst, jedoch nicht seine Endgültigkeit
3 – 4 Jahre	Beobachtungen zu Sterben und Tod in der Natur führt zur Auseinandersetzung mit der Thematik. Endgültigkeit und Unvermeidlichkeit des Todes noch nicht erkannt, Rollenspiele („Du bist jetzt mal tot")
4 – 6 Jahre	Interesse an körperlichen und biologischen Aspekten des Todes wächst (begraben werden), Glaube, Tod durch bestimmte Verhaltensweisen vermeiden zu können, Tod wird meist noch als vorübergehender Zustand angesehen (außer bei selbst erlebten massiven Verlusten)
6 – 8 Jahre	Der Tod wird als irreversibel und unvermeidbar empfunden, es ist klar, dass er auch die engsten Bezugspersonen und das Kind selbst betreffen kann. Das Kind versucht biologische Ursachen und Auswirkungen zu ergründen.
8 – 10 Jahre	Das Kind sucht nach Erklärungen und Verarbeitungsstrategien der Geheimnisse von Leben und Tod, nach spirituellen Umgangsformen, Übernahme religiöser Vorstellungen aus dem gesellschaftlichen Umfeld
Ab 11 Jahre	Tod bekommt die gleiche Bedeutung wie für Erwachsene

Todeszeichen

Sichere Todeszeichen. Das Auftreten von *Totenflecken* und *Totenstarre* sind sichere Indizien für den eingetretenen Tod:
⇢ Totenflecken entstehen meist nach $1/2$ bis 1 Stunde nach Eintritt des Todes, in Ausnahmefällen auch schon vorher, bei sehr schlechtem Allgemeinzustand unmittelbar vor dem Tod. Sie sind blauschwarz und an abhängigen Körperpartien sichtbar.
⇢ Totenstarre entsteht ca. 4 Stunden nach Eintritt des Todes und bleibt ca. 6 Tage bis zum Eintritt der Fäulnis. Ist dem Tod eine Muskelanstrengung vorausgegangen, so tritt die Muskelstarre schon eher ein.

Unsichere Todeszeichen. Diese sind:
⇢ blasse wächserne Haut,
⇢ Herz-Atem-Stillstand (klinischer Tod),
⇢ sinkende Körpertemperatur,
⇢ Reflexlosigkeit.

18.3.3 Sterbeprozess

In der Regel tritt ein Tod nicht plötzlich ein, sondern ist das Ende eines langen Sterbeprozesses.

Elisabeth Kübler-Ross hat sich in jahrelanger intensiver Arbeit mit den Erlebnissen, Wünschen und Erfahrungen Sterbender auseinandergesetzt und viele wertvolle Literatur zu dieser Thematik herausgegeben. Sie hat unter anderem festgestellt, dass ein Sterbeprozess sehr häufig in fünf Phasen verläuft (Kübler-Ross 1969). Ausgehend von der Diagnose einer möglicherweise tödlichen Krankheit bis hin zum Tod kann es zu folgenden Reaktionen kommen:

1. **Verleugnen/Nichtwahrhabenwollen.** Der Kranke und seine Angehörigen können zunächst den Ernst der Lage noch nicht richtig an sich heranlassen: „Das kann nicht sein", „Die haben sich geirrt…". Gleichzeitig kann es zu einer Isolierung oder abwehrenden Überaktivität kommen, bis allmählich die schmerzliche Erkenntnis einsetzt. In dieser Phase werden die Versuche der Helfer oft nicht verstanden, die Familie oder den Patienten behutsam aus seine Lebensbedrohung hinzuweisen. Es darf nicht vergessen werden, dass das Kind bzw. die Familie sich selbst diese Schutzzeit schafft.

2. **Zorn/Aggression.** „Warum?" – Fragen und Suche nach möglichen Schuldigen begleiten die Erkenntnis der Unausweichlichkeit des Schicksals. Von Schuldzuweisungen oder aggressiven Ausbrüchen werden Pflegepersonal, Angehörige, ja z. T. der Patient selbst (Suizidgefahr) massiv betroffen. Den Helfern fällt es häufig schwer mit den Schuldzuweisungen umzugehen. Sie fühlen sich persönlich angegriffen, während für den Betroffenen oder seine Familie eine Form der Verarbeitung gesucht wird. Es ist für die Helfer wichtig, dass sie sich dieses bewusst macht, um die noch bevorstehende Begleitung nicht durch diese Aggressionsphase langfristig zu belasten.

3. **Verhandeln.** Jetzt, da allmählich das Schicksal akzeptiert wird, versuchen die Betroffenen und Familien doch noch eine Lebensverlängerung oder bestimmte wichtige Erlebnisse zu erhandeln, fast zu erkaufen. Alternative Therapieformen werden gesucht, besondere Wünsche angestrebt (noch einmal gemeinsam Weihnachten feiern). Der Zusammenhalt zwischen Familie und therapeutischem Team wird jetzt wieder enger und in der Regel unterstützt das Team die Erfüllung der Wünsche, wo es nur kann (kleine Ausflüge, besondere Essensangebote usw.).

4. **Depression.** Nun steht der Tod unausweichlich bevor. Der nahende Verlust wird sowohl beim Betroffenen als auch bei Angehörigen und Helfern als sehr belastend erlebt und in tiefer Depression wird bereits ein Stück Trauerarbeit vorweggenommen. Jetzt ist es für alle Beteiligten gut und wichtig, dass sie ihre Gefühle und all ihren Schmerz zulassen und zeigen können, auch Tränen. Denn der Verlust wird schmerzlich sein und wird in dieser Phase auch schon als solcher erkannt.

429

5. **Zustimmung.** In der letzten Phase kann im Idealfall der nahende Tod angenommen werden. Der Kranke lässt mehr und mehr los (was auch schon bei kleinen Kindern erkennbar ist), die Angehörigen akzeptieren das Unausweichliche und der Helfer erkennt aufgrund seiner Erfahrung, dass er jetzt nur noch palliative (= lindernde) Maßnahmen zu ergreifen hat.

Diese Phasen laufen selten so eindeutig nacheinander ab. Sie sind oft nicht vollständig erkennbar und werden auch in Teilbereichen häufiger wiederholt. In der Kinderkrankenpflege sind diese Verarbeitungsmechanismen eher bei den Angehörigen als bei den Kindern deutlich zu erkennen und zu unterscheiden, je nach Alter des Kindes und Entwicklung seines Todesverständnisses.

> **Merke ⇢ Pflegeverständnis.** Das Wissen über die verschiedenen Phasen und dazugehörige Verhaltensweisen im Zusammenhang mit Sterben, Tod und Trauer macht es den Helfern leichter, angemessen zu reagieren.

18.3.4 Individuelle Situationseinschätzung

Um eine angemessene und hilfreiche Sterbebegleitung zu gewährleisten, ist es notwendig, die individuelle Situation des sterbenden Kindes, der Familie und des begleitenden Teams zu berücksichtigen:

- Ist das Kind über seien lebensbedrohliche Erkrankung aufgeklärt?
- Welche Erfahrungen hat das Kind bereits mit dem Tod gesammelt?
- Welche Vorstellungen hat das Kind vom Tod?
- Wie drückt das Kind Angst, Schmerz und Trauer aus?
- Wer ist die engste Bezugsperson des Kindes, welche Kontakte, z. B. zu Freunden, können ihm helfen?
- Sind die Eltern in der Lage, mit ihrem Kind über seine Situation zu sprechen?
- Brauchen die Eltern, Geschwister oder weitere Angehörige/Bezugspersonen Aufklärung und Unterstützung?
- Bestehen möglicherweise nicht geäußerte Wünsche, Hoffnungen oder Bedürfnisse?
- Hat die Familie eine religiöse, weltanschauliche Prägung?
- Ist eine Nottaufe erwünscht, soll das lebensbedrohlich kranke Kind in der Klinik geplant feierlich getauft werden?
- Wünschen die Eltern die Begleitung durch ihren Heimatseelsorger?
- Brauchen die Eltern organisatorische Unterstützung?
- Wie sind die Geschwisterkinder des sterbenden Kindes eingebunden?

- Welche Möglichkeiten kann das Team zur Unterstützung der Familie anbieten, welche Fachkräfte, z. B. Therapeuten, Sozialarbeiter, Seelsorger stehen zur Verfügung?
- Zu welcher Pflegeperson, welchem Arzt hat die Familie den engsten Kontakt?
- Ist die betreuende Pflegeperson ausreichend auf die Begleitung vorbereitet, braucht sie Unterstützung?
- Steht für das Team ein Supervisionsangebot zur Verfügung?

18.4 Sterbebegleitung

18.4.1 Begriffsbestimmungen

Sterbebegleitung und Sterbehilfe

Sterbebegleitung ist von der Sterbehilfe abzugrenzen. Hierbei unterscheidet man:
- *Sterbebegleitung:* Pflege, Hilfestellung und menschliche Unterstützung eines schwerkranken Menschen bis zu seinem Tod.
- *Aktive Sterbehilfe:* Der Einsatz von Maßnahmen, die das Sterben eines Menschen beschleunigen. Aktive Sterbehilfe ist in Deutschland verboten.
- *Passive Sterbehilfe:* Das Unterlassen von lebensverlängernden Maßnahmen bei einem sterbenskranken Patienten.

18.4.2 Umgang mit Sterben und Tod

Dass Kinder sterben müssen, belastet sehr. Es erscheint einfach unnatürlich, dass die, die nach uns geboren wurden, schon vor uns wieder gehen müssen. So erlebt es die Gesellschaft und so erleben es die Eltern, die zudem noch einen Teil von sich selbst verlieren.

Auch das Personal stößt an seine Grenzen, zumal es die Intention des Pflegeberufes ist, die Kinder bei der Gesundung zu unterstützen. Doch ist es sicher der falsche Weg, die Problematik „Sterben und Tod" zu leugnen. Gespräche im Team, evtl. sogar mit Supervision, helfen, die belastenden Eindrücke und Begegnungen aufzuarbeiten (**Abb. 18.1**). Nur so ist es möglich, auch anderen betroffenen Familien wieder hilfreich zur Seite zu stehen.

Sterbebegleitung ist keine Tätigkeit Einzelner. Voraussetzung ist immer eine gute Zusammenarbeit des Teams. Kollegen und Kolleginnen können die Pflegearbeit so organisieren, dass die begleitende Kinderkrankenpflegeperson das sterbende Kind nicht allein lassen muss. Wenn eine Pflegeperson sich in der Situation zu belastet fühlt, muss die Möglichkeit bestehen, sie abzulösen.

Sterbebegleitung 18

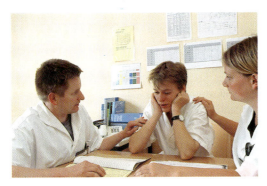

Abb. 18.1 ···▷ **Unterstützung im Team.** Gespräche mit Kollegen und Kolleginnen helfen bei der Begleitung

Mit der Krankenhausleitung können adäquate räumliche Möglichkeiten für die sterbenden Kinder und ihre Angehörigen überlegt und geschaffen werden.

18.4.3 Pflegemaßnahmen beim sterbenden Kind

Pflegerisch sind bei einem sterbenden Kind lindernde und unterstützende Pflegemaßnahmen nach den Grundbedürfnissen zu leisten. Hierbei sind einzig und allein die aktuellen Bedürfnisse des Kindes zu berücksichtigen.

 Merke ···▷ Pflegeverständnis. Pflegemaßnahmen dürfen das Kind nicht zusätzlich belasten. Gegebenenfalls sind geplante Pflegemaßnahmen bei Belastung des Kindes zu unterbrechen oder ganz zu unterlassen.

Die Pflegemaßnahmen können auch durch die Familie oder gemeinsam mit dieser vorgenommen werden. Die Familie darf hierdurch jedoch nicht zu stark belastet werden.

Die Pflegemaßnahmen beim sterbenden Kind können alle Lebensaktivitäten betreffen und entsprechende Beobachtungen und Maßnahmen umfassen:
- ···▷ Schmerzlindernde Maßnahmen,
- ···▷ verbale und nonverbale Kommunikation,
- ···▷ Beobachtung und lindernde Unterstützung der Vitalfunktionen,
- ···▷ Freihalten der Atemwege,
- ···▷ temperaturregulierende Maßnahmen,
- ···▷ Körperpflege, Mundpflege, Augenpflege (je nach Bedarf und Belastbarkeit des Kindes),
- ···▷ Wunschkost, ggf. künstliche Flüssigkeitszufuhr,
- ···▷ Beobachtung und Unterstützung der Ausscheidung,
- ···▷ Lagerung und Prophylaxen,
- ···▷ Beschäftigungs- und Verarbeitungsmöglichkeiten anbieten,
- ···▷ Respektierung der Persönlichkeit, der Wünsche und Vorlieben des Kindes.

 Merke ···▷ Pflegeverständnis. Die zentralen Maßnahmen beinhalten jedoch das Eingehen auf die Bedürfnisse des Kindes und seiner Familie in dieser Phase. Hierbei kann die reine Anwesenheit wertvoller sein als ein pflegerischer Aktionismus.

Mit den Bezugspersonen wird vereinbart, wie sie bei dem Kind bleiben können, bzw. bei Bedarf schnell erreicht werden können.

18.4.4 Maßnahmen nach Eintritt des Todes

Nach Eintritt des Todes wird die Uhrzeit des Todeszeitpunkts notiert und der Arzt informiert, damit er den Tod feststellt und den Totenschein ausstellt. Falls die Angehörigen nicht anwesend waren, sind diese zu benachrichtigen.

 Einbeziehung der Eltern ···▷ Grundsätzlich sollte eine Anwesenheit der Angehörigen bei Sterbenden erwünscht sein und ermöglicht werden.

Ein verstorbenes Kind erfährt noch einmal eine komplette Körperpflege. Diese kann auf Wunsch der Eltern auch mit diesen gemeinsam durchgeführt werden.

Alle Zu- und Ableitungen werden entfernt und Wunden sorgfältig verklebt, damit kein Sekret mehr ausfließen kann. Die Augen werden geschlossen und bei Bedarf mit feuchten Kompressen beschwert. Der Mund wird geschlossen und der Unterkiefer z. B. mit einer Zellstoffrolle abgestützt. An Händen und Füßen des verstorbenen Kindes werden Identitätsschilder nach Klinikstandards angebracht.

Es sollte die Möglichkeit bestehen, dem Kind noch ansprechende Kleidungsstücke nach seinen Wünschen oder den Wünschen der Eltern anzuziehen und ihm sein Lieblingsspielzeug mitzugeben. Je nach Organisation der Klinik und bei evtl. Obduktion ist dies oft nur durch den Bestatter möglich.

 Einbeziehung der Eltern ···▷ Den Eltern muss Raum und Zeit gegeben werden, sich nach eigenen Wünschen und eigenen Bedürfnissen von dem Kind zu verabschieden.

18.4.5 Besonderheiten in der Begleitung

Jeder Mensch, jeder Erwachsene, jedes Kind stirbt anders. Aus der großen Anzahl möglicher Biografien, die wir in der Kinderkrankenpflege begleiten, werden an dieser Stelle einige Situationen stellvertretend genannt.

Der plötzliche Tod

Beispiel: Ein Kind kommt mit dem Notarztwagen sterbend in die Kinderklinik. Die Reanimation scheitert. Die Angehörigen sind fassungslos (Abb. 18.2).

Eine Begleitung im herkömmlichen Sinne ist hier kaum möglich. Die Familie ist unbekannt. Was hat sie geprägt, was könnte ihnen helfen? Pflegepersonal und Eltern werden in der kurzen Zeit wohl kaum sinnvolle Gesprächsansätze finden. Dennoch kann den Eltern ein Gefühl von Angenommensein in ihrer speziellen Situation entgegengebracht werden:

- Keine Schuldzuweisungen, auch bei unklarer Todesursache oder dem subjektiven Gefühl, dass der Notarzt zu spät informiert wurde. Andersherum sollten spontan entstandene Schuldgefühle bei den Eltern zunächst einmal zugelassen und hingenommen werden.
- Praktische Hinweise zu formalen Abläufen, z. B. Informationen des Bestatters, sind notwendig und sinnvoll. Das Pflegepersonal gibt Hinweise darauf, dass die Eltern auch zu einem späteren Zeitpunkt noch mit Fragen auf die Klinik zukommen können.
- Das Klinikpersonal fragt nach Hilfsmöglichkeiten durch Angehörige oder Freunde, um diese, soweit möglich, zu organisieren, z. B. um die Eltern nach Hause zu bringen und Geschwisterkinder zu beaufsichtigen. Diese Hilfen können auch durch Klinikpersonal bzw. Krankenhausseelsorger übernommen werden.
- Möglichst wenige Bezugspersonen sollten sich um die Eltern kümmern. Diese können dann auch schweigen, eigene Betroffenheit zulassen, Hilflosigkeit zugeben oder Eltern nach ihren Wünschen fragen, z. B.: „Soll ich sie allein lassen?"

Bei zunächst geglückter Reanimation, aber kurzfristig schlechter Prognose sollte auch der Wunsch der Eltern oberstes Handlungsgebot sein: Die Besucherregelung kann erweitert werden, auch Geschwisterkinder dürfen nicht vergessen werden, Verwandte und Bekannte, Seelsorger o. a. werden auf Wunsch herbeigeholt.

Fragen nach einer möglichen *Obduktion* können evtl. erst am nächsten Tag behutsam durch den Arzt geklärt werden. Mit den Eltern können noch zusätzliche Gesprächstermine vereinbart werden.

Das therapeutische und psychosoziale Team kann sie nach einigen Wochen noch einmal anschreiben, ob sie noch Fragen haben.

Informationen zum Trauerverlauf und bestehenden Selbsthilfegruppen sollten in jeder Kinderklinik vorhanden sein. Das Material kann an die Eltern weitergegeben werden.

Eine besondere Belastung für die Familie stellt der plötzliche Tod eines Kindes durch Suizid dar. Die Familien haben in diesem Fall nicht selten mit der Tabuisierung, eigenen und fremden Schuldzuweisungen zu kämpfen. Hier ist der Kontakt zu Selbsthilfegruppen und eine psychosoziale Begleitung der Familie besonders wichtig.

Nach Eintritt des Todes wird den Eltern, Geschwistern und anderen Bezugspersonen, sowie den Bezugspflegepersonen die Zeit zugestanden, die sie brauchen. Hierfür müssen nach Möglichkeit geeignete Räumlichkeiten zur Verfügung stehen, in denen sich die Familien mit ihrem verstorbenen Kind so lange zurückziehen können (Abb. 18.3).

Sterben von Neugeborenen

Beispiel: Ein Neugeborenes hat mit dem Leben unvereinbare Krankheitszeichen oder Fehlbildungen. Ein Kind kommt tot zur Welt. Ein extrem unreifes Frühgeborenes ist nicht lebensfähig.

Verlieren die Eltern ein Kind vor, während oder direkt nach der Geburt, brauchen sie besonders liebevolle Begleitung. Das Kind ist für die Eltern bereits ein vollwertiger Mensch und Teil ihres Lebens, entsprechend groß ist die Trauer. Sehr schmerzhaft ist oft das Unverständnis der Umgebung darüber. Kommentare wie: „Es war vielleicht besser so", kommen oft bei den Eltern sehr negativ an. „Sie können ja noch ein Kind bekommen" ist in der Situation ebenfalls kein Trost. Ein neues Kind ist sicher kein Ersatz.

Ist das Kind in der Kinderklinik zur Diagnostik und die Eltern sind bis zum Tod nicht anwesend, hilft ihnen manchmal ein Bericht über das Verhalten des Kindes in seinem kurzen Leben.

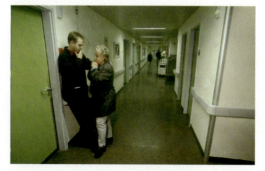

Abb. 18.2 Verzweifelte Eltern auf dem Stationsflur. Sie sollten nach ihren Bedürfnissen in dieser Situation befragt werden

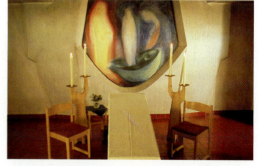

Abb. 18.3 Aufbahrungsraum. Angehörige brauchen Raum und Zeit, um sich zu verabschieden

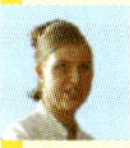

Praxistipp ⇢ Ein Foto sollte grundsätzlich immer von einem Kind angefertigt werden, damit die Eltern ein Erinnerungsstück haben. Ist es nicht mehr möglich, das lebende Kind zu fotografieren, so wird von dem toten Kind ein Foto angefertigt. Die Bilder können den Eltern in verschlossenen Briefumschlägen mitgegeben oder in der Krankenakte aufgehoben werden, für den Fall, dass die Eltern erst später das Foto ihres Kindes zu sehen wünschen.

In einigen Abteilungen gibt es vorgefertigte Erinnerungsmappen für die Eltern **(Abb. 18.4)**. Darin ist Platz für ein Bild, einen Fußabdruck, eine Haarsträhne oder andere Erinnerungsstücke (je nach Wunsch der Eltern) verbunden mit einem Hinweis auf Kontaktadressen von Selbsthilfegruppen.

Nach Möglichkeit sollen die Eltern jedoch zum Kontakt mit ihrem Kind ermutigt werden, damit sie später wissen, um wen sie trauern. Ein „normaler" Umgang der Pflegepersonen mit dem Kind kann Berührungsängste abbauen. Es sollte immer gefragt werden, ob die Eltern eine Nottaufe wünschen.

Ein intrauterin verstorbenes Kind sollte möglichst auf normale Weise zur Welt gebracht werden, weil

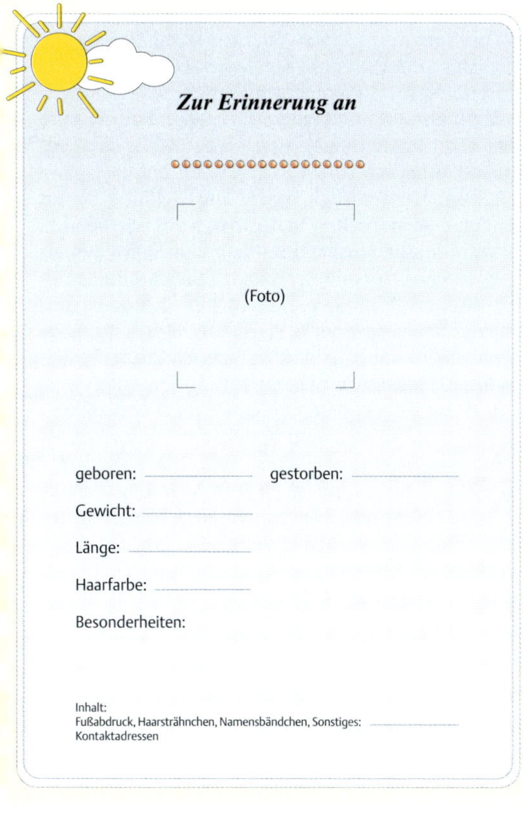

Zur Erinnerung an

(Foto)

geboren: ____ gestorben: ____

Gewicht: ____

Länge: ____

Haarfarbe: ____

Besonderheiten:

Inhalt:
Fußabdruck, Haarsträhnchen, Namensbändchen, Sonstiges: ____
Kontaktadressen

Abb. 18.4 ⇢ **Erinnerungsmappe.** Vorgefertigte Mappen ermöglichen das Mitgeben von Erinnerungsstücken und hilfreichen Adressen

dies die Ängste der Mutter vor einer möglichen neuen Schwangerschaft und Geburt mildert und die Mutter schneller das Krankenhaus verlassen kann. Das Kind sollte ruhig den Eltern in den Arm gelegt werden, und sie brauchen genügend Zeit, um sich von ihm zu verabschieden.

Eine kurzfristige Krankenhausentlassung der Frau oder eine Mitaufnahme des Mannes sollte möglich sein. Eine enge Zusammenarbeit mit der geburtshilflichen Abteilung ist sehr sinnvoll.

Auch ein sehr kleines Kind kann beerdigt werden! Das wissen viele Eltern nicht, und der Hinweis kann ihnen eine große Hilfe sein.

In jedem Fall sollte auch hier die Bereitschaft zu späteren Gesprächen signalisiert werden.

Sterben von älteren Kindern

Ein größeres Kind, besonders ab dem Kindergartenalter, erlebt je nach Erkrankung seinen Krankheits- und Sterbeprozess bewusst mit. Es stellt Fragen, offen oder verdeckt, malt tiefgründige Bilder oder erzählt beziehungsreiche Geschichten.

Die schwierigste Frage ist: „Wie kann und soll ich mit dem Kind über seine Erkrankung und seinen Tod reden?" Oft bauen die Kinder dem Personal Brücken, schneiden das Thema selbständig an und erzählen von ihren Ängsten und Sorgen. In einem solchen Fall darf nicht ausgewichen werden. Das Kind weiß oft schon viel eher als das Personal und als es ihm gesagt wird, wie schlecht seine Prognose wirklich ist. Hier müssen das Personal und die Bezugspersonen hellhörig sein, die Fragen der Kinder abwarten, herausfinden, was die Kinder ahnen oder wissen und daran anknüpfen. Dem Kind muss ermöglicht werden, altersabhängig hilfreiche Antworten selbst zu finden.

Wenn das Personal es nicht genau weiß, darf es auf keinen Fall das Kind „billig" vertrösten: „Das wird schon wieder", auch wenn es dies selbst zu gern glauben würde. Die eigene Hilflosigkeit zuzugeben stärkt hier viel mehr das Vertrauen des Kindes, z. B. „Ich weiß noch nicht, was wird, aber ich hoffe…".

Das Personal ist durch die Situation stark gefordert, wenn nicht sogar überfordert und sollte sich nicht scheuen, weitere Hilfskräfte wie Psychologen und Seelsorger in die Begleitung mit einzubeziehen. Es sollte Fortbildungen zum Thema besuchen und Möglichkeiten zur Supervision annehmen. Ganz besonders wichtig ist es, dem Kind zu signalisieren, dass vom Team alles getan wird um ggf. Schmerzen oder Leiden zu lindern, realisierbare Wünsche zu erfüllen und das Kind nicht allein zu lassen.

Sterben nach langer Krankheit

Immer häufiger lernt das Kinderkrankenpflegepersonal Familien kennen, deren Kind längerfristig krank ist, krank bleibt und sterben muss.

Solche Begleitungen können sich über Jahre erstrecken und sind sehr anspruchsvoll. Personal und

18 Sterben

Eltern lernen sich in dieser Zeit sehr gut kennen. Das ist wichtig und erwünscht, aber nicht unproblematisch. Jeder Einzelne steht immer wieder neu in dem Konflikt, sich lieber distanzieren zu wollen oder sich von Neuem auf ein „Mitleiden" einzulassen.

In der *Bezugspflege* wird eine tragfähige Beziehung erarbeitet und im Teamgespräch kritisch hinterfragt (z. B.: Wie kann ich ungute Motive aus meinem Handeln heraushalten?).

Jeder sollte der Familie als Individuum entgegentreten, mit seinen eigenen Fragen und Ängsten und nicht als Vertretet einer Institution. So haben sowohl Eltern wie auch Personal die Möglichkeit, sehr individuelle Gespräche zu führen. Es sind oft nicht nur die „tiefschürfenden" Unterhaltungen, die die Begleitung tragen. Immerhin wird für viele Familien die Station fast zur zweiten Heimat. Da ist auch viel Alltägliches dabei.

Vorsicht vor eigenen Wertmaßstäben! Natürlich sind eigene Weltanschauungen erlaubt, andere müssen aber genauso geachtet werden. Das Hinzuziehen eines Psychologen und Seelsorgers kann unterstützend für die Familie, aber auch das Personal sein. Besonders wichtig und hilfreich ist der Kontakt der Eltern untereinander, und er sollte ermöglicht und gefördert werden.

In guten Zeiten können das Pflegepersonal und die begleitenden Fachkräfte in lockeren Gesprächen wichtige Informationen über den „Ernstfall" sammeln, z. B. Hilfsmöglichkeiten durch Verwandte und Freunde, besondere Wünsche, Weltanschauung und damit im Gespräch eine langsame Heranführung an einen möglichen Tod wagen.

Bei langem Sterbeprozess kann vorsichtig nach Modellen für die Zeit danach gesucht werden.

Viele Familien halten auch nachher Kontakt zum Pflegepersonal, da sie viel Zeit auf der Station verbracht haben und viele Erinnerungen für sie damit verbunden sind. Dies sollte nicht unterbunden werden. Werden sie später eher befremdet auf der Station begrüßt, verlieren sie Monate, Jahre ihrer Erinnerung!

Kleine Grußkarten oder Einladungen zum Geburts- oder Todestag des Kindes können in den ersten Jahren nach einer solchen intensiven Begleitung sowohl für die Familien als auch für das Team eine große Unterstützung bieten.

Sterben in häuslicher Umgebung

Wenn es möglich ist, sollte ein Kind das nur noch einer palliativen Pflege bedarf, in die von ihm und seinen Eltern gewünschte Umgebung verlegt, bzw. entlassen werden. Viele Familien wünschen, dass Ihr Kind in seiner gewohnten häuslichen Umgebung sterben kann. Auch den Kindern kann die beste Betreuung im Krankenhaus das „Zuhause" nicht ersetzen.

Die Entlassung eines sterbenden Kindes nach Hause, sollte jedoch als Angebot und nicht als „Abschieben" verstanden werden. Daher muss sie gut vorbereitet und begleitet werden:

Da das todkranke Kind auch zuhause in der Regel einen großen Pflegeaufwand benötigt, wird vom Team frühzeitig ein Kontakt zu einer ambulanten Kinderkrankenpflegestation hergestellt. Gerade angesichts einer bevorstehenden Sterbebegleitung muss die Pflegeüberleitung ausführlich und einfühlsam gestaltet werden. Das Personal der ambulanten Kinderkrankenpflegestation wird neben den rein krankheitsgebunden pflegerischen Erfordernissen insbesondere mit der psychosozialen Situation des Kindes und seiner Familie vertraut gemacht.

Die häusliche Betreuung eines sterbenden Kindes erfordert ein hohes persönliches Engagement des ambulant tätigen Kinderkrankenpflegepersonals. Der enge und intensive Kontakt mit den Familien in ihrem Umfeld, macht eine „Abgrenzung" weitaus schwerer als in der Klinik, eine Ablösung in der Begleitungssituation ist häufig kaum möglich. Umso wichtiger ist es, dass auch das ambulant tätige Kinderkrankenpflegepersonal ausreichend Möglichkeiten zu Teamgesprächen, Supervision und Aufarbeitung erhält.

Sterben von Kindern im Hospiz

In der Pflege von erwachsenen Menschen hat die Hospizbewegung ein neues Bewusstsein im Umgang mit Sterben, Tod und Trauer geschaffen, das den Tod nicht ausgrenzen will, sondern das Leben und Sterben bis zum Tod lebenswert, würdevoll und soweit möglich schmerzfrei erleben lässt. Die Hospizbewegung unterstützt weder sinnlose lebensverlängernde Maßnahmen noch eine Sterbehilfe, die im Sinne einer Euthanasie bei angeblich unerträglichem Leid den Tod künstlich vorzeitig herbeiführen will.

Bei der Hospizarbeit stehen die vielfältigen und nicht nur körperlichen Bedürfnisse des Sterbenden im Mittelpunkt. Hospizarbeit kann als Sterbebegleitung durch ausgebildete Hospizhelfer ambulant in den Familien geschehen. Falls eine Pflege und Begleitung der Kranken innerhalb der Familien nicht möglich ist, stehen eigens dafür eingerichtete wohnlich gestaltete Hospize zur Verfügung.

In der Kinderkrankenpflege ist die Hospizbewegung noch weitestgehend unbekannt. Aber auch bei todkranken Kindern gibt es viele, die zwar nicht mehr krankenhauspflichtig wären, aber aufgrund ihrer Erkrankung und Pflegeaufwandes nicht in ihrer Familie gepflegt werden können.

Im ersten Kinderhospiz Deutschlands in Olpe besteht die Möglichkeit, das kurze Leben von todgeweihten Kindern in familiärer, persönlicher und wohnlicher Atmosphäre zu gestalten, und trotzdem die Eltern von dem permanenten Druck der Intensivpflege zu entlasten. Es ist kein Haus, in dem die Kinder nur abgegeben werden, sondern hat auch genug Raum für die Eltern und Geschwisterkinder zum „leben, lachen, sterben und trauern" (lt. Hausprospekt).

18.4.6 Berücksichtigung religiöser Bedürfnisse

Die Berücksichtigung religiöser, soziokultureller und weltanschaulicher Bedürfnisse und Besonderheiten gehören in jedem Fall zu einem ganzheitlichen Pflegeansatz. Hierfür ist der Allgemeinzustand des Kindes und das Befinden der Familie nicht primär ausschlaggebend. Daher kommt der Berücksichtigung religiöser Bedürfnisse nicht nur beim sterbenden Kind eine wichtige Bedeutung zu.

Allerdings bedingen lebensbedrohliche Erkrankungen und die Konfrontation mit Sterben, Tod und Trauer die Frage nach Sinnzusammenhängen und Erklärungsversuchen, die über die medizinische Wissenschaft hinausgehen. Für das Erleben des existentiell bedrohenden Krankheitsgeschehens und die Akzeptanz unheilbarer Erkrankungen greifen das Kind, seine Familie und nicht zuletzt auch seine Helfer auf ihre religiösen, weltanschaulichen und kulturellen Wurzeln zurück.

Um hierbei die Familien hilfreich begleiten zu können, ihre individuellen Bedürfnisse zu erkennen, zu verstehen und zu berücksichtigen, ist es notwendig, über mögliche religiöse Vorstellungen und Wünsche informiert zu sein **(Tab. 18.2)**. Die Berücksichtigung dieser Informationen im Pflegeprozess ist dann am ehesten gegeben, wenn auch das Pflegepersonal in der Auseinandersetzung mit transzendentalen und spirituellen Bedürfnissen sensibilisiert ist.

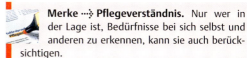

> **Merke ⇢ Pflegeverständnis.** Nur wer in der Lage ist, Bedürfnisse bei sich selbst und anderen zu erkennen, kann sie auch berücksichtigen.

Christliche Familien

Der wohl größte Teil der deutschen Familien ist soziokulturell christlich geprägt. Allerdings ist spirituelles und religiöses Denken bei wachsender Säkularisierung der Bevölkerung nicht mehr selbstverständlich. Daher muss bei der Pflegeanamnese nicht nur die Religion bzw. Konfession erfragt werden, sondern auch die Einstellung zur Religiosität. Nicht jede christliche Familie wünscht den Kontakt zu Krankenhausseelsorgern. Andererseits greifen andere ansonsten eher kirchenferne Familien auf ihre Wurzeln zurück, wenn sie mit der schweren Erkrankung ihres Kindes konfrontiert sind.

> **Einbeziehung der Eltern ⇢** Bei jedem schwer erkrankten Kind müssen die Eltern nach ihrem Wunsch zur *Taufe* des Kindes befragt werden. Häufig sind auch ältere Kinder noch nicht getauft, so dass die Nottaufe nicht nur für Neugeborene in Erwägung gezogen werden muss.

Tabelle 18.2 ⇢ Übersicht über die Berücksichtigung religiöser Bedürfnisse in der Pflege

Religion/Konfession	Aufnahmeriten/Taufe	Lebensführung	Sterbebegleitung	Umgang mit Verstorbenen
katholisch	Taufe/Nottaufe, Kindstaufe üblich	Nächstenliebe nach den Geboten der Bibel und der Kirche, ggf. Fleischverzicht freitags	durch Krankenhaus- oder Heimatseelsorger: Spendung der Sakramente: Taufe, Bußsakrament, Eucharistie, Krankensalbung	evtl. Hände falten, ggf. Totengebet durch Freunde und Gemeinde
evangelisch	s. o.	Lebensführung nach der Bibel, ggf. in der Karwoche Verzicht auf Fleisch und Alkohol	Begleitung durch Krankenhausseelsorger oder Heimatpfarrer	evtl. Hände falten
freievangelisch	häufig keine Kindstaufe, Segnung der Kinder	gemeindegebunden, bibelorientiert, manchmal Ernährungsvorschriften (vegetarisch)	durch Heimatgemeinde	häufig keine besondere Riten
orthodox	Kindstaufe mit starren liturgischen Anteilen, daher wenn möglich durch Heimatpfarrer durchführen lassen	Stundengebete bei frommen orthodoxen Christen, Fastenzeiten vor allen großen Feiertagen des Jahres	durch Gemeindepfarrer, Krankenhausseelsorger möglich	Totengebet durch Priester oder Angehörige

Fortsetzung ▶

Tabelle 18.2 ⇢ **(Fortsetzung)**

Religion/Konfession	Aufnahmeriten/Taufe	Lebensführung	Sterbebegleitung	Umgang mit Verstorbenen
Christengemeinschaft	Kindstaufe üblich	anthroposophische Lebensweise nach Rudolph Steiner	viel Ruhe, psychologische Auseinandersetzung mit Krankheit und Tod, Sterben zu Hause ermöglichen, Verzicht auf lebensverlängernde Maßnahmen	Glaube an die Wiedergeburt, Aufbahrung des Toten möglichst zu Hause oder in angenehmer Atmosphäre
Zeugen Jehovas	keine Kindstaufe, Nottaufe hat für Zeugen Jehovas keine Bedeutung	nach den Vorschriften der Gemeinschaft, keine Feste, lehnen Bluttransfusionen ab!	keine gesonderten Sterberiten	keine Zeremonie, kein Besuch fremder Seelsorger erwünscht
islamisch	Vorsingen von Koranabschnitten, Beschneidung der Knaben, christliche Nottaufe wird nicht anerkannt	nach dem Koran, Gebetszeiten, Hygiene- und Essensvorschriften, kein Schweinefleisch, starkes Schamgefühl	Vorsingen von Koransuren, Ausrichtung nach Mekka, Begleitung durch Angehörige ist religiöse Pflicht, Sterbender darf weder dursten noch hungern	Kopf des Verstorbenen Richtung Mekka, Hände seitlich am Körper, Leichnam wird rituellen Waschungen unterzogen
jüdisch	ins Judentum hineingeboren, Beschneidung der Knaben	Einhalten der Gebote aus den 5 Büchern Mose, Sabbatruhe, Achtung vor dem Leben, „koscheres" Essen	Begleitung durch Rabbi, jüdische Gemeinde, „positiver" Umgang mit dem Leben bis zum Schluss, Ablehnung lebensverkürzender Maßnahmen	Totenwache, Waschung durch Rabbi, Totenruhe wichtig, Obduktion nur aus wichtigen Gründen erlaubt, ritualisierte Trauervorschriften
fernöstliche Religionsgemeinschaften	Aufnahmeriten bei heranwachsenden Jugendlichen unterschiedlich	geprägt von Glauben an Karma (Schicksal) und Reinkarnation: Meditation, Askese, Opfer, Eremitage, meist vegetarische Ernährung	keine seelsorgerische Begleitung, ruhige Umgebung, evtl. besondere Bedingungen für erfolgreiche Reinkarnation einhalten	Toten möglichst lange nicht bewegen

■ Vollzug der Nottaufe

Die Nottaufe kann von jedem Menschen, jeder Pflegeperson, auch wenn sie selbst nicht christlich ist, aber die notwendige Einstellung dazu hat, gespendet werden. Der Kopf des Kindes wird hierbei mit etwas Wasser übergossen. Mit der Formel „(Name des Kindes), ich taufe Dich auf den Namen des Vaters und des Sohnes und des heiligen Geistes" wird das Kind in Anwesenheit von ein bis zwei Zeugen kirchenrechtlich gültig getauft. Falls bekannt und erwünscht, kann die Pflegeperson noch ein „Vater unser", das Glaubensbekenntnis, einen Bibelspruch oder ein frei formuliertes Gebet sprechen. Bleibt das Kind am Leben, wird die Taufe nicht mehr wiederholt. Es kann eine Aufnahmefeier in die Gemeinde als Familienfeier nachgeholt werden.

Die Taufe wird im Dokumentationssystem festgehalten und das Vollzugsformular mit Unterschrift der Zeugen an die Krankenhausseelsorge weitergeleitet, die sich um die Eintragung in das Familienstammbuch und das kirchliche Taufregister kümmert.

Die Nottaufe wird in unmittelbarer Lebensgefahr auf Wunsch der Eltern durchgeführt. Der Wille der Eltern sollte hierzu immer respektiert werden. Sind die Eltern nicht erreichbar, so kann nach dem mutmaßlichen Wunsch der Eltern verfahren werden. Wenn es der Allgemeinzustand des Kindes zulässt, so kann es auch geplant in der Klinik mit einer kleinen Feier durch den Seelsorger getauft werden.

Die kirchliche Beerdigung eines nicht getauften Kindes sollte keine Schwierigkeiten mehr bereiten. Die Eltern sind über diese Tatsache zu informieren. Der Wunsch nach einer kirchlichen Beerdigung sollte nicht der einzige Grund sein, dem Kind eine Nottaufe zukommen zu lassen, sondern die religiöse Grundeinstellung der Familie.

Jüdische Familien

Unter den Juden Deutschlands gibt es, wie auch unter den christlichen Konfessionen, Gruppen, die sich nicht ganz streng an ihre religiösen Traditionen halten, aber auch besonders orthodoxe Gläubige. Diese halten insbesondere die Sabbatruhe streng ein, was dazu führen kann, dass sämtliche elektrischen Geräte, also auch die Patientenrufanlage am Sabbat, nicht bedient werden darf. Die Körperpflege sollte vor Beginn des Sabbats, also am Vorabend, beendet sein.

> **Praxistipp** ⋯> Aufgrund ihrer Ernährungsvorschriften dürfen Juden nur mit koscherem Essen versorgt werden. Da zur Zubereitung solcher Speisen spezielle Voraussetzungen notwendig sind, werden die Speisen meist von Familienangehörigen mitgebracht. Im Bedarfsfall können auch tiefgekühlte Fertigmenüs in jüdischen Restaurants angefordert werden.

Aus rituellen und hygienischen Gründen muss es Juden ermöglicht werden, sich häufig, besonders vor und nach dem Essen, die Hände zu waschen.

Der Tod gilt für die Juden als Übergang in ein anderes Dasein. Mit dem Leichnam muss respektvoll umgegangen werden. Eine Obduktion, die nicht aus gerichtsmedizinischen Gründen erforderlich ist, sollte gut überlegt werden.

Mohammedanische Familien

Mohammedanische Gläubige nehmen kein Schweinefleisch zu sich. Kinder sollten nach dem Koran über das zweite Lebensjahr hinaus gestillt werden. Blutprodukte werden nicht nur bei der Ernährung gemieden, Blut gilt insgesamt als unrein. Daher kann es vorkommen, dass eine muslimische Mutter ihr Neugeborenes erst auf den Arm nimmt, nachdem es gereinigt ist. Die Körperreinigung sollte unter fließendem Wasser stattfinden. Das Schamgefühl des Moslems muss dabei unbedingt berücksichtigt werden. Ein türkisches Mädchen sollte im Krankenhaus weder von Pflegern noch in Anwesenheit von Knaben gereinigt werden.

Krankenbesuche sind für Moslems eine religiöse Pflicht. Also ist es nicht verwunderlich, dass muslimische Patienten sehr viel Besuch bekommen. So weit möglich, sollte dies toleriert werden. Für Moslems sind mythische Vorstellungen von ihrer Krankheit häufig. Sehr verbreitet ist die Vorstellung vom sog. „bösen Blick" für Patienten mit Krankheiten unklarer Ursache, psychiatrischen Erkrankungen sowie Fehlbildungen von Neugeborenen. Das kann dazu führen, dass muslimische Angehörige ihren Verstorbenen nicht mehr ins Gesicht schauen wollen.

Ein Moslem darf nicht hungrig oder durstig sterben. Nach dem Tod wird er mit dem Gesicht nach Mekka gewandt und rituellen Waschungen durch den religiösen Beauftragten unterzogen. Der Leichnam wird nach einem besonderen Muster in Leintücher gewickelt und mit viel Wehgeschrei verabschiedet.

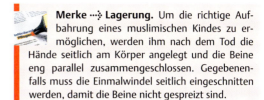

> **Merke** ⋯> **Lagerung.** Um die richtige Aufbahrung eines muslimischen Kindes zu ermöglichen, werden ihm nach dem Tod die Hände seitlich am Körper angelegt und die Beine eng parallel zusammengeschlossen. Gegebenenfalls muss die Einmalwindel seitlich eingeschnitten werden, damit die Beine nicht gespreizt sind.

Fernöstliche Familien

Fernöstliche Familien sind in unseren Krankenhäusern eher selten anzutreffen. Viele fernöstliche Religionen sehen besondere Essensregeln, z. B. vegetarische Kost, vor. In den meisten fernöstlichen Religionen herrscht die Vorstellung von Wiedergeburt nach dem Tode. Daher sollte der Tod so friedlich wie möglich verlaufen und der Körper des Toden so lange wie möglich nicht bewegt werden.

Lese- und Lernservice
Fragen zum Selbststudium

1. Welche persönlichen und strukturellen Voraussetzungen sind für eine einfühlsame Sterbebegleitung hilfreich?
2. Welche Phasen treten im Sterbeprozess auf und wie reagieren Sie als Pflegeperson darauf?
3. Was beachten Sie bei der Begleitung einer Familie, die ein neugeborenes Kind verliert?
4. Was ist bei der Durchführung der Nottaufe zu beachten?
5. Welche regionalen Selbsthilfegruppen für die Thematik Sterben, Tod und Trauer befinden sich im Einzugsbereich Ihrer Kinderklinik? Welche Möglichkeiten der Hilfestellung bietet Ihre Klinik für die Kinder, Eltern und das Personal an?
6. Versuchen Sie mit unterschiedlichen Menschen verschiedener Kulturkreise in Kontakt zu treten. Welche Vorstellungen äußern sie von Krankheit, Sterben und Tod?

Verwendete Literatur

Arbeitsgemeinschaft Christlicher Kirchen in Baden-Württemberg (Hrsg.): Krankheit, Leiden, Sterben, Tod, Stuttgart 1995 Bezugsadresse: Stefflenbergstr. 44, 70184 Stuttgart

Arndt, M.: Leben, Leid, Sterben, Trauer. Materialien für die Krankenpflegeausbildung, Bd. 3. Lambertus-Verlag, Freiburg 1990

Barden, I.: Glauben, Leben, Pflege. Materialien für die Krankenpflegeausbildung, Bd. 6. Lambertus-Verlag, Freiburg 1992

Boogart, A.: Beim Sterben von Kindern, Urachhausverlag, Stuttgart 1998

Brede, M.: Sterbebegleitung auf einer Kinderintensivstation. Kinderkrankenschwester 1 (1995) 20 – 23

Brede, M.: Taufe/Nottaufe. Kinderkrankenschwester 2 (1996) 53 – 54

Brocher, T.: Wenn Kinder trauern. Kreuz-Verlag, Stuttgart 1995

Brunner-Traut, E.: Die fünf Weltreligionen. 7. Aufl. Herder-Spektrum, Freiburg 1991

Canakakis, J.: Ich sehe deine Tränen. 14. Aufl. Kreuz-Verlag, Stuttgart 1998

Canakakis, J.: Ich begleite dich durch deine Trauer. 12. Aufl. Kreuz-Verlag, Stuttgart 1999

Hermann, U. (Hrsg.): Kinder sterben anders, Gütersloher Verlagshaus, Gütersloh, 1999

IGSL (Hrsg.): Mit Kindern sterben lernen, Bingen 1999, Bezugsadresse: IGSL Postfach 1408, 55384 Bingen

Kübler-Ross, E.: Verstehen, was Sterbende sagen wollen. 4. Aufl. GTB Gütersloh, 1994

Kübler-Ross, E.: Interview mit Sterbenden. 18. Aufl. Gütersloher Verlagshaus, Gütersloh 1992

Kübler-Ross, E.: Kinder und Tod. Kreuz-Verlag, Zürich 1995

Lothropp, H.: Gute Hoffnung – jähes Ende. 5. Aufl. Kösel-Verlag, München 1996

Lugton, J.: Kommunikation mit Sterbenden und ihren Angehörigen. Ullstein Mosby, Berlin 1995

Lutz, G., B. Künzer-Riebel: Nur ein Hauch von Leben. 3. Aufl. Edition Kemper, Verlag Ernst Kaufmann, Lahr 1995

Neuberger, J.: Die Pflege Sterbender unterschiedlicher Glaubensrichtungen. Ullstein Mosby, Berlin 1995

Schaper, A., Gödan, Ch.: In kleinen Schritten aus dem Leben, Stern 32/2000, S. 54 – 62

Student, J. C.: Im Himmel welken keine Blumen. 2. Aufl. Herder-Spektrum, Freiburg 1996

Tausch, D.: Sanftes Sterben. Rowohlt, Reinbek 1991

Tausch-Flammer, D.: Wenn Kinder nach dem Sterben fragen. Herder, Freiburg 1994

Waldenfels, H.: Lexikon der Religionen. Herder-Spektrum, Freiburg 1987

Literatur für Kinder

Canakakis, J., A. Bassfeld-Scheepers: Auf der Suche nach den Regenbogentränen, Bertelsmann-Verlag, München 1994

Kaldhol, M.: Abschied von Rune Ellermann-Verlag, Nachdruck 2000

Lindgren, A.: Die Brüder Löwenherz; Ötinger-Verlag, Hamburg 1974

Saint-Exupéry, A.: Der kleine Prinz, Rauch-Verlag, Düsseldorf

Schindler, R., H. Heydack-Huth: Pele und das neue Leben, Kaufmann-Verlag, Lahr 1995

Varley, Susann: Leb wohl, lieber Dachs, Betz-Verlag, München 1984

Kontaktadressen:

Deutsche Hospizhilfe
Reit 24
21244 Buchholz
Tel.: 04181/38855

Deutscher Kinderhospizverein
Maria-Theresia Str. 30a
57462 Olpe
Tel.: 02761/926542
Fax: 02761/926557

Gemeinsame Elterninitiative plötzlicher Säuglingstod (GEPS)
Rheinstraße 26
30519 Hannover
Tel./Fax: 0511/8386202

Internationale Gesellschaft für Sterbebeistand und Lebensbegleitung e.V. (IGSL)
Zeppelinstr. 6
55411 Bingen
Tel.: 06721/10318
Fax: 06721/10381

„Regenbogen" (für Eltern, die ein Kind vor, während oder nach der Geburt verloren haben)
In der Schweiz 9
72636 Frickenhausen
Tel.: 07025/7225

Verwaiste Eltern zentraler Kontaktstelle; hier sind regionale Adressen zu erfragen:
Dr. Mechthild Voss-Eis
Evangelische Akademie
Esplanade 15
20354 Hamburg
Tel.: 040/355056 – 33 und -44
Fax: 040/35718767

Internetadressen

www.engelskinder.de
www.engelskinder.ch
www.glückloseschwangerschaft.at
www.heike-brueggemann.de
(Beratung für berufliche Helfer bei Frühtod)
www.hospiz.net
www.kinderhospiz.de
www.initiative-regenbogen.de
www.sids.de
www.veid.de

III Unterstützung und Betreuung von Kindern in speziellen Pflegesituationen

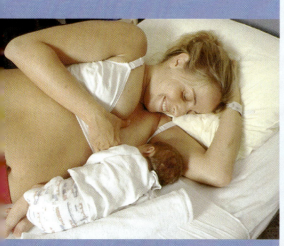

19 Das gesunde Neugeborene und seine Eltern 440
20 Pflege der Schwangeren und der Wöchnerin 457
21 Pflege von Frühgeborenen 477
22 Pflege von Kindern mit Störungen in der Neugeborenenperiode 495
23 Pflege von Kindern mit Störungen des Sinnessystems .. 506
24 Pflege von Kindern mit Störungen des Atemsystems 546
25 Pflege von Kindern mit Störungen des Herz-Kreislauf-Systems 563
26 Pflege von Kindern mit Störungen des Blutsystems 575
27 Pflege von Kindern mit onkologischen Erkrankungen ... 585
28 Pflege von Kindern mit Störungen des Verdauungssystems 602
29 Pflege von Kindern mit Störungen des Stoffwechsels ... 623
30 Pflege von Kindern mit Störungen der Niere und des Urogenitalsystems 644
31 Pflege von Kindern mit Störungen des Bewegungssystems 676
32 Pflege von Kindern mit Störungen des Zentralnervensystems 694
33 Pflege von Kindern mit psychosomatischen und psychiatrischen Störungen 718
34 Pflege von Kindern mit infektiösen Erkrankungen 733
35 Pflege von Kindern mit Intensivpflegebedarf 761

19 Das gesunde Neugeborene und seine Eltern

Heidrun Beyer

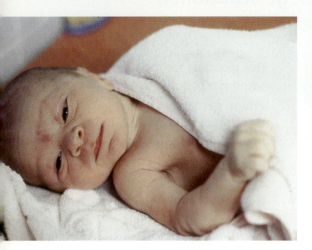

19.1 Bedeutung

Die Geburt eines Kindes bedeutet für die Eltern ein großes, freudiges Ereignis. Sie präsentieren stolz ihr Neugeborenes und genießen die Beachtung, die sie von der Umwelt durch ihr neugeborenes Kind erfahren. Das Wohlergehen ihres Kindes bestimmt jetzt ihren Lebensrhythmus, denn es erfordert ihre ganze Liebe, Aufmerksamkeit und Hinwendung, so dass notwendige Umstellungen des Tagesablaufes die Folge sind. Auch die Freizeitgestaltung erfährt Veränderungen, denn z. B. spontane Disco- oder Theaterbesuche sind nicht mehr so unbeschwert möglich, sofern keine zuverlässigen Babysitter zur Verfügung stehen.

Für kleine Geschwister bedeutet der Neuankömmling häufig eine große Konkurrenz, da sie nicht mehr die uneingeschränkte Beachtung der Eltern erfahren. Aber auch für den Partner kann diese neue Situation mit der Zeit belastend werden, da er sich zweitrangig oder sogar überflüssig fühlt, sofern die gesamte Aufmerksamkeit der Frau auf das Kind gerichtet ist und für ihn kaum noch Zeit zur Verfügung steht.

Von der Frau sowie von ihrem Partner wird deshalb viel Einfühlungsvermögen und diplomatisches Geschick gefordert, um den Anforderungen, die an sie gestellt werden, gerecht zu werden. Ein verständnisvoller Partner ist für die Frau eine große Hilfe, besonders, wenn er auch Pflegetätigkeiten bei seinem Kind übernimmt. Durch den kleinen Freiraum, den die Frau durch die Hilfe ihres Partners erhält, kann sie neue Kraft schöpfen, die sie für die vielfältigen Aufgaben benötigt.

Aber auch das Neugeborene muss nach der Geburt mit massiven Umstellungen hinsichtlich seines Lebensraumes sowie der Organe, die nach der Trennung vom mütterlichen Organismus eigene Funktionen übernehmen müssen, zurecht kommen, was nicht immer ohne Komplikationen abläuft. Das Neugeborene benötigt daher neben der Liebe und Zuwendung der Eltern eine aufmerksame Beobachtung von Seiten des Fachpersonals sowie der gut angeleiteten Eltern, damit pathologische Veränderungen rechtzeitig erkannt und entsprechende Maßnahmen getroffen werden können.

Die Eltern benötigen für das Gedeihen ihres Neugeborenen fachkundige Informationen, z. B. zur Gesundheitsförderung und Hilfestellungen bei auftretenden Problemen, die sie von Seiten der Kinderkrankenschwestern, Hebammen und Laktationsberaterinnen sowie Pädiatern u. a. erhalten.

Reifezeichen. Ein reifes Neugeborenes wird zwischen der 38. und 42. Schwangerschaftswoche geboren. Es weist charakteristische Reifezeichen auf, die gemeinsam ein gutes Bild über das Gestationsalter vermitteln (Tab. 19.1).

Bei einem Frühgeborenen, das vor Ende der 37. Schwangerschaftswoche geboren wurde, fehlen diese Reifezeichen oder sind nur wenig ausgeprägt vorhanden.

Ein hypotrophes Neugeborenes oder „small for date baby" ist ein reif geborenes Kind, das jedoch aufgrund einer Mangelversorgung während der Schwangerschaft zu klein ist. Die Körperlänge beträgt unter 48 cm und das Körpergewicht unter 2500 g.

Übertragene Neugeborene werden nach der 42. Schwangerschaftswoche geboren und gelten als Risikokinder, da die Plazenta als Folge der altersbedingten Funktionsstörung ihre vielfältigen Aufgaben, insbesondere den Nährstoff- und Gasaustausch, nicht mehr ausreichend erfüllen kann.

Dauer der Neugeborenenperiode. Sie dauert vom Zeitpunkt des Abnabelns bis zum 28. Lebenstag und ist gekennzeichnet durch massive Umstellungs- und Anpassungsvorgänge der Organe an die veränderten Bedingungen außerhalb des schützenden Uterus und der Versorgung durch die Plazenta.

Der Geburtsvorgang, insbesondere die Austreibungsphase ist für das Neugeborene eine risikoreiche Zeit. Je länger sie dauert, desto mehr besteht die Gefahr von Hypoxien, d. h. Sauerstoffmangel infolge uteriner Durchblutungsstörungen während der Presswehen. Eine wichtige Aufgabe des Geburtshelfers ist es, sowohl die Gebährende als auch das ungeborene Kind kontinuierlich zu überwachen.

19 Erstversorgung

Tab. 19.1 Reife- und Übertragungszeichen

Reifezeichen	Reifes Neugeborenes	Übertragenes Kind
Kopfumfang	35 cm (33–37 cm)	
Gewicht	3 400 g (3 000–4 000 g)	Missverhältnis: Gewicht, Körperlänge
Länge	51 cm (48–55 cm)	
Ohrmuschel- und Nasenknorpel	gut tastbar, Helix = Rand des Ohres ist vollständig ausgebildet	
Brustdrüsengewebe und Brustwarzenbildung	fühl- und messbar, 6–7 cm ⌀, Warzenvorhof über Hautniveau	
Finger- und Fußnägel	überragen die Kuppen	lange Finger- und Fußnägel, evtl. grünlich verfärbt
plantare Hautfältelung	gesamte Sohle einschließlich der Ferse mit Hautfalten bedeckt	
Hautfarbe und Hautbeschaffenheit, einschließlich des Vorhandenseins des Unterhautfettgewebes	rosig, weich, samtig und glatt, Unterhautfettgewebe gut ausgebildet, besonders am Gesäß und den Armen	schmutzig weiß, evtl. grünliche Verfärbung durch mekoniumhaltiges Fruchtwasser, faltige, trockene Haut, Waschfrauenhände
Kopfhaar	kräftig, seidig, jedes Haar erkennbar	
Vernix caseosa	noch vorhanden	nicht mehr vorhanden
Lanugobehaarung	nicht mehr vorhanden mit Ausnahme zwischen den Schulterblättern	nicht mehr vorhanden
Genitalbereich Mädchen	große Labien bedecken die kleinen	
Gentialbereich Junge	Hoden sind im Skrotum tastbar	

19.2 Erstversorgung

19.2.1 Maßnahmen im Kreißsaal

Der erste Atemzug wird nach ca. 20 Sekunden durch äußere Reize wie Berührung, Licht, Kälte sowie Sauerstoffmangel, Azidose u. a. ausgelöst und kann durch Streicheln der Fußsohlen oder des Rückens stimuliert werden. Unterstützt wird er bei einer vaginalen Entbindung durch das Zusammenpressen des Thorax, während das Neugeborene den engen Geburtskanal in Schädellage passiert. Dadurch werden ca. 15 ml Flüssigkeit aus den Atemwegen ausgepresst. Durch das anschließende passive Ausdehnen des Thorax gelangt die gleiche Menge Luft in die Atemwege.

Absaugen

Vor dem ersten Atemzug wird heute noch in einigen Geburtskliniken das Neugeborene unverzüglich abgesaugt, um Schleim, Fruchtwasser und Blut aus den Atemwegen zu entfernen. Dabei muss die Reihenfolge Mund, Nase, Rachenraum und Magen eingehalten werden, um eine Aspiration des im Mund befindlichen Fruchtwassers und Blutes zu vermeiden. Durch das unangenehme Absaugen über die Nase wird ein erster Atemzug stimuliert. Zum Schluss wird dann der Magen von Fruchtwasser und Schleim befreit, um einer Aspiration durch Erbrochenes vorzubeugen. Die Erstabsaugung erfolgt mit einem Einmalabsauggerät, genannt Sekretfalle, das mit sehr geringem Sog das Fruchtwasser u. a. aus den Atemwegen entfernt (**Abb. 19.1**).

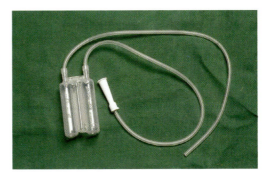

Abb. 19.1 Sekretfalle.
Das mit dem Mund angesaugte Fruchtwasser u. a. sammelt sich in dem Behältnis

Tab. 19.2 → **Apgar-Score**

Punkte	0	1	2
Herzschläge	fehlen	unter 100	über 100
Atemzüge	fehlen	schnappend, unregelmäßig	regelmäßig
Muskeltonus	schlaff	reduzierte bis träge Bewegungen	aktive, kräftige Bewegungen
Reflexe	fehlen	Grimassen schwach ausgeprägt	beim Absaugen kräftige Grimassenbildung, niesen und saugen
Hautfarbe	blass, zyanotisch	rosig, Extremitäten zyanotisch	rosig

Bei Spontangeburten wird heute häufig von dem routinemäßigen Absaugen abgesehen, da das Absaugen zum einen als Atemstimulus nicht notwendig ist, zum anderen für das Neugeborene unangenehme Erinnerungen wecken kann, die dann beim Anlegen an die Brust zu Abwehrhaltungen führen kann.

Asphyxie-Score

Die Vitalitätskontrolle des Neugeborenen erfolgt mit Hilfe des Apgar-Scores, auch als Apgar-Index bezeichnet, der von der amerikanischen Ärztin Virginia Apgar (1909–1974) entwickelt wurde.

Das Beurteilungsschema wird vom Entbindungshelfer, dem Gynäkologen oder der Hebamme nach 60 Sekunden, fünf und zehn Minuten mit Hilfe eines Punkteschemas unter Berücksichtigung der Kriterien Herzschlag, Atmung, Muskeltonus, Reflexerregbarkeit und Hautfarbe durchgeführt (Tab 19.2 und 19.3). Die Apgar-Werte sind in der Regel nach fünf und zehn Minuten höher, da sich das Neugeborene bereits etwas an die selbständige Funktion adaptiert hat.

Der Apgar-Score wird durch die Blutgas-pH-Analyse des Nabelschnurblutes, das durch Punktion der Nabelschnurvene entnommen wird, ergänzt. Es wird als Umbilikal-Aziditätsschema bezeichnet und dient bei allen Neugeborenen zur Erkennung einer Asphyxie. Vor allem bei Frühgeborenen kommt ihm eine besondere Bedeutung zu, da sie durch ihre Unreife eine muskuläre Hypotonie und zentrale Atemantriebsstörungen aufweisen können, sodass der Apgar-Wert keine verlässliche Aussage über den Vitalitätszustand zulässt. Die Skala von 10–0 umfasst den pH-Bereich von 7,35 bis >6,80 und ist in der Bewertung dem Apgar-Schema angepasst (Tab. 19.4).

Abnabeln

Der Zeitpunkt des vorläufigen Abnabelns orientiert sich am Zustand des Kindes, da größere Blutmengen zwischen dem Neugeborenen und der Plazenta verschoben werden.

■ Sofortabnabelung
Sie führt zu erheblichen Blutverlusten, die wiederum zu einer Hypovolämie mit Störungen der Lungenentfaltung, Einschränkung der Nierenfunktion und zur Anämie führen können.

■ Spätabnabelung
Dabei treten ca. 80 ml Blut auf das Kind über, sodass es zu einer Hypervolämie kommt, die neurologische und respiratorische Störungen sowie eine Zunahme einer Hyperbilirubinämie zur Folge haben können.

Ein reifes, vitales Kind wird nach ca. 1 bis 1½ Minuten nach Sistieren der Nabelschnurpulsation abgenabelt, wodurch ein ausreichender Übertritt von Blut zugunsten des Neugeborenen gewährleistet ist. Frühgeborene und Kinder mit niedrigen Apgar-Werten werden unverzüglich nach der Geburt abgenabelt, damit sofort mit der Erstversorgung oder Re-

Tab. 19.3 → **Bewertung des Apgar-Scores**

Bewertung	Punkte
guter bis sehr guter Allgemeinzustand	10–9
erfordert eine erhöhte Beobachtung	8–6
Risikokind, es muss eine Überweisung in die Kinderklinik erfolgen	unter 6

Tab. 19.4 → **Umbilikal-Aziditätsschema, das dem Apgar-Schema angepasst wurde**

pH-Wert	Bewertung	Punkte
7,35–7,30	optimale Azidität	10–9
7,29–7,20	noch normale Azidität	8–7
7,19–7,10	leichte bis mäßige Azidose	6–5
7,09–7,00	mittelgradige bis fortgeschrittene Azidose	4–3
6,90–6,89	schwere Azidose	2–1
< 6,80	sehr schwere Azidose	0

animation des Neugeborenen begonnen werden kann. Bei Kindern mit einer Rh-Unverträglichkeit verzichtet man auf die Blutverschiebung, um einen Icterus gravis nicht zu verschlimmern.

Zur vorläufigen Abnabelung wird ca. 7 cm vom kindlichen Körper entfernt eine sterile Klemme und ca. 4 cm entfernt eine zweite gesetzt. Mit Hilfe einer sterilen stumpfen Schere wird dann die Nabelschnur zwischen beiden Klemmen durchgeschnitten, indem die Schere stets in entgegengesetzter Richtung vom Kind gehalten wird, um eine Verletzung zu vermeiden.

Eltern-Kind-Beziehung

Erstkontakt. Das Neugeborene wird anschließend abgetrocknet, auf den Bauch der Mutter gelegt und mit einem vorgewärmten Molton- oder Badetuch zugedeckt, damit sie Hautkontakt mit dem Neugeborenen aufnehmen und das Kind seine Mutter durch den Geruch und die Stimme kennen lernen kann. In kontrollierten Studien wurde nachgewiesen, dass bereits eine Trennung während der ersten zwei Stunden nach der Geburt zu einer Beeinträchtigung in der Gefühlsbeziehung zwischen Mutter und Kind führte (Klaus u. Kennel 1983). Diese äußerten sich in einem geringeren Beruhigungs- und Tröstverhalten von Seiten der Mutter, größerer körperlicher Distanz und geringerem Blickkontakt.
Namensbändchen. Dem Neugeborenen sowie der Mutter werden am Handgelenk beschriftete Namensbändchen mit Geburtsdatum und -nummer sicher befestigt. Es sollte vorher der Mutter gezeigt werden, um einem Misstrauen bezüglich einer Verwechslung ihres Kindes vorzubeugen.
Erstes Stillen. Bei bestehendem Stillwunsch sollte das Neugeborene sofort an jede Brust angelegt werden, da unmittelbar nach der Geburt der Saugreiz für ca. 20 bis 50 Minuten am stärksten ausgeprägt vorhanden ist. Aus diesem Grund sollte die weitere Versorgung des Neugeborenen auf später verschoben werden, so weit es der Allgemeinzustand zulässt. Durch den Saugreiz wird die Milchproduktion angeregt und das Neugeborene erhält die ersten Tropfen des wertvollen Kolostrums (s. S. 286). Außerdem wird durch den frühen intensiven Hautkontakt die enge Mutter-Kind-Beziehung gefördert. Dabei muss die kontinuierliche Beobachtung des Neugeborenen und der Mutter durch die Hebamme gewährleistet sein. Es darf auch nicht vergessen werden, die Apgar-Werte nach fünf und zehn Minuten zu wiederholen.

Der Vater, der bei der Geburt anwesend war, hat jetzt Gelegenheit, erste Kontakte mit seinem Kind aufzunehmen, sodass die Voraussetzungen zu einer intensiveren Vater-Kind-Beziehung gegeben sind.

Reinigung

Das Neugeborene wird unter einer Wärmelampe mit einer sterilen Windel abgetrocknet oder gebadet. Dabei sollte die Vernix caseosa (sog. Käseschmiere) nicht entfernt werden, sondern von selbst eintrocknen. Die fetthaltige Masse, die von den Talgdrüsen der Haut gebildet wird, schützt vor Austrocknung und pflegt die Haut.

Endgültige Nabelversorgung

Die Nabelschnur wird anschließend unter aseptischen Kautelen endgültig versorgt. Eine sterile Nabelklemme wird ca. 2 bis 3 cm vom Nabelring, d. h. vom Hautansatz entfernt, gesetzt **(Abb. 19.2).** Die restliche Nabelschnur wird mit einer sterilen stumpfen Schere abgeschnitten, mit 70%igem Alkohol desinfiziert und mit einer sterilen Kompresse geschützt. Bei Risikokindern muss der Nabelschnurrest länger belassen werden, damit ein Nabelvenen- oder ein Nabelarterienkatheter gelegt werden kann.

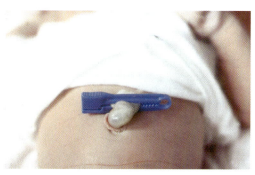

Abb. 19.2 ⋯> Nabelversorgung.
Der Nabelschnurrest wird mit Hilfe einer sterilen Nabelschnurklemme versorgt

19.2.2 Prophylaxen

Credé-Prophylaxe

Die Credé-Prophylaxe wird zur Vermeidung der Gonoblennorrhoe, eine durch Gonokokken hervorgerufene Bindehautentzündung, durchgeführt, sofern die Eltern ihre Zustimmung nicht verweigern. Die Credé-Prophylaxe wurde von dem Gynäkologen Credé ins Leben gerufen und war lange Zeit gesetzlich vorgeschrieben, da infolge des Durchtritts durch den engen Geburtskanal eine Infektion des Neugeborenen entstehen konnte. Heute ist die Verpflichtung zur Durchführung von Seiten der Hebammen in der Dienstordnung der Länder unterschiedlich geregelt.

Die Credé-Prophylaxe ist sehr kritisch zu hinterfragen, da das heute noch verwendete Silbernitrat gegen Clamydien nicht wirksam ist und ein routinemäßig verabreichtes Antibiotikum wegen einer Resistenzentwicklung auch nicht empfohlen werden kann. Besser wäre es, mit Hilfe eines Vaginalabstriches vor der Geburt evtl. vorhandene pathogene Keime zu erkennen und gezielt zu bekämpfen.

Wird die Credé-Prophylaxe dennoch durchgeführt, so wird folgendermaßen verfahren:

■ **Durchführung**
In beide Augen wird je ein Tropfen antibiotischer Augentropfen oder Augensalbe eingebracht. In einigen Häusern wird auch noch Silbernitrat 1% verwendet, indem ebenfalls je ein Tropfen eingeträufelt wird. Durch das Silbernitrat kann es zu einer leichten Reizung der Bindehäute und Schwarzfärbung der umgebenden Haut kommen.

Konakion-Gabe

Konakion, ein Vitamin-K-Präparat, wird prophylaktisch verabreicht, da es zur Blutgerinnung dringend benötigt wird, jedoch bei Neugeborenen noch nicht ausreichend vorhanden ist. Vitamin K ist ein fettlösliches Vitamin, das von den Kolibakterien im Darm gebildet wird. Da dieser anfangs noch steril ist, setzt die Bildung des Vitamin-K erst nach Verabreichung der Milchnahrung ein, wodurch die Bildung der Vitamin-K-abhängigen Gerinnungsfaktoren verzögert abläuft. Der industriell hergestellten Nahrung wird deshalb Vitamin K zugeführt. Da Muttermilch zu wenig Vitamin K enthält, sind gestillte Kinder hinsichtlich einer Verminderung der Vitamin-K-abhängigen Gerinnungsfaktoren gefährdeter.

■ **Durchführung**
Es werden bei der Erstuntersuchung des Neugeborenen sowie bei der U2 und U3 je zwei Tropfen Konakion, das 2 mg Vitamin K entspricht, oral verabreicht. Für die orale Verabreichung stehen spezielle Applikationshilfen zur korrekten Dosierung und Verabreichung zur Verfügung **(Abb. 19.3)**. In besonderen Situationen, z. B. bei extremer Unreife der Neugeborenen, kann die Gabe auch subkutan oder evtl. i. m. erfolgen.

Wird diese Prophylaxe nicht durchgeführt, so kann es bei den Neugeborenen zwischen dem 3. und 5. Lebenstag zu einer Melaena neonatorum vera, d. h. blutigen Stühlen kommen. Wird die Darmblutung von Haut- und Schleimhautblutungen, sowie evtl. Blutungen in die Bauchhöhle, Lunge, Leber und Gehirn begleitet, so wird das Krankheitsbild als Morbus haemorrhagicus neonatorum bezeichnet.

19.2.3 Einschätzen des Gesundheitszustandes

Körpermesswerte des Neugeborenen

Die Körpertemperatur des Neugeborenen wird rektal gemessen, sofern keine Fehlbildungen im Bereich des Anus vorliegen. Gleichzeitig dient das Einführen des Thermometers dem Ausschluss einer Analatresie.

Das Körpergewicht des Neugeborenen wird mit Hilfe der Säuglingswaage und die Körperlänge mittels eines Maßbandes ermittelt, das der Hüft- und Kniebeugung folgend angelegt wird. Keinesfalls sollte das Neugeborene in einer Messmulde gewaltsam gestreckt werden, da es zu einer Kapselschädigung im Hüftgelenk kommen kann. Der Kopf- und Brustumfang werden mit dem Maßband und die Durchmesser von Kopf und Schultern mit dem Beckenzirkel festgestellt und notiert. Folgende Kopfmaße werden ermittelt: Hinterhauptumfang, Hutmaß und biparietaler Kopfumfang **(Abb. 19.4)**.

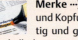

> **Merke ⇢ Beobachtung.** Gewicht, Länge und Kopfumfang sind dokumentationspflichtig und gelten als erhoben, wenn sie innerhalb der ersten Lebensstunde ermittelt wurden.

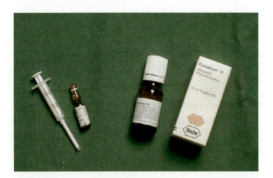

Abb. 19.3 ⇢ **Konakiongabe.** Applikationshilfe zur oralen Verabreichung von Konakion

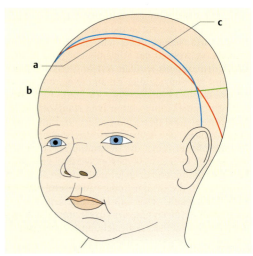

Abb. 19.4 ⇢ **Kopfmaße.**
a Hinterhauptumfang,
b Hutmaß,
c biparietaler Kopfumfang

Untersuchung des Neugeborenen

Das Neugeborene wird anschließend vom Geburtshelfer sorgfältig untersucht, um Verletzungen oder Fehlbildungen zu erfassen und den Gesundheitszustand festzustellen. Sind jedoch Komplikationen bei dem Kind zu befürchten oder handelt es sich um ein Frühgeborenes, so wird bereits vor der Geburt der Pädiater hinzugezogen.

■ Fehlbildungen
Der Gaumen des Neugeborenen wird mit dem Zeigefinger abgetastet, um Spaltbildungen auszuschließen. Durch das Einführen des Fieberthermometers kann eine Anal- und mit Hilfe eines Absaugkatheters eine Ösophagusatresie festgestellt werden.

■ Fontanellen
Die Fontanellen werden abgetastet, um eine verfrühte Verknöcherung festzustellen. Es sind Knochenlücken am kindlichen Schädel, die sich zu bestimmten Zeiten schließen.

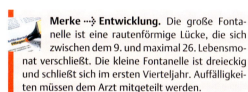

> **Merke ⋯ Entwicklung.** Die große Fontanelle ist eine rautenförmige Lücke, die sich zwischen dem 9. und maximal 26. Lebensmonat verschließt. Die kleine Fontanelle ist dreieckig und schließt sich im ersten Vierteljahr. Auffälligkeiten müssen dem Arzt mitgeteilt werden.

Die Schädelknochen können, bedingt durch den engen Geburtskanal, leicht übereinandergeschoben werden, sodass eine leichte Wulst auf dem Schädeldach zu tasten ist. Diese Erscheinung ist bedeutungslos und gleicht sich von selbst wieder aus.

■ Geburtsbedingte Weichteilverletzungen
Der Durchtritt des Kopfes durch den engen Geburtskanal führt häufig zum Auftreten von Verletzungen. Ursachen können Vakuum-, Zangengeburten oder Druckschwankungen sein, bedingt durch den zu schnellen Durchtritt des Kopfes.

Caput succedaneum. Sie wird als Geburtsgeschwulst bezeichnet und ist als teigig, ödematöse Schwellung am Hinterkopf des Neugeborenen tastbar. Sie entsteht im Bereich des führenden Teiles durch eine Druckdifferenz beim Durchtreten des Kopfes durch den Beckenboden. Die Geburtsgeschwulst befindet sich zwischen Kopfschwarte und behaarter Kopfhaut und kann sich über den gesamten Hinterkopf erstrecken **(Abb. 19.5)**. Durch die Verwendung einer Zange oder Saugglocke können zusätzliche Hautabschürfungen entstehen, die zu einer erhöhten Infektionsgefahr beitragen. Normalerweise bildet sich die Geburtsgeschwulst in den ersten Lebenstagen problemlos zurück.

Kopfschwartenhämatom. Die blutig ödematöse Schwellung entsteht infolge von Druck während des Durchtritts durch den Beckenboden und ist zwischen Periost, d. h. Knochenhaut, und Kopfschwarte (Sehnenhaube mit Kopfhaut), lokalisiert **(Abb. 19.5)**.

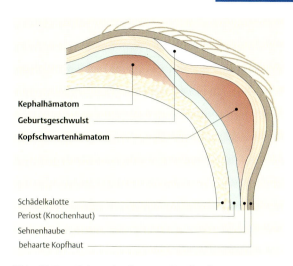

Abb. 19.5 ⋯ Geburtsbedingte Kopfverletzungen. Lokalisation der Geburtsgeschwulst, des Kopfschwartenhämatoms und des Kephalhämatoms

Kephalhämatom. Es handelt sich um eine Blutansammlung, die sich zwischen der Knochenhaut und den Knochen der Schädelkalotte befindet und daher durch die Schädelnähte des jeweiligen Knochens begrenzt wird **(Abb. 19.6)**. Das Kephalhämatom entsteht bei der Geburt während des Schädeldurchtritts infolge einer Zerreißung der dort befindlichen Blutgefäße. Das ausgetretene Blut hebt dann die Knochenhaut vom Knochen ab, sodass man sie als prall elastische Schwellung ein- oder doppelseitig tasten kann. Das Hämatom sollte niemals punktiert werden, da Blut ein idealer Nährboden ist und eingedrungene Keime zu einer massiven Infektion führen können. Nach drei bis sechs Wochen ist es meist vollständig resorbiert. Eine periostale Knochenneubildung kann als ringförmiger Wall getastet werden (s. S. 451).

■ Physiologische Neugeborenenreflexe
Bei der neurologischen Untersuchung wird sowohl der Zustand des Muskeltonus als auch der Reflexsta-

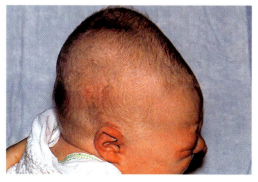

Abb. 19.6 ⋯ Kephalhämatom.

19 Das gesunde Neugeborene und seine Eltern

Tab. 19.5 ⇢ Physiologische Neugeborenenreflexe

Neugeborenenreflexe	Physiologisch bis:	Erscheinungsbild
Suchreflex	bis Ende des 1. Lebensmonats nachweisbar	Auf Bestreichen der Wange wird der Mund verzogen und der Kopf zum Reiz hin gewendet.
Saugreflex	bis ca. 3. Lebensmonat nachweisbar	Das Kind führt saugende Bewegungen aus, sobald ein Gegenstand z. B. Finger, Sauger in den Mund gesteckt wird.
Schreitphänomen (Marche automatique)	bis Ende des 1. Lebensmonats nachweisbar	In senkrechter Haltung werden durch Berühren einer Unterlage mit den Füßen Schreitbewegungen ausgeführt.
Moro- oder Umklammerungsreflex	bis 4.–6. Lebensmonat nachweisbar	Bei Erschütterung der Unterlage oder plötzlichem Senken des Neugeborenen reagiert das Neugeborene mit Spreizen der Arme und Finger und anschließendem langsamen Zusammenführen der Arme über der Brust.
Rückgrat- oder Galantreflex	bis 4.–6. Lebensmonat nachweisbar	Nach Bestreichen des Rückens längs der Wirbelsäule biegt diese sich galant zur gereizten Seite hin.
Handgreif- und Fußgreifreflex	bis 4.–6. Lebensmonat nachweisbar	Nach Bestreichen der Handinnenfläche wird diese zur Faust geschlossen. Die Zehen führen bei Berühren der Fußsohle eine umgreifende Bewegung aus.
Asymmetrisch tonischer Nackenreflex (ATNR) (Fechterstellung)	bis zum 6. Lebensmonat nachweisbar	Bei passivem Wenden des Kopfes zu einer Seite in Rückenlage werden Arm und Bein auf der „Gesichtshälfte" gestreckt, auf der anderen Seite gebeugt.
Fluchtreflex	bis zum Ende des 2. Lebensjahres nachweisbar	Bei Bestreichen der Fußsohle erfolgt ein Zurückziehen des Beines (Fluchtreflex), Heben des äußeren Fußrandes und Dorsalflexion einer oder mehrerer Zehen.
Puppenaugenphänomen	bis zum 10. Lebenstag nachweisbar	Bei seitlicher Drehung des Kopfes bleiben diese stehen.

tus bei dem Neugeborenen kontrolliert. Die U2 als Neugeborenen-Basisuntersuchung ist dabei von größerem Interesse **(Tab. 19.5)**.

Eine Kontrolle der Hüfte erfolgt hinsichtlich symmetrischer Beinlänge sowie Gesäßfalten. Die sonographische Untersuchung der Hüfte wird entweder noch während des Klinikaufenthaltes oder durch den niedergelassenen Pädiater durchgeführt.

19.3 Weitere Betreuung

Nach der Versorgung des Kindes durch die Hebamme und Untersuchung, ggf. durch den Arzt, wird das Kind in das vorgewärmte Bettchen gelegt und zur Vermeidung einer Aspiration in eine Rücken- oder Seitenlage gebracht. Wenn es der Zustand der Frau erlaubt, so kann das Neugeborene auch zugedeckt im Arm der Mutter liegen. Es verbleibt gemeinsam mit der Mutter für ca 2. Stunden zur besseren Beobachtung in der Obhut der Hebamme, da diese Zeit nach der Geburt für beide sehr risikoreich ist.

Treten in dieser Zeit keine Auffälligkeiten auf, so wird das Neugeborene von der betreuenden Hebamme an die Kinderkrankenschwester oder einer anderen betreuenden Pflegeperson übergeben. Die Unterlagen: Geburtsprotokoll, Perinatalbogen, gelbes Untersuchungsheft und Mutterpass werden mitgegeben. Eine mündliche und schriftliche Übergabe informiert über den Zeitpunkt des Blasensprunges, Farbe des Fruchtwassers, evtl. Komplikationen während der Geburt, Erkrankungen der Mutter, z. B. Diabetes mellitus, Epilepsie, Hepatitis, AIDS u. a. sowie bestehenden Stillwunsch. Diese Informationen sind notwendig, damit das Neugeborene gezielt beobachtet werden kann. Zum Ausschluss einer Neugeboreneninfektion werden auf ärztliche Anordnung bei grünem Fruchtwasser und vorzeitigem Blasensprung Ohrabstriche u. a. abgenommen und Magensaft zur Untersuchung gewonnen.

19.3.1 Aufgaben im Neugeborenenzimmer

Das Pflegepersonal hat die Aufgabe, das Neugeborene sorgfältig zu beobachten, um Auffälligkeiten rechtzeitig erkennen und einschätzen zu können, die umgehend an den Arzt weitergeleitet werden müssen.

> **Merke ⸱⸱⸱▸ Information.** Ein weiterer Aufgabenbereich ist die ausführliche und verständliche Information der Mutter zur gezielten Beobachtung ihres Kindes, damit Veränderungen der Hautfarbe, Hautbeschaffenheit, Stuhlkonsistenz u. a. von ihr erkannt und unverzüglich an die betreuende Pflegeperson weitergegeben werden kann.

Um Unsicherheiten bezüglich Schwangerschaftsreaktionen, evtl. Geburtsverletzungen und therapeutische Maßnahmen, z. B. Fototherapie, zu vermeiden, muss eine ausführliche und je nach Situation einfühlsame Information erfolgen. Die Eltern sollten zur sicheren Durchführung aller pflegerischen Maßnahmen an ihrem Kind angeleitet werden. Die Beratung der Eltern bezüglich des Stillens und der weiteren Ernährung ihres Kindes ist eine maßgebliche Aufgabe des Pflegepersonals, da das Stillen einen entscheidenden Einfluss auf die Entwicklung des Kindes hat (s. S. 465).

Bei der Vorsorgeuntersuchung U2, eventuellen Impfungen, Blutuntersuchungen u. a. assistiert sie dem Arzt und führt die kapillare Blutentnahme für das Neugeborenenscreening durch (s. S. 454). Liegt eine Indikation zur Fototherapie vor, so hat sie die Aufgabe, diese nach ärztlicher Anordnung auszuführen.

19.3.2 Physiologische Besonderheiten

Für die Mutter ist es sehr wichtig, vom Pflegepersonal ausführliche Informationen bezüglich der physiologischen Besonderheiten des Neugeborenen zu erhalten, damit sie die Auffälligkeiten erkennen und das Pflegepersonal diesbezüglich rechtzeitig informieren kann. Weiterhin sollte sie über Geburtsverletzungen Kenntnisse erhalten, um Infektionen, z. B. bei einem Kephalhämatom, zu vermeiden (s. S. 445).

Proportionen und Körperformen

Die Proportionen des Neugeborenen weisen im Vergleich zum Erwachsenen Besonderheiten auf.

Der Kopf ist im Verhältnis zur Körperlänge sehr groß, d. h., er beträgt beim Neugeborenen eins zu vier, beim Erwachsenen dagegen eins zu acht (**Abb. 19.7**). Dies bedeutet, dass über den Kopf viel Wärme abgegeben wird, was bei einem Transport des Neugeborenen dringend berücksichtigt werden muss, indem der Kopf abgedeckt wird.

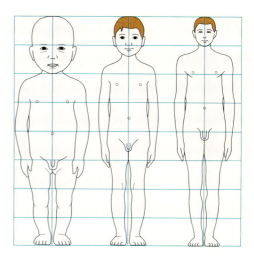

Abb. 19.7 ⸱⸱⸱▸ Körperproportionen. Neugeborenes im Vergleich zum Schulkind und Erwachsenen.

Der Hals und die Extremitäten des Neugeborenen sind kurz, die Beine betragen im Verhältnis zur Körperlänge ein Drittel, beim Erwachsenen die Hälfte.

Die Rippen stehen waagerecht, sodass der Thorax fassförmig wirkt. Dadurch kann ein erhöhter Sauerstoffbedarf nicht durch Heben der Rippen, was zu einer Erweiterung des Thoraxes führt, kompensiert werden, sondern erfolgt lediglich durch Zunahme der Atemfrequenz.

Hormonabhängige Hauterscheinungen

Bedingt durch die plazentaren Hormone Östrogen und Progesteron werden verschiedene Reaktionen beim Neugeborenen ausgelöst. Außerdem werden auch Hormone, die durch Aktivierung der kindlichen Hypophyse vermehrt ausgeschüttet werden, für die auftretenden Veränderungen verantwortlich gemacht:

Comedones neonatorum. Sie werden auch als Milien bezeichnet, was sich von „milium" = Hirse ableitet. Es handelt sich um eine Talgstauung, die als weiße Pünktchen auf der Nase und den Wangen sichtbar wird. Die Talgstauung entsteht durch eine Verhornung der obersten Epithelschicht, hervorgerufen durch die übergetretenen Östrogene (**Abb. 19.8 a**).

Acne neonatorum. Sie erinnert an die Pubertätsakne und tritt im Bereich von Nase, Stirn und Wangen auf. Sie wird vorwiegend durch die Produktion von Progesteron hervorgerufen.

Fluor neonatorum und Vaginalblutung. Durch den Übertritt von Östrogen kommt es zu einer Abstoßung von Vaginalepithel und grau-weißem Zervixschleim. Es kann auch zu einer leichten Vaginalblutung kommen, die bedeutungslos ist.

Brustdrüsenschwellung. Die Brustdrüsenschwellung kann sowohl bei männlichen als auch bei weiblichen Neugeborenen auftreten und wird durch das

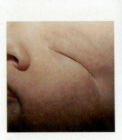 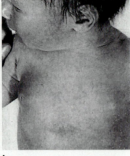

Abb. 19.8 ⇢ **Hormonabhängige Hautscheinungen.**
a Milien
b Brustdrüsenschwellung

plazentare Östrogen hervorgerufen (Abb. 19.8 b). Es kann auch eine geringe Absonderung von Flüssigkeit auftreten, die als „Hexenmilch" bezeichnet und durch das übergetretene Prolaktin hervorgerufen wird (s. S. 542).

Hormonunabhängige Hauterscheinungen

Es treten noch weitere Hauterscheinungen auf, die nicht durch Schwangerschaftshormone hervorgerufen werden:
Mongolenfleck. Es handelt sich um eine Pigmentanhäufung im Bereich des Gesäßes, der Oberschenkel oder des Rückens. Er kommt gehäuft bei Kindern osteuropäischer Herkunft und besonders bei Asiaten vor und verschwindet meist im vierten Lebensjahr.
Naevus flammeus. Diese Hauterscheinung wird im Volksmund auch als Storchenbiss bezeichnet und entsteht durch eine Gefäßerweiterung, die auch als Teleangiektasie bezeichnet wird. Die roten bis blauroten Flecken treten bevorzugt im Gesicht, an Stirn und Oberlid, aber auch im Bereich des Nackens auf und verschwinden in der Regel innerhalb des ersten Lebensjahres. Eine Ausnahme bildet die Lokalisation im Nacken, wo die Gefäßerweiterung häufig ein Leben lang bestehen bleibt (Abb. 19.9).

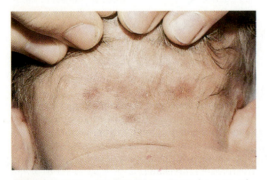

Abb. 19.9 ⇢ **Naevus flammeus.** Typische rote Flecken im Nacken

Hämangiom. Es handelt sich um eine gutartige Gefäßgeschwulst, die auch als Blutschwämmchen bezeichnet wird, da es im Bereich der Haut als erhabene, rote Stelle in Erscheinung tritt (s. S. 241). Ein Hämangiom entsteht durch kapilläre Gefäßneubildungen und kann sehr dezent, aber auch ausgeprägt auftreten. In der Regel bildet es sich von selbst zurück und braucht nicht operativ entfernt zu werden.
Exanthema toxicum neonatorum. Es handelt sich um eine Hauterscheinung, die innerhalb der ersten zwei bis drei Tage auftritt. Im Bereich des Kopfes, Stammes und der Extremitäten kommt es zu flüchtigen papulösen und urtikariellen Hautveränderungen, deren Ursache unbekannt ist.
Lippenpolster oder Saugwälle. Sie entstehen vermehrt bei gestillten Kindern durch eine Verdickung der Epithelschicht. Durch dieses Polster wird ein luftdichter Abschluss der Mundhöhle während des Saugens erreicht. Diese Epithelschicht verschwindet von selbst. Keinesfalls darf sie gewaltsam abgezogen werden, da es zu Einrissen kommen kann.

Organfunktionen des Neugeborenen

Die Organe des Neugeborenen müssen sich nach der Geburt auf die selbständigen Funktionen umstellen, da intrauterin der Gas- und Stoffaustausch über den Plazentarkreislauf erfolgte.
Lunge. Sie muss nach der Entfaltung der Lungenbläschen den Gasaustausch von Sauerstoff und Kohlendioxid selbständig gewährleisten, nachdem das Kind abgenabelt wurde. Die Umstellung vom plazentaren Gasaustausch auf die Lungenatmung bedeutet für das Neugeborene einen kritischen Moment.
Voraussetzung für eine komplikationslose Atmung sind freie Atemwege, ein reifes Atemzentrum und ein ausreichend vorhandener Anti-Atelektase- oder Surfactant-Faktor, der ab der 35. Schwangerschaftswoche gebildet wird. Er kleidet als dünne Schicht tapetenartig die Lungenbläschen aus und bewirkt, dass sich die Lungenbläschen genügend entfalten können. Dadurch wird deren Kollabieren verhindert, sodass der Austausch von Sauerstoff und Kohlendioxid problemlos erfolgen kann. Die Atemzüge bei einem reifen Neugeborenen sollten 35–45 pro Minute betragen.
Kreislaufverhältnisse. Sie müssen sich nach der Entfaltung der Lungen umkehren, d. h., die drei während des fetalen Kreislaufes bestehenden Umgehungen müssen sich durch Anstieg des Sauerstoffpartialdruckes u. a. schließen.
Kommt es unter der Geburt zu einem Sauerstoffmangel und zu einer Azidose, so können sich die Umgehungen, die auch als Shunts bezeichnet werden, nicht komplikationslos verschließen. Die postpartale Adaption ist somit gestört, was sich durch Auffälligkeiten bezüglich der Puls- und Atemfrequenz, des Blutdruckes, der Hautfarbe sowie der Sauerstoffsättigung zeigt.
Die normale Herzfrequenz beträgt 120 bis 140 Schläge pro Minute und der normale Blutdruck

80/40 bis 90/50, wobei dem systolischen Wert die größere Bedeutung zukommt. In den ersten Stunden können noch leichte Unregelmäßigkeiten der Herzfrequenz und labile Kreislaufverhältnisse bestehen, die sich durch leichte marmorierte Verfärbung der Hände und Füße und ein livides Munddreieck äußern.

Leber. Sie ist in den ersten Tagen durch eine funktionelle Unreife noch nicht in der Lage, das vermehrt anfallende Bilirubin zu bewältigen. Es entsteht durch den gesteigerten Abbau der fetalen Erythrozyten, deren Lebensdauer bei den Neugeborenen auf 70 Tage verkürzt ist, sowie durch den Abbau von Hämatomen und bei Rhesus- und AB0-Blutgruppen-Unverträglichkeiten (s. S. 840).

Magen-Darm-Bereich. Er muss sich auch auf die selbständige Verdauungs- und Ausscheidungsfunktion umstellen. In der ersten Zeit kann es durch einen unzureichenden Verschluss des Mageneinganges zu häufigem Spucken nach dem Trinken kommen.

Im Darm befindet sich das sterile Mekonium, das sich durch Luftschlucken und orale Ernährung mit Keimen besiedelt. Bei Neugeborenen, die mit Muttermilch ernährt werden, entwickelt sich das Bifidus- und nach Verabreichung industriell hergestellter Nahrung das Kolibakterium. Die Bildung der Darmkeime ist wichtig für die Vitamin-K-Synthese, da dieses fettlösliche Vitamin für die Blutgerinnung notwendig ist. Das Bifidusbakterium hat eine schützende Wirkung hinsichtlich Darminfektionen beim Neugeborenen.

Nieren. Sie sind bei einem Neugeborenen in ihrer Funktion noch eingeschränkt, sodass das Konzentrations-, Filtrations- und Sekretionsvermögen noch gering ist. Es besteht daher eine Ödemneigung und die Gefahr einer Kumulation, d. h. Anreicherung von Medikamenten im Körper. Aus diesem Grund sollten Medikamentengaben bei Neugeborenen unter sehr strenger Indikation erfolgen.

Wärmeregulation. Diese ist bei einem Neugeborenen noch unzureichend, da das Temperaturregulationszentrum noch nicht genügend ausgereift ist und ein Temperaturverlust durch die relativ große Körperoberfläche besteht. Hinzu kommt, dass Neugeborene noch nicht in dem Maße schwitzen können, da zwar die Schweißdrüsen angelegt sind, jedoch das Zusammenspiel zwischen dem ungenügend ausgereiften Nervensystem und den Schweißdrüsen noch nicht richtig funktioniert. Übermäßige Wärme kann somit nicht durch Schwitzen und entstehende Verdunstungskälte ausgeglichen werden.

Das Neugeborene produziert fehlende Wärme nicht durch Muskelzittern, sondern durch den oxydativen Umbau von braunem Fettgewebe, das sich beim Neugeborenen vorwiegend im Bereich des Rückens, Mediastinums, Nackens sowie in der Muskulatur befindet. Durch diesen Oxidationsvorgang entsteht Wärme und als unerwünschte Begleiterscheinung eine zusätzliche metabolische Azidose.

Immunsystem. Es ist ebenfalls noch nicht genügend ausgereift, sodass das Neugeborene der Gefahr von Infektionen ausgesetzt ist. Bereits während des Geburtsverlaufes, wenn das Kind den engen Geburtskanal passiert, kann es mit den unterschiedlichsten Erregern, z. B. den Herpesviren, dem Soorpilz Candida albicans, den Gonokokken, Clamydien und Streptokokken, konfrontiert werden.

Infektionspforten für pathogene Keime sind alle Körperöffnungen, insbesondere der noch nicht verheilte Nabelgrund sowie alle Hautläsionen. Das Neugeborene besitzt jedoch einen Schutz vor bestimmten Erkrankungen, die von Seiten der Mutter durchgemacht wurden, da die von der Mutter gebildeten Antikörper auf das Kind übergehen. Dieser wird als Nestschutz bezeichnet und dauert für verschiedene Erkrankungen unterschiedlich lang.

Das Ungeborene ist während der gesamten Schwangerschaft einem großen Infektionsrisiko ausgesetzt, das im besonderen Maße durch Viren hervorgerufen wird, die die Plazentaschranke passieren können. Da sich die Organe innerhalb der ersten drei Monate entwickeln, ist der Embryo bezüglich entstehender Organfehlbildungen in diesem Zeitraum besonders gefährdet.

Hornschicht. Sie wird als oberste Schicht der Epidermis bezeichnet und ist beim Neugeborenen im Vergleich zum größeren Kind dünner, sodass die Barrierefunktion bezüglich eines Wasserverlustes und einer Resorption von chemischen Substanzen, z. B. Hautpflegemittel und Reibung, nicht in dem Maße vorhanden ist.

Der Säureschutz der Haut, der auch als *Säureschutzmantel* bezeichnet wird, baut sich ungefähr zwei Tage nach der Geburt auf und stabilisiert sich innerhalb des ersten Lebensmonats. Nach der Geburt ist die Säuglingshaut nahezu steril, da vermutet wird, dass das Fruchtwasser sowie die Vernix caseosa antibakterielle Wirkstoffe enthalten. Das leicht saure Milieu des Hydrolipidfilmes auf der Hautoberfläche, das durch Schweiß und spezielle Keime hervorgerufen wird, bewirkt einen physiologischen pH-Wert im Bereich von 5,4 bis 5,9.

Der Säureschutzmantel hat die Aufgabe, die Haut vor pathogenen Mikroorganismen zu schützen. Eine Alkalisierung der Haut durch basische Pflege- und Reinigungsprodukte führt zu einer Störung der Abwehrlage, sodass durch Krankheitserreger, z. B. Staphylokokkus aureus, bakterielle Hautinfektionen entstehen können.

Nabel. Er trocknet normalerweise bei fachgerechter Pflege innerhalb des fünften bis achten Lebenstages ein und fällt anschließend ab. Bis zur Überhäutung ist der Nabel eine offene Wunde und stellt somit eine Eintrittspforte für pathogene Keime dar. Die Mumifikation verläuft bei feuchter Umgebung und dem Vorhandensein eines langen Nabelschnurrestes verzögert.

Wächst die Bauchhaut auf die Nabelschnur, so spricht man von einem Hautnabel, der sich nach Monaten einzieht. Ein Amnionnabel liegt vor, wenn die Amnionhaut auf die Bauchdecke übergreift. Es liegt in diesem Fall eine Vorstufe einer Omphalozele, d. h.

eines Nabelschnurbruches vor, die dazu führt, dass ein Überhäuten des Nabels länger dauert.

 Merke ⸫ Notfall. Aus dem Nabelgrund kann es noch zu geringfügigen Blutungen kommen. Bei starkem Auftreten können sie zu lebensbedrohlichen Zuständen führen.

 Einbeziehung der Eltern ⸫ Diese ersten Stunden und Tage sollten dem ungestörten Zusammensein dienen, um Bindungen durch Berühren, Riechen, Hören und Sehen aufzubauen sowie bereits bestehende Gefühle zu verstärken, was als „Bonding" bezeichnet wird.

19.3.3 Pflegebedarf einschätzen

Folgende Pflegeprobleme können beim Neugeborenen auftreten:
- ⸫ Veränderte Lebensbedingungen durch Geburtsstress und Verlust des schützenden Uterus,
- ⸫ Gefahr von Organstörungen bedingt durch Umstellung und Anpassung an selbständige Funktion,
- ⸫ Gefahr der Nabelheilungsstörung und Hautschädigung durch Infektion u. a.,
- ⸫ Gefahr einer erschwerten Eltern-Kind-Beziehung durch soziale Probleme.

19.3.4 Pflegeziele und -maßnahmen

Ruhe und Geborgenheit

Das Neugeborene benötigt ebenso wie die Mutter nach der Geburt Ruhe und Entspannung. Dem Zustand der Mutter entsprechend kann es anfangs entweder im Kinderzimmer oder bei der Mutter auf der Wochenstation untergebracht werden **(Abb. 19.10)**. Nach einer ambulanten Entbindung kann sich die Mutter zu Hause von der Geburt erholen.

Die Vorzüge des Rooming-in sind für die Mutter und das Kind die Förderung der engen Bindung und für das Neugeborene die Wärme und der Körperkontakt durch die Mutter, die ihm die nötige Geborgenheit gibt. Auch der Vater erhält durch das Rooming-in die Möglichkeit, bereits in der Klinik einen engen Kontakt zu seinem Kind aufzubauen.

Der amerikanische Anthropologe Ashley Montagu (1977) hat dem Sinn nach gesagt, dass der Säugling, der zärtlich gestreichelt und liebkost wird, lernt, mit anderen zärtlich zu sprechen, zu schmusen und sie zu lieben. Nur die Zärtlichkeit, die man als Kind empfangen hat, kann als Erwachsener an andere Menschen weitergegeben werden.

Wahrnehmen von Veränderungen

Durch die umfangreichen Umstellungs- und Anpassungsvorgänge der Organe des Neugeborenen können massive Störungen auftreten. Die Übergänge von physiologischen zu pathologischen Zuständen sind fließend und können sich sehr schnell verändern. Auffälligkeiten müssen aus diesem Grund vom Pflegepersonal oder der Mutter registriert und umgehend an den Arzt weitergegeben werden, damit entsprechende diagnostische und therapeutische Maßnahmen erfolgen können: Aus diesem Grund ist es wichtig, die Mutter gut zu informieren. Mit Hilfe folgender Kriterien wird das Neugeborene regelmäßig überwacht:

Atmung. Sie muss sorgfältig beobachtet werden. Die Häufigkeit orientiert sich dabei am Befinden des Neugeborenen. Zeichen einer erschwerten Atmung, die sich durch Nasenflügelatmung, Einziehungen am Brustkorb und Atemgeräusche zeigen oder auftretende Atempausen, die als Apnoen bezeichnet werden, müssen sofort erkannt werden (s. S. 171 u. S. 173).

Puls. Er muss ebenso in bestimmten Abständen kontrolliert werden (s. S. 190). Labile Kreislaufverhältnisse können durch unregelmäßige Herzfrequenz, zyanotische Hände und Füße, die als Akrozyanose bezeichnet wird, sowie ein blass-livides Munddreieck erkannt werden.

Körpertemperatur. Sie muss durch regelmäßige Temperaturkontrollen, z. B. rektal, erfolgen (s. S. 209).

Hautfarbe. Sie muss bezüglich dem Zeitpunkt, der Dauer sowie Intensität einer Gelbfärbung gut beobachtet werden, da einem verfrüht einsetzenden Ikterus eine Hyperbilirubinämie zugrunde liegen kann, die mit Hilfe einer Fototherapie behandelt werden muss (s. S. 496). Bei einem Kephalhämatom (s. S. 445) kann es als Folge der Blutung zu einer Anämie kommen, die sich durch blasse Hautfarbe äußert. Eine Veränderung der Hautfarbe unter einer Belastung, z. B. durch Schreien, Trinken und Frieren, kann in Form einer marmorierten Haut und Blässe oder einem leicht lividen Munddreieck auftreten. Da auch hier die Übergänge zu einem pathologischen Zustand sehr fließend sind, muss eine sehr sorgfältige Beobachtung und Weitergabe der Auffälligkeiten

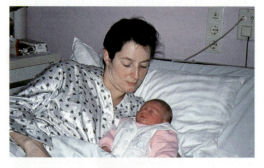

Abb. 19.10 ⸫ Rooming-in.
Es fördert die enge Mutter-Kind-Beziehung durch Berühren, Riechen, Hören und Sehen.

erfolgen. Außerdem muss die Beschaffenheit der Haut sowie das Eintrocknen des Nabels bei der Körperpflege kontrolliert werden (s. S. 452).
Trinkverhalten. Es sollte während des Stillens und Flaschereichens gut beobachtet werden, da sich die Hautfarbe durch auftretenden Sauerstoffmangel verändern oder es zum Spucken u. a. kommen kann. Auch nach der Nahrungsaufnahme müssen die Neugeborenen gut beobachtet werden, da es auch noch später zu diesen Auffälligkeiten kommen kann.
Ausscheidungen. Sie müssen bezüglich dem Zeitpunkt, der Menge und dem Aussehen kontrolliert werden (s. S. 336). Der erste Stuhl, der als Mekonium bezeichnet wird, muss nach 24 Stunden bis spätestens 36 Stunden ausgeschieden werden, da bei einer Ausscheidungsverzögerung die Gefahr eines Mekoniumileus und dadurch evtl. ein Hinweis auf eine Darmatresie oder zystische Fibrose (Mukoviszidose) besteht. Die Urinproduktion sollte innerhalb der ersten 12–24 Stunden post partum erfolgen, da bei verzögerter Ausscheidung Nieren- oder Harntransportstörungen vorliegen können. Eine Besonderheit ist das Ziegelmehlsediment, das sich als orangefarbener Fleck in der Windel zeigt und von Müttern fälschlicherweise als Blut angesehen wird (s. S. 316). Es handelt sich um eine physiologische Erscheinung, die durch den Zerfall von Harnsäure entsteht.
Verhalten des Neugeborenen. Es sollte aufmerksam bezüglich häufigem Weinen, Unruhe, Zuckungen und Schreckhaftigkeit beobachtet und Auffälligkeiten weitergegeben werden, da es sich evtl. um Neugeborenenkrämpfe u. a. handeln kann.
Nabel. Die tägliche Beobachtung des Nabels sowie der umliegenden Haut ist sehr wichtig, da die Gefahr von Nabelheilungsstörungen durch Infektionen besteht.

Freie Atemwege

Das Neugeborene muss evtl. abgesaugt werden, wenn es verschlucktes Fruchtwasser herauswürgt. Das erste Trinken oder Stillen des Neugeborenen sollte sehr vorsichtig erfolgen, da Fehlbildungen, z. B. eine Ösophagusatresie mit Fistelbildung, vorliegen können, die bisher unentdeckt geblieben sind. Während der Nahrungsverabreichung sollten die Kinder zwischendurch die Gelegenheit erhalten aufzustoßen, damit einem Erbrechen und somit der Gefahr einer Aspiration vorgebeugt wird.

Die Neugeborenen sollten sich stets in einer Rücken- oder Seitenlage befinden. Die Rückenlage gilt heute als die sicherste Schlaflage, aber auch eine abwechselnde Seitenlage wird empfohlen, sofern das unten liegende Ärmchen vor dem Körper liegt, um ein Rollen auf den Bauch auszuschließen.

> **Merke ⋯⇢ Sicherheit.** Eine Lagerung auf dem Bauch sollte jedoch nur erfolgen, wenn die Kinder beaufsichtigt sind, da ein Zusammenhang zwischen der Bauchlage und dem plötzlichen Kindstod vermutet wird.

Physiologische Körpertemperatur

Eine Unterkühlung kann beim Neugeborenen sehr schnell durch die Umstellung an die niedrige Außentemperatur, die Besonderheiten der Wärmeregulation und die fehlende Verbrennung von Nährstoffen hervorgerufen werden. Eine Überwärmung kann durch zu starkes Zudecken, Verwendung von Heizstrahlern und Flüssigkeitsverlust entstehen.

⋯⇢ Die Körperwärme kann mit Hilfe eines vorgewärmten Bettchens, einer vorgewärmten Waage sowie durch Benutzung einer Wärmelampe konstant gehalten werden. Sind keine Wärmelampen vorhanden, so müssen die Pflegeverrichtungen zügig durchgeführt werden, damit ein Auskühlen vermieden wird.

⋯⇢ Die Raumtemperatur sollte 20 bis 22 °C betragen, auch müssen während des Waschens des Neugeborenen die Fenster geschlossen sein, um Wärmeverluste durch Luftbewegung zu verhindern.

⋯⇢ Dem Neugeborenen muss ausreichend Flüssigkeit angeboten werden, damit kein Durstfieber entsteht. Diese Maßnahme ist besonders wichtig, wenn die Kinder längere Zeit unter einer Wärmelampe versorgt werden, da eine vermehrte Flüssigkeitsabgabe über die dünne Haut erfolgt.

Infektfreies Neugeborenes

Die Pflegeperson muss die Eltern bezüglich der Infektionsgefahr ausführlich informieren. Sie weist die Mutter darauf hin, dass der Wochenfluss als potentiell infektiös gilt. Sorgfältiges Händedesinfizieren muss daher sowohl vom Pflegepersonal als auch von der Mutter während des Klinikaufenthaltes durchgeführt werden, bevor das Neugeborene versorgt wird. Die Übertragung der krankenhausspezifischen Erreger, die über den Hautkontakt übertragen werden, sind besonders gefürchtet.

Besucher und Pflegepersonal mit Infektionen, z. B. Herpes labialis, Furunkeln und Erkältungskrankheiten, sollten dem Neugeborenen fernbleiben oder einen Mundschutz tragen. Keinesfalls sollte ein zu enger Kontakt mit dem Neugeborenen erfolgen. Familie und Freunde sollten diesbezüglich informiert werden.

> **Merke ⋯⇢ Hygiene.** Hautläsionen, die u. U. unter der Geburt entstanden sind, müssen ebenso aseptisch wie der Nabelschnurrest versorgt werden.

Besondere Vorsicht ist bei einem Kephalhämatom geboten, da das ausgetretene Blut ein sehr guter Nährboden für Keime darstellt. Eine Berührung des Kopfes im Bereich des Kephalhämatoms muss vermieden werden, da häufig kleine Hautläsionen in diesem Bereich vorliegen, durch die pathogene Keime eindringen können. Das Kephalhämatom sollte aus diesem Grund steril abgedeckt werden. Auch ist

451

eine Lagerung auf dem Hämatom, sowie die Berührung mit Wasser, zu vermeiden.

Bei Vorliegen einer Brustdrüsenschwellung muss diese mit Watte abgepolstert werden. Jeglicher Druck sowie Manipulationen müssen vermieden werden, um einer Mastitis neonatorum oder einem evtl. folgenden Brustdrüsenabszess vorzubeugen. Wird ein Tropfen Hexenmilch abgesondert, wird die Brust mit einer sterilen Kompresse abgedeckt und der Kontakt mit Wasser in diesem Bereich vermieden. In beiden Fällen müssen die Eltern eingehend informiert werden, damit sie die Vorsichtsmaßnahmen einsehen und ihnen Angst und Unsicherheiten genommen werden.

Intakte Körperhaut

Die zarte Körperhaut des Neugeborenen bedarf einer guten Pflege, um sie vor Schäden zu bewahren:

- Die Körperpflege erfolgt in den meisten Kliniken durch Waschen, solange der Nabel noch nicht abgeheilt ist. Untersuchungen haben jedoch ergeben, dass die Mumifizierung des Nabels durch Baden des Neugeborenen nicht negativ beeinflusst wird.
- Die Wahl der Pflegeprodukte sollte sehr zurückhaltend und gezielt erfolgen, um den Säureschutz der Haut nicht zu zerstören und die Gefahr von Allergien möglichst gering zu halten. Die Mütter sollten diesbezüglich ausführlich informiert und beraten werden. Neugeborenenhaut erholt sich sehr langsam, nachdem sie mit alkalischen Substanzen in Berührung gekommen ist. Aus diesem Grunde sollte nur warmes Wasser oder u. U. sehr milde und pH-neutrale Produkte ohne Konservierungs-, Farb- und Duftstoffe verwendet werden. Da auf Grund der dünnen Epidermis und Kutis (s. S. 449) die Barrierefunktion verringert ist, können Substanzen, z.B. Alkohol, stärker aufgenommen werden.
- Cremes und Körperlotionen sollten sehr sparsam verwendet werden, um die Hautatmung nicht einzuschränken und um die Haut nicht übermäßig zu belasten.
- Ein sorgfältiges Abtrocknen, besonders in Hautfalten und zwischen den Zehen und Fingern, ist sehr wichtig, damit eine feuchte Kammer, die das Entstehen von Hautmazerationen und Pilzen begünstigt, vermieden wird.
- Spucken Kinder häufig, so muss das Gesicht zwischendurch mit Wasser gereinigt werden, um der Entstehung einer Hautirritation vorzubeugen.
- Liegt eine Akne vor, so können die betroffenen Hautareale mit Hilfe von sterilen Tupfern und einer austrocknenden Lösung nach Anordnung des Arztes betupft werden.
- Bei Neugeborenen, insbesondere bei übertragenen Kindern mit sehr langen Fingernägeln dürfen diese ausnahmsweise vorsichtig geschnitten werden. Das Schneiden der Fingernägel sollte bei Neugeborenen nur in Ausnahmesituationen wegen einer Verletzungsgefahr erfolgen.
- Auch eine kurzzeitige Bauchlage unter Aufsicht kann bei sehr unruhigen Kindern zu einem Hautdefekt auf der Nase führen, daher müssen sie rechtzeitig auf die Seite gelegt werden.

Eintrocknen des Nabelschnurrestes

Die Nabelpflege erfolgt einmal täglich oder nach Bedarf und wird in den Kliniken unterschiedlich durchgeführt. In einigen Häusern wird noch die geschlossene Methode des Nabelverbandes angewendet, in anderen Kliniken dagegen die offene Nabelversorgung praktiziert, indem kein Nabelverband den Nabelschnurrest schützt.

Durch Studien wurde bewiesen, dass durch die offene Nabelversorgung keine vermehrten Infektionen aufgetreten sind, jedoch eine zügigere Eintrocknung des Nabels erreicht wurde, da er gut trocknen und bei jedem Wickeln inspiziert werden konnte. Ein feucht gewordener Nabelverband muss dagegen stets gewechselt werden, um eine feuchte Kammer zu vermeiden.

■ Vorbereitung

Raum. Noch geöffnete Fenster sollten geschlossen, die Arbeitsfläche desinfiziert sowie eine vorhandene Wärmelampe eingeschaltet werden.

Pflegeperson. Sie sollte:
- Informationen einholen,
- Material richten,
- Hände desinfizieren und Pflegekittel anziehen.

Material. Folgendes wird zur Nabelversorgung benötigt:
- Händedesinfektionsmittel,
- evtl. Hautdesinfektionsmittel oder NaCl 0,9% zur Reinigung,
- sterile Tupfer, evtl. sterile Kompressen,
- ggf. sterile Handschuhe,
- Nabelpuder nach ärztlicher Anordnung bei infiziertem Nabel,
- Netzschlauchverband zum Fixieren bei geschlossener Nabelversorgung,
- Abwurfschale.

Neugeborenes. Es ist wichtig, den Windelbereich vor der Versorgung des Nabels zu reinigen und eine frische Windel unterzulegen. Die Eltern sollten in der Pflege des Nabels unterwiesen werden.

■ Durchführung

Durchführung bei unauffälliger Nabelwunde. Diese wird wie folgt vorgenommen:
- Händedesinfektion durchführen. (Das Tragen von Schutzhandschuhen zum Entfernen der Tupfer wird empfohlen),
- vorhandene Tupfer entfernen und in die Nierenschale abwerfen sowie evtl. getragene Schutzhandschuhe verwerfen,
- Händedesinfektion erneut durchführen,
- eine routinemäßige Wischdesinfektion braucht nicht zu erfolgen, bei Bedarf erfolgt die Desinfektion mit Hautdesinfektionsmittel bzw. die Reini-

gung mit 0,9 % NaCl-Lösung. Sie erfolgt im Bereich des Nabelringes, des Nabelschnurrestes einschließlich der Nabelklemme oder des Nabelgrundes (nach Abfall des Nabelschnurrestes) mit verschiedenen sterilen Tupfern,
⇢ wichtig ist die Inspektion und Beurteilung des gesamten Nabelbereiches, da bei einer geringen Veränderung wie Rötung, Nässen oder schmieriger Beläge sofort eine Information des Arztes und Dokumentation erfolgen muss,
⇢ der Nabelschnurrest wird anschließend unbedeckt gelassen oder mit einer sterilen Kompresse umhüllt, die mit einem Netzverband fixiert wird,
⇢ die Windel wird **stets** unterhalb des Nabels verschlossen, um keine feuchte Kammer zu bilden.

Merke ⇢ Sicherheit. Auf jeden Fall muss die Nabelschnurklemme mit einer Kompresse geschützt werden, um Druckstellen auf der Haut des Neugeborenen zu vermeiden.

Nabelklemmen sollten erst nach 48–72 Stunden entfernt werden, da es noch zu Nachblutungen kommen kann.
Durchführung bei auffälliger Nabelwunde. Regeln, die bei der Versorgung einer schmierigen und infizierten Nabelwunde zu beachten sind:
⇢ **Stets** mit Schutzhandschuhen den Nabelverband entfernen und diese anschließend verwerfen,
⇢ nach ärztlicher Anordnung Abstrich abnehmen,
⇢ stets eine Hautdesinfektion des Nabelringes, des Nabelschnurrestes mit der Nabelklemme bzw. des Nabelgrundes unter aseptischen Kautelen durchführen, d.h. es sollten Schutzhandschuhe getragen werden, die anschließend verworfen werden,
⇢ nach erneutem Desinfizieren der Hände wird die Nabelwunde mit sterilen Tupfern abgedeckt und anschließend mit einem Netzschlauchverband fixiert.

■ **Nachsorge**
Das gebrauchte Einmalmaterial wird mit dem infektiösen Material fachgerecht entsorgt und benutzte Utensilien und Arbeitsflächen werden desinfiziert. Anschließend wird der Nabelzustand und ggf. der Wechsel des Nabelverbandes im Pflegebericht dokumentiert.

Gutes Gedeihen

Das Neugeborene wird in der Klinik meist täglich gewogen, um die Gewichtsentwicklung beobachten zu können. Eine physiologische Gewichtsabnahme beträgt in den ersten Lebenstagen bis zu einem Zehntel des Körpergewichtes, danach sollte das Neugeborene wieder zunehmen und zwischen dem achten und zehnten Lebenstag sein Geburtsgewicht wieder erreicht haben (s. S. 275).
Eine wichtige Voraussetzung für ein erfolgreiches Stillen ist eine fachgerechte Anleitung der Frau, um

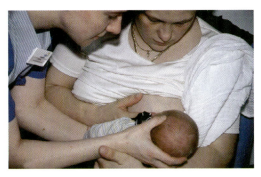

Abb. 19.11 ⇢ Gewichtsentwicklung.
Das korrekte Anlegen des Kindes an die Brust ist eine wichtige Voraussetzung für gutes Gedeihen

Misserfolge möglichst nicht erst entstehen zu lassen **(Abb. 19.11)**. Wird die Verabreichung von industriell hergestellter Milchnahrung aus medizinischer Indikation, z. B. HIV-Infektion der Mutter notwendig, so sollte eine hypoallergene Nahrung verabreicht werden, um einer Kuhmilchallergie vorzubeugen.
Ein zufriedenes Kind ist der beste Beweis für ein gutes Gedeihen. Keinesfalls sollte ein gesundes Neugeborenes vor und nach dem Stillen gewogen werden, da dadurch die Mutter nur verunsichert wird. Es genügt ein wöchentliches Wiegen zu Hause.

Stärkung der Mutter-Kind-Beziehung

Die Babymassage ist eine traditionelle Kunst, die ihren Ursprung in Indien hat. Dort sitzen die Mütter mit ihren Kindern vor ihren Häusern auf der Erde und massieren ihre Säuglinge im Winter mit Senföl und im Sommer mit Kokosöl.
Auch bei uns hat diese Methode des engen Körperkontaktes zwischen Mutter und Kind Einzug gefunden, sodass inzwischen ausreichend Literatur, Videos und Kurse über die Vorzüge und Technik der Babymassage zur Verfügung stehen. Mütter, die bereits Erfahrung mit der Babymassage gemacht haben, wissen, wie wohltuend die zarten und gleichmäßigen Bewegungen ihren Kindern und auch ihnen selbst tun, da in dieser Zeit zwischen Mutter und Kind ein intensives Geben und Nehmen stattfindet (s. S. 50).

Gestärktes Selbstvertrauen der Eltern

Die Mutter sollte vom Pflegepersonal für die Durchführung der Körperpflege und der Nabelversorgung gut angeleitet werden und häufig Hilfestellungen erhalten, damit sie Sicherheit bei der Versorgung ihres Kindes gewinnt. Auch der Vater sollte mit einbezogen und auf die Entlassung seines Kindes vorbereitet werden, damit er auch pflegerische Maßnahmen, z. B. Nahrungsverabreichung oder Wickeln seines Kindes durchführen kann **(Abb. 19.12)**.

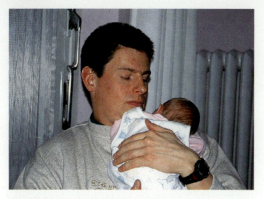

Abb. 19.12 Vater-Kind-Kontakt.
Durch die Einbeziehung des Vaters in die Pflege seines Kindes wird der Vater-Kind-Kontakt gestärkt

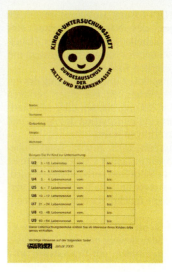

Abb. 19.13 Gelbes Untersuchungsheft für neun Vorsorgeuntersuchungen (U1 – U9)

Die Eltern müssen über Unfallverhütung aufgeklärt werden, z. B. das Kind nicht alleine auf der Wickelkommode liegen zu lassen, Bettgitter sicher zu schließen sowie Kinder durch zu starkes Zudecken nicht zu überwärmen.

Die Eltern sollten auch über die Bedeutung des Spielens mit ihrem Kind und der Anregung durch äußere Reize in Form von Farben und Gegenständen informiert werden (s. S. 411).

Auch sollten die vom Kinderarzt durchgeführten Vorsorgeuntersuchungen und prophylaktischen Maßnahmen, z. B. Neugeborenen-Screening verständlich erklärt werden. Es ist hilfreich, wenn die Mutter zur Untersuchung (U2) hinzugezogen wird, um über den Gesundheitszustand ihres Kindes informiert zu werden und Fragen stellen zu können. Weiterhin sollten ihr die nachfolgenden sieben Untersuchungen und das gelbe Untersuchungsheft, das sie bei der Entlassung ausgehändigt bekommt, erklärt werden **(Abb. 19.13)**.

> **Einbeziehung der Eltern** Es ist sehr wichtig, die Eltern über die Bedeutung dieser Untersuchungen aufzuklären, damit diese termingerecht wahrgenommen werden. Nur so können Erkrankungen und Entwicklungsverzögerungen rechtzeitig erkannt und therapiert werden.

19.3.5 Diagnostische und prophylaktische Maßnahmen

Neugeborenen-Screening

Der ursprüngliche Guthrie-Test wurde von dem Bakteriologen Robert Guthrie entwickelt und diente als Suchtest zum Nachweis von Phenylketonurie, Galaktosämie, Ahornsirupkrankheit, Homozystinurie und Histidinämie. Außerdem konnte mit einem zusätzlichen Verfahren eine bestehende Hypothyreose nachgewiesen werden.

Dieser klassische Guthrie-Test entspricht nicht mehr den heutigen Anforderungen, da er zu unempfindlich ist und durch Antibiotika und Desinfektionsmittel falsche Ergebnisse liefern kann.

Auf Grund von neuen Richtlinien zur Organisation und Durchführung des Neugeborenen-Screenings auf angeborene Stoffwechselstörungen und endokrinologische Störungen (publiziert u. a. in der Monatsschrift für Kinderheilkunde 145 [1997], 770 – 772) ergeben sich laut Prof. J. Sander wichtige Konsequenzen bezüglich der Verantwortlichkeit, dem Zeitpunkt der Blutabnahme, dem Umfang der empfohlenen Untersuchungen und auf die vom Labor anzuwendenden Verfahren. Das Spektrum der Erkrankungen, die durch das Neugeborenen-Screening erfasst werden sollen, wird in Deutschland regional sehr unterschiedlich gehandhabt **(Tab. 19.6)**.

Einige Labors bieten darüber hinaus noch weitere Untersuchungen zum Nachweis der Ahornsirupkrankheit, der Homozystinurie, eines angeborenen Mangels an Glucose-6-Phosphat-Dehydrogenase sowie syphilisspezifische Antikörper u. a. an.

■ Zeitpunkt der Blutabnahme

Sie sollte im Normalfall zwischen dem 4. bis max. 7. Lebenstag erfolgen. Eine zu frühe Blutabnahme kann bei der PKU und Galaktosämie zu falsch negativen Befunden führen, da das Ergebnis von der zugeführten Eiweiß- bzw. Galaktosemenge abhängig ist. Bei der Hypothyreose und dem AGS kann eine zu frühe Blutabnahme evtl. zu falsch positiven Ergebnissen führen, da perinatal ein TSH-Anstieg physiologisch ist und durch mütterliche Plazentahormone ein AGS vorgetäuscht werden kann.

Tab. 19.6

Empfehlungen	Erkrankungen	Häufigkeit
Für alle Neugeborenen empfohlen und in allen Bundesländern durchgeführt:	☐ Phenylketonurie (PKU)	1 : 1000
	☐ Klassische Galaktosämie	1 : 40 000
	☐ Hypothyreose	1 : 3200
Für alle Neugeborenen empfohlen, nur in einigen Bundesländern durchgeführt:	☐ Biotinidasemangel	1 : 60 000
	☐ Adrenogenitales Syndrom (AGS)	1 : 12 000

> **Merke ···▶ Information.** Erfolgt die Blutabnahme vor dem 3. Lebenstag (weniger als 72 Stunden), da die Mutter früher entlassen wird, so muss die Blutabnahme für das Neugeborenen-Screening zwischen dem 5. bis 7. Lebenstag wiederholt werden.

■ Die Verantwortlichkeit
Alle Personen, die eine Geburt leiten oder das Kind bis zur Vorsorgeuntersuchung U2 betreuen, d. h. Hebammen oder Ärzte sind verantwortlich für die termingerechte Durchführung und Dokumentation des Neugeborenen-Screenings, sowie für die Einleitung aller Maßnahmen, die bei einem pathologischen Befund notwendig sind.

■ Blutentnahme und Versand
Für die Untersuchung soll Kapillarblut durch Fersenstich (s. S. 796) oder venöses Nativblut verwendet werden, da es durch gerinnungshemmende Zusätze z. B. Zitrat zu falsch hohen oder falsch negativen Ergebnissen kommen kann.

Die vorgezeichneten Kreise auf der speziellen Filterkarte des Untersuchungslabors (**Abb. 19.14**) müssen vollständig mit **einem Tropfen Blut** auf der Vorder- und Rückseite durchtränkt sein. Dafür ist es notwendig, dass die Ferse des Kindes gut durchblutet ist,

was mit warmen, feuchten Tüchern zur Vorbereitung erreicht werden kann. Das Hautdesinfektionsmittel muss vollständig abgetrocknet sein, da es zu hämolytischen Reaktionen führt, die falsch negative Ergebnisse zur Folge haben können. Außerdem würde das Hautdesinfektionsmittel bei dem Neugeborenen im Stichkanal Schmerzen hervorrufen.

Die Testkarte soll ohne äußere Wärmezufuhr gut abgetrocknet sein und ohne luftdichte Plastikverpackung am gleichen Tag an das Labor weitergeleitet werden. Damit Verzögerungen vermieden werden, wird empfohlen, den Brief auf dem normalen Weg zu versenden.

> **Praxistipp ···▶** Das Filterpapier darf zum Trocknen nicht in die Sonne oder auf die Heizung gelegt werden.

Rachitis- und Kariesprophylaxe

■ Rachitisprophylaxe
Zur Vorbeugung einer Rachitis werden ab der zweiten Lebenswoche einmal täglich Vitamin-D-Präparate in einer Dosierung von 500 IE (Internationale Einheit) während des ersten Lebensjahres verabreicht. Vitamin D ist ein fettlösliches Vitamin, das unerlässlich für die Kalziumresorption aus dem Darm ist. Kalzium ist für die Stabilität der Knochen und für eine normale neuromuskuläre Erregung notwendig. Es kann jedoch weder in ausreichendem Maße gebildet noch mit der Nahrung allein zugeführt werden. Es liegt in der Haut als Vorstufe vor und benötigt zur Aktivierung UV-Strahlen. Die Verabreichung des Vitamin D in den Wintermonaten ist deshalb besonders notwendig.

■ Kariesprophylaxe
Zur Kariesprophylaxe wird von der Deutschen Akademie für Kinderheilkunde und Jugendmedizin empfohlen, innerhalb der ersten drei Lebensjahre 0,25 mg Fluorid pro Tag in Form von Tabletten bzw. Kombinationen aus Vitamin D 500 IE und Fluorid 0,25 mg zu verabreichen. Der behandelnde Arzt sollte sich durch eine Anamnese vergewissern, dass das Kind **keine** weiteren Fluoride aus anderen Quellen erhält, z. B. fluoridhaltige Zahnpasta oder fluoridhaltiges Trinkwasser, wie es in der Schweiz und Amerika üblich ist, um die altersentsprechenden Toleranzbereiche nicht zu überschreiten (0,2 bis 1,0 mg für 4 bis 12 Monate und 0,5 bis 1,5 mg für 1 bis 2 Jahre).

Ab drei Jahren soll dann fluoridhaltige Zahnpasta mit 250 ppm und fluoridiertes Speisesalz verwendet werden (nach Wetzel).

Laut neuesten wissenschaftlichen Erkenntnissen wird von Seiten der Zahn-, Mund- und Kieferheilkunde (DGZMK) propagiert, Fluoridierungsmaßnahmen vor dem 6. Lebensmonat, d. h. vor Durchbruch des ersten Milchzahnes nicht durchzuführen, da in erster Linie die Fluoride **lokal** durch direkten Kontakt mit der Zahnhartsubstanz karieshemmend wirken.

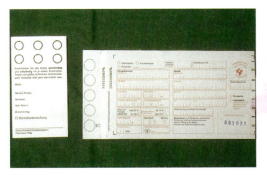

Abb. 19.14 ···▶ Neugeborenen-Screening. Guthrie-Testkarten

> **Merke ⇒ Gesundheitsförderung.** Die Mütter und Väter sollten dahingehend informiert werden, Schnuller und Löffel niemals abzulecken, um die Übertragung kariogener Mikroorganismen, z. B. der Mutans-Streptokokken von den Eltern auf das Kind zu vermeiden.

Lese- und Lernservice

Fragen zum Selbststudium

1. Geben Sie die Dauer und das Charakteristische der Neugeborenenperiode an.
2. Begründen Sie das frühe Anlegen des Kindes im Kreißsaal.
3. Begründen Sie die prophylaktische Vitamin K-Gabe.
4. Wodurch unterscheidet sich die Neugeborenen- von der Erwachsenenhaut?

Verwendete Literatur

Brehm, H.: Frauenheilkunde und Geburtshilfe für Pflegeberufe. 8. überarb. Aufl. Thieme, Stuttgart 1995

Brodehl, J.: Empfehlungen der Deutschen Akademie für Kinderheilkunde und Jugendmedizin zur Kariesprophylaxe mit Fluoriden. Forum, Kinder- und Jugendarzt 1 (2001) 10

Bührdel, P.: Neugeborenen-Screening – sinnvolles Management. Kinderkrankenschwester 10 (1999) 408

Distler-Melander, M., P. Wichert: Neonatologie, H. 4. In: Trainingsheft Kinderkrankenpflege. Zuckschwerdt, München 1995

Gulzao, H. J., u.a.: Stellungnahme der DGZMK „Empfehlungen zur Kariesprophylaxe mit Fluoriden". ZM 11 (2000) 1384

Hebammengesellschaft e.V. (Hrsg.): Erfolgreiches Stillen. 2. Aufl. Rufdruck, Karlsruhe 1996

Hellwig, E., N. Krämer: „Gemeinsame Stellungnahme". Zahnärzteblatt, Baden-Württemberg

Illing, S.: Das gesunde und das kranke Neugeborene. Enke, Stuttgart 1998

Klaus, M., J. H. Kennel: Mutter-Kind-Bindung – über die Folgen der frühen Trennung. Kösel, München 1983

Koletzko, B.: Zur Ernährung des Neugeborenen. In: Der Gynäkologe. Springer, Berlin 1997

Leboyer, F.: Sanfte Hände. Die traditionelle Kunst der indischen Baby-Massage. 14. Aufl., Kösel, München 1995

Martius, G., W. Heidenreich: Hebammenlehrbuch. 6. neubearb. Aufl. Thieme, Stuttgart 1995

Ministerium für Arbeit, Soziales und Gesundheit: Plötzlicher Kindstod

Montagu, A.: Die Bedeutung der Haut für die Entwicklung des Menschen. Klett-Cotta, Stuttgart 1995

Pay, F., E. Huebner: Medizin zwischen Mutter und Kind. Kinderkrankenschwester 5 (1997) 198

Roche AG: Konakion für Neugeborene. Fachinformation Nr. 619, S. 2 – 10

Sander, J.: Verborgenen Krankheiten auf der Spur – Laboruntersuchungen zum Neugeborenen-Screening. Informationen für Einsender 1998 (s. Kontaktadressen)

Sander, J.: Neue Richtlinien für das Neugeborenen-Screening (s. Kontaktadressen)

Schönberger, W.: Kinderheilkunde. Fischer, Stuttgart 1992

Weiterführende Literatur

Bolster, Alice: Muttersein – 101 Tipps für Mütter und Neugeborene. La Leche Liga, Schweiz, 1999

Bloemeke, V.: Alles rund ums Wochenbett. Die ersten Monate der jungen Familie. Kösel, 1999

Graf, F. P.: Homöopathie für Hebammen und Geburtshelfer. Staude 1997

Obladen, M.: Neugeborenenintensivpflege. Springer, Berlin 1995

Sichtermann, B.: Leben mit einem Neugeborenen – Ein Buch über das erste halbe Jahr, 20. Aufl. Fischer, Frankfurt a.M. 1997

Sparshott, M.: Früh- und Neugeborene pflegen. Huber, Göttingen 2000

Stoppard, M.: Das Neugeborene. Urania, Berlin 1999

Suxdorf-Bruehl, E., A. Gausmann: Neugeboren, Babyratgeber für werdende Eltern. Möllmann CH 1999

Winkler, K., J. Jewanski: „Unser Baby ist da: die ersten Monate, Anregungen zum individuellen Umgang mit Neugeborenen". Rowohlt, Reinbek 1998

Kontaktadressen

Sander, J. Prof. Dr. med.
Postfach 91 10 09
30430 Hannover

La Leche Liga Deutschland e.V.
Postfach 65 00 96
81214 München
Infoline/Fax: 06851/2524

Internetadressen

www.dgzmk.de
www.carpenet.de/La Leche/

20 Pflege der Schwangeren und der Wöchnerin

Heidrun Beyer

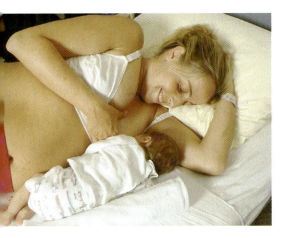

20.1 Bedeutung

Die Gewissheit über eine bestehende Schwangerschaft löst bei den betroffenen Frauen und deren Partnern unterschiedliche Emotionen aus. In der Regel freuen sie sich über die Nachricht, auch wenn sie ein Kind zu diesem Zeitpunkt noch nicht eingeplant haben. Es gibt aber auch Frauen, die bestürzt oder sogar verzweifelt sind, da ihre Lebensumstände nicht so gefestigt sind, dass sie einem Kind ein sicheres und geborgenes Aufwachsen ermöglichen können.

Andere wiederum sind überglücklich, denn häufig haben sie schon eine lange Zeit des Wartens mit evtl. belastenden Therapien hinter sich. Für diese Frauen und deren Partner ist ein großer Wunsch in Erfüllung gegangen, da sie nun endlich das ersehnte Kind bekommen werden. Sie freuen sich auf das Kind und stellen sich während der Zeit der Schwangerschaft intensiv auf die neue Situation ein, indem sie Babysachen kaufen, Kinderzimmer einrichten und evtl. bauliche Maßnahmen vornehmen lassen, um den Wohnbereich zu erweitern. Darüber hinaus müssen von ihnen auch berufliche und wirtschaftliche Angelegenheiten geregelt werden, die es der Frau oder dem Partner ermöglichen, innerhalb der ersten Jahre für das Kind da zu sein.

Treten Störungen in der Schwangerschaft ein, so bedeuten diese einen unermesslichen Schock für alle Betroffenen, ganz besonders, wenn das Leben oder die Gesundheit des Kindes gefährdet ist. Hinzu kommt, dass die Frauen oftmals plötzlich aus ihrem gewohnten Alltag herausgerissen werden, da sie zum Schutz des Kindes entweder krank geschrieben oder gar in ein Krankenhaus eingewiesen werden. In diesen Situationen muss die Frau sehr viel Geduld aufbringen, wofür sie Verständnis und Hilfe von Seiten des Partners, der Familie und des Pflegepersonals benötigt. Komplikationen innerhalb der Schwangerschaft, deren Beobachtungsmerkmale und geeignete Pflegemaßnahmen sind in **Tab. 20.1** dargestellt.

Tab. 20.1 ⋯⋗ Komplikationen innerhalb der Schwangerschaft

Komplikationen	Beobachtungsmerkmale	Pflegemaßnahmen

Drohende Früh- oder Fehlgeburt
 	
Therapie:
Cerclage bei Zervixinsuffizienz
	vorzeitige Wehen und/oder Zervixinsuffizienz evtl. leichte Blutungen bzw. bräunlicher Fluor	⋯⋗ Information hinsichtlich der Notwendigkeit einer Schonung, z. B. eingeschränkte oder strenge Bettruhe je nach individueller Situation
		⋯⋗ für eine entspannte Atmosphäre sorgen, da Stress und Aufregung die Wehen fördert
		⋯⋗ Beobachtung der Gemütslage
		⋯⋗ Assistenz des Arztes bei der Verabreichung der i. v.-Tokolyse (β_2-Sympathikomimetika) zur Ruhigstellung des Myometriums
		⋯⋗ Verabreichung von Magnesium zur Unterstützung der Wehenhemmung
		⋯⋗ Kontrollen hinsichtlich der Nebenwirkungen: Hervorgerufen durch die Tokolyse und die Kortisontherapie zur Lungenreifung: (Tachykardie, Extrasystolen, Hypotonie, Blutzuckerschwankungen, Gefahr einer Obstipation, eines Harnwegsinfektes und eines Lungenödems)
		  – Puls- und Blutdruckkontrollen am 1. Tag 1- bis 2-stündlich, später 3- bis 4-stündlich
		  – 1 × täglich Temperaturkontrolle,
		  – Beobachtung der Atemfrequenz, Atemqualität und Atemgeräusche (z. B. Rasseln) sowie Hautfarbe
		  – 2 × täglich Blutzuckerkontrollen
		  – Beobachtung der Stuhl- u. Urinausscheidung (s. S. 316 u. S. 336)
		⋯⋗ Obstipationsprophylaxe, Thromboseprophylaxe (s. S. 371), evtl. Pneumonieprophylaxe

Fortsetzung ▶

Tab. 20.1 ⇢ (Fortsetzung)

Komplikationen	Beobachtungsmerkmale	Pflegemaßnahmen
Hyperemesis gravidarum Frühgestose = Erkrankung in der Frühschwangerschaft **Ursache:** schwangerschaftsbedingte hormonelle, metabolische und immunologische Umstellungen	Übermäßiges Erbrechen nach dem Essen und Trinken, auch bei leerem Magen **Folge:** Dehydratation, Störung des KH-Stoffwechsels (Ketonurie), Gewichtsverlust, Tachykardie evtl. Somnolenz, Koma	⇢ Für Ruhe und spannungsfreie Atmosphäre sorgen ⇢ gute psychische Begleitung durch Pflegepersonal, Ärzte und Psychologen ⇢ Beobachtung von Puls und Blutdruck ⇢ Beobachtung hinsichtlich der Häufigkeit des Erbrechens ⇢ ggf. Hilfestellung bei Erbrechen ⇢ Durchführung und Kontrolle der Infusionstherapie zum Ausgleich des Wasser- und Salzverlustes (durch Chlorverlust wird der Brechreiz gesteigert) ⇢ Verabreichung der Antiemetika nach ärztlicher Anordnung ⇢ evtl. Verabreichung einer Sondenernährung und später Übergang zu fester Nahrung
Hypertensive Schwangerschaftserkrankung (HES)	⇢ Leichte HES: RR: 140/90 mmHg ⇢ schwere HES: 160/90 mmHg **Merke:** Gesamtzustand der Frau beurteilen	⇢ Für eine ruhige Umgebung sorgen, Zimmer entsprechend auswählen ⇢ Ängste abbauen durch Gespräche und ausführliche Information. Stress und Angst sollten weitgehend vermieden werden, da sie Auslöser für eine Präklampsie sein können ⇢ Verabreichung der verordneten antihypertensiven Therapie ⇢ sorgfältige Überwachung von Mutter und Kind. **Merke:** Durch die antihypertensive Therapie (blutdrucksenkend) besteht die Gefahr der Minderdurchblutung des kindlichen Organismus durch plötzlichen Blutdruckabfall
Präklampsie Gefahr: Eklampsie = Krämpfe = Spätgestose (Erkrankung in der Spätschwangerschaft) Die alte Bezeichnung EPH-Gestose steht für: **E**dema (Ödeme), **P**roteinurie (Eiweiß im Urin), **H**ypertension (Bluthochdruck)	⇢ Bluthochdruck ⇢ Proteinurie über 0,5 g/l in 24 Std., ⇢ Ödeme können auch bei Gesunden auftreten, ⇢ Symptome des ZNS: Kopfschmerz, Sehstörung, Ohrensausen u. a. **Merke:** Es dürfen **keine** Reis-Obsttage eingelegt oder entwässernde Tees getrunken werden. Auch darf **keine** Salz- oder Flüssigkeitsreduktion erfolgen.	⇢ engmaschige Blutdruckkontrollen am gleichen Arm je nach Zustand in entsprechenden Abständen ⇢ Kontrolle der übrigen Vitalzeichen ⇢ Beobachtung der Atmung hinsichtlich Frequenz, Rasselgeräusche und Anzeichen einer Atemnot, da infolge Hypoalbuminämie und Kortison zur Lungenreifung die Gefahr eines Lungenödems besteht ⇢ die Frau dahingehend aufklären, dass sie Veränderungen ihres Zustandes selbst erkennen kann, um diese umgehend zu melden ⇢ Gewichtskontrollen jeden 2. Tag ⇢ Kontrolle der Ödeme und Flüssigkeitsbilanzierung, da es durch Hypoproteinämie zu Oligurie bis Anurie kommen kann ⇢ Bestimmung des Eiweiß- und Glucosegehaltes im 24-Stunden-Sammelurin, um die Nierenfunktion zu beobachten ⇢ evtl. Fußende des Bettes hoch stellen zur Verringerung der Ödeme ⇢ Thromboseprophylaxe, Pneumonieprophylaxe ⇢ Assistenz bei Augenkonsil und Ultraschall, 1 mal pro Woche ⇢ die Ernährung soll den Kalorienbedarf decken, **eiweiß-**, sowie ballaststoffreich sein und viele Vitamine und Spurenelemente enthalten. Außerdem soll die Frau ausreichend Flüssigkeit erhalten, um einen Flüssigkeitsmangel zu vermeiden.

Ist das Kind geboren, so stellt die Phase des Wochenbetts für die Frau wiederum eine besondere Zeit dar, die jetzt von umfangreichen körperlichen Rückbildungsvorgängen, hormonalen Veränderungen, einer evtl. Laktation und Umstellung ihrer Lebenssituation geprägt ist. Das Kind, auf das sie sich während der neun Monate ihrer Schwangerschaft gefreut hat, ist nun geboren und fordert von der Mutter die gesamte Aufmerksamkeit, Zuwendung und Fürsorge. Häufig ist sie von dem Geburtsvorgang noch beeinträchtigt und durch die nächtlichen Störungen belastet, sodass sie u. U. der neuen Situation noch nicht gewachsen ist.

Aus all diesen Gründen stellen sich sehr häufig empfindliche bis leicht depressive Stimmungen ein, die als „Baby Blues" bezeichnet werden. Treten dann zusätzlich noch Probleme mit dem Stillen oder Regelwidrigkeiten im Wochenbett auf, so kann es bei der Frau zu Depressionen kommen, zu deren Bewältigung sie auch jetzt umfangreiche fachkundige Hilfe von Seiten des Partners, der Familie und des Pflegepersonals benötigt.

20.1.1 Entbindungsstätte

Jede schwangere Frau muss sich früher oder später mit dem Gedanken befassen, wo sie entbinden möchte. Hilfreich bei der Entscheidung sind die Vorbereitungsseminare, die von den verschiedenen Kliniken angeboten werden. Sie ermöglichen es der Schwangeren und dem Partner, den Kreißsaal und die Hebammen kennen zu lernen und Informationen über die praktizierten Geburtsmethoden zu erhalten. Weiterhin werden zur Information und Vorbereitung Elternschulen, Stillgruppen sowie Kurse für die Säuglingspflege angeboten.

Viele Frauen, insbesondere die Erstgebärenden, entschließen sich dazu, ihr Kind in einer Klinik zur Welt zu bringen. Sie wählen ganz bewusst eine Geburtsklinik mit einer angeschlossenen neonatologischen Einrichtung, damit das Neugeborene bei auftretenden Komplikationen schnell und fachgerecht versorgt werden kann. Die Betreuung von Mutter und Kind erfolgt durch die Hebammen.

Auf der Wochenstation übernimmt dann in der Regel die Krankenschwester die Versorgung der Wöchnerin, und die Pflege des Neugeborenen wird von der Kinderkrankenschwester durchgeführt, die auch die Anleitung zum Stillen übernimmt. Diese Trennung hat sich aus organisatorischen und hygienischen Gründen in den Kliniken eingebürgert, da nicht so viele Hebammen zur Verfügung stehen, die Mutter und Kind gemeinsam betreuen.

In neuester Zeit setzt sich in den Krankenhäusern und Geburtskliniken immer mehr die ganzheitliche Versorgung durch eine betreuende Person durch. Dies hat den Vorteil, dass die Wöchnerin eine feste Bezugsperson hat, die ihr bei allen Fragen und Nöten zur Seite steht, sie anleitet und Hilfestellungen gibt. Eine Verunsicherung durch unterschiedliche Informationen wird durch diese Art der Betreuung vermieden.

Immer mehr Frauen, in der Regel sind es Mehrgebärende, haben den Wunsch, ihr Kind zu Hause in der gewohnten Umgebung zur Welt zu bringen, sofern keine Komplikationen zu befürchten sind. Sie nehmen schon sehr früh Kontakt zu frei praktizierenden Hebammen auf, damit sich ein Vertrauensverhältnis aufbauen kann. Die Hebamme bleibt nach der Entbindung noch für ca. 2–3 Stunden bei der frisch Entbundenen, um auftretende Komplikationen erkennen und entsprechende Maßnahmen ergreifen zu können. Während der folgenden zehn Tage wird die Frau und ihr Neugeborenes von der Hebamme betreut, die auch den Eltern Hilfestellungen zur Bewältigung ihrer neuen Aufgaben gibt.

Aus Gründen der Sicherheit entschließen sich auch einige Frauen zu einer ambulanten Entbindung, d. h. sie entbinden in der Klinik und werden mit dem Neugeborenen zu Hause von der Hebamme weiterbetreut. Der Aufenthalt der Wöchnerin in der eigenen Wohnung hat den Vorteil, dass Geschwisterkinder das Neugeborene sogleich kennen lernen können, was in Kliniken aus Gründen der Infektionsgefahr meist nicht gestattet ist. Auch Väter haben bessere Möglichkeiten, von Anfang an einen intensiveren Kontakt zu ihrem Kind aufzubauen.

20.2 Versorgung der Wöchnerin nach der Geburt

20.2.1 Dauer und Besonderheiten des Wochenbetts

Definition ⋯▸ Das Wochenbett wird auch postpartale Periode oder Puerperium genannt und dauert von der Ausstoßung der Plazenta bis ca. 6 Wochen nach der Geburt. Die Zeit vom 1.–10. Tag post partum wird als Frühwochenbett und ab dem 11. Tag als Spätwochenbett bezeichnet.

Die postpartale Periode ist gekennzeichnet durch:
- Rückbildung des Uterus und der Weichteile des kleinen Beckens, die als Involution bezeichnet wird,
- Heilung der Geburtswunden, z. B. Plazentahaftstelle, Episiotomie (Dammschnitt) und Epithelisation des Endometriums (Wiederaufbau der Gebärmutterschleimhaut),
- Produktion und Sekretion von Muttermilch, die als Laktation bezeichnet wird,
- Wiederaufnahme der Ovarialtätigkeit, sofern die Frauen nicht voll stillen,
- Umstellung auf die veränderte Lebenssituation.

Die Rückbildungsvorgänge werden durch die Umstellung endokriner Vorgänge eingeleitet, da durch die Ausstoßung der Plazenta ein Östrogen- und Progesteronabfall erfolgt.

Nach Ausstoßung der Plazenta bleibt die Wöchnerin noch für zwei Stunden aus Sicherheitsgründen im Kreißsaal, da es während der Postplazentarperiode häufig zu Komplikationen, z. B. starken Blutungen und Kreislaufproblemen, kommen kann.

Deshalb muss die Wöchnerin viertelstündlich bezüglich Puls, Blutdruck, Ausmaß der Blutung, Hautfarbe und Fundusstand von der Hebamme kontrolliert werden. Außerdem wird die Körpertemperatur gemessen und die Möglichkeit einer Miktion gegeben, die innerhalb von 6 Stunden post partum erfolgt sein sollte.

Bei einer stärkeren Blutung wird die Lagerung nach Fritsch empfohlen. Die Wöchnerin wird aufgefordert, die Unterschenkel bei gestreckten Beinen übereinander zu schlagen, nachdem eine doppelte Vorlage unter das Gesäß gelegt wurde. Auf diese Weise sammeln sich größere Blutmengen zwischen Vulva und Beinen und versickern nicht unbemerkt im Bett.

Nach der Geburt kann es zum Auftreten von einem leichten bis starken Zittern kommen. Es ist eine harmlose Reaktion auf die Geburt, bedingt durch Wärme-, Blutverlust und Erschöpfung und kann durch Wärmezufuhr behoben werden. Die Hebamme hilft der Wöchnerin sich etwas frisch zu machen und legt das Neugeborene so bals als möglich an die Brust der Mutter an, da in den ersten 20 bis ca. 50 Minuten der Saugreiz des Kindes am stärksten ausgeprägt ist (s. S. 443). Dies stärkt den Mutter-Kind-Kontakt, das Neugeborene erhält einige Tropfen des wertvollen Kolostrums und durch den Saugreiz wird die Laktation und die Rückbildung des Uterus stimuliert. Der Vater, der häufig während der Geburt anwesend ist, kann jetzt erste Kontakte zu seinem Neugeborenen aufnehmen, die meist zu einer engen Vater-Kind-Beziehung beitragen.

Verlegung der Wöchnerin

Sind nach der ca. zwei- bis dreistündigen Beobachtungszeit keine Auffälligkeiten aufgetreten, so wird die Wöchnerin von der Hebamme auf die Wochenstation verlegt. Das Neugeborene bleibt je nach Wunsch und Zustand bei der Mutter oder wird vorübergehend in das Neugeborenenzimmer gebracht.

Neben der schriftlichen Übergabe ist eine mündliche Berichterstattung bezüglich Geburtsverlauf, Medikamentengabe, Zustand des Kindes, Stillwunsch und bereits erfolgter Miktion notwendig.

20.2.2 Pflegebedarf einschätzen

Folgende Pflegeprobleme können bei der Wöchnerin auftreten:
- Müdigkeit und beeinträchtigtes Allgemeinbefinden durch Geburtsstress,
- Kreislauflabilität durch Blutverlust und Harnflut,
- Thrombosegefahr durch verstärkte Blutgerinnung,
- Gefahr eines Harnwegsinfektes durch Harnstau,
- Obstipationsneigung und evtl. Ileusgefahr durch Ausdehnung des Darmes,
- Schmerzen im Bereich des Dammschnittes,
- Infektionsgefahr durch Episiotomie u. a.,
- Stimmungsschwankungen der Mutter durch Hormonumstellung,
- Unsicherheit oder Schwierigkeiten beim Stillen,
- allgemeine Unsicherheit und Ängstlichkeit bei der Versorgung des Kindes,
- Gefahr einer Überforderung durch die neue Lebenssituation.

Bei der Sectio caesarea treten nahezu die gleichen Probleme wie bei einer Spontangeburt auf, jedoch sind die Schmerzen durch die Schnittentbindung meist stärker und die Komplikationsgefahren höher. Hinzu kommt ein erschwerter Mutter-Kind-Kontakt, falls das Neugeborene in die Kinderklinik verlegt werden muss und ein Kennenlernen zwischen Mutter und Kind erst verzögert erfolgen kann.

20.2.3 Pflegeziele und -maßnahmen

Ruhe und Erholung

Unmittelbar nach der Geburt sollte der Frischentbundenen die Möglichkeit der Entspannung gegeben werden. Besuche der Frau sollten daher möglichst in der ersten Zeit selten erfolgen, damit sie und ihr Kind Gelegenheit haben, sich in Ruhe aufeinander einzustellen, was besonders für das Stillen wichtig ist. Außerdem kann der unterbrochene Nachtschlaf tagsüber nachgeholt werden. Ist die Mutter sehr ruhebedürftig, so kann es evtl. hilfreich sein, wenn das Neugeborene vorübergehend in das Neugeborenenzimmer gebracht wird.

Erkennen instabiler Kreislaufverhältnisse

In den ersten 48 Stunden besteht eine verstärkte Kollapsneigung, da es durch den Abfall des Östrogens zu einem Wasserverlust durch Ausschwemmen der Ödeme kommt. Die Gefahr eines Herzversagens bei vorgeschädigtem Herzen ist gegeben, da in den ersten Tagen nach der Geburt das Herz vermindert durchblutet wird.

Bei normalem Wochenbettverlauf werden Puls und Blutdruck zweimal täglich überwacht. Nach einer Sectio caesarea dagegen müssen die Vitalzeichen in anfangs kürzeren Abständen ermittelt werden. Die Häufigkeit hängt vom Allgemeinbefinden der Wöchnerin ab.

Außerdem sollte die Hautfarbe beobachtet und Äußerungen bezüglich Kreislaufproblemen beachtet werden.

Frühmobilisation fördert eine Normalisierung der Kreislaufverhältnisse, sollte aber langsam und stets in Begleitung einer Pflegeperson erfolgen, nachdem unauffällige Blutdruck- und Pulswerte ermittelt wurden. Dies gilt auch für den ersten Toilettengang, den die Wöchnerin nie alleine vornehmen sollte. Diesbezüglich ist eine ausführliche Information notwendig.

Physiologische Blutzirkulation

Durch die noch bestehenden weitgestellten Venen ist der Rückfluss des Blutes verlangsamt, außerdem besteht während der Schwangerschaft und der Wochenbettperiode eine verstärkte Blutgerinnung, sodass die Gefahr einer Thrombose gegeben ist.

Durch eine Schnittentbindung (Sectio caesarea) wird die Gefahr noch erhöht, die durch eine zusätzliche Verstärkung der Blutgerinnung zu erklären ist.

Um ihre Entstehung zu vermeiden, sollten folgende Maßnahmen ergriffen werden:
- Es sollten bei zusätzlicher Gefährdung, z. B. durch Sectio caesarea oder Varizen (Krampfadern) Anti-

Versorgung der Wöchnerin nach der Geburt

- Thrombosestrümpfe (s. S. 372) bereits vor der Geburt angezogen und während des Klinikaufenthaltes kontinuierlich getragen werden.
- Eine Frühmobilisation ist ebenfalls durchzuführen und sollte spätestens nach acht Stunden und bei bestehenden Krampfadern, die als Varizen bezeichnet werden, noch früher erfolgen. Nach einer am Morgen erfolgten Schnittentbindung sollte sie möglichst am gleichen Tag durchgeführt werden.
- Eine Wochenbettgymnastik dient auch einem guten Rückstrom des Blutes und wird in den ersten Wochenbetttagen mit Hilfe der Physiotherapeuten begonnen.
- Zusätzlich wird nach einer Sectio caesarea das angeordnete Heparin subkutan gespritzt, da eine verstärkte Blutgerinnung infolge der Gefäßverletzungen abläuft.

Infektfreie Nieren und Harnwege

Nach der Geburt besteht eine verstärkte Neigung zu Harnwegsinfektionen, da es post partum durch Östrogenabfall zu einer Harnflut kommt, die stündlich bis zu 300 ml betragen kann. Zusätzlich kann der Harnabfluss durch ein Sphinkterödem gestört sein. Außerdem ist die Blasenkapazität erhöht und der Miktionsdrang vermindert. Die Folge ist eine Überdehnung der Blase, die zu einem Reflux führen kann, der durch die erweiterten Ureteren noch begünstigt wird.

Der Zeitpunkt der Miktion muss sorgfältig kontrolliert werden und darf **6 Stunden** post partum nicht überschreiten. Zur Unterstützung der Miktion kann der Wasserhahn angestellt, die Wöchnerin zum Aufsetzen aufgefordert oder zur Toilette begleitet werden.

Eine Frühmobilisation erleichtert zusätzlich den Miktionsvorgang. Ein Katheterisieren der Blase wird unumgänglich, wenn die Maßnahmen erfolglos bleiben (s. S. 322).

Die Wöchnerin sollte hinsichtlich der Harnflut einerseits und dem verminderten Harndrang andererseits informiert werden, damit sie die Notwendigkeit einer Blasenentleerung alle drei Stunden in den ersten drei Tagen einsieht.

Gute Darmperistaltik und physiologische Stuhlentleerung

Es besteht eine verstärkte Neigung zur Obstipation, da sich post partum der Darm mehr ausdehnen kann und die Darmperistaltik vermindert ist. Um dem entgegenzuwirken, kann Folgendes getan werden:

- Durch eine Frühmobilisation wird die Darmperistaltik angeregt, die Voraussetzung für eine problemlose Stuhlentleerung ist.
- Ab dem 2. bis 3. Tag post partum muss auf eine regelmäßige Stuhlentleerung geachtet werden. Ausreichende Flüssigkeitszufuhr, ballaststoffreiche Ernährung und Bewegung wirken sich günstig auf die Darmtätigkeit aus. Bei Bedarf werden orale Laxantien oder ein Klysma auf ärztliche Anordnung verabreicht (s. S. 343).
- Eine Zurückhaltung hinsichtlich der Einnahme von Laxantien ist bei Stillenden notwendig, da über die Muttermilch auch beim Neugeborenen entsprechende Reaktionen auftreten können. Eine Information der Frau sollte diesbezüglich unbedingt erfolgen.
- Durch Überdehnung des Sphincter ani kann es in den ersten Tagen zu einer Stuhlinkontinenz kommen. Die Wöchnerin muss wissen, dass dies ein vorübergehender Zustand ist, der in der Regel nach wenigen Tagen wieder abklingt.
- Durch Hämorrhoiden oder Analfissuren treten in seltenen Fällen Schmerzen auf, die durch Kälteapplikationen gemildert werden können (s. S. 223).

Schmerzlinderung und schnelle Wundheilung

Durch einen Dammschnitt, der als Episiotomie bezeichnet wird, ein Vulvahämatom oder eine Schnittentbindung können Schmerzen und eine verstärkte Infektionsgefahr bestehen. Die nachfolgenden Maßnahmen können dazu beitragen, die Schmerzen zu lindern und eine schnelle Heilung zu bewirken:

- Es müssen regelmäßige Temperaturkontrollen erfolgen, um eine Infektion rechtzeitig zu erkennen.
- Die Intimhygiene muss fachrichtig erfolgen (s. S. 462).
- Sitzbäder mit Kamillenlösung oder Kaliumpermanganat können nach Anordnung ab dem 5. Tag post partum durchgeführt werden.
- Das äußere Genitale sollte täglich auf Rötung und Schwellung kontrolliert werden.
- Eine entlastende Lagerung kann mit Hilfe eines Sitzringes u. a. erfolgen.
- Eisauflagen können mit Hilfe von präparierten, d. h. mit Wasser getränkten und gefrorenen Vorlagen oder mit Wasser gefüllten und gefrorenen Fingerlingen durchgeführt werden. Diese dürfen jedoch nur mit einem Schutz angewendet werden (s. S. 224).
- Zur Schmerzlinderung sind verordnete Analgetika zu verabreichen. Weiterhin sollte für eine weiche Stuhlentleerung gesorgt werden.
- Frauen nach Schnittentbindungen sollten auf das Auftreten von Nachwehen besonders hingewiesen werden, da sie diese evtl. nicht kennen. Nachwehen treten besonders häufig während des Stillens durch Oxytocin-Ausschüttung auf.
- Nach einer Schnittentbindung wird der Wundverband regelmäßig gewechselt und die Drainagen unter Beachtung der hygienischen Kautelen versorgt (s. S. 871).

Erkennen von veränderten Rückbildungsvorgängen

Der Wochenfluss, der als Lochien bezeichnet wird, entsteht als Folge des Heilungsprozesses im Uterus, nachdem sich die Plazenta und die Deziduareste gelöst haben. Am Ausmaß und der Beschaffenheit der Lochien können Rückschlüsse bezüglich des Heilungsverlaufes sowie der Rückbildung des Uterus gezogen werden. Die Rückbildungsvorgänge beginnen nach Ausstoßung der Plazenta und werden durch die Uteruskontraktionen gefördert, die zu einer Verringerung der Blutversorgung führen. Günstig wirkt sich frühzeitiges und häufiges Anlegen des Neugeborenen an die Brust aus, da durch den Saugreiz die Oxytocin-Ausschüttung gefördert wird, die zu Kontraktionen des Uterus führen und als Stillwehen bezeichnet werden.

Beim Wochenfluss ist auf Folgendes zu achten:
- Die Wöchnerin muss Informationen über Stärke und Veränderungen des Wochenflusses erhalten, damit sie Abweichungen selbst erkennen und diese weitergeben kann (Tab. 20.2).
- *Normale Lochialmenge:* Maximal zwei Vorlagen sollten während der 1. Stunde post partum durchtränkt sein, da ca. 30 ml für eine Vorlage gerechnet werden. Danach soll eine Vorlage für 1 bis 2 Stunden reichen, später sollen die Abstände immer größer werden. Der normale Geruch der Lochien ist fade. Ein veränderter, unangenehmer Geruch weist auf eine Infektion hin.
- Die Lochien sind regelmäßig auf Farbe, Menge und Geruch zu beobachten, indem bei der Wöchnerin Erkundigungen eingeholt werden müssen, die anschließend zu dokumentieren sind.

Merke ⇢ Beobachtung. Nach einer Schnittentbindung kann der Wochenfluss verändert evtl. reduziert oder verkürzt sein.

- Die Kontrollen des Fundusstandes bei entleerter Harnblase erfolgen durch das Pflegepersonal, die Hebammen oder den Gynäkologen. Auffälligkeiten müssen vom Pflegepersonal umgehend dem Arzt mitgeteilt werden.
- Die Frau sollte auch dahingehend informiert werden, dass eine Blasenentleerung in 3–4-stündlichen Abständen sich positiv auf die Rückbildung des Uterus auswirkt, was durch die benachbarte Lage von Blase und Uterus zu erklären ist.
- Eine Frühmobilisation bewirkt eine Beschleunigung der Uteruskontraktionen, auch wird einer Lochialstauung vorgebeugt. Unterstützend wirkt sich auch eine regelmäßige Blasen- und Darmentleerung auf die Uteruskontraktionen aus.
- Eine Massage des Fundus fördert ebenfalls die Rückbildung des Uterus.
- Bei verzögerter oder ausbleibender Uterusrückbildung müssen nach Anordnung Oxytocin-Nasenspray oder Sekalepräparate, z.B. Methergin, verabreicht werden. Letztgenannte haben jedoch eine negative Wirkung auf die Laktation.
- Einer Abknickung des Gebärmutterkörpers wird vorgebeugt, wenn die Wöchnerin zweimal täglich für 10 Minuten eine Bauchlage einnimmt. Um einen Gegendruck zu erzeugen, sollte ein Kissen unter den Bauch gelegt werden.
- Durch eine gezielte Wochenbettgymnastik werden alle Rückbildungsvorgänge gesteigert.

Merke ⇢ Aufklärung. Nach einem Kaiserschnitt (Sectio caesarea) verläuft die Rückbildung des Uterus verzögert.

Akzeptanz aller hygienischen Maßnahmen

Der Wochenfluss ist potentiell infektiös, da durch den erweiterten Geburtskanal schnell Keime, z.B. Staphylokokken, Streptokokken und Escherichia-coli-Stämme aufsteigen können. Blut ist ein hervorragender Nährboden für die Keime, sodass das Cavum uteri spätestens nach 24 Stunden eine Keimbesiedlung aufweist. Diesbezüglich ist es wichtig, alle hygienischen Regeln zu beachten:
- Das Neugeborene sollte nach einer Händedesinfektion stets zuerst versorgt werden, um es nicht zu gefährden. Danach sollte die Brust der Mutter und anschließend die übrige Körperpflege erfolgen.

Tab. 20.2 ⇢ Wochenfluss in den ersten 4 Wochen post partum

Woche	Menge	Farbe	Zusammensetzung
1. Woche post partum	starker Wochenfluss	rot (blutig) Lochia rubra	Blut, Deziduareste, Zervixschleim, Vaginalepithel, reichlich Bakterien
2. Woche	geringer werdend	braun-schwarz Lochia fusca	s. erste Woche
3. Woche	schwach	gelblich, Lochia flava	⇢ Zunahme der Leukozyten
4. Woche	geringfügig	grau-gelb, weißlich bis klar	⇢ evtl. noch geringe Blutbeimengungen

⇢ Die Frau sollte wissen, dass sie sofort nach der Geburt täglich duschen kann, sofern es ihre Kreislaufsituation erlaubt.

⇢ Um einer Mastitis vorzubeugen, muss auf eine strenge Trennung von Handtüchern geachtet und es sollten Einmalwaschlappen benutzt werden. Das Wasser darf bei einem verordneten Sitzbad nicht die Brust berühren, auch dürfen Wannenbäder erst nach Beendigung des Wochenflusses erfolgen. Nachthemden sollten nicht über den Kopf ausgezogen werden, um eine Kontamination mit dem Wochenfluss zu verhindern.

⇢ Zum Schluss wird die **Intimpflege** durchgeführt, indem die äußeren Genitalien je nach Allgemeinbefinden von der Wöchnerin selbst oder vom Pflegepersonal abgespült werden. Das Abspülen sollte nach jeder Miktion oder Stuhlentleerung, mindestens jedoch dreimal täglich erfolgen. Dafür können entzündungshemmende Zusätze wie Kamillosan u. a. verwendet werden. Zum Abtrocknen sollten keine Handtücher, sondern lediglich die Vorlagen benutzt werden.

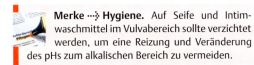

Merke ⇢ Hygiene. Auf Seife und Intimwaschmittel im Vulvabereich sollte verzichtet werden, um eine Reizung und Veränderung des pHs zum alkalischen Bereich zu vermeiden.

⇢ Vorlagen müssen in einen Spezialbehälter geworfen werden. Das Pflegepersonal sollte sie nur mit Handschuhen entsorgen. Anschließend sollte eine sorgfältige Händedesinfektion durchgeführt werden.

Ausgeglichene psychische Verfassung

Nach einem normalen Geburtsverlauf und einem guten Befinden des Neugeborenen besteht bei der Wöchnerin in der Regel eine Euphorie, die jedoch am 3. bis 5. Tag post partum häufig in eine depressive Stimmung umschlägt. Da es meist in dieser Zeit zu unbegründeten Tränen kommt, wird auch vom „Baby Blues", früher „Heultag" gesprochen, der durch die Hormonumstellung begründet ist. Diese Phase hat keinen Krankheitswert und geht nach kurzer Zeit vorüber. Der Frau sollte während dieser Zeit Geduld und Verständnis entgegengebracht werden, auch können entsprechende Informationen beruhigend wirken. Da es jedoch zu einer Wochenbettpsychose kommen kann, deren Übergänge fließend sein können, muss die Wöchnerin gut beobachtet werden. Weinausbrüche und Schlaflosigkeit, die über das übliche Maß hinausgehen, sollten gemeldet werden. Weiter kann es zu massiven Erregungs- und Verwirrtheitszuständen, Wahnvorstellungen, Bewusstseinsstörungen, Schuldideen und Minderwertigkeitsgefühlen kommen. Da bei einer Wochenbettpsychose in großem Maße Suizidgefahr besteht, muss die Wöchnerin bei Auftreten massiver psychischer Veränderungen sofort in eine psychiatrische Klinik verlegt werden.

Sicherheit und Gesundheit

Den Müttern sollten Informationen bezüglich Stillgruppen, Mütterberatungsstellen und Häufigkeit der Früherkennungsuntersuchungen erteilt werden. Zur Wahrnehmung der Früherkennungsuntersuchungen wird ihnen ein gelbes Untersuchungsheft ausgehändigt, das sie bei jedem Besuch ihrem Kinderarzt vorlegen müssen.

Bei Vorhandensein einer Rh-Unverträglichkeit, wenn die Mutter rh-negativ und das Kind Rh-positiv ist, muss eine Rh-Sensibilitätsprophylaxe in Form einer Anti-Rh-Immunglobulin-Injektion bei der Mutter innerhalb von max. 72 Stunden durchgeführt werden. Gebildete Rh-positive Antikörper im mütterlichen Kreislauf werden mittels der Anti-Rh-Immunglobulin-Injektion vernichtet, damit bei einer erneuten Schwangerschaft die roten Blutkörperchen, die man als Erythrozyten bezeichnet, beim Ungeborenen nicht zerstört werden.

Auch sind Informationen über das Einsetzen der Menstruation und den Empfängnisschutz zu erteilen, falls der Pflegeperson von der Wöchnerin Fragen hierzu gestellt werden.

Die erste Menstruation kann ca. 5 bis max. 10 Wochen post partum einsetzen und verstärkt auftreten. Während des Stillens erfolgt in der Regel keine Menstruation, was durch den hohen Prolaktinspiegel begründet ist. Dieser Zeitraum wird als Stillamenorrhoe bezeichnet. Die Menstruation setzt dann meist ca. 4 Wochen nach dem Abstillen wieder ein. Trotz des Stillens besteht *kein* sicherer Empfängnisschutz, da es zum Eisprung kommen kann, ohne dass vorher eine Menstruation stattgefunden hat.

Geschlechtsverkehr darf erst wieder aufgenommen werden, wenn der Wochenfluss ganz beendet ist. Das kann nach ca. sechs Wochen der Fall sein.

Die Wöchnerin sollte auch dahingehend beruhigt werden, dass unschöne Hauterscheinungen wie Pigmentflecken und Akne wieder verschwinden, die roten Striae abblassen und evtl. Haarausfall sich wieder normalisiert.

Eine letzte gynäkologische Nachuntersuchung erfolgt sechs Wochen post partum.

Regelwidrigkeiten

Beobachtungsmerkmale und geeignete Pflegemaßnahmen des regelwidrigen Wochenbetts sind in **Tab. 20.3** dargestellt.

Tab. 20.3 ⇢ **Regelwidriges Wochenbett**

Komplikationen	Beobachtungsmerkmale	Pflegemaßnahmen

Rückbildungsstörung des Uterus (Subinvolutio uteri)	Höherer Fundusstand als der Zeit entsprechend mit vermehrtem und blutigem Wochenfluss **über** den 4. Tag post partum	⇢ Engmaschige Kontrolle von Puls und Blutdruck
		⇢ Kontrolle des Uterusstandes
		⇢ Beobachtung des Wochenflusses
		⇢ **Maßnahmen zur Steigerung des Uterustonus:**
		  – wehenfördernde Mittel z. B. Oxytocin nach ärztl. Anordnung, (evtl. 1 TL Hirtentäscheltee auf 1 Tasse Wasser)
		  – Anregung zur Miktion, für geregelte Stuhlentleerung sorgen
		  – Bauchlage einnehmen lassen für ca. 10 Minuten (evtl. Kissen unter den Bauch, um einen Gegendruck zu erzeugen)
		  – Mobilisation und Rückbildungsgymnastik, Bauchmassage
		  – Stillen fördert die Rückbildungsvorgänge durch häufiges Anlegen
		⇢ Kontrolle der Infusion und evtl. Transfusion
		⇢ Assistenz bei Ultraschalluntersuchung

Lochialstauung Verminderung oder völliges Sistieren (Aufhören) des Wochenflusses innerhalb der ersten Tage post partum **Ursachen:** Verschluss des Muttermundes durch: Fruchthautfetzen, Retroflexion des erschlafften Uterus, Muttermundspasmus **Gefahr:** Endometritis, später Parametritis und Sepsis	⇢ Fieberanstieg am 2.–4. Wochenbetttag, ⇢ fötide riechender Wochenfluss, ⇢ Stirnkopfschmerz, ⇢ leicht gestörter Allgemeinzustand, ⇢ wenig kontrahierter und schlecht zu tastender Uterus	⇢ Engmaschige Temperatur-, sowie Pulskontrollen ⇢ Beobachtung des Fundusstandes und des Wochenflusses ⇢ Maßnahmen zur Steigerung des Uterustonus durchführen (s. Rückbildungsstörung des Uterus) ⇢ bei Endometritis: Antibiotika nach ärztlicher Anordnung verabreichen
Infektion und Wundheilungsstörung im Bereich von Vulva, Damm u. a.	⇢ Schmerzen ⇢ Rötung, ⇢ Fieber, ⇢ Schwellung, ⇢ schmierige Beläge, ⇢ Nahtdehiszenz	⇢ Beobachtung der äußeren Genitalorgane ⇢ Beobachtung der Temperatur ⇢ Vorlagen mit z. B. Rivanol 0,1 % ⇢ Sitzbäder z. B. mit Tannolact oder Kaliumpermanganat nach AVO **Merke:** nur aufgelöste Kaliumpermanganat-Kristalle benutzen ⇢ Salben zur Wundheilung nach ärztlicher Anordnung ⇢ für geregelte Stuhlentleerung sorgen ⇢ Assistenz bei Nahtentfernung
Puerperal- oder Wochenbettfieber vom Genitale ausgehendes Fieber über 38 °C nach 24 Stunden postpartum (z. B. Endometritis) **Ursachen:** – allgemeine Abwehrschwäche durch Anämie (großer Blutverlust) – Abflussstörung des Wundsekretes u. a.	⇢ Beeinträchtigtes Allgemeinbefinden bis schweres Krankheitsgefühl, ⇢ Kopfschmerz, ⇢ Fieber, evtl. Schüttelfrost, ⇢ Kantenschmerz im Bereich des Uterus	⇢ Bettruhe ⇢ Beobachtung der Vitalzeichen (Temperatur, Puls, RR, Atmung) ⇢ Kontrolle des Wochenflusses und Fundusstandes ⇢ Maßnahmen zur Steigerung des Uterustonus: (s. Rückbildungsstörung) ⇢ Maßnahmen bei Schüttelfrost und zur Senkung der Körpertemperatur ⇢ Antibiotikagabe nach ärztlicher Anordnung
Thrombose		Vorbeugung durch konsequent durchgeführte Thromboseprophylaxe (s. S. 371)

Fortsetzung ▶

Tab. 20.3 ⋯⋙ (Fortsetzung)

Komplikationen	Beobachtungsmerkmale	Pflegemaßnahmen
Thrombophlebitis Entzündung einer oberflächlichen Vene deren Lumen durch einen Thrombus verlegt ist.	⋙ lokale Rötung, ⋙ Schwellung, ⋙ schmerzhaft verhärteter und tastbarer Venenstrang ⋙ evtl. leichtes Fieber	⋙ Sorgfältige Beobachtung der Extremitäten und Registrierung von Schmerzäußerungen ⋙ Beobachtung von Puls und Blutdruck ⋙ Anlegen eines Kompressionsverbandes oder spezieller Kompressionsstrümpfe ⋙ Mobilisation ⋙ **Maßnahmen zur Reduktion der Schwellung:** Hochlagern der Extremität, Quarkauflagen, kühlende Umschläge z. B. essigsaure Tonerde oder Alkoholumschläge (2 Teile Wasser, 1 Teil Alkohol), Auftragen von Hiroduidsalben ⋙ Antikoagulantientherapie (Low-dose-Heparin-Therapie) ⋙ evtl. Anlegen von Blutegeln **Tipp:** Nach Bestreichen der Haut mit Zuckerwasser beißen sie besser
Phlebothrombose (Tiefe Bein- und Beckenvenen-Thrombose) Entzündung einer tiefer liegenden Vene mit Abflussbehinderung durch einen Thrombus **Gefahr:** Lungenembolie **Ursache:** – Hormonelle Veränderung – Veränderung der Blutgerinnung	⋙ Können anfangs fehlen ⋙ Spannungs- und Schweregefühl in den Beinen ⋙ Waden- und Fußsohlenschmerz (wie Muskelkater) ⋙ Schmerzen in der Leistengegend (Beckenvenenthrombose) ⋙ Schwellung und Blaufärbung des **gesamten** Beines ⋙ Tachykardie ohne Fieber	⋙ Absolute Bettruhe für ca. 1 Woche (Thrombus muss aufgelöst oder mit der Gefäßwand verwachsen sein) ⋙ Überwachung von Puls, Blutdruck, Atmung und Temperatur, Kontrolle auf Haut- und Schleimhautblutungen ⋙ Hochlagern und Ruhigstellen des Beines ⋙ Obstipationsprophylaxe zur Stuhlregulierung (s. S. 342) ⋙ Wickeln der Beine mit Kompressionsbinden oder Tragen von speziellen Kompressionsstrümpfen ⋙ Gabe von Antikoagulatien nach ärztlicher Anwendung und Assistenz bei der systemischen Fibrinolyse mit Plasminoaktivatoren Bei Fieber: Fiebersenkende Maßnahmen

20.3 Laktation

Definition ⋯⋙ Mit dem Begriff „Laktation" wird die Milchbildung sowie die Milchabgabe an das Neugeborene bezeichnet.

20.3.1 Physiologie der Milchbildung

Mammogenese

Voraussetzung für eine erfolgreiche Laktation ist die Entwicklung der Brustdrüse oder Mammogenese, die während der Pubertät infolge hormonaler Steuerung entsteht. Die Brustdrüsen bilden sich durch die Hormone Östrogen und Progesteron weiter aus, die nach Stimulation durch die beiden Hypophysenvorderlappen-Hormone FSH und LH gebildet werden.

Follikelstimulierendes Hormon (FSH) bewirkt die Reifung des Follikels, das Östrogen produziert. Luteinisierendes Hormon (LH) löst den Eisprung aus, sodass sich anschließend aus den Follikelresten der Gelbkörper oder Corpus luteum entwickelt und Progesteron bildet.

Die weibliche Brust, auch Mamma genannt, hat 15–20-strahlig angeordnete Drüsenlappen, aus denen je ein Milchgang zur Brustwarze führt. **(Abb. 20.1).** Jeder Drüsenlappen besteht aus verschiedenen Drüsenläppchen, deren kleinste Untereinheit die Acini sind. Diese werden während der Schwangerschaft und Laktation als Alveolen bezeichnet. In ihnen wird die Milch gebildet, die zunächst in das Lumen der Alveolen sezerniert wird. Mit Hilfe der Myoepithelzellen, die wie ein Korbgeflecht (s. **Abb. 20.1**) um die Alveolen (Acini) und Milchgang liegen, wird die Milch aus dem vielfach verzweigten Drüseninneren durch Kontraktion herausbefördert.

Während der Schwangerschaft, die als Gravidität bezeichnet wird, entwickelt sich die Brust infolge der

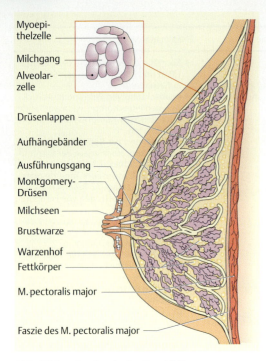

Abb. 20.1 ⋯▸ Anatomie der Brustdrüse. Aus 15–20 strahlig angeordneten Drüsenlappen führt je ein Milchgang zur Brustwarze

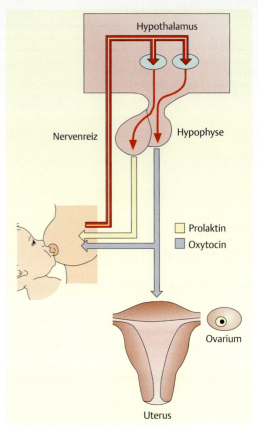

Abb. 20.2 ⋯▸ Galaktogenese. Anregen der Hormonproduktion durch den Saugreiz des Kindes

plazentaren Hormone weiter. Die Milchgänge im Bereich des Warzenvorhofes erweitern sich zu Milchseen, die während der Laktation als Milchspeicher dienen. Das Prolaktin, das bereits während der Schwangerschaft produziert wird, bewirkt eine geringe Bildung von Kolostrum.

Die Montgomery-Drüsen, die sich im Bereich des Warzenvorhofes befinden, geben ihr pflegendes Sekret über winzige Öffnungen ab. Außerdem enthalten sie eine Duftnote, die es dem Kind ermöglichen, innerhalb weniger Tage die Mutter am Geruch zu erkennen, sofern sie kein Parfüm benutzt.

Galaktogenese

Das Einschießen der Milch, was als Galaktogenese bezeichnet wird, erfolgt am 2. bis 3. Tag post partum, nachdem die plazentaren Hormone Östrogen und Progesteron abgesunken und das für die Milchbildung verantwortliche Prolaktin zur vollen Wirkung kommen kann. Durch den Saugreiz wird die Prolaktinproduktion zusätzlich gefördert **(Abb. 20.2)**.

Während des Milcheinschusses spürt die Wöchnerin ein starkes Spannen und eine Erwärmung der Brust. Die Venenzeichnung ist durch die vermehrte Durchblutung der Brust deutlich sichtbar und die axillare Körpertemperatur kann auf 37,5 °C ansteigen.

 Merke ⋯▸ Galaktogenese. Der Milcheinschuss ist um so sanfter, je öfter in den ersten Tagen angelegt wird.

Durch den Saugreiz werden auch Impulse zum Hypophysenhinterlappen geleitet, wodurch das Hormon Oxytocin ausgeschüttet wird, das den Milchfluss und die Uteruskontraktionen fördert. Oxytocin kann auch durch einen konditionierten Reflex ausgeschüttet werden, der als Reaktion auf das Anschauen des Neugeborenen oder durch intensive Gedanken an das Kind erfolgt. Stress, Hektik, Ärger, Schmerzen u. a. können dagegen den Milchfluss zum Versiegen bringen.

Die Reaktion auf die Oxytocin-Ausschüttung, die als Milchloslass- oder Milchspendereflex bezeichnet wird, ist sehr unterschiedlich, sodass bei einigen Frauen stechende Schmerzen, bei anderen lediglich ein prickelndes Gefühl entsteht und die Milch entweder herausspritzt oder nur leicht tropft. Die Milchproduktion kann erschwert sein, wenn die Milchentleerung aufgrund von stark geschwollenen Brüsten behindert wird.

20.3.2 Stillen

Bedeutung des Stillens

Die werdende Mutter sollte wissen, dass das Stillen nicht nur Vorzüge hinsichtlich einer optimalen Ernährung des Kindes hat (s. S. 285), sondern durch den intensiven Hautkontakt eine enge Beziehung zwischen ihr und dem Kind entsteht. Durch das Gefühl der Geborgenheit werden beim Neugeborenen Sicherheit und Urvertrauen gestärkt, die für die weitere seelische und körperliche Entwicklung des Kindes von entscheidender Bedeutung sind.

Weiterhin wurde durch Untersuchungen festgestellt, dass bei gestillten Säuglingen ein 4- bis 6-fach geringeres Risiko von Harnwegsinfektionen, respiratorischen Erkrankungen, Otitis media sowie Meningitis durch Hämophilus influenzae besteht. Ebenso ist das Risiko bei familiär belasteten Kindern für Diabetes mellitus, malignen Lymphomen sowie Morbus Crohn geringer. Stillen ist auch eine Allergieprophylaxe, da die Darmreifung gefördert wird und somit Allergene die Darmwand nicht mehr so leicht durchwandern können. Auch wurde aufgrund durchgeführter Untersuchungen die Hypothese bezüglich einer besseren Entwicklung des Zentralnervensystems durch die in der Muttermilch enthaltenen langkettigen, hochungesättigten Fettsäuren aufgestellt (Koletzko 1997). Es ist beobachtet worden, dass Stillhormone eine beruhigende Wirkung auf die Mutter ausüben, sodass sie auch in schwierigen und anstrengenden Situationen, z. B. häufiges nächtliches Weinen, kindgerechte Reaktionen zeigt.

Ein weiterer wichtiger Aspekt für das Stillen ist die Beanspruchung aller Muskeln des Kindes, die für die Sprachentwicklung notwendig sind. Außerdem wird die Entstehung eines Neugeborenenikterus reduziert, da durch das vorhandene Albumin das Bilirubin zur Leber transportiert und dort an die Glucoronsäure gekoppelt werden kann.

Die Mütter sollten deshalb von Hebammen, Ärzten, Pflegepersonal und besonders von ihrem Partner und ihren Angehörigen zum Stillen ihres Kindes ermutigt und bestärkt werden. Dafür benötigen sie Verständnis, Unterstützung, ausführliche Beratung und viel Einfühlungsvermögen aller Beteiligten, damit das Stillen des Kindes auch erfolgreich verläuft.

Treten jedoch Schwierigkeiten auf, so benötigen sie Hilfen vom geschulten Fachpersonal, z. B. Kinderkrankenschwestern, Hebammen oder Laktationsberaterinnen, damit diese behoben werden können. Bei unüberwindbaren Problemen brauchen sie jedoch Trost und unwidersprüchliche Informationen, damit sie wissen, dass ihr Kind auch mit Hilfe industriell hergestellter Nahrung gut gedeihen und auch durch die Verabreichung einer Flasche eine enge Mutter-Kind-Beziehung entstehen kann.

Stillfreundliches Krankenhaus. Von der Weltgesundheitsorganisation (WHO) und dem Kinderhilfswerk der Vereinten Nationen (UNICEF) wurde im Jahre 1991 aufgrund einer gemeinsamen Initiative das Baby-Friendly Hospital (BFHI) ins Leben gerufen. Sie hat das Ziel, die Stillfreudigkeit der jungen Mütter auf der ganzen Welt wieder zu steigern, da in den Ländern der Dritten Welt die Erkrankungen und die Säuglingssterblichkeit rapide zugenommen haben. Die Ursachen dafür können durch das Propagieren und Verabreichen von industriell hergestellter Säuglingsnahrung und mangelhaften hygienischen Verhältnissen erklärt werden.

Durch dieses Konzept können geburtshilfliche Kliniken mit der Bezeichnung „Stillfreundliches Krankenhaus" ausgezeichnet werden, sofern sie die globalen Kriterien der 10 Schritte, die zu einem erfolgreichen Stillen beitragen, erfüllen (s. S. 288).

Die Geburtskliniken haben die Möglichkeit, an Hand einer Checkliste zu prüfen, ob sie die Kriterien zu 75 % erfüllen. Ist dies der Fall, so können sie ein Gutachterteam zur Prüfung einladen.

Anleitung zum Stillen

■ **Vorbereitung**
Die Schwangere sollte bereits in den Vorbereitungskursen eine ausführliche Information über die Physiologie und die Vorteile des Stillens erhalten, damit sie sich gedanklich damit auseinandersetzen und Maßnahmen zur Realisierung, z. B. Beantragung von Erziehungsurlaub und Absprachen mit dem Arbeitgeber, treffen kann. Gesetzlich stehen der Mutter acht Wochen Schutzfrist nach der Geburt ihres Kindes zu, die sie in Anspruch nehmen muss. Zusätzlich müssen von Seiten des Arbeitgebers Pausen zum Stillen eingeräumt werden.

Während der Schwangerschaft wird empfohlen, die Haut im Bereich der Brustwarzen auf das Stillen vorzubereiten, um Hautirritationen und Rhagaden vorzubeugen. Es eignen sich dafür dem Hauttyp entsprechende kurze Sonnenbäder oder Wechselduschen, die die Durchblutung anregen.

> **Merke ⋯ Gesundheitsberatung.** Von einem Bürsten der Brustwarzen wird abgeraten, da durch diese Manipulationen kleine Einrisse entstehen können, die anschließend durch das Eindringen pathogener Keime zu einer Infektion der Brust (Mastitis) führen können.

Stillfördernde Maßnahmen. Folgendes hat sich bewährt:

Untersuchungen haben gezeigt, je intensiver die Information und die Anleitung zum Stillen waren, desto länger haben die Frauen ihre Kinder gestillt. Weiterhin wurde festgestellt, dass die Unterstützung der Familie, besonders des Vaters, eine maßgebliche Wirkung auf den Stillerfolg hatte. Aus diesem Grunde sollte bereits während der Schwangerschaft und nach der Geburt in der Klinik eine umfangreiche Betreuung und Beratung der Eltern erfolgen.

Das erste Anlegen des Neugeborenen im Kreißsaal unmittelbar nach der Geburt wirkt sich ebenfalls positiv auf ein erfolgreiches Stillen aus, da der Such-

und Saugreflex in den ersten 20 bis 50 Minuten stark ausgeprägt ist. Eine Unterbrechung zur Gewichtsbestimmung, Untersuchung und Anziehen des Neugeborenen, sollte zugunsten einer störungsfreien Laktation vermieden werden.

Der Wöchnerin sollte stets ein bequemer Platz zur Verfügung gestellt werden, an dem sie sich ungestört und ohne Zeitdruck ganz ihrem Kind widmen kann. Er sollte ruhig, angenehm warm, mit bequemen Sitzmöbeln und einer Fußbank sowie Stillkissen ausgestattet und vor fremden Blicken abgeschirmt sein, damit durch Ruhe und Entspannung ein erfolgreiches Stillen ermöglicht wird.

Da durch das Auslösen des Milchspendereflexes bei der Mutter oft ein Durstgefühl ausgelöst wird, sollte ein Getränk in erreichbarer Nähe platziert werden.

Eine junge Mutter benötigt fachrichtige Hilfestellung beim Anlegen des Kindes, damit das Stillen gelingt und die Brustwarzen geschont werden. Dafür sollte sie bequem sitzen oder liegen und das Kind muss sich in einer günstigen Position befinden, indem es die Brust der Mutter anschauen kann, ohne den Kopf zu drehen oder abzuwinkeln. Der Mund des Kindes sollte sich in Brustwarzenhöhe befinden.

Die Wöchnerin sollte während der Stillperiode bezüglich einer ausgewogenen Ernährung und einer ausreichenden Flüssigkeitszufuhr eingehend beraten und die Ernährung während des Klinikaufenthaltes entsprechend ausgewählt werden (s. S. 283).

Sie sollte auch darauf aufmerksam gemacht werden, bei eigener Erkrankung stets dem Arzt mitzuteilen, dass sie stillt, damit er entsprechende Medikamente auswählen kann, die dem Kind nicht schaden. Außerdem kann der Zeitpunkt der Medikamenteneinnahme so geplant werden, dass der höchste Medikamentenspiegel nicht mit der Stillmahlzeit zusammenfällt.

Stillpositionen. Folgende drei Positionen werden praktiziert:

1. *Stillen im Liegen* wird häufig nach Schnittentbindungen oder nachts durchgeführt, da die Wöchnerin nicht aufzustehen braucht. Die Frau liegt ebenso wie das Neugeborene auf der Seite, wobei das Kind flach auf der Matratze liegt und der Mund des Kindes sich in Höhe der Brustwarzen befindet. Nur der Kopf der Mutter wird mit einem Kissen unterstützt und der Rücken des Kindes kann mit einer Rolle gehalten werden. Damit das Kind alle Milchseen rund um den Warzenvorhof ausmassieren kann, sollten die Lage des Kindes bzw. die Stillpositionen gewechselt werden **(Abb. 20.3)**.
2. Bei der *Haltung im Sitzen* befindet sich die Mutter in einem bequemen Sessel mit Armlehnen und der Möglichkeit, die Füße hochzustellen. Auf jeden Fall muss dafür Sorge getragen werden, dass die Frau den Arm bequem aufstützen kann, was evtl. auch mit einem Kissen erfolgen kann. Das Kind liegt im Schoß, der Kopf ruht im Arm und der Mund befindet sich in Höhe der mütterlichen Brustwarze **(Abb. 20.4)**.
3. Bei dem Rückengriff oder der sog. *Fußballhaltung* sitzt die Mutter ebenfalls im Sessel und hält das Kind seitlich, sodass sich der Kopf vorn an der Brust und die Beine in Richtung des mütterlichen Rückens befinden **(Abb. 20.5)**.

Dieser Rückengriff eignet sich besonders bei Milchstau, da durch den kindlichen Kiefer die äußeren Milchseen entleert werden, da sich im äußeren Bereich der Brust die meisten Brustdrüsen befinden.

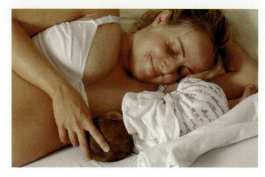

Abb. 20.3 ⇢ **Stillen im Liegen.** Durch die geänderte Stellung des Kindes werden alle Bereiche der Brust erfasst

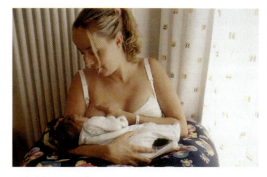

Abb. 20.4 ⇢ **Stillen im Sitzen.**
Mit Hilfe eines Kissens kann der Arm der Mutter, in dem das Kind liegt, bequem abgestützt werden

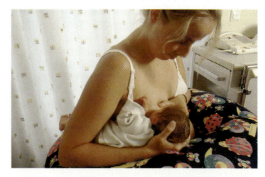

Abb. 20.5 ⇢ **Rückengriff oder „Fußballhaltung".**
Der Kopf des Kindes wird von der Mutter gehalten. Der Mund befindet sich in der Höhe der mütterlichen Brustwarze

Laktation 20

> **Merke ⇢ Gesundheitsberatung.** Ohr, Schulter und Hüfte sollen stets eine Linie bilden, damit das Kind den Kopf nicht verdreht und somit ein Zerren der Brustwarze vermieden wird. Die Stillpositionen sollten möglichst häufig gewechselt werden, damit alle Milchseen entleert werden können.

■ Durchführung

Folgende Maßnahmen sind beim Stillen zu berücksichtigen:

Während der ersten Stillmahlzeit sollte geschultes Fachpersonal anwesend sein, um die gesamte Stillmahlzeit beobachten zu können, damit Fehler beim Anlegen und ein Hungern des Neugeborenen erkannt und durch entsprechende Maßnahmen entgegengewirkt werden kann.

Das *korrekte Anlegen* des Kindes stellt eine wichtige Maßnahme zum Stillerfolg sowie zur Verhütung wunder Brustwarzen dar. Mit dieser Aufgabe sollte daher erfahrenes weibliches Personal betraut werden, damit das Stillen gelingt. Um die Sicherheit der Mutter zu stärken, ist es wichtig, ihr mit Rat und Tat zur Verfügung zu stehen, doch nur soviel Hilfestellung zu geben, wie es notwendig ist, auch wenn dies mehr Zeit in Anspruch nimmt. Die Mutter nimmt mit der ganzen Hand im C-Griff ihre Brust, dabei sollten sich ihre Finger mindestens 3 cm hinter der Brustwarze befinden **(Abb. 20.6)**. Anschließend berührt sie mit der Brustwarze die Unterlippe des Kindes. Wenn sich der Mund des Kindes weit öffnet und sich die Zunge auf der Zahnleiste befindet, zieht die Mutter das Kind fest an ihre Brust, damit es auch den Warzenvorhof fassen kann. Dies ist wichtig, da sich im Bereich des Warzenvorhofes die Milchseen befinden, die nur entleert werden können, wenn sie mit den Kiefern des Kindes berührt werden. Fasst das Kind nur die Brustwarze, werden die Milchseen nicht erreicht und können somit nicht entleert werden. Die Folge ist ein hungriges und unruhiges Kind sowie wunde und schmerzende Brustwarzen. Das Saugzentrum befindet sich am Übergang vom harten zum weichen Gaumen, sodass bis dahin die Brustwarze des Kindes während des Stillens reichen muss **(Abb. 20.7)**. Das korrekte Fassen der Brustwarze mit dem Warzenvorhof ist an den nach außen gestülpten Lippen und an der Berührung der Brust mit der Nase und dem Kinn erkennbar.

Auch wenn die Nase des Neugeborenen die Brust der Mutter berührt, kann das Kind auf Grund seiner kleinen Stubsnase noch atmen. Sollte dies jedoch nicht der Fall sein, so lässt es die Brust los. Um dies zu verhindern, kann das Gesäß des Kindes noch näher zur Mutter gezogen werden, sodass das Gesicht des Kindes nicht so fest an die Brust gedrückt wird.

Um die Brust nicht zu zerren, gilt der Grundsatz, dass stets das Kind zur Brust gebracht wird und nicht die Brust zum Kind.

> **Merke ⇢ Anleitung.** Keinesfalls sollte die Brust mit der Hand zurückgedrückt werden (Zerrung des Brustgewebes).

Sollte das Kind die Brustwarze nicht korrekt gefasst haben, so kann die Mutter mit ihrem kleinen Finger den Mundwinkel des Kindes und evtl. die Zunge leicht berühren, sodass das bestehende Vakuum gelöst wird und das Kind die Brustwarze loslässt. Anschließend kann es erneut angelegt werden.

Stilldauer und -rhythmus richten sich nach dem Bedarf des Neugeborenen. Es wird angelegt, wenn es sich meldet, was als Stillen ad libitum bezeichnet wird. Damit der Milchspende- oder Milchloslassreflex einsetzen kann, wird empfohlen, das Kind anfangs alle 2 Stunden kurz anzulegen, um ein sanftes Einschießen der Milch zu erreichen, was durch eine weniger gespannte Brust und weniger Schmerzen gekennzeichnet ist.

Für das Neugeborene ist eine ausreichende Flüssigkeits- und Nährstoffzufuhr gewährleistet, wenn es mindestens 8-mal in 24 Stunden für ca. 20 – 30 Minuten angelegt wird, damit es nicht nur die anfangs produzierte wässrige Vormilch, sondern auch die später fließende Hintermilch erhält. Ein Wechsel der Brust sollte erst erfolgen, wenn das Kind aufhört, an der Brust zu trinken.

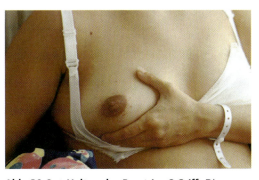

Abb. 20.6 ⇢ Halten der Brust im C-Griff. Die ganze Brust muss in der Hand der Stillenden liegen.

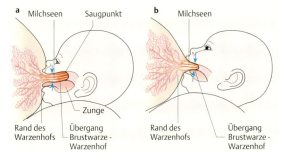

Abb. 20.7 ⇢ Erfassen der Brust.
a Das Kind erfasst die Brustwarze mit Warzenvorhof
b Das Kind kann den Warzenvorhof nicht erfassen

20 Pflege der Schwangeren und der Wöchnerin

Sauger und Schnuller können beim Neugeborenen zu einer Saugverwirrung führen, daher sollte die Benutzung möglichst vermieden bzw. sehr zurückhaltend erfolgen. Das Saugverhalten an der Brust unterscheidet sich maßgeblich von dem Saugen an einem Gummisauger, da die Zunge beim Saugen an der Brust wellenförmige Bewegungen ausführen muss, um die Milchseen zu entleeren.

Ein *Wiegen* vor und nach dem Stillen sollte bei gesunden Neugeborenen nicht erfolgen, da sich die Mutter unter Druck gesetzt fühlt, was sich ungünstig auf die Milchproduktion auswirken kann. Ein ruhiges und zufriedenes Kind mit einem guten Hautturgor, d.h. einer guten Hautspannung und normaler Gewichtsentwicklung sowie regelmäßig nassen Windeln und Stuhlentleerung ist ein sicherer Beweis für eine ausreichende Milchmenge.

▪ Beobachtung während einer Stillmahlzeit

Der Beobachtungsvorgang beginnt mit dem Erkennen von Hungerzeichen beim Neugeborenen, d.h. leichter Unruhe, Schmatzen und schließlich Schreien. Es wird empfohlen, das Kind **vor** dem Schreien anzulegen, da das schreiende Kind die Brustwarze mit dem Brustwarzenhof schlechter fassen kann.

Der Suchreflex wird durch Berühren im Bereich des Mundwinkels oder der Wange ausgelöst.

Es sollte ein langer Saugrhythmus mit kurzen Pausen und regelmäßigen Saugzügen erfolgen. Die Kieferbewegungen können registriert werden, da ein ganz leichtes Bewegen der Ohren sowie Bewegungen im Bereich der Schläfen beobachtet werden können.

Die Milchübertragung funktioniert, wenn aus der anderen Brust Milch tropft, was nur bei entblößtem Oberkörper beobachtet werden kann.

Nach dem Stillen kann bei dem Kind etwas Milch im Mundwinkel beobachtet werden.

Die Brust ist nach dem Stillen weich und entspannt, es sind auch keine Knötchen mehr zu fühlen. Durch die Ausschüttung der Hormone Oxytocin und Prolaktin kann es bei der Frau zu Glücksgefühlen, Schläfrigkeit, Durstgefühl und Nachwehen kommen, was auch ein Zeichen für einen funktionierenden Milchspendereflex ist.

Die Stillende sollte auch unterwiesen werden, ihren Körper gut zu beobachten und entsprechende Informationen erhalten, die es ihr ermöglichen Veränderungen festzustellen, damit sie rechtzeitig fachkundige Hilfe in Anspruch nehmen kann.

> **Merke ⤳ Information.** Sie sollte vor allen Dingen wissen, dass der normale Stillvorgang keine Schmerzen bereiten darf. Ist dies dennoch der Fall, so muss nach der Ursache geforscht werden.

20.3.3 Brustpflege

Sie dient dem beschwerdefreien Milchfluss sowie der Verhütung einer Mastitis:

Oberstes Gebot ist die Einhaltung aller hygienischen Regeln bei der gesamten Körperpflege. Bevor die Brust berührt wird, muss eine sorgfältige Händedesinfektion in der Klinik erfolgen. Zu Hause genügt ein normales Händewaschen.

Die Wäsche sollte kochfest sein. Trockene, luftdurchlässige Stilleinlagen verhindern eine feuchte Kammer, die zu einem Aufweichen der Haut im Bereich der Brustwarzen führt. Eine Abhärtung der Brust kann durch Sonnenbäder erfolgen.

Auf eine Entleerung der Brust muss geachtet werden, um einer Stauungsmastitis vorzubeugen und die Milchbildung anzuregen. Ein zusätzliches Ausstreichen der Brust fördert den Milchfluss.

Rhagaden werden durch ein korrektes Anlegen des Kindes und eine gute Brustpflege vermieden. Die Verwendung von Brustcremes haben keinen nachweisbaren Erfolg erzielt, jedoch ist erwiesen, dass die Muttermilch selbst pflegende und heilende Eigenschaften hat, sodass das Antrocknen von einem Tropfen Muttermilch empfohlen wird.

Die Brust ist von der Kinderkrankenschwester oder einer anderen Pflegeperson regelmäßig zu beobachten und Auffälligkeiten müssen umgehend weitergegeben und dokumentiert werden (Tab. 20.4).

Brustmassage

Sie dient dem Lösen von Knoten und fördert den Milchspendereflex. Hierzu können spezielle Milchspendeöle verwendet werden, die entweder fertig gekauft oder selbst hergestellt werden können (nach Stadelmann).

▪ Durchführung

⤳ Mit 3–4 Fingern werden in ganz kleinen kreisförmigen Bewegungen rund um die Brust Kreise von außen nach innen zum Warzenvorhof ausgeführt **(Abb. 20.8 a)**,

⤳ danach wird mit der ganzen Handfläche die Brust jeweils von außen zur Brustwarze ringsherum ausgestrichen **(Abb. 20.8 b)**.

> **Merke ⤳ Anleitung.** Das Massieren darf nicht schmerzen und darf nur auf nicht geröteten Hautbezirken erfolgen.

Ausstreichen der Milch

Das Ausstreichen der Milch mit der Hand ist eine wichtige Möglichkeit der Milchgewinnung und darüber hinaus eine effektive Maßnahme zur Brustpflege während der Stillperiode.

Laktation

Tab. 20.4 Stillschwierigkeiten

Ursachen	Beobachtungsmerkmale	Pflegemaßnahmen
Icterus neonatorum	• Gelbfärbung der Haut • Trinkunlust • Schläfrigkeit	die Neugeborenen sollten mind. 8-mal in 24 Std. angelegt werden; das im Mekonium befindliche Bilirubin wird durch die verstärkte Darmperistaltik schneller ausgeschieden und nicht mehr rückresorbiert. Zusätzlich trägt das in der Muttermilch befindliche Albumin zu einem Abbau des indirekten Bilirubins bei.
Muttermilchikterus *Begründung:* Pregnandiol u. a. hemmt die Bilirubinkonjugation	• Zunahme der Gelbfärbung • Bilirubinwerte steigen bis zum 10. Tag an	Empfehlungen von der La Leche Liga Deutschland e. V. bei Bilirubinwerten über 18 bis 20 mg/dl (aufeinander aufbauende Maßnahmen): • Die Entwicklung des Bilirubinwertes beobachten und zum Stillen anregen • Stillen und Fototherapie nach ärztlicher Anordnung • Ergänzung des Stillens durch Formulanahrung mit oder ohne Fototherapie • Formulanahrung und Unterbrechung des Stillens • Formulanahrung und Fototherapie nach AVO (s. S. 496)
Hypo- und Agalaktie	• geringe oder keine Milchbildung, evtl. kein Brustwachstum während der Schwangerschaft • führt häufig zu Niedergeschlagenheit und Minderwertigkeitskomplexen	• ruhige und spannungsfreie Umgebung • fachrichtige Anleitung • evtl. vorhandene seelische Ursachen herausfinden, z. B. geringe Unterstützung von der Familie und dem Partner • Geduld und Ermutigung • Kind ausreichend lange anlegen • die Brust ein- bis zweimal wechseln, wenn das Kind nicht mehr richtig trinkt, um die Milchproduktion anzuregen • Brust ausstreichen und abpumpen, wenn das Kind nicht genügend saugt • der Mutter Verständnis entgegenbringen und Selbstbewusstsein aufbauen
Flach- und Hohlwarzen Es kommt selten zu Problemen, sofern die Frau fachkundige Hilfe erfährt.	• Flachwarzen treten durch Druck hervor • Hohlwarzen verändern sich nicht durch Druck	• während der Schwangerschaft: Tragen eines Brustschildes in entsprechenden Intervallen, so wie es toleriert wird, um die Brustwarze hervorzuheben • korrektes Anlegen, damit die Brustwarze gedehnt wird • keine Gummisauger verwenden, die zur Saugverwirrung führen können, die evtl. abgepumpte Milch sollte mit Hilfe eines Löffels oder eines Bechers verabreicht werden
wunde Brustwarzen, Rhagaden *Folge:* Infektionsgefahr Korrektes Anlegen ist die beste Prophylaxe	• offene, entzündete Hautstellen • kleine Einrisse im Bereich von Brustwarze und Warzenvorhof • Schmerzen beim Stillen, daher seltene Stillmahlzeiten	• Haut nur mit Wasser reinigen, zart mit sterilen Kompressen abtupfen • nach dem Stillen den letzten Tropfen Muttermilch auf der Warze trocknen lassen • luftdurchlässige Stilleinlagen benutzen • Brustwarze durch Warzenschutzschild trocken halten und ein Zusammendrücken durch die Kleidung vermeiden • kurze Sonnenbäder soweit möglich durchführen • bewährt hat sich das Auftragen von gereinigtem Wollfett, z. B. Purelan • Punktmassage der Brustwarze unter Aussparung des wunden Bereiches • häufig kleine Stillmahlzeiten, dabei stets mit der weniger, bzw. nicht schmerzenden, Seite beginnen • Stillpositionen so wählen, dass die wunden Stellen (Rhagaden) im Mundwinkel des Kindes zu liegen kommen • auf gute Mundöffnung des Kindes achten, denn je mehr Brustgewebe sich im Mund des Kindes befindet, desto geringer ist die Sogstärke • Ursachenforschung bezüglich der wunden Brustwarzen!

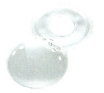

Spezialtrinkbecher

Brustwarzenformer

Brustwarzenschutz

Fortsetzung ▶

Tab. 20.4 (Fortsetzung)

Ursachen	Beobachtungsmerkmale	Pflegemaßnahmen
Soorinfektion im Bereich der Brust	→ wunde Hautstellen, → brennende Schmerzen beim Stillen oder danach	→ Mutter und Kind mit Antimykotikum nach ärztlicher Anordnung behandeln → Stillhütchen können u. U. verwendet werden → Ein saures Milieu beeinträchtigt das Soorwachstum. Eine Heilung kann durch Waschungen mit angesäuertem Wasser begünstigt werden (auf 1 Tasse Wasser kommt 1 Esslöffel Essig)
Milchstau Er entsteht durch ungenügende Entleerung eines einzelnen oder mehrerer Milchgänge	→ sichtbare und tastbare Knoten → einzelne Brustbezirke sind gerötet, gespannt und überwärmt → evtl. tritt leichtes Fieber auf → nach 1–2 Tagen sind die Erscheinungen abgeklungen	→ Ursache muss gefunden und abgestellt werden, z. B. zu seltenes Anlegen, kein Leertrinken der Brust, zu enger Büstenhalter, Störung des Milchspendereflexes durch Stress, Überlastung und Schmerzen → die Kinder sollten alle 2–3 Stunden angelegt werden → vor dem Stillen sollte die Brust gut durchwärmt werden. Auf die Anwendung von Rotlicht ist zu verzichten, da die Gefahr von Brustkrebs diskutiert wird → kühlende Quarkwickel bewirken nach dem Stillen durch eine Durchblutungsminderung eine Linderung → Massieren und Ausstreichen der Brust sollte so lange erfolgen, bis die Knoten verschwunden sind → eine entsprechende Lagerung bei der die Schwerkraft zur Anwendung kommt trägt zur Förderung des Milchflusses bei, ggf. muss die Brust mit der Pumpe entleert werden
nichtinfektiöse Mastitis	→ schmerzhafte rote Bezirke auf der Brust → grippeähnliche Erscheinung mit Fieber	→ Maßnahmen wie bei Milchstau, → ein Massieren der Brust sollte nicht mehr erfolgen → die Wöchnerin muss sehr gut beobachtet werden; tritt innerhalb von ca. 6 Stunden keine Besserung ein, so liegt meist eine infektiöse Mastitis vor, die häufig antibiotisch behandelt werden muss. Eine Kalkanwendung darf jetzt nicht mehr erfolgen.

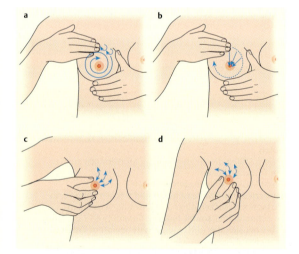

Abb. 20.8 → Massieren und Ausstreichen der Brust.
a Kleine kreisende Bewegungen mit 3–4 Fingern
b Ausstreichen mit der ganzen Hand
c Rollende Bewegungen mit Daumen und Zeigefinger
d Veränderung der Position rund um die Brustwarze, um alle Milchseen zu entleeren

■ Durchführung

Die Vorbereitung und Aufbewahrung der Milch ist die gleiche wie beim Abpumpen.

Anschließend wird der Daumen ca. 2–3 cm oberhalb und der Zeigefinger ca. 2–3 cm unterhalb der Brustwarze aufgesetzt. Durch rollende Bewegungen, die anfangs Richtung Brustkorb und anschließend Richtung Brustwarze geführt werden, erfolgt die Entleerung der Milchseen. Es ist wichtig, das Brustgewebe dabei nicht zu quetschen und die Haut nicht hin und her zu schieben. Die rollenden Bewegungen sollen so lange fortgeführt werden, bis Milch fließt, ohne den Druck zu erhöhen (**Abb. 20.8 c u. d**).

Wenn die Milch nicht mehr fließt, wird die Position der Finger gewechselt, bis ringsherum alle Milchseen erreicht sind.

Abpumpen der mütterlichen Milch

Für die Mutter kann es notwendig werden, für einen kürzeren oder längeren Zeitraum die Milch abzupumpen. Bei Trennung von Mutter und Kind sollte das erste Abpumpen möglichst sofort erfolgen, bzw. sobald es der Zustand der Mutter zulässt.
Folgende Gründe können vorliegen:
→ Erkrankung des Kindes oder der Mutter,
→ Milchbildung soll angeregt werden,

Laktation 20

- Kind kann die Brustwarze und den Warzenhof nicht fassen, da die Brust zu hart und prall gefüllt ist,
- Flach- oder Hohlwarzen sollen stimuliert werden,
- das Ausstreichen der vollen Brüste ist zu anstrengend,
- Berufstätigkeit der Mutter und Freizeitgestaltung.

Für das Abpumpen stehen von den verschiedenen Firmen unterschiedliche Milchpumpen zur Verfügung. Die Frau sollte mit Hilfe der Hebamme oder der Stillberaterin das für sie geeignete Modell herausfinden. Hier sollen nur zwei Modelle genannt werden:

1. **Handpumpen mit Druck auf einen Kolben.** Wie der Begriff schon aussagt, wird die Milch mit der Hand gepumpt, was mit der Zeit sehr anstrengend ist. Sie eignet sich daher in der Regel nur für kurzzeitiges Abpumpen.

   Merke Hygiene. Handpumpen mit einem Gummiball dürfen nicht verwendet werden, da eine hygienische Aufbereitung nicht problemlos möglich ist. Außerdem kann der Sog nicht eingestellt werden, wodurch es zu großen Schmerzen und Verletzungen kommen kann.

2. **Elektrische Pumpe mit intermittierendem Sog.** Sie bietet sich für längeres Absaugen an. Es können auch kleinere, gut funktionierende Modelle zu günstigen Preisen angeschafft oder aufwändigere Milchpumpen gegen Gebühr in der Apotheke ausgeliehen werden. Mit Hilfe eines Doppelpumpsets können beide Brüste gleichzeitig abgepumpt werden (Abb. 20.9).

■ Vorbereitung
- Täglich duschen oder baden. Hände vorher gründlich waschen und die Fingernägel reinigen.
- Vor jedem Abpumpen sollte die Brust unter fließendem Wasser und ohne Seife gewaschen werden. Ein Abtrocknen der Brust erfolgt mit Hilfe eines sauberen Einmalhandtuches, wobei Brustwarze und Warzenhof ausgespart bleiben.

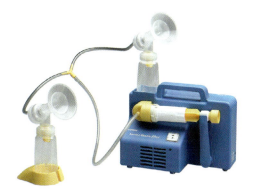

Abb. 20.9 Brustpumpe Lactina-Doppelset (Fa. Medela). Mit Hilfe eines Doppelpumpsets können beide Brüste gleichzeitig entleert werden

- Die gewaschene Brust sollte nicht mehr mit der Kleidung in Berührung kommen.
- Ein vorheriges Erwärmen der Brust mit warmen Umschlägen und/oder eine Brustmassage können zur besseren Wirkung beitragen. Brustwarze und -hof werden nicht mit Kompressen bedeckt, um die Haut nicht aufzuweichen.
- Die ersten ausgestrichenen Tropfen sollten verworfen werden mit Ausnahme des Kolostrums, da die geringe Menge sehr viele Immunglobuline enthält.
- Ein Getränk sollte in erreichbarer Nähe stehen, da durch das Auslösen des Milchspendereflexes evtl. ein Durstgefühl entsteht.
- Da auch beim Abpumpen das Funktionieren des Milchspendereflexes notwendig ist, muss dafür Sorge getragen werden, dass eine ruhige und entspannende Atmosphäre herrscht. Hilfreich ist auch hier, wenn die Frau ein Bild ihres Kindes betrachten kann.
- Für jedes Abpumpen muss ein steriles Pumpset und Auffanggefäß bereit stehen.

■ Durchführung
- Die Frau sollte bequem sitzen und möglichst entspannt sein und sich leicht vornüber lehnen.
- Der angefeuchtete Trichter wird anschließend sanft an die Brust gedrückt, wobei sich die Brustwarze in der Mitte befinden sollte. Das Anfeuchten dient einem besseren Aufbau des Vacuums.
- Es sollte stets der Trichter und nicht die Flasche gehalten werden.
- Begonnen werden sollte das Abpumpen stets mit einem geringen Sog und kurzer Pumpwirkung.
- Nach ca. 5–7 Minuten kann das Abpumpen unterbrochen werden, um die Brust zu massieren.
- Später dauert das Abpumpen so lange, wie Milch fließt ca. 10 Minuten für jede Seite. Abgepumpt wird 6–8-mal in 24 Stunden auch 1-mal nachts.

Merke Information. Die Milchproduktion wird durch häufiges und nicht durch lange andauerndes Pumpen gefördert. Positiv wirkt sich dabei auch der mehrmalige Seitenwechsel aus.

- Die abgepumpte Milch wird anschließend in sterile Flaschen gefüllt, wobei sie nicht über den Trichter gegossen werden darf.
- Die Milch kann 24 Stunden im Kühlschrank und ungeöffnet sogar bis 72 Stunden aufbewahrt werden, vorausgesetzt, sie wird im hinteren Bereich des Kühlschrankes auf der Glasplatte platziert. Im Tiefkühler kann sie 3–6 Monate bei −18 °C aufbewahrt werden. Der Transport von Muttermilch muss ohne Unterbrechung der Kühlkette erfolgen.
- Anschließend muss das Pumpset unter Hygienerichtlinien aufbereitet werden.

Für das Stillen frühgeborener Kinder, Kinder mit einer Lippen-Kiefer-Gaumenspalte, sowie Kinder mit einer Trisomie 21 kann weiterführende Literatur herangezogen werden. Diesbezügliche Angaben finden Sie am Ende dieses Kapitels.

20.4 Pflege der Wöchnerin mit Mastitis puerperalis

20.4.1 Ursache und Auswirkung

Die Brustdrüsenentzündung im Wochenbett ist eine bakterielle Infektion, die in erster Linie durch Rhagaden im Bereich der Brustwarzen und durch Übertragung von pathogenen Keimen entsteht. Bei einer interstitiellen Mastitis gelangen die Keime über die Rhagaden und bei einer parenchymatösen Mastitis über die Milchgänge in das Gewebe und führen jeweils zu einer Infektion. Durch Einschmelzung des Entzündungsherdes kann ein mastitischer Abszess entstehen, der nach Einschmelzung gespalten werden muss. Wichtig ist deshalb der frühe Behandlungsbeginn, wenn alle prophylaktischen Maßnahmen bezüglich Brustpflege und Hygiene versagt haben.

■ **Symptome der Mastitis puerperalis**
- starke Schmerzen, Hitze, Rötung und Schwellung der betroffenen Brust, die sich hart anfühlt und vergrößert ist,
- Lymphknotenschwellungen im Bereich der Achselhöhlen,
- Fieber, das mit Schüttelfrost beginnen kann.

20.4.2 Pflegebedarf einschätzen

Folgende Pflegeprobleme können auftreten:
- stark beeinträchtigtes Allgemeinbefinden durch Fieber und Schmerzen,
- Gefahr einer Ausweitung der Infektion,
- Gefahr einer Infektion des Neugeborenen durch die infizierte Milch,
- Enttäuschung der Mutter und Unsicherheitsgefühle durch eine eventuell notwendige Stillunterbrechung.

20.4.3 Pflegeziele und -maßnahmen

Nach neuesten Erkenntnissen ist ein Abstillen bei einer infektiösen Mastitis puerperalis nicht mehr notwendig. Es wird empfohlen, die Kinder weiter zu stillen, da der Heilungsprozess dadurch gefördert und die Gefahr einer Abszessbildung verringert wird. In vielen Geburtskliniken wird bereits nach dieser neuen Behandlungsmethode mit gutem Erfolg verfahren.

Förderung des Heilungsprozesses

Es wird empfohlen, die Kinder wie bei einem Milchstau mindestens alle 2 Stunden anzulegen. Nach Anordnung des Arztes werden stillverträgliche Antibiotika verabreicht. Ein rechtzeitiger Beginn verhindert eine Ausbreitung der Mastitis und die Entstehung eines Abszesses. Die antibiotische Therapie muss ausreichend lange verabreicht werden, um eine erneute Infektion zu vermeiden. Bei Fieber sollte Bettruhe eingehalten werden.

Die Brust sollte regelmäßig ausgestrichen und abgepumpt werden (s. S. 470), falls die Kinder die durch die Mastitis bedingte natriumhaltige Milch nicht trinken.

Schmerzlinderung

Folgende Anwendungen tragen zum Wohlbefinden bei: Vorsicht mit kühlenden Quarkumschlägen, da eine niedrige Durchblutung zu geringer Antibiotikummenge am Entzündungsherd führen kann.

Im fortgeschrittenen Stadium können zum Einschmelzen des Abszesses Wärmeanwendungen in Form von Kataplasmen verordnet werden (s. S. 233). Nach Inzision muss eine fachrichtige Wundversorgung erfolgen (s. S. 868).

Da diese neue Behandlungsmethode in Form des Weiterstillens noch nicht in allen Kliniken praktiziert wird, werden in diesem Zusammenhang noch die traditionellen Pflegeziele und Pflegemaßnahmen besprochen.

Beendigung der Milchproduktion

Gründe für ein Abstillen können z. B. eine maligne Tumorerkrankung der Mutter, Tod des Kindes oder auch nur der Wunsch der Mutter zur Beendigung des Stillens sein. Entsprechend der vorliegenden Ursachen kann das Abstillen über einen längeren Zeitraum durchgeführt werden oder muss recht abrupt erfolgen.

■ **Maßnahmen zum Abstillen ohne Medikamentengabe**
Das Kind wird noch für kurze Mahlzeiten angelegt, anschließend wird auf die Brust ein eisgekühltes Gel-Pack aufgelegt. Die Stillabstände werden verlängert, sodass die Milchproduktion immer mehr zurückgeht. Das Trinken von Salbei- und Pfefferminztee bewirkt eine Verringerung der Milchproduktion.

■ **Abstillen aus akuten Gründen**
Dieses erfolgt wegen einer schwerwiegenden Erkrankung der Mutter oder des Kindes:
- Das Kind wird bei einer schweren Erkrankung der Mutter nicht mehr angelegt,
- das eisgekühlte Gel-Pack sollte möglichst ständig aufgelegt werden,
- die Brust muss entleert werden, bis der Stau wieder erträglich wird, danach erfolgt wieder die Kälteanwendung,

⇢ außerdem darf die Brust so wenig wie möglich stimuliert werden.
Von Seiten des Arztes können Medikamente zur Hemmung der Prolaktinproduktion und Volumenabnahme der Brust, z. B. Pravidel, verordnet werden. Wegen umfangreicher Nebenwirkungen werden sie jedoch, soweit möglich, sehr zurückhaltend eingesetzt.

Akzeptanz des Abstillens

Eine gute Information der Wöchnerin kann dazu beitragen, dass ihr über die Enttäuschung zwischenzeitlich nicht stillen zu dürfen, hinweggeholfen wird. Sie muss wissen, dass ihr Kind auch mit einer Fertignahrung gut gedeihen wird und sie trotzdem eine gute Beziehung zu ihrem Kind herstellen kann.

Trost und Unterstützung von Seiten der Angehörigen, besonders des Partners, werden ihr helfen, das Selbstvertrauen wieder zuerlangen.

Lese- und Lernservice

Fragen zum Selbststudium

1. Wie lange dauert der Zeitraum des Wochenbettes und wodurch wird er charakterisiert?
2. Wodurch werden die Kreislaufprobleme post partum hervorgerufen? Welches pflegerische Handeln ist abzuleiten?
3. Geben Sie die Schwerpunkte der Stillanleitung an.
4. Nennen Sie Stillschwierigkeiten mit den dazugehörigen Pflegemaßnahmen.

Verwendete Literatur

Aachener Hebammen-Team, Handbuch für die Hebamme. Hippokrates, Stuttgart 2000
Ahr, B.: Babymassage. Wohlbefinden und Ausgeglichenheit für Ihr Kind. Thieme, Stuttgart 1989
Arbeitsgemeinschaft Freier Stillgruppen (AFS): Stillen und Stillprobleme, 3. Aufl. Enke, Stuttgart 1998
Balaskas, J., Y. Gordon: Der große TRIAS-Ratgeber Schwangerschaft und Geburt. Thieme, Stuttgart 1994, 2001
Brehm, H.: Frauenheilkunde und Geburtshilfe für Pflegeberufe. 8., überarb. Aufl. Thieme, Stuttgart 1995
Bundeszentrale für gesundheitliche Aufklärung (BZGA), Referat für Öffentlichkeitsarbeit: Stillen und Muttermilchernährung
Wir Eltern und Medela: Der Ratgeber von „Wir Eltern und Medela" – Damit Sie und Ihr Baby eine glückliche Zeit haben. Verlag wir Eltern
Distler-Melander, M., P. Wichert: Neonatologie, H. 4. In: Das Trainingsheft Kinderkrankenpflege. Zuckschwerdt, München 1995
Guoth-Gumberger, M., E. Hormann: Stillen. Rat und praktische Hilfe für alle Phasen der Stillzeit. Gräfe und Unzer, München 2000
Habel-Lepach, D., E. Jung-Kimmerle: Praxisorientierte Standards in der Wochen- und Neugeborenenpflege. Thieme, Stuttgart 1999
Hebammengesellschaft e.V. (Hrsg.): Erfolgreiches Stillen. 2. Aufl. rufdruck, Karlsruhe 1996
Kellnhauser, E., u. a. (Hrsg.): Thieme's Pflege, begründet von L. Juchli, 9. Aufl. Thieme, Stuttgart 2000
Klaus, M., J. H. Kennel: Mutter-Kind-Bindung – über die Folgen der frühen Trennung. Kösel, München 1983
Koletzko, B.: Zur Ernährung des Neugeborenen. In: Der Gynäkologe. Springer, Berlin 1997
Kroth, C.: Stillen und Stillberatung. Urban & Fischer, München 1998
Leboyer, F.: Sanfte Hände. Die traditionelle Kunst der indischen Baby-Massage. 14. Aufl., Kösel, München 1995
Martius, G.: Lehrbuch der Geburtshilfe, einschließlich der geburtshilflichen Operationen. 12., neubearb. Aufl. Thieme, Stuttgart 1988
Martius, G., W. Heidenreich: Hebammenlehrbuch. 6., neubearb. Aufl. Thieme, Stuttgart 1995
Montagu, A.: Die Bedeutung der Haut für die Entwicklung des Menschen. Klett-Cotta, Stuttgart 1995
Pay, F., E. Huebner: Medizin zwischen Mutter und Kind. Kinderkrankenschwester 5 (1997) 198
Schönberger, W.: Kinderheilkunde. Fischer, Stuttgart 1992
Schulte, F. J., N. J. Spanger: Lehrbuch der Kinderheilkunde. 26. Aufl. Fischer, Stuttgart 1988
Stadelmann, I.: Die Hebammensprechstunde, 12. Aufl. Stadelmann, Ermengerst 2001
Wichmann, V.: Kinderkrankpflege, 3. überarb. u. erw. Aufl. Thieme, Stuttgart 1991

Weiterführende Literatur

Baumgartner, N.: Wir stillen noch. Über das Leben mit gestillten Kleinkindern. La Leche Liga, München 1996
Board, T.: Stillen eines Kindes mit Down-Syndrom. La Leche Liga, München 2000
Brandt-Schenk, I.-S. : Stillen. Das Praxisbuch für die optimale Ernährung Ihres Säuglings. Südwest, München 1998
Bund Deutscher Hebammen e.V.: Erfolgreiches Stillen, 4. Aufl. Hebammengemeinschaftshilfe, Hannover 1998
Decker, I., P. Mennen: Das Babybuch. Econ Ullstein List, 1997
Dohmen, B.: So ernähre ich mein Baby richtig und gesund. Trias, Stuttgart 1999
Edelmann, L., S. Seul: Die Hebammen-Praxis. Droemer Knaur, München 2000
Friedrich, H., u. a. (Hrsg.): Betreuung von Eltern mit belastenden Geburtserfahrungen, Bd. 1 und 2. Robert-Bosch-Stiftung, Hans Huber, Göttingen 1997
Geist, C., u. a. (Hrsg.): Hebammenkunde, 2. Aufl. de Gruyter, Berlin 1998
Grützner, C.: Pflegestandards für die Wochenpflege, 4. Aufl. Schlüter, Hannover 1999
v. Haack, M., M. Halbach, I. Huhn: Leitfaden Schwangerschaft, Geburt, Wochenbett. Hebammengemeinschaftshilfe, Hannover 1999
Harmann, E.: Stillen eines Adoptivkindes und Relaktation. La Leche Liga, München 1998
Krewitz, G., M. Stück, A. Martin: Stillen von frühgeborenen und kranken Babys, 2. Aufl. Universitätsklinikum Benjamin Franklin, Berlin 1999

Körting-Mahran, K., M. Frenzel: Stillen im Islam, 2. Aufl. HUDA-Netzwerk für muslimische Frauen 2000

La Leche Liga: Stillinformationsmappe, 4. Aufl. La Leche Liga 1997

Lippens, F.: Wochenbettbetreuung – Babymassage – Rückbildungsgymnastik, 4. Aufl. Frauke Lippens 2000

Odent, M.: Geburt und Stillen, 2. Aufl. Beck 2000

Reich-Schotty, U.: Stillen und Stillprobleme, 3. Aufl. Enke, Stuttgart 1998

4. Symposium zur Frauenmilchspende: Stillen aus interdisziplinärer Sicht. Leipziger Uni-Verlag 2000

Kontaktadressen

Verbände rund ums Stillen

Aktionsgruppe Babynahrung e.V.
Untere Masch-Straße 21, 37073 Göttingen

Arbeitsgemeinschaft Freier Stillgruppen
Bundesverband e.V.
Gertraudengasse 4, 97070 Würzburg,
Tel.: 09 31/57 34 93, Fax: 09 31/57 34 94

Beratungsstelle für Medikamente in Schwangerschaft und Stillzeit. Prittwitzstr. 43, 89075 Ulm
Tel. 07 31/5 02 76 25/Fax 07 31/5 02 66 80

Bund Deutscher Laktationsberaterinnen und
Verband Europäischer Laktationsberaterinnen
Delpweg 14, 30457 Hannover

La Leche Liga e.V.
Postfach 650 096, 81214 München
Info-Line Fax: 0 68 51/25 24
Internet: http://www.carpenet.de/La Leche/

Muttermilch und Umweltbelastung
Elternsein Restrisiko e.V.
Danziger Str. 77, 65191 Wiesbaden
Tel. 06 11/54 71 82

Nationale Stillkommission
Robert-Koch-Institut
General-Pape-Straße 62 – 66, 14195 Berlin

WHO UNICEF
Initiative Stillfreundliches Krankenhaus
Höningerweg 104, 50969 Köln,
Tel.: 02 11/93 65 00, Fax: 02 11/9 36 52 79

Selbsthilfegruppen

Wolfgang-Rosenthal-Gesellschaft e.V.
(Lippen-Kiefer-Gaumenspalte)
Geschäftsstelle Paul-Schneider-Str. 12,
35625 Hüttenberg, Tel. 0 64 03/55 57 oder Tel. 0 64 03/24 69

Europäische Down-Syndrom-Gesellschaft EDSG
Deutsche Sektion e.V.
Hilsmannring 25, 59755 Aruschberg, Tel. 0 29 32/13 88

ABG-Club Selbsthilfeverein bei Mehrlingsschwangerschaften
Helga Grützner
Im Stohweg 55, 64296 Darmstadt, Tel. 0 61 51/5 54 30

21 Pflege von Frühgeborenen

Eva-Maria Wagner

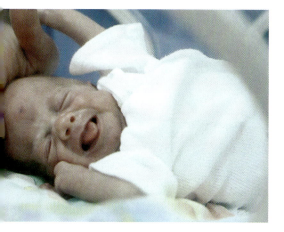

Bedeutung für die Eltern

Durch die vorzeitige Geburt wird auch die Entwicklung der werdenden Eltern unterbrochen. Befanden sie sich eben noch in einer Phase des „Nestbaus" und der Vorfreude auf das Baby, so sind sie plötzlich in eine ganz andere, unerwartete und beängstigende Situation geraten: Vorzeitige Wehen, Klinikeinweisung der werdenden Mutter, evtl. Notkaiserschnitt und anschließend Intensivbehandlung des Babys, möglicherweise in einer anderen Klinik. Diese Situation wird von der Mutter und dem Vater sehr unterschiedlich erlebt. Bei der Mutter stehen Schuld-, Versagens- und Verlustgefühle im Vordergrund, beim Vater Unsicherheit im Umgang mit dem frühgeborenen Baby, Angst bezüglich der Prognose sowie Sorge um die Partnerin und eventuell um die Geschwisterkinder (s. Literaturverzeichnis).

21.1 Bedeutung

Bedeutung für das Baby

Neugeborene, die vor Vollendung der 37. Schwangerschaftswoche (260 Tage) zur Welt kommen, werden als Frühgeborene bezeichnet. Die genaue Ursache der Frühgeburtlichkeit ist unbekannt.

Durch die vorzeitige Geburt wird die physiologische Entwicklung unterbrochen. Das Frühgeborene kommt zu einem Zeitpunkt zur Welt, an dem seine Organe noch nicht reif sind, ihre Funktion aufzunehmen. Diese Unreife betrifft mehr oder weniger alle Organe und bringt die Gefahr einer gestörten postnatalen Entwicklung mit sich.

Ein frühgeborenes Kind ist ein sehr kleiner, sehr unreifer und sehr hilfsbedürftiger Mensch, sehr viel mehr als das am errechneten Termin geborene, reife Neugeborene. Trotzdem hat ein frühgeborenes Kind nicht nur Probleme, sondern auch Ressourcen in allen Lebensaktivitäten, die von Pflegepersonal und Ärzten erkannt und unterstützt werden müssen. Aufgrund der Besonderheiten in der Physiologie des Frühgeborenen benötigt das Kind eine ihm gemäße Unterstützung, kein standardisiertes Vorgehen. So ist beispielsweise in den letzten Jahren erkannt worden, dass das niedrige Geburtsgewicht und frühe Gestationsalter allein keine allgemein gültige Indikation für die sofortige Intubation im Kreißsaal darstellen. Ein behutsamer Umgang mit Frühgeborenen bedeutet also genaues Beobachten und dann Wählen der geeigneten Pflege und Therapie:

- ⇢ Welche Lebensaktivitäten kann das Kind selbständig ausüben (z. B. atmen)?
- ⇢ Welche Lebensaktivitäten müssen unterstützt werden (z. B. Essen und Trinken: bei schwachem Saug- und Schluckreflex Ernährung über Magensonde)?

21.2 Pflege eines zu früh geborenen Kindes

21.2.1 Auswirkungen

Der Aufenthalt auf der Intensivstation stellt eine enorme Belastung für das zu früh geborene Kind dar. Es ist im Krankenhaus intensiveren und wesentlich mehr Reizen ausgesetzt als ein gesundes, reifes Neugeborenes zuhause. Das Frühgeborene befindet sich in einer unbewegten Umgebung (im Gegensatz zur ständigen Bewegung im Fruchtwasser), in der es meist sehr hell und laut ist und unangenehm nach Händedesinfektionsmittel riecht. Das Kind erlebt häufige Berührungen von ständig wechselnden Personen, diese Berührungen sind oft unangenehm oder schmerzhaft (z. B. Absaugen, Blutentnahme).

Aufgrund des hohen Geräuschpegels dringen menschliche Stimmen nur gedämpft und meist verändert in den Inkubator, während mechanische Geräusche (Türenschlagen, Stühlerücken, Klappern der Abfalleimerdeckel, Telefonläuten, Monitoralarme, Zuschnappen der Inkubatorklappen u. a.) durch den Inkubator noch verstärkt werden.

In dieser Zeit hat das Frühgeborene bedeutende Entwicklungsaufgaben zu bewältigen:
- ⇢ die Aufrechterhaltung der physiologischen Stabilität (Atmen, Kreislauf und Körpertemperatur regulieren u. a.),
- ⇢ die Entwicklung deutlich voneinander abgegrenzter Verhaltenszustände (Schlafen, ruhige Wachphasen, unruhige Wachphasen, Schreien) beginnt zwischen der 30. und 34. SSW,

- die Aufnahme sozialer Kontakte während der ruhigen Wachphasen sowie das Verarbeiten von äußeren Anregungen und die entsprechende Reaktion darauf (z. B. Augenöffnen des Frühgeborenen bei sanfter Berührung).

Um das frühgeborene Kind bei diesen Entwicklungsaufgaben kompetent zu unterstützen, bedarf es einer sorgfältigen Erfassung seines individuellen Pflegebedarfs.

21.2.2 Pflegebedarf einschätzen

Folgende Pflegeprobleme müssen bei der Einschätzung des Pflegebedarfs berücksichtigt werden:
- Gefahr der Kreislaufinstabilität,
- Temperaturinstabilität aufgrund ungenügender Wärmeregulation,
- Gefahr des Sauerstoffmangels durch ungenügende Spontanatmung und Neigung zu Apnoen,
- Gefahr von Komplikationen wie Aspiration, Hirnblutung, nekrotisierende Enterokolitis,
- beeinträchtigte Ernährung aufgrund der Unreife des Verdauungstrakts und des schwach entwickelten Saug- und Schluckreflexes,
- fehlender Tag-Wach-Rhythmus,
- Infektionsgefahr aufgrund der Unreife des Immunsystems,
- veränderte Eltern-Kind-Beziehung aufgrund der zu frühen Geburt und der Intensivbehandlung des Babys.

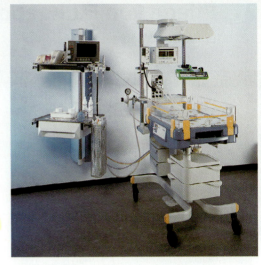

Abb. 21.1 - **Reanimationseinheit** (Fa. Dräger medical).
Möglichkeit der Wärmezufuhr, Absaugung, Beatmung, Überwachung und Infusionstherapie

21.2.3 Pflegeziele und -maßnahmen

Optimale Erstversorgung im Kreißsaal

Allgemeines zur Erstversorgung im Kreißsaal s. S. 441.
Wärmeerhalt. Besonders wichtig sind bei Frühgeborenen alle Maßnahmen zum Wärmeerhalt, wie Erstversorgung auf einer Reanimationseinheit mit Wärmestrahler und möglichst auch beheizter Matte **(Abb. 21.1),** sofortiges Abtrocknen des Kindes und anschließendes Entfernen der feuchten Tücher, Vermeiden von Zugluft, Befeuchten und möglichst auch Erwärmen von Sauerstoff sowie Vorwärmen des Transportinkubators.
Prävention einer Hirnblutung. Zur Prävention einer Hirnblutung wird das Baby zur Erstversorgung zunächst in Mittelstellung auf dem Rücken gelagert. Das bedeutet, dass der Kopf nicht zu einer Seite rollen soll, damit die Halsvenen nicht abknicken und der ungehinderte venöse Rückfluss möglich ist. Eine kleine Rolle, z. B. aus einer Stoffwindel, wird seitlich des Kopfes gelegt, damit der Kopf in dieser Lage bleibt. Das Frühgeborene sollte nicht mit allen vier Extremitäten ausgestreckt liegen, sondern, sofern möglich, in Rückenlage die Arme seitlich am Körper liegen haben oder in Seitenlage liegen mit den Armen vor der Brust, z. B. beim Legen eines periphervenösen Zugangs. Diese Lagerung gibt dem Kind Stabilität und Sicherheit, in Seitenlage kommt darüber hinaus der Kopf automatisch in Mittelstellung zum Körper.

Wird eine Maskenbeatmung oder eine Intubation erforderlich, darf der Kopf des Kindes nicht fest gegen die Unterlage gepresst werden. Dies erhöht die Gefahr einer Hirnblutung. Eine Maske der korrekten Größe muss benutzt werden, runde Masken mit wulstigem Rand schließen am sichersten dicht ab. In Kap. 35 werden die Aufgaben der Pflegeperson bei der Intubation erläutert. Gegebenenfalls wird bei sehr unreifen Frühgeborenen mit Surfactantmangel bereits im Kreißsaal Surfactant über den Tubus verabreicht. Nach Maskenbeatmung und Intubation wird eine Magensonde zur Aspirationsprophylaxe und zur Entlüftung des Magens auf Ablauf gelegt.

Kontaktaufnahme

Vor dem Transport des Frühgeborenen in die Kinderklinik sollte das Transportteam: Den ersten Kontakt mit dem Kind ermöglichen, zumindest mit dem Vater, wenn die Mutter in Vollnarkose per Sectio caesarea entbunden hat; die Eltern das Kind streicheln und ganz betrachten lassen; nach dem Vornamen des Kindes fragen und den Grund für die Verlegung erklären.

Desweiteren sollte das Transportteam: Die Telefonnummer der Station und eine Wegbeschreibung weitergeben; darauf hinweisen, dass die Station für Eltern rund um die Uhr geöffnet ist; nach dem Stillwunsch der Mutter fragen, sie dazu ermutigen und auf die Möglichkeit des Abpumpens von Muttermilch hinweisen.

Schonender Transport

In vielen neonatologischen Abteilungen ist es üblich, dass Neugeborenen-Risikotransporte sowohl von einem Arzt als auch einer Pflegeperson begleitet werden, die Erfahrung in der Betreuung vital gefährdeter Früh- und Neugeborener haben. Der Zustand des Frühgeborenen sollte vor dem Transportbeginn so weit stabilisiert werden, dass die Verlegung mit dem geringstmöglichen Risiko erfolgen kann. Die aufnehmende Station wird telefonisch über die Probleme des Kindes verständigt, damit dort entsprechende Vorbereitungen getroffen werden können.

Beobachtung. Während des Transports muss das Frühgeborene kontinuierlich beobachtet werden. Zu diesem Zweck wird die gesamte Beleuchtung des Notarztwagens eingeschaltet, ggf. werden die Augen des Kindes abgeschirmt. Mittels Monitor werden Atmung, EKG, Sauerstoffsättigung, ggf. Blutdruck und Temperatur überwacht.

Regulieren der Körpertemperatur. Zum Schutz vor Auskühlung und zur kontinuierlichen Wärmezufuhr wird der Transportinkubator an die Stromversorgung des Rettungswagens angeschlossen. Die Inkubatortemperatur wird überprüft und falls erforderlich angepasst. Die Inkubatorklappen sollten während der Fahrt möglichst geschlossen bleiben, gegebenenfalls wird die Fahrzeugheizung eingeschaltet.

> **Merke ⇢ Hypothermie.** Silberfolie isoliert, d. h. wird ein bei der Erstversorgung ausgekühltes Frühgeborenes in Silberfolie gewickelt, so bleibt es kalt, auch wenn es in einem geheizten Inkubator transportiert wird.

Ein Transportinkubator kann, wie andere Inkubatoren ohne Doppelwand, keine thermoneutrale Umgebung gewährleisten. Außerdem kann die Inkubatorluft nicht angefeuchtet werden. Daher sollte bei sehr kleinen, sehr unreifen Frühgeborenen ein zusätzlicher Schutz verwendet werden, z. B. ein Stück durchsichtige Plastikfolie, um den Wärmeverlust zu reduzieren (v. a. bei längeren Transporten oder Hubschraubertransporten).

Atmen/Kreislauf regulieren. Der Transportinkubator wird an die Gasversorgung des Fahrzeugs angeschlossen, ein Handbeatmungsbeutel mit passender Maske, ein Stethoskop sowie Absaugkatheter und sterile Handschuhe in der richtigen Größe müssen stets griffbereit liegen. Die Absauganlage wird auf ihre Funktionstüchtigkeit überprüft. Zum Absaugen des Kindes wird das Fahrzeug angehalten. Während der Fahrt erfolgt eine Überwachung des Kindes (Thoraxexkursionen, Eigenatmung) und des Beatmungsgerätes. Falls eine Befeuchtung und Erwärmung des Atemgases nicht möglich sind, kann bei längeren Transporten (über 20 Minuten Dauer) eine sogenannte „künstliche Nase" zwischen Tubus und Beatmungsschläuche gesteckt werden.

Sich bewegen. Eine sichere Lagerung während des Transports muss gewährleistet sein. Das Frühgeborene kann wie bei der Erstversorgung in Rückenlage oder, vor allem wenn es nicht beatmet wird, in Seitenlage gelagert werden. Bei sehr kleinen Frühgeborenen kann die Pflegeperson den Kopf des Kindes in einer Hand halten, um die Übertragung der Vibration während der Fahrt auf den Körper des Kindes zu verringern. Die Schwingungsbelastung ist unabhängig von der Position des Transportinkubators im Rettungswagen (längs oder quer zur Fahrtrichtung).

Über eine oder mehrere Spritzenpumpen ist die Zufuhr von Infusionslösungen oder Medikamenten möglich. Nach Anschluss des Transportinkubators an die Stromversorgung des Fahrzeugs werden die Einlaufgeschwindigkeit der Infusion und der venöse Zugang überprüft. Eventuell müssen Therapiemaßnahmen auf ihre Wirksamkeit kontrolliert werden, z. B. muss bei Katecholamingabe der Blutdruck gemessen werden.

Hygiene. Auch auf dem Transport muss hygienisch korrekt vorgegangen werden, z. B. beim endotrachealen Absaugen. Zu diesem Zweck müssen sterile Materialien (z. B. Absaugkatheter, Handschuhe) sowie alkoholische Händedesinfektionsmittel bereitgehalten werden.

Transportprotokoll. Hier werden Überwachungsparameter, Therapie und Besonderheiten sowie die Namen der Begleitpersonen dokumentiert.

Schonender Transport. Der Transport sollte möglichst schonend durchgeführt werden, dies bedeutet, dass z. B. nur mit mäßiger Geschwindigkeit im Rettungswagen gefahren oder der Transportinkubator vorsichtig über Schwellen geschoben wird, so dass es nicht zu großen Erschütterungen kommt.

Transport von Zwillingen. Stabile Babies können gemeinsam in einem Transportinkubator transportiert werden. Da die Liegefläche meist zu schmal ist, um die Babies nebeneinander zu legen, werden sie einander gegenüber gelegt, so dass sie sich mit Beinen und Füßen berühren können.

Känguruh-Transport. Manche Kliniken führen bei stabilen Frühgeborenen einen sogenannten Känguruh-Transport durch. Die Mutter wird mit Gurten auf der Rettungstrage festgehalten, das Baby liegt bäuchlings auf der Brust der Mutter und wird an ihr mit Hilfe eines Tragetuches fixiert **(Abb. 21.2)**. Das Frühgeborene ist so sicherer fixiert als beim Transport im Transportinkubator, in dem es nicht angeschnallt werden kann.

Schonende Aufnahme auf der Intensivstation. Die Aufnahme eines Frühgeborenen auf der Intensivstation erfolgt möglichst durch zwei Pflegepersonen, um einen zügigen Ablauf zu gewährleisten. Das Vorgehen sollte so behutsam wie möglich erfolgen, z. B. werden nicht lebensnotwendige Routinemaßnahmen wie die Bestimmung der Körpermaße verschoben, bis das Baby sich stabilisiert hat.

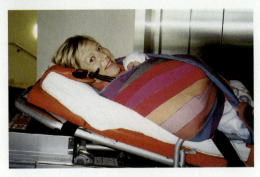

Abb. 21.2 ⇢ **Känguruh-Transport.**
Sichere Fixierung von Mutter und Kind

Effektive Spontanatmung, ausreichende Sauerstoffversorgung

Allgemeines zur Beobachtung und Unterstützung der Atmung s. S. 170. Nach ärztlicher Anordnung werden der Sauerstoff- und Kohlendioxidgehalt im Blut mittels transkutaner Sonden und Pulsoxymeter überwacht. Aufgrund ihrer Hautunreife kann es bei Frühgeborenen durch die Erhitzung der transkutanen Sonde rasch zu Hautverbrennungen kommen, daher muss die Sonde häufiger umgeklebt und die Heiztemperatur um 0,5 bis 1 °C reduziert werden.

Zusätzlich zur klinischen Beobachtung hilft eine Monitorüberwachung, zwischen periodischer Atmung und Apnoen zu unterscheiden. Apnoen treten selten am ersten Lebenstag auf. Sie können häufig durch kutane Reize („Anstupsen", Streichen der Fußsohlen, leichtes Reiben des Rückens oder Thorax) behoben werden.

Da Frühgeborene unter der 34. SSW oft noch keinen gut entwickelten Schluckreflex haben, schlucken sie den eigenen Speichel nicht und müssen daher evtl. oral abgesaugt werden.

Atemstimulierende Medikamente (sogenannte Atemanaleptika) wie Theophyllin oder Coffeinzitrat werden nach ärztlicher Anordnung verabreicht. Sie können über die Magensonde gegeben werden oder, da sie sehr bitter schmecken, mit Glukose 5 % verdünnt bukkal (in die Wangentasche), wo sie über die Schleimhaut resorbiert werden. Das Frühgeborene muss auf Wirkung (weniger Apnoen, gleichmäßigere, tiefere Atmung) und Nebenwirkungen (Tachykardie, Unruhe, Zittrigkeit) beobachtet werden.

Benötigt das Frühgeborene Sauerstoff, so kann die Inkubatorluft mit Sauerstoff angereichert werden oder dem Baby mittels einer Sauerstoffbrille für Frühgeborene zugeführt werden.

Aufgrund der Lungenunreife kann eine Intubation und anschließende künstliche Beatmung erforderlich werden (s. S. 764). Besteht ein Mangel an Surfactant, kann Surfactant als Medikament über den Endotrachealtubus verabreicht werden.

Stabiler Kreislauf

In den ersten Lebensstunden sind Blutdruckschwankungen häufig aufgrund von Verschiebungen von Flüssigkeit in und aus den Blutgefäßen. Daher ist eine intermittierende oszillometrische, bei schwerkranken, instabilen Frühgeborenen eventuell auch eine kontinuierliche arterielle Blutdruckmessung erforderlich. Die Messintervalle werden vom Arzt angeordnet, ebensowie möglicherweise blutdruckunterstützende Maßnahmen (s. S. 761).

Stabile Körpertemperatur im Bereich der Thermoneutralzone

Das Frühgeborene ist temperaturinstabil, d. h. es kann seine Körpertemperatur nicht selbständig regulieren. Es benötigt Unterstützung, da der Verlust von Körperwärme auch einen Verlust von Flüssigkeit und Energie mit sich bringt, den das Frühgeborene nicht ausgleichen kann aufgrund geringer Energiereserven.

> **Definition** ⇢ Als **Thermoneutralzone** bezeichnet man jenen Bereich der Umgebungstemperatur, in dem ein Frühgeborenes den kleinsten Energieumsatz und damit den geringsten Sauerstoffverbrauch hat. Als **thermischen Komfort** oder „Behaglichkeitstemperatur" bezeichnet man die Temperatur, bei der ein Kind eine Körpertemperatur von 36,7 bis 37,3 °C aufrechterhält.

Das Frühgeborene verliert durch Radiation (Strahlung), Konduktion (Leitung), Konvektion (Strömung) und Evaporation (Verdunstung) Körperwärme an die Umgebung **(Abb. 21.3)**:

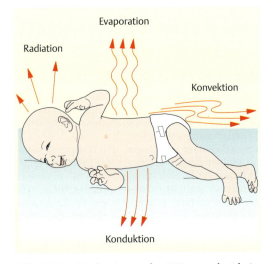

Abb. 21.3 ⇢ **Mechanismen des Wärmeverlust beim Frühgeborenen.**

Um diesen Mechanismen des Wärmeverlusts entgegenzuwirken, wird das Frühgeborene in einen Inkubator gelegt, bei dem sich Temperatur und Luftfeuchtigkeit regulieren lassen und weitere wärmeerhaltende Maßnahmen ergriffen. Zur Abbildung eines Inkubators s. S. 387.

Vorbereitung des Inkubator. Auf der Frühgeborenenstation sollte immer ein bzw. mehrere Inkubatoren bezogen und vorgewärmt bereitstehen.

Voreinstellung der Inkubatortemperatur: Die Thermoneutraltemperatur ist in der ersten Lebenswoche abhängig vom Gestationsalter und dem Lebensalter in Tagen. In der zweiten Lebenswoche ist sie abhängig vom Körpergewicht und vom postnatalen Lebensalter in Tagen. Für die Einstellung der Inkubatortemperatur gibt es Tabellen, nach Gestationsalter und Lebensalter gestaffelt, an denen man sich orientieren kann **(Tab. 21.1)**.

Einstellung der Inkubatorfeuchte:
Frühgeborene < 1500 g: 60 – 70% relative Feuchte,
Frühgeborene < 1200 g: 70 – 80% relative Feuchte,
Frühgeborene < 1000 g: 80 – 90% relative Feuchte.

Die Inkubatortemperatur und -feuchte werden stündlich kontrolliert und dokumentiert.

Erfassen der Körpertemperatur. Manche Kliniken werden die routinemäßige rektale Temperaturmessung aufgrund der Verletzungsgefahr nicht an. Da es bei normothermen Frühgeborenen keine großen Temperaturunterschiede zwischen axillarer und rektaler Temperatur gibt, werden nur auffällige axillare Temperaturen (unter 36,5°C bzw. über 37,3°C) rektal kontrolliert.

Bei instabilen, schwerkranken Frühgeborenen ist eine kontinuierliche Messung mittels rektaler Temperatursonde angebracht. Bei Frühgeborenen in stabilem Allgemeinzustand kann die Temperaturmessung alle zwei bis sechs, eventuell alle acht Stunden durchgeführt werden.

Die Erfassung der peripheren Temperatur mittels einer peripheren Temperatursonde am Fußrücken oder der Fußsohle des Kindes dient dem raschen Erkennen von Veränderungen, insbesondere im Zusammenhang mit der zentralen Körpertemperatur; ein bis maximal fünf Grad unter der Körperkerntemperatur sind erwünscht. Die periphere Temperatur ist niedrig bei Zentralisation. Mögliche Ursachen der Zentralisation können sein: Ausgiebige Pflegetätigkeiten, bei denen das Baby auskühlt; Kreislaufinstabilität mit schlechter peripherer Durchblutung; beginnende Infektion/Sepsis, insbesondere bei normaler oder erhöhter Körperkerntemperatur.

Bei Inkubatoren mit **Servokontroll-Modus** kann ein Temperaturfühler an der Bauchhaut des Kindes befestigt und an den Inkubator angeschlossen werden. Der Inkubator regelt seine Temperatur dann so, dass die Hauttemperatur des Kindes automatisch zwischen 36°C und 36,5°C gehalten wird.

Merke ⋯⋗ Sicherheit. Der Servokontroll-Modus birgt die Gefahr der Überwärmung des Kindes bei losem Sitz des Sensors! Außerdem steuert der Inkubator bei Temperaturschwankungen des Kindes automatisch gegen, so dass Fieber evtl. nicht rechtzeitig erkannt wird.

Maßnahmen zur Aufrechterhaltung und Regulation der Körpertemperatur

Merke ⋯⋗ Körpertemperatur regulieren. Der Wärmeerhalt hat Vorrang vor dem Aufwärmen eines ausgekühlten Frühgeborenen!

Im Folgenden werden geeignete Maßnahmen zur Aufrechterhaltung und zum Regulieren der Körpertemperatur aufgezählt:

Tab. 21.1 ⋯⋗ Thermoneutrale Inkubatortemperatur für unbekleidete Frühgeborene (in °C). Die angegebenen Richtwerte gelten für unbekleidete Neugeborene verschiedenen Alters bei der Pflege in Einzelwandinkubatoren und 80% Luftfeuchte. Das Schema bedarf der ständigen individuellen Überprüfung. Beim Frühgeborenen spielen außer dem Gewicht und dem Alter in Lebenstagen auch das Gestationsalter und die Hautreife eine Rolle. Äußere Faktoren müssen ebenfalls berücksichtigt werden (Einzel- oder Doppelwandinkubator, Phototherapie; Raumtemperatur) (nach Obladen)

Gewicht (in g)	Lebensalter 1. Tag	2. – 3. Tag	4. – 7. Tag	8. Tag
≤ 1000	36°	35°	34°	33°
1001 – 1500	35°	34°	33°	32 – 33°
1501 – 2000	34°	33°	32 – 33°	32°
2001 – 2500	33°	32 – 33°	32°	31°
2501 – 3000	32 – 33°	32°	31°	30°
> 3000	32°	31°	30°	29°

Die Raumtemperatur sollte im Patientenzimmer bei 26 °C bis 28 °C liegen.

Nach der Aufnahme bekommt das Frühgeborene eine kleine Mütze aufgesetzt, z. B. aus Baumwollschlauchverband, gefüttert mit Watte zur Wärmeisolierung, denn der Kopf macht 20 % der Körperoberfläche aus, somit kann über die nackte Kopfhaut viel Wärme verloren gehen. Sehr kleine Frühgeborene unter 1000 g Geburtsgewicht können zusätzlich mit einer durchsichtigen Plastikfolie abgedeckt werden. Dazu kann Mikrowellenfolie (Haushaltsfolie mit Poren) verwendet werden, die täglich erneuert wird. Diese Folie dient dem Wärmeerhalt, nicht dem Aufwärmen des Kindes.

Während der Pflegemaßnahmen dürfen die Inkubatorklappen nicht lange offenstehen, damit das Kind nicht der Zugluft ausgesetzt wird. Vor Röntgenaufnahmen sollten die Röntgenkassetten eine Weile zum Anwärmen in den Inkubator gelegt werden. Bei Pflegemaßnahmen wird das Kind soweit möglich zugedeckt, z. B. beim endotrachealen Absaugen der Unterkörper. Muss das Baby außerhalb des Inkubators gewogen werden, weil keine Inkubatorwaage vorhanden ist, so sollte die Waage vorgewärmt werden.

Um größere Temperatursprünge zu vermeiden, wird vor geplanten Maßnahmen, die voraussichtlich länger als 15 Minuten dauern, die Inkubatortemperatur um ein Grad Celsius erhöht. Nach Abschluss aller Maßnahmen und Stabilisation der Körpertemperatur des Kindes die Inkubatortemperatur wieder auf den Ausgangswert reduzieren. Bei modernen Inkubatoren ist dieses Vorgehen nicht erforderlich, da der Inkubator automatisch auf die eingestellte Temperatur nachreguliert, sobald eine Klappe geöffnet wird.

Feuchte Unterlagen, z. B. nasse Windeln, werden möglichst bald durch trockene ersetzt.

Bei **Gabe von Sauerstoff** über eine Sauerstoffbrille bzw. bei künstlicher Beatmung wird das Inspirationsgas befeuchtet und erwärmt (in der Regel auf 36° bis 37 °C), um den respiratorischen Wärmeverlust zu verringern.

Bei **externer Wärmezufuhr**, z. B. bei Verwendung von Fototherapielampen, sollte zu Beginn der Fototherapie die Inkubatortemperatur reduziert werden (in Schritten von 0,5 °C), um eine Überwärmung des Kindes zu verhindern. Hinweise der Hersteller von Fototherapielampen bzw. Inkubatoren müssen beachtet werden. Die Feuchte im Inkubator muss reduziert werden.

Bei **Hypothermie** des Kindes wird ein Aufwärmen um ein Grad Körpertemperatur pro Stunde angestrebt. Ein rascheres Aufwärmen steigert in kurzer Zeit den Sauerstoffverbrauch erheblich und führt zur Kreislaufbelastung. Bei Inkubatoren, mit denen sowohl Feuchte als auch Temperatur reguliert werden können, besteht eine größere Gefahr der Überwärmung des Kindes als bei Inkubatoren, bei denen nur die Temperatur eingestellt und steriles Wasser in ein Reservoir eingefüllt wird. Steigt die Körpertemperatur des Kindes, wird zuerst die Feuchte etwas reduziert, dann die Temperatur des Inkubators, denn bei hoher Feuchte und niedriger Temperatur bildet sich Kondenswasser an den Inkubatorwänden, was die Sicht auf das Kind erschwert und unhygienisch ist.

Bei **Hyperthermie** des Kindes wird die Inkubatortemperatur alle 30 Minuten um 0,5 °C gesenkt, bis das Kind die gewünschte Körpertemperatur erreicht hat.

Falls sehr kleine Frühgeborene nicht im Inkubator, sondern in einer **offenen Wärmeeinheit** (Abb. 21.4) versorgt werden, z. B. zwecks Duktusligatur, sind eher häufigere Temperaturkontrollen erforderlich, gegebenenfalls muss zusätzlich Feuchte zugeführt werden mittels Warmluftvernebler.

Aufgrund der zu frühen Geburt reift die Haut vorzeitig und erreicht unabhängig vom Gestationsalter innerhalb von zwei bis drei Wochen postpartal den Zustand der Haut eines reifen Neugeborenen. Dadurch sinkt die Gefahr eines großen Wasser- und Wärmeverlusts durch die Haut (Evaporation). Das Frühgeborene bleibt aufgrund des fehlenden subkutanen Fettgewebes weiterhin temperaturinstabil.

Stabile Körpertemperatur im Wärmebett

Hält ein Kind seine Körpertemperatur bei niedriger Inkubatortemperatur stabil, kann es in ein Wärmebett gelegt werden. Zur Abbildung eines Wärmebetts s. S. 387.

Voraussetzungen für die Verlegung ins Wärmebett sind:
- Ein Körpergewicht über 1500 g,
- eine stabile Körpertemperatur bei einer Inkubatortemperatur von 27° bis 29 °C,
- eine kontinuierliche Gewichtszunahme von 15 bis 20 g pro Tag seit drei bis fünf Tagen.

■ Durchführung
- Ein vorgewärmtes Wärmebett wird bereitgestellt.
- Das Kind wird mit Mütze, Hemd, Jäckchen und Strampler bekleidet und im Wärmebett zugedeckt, Zugluft im Patientenzimmer wird vermieden.

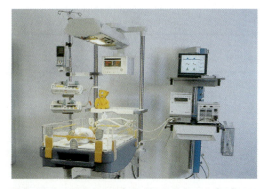

Abb. 21.4 ⇢ **Wärmeeinheit** (Fa. Dräger medical)

- Puls und Atmung werden stündlich, gegebenenfalls mittels Monitor kontinuierlich überwacht. Die Temperatur wird anfangs zweistündlich kontrolliert, falls sie stabil bleibt in längeren Intervallen. Die Einstellung des Wärmebetts wird, sofern erforderlich, verändert.
- Auf Zeichen von Hypo- und Hyperthermie muss geachtet werden (s. S. 212 u. S. 215).
- Das Körpergewicht des Kindes wird täglich kontrolliert, da das Kind nur schlecht oder gar nicht zunehmen wird, wenn es seine Energie zur Aufrechterhaltung der Körpertemperatur verbraucht.
- Bei Auffälligkeiten wird einige Stunden nach dem Ausschleusen eine kapilläre Blutentnahme vorgenommen zur Blutzuckerbestimmung und Blutgasanalyse. Eine metabolische Azidose und eine Hypoglykämie können infolge des gesteigerten Energieverbrauchs bei nicht thermoneutraler Umgebungstemperatur auftreten.
- Die Verlegung ihres Babys aus dem Inkubator in ein Wärmebett ist für die Eltern meist ein freudiges Ereignis, da ihr ehemals so kleines „Frühchen" nun wirklich „groß" wird.

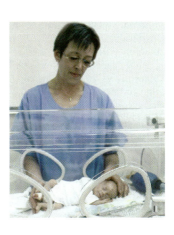

Abb. 21.5
Begrüßungsberührung an Kopf und an den Füßen.

Frühgeborenengerechte Umgebung und Tagesablauf

Pflegepersonal, Ärzte und Eltern können die Umgebung der Intensivstation und den Tagesablauf „frühgeborenengerecht" gestalten, indem sie äußere Reize regulieren, das Frühgeborene genau beobachten und ihm Hilfen anbieten, um Reize zu integrieren und bei Anzeichen von Belastung dem Baby eine Pause gönnen. Das Baby wird genau beobachtet, auf welche Art von Berührung es mit Stress bzw. Wohlbefinden reagiert (Veränderungen von Hautfarbe, Muskeltonus, Atmung, Herzfrequenz u. a.).

 Merke Dokumentation. Beobachtungen werden dokumentiert und weitergegeben, um stressauslösende Berührungen möglichst zu vermeiden und angenehme Berührungen gezielt einzusetzen, z. B. zur Beruhigung nach einer unangenehmen Maßnahme.

Soziale Berührung, wie z. B. Legen der flachen Hand an beide Füße des Frühgeborenen zur Begrüßung (Abb. 21.5) oder beruhigendes Streicheln, wird bewusst eingesetzt, damit das Kind Berührung nicht nur als unangenehm erlebt. Pflegepersonal, Eltern und Ärzte sollen das Frühgeborene nur mit warmen Händen berühren. Den Eltern muss gezeigt werden, wie und wo sie ihr Kind streicheln können.

 Einbeziehung der Eltern Die Berührung durch die Eltern stellt keine belastende Maßnahme dar! Dies muss den Eltern auch so gesagt werden.

Minimal Handling. Eine Maßnahme zur Reduzierung unnötiger, belastender Berührungen ist das Minimal Handling. Es hat zum Ziel, Stress beim Frühgeborenen zu vermeiden, d. h. den Abfall der Sauerstoffsättigung, des transkutanen Sauerstoffpartialdruckes und des Blutdrucks, das Auftreten von Bradykardien und/oder Apnoen.

Schutz vor Routinemaßnahmen. Nicht unbedingt erforderliche Maßnahmen werden unterlassen und Routinemaßnahmen hinterfragt, z. B. das tägliche Waschen und Wiegen oder das routinemäßige Absaugen des Endotrachealtubus. Besonders wichtig ist dabei eine gute Absprache zwischen Pflegepersonal und Ärzten.

Diagnostische und pflegerische Maßnahmen werden vorausschauend aufeinander abgestimmt. Wird das Kind z. B. hochgehoben, um es auf eine Röntgenplatte zu legen, kann es im gleichen Arbeitsgang auf eine frische Unterlage gebettet werden.

Belastende Maßnahmen werden zeitlich begrenzt. Gelingt es beispielsweise dem Arzt nicht auf Anhieb, Blut abzunehmen oder einen peripher venösen Zugang zu legen, so wird dem Kind eine Erholungsphase gewährt.

Schutz vor Licht (s. S. 484). Regelmäßiger Schlaf-Wach-Rhythmus.

Schutz vor Lärm. Um unnötige Geräuschbelästigungen zu vermeiden, wird auf akustische Alarmmeldungen der Überwachungsgeräte umgehend reagiert und die Lautstärke der Alarme möglichst reduziert. Türen, Klappen und Deckel werden leise geschlossen, Arbeitsgeräte (z. B. Spritzenpumpen) oder Arbeitsutensilien werden nicht auf dem Inkubator abgelegt und weitere Geräuschquellen möglichst reduziert (keine Telefonate in Nähe der Inkubatoren, nur unbedingt erforderliche Gespräche am Bett führen, Radio in den Aufenthaltsraum stellen).

 Merke Lärmschutz. Hauptlärmfaktor neben den akustischen Alarmen der Überwachungs- und Therapiegeräte ist das auf der Station arbeitende Personal!

Schutz vor Unruhe und Schmerzen. Das Frühgeborene wird auf Zeichen von Unruhe und Schmerzen beobachtet und erhält gegebenenfalls auf ärztliche Anordnung sedierende und/oder analgesierende Medikamente (s. S. 166). Um dem Baby Möglichkeiten zur Selbstregulation anzubieten, wird es begrenzend gelagert („Nestlagerung") und zugedeckt oder eingewickelt, sofern die Behandlung es zulässt. Eine Möglichkeit zum Greifen und zum Saugen wirkt ebenfalls beruhigend.

Regelmäßiger Schlaf-Wach-Rhythmus

Das frühgeborene Kind muss durch bewusste Gestaltung des Tagesablaufs unterstützt werden bei der Entwicklung eines regelmäßigen Schlaf-Wach-Rhythmus. Soweit der Zustand des Babys es erlaubt, werden Pflegemaßnahmen gebündelt, um längere Ruhepausen zwischen zwei Pflegerunden und insgesamt in 24 Stunden eine längere Ruhezeit zu ermöglichen.

Ruhephasen werden von Phasen der Aktivität deutlich abgegrenzt, indem ein dunkles Tuch über den Inkubator gelegt und die Beleuchtung gedämpft wird. Muss ein frühgeborenes Baby kontinuierlich beobachtet werden, so kann man es von der künstlichen Beleuchtung abschirmen, indem man ihm beispielsweise eine Fototherapieschutzbrille aufsetzt (s. S. 496).

Erhalt der oralen Empfindsamkeit, Förderung des Saug- und Schluckreflexes

Um die oralen Bedürfnisse des Frühgeborenen zu befriedigen, wird dem Baby ein Schnuller oder der eigene Daumen bzw. die eigene Hand zum Saugen angeboten. Die Mundpflege soll für das Baby ein angenehmes orales Erlebnis sein und die Mundmotorik fördern. Sie wird vorzugsweise mit Muttermilch oder Frühgeborenennahrung, Tee oder Glukose 5% durchgeführt. Die Eltern werden in diese Pflegemaßnahmen einbezogen.

Während des Sondierens dürfen wache Frühgeborene saugen (an der eigenen Hand oder am Schnuller), damit der Speichelfluss und die Sekretion von Insulin und Gastrin gefördert werden und das Kind lernt, das Saugen mit dem angenehmen Gefühl des Gesättigtseins zu verbinden.

Beim wachen Frühgeborenen werden bei jeder Mahlzeit einige Tropfen Milch in den Mund gegeben, um das Kind an den Geschmack zu gewöhnen, das Schlucken zu trainieren und den Speichelfluss anzuregen.

Merke ⋯ Schluckreflex. Da bei diesem Vorgehen das Saugen entfällt, kann aus erfolgreichem Schlucken nicht geschlossen werden, dass das Baby Saugen, Schlucken und Atmung bereits gut koordinieren kann!

Ausreichendes Wachstum

Eine möglichst frühzeitige enterale Ernährung wird auch bei sehr unreifen Frühgeborenen angestrebt. Die optimale Nahrung für Frühgeborene ist Muttermilch. Sie kann bei Bedarf angereichert werden, um die Zufuhr von Protein, Kalzium, Phosphat und Vitaminen zu erhöhen. Allgemeines zur Ernährung s. S. 285.

Das Legen einer Magensonde. Bei Frühgeborenen < 32. SSW ist die Koordination von Saugen, Schlucken und Atmung häufig nicht möglich, sie benötigen daher eine Magensonde. Eine möglichst dünne Magensonde wird in das engere Nasenloch oder oral gelegt, um die Atmung des Frühgeborenen nicht unnötig einzuschränken. Das Legen der Magensonde erfolgt mit sterilen Handschuhen, damit keine Keime von der Hand des Pflegepersonals verschleppt werden. Erleichtert wird das Sondenlegen durch die Verwendung längenmarkierter Magensonden **(Abb. 21.6)**.

Eine oral liegende Magensonde kann genau so sicher fixiert werden wie eine nasal liegende Sonde, wenn die korrekte Technik beachtet wird. Die Sonde wird in dem Mundwinkel fixiert, in dem sie spontan anliegt. Ein mittig geschlitzter Pflasterstreifen wird von diesem Mundwinkel in Richtung Ohrmuschel geklebt, die beiden Pflasterzügel werden um die Sonde geklebt. Nun führt man die Sonde unterhalb der Unterlippe am Kinn entlang zur gegenüberliegenden Wange, wo sie ein zweites Mal mit einem Klebevlies fixiert wird **(Abb. 21.7)**.

Bei parenteral ernährten Frühgeborenen liegt die Magensonde in der Regel auf Ablauf, d.h. unter Patientenniveau, und ist geöffnet, so dass Magensekret in einen Ablaufbeutel ablaufen kann. Vor Beginn der enteralen Ernährung wird die Magensonde mit einem Auffanggefäß versehen (z.B. Spritze ohne Kolben) und aufgehängt, z.B. an der Decke des Inkubators befestigt, damit der Magensaft nicht mehr nach außen abläuft, sondern in den Dünndarm des Kindes. Die Sonde bleibt dabei geöffnet, damit Luft und überschüssiges Magensekret entweichen können. Das

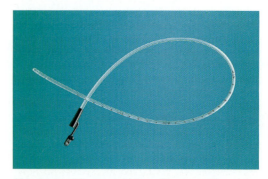

Abb. 21.6 ⋯ Längenmarkierte Magensonde (Fa. Vygon).

Pflege eines zu früh geborenen Kindes

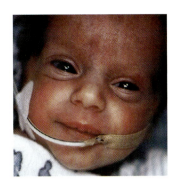

Abb. 21.7 ⋯⋮ Korrekte Fixierung der oral liegenden Magensonde

Frühgeborene muss sicher gelagert werden, so dass die Magensonde nicht disloziert und das Baby keinen Mageninhalt aspiriert.

Zu Beginn der enteralen Ernährung erhält das Kind nach ärztlicher Anordnung zwei Mahlzeiten Tee oder Glukoselösung im Abstand von zwei bis drei Stunden, um zu überprüfen, ob die Magen-Darm-Passage funktionsfähig ist. Die Gabe von 2 bis 3 ml/kg KG Muttermilch oder spezieller Frühgeborenen-Nahrung erfolgt bei Frühgeborenen < 1500 g in der Regel alle zwei Stunden und bei Frühgeborenen > 1500 g alle drei Stunden. Wird die Nahrung gut toleriert, kann die Menge pro Mahlzeit je nach ärztlicher Anordnung jeden Tag gesteigert werden.

Nahrungsdauertropf. Bei kleinen Frühgeborenen kann es aufgrund des Zwerchfellhochstandes nach den Mahlzeiten zur Verstärkung von Atemproblemen kommen. Hier ist evtl. ein Nahrungsdauertropf hilfreich: Über eine Spritzenpumpe wird dem Kind kontinuierlich eine geringe Menge Nahrung pro Stunde zugeführt. Diese wird ergänzt durch kleine Mahlzeiten im Bolus alle zwei bis drei Stunden. Allmählich wird die Menge der über den Nahrungstropf verabreichten Nahrung gesenkt und dafür die im Bolus angebotenen Mahlzeiten in der Menge vorsichtig gesteigert. Die Indikation für den Nahrungsdauertropf muss streng gestellt werden, da er für das Kind Nachteile hat, s. S. 301.

Sicheres Trinken

Bei den ersten Trinkversuchen wird dem Kind ein Sauger in den Mund gegeben, in den man eine kleine Menge Nahrung träufelt (0,5 bis 1 ml), damit es sich nicht so leicht an einer großen Menge verschluckt. Aufgrund der Aspirationsgefahr wird beim allerersten Trinkversuch in vielen Kliniken Tee angeboten.

Die gleichzeitige Koordination von Saugen, Schlucken und Atmen kann ein frühgeborenes Kind anfänglich belasten bzw. überfordern, es kann zu einem Absinken der Herzfrequenz oder der Sauerstoffsättigung, sowie zu Atempausen kommen. Daher sollte ein Frühgeborenes mit einem EKG-Monitor und einem Pulsoxymeter überwacht werden, bis es sicher trinken kann. Die Pflegeperson sollte bei den ersten Anzeichen einer solchen Belastung (Veränderungen des Hautkolorits, des Muskeltonus und der Atmung) den Trinkversuch unterbrechen. Nach circa fünf Minuten kann ein erneuter Trinkversuch unternommen werden. Treten hierbei wiederum Belastungszeichen auf, muss die Nahrungsgabe mit der Flasche abgebrochen und die restliche Mahlzeit sondiert werden.

Funktionales Trinken

 Definition ⋯⋮ Funktionales Trinken bedeutet, dass das Kind in einem angemessenen Zeitraum (bis zu 30 Minuten pro Mahlzeit) die erforderliche Menge Milch trinken kann.

Da viele Frühgeborene an der Flasche nur schwach und unrhythmisch saugen, rasch ermüden oder einschlafen, benötigen sie gezielte Unterstützung beim Trinken. Sobald das Kind zu saugen beginnt, kann die Pflegeperson leichten Zug auf den Sauger ausüben, als ob sie ihn aus dem Mund des Kindes ziehen wollte; oft wird hierdurch das Saugen des Kindes fester und gleichmäßiger. Die Pflegeperson kann Sauger verschiedener Größe und Form ausprobieren. Es gibt sehr kleine Sauger speziell für Frühgeborene. Manche Kinder trinken aber lieber mit einem etwas größeren Sauger.

Bei **schlechtem Lippenschluss** und **schwachem Saugen** kann die Pflegeperson während des Fütterns leichten Druck auf den Musculus orbicularis oris (Ringmuskel des Mundes) ausüben, der für den Mundschluss und den Tonus und die Stellung der Lippen zuständig ist. Manchmal hilft auch ein leichter Druck mit einem Finger unter dem Kinn des Kindes.

Bei **ungenügender Koordination von Saugen und Schlucken** legt die Pflegeperson einen Finger leicht auf das Hyoid (Zungenbein), um zu tasten, ob das Kind schluckt. Leichtes Streichen über die Zungenbeinmuskulatur in Richtung des Sternums kann das Schlucken unterstützen. Frühgeborene haben ein unreifes Saugmuster, d. h. sie können noch nicht gleichzeitig saugen und schlucken, sondern sie schlucken vor oder nach dem Saugen. Daher müssen Trinkversuche langsam durchgeführt werden, auch wenn das Baby sehr gierig ist, und die Flasche häufiger aus dem Mund des Kindes genommen wird, damit es Gelegenheit zum Schlucken hat.

Bei **oral hyposensitiven Kindern** helfen leichte Berührungen um den Mund herum und an der Zunge, z. B. leichtes Streichen mit dem Sauger vor- und rückwärts auf der Zunge, das Kind auf das Nahrungsangebot aufmerksam zu machen.

Oral hypersensitiven Kindern, die sehr oft oral abgesaugt wurden, sollten möglichst oft die eigenen Finger zum Saugen angeboten werden. Anatomisch geformte Schnuller ermöglichen gleichzeitig eine angenehme intraorale und periorale Stimulation.

Wenn ein Frühgeborenes zweimal nacheinander seine Mahlzeit nicht trinkt oder mehr als 30 Minuten für eine Mahlzeit benötigt, sollte die nächste Mahlzeit sondiert werden. Das Kind verbraucht sonst möglicherweise beim Trinken mehr Kalorien als es durch die Nahrung erhält. Bei besonderen Schwierigkeiten beim Trinken sollten Fachleute wie Physiotherapeuten bzw. Ergotherapeuten hinzugezogen werden.

Andere Ursachen eines beeinträchtigten Trinkverhaltens müssen berücksichtigt werden, z. B. bewirkt der Zusatz mancher Präparate zur Kalzium- und Phosphatsubstitution zu abgepumpter Muttermilch einen schlechten Geschmack. Das Frühgeborene trinkt die Milch aus der Flasche nicht, weil sie ihm einfach nicht schmeckt.

Abb. 21.8 ⇢ Stillen eines Frühgeborenen

Nahrungsaufnahme ad libitum

Voraussetzungen für das Füttern ad libitum (lateinisch = nach Belieben, d. h. das Kind bestimmt selbst Zeit und Menge der Mahlzeit):
⇢ Ein Körpergewicht von mindestens 1500 Gramm,
⇢ eine rein enterale Ernährung,
⇢ stabile Blutzuckerwerte,
⇢ koordiniertes Saugen, Schlucken und Atmen.
Kontraindikationen sind akute Erkrankungen sowie eine schwere neurologische Beeinträchtigung.

Mit dem Arzt wird besprochen, wie lange der zeitliche Abstand zwischen zwei Mahlzeiten maximal sein darf, bis das Kind zum Trinken geweckt werden muss (Gefahr der Hypoglykämie bei noch ungenügenden körpereigenen Reserven). Meist werden bis zu fünf Stunden Pause toleriert. Wenn eine Mindestmenge an Nahrung festgelegt wird, die das Kind in 24 Stunden zu sich nehmen soll, benötigt das Baby gegebenenfalls eine Magensonde, damit zu den Mahlzeiten die entsprechende Menge nachsondiert werden kann. Gewichtskontrollen werden regelmäßig durchgeführt, z. B. alle zwei Tage, um eine ausreichende Gewichtszunahme zu überprüfen.

Merke ⇢ **Trinkverhalten.** Ein sich erneut verschlechterndes Trinkverhalten kann Hinweis sein auf eine Erkrankung, z. B. auf eine beginnende Infektion.

Nahrungsaufnahme an der Brust

Allgemeines zum Stillen und zum Abpumpen von Muttermilch s. S. 472. Frühgeborene mit 1000 bis 1500 g Körpergewicht, die kreislaufstabil sind und Saugen, Schlucken und Atmen koordinieren können (meist ab der 32. SSW möglich), dürfen zum Stillen angelegt werden **(Abb. 21.8)**. Aufgrund eines anderen Saugmusters an der Brust haben sie in der Regel beim Stillen weniger Bradykardien und bessere Sauerstoffsättigungswerte als beim Trinken aus der Flasche. Trinken an der Brust braucht meist mehr Zeit als Trinken aus der Flasche. Das Pflegepersonal sollte daher das Kind auf Zeichen von Erschöpfung beobachten, es aber nicht der Mutter von der Brust nehmen, wenn es gut saugt und sein Zustand stabil ist (Atmung, Herzfrequenz, Sauerstoffsättigung, Körpertemperatur).

Bei Frühgeborenen unter 1000 g Körpergewicht ist das Stillen aufgrund des noch schwachen Saug- und Schluckreflexes und der mangelnden Koordination mit der Atmung nur ausnahmsweise möglich und bedarf einer sorgfältigen Einschätzung und Überwachung durch die Pflegeperson. Auch hier hat sich in den letzten Jahren gezeigt, dass kleine Frühgeborene über mehr Fähigkeiten verfügen, als man ihnen anfangs zugetraut hat. Allerdings muss berücksichtigt werden, dass das Kind nicht mehr Energie in das Saugen steckt, als es durch die Muttermilch zugeführt bekommt. Dies muss auch der Mutter erklärt werden, damit sie sich nicht in ihrem Stillwunsch abgelehnt fühlt.

Ausreichende Ausscheidung

Allgemeines zur Beobachtung und Unterstützung beim Ausscheiden s. S. 316 u. S. 336. Aufgrund der Organunreife des Frühgeborenen kann es zu Problemen bei der Ausscheidung von Urin und/oder Stuhl kommen. Eine Flüssigkeitsbilanzierung in den ersten Lebenstagen ist nicht generell notwendig, dafür aber die Beobachtung der Urinausscheidung.

Ist bei einem sehr kleinen Frühgeborenen zur **Unterstützung der Urinausscheidung** ein Blasenkatheter erforderlich, so können auch die handelsüblichen kleinsten Ballonkatheter zu groß sein. Ersatzweise kann eine dünne Magensonde verwendet werden. Da diese sich nicht blocken lässt, muss sie sicher fixiert werden.

Da Frühgeborene aufgrund ihrer schwach entwickelten Bauchmuskulatur keine Bauchpresse ausüben können und durch den Zusatz von Kalzium und Phosphat zur Milch evtl. sehr festen Stuhlgang absetzen, haben sie oft Schwierigkeiten beim Abführen. Eine bei jedem Wickeln durchgeführte **Bauchmassage** im Uhrzeigersinn, dem physiologischen Verlauf des Kolons folgend, kann sehr hilfreich sein.

Bei Frühgeborenen erfolgt ein **Einlauf** in der Regel durch den Arzt. Für den Einlauf wird körperwarme Lösung verwendet (z. B. physiologische Kochsalzlösung, evtl. Zusatz wie Glyzerin). Zur Durchführung sollte ein kleiner Rektalapplikator verwendet werden.

> **Merke ⋯ Sicherheit.** Bei Verwendung einer dünnen Magensonde besteht die Gefahr einer Schleimhautverletzung.

Auffällige Veränderungen wie ein geblähtes, gespanntes Abdomen, vermehrte Venenzeichnung oder eine Rötung oder livide Verfärbung der Bauchdecke werden umgehend dem Arzt mitgeteilt und dokumentiert. Sie können auf eine Erkrankung hinweisen, die nekrotisierende Enterokolitis, die sehr häufig Frühgeborene betrifft.

Prävention einer Hirnblutung

Bei Frühgeborenen führen **Blutdruckschwankungen** im Körperkreislauf sofort zu Veränderungen des Blutflusses im Gehirn. Ein solcher Druckanstieg kann auch auftreten, wenn der venöse Rückfluss des Blutes vom Gehirn zum Herzen behindert wird. Der Druckanstieg in den Hirngefäßen kann Kapillaren zum Reißen bringen, so dass es zu einer Hirnblutung kommt. Daher müssen Blutdruckschwankungen im Rahmen von Pflegemaßnahmen vermieden werden.

Direkt nach der Geburt wird das Frühgeborene bei um 30° erhöhtem Oberkörper und mit dem Kopf in Mittelstellung entweder auf dem Rücken oder auf einer Seite gelagert, da in dieser Lage der **Hirndruck** am niedrigsten ist. Der Hinterkopf muss in Rückenlage zusätzlich weichgelagert werden. Flachlagerung und Kopftieflagerung müssen vermieden werden, da sie den Hirndruck erhöhen.

> **Merke ⋯ Lagerung.** Bauchlage sollte in den ersten 48 bis 72 Lebensstunden unterlassen werden, da die Seitwärtsdrehung des Kopfes in Bauchlage den venösen Rückfluss behindert und in diesem Zeitraum die Gefahr einer Hirnblutung am größten ist.

Durch die zirkuläre Befestigung von **Phototherapieschutzbrillen** am Kopf des Kindes kann es zu einer Behinderung des venösen Blutflusses und damit zu erhöhtem Hirndruck kommen. Daher sollten Fototherapieschutzbrillen bei Frühgeborenen keinesfalls zirkulär befestigt werden (s. S. 498).

Auch die **Aufrechterhaltung einer normalen Körpertemperatur** dient der Vermeidung von Hirnblutungen, da ein Zusammenhang besteht zwischen Hypothermie (Kältestress) und dem Auftreten von Hirnblutungen.

Alle Maßnahmen, die zu Unruhe und Schreien des Kindes führen, sollten möglichst reduziert werden, da Schreien den venösen Blutfluss im Gehirn behindern und zu einem Anstieg des Hirndrucks führen kann.

Entwicklung physiologischer Bewegungsmuster

Frühgeborenen unter der 34. SSW fehlt ein Teil der physiologischen intrauterinen Entwicklung, nämlich die starke intrauterine Flexion (= Beugung) von Kopf, Armen, Beinen und Rumpf. Aufgrund des fehlenden Beugetonus ist die postnatale Extension (= Streckung) durch Einwirkung der Schwerkraft sehr stark ausgeprägt (typische „Froschhaltung" der Extremitäten). Die muskuläre Unreife kann die Entwicklung pathologischer Bewegungsmuster und asymmetrischer Körperhaltungen begünstigen. Das Baby wird gezielt gelagert, um die Entwicklung physiologischer Bewegungsmuster zu unterstützen und um Halt und Geborgenheit zu vermitteln.

Das Frühgeborene wird regelmäßig umgelagert, soweit sein Zustand es erlaubt. Gegebenenfalls wird in Zusammenarbeit mit den Physiotherapeuten ein Lagerungsplan erstellt. Da das Umlagern eine Belastung für instabile Frühgeborene darstellt, sollte es möglichst schonend, d. h. durch zwei Personen erfolgen. Unnötige Umlagerung sollte vermieden werden, z. B. ist in Absprache mit dem Arzt eine Röntgenaufnahme auch in Bauchlage möglich.

> **Merke ⋯ Lagerung.** Zum Lagern, Wickeln und Herausnehmen aus dem Inkubator sollte das Frühgeborene nach den Prinzipien des Säuglingshandling nach Bobath (s. S. 360) oder des Kinästhetik Infant Handling bewegt werden.

> **Praxistipp ⋯** Ein einfaches Lagerungshilfsmittel sind mit körperwarmem Aqua destillata gefüllte Handschuhe, die sich gut an den Körper des Frühgeborenen schmiegen und Halt und Wärme geben.

Rückenlage. In Rückenlage werden die Beine unterlagert, z. B. mit styroporgefüllten Kissen („Frühchen-Nest"), um die Bauchdecke zu entspannen, die Atmung zu erleichtern und der „Froschhaltung" der Beine entgegenzuwirken. Schultergürtel und Oberarme werden in Rückenlage nicht unterlagert, denn wenn die physiologische Kyphose der Brustwirbelsäule durch Lagerung verstärkt wird, behindert sie das Heben und Senken der Rippen bei der Atmung **(Abb. 21.9 a, b).**

> **Merke ⋯ Sicherheit.** Sowohl ein starkes Überstrecken des Kopfes im Nacken als auch eine starke Beugung zur Brust können bei Frühgeborenen Apnoen begünstigen.

Wird das Frühgeborene in Rückenlage in einer Hängematte gelagert **(Abb. 21.10),** so muss besonders darauf geachtet werden, dass der Kopf des Babys nicht abgeknickt wird. Die Lagerung in einer Hängematte empfiehlt sich nicht innerhalb der ersten drei Lebenstage und nicht bei instabilen Babies, die häufiger Bradykardien und/oder Apnoen bieten.

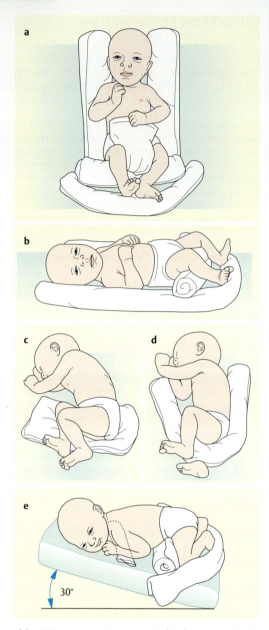

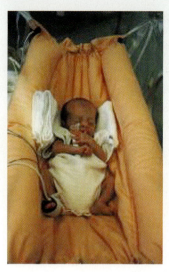

Abb. 21.10 Frühgeborenes in Hängematte (Fa. CorpoMed)

Abb. 21.9 Lagerung von Frühgeborenen (nach Young).
a Rückenlage mittels mehrerer zusammengerollter Stoffwindeln
b Rückenlage mittels hufeisenförmigen Lagerungskissens
c Seitenlage mittels mehrfach gefalteter Stoffwindeln
d Seitenlage mittels hufeisenförmigen Lagerungskissens
e Bauchlage

Seitenlage. In Seitenlage kommen beide Arme nach vorne in das Gesichtsfeld des Kindes, wodurch die Hand-Mund-Koordination gefördert wird. Eine symmetrische Körperhaltung ist leicht zu erreichen, da der Kopf automatisch in Mittelstellung zum Körper kommt. Die Seitenlage entspricht am ehesten der physiologischen fetalen Stellung und bringt das Baby in Flexion.

In Seitenlage werden Schulter- und Beckengürtel unterlagert, um die Dehnung des Thorax bei der Inspiration zu erleichtern. Eine gefaltete Stoffwindel wird zwischen die Knie des Kindes gelegt, um die vollständige Adduktion des obenliegenden Beines zu verhindern. Eine zusammengerollte Stoffwindel im Rücken des Kindes verhindert ein Zurückrollen des Babys in die Rückenlage (**Abb. 21.9 c, d**).

Bauchlage. Die Bauchlage ist die stabilste Lage für Frühgeborene, sie verhindert Überstreckung und wirkt oft förderlich für den Schlaf. Allerdings können in Bauchlage auch obstruktive Apnoen auftreten. In einem solchen Fall soll die Bauchlage vermieden werden.

Es gibt zwei Möglichkeiten der Lagerung auf dem Bauch:
1. Kopf, Schulter- und Beckengürtel werden unterlagert, damit das Zwerchfell möglichst frei beweglich ist (Hängebauchlage) und das Becken nicht völlig flach auf der Unterlage aufliegt (**Abb. 21.9 e**).
2. Eine zusammengefaltete Stoffwindel wird vom Kopf bis zur Hüfte längs unter das Kind gelegt. Arme und Beine liegen dann beidseits des Körpers etwas tiefer und können gebeugt gehalten werden.

Die Arme sollten auf beiden Seiten nahe am Körper liegen und die Hände symmetrisch nach oben zeigen, so dass auch Hand-Mund-Kontakt möglich ist. Kinder, die aus Beckenendlage entbunden wurden, sollten bevorzugt auf den Bauch gelegt werden, da die Bauchlage die Hüftextension fördert.

Pflege eines zu früh geborenen Kindes 21

> **Einbeziehung der Eltern** ⋯> Aufgrund der erhöhten SIDS-Gefahr in Bauchlage ist eine kontinuierliche Monitorüberwachung in der Klinik erstrebenswert. Eltern müssen vor der Entlassung des Kindes darauf hingewiesen werden, dass sie ihr Baby zuhause möglichst nicht unbeaufsichtigt auf den Bauch legen sollen.

Wird das Baby mit einem Heimmonitor entlassen, kann die Gefährdung durch die Bauchlage gegen ihre positiven Aspekte abgewogen werden. Insbesondere Frühgeborene mit bronchopulmonaler Dysplasie haben in Bauchlage oft bessere Sauerstoff-Sättigungswerte als in Rückenlage.

Prävention von Kopf- oder Skelettdeformationen

Da der Schädelknochen beim Frühgeborenen weicher ist als beim reifen Neugeborenen, kann eine einseitige Lagerung zur Verformung des Kopfes führen (typischer „Frühgeborenenschädel" mit beidseits seitlicher Abflachung und ausladendem Hinterkopf). Matratzen in Inkubatoren und Wärmebetten können relativ hart sein und dadurch die Entstehung von Kopf- und Skelettdeformitäten fördern. Daher sollten Frühgeborene im Wechsel auf verschiedene, weichere Unterlagen gebettet werden, z. B. Schaumstoffmatratzen oder Wasserkissen. Regelmäßiges Umlagern und begrenzende Lagerung (Nestlagerung) unterstützen die Körperwahrnehmung, die durch Weichlagerung zum Teil beeinträchtigt wird.

> **Einbeziehung der Eltern** ⋯> Eltern müssen vor der Entlassung ihres Babys darauf hingewiesen werden, dass bei Verwendung eines echten Schaffells das Risiko der Überwärmung und somit die Gefahr eines SIDS besteht, s. S. 883.

Schutz vor Infektionen

Die Fähigkeit zur Immunabwehr ist beim Frühgeborenen stark eingeschränkt, da das Immunsystem erst nach der Geburt ausreift und meist der „Nestschutz" durch die Übertragung mütterlicher Antikörper im letzten Schwangerschaftsdrittel fehlt. Daher ist die strikte Einhaltung aller hygienischen Regeln das oberste Gebot, um eine nosokomiale Infektion zu vermeiden, s. S. 397. Die kliniküblichen Richtlinien müssen neben den Eltern auch allen anderen an der Behandlung beteiligten Berufsgruppen erläutert werden. Um sich anbahnende Infektionen frühzeitig zu erkennen, wird das Frühgeborene auf Infektionszeichen beobachtet, s. S. 499.

Intakte Haut

Allgemeines zur Durchführung der Körperpflege s. S. 244.

In der Regel wird bei Frühgeborenen zum Waschen und Baden ausschließlich Aqua destillata verwendet, da Trinkwasser meist nicht völlig keimfrei ist. Eventuell dürfen in Absprache mit der Hygieneabteilung der Klinik Wasserfilter an den Wasserhähnen angebracht werden, die Bakterien filtern, so dass das Trinkwasser auch zur Körperpflege von Patienten auf Intensivstationen verwendet werden darf. Diese Wasserfilter müssen nach Herstellerangaben regelmäßig gewechselt werden.

Bei Frühgeborenen ist die Epidermis besonders dünn und leicht verletztlich. Viele therapeutische und pflegerische Maßnahmen können zu Hautdefekten führen, z. B. Pflaster zum Fixieren, Klebeelektroden, transkutane Sonden usw. Daher sollten Klebeelektroden nur bei Bedarf entfernt und neu platziert werden. Nicht röntgenkontrastgebende Elektroden sind bevorzugt einzusetzen. Die Elektroden werden so fixiert, dass sie auch bei Untersuchungen wie z. B. Herzultraschall belassen werden können.

Hautstellen, die mit Pflaster beklebt werden, können vorher mit einem dünnen Hydrokolloidverband abgedeckt werden. Pflasterreste sollten mit Hilfe von Aqua destillata entfernt werden, da bei alkoholhaltigen Mitteln die Haut stark austrocknet und der Alkohol über die Haut des Frühgeborenen resorbiert werden kann.

Die **Nabelpflege** wird bei Frühgeborenen mit sterilen Handschuhen, sterilen Tupfern und Hautdesinfektionsmittel durchgeführt, da Frühgeborene weitaus mehr gefährdet sind als reife Neugeborene, sich über die offene Nabelwunde zu infizieren.

Allgemeines zur Durchführung der Nabelpflege s. S. 443. Das Eintrocknen des Nabelschnurrestes kann aufgrund sehr hoher Luftfeuchtigkeit im Inkubator oder durch einen liegenden Nabelgefäßkatheter verzögert werden.

21.2.4 Familienorientierte Pflege

Auf der Frühgeborenenstation sollten das Pflegepersonal und die Ärzte die Familie des frühgeborenen Babys behutsam an das Baby heranführen, indem sie
⋯> den Tagesablauf der Station erläutern; die das Kind umgebenden Geräte und Schläuche mit einfachen Worten erklären, auch mehrmals, wenn die Eltern es in ihrer Aufregung und Sorge nicht gleich verstehen,
⋯> die Eltern zum Streicheln ihres Kindes anregen; die Eltern anleiten und einbeziehen in die Pflege wie z. B. Lippen eincremen, Windeln wechseln, Temperatur messen, Stillen bzw. Flasche anbieten;
⋯> die Eltern auffordern, persönliche Dinge für ihr Kind mitzubringen, z. B. Spieluhr, Kleidung; ein Foto vom Baby mit einer Sofortbildkamera ma-

21 Pflege von Frühgeborenen

chen bzw. die Eltern darauf hinweisen, dass sie ihr Baby gerne fotografieren können; einen Fußabdruck des Babys an die Eltern geben;
- das Baby stets mit Namen ansprechen;
- das Baby anziehen, wenn möglich, da dies für Eltern oft ein Zeichen ist, dass es ihrem Kind besser geht;
- das Kind auf den Arm geben bzw. die Känguruhmethode anbieten;
- den Eltern über alltägliche Dinge berichten, z.B. ob das Baby lieber auf dem Bauch oder auf der Seite schläft, ob es die Nahrung gut verträgt, ob es an Gewicht zugenommen hat usw.;
- Hinweise geben auf Elternselbsthilfegruppen, psychologischen Dienst, Sozialdienst, Seelsorge;
- den Eltern deutlich machen, dass ihre Anwesenheit für das Kind wichtig ist, diese Anwesenheit aber nicht einfordern;
- Geschwisterkinder, die frei von Infekten sind, zu ihrem frühgeborenen Geschwister Kontakt aufnehmen lassen;
- die Eltern begleiten, wenn ihr Baby stirbt, s. S. 432.

Die Eltern verstehen die Körpersprache ihres Kindes

Eltern müssen angeleitet werden in der Verhaltensbeobachtung und Körpersprache ihres Kindes, damit sie entsprechend auf das Baby eingehen können, je nachdem, ob das Baby stabil ist und Anregung gebrauchen kann oder ob es gestresst ist und Ruhe benötigt.

Zeichen für einen stabilen Zustand und stabile Aufmerksamkeit sind:
- Eindeutige Schlafphasen,
- rhythmisches, kräftiges Schreien,
- das Kind lässt sich zuverlässig beruhigen,
- konzentrierte Aufmerksamkeit mit glänzenden Augen,
- der Blickkontakt zum Kind kann hergestellt werden,
- ein ruhiger, zufriedener Gesichtsausdruck,
- ein Runzeln der Augenbrauen; das Kind versucht, die Mimik des Erwachsenen nachzuahmen.

Im Gegensatz dazu zeigt sich **Stress- und Abwehrverhalten** bei Frühgeborenen durch:
- Atempausen, unregelmäßige Atmung (wenn die Atmung vorher ruhig und gleichmäßig war),
- Veränderung der Hautfarbe zu grauer/marmorierter/zyanotischer Farbe,
- Veränderung der Herzfrequenz, insbesondere Bradykardie,
- Würgen oder Spucken,
- Husten, Niesen, Gähnen, Seufzen,
- Zittern, Auftreten des Moro-Reflexes, häufiges Zucken,
- Spreizen der Finger, Grimassieren oder angestrengter Gesichtsausdruck, Herausstrecken der Zunge,
- Schlaffheit der Muskulatur von Rumpf, Extremitäten und Gesicht,
- Hypertonus der Muskulatur (das Frühgeborene überstreckt sich im Rücken, Opisthotonus),
- Fäuste machen, Wegziehen eines Fußes, Wegdrehen des Kopfes,
- Schlaflosigkeit, Unruhe, sich krümmen und winden, Quengeln,
- Erregung mit Weinen, das Kind lässt sich kaum trösten,
- umherschweifende Augenbewegungen oder starrer bzw. glasiger Blick.

Die Eltern können ihr Kind beruhigen

Neben der genauen Beobachtung muss Eltern gezeigt werden, welche Hilfsangebote sie ihrem Baby machen können:
- Die flache Hand auf das Kind auflegen,
- das Kind in Beugehaltung bringen, das geht am einfachsten, indem man es auf den Arm nimmt,
- motorische Aktivitäten begrenzen, z.B. durch Legen einer zusammengerollten Stoffwindel an die Füße des Babys,
- gegen Reize abschirmen, d.h. Licht abdunkeln, Geräusche möglichst dämpfen, das kann auch heißen, die Spieluhr nicht mehrmals nacheinander aufzuziehen,
- Schnuller zur Beruhigung anbieten,
- Selbsterfahrung des Körpers ermöglichen, z.B. durch Saugen des Kindes an seiner eigenen Hand oder Anlegen der Arme des Kindes seitlich an den Körper,
- Halten der Hände des Babys,
- langsames, sanftes Streicheln, gegebenenfalls die Eltern in der Babymassage unterweisen (s. S. 50),
- sanftes Ansprechen.

Merke ⇢ **Beruhigung.** Das Kind sollte nicht mit einer Menge von Worten und Berührungen überhäuft werden, sondern jedes einzelne Hilfsangebot durch genaue Beobachtung auf seine Wirkung hin überprüft werden.

21.2.5 Spezielle Pflegemethoden

Känguruhmethode

Definition ⇢ Wird ein frühgeborenes Kind unbekleidet in Bauchlage auf die nackte Brust einer Betreuungsperson gelegt, so spricht man von der Känguruhmethode.

Ziele der Känguruhmethode sind:
- Stimulation durch den Hautkontakt mit den Eltern,
- Reduktion von periodischer Atmung, Apnoen und Bradykardien,
- längere Zeiten ruhiger Aufmerksamkeit oder tiefen Schlafes,

⇢ weniger Unruhe und Schreien,
⇢ Anregung der Milchbildung bei der Mutter, erleichtertes Anlegen an der Brust, höhere Motivation der Mutter beim Abpumpen, bis das Stillen möglich wird,
⇢ erleichterte Eltern-Kind-Bindung, mehr Selbstvertrauen in die elterlichen Fähigkeiten.

Voraussetzungen, die erfüllt sein müssen, damit die Känguruhmethode angewendet werden kann, sind:

Beim Baby: Stabiler Kreislauf, kein schwankender Sauerstoffbedarf, stabile Beatmungsparameter. Keine Nabelgefäßkatheter oder Pleuradrainagen, alle venösen Zugänge sind sicher fixiert. In der für die Känguruhmethode vorgesehenen Zeit sind keine Untersuchungen geplant (Röntgen, Ultraschall u.a.). Das Baby wird nur mit einer kleinen Windel bekleidet, um möglichst viel Hautkontakt zu erhalten.

Bei den Eltern: Sie sollten mindestens eine Stunde Zeit und Ruhe für die Känguruhmethode und keine Erkältung, Grippe, Fieber oder gastrointestinale Beschwerden haben (Infektionsgefahr für das Kind). Vor Beginn der Känguruhmethode sollten sie auf Toilette gehen, etwas essen und evtl. Mineralwasser zum Trinken mitbringen, da es auf den meisten Frühgeborenenstationen sehr warm ist.

Mütter nach Kaiserschnitt müssen selbst kreislaufstabil sein. Stillende Mütter sollten vorher abpumpen und zusätzliche Stilleinlagen mitbringen, falls durch den engen Körperkontakt mit ihrem Kind der Milchfluss angeregt wird. Väter sollten duschen oder Oberkörper und Arme waschen, da Frühgeborene nur gegen die Hautkeime der Mutter eine gewisse Immunität besitzen.

■ **Vorbereitung**

Folgende Materialien sind bei der Känguruhmethode sinnvoll:
⇢ Ein Liegestuhl, der in seiner Position verstellbar ist, eine breite Sitzfläche hat und breite, nicht zu tiefe Armlehnen,
⇢ Polster für Rücken und Gefäß, evtl. zusätzliche Kissen oder Nackenrolle,
⇢ eine Fußbank, insbesondere Mütter im Wochenbett sollten ihre Füße etwas erhöht lagern, etwa auf halber Höhe der Sitzfläche des Liegestuhls,
⇢ ein großes, gefaltetes Handtuch oder ein Fell zum Zudecken des Kindes,
⇢ eine kleine Wollmütze für Frühgeborene unter 1500 g Körpergewicht, damit das Kind seine Körpertemperatur besser halten kann.

■ **Durchführung**

Der Liegestuhl wird in der Nähe der Monitore und Spritzenpumpen aufgestellt. Mutter oder Vater setzt sich bequem in den Liegestuhl mit nacktem Oberkörper. Eine Pflegeperson ordnet alle Kabel und Infusionsleitungen auf einer Seite des Babys an, nimmt dann das Kind aus dem Inkubator und platziert es in Bauchlage auf der Brust des Elternteils. Danach wird das Kind mit einem mehrfach gefalteten Handtuch oder einem Fell zugedeckt **(Abb. 21.11)**.

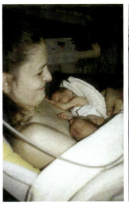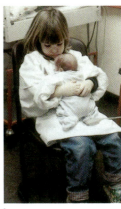

a　　　　　　　　　　　　　　b
Abb. 21.11 ⇢ **Känguruh-Methode. a** Mit Zwillingen (aus kinderkrankenschwester 10/98), **b** mit Geschwisterteil (aus kinderkrankenschwester 1/98).

Lagerung. Frühgeborene unter 1500 g Körpergewicht bzw. jünger als 32 SSW oder noch sehr schwache Kinder werden in einer möglichst liegenden Position gehalten, so dass sie ihren Hals und ihr Kinn nicht selbst gestreckt halten müssen. Dazu sind sie meist noch nicht in der Lage und daher gefährdet, obstruktive Apnoen zu erleiden. Arme und Beine des Kindes sollten gebeugt und an den Körper herangezogen sein (fetale Haltung), um die Körperoberfläche und damit die Wärmeabstrahlung des Kindes zu verringern.

Bei beatmeten Frühgeborenen sichert eine Pflegeperson den Tubus, die Beatmungsschläuche und alle anderen Kabel und Leitungen auf einer Körperseite des Kindes, während eine zweite Pflegeperson das Kind aus dem Inkubator nimmt und auf der Brust der Eltern lagert. Der Kopf des Kindes wird auf die Seite gelagert, damit die Beatmungsschläuche über eine Schulter der Mutter bzw. des Vaters hinweg zum Beatmungsgerät geführt werden können. Die Beatmungsschläuche müssen sicher fixiert werden. Die Eltern müssen beachten, dass ihr Baby seinen Kopf nicht alleine auf die andere Seite dreht, da hierdurch die sichere Platzierung des Tubus gefährdet wird.

Überwachung. Um nicht versehentlich die Atmung der Eltern zu registrieren anstatt der Atmung des Kindes, werden die EKG-Elektroden auf den Rücken des Frühgeborenen geklebt. Ein peripher angebrachter Temperaturfühler ermöglicht eine Überwachung der Körpertemperatur des Kindes, außerdem sollten die Eltern darauf achten, ob ihr Baby sich warm anfühlt. Ein Pulsoxymeter und gegebenenfalls eine transkutane Sonde gestatten die Überwachung der Sauerstoffsättigung.

Das Geschwisterbett

Definition ⇢ Das gemeinsame Unterbringen von Zwillingen oder Mehrlingen in einem Inkubator oder Wärmebett wird als Geschwisterbett bezeichnet (**Abb. 21.12**).

Ziele dieser Methode sind:
- ⇢ Gegenseitige Stimulation zur Vermeidung von Apnoen und Bradykardien, erleichterte Temperaturregulation durch gegenseitiges Warmhalten,
- ⇢ Entwicklung synchroner Schlaf- und Wachphasen, gegenseitige Beruhigung.

■ **Durchführung**

Beim Geschwisterbett sind folgende Pflegemaßnahmen zu ergreifen:
- ⇢ Die mittels Namensbändchen gekennzeichneten Babies werden möglichst von Anfang an in ein gemeinsames Bett (Wärmebett oder Inkubator) gelegt.
- ⇢ Alle Überwachungsgeräte und Spritzenpumpen usw. müssen mit dem Namen des Babys gekennzeichnet werden, an das sie angeschlossen sind. Am einfachsten ist es, jeweils an eine Seite des Bettes die zum betreffenden Kind gehörenden Geräte zu platzieren.
- ⇢ Mehrlinge im Geschwisterbett sollten in jeder Schicht von einer Pflegeperson betreut werden. Dies ermöglicht eine Abstimmung pflegerischer und ärztlicher Tätigkeiten, so dass nicht jedes Baby doppelt so häufig gestört wird wie bei der Unterbringung in getrennten Betten.

Merke ⇢ **Hygiene.** Unerlässlich ist die hygienische Händedesinfektion, bevor von einem Baby zum anderen gewechselt wird.

Pflegemaßnahmen und die Gabe von Medikamenten müssen eindeutig zugeordnet werden. Die Gefahr von Verwechslungen ist groß! Ein zweites Wärmebett oder ein zweiter Inkubator wird im gleichen Zimmer bereitgehalten, um die Geschwister bei Bedarf ohne Zeitverlust trennen zu können.

Lagerungshilfsmittel werden so eingesetzt, dass ein möglichst enger Körperkontakt entsteht, das bedeutet, sie werden nicht zwischen die beiden Babies gelegt. Möglich sind die Lagerung Rücken-an-Rücken, Gesicht-an-Rücken oder einander zugewandt (En-face-Position).

Pflegepersonal und Ärzte entscheiden gemeinsam, ob eine Unterbringung in getrennten Betten (evtl. vorübergehend) sinnvoll ist, z. B. bei Phototherapie oder Beatmung eines Babys, bei Infektion eines Kindes, bei stark unterschiedlichen Bedürfnissen an die Umgebungstemperatur, bei liegenden Drainagen oder Kathetern, bei großer Unruhe aufgrund gegenseitiger Störung.

Richtlinien für die Pflege im Inkubator

Der Inkubator ist ein unverzichtbares Hilfsmittel für die Pflege und Behandlung von Frühgeborenen. Er besitzt Wände aus Plexiglas zur ungehinderten Beobachtung und durch Klappen oder Irisblenden verschließbare Durchgriffsöffnungen zur Versorgung des Kindes, s. S. 387. Viele verschiedene Modelle sind auf dem Markt.

Merke ⇢ **Sicherheit.** Jede Pflegeperson, die Frühgeborene im Inkubator pflegt, muss in den Gebrauch des Inkubators eingewiesen sein und entsprechende Hinweise des Herstellers beachten.

Der Inkubator ermöglicht:
- ⇢ Eine ununterbrochene Beobachtung des Kindes von allen Seiten (Hautfarbe, Atmung, Verhalten usw.),
- ⇢ eine exakte Klimatisierung durch Einstellung von Temperatur und Luftfeuchtigkeit, die durch Alarmfunktionen überwacht werden,
- ⇢ eine Sauerstofftherapie durch Einleiten von Sauerstoff in den Inkubator; je nach Modell wird die Sauerstoffkonzentration durch Alarmfunktion überwacht,
- ⇢ den Schutz vor Eindringen von Bakterien durch kontinuierliche Luftumwälzung, dadurch entsteht ein leichter Überdruck im Inkubator im Vergleich zur Raumluft, außerdem wird die von außen angesaugte Luft durch einen Filter gereinigt, bevor sie in das Innere des Inkubators gelangt,
- ⇢ verschiedene Lagerungsmöglichkeiten durch verstellbare Liegefläche,
- ⇢ Wiegen des Kindes mittels Inkubatorwaage, sofern vorhanden.

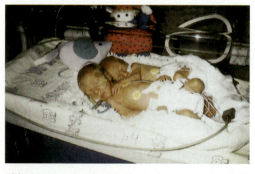

Abb. 21.12 ⇢ **Geschwisterbett.** Lagerung der Zwillinge im Inkubator (aus kinderkrankenschwester 10/98).

Einbeziehung der Eltern ⋯▸ Die Eltern werden angeleitet bezüglich der hygienischen Regeln und dem geräuscharmen Öffnen und Schließen der Klappen. Hemmungen vor dem Inkubator als einer Barriere zwischen Eltern und Kind sollten vom Pflegepersonal angesprochen und die Eltern zum Berühren ihres Babys im Inkubator herangeführt werden. Wenn die Eltern mit ihrem Kind sprechen, sollten sie zu einer der Klappen hineinsprechen, damit ihre Stimme von ihrem Kind auch gehört werden kann.

Hygienisches Arbeiten. Für das Arbeiten im Inkubator ist eine gute Vorbereitung aller Pflegemaßnahmen erforderlich. Das benötigte Material (z. B. Waschutensilien, Bettwäsche, Zubehör zum Wickeln usw.) muss griffbereit liegen, ein Abwurf für Abfall und Schmutzwäsche sollte in unmittelbarer Nähe sein, ebenso Händedesinfektionsmittel.

Die **Desinfektion der Hände** und der Unterarme bis zum Ellenbogen erfolgt, bevor man in den Inkubator greift. Die Inkubatorklappen werden durch Druck mit dem Ellenbogen auf die Verriegelung geöffnet, damit die desinfizierten Hände nicht mehr mit dieser Verriegelung in Berührung kommen. Zwischen den einzelnen Verrichtungen innerhalb und außerhalb des Inkubators wird die Desinfektion der Hände und Unterarme wiederholt. Saubere Gegenstände werden am Kopfende des Inkubators eingegeben, schmutzige Gegenstände am Fußende des Inkubators ausgeschleust. Schmutzige Windeln, das benutzte Fieberthermometer sowie verschmutzte Bettwäsche werden sofort ausgeschleust.

Die Ganzwaschung erfolgt wie bei anderen Neugeborenen und Säuglingen auch unter Berücksichtigung der hygienischen Regeln.

Beim Aufstoßenlassen des Kindes während des Flaschetrinkens wird die Milchflasche am Kopfende abgestellt; dort wird auch der Schnuller abgelegt.

Um die Ablagerung von Staub zu vermeiden, wird der Inkubatorinnenraum täglich mit sterilem Wasser gereinigt. Bei Befeuchtung der Inkubatorluft durch Einfüllen von sterilem Wasser in die Wasserkammer muss das Wasser täglich gewechselt werden. Gegebenenfalls werden Proben des Inkubatorwassers für mikrobiologische Untersuchungen entnommen. Zwecks gründlicher Reinigung sollte der Inkubator möglichst alle sieben Tage gewechselt werden. Die Schlussdesinfektion des Inkubators bei Patientenwechsel wird nach den Angaben des Herstellers sowie kliniküblichem Vorgehen durchgeführt.

Lese- und Lernservice

Fragen zum Selbststudium

1. Wie begleiten Sie Eltern bei der ersten Begegnung mit ihrem frühgeborenen Kind auf der Frühgeborenenstation?
2. Welche pflegerischen Aufgaben erwarten Sie bei der Umstellung eines Frühgeborenen von der Ernährung über Magensonde zum Trinken aus der Flasche?
3. Welchen Stellenwert hat die Lagerung bei Frühgeborenen?
4. Wie kann die Frühgeborenenstation „frühchengerecht" gestaltet werden?
5. Welche Bedeutung hat die Känguruhmethode für das frühgeborene Kind, seine Eltern sowie das Pflegepersonal?

Verwendete Literatur

Als, H.: A synactive model of neonatal behavioral organization: Framework for the assessment of neurobehavioral development in the premature infant and for support of infants and parents in the neonatal intensive care environment. In: Sweeney, J. K. (Ed.): The High-Risk Neonate: Developmental Therapy Perspectives. The Howarth Press, London/New York 1986, 3–53

Brunner L. S., D. S. Suddarth: The Lippincott Manual of Paediatric Nursing. 3rd edition adapted for the UK by B. F. Weller. J. B. Lippincott, Philadelphia and Harper Collins Nursing, London 1991

Bruns, E.: Frühgeborene – Das Erleben von Vätern in den ersten Tagen nach der Geburt. Zeitschrift des Katholischen Berufsverbandes für Pflegeberufe 1 (2001): 4–9

Bucher, C.: Lagerung frühgeborener Kinder. Krankengymnastik 47 (1995) Nr. 2: 172–183

Gulanick, M. et al.: Nursing Care Plans for Newborns and Children. Acute and Critical Care. Mosby Year Book, St. Louis 1992

Gunderson, L. P., C. Kenner (Ed.): Care of the 24–25 week gestational age infant. A small baby protocol. Nicu Ink, California, 2nd ed. 1995

Hanssler, L., H. Breukmann: Einfluss unterschiedlicher relativer Luftfeuchtigkeit im Inkubator auf die Hauttemperatur Neugeborener mit niedrigem Geburtsgewicht. Monatsschr. Kinderheilk. 141 (1993): 487–490

Harris, M. B.: Oral Motor Management of the High Risk Neonate. In: Sweeney, J. K. (Ed.): The High-Risk Neonate: Developmental Therapy Perspectives. The Howarth Press, London/New York 1986, 231–253

Krämer, W. et al.: Neue Fixierungsmethode für orogastrale Ernährungssonden bei Früh- und Termingeborenen. Kinderkrankenschwester 2 (1999): 61–63

Kurz, B., P. Heister: Die Bedeutung der Pflege in der Prävention von Hirnblutungen bei Frühgeborenen. Kinderkrankenschwester, 14 Jg. (1995), Nr. 2: 56–61

Ludington-Hoe, S., S. K. Golant: Liebe geht durch die Haut. Eltern helfen ihrem frühgeborenen Baby durch die Känguruh-Methode. Kösel-Verlag, München 1994

Ludington-Hoe, S. et al.: Kangaroo Care: Research Results and Practice Implications and Guidelines. Neonatal Network, February 1994, Vol. 13, No. 1: 19–27

Obladen, M.: Neugeborenenintensivpflege, 5. Aufl., Springer Verlag, Berlin/Heidelberg 1995

Panagl, M. A.: Zu früh als Eltern geboren werden. Hipp-Service-Zeitung Nr. 20 (2001): 4–7

Peters, C. et al.: Schwingungsmessungen zur Transportbelastung Früh- und Neugeborener bei Inkubatortransport. Klinische Pädiatrie 209 (1997): 315–320

Roos, R. et al.: Checkliste Neonatologie – Das Neo-ABC. Thieme, Stuttgart 2000

Rüdiger, S.: Viel zu früh und viel zu klein – Von den Schwierigkeiten und Chancen, Mutter eines Frühgeborenen zu sein. Kinderkrankenschwester 2 (1995): 62–65

Sarimski, K.: Frühgeborene in den ersten Lebenswochen. Broschüre des Bundesverbandes „Das frühgeborene Kind" e.V., Heidelberg, o. J.

Sarimski, K.: Frühgeborene nach der Entlassung. Broschüre des Bundesverbandes „Das frühgeborene Kind" e.V., Heidelberg o. J.

Sarimski, K.: Interaktionsprobleme mit frühgeborenen Säuglingen. Broschüre des Bundesverbandes „Das frühgeborene Kind" e.V., Heidelberg o. J.

Stening, W. et al.: Känguruhmethode bei Frühgeborenen. Monatsschr. Kinderheilkd. 144 (1996): 930–937

Wagner, E.-M.: Füttern mit der Flasche. Kinderkrankenschwester, 16. Jg. (1997), Nr. 1: 16–18

Wagner, E.-M.: Zwei in einem Bett. Kinderkrankenschwester 8 (1999): 315–318

Wolke, D.: Psycho-biologische Aspekte der Pflege von Frühgeborenen. Deutsche Krankenpflege-Zeitschrift 7/1991: 478–483

Young, J.: Developmental Care of the Premature Baby. Baillière Tindall, London 1996

Weiterführende Literatur

Bundesverband „Das frühgeborene Kind" e.V. (Hrsg.): Die Begleitung der Eltern auf der Intensivstation. Heidelberg 1999

Gebel-Schürenberg, A.: Basale Stimulation in der Pflege von Früh- und Neugeborenen. In: Aßmann, C. (Hrsg.): Pflegeleitfaden alternative und komplementäre Methoden. Urban & Schwarzenberg, München, 2. Auflage 1996

Sparshott, M.: Früh- und Neugeborene pflegen. Stress- und schmerzreduzierende, entwicklungsfördernde Pflege. H. Huber, Bern 2000

Young, J.: Frühgeborene fördern – pflegen – unterstützen. Ullstein Mosby, Berlin 1997

Leseempfehlungen für Eltern

Aly, M.: Das Sorgenkind im ersten Lebensjahr. Springer, Heidelberg 1998

Ameda GmbH, Birkenstr. 6, 72116 Mössingen-Belsen: Broschüre (kostenlos) „Stillen und Muttermilchernährung für Frühgeborene"

Arbeitsgemeinschaft Freier Stillgruppen, Rüngsdorfer Str. 17, 53173 Bonn: Broschüren (gegen Gebühr) „Das Stillen von Zwillingen" und „Frühgeborene brauchen Muttermilch"

Brüggemann, J. H.: Zu früh ins Leben? Was alle Eltern über Risiko- und Frühgeburt wissen sollten. Trias, Stuttgart 1993

Bryan, E.: Zwillinge, Drillinge und noch mehr… H. Huber, Göttingen 1994

Sarimski, K.: Alle Elternbroschüren des Bundesverbandes „Das frühgeborene Kind" e.V.

Steidinger, J., K. J. Uthicke: Frühgeborene. Von Babies, die nicht warten können. Rowohlt, Reinbek 1989

Kontaktadressen

ABC-Club e.V., Internationale Drillings- und Mehrlingsinitiative, Bethlehemstr. 18, 30451 Hannover, Tel. 05 11/2 15 19 45

Bundesverband „Das frühgeborene Kind" e.V.
Angelika Czasny, Leipziger Str. 8, 86368 Gersthofen

„Das Frühchen" e.V., Postfach 150 114, 53113 Bonn

Fa. Engel GmbH, Albstr. 38, 72764 Reutlingen,
Tel. 0 71 21/38 78 77
Wäsche für Frühgeborene der Firma Engel ist erhältlich über BioLogo, Versandhandel von Naturwaren, Im Plaul 1, 55270 Essenheim, Tel.: 0 61 36/99 73 26, Fax 0 61 36/99 73 27, eMail: biologo@t-online.de

Dr. M. Fries, Spezialsprechstunde für Schreibabies
Universitätsklinik und Poliklinik für Kinder und Jugendliche. Oststr. 21–25, 04317 Leipzig

Mini-Baby, Mode für Frühchen und Zwillinge
Postfach 0203, 74908 Meckesheim, Fax 0 62 26/78 69 43, eMail: Mini-Baby.Team@t-online.de

Internetadressen

www.abc-club.de
www.fruehgeborene.de
www.mini-baby.de
www.gaimh.de
(German Association of Infant Mental Health GAIMH)

22 Pflege von Kindern mit Störungen in der Neugeborenenperiode

Simone Teubert

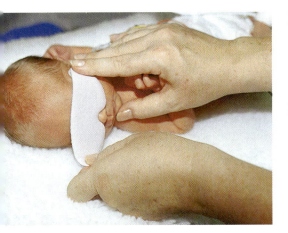

22.1 Bedeutung

Im Folgenden wird die Pflege und Betreuung einer besonderen Gruppe von Kindern beschrieben. Sie beginnen ihr Leben mit einer unerwarteten Einschränkung ihres Gesundheitszustandes. Diese Situation wird verschärft, da die Eltern in der Regel darauf nicht vorbereitet sind und ebenfalls der Betreuung und Unterstützung bedürfen.

In der heutigen Zeit sind werdende Eltern sehr gut informiert. Die moderne Medizin- und Labortechnik gewährleistet eine umfassende Überwachung der Schwangerschaft und somit ein frühzeitiges Erkennen von Risiken. Die ganzheitlichen Geburtsvorbereitungskurse für Paare, die von Hebammen ihrer Wahl angeboten werden, geben Müttern und Vätern Sicherheit. Auch wenn alle Tests und Untersuchungen normal und positiv ausfallen, kommt es bei einigen Neugeborenen zu Störungen während und nach der Geburt, die eine Betreuung in der Kinderklinik erfordern.

Das Kind, das gerade den Mutterleib verlassen hat, muss eine zusätzliche räumliche Trennung von der Mutter und unbekannte und zum Teil schmerzhafte Einflüsse erfahren. Die Eltern bleiben alleine zurück und müssen die Verantwortung und Betreuung in fremde Hände legen. Ihre ganzen Erwartungen sind zunichte gemacht worden und v. a. die Mütter plagen Gefühle von Schuld, Unfähigkeit und Entmündigung.

Diese Situation ist immer bei der Betreuung von Neugeborenen mit Gesundheitsstörungen zu beachten.

22.2 Pflege eines Neugeborenen mit Hyperbilirubinämie

22.2.1 Ursache und Auswirkung

Bei einer Hyperbilirubinämie kommt es zur Erhöhung des indirekten (unkonjugierten) Bilirubins im Blut durch vermehrten Abbau des überschüssig vorhandenen Hämoglobins und noch unreifer Leberzellen mit ungenügender Glukuronyltransferase-Aktivität. Die Erhöhung des Bilirubins ist physiologisch und tritt bei reifen gesunden Neugeborenen zwischen dem 2. und 6. Lebenstag auf und ist nicht behandlungspflichtig. Davon zu unterscheiden ist die pathologische Hyperbilirubinämie (Ikterus gravis), die Symptom für eine ernsthafte Gesundheitsstörung sein kann.

Die Indikation einer Therapie ergibt sich aus dem Lebensalter und der Konzentration des indirekten Bilirubins im Blut. Anhand einer Tabelle kann der Arzt die Indikation zur Therapie stellen. Eine leichte Hyperbilirubinämie wird durch die Fototherapie behandelt. Schwerere Formen, d. h. hohe Bilirubinkonzentrationen, können eine Blutaustauschtransfusion (s. S. 845) notwendig machen.

 Merke ⋯ Komplikation. Bei Nichtbehandlung einer Hyperbilirubinämie mit hohen Bilirubinkonzentrationen kann es zu einer Bilirubinenzaphalopathie (Kernikterus) kommen!

Allgemeine **Symptome**:
- Ikterus der Haut, Skleren und Schleimhäute,
- Trinkschwäche, Apathie, ggf. Apnoen, Bradykardien.

22.2.2 Pflegebedarf einschätzen

Bei einer Hyperbilirubinämie können die folgenden Pflegeprobleme auftreten:
- mangelnde Nahrungszufuhr durch Trinkschwäche,
- potentielle Gefahr von Netzhautschädigungen unter Einfluss der Lichtbestrahlung,
- erhöhter Flüssigkeitsverlust durch verstärkte Perspiratio insensibilis und häufige wässrige Stühle,
- Körpertemperaturschwankungen,
- trockene rissige Haut,
- gesteigerte Unruhe des Kindes,

22 Pflege von Kindern mit Störungen in der Neugeborenenperiode

⇢ erschwerter Eltern-Kind-Kontakt bei therapiebedingter räumlicher Trennung.

22.2.3 Pflegeziele und -maßnahmen

Abbau des Bilirubin durch Fototherapie

Bei der Fototherapie werden spezielle Fototherapielampen, die über einen Wellenlängenbereich zwischen 450 bis 470 nm verfügen, eingesetzt. Unter Lichteinfluss verwandelt sich das wasserunlösliche Bilirubin in wasserlösliches Bilirubin und kann somit über Niere und Darm ausgeschieden werden.

Effektive Fototherapie durch fachrichtigen Einsatz und Handhabung von Fototherapielampen:
⇢ Vor dem Einsatz immer überprüfen, ob das Gerät noch einen ausreichenden Wartungsschutz hat,
⇢ Überprüfung der Funktionalität der einzelnen Röhren, bei Kombinationslampen immer überprüfen, ob der gewünschte Lampentyp eingestellt ist bzw. ob beide Lampentypen funktionieren (weißes und blaues Licht),
⇢ den vom Hersteller empfohlenen Abstand der Lampe zum Kind bei verstellbaren Lampen unbedingt einhalten,
⇢ beim Einsatz von einem bzw. zwei Geräten immer den schnellen problemlosen Zugang zum Kind gewährleisten,
⇢ Standort der Therapieeinheit so wählen, dass umliegende Patienten nicht dem abstrahlenden Licht ausgesetzt sind,
⇢ nie die Lampen zum Lichtabschirmen mit Tüchern o.Ä. behängen (Brandgefahr).

Gewährleistung einer effektiven Fototherapie:
Es ist wichtig, dass das Licht auf so viel unbedeckte Haut wie möglich auftreffen kann (**Abb. 22.1**).

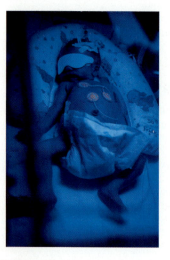

Abb. 22.1 ⇢ **Neugeborenes unter Fototherapie** (RTM Eye-shields).

Das Kind wird, nur mit einer schmalen Windel oder einem Mundschutz im Genitalbereich bekleidet, in einem Inkubator oder einem Wärmebett bestrahlt. Das Kind muss alle 2–4 Stunden umgelagert werden, damit möglichst die gesamte Hautfläche dem Licht ausgesetzt wird. Gefäßzugänge werden nicht umwickelt, bei Fixation von Schienen werden schmale hautfreundliche Pflaster verwendet.

Bei **Überwachung** mit Pulsoxymetern müssen die Sensoren mit kleinen Handschuhen vor Lichteinfall geschützt werden.

Das Hautkolorit und der Allgemeinzustand des Kindes (z.B. Vitalzeichen, Aktivität des Kindes, Trinkverhalten) müssen regelmäßig beurteilt werden (Rückgang oder Verstärkung des Ikterus?).

Das Hautkolorit eines Kindes unter Fototherapie ist nicht adäquat zu beurteilen. Um sich ein umfassendes Bild über auftretende Veränderungen machen zu können, muss die Lampe zur Beobachtung und bei der Durchführung der pflegerischen Maßnahmen kurzfristig ausgeschaltet werden! Dies gilt auch für die Entnahme von Kapillarblut zur Bilirubinbestimmung!

 Merke ⇢ **Sicherheit.** Unter Blaulicht kann eine Zyanose übersehen werden!

■ Bestimmung des Bilirubinwertes

Es stehen mehrere Möglichkeiten zur Feststellung des Bilirubinwertes im Blut zur Verfügung:
⇢ kapilläre und venöse Blutentnahme, Trans-kutan Bilimeter.

Bei allen Methoden muss vor Beginn der Durchführung die Fototherapielampe ausgestellt werden, um keine falschen Werte durch Lichteinfall (z.B. auf das Serumröhrchen) zu erzielen.

Zur schonenden Bestimmung der Entwicklung des Bilirubinspiegels im Blut empfiehlt sich der Einsatz eines sogenannten Trans-kutan Bilimeters. Es dient der nicht-invasiven Vorabklärung und Verlaufsentwicklung der Hyperbilirubinämie. Das Bilimeter misst mit Hilfe optoelektronischer Technologie die Gelbfärbung des subkutanen Gewebes und zeigt einen numerischen Messwert an, der dem Serum-Bilirubinspiegel des Neugeborenen entspricht.

Sind die Bilirubinwerte schon kurz nach der Geburt sehr hoch und kommen zusätzlich Risikofaktoren hinzu, ist eine Blutaustauschtransfusion und ein Nabelvenenkatheter evtl. unumgänglich (s. S. 837).

Praxistipp ⇢ Um das Legen eines Nabelvenenkatheters noch zu ermöglichen, muss der Nabelschnurrest ständig feucht gehalten werden. Das geschieht mit sterilen Kompressen, die den Nabelschnurrest umhüllen und die mit steriler isotonischer Kochsalzlösung durchfeuchtet sind. Dieser Vorgang wird alle 1 bis 2 Stunden oder bei Bedarf häufiger wiederholt.

Pflege eines Neugeborenen mit Hyperbilirubinämie 22

Physiologische Körpertemperatur

Ziel ist es, das Kind im thermoneutralen Bereich zu versorgen. Eine Auskühlung oder Körpertemperaturerhöhung ist zu vermeiden, deshalb muss eine adäquate Wärmezufuhr durch den Inkubator oder das Wärmebett gewährleistet sein.

Hierbei ist die Überprüfung der Kerntemperatur (2- bis 4-stündlich), bei sehr instabilen Kindern auch häufiger, von großer Wichtigkeit. Je nach erhobenem Wert muss die Feineinstellung der Inkubator- oder Wärmebetttemperatur reguliert werden. Bei pflegerischen oder therapeutischen Maßnahmen, die ein Ausschalten der Fototherapielampe erfordern, ist auf eine sofortige Bedeckung des Kindes oder die Erhöhung der Umgebungstemperatur zu achten.

Wird die Lampe nach Beendigung des Vorgangs wieder eingeschaltet, werden diese Maßnahmen wieder zurückgenommen. Wird das Kind den Eltern auf den Arm gegeben, z. B. zum Stillen, muss das Kind angezogen oder in wärmende Decken gehüllt werden, um ein Auskühlen zu vermeiden und um die angestrebte physiologische Körpertemperatur konstant zu halten.

Ausreichende Flüssigkeitszufuhr

Ziel der Maßnahme ist es, einen evtl. auftretenden Flüssigkeitsmangel rechtzeitig zu erkennen und zu beseitigen. Das beinhaltet die Beobachtung der Ausscheidungen hinsichtlich Konsistenz, Menge und Frequenz und die Beurteilung des Hautturgors. Infolge des Abbaus des Bilirubins, das durch Darm und Niere ausgeschieden wird, färbt sich der Urin dunkelgelb bis bräunlich. Aufgrund therapiebedingtem, erhöhtem Flüssigkeitsbedarf (wässrige Stühle, erhöhte Perspiratio insensibilis) ist auf eine ausreichende Flüssigkeitszufuhr strengstens zu achten. Die Kinder weisen in manchen Fällen eine vorübergehende Trinkschwäche auf, sodass der Einsatz einer Magensonde zur Sondierung der Nahrung erforderlich werden kann. Es empfiehlt sich, den Kindern in angeordneten Zeitabständen Nahrung anzubieten und ggf. die Restnahrungsmenge nachzusondieren. Wenn möglich, wird den Kindern von den Eltern oder der betreuenden Pflegeperson auf dem Arm außerhalb des Inkubators oder Wärmebetts die Nahrung gereicht.

In der Regel wird der Flüssigkeitshaushalt zusätzlich, auf Anordnung des Arztes, mit einer Glukoseinfusion unterstützt. Hierbei ist eine sorgfältige Überwachung der Infusionstherapie wichtig.

Verbessert sich das Trinkverhalten während der Fototherapie, kann nach Rücksprache mit dem behandelnden Arzt die Trinkmenge erhöht und die Infusionsmenge reduziert werden.

Sicherer Augenschutz

Ziel ist es, einen sicheren Schutz vor dem ständig einfallenden Licht zu gewährleisten. Dazu ist eine konsequente und komplette Bedeckung der Augen notwendig. Die handelsüblichen Fototherapiebrillen gibt es in 2 Größen für Neugeborene und kleinere Frühgeborene. Sie sind so konzipiert, dass mittels zwei selbsthaftender Schaumstoffpunkte, die rechts und links in Augenhöhe an der Schläfe des Kindes plaziert werden, mit Hilfe eines Klettverschlusses eine lichtundurchlässige, weiche Schutzbrille fixiert werden kann **(Abb. 22.2)**. Sie kann dadurch leicht und schonend wieder abgenommen werden **(Abb. 22.3)**. Dabei ist darauf zu achten, dass die Nasenöffnung nicht verlegt wird.

Praxistipp ⋯▷ Bei der Nahrungsgabe und bei den Eltern auf dem Arm wird die Brille für diesen Zeitraum abgenommen, um dem Kind optische Anreize zu ermöglichen.

Intakte Haut

Neben dem ikterischen Hautkolorit neigen die Kinder aufgrund der ständigen Bestrahlung zu trockener und rissiger Haut. Bereits bestehende Hauterscheinungen (z. B. das Neugeborenenexanthem) können sich noch verstärken.

Durch die Lichtdisposition ist eine Pflege mit ölhaltigen Produkten, die die Poren verschließen und einen Wärmestau verursachen können, kontraindiziert. Die Körperpflegemittel dürfen außerdem keinen Lichtschutzfaktor enthalten, um einen effektiven Abbau von Bilirubin zu gewährleisten. Nach Rücksprache mit Arzt und Klinikapotheke sollten nur geeignete Produkte eingesetzt werden. Bei der Körperwäsche ist die Reinigung mit klarem Wasser vorzuziehen, um eine evtl. Reizung durch Rückstände von parfümierten Waschlotionen auf der Haut zu vermeiden.

Im Anogenitalbereich kommt es durch die häufigen Stühle oft zu einer Hautirritation. Deshalb ist ein 2- bis 4-stündliches Wechseln der Windel wichtig. Die Reinigung dieses Bereichs sollte auch ausschließ-

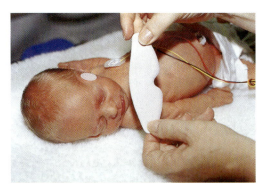

Abb. 22.2 ⋯▷ **Fototherapiebrille** (RTM Eye-shields). Sicherer Augenschutz mittels einer lichtundurchlässigen und hautschonend zu fixierenden Fototherapiebrille

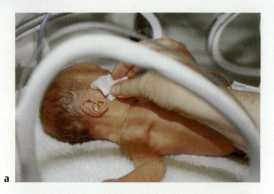

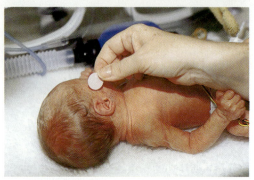

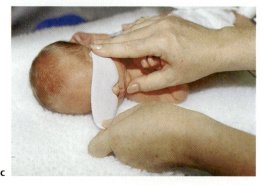

Abb. 22.3 ⇢ Anpassen und Anlegen einer Fototherapiebrille (RTM Eye-shields).
a Schläfe des Neugeborenen wird gereinigt
b Selbsthaftender Schaumstoffpunkt wird an der Schläfe des Neugeborenen befestigt
c weiche Schutzbrille wird an den Schaumstoffpunkten befestigt

lich mit Wasser erfolgen und eine angeordnete Schutzcreme dünn aufgetragen werden.

Kontakt der Eltern mit dem Kind

Die Fototherapie ist eine Behandlungsform, die den Eltern den direkten spontanen Kontakt zu ihrem Kind erschwert. Der Arzt wird den Eltern die Therapie erläutern und nach Rücksprache kann die Bestrahlung, je nach Bilirubinwert, kurzfristig unterbrochen werden, damit die Eltern ihr Kind auf den Arm nehmen können.

Ziel ist es, die Eltern in pflegerische Abläufe mit einzubeziehen, um ihnen somit die Möglichkeit des direkten Kontakts zu ihrem Kind zu geben. Das bedeutet, dass die Eltern nach Anleitung und Beratung durch die Pflegeperson z. B. wickeln und füttern.

Die Nahrungsaufnahme, wie z. B. das Stillen, kann durch die Unlust des Kindes erschwert bis unmöglich sein. Falls das Kind an der Brust nicht trinkt, motiviert die Pflegeperson die Mutter, den Milchfluss durch regelmäßiges Abpumpen in Gang zu halten. Sobald das Kind trinkt, werden die Stillversuche, unterstützt von der Pflegeperson, wieder aufgenommen.

22.3 Pflege eines Neugeborenen mit Infektionen

22.3.1 Ursache und Auswirkung

Die erhöhte Anfälligkeit Früh- und Neugeborener, an einer bakteriellen oder viralen Infektion zu erkranken, liegt in ihrer noch nicht ausreichend entwickelten Immunabwehr begründet. Dabei sind besonders unreife und hypotrophe Kinder gefährdet. Eine beim Neugeborenen manifeste Infektion kann prä-, peri- und postnatal erworben werden **(Tab. 22.1)**.

Es werden verschiedene Verläufe der Infektion unterschieden:
⇢ **Frühform** (early onset). Auftreten während der ersten Lebensstunden und -tage,
⇢ **Spätform** (late onset). Auftreten nach der ersten Lebenswoche,
⇢ **nosokomiale Infektion.** Sie betrifft meist intensivmedizinisch behandelte Früh- und Neugeborene (Übertragungswege können Hände, Instrumente, Katheter und Nahrung sein).

Die neonatale Infektion kann zusätzlich zu einer Meningitis, Sepsis oder Pneumonie führen. Deshalb wird bereits bei Verdacht einer Neugeboreneninfektion der Erregernachweis erhoben. Die Pflegeperson führt die Abnahme der angeordneten Proben für die mikrobiologische Untersuchung (z. B. Hautabstriche, Magensaftsekret) durch. Sie assistiert bei der Blutentnahme, z. B. der sterilen Abnahme einer Blutkultur und ggf. bei einer Lumbalpunktion zur Gewinnung von Liquor. Das Labormaterial wird von ihr beschriftet und mit den zugehörigen Anforderungsformularen an die zuständigen Labors weitergeleitet (s. S. 788).

Auch heute noch sterben in Westeuropa und den USA 25 % aller erkrankten Früh- und Neugeborenen an den Folgen einer Infektion. Deshalb ist die gute und aufmerksame Beobachtung Neugeborener aus-

Pflege eines Neugeborenen mit Infektionen

Tab. 22.1 Risikofaktoren, Infektionsweg und Erreger einer Neugeboreneninfektion

Risikofaktoren	Infektionsweg	Erreger
vorzeitiger Blasensprung > 24 Stunden Amnioninfektionssyndrom mütterliche Infektion Frühgeburtlichkeit	hämatogen und diaplazentar Aspiration und Schlucken von infiziertem Fruchtwasser während des Geburtsvorganges bei Besiedelung der Vagina Eintrittspforten sind die Schleimhäute, Haut, Nabel	Streptokokken, besonders der Gruppe B Escherichia-coli-Bakterien Hospitalkeime, z. B. Klebsiella, Enterobacter, Staphylococcus aureus Viren, z. B. Herpes simplex, Rotaviren Pilze, z. B. Candida albicans

gesprochen wichtig. Die Frühsymptome sind oft unspezifisch und variabel, wodurch eine Einordnung erschwert wird. Der Allgemeinzustand des Kindes kann sich jedoch innerhalb von Stunden extrem verschlechtern und erhebliche Organstörungen zur Folge haben.

Merke Beobachtung. Wenn Ihnen ein Kind „komisch" erscheint d. h. sich das Verhalten des Kindes verändert (z. B. auffallende Schläfrigkeit, Trinkunlust) oder Sie die Hautfarbe und das Aussehen als „schmutzig" empfinden, informieren Sie sofort den Arzt! Es können erste uncharakteristische Zeichen einer beginnenden Infektion sein!

Allgemeine Symptome einer Neugeboreneninfektion:
- Temperaturregulationsstörungen (Hyperthermie, eher Hypothermie),
- Brady- bzw. Tachypnoe, Apnoen, Brady- bzw. Tachykardie,
- blassgraues, marmoriertes Hautkolorit und kühle Extremitäten, Ikterus
- Trinkschwäche, Erbrechen, Magenreste, geblähtes Abdomen,
- Zittrigkeit (Hinweis auf eine Hypoglykämie),
- lokale Entzündungszeichen (z. B. Omphalitis).

Zusätzliche Symptome bei einer Sepsis sind:
- Hypotonie bis Schock, sehr schlechter Allgemeinzustand,
- Bewusstseinstrübung, Krampfanfälle,
- Petechien,
- Oligurie (Gefahr des akuten Nierenversagens).

Bei drohendem septischem Schock kann das Kind intensivpflegerische Betreuung benötigen.
Sprechen die klinischen Zeichen für eine Infektion, wird das Kind auch ohne vorliegenden Erregernachweis und bei negativen Infektparametern sofort auf Anordnung des Arztes durch eine intravenöse antibiotische Therapie behandelt.

Merke Beobachtung. Der Krankheitsverlauf wird entscheidend vom Zeitpunkt der Diagnose bzw. dem Einsetzen der Behandlung bestimmt.

22.3.2 Pflegebedarf einschätzen

Bei der Manifestation einer Neugeboreneninfektion können folgende Pflegeprobleme auftreten:
- Gefahr von instabilen Kreislaufverhältnissen,
- Temperaturregulationsstörungen,
- mangelnde Nahrungsaufnahme durch Trinkschwäche, Erbrechen, Verdauungsstörungen,
- Haut- und Schleimhautirritationen, Soorbefall durch die Antibiotikatherapie, Venenreizung durch intravenöse Antibiotikatherapie,
- erschwerter Eltern-Kind-Kontakt.

22.3.3 Pflegeziele und -maßnahmen

Stabile Vitalfunktionen und rechtzeitiges Erkennen von Veränderungen

Eine Neugeboreneninfektion kann eine starke Verschlechterung des kindlichen Allgemeinzustandes hervorrufen. Daher ist eine engmaschige Überwachung der Vitalfunktionen obligatorisch, um die aktuelle Kreislaufsituation zu beurteilen und eventuell auftretende Veränderungen rechtzeitig zu erkennen. In der Regel werden Puls, Atmung, Sauerstoffsättigung und ggf. Blutdruck 1- bis 2-stündlich nach Anordnung überwacht. Eine intensive Beobachtung und Dauermonitoring gibt in den Zeiträumen dazwischen Hinweise auf akute Veränderungen. Die Alarmgrenzen des Monitors werden nach ärztlicher Anordnung dabei deutlich enger gewählt, um eine Verschlechterung des Befindens rechtzeitig erkennen und ggf. therapeutisch entgegenwirken zu können.

Um die pflegerische Beobachtung besser gewährleisten zu können und evtl. bei Bedarf die Umgebungsluft mit Sauerstoff anreichern zu können, empfiehlt es sich, die Kinder in ein Wärmebett oder einen Inkubator zu legen. Mit dieser Maßnahme ist auch der passageren Temperaturregulationsstörung optimal zu begegnen.

Die Pflegeperson muss zusätzlich auf Veränderungen im Verhalten des Kindes achten (z. B. Nackensteifigkeit, erhöhte Berührungsempfindlichkeit). Dies können Hinweise auf eine beginnende Meningitis sein.

> **Merke ⋯▶ Sicherheit.** Bei allen Veränderungen des Allgemeinzustandes des Kindes ist der Arzt zu informieren!

Besonders wichtig ist es, auf eine umfassende Beobachtung des Abdomens, hinsichtlich eines geblähten, gespannten Bauches (ggf. mit Venenzeichnung) zu achten, da es bei einer schweren Neugeboreneninfektion zu einer Nahrungsunverträglichkeit und zu Darmpassagestörungen kommen kann. Dann wird eine Nahrungspause eingelegt, die bei Verbesserung des Allgemeinzustandes wieder aufgehoben werden kann. Bei der Stuhlausscheidung des Kindes wird auf Blutbeimengungen geachtet. Diese können Hinweise auf eine nekrotisierende Enterokolitis sein. Je nach Ausprägung der gesundheitlichen Störung und dem Beginn der Behandlung verbessert sich der Zustand des Kindes innerhalb von Stunden deutlich und nach einigen Tagen ist das Kind zunehmend vitaler und stabiler. Die genaue Beobachtung der Vitalfunktionen, Sauerstoffsättigung, Ausscheidungen und des Allgemeinzustandes ist jedoch weiter fortzuführen. Besonders nach Absetzen der Antibiotikatherapie wird das Kind engmaschig überwacht, um ein erneutes Auftreten einer Infektion rechtzeitig zu erkennen.

Intakte Haut und Schleimhaut

Im Rahmen der Antibiotikatherapie kann es zum Absetzen häufiger, dünner Stühle kommen. Das kann zu einer Hautirritation im Windelbereich und, durch die zusätzlich herabgesetzte Immunabwehr, evtl. zu einem Soorbefall führen. Bei der Pflege dieser, für das Kind sehr schmerzhaften Hautveränderung, ist 1- bis 2-stündliches Wickeln und eine sorgfältige und schonende Hautpflege zur Wiederherstellung der intakten Haut durchzuführen (s. S. 245).

Die Inspektion der Mundhöhle (z. B. vor den Mahlzeiten) sollte mehrmals täglich erfolgen, um die Zeichen eines evtl. beginnenden Mundsoors rechtzeitig zu erkennen. Nach Anordnung des Arztes wird bei einem Soorbefall der Mundschleimhaut die Mundpflege mit einem Antimykotikum mehrmals täglich nach den Mahlzeiten von der Pflegeperson durchgeführt.

Kontakt der Eltern mit dem Kind

Eine Neugeboreneninfektion kann unterschiedlich schwer verlaufen. Bei einer ernsten klinischen Manifestation und einem anfangs schlechten Allgemeinzustand des Kindes kann der Kontakt der Eltern zu dem Neugeborenen erschwert sein. Die Pflegeperson erklärt die pflegerischen Maßnahmen und bezieht die Eltern so früh wie möglich in die Pflege mit ein. Sobald der Zustand des Kindes es zulässt, wird es den Eltern auf den Arm gegeben und es kann die Verabreichung der Flaschennahrung und Stillversuche mit Unterstützung der Pflegeperson erfolgen.

22.4 Pflege eines Neugeborenen mit Hypoglykämie oder Hypokalzämie

22.4.1 Ursache und Auswirkung

In beiden Fällen handelt es sich um häufig in der Postnatalperiode auftretende Stoffwechselstörungen, wobei die Hypoglykämie häufiger auftritt. Zumeist handelt es sich um passagere Störungen. Tritt trotz Behandlung keine Stabilisierung ein, müssen ernsthafte Störungen des Glukose- bzw. Kalziumstoffwechsels in Betracht gezogen werden.

Symptome. Wie aus **Tab. 22.2** zu ersehen ist, ähneln sich die Symptome sehr; sie sind meist sehr unspezifisch und können auch ein Hinweis auf eine andere Gesundheitsstörung (z. B. Sepsis) sein.

Die Diagnosesicherung kann nur durch die Laboranalyse erfolgen. Die Therapie orientiert sich an den gemessenen Blutwerten.

> **Merke ⋯▶ Beobachtung.** Zeigt ein Neugeborenes die beschriebenen Symptome, ist unverzüglich der Arzt zu informieren, da nach erfolgter Diagnosestellung eine Substitutionstherapie zu einem spontanen Abklingen der Symptomatik führt. Dadurch können Folgeerscheinungen (z. B. infolge von Krampfanfällen) vermieden werden!

22.4.2 Pflegebedarf einschätzen

Diese Pflegeprobleme können bei Hypoglykämie und Hypokalzämie auftreten:
⋯▶ Beeinträchtigung des Allgemeinzustandes,
⋯▶ Gefahr von Apnoen, zyanotischen Anfällen oder Krämpfen durch instabile Stoffwechsellage,
⋯▶ Hautirritationen im Punktionsbereich des venösen Zuganges durch Kalziumapplikation,
⋯▶ potentielle Gefahr von Nekrosen bei Paravasat von Kalzium- und hochprozentigen Glukosegaben.

22.4.3 Pflegeziele und -maßnahmen

Stabile Stoffwechsellage

Um die aktuelle Stoffwechsellage eines Neugeborenen beurteilen zu können, muss die betreuende Pflegeperson das Kind genauestens beobachten. Das Verhalten des Kindes während pflegerischer Tätigkeiten (z. B. beim Wickeln) kann Aufschluss über sein Befinden und den Therapieerfolg geben. In der Regel führt die Pflegeperson in der Akutphase einer Hypoglykä-

Pflege eines Neugeborenen mit Hypoglykämie oder Hypokalzämie

Tab. 22.2 Risikofaktoren, Symptome und Therapie von Hypoglykämie und Hypokalzämie

Hypoglykämie. *Glukosekonzentration im Blut in mg/dl: bei reifen Neugeborenen < 40 mg/dl, bei Frühgeborenen < 30 mg/dl*

Risikofaktoren	Symptome	Therapie
Neugeborene diabetischer Mütter Frühgeborene, dystrophe Neugeborene Sepsis Asphyxie Hypothermie Stress, Stoffwechselstörungen	Trinkschwäche schrilles Schreien Tremor zyanotische Anfälle Krämpfe Apnoen	frühzeitige Nahrungszufuhr intravenöse Glukoseinfusion

Hypokalzämie
Kalziumkonzentrationen: < 7 mg/dl im Blut

Risikofaktoren	Symptome	Therapie
Frühgeborene hypotrophe Neugeborene Infektionen Neugeborene diabetischer Mütter	Hyperexzitabilität Myoklonien Apnoen Krämpfe, Laryngospasmus mit Stridor	orale bzw. intravenöse Kalziumsubstitution

mie halbstündlich kapilläre Blutzuckerkontrollen nach Anordnung des Arztes durch. Je nach Wert wird der Arzt die Glukosekonzentration der Infusion anordnen. Die Pflegeperson bereitet die Lösung umgehend zu und führt die Infusionstherapie unter ständiger Beobachtung durch.

Unterstützt wird die Infusionstherapie von vielen kleinen Mahlzeiten, die dem Kind in regelmäßigen Abständen angeboten werden. Zusätzlich wird versucht, die Stressfaktoren des Kindes zu reduzieren (z. B. Kältestress), da diese ein begünstigender Faktor der Hypoglykämie sind.

Nach Abklingen der Symptomatik erfolgen die Blutzuckerkontrollen, zumeist vor den Mahlzeiten, in größeren Abständen. Wird bei stabilen Blutzuckerwerten die intravenöse Glukosezufuhr abgesetzt, muss wieder engmaschig überwacht werden, bis ein ausreichender Glukosespiegel im Blut bei komplett enteraler Ernährung gewährleistet ist.

Die Überwachung der Vitalparameter erfolgt bei instabiler Stoffwechsellage 1- bis 2-stündlich nach Befinden des Kindes und auf Anordnung des Arztes.

Schwankungen im Kalziumstoffwechsel werden genauso überwacht, die Substitution von Kalzium erfolgt nach Anordnung intravenös in einer Infusionslösung oder oral.

Intakte Haut im Punktionsbereich

Die häufigen Blutentnahmen führen zu einer starken Beanspruchung der Haut. Es ist daher unbedingt auf die fachgerechte und sterile Durchführung der kapillären Blutentnahme (s. S. 796) zu achten. Hilfreich ist der Einsatz eines Blutzuckermessgerätes, das nur einen Bluttropfen für die genaue Bestimmung benötigt. Auf den Wechsel der Punktionsstelle ist zu achten und das Entstehen von Hämatomen durch fachgerechte Blutentnahme zu vermeiden.

Um eine gute Durchblutung der unteren Extremitäten vor der Punktion zu gewährleisten, empfiehlt es sich, die Füße zu wärmen. Dies kann durch Umwicklung mit Baumwollwatte und die Bekleidung mit Strümpfen geschehen.

> **Merke** **Notfall.** Im Falle einer intravenösen Kalziumsubstitution und hochprozentiger Glukosegabe ist die Gefahr der Entstehung einer Gewebsnekrose bei paravenös laufender Infusion deutlich erhöht! Deshalb ist die Infusion engmaschig zu überwachen und bei ersten Anzeichen von Hautveränderungen (z. B. Verhärtung des umliegenden Gewebes, Rötung oder weißliche Verfärbung der Haut) umgehend zu unterbrechen! Der Arzt muss sofort informiert werden und ggf. ein neuer intravenöser Zugang gelegt werden.

22.5 Pflege eines Neugeborenen mit Plexusparese

22.5.1 Ursache und Auswirkung

Es handelt sich bei dieser geburtstraumatischen Schädigung um Nervenläsionen infolge einer schwierigen Entbindung. Betroffen sind in erster Linie Kinder, die in Beckenendlage liegen, sehr groß sind oder eine Schulterdystokie aufweisen (Tab. 22.3).

22.5.2 Pflegebedarf einschätzen

Bei der oberen und unteren Plexuslähmung kommt es zu Lähmungen des Arms bzw. der Hand. Es gilt, die Beweglichkeit zu fördern, Kontrakturen und Sekundärschädigungen durch unsachgemäßes Handling zu vermeiden. Pflegeprobleme sind:
- unphysiologische Beweglichkeit und Haltung von Arm bzw. Hand aufgrund der Lähmung,
- Unsicherheit der Eltern im Handling und bei Einbeziehung in die Therapie des Kindes.

22.5.3 Pflegeziele und -maßnahmen

Die Behandlung dieser geburtstraumatischen Läsionen erfolgt in erster Linie durch die Physiotherapeuten. Sie erarbeiten ein Therapiekonzept, welches unter ihrer Anleitung von der betreuenden Pflegeperson und den Eltern weitergeführt wird.

Physiologische Haltung und Beweglichkeit des Armes

Die Kinder werden nach einem speziellen Lagerungsplan gelagert (Abb. 22.4). Dabei ist zu beachten, dass anfänglich keine Bauchlage erfolgen darf. Die Körperseite des betroffenen Arms darf nur in stabiler Halbseitenlage gelagert werden.

Der Arm wird in allen Lagen mit Mullbinden oder einem Trikotschlauchverband in physiologische Mittelstellung gebracht und fixiert (Abb. 22.5).

Als Lagerungshilfsmittel empfehlen sich zu einer dicken Rolle gedrehte Badehandtücher, Hufeisenkissen und Sandsäcke. Die Kinder werden seitlich gemäß dem Handlingskonzept nach Bobath (s. S. 360) hochgenommen, dabei darf kein Druck oder Zug auf den betroffenen Arm ausgeübt werden. Es ist unbedingt darauf zu achten, den schlaffen Arm bei Manipulationen am Kind nicht zusätzlich zu verletzen. Unter Anleitung der Physiotherapeuten können die Beweglichkeit fördernden Übungen in die pflegerischen Handlungen integriert werden.

Kontakt der Eltern mit dem Kind

Die Vorstellung, dass infolge eines Geburtstraumas das Kind eine möglicherweise seine Entwicklung beeinträchtigende Behinderung davonträgt, erschreckt viele Eltern. Deshalb ist es wichtig, die Eltern bezüglich der Prognose aufzuklären, ihnen die Notwendigkeit der Therapie zu verdeutlichen und sie zur konsequenten Durchführung der Lagerung und Physiotherapie zu motivieren. Ziel ist es, dass sie selbständig in der Lage sind, die fördernden Übungen anzuwenden und diese später zu Hause mit Unterstützung von niedergelassenen Physiotherapeuten weiterzuführen.

Tab. 22.3 Unterscheidung der oberen und unteren Plexusparese

	Obere Plexuslähmung	Untere Plexuslähmung
Lokalisation der Läsion	Zervikalnerven C5, C6	C7, C8, Th1
Symptome	- Lähmung der Muskulatur, die Hebung, Außenrotierung und Beugung des Arms ermöglicht - Moro-Reflex erfolgt asymmetrisch - Fingerbeweglichkeit vorhanden	- betrifft den gesamten Arm - Hand gelähmt - sog. Fallhand - Hand in Pfötchenstellung
Therapie	Physiotherapie und Lagerung	Physiotherapie und Lagerung
Prognose	günstig	eher ungünstig

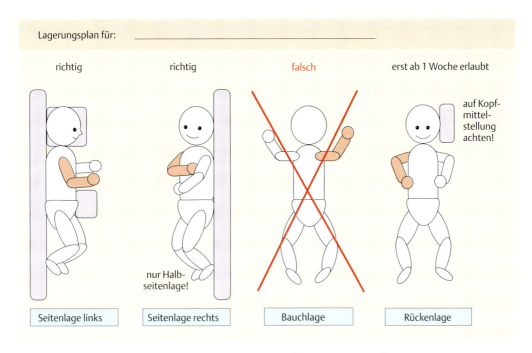

Abb. 22.4 ⇢ **Lagerungsplan.** Beispiel für ein Kind mit einer Plexusparese am rechten Arm

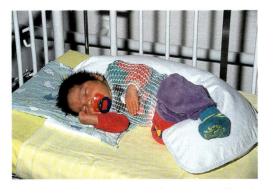

Abb. 22.5 ⇢ **Plexusparese.** Kind mit einem Schlauchverband des linken Armes

22.6 Pflege eines Neugeborenen mit drogenabhängiger Mutter

22.6.1 Ursache und Auswirkung

Die Wirkung von Drogen auf den Embryo und Föten sind bis zum heutigen Tage nicht eindeutig und zuverlässig geklärt. Das liegt v. a. an der Erfassung der Daten durch die Konsumentinnen im Rahmen ihrer Schwangerschaft, die nicht immer vollständig sind, und der Tatsache, dass viele z. B. heroinabhängige Frauen noch zusätzliche Genussmittel (z. B. Alkohol und Zigaretten) konsumieren.

In **Tab. 22.4** sind anhand einiger Beispiele die bis heute erworbenen Ergebnisse im Zusammenhang von Schwangerschaft und Drogenabhängigkeit und die daraus vermutlich für das Kind zu erwartenden Folgen aufgeführt.

Das neugeborene Kind einer drogenabhängigen Mutter leidet nach der Geburt an einem sog. Neonatalen-Abstinenz-Syndrom. Das bedeutet, das Kind einen Entzug von der bis dahin zugeführten Droge durchmacht. Die zu beobachtenden Symptome sind bei allen Abususformen ähnlich und treten sofort nach der Geburt bis 6 Wochen nach der Geburt erstmals auf.

22 Pflege von Kindern mit Störungen in der Neugeborenenperiode

Tab. 22.4 Wirkung von Suchtmitteln

Suchtmittel	Auswirkungen auf das Kind
Heroin	niedriges Geburtsgewicht erhöhtes Risiko der Frühgeburt
Cannabis	keine signifikanten Ergebnisse
Benzodiazepine (Valium, Librium)	vermehrtes Auftreten von Lippenkiefergaumenspalten
Barbiturate	Fehlbildungen im Gesicht und an den Händen
Amphetamine und Kokain	erhöhte Abortrate Plazentaablösung vor der Geburt Wachstumsretardierung Hirninfarkte erhöhtes Risiko für Nekrotisierende Enterokolitis
LSD	keine Auswirkungen

Wie schwer die Folgen des Entzuges sind, kann mit Hilfe des Finnegan-Score ermittelt werden.
Symptome des Neugeborenen:
- Untergewicht, Hyperexzitabilität,
- hohes schrilles Schreien, Zittern,
- Atemstörungen,
- Durchfall, Erbrechen,
- Krampfanfälle,
- gesteigerte Trinklust oder Trinkschwäche.

Ziel der Behandlung und Pflege ist es, die Entzugssymptomatik zu mildern. Die Therapie hängt von der Schwere der Begleiterscheinungen des Entzugs ab und ist in der Regel rein symptomatisch. Bei schweren Erregungszuständen, die mit pflegerischen Maßnahmen nicht beherrschbar sind, ist eine Therapie mit Phenobarbital nach ärztlicher Anordnung möglich, das mit Abklingen der Symptomatik langsam wieder reduziert und dann abgesetzt wird.

22.6.2 Pflegebedarf einschätzen

Die Betreuung von Kindern und Müttern mit Drogenproblematik erfordert sehr viel Sensibilität und Geduld. Folgende Pflegeprobleme können auftreten:
- durch gesteigerte Unruhe des Kindes gestörter Schlaf-Wach-Rhythmus,
- gestörte physiologische Nahrungsaufnahme, hervorgerufen durch gesteigerte Trinklust oder Trinkschwäche bei unkoordiniertem Saugen, Erbrechen,
- Hautirritationen im Gesäßbereich, hervorgerufen durch dünne oder wässrige Stühle,
- Atembehinderung durch verstopfte Nase,
- Gefahr von Apnoe durch Atemregulationsstörung,
- große Unsicherheit der Mutter im Umgang mit ihrem Kind.

22.6.3 Pflegeziele und -maßnahmen

Milderung der Unruhezustände

Kinder, die sich in einer Entzugsproblematik befinden, sind ausgesprochen unruhig, schlafen schlecht ein und sind bei der kleinsten Störung sofort wieder wach. Ziel ist es, dem Kind einen physiologischen Schlaf-Wach-Rhythmus zu ermöglichen. Es ist wichtig, eine ruhige und reizarme Umgebung zu schaffen, die störende Geräusche ausschließt.

Praxistipp Die Vermittlung von Körperkontakt hat sich als erfolgreiche Maßnahme zur Minderung der Unruhezustände des Kindes erwiesen. Das Kind wird so lange wie möglich nach der Känguruh-Methode gehalten (s. S. 491).

Ein Tragetuch, das rhythmische Hin- und Herwiegen auf den Armen oder in einer Hängematte hat ebenfalls einen stark beruhigenden Einfluss. Eine ergotherapeutische Behandlung erweist sich in den meisten Fällen als sehr sinnvoll und hilfreich.

Kontakt der Eltern mit dem Kind

Der Kontakt zwischen Eltern, in diesem besonderen Fall der Mutter, und der betreuenden Pflegeperson ist anfangs oft problematisch. Auf beiden Seiten können Vorurteile bestehen, die meist nicht offen ausgesprochen werden und eine konstruktive Kommunikation erschweren. Die Pflegeperson hat möglicherweise Probleme damit, dass eine Mutter ihrem Kind die Folgen ihrer Sucht zumutet. Hinzu kommt der illegale Drogenkonsum und die aus „bürgerlicher Sicht" stark abweichende Lebensweise.

Die Mütter werden von großen Schuldgefühlen geplagt und haben große Ängste, ihr Kind langfristig geschädigt zu haben. Sie vermuten und empfinden viele Äußerungen der betreuenden Pflegeperson als Diskriminierung und berichten auch von unausgesprochenen Vorwürfen. Ziel der Anleitung und Unterstützung der Mutter muss in erster Linie die Vermittlung von Sicherheit und die Bestärkung im täglichen Umgang mit ihrem Kind sein.

Mitarbeiter von Drogenberatungsstellen berichten, dass viele Frauen die Schwangerschaft und das Kind als Chance sehen, ihr Leben zu verändern und ihm einen neuen Inhalt zu geben. Nach der Geburt sind sie genauso verunsichert wie alle Mütter und sehen sich oft nicht in der Lage, dieser schwierigen Aufgabe gerecht zu werden. Es ist wichtig, ihnen zu erklären, dass dies normal ist. Sie werden bestärkt, die Versorgung und Mitbetreuung ihres Kindes unter Anleitung so früh wie möglich zu beginnen.

Die Mütter werden in die Pflegemaßnahmen miteinbezogen und es wird ihnen erklärt, dass es wichtig ist, ihr Kind so viel wie möglich auf dem Arm zu halten.

Es ist wichtig, den Müttern nicht das Gefühl der Entmündigung zu vermitteln, sondern ihnen Akzeptanz entgegenzubringen.

Nur in offenen Gesprächen kann die Pflegeperson einen Einblick in die Situation der Frau gewinnen und ihr so Hilfestellung bieten. Es ist grundsätzlich nicht richtig, dass drogenabhängige Frauen nicht in der Lage sind, ihre Kinder zu versorgen. Es sind vielmehr die weiteren sozialen Umstände, die der Frau die Betreuung ihrer Kinder erschweren (z. B. Wohnungslosigkeit, Krankheit, Partnerschaftsprobleme, Arbeitslosigkeit, soziale Diskriminierung).

Drogenabhängige Frauen haben oft zu Recht die Angst, dass ihnen das Sorgerecht für ihr Kind entzogen wird. Es ist daher von Bedeutung, sie darin zu bestärken, alle möglichen Hilfsprogramme in Anspruch zu nehmen.

Wichtig dabei ist, dass die Frauen sich freiwillig entscheiden und man ihnen keine „Zwangsberatung" vermittelt. Drogenberatungsstellen sind kompetente Ansprechpartner. Sie unterliegen der Schweigepflicht und können den Frauen Möglichkeiten aufzeigen (z. B. Therapieprogramme mit Kind) und Unterstützung beim Umgang mit Behörden und Institutionen geben. Zusätzlich kann man die Betreuung durch ambulante Pflegedienste der Mutter für die erste Zeit zu Hause als Unterstützung anbieten.

Lese- und Lernservice

Fragen zum Selbststudium

1. Versetzen Sie sich in die Lage einer Frau, die vor 2 Tagen ein reifes Kind entbunden hat. Das Kind wird mit einer Neugeboreneninfektion in eine Kinderklinik verlegt. Welche Gefühle empfinden Sie als Mutter. Welche Fragen haben Sie an die betreuende Pflegeperson?
2. Welche Beobachtungsschwerpunkte legen Sie bei der Betreuung eines Kindes mit einer Neugeboreneninfektion?
3. Welche Maßnahmen ergreifen Sie, um eine effektive Fototherapie zu gewährleisten? Was beeinträchtigt das Kind in seinem Wohlbefinden?
4. Beschreiben Sie den Lagerungsplan eines Kindes mit einer oberen Plexuslähmung. Welche Besonderheiten im Handling müssen Sie beachten?
5. Was wissen Sie über das Thema Sucht? Was für Probleme und Ängste haben süchtige Mütter? Formulieren Sie spontan ihre Eindrücke und Meinung!

Verwendete Literatur

Cloherty, J. R., A. Stark: Manual of Neonatal Care. 3 rd ed. Little, Brown and Company (Inc.), Boston 1991

Harnack, G.-A. von (Hrsg.): Kinderheilkunde. 9. Aufl. Springer, Berlin 1994

Illing, S., M. Claßen: Klinikleitfaden Pädiatrie, 5. Aufl. Urban & Fischer, München/Jena 2000

Palette e. V., IGLU-Projekt (Hrsg.): Drogen, Schwangerschaft und das Neugeborene. Rasch und Röhring Verlag 1992

Pschyrembel, W.: Klinisches Wörterbuch, 257. Aufl. de Gruyter, Berlin 1994

Raben, R.: Drogenabhängigkeit und Schwangerschaft. Hrsg. vom Deutschen Caritasverband, Referat besondere Lebenslagen und die Hauptstelle gegen die Suchtgefahr. 1. Aufl. 1995

Rossi, E., E. Gugler, F. Vassella: Pädiatrie. 3. Aufl. Thieme, Stuttgart 1997

Schulte, F. J., J. Spranger: Lehrbuch der Kinderheilkunde. 25. Aufl. Fischer, Stuttgart 1985

Sitzmann, F. C. (Hrsg.): Pädiatrie. Hippokrates, Stuttgart 1985

Stockhausen, von H. B.: Indikation zur Therapie eines Icterus neonatorum. Pädiat. Prax. 45 (1993) 385 – 392

Stopfkuchen, H. (Hrsg.): Pädiatrische Intensivpflege. Wissenschaftliche Verlagsgesellschaft mbH, Stuttgart 1991

Weiterführende Literatur

Hüter-Becker, A., H. Schewe, W. Heiperk (Hrsg.): Pädiatrie/Neuropädiatrie, Physiotherapie Band 12. Thieme, Stuttgart 1999

Spanagel, R.: Komplexes Gefüge – Zur Entstehung von Suchtverhalten. MMW 47 (1996)

Vogt, I., K. Winkler (Hrsg.): Beratung süchtiger Frauen. Konzepte und Methoden. Lambertus, Freiburg 1996

Internetadressen

Medivista – Suchmaschine für Medizin und Gesundheit
http://www.medivista.de/

Theodor Springmann Stiftung – umfangreiche Linksammlung zu Medizin, Gesundheit und Soziales
http:/www.tss-datenbank.de/

Kinderkrankenpflege-Netz Internetadressen zu Themen der Kinderkrankenpflege
http://kinderkrankenpflege-netz.de/

23 Pflege von Kindern mit Störungen des Sinnessystems

Gabi Kempf, Eva-Maria Wagner, Mechthild Hoehl, Jenny Krämer-Eder, Heidrun Beyer

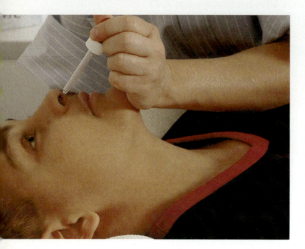

A Pflege von Kindern mit Erkrankungen des Auges

Gabi Kempf

23.1 Bedeutung

Auge und Sehnerv sind bei der Geburt zwar angelegt, die notwendige Reifung, die sich in den ersten acht Lebensjahren des Kindes entwickelt, muss aber erst noch stattfinden. Erst diese führt zu einem vollwertigen Sehen beider Augen. Dieser Reifungsprozess verläuft in den ersten Lebensmonaten recht rasant. In dieser sogenannten sensiblen Phase werden die wichtigsten Nervenfasern sowohl für das einäugige als auch für das beidäugige Sehen vom Auge zum Gehirn ausgebildet. Die Reifung findet auch in den folgenden Lebensjahren statt, verliert aber an Intensität und Geschwindigkeit.

Stört eine Erkrankung diesen Reifungsprozess, kommt es zu einer Schwachsichtigkeit (Amblyopie). Diese kann bis zur funktionellen Erblindung des Auges führen, das heißt, der Organbefund ist regelrecht, die Sehreize werden im Gehirn aber falsch oder gar nicht verarbeitet. Je jünger das Kind bei der Erkrankung ist, umso stärker wird die Sehentwicklung eines oder beider Augen beeinträchtigt. Dies bedeutet nicht nur einen dramatischen Einschnitt, sondern auch eine mögliche Beeinträchtigung der gesamten Entwicklung des Kindes. Daher ist anzustreben, einen Sehfehler so früh wie möglich zu erkennen und entsprechend zu therapieren, um dem Kind eine normale Sehentwicklung zu ermöglichen. Oft erkennen schon die Eltern in den ersten Lebensmonaten, ob eine Sehstörung vorliegt und auch der Kinderarzt prüft bei der U7 das Kind auf Störungen der Augen. Augenerkrankungen lassen sich mit konservativer oder operativer Therapie meist heilen, zumindest aber zum Stillstand bringen.

Da die Kinderkliniken in der Regel nicht auf Augenheilkunde spezialisiert sind, werden die Kinder normalerweise von Augenärzten behandelt, welche aber eng mit der Kinderklinik zusammenarbeiten. So können z.B. auch kleinste Frühgeborene von einem Augenarzt konsiliarisch mitbetreut werden, wobei eine gute Zusammenarbeit zwischen Augen- und Kinderklinik unbedingt notwendig ist. Auch in der Kinderstation der Augenklinik sind qualifizierte Kinderkrankenschwestern wünschenswert, die sich um die kleinen Patienten kümmern, ihnen eine kindgerechte Atmosphäre schaffen und ihnen helfen das zu tun, was für alle so normal erscheint, nämlich zu sehen.

In **Tab. 23.1**, s. S. 509, ist eine Übersicht über die häufigsten Störungen der Augen bei Kindern abgebildet.

23.2 Allgemeine Maßnahmen

Bei jeder Manipulation von Seiten des Kinderkrankenpflegepersonals am Auge des Kindes ist das Kind altersentsprechend aufzuklären. Für gute Kooperation wird das Kind entsprechend gelobt. Anzustreben ist es, ältere Kinder bzw. die Eltern frühzeitig bei den Maßnahmen anzulernen, wobei die Kontrolle weiterhin bei dem Kinderkrankenpflegepersonal liegt. Selbstverständlich sollte ein aseptisches Arbeiten und eine hygienische Händedesinfektion bei jedem Kontakt mit dem Auge sein. Alle Maßnahmen sind im Pflegebericht zu dokumentieren.

23.2.1 Augentropfen und -salben

Eva-Maria Wagner

Regeln zur Applikation

Die Gabe von Salbe oder Tropfen erfolgt ausschließlich nach ärztlicher Anordnung.

Allgemeine Maßnahmen 23

Jedes Kind erhält eine eigene Flasche mit Tropfen, die mit seinem Namen und dem Datum des Anbruchs beschriftet wird. Die Art der Lagerung (z. B. im Kühlschrank) und die maximale Haltbarkeit nach Anbruch der Flasche laut Medikamentenbeipackzettel müssen beachtet werden. Dies gilt auch für Salbentuben.

Information. Das Kind wird seinem Alter entsprechend darüber informiert, dass es eine Salbe bzw. Tropfen erhalten soll und dazu in einer bestimmten Weise gelagert werden muss. So weit möglich, werden die Eltern einbezogen. Dem Kind und den Eltern muss mitgeteilt werden, dass Augentropfen oder -salbe das Sehen vorübergehend beeinträchtigen können.

Müssen angebrochene Pipetten mit Tropfen im Kühlschrank gelagert werden, sollen sie vor der Applikation auf Raumtemperatur erwärmt werden.

Umgang mit der Pipette bei Tropfen. Beim Abschrauben der Pipette von der Flasche muss darauf geachtet werden, dass die Pipette nur mit dem Flascheninhalt in Berührung kommt und dass genügend Flüssigkeit in der Pipette ist.

Die Uhrzeit der Verabreichung wird dokumentiert, um den korrekten zeitlichen Abstand zwischen zwei Gaben einhalten zu können.

Gabe von Augentropfen

■ Lagerung
Das Kind wird mit leicht rekliniertem Kopf auf dem Rücken gelagert. Der Kopf soll etwas auf die Seite des zu tropfenden Auges gedreht werden, d. h. zur rechten Seite, um die Tropfen auf dem rechten Auge zu verabreichen, damit diese nicht in Richtung Nase/Tränenkanal fließen. Gegebenenfalls wird eine zweite Person zur Unterstützung hinzugezogen.

■ Durchführung
Folgende Vorgehensweise ist zu empfehlen:
- Sofern möglich, soll das Kind nach oben und außen blicken.
- Das Unterlid wird behutsam mit einem Finger nach unten gezogen.
- Die Pipette wird so gehalten, dass die Augentropfen in den Bindehautsack tropfen, keinesfalls auf die Kornea. Da diese sehr empfindlich ist, können Schmerzen bei der Verabreichung der Augentropfen die zukünftige Kooperation des Kindes negativ beeinflussen **(Abb. 23.1)**.
- Wenn möglich, soll das Kind danach das Auge langsam schließen und blinzeln, um die Verteilung der Augentropfen im Auge zu unterstützen.
- Ist dies nicht möglich, wird das Unterlid noch eine Weile gehalten, um zu verhindern, dass die verabreichten Augentropfen sofort aus dem Auge gepresst werden.
- Überschüssige Augentropfen werden mit einem Tupfer entfernt.
- Behutsamer Druck mit dem Finger gegen den inneren Augenwinkel für eine Minute verhindert, dass Augentropfen über den Tränenkanal bis in den Rachenraum laufen und dort einen unangenehmen Geschmack hervorrufen.
- Das Kind wird für seine Mitarbeit gelobt.

Gabe von Augensalbe

■ Durchführung
Dabei wird folgendermaßen vorgegangen:
- Bei gleichzeitiger Verabreichung von Augentropfen und Augensalbe werden zuerst die Augentropfen appliziert.
- Ist täglich nur eine Gabe von Augensalbe angeordnet, wird diese vor dem Schlafengehen appliziert, da Augensalbe das Sehen beeinträchtigt.
- Ein Salbenstrang von unterschiedlicher Länge je nach Präparat wird auf die Innenseite des herabgezogenen Unterlids aufgetragen, von der Nase aus in Richtung äußerer Augenwinkel **(Abb. 23.2)**.
- Durch eine halbe Drehung der Salbentube lässt sich der Salbenstrang „abschneiden".
- Sofern es dazu in der Lage ist, soll das Kind anschließend bei geschlossenen Lidern mit den Augen rollen, damit die Salbe sich gut verteilt.

23.2.2 Augenspülung
Gabi Kempf

Die Augenspülung wird meist bei Verätzungen am Auge, bzw. zum Ausspülen von Fremdkörpern durchgeführt.

■ Durchführung
Die handwarme Spülflüssigkeit (NaCl 0,9%, Ringerlösung) wird in einer Spritze aufgezogen, bzw. mit einem Infusionssystem angestochen. Das Unterlid des betroffenen Auges wird heruntergezogen, der Kopf etwas zur betroffenen Seite geneigt und ein Auffangbehälter (Nierenschale o. ä.) unter das Kinn gehalten. Kleinere Kinder müssen gut festgehalten werden, größere Kinder machen nach altersentsprechender

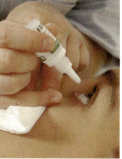
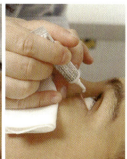

Abb. 23.1 Gabe von Augentropfen: in den Bindehautsack

Abb. 23.2 Gabe von Augensalbe: auf die Innenseite des Unterlids

Aufklärung meistens gut mit. Die Dauer der Augenspülung legt je nach Schweregrad der Erkrankung der Arzt fest.

Die Spülung erfolgt von der Nasenwurzel zur Seite. Es sollte immer ein kontinuierlicher Fluss der Spülflüssigkeit gegeben sein, wobei die Menge der Flüssigkeit vom Arzt angeordnet wird. Bei größeren Kindern kann eine Spülschale (nach ärztlicher Anordnung) eingelegt werden. Hierzu wird ein Lokalanästhetikum getropft und danach eine Kontaktlinse mit Ableitung, welche an ein Infusionssystem angeschlossen ist, eingesetzt. Bei der Spülschale ist darauf zu achten, dass das Auge nie trocken wird. Es muss ständig gespült werden, für einen genügend großen Vorrat an Spülflüssigkeit ist zu sorgen.

23.2.3 Augenverbände

Je nach Art der Augenerkrankung werden verschiedene Augenverbände (nach ärztlicher Anordnung) angelegt.
Lochkapselverband (z. B. nach Kataraktoperation). Eine Lochkapsel ist eine mit Löchern versehene, gewölbte Plastikkapsel, die auf ein Lochpolster aufgelegt und mit Pflaster über dem Auge fixiert wird. Die Lochkapsel dient vor allem als Schutz vor Verletzungen, Fremdkörpern und Manipulation am Auge.
Geschlossener Augenverband (z. B. nach Verletzungen zur sterilen Abdeckung). Beim geschlossenen Augenverband wird eine sterile, ovale Kompresse schräg über dem Auge fixiert. Das Kind muss vor dem Anlegen des Verbandes das Auge schließen. Der Verband sitzt dann richtig, wenn das Auge unter dem Verband geschlossen gehalten, die Gesichtsmuskulatur aber nicht beeinträchtigt wird.
Lochbrille (z. B. bei Contusio bulbi). Unter einer Lochbrille versteht man ein Brillengestell, das mit schwarzem undurchsichtigem Plastik versehen ist und auch einen ebenso undurchsichtigen Seitenschutz hat. In der Mitte der Plastikscheiben, die vergleichbar mit Brillengläsern sind, befindet sich eine kleine runde Aussparung von ca. 2–3 mm. Will das Kind mit dieser Brille fixieren, müssen die Augen eine geradeaus gerichtete Stellung einnehmen. Das Auge wird hiermit ruhig gestellt, ohne das Sehen vollständig einzuschränken.

Die Lochbrille wird wie eine „normale" Brille aufgesetzt, sie muss auf der Nasenwurzel und hinter den Ohren gut sitzen. Da die Kinder diese Brille meistens nicht gut tolerieren, ist natürlich eine ständige Kontrolle notwendig, die Kinder müssen sehr gut aufgeklärt und beschäftigt werden.

23.2.4 Augenprothesen und Kontaktlinsen

Augenprothesen

Die Augenprothese, welche als Platzhalter nach Enukleation (operative Ausschälung) anstelle des Augapfels in die Augenhöhle eingesetzt wird, wird vom Okularist individuell angepasst. Die Prothese wird täglich unter fließendem lauwarmem Wasser gereinigt.

■ **Durchführung**
Beim Herausnehmen der Prothese ist das Kind altersentsprechend aufzuklären. Die Pflegeperson breitet eine weiche Unterlage aus, damit das künstliche Auge beim evtl. Herunterfallen nicht beschädigt wird.

Das Kind wird angehalten, nach oben zu sehen. Das Unterlid wird heruntergezogen bis der untere Rand der Prothese frei liegt. Die Spitze des Zeigefingers wird unter die Prothese geschoben. Dann fasst man mit dem Mittelfinger auf das künstliche Auge, um es nach unten aus der Augenhöhle herauszuziehen. Um das Wiedereinsetzen der Prothese zu erleichtern, sollte diese vorher etwas angefeuchtet werden. Das Einsetzen erfolgt, indem die Prothese zunächst unter das angehobene Oberlid geschoben wird. Ein minimales Herunterziehen des Unterlids lässt die Prothese in seine endgültige Lage hinter das Unterlid gleiten.

Kontaktlinsen

Bei Kontaktlinsen handelt es sich um kleine Kunststoffschalen, die auf der Tränenflüssigkeit der Hornhaut schwimmen. Sie gleichen die bestehende Fehlsichtigkeit ähnlich wie Brillengläser aus.

Kontaktlinsen werden vor allem bei Säuglingen und Kleinkindern eingesetzt, bei denen die eigene Augenlinse entfernt wurde, die aber wegen des Augenwachstums noch nicht mit einer intraokularen Kunststofflinse versorgt werden können.

Das Anpassen und erste Einsetzen der Kontaktlinse erfolgt je nach Alter und Mitarbeit des Kindes oft in Narkose. Sofern vom Arzt nicht anders verordnet, werden die Kontaktlinsen täglich nach einer festgelegten Tragezeit entfernt, gereinigt und in ein Lösungsmittel eingebracht. Es ist zu überprüfen, ob es sich um harte oder weiche Kontaktlinsen handelt. Zur Vermeidung von allergischen Reaktionen sollten in der Klinik die selben Pflegemittel wie zu Hause verwendet werden.

■ **Durchführung**
Entnommen werden die Linsen, indem man mit der linken Hand das Auge des Kindes aufhält und mit dem rechten Zeigefinger leichten Druck auf die Kontaktlinse ausübt. Die Linse bleibt am Finger kleben und kann nun gereinigt werden. Alternativ kann zum Entfernen auch ein kleiner „Saugnapf" genutzt wer-

Allgemeine Maßnahmen

Tab. 23.1 Übersicht über die häufigsten Störungen der Augen bei Kindern

Erkrankung	Symptome	Pflegeprobleme	Pflegeschwerpunkte
Ptosis Störung des Hirnnerven, der den Lidheber innerviert. Der Lidheber ist unterentwickelt	Herabhängen des Oberlides; unzureichende Fähigkeit das Oberlid anzuheben; Kopfzwangshaltung	Gefahr der Schwachsichtigkeit durch das Herabhängen des Oberlides über den Pupillenrand	Kind anhalten beide Augen zu öffnen; nach OP: s. S. 854
Retinoblastom Im Kindesalter häufig auftretende maligne Erkrankung, tritt meist vor dem 4. Lebensjahr auf, das betroffene Auge muss in der Regel entfernt werden. Selten ist auch ein beidseitiger Befall möglich. Eine gleichzeitige onkologische Behandlung ist notwendig	Weiße Pupille („Katzenauge"); Rotes Auge durch den erhöhten Augeninnendruck; Verschlechterung des Sehvermögens; Strabismus (Schielen)	Verminderte oder keine Sehkraft; beeinträchtigtes Wohlbefinden durch den erhöhten Augeninnendruck; psychische Belastung der Eltern; optische und psychische Probleme bei Enukleation	postoperative Pflege nach Enukleation; psychische Betreuung der ganzen Familie; Anlernen im Umgang mit der Lochprothese nach Enukleation (s. S. 508); adäquate Schmerzstillung; Durchführung und Assistenz bei onkologischen Therapiemaßnahmen (s. S. 588)
Aniridie Beidseitiges Fehlen der Iris bis auf einen schmalen Saum (Pupillengröße = Hornhautoberfläche). Vorkommen evtl. in Kombination mit einem Nierentumor	Licht- und Blendungsempfindlichkeit; verminderte Sehkraft (oft nur 10–30 %); hoher Augeninnendruck; im Verlauf oft Katarakt und Hornhauttrübung	psychische Belastung durch ständiges Tragen einer Sonnenbrille; Wohlbefinden beeinträchtigt durch erhöhten Augeninnendruck; Sehbehinderung; Nystagmus, dadurch schwieriges optisches Fixieren	Restvisus erhalten durch entsprechende Förderung, z. B. Spielzeug mit guten Kontrasten anbieten oder das Arbeiten mit Schwarzlicht; psychische Betreuung der ganzen Familie
Tränenwegstenose Angeborener Verschluss des Tränennasengangs, der den normalen Abfluss der Tränenflüssigkeit verhindert	Tränenträufeln; eitrige Absonderungen und gerötete Bindehaut bei bakterieller Superinfektion	Irritation durch Absonderungen in den unteren Bindehautsack; beeinträchtigtes Wohlbefinden bei entzündlichen Prozessen; Ablehnung der therapeutischen Maßnahmen	Tränenwegmassage durch leichten Druck um das untere Tränenpünktchen; tägliche Reinigung der Augen, z. B. mit NaCl 0,9 %; bei Infektionen Gabe von Augentropfen/-salben (s. S. 507)
Chalazion (Hagelkorn) Granulom der Augenlider	chronische Entzündung der Meibom-Drüse (Talgdrüse des Auges)	beeinträchtigtes Wohlbefinden durch die Entzündung	Verabreichung der verordneten Augentropfen/-salben
Hordeolum (Gerstenkorn) Abszess der Liddrüsen	schmerzhafte Schwellung des Lides	stark beeinträchtigtes Wohlbefinden durch die Lidschwellung	Schmerzlinderung (kühlende Umschläge); Verabreichung der Augentropfen/-salben
Verätzung Augenverletzung durch Lauge/Hitze/Säure	Schmerzen; Lichtempfindlichkeit; Verminderte Sehkraft; Rötung von Lidern und Bindehaut; evtl. Hornhauttrübung	beeinträchtigtes Wohlbefinden; mangelnde Akzeptanz der Augenspülung; psychische Belastung von Eltern und Kind (Schuldzuweisung); Gefahr der Schwachsichtigkeit	Schmerzstillung nach ärztlicher Anordnung; Kind beruhigen; Verabreichung der verordneten Augentropfen; psychische Betreuung der Familie; Assistenz bei den Augenspülungen
Contusio bulbi Augapfelprellung durch die Einwirkung von stumpfer Gewalt in den Augen- und Orbitabereich (klassische Verletzung mit Pfeil und Bogen oder Tennisball)	Visusminderung; Lid- und Bindehautschwellung; Blutansammlung in der Augenvorderkammer; evtl. hoher Augeninnendruck; Netzhautödem; Netzhautblutung	beeinträchtigtes Wohlbefinden durch den erhöhten Augeninnendruck; verminderte Sehkraft; mangelnde Akzeptanz der notwendigen Bettruhe; Gefahr der Netzhautablösung und des dauerhaften Glaukoms	Kind im Bett beschäftigen, Leseverbot (Augenbewegungen); Schmerzstillung; Kind über die Notwendigkeit der Behandlung adäquat aufklären; regelmäßige Applikation der Augentropfen; Lochbrille tragen lassen

den. Beim Wiedereinsetzen der Kontaktlinse wird die Linse wieder auf den Zeigefinger gelegt und auf das Auge aufgesetzt.

Merke ⇢ Hygiene. Aseptisches Arbeiten und hygienische Händedesinfektion sind hier indiziert.

23.3 Pflege eines Kindes mit Strabismus

23.3.1 Ursache und Auswirkung

Definition ⇢ Unter Strabismus (Schielen) versteht man einen Stellungsfehler der Augen, wobei nur ein Auge auf das fixierte Objekt ausgerichtet ist, während das andere Auge abweicht.

Ca. 4% der Bevölkerung leidet unter Strabismus, der unbehandelt in den allermeisten Fällen zur Schwachsichtigkeit des betroffenen Auges führt. Je früher eine Schielkrankheit festgestellt wird, desto günstiger sind die Aussichten, dass das Sehvermögen des erkrankten Auges wieder verbessert werden kann. Kinder mit auffälligem Schielen haben die besten Chancen, weil sie von ihren Eltern aufgrund des „Schönheitsfehlers" frühzeitig einem Augenarzt vorgestellt werden. Leider sind die nicht sichtbaren Abweichungen, sog. *Mikrostrabismus* (kleinwinkliges Schielen), häufiger. Sie fallen oft erst dann auf, wenn ein Auge bereits amblyop (schwachsichtig) ist.

Je nachdem, in welche Richtung das schielende Auge abweicht, spricht man von „Innenschielen", „Außenschielen" oder „Höhenschielen" **(Abb. 23.3)**. Diese Schielformen können einzeln oder in Kombination vorkommen und dementsprechend die Symptome des Strabismus bestimmen. Man geht von einer familiären Häufung des Schielens aus, wobei der Erbmodus ungeklärt ist. Die meisten Schielformen sind angeboren oder entstehen in den ersten Lebensjahren, sie werden oft von *Nystagmus latens* (Augenzittern des offenen Auges bei Abdeckung des anderen Auges) begleitet.

Erworbene Fehlstellungen sind z.B. bei Schädel-Hirn-Traumen, nach Unfällen (durch Parese eines der drei okulomotorischen Hirnnerven), Linsentrübungen oder Netzhautablösungen (sekundäres Schielen durch Funktionsverlust eines Auges) möglich.

■ **Symptome**
Beim Strabismus sind folgende Symptome zu beobachten:
⇢ Abweichung eines Auges von der Parallelstellung,
⇢ Doppelbilder (öfter bei erworbenem Schielen),
⇢ Amblyopie (Schwachsichtigkeit),
⇢ fehlendes räumliches Sehen,
⇢ Kopfschiefhaltung,
⇢ ungeschickte Bewegungen/Stolpern.

23.3.2 Pflegebedarf einschätzen

Folgende Pflegeprobleme können bei einem Kind mit Strabismus auftreten:
⇢ Verminderung der Sehkraft,
⇢ Kind toleriert die notwendige Okklusionsbehandlung bzw. Brille nicht,
⇢ Verstimmung oder Reizbarkeit des Kindes,
⇢ Kopfschmerzen,
⇢ im Schulalter: Leseunlust,
⇢ mangelnde Mitarbeit bei orthoptischer Schulung,
⇢ Kind wird im Kindergarten/Schule gehänselt wegen der Okklusion/Brille.

23.3.3 Pflegeziele und -maßnahmen

■ **Erhalt der Sehkraft**
Neben regelmäßigen Kontrollen beim Augenarzt sind orthoptische Untersuchungen notwendig. Die Orthoptistin entscheidet in Zusammenarbeit mit dem Augenarzt die Art und Häufigkeit der Okklusionstherapie, welche streng eingehalten werden muss. Hilfreich ist ein gutes Zusammenspiel von Kind, Eltern und Orthoptik.

Bei einem Großteil der Fälle muss das Schielen operativ behoben werden (s. S. 513).

Merke ⇢ Therapie. Die Schieloperation ändert nichts an der Sehschärfe!

Nach erfolgter Operation ist es möglich, dass eine weitere Okklusion notwendig ist. Die Operation dient nur der Stellungskorrektur, ändert aber an der fehlenden beidäugigen Zusammenarbeit bei angeborenem Schielen nichts. Bei erworbenem Schielen nimmt die Operation die Doppelbilder

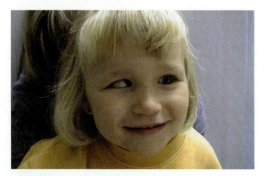

Abb. 23.3 ⇢ Strabismus.
Ausgeprägtes Innenschielen des rechten Auges

Pflege eines Kindes mit Katarakt (grauer Star) 23

■ **Akzeptanz der Okklusionstherapie**
Bei der Okklusionstherapie wird das gesunde Auge mit einem speziellen Okklusionspflaster stunden- oder tageweise zugeklebt, um eine Verbesserung des amblyopen Auges zu erreichen. Das Kind muss verstehen lernen, dass die Brille/Okklusion unbedingt notwendig sind. Es sollte seine Brille selbst aussuchen dürfen bzw. ein Mitspracherecht haben. Die Brille muss optimal sitzen, Okklusionsverbände können mit bunten Bildchen verschönert werden. Nur richtig aufgeklärte Eltern werden ihr Kind entsprechend unterstützen.

23.4 Pflege eines Kindes mit Verletzungen des Auges und der Lider

23.4.1 Ursache und Auswirkung

Verletzungen der Lider und Tränenwege können Schnittwunden, Einrisse, Fremdkörper oder Hämatome sein. Sie werden durch Prellung, Bisswunden oder Frakturen der Augenhöhlenknochen hervorgerufen. Hornhautfremdkörper können zwischen Limbus und Hornhautmitte der Hornhaut aufliegen, in ihr stecken oder bereits teilweise in die Vorderkammer und das übrige Augeninnere ragen. Der Fremdkörper kann aus verschiedenen Materialien bestehen, meist Metall, Holz oder Tierhaare. Oft ist eine operative Versorgung notwendig.

 Merke ⋯▷ Notfall. Traumatische Augenveränderungen stellen bei Kindern absolute Notfälle dar und müssen schnell und gezielt behandelt werden!

■ **Symptome**
Folgende Symptome gehen mit einer Verletzung des Auges und der Lider einher:
⋯▷ Schmerzen, eventuell Einblutungen,
⋯▷ Blinzeln, Blendungsempfindlichkeit,
⋯▷ Visuseinschränkung bis Visusverlust.

23.4.2 Pflegebedarf einschätzen

Im Rahmen der Verletzung kann es zu folgenden Pflegeproblemen kommen:
⋯▷ Gestörtes Wohlbefinden und Unruhe durch die Schmerzen,
⋯▷ Schwellung des Auges, bzw. des Lides,
⋯▷ Infektionsgefahr insbesondere bei Bisswunden (vor allem bei tierischen Bissen),
⋯▷ mangelnde Akzeptanz der notwendigen Augentropfen.

23.4.3 Pflegeziele und -maßnahmen

■ **Wohlbefinden des Kindes**
Eine adäquate Schmerzlinderung nach ärztlicher Anordnung, Aufklärung des Kindes und der Eltern über alle Maßnahmen, gegebenenfalls Mitaufnahme einer Bezugsperson, um das Wohlbefinden des Kindes zu verbessern, sind notwendig. Ist Bettruhe verordnet, müssen die Kinder altersentsprechend im Bett beschäftigt werden. Bei Augenverletzungen herrscht in der Regel Leseverbot, da sich das Lesen durch die unruhigen Augenbewegungen ungünstig auf den Heilungsverlauf auswirken kann.

■ **Optimaler Heilungsverlauf**
Das Auge wird nach ärztlicher Anordnung mit antibiotischen Augentropfen versorgt, die Wunde steril abgedeckt, um eine Sekundärinfektion zu vermeiden. Desweiteren wird nach ärztlicher Anordnung ein systemisches Antibiotikum verabreicht. Es erfolgt eine tägliche (bei Bedarf auch öfter) Reinigung des betroffenen Auges mit steriler Kochsalzlösung. Es soll sichergestellt werden, dass die Kinder nicht am Auge manipulieren, in Ausnahmefällen ist auch eine Fixation notwendig, z. B. wenn keine kontinuierliche Anwesenheit einer Bezugsperson zur Beobachung möglich ist.

■ **Erhalt der Sehschärfe**

 Merke ⋯▷ Komplikation. Augenverbände dürfen bei Kindern nur über einen kurzen Zeitraum angelegt werden, da ansonsten immer die Gefahr der Amblyopie besteht.

Falls ein Verband über längere Zeit notwendig ist, kann später das Gegenauge okkludiert werden zur Verbesserung der Sehschärfe am verletzten Auge.

23.5 Pflege eines Kindes mit Katarakt (grauer Star)

23.5.1 Ursache und Auswirkung

 Definition ⋯▷ Unter Katarakt versteht man eine Eintrübung der Augenlinse, die bei Kindern in der Regel angeboren ist, selten auch erst in den ersten Lebensjahren auftritt.

Es gibt verschiedene Kataraktformen je nach Stärke und Lokalisation in der Linse. Bei den bekannten Ursachen handelt es sich in der Regel um eine Störung der normalen Reifung der Augenlinse während der

511

Schwangerschaft, in vielen Fällen kann man aber keine genaue Ursache feststellen.

Grundsätzlich gilt: eine beidseitige Katarakt spricht eher für eine Stoffwechselstörung, z. B. Galaktosämie oder intrauterine Infektion; eine einseitige Katarakt mehr für sporadisches Auftreten oder erworbene Ursachen, z. B. nach Uveitis oder Trauma. Schädigende Auswirkungen sind möglich durch Stoffwechselstörungen bei Mutter und/oder Kind, Infektionen während der Schwangerschaft (insbesondere Röteln), genetische Veranlagung oder durch bestimmte Medikamente, die während der Schwangerschaft eingenommen wurden. Je nach Ausprägung der Katarakt muss schon im frühesten Säuglingsalter die Augenlinse operativ entfernt werden. Die Operation erfolgt stets in Vollnarkose. Wegen des Augenwachstums verzichtet man auf eine sofortige Implantation einer Kunststofflinse und versorgt die Kinder vorübergehend mit Kontaktlinsen bzw. einer Aphakiebrille (Starbrille) mit starken Gläsern (bei beidseitiger Katarakt).

Ab dem 2. Lebensjahr besteht die Möglichkeit, die Kinder mit einer intraokularen Kunststofflinse zu versorgen. Durch die Operation verliert das Auge die Akkommodationsfähigkeit (Anpassungsfähigkeit), wodurch das Kind weiterhin eine korrigierende Bifokalbrille (eine Brille mit Fern- und Nahteil) tragen muss. Wird ein Kind mit beidseitiger Katarakt nicht bis zum ca. 3. Lebensmonat operiert, entsteht ein Nystagmus, der auch nach der Operation nicht wieder verschwindet.

23.5.2 Pflegebedarf einschätzen

Folgende Probleme können bei einem Kind mit Katarakt auftreten:
- Mangelndes Sehvermögen,
- unzureichende Entwicklung, insbesondere bei beidseitiger Katarakt,
- Unruhe des Kindes und Bohren der Fäuste in den Augen,
- psychische Belastung bei größeren Kindern, z. B. ästhetische Probleme bei einseitig veränderter Pupille.

23.5.3 Pflegeziele und -maßnahmen

■ **Verbesserung des Sehvermögens**
Jede Kinderkrankenschwester sollte bei Neugeborenen eine Katarakt (trübe Augenlinse, Kind fixiert nicht adäquat, etc.) rechtzeitig erkennen können und dem Arzt dementsprechende Auffälligkeiten weiterleiten. Nur so ist eine frühzeitige Operation möglich. Je nach Ausprägung und Lokalisation der Katarakt, muss das Kind mit einer Brille versorgt werden.

■ **Adäquate Entwicklung**
Aufgrund des eingeschränkten Sehvermögens ist eine allgemeine Entwicklungsverzögerung möglich, welche die Kinder nach erfolgter Operation meist rasch nachholen. Bei Bedarf empfiehlt sich eine Frühförderung.

23.6 Pflege eines Kindes mit Glaukom (grüner Star)

23.6.1 Ursache und Auswirkung

> **Definition** ⸺▸ Das Glaukom ist eine Augenerkrankung aufgrund einer angeborenen ungenügenden Differenzierung im Kammerwinkelbereich, die den Kammerwasserabfluss hemmt und einen chronisch erhöhten Augeninnendruck bedingt.

Die Erkrankung tritt oft beidseitig auf, der Augapfel vergrößert sich stark durch die noch elastischen Sklerahüllen, die Hornhaut kann sich eintrüben und es tritt ein vermehrtes Augentränen auf **(Abb. 23.4)**. Säuglinge und Kleinkinder mit getrübter Hornhaut und Lichtempfindlichkeit, sowie „großen Augen" (Buphthalmus) sollten unbedingt einem Augenarzt zum Glaukomausschluss vorgestellt werden. Ein beidseitiges Glaukom wird oft erst recht spät erkannt. Da beide Augen in gleichem Maße vergrößert sind, fällt es weder Eltern noch Kinderärzten auf.

> **Merke** ⸺▸ **Früherkennung.** Aufgrund der Symmetrie der Augen wird das beidseitige kindliche Glaukom oft viel später als das einseitige entdeckt. Wird ein Glaukom nicht erkannt, führt es unweigerlich zur Erblindung des Kindes.

Eine medikamentöse Behandlung allein durch drucksenkende Augentropfen ist oft nicht ausrei-

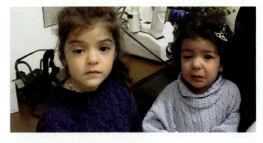

Abb. 23.4 ⸺▸ **Glaukomzeichen.**
Vergrößerung des Augapfels, Augentränen, Lichtempfindlichkeit und evtl. Hornhauttrübung

chend. Eine Behandlung durch möglichst frühzeitige Operation bietet die einzig realistische Aussicht auf Erhalt des Sehvermögens.

23.6.2 Pflegebedarf einschätzen

Folgende Probleme können bei einem Kind mit Glaukom auftreten:
- Lichtempfindlichkeit, verschwommenes Sehen durch ständiges Augentränen,
- Verletzungsgefahr durch die dünnen Augenwände bei großen Augen,
- starke Kurzsichtigkeit durch die Augapfelvergrößerung,
- Unruhe durch Schmerzen (hoher Augeninnendruck),
- mangelnde Akzeptanz der notwendigen Therapie,
- psychische Belastung von Eltern und Kind,
- Entwicklungsverzögerung durch die eingeschränkte Sehfähigkeit.

23.6.3 Pflegeziele und -maßnahmen

■ Schmerzlinderung
Eine schmerzhafte Erhöhung des Augeninnendrucks wird bis zur Operation lokal mit drucksenkenden Augentropfen behandelt. Dies geschieht ausschließlich auf ärztliche Anordnung. Eventuell ist die Gabe von systemischen Medikamenten (Carboanhydrasehemmern, wie z.B. Diamox) zur Drucksenkung notwendig. Wie bei allen Medikamenten sollte auch hier auf mögliche Nebenwirkungen/Wechselwirkungen geachtet werden, insbesondere Hautausschläge oder Kribbeln in der Extremitäten sind möglich.

■ Wohlbefinden des Kindes sichern
Die Kinder sollten schon im Säuglingsalter wegen der Kurzsichtigkeit mit einer Brille ausgestattet werden. Das Tragen einer Sonnenbrille wird oft schon bei normalen Lichtverhältnissen notwendig (Blendungsempfindlichkeit). Postoperativ kann die Lichtempfindlichkeit durch die wieder aufklarende Hornhaut deutlich gebessert sein. Bei der Auswahl des Spielzeugs sollte man auf die eingeschränkte Sehschärfe Rücksicht nehmen und lieber etwas größeres Spielzeug mit vielen Kontrasten wählen.

■ Bestmögliche Sehschärfe
Eine Sehschwäche ist bei Kindern mit Glaukom fast nicht zu vermeiden, umso mehr muss man sich bemühen, den Restvisus zu erhalten und zu fördern. Es ist Aufgabe der Kinderkrankenschwester, jede Auffälligkeit (z.B. einseitige Augapfelvergrößerung) zu erkennen und dem Arzt mitzuteilen. Nur so wird die unumgängliche Operation auch frühzeitig durchgeführt.

■ Normale Entwicklung des Kindes
Da die Kinder oft sehr in ihrem Sehvermögen eingeschränkt sind, neigt man oft dazu, sie „in Watte zu packen". Das geringe Sehvermögen hat aber nichts mit mangelnder Intelligenz zu tun, die Kinder sollten frühzeitig zur Selbständigkeit erzogen werden, bzw. eine ganz normale Erziehung genießen. Eine Frühfördermaßnahme ist oft sehr hilfreich. Langfristig sind regelmäßige Augendruckkontrollen, bei fehlender Kooperation auch in Kurznarkose, nötig, da es bei ca. der Hälfte der Kinder wieder zum Druckanstieg kommt. Oft folgen weitere therapeutische/operative Maßnahmen, z.B. eine erneute Gabe von drucksenkenden Augentropfen oder eine erneute drucksenkende Operation.

23.7 Pflege eines Kindes nach Augenoperation

23.7.1 Ursache und Auswirkung

Eine Augenoperation ist oft eine notwendige Maßnahme zum Erhalt der Sehkraft. Obwohl die schon eingetretene Schädigung oft nicht mehr rückgängig gemacht werden kann, ist die Operation notwendig, um ein Fortschreiten der Erkrankung zu vermeiden.

23.7.2 Pflegebedarf einschätzen

Folgende Pflegeprobleme können bei Kindern nach Augenoperationen auftreten:
- Gestörtes Wohlbefinden durch Schmerzen,
- mangelnde Akzeptanz des Verbandes,
- Kind öffnet die Augen nicht (aus Angst vor Schmerzen),
- Wundheilungsstörungen.

23.7.3 Pflegeziele und -maßnahmen

■ Schmerzlinderung
Kinder nach Augenoperationen klagen nach Abklingen der Narkose oft über Schmerzen, welche je nach Alter des Kindes nicht näher definiert werden können (z.B. werden Kopf- und Bauchschmerzen angegeben), eine adäquate Schmerzstillung nach ärztlicher Anordnung ist notwendig.

■ Akzeptanz des Verbandes
Als unangenehm wird der Augenverband nach der Operation empfunden, die Kinder sollten altersentsprechend aufgeklärt werden, kleinere Kinder beschäftigt werden (Vorlesen, ruhige Spiele, etc.).

■ Kind öffnet die Augen

Durch das Fremdkörpergefühl, welches die Fäden verursachen, fällt es den Kindern schwer, die Augen zu öffnen. Das Pflegepersonal sollte die Kinder ständig anhalten, die Augen zu öffnen und visuelle Anreize geben (Ausmalbilder o. ä. können angeboten werden). Die Kinder sollten stets angehalten werden, beide Augen zu öffnen, da das Zukneifen die Bindehautschwellung fördert.

■ Optimaler Heilungsverlauf

Das tägliche Reinigen des Auges erfolgt mit steriler Kochsalzlösung. Wichtig ist auch die regelmäßige Applikation der verordneten Augentropfen. Es muss sicher gestellt werden, dass die Kinder nicht mit den Fingern oder Gegenständen am Auge manipulieren, sie müssen deshalb altersentsprechend aufgeklärt und beschäftigt werden. Außerdem ist darauf zu achten, dass die Brille weiterhin getragen wird.

B Pflege von Kindern mit Erkrankungen des Hals-Nasen-Ohren-Systems

Mechthild Hoehl

23.8 Bedeutung

Von Störungen des Hals-Nasen-Ohren-Systems sind Kinder wesentlich häufiger betroffen als Erwachsene. Aufgrund der kindlichen Anatomie, der noch nicht erworbenen Antikörper gegen Infektionserreger und der exponierten Stelle des HNO-Systems als Eintrittspforte von Krankheitserregern erleiden Kinder relativ häufig akute Infektionen des HNO-Systems, wobei die individuelle Empfänglichkeit für diese akuten Störungen des HNO-Systems sehr unterschiedlich sein kann, die Ursache hierfür und daraus ableitende Empfehlungen für die Prophylaxe jedoch erst ansatzweise erforscht sind.

Akute infektiöse Affektionen des HNO-Systems bedeuten für die Kinder zunächst die Auseinandersetzungen mit den Symptomen der Infektion, nämlich der Störung des Allgemeinbefindens durch Fieber, Schmerzen und Funktionseinschränkungen des betroffenen Bereichs. Heilt die akute Infektion nicht spontan aus, wird sie nicht oder nur unzureichend behandelt, drohen Komplikationen durch Ausbreitung der Infektionen, Chronifizierung des Krankheitsgeschehens und dauerhafter Schädigung des betroffenen Bereichs. Die wiederum können weitergehende therapeutische Maßnahmen, z. B. einen operativen Eingriff, zur dauerhaften Sanierung des Infektionsgebietes zur Folge haben. Hierbei handelt es sich um planbare Eingriffe, die mit den betroffenen Kindern altersgemäß gut vor- und nachbereitet werden sollten, um Ängste abzubauen und die Kooperation des Kindes und seiner Familie mit dem therapeutischen Team erhöhen. Kleinere Eingriffe werden häufig ambulant vorgenommen. Exemplarisch wird in diesem Kapitel die Pflege eines Kindes mit einer akuten Otitis media, sowie nach einer Tonsillektomie vorgestellt.

Angeborene Störungen des HNO-Bereichs sind zumeist Fehlbildungen aufgrund von Störungen der Embryonalentwicklung oder aus unbekannter Ursache. Die Bedeutung dieser Störung für die Kinder hängt in erster Linie von der Ausprägung der Fehlbildung und den damit verbundenen funktionalen und ästhetischen Beeinträchtigungen ab. Häufig sind korrigierende Operationen nötig; die Zusammenarbeit eines multiprofessionellen Teams erleichtert der Familie den Umgang mit der Fehlbildung und den damit verbundenen Problemen und steht bei den immer wieder notwendig werdenden Krankenhausaufenthalten (z. B. zu Operationen) als Ansprechpartner bereit. Der Kontakt mit gleichfalls Betroffenen über Selbsthilfegruppen ist sinnvoll.

Als häufigste und wohl bekannteste angeborene Störung des HNO-Systems wird in diesem Kapitel die Lippen-Kiefer-Gaumen-Spalte mit den Konsequenzen für das betroffene Kind und dessen Pflege vorgestellt.

23.9 Allgemeine Maßnahmen

Eva-Maria Wagner

Zuerst werden nun die allgemeinen Maßnahmen bei der Pflege von Kindern mit einer Erkrankung des HNO-Systems vorgestellt.

23.9.1 Nasentropfen und Nasensalben

Gabe von Nasentropfen

■ Lagerung

Das Kind wird auf dem Rücken gelagert und, wenn nötig, durch eine zweite Person festgehalten. Der Kopf des Kindes wird rekliniert (rückwärts gebeugt), damit die Tropfen nicht gleich in den Rachenraum laufen und verschluckt werden.

Allgemeine Maßnahmen 23

■ **Durchführung**
Die Gabe von Nasentropfen wird auf die beschriebene Weise durchgeführt:
- Die verordnete Anzahl Tropfen wird in jedes Nasenloch geträufelt. Dabei darf die Spitze der Pipette nicht die Nase des Kindes berühren **(Abb. 23.5)**.
- Sofern möglich, kann das Kind die Tropfen in die Nase hochziehen, damit sie nicht in den Rachen laufen.
- Kann es das nicht, so muss es mindestens eine Minute lang liegen bleiben, um ein Verschlucken (schlechter Geschmack, Aspirationsgefahr) der Tropfen zu vermeiden. Sammeln sich die Nasentropfen doch im Rachenraum, können Kinder ab dem Kindergartenalter diese auch ausspucken, zu diesem Zweck werden Papiertaschentücher oder ähnliches bereitgehalten.
- Das Kind wird für seine Mitarbeit gelobt.

Gabe von Nasensalbe

■ **Lagerung**
Das Kind wird auf dem Rücken gelagert und, wenn nötig, durch eine zweite Person festgehalten.

■ **Durchführung**
Folgendermaßen wird bei der Gabe von Nasensalbe vorgegangen:
- Je nach Präparat bzw. ärztlicher Anordnung wird ein Salbenstrang von entsprechender Länge in jeden der beiden Nasengänge eingebracht.
- Durch eine halbe Drehung der Salbentube lässt sich der Salbenstrang „abschneiden".
- Wenn möglich, soll das Kind nicht gleich die Nase schneuzen.
- Das Kind wird für seine Mitarbeit gelobt.

23.9.2 Ohrentropfen

■ **Lagerung**
Das Kind wird auf die rechte Seite gelegt, um Ohrentropfen in das linke Ohr zu tropfen und umgekehrt. Wenn nötig, wird eine zweite Pflegeperson hinzugezogen, die das Kind festhält.

■ **Durchführung**
Bei der Gabe von Ohrentropfen wird folgendermaßen vorgegangen:
- Damit die Ohrentropfen nicht im sichtbaren Teil des äußeren Gehörganges verbleiben, muss man den Gehörgang etwas strecken: bei Kindern unter drei Jahren das Ohr am Ohrläppchen fassen und leicht nach unten und hinten (Richtung Hinterkopf) ziehen **(Abb. 23.6)**.
Bei Kindern über drei Jahren das Ohr oben an der Ohrmuschel fassen und leicht nach oben und hinten ziehen **(Abb. 23.7)**.
- Die Pipette wird so gehalten, dass die Tropfen seitlich auf den Gehörgang tropfen.
- Der Gummiteil der Pipette wird gedrückt, bis die verordnete Anzahl an Tropfen ausgetreten ist.
- Das Kind soll eine Minute in dieser Position liegen bleiben, bevor es auf die entgegengesetzte Seite gedreht wird, um an das andere Ohr zu gelangen.
- Vorsichtiges Reiben der Haut vor dem Ohr am Tragus unterstützt die Verteilung der Tropfen im Gehörgang in Richtung Mittelohr.
- In der Ohrmuschel zurückgebliebene Tropfen werden mit einem trockenen Tupfer abgewischt.
- Das Kind wird für seine Mitarbeit gelobt.
- Ist nur ein Ohr betroffen, z.B. bei einer Otitis media, wird das Kind nach der Gabe der Ohrentropfen auf das betroffene Ohr gelagert, damit Flüssigkeit oder Eiter aus dem Ohr laufen kann.

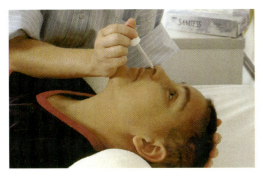

Abb. 23.5 ⇢ **Gabe von Nasentropfen.**
Die Spitze der Pipette darf die Nase des Kindes nicht berühren

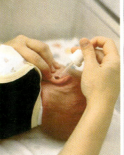

Abb. 23.6 ⇢ **Gabe von Ohrentropfen bei einem Kleinkind < 3 Jahren.**
Leichter Zug am Ohrläppchen

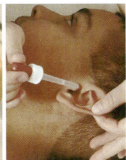

Abb. 23.7 ⇢ **Gabe von Ohrentropfen bei einem älteren Kind > 3 Jahre.**
Leichter Zug an der Ohrmuschel

23.10 Pflege eines Kindes mit einer akuten Otitis media

Mechthild Hoehl

23.10.1 Ursache und Auswirkung

Definition ⇢ Die akute Otitis media ist eine Entzündung des Mittelohres durch Bakterien (Streptokokken, Staphylokokken, Hämophilus usw.) oder seltener durch Viren.

Zumeist entsteht diese durch Infektionserreger, die im Rahmen eines Infektes der oberen Luftwege (Schnupfen) über die Eustachische Röhre (Verbindung des Nasen-Rachen-Raumes zum Mittelohr) aufsteigen. Durch die häufig begleitende Schleimhautschwellung verschließt sich die Röhre, die Belüftung des Mittelohres wird unterbunden und die Krankheitserreger können sich festsetzen.

Seltener ist das direkte Eindringen von Keimen durch einen bestehenden Trommelfelldefekt oder die hämatogene Infektion im Rahmen einer Allgemeinerkrankung (z.B. Scharlach, Masern o.ä.).

Symptome der akuten Mittelohrentzündung sind:
⇢ Meist plötzlicher Beginn mit stechenden oder klopfenden ein- oder beidseitigen Ohrenschmerzen, Berührungsempfindlichkeit im Bereich des betroffenen Ohres,
⇢ Fieber,
⇢ allgemeines Krankheitsgefühl,
⇢ bei Säuglingen und Kleinkindern häufig starke Unruhe, Nahrungsverweigerung und Greifen nach dem erkrankten Ohr,
⇢ Hörminderung durch Eiter oder Flüssigkeitsansammlung hinter dem Trommelfell,
⇢ bei Perforation des Trommelfells Sekret- oder Eiteraustritt aus dem Ohr.

Die Diagnose wird anhand der Symptomatik gestellt und gilt bei einem entzündlich veränderten Trommelfell als gesichert. Die Behandlung der Otitis beinhaltet die konservative und/oder medikamentöse Schmerzlinderung, die Gabe von abschwellenden Nasentropfen zur Wiederherstellung des Sekretabflusses, sowie in der Regel eine antibiotische Therapie.

Komplikationen der akuten Mittelohrentzündung können sein:
⇢ Ausbreitung der Infektion: Mastoiditis, Meningitis, Labyrinthitis (Innenohrentzündung), Nervenentzündung mit nachfolgender Fazialisparese,
⇢ chronische Mittelohrentzündung mit Hörminderung, Ohrgeräuschen und/oder anhaltender Sekretation aus dem betroffenen Ohr.

23.10.2 Pflegebedarf einschätzen

Folgende Pflegeprobleme stehen bei einem Kind mit einer akuten Otitis media im Vordergrund:
⇢ Beeinträchtigtes Wohlbefinden durch starke Schmerzen, Fieber und allgemeines Krankheitsgefühl,
⇢ beeinträchtigte Kommunikation bei Hörminderung,
⇢ gestörter Schlaf durch starke Unruhe bei Kleinkindern,
⇢ gestörte Nahrungsaufnahme durch Inappetenz oder Nahrungsverweigerung infolge Schmerzen,
⇢ Gefahr von Durchfallserscheinungen als Folge einer antibiotischen Therapie,
⇢ Gefahr von Trommelfellperforation und weiteren Komplikationen.

23.10.3 Pflegeziele und -maßnahmen

■ **Schmerzlinderung**
Die Schmerzen einer Mittelohrentzündung sind für Kinder sehr unangenehm. Die Schmerzlinderung erfolgt mittels Analgetika auf ärztliche Anordnung (s. S. 165). Hilfreich ist die Anwendung eines *Zwiebelwickels:* Hierfür wird eine Zwiebel zerkleinert, leicht angedünstet und in einem dünnen Baumwolltuch auf das Ohr gepackt und mit einem Netzverband, Mützchen oder Schal befestigt. Die Temperatur des Wickels sollte 37 °C nicht überschreiten. Auch die Anwendung frisch gewürfelter Zwiebeln und Erwärmung mit einer aufgelegten Wärmflasche ist möglich. Die ätherischen Öle der Zwiebel wirken schmerzlindernd und förderlich auf den Sekretfluss. Zusätzlich wird die Wärme des Wickels von den meisten Kindern als angenehm empfunden.

Sollte der Wickel von den Kindern abgelehnt werden, oder die Anwendung bei sehr kleinen Kindern Probleme bereiten, kann alternativ zur Inhalation der ätherischen Substanzen der Zwiebel eine zerkleinerte Zwiebel in einem Zwiebelsäckchen unerreichbar für das Kind an das Bett gehängt werden.

Feuchtwarme Wickel und Infrarotbestrahlungen zur lokalen Wärmebehandlung werden durchgeführt, wenn die Kinder sie als angenehm empfinden. Bei stark gespanntem Trommelfell wird in seltenen Fällen von den Kindern eine Kühlung bevorzugt.

Die Gabe von analgetischen Ohrentropfen wird nicht mehr uneingeschränkt empfohlen, da sie das Schmerzzentrum gar nicht erreichen und die Beobachtung eines möglichen Sekretaustritts und die Beurteilung des Trommelfells bei der Otoskopie beeinträchtigen kann.

■ **Ungestörter Sekretabfluss**
Die abschwellenden Nasentropfen unterstützen den Sekretabfluss. Sie werden auf ärztliche Anordnung so lange gegeben, wie die Schwellung der Nasenschleimhaut vorliegt, jedoch nicht häufiger als 3×

täglich und nicht länger als 7 Tage. Die Eltern, die die Behandlung fortführen, werden über die Gefahren eines zu ausgiebigen Gebrauches von abschwellenden Nasentropfen aufgeklärt.

Hilfreich sind ein angenehmes, nicht zu trockenes Raumklima und ausreichende Flüssigkeitszufuhr, um die Funktion und Feuchtigkeit der Schleimhäute aufrechtzuerhalten. Bei größeren Kindern wirkt das Kauen von Kaugummi bei beginnenden Ohrenschmerzen unterstützend auf die Ohrbelüftung über die Eustachische Röhre.

Ist die Nasenatmung durch ein Polypenwachstum dauerhaft beeinträchtigt, wird bei rezidivierenden Mittelohrentzündungen eine Adenotomie empfohlen (s. u. oder S. 518).

■ **Physiologische Körpertemperatur**
Die antipyretische Therapie erfolgt über konservative Maßnahmen oder der Gabe von Antipyretika auf ärztl. Anordnung (s. S. 219). Bei der medikamentösen Therapie werden meist Medikamente bevorzugt, die sowohl Antipyrese als auch Analgesierung gewährleisten (z. B. Paracetamol).

Die antibiotische Behandlung dient der direkten Bekämpfung der bakteriellen Infektion. Sollte sich unter antibiotischer Behandlung die Körpertemperatur nicht innerhalb weniger Tage normalisieren, ist hierüber der Arzt zu informieren.

■ **Physiologische Nahrungsaufnahme**
Da insbesondere Kleinkinder zu Nahrungsverweigerung während einer Mittelohrentzündung neigen, bekommen sie absolute Wunschkost. Hierbei kann es hilfreich sein, Nahrungsmittel zu zerkleinern, breiige Kost oder z. B. Joghurt o. ä. anzubieten, sowie viel Flüssigkeit oder flüssige Kost zu reichen, da das Kauen manchmal Probleme bereitet. Allerdings können Kaubewegungen auch die Ohrbelüftung fördern, sodass zur Prophylaxe von Mittelohrentzündungen das Stillen eines Säuglings sowie der Übergang von der breiigen Kost zur „festen Kost" noch vor dem ersten Geburtstag empfohlen werden kann.

■ **Rechtzeitiges Erkennen von Komplikationen**
Bei einem auffallend quengeligen Säugling oder Kleinkind muss immer an die Möglichkeit einer akuten Otitis media gedacht werden. Eine Otoskopie durch den Kinderarzt kann besorgten Eltern nur empfohlen werden.

Sekretaustritt wird bei der Körperpflege erkannt, bei unklaren eitrigen oder blutigen Flecken auf der Bettwäsche oder Kleidung werden die Ohren inspiziert. Hierbei dürfen jedoch keinesfalls Wattestäbchen benutzt werden.

Klingen die Beschwerden einer akuten Otitis nicht innerhalb weniger Tage ab, so wird hierüber der Arzt informiert. Eine Ausbreitung der Infektion oder Nichtansprechen der Erreger auf das gewählte Antibiotikum könnten die Ursache sein.

Auf Anzeichen einer Hörminderung sollte im Rahmen einer akuten Otitis geachtet werden (Reagiert das Kind seitengleich auf Ansprache, muss man Fragen wiederholen, fragt es bei Aufforderungen mehrmals nach?). Im Zweifelsfall wird eine Hörprüfung durch den Kinderarzt oder HNO-Arzt vorgenommen. Auch sollte bei unklaren Verzögerungen der Sprachentwicklung ein HNO-Arzt konsultiert werden. Bei einem chronischen Erguss wird eine Parcentese (operative Eröffnung des Trommelfells) und Paukendrainage (Ableitung des Ergusses über kleine Röhrchen) empfohlen.

23.11 Pflege eines Kindes nach Tonsillektomie (TE) und Adenotomie (AT)

23.11.1 Ursache und Auswirkung

 Definition ⋯▶ Die **akute Tonsillitis** oder **Angina tonsillaris** ist eine meist bakterielle Entzündung der Gaumenmandeln.

Besonders gefürchtet ist die Streptokokkenangina wegen der Gefahr der Folgekrankheiten, wie Rheumatisches Fieber, Nephritis oder Endokarditis.
Symptome der akuten Tonsillitis sind:
⋯▶ Halsschmerzen, Schluckbeschwerden,
⋯▶ Fieber,
⋯▶ Rötung und Schwellung der Tonsillen, z. T. mit Belägen (je nach Ursache: eitrig, milchig, stippchenartig, weiß-gelb, ulzerös, o. ä.),
⋯▶ beeinträchtigtes Allgemeinbefinden, Appetitmangel, Nahrungsverweigerung.

Die **chronische Tonsillitis** entsteht infolge einer akuten Erkrankung durch Bakterienprodukte und abgestorbene Zellteile, die ihrerseits zu einer Entzündungsreaktion führen. Hierdurch entstehende Narbenbildungen und Zerklüftungen an der Tonsillenoberfläche machen sie wiederum anfälliger für neue Infektionen.

Pflegerisch steht bei der Tonsillitis die Schmerzlinderung im Vordergrund. Diese wird erreicht durch Halswickel (z. B. kühle Halswickel), Gurgeln mit Salbeitee, desinfizierenden oder anästhesierenden lokalen Präparaten auf ärztliche Anordnung, ggf. der Gabe von angeordneten analgetischen und antipyretischen Medikamenten. Die antibiotische Therapie wird auf ihre Wirksamkeit (Nachlassen der Beschwerden) und ggf. auf möglicherweise auftretende Nebenwirkungen (gastrointestinale Beschwerden, Hautreaktionen, o. ä.) beobachtet. Eine adäquate Nährstoffzufuhr erfolgt über absolute Wunschkost, wobei weiche, säurearme, nicht zu heiße und wenig gewürzte Speisen bevorzugt werden sollten.

Die **Indikation zur Tonsillektomie** ist bei häufig rezidivierenden akuten Tonsillitiden, bei chronischen Verläufen, Abszessbildung oder Atemwegsbehinderungen durch massiv vergrößerte Tonsillen gegeben.

Die **Indikation zur Adenotomie** ergibt sich aus einer Vergrößerung der Rachenmandeln oder adenoiden Vegetationen, im Volksmund als Polypen bezeichnet. Die Vergrößerung der Rachenmandeln stellt dann eine Indikation zur operativen Entfernung dar, wenn sie die Nasenatmung massiv beeinträchtigt und/oder zu Verlegungen von Nasennebenhöhlen oder der Eustachischen Röhre mit nachfolgenden gehäuften Entzündungen führt.

Die Operationen erfolgen als geplante Eingriffe in Vollnarkose. Der Zeitpunkt der Operation wird so gewählt, dass das Kind aktuell beschwerdefrei ist, infekt- und fieberfrei, sowie je nach Alter psychosozial gut vorbereitet ist. Eine Tonsillektomie wird selten vor dem 4. Lebensjahr durchgeführt.

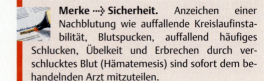

Merke ⋯ Sicherheit. Anzeichen einer Nachblutung wie auffallende Kreislaufinstabilität, Blutspucken, auffallend häufiges Schlucken, Übelkeit und Erbrechen durch verschlucktes Blut (Hämatemesis) sind sofort dem behandelnden Arzt mitzuteilen.

23.11.2 Pflegebedarf einschätzen

Im Zusammenhang mit der TE oder AT kann es zu folgenden Pflegeproblemen kommen:
⋯▹ Ängste und Unsicherheiten bei Kindern und Eltern im Bezug auf den Eingriff, mögliche Komplikationen oder den Krankenhausaufenthalt,
⋯▹ gestörtes Wohlbefinden durch postoperative Schmerzen und Schluckbeschwerden,
⋯▹ eingeschränkte Nährstoff- und Flüssigkeitszufuhr durch Nahrungsverweigerung,
⋯▹ Gefahr von Nachblutungen, Aspiration (z. B. durch Erbrechen von verschlucktem Blut) und Kreislaufinstabilität.

23.11.3 Pflegeziele und -maßnahmen

■ **Rechtzeitiges Erkennen von Nachblutungen**
Die allgemeinen Empfehlungen zur prä- und postoperativen Pflege aus Kapitel 42 (s. S. 849) sind zu beachten. Die postoperativen Kontrollen erfolgen nach Anordnung des Operateurs sowie nach kliniksinternen Standards.

Überprüft werden die Vitalzeichen Puls und Blutdruck, Aussehen, Hautfarbe und Bewusstseinslage, um Zeichen einer Kreislaufinstabilität zu erkennen und die Körpertemperatur, als Anzeichen beginnender Infektionen. Leichtes Resorptionsfieber am Operationstag ist jedoch normal.

Besonders wichtig ist es, auf Zeichen einer Nachblutung zu achten. Die größte Gefahr von Nachblutungen besteht am Operationstag, sowie bei der TE am 4.–6. postoperativen Tag, wenn sich die Wundbeläge auf den Wundflächen der Rachenhinterwand lösen.

Falls eine Nachblutung auftritt, wird das Kind in Seitenlage oder eine aufrechte Position gebracht, dass das Blut besser entleert werden kann. Das Kind wird beruhigt und darüber aufgeklärt, dass es das Blut nicht herunter schlucken soll. Notfalls wird das Blut mittels vorsichtiger Absaugung aus dem Mund entfernt, um einer Aspiration vorzubeugen. Hierbei muss eine zusätzliche Verletzung des Wundgebietes unbedingt vermieden werden. Die lokale Kälteanwendung (Eiskrawatte am Hals) verringert über eine Engstellung der Gefäße die Blutzufuhr.

Bis zum Eintreffen des Arztes werden das Allgemeinbefinden und die Vitalzeichen je nach Befinden engmaschig bis kontinuierlich überprüft, sowie Materialien zum Legen eines venösen Zugangs und einer Blutbildkontrolle vorbereitet. Das Kind wird nach Möglichkeit nicht allein gelassen.

■ **Minderung des Blutungsrisikos**
Das Kind und seine Eltern werden über geeignete Maßnahmen aufgeklärt, um einen komplikationslosen Heilungsverlauf zu unterstützen:
⋯▹ Am Operationstag sollte das Kind ruhige Aktivitäten bevorzugen, da beim Toben die Blutungsgefahr erhöht wird. Die anwesende Bezugsperson sollte das Kind altersgemäß im Liegen oder Sitzen beschäftigen.
⋯▹ Das Kind kann aufgrund von Missempfindungen am Operationsgebiet den Drang verspüren, sich ständig zu räuspern, die Nase zu putzen oder gar mit Fingern oder Gegenständen daran zu manipulieren. Dies sollte unbedingt durch Aufklärung des Kindes und Ablenkung unterbunden werden.
⋯▹ Flüssigkeit, die sich im Mund sammelt, sollte nicht heruntergeschluckt werden, sondern zur besseren Beurteilbarkeit in bereitgestellte Abwurfschalen entleert werden. Die Schalen werden regelmäßig bei Bedarf ausgetauscht. Außerdem wird ausreichend Zellstoff zum Abwischen des Mundes bereitgestellt.
⋯▹ Lokale Kälteanwendungen (z. B. Eiskrawatten) können zur Minderung der Blutungsneigung und Schmerzlinderung eingesetzt werden. Ihre Wirksamkeit wird unterschiedlich diskutiert. In jedem Fall müssen sie bei Anwendung regelmäßig erneuert werden, um eine reaktive Hyperämie nach kurzfristigem Kältereiz zu verhindern. Durch Erwärmung der Eiskrawatte ist der Kühleffekt nicht mehr gewährleistet.
⋯▹ Bei der Körperpflege wird auf die Anwendung von heißen Bädern oder Duschen, sowie Haarewaschen in der ersten postoperativen Woche verzichtet.

⇢ Die Mundpflege erfolgt in den ersten Tagen mit Kamillen- oder Salbeitee oder Panthenollösung, mit denen nur gespült, jedoch nicht gegurgelt werden sollte. Sobald es dem Kind kein Unbehagen mehr bereitet, kann es wieder wie gewohnt die Zähne putzen. Aus hygienischen Gründen sollte hierfür jedoch eine neue Zahnbürste verwendet werden.
⇢ Jugendliche werden darüber aufgeklärt, dass Rauchen die Heilung verzögert und das Blutungsrisiko erhöht.
⇢ Im weiteren Heilungsverlauf sollten auf starke körperliche Anstrengungen, Sport und Sonnenbäder verzichtet werden. Ca. eine Woche nach Kliniksaufenthalt wird der Schul- und Kindergartenbesuch noch nicht empfohlen, ca. 3 Wochen lang sollte auf Sport verzichtet werden.

■ **Physiologische Nährstoff- und Flüssigkeitszufuhr**

Die Speisenauswahl ist ebenfalls für eine komplikationslose Heilung mitverantwortlich. Allerdings verweigern viele Kinder aufgrund der Missempfindungen häufig sämtliche angebotenen Speisen und Getränke, so dass sehr restriktive Nahrungsvorschriften inzwischen selten gefordert werden.

Nach der postoperativen Nahrungskarenz wird zunächst mit schluckweisem Flüssigkeitsangebot begonnen. Geeignet sind Tee, abgekochtes Leitungswasser oder stilles Mineralwasser. Im weiteren Verlauf wird eine gelenkte Wunschkost mit dem Kind vereinbart, bei der folgende Regeln beachtet werden sollten:
⇢ Speisen und Getränke sollten nie heiß, sondern lieber lauwarm oder kalt genossen werden.
⇢ Ein dosierter Genuss von Milchspeiseeis (z. B. Vanilleeis, nicht Frucht- oder Schokoeis) kann schmerzlindernd wirken und die Bereitschaft zur Nahrungsaufnahme verstärken.
⇢ Weiche, ggf. breiige Kost mit hohem Flüssigkeitsanteil ist nach Möglichkeit zu bevorzugen.
⇢ Scharf gewürzte und sehr säurehaltige Speisen (Obst, Fruchtsäfte) sind zu vermeiden. Gemüse ist in gegarter Form zu verzehren.
⇢ Ebenso zu meiden sind sehr harte Speisen wie Brotkrusten, Knäckebrot, Kekse, Chips, Popkorn.
⇢ Kohlensäurehaltige Getränke sind ebenfalls eher ungeeignet.
⇢ Speisen, die eine Verschleimung im Rachenraum bewirken könnten (wie Milch oder Pudding), sollten vorsichtig genossen werden und nur, wenn sie dem Kind kein zusätzliches Problem bereiten.
⇢ Einer Obstipationsneigung aufgrund der relativ ballaststoffarmen Ernährung in der Heilungsphase sollte mit ausreichender Flüssigkeitszufuhr, ggf. der Gabe von Milchzucker entgegengewirkt werden, da das übermäßige Pressen beim Stuhlgang vermieden werden sollte.
⇢ Sollte das Kind die Krankenhauskost ablehnen, können die Eltern auch die Verpflegung des Kindes selbst organisieren. Die Auswahl der Speisen sollte jedoch mit dem Personal abgestimmt werden.

> **Praxistipp** ⇢ Grundsätzlich sollte immer ein Ernährungsprotokoll angefertigt werden, um die Aufnahme von Speisen und Getränken zu kontrollieren und ggf. entstehende Mangelzustände rechtzeitig zu erkennen.

Besonders die Flüssigkeitsaufnahme muss gewährleistet sein. Bei anhaltender Verweigerung wird der behandelnde Arzt informiert.

23.12 Pflege eines Kindes mit Lippen-Kiefer-Gaumen-Spalte

23.12.1 Ursache und Auswirkung

Lippen-Kiefer-Gaumen-Spalten sind relativ häufige Fehlbildungen im Kopf- und Gesichtsbereich. Es ist in Europa etwa mit einer Spaltbildung auf 500 Geburten zu rechnen. Hierbei sind die ein- oder doppelseitigen durchgehenden Lippen-Kiefer-Gaumen-Spalten **(Abb. 23.8)** die häufigste Erscheinungsform, isolierte Gaumen- oder Lippenspalten, oder Lippen-Kiefer-Spalten kommen vergleichsweise seltener vor.

Die **Ursache der Spaltbildungen** liegt in einer meist unbekannten Störung der embryonalen Entwicklung in der Frühschwangerschaft. In manchen Fällen wird eine familiäre Häufung beobachtet. Eine Kombination mit anderen Fehlbildungen ist möglich, jedoch eher selten. Häufig wird insbesondere bei kompletten Spaltbildungen die Fehlbildung bereits im Ultraschall während der Schwangerschaft entdeckt. In diesem Fall sollte eine Entbindungsklinik

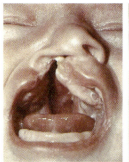 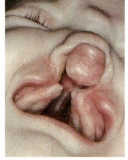

a b

Abb. 23.8 ⇢ **Lippen-Kiefer-Gaumenspalte.**
a einseitige komplette Lippen-Kiefer-Gaumenspalte
b beidseitige komplette Lippen-Kiefer-Gaumenspalte

gewählt werden, die der betroffenen Familie mit großem Fachwissen und einem interdisziplinären Behandlungskonzept zur Seite stehen kann.

Die **Auswirkungen der Spaltbildungen** sind je nach Ausprägung neben der ästhetischen Beeinträchtigung vor allem funktionale Probleme, die die Atmung, Ernährung, Sprache und Gehör erschweren können. Ziel der Behandlung ist daher die möglichst vollständige ästhetische und funktionelle Rehabilitation. Hierbei gibt es sehr unterschiedliche Konzepte bezüglich der Zeitpunkte und Reihenfolge des operativen Verschlusses einzelner Spaltabschnitte. Die Konzepte differieren von einer möglichst frühzeitigen operativen Korrektur aller Spaltabschnitte innerhalb einer Sitzung und innerhalb der ersten Lebenswochen, bis hin zu einem fraktionierten Vorgehen, das sich über die ersten Lebensjahre erstreckt. Bei einem frühzeitigen kompletten Verschluss ist die ästhetische und funktionale Einschränkung schneller behoben, jedoch bedeutet der große Eingriff eine starke Belastung für das kleine Kind. Beim fraktionierten Vorgehen sind die einzelnen Eingriffe schonender, bedeuten aber jeweils immer wieder kehrende Krankenhausaufenthalte. Da die Gesichtsentwicklung bei späteren Operationszeitpunkten weiter fortgeschritten ist, sind häufig die Spätergebnisse befriedigender.

23.12.2 Pflegebedarf einschätzen

Die Pflegeprobleme bei einem Kind mit einer Lippen-Kiefer-Gaumen-Spalte können je nach Ausprägung sehr stark differieren. Mögliche Pflegeprobleme können sein:

- Akzeptanzprobleme der Eltern beim Erstkontakt des Kindes aufgrund der ästhetischen Beeinträchtigung, sowie infolge belastender unsensibler Reaktionen der Umwelt,
- Schwierigkeiten bei der Ernährung des Kindes: z. B. durch mühsame und zeitaufwendige Still- oder Flaschenmahlzeiten, Luftschlucken, Aspirationsgefahr beim Eindringen von Nahrung in Nase und Rachen,
- behinderte Atmung aufgrund zurückfallender Zunge,
- gesteigerte Anfälligkeit für HNO-Infekte, besonders für Mittelohrentzündungen mit nachfolgender möglicher Beeinträchtigung des Hörvermögens,
- gestörte Kommunikation durch Schwierigkeiten bei der Lautbildung,
- Einschränkungen im Leben durch die Notwendigkeit häufiger Krankenhausaufenthalte, Kontrolluntersuchungen und/oder Therapien,
- Gefahr eines beeinträchtigten Selbstbewusstseins durch ästhetische Veränderung und/oder Sprachschwierigkeiten.

23.12.3 Pflegeziele und -maßnahmen

■ Ungestörtes Bonding zwischen Eltern und Kind

In den seltensten Fällen ist die Beeinträchtigung durch die Spaltbildung eine Indikation für eine sofortige Trennung von Eltern und Kind zum Zwecke der Diagnostik und Therapie des Kindes in der Kinderklinik. Wichtiger ist es, die Eltern mit ihrem Kind „ganz normal" in Kontakt zu bringen, dazu gehört ein ausgiebiger Körperkontakt im Geburtsraum, ggf. ein erstes Anlegen (ohne Erfolgsdruck!) und eine ausreichende Zeit zum gegenseitigen Kennenlernen.

Das betreuende Personal beobachtet in dieser Zeit stärker als bei Neugeborenen ohne sichtbare Fehlbildung (s. S. 450) das Befinden, besonders die Atmung des Kindes, da es durch das Zurückfallen der Zunge in der Gaumenspalte zu Atemproblemen kommen kann. Bei Bedarf wird das Kind abgesaugt und vorzugsweise in Bauch- oder Seitenlage gebracht.

Wichtig ist ein liebevoller und ungezwungener Umgang des Personals mit dem Kind, der auch den Eltern die Annäherung an das Kind erleichtert. Unsensible Bemerkungen oder eine unangemessene Wortwahl durch die Verwendung der veralteten und abwertenden Bezeichnungen „Wolfsrachen" oder „Hasenscharte" sind unangebracht.

Nach dem „Kennenlernen" ist meist eine Verlegung des Kindes in eine Spezialabteilung zur weiteren Diagnostik und zum Beginn der Therapie notwendig. Eine Mitverlegung der Mutter ist anzustreben, um einen Stillwunsch zu unterstützen und die Eltern frühzeitig in notwendige Pflege- und Beobachtungsmaßnahmen anzuleiten.

■ Physiologische Ernährung

Entgegen immer noch weit verbreiteter Vorurteile ist das Stillen und die Muttermilchernährung eines Kindes mit Lippen-Kiefer-Gaumen-Spalte anzustreben, da dieses nicht nur die Beziehung zwischen Mutter und Kind positiv beeinflussen kann, sondern auch eine geeignete Präventionsmaßnahme gegen Infektionen, besonders Mittelohrentzündungen, darstellt, die für Kinder mit einer Spaltbildung ein häufiges Problem sind.

Stillen. Zur Ermöglichung des Stillens (**Abb. 23.9**) sind folgende Maßnahmen zu beachten:

- Eine hohe Motivation der Mutter und eine fachkompetente und einfühlsame Unterstützung von Seiten des Personals sind notwendig, um auftretenden Problemen mit der nötigen Geduld entgegenzutreten. Ein Erfolgsdruck sollte in jedem Fall vermieden werden.
- Eine Gaumenplatte ist zum Verschluss einer Gaumenspalte empfehlenswert, um die anatomische Trennung von Mund und Nasenhöhlen zu erreichen. Hierdurch wird ein Zurückfallen der Zunge verhindert und die Positionierung der Brustwarze im kindlichen Mund erleichtert.

23 Pflege eines Kindes mit Lippen-Kiefer-Gaumen-Spalte

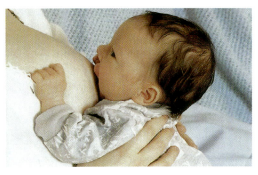

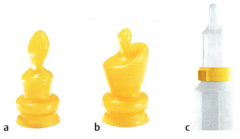

Abb. 23.9 ⇢ **Stillen eines Kindes mit Lippen-Kiefer-Gaumenspalte (Fa. Medela).**
Eine halbsitzende bis aufrechte Stillposition beugt Aspirationen vor

Abb. 23.10 ⇢ **Spaltsauger.**
a Gaumenspaltsauger für Kinder mit unversorgter Gaumenspalte (Fa. Mapa GmbH)
b Lippenspaltsauger für Kinder mit versorgter, geschlossener Gaumenspalte und offener Lippenkieferspalte (Fa. Mapa GmbH)
c Habermannsauger mit variablem Schlitzsystem und Ventil ermöglicht gleichmäßigen dosierten Milchfluss (Fa. Medela)

⇢ Eine halbsitzende bis aufrechte Position (sog. „Hoppe-Reiter-Stellung") des Kindes beim Stillen vermindert das Aspirationsrisiko und unterstützt die Arbeit des Unterkiefers beim Trinken.
⇢ Das mechanische Abdecken der Lippenspalte mit einem Finger kann einem vermehrten Luftschlucken vorbeugen. Die Atmung des Kindes darf hierdurch natürlich nicht behindert werden. Damit die vermehrt geschluckte Luft wieder entweichen kann, muss das Kind ausreichend Gelegenheit zum Aufstoßen bekommen.
⇢ Statt des Schnullers sollte bei zwischenzeitlichem Saugbedürfnis in den ersten Lebenstagen der Finger der Mutter angeboten werden, da das Kind hierdurch besser lernt, die Zunge in die richtige Position zu bringen. Später sollte dem Kind jedoch bei Saugbedürfnis der Schnuller angeboten werden, um einer zusätzlichen Kiefer- und Gaumenverformung durch Daumenlutschen vorzubeugen.

Teilweise Brusternährung. Führen die Stillbemühungen dauerhaft nicht zu einer ausreichenden Nahrungsaufnahme durch das Kind (erkennbar an einer physiologischen Gewichtskurve) oder entstehen durch Probleme bei den Stillversuchen Spannungen in der Mutter-Kind-Beziehung, wird empfohlen, die Muttermilch abzupumpen, um einem Milchstau bei der Mutter vorzubeugen, den Milchfluss weiter anzuregen und jeweils nach einem Stillversuch Muttermilch mit der Flasche oder einer Trinkhilfe nachzufüttern. Durch das Abpumpen der Muttermilch wird häufig noch das Stillen des Kindes nach der operativen Korrektur ermöglicht.

Flaschenernährung. Die Flaschenernährung eines Kindes mit Lippen-Kiefer-Gaumen-Spalte erfolgt zur Aspirationsprophylaxe ebenfalls in einer halbsitzenden bis aufrechten Position. Für die Flaschenernährung stehen eine Reihe von Spezialsauger zur Verfügung (**Abb. 23.10**). Durch Austesten verschiedener Möglichkeiten findet man den für das Kind geeignetsten Sauger. Der Gebrauch dieses Saugers wird den Eltern erläutert und der in der Klinik benutzte Sauger ggf. den Familien bei der Entlassung mitgegeben.

Sinnvoll ist ein Sauger, bei dem das Saugerloch nicht vorgegeben ist, sondern nach Bedarf eingestanzt werden kann, bzw. der Milchfluss nach Bedarf reguliert werden kann. Das Saugerloch sollte sich nicht an der Spitze des Saugers befinden und nicht zu groß gewählt werden, um eine Überflutung des Rachens mit Milch zu vermeiden. Da die Kinder auch mit Gaumenplatte im Mund keinen Sog aufbauen können, ist es wichtig, dass sie die Milch mit melkenden Mundbewegungen aus dem Sauger entleeren können. Diese Bewegungen ähneln den Mundbewegungen beim gestillten Kind.

Nicht empfehlenswert sind zu lange Sauger, weil sie den Gebrauch der Mundmuskulatur und die Vorverdauung der Milch hemmen und die Gefahr einer Aspiration durch Überflutung des Gaumens mit Milch besteht.

Ernährungshilfen. Zur vorübergehenden Ernährung ist der Gebrauch von *Löffeln oder Trinkbechern* möglich. Hierbei bringt das Kind die Zunge weit nach vorn, was für weitere Stillversuche vorteilhaft sein kann. Für den Dauergebrauch ist diese Ernährungslösung jedoch nicht zu empfehlen, da die Entwicklung der Mundmuskulatur nicht unterstützt wird und die Gefahr des Überfluten des Rachens besteht.

Ebenfalls als Übergangslösung zum späteren erfolgreichen Stillen wird ein *Ernährungsaufsatz* für eine herkömmliche Spritze empfohlen, mit der die Milch beim Nuckeln am mütterlichen Finger oder an der mütterlichen Brust wohl dosiert in den Mund geträufelt werden kann.

Ein *Brusternährungsset,* bei dem während des Anlegens eine kontinuierliche Milchzufuhr abgepumpter Muttermilch über ein feines Schlauchsystem in die Mundhöhle zugeführt wird, eignet sich dauerhaft für Frauen mit sehr starkem Bedürfnis, ihr Kind an der Brust zu ernähren. Ist das Stillbedürfnis nicht so stark ausgeprägt, wird dieses Hilfsmittel meist von den Müttern abgelehnt.

Sondenernährung. Die Sondenernährung ist die einfachste, aber die ungeeignetste Form, ein Kind mit Lippen-Kiefer-Gaumen-Spalte zu ernähren. Das Saugbedürfnis des Kindes und das dringend notwendige Training der Mundmuskulatur werden bei dieser Ernährungsform vernachlässigt.

Merke ⋯▸ Pflegeverständnis. Eine Spaltbildung verursacht keine Schluckstörung. Daher ist das routinemäßige Legen einer Magensonde bei Kindern mit Spaltbildung abzulehnen.

Sollten sich aus dem Ernährungsverhalten des Kindes Hinweise auf eine mögliche Schluckstörung des Kindes abzeichnen, so ist eine ursächliche zentrale Fehlbildung als Ursache anzunehmen und eine entsprechende Diagnostik einzuleiten.

Praxistipp ⋯▸ Bei jeder Ernährungsform eines Kindes mit Lippen-Kiefer-Gaumen-Spalte kann es durch die fehlende Trennung zwischen Mund- und Nasenhöhle zum Milchaustritt aus der Nase kommen. Dieser ist jedoch ungefährlich und eine Irritation des Kindes und seiner Schleimhäute durch Absaugen ist bei unauffälliger Atmung unbegründet. Nach den Mahlzeiten sollten die Naseneingänge vorsichtig gereinigt werden.

■ Korrekter Gebrauch der Gaumenplatte

Die Gaumenplatte dient als Mund-Nasen-Trennplatte bei einer Gaumenspalte. Bei Spaltbildungen ohne Gaumenspalte ist sie nicht notwendig.

Die individuell angepasste Kunststoffplatte bietet bereits in den ersten Lebenstagen eine anatomische Trennung von Mund- und Nasenhöhle und verhindert hierdurch ein Zurückfallen der Zunge und bietet eine Erleichterung der Nahrungsaufnahme. Das Kind kann beim Stillen mit der Zunge die Brustwarze gegen die Gaumenplatte pressen. Ein Vakuum in der Mundhöhle beim Saugen ist jedoch auch mit der Gaumenplatte nicht zu erreichen. In manchen Behandlungszentren wird auf den Gebrauch der Gaumenplatte verzichtet und die Kinder trotzdem nach den oben beschriebenen Ernährungsrichtlinien ernährt.

Häufig werden an der vorderen Fläche der Gaumenplatte Rillen angebracht, die das Training der Zunge unterstützen. Wird der Verschluss der Kiefer- und Gaumenspalte erst zu einem späteren Zeitpunkt vorgenommen, lenkt die Gaumenplatte das Wachstum der Kieferknochen und unterstützt die Sprachentwicklung.

Eine in den ersten Lebenstagen eingesetzte Platte wird in der Regel von den Kindern gut toleriert. Nach den ersten Tagen wird eine Kontrolle vom behandelnden Kieferchirurgen vorgenommen und die Platte nochmals passgenau zurechtgeschliffen. Nach einer Eingewöhnungsphase kann eine leichte Fixierung mit sparsam eingesetzter Haftcreme, Haftpulver oder Haftgel sinnvoll sein.

Die Platte wird 2-mal täglich mit einer weichen Zahnbürste unter fließendem Wasser gereinigt. In der Klinik kann ggf. der Einsatz von speziellen Wasserfiltern, bzw. die Reinigung der Platte mit Aqua dest. empfohlen werden.

Merke ⋯▸ Beobachtung. Vor dem Wiedereinsetzen der Platte wird die Mundschleimhaut gewissenhaft, aber vorsichtig auf mögliche Druckstellen, entzündliche Veränderungen, Blutungen oder Beläge inspiziert. Auffälligkeiten sind dem behandelnden Arzt mitzuteilen.

Wenn Kinder nach einer Eingewöhnungsphase die Platte verschmähen und dieses Hilfsmittel plötzlich ablehnen, liegt höchstwahrscheinlich ein Problem mit der Mundschleimhaut oder der Passform der Platte vor.

Bis zur operativen Korrektur muss die Platte regelmäßig dem Kieferwachstum des Kindes angepasst werden. Die Kontrollen erfolgen einmal monatlich, bei Auffälligkeiten auch häufiger.

■ Intakte Mund- und Nasenschleimhaut

Neben dem korrekten Umgang mit der Gaumenplatte ist eine sorgfältige Mund-Lippen- und Nasenpflege (s. S. 257) bei Kindern mit Spaltbildung besonders wichtig, da aufgrund der Fehlbildung ein erhöhtes Risiko zur Austrocknung der Schleimhäute mit nachfolgenden Erosionen besteht.

Ein angenehmes, nicht zu trockenes Raumklima, ausreichende Flüssigkeitszufuhr, Befeuchten der Mundschleimhaut mit Muttermilch und der Nasenschleimhaut mit Meersalz- oder Kochsalznasentropfen bei Bedarf, sowie der Verzicht auf Manipulationen, wie unnötiges Absaugen, unterstützen die normale Funktion der Schleimhäute.

Die Lippen sowie die perioro-nasale Haut werden regelmäßig sorgfältig gereinigt und bei Bedarf mit einer Fett- oder Panthenolcreme eingecremt, da sie auch unter Austrocknung oder Mazerationen durch verstärkten Speichelaustritt leiden. Die Lippenpflege dient auch dazu, das Gewebe vor dem Verschluss der Lippenspalte geschmeidig zu halten, um so optimale Bedingungen für die Operation zu schaffen.

■ Sicherstellen eines guten Operationsergebnisses

Ergänzend zu den in Kapitel 42 genannten allgemeinen prä- und postoperativen Pflegeprinzipien gelten nach der operativen Korrektur von Lippen-Kiefer-Gaumen-Spalten je nach Operationsmodus der einzelnen Behandlungszentren unterschiedliche Empfehlungen. Die Anordnungen der Operateure und die klinikinternen Standards sind hierbei zu beachten. Allgemein gilt:

Atmung. Durch die veränderten anatomischen Verhältnisse kann das Kind postoperativ Atemschwierigkeiten bekommen. Daher ist die Atmung intensiv zu beobachten und bei Auffälligkeiten der Arzt zu informieren. Leichte Auffälligkeiten lassen sich durch

Kontaktatmung und bei größeren Kindern durch kindgemäße Atemübungen beheben (s. S. 180). Eine Seitenlagerung gewährleistet, dass das Kind vermehrt gebildetes Sekret leichter entleeren kann. Das Absaugen des ggf. vermehrt gebildeten Sekretes sollte nach Möglichkeit vermieden werden, da die Verletzungsgefahr des Operationsgebietes hoch ist.

Wundheilung. Das Operationsgebiet ist auf Komplikationen wie Wunddehiszenz, Infektionen, Blutungen, Gewebsnekrosen, Fistelbildungen oder überschießendes Granulationsgewebe zu beobachten, da der Operationserfolg nicht nur an funktionalen, sondern auch an ästhetischen Gesichtspunkten orientiert ist.

 Merke Ein Ziel der postoperativen Beobachtung ist die Gewährleistung eines bestmöglichen optischen Operationsergebnisses.

Um die Beobachtung zu gewährleisten, wird auf das Anbringen von Pflastern o. ä. nach dem Lippenverschluss häufig verzichtet. Veränderungen und Auffälligkeiten werden sofort dem behandelnden Arzt mitgeteilt.

In manchen Zentren wird die Wundheilung durch das vorsichtige Auftragen von Panthenol- oder anderen Pflegecremes auf ärztl. Anordnung beim Lippenverschluss sowie Mundpflege mit Muttermilch oder pflegenden Substanzen unterstützt, insbesondere in der Phase vor und unmittelbar nach dem Ziehen der Fäden. Andere Zentren verzichten auf jegliche Pflege und Manipulationen an den Wunden vor dem Fädenziehen.

Um die Wundheilung nicht zu gefährden, ist sicherzustellen, dass das Kind nicht selbständig mit den Fingern oder Gegenständen an den Wunden manipuliert. Eine ausreichende Ablenkung und Beobachtung der Kinder durch die anwesenden Bezugspersonen ist daher sehr wichtig. Ist eine kontinuierliche Beobachtung nicht zu gewährleisten, können spezielle Armschienen verhindern, dass das Kind an den Wunden manipuliert, sich aber ansonsten frei bewegen kann.

Ernährung. Um Manipulationen zu vermeiden, wird in den ersten Tagen auf eine Brust- oder Flaschenernährung verzichtet und die Sondenernährung empfohlen. Alternativ ist die vorsichtige Ernährung mit einer Spritze mit weichem Ernährungsaufsatz oder weichem Becher möglich. Werden operative Korrekturen bei größeren Kindern vorgenommen, wird beim Nahrungsaufbau auf krümelige, scharfkantige, scharfe, säurehaltige und zu heiße Speisen verzichtet. Nach den Mahlzeiten kann der Mund mit Wasser, Kamillen- oder Salbeitee gespült werden, um zu verhindern, dass sich Nahrungsreste an den Fäden festsetzen. Eine notwendige **Magensonde** wird intraoperativ gelegt. Das Fabrikat und Material wird so gewählt, dass eine Liegedauer während der gesamten Heilungszeit möglich ist und kein Sondenwechsel durchgeführt werden muss. Die Fixierung der Magensonde erfolgt so, dass eine Beeinträchtigung der Wundgebiete ausgeschlossen ist. Bei einer versehentlichen Dislokation muss der Operator gerufen werden, da das Legen der Magensonde eine erhebliche Verletzungsgefahr am Operationsgebiet bedeutet.

Schlafen. Es wird empfohlen, das Kind in der postoperativen Phase nicht in Bauchlagerung zu bringen und keinen Schnuller zu verwenden, um eine mechanische Reizung des Wundgebietes auszuschließen. Es ist sinnvoll, die veränderten Schlafbedingungen rechtzeitig vor der Operation einzuüben. Aus hygienischen Gründen sollten Schmusedecken und Schmusetiere, die unmittelbar mit dem Gesicht des Kindes in Kontakt kommen, vor der Operation gründlich gereinigt werden.

Sich beschäftigen. Eine zu starke Aktivität und Unruhe des Kindes sollte durch ruhige altersgemäße Beschäftigung durch die Bezugspersonen unterbunden werden. Bei Säuglingen sollten längere Schreiphasen vermieden werden. In Ausnahmefällen wird eine leichte Sedierung ärztlich angeordnet.

Tragen der Trennplatte. Je nach erfolgter Operation kann es notwendig sein, dass auch nach den ersten Korrekturen eine Trennplatte weiterhin getragen werden muss. Diese muss dann jedoch neu angepasst werden, da die anatomischen Verhältnisse komplett verändert sind.

■ **Ungestörte Lautbildung, Sprachentwicklung und Hörvermögen**

Bei allen Spaltbildungen des Gaumens kommt es zu Abweichungen des Stimmklangs („Näseln") sowie zu Lautbildungsschwierigkeiten besonders der sogenannten Gutturale („g", „k"). Die Auswirkungen der Lippenspalten können die Bildung der vorderen Verschlusslaute („b", „p") beeinträchtigen und die Kieferspalte wirkt sich insbesondere auf die Lautbildung der Zischlaute („f", „ß", „sch") aus). Eine logopädische Behandlung spätestens im zweiten Lebensjahr sowie der frühzeitige funktionelle Verschluss des Gaumens mit der Bildung eines ausreichend langen Velums sind für die ungehinderte Sprachentwicklung eine notwendige Voraussetzung.

Eine gute Zusammenarbeit des multiprofessionellen Teams im Behandlungszentrum ist wichtig, um mögliche Störungen frühzeitig zu erkennen.

 Merke Beobachtung. Sollte neben der Lautbildung auch die allgemeine Sprachentwicklung, wie Wortschatz und Satzbau beeinträchtigt sein, so ist eine zusätzliche Hörbehinderung wahrscheinlich.

Die Hörstörungen sind die Folge eines Fehlansatzes der Muskulatur im Mund-Nasen-Rachen-Raum, wodurch die Belüftung des Mittelohres beeinträchtigt werden kann. Es entsteht eine Anfälligkeit für Mittelohrentzündungen und -ergüssen mit der Folge einer Schallleitungsdämpfung und einer Hörbahnreifungsstörung. Hörstörungen führen längerfristig zu einer Beeinträchtigung des Sprachvermögens und zu einer verminderten Kommunikationsfähigkeit. Daher ist das Hörvermögen von Kindern mit Gaumenspalten regelmäßig ab dem ersten Lebensjahr zu überprüfen. Die Eltern werden dahingehend angeleitet, wie sie Hörvermögen und Sprachentwicklung beobachten und beurteilen können.

Die operative Einlage von Paukendrainagen wird bei der Bildung von Ergüssen notwendig, um den Hörstörungen vorzubeugen. In vielen Zentren erfolgt die Einlage der Paukendrainagen bereits prophylaktisch bei den ersten Korrekturoperationen.

■ Soziale Integration und Rehabilitation

 Merke ···> Pflegeziele. Die „Lippen-Kiefer-Gaumen-Spalte" muss keine lebenslange Behinderung für das betroffene Kind bedeuten. Ein gutes Zusammenspiel aller beteiligten Therapeuten und Berufsgruppen ist eine wichtige Voraussetzung für eine intakte Eltern-Kind-Beziehung, ein optimales Operationsergebnis, eine ungestörte Hör- und Sprachentwicklung und damit für ein normales Leben des betroffenen Kindes.

Zu den *multiprofessionellen Teams,* die die Familien über die ersten Lebensjahre begleiten, gehören folgende Berufsgruppen: Hebammen und Geburtshelfer unterstützen den positiven Erstkontakt der Familien mit ihrem Kind. Kinderkrankenschwestern leiten die Familie bzgl. Pflege und Ernährung ihres Kindes an und übernehmen die prä- und postoperative Beobachtung; bei Stillwunsch kann der Einsatz einer Laktationsberaterin sinnvoll sein.

Pädiater der erstversorgenden Klinik übernehmen die erste Aufklärung der Familien und veranlassen die Überweisung in Spezialzentren.

Mund-Kiefer-Gesichts-Chirurgen, HNO-Ärzte und/oder plastische Chirurgen übernehmen die operativen Korrekturen. Kieferchirurgen oder Zahnärzte passen die Gaumenplatten an und überwachen die Zahnentwicklung, die häufig nicht regelrecht erfolgt. Oft kommt es zu verfrühter Zahnbildung, Fehlstellungen oder Zahnlücken. Nach Ausbildung des bleibenden Gebisses werden hier nach abschließende Korrekturen über Zahnspangen oder Operationen notwendig.

Logopäden überwachen und unterstützen die Lautbildung und Sprachentwicklung. Sozialarbeiter kümmern sich bei Bedarf um notwendige finanzielle Unterstützungen, Behindertennachweisen oder andere Hilfen für die Familien. Sollte es aus ästhetischen oder persönlichen Gründen zu Akzeptanzproblemen mit der Fehlbildung kommen, kann eine fachliche Unterstützung durch einen Psychologen angezeigt sein.

Alle Fachkräfte des behandelnden Spezialzentrums arbeiten idealerweise optimal mit den wohnortnahen Therapeuten zusammen, die die Familien begleiten. Ebenso ist ein intensiver Kontakt des „Hauskinderarztes" zu den Therapeuten sehr wichtig, um bei den üblichen Vorsorgemaßnahmen, Impfungen und Behandlungen von akuten Infektionen die Behandlungspläne der Therapeuten zu berücksichtigen.

Die Therapien und häufigen Kontrolluntersuchungen bedeuten natürlich eine starke Beeinträchtigung im Leben der betroffenen Familien. Der Kontakt zu gleichfalls Betroffenen über *Selbsthilfegruppen* hilft ihnen, mit der Fehlbildung und ihren Folgen besser umgehen zu können. Das Klinikspersonal sollte den Familien mit ausführlichem Informationsmaterial und Kontaktadressen zur Seite stehen.

C Pflege von Kindern mit Erkrankungen der Haut

Jenny Krämer-Eder

23.13 Bedeutung

Die Haut ist das erste Sinnesorgan, welches von der Geburt an voll funktionsfähig ist. Für das Neugeborene ist der Haut- und Körperkontakt die wichtigste und zunächst einzige Möglichkeit der Kontaktaufnahme mit seinen Eltern und Mitmenschen. Auch in den folgenden Jahren entwickelt sich die Beziehung zwischen dem Kind und seinen Eltern besonders über einen intensiven Körper- und Hautkontakt. Kinder mit Störungen der Haut können an einer Beeinträchtigung dieser Art der Kommunikation leiden. Es besteht die Gefahr, dass das Kind und seine Eltern in den Möglichkeiten des körperlichen Austauschs über die Haut Einschränkungen erleben. Dies kann sich negativ auf die Eltern/Kind-Bindung auswirken. In besonderem Maß trifft dies auf Neugeborene und Säuglinge zu, da die Eltern/Kind-Bindung noch im Aufbau ist.

Kinder mit einer intakten Haut erfahren Zuwendung und Sicherheit über den Körperkontakt und erproben ihre eigenen Stärken und Grenzen. Sie lernen über ihre Sinnes- und Körpererfahrung ihre Umwelt zu erfassen und zu begreifen. Aus diesen Erfahrungen entwickelt sich das Körperbild, welches wie ein Landkartenverzeichnis im Gedächtnis gespeichert wird. Darauf aufbauend nehmen die Körper- und Hauterfahrungen Einfluss auf die gesamte Entwicklung des Kindes.

Dadurch wird deutlich, dass Kinder mit Störungen der Haut gefährdet sind, in ihrer körperlichen und psychischen Entwicklung beeinträchtigt zu werden. Viele Sinneserfahrungen über die Haut können sie nur in einem eingeschränkten Umfang erleben. Oftmals werden diese aufgrund von Schmerzen, Juck-

Pflege von Kindern mit Erkrankungen der Haut

reiz und Spannungsgefühl als unangenehm empfunden. Es besteht die Gefahr einer gestörten Wahrnehmung des eigenen Körpers. In besonderem Maße sollte dieser Aspekt bei der Pflege eines Kindes mit einer chronisch verlaufenden Störung der Haut berücksichtigt werden.

Die Pflegeprobleme bei Erkrankungen der Haut können außerdem gekennzeichnet sein von Fieber, erhöhter Infektionsgefahr, Hautläsionen, Scham, stark gestörtem Wohlbefinden und mangelndem Selbstwertgefühl durch auffällige Hautveränderungen. Bei ansteckenden Hauterkrankungen besteht zudem die Gefahr der Übertragung auf Kontaktpersonen, sodass evtl. eine Isolation des Kindes erforderlich sein wird.

Die Pflege von Kindern mit Soor, Neurodermitis und Verbrennungen bzw. Verbrühungen wird in diesem Kapitel exemplarisch vorgestellt, da Kinder mit diesen Störungen eine hohe Pflegeintensität und weitergehende Pflegemaßnahmen erfordern. Zu Grundlagen der Hautpflege siehe S. 243.

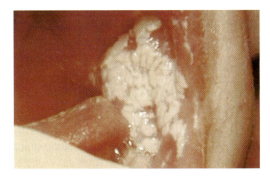

Abb. 23.11 ⇢ **Mundsoor**. Wangenschleimhaut mit kalkspritzerartigen, weißen, kaum abstreifbaren „Stippchen" und Plaques

im Gegensatz zu Milchresten nicht abwischen. Streift man sie ab, kommt es auf der Schleimhaut zu punktförmigen Blutungen. Unterhalb und seitlich der Beläge ist die Schleimhaut entzündlich gerötet (**Abb. 23.11**).

Der **Befall des Darms** mit Candida albicans führt zur Darmentzündung, bei der schaumige, sauer riechende Stühle abgesetzt werden.

Die **Soordermatitis** betrifft bevorzugt die Haut im Anogenitalbereich, aber auch die Hautfalten in der Achsel- und Leistenregion können betroffen sein. Auf rotem Grund sieht man entzündlich gerötete, scharf begrenzte flächenhafte Erosionen, welche an ihrer Randzone oft eine Schuppenkrause tragen. Die Infektion der Haut mit Candida albicans tritt bei Säuglingen und Kleinkindern besonders häufig im Windelbereich auf, da er dort sein bevorzugtes Milieu vorfindet. Die Förderung einer intakten Hautflora dient der Vorbeugung einer Soordermatitis. Hier findet der Sprosspilz nicht die nötigen Voraussetzungen, um zu wachsen.

23.14 Pflege eines Kindes mit Soor

23.14.1 Ursache und Auswirkung

Soor wird ausgelöst durch den ubiquitär vorkommenden Hefepilz Candida albicans (wörtlich übersetzt „weiße Hefe"). Dieser führt bei örtlicher Vorschädigung der Haut oder allgemeiner Abwehrschwäche zur Kandidose (Soor). Der opportunistische Erreger kann sich im Bereich der Mundhöhle, der Speiseröhre, des Darmtraktes und im Genitalbereich ausbreiten.

Begünstigende Faktoren. Folgende Faktoren können eine pathologische Vermehrung von Candida albicans begünstigen:
⇢ Feuchtigkeit (z. B. Urin oder Schweiß),
⇢ Wärme und mechanische Reizung rufen Störungen der mikrobiellen Haut- und Schleimhautflora hervor,
⇢ bereits bestehende Infektionen mit einem anderen Erreger,
⇢ antibiotische, kortikoide oder zytostatische Therapien,
⇢ unzureichende hygienische Maßnahmen (z. B. mit Candida albicans verunreinigte Schnuller oder Milchflaschen),
⇢ herabgesetzte Immunabwehr (z. B. AIDS),
⇢ Einnahme von östrogenhaltigen Hormonen,
⇢ diabetische Stoffwechsellage.

Symptome. Beim **Mundsoor** sieht man vor allem auf der Zunge, dem Gaumen und der Wangenschleimhaut weißliche Stippchen, welche fleckförmig verstreut sind. Die Mundhöhle sieht wie mit Mehl bestreut aus. Die Soorbeläge haften gut und lassen sich

23.14.2 Pflegebedarf einschätzen

Folgende Pflegeprobleme können bei einem Kind mit Soor auftreten:
⇢ Gestörtes Wohlbefinden durch Schmerzen,
⇢ gestörtes Wohlbefinden durch wunden und juckenden Hautzustand,
⇢ Schmerzen bei der Nahrungsaufnahme und dadurch bedingte Gefahr der Gewichtsabnahme und des Mangels an Vitalstoffen,
⇢ Unbehagen oder gar Bauchschmerzen bei Soorenteritis infolge von Völlegefühl, Blähungen und Obstipationsneigung,
⇢ Gefahr der Übertragung auf Kontaktpersonen,
⇢ Gefahr der Ausbreitung auf weitere Körperbereiche,
⇢ Gefahr der Superinfektion betroffener Körperregionen.

23.14.3 Pflegeziele und -maßnahmen

■ Intakte Mundschleimhaut

Die Wiederherstellung einer reizlosen Mundschleimhaut ist die Voraussetzung dafür, dass das betroffene Kind seine Nahrung schmerzfrei und mit Genuss zu sich nehmen kann.

Nach den Mahlzeiten wird die Mundschleimhaut nach ärztlicher Anordnung mit einem **Antimykotikum** (z. B. Nystatin) behandelt. Diese Behandlung muss unbedingt über die Zeit der sichtbaren Symptome hinaus erfolgen, um eine mögliche Reinfektion zu vermeiden. Auch die Eltern sollten diesbezüglich beraten werden. Bei gestillten Säuglingen ist darauf zu achten, dass die Mutter die Brustwarze vor und nach der Stillmahlzeit mit dem Antimykotikum einreibt.

Im akuten schmerzenden Stadium kann dem Kind ein **lokales Anästhetikum,** welches vom Arzt verordnet wird, etwa 20 Minuten vor der Mahlzeit auf die entzündeten Schleimhautareale aufgetragen werden und zu einer kurzzeitigen Schmerzfreiheit verhelfen. Dieses erleichtert ebenso die altersgemäße Mundhygiene.

Für Säuglinge und Kleinkinder, welche aus der Flasche trinken, sollte zu jeder Mahlzeit ein frisch ausgekochter Sauger oder sterile Einwegsauger verwendet werden.

In sehr ausgeprägten Verläufen haben sich **Pinselungen** der weißlichen Beläge mit einer gerbenden und desinfizierenden Lösung, nach ärztlicher Anordnung, bewährt. Ab dem 3. Lebensjahr können Mundspülungen mit Salbei- oder Kamillentee den Heilungsprozess der entzündlich veränderten Schleimhaut beschleunigen.

■ Gewährleistung des Energie- und Nährstoffbedarfs

Kinder mit Schmerzen im Mund verweigern häufig ihre Mahlzeiten. Um den Energie- und Nährstoffbedarf des sich im Wachstum befindlichen Kindes dennoch zu decken, empfiehlt es sich, ihm seine **altersgemäße Wunschkost** in vielen kleinen Mahlzeiten anzubieten. Häufig werden gekühlte breiige, passierte oder flüssige Nahrungsmittel (z. B. Joghurt) von den Kindern bevorzugt. Der Durst sollte mit stillem oder kohlensäurearmen Wasser sowie ungesüßten Tees gelöscht werden. Säfte sind nicht empfehlenswert, da sie aufgrund ihres Säuregehalts weitere Schmerzen hervorrufen können. Ebenso ist eine Reizung des Anogenitalbereichs möglich.

Vorsicht ist aus demselben Grund bei sehr säurehaltigen Früchten (z. B. Ananas, Orangen, Zitronen) geboten.

Auf zuckerhaltige Lebensmittel sollte weitestgehend verzichtet werden, da diese das Wachstum der Hefepilze fördern.

■ Physiologische Verdauung

Ziele bei der Pflege eines Kindes mit einem Hefepilzbefall des Darmes sind die Vermeidung bzw. Linderung der Blähungen und Bauchschmerzen sowie das Erreichen einer physiologischen Darmtätigkeit mit geregelter Stuhlentleerung.

Bauchmassagen mit leicht angewärmtem Basisöl (z. B. Mandelöl) fördern den Abgang der Winde und das Wohlbefinden des Kindes. Ebenso lindernd wirkt sich die Anwendung von *warmen Bauchwickeln* aus (s. S. 232). Der Arzt verordnet eine antimykotische Therapie. Auf eine regelmäßige Einnahme der Medikamente nach der Mahlzeit ist zu achten.

Säuglinge erhalten **Muttermilch** oder falls sie nicht gestillt werden, ihre gewohnte künstliche Säuglingsnahrung. Seit einiger Zeit bieten die Hersteller von Säuglingsmilch auch *probiotische Spezialprodukte* zur Stabilisierung der Darmflora an. Die Umstellung eines Säuglings mit Verdauungsproblemen auf ein solches Produkt sollte zuvor mit dem behandelnden Kinderarzt abgesprochen werden.

Der **Wiederaufbau einer physiologischen Darmflora** kann ab dem Kleinkindalter durch den Verzehr folgender Lebensmittel günstig beeinflusst werden: Sämtliche Milchprodukte wie Joghurts mit lebenden Kulturen, Frischkäse, Buttermilch, Sahne usw., frische Eier, Gemüse, milchsaure Gemüse (Sauerkraut), Ballaststoffflocken, Vollkornprodukte, Brote aus Sauerteig, Sojaprodukte, Kartoffeln, klare Suppen, Nüsse und Samen, Frischwurst, Fleisch vom Lamm, Rind und Schwein sowie Geflügel, kaltgepresste Pflanzenöle, Butter, Margarine, alle Meeres- und Süßwasserfische.

Ballaststoffreiche Kost regt die Durchblutung des Darmes an und somit die Immunzellen in der Darmschleimhaut. Außerdem binden die Ballaststoffe die freiwerdenden Toxine der absterbenden Hefepilze und verbessern deren Ausscheidung mit dem Stuhl. Die zusätzliche Einnahme von Lactose (Milchzucker) fördert das Wachstum physiologischer Darmbakterien und wirkt so der Ausweitung von Candida albicans entgegen.

Um eine mögliche Reinfektion zu vermeiden, sollte die Zahnbürste zu Beginn der Therapie ausgetauscht werden.

■ Intakte Haut im Windelbereich

Häufig tritt eine Soordermatitis bei Säuglingen auf, welche zugleich Mundsoor haben. Aus diesem Grund sollte neben der Mundhöhle auch der Ano-Genitalbereich regelmäßig inspiziert werden. Das „Austrocknen" des feucht-warmen Hautmilieus trägt entscheidend zu einer erfolgreichen Behandlung bei:

⇢ Häufiger Windelwechsel (1–2-stündlich oder direkt nach den Ausscheidungen).
⇢ Der Anogenitalbereich sollte behutsam mit lauwarmem Wasser gereinigt und anschließend vorsichtig trockengetupft werden.
⇢ Die „offene" Pflege des Anogenitalbereichs trägt dazu bei, dass Luft an die Haut gelangt. Hierunter versteht man das Strampelnlassen des Kindes mit

Pflege eines Kindes mit Neurodermitis 23

nacktem Gesäß. Zu beachten ist hierbei, dass die Umgebungstemperatur ausreichend Wärme bietet (evtl. Wärmestrahler benutzen) und die Unterlage wasserunempfindlich und -abstoßend ist.

⇢ Die Verwendung von Stoffwindeln kann hilfreich sein. Die Kleidung sollte leicht und atmungsaktiv sein.

Zur Hautpflege kommt eine ärztlich angeordnete Heilpaste mit antimykotischer Wirkung zur Anwendung. Bei nässenden oder gar blutigen Hautbezirken können ärztlich angeordnete Bäder oder lokale Pinselungen mit einem gerbenden Wirkstoff desinfizierend und austrocknend wirken. Umschläge mit Calendula-Tinktur können den Hautzustand bei bereits abklingender Hefepilzinfektion stabilisieren.

■ Schutz vor Infektionen

Hygienegrundsätze entnehmen Sie bitte dem Kap. 15, s. S. 397. Das Tragen von Schutzkitteln und hygienische Händedesinfektionen minimieren eine weitere Übertragung von Candida albicans auf andere Körperregionen oder Menschen. Ebenso ist das Tragen von Einmalhandschuhen während der Pflege der betroffenen Haut- und Schleimhautregionen ratsam. Eine Aufklärung der Eltern und Kinder hierüber ist notwendig. Benutzte Gegenstände oder Spielsachen müssen nach Gebrauch desinfiziert werden.

23.15 Pflege eines Kindes mit Neurodermitis

23.15.1 Ursache und Auswirkung

Definition ⇢ Die Neurodermitis ist eine chronisch-rezidivierende, nicht ansteckende Entzündung der Haut.

Sie zählt zum atopischen Formenkreis wie auch Heuschnupfen oder allergisches Asthma. Atopisch bedeutet hier „am falschen Ort" und beschreibt die überschießende, fehlgeleitete Reaktion des eigenen Immunsystems auf einen Reiz. Das Immunsystem schüttet Überträgersubstanzen aus, welche die entzündlichen Reaktionen an der Haut hervorrufen. Die allergische Erkrankung ist vor allem durch die genetische Veranlagung („Disposition") festgelegt.

Die Neurodermitis ist im Kindesalter eine sehr häufige Erkrankung: z. Zt. sind ca. 10–15 % der Kinder in Deutschland betroffen. Dies entspricht etwa 1 Million Kinder! Die Tendenz ist nach wie vor steigend.

Auslösende Faktoren. Als auslösende Faktoren werden seit einigen Jahren die Lebensgewohnheiten (z. B. eine große Auswahl an verschiedenen Früchten, welche nicht nur zur entsprechenden Jahreszeit, sondern das ganze Jahr über angeboten und verzehrt werden können, Umweltgifte, übertriebene Hygiene, u. a.) der westlich orientierten Ländern diskutiert. In den osteuropäischen Ländern ist die Häufigkeit der atopischen Erkrankungen wesentlich geringer. In den neuen Bundesländern nimmt die Neurodermitis im Kindesalter seit der Wiedervereinigung stark zu.

Meist kommen mehrere Einflussfaktoren zusammen, welche eine Neurodermitis auslösen. Es gibt nicht „das" Nahrungsmittel oder „das" Umweltallergen, welche die Symptome hervorrufen. Die Auslöser sind je nach Patient ganz individuell.

Mögliche Provokationsfaktoren können sein:
⇢ Umweltbelastungen wie Abgase (vor allem Dieselruß), passives Rauchen, Hausstaub, Schimmelpilze (Ansiedlung in feuchten Räumen oder Zimmerpflanzen), formaldehydausdünstende Möbel, Teppichboden u. a.,
⇢ frühzeitiges Abstillen, bzw. der Beginn der Ernährung mit industriell hergestellter, kuhmilchhaltiger Milchnahrung, frühzeitige Beikost mit einer breiten Vielfalt an Nahrungsmitteln,
⇢ spezifische Nahrungsmittel (z. B. Kuhmilch, Hühnerei, Zitrusfrüchte, Nüsse, unreifes Obst, Getreide, Gluten, Sojaprodukte u. a.),
⇢ der Nahrung zugesetzte Farbstoffe und Konservierungsmittel,
⇢ Infektionen, Tierhaare, Stofftiere,
⇢ psychische Faktoren, wie Dauerstress, Schulangst, familiäre Spannungen,
⇢ Reizstoffe, welche Kontakt mit der Haut haben wie Kleidungsstücke aus Wolle, synthetische Materialien, Waschmittel, Seifen, ungeeignete Pflegemittel, welche die Haut austrocknen,
⇢ Klima- und Wettereinflüsse (z. B. feucht-warmes Klima, welches zu vermehrtem Schwitzen führt),
⇢ Zusatzstoffe in manchen Impfseren,
⇢ hormonelle Umstellungen (z. B. in der Pubertät).

Anhand dieses breiten Spektrums an potentiellen Auslösern wird deutlich, dass es schwierig und mitunter langwierig ist, die genauen Ursachen herauszufinden. Das Vermeiden des Kontaktes mit den „Verursachern" ist eine grundlegende Voraussetzung für eine erfolgreiche Therapie. Neben der genauen Beobachtung des Kindes durch die Eltern, die Pflegepersonen und die Ärzte ist für eine gründliche Diagnostik sehr viel Zeit und Geduld notwendig.

Praxistipp ⇢ Eine Unverträglichkeitsreaktion kann bis zu 3–5 Tagen zurückliegen. Aus diesem Grund ist es sinnvoll, ein Tagebuch zu führen über alle Lebensgewohnheiten des erkrankten Kindes.

Die Behandlung der Neurodermitis setzt sich wie ein Puzzle aus vielen Teilen zusammen. Häufig dauert sie sehr lange, manchmal begleitet sie ein Kind ein ganzes Leben. Für das Kind und seine Familie bringt dies besondere Belastungen, Einschränkungen und Herausforderungen im Alltag mit sich.

Symptome. Neurodermitis kann sich in folgenden Symptomen ausdrücken:
- Quälender Juckreiz (insbesondere beim Schwitzen, bei Stress und nachts),
- verminderte Hautfettbildung und Feuchtigkeitsbindung, überempfindlich reagierende Haut,
- chronisch-rezidivierender Verlauf der Erkrankung in Schüben (Neigung zu trockener Haut, welche zu Schuppung, Verdickung und Vergröberung neigt, bei akutem Schub Verschlechterung des Hautzustandes hinsichtlich Rötung, Schwellung und möglicherweise nässenden Hautarealen),
- Neigung zu Hautentzündungen (besonders häufig sind Infektionen mit Staphylokokken und Candida albicans),
- verminderte Schweißbildung der Haut,
- doppelte Unterlidfalte sowie dunkle Augenringe,
- eher blass-fahles Hautkolorit,
- Blasswerden der Haut bei mechanischer Reizung: „weißer Dermagraphismus" sowie geringere Bräunung der betroffenen Hautstellen,
- Leckekzem in den Mundwinkeln bei Nahrungsmittelunverträglichkeiten,
- Ohrläppcheneinrisse,
- ausgeprägte Sensibilität gegenüber der Umwelt, emotional stark beeinflussbare Persönlichkeit.

Die **Lokalisation der Hautsymptome** unterliegt altersgemäßen Veränderungen: Beim Säugling beginnt die Neurodermitis häufig mit dem sog. „Milchschorf" auf der Kopfhaut (s.S. 240) und/oder den Wangen, hinter den Ohren, an der Stirn oder auch am Hals. Danach breitet sie sich auf der Streckseite der Arme und Beine aus. Im späteren Kleinkindalter finden wir die Ekzeme bevorzugt in der typischen Beugelokalisation wie Kniekehlen, Ellenbeugen, Handgelenken, Fußgelenken. Sie können aber prinzipiell auch an jeder anderen Stelle der Hautoberfläche lokalisiert sein (z.B. am Steiß, im Genitalbereich, Schulter, Lid, **Abb. 23.12**).

Das hervorstechendste Symptom ist der **Juckreiz**, der auch ohne äußerlich erkennbare Veränderungen der Haut spürbar sein kann. Er wird als sehr quälend empfunden und kennzeichnet meist den Beginn eines Neurodermitisschubes. Die Folge des Juckreizes ist stets der Impuls zu kratzen. Dies ist die natürliche Reaktion des Körpers auf diesen Reiz. Der Kreislauf von Jucken und Kratzen wird auch „Juck-Kratz-Zirkel" genannt.

Infolge der Hauttrockenheit werden durch chemische oder mechanische Reize juckreizvermittelnde Nervenfasern erregt. Reagiert das Kind mit Kratzen, werden schmerzvermittelnde Nervenfasern erregt. Dadurch wird die Übertragung des Juckreizes im ZNS gehemmt, gleichzeitig jedoch entzündliche Reaktionen der Haut in Gang gebracht. Histamin und andere Entzündungsmediatoren werden ausgeschüttet. Diese reizen ihrerseits die juckreizvermittelnden Nervenendigungen.

Merke · Pflegeziel. Das Unterbrechen des Juck-Kratz-Zirkels ist eine zentrale Aufgabe bei der Pflege.

23.15.2 Pflegebedarf einschätzen

Bei Kindern mit Neurodermitis können sich folgende Pflegeprobleme ergeben:
- Beeinträchtigtes Wohlbefinden und gestörter Schlaf durch quälenden Juckreiz, dadurch bedingt können Unkonzentriertheit und Müdigkeit am Tage auftreten,
- Beeinträchtigung des Wohlbefindens durch trockene Haut, Spannungsgefühle und Schmerzen der Haut,
- erhöhte Infektionsgefahr der Haut bei blutig-nässenden Hautläsionen und durch Kratzen,
- Konfrontation des Kindes und seiner Familie mit einer Krankheit, welche in Schüben verläuft, häufig chronisch wird und eine Umstellung vieler Lebensgewohnheiten erforderlich macht,
- Beeinträchtigung bei der Ausübung der Lebensaktivitäten aufgrund von Diätmaßnahmen und eingeschränkter Lebensführung zur Allergenvermeidung,
- Mangelndes Verständnis für die Maßnahmen,
- Erkrankung wird nicht akzeptiert,
- Gefahr des gestörten Körperbewusstseins bedingt durch die eingeschränkten oder unangenehmen Erfahrungen über die Haut,
- Ängste und Unsicherheiten im Umgang mit anderen Menschen aufgrund von Minderwertigkeitsgefühlen in Bezug auf das äußere Erscheinungsbild,
- Informationsdefizit der Eltern bzw. des Kindes bezüglich der Gesundheitsstörung.

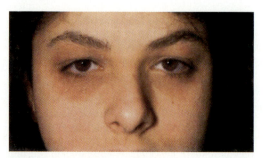

Abb. 23.12 · **Lidekzem.** Auch dieses kann Ausdruck einer Neurodermitis sein.

23.15.3 Pflegeziele und -maßnahmen

■ **Juckreizlinderung**

Die möglichst frühzeitige Unterbrechung des Kratzens auf der juckenden Haut ist der erste Schritt, um den Teufelskreis innerhalb des Juckreiz-Kratz-Zirkels zu unterbrechen.

Merke ⋯ Pflegeziel. Das Herausfinden, Vermeiden oder Ausschalten der individuellen juckreizauslösenden Faktoren ist unbedingt notwendig.

Es gibt jedoch kein allgemeingültiges Patentrezept zur Linderung oder gar Beseitigung des Juckreizes. Die Wirkung der folgenden Vorschläge hängt auch von der Akzeptanz durch das betroffene Kind ab.

Beschäftigung und Entspannung. Spielerische Ablenkung des Kindes kann seine Juckreizwahrnehmung häufig deutlich lindern oder gar stoppen. Schulkinder können sich meist auch mit einem Hobby ablenken. Juckreiz erzeugt einen starken Bewegungsdrang und motorische Aktivität. Das Kind sollte tagsüber ausreichend Möglichkeiten erhalten, diese ausleben zu können. Bewegung an der frischen Luft mindert den Juckreiz (**Abb. 23.13**).

Schulkinder sollten ermutigt werden, einen regelmäßigen Sport auszuüben. Nach dem Toben oder Sport neigt das Kind jedoch verstärkt zum Schwitzen, dieses kann zu erneutem Juckreiz führen, welcher ausgelöst wird durch die Überwärmung und die gestörte Gefäßregulation, wie auch durch die direkte Schweißeinwirkung auf die Haut. In Sportpausen sollte die Haut sorgfältig abgetupft werden. Hilfreich ist anschließend eine kühle bis lauwarme Wechseldusche und das Auftragen einer kühlenden Creme oder Salbe.

Im Tagesablauf sorgen ruhige Phasen für den nötigen Ausgleich. Bewährt haben sich bei jüngeren Kindern:
⋯ Phantasiereisen, evtl. mit Grundlagen aus dem Autogenen Training, Vorlesegeschichten,
⋯ Ganzkörpermassagen, Schaukeln und Kuscheln in der Hängematte oder in einem Tuch,
⋯ das Hören von ruhiger Musik.

Diese Entspannungsformen kommen auch für ältere Kinder in Frage. Darüberhinaus können Kinder ab 8 Jahren eine Entspannungstechnik erlernen, z. B. Autogenes Training oder das Muskelentspannungstraining nach Jacobson. Die beste Voraussetzung für eine gelungene Entspannung ist, dass das Kind selbst ausprobiert und entscheidet, was ihm gut tut. Dies gilt ebenfalls für alle angebotenen Alternativen zum Kratzen.

Eine regelmäßige Abwechslung zwischen Anspannung (belebende Aktivitäten) und Entspannung kann bei der Bewältigung des Juckreizes sehr hilfreich sein. Immer wiederkehrende Rituale und Abläufe im Alltag geben dem Kind Sicherheit und Ruhe, Stress kann vermieden werden.

Kratzumleitung. Eine weitere Strategie zur Juckreizverarbeitung stellt die Umlenkung von Kratz- und Bewegungsimpulsen dar. Hierbei können alternative Stimulationen einen wirksamen Gegenreiz setzen.

Praxistipp ⋯ Positive Erfahrungen wurden mit „Kratzklötzchen" gemacht, welche aus Holz und Waschleder gebastelt werden können. Verspürt das Kind Juckreiz, kann es darauf hingewiesen werden, sein Kratzklötzchen zu kratzen.

Die Kinder können die glatte Oberfläche der Kratzklötzchen anstelle der eigenen Fingernägel zum Kratzen nutzen. Auf diese Weise kann es seinem Impuls zu kratzen nachgehen, ohne seine Haut nachhaltiger zu schädigen oder ermahnt zu werden. Ab dem Kleinkindalter können die Kinder auch angeleitet werden, über die juckenden Hautpartien mit der flachen Hand zu reiben oder zu streichen. Die Fingernägel sollten stets kurz gehalten und rund gefeilt werden.

Medikamentöse und physikalische Maßnahmen. Kühlsalben sowie Salben und Bäder mit juckreizlindernden Zusätzen wirken diesem entgegen. In schweren Juckreizphasen kann die Einnahme von Antihistaminika hilfreich sein. Da diese Medikamente häufig müde machen, empfiehlt es sich, sie abends zu verabreichen. Ein direkt juckreizlindernder Faktor ist das örtliche Kühlen. Es kann trockene Kälte (kalter Fön, Ventilator, kühle Außentemperatur) oder feuchte Kälte (Kompressen mit Schwarztee oder NaCl 0,9 % getränkt, Spülungen mit kaltem Wasser) zur Anwendung kommen. Die Raumtemperatur sollte 20 °C nicht überschreiten.

Um eine Auskühlung bei Säuglingen zu vermeiden, ist es ratsam, die örtlich kühlenden Maßnahmen auf kleine Körperregionen zu beschränken und die Dauer der Anwendung auf maximal 5 Minuten zu begrenzen. Anschließend sollte eine Temperaturkontrolle erfolgen.

Atmungsaktive und reizarme Kleidung. Ein Wärmestau lässt sich mit luftiger, leichter Baumwollkleidung vermeiden. Seide, Leinen und Viskose sind ebenso empfehlenswert und fördern ein angeneh-

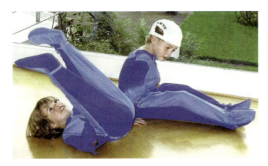

Abb. 23.13 ⋯ Juckreiz. Kindern mit Neurodermitis sollte die Möglichkeit gegeben werden, ihren Bewegungsdrang auszuleben (Fa. alfda-Handels GmbH).

mes Hautgefühl. Es sind Kleidungsstücke zu bevorzugen, welche schadstoffgeprüft, weich und atmungsaktiv sind sowie eine glatte Oberfläche haben. Dies gilt in gleichem Maße für die Kleidung der Bezugspersonen des betroffenen Kindes. Etiketten und reibende Nähte sollten gemieden oder entfernt werden. Nach dem Waschen empfiehlt es sich, die Wäsche gründlich zu spülen, evtl. mit einem Schuss Essig ins letzte Spülwasser. Das Waschmittel sollte auf seine Verträglichkeit hin getestet werden und möglichst arm an Chemikalien sein (z. B. Öko-Baukasten-Systeme).

Für Säuglinge und Kleinkinder wird im Handel ein spezieller Neurodermitisoverall mit integrierten Fäustlingen angeboten (**Abb. 23.14**). Schuhe aus Leder und Leinen sind atmungsaktiv und daher geeignet.

Naturbelassene Ernährung. Zuckerhaltige Lebens- und Genussmittel sollten gemieden werden, ebenso verstärken Farb- und Konservierungsstoffe den Juckreiz. Generell wirkt sich der Verzehr naturbelassener Nahrungsmittel anstelle von Fertigprodukten günstig auf das Wohlbefinden aus.

Verhalten beim Kratzen. Die Bezugsperson sollte stets mit Ruhe und Geduld auf das Kratzen reagieren und das Kind dafür nicht maßregeln oder es ihm verbieten. Da der Kratzeffekt meist unbewusst („automatisch") abläuft, würde man das Kind unter einen Druck und eine Erwartung setzen, welche es nur schwer oder gar nicht erfüllen kann. Dies würde ihm auch noch Schuldgefühle bereiten, welche sich auf die ohnehin „aufgekratzte" Psyche des Kindes niederschlagen würde.

Wenn das Kratzen häufig die Aufmerksamkeit der Eltern hervorruft, lernt das Kind über diesen Weg Zuwendung auf sich zu ziehen. Aus diesem Grund ist es wichtig, das Kratzen zu ignorieren. Kratzfreie Situationen bieten sich an, um dem Kind Aufmerksamkeit und Hautkontakt zu geben und es zu loben.

■ Intakter Hautzustand

Die Grundlage der Hautbehandlung ist eine konsequente, sorgfältige Hautpflege. Generell ist zu beachten, dass die zur Hautpflege verwendeten Produkte individuell ausgesucht werden müssen.

Auch in beschwerdefreien Zeiten empfiehlt es sich, die Haut entsprechend ihrem Zustand vorbeugend regelmäßig zu pflegen. Das Pflegemittel sollte von dem Kind akzeptiert werden, es sollte daher nicht brennen, jucken, unangenehm riechen oder kleben. Je nach aktuellem Hautbild kann ein Wechsel des Hautpflegeproduktes notwendig werden. In der Regel muss die Haut zweimal täglich eingecremt werden, bei akuter Hautverschlechterung häufiger. Die als geeignet gefundene Grundlage sollte nur dünn aufgetragen werden.

Hautfettung. Die Hautfettung bei trockener und sehr trockener Haut wird am geeignetsten mit einer Salbe durchgeführt, da sie die Feuchtigkeit in der Haut hält und viel Fett zuführt. Bei leicht bis mäßig ausgetrockneter Haut können auch Cremes oder eine Cresa (Mischung aus Creme und Salbe) angewendet werden. Zu fette Salbengrundlagen wiederum können „abdichtend" wirken und damit zum Wärmestau und zu einer Verschlechterung der Symptome führen. Vor einem Schwimmbadbesuch mit chlorhaltigem Wasser kann der „abdichtende" Effekt allerdings durchaus wünschenswert sein, um die Haut vor dem austrocknenden Einfluss des Chlors zu schützen.

Entzündungshemmer. Auf entzündlich veränderte Hautareale wird nach entsprechender ärztlicher Anordnung eine Salbe mit wahlweise Zink-, Bufexamac- oder Schieferölzusatz appliziert. Aufgrund zahlreicher Nebenwirkungen (Lichtempfindlichkeit, Geruch, Wäscheverfärbung, nicht auszuschließender Krebsgefahr bei längerer Anwendung) sollte Teer heute nicht mehr verwendet werden.

Kortison ist das am besten antientzündliche Medikament. Es darf ebenfalls nur nach ärztlicher Anordnung angewendet werden. Viele Eltern haben jedoch Angst vor möglichen Nebenwirkungen wie Verdünnung der Haut, vermehrte Infektneigung der Haut, verzögerte Wundheilung, Bildung von Striae. Kinder nehmen das Kortison über die Haut gut auf (je jünger, um so leichter), so dass die Gefahr von Nebenwirkungen auf den übrigen Körper besteht (z. B. Wachstumsverzögerungen).

> **Merke ⋯ Pharmakologie.** Kortison darf nur kurzfristig angewendet werden bei akuter starker Entzündung der Haut und erheblichem Juckreiz.

Grundsätzlich werden nur die betroffenen Stellen behandelt. An Gesicht, Achseln, Genitalbereich und Oberschenkelinnenseiten soll Kortison möglichst nicht angewendet werden. Im Rahmen einer Schubbehandlung kann für 3–5 Tage ein Einsatz von kortisonhaltigen Salben erfolgen. Bei richtiger Anwendung sind die Nebenwirkungen vermeidbar, so dass die Vorteile überwiegen. Bei sehr starker Neurodermitis kann der fehlende Einsatz die Haut ebenso schädigen wie der unkritische Einsatz über längere Zeit. Kortison sollte also so viel wie nötig, jedoch so wenig wie möglich zur Anwendung kommen.

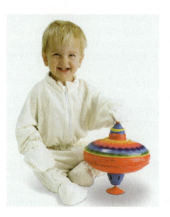

Abb. 23.14 ⋯ **Spezieller Neurodermitisoverall.** Mit integrierten Fäustlingen, um das Kind am Kratzen zu hindern (Fa. alfda-Handels GmbH).

Pflege eines Kindes mit Neurodermitis

Schuppenlösung. Bei schuppender Haut stehen schuppenlösende Wirkstoffe wie Harnstoff und Salicylsäure zur Verfügung. Salicylsäure ist gut wirksam bei ekzematösen Veränderungen auf der Kopfhaut.

Wundbehandlung. Nach der alten Regel „trocken auf trocken, feucht auf feucht" gehört auf aufgekratzte, nässende und offene Hautbezirke eine wässrige Lösung. Hier werden Umschläge mit Schwarztee oder Kochsalzlösung angewendet. Diese sollten kühl appliziert und eine Stunde belassen werden. Bei drohender Infektionsgefahr wirken gerbende Stoffe desinfizierend und austrocknend. Die Haut kann sich dann wieder zusammenziehen, verschließen und abheilen. Unter Umständen muss bei akut infizierten Hautbezirken ein antibiotischer Wirkstoff verschrieben werden.

Hautreinigung. Bei der Reinigung der Haut sollte eine eher kühle Wassertemperatur gewählt werden (ca. 35–36 °C). Zum *Waschen* sollte man unparfümierte pH-neutrale Seifen oder Syndets mit einem leicht sauren pH-Wert wählen. Die Haut wird beim Abtrocknen nur abgetupft.

Kurzes Duschen entfettet die Haut weniger als ein Bad. Danach können die Kapillaren der Haut durch eine warm-kalte Wechseldusche trainiert werden. Dies dient zudem der Abhärtung und beugt Infekten vor. Ein Saunabesuch (max. einmal in der Woche) trainiert in ähnlicher Weise die Hautgefäße. Auf Aufgüsse sollte verzichtet werden. Bereits Kleinkinder können problemlos saunieren. Nach der Reinigung der Haut empfiehlt es sich, ihr Fett und Feuchtigkeit zuzuführen.

Baden. Ein- bis zweimal in der Woche kann gebadet werden. Als rückfettende Badezusätze kommen medizinische Ölbäder (z. B. Balneum Hermal), Meersalzbäder (ausschließlich nur für Kinder ab 3 Jahren geeignet), Mondamin oder reine Pflanzenöle wie Oliven-, Sonnenblumen-, Mandel- oder Distelöl in Frage. Paraffinhaltige Badezusätze sollten gemieden werden, da diese einen Wärmestau auf der Haut begünstigen können. Kräuterhaltige Ölbäder möglichst nicht anwenden, da sie die Gefahr erhöhen, Unverträglichkeitsreaktionen hervorzurufen. Bei der Anwendung von Ölbädern legt sich das Öl wie ein Schutzmantel um die Haut des Kindes. Danach verbleibt der Ölfilm auf der Haut, wenn diese an der Luft trocknet und verhilft zu einem angenehm geschmeidigen Hautgefühl.

Haarpflege. Zur Schonung der Kopfhaut bei der Haarpflege können pH-neutrale, unparfümierte Shampoos ohne Zusätze wie Milch, Ei oder Kräuter Verwendung finden. Die Haare sollten an der Luft trocknen oder nur kurz maximal lauwarm geföhnt werden, da längeres warmes Föhnen der Haare die Haut reizen und Juckreiz auslösen kann.

> **Praxistipp** ⋯▹ Die Hautpflegesituation sollte so gestaltet werden, dass das Kind die Hautpflege als angenehm erlebt. Das bedeutet, vorher eine entspannte Atmosphäre zu fördern, beispielsweise mit Musik. Die meisten Kinder genießen es, mit Spaß und Ruhe sanft und sorgfältig ihre Haut zu pflegen. Die Behälter der Pflegemittel können bunt und kindgerecht gestaltet werden, der Aufbewahrungsplatz sollte kühl sein.

■ Eutropher Ernährungszustand

Der Ernährung wird bei der Behandlung der Neurodermitis ein hoher Stellenwert eingeräumt. Durch gezielte Provokationstests sowie die Beobachtung des Kindes und die Dokumentation in ein Ernährungstagebuch lassen sich Allergien und Unverträglichkeiten in Bezug auf Nahrungsmittel ausfindig machen.

> **Merke** ⋯▹ **Diätempfehlung.** Kein Kind sollte ohne eine sorgfältige Diagnostik eine pauschale Diätempfehlung erhalten. Es gibt keine allgemein gültige Diätempfehlung bei Neurodermitis. Nicht gerechtfertigte Diäten können für den wachsenden Organismus des Kindes erhebliche Einschränkungen oder Mängel bedeuten.

Die Ernährung bei Neurodermitis ist ein Mittelweg zwischen einer optimierten Mischkost und der Notwendigkeit, nachgewiesene Allergene zu vermeiden. Am häufigsten verursachen Kuhmilch, Hühnerei, Nüsse, Soja, Weizen, Fisch und Zitrusfrüchte Nahrungsmittelallergien bei Kindern. Auch größere Mengen an Reizstoffen (Süßigkeiten, künstliche Farbstoffe, Konservierungsmittel, exotische und unreife Früchte und scharfe Gewürze) werden oftmals nicht vertragen und sollten daher nur in geringen Mengen verzehrt werden.

Bei einer nachgewiesenen Nahrungsmittelallergie müssen die betroffenen Nahrungsmittel und seine Produkte ein Jahr lang aus dem Kostplan gestrichen werden. Eine Ernährungsberatung durch eine Ökotrophologin sollte in jedem Fall in Anspruch genommen werden. Nach einem Jahr kann eine erneute Provokation mit den ausgelassenen Nahrungsmitteln erfolgen.

Eine Rotation im Speiseplan ist wichtig, um weiteren Unverträglichkeiten vorzubeugen. Fertigprodukte sollten dem Kind nicht angeboten werden. Ebenso ist der Verzehr zuckerhaltiger Lebensmittel einzuschränken, da dieser den Juckreiz verstärkt.

Ist bereits ein Geschwister- oder ein Elternteil von einer atopischen Erkrankung betroffen, können folgende präventive Maßnahmen bei der Ernährung des Säuglings beachtet werden:

⋯▹ Möglichst ausschließliches Stillen des Säuglings über 6 Monate, falls nicht gestillt werden kann, sollte eine hypoallergene (H. A.) Nahrung verwendet werden.

⋯▹ Beikost kann in geringen Mengen ab dem 7. Lebensmonat angeboten werden. Es empfiehlt sich die Dokumentation der ausgewählten Nahrungsmittel in einem Tagebuch. Pro Woche sollte maximal ein neues Lebensmittel hinzukommen. Ge-

eignet sind Kartoffel, Kohlrabi, Reis, Hirse, Hafer, Hühner- und Rindfleisch, Zucchini, Apfel.
⇢ Auf Hühnerei, Nüsse, Fisch sollte im 1. und 2. Lebensjahr ganz verzichtet werden.

Bei bereits bestehender Unverträglichkeit gegen Kuhmilch sind hypoallergene Nahrungsmittel nicht geeignet, da sie noch Kuhmilchproteine enthalten. In diesem Fall muss der Säugling mit kuhmilchfreien Produkten ernährt werden. Hydrolysatmilch (z. B. Alfare, Nutramigen, Pregomin) wird hitzebehandelt und hydrolysiert, um großmolekulare Eiweiße zu zerstören. Im Labor haben sich diese Produkte als allergenarm erwiesen.

■ **Erholsame, ungestörte Nachtruhe**

Die Nachtruhe des Kindes und so auch die seiner Eltern wird durch den nächtlichen Juckreiz häufig nachhaltig gestört. Der Juckreizimpuls ist in der Nacht noch ausgeprägter als am Tag, da die körpereigene Kortisonproduktion sinkt und durch die Bettwäsche bedingt die Umgebungstemperatur steigt. Ebenso trägt die Wirkung des Parasympathikus hierzu bei.

Ziel ist eine erholsame Nachtruhe, welche dem Kind und seinen Eltern die Ausgeglichenheit, Konzentrationsfähigkeit und Leistungsfähigkeit erhält, welche sie im Alltag brauchen. Hilfreich sind die Maßnahmen der Juckreizlinderung und der Förderung eines intakten Hautzustandes (s. S. 243). Desweiteren gilt es folgende Punkte zu beachten:

⇢ Vermeidung einer Reizüberflutung durch zu häufiges abendliches Fernsehen, Computerspiele oder ähnliches, beruhigender wirkt ein Ausklang des Abends mit Gesprächen über wichtige Ereignisse des Tages.
⇢ Geregelte Zeiten zum Schlafengehen und Einschlafrituale geben dem Kind Kontinuität und Sicherheit.
⇢ Die Eltern können Schlafstörungen vorbeugen, indem sie ihr Kind dennoch in seinem eigenen Bett schlafen lassen.
⇢ Latexmatratzen sind empfehlenswert, evtl. muss auch ein hausstaubmilbendichter Matratzenbezug angeschafft werden.
⇢ Das Oberbett sollte bei 60 °C waschbar und allergikergerecht ausgestattet sein. Empfehlenswert ist ein gutes Auslüften des Bettzeugs täglich.
⇢ Auf Staubfänger, wie schwere Gardinen und offene Regale, sollte im Schlafbereich verzichtet werden.
⇢ Pflegeleichte Böden, wie z. B. Kork, sind anstelle Teppichboden zu bevorzugen. Alternativ kommen auch herausnehm- und waschbare Teppichböden in Frage. Im Winter können diese auf eine saubere Schneedecke gelegt werden.
⇢ Tierfelle und Materialien wie Daunen, Schafwolle, Rosshaar und Kamelhaar gilt es strikt zu meiden! Gleiches gilt für Pflanzen und Luftbefeuchter im Schlafbereich, da diese Schimmelpilzwachstum begünstigen können.

⇢ Kuscheltiere sollten aus waschbarer Baumwolle bestehen und alle 4 Wochen 2 Stunden im Tiefkühlfach gelagert und anschließend gewaschen werden.
⇢ Die Zimmertemperatur des Schlafbereiches sollte eher kühl (18 °C) und staubfrei gehalten und regelmäßig gut gelüftet werden.

■ **Förderung eines positiven Körperbewusstseins**

Der natürliche Umgang mit dem eigenen Körper kann durch eine Neurodermitis erschwert werden. Manche Kinder wehren sich bei körperlicher Nähe (z. B. beim Pflegen) oder vermeiden aktive Spiele. Meist möchte das Kind damit unangenehme Erfahrungen umgehen. Kinder mit einer ausgeprägten Neurodermitis haben häufig aus Besorgnis und Schutz viele wichtige Körper- und Hauterfahrungen nicht machen können oder diese aus Vorsicht und Angst vermieden. Sie zeigen oft eine große Hemmschwelle und verweigern anfangs neue oder unbekannte Erfahrungsmöglichkeiten. Eine Unterstützung und Förderung von Stärken und Fähigkeiten kann ein guter Ausgleich zur erlebten Beeinträchtigung durch die Erkrankung sein.

Dem Kind sollte täglich die Möglichkeit eingeräumt werden, seinen Körper bewusst zu erfahren und die eigenen Kräfte und Fähigkeiten auszuloten. Dazu beitragen können beispielsweise:

⇢ Möglichst viel Bewegung an der frischen Luft,
⇢ regelmäßig Sport treiben, Bewegungsspiele im Raum,
⇢ Spiel mit Fühl- oder Riechkisten,
⇢ Entspannungsübungen, Ganz- oder Teilkörpermassagen,
⇢ Umgang mit Matschmaterialien (z. B. Sand, Wasser, Kleister, Ton),
⇢ Kneten, Töpfern, Malen, Tanzen,
⇢ Yoga und meditative Übungen, Musizieren.

Ein Klimawechsel (z. B. ein Aufenthalt an der Nordsee) wirkt sich äußerst positiv auf das Körperbewusstsein aus. Das Reizklima sorgt für eine Umstimmung der körpereigenen Hormonregulation. Dieser Effekt hält 6–7 Wochen an. Er bewirkt eine Verbesserung der Körpertemperaturregulation, eine verstärkte körpereigene Kortisonbildung und eine psychische Stabilisierung. Ein weiterer Vorteil von Klimakuren liegt in der deutlich reduzierten Konzentration von allergieauslösenden Faktoren wie Hausstaubmilben oder Pollen.

> **Merke** ⇢ **Pflegeziel.** Ein möglichst natürlicher und ungezwungener Umgang mit der Erkrankung sowie Geduld und Akzeptanz helfen dem betroffenen Kind, Hemmschwellen abzubauen und Freude an Körper- und Hauterfahrungen zu entwickeln.

■ **Förderung des Selbstbewusstseins**

Selbstwertgefühl und Selbstsicherheit fördern das Wohlbefinden. Dies kann bei Kindern mit Störungen der Haut stark beeinträchtigt werden, da wir täglich über die Medien suggeriert bekommen, wie wichtig eine „schöne" Haut ist. Dabei wird uns genau vorgegeben, was wir tun müssen, um diesen Ansprüchen zu genügen.

Für Kinder und besonders für Jugendliche mit Neurodermitis ist es schwer, mit diesen „Werten" der Gesellschaft zu leben, ohne sich verunsichern zu lassen. Aufklärung und Offenheit in der Gruppe oder Klasse können unterstützen und mangelndem Verständnis und verletzenden Reaktionen, welche meist auf Unkenntnis beruhen, vorbeugen. Das Kind braucht Lob und Ermutigung, wenn es übt, sich in schwierigen Situationen mit Anderen zu behaupten, wenn es Kontakte zu anderen Kindern knüpft und über seine Gefühle spricht.

Hilfreich sind Märchen für Kinder oder auch selbsterfundene Geschichten, mit einem Helden im Mittelpunkt, welcher dem Kind ähnelt und mit dem sich das Kind identifizieren kann. Kinder lernen soziales Verhalten auch am Vorbild der Erwachsenen. Bei schwierigen Problemen hilft das gemeinsame Problemlösen mehr als Besserwissen und Uneinigkeit. Stehen belastende Situationen bevor, kann ein vorheriges Durchsprechen und Durchspielen Sicherheit vermitteln. Die Förderung von Fähigkeiten, Begabungen, Hobbys, Freundschaften und soziales Engagement stärken das Selbstbewusstsein eines Kindes. Es braucht Fürsorglichkeit und möchte gefordert werden. Überfürsorglichkeit und Überforderung sind jedoch strikt zu vermeiden.

Die Kontaktaufnahme mit einer Selbsthilfegruppe gibt dem Kind und seinen Eltern die Möglichkeit andere Betroffene kennenzulernen, Erfahrungen auszutauschen und neuen Mut und Kraft zu tanken. Mittlerweile haben sich in vielen Regionen Deutschlands Regionalgruppen gegründet. Hier finden in regelmäßigen Abständen Treffen für Kinder und Erwachsene statt.

Merke ···▶ **Pflegeverständnis.** Die Gesundheitsstörung sollte ernstgenommen, jedoch nicht zum Mittelpunkt des Lebens werden.

■ **Förderung der Selbständigkeit**

Da eine regelmäßig durchgeführte Hautpflege zur Behandlung der Neurodermitis unverzichtbar ist, sollte man das Kind (etwa ab dem Kindergartenalter) das Eincremen möglichst frühzeitig selbst erlernen lassen. Hierbei haben die Eltern und Pflegepersonen eine Vorbild- und Modellfunktion. Sie können vormachen, wie man sich mit Spaß eincremt.

Auch an einer Puppe oder am Körper einer vertrauten Person kann das Kind das Eincremen spielerisch erproben. Aufgrund der selbständig durchgeführten Hautpflege sollte das Kind stets positive Aufmerksamkeit und Lob erfahren. Die Einbeziehung des Kindes in die Auswahl der Pflegeprodukte fördert seine Akzeptanz und die Motivation. Kinder wissen häufig gut Bescheid über ihre Erkrankung. Deshalb sollten sie Fragen auch selbst beantworten. Das stärkt ihre Selbständigkeit und den Kontakt zu den anderen Kindern.

Für Jugendliche ist der Beginn der eigenen Berufstätigkeit ein wichtiger Schritt zur Selbständigkeit. Bei fortbestehender Neurodermitis oder einer weiteren atopischen Erkrankung sollten Berufe mit einem hohen Risiko für Allergien nicht ergriffen werden, um unnötige Enttäuschungen zu vermeiden. Ungeeignete Berufe sind beispielsweise Bäcker, Friseur, Koch, Maler und Berufe mit Tierkontakt und hoher Staubbelastung. Meist lässt sich jedoch bei sorgfältiger und rechtzeitiger Beratung ein Berufswunsch des Jugendlichen finden, der auch realisiert werden kann.

23.16 Pflege eines Kindes mit Verbrühungen und Verbrennungen

Heidrun Beyer

 Definition ···▶ Verbrühungen sind thermische Verletzungen, die durch heiße Flüssigkeiten, z. B. Wasser, Milch, Öl oder Wasserdampf hervorgerufen werden. Verbrennungen dagegen entstehen durch Flammeneinwirkungen, Kontakt mit heißen Gegenständen, Stromschlag oder chemischen Substanzen.

23.16.1 Ursache und Auswirkung

Im Kindesalter sind thermische Verletzungen häufig zu beobachten, wovon Kinder von 2 bis 6 Jahren besonders stark betroffen sind. Die Ursachen für diese Unfälle sind je nach Altersstufe sehr unterschiedlich. Junge Säuglinge ziehen sich Verbrühungen durch zu heiße Flaschennahrung oder Verbrennungen durch Wärmflaschen zu. Kleinkinder reißen oftmals Gegenstände mit heißen Flüssigkeiten vom Tisch oder der Kochplatte herunter, wodurch sie sich Verbrühungen vorwiegend im Bereich des Gesichtes, des Thorax, der Hände und Arme zuziehen. Bei Verbrennungen der Handflächen oder Verbrennungen, die die Form eines Bügeleisens u. a. aufweisen, muss evtl. auch an eine Kindsmisshandlung gedacht werden. Bei Schulkindern und Jugendlichen stehen die Verbrennungen durch offenes Feuer und Feuerwerkskörper im Vordergrund.

Durch die Hitzeeinwirkung über 52 °C kommt es zur Denaturierung des Eiweißes, was zur Schädigung des Gewebes führt. Das Ausmaß der Schädigung ist abhängig von dem Hitzegrad und der Einwirkungsdauer. Prognostische Faktoren für die Überlebens-

23 Pflege von Kindern mit Erkrankungen der Haut

und Heilungschancen sind Alter des verletzten Kindes sowie Flächen- und Tiefenausdehnung der thermischen Verletzung (Knapp 1999).

Berechnung der Flächenausdehnung. Die Berechnung erfolgt bei Erwachsenen nach der Neuner-Regel nach Wallace **(Abb. 23.15)**. Auf Grund der unterschiedlichen Körperproportionen bei Kindern wird unter 9 Jahren für jedes jüngere Lebensalter zur Oberfläche des Kopfes 1% dazugezählt und dafür von jeder Extremität ½% abgezogen. Ist bei einem Säugling der Kopf betroffen, liegt bereits eine Ausdehnung von 18% vor **(Abb. 23.16)**.

Als grobe Faustregel gilt: Die Größe des Handtellers der betroffenen Person entspricht 1% (Paetz 2000).

Beurteilung der Tiefenausdehnung. Dazu siehe **Tab. 23.2** Gradeinteilung der Hautdefekte und **Abb. 23.17**.

Histologische Einteilung der Gewebeschädigung. Die Einteilung erfolgt in drei Zonen und hat große Bedeutung für die Einschätzung hinsichtlich der Wiederherstellung des betroffenen Gewebes (Knapp 1999):

1. Zentral geschädigte Nekrosezone, die irreversibel ist,
2. benachbarte ischämische Zone, deren Gefäßendothelien geschädigt, jedoch **erholungsfähig** ist, sofern eine anhaltende Durchblutungsstörung vermieden wird,
3. Zone der Hyperämie, evtl. mit Entzündungszeichen.

Sind nur sehr kleine und oberflächliche Hautareale betroffen, so heilen diese in der Regel ohne gravierende Beeinträchtigung des Allgemeinzustandes aus.

Bei ausgedehnten thermischen Verletzungen über 10% der Körperoberfläche kommt es zusätzlich zu einer Schädigung weiterer Organe, so dass von einer **Verbrennungskrankheit** gesprochen wird. Dieses Krankheitsbild, das in drei Phasen eingeteilt wird,

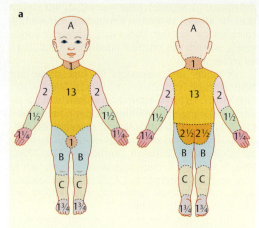

Körperteil	Alter in Jahren		
	0	1	5
A = ½ Kopf	9½%	8½%	6½%
B = ½ Oberschenkel	2¾%	2¾%	4%
C = ½ Unterschenkel	2½%	2½%	2¾%

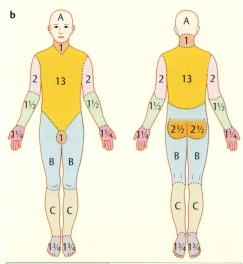

Körperteil	Alter in Jahren	
	10	15
A = ½ Kopf	5½%	4½%
B = ½ Oberschenkel	4¼%	4½%
C = ½ Unterschenkel	3%	3¼%

Abb. 23.16 ⇨ Verbrennungsschema. Prozentuale Ausdehnung der Verletzung (nach Wichmann).
a Kinder von 0–7½ Jahren
b Kinder von 7½–15 Jahren

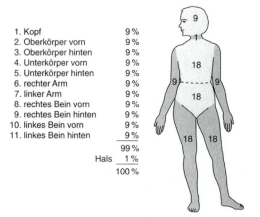

1. Kopf	9%	
2. Oberkörper vorn	9%	
3. Oberkörper hinten	9%	
4. Unterkörper vorn	9%	
5. Unterkörper hinten	9%	
6. rechter Arm	9%	
7. linker Arm	9%	
8. rechtes Bein vorn	9%	
9. rechtes Bein hinten	9%	
10. linkes Bein vorn	9%	
11. linkes Bein hinten	9%	
	99%	
Hals	1%	
	100%	

Abb. 23.15 ⇨ Neunerregel nach Wallace. Die Zahlen geben den prozentualen Anteil der Körperoberfläche eines Erwachsenen an (aus Sefrin, P.: Notfalltherapie. Urban & Schwarzenberg, München 1988).

Tab. 23.2 Gradeinteilung der Hautdefekte

Gradeinteilung	Lokalisation	Symptome	Heilung
I. Grad	Epidermis	→ Hautrötung → intensive Schmerzen → evtl. Schwellung	spontan innerhalb von 5–10 Tagen ohne Narbenbildung
II. Grad A) oberflächlich	Epidermis und Teile der Dermis	→ Hautrötung → Schwellung → intensive Schmerzen → Blasenbildung, s. rechts	innerhalb von 10–14 Tagen durch Spontanepithelisierung
B) tief		→ perlweißer Wundgrund, s. links → geringe Schmerzhaftigkeit → bei mechanischer Irritation blutender Wundgrund	Spontanheilung ist möglich, häufig erfolgt eine narbige Defektheilung
III. Grad	Epidermis, Dermis und Subkutis, einschließlich der Hautanhangsgebilde	→ grau-weißer, nekrotischer Wundgrund → keine Schmerzen (Analgesie) → Haare fallen aus, bzw. lassen sich leicht herausziehen → thrombosierende Gefäße	Epithelisierung vom Wundgrund nicht möglich. Nach Nekrektomie muss Hauttransplantation erfolgen, sonst kommt es zur Narbenbildung und Schrumpfung
IV. Grad	Weitere Tiefenausdehnung bis zur Verkohlung	wie III	wie III

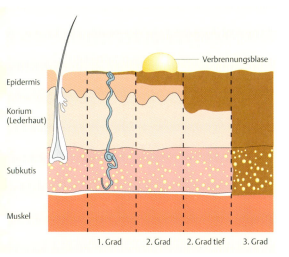

Abb. 23.17 → **Verbrennungsgrade.** Tiefenausdehnung der Verbrennung nach Schweregraden (nach Paetz u. Benzinger-König).

kann so schwerwiegend verlaufen, dass in höchstem Maße Lebensgefahr besteht.

Pathophysiologie der Verbrennungskrankheit

■ I. Phase

Die Akut- oder Schockphase einer thermischen Verletzung besteht innerhalb der ersten 36 bis 48 Stunden. Sie ist gekennzeichnet durch starke Schmerzen, die zu einem reflektorisch-vegetativen Schock führen können. Durch die Schädigung der Kapillaren kommt es zu einer erhöhten Permeabilität der Gefäßwände, die zu Ödemen und Blasenbildungen führen. Die große Flüssigkeitsmenge, die über die defekte Hautoberfläche verdunstet, verstärkt die Gefahr eines Volumenmangelschocks. Durch die Viskositätssteigerung des Blutes, erkennbar am Anstieg des Hämatokrits, kommt es zu einer Aggregation der Thrombozyten, die zu einer Beeinträchtigung des Gasaustausches führt und Thrombosen entstehen lässt.

Über die defekte Haut erfolgt nicht nur ein Flüssigkeits- und Elektrolytverlust, sondern es gehen auch Plasmaeiweiße verloren. Diese führen zum Verlust von Immunglobulinen, der eine verminderte Abwehr zur Folge hat. Durch den Verlust der Albumine kommt es zum Absinken des kolloidosmotischen Drucks, so dass generalisierte Ödeme, z.B. Hirnödeme entstehen können.

Der Mangel an Fibrinogen verschlechtert die Gerinnungsfähigkeit des Blutes, so dass es bei evtl. notwendigen chirurgischen Maßnahmen, z.B. Escharatomien (Entlastungsschnitte) zu größeren Blutverlusten kommen kann.

Weiterhin führt die defekte Haut zum massiven Wärmeverlust, der durch Umbau von körpereigenen Proteinen (Katabolismus) gedeckt wird, sofern nicht genügend Energie zur Verfügung steht. Durch den Anstieg von Stresshormonen (Adrenalin, Noradrenalin) bei beginnendem Schock, erkennbar an einer Tachykardie, sowie Temperaturerhöhung (38–39 °C), besteht die Gefahr von Herz- und Kreislaufversagen sowie Stressulkus.

■ II. Phase

Die Schäden, die an den Organen ab dem 3. Tag nach der thermischen Verletzung hervorgerufen werden, entstehen durch Verbrennungstoxine, d. h. Eiweißzerfallsprodukte infolge der Hitzeeinwirkung. Diese gelangen über den Blutweg zu den Organen und schädigen vor allen Dingen die Nieren, wodurch es zu einer Niereninsuffizienz kommen kann. Aber auch die Leber und das Knochenmark können betroffen sein, so dass ein Zusammenbruch des Stoffwechsels und eine Anämie die Folge sein kann. Um eine Schädigung durch Verbrennungstoxine zu verhindern, muss nekrotisches Gewebe abgetragen werden.

Etwa am 4. Tag nach der Verletzung erfolgt ein Flüssigkeitsrückstrom in das Gefäßsystem, der zu einer Überlastung des Kreislaufsystems führen kann.

■ III. Phase

Ungefähr am 5. Tag nach der Verletzung ist die Wunde durch eine Keimbesiedlung gekennzeichnet. Die Besiedlung mit pathogenen Keimen erfolgt hauptsächlich durch Staphylococcus aureus, Staphylococcus epidermis oder auch Streptokokken und kann je nach Abwehrlage zu einer Wundinfektion mit der Gefahr eines septischen Schocks mit Todesfolge führen.

Treten keine Komplikationen in Form einer Infektion oder Sepsis ein, so heilt die Wunde allmählich aus. Gefürchtet sind dann hypertrophe Narbenstränge – sie bleiben auf das betroffene Gewebe begrenzt oder Keloide, die sich auch auf das gesunde Gewebe ausbreiten. Diese führen dann zu Kontrakturen, sofern die Narbenstränge über Gelenke verlaufen.

23.16.2 Pflegebedarf einschätzen

Neben der vitalen Bedrohung ist dieses Trauma für alle Kinder mit großen Schmerzen, Trennung von der Familie sowie dem Freundeskreis, Verlust der Mobilität und Isolation für einen längeren Zeitraum verbunden. Für kleinere Kinder, die infolge ihrer gerade erlangten Mobilität einen gewissen Grad an Selbständigkeit erworben haben, führt dieses Trauma in der Regel zu einem Rückschritt in der Entwicklung. Bei Schulkindern und Jugendlichen stehen Ängste hinsichtlich eines veränderten Körperbildes durch Narben im Vordergrund.

Für die Familie bedeutet eine thermische Verletzung eine große Schocksituation, da sie nicht nur um das Leben ihres Kindes und die Wiederherstellung der defekten Haut bangen, sondern sich häufig noch zusätzlich große Vorwürfe machen müssen, nicht genügend aufgepasst zu haben. Durch Schuldzuweisungen kann es dann innerhalb der Partnerschaft zu massiven Problemen kommen, die sich zusätzlich für alle Beteiligten negativ auswirken.

Im Rahmen einer Verbrennung oder Verbrühung kann es zu folgenden Pflegeproblemen kommen:
- Starke Schmerzen im Bereich der Wundflächen, besonders bei dem täglichen Verbandwechsel und der Physiotherapie,
- Schockgefahr durch Volumenmangel,
- Gefahr der Niereninsuffizienz infolge Volumenmangel und Schädigung durch Verbrennungstoxine,
- Thrombosegefahr durch Viskositätssteigerung des Blutes,
- Dekubitusgefahr durch eingeschränkte Mobilität,
- Gefahr der Kontrakturen durch Schonhaltung oder Wundpanzer sowie Narben über Gelenken,
- Gefahr einer Sauerstoffunterversorgung infolge eines Inhalationstraumas, Pneumonie u. a.,
- hoher Energiebedarf und evtl. Umbau körpereigener Substanzen (Katabolismus) durch Wärmeverlust infolge defekter Haut,
- Infektionsgefahr und Gefahr eines septischen Schockes infolge Keimbesiedlung der Wunde und Mangel an Immunglobulinen,
- Langeweile und Verlassenheitsgefühle durch Isolation und fremde Umgebung,
- Ängste hinsichtlich Schmerzen und einem veränderten Körperbild durch Narben,
- Gefahr der Nichtbewältigung des Unfallgeschehens,
- starker Juckreiz infolge Wundheilung,
- depressive Stimmung der Eltern durch Schuldgefühle und Ängste vor der Zukunft ihres Kindes.

23.16.3 Pflegeziele und -maßnahmen

■ Präventionsmaßnahmen

Um den Kindern und deren Eltern dieses schwerwiegende Trauma zu ersparen, sollte das vorrangige Ziel sein, Verletzungen dieser Art zu vermeiden. Eltern sollten über die Ursachen, die zu einer thermischen Verletzung führen können, hingewiesen werden, um sie für mögliche Gefahren zu sensibilisieren. Diese Informationen können in Kinderarztpraxen, Kindergärten, Schulen u. a. stattfinden.

Die Effektivität dieser Präventionen kann durch die aktuelle in Norwegen durchgeführte „Harstad injury prevention study" belegt werden. Diese untersuchte die thermischen Unfälle bei Kindern unter 5 Jahren in zwei vergleichbaren Gemeinden. Nach einem landesweiten Präventionsprogramm gingen die thermischen Unfälle in den Jahren 1985–1987 zurück. Danach erfolgte nur noch in Harstad eine Fortsetzung der Präventionen, die einen dauerhaften Rückgang um 51 % verzeichnen konnten. In Trondheim dagegen stiegen die Unfälle ohne weitere präventive Maßnahmen wieder an.

Einige Beispiele für Maßnahmen zur Prävention sollten aus diesem Grund hier genannt werden:
- Die Temperatur der Flaschennahrung muss unbedingt vor der Verabreichung kontrolliert werden. Dies hat besondere Bedeutung bei der Erwärmung von Flüssigkeiten mit Hilfe der Mikrowelle, da sich die Flasche kühler anfühlt, die Milch jedoch heiß sein kann. Durch Kippen der Flasche wird ein Mischen der kühleren und wärmeren Milch gewährleistet.

Pflege eines Kindes mit Verbrühungen und Verbrennungen

- Bei Anwesenheit von Kleinkindern sollte auf Tischdecken verzichtet werden, damit sie sich nicht durch heiße Getränke, die heruntergezogen werden, verbrühen können.
- Töpfe sollten auf dem Herd stets hinten stehen, vor allen Dingen müssen die Stiele nach hinten zeigen, damit die Kinder auch hier nichts herunterreißen können. Auch sollten Töpfe mit einem geschlossenen Deckel verwendet werden. Eine weitere Möglichkeit ist das Anbringen eines Herdschutzes in Form eines Gitters.
- Töpfe mit heißen Flüssigkeiten dürfen nicht auf dem Fußboden abgestellt werden, damit spielende Kinder nicht hineinfallen können.
- In die Badewanne sollte stets zuerst kaltes Wasser einlaufen. Mischbatterien mit feststellbarem Begrenzer verhindern zu heiß einlaufendes Wasser.
- Das Anzünden der Holzkohle zum Grillen darf niemals mit Flüssigbrennstoff, z.B. Spiritus oder Benzin erfolgen.
- Auch Fondueessen sollte möglichst nicht in Anwesenheit kleiner Kinder erfolgen.
- Streichhölzer und Feuerzeuge müssen stets kindersicher aufbewahrt werden.
- Toaster und Bügeleisen sollten unerreichbar für Kinder auf- bzw. abgestellt werden.
- Kindergesicherte Steckdosen gehören auch in fremde Haushalte, in denen sich die Kleinkinder zeitweise aufhalten.
- Ältere Kinder müssen auf die Gefahren im Umgang mit Feuerwerkskörpern hingewiesen werden.
- Defekte elektrische Geräte dürfen nicht benutzt werden, und bei nicht frei stehenden Fernsehgeräten muss auf ausreichende Luftzirkulation geachtet werden, da es durch Wärmestau zu einer Schädigung der Kabel kommen kann.

■ Erste Hilfemaßnahmen am Unfallort

Ist es trotz Vorsichtsmaßnahmen zu einer Verbrühung oder Verbrennung gekommen, so wird von der deutschen Gesellschaft für Kinderheilkunde, Kommission „Unfälle im Kindesalter" sowie den Kinderchirurgen folgendes Vorgehen propagiert:
1. Kind aus der Gefahrenzone bringen.
2. Die Kleidung ausziehen, sofern sie nicht mit der Haut verschmolzen ist.
3. Die Haut sollte sofort mit kaltem Wasser sorgfältig 10–15 Minuten abgekühlt werden, um eine Schmerzlinderung und einen „Nachbrand" der Wunde zu vermeiden.

> **Merke Kühlung.** Je früher die Kühlung erfolgt, desto wirksamer und schmerzlindernder ist sie. Die betroffenen Körperteile können unter den laufenden Kaltwasserhahn oder unter die kalte Brause gehalten werden. Dabei darf der Wasserstrahl nicht direkt die betroffenen Hautareale treffen, da dies sehr schmerzhaft ist. Die Brause kann auch zwischen Kleidung und Haut gehalten werden. Das Abspülen sollte so lange erfolgen, bis das auslaufende Wasser und die Kleidung nicht mehr heiß sind. Die Abkühlung kann auch mit nasskalten Umschlägen fortgesetzt werden. Das Kind darf dabei nicht auskühlen, um eine vitale Gefährdung zu vermeiden. Außerdem darf die Durchblutung der betroffenen Hautareale nicht unterbrochen werden, um eine Heilung der reversiblen Bereiche nicht zu gefährden. Jegliches Auftragen von Puder, Salben u. a. muss unterbleiben, um weitere therapeutische Maßnahmen nicht zu erschweren.

4. Danach kann den Kindern ein sauberes Baumwolltuch, z.B. Laken umgelegt werden. Um ein Auskühlen zu vermeiden, müssen auch die nicht betroffenen Hautareale bedeckt werden.
5. Bei Kindern sollte unbedingt ein Arzt hinzugezogen werden, der entscheidet, ob das Kind in eine Kinderklinik oder evtl. auf eine Intensivstation eingewiesen werden muss. Eine stationäre Behandlung sollte bei allen Kindern unter 6 Jahren erfolgen. Außerdem wird sie notwendig bei allen Verbrühungen über 10% Körperoberfläche, ferner bei Verbrennungen II. und III. Grades sowie Verletzungen des Gesichtes, der Hände, der Fußsohlen, der Genitalregion sowie nach Inhalationen von Rauch, Gas und Hitze. Bei Hautdefekten über 15% muss die Versorgung in einer Spezialklinik durchgeführt werden.
6. Bei schwerwiegenden Verletzungen wird bereits am Unfallort mit einer Flüssigkeitssubstitution und einer Schmerztherapie begonnen.
7. Gegebenenfalls muss das Kind intubiert und eine Magenablaufsonde zur Entlastung (Schutz vor Aspiration) gelegt werden.
8. Die Anmeldung der betroffenen Kinder erfolgt über den zentralen Bettennachweis für Brandverletzte, der stets über die zur Verfügung stehenden Betten informiert ist. Er ist rund um die Uhr unter der Telefonnummer 040/28 82 39 98 erreichbar.

> **Merke Sicherheit.** Bei ausgedehnten thermischen Verletzungen ist der zügige Transport in die Klinik eine sehr wichtige Maßnahme, um eine vitale Gefährdung des Kindes so gering wie möglich zu halten.

■ Optimale Erstversorgung in der Klinik

Bei der telefonischen Anmeldung eines Kindes mit einer thermischen Verletzung wird nach der Unfallursache, dem Ausmaß sowie Lokalisation der Verletzung, Unfallhergang, Alter und Geschlecht des Kindes gefragt.

In speziell ausgestatteten Kinderkliniken stehen keimarme, klimatisierte Schleusenzimmer zur Verfügung, die eine Temperatur von 30–37°C und eine Feuchtigkeit von ca. 40–80%, je nach Therapiekonzept, ermöglichen. Zur Überwachung der Vitalzeichen und der Sauerstoffsättigung stehen Monitore zur Verfügung. Außerdem sind Beatmungs- und Absauggeräte für intubierte Kinder vorhanden.

Es werden alle notwendigen Materialien gerichtet, soweit sie noch nicht vorhanden sind: evtl. Spezialbett, z. B. Clinitron, sterile Wäsche für die Körperpflege und das Beziehen des Bettes, Instrumente für die Wundversorgung, Instrumente und Materialien für das Legen eines venösen Zuganges und eines Blasendauerkatheters, Notfallkoffer zur Intubation u.a. Je vollständiger und griffbereiter die benötigten Materialien vorhanden sind, desto zügiger und für die Kinder weniger belastend können die pflegerischen und therapeutischen Maßnahmen durchgeführt werden.

> **Merke ⇢ Erstversorgung.** An erster Stelle steht die Schmerzbekämpfung und die Wärmezufuhr zur Vermeidung eines reflektorisch-vegetativen Schocks. Die Pflegeperson assistiert bei der Durchführung der Schmerztherapie und sorgt für entsprechende Wärmequellen.

Eine Kühlung der betroffenen Hautareale kann noch vorgenommen werden, sofern dies am Unfallort noch nicht geschehen ist, und die Zeitspanne nicht mehr als max. 45 Minuten beträgt. Desweiteren kommt es zu folgenden Maßnahmen:
- Das Körpergewicht muss zur genauen Berechnung der Medikamente ermittelt werden.
- Die korrekte Einhaltung der berechneten Infusionsmenge dient der Vermeidung eines hypovolämischen Schockes. Die Berechnung der Infusionsmenge erfolgt nach Feststellung der Ausdehnung des Hautdefektes.
- Die Vitalzeichen werden in kurzen Abständen oder mit Hilfe eines Monitors überwacht.
- Abstriche erfolgen zur Untersuchung auf pathogene Keime im Bereich der Wunden, des Nasen-Rachen-Raumes sowie evtl. der Analregion. Zusätzlich wird der Urin und der Stuhl auf pathogene Keime kontrolliert.

Die Pflegeperson assistiert dem Arzt bei diagnostischen und therapeutischen Maßnahmen:
- Ein transurethraler Blasenkatheter oder eine suprapubische Ableitung wird gelegt, um eine genaue Flüssigkeitsbilanz durchführen zu können und Störungen der Nierenfunktion frühzeitig zu erkennen.
- Blut wird für das Routinelabor abgenommen: kleines Blutbild, Hämoglobin, Hämatokrit, Elektrolyte, Astrup, Gerinnung, CRP (C-reaktives Protein), Kreatinin und Harnstoff.
- Auch bei kleinsten Verletzungen muss der Tetanusschutz ausreichend sein, bzw. dieser aufgefrischt werden.
- Eine Indikation zur Beatmung ist gegeben, wenn ein Inhalationstrauma, Schock oder ausgedehnte thermische Verletzungen vorliegen, sowie Gesicht, Hals und Thoraxbereich betroffen sind.
- Ist das Kind vital stabilisiert, kann die chirurgische Wundversorgung durchgeführt werden.

■ Assistenz bei der chirurgischen Wundversorgung

Die Versorgung der Wunden wird von Klinik zu Klinik sehr unterschiedlich vorgenommen. Es können in diesem Rahmen nur häufig praktizierte Vorgehensweisen aufgezeigt werden.

Die Wunde wird zuerst mit einer Reinigungslösung, z. B. Cetavlon 0,1 % oder einer milden Schleimhautdesinfektionslösung, z. B. Savlon, gereinigt und Haare, soweit notwendig, entfernt. Eine Ausnahme bilden stets die Augenbrauen und die Wimpern. Das Eingangs-Débridement besteht im Abtragen der Blasen und Entfernen des nekrotischen Gewebes mit steriler Pinzette und Schere. Danach wird antiseptische Salbe, z. B. Silbersulfadiazin-Creme (Flammazine) oder PVP-Jod, z. B. Betaisodona aufgetragen. Hände und Gesicht können mit speziell getränkten Gazen versorgt werden.

> **Merke ⇢ Pharmakologie.** Jodhaltige Lösungen und Salben werden nicht bei Säuglingen unter 6 Monaten angewendet, um eine Störung der TSH-Bildung in der Hypophyse zu vermeiden.

Bei thermischen Verletzungen über 10 % Körperoberfläche und bei II. und höhergradiger Gewebeschädigung kann innerhalb von 6 Stunden eine hochtourige **Dermabrasio** in Narkose unter sterilen Op-Bedingungen vorgenommen werden, sofern die defekte Haut nicht vorbehandelt wurde. Ziel dieser Methode ist die Umwandlung einer Verbrennungswunde in eine saubere Schürfwunde mit punktförmigen Blutungen. Nachteil dieser Methode ist die zusätzliche Beeinträchtigung infolge der Narkose, des Blutverlustes und der Auskühlung während der Maßnahme im Operationssaal.

Escheratomien (Entlastungsschnitte) werden notwendig, wenn die Durchblutung infolge massiver Schwellung durch Ödeme nicht mehr gewährleistet ist.

Eine **Nekrektomie,** d. h. Entfernen des nekrotischen Schorfes, erfolgt meist zwischen dem 3. bis 7. Tag, da sich inzwischen die Kreislaufsituation stabilisiert hat. Diese wird unter Narkose mit Hilfe eines Dermatoms durchgeführt. Die nekretomierten Hautareale werden anschließend mit Eigenspalthaut gedeckt. Steht nicht genügend Spalthaut zur Verfügung, so kann temporär eine Deckung mit Leichen- oder evtl. Schweinehaut, sowie synthetischen Hautersatzmaterialien, z. B. Epigard, Biobrane erfolgen.

■ Assistenz bei der Hauttransplantation

Die Hautentnahmestellen befinden sich im Bereich der unteren Extremitäten, vorzugsweise an der Innenseite der Oberschenkel, des Rückens und der behaarten Kopfhaut. Es werden entsprechend der Dicke Voll- und Spalthautlappen unterschieden.

Vollhautlappen. Es handelt sich hierbei um die gesamte Dicke der Kutis. Soweit genügend Entnahmestellen zur Verfügung stehen, sollten bei Verletzungen im Bereich des Gesichtes und der Finger Vollhautlappen transplantiert werden, da die kosmetischen Ergebnisse hinsichtlich Farbunterschieden besser sind. Auch bei einer sekundären Transplantation werden Vollhautlappen verwendet, da die Gefahr der Narbenbildung geringer ist. Nachteil ist jedoch die Notwendigkeit der chirurgischen Versorgung der Entnahmestellen.

Spalthautlappen. Hier wird in der Regel ein Anteil der Epidermis und evtl. des Koriums mit dem Dermatom entnommen **(Abb. 23.18)**. Die Einheilung des Transplantates ist meist innerhalb von 14 Tagen abgeschlossen.

Meshgraft. Es handelt sich hierbei um einen Spalthautlappen, der netzartig um das 3- bis 6-Fache mit Hilfe einer Schneidewalze vergrößert werden kann. Diese Methode dient der Deckung großer Hautareale. Nachteil ist die bleibende Gitterstruktur und die häufige Narbenbildung, sodass sie möglichst nur an Körperteilen angewendet werden sollte, die in der Regel bedeckt sind **(Abb. 23.19)**.

Autologe Keratinozytenkulturen. Steht nur wenig unverbrannte Haut zur Verfügung, so kann dieses aufwendige und kostspielige Verfahren angewendet werden. Es genügen wenige Quadratzentimeter große Vollhautlappen, aus denen im Labor Keratinozytenkulturen angezüchtet werden. Innerhalb von 2–3 Wochen können auf diese Weise nahezu beliebige Mengen Transplantate geschaffen werden.

■ Stabile Kreislaufverhältnisse und funktionstüchtige Nieren

Die **Volumensubstitution** zur Vorbeugung eines hypovolämischen Schockes erfolgt durch große Mengen Elektrolytlösung, deren Berechnung nach verbrannter Körperoberfläche und Alter erfolgt. Die Formel nach Baxter bietet nur einen groben Anhaltspunkt und muss durch klinische Überwachung angepasst werden.

> **Merke ⋯▸ Volumensubstitution.** Initialer Volumenbedarf eines Schwerstverbrannten: 4 ml Ringerlaktat pro kg Körpergewicht pro 24 Stunden, wobei die Hälfte der Flüssigkeitsmenge in den ersten 8 Stunden verabreicht werden soll. Humanalbumin wird zur Primärtherapie nicht eingesetzt, da es schnell den Intravasalraum verlässt und die Ödemrückresorption verzögert.

Weiterhin wird eine **Flüssigkeitsbilanz** durchgeführt. Die stündlich ausgeschiedene Urinmenge sollte 1–2 ml pro kg Körpergewicht betragen. Bei schwerverbrannten Kindern gilt eine stündliche glucosefreie Urinproduktion von 0,5–1 ml als ausreichend. Die Kontrolle des **spezifischen Gewichtes** gibt im weiteren Verlauf Auskunft über den Flüssigkeitshaushalt im Organismus.

Weitere Maßnahmen der Überwachung:
- ⋯▸ Die Vitalzeichen werden in kurzen Abständen, wenn möglich zusätzlich mittels Monitor, kontrolliert, wobei bei jüngeren Kindern mindestens ein systolischer Blutdruck von 70–90 mm Hg, zuzüglich Alter in Jahren mal 2 vorliegen sollte (Sheridan 2001).
- ⋯▸ Eine ZVD-Messung sollte bei schweren Verbrennungen erfolgen, um die Kreislaufsituation zu bewerten und den Flüssigkeitsbedarf besser erfassen zu können.
- ⋯▸ Die Beurteilung der Bewusstseinslage, sowie die Beobachtung auf evtl. Hirndruckzeichen (s.S. 695), müssen erfolgen, um ein Hirnödem zu erkennen.
- ⋯▸ Gewichtskontrollen können täglich mit Hilfe einer Bettenwaage ermittelt werden. Steht diese nicht zur Verfügung, so erfolgen die Gewichtskontrollen dem Zustand des Kindes entsprechend.

■ Schmerzlinderung

Schmerzen infolge thermischer Verletzungen gehören zu den qualvollsten Erfahrungen, die jedes betroffene Kind machen muss. Die Schmerzbekämpfung hat oberste Priorität, da die Schmerzen nach thermischen Verletzungen die schwerwiegendsten in der Traumatologie sind.

Schmerzbeobachtung. Eine wichtige und verantwortungsvolle Pflegetätigkeit ist die sorgfältige und

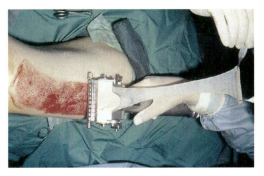

Abb. 23.18 ⋯▸ **Spalthaut.** Spalthautentnahme mit Hilfe eines Dermatoms (Klinik für Plastische Chirurgie, Hand- und Verbrennungschirurgie, Universitätsklinikum Aachen).

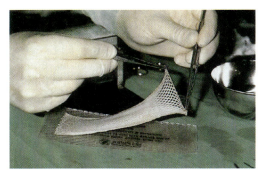

Abb. 23.19 ⋯▸ **Mesh-graft-Methode.** Transplantat wird entnommen

gezielte Schmerzbeobachtung und Befragung der Kinder. Mit Hilfe von Schmerzskalen kann die jeweilige Schmerzintensität gemeinsam mit dem Kind ermittelt werden (s. S. 163).

Schmerzmittelgabe. Die Pflegekraft assistiert bei der venösen Verabreichung der Schmerzmittel, bzw. verabreicht sie oral dem Kind entsprechend der ärztlichen Verordnung. Auf i.m.-Injektionen sollte verzichtet werden, da sie den Kindern zusätzlich Schmerzen verursachen. Generell sollte die Gabe von Schmerzmitteln, z. B. Fentanyldauertropf, Dormicum, Ketanest vor Verbandwechsel oder Paracetamol in Verbindung mit einem Opiat sehr großzügig erfolgen. Wichtig ist die rechtzeitige Verabreichung z. B. vor einem Verbandwechsel oder dem schmerzhaften Baden, damit sie auch effektiv wirken können.

Die Anwendung einer PCA (patientenkontrollierten Analgesie) ist bei älteren Kindern und Jugendlichen in den ersten Tagen möglich. Der eigenverantwortliche Umgang mit dem PCA-System setzt Verständnis für die Wirkungsweise dieses Systems voraus.

Verbandwechsel. Die Wassertemperatur zum Ablösen der Verbände bzw. des Wundpanzers sollte so kühl wie möglich sein, ca. 35–36 °C, um die Schmerzen so gering wie möglich zu halten. Ein Auskühlen der Kinder muss jedoch vermieden werden, indem die Badezimmertemperatur ca. 37 °C betragen sollte. Außerdem sollte bei Anzeichen von Frieren das Baden abgebrochen werden.

Alle Pflegemaßnahmen müssen koordiniert durchgeführt werden, damit die Belastung durch Schmerzen so gering wie möglich ist.

> **Praxistipp** Das Hören von Entspannungsmusik, das Vorlesen von spannenden Geschichten, die Durchführung von Entspannungs- oder Atemübungen, das sanfte Streicheln der intakten Haut sowie das Händehalten während schmerzhafter Prozeduren kann die Kinder von den Schmerzen ablenken.

■ Gute Lungenbelüftung

Die Durchführung der Pneumonieprophylaxe (s. S. 189) ist wichtig, da die Kinder infolge der Schmerzen nicht genügend durchatmen. Zur besseren Belüftung der Lungen sollte eine Oberkörperhochlagerung erfolgen, die gleichzeitig der Entstehung eines Hirnödems entgegenwirkt. Wird eine Beatmung infolge von Atemproblemen notwendig, so werden alle diesbezüglichen pflegerischen Maßnahmen durchgeführt (s. S. 765). Zur Vermeidung von Thrombosen und der Gefahr von Embolien wird Heparin s. c. nach ärztlicher Anordnung verabreicht.

■ Stabiles Körpergewicht und gute Magen-Darm-Funktion

Infolge des hohen Energiestoffwechsels müssen die Kinder hochkalorisch ernährt werden. Dabei sollte beachtet werden, dass die Ernährung zur guten Wundheilung eiweiß- und vitaminreich sein sollte. Wegen der Gefahr eines Stressulkus sollte die Verabreichung von säurehaltigen Nahrungsmitteln jedoch zurückhaltend erfolgen.

Die Kinder sind häufig appetitlos, sodass Speisen und Getränke auf die Wünsche der Kinder abgestimmt werden sollten.

Zur Vermeidung einer Darmatonie und eines Stressulkus wird neben der parenteralen Ernährung so früh wie möglich mit der Verabreichung der Sondennahrung, z. B. Fresubin begonnen. Es kann nach ärztlicher Anordnung auch ein Antazida, z. B. Ulcogant, Maaloxan, verabreicht werden.

Eine Gewichtskontrolle erfolgt in regelmäßigen Abständen.

Auf eine regelmäßige Stuhlentleerung muss geachtet werden, da die Gefahr eines Ileus gegeben ist. Bei bestehender Obstipation müssen entsprechende Maßnahmen durchgeführt werden (s. S. 342).

■ Bewegliche Gelenke und Vorbeugung von Dekubiti

Zur Vorbeugung von Kontrakturen und Fehlhaltungen muss eine Physiotherapie erfolgen (s. S. 368). Ebenso muss die Entstehung von Dekubiti vermieden werden (s. S. 369). Ein regelmäßiges Umlagern ist bei Kindern mit großflächigen Wunden häufig nicht möglich, da die Kinder nur auf der intakten Haut liegen sollten. Hier bietet sich die Lagerung auf sterilem Schaumstoff an, der zur Hohllagerung ausgeschnitten werden kann. Eine weitere Möglichkeit besteht in der vorübergehenden Anwendung eines Clinitron-Bettes.

Das schmerzhafte Bewegen der Extremitäten kann von den Physiotherapeuten im Operationssaal oder während des Badens unter Wasser, evtl. in einem Spezialbecken, durchgeführt werden.

■ Clinitron-Bett

Dieses Spezialbett kann von der Firma leihweise angefordert werden, die auch die Einweisung und Wartung übernimmt. Es handelt sich um ein Bett in Form einer Wanne, das mit Mikrokugeln gefüllt ist. Werden diese mit Hilfe des eingeschalteten Gebläses in Bewegung gebracht, so entsteht ein Material, das die Eigenschaften eines flüssigen Mediums besitzt. Dadurch wird ein Auflagedruck erreicht, der unter dem des Kapillardruckes liegt, sodass die Durchblutung nicht beeinträchtigt wird. Wird das Gebläse ausgeschaltet, so entsteht eine feste Unterfläche, sodass therapeutische und pflegerische Maßnahmen durchgeführt werden können.

Ein weiterer Vorteil ist das Polyestertuch, auf dem die Kinder liegen. Es besitzt die Eigenschaft, Sekrete durchsickern zu lassen, verhindert jedoch das Austreten der Mikrokugeln. Außerdem bewirkt der Luftstrom sowie die Sekretaufnahme durch die Mikrokugeln eine Verringerung der Infektionsgefahr. Weiterhin kann die Temperatur individuell geregelt werden, sodass die Raumtemperatur niedriger gehalten werden kann.

Pflege eines Kindes mit Verbrühungen und Verbrennungen

Nachteil ist das Gefühl der Schwerelosigkeit, das zur räumlichen Orientierungslosigkeit führt und eine Muskelatrophie sowie die Kontrakturgefahr fördert, da keine Muskelbeanspruchung notwendig ist.

■ Infektfreier Zustand

Folgende Pflegemaßnahmen sollen die Gefahr einer Infektion nach einer ausgedehnten Verbrennung oder Verbrühung reduzieren:

Die Unterbringung erfolgt in einem speziellen keimarmen Verbrennungszimmer, das über eine Schleuse und eine Klimaanlage verfügen sollte. Täglich wird eine sorgfältige Flächendesinfektion vorgenommen. Die Kinder liegen isoliert, da sie infolge der defekten Haut, die keinen Schutz vor pathogenen Keimen bietet, sowie der verminderten Immunabwehr extrem infektionsgefährdet sind.

Das gesamte Personal betritt das Zimmer mit sterilem Kittel und Handschuhen, sowie Mundschutz und Haube. Die Personen im Verbrennungszimmer sollten auf Pflegekräfte, Ärzte und Eltern begrenzt sein. In wenigen Kliniken wird bereits auf sterile Kleidung verzichtet, d. h. es wird nur ein Schutzkittel und Handschuhe getragen (Schneider u. Scholz, 1997).

Eltern, die bei ihrem Kind bleiben, müssen sehr gut über die Gefahren und die einzuhaltenden hygienischen Regeln informiert und motiviert werden, diese auch einzuhalten.

Die Kinder liegen in einem steril überzogenen Bett. Die Lagerungshilfsmittel, z. B. Schaumstoff, sowie Spielzeug der Kinder müssen ebenfalls sterilisiert sein. Alle Maßnahmen am Kind werden mit sterilen Handschuhen durchgeführt, da über die Hände die meisten pathogenen Keime übertragen werden. Diese müssen zwischen den verschiedenen pflegerischen Tätigkeiten am Kind gewechselt werden. Für die Körperpflege der intakten Haut wird sterile Wäsche verwendet. Das Wasser für das Baden sollte vorher zur Keimreduzierung längere Zeit (mind. 10 Minuten) ablaufen, sofern keine Filteranlage vorhanden ist. Die Blasenkatheterpflege wird mindestens zweimal täglich durchgeführt (s. S. 329).

Wund-, Rachen- sowie Analabstriche erfolgen in regelmäßigen Abständen nach ärztlicher Anordnung, um einen Nachweis über die Keimbesiedelung zu erhalten.

Von Seiten des Kindes müssen Manipulationen im Bereich der Wunde verhindert werden. Größere Kinder sollten diesbezüglich ausführlich informiert werden. Die Wunden kleinerer Kinder müssen mit Hilfe von Verbänden oder notfalls durch zeitweilige Fixierungen geschützt werden.

Eine regelmäßige Temperaturkontrolle wird durchgeführt. Das frühe Erkennen einer Infektion wird jedoch erschwert, da die Temperatur infolge der Stresshormone erhöht ist. Es muss daher auf Veränderungen wie Untertemperatur, Unruhe, weinerliches Verhalten, Wundgeruch, Ileuszeichen u. a. geachtet werden.

Die Pflegeperson assistiert bei Blutentnahmen zur Bestimmung des CRP sowie für das Anlegen einer Blutkultur bei Verdacht auf eine Infektion. Nach ärztlicher Anordnung verabreicht sie das Antibiotikum entsprechend dem Keimnachweis.

■ Fortschreitende Wundheilung

Für die Versorgung der Wunden stehen die offene, d. h. ohne das Anlegen von Verbänden, und die geschlossene Methode zur Verfügung.

Offene Wundbehandlung

Sie findet Anwendung bei großflächigen Hautdefekten. Vorteil dieser Methode ist die Möglichkeit der kontinuierlichen Inspektion des Wundbereiches, ohne die Kinder durch schmerzhafte Verbandwechsel zu belasten. Außerdem wird neu gebildetes Epithelgewebe während des Verbandwechsels nicht abgerissen und die Wunde kann austrocknen. Nachteil ist ein größeres Infektionsrisiko infolge des unbedeckten Wundareals. Hinzu kommt der Verlust der Mobilität der Kinder und den daraus resultierenden Gefahren und Problemen.

Der Wundbereich wird mit verdünnter Betaisodona-Lösung oder -Salbe nach ärztlicher Anordnung anfangs mindestens stündlich, später in größeren Abständen unter sterilen Bedingungen bestrichen, damit sich ein natürlicher Wundpanzer bilden kann.

Im Bereich des Gesichtes, des Halses und der Finger wird Flammazine steril aufgetragen oder mit präparierter Gaze, z. B. Oleotüll, behandelt, um möglichst gute kosmetische Ergebnisse zu erzielen und die Beweglichkeit der Finger nicht einzuschränken. Mit den Salbenbehandlungen sollen Infektionen verhindert und eine Reepithelisierung des Gewebes erreicht werden. Nachteil der Behandlung mit Flammazine ist die Mazeration des nekrotischen Gewebes, die eine Nekrektomie erschwert und die Beurteilung der Wunde infolge Farbveränderungen behindert.

Ab dem 6. Tag kann ein Bad mit entsprechenden Zusätzen, z. B. Betaisodona-Lösung, Kaliumpermanganat-Lösung u. a. nach ärztlicher Anweisung erfolgen, um ein allmähliches Ablösen des Wundschorfes zu erreichen.

Merke ⋯ Sicherheit. Kaliumpermanganat-Kristalle müssen völlig aufgelöst sein, da sie zu schwerwiegenden Verätzungen der Haut führen können (s. S. 246).

Die Beobachtung der Wundflächen ist eine wichtige Aufgabe, um Veränderungen rechtzeitig erkennen zu können (s. S. 863). Verheilte Hautareale werden mit einer Fettcreme, z. B. Vaseline, eingecremt, um die neu gebildete Haut geschmeidig zu halten.

Geschlossene Wundbehandlung

Sie wird meist nur noch bei thermischen Verletzungen geringeren Ausmaßes angewendet. Vorteil ist die geringere Infektionsgefahr und die ausgedehntere Bewegungsfreiheit der Kinder. Bei kleineren Kindern ist der notwendige Körperkontakt besser möglich, da sie auch auf den Arm genommen werden können. Nachteile sind jedoch die schmerzhaften Verbandwechsel und das nicht rechtzeitige Erkennen von beginnenden Infektionen.

Die Wunden werden bei dieser Methode ebenfalls mit antiseptischen Salben behandelt und anschließend mit Verbänden versorgt. Es ist dabei zu beachten, dass die Verbände nicht zu straff angelegt werden, um die Blutzirkulation nicht zu unterbinden.

Die Häufigkeit der Verbandwechsel erfolgt nach ärztlicher Anweisung. Die Verbände werden häufig während des Badens abgeweicht, da dies für die Kinder nicht so schmerzhaft ist und das neu gebildete Epithelgewebe nicht abgerissen wird. Für das Anlegen des Verbandes gelten die allgemein gültigen hygienischen Regeln (s. S. 396).

Vorbereitung zur Hauttransplantation
Eine Voraussetzung für die Transplantation der Eigenhaut ist ein sauberer Wundgrund. Dieser kann durch unterschiedliche Möglichkeiten erreicht werden:
- Tägliches Baden und Entfernen des Wundschorfes,
- Feuchthalten des Wundareals mit steriler NaCl 0,9%-Lösung,
- enzymatische Wundreinigung durch spezielle Salben oder Gel (Fibrolan, Varidase-Gel),
- Anwendung von Hautersatzmittel, z.B. Epigard und täglicher Verbandwechsel oder
- chirurgische Nekrektomie.

Versorgungen der Hauttransplantate
- Ganz wichtig ist die gute Fixierung der Kinder bzw. der transplantierten Extremitäten, damit die Einheilung des Transplantates durch Verschieben auf keinen Fall gefährdet wird. Evtl. müssen die Kinder zeitweise sediert werden, um abrupte Bewegungen zu vermeiden.
- Verbände bei einem Meshgraft-Transplantat werden in der Regel am 5. Tag durch den Chirurgen gewechselt. Eine geschlossene Versorgung ist möglich, da Sekrete durch das Gittertransplantat entweichen können.
- Spalthauttransplantate werden geschlitzt, damit das Wundsekret ablaufen kann. Anschließend werden auch sie geschlossen behandelt.
- Betroffene Extremitäten müssen hinsichtlich der Durchblutung kontrolliert werden.
- Die Entnahmestellen werden meistens mit hydrokolloiden Verbänden versorgt und heilen in der Regel innerhalb von 14 Tagen.

■ Zufriedenstellende kosmetische Ergebnisse

Das Wuchern und Verhärten der Narben sowie der quälende Juckreiz können durch konsequentes Tragen von Narbenkompressionsbandagen weitgehend verhindert werden. Sie werden nach vorherigem Abmessen individuell gefertigt und stehen als Strümpfe, Hosen, Handschuhe, Anzüge oder Gesichtsmasken zur Verfügung. Das Material besteht je nach Hersteller aus dünnen, luftdurchlässigen und dehnbaren Gummifasern, sodass die Kompressionskleidung u. U. auch bei Wärme und während des Schwimmens getragen werden kann (**Abb. 23.20**). Da dies nicht für

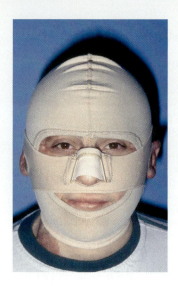

Abb. 23.20 ⇢ **Kompressionskleidung.** Kompressionsbandage in Form einer Gesichtsmaske (Klinik für Plastische Chirurgie, Hand- und Verbrennungschirurgie, Universitätsklinikum Aachen).

alle Materialien gilt, muss beim Anbieter abgeklärt werden, ob die Kompressionsbekleidung auch bei über 25 °C getragen werden darf, da u. U. die Gefahr eines Hitzestaues entstehen könnte.

Für das Gesicht können auch Silikonmasken angefertigt werden, die aber von den Kindern in der Regel schlecht toleriert werden.

Narbenkompressionskleidung. Die Kinder und Eltern müssen über den Sinn und Zweck der Narbenkompressionskleidung eingehend informiert werden, damit sie auch motiviert sind, diese kontinuierlich über einen Zeitraum von ca. 18 bis 24 Monaten zu tragen. Für die Kinder sowie für die Eltern stellt das konsequente Tragen dieser Spezialkleidung eine große Belastung dar, sodass sie immer wieder Zuspruch für ein Durchhalten dieser Maßnahme benötigen. Dem Kind und den Eltern muss auch die Technik des Anziehens gezeigt werden, da die Kompressionskleidung für die Durchführung der Körperpflege ausgezogen werden muss. Für den Wechsel müssen zwei Kompressionsbandagen zur Verfügung stehen, deren Bezahlung von den Kassen übernommen wird. Außerdem sollten die Eltern wissen, dass die Passform dem Wachstum des Kindes immer wieder neu angepasst werden muss. Regelmäßige Kontrollen sollten ca. alle 6 Monate erfolgen.

In speziellen Fällen können die Kinder zusätzlich zu der Kompressionskleidung noch in speziell angefertigten Schienen oder Liegeschalen gelagert werden, was eine zusätzliche psychische Belastung für die Kinder bedeutet.

Silikonprodukte. Zusätzlich ist die Anwendung von Silikon zur temporären Versorgung von hypertrophen Narben und Keloiden gut geeignet. Silikon steht als Salbe, Verband, z.B. Mepiform oder textilbeschichtet namens „Silon-Tex", zur Verfügung. Textilbeschichtetes Silikon kann in die Kompressionskleidung eingelegt oder eingenäht werden. Dabei ist zu beachten, dass die Silikonseite auf der Narbe liegt.

Die Tragedauer wird anfangs für 12 Stunden empfohlen, später kann diese auf max. 23,5 Stunden gesteigert werden.

Silikonsalbe wird vor jedem erneuten Anziehen der Kompressionskleidung direkt auf die Narbe aufgetragen. Der Silikonverband „Mepiform" wird auf den trockenen Narbenbereich aufgelegt und sollte die Narbe 1 cm überragen. Der Verband kann zur Körperpflege abgenommen und anschließend wieder aufgelegt werden. Nach einer Woche, oder wenn der Verband nicht mehr haftet, sollte er gewechselt werden. Da der Verband wasserfest ist, ist er zum Baden und Duschen geeignet.

Narbenschutz. Zweimal täglich müssen die Narbenareale für ca. 5 Minuten unter leichtem Druck und unter Verwendung von Fettcreme massiert werden, um die Narben geschmeidig zu halten. Das Narbengewebe muss vor UV-Strahlung geschützt werden, um Pigmentstörungen zu vermeiden. Der Schutz der Narben kann durch Kleidung oder durch die Anwendung eines Sonnenschutzmittels mit einem hohen Lichtschutzfaktor erfolgen. Da die Kompressionsanzüge keinen vollständigen Schutz vor UV-Strahlen bieten, sollte ein Stück Stoff unter der Kompressionsbandage im Bereich der Narbe getragen werden. Zum Schwimmen bieten sich zum Schutz vor UV-Strahlen Schwimmanzüge an, die für die Schwimmer in Australien entwickelt worden sind. Auskünfte hierüber können die Eltern bei der „Elterninitiative brandverletzter Kinder Paulinchen" einholen.

■ Ausgeglichene seelische Verfassung

Die Kinder benötigen viel Zuwendung, Verständnis und Geduld, da sie auf Grund starker Schmerzen, Isolation und Einschränkung der Mobilität übermäßig belastet sind und mit Weinen, Rückzugsverhalten und evtl. erneutem Einnässen reagieren. Älteren Kindern sollten Gespräche angeboten werden, in denen sie ermutigt werden, über ihre Gefühle, besonders ihre Ängste, zu sprechen.

Die Anwesenheit der Eltern im Verbrennungszimmer ist besonders für die kleineren Kinder eine große Hilfe, um mit dieser traumatischen Situation fertig zu werden. Eltern wechseln sich dabei in der Regel ab, um ihr Kind nicht allein zu lassen. Ist dies den Eltern aus unterschiedlichen Gründen nicht möglich, so sollte das Pflegepersonal bestrebt sein, das Kind so wenig wie möglich allein zu lassen, damit Gefühle der Verlassenheit und Ängste möglichst nicht aufkommen.

Die Kinder sollten der Situation und dem Alter entsprechend beschäftigt werden, was nicht allein dazu dient, Langeweile zu vermeiden, sondern auch zeitweise die Schmerzen und die Isolation zu vergessen (s. S. 414). Haben Kinder Probleme, das Unfallgeschehen zu verarbeiten oder die Veränderung ihres Körperbildes zu akzeptieren, so muss professionelle Hilfe durch Psychologen erfolgen.

Den Eltern gegenüber sollte das Personal ein freundliches und einfühlsames Verhalten entgegenbringen, auch wenn diese sich zeitweise wenig kooperativ auf Grund dieser extremen Belastung zeigen. Sie sollten ausführliche Informationen erhalten und darauf vorbereitet werden, dass sich der Zustand ihres Kindes innerhalb der nächsten Tage verschlechtern wird. Es sollte auch nicht vergessen werden, den Eltern ein aufmunterndes Wort oder eine mitfühlende Geste zukommen zu lassen, auch wenn sich nach dem Unfall alle therapeutischen und pflegerischen Maßnahmen auf das verletzte Kind konzentrieren.

Für Eltern ist es hilfreich, wenn sie soweit wie möglich in die Pflegemaßnahmen miteinbezogen werden, um das Gefühl zu haben, für ihr Kind, das so leiden muss, etwas tun zu können. Keinesfalls darf den Eltern das Gefühl gegeben werden, den Unfall mitverschuldet zu haben, denn sie machen sich in der Regel ohnehin die größten Selbstvorwürfe. Eltern sollten auch ermutigt werden, sich Ruhepausen außerhalb des Krankenhauses zu gönnen, damit sie Kraft schöpfen und somit ihrem Kind eine Hilfe sein können.

Bei schweren Verbrennungen wird häufig eine Langzeitbehandlung mit weiteren Krankenhausaufenthalten notwendig, da Narbenkorrekturen oder kosmetische Operationen durchgeführt werden müssen. Für diese schwere Zeit benötigen die Kinder und deren Eltern umfangreiche Unterstützung von Seiten des Pflegepersonals, der Chirurgen, der Psychologen, der Physiotherapeuten u. a.

Lese- und Lernservice
Fragen zum Selbststudium

1. Welches sind die zentralen Pflegeschwerpunkte nach einer Augenoperation? Beschreiben und begründen Sie die Maßnahmen so, als müssten Sie sie den Bezugspersonen des Kindes erklären.
2. Erklären Sie den Umgang mit der Augenprothese, das Einsetzen und Herausnehmen von künstlichen Augen.
3. Da Mittelohrentzündungen zu Rezidiven neigen, ist es wichtig, die Eltern über hilfreiche Pflegemaßnahmen zu beraten. Welche Empfehlungen geben Sie den Familien?
4. Wie beraten Sie die anwesenden Bezugspersonen eines Kindes bzgl. der Maßnahmen und Ernährungshinweise, die nach einer Tonsillektomie wichtig sind, das Risiko einer Nachblutung zu verringern?
5. Nennen und begründen Sie die Ernährungsempfehlungen eines Kindes mit Lippen-Kiefer-Gaumen-Spalte.
6. Welche Faktoren können den Ausbruch einer Neurodermitis begünstigen bei einem Säugling mit entsprechender genetischer Disposition?
7. Ein 5 Jahre alter Junge leidet tags und nachts unter starkem Juckreiz in den Kniekehlen. Nennen Sie Pflegemaßnahmen, welche den Juckreiz lin-

dern können. Wie kann seine Schlafumgebung möglichst reizarm gestaltet werden?
8. Was ist bei der Ernährung eines Neugeborenen zu beachten, dessen Bruder an einer atopischen Störung leidet?
9. Ein 7 Jahre altes Mädchen leidet während einer zytostatischen Therapie unter einem ausgeprägten Mundsoor. Welche Pflegemaßnahmen ziehen Sie in Betracht?
10. Geben Sie Pflegeprobleme bei thermischen Verletzungen mit Begründungen an und leiten Sie die entsprechenden Pflegeziele ab.
11. Nennen Sie Vor- und Nachteile der offenen Behandlung bei thermischen Verletzungen.
12. Was beachten Sie bei der Durchführung eines Kaliumpermanganatbades, damit Komplikationen verhindert und Schmerzen weitgehend vermieden werden?
13. Wie sollte die Ernährung bei einem Kind mit einer thermischen Verletzung aussehen, damit die Pflegeziele erreicht werden können?
14. Durch welche Verhaltensweisen von Seiten des Pflegepersonals können Kind und Eltern psychisch unterstützt werden?

Verwendete Literatur

Augenerkrankungen

Burk, R., A. Burk: Augenheilkunde für Station, Ambulanz, Praxis. Thieme, Stuttgart 1998
Lang, G. K.: Augenheilkunde, 2. Aufl. Thieme, Stuttgart 2000

HNO-Erkrankungen

Arnold, W., U. Ganzer: Checkliste Hals-Nasen-Ohren-Heilkunde, 3. Aufl. Thieme, Stuttgart 1999
Dempf, R.: Interdisziplinäres Behandlungskonzept bei Lippen-Kiefer-Gaumenspalten. Medizinische Hochschule Hannover, Stand 2001
Fleischer, K.: Hals-Nasen-Ohren-Heilkunde für Krankenpflegeberufe, 6. Aufl. Thieme, Stuttgart 1994
Herzog, G., A. Berghaus: Die Einsatzmöglichkeiten der Mandelentfernung. www.yavivo.de, 2001
Herzog, G., A. Berghaus: Nachbereitung der Gaumenmandelentfernung. www.yavivo.de, 2001
Herzog-Isler, C., K. Honigmann: Lasst uns etwas Zeit – Wie Kinder mit einer Lippen- und Gaumenspalte gestillt werden können. Medela-AG, Baar/Schweiz, Sonderausgabe 1996
Hillig, U.: Lippen-, Kiefer-, Gaumen-, Segelfehlbildungen – Information zu den Ursachen. WRG, Hüttenberg, Nachdruck 1999
Honigmann, K., C. Herzog: Ernährung von Neugeborenen mit Lippen-Kiefer-Gaumen-Segelspalte. Sonderdruck aus Sozialpädiatrie 16. Jg. 1994, Nr. 4, Bezug über WRG Hüttenberg
Keicher, U.: Ohrenschmerzen. www.medical-tribune.de, 2001

Koch, J., H. Koch: Lippen-, Kiefer-, Gaumen-, Segelfehlbildungen – Informationen zur Erstbehandlung, 3. Aufl. WRG, Hüttenberg 1998
Kübler, A., J. Mühling: Leitlinien für die Mund-, Kiefer- und Gesichtschirurgie. Springer, Heidelberg 1998
Kurz, R., R. Roos: Checkliste Pädiatrie. Thieme, Stuttgart 1996
Thüler, M.: Wohltuende Wickel, 7. Aufl. Maya Thüler, Worb. 1994
Wegmann, H.: Die professionelle Pflege des kranken Kindes. Urban & Schwarzenberg, München 1997

Neurodermitis

Bergen, N.: Allergie bei Kindern. dtv, München 1995
Bock, U. u.a.: Fühl dich wohl in deiner Haut! Ein Lesebuch und Bilderbuch für Kinder mit Neurodermitis und ihre Eltern. Steinkopff, Darmstadt 1999
Guzek, G., E. Lange: Pilze im Körper, 12. Aufl. Südwest, München 1995
Niebel, G.: Diagnose Neurodermitis (Begleitbuch zum Film). Hansisches Verlagskontor, Lübeck 1997/1998
Schönberger, W.: Kinderheilkunde. Gustav Fischer, Stuttgart 1992
Szczepanski, R. u.a.: Das juckt uns nicht! Thieme, Stuttgart 1994

Neurodermitis – Bücher für Kinder

Baum, H.: Spielen mit allen Sinnen. Falken, Niedernhausen 1996
Brodt-Weinlich, O.: Mein kleines Wunderbuch, 2. Aufl. Access, Königstein 1990
Brett, D.: Anna zähmt die Monster, 4. Aufl. iskopress, Salzhausen 1997
Leoni, L.: Swimmy. Middelhauve, München 1999
Ortner, G.: Märchen, die den Kindern helfen. 15. Aufl. Orac, Wien 1996
Portmann, R.: Mut tut gut. Geschichten, Lieder und Gedichte von Muthaben und Mutmachen, 2. Aufl. Arena, Würzburg 1996
Rücker-Vogler, U.: Bewegen und Entspannen. Ravensburger, Ravensburg 2000

Verbrennungen und Verbrühungen

Eble, F.: Verbrühung/Verbrennung: Erstversorgung aus der Sicht des Kinderchirurgen. Vortrag bei der kinderärztlichen Weiterbildung. Universitätsklinik Mainz 2001
Ellsäßer, G.: Anleitung zur Prävention von Kinderunfällen. Forum Unfallprävention im Deutschen Grünen Kreuz. Verlag im Kilian 1999
Henckel v. Donnersmarck, G.: Was gibt es Neues in der Therapie von Verbrennungen? In: Meßmer, K., J. Witte: Was gibt es Neues in der Chirurgie? Jahresband 2001, Ecomed, Landsberg 2001
Holoch, E. u.a. (Hrsg.): Lehrbuch Kinderkrankenpflege. Hans Huber, Bern 1999
Knapp, U., M. Hansis: Die Wunde, 2. Aufl. Thieme, Stuttgart 1999
Krenzer-Scheidemantel, G.: Behandlungspflege und Kompressionstherapie bei Verbrennungen im Kindesalter. Kinderkrankenschwester 1 (1995) 2

Kretz, F. J., T. Beushausen: Das Kinder-Notfall Intensiv-Buch, 2. Aufl. Urban & Fischer, München 2000

Neumann, K.: Erstversorgung von Verbrennungen und Verbrühungen. Kinderkrankenschwester 1 (1995) 7

Paetz, B., B. Benzinger-König: Chirurgie für Pflegeberufe, 19. Aufl. Thieme 2000

Schneider, A. u. a.: Besonderheiten bei der Versorgung des schwerbrandverletzten Kindes. Kinderkrankenschwester 12 (1997) 488

Schriever, J.: Kinderunfälle, Ursachen und Tipps zur Prävention. Kinderkrankenschwester 9 (1999) 367

Weiterführende Literatur

HNO-Erkrankungen

Weitere Informationsbroschüren der WRG Hüttenberg: Informationen zu den Möglichkeiten der Korrekturoperationen, Geeignete Erstbehandlung der Hör- und Sprachstörungen, Informationen zur Sprachentwicklung und Behandlung, usw. 3× jährliche Zeitschrift „Gesichter" Internetseiten behandelnder Krankenhäuser geben z. T. Informationen zu den von ihnen durchgeführten Operationsmethoden und Maßnahmen

Verbrennungen und Verbrühungen

Affolter, T., M. Meuli: Frührehabilitation nach schweren Brandverletzungen im Kindesalter. Praxis Ergotherapie 8 (1995)

Blumenthal, K.: Die Versorgung des Brandverletzten mit Kompressionsbandagen – Grundlagen und Fallbeispiele. Orthopädie Technik 1 (1995) 26

Dorfmüller, M.: Probleme im Umgang mit Verbrennungspatienten. Intensiv 4 (1996) 24

Haße von, W. (Hrsg.): Verbrennungen im Kindesalter. Gustav Fischer, Stuttgart 1990

Mc Caffery, M. u. a.: Schmerz – Ein Handbuch für die Pflegepraxis. Urban & Fischer, München 1997

Scheler, G.: Thermische Unfälle bei Kindern: Situation innerhalb der Familie während des Klinikaufenthaltes und der Rehabilitation. Paulinchen (1995) 59

Sümpelmann, R. u. a.: Patientenkontrollierte Analgesie im Kindesalter. Die Schwester/Der Pfleger 1 (1997) 61

Kontaktadressen

Augenerkrankungen

Selbsthilfegruppen:
NOAH e.V.
Selbsthilfegruppe für Albinismus
70771 Leinfelden-Echterdingen

Deutsches Nystagmus Netzwerk
Postfach 30 02 40. 44232 Dortmund

HNO-Erkrankungen

Selbsthilfevereinigung für Lippen-Kiefer-Gaumen-Spalten e.V. – Wolfgang Rosenthal Gesellschaft
Hauptstraße 184
35625 Hüttenberg
Tel.: 0 64 03/55 75
Fax: 0 64 03/92 67 27
www.t-online.de/home/wrg-huettenberg

Neurodermitis

Arbeitsgemeinschaft Allergiekrankes Kind (AAK), Hilfen für Kinder mit Asthma, Ekzem oder Heuschnupfen
35745 Herborn, Tel.: 0 27 72/92 87 – 0

Bundesverband Neurodermitiskranker in Deutschland e. V.
Sabekstr. 39, 56154 Boppard

Deutsche Haut- und Allergiehilfe e. V.
Fontanestr. 14, 53173 Bonn

Deutscher Neurodermitikerbund e. V.
Spaldingstr. 210, 20097 Hamburg

Verbrennungen und Verbrühungen

Elterninitiative brandverletzter Kinder e.V. („Paulinchen")
Laufenstraße 30 a, 90571 Schwaig
Tel.: 0 21 02/13 57 39, Fax: 0 21 02/13 57 38
E-mail: Paulinchenverein@t-online.de

Frau Dr. Caroline Pallua
Preusweg 65, 52074 Aachen, Tel.: 02 41/9 79 02 22

Gertrud Kreutzer-Scheidemantel
Keltenstraße 2, 79076 Würzburg, Tel.: 09 31/27 17 41

Internetadressen

www.augen.de

www.paulinchen.de

24 Pflege von Kindern mit Störungen des Atemsystems

Mechthild Hoehl

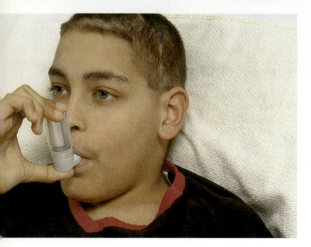

24.1 Bedeutung

Störungen des Atemsystems betreffen eine Großzahl der in der Kinderklinik aufgenommenen Kinder.

Die Art und das Ausmaß dieser Störungen kann sehr unterschiedlich sein: Von einer akuten Atemnot etwa durch Verschlucken eines Fremdkörpers über infektiöse Erkrankungen der Lunge oder Atemwege, die sowohl verhältnismäßig harmlos als auch sehr bedrohlich für das Kind verlaufen können, bis hin zu chronischen, immer wiederkehrenden Störungen des Atemsystems.

Entsprechend ist der Pflegebedarf bei Kindern mit akuten oder chronischen Störungen der Atemwege unterschiedlich einzuschätzen. Dabei kann es jedoch bei den akuten Störungen unabhängig von der Ursache der Störung sehr viele Ähnlichkeiten geben, so dass diese Themen hier zusammengefasst wurden. Bei den chronischen Atemwegsstörungen wird die Pflege von Kindern mit Asthma (der derzeit häufigsten chronischen Gesundheitsstörung im Kindesalter) und die Pflege von Kindern mit cystischer Fibrose (Mukoviszidose) exemplarisch vorgestellt, um bei diesen beispielhaften Besprechungen mehr in die Tiefe gehen zu können und das Ausmaß der Gesundheitsstörungen auf das Leben der Kinder und ihrer Familien darzustellen.

Gerade bei den chronischen Störungen können mehrere, wenn nicht sogar alle Lebensaktivitäten der Kinder beeinflusst und beeinträchtigt werden. Viele für gesunde Kinder normale Dinge sind für die betroffenen Kinder keinesfalls selbstverständlich. Dennoch muss es ein Ziel der pflegerischen Betreuung der Kinder sein, nicht nur ein größtmögliches Maß an Symptomfreiheit zu erreichen, sondern vor allem die Lebensqualität und gesunde kindliche Entwicklungsmöglichkeit bestmöglich zu erhalten oder zu fördern. Hierzu ist eine intensive Zusammenarbeit mit der Familie unerlässlich.

24.2 Pflege eines Kindes mit einer akuten Störung der Atemwege

24.2.1 Ursache und Auswirkung

Virale oder bakterielle Infektionen der Luftwege führen zum Bild einer akuten Atemwegsstörung. Sie betreffen den Nasopharyngealbereich, den Kehlkopf und die Trachea sowie die Bronchien und das Lungengewebe. Je nach Ausmaß der Störung können sie nicht nur die in **Tab. 24.1** angegebenen Symptomatik und Pflegeprobleme verursachen, sondern auch extremes Unbehagen und massive Ängste.

Symptome akuter Erkrankungen des Atemsystems sind:
- Beeinträchtigung des Allgemeinbefindens,
- Husten, Beeinträchtigung der Atemqualität,
- verstärkte Sekretproduktion in den Atemwegen und
- subfebrile Temperaturen bis Fieber.

24.2.2 Pflegebedarf einschätzen

Akute Atemwegserkrankungen beeinträchtigen neben der Lebensaktivität „Atmen/Kreislauf regulieren" auch noch weitere Lebensaktivitäten, abhängig von der Schwere der Gesundheitsstörung. Mögliche Pflegeprobleme sind:
- Beeinträchtigung der Atemfunktion durch die Erkrankung, Atemnot und Hustenreiz bei Verlegung der Atemwege durch Sekret,
- Beeinträchtigung des Allgemeinbefindens durch Husten, Atemprobleme, Erbrechen und Fieber,
- gestörtes Wohlbefinden durch Schmerzen beim Atmen,
- gestörter Schlaf-Wach-Rhythmus durch nächtliche Atemnot, Husten oder Medikamentenwirkung,
- Angst vor Hustenattacken und Atemnot,

Pflege eines Kindes mit einer akuten Störung der Atemwege

Tab. 24.1 Akute Störungen der Atemwege, Symptome und Pflegeprobleme

Erkrankung	Symptome	Pflegeprobleme
Laryngitis (Kehlkopfentzündung)	Heiserkeit; rauer bellender Husten	beeinträchtigte Kommunikation durch Heiserkeit; gestörtes Allgemeinbefinden durch Husten, Halsschmerzen
Pseudokrupp (Akute stenosierende Laryngitis)	akuter Beginn; bellender Husten; vorwiegend nachts inspiratorischer Stridor; Zyanose, Erstickungsanfälle (s. S. 890)	Angst durch Atemnot; gestörte Nachtruhe und gestörtes Allgemeinbefinden durch Husten; Gefahr der Hypoxie bei schweren Verlaufsformen
Epiglottitis (Bakterielle Kehldeckelentzündung mit Schwellung)	schwerstes Krankheitsbild; Fieber; kloßige Sprache, Stridor, speicheln; starke Atemnot, Schluckbeschwerden; Infektionsparameter; Lebensgefahr durch drohendes Ersticken (s. S. 890)	Gefahr der Hypoxie; Angst durch vitale Bedrohung; keine orale Nahrungsaufnahme möglich durch Schluckbeschwerden; eingeschränkte Kommunikation durch kloßige Sprache und Sprechangst
Tracheitis (Luftröhrenentzündung)	trockener Husten; poststernale Schmerzen; Fieber	gestörtes Wohlbefinden durch tracheale Schmerzen; beeinträchtigtes Allgemeinbefinden
Bronchitis (Virale oder bakterielle Infektion der Bronchien)	Dyspnoe; Husten, zunächst trocken, dann mit Auswurf; subfebrile Temperaturen	beeinträchtigte Atemfunktion durch Sekretbildung; Krankheitsgefühl durch erhöhte Körpertemperatur; gestörter Schlaf und beeinträchtigtes Allgemeinbefinden durch Husten; Gefahr von Erbrechen bei Hustenattacken
Pneumonie (Virale oder bakterielle entzündliche Affektion des Lungengewebes)	hohes Fieber; Schüttelfrost; allgemeines Krankheitsgefühl; Dyspnoe; Bauch- und Brustschmerzen; Appetitlosigkeit, Erbrechen	Angst und Hypoxiegefahr durch beeinträchtigte Atemfunktion; Schmerzen bei der Atmung; reduzierter Allgemeinzustand durch schweres Krankheitsbild mit Fieber; beeinträchtigte Nährstoffzufuhr durch Appetitmangel und Erbrechen
Bronchiolitis (Virale Entzündung der Bronchiolen meist im Säuglingsalter)	Tachy-/Dyspnoe; Atemgeräusche; schweres Krankheitsbild; Zyanose	schwere Beeinträchtigung des Allgemeinbefindens und der Atemfunktion; Gefahr der Hypoxie
Pleuritis (Entzündliche Affektion des Lungenfells)	seitenungleiche Atmung; starke atemabhängige Schmerzen; auskultatorische Atemgeräusche	beeinträchtigtes Allgemeinbefinden durch Schmerzen und Beeinträchtigung der Atemfunktion; Gefahr weiterer pulmonaler Beeinträchtigungen durch Schonatmung

Gefahr von Durchfall als Nebenwirkung einer oralen antibiotischen Therapie.

24.2.3 Pflegeziele und -maßnahmen

Rechtzeitiges Erkennen von Zustandsveränderungen

Anzeichen einer Atemwegserkrankung müssen rechtzeitig erkannt werden: Mit Hilfe der im **Kap. 8** aufgeführten Kriterien wird die Atmung beobachtet und beurteilt. Abweichungen und Auffälligkeiten werden in der Patientenakte dokumentiert und an den Arzt weitergeleitet.

> **Merke** · **Sicherheit.** Bei bedrohlichen Auffälligkeiten der Atmung sorgt die Pflegeperson dafür, dass sich Notfallzubehör wie eine Absauganlage mit notwendigem Material, Material zur Sauerstoffapplikation, Notfallmedikamente und ein Beatmungsbeutel in der Nähe des Kindes befinden.

Freie Atemwege

Eine Grundvoraussetzung für eine ungestörte Atmung sind freie Atemwege. Verlegungen durch Sekret und/oder Schleimhautschwellung erschweren die Atmung und schaffen dem Kind Unbehagen.

Niesen und Husten sind physiologische Reflexe, um die Atemwege zu reinigen. Kleine Kinder sind hiermit häufig jedoch nicht erfolgreich und müssen von den Pflegepersonen oder Bezugspersonen unterstützt werden: „Huste noch einmal kräftig!", „Schnupf in dieses Taschentuch", „puste kräftig durch die Nase!" usw. Da dies den Kindern häufig unangenehm ist, kann man die Reinigung der Atemwege durch Imitieren von Tierstimmen und ähnlichen Spielchen attraktiver machen.

Nasendusche. Bei sehr häufigem Schnupfen, etwa aufgrund einer allergischen Disposition, kann bei Kindern ab dem Kindergartenalter der Gebrauch einer Nasendusche nicht nur zur Nasenreinigung sondern auch zur Prophylaxe empfohlen werden. Hierbei wird isotonische Kochsalzlösung mit einem Schnabelbecher oder einem speziell hergestellten Nasenduschkolben bei seitlich gebeugtem Kopf in das eine Nasenloch hereingegeben und fließt aus dem anderen Nasenloch wieder heraus.

Nasenreinigung. Die Reinigung der Nase beim Säugling erfolgt am einfachsten durch ein zu einem schmalen Streifen gefaltetes Taschentuch, welches tangential von oben nach unten, mit leichtem Gegendruck durch einen Finger auf der anderen Seite des Taschentuches, an der Nase vorbeigezogen wird (Abb. 24.1). Über Adhäsion wird viel Sekret aus der Nase gezogen. Diese Maßnahme ist für die Säuglinge am wenigsten belastend.

Bei tief festsitzendem Sekret reinigt man die Nase eines Säuglings mittels Absaugung. Für den Hausgebrauch stehen kleine Ballonvakuumabsauger zur Verfügung. In der Klinik wird in der Regel wie in Kap. 8 (s. S. 184) beschrieben abgesaugt. Da häufiges Absaugen mit Absaugkathetern erneute Sekretproduktion auslösen kann, sollte die Indikation für diese relativ invasive Maßnahme zurückhaltend gestellt werden und sich an der tatsächlichen Beeinträchtigung für das Kind orientieren.

> **Praxistipp** ⇢ Das Absaugen erfolgt jeweils vor den Mahlzeiten, damit das Kind leichter trinken kann und kein Erbrechen ausgelöst wird.

Magensonden oder Sauerstoffbrillen, die in der Nase liegen, verengen die Atemwege zusätzlich und verursachen eine Schleimhautreizung, die ebenfalls zu vermehrter Sekretproduktion und Borkenbildung führen kann. Daher soll ihr Einsatz kritisch betrachtet und evtl. alternative Methoden ausgewählt werden.

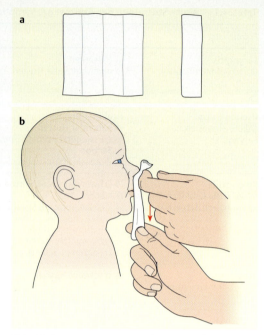

Abb. 24.1 ⇢ Nasenreinigung beim Säugling.
a Papiertaschentuch wird auf Viertelstreifen gefaltet
b Taschentuchstreifen an die Nase anlegen und zwischen Nase und Zeigefinger herunterziehen

Sekretverflüssigung

Akute Erkrankungen der Atemwege können mit einer vermehrten Schleimproduktion einhergehen. Typischerweise ist das Sekret in den ersten Krankheitstagen eher zäh und die Sekretentleerung ist erschwert. Um das Sekret zu verflüssigen, wird Folgendes getan:

Flüssigkeitsgabe. Dem Kind wird ausreichend Flüssigkeit angeboten. Anhand der Pflegeanamnese werden die Lieblingsgetränke erfragt und angeboten. Zu bevorzugen sind verdünnte Säfte und Früchte- oder Kräutertees. Milch oder Kakao führen häufig zu einer Ansammlung von zähem Schleim im Rachen und sind daher weniger geeignet.

Luftbefeuchtung. Die Umgebungsluft des Kindes sollte befeuchtet werden. Bei einem fieberfreien Kind ist auch die Möglichkeit der Freilufttherapie zu erwägen. Das Kind kann je nach Befinden tagsüber der Witterung angepasst angekleidet mit seinen Eltern oder einer Pflegeperson auf dem Klinikgelände spaziere gefahren werden bzw. spazieren gehen. Nachts können die Zimmerfenster geöffnet werden. Dabei darf jedoch keine Zugluft entstehen. Das Kind muss warm angekleidet und ausreichend zugedeckt sein, damit es nicht auskühlt. Die Pflegeperson prüft regelmäßig die Temperatur der Hände und Füße des Kindes und die Lage der Decken. Die Freilufttherapie im Mehrbettzimmer ist natürlich nur dann möglich, wenn sie für alle Patienten des Zimmers indiziert ist.

Inhalation. Die inhalative Sekretverflüssigung (s. S. 182) unter Aufsicht der Pflege- oder Bezugspersonen ist sinnvoll, wenn das Kind sie toleriert.
Medikamentöse Sekretverflüssigung. Sie erfolgt nach ärztlicher Anordnung und Kontrolle der betreuenden Pflegeperson. Die sekretlösenden Medikamente werden so verabreicht, dass das Sekret schwerpunktmäßig am Tage verflüssigt wird, damit die Nachtruhe des Kindes eingehalten werden kann. Andererseits darf das Sekret auch nachts nicht eintrocknen, weil dadurch das Abhusten am Tage erschwert wird.

Selbstständige Sekretentleerung

Hat sich das Sekret gelöst, so muss es auch ausreichend entleert werden:
- Vibrationen und Drainagelagerungen (s. S. 179) unterstützen das Kind bei der Sekretentleerung.
- Das Kind wird regelmäßig zum Abhusten und Ausspucken des Sekrets aufgefordert. Für das expektorierte Sekret stehen Sputumbecher und/oder Zellstoff- bzw. Papiertaschentücher bereit. Sputum ist als infektiös anzusehen; entsprechende hygienische Maßnahmen müssen eingehalten werden.
- Kleine Kinder verschlucken häufig ihr Sekret und können dann unter Appetitlosigkeit leiden. Dies lässt sich jedoch in den meisten Fällen nicht vermeiden.

Hustenlinderung

Ist der Husten unproduktiv, d. h., es wird beim Husten kein Sekret entleert, quält er das Kind nur unnötig. In diesem Fall können hustenlindernde Maßnahmen in Erwägung gezogen werden.
Flüssigkeitsaufnahme. Anfälle von Reizhusten lassen sich durch das Befeuchten der Schleimhäute mildern. Dieses ist über Flüssigkeitsaufnahme, z. B. Teetrinken oder Lutschen von speichelanregenden Substanzen (Hustenbonbons) möglich. Für Kinder unter 3 Jahren sind Hustenbonbons ungeeignet, da sie Schwierigkeiten haben, Lutschen, Schlucken und Husten miteinander zu koordinieren, und das Bonbon beim Husten aspirieren könnten.

Das Trinken von Flüssigkeiten kann bei ihnen im Hustenanfall ebenfalls zu Aspirationen führen, so dass nur klare Flüssigkeit, z. B. Wasser oder Tee, angeboten werden sollte. Beim Essen sind krümelige Speisen zu meiden. Sie können ebenfalls Hustenattacken auslösen.

 Merke Sicherheit. Kinder mit Reizhusten dürfen beim Trinken und Essen nicht allein gelassen werden.

Luftbefeuchtung. Die Kinder werden angehalten, vermehrt durch die Nase einzuatmen, um das Austrocknen der Rachenschleimhäute zu verhindern. Bei Reizhusten ist die Anfeuchtung der Atemluft mit Warmluftbefeuchtern oder Inhaliergeräten sinnvoll. Auf den Einsatz von feuchtkalter Luft durch Ultraschallvernebler oder feuchtkalter Freiluft sollte jedoch verzichtet werden, da die Kälte auch den Hustenreiz verstärken kann.
Beschäftigung. Eine Konzentration der Kinder auf ihr Atemwegsproblem macht ihnen den Hustenreiz häufig stärker bewusst und wirkt damit hustenfördernd. Ein übermäßiges Angebot von physiotherapeutischen und atemerleichternden Maßnahmen ist daher bei Reizhusten nicht angebracht. Aus dem gleichen Grund sollte vor dem Kind nicht über seinen Husten geredet werden.

Vielmehr sollte das Kind phantasievoll mit altersentsprechenden Spielangeboten abgelenkt werden. Ein im Spiel versunkenes Kind erleidet deutlich weniger Hustenanfälle. Hierüber sind auch die Eltern zu informieren und in der Auswahl von Beschäftigungsangeboten für das Kind zu beraten.
Hustenstillende Substanzen. Die Gabe von hustenstillenden Substanzen nach ärztlicher Anordnung wird nur dann eingesetzt, wenn der Husten dauerhaft unproduktiv bleibt und die Nachtruhe und der Allgemeinzustand des Kindes darunter sehr leiden. Die Pflegeperson beobachtet die Wirkung und die möglichen Nebenwirkungen der Medikamente. Sobald das Sekret sich löst, werden die hustenstillenden Medikamente wieder abgesetzt.

 Merke Prophylaxe. Produktiver Husten darf nicht unterdrückt werden, da sich dadurch das Sekret in den Luftwegen anschoppen würde.

Atemerleichterung

Leidet das Kind unter erschwerter Atmung, so muss ihm das Atmen erleichtert werden.
Atemerleichternde Lagerungen (s. S. 177). Sie bewirken, dass der Thorax gedehnt wird. In alle Lungenanteile kann die Luft leichter ein- und ausströmen, was dem Kind eine Erleichterung bringt. Ist eine Lungenseite oder ein Lungenlappen stärker betroffen, so ist es sinnvoll, diesen hochzulagern und besonders zu dehnen. Bei sehr starker Atemnot kann dieses Vorgehen jedoch sehr ermüdend für das Kind sein. In diesem Fall wird es abwechselnd auf die kranke Seite gelagert, um vorwiegend mit der gesunden Seite zu atmen, und danach auf die gesunde Seite, um die kranke Seite zu dehnen.

Atemstimulierende Einreibungen (s. S. 181) und atemerleichternde Pflegemaßnahmen müssen dem Zustand des Kindes angepasst werden.
Medikamente. Medikamentöse Behandlungen der Erkrankung werden auf ärztliche Anordnung durchgeführt. Die Pflegeperson überwacht die Wirkung und mögliche Nebenwirkungen der Medikamente.
Pflegeplanung. Die Pflegeperson überlegt gemeinsam mit den Eltern und den Ärzten, welche Maßnahmen die Atmung erleichtern können. Sie prüft die Ef-

fektivität der Maßnahmen und die Reaktion des Kindes. Wichtig ist das Wohlbefinden des Kindes während einer Maßnahme.

Alle Maßnahmen geschehen ruhig und mit sicherem Verhalten von Seiten der Pflegeperson. Das Kind wird mit seinem Atemwegsproblem nicht allein gelassen, damit sich die Angst, die durch die Atemnot entsteht, nicht noch verstärkt. Alles, was das Kind aufregt, muss unbedingt vermieden werden. Mit älteren Kindern können gezielte Entspannungsübungen durchgeführt werden.

Schmerzlinderung

Sind Atemstörungen mit Schmerzen für die Kinder verbunden, so ist es wichtig, dass die Schmerzen gemindert werden, damit das Kind nicht durch eine Schonatmung zusätzliche pulmonale Probleme durch Minderbelüftung und Sekretanschoppung erfährt.

Die Ursache der Schmerzentwicklung wird gesucht. Schnell einsetzende Schmerzen können ein Alarmzeichen für eine Komplikation sein.

Folgende schmerzlindernde Maßnahmen können für Linderung und Verbesserung des Wohlbefindens sorgen:
- Schmerzen beim Husten sind unter den oben genannten Voraussetzungen eine Indikation für eine hustenstillende Therapie. Unterstützend wird dem Kind bei einem Hustenanfall im Zwerchfellbereich mit der flachen Hand ein Gegendruck ausgeübt und/oder der Kopf gehalten.
- Tracheale Schmerzen werden über Inhalationen sowie bei älteren Kindern unter Aufsicht durch Dampfbäder mit Kamillen- oder Salbeitee gemildert.
- Feucht-warme Brustwickel können tracheale Schmerzen mildern.
- Pleurale Schmerzen zeigen eine Beteiligung des Rippenfells an. Hierbei ist es sinnvoll, die betroffene Seite von den Atembewegungen zu entlasten, indem das Kind vorwiegend auf die erkrankte Seite gelagert wird.
- Eine rechtzeitige und gezielte medikamentöse Schmerztherapie erfolgt auf ärztliche Anordnung.

Merke ⋯ Notfall. Akute starke thorakale Schmerzen verbunden mit einer Beeinträchtigung des Allgemeinbefindens können Zeichen eines Pneumothorax sein und sind sofort dem Arzt mitzuteilen.

Ausreichende Sauerstoffversorgung

Bei einer schweren Erkrankung der Atemwege kann es zu Beeinträchtigungen des Gasaustausches kommen. Ist die Sauerstoffaufnahme durch die Schwere der Erkrankung gefährdet, wird die Atmung (Qualität, Frequenz und Rhythmus) und das Hautkolorit des Kindes besonders intensiv und in kurzen Intervallen beobachtet. Eine Überwachung der Sauerstoffsättigung gibt Aufschluss über den aktuellen Sauerstoffgehalt des Blutes.

Kommt es zu einem Sauerstoffmangel, werden die Kinder weniger belastbar und blassgrau-zyanotisch. Die gemessenen Blutgaswerte verschlechtern sich. Die Sauerstoffsättigungswerte sinken. Gleichzeitig kann die Kohlendioxidspannung steigen.

In diesem Fall werden gemeinsam mit dem Arzt geeignete Maßnahmen zur Verbesserung der Atemsituation durchgeführt. Eine Sauerstoffgabe und eine intensive Atemtherapie sind notwendig, um die Verbesserung der Atmung und des Gasaustausches zu erlangen. Die Sauerstoffapplikation beim Kind unterliegt einer strengen Überwachung und Dokumentation (s. S. 188). Ist der Zustand des Kindes durch Atemtherapie und Sauerstoffgabe sowie medikamentöse Therapie nicht zu verbessern, so wird eine Beatmung notwendig (s. S. 764).

Akzeptanz der Maßnahmen

Merke ⋯ Jede Störung der Atmung erzeugt Angst. Dies gilt besonders für die Kinder, die noch zu jung sind, um ihren Zustand einzuschätzen und zu verstehen. Angst verstärkt jedoch zusätzlich die Beeinträchtigung der Atmung.

Die Integration der Eltern in die pflegerischen Maßnahmen verbessert die Mitarbeit der Kinder. Alle Pflegemaßnahmen, z.B. das Inhalieren, werden dem Kind in einer verständlichen Sprache erklärt und evtl. an einer Puppe demonstriert. Bei der Durchführung wird das Kind für seine Mitarbeit gelobt. Die Pflegepersonen achten darauf, wie das Kind auf die Pflegemaßnahmen reagiert und setzen verstärkt die atemunterstützenden, atemerleichternden, sekretlösenden und sekretentleerenden Maßnahmen ein, die von dem Kind toleriert werden und die ihm gut tun. Gerade bei einem Kind mit einer akuten Störung des Atemsystems können gut gemeinte, aber vom Kind massiv abgelehnte Maßnahmen den Allgemeinzustand eher verschlechtern.

In Rücksprache mit den Ärzten wird auch die medikamentöse und inhalative Therapie den individuellen Bedürfnissen des Kindes angepasst. Das Pflegepersonal überwacht die Wirkung und mögliche Nebenwirkungen der Medikamente. Beispielsweise kann der Einsatz von Sympathomimetika zur Erweiterung der Bronchien nur dann einen guten Erfolg bringen, wenn das Kind dadurch nicht allzu unruhig und schlaflos wird. Gegebenenfalls ist eine leichte Sedierung des Kindes angezeigt, wenn Unruhe die Symptomatik verschlimmert und im Schlaf die Symptome geringer sind.

Verbesserung des Allgemeinzustandes

Bei einem Kind, das an einer akuten Störung der Atemwege leidet und zur stationären Aufnahme in die Klinik kommt, steht zwar die Atemwegsproblematik im Vordergrund, häufig kommt es jedoch auch zu weiteren Beeinträchtigungen des Allgemeinzustandes durch Fieber, Appetitlosigkeit, Erbrechen während der Hustenanfälle und Durchfälle als Folge einer antibiotischen Behandlung. Diese Störungen werden symptomatisch behandelt und pflegerisch beeinflusst (s. S. 175, S. 220 und S. 278). Beispielsweise kann Fieber durch physikalische Pflegemaßnahmen und/oder eine angeordnete medikamentöse antipyretische Therapie gesenkt werden. Bei Kindern mit erschwerter Atmung kann die Verdauung beeinträchtigt sein. Ein gefüllter Magen kann zu einem Zwerchfellhochstand und Beeinträchtigung der Atmung führen. Durch eine vorübergehende parenterale Ernährung kann für Entlastung gesorgt werden.

Aufgabe des Pflegepersonals ist die Durchführung und Überwachung der angeordneten Infusionstherapie sowie die Beobachtung des Allgemeinzustandes, um einschätzen zu können, wann wieder mit dem oralen Nahrungsaufbau begonnen werden kann.

24.3 Pflege eines Kindes mit Asthma bronchiale

24.3.1 Ursache und Auswirkung

Asthma bronchiale ist eine Störung der Atemwege, bei der das Bronchialsystem verstärkt auf äußere oder innere Reize reagiert. Es kommt zu einer anfallsweise auftretenden Verengung der Bronchien und einer Erhöhung des Atemwegswiderstandes. Auslösende Faktoren können allergische Reaktionen, Entzündungen der Atemwege, körperliche Anstrengung, physikalisch-chemische Reize sowie eine Kombination dieser Faktoren sein. Die psychische Konstitution des Kindes kann zu einer Verbesserung oder Verschlechterung der bestehenden Störung beitragen. Im Kleinkindsalter sind die Übergänge von der chronisch obstruktiven Bronchitis zum Asthma fließend, was die Diagnosestellung in dieser Altersstufe erschweren kann.

Asthma verläuft in der Regel in über Tage und Wochen anhaltenden Schüben von gehäuften Anfällen. Wie häufig ein Asthmaanfall auftritt und wie schwer er verläuft, kann individuell sehr unterschiedlich sein.

Symptome eines Asthmaanfalls sind:
- Husten, Tachypnoe, Dyspnoe,
- verlängerte, erschwerte Ausatemphase,
- pfeifende, giemende Atemgeräusche,
- blasses Hautkolorit, ggf. Zyanose,
- Nahrungsverweigerung, Erbrechen,
- die Atemhilfsmuskulatur wird eingesetzt, das Kind setzt sich mit hochgezogenen Schultern auf,

um sich die Atmung zu erleichtern, wirkt angestrengt und hat einen ängstlichen Gesichtsausdruck.

 Merke ···▷ Asthmastatus. Ein Status asthmaticus ist ein Anfall, der über 24 Stunden anhält und nicht oder nur schlecht auf therapeutische Maßnahmen anspricht. Ein nicht behandelter Asthmastatus kann zum Tod des Kindes führen!

Langfristig kommt es zu einer Überblähung des Thorax (sog. Fassthorax).

Durch die erschwerte Atmung ist das Kind auch in anderen Lebensaktivitäten stark eingeschränkt. So ist etwa seine körperliche Belastbarkeit im akuten Schub deutlich vermindert. Man mache sich bewusst, dass die erschwerte Atmung durch den erhöhten Atemwegswiderstand bei einem schweren Asthmaanfall so anstrengend ist wie das ständige Aufblasen von Luftballons für gesunde Menschen. Das kann schon nach kürzester Zeit zu einer starken Erschöpfung führen.

Die Asthmatherapie beinhaltet neben der Vermeidung einer Allergenexposition bei nachgewiesenen Allergien vor allem die medikamentöse Therapie mit entzündungshemmenden, antiallergisch wirkenden sowie bronchialerweiternden Substanzen, je nach Ausprägung der Symptomatik inhalativ oder systemisch angewandt und die gezielte physiotherapeutische Atemtherapie.

24.3.2 Pflegebedarf einschätzen

Bei einem Kind mit Asthma können folgende Pflegeprobleme entstehen:
- vitale Bedrohung durch Atemnot,
- Angst vor Erstickung während des Asthmaanfalls,
- Angst vor wiederkehrenden Anfällen,
- Symptomverschlimmerung bei Allergenexposition und Infektionen,
- mangelnde Akzeptanz einer konsequenten Langzeittherapie,
- Beeinträchtigungen im Leben durch den chronischen Verlauf der Erkrankung und Krankenhausaufenthalte.

24.3.3 Pflegeziele und -maßnahmen

Aufrechterhaltung der Vitalfunktionen

Ein Asthmaanfall kann sowohl für das Kind als auch für Beobachter bedrohliche Formen annehmen. Dennoch ist es das oberste Gebot, bei allen Pflegemaßnahmen Ruhe zu bewahren, da Aufregung die Symptomatik weiter verschlechtert:
- Das Kind wird aufgesetzt, falls es dies nicht bereits selbst getan hat. Der Rücken wird im Sitzen mit einem Kissen gestützt, da das Kind sehr geschwächt

Pflege von Kindern mit Störungen des Atemsystems

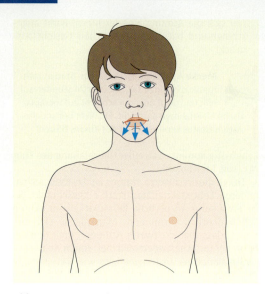

Abb. 24.2 ▸ **Lippenbremse.** Das Kind atmet gegen die geschlossenen Lippen aus

ist. Während des Asthmaanfalls kann sich das Kind nach vorn mit den Armen abstützen, um die Arbeit der Atemhilfsmuskulatur zu erleichtern. Ein Säugling oder Kleinkind wird aufrecht auf den Schoß eines Elternteils genommen.
▸ Beengende Kleidungsstücke werden geöffnet bzw. ausgezogen.
▸ Sind die Kinder bereits in erleichternden Atemtechniken geschult, so werden sie aufgefordert, diese anzuwenden. Das Pflegepersonal und die Bezugspersonen des Kindes geben ihm dazu Hilfestellung: Besonders bewährt hat sich die Anwendung der *Lippenbremse* (Abb. 24.2). Hierbei atmet das Kind normal ein und durch die geschlossenen Lippen aus. Der hierdurch erzeugte Druckanstieg entbläht die Bronchien und verbessert dadurch die Ausatemfunktion. Gleichzeitig wird der Sekretabtransport unterstützt.

Pflegeanamnese. Es ist wichtig, in der Pflegeanamnese zu erfragen, welche Atemtechniken das Kind beherrscht, wie es sie selbst beschreibt und bezeichnet und welche ihm üblicherweise am besten helfen. Kenntnisse über individuell hilfreiche Maßnahmen können einen Asthmaanfall erfolgreich unterbrechen und verleihen dem Pflegepersonal im Umgang mit dem Kind eine größere Sicherheit.

Medikamentöse Asthmatherapie. Sie erfolgt nach den Anweisungen der Ärzte: Üblich ist die Inhalationstherapie mit bronchospasmolytischen (atemwegserweiternden) und antiallergisch wirkenden Substanzen. Inhaliert wird mit einem Druckluftinhalationsgerät, einem Dosieraerosol oder Pulverinhalator. Die orale oder intravenöse medikamentöse Therapie mit atemwegserweiternden und antiallergisch wirkenden Substanzen richtet sich nach dem Allgemeinzustand des Kindes. Ein schwer beeinträchtigtes Kind benötigt in jedem Fall einen intravenösen Zugang, damit die medikamentöse Therapie parenteral, ggf. als Dauerinfusion, durchgeführt werden kann.

Das Pflegepersonal beobachtet die Wirkungen und evtl. Nebenwirkungen der Medikamente beim Kind (Tab. 24.2).

Tab. 24.2 ▸ Wirkungsweise der gebräuchlichen Medikamente in der Asthmatherapie, Beobachtungen und pflegerische Besonderheiten

Medikament	Wirkungsweise	Beobachtung und pflegerische Besonderheiten
β_2-Sympathomimetikum	▸ spasmolytisch (bronchialerweiternd) ▸ in der Regel inhalativ eingesetzt (Dosieraerosol, Kompressorinhalation)	▸ Gefahr der Tachykardie und Unruhe, deshalb Herzfrequenzkontrollen, Beruhigung ▸ wird auch als Bedarfsmedikament bei akuten Beschwerden eingesetzt ▸ ggf. Selbstmedikation überwachen und Missbrauch vermeiden
DNCG (Dinatriumcromoglicium)	▸ entzündungshemmend ▸ zur Inhalation	▸ wenig Nebenwirkungen ▸ zur Dauertherapie auch im beschwerdefreien Intervall geeignet
Kortison	▸ entzündungshemmend ▸ bei leichten Verläufen zur Inhalation, bei schweren Verläufen systemisch (oral)	▸ nach Inhalation Mund ausspülen ▸ Inspektion der Mundschleimhaut, da Gefahr der oralen Pilzinfektion ▸ bei systemischer Anwendung Gefahr der Immunsuppression und Cushing Syndrom ▸ Ernährungsberatung bei Stammfettsucht ▸ ggf. besonders strenge Hygienerichtlinien bei Immunsuppression
Theophyllin	▸ bronchialerweiternd ▸ oral oder als i. v.-Dauerinfusion im Asthmastatus	▸ Beobachtung auf mögliche Nebenwirkungen: Tachykardie, Unruhe, Magen-Darm-Beschwerden

Pflege eines Kindes mit Asthma bronchiale 24

> **Merke ⇢ Beobachtung.** Während eines Asthmaanfalls sind die Vitalzeichen regelmäßig und engmaschig zu kontrollieren. Hierbei wird besonders die Atmung (Qualität, Geräusche und Frequenz) beobachtet. Weiterhin werden Puls, Blutdruck und Körpertemperatur überwacht. In schweren Fällen wird ein EKG-Monitor und die Sauerstoffsättigungskontrolle mittels Pulsoxymetrie eingesetzt. Falls Sekret abgehustet wird, wird dessen Konsistenz, Beimengungen und Farbe beobachtet und dokumentiert.

Bei schweren Asthmaanfällen ist eine Sauerstofftherapie mit angefeuchtetem Sauerstoff notwendig (s. S. 187). Das notwendige Zubehör sollte in der Nähe eines gefährdeten Kindes bereitgehalten werden.

Kind fühlt sich beim Anfall sicher

Ein Kind wird während eines Asthmaanfalls nicht allein gelassen. Die Anwesenheit einer Pflege- oder Bezugsperson wirkt beruhigend auf das ängstliche Kind. Die Pflegeperson erinnert das Kind immer wieder an seine Atemübungen, lobt es für kleine Erfolge und beobachtet seinen Allgemeinzustand, um im Bedarfsfall weitere Unterstützung anzubieten.

Das Kind und seine Familie werden über das richtige Verhalten während eines Asthmaanfalls hinreichend aufgeklärt. Die Maßnahmen werden eingeübt, damit sie im Notfall auch in Ruhe zu Hause durchgeführt werden können. Die Familien werden darüber informiert, wann sie bei einem Anfall den Arzt rufen müssen.

Verbesserte Lungenfunktion

Um die chronische Atemwegsproblematik langfristig zu verbessern, ist es wichtig, dass das Kind mit Hilfe seiner Eltern atemverbessernde Maßnahmen und die angeordnete medikamentöse Therapie auch im beschwerdefreien Intervall konsequent durchführt.

Die Kinder tragen immer ihre Medikamente bei sich und bekommen einen Notfallausweis, in dem Informationen über ihre Erkrankung und ihre Therapie aufgenommen sind. Mitschüler, Freunde, Erzieher und Lehrer werden über die Gesundheitsstörung des Kindes aufgeklärt, um ihm im Bedarfsfall hilfreich zur Seite zu stehen. Bei älteren Kindern wird dieses nur mit ihrem Einverständnis durchgeführt.

Gemeinsam mit der Familie, den Pflegepersonen und dem ärztlichen Dienst wird ein individueller Therapieplan für das Kind entworfen. Er wird der Familie erläutert: Er beinhaltet die atemgymnastischen Übungen, Entspannungstechniken, den Gebrauch der Medikamente und die Kenntnis über ihre Wirkungen bzw. Nebenwirkungen. Das Kind und seine Bezugspersonen werden über das Angebot von speziellen Asthmaschulungen informiert.

■ Korrekter Gebrauch des Dosieraerosols

Das Kind wird im Gebrauch des Dosieraerosols folgendermaßen angeleitet:
- ⇢ Das Kind nimmt eine aufrechte Körperhaltung ein.
- ⇢ Das Dosieraerosol wird gemäß den Herstellerangaben verwendet.
- ⇢ Vor Gebrauch wird es kräftig geschüttelt, damit sich der Wirkstoff gleichmäßig verteilt.
- ⇢ Die Schutzkappe wird abgenommen.
- ⇢ Das Mundstück wird mit dem Mund fest umschlossen.
- ⇢ Zuerst wird ausgeatmet.
- ⇢ Während der Einatmung wird ein Hub freigesetzt.
- ⇢ Anschließend wird die Luft für 10 Sekunden angehalten, damit sich der Wirkstoff verteilen kann. **(Abb. 24.3).**

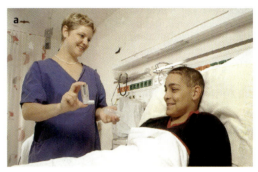
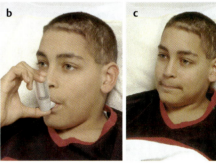
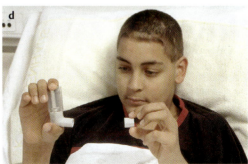

Abb. 24.3 ⇢ Gebrauch des Dosieraerosols.
a Pflegeperson erklärt den Gebrauch, **b** Dosieraerosol wird geschüttelt, durch das Mundstück ausgeatmet und beim Einatmen der Wirkstoff freigesetzt. **c** Luft wird angehalten, damit sich der Wirkstoff in den Atemwegen verteilt. **d** Behälter wird wieder geschlossen

⇢ Dann wird durch die Nase ausgeatmet.
⇢ Wenn das Kind mehr als einen Hub angeordnet bekommen hat, so wird der Vorgang nach einer Minute wiederholt.
⇢ Nach der Inhalation mit dem Dosieraerosol soll der Mund gespült, gereinigt, oder etwas getrunken werden, damit sich keine Wirkstoffreste in der Mundhöhle sammeln. Dies gilt besonders für die Inhalation von Kortikoiden, die die Gefahr einer oralen Pilzinfektion erhöhen.

Die Verteilung des Dosieraerosols kann mittels einer Inhalationshilfe, einem sog. Spacer verbessert werden. Der Spacer ist ein kugeliger oder zylindrischer Behälter, in den der Sprühstoß abgegeben wird, bevor er inhaliert wird. Bei der Anwendung bei Säuglingen und Kleinkindern wird das Dosieraerosol auf einen Spacer mit Maske aufgesetzt z. B. Babyhaler **(Abb. 24.4)**. Herstellerangaben sind zu beachten.

Eine leichter anwendbare Variante ist der Gebrauch von Pulverinhalatoren **(Abb. 24.5)**, bei denen die Auslösung des Sprühstoßes durch die Einatmung getriggert wird.

Akzeptanz der Therapie

Die individuelle Gestaltung eines Therapieplanes berücksichtigt weitestgehend die Eigenheiten und Bedürfnisse des Kindes. Es ist wichtig zu wissen, was dem Kind leicht oder schwer fällt: Wenn es den Gebrauch des Dosieraerosols nicht beherrscht, kann alternativ eine Kompressorinhalation (s. S. 183) erwogen werden. Die Wirkungen und Nebenwirkungen der Medikamente müssen vom therapeutischen Team und der Familie registriert werden, um die für das Kind am besten geeignete Medikation herauszufinden.

> **Praxistipp** ⇢ Ein Tagebuch, in dem das Kind seine tägliche Medikation, mögliche Anfälle sowie deren Begleitumstände einträgt, hilft den Verlauf der Krankheit und beeinflussende Faktoren festzustellen.

Peak-flow-Messung. In das Tagebuch werden auch die aktuellen Peak-flow-Messwerte eingetragen. In besonders schweren Krankheitsphasen wird der Peak-flow-Wert mehrmals täglich vor und nach der Inhalation ermittelt **(Abb. 24.6)**. So kann der Erfolg der Therapie direkt abgelesen werden. Das steigert die Akzeptanz der Therapie und motiviert das Kind zu einer verstärkten gesundheitsfördernden Lebensweise. Besonders im Jugendalter kann es zu Kooperationsproblemen kommen. Die therapeutischen Maßnahmen können unterbrochen, die Peak-flow-Werte manipuliert werden, um bei Gleichaltrigen nicht aufzufallen.

Schulungen und Kuren. In Schulungswochen für asthmakranke Kinder werden Kinder und Jugendliche gleicher Altersstufen gezielt geschult **(Abb. 24.7)**. Das Zusammentreffen mit gleichfalls Betroffenen erleichtert häufig den Umgang mit der Erkrankung. Der Kontakt zu Selbsthilfegruppen für junge Asthmatiker ist eine sinnvolle Unterstützung bei der Krankheitsbewältigung. Computerspiele sind eine bei Jugendlichen beliebte Form des individuellen Trainings.

Klimakuren für asthmakranke Kinder haben nicht nur einen gesundheitsfördernden und rehabilitativen Aspekt durch das allergenarme Reizklima, sondern fördern ebenfalls den Austausch der Betroffenen untereinander.

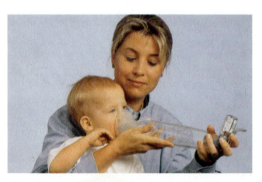

Abb. 24.4 ⇢ **Babyhaler.** (Fa. GlaxoWellcome). Er ermöglicht die Anwendung von Dosieraerosolen auch bei kleinen Kindern

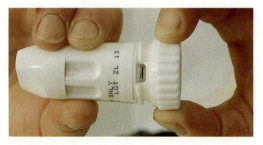

Abb. 24.5 ⇢ **Pulverinhalator.** Der Sprühstoß wird durch die Einatmung ausgelöst

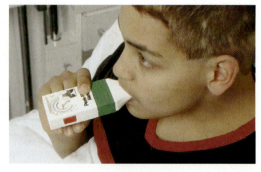

Abb. 24.6 ⇢ **Gebrauch des Peak-flows.** Einen kräftigen Atemstoß in das Gerät ausatmen

Pflege eines Kindes mit Asthma bronchiale 24

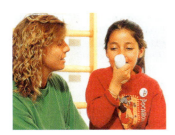

Abb. 24.7 Asthmaschulung. (Asthmazentrum Berchtesgaden)

Gesundheitsfördernde Lebensweise

Allergenvermeidung. Wurde bei einem Kind mit Asthma eine allergische Ursache gefunden, so müssen die Allergene gemieden werden. Haustiere, Kontakt mit bestimmten Pflanzen, allergieauslösende Nahrungsmittel (z. B. Nüsse, Zitrusfrüchte, Konservierungsstoffe) sowie Hausstaubmilben (Atemnot tritt z. B. beim Staubsaugen auf) sind häufige Auslöser des allergischen Asthmas. Im Krankenhaus soll Kindern, die an Asthma leiden, keine Federkissen angeboten werden. Atemnotauslösende Faktoren werden erfragt und vermieden. Bei der Nahrungszusammenstellung wird eine Nahrungsüberempfindlichkeit berücksichtigt.

Das Kind bekommt einen Allergiepass, in dem seine Unverträglichkeiten aufgelistet sind. Die Familie wird darüber aufgeklärt, wie sie zu Hause, aber auch bei Besuchen oder Urlauben eine allergenarme Umgebung schaffen kann. Bedeutet dieses einen massiven finanziellen Mehraufwand, so werden soziale Dienste eingeschaltet, um über Krankenkassen und andere Institutionen Unterstützung zu erhalten.

Auch nichtallergisches Asthma kann durch äußere Faktoren, z. B. kalte Luft, Lackdämpfe und ähnliche chemische oder physikalische Reize verstärkt werden. Die Familien werden dahingehend beraten, dass sie ihr Kind diesen Reizen so wenig wie möglich aussetzen: Im Winter den Schal bis über Mund und Nase zu schlingen oder das Kind nicht beim Anstreichen helfen zu lassen, beugt akuten Problemen vor.

Rauchfreie Umgebung. Das Kind sollte ebenfalls vor Luftverunreinigungen, insbesondere Zigarettenrauch, fern gehalten werden. Im Elternhaus eines an Asthma erkrankten Kindes sollte mit Rücksicht auf das Kind nicht geraucht werden. Ebenso wird die asthmakranke Jugendliche dahingehend beraten, dass Rauchen für ihn weitaus schädlicher ist als für Menschen ohne eine chronische Störung der Atemwege. „Moralpredigten" helfen hierbei weniger, als an die Eigenverantwortlichkeit des jungen Menschen zu appellieren.

Hobbies. Sie können ebenfalls die Gesundheit fördern. Die Lungenfunktion kann beispielsweise durch Singen oder Flötenspiel verbessert werden.

Sport. Körperliche Betätigung kann bei einigen Kindern zu einem Asthmaanfall führen. Sie müssen von einem Sporttherapeuten in der Wahl einer geeigneten Sportart sowie unterstützenden Maßnahmen wie Atemgymnastik, Intervalltraining usw. beraten werden. Ein schwer beeinträchtigtes Kind muss nach ärztlicher Anordnung vor dem Sport noch einmal eine bronchialerweiternde Substanz inhalieren. Ausdauersportarten, bei denen sich das Kind nicht überfordert, können die Gesamtsituation des Kindes verbessern und zur sozialen Integration beitragen. Empfehlenswert sind Wandern, Radfahren oder Schwimmen, sofern beachtet wird, dass es nach dem Schwimmen nicht zu einer Erkältung kommt.

Infektvermeidung. Jeder Atemwegsinfekt kann die Gesamtsituation des Kindes verschlechtern. Daher sollte sich das asthmakranke Kind bestmöglich vor Erkältungskrankheiten schützen. Bei nasskaltem „Erkältungswetter" sollte das Kind unnötige, lange Aufenthalte im Freien meiden. Das Kind wird angehalten, sich von Personen mit Erkältungskrankheiten entfernt zu halten, insbesondere keine Gläser oder Besteck zu teilen oder in der Pause nicht vom Pausenbrot eines infektkranken Mitschülers abzubeißen.

Ein beginnender Bronchialinfekt muss ernst genommen und konsequent behandelt werden. Gemeinsam mit dem behandelnden Arzt wird in dieser Zeit evtl. auch die Asthmamedikation verändert.

Abhärtende Maßnahmen, z. B. Wechselduschen, sowie eine ausgewogene vitaminreiche Ernährung dienen außerdem der Infektionsprophylaxe.

Bestmögliche Lebensqualität

Ein asthmakrankes Kind muss in seiner Lebensführung nicht übermäßig eingeschränkt sein.

Urlaub. Auf Urlaubsreisen nimmt es seine Medikamente mit. Besonders geeignete Urlaubsorte sind das Meer oder das Hochgebirge, wo die Luft sauber und allergenarm ist.

Berufswahl. Jugendliche Asthmatiker werden bei der Berufswahl beraten, Berufe zu meiden, in denen sie mit Stäuben oder Reizstoffen in Kontakt kommen. Ungeeignet sind z. B. der Beruf des Bäckers, Schreiners oder Lackierers, geeignet sind Arbeitsplätze im Büro.

Psychisches Gleichgewicht

Für ein Kind mit Asthma ist ein psychisches Gleichgewicht sehr wichtig. Unbearbeitete Konflikte, versteckte Spannungen oder Überforderungszustände verstärken die Atemwegsproblematik. Das Kind sollte lernen, Probleme nicht vor sich herzuschieben, sondern sie rechtzeitig gegenüber einer Bezugsperson zu äußern.

Es erlernt Entspannungstechniken, welche es gezielt bei Belastungssituationen, aber auch bei leichten Atembeschwerden einsetzen kann. Bei sehr starker Atemwegsproblematik und großer psychischer Belastung durch die chronische Erkrankung muss eine unterstützende Psychotherapie erwogen werden.

Die chronische Atemstörung belastet die ganze Familie. Die Eltern sind in der Bewältigung der Lebenssituation stark gefordert. Die Angst vor den schweren Asthmaanfällen kann zur Überbehütung des Kindes führen. Die Angst der Eltern kann sich auf die Kinder übertragen. Daher benötigen auch die Eltern Hilfe, ihr psychisches Gleichgewicht aufrechtzuerhalten. Diese erhalten sie bei Asthmaschulungen, Selbsthilfegruppen und dem psychologischen Dienst der Klinik.

24.4 Pflege eines Kindes mit cystischer Fibrose

24.4.1 Ursache und Auswirkung

Die cystische Fibrose, auch Mukoviszidose genannt, ist eine schwere angeborene Stoffwechselerkrankung. Sie wird autosomal rezessiv vererbt. Es handelt sich um eine generalisierte Exokrinopathie, also einer Veränderung aller Körpersekrete. Durch eine Störung des Wasser- und Salzhaushaltes werden die Körpersekrete zähflüssig und weniger transportabel. Die stärksten Auswirkungen hat dieses auf die Bronchialdrüsen und die Bauchspeicheldrüse. Es kommt zu einer deutlichen Beeinträchtigung der Lungenfunktion mit der Neigung zu gehäuften Infektionen sowie einer exokrinen Pankreasinsuffizienz mit einer starken Gedeihstörung. Die cystische Fibrose kann bereits im erweiterten Neugeborenen-Screening erkannt werden.

Symptome sind:
- häufig und schwere Infektionen der Atemwege mit quälendem Husten,
- Bronchiektasen, Lungenüberblähung, Fassthorax,
- Verdauungsstörungen, Durchfälle und Untergewicht durch die Funktionsstörung der Bauchspeicheldrüse,
- bei Neugeborenen kann es zu einem Mekoniumileus kommen.

Langfristig können weitere Störungen auftreten: Das Kind kann z. B. Diabetes mellitus und Leberfunktionsstörungen entwickeln. Die chronische Atemwegsproblematik führt zu einer Rechtsherzbelastung.

Die Diagnosesicherung erfolgt über den Schweißtest, die Iontophorese. Die Erkrankung verläuft chronisch und fortschreitend, wobei der Verlauf individuell sehr unterschiedlich sein kann. Die Lebenserwartung ist deutlich verkürzt. Etwa 60–80 % der Patienten erreichen heute dank verbesserter Therapie das dritte Lebensjahrzehnt.

■ **Schweißtest**
Der Schweißtest ist eine Möglichkeit zur Bestimmung der Schweißelektrolyte zum Nachweis bzw. Ausschluss einer cystischen Fibrose.

Die Ionenkonzentration bei gesunden Kindern liegt zwischen 20 und 40 mmol/l, bei Erwachsenen bis 60 mmol/l, Kinder mit cystischer Fibrose erreichen Werte über 60, Erwachsene über 90 mmol/l. Die Familie und das Kind wird über den bevorstehenden Test aufgeklärt. Er bereitet nur wenig Unbehagen: ein leichtes Kribbeln an der Testfläche und eine leichte Hautreizung, die rasch wieder abklingt. Allerdings nimmt die Durchführung des Testes etwa zwei Stunden Zeit in Anspruch. Bei Säuglingen und Kleinkindern wird der Test beim gesättigten, aber nicht schlafenden Kind auf der Station vorgenommen. Dies erleichtert die Kooperation der Kinder. Größere Kinder können je nach Organisation der Klinik den Test in einem speziellen Laborraum vornehmen lassen.

Mit speziellen Methoden wird die Schweißsekretion elektrisch stimuliert und der gewonnene Schweiß labortechnisch ausgewertet. Nach dem Test erfolgt eine gute Hautpflege der Teststelle.

24.4.2 Pflegebedarf einschätzen

Durch die chronisch fortschreitende Erkrankung sind alle Lebensaktivitäten beeinträchtigt. Die zentralen Pflegeprobleme können sein:
- Eingeschränkte Leistungsfähigkeit durch beeinträchtigte Lungenfunktion,
- Beeinträchtigung aller Lebensaktivitäten durch ständigen quälenden Husten,
- Infektionsanfälligkeit,
- Einschränkung der körperlichen Belastbarkeit,
- Gedeihstörung durch Malabsorption und Maldigestion aufgrund der beeinträchtigten Bauchspeicheldrüsen- und Gallenfunktion,
- beeinträchtigtes Wohlbefinden durch Bauchschmerzen, Völlegefühl, Übelkeit und Durchfälle,
- erhöhter Energiebedarf durch verstärkte Atemarbeit,
- Einschränkungen in der Lebensführung und der sozialen Kontakte durch zeitaufwendige Therapien und häufige Krankenhausaufenthalte,
- mögliche Isolation durch geringe Akzeptanz der Hustenattacken in der Bevölkerung,
- bei Jugendlichen Probleme mit der Sexualität aufgrund von Unfruchtbarkeit und Scheu, Beziehungen einzugehen,
- psychische Belastung durch allmähliche Verschlechterung des Allgemeinzustandes,
- psychische Belastungssituation durch Auseinandersetzung mit der verkürzten Lebenserwartung.

24.4.3 Pflegeziele und -maßnahmen

Bestmöglich stabile Atemfunktion

Die Lunge eines Kindes mit cystischer Fibrose muss regelmäßig von dem zähen Schleim befreit werden.

Pflege eines Kindes mit cystischer Fibrose 24

Das tägliche Therapieprogramm für die Kinder ist sehr umfangreich:
- Inhalationen mit sekretlösenden Substanzen, mindestens morgens und abends, bei Bedarf mehrmals täglich,
- Durchführung der Atemübungen für mindestens 15 bis 30 Minuten morgens und abends, bei Bedarf ebenfalls häufiger. Ausführung verschiedener Dehnlagen und Übungen an der Sprossenwand. Sie erhöhen und erhalten die Thoraxbeweglichkeit.
- Entspannungsübungen abends und bei Bedarf,
- unterstützende Sportarten, z. B. Schwimmen und Reiten mehrmals wöchentlich,
- kleine Kinder werden in Drainagelagerungen (s. S. 179) 2–4× täglich vibriert.

Ab dem Kindergartenalter ist das Erlernen der autogenen Drainage möglich. Die Kinder reinigen ihre Atemwege mit Hilfe der autogenen Drainage morgens, direkt nach dem Aufstehen und abends vor dem Schlafengehen, in schweren Krankheitsphasen auch häufiger.

Weitere Maßnahmen zur Sekretmobilisation: Erschütterungen des Thorax durch Trampolinspringen und Übungen mit einem großen Gymnastikball. Kleine Kinder werden mit Seifenblasen, Wattepusten usw. **(Abb. 24.8)** in der Sekretentleerung angeleitet.

Infektionen der Atemwege müssen von Anfang an gezielt und konsequent behandelt werden. Zur Behandlung von bakteriellen Infektionen benötigen die Kinder eine gezielte intravenöse Therapie auf ärztliche Anordnung, die meist langfristig durchgeführt werden muss.

Die Aufgabe des Pflegepersonals ist die Beratung und Unterstützung sowie die Anleitung der Kinder und ihrer Eltern bezüglich der genannten Maßnahmen, die Beobachtung des Therapieerfolges und die Berücksichtigung der individuellen Situation des Kindes.

Physiotherapeuten helfen in der Anleitung zur Atemtherapie und bieten spezielle Sportgruppen für die Kinder an.

Korrekte Durchführung der Drainage

So früh wie möglich erlernen die Kinder in Zusammenarbeit mit einem erfahrenen therapeutischen Team die Selbstreinigung der Atemwege durch eine besondere Atemtechnik, der autogenen Drainage.

Die Schleimansammlung reizt das Kind zum häufigen Husten und führt zur Kurzatmigkeit. Wenn das Kind einen häufigen Hustenreiz oder ein Brodeln in den Atemwegen mit den Händen spürt, wird die Drainage durchgeführt. Ist das Kind beschwerdefrei, wird die Drainageatmung morgens und abends angewandt, damit der Tag und die Nachtruhe mit möglichst wenig Schleimansammlung und Hustenreiz verläuft.

Die autogene Drainage verläuft in drei Phasen:
1. Sekret lösen,
2. Sekret sammeln,
3. Aushusten.

Die Drainageatmung wird folgendermaßen angewandt:
- Das Kind setzt sich gerade, am besten auf einen Stuhl. In Ausnahmefällen, etwa bei der Kombination der autogenen Drainage mit anderen Atemübungen kann eine andere Haltung eingenommen werden.
- In die Hand nimmt es einen Sputumbecher, um das abgehustete Sekret aufzufangen **(Abb. 24.9 a)**.
- Die Atemtechnik beginnt mit einer ruhigen Bauchatmung: Das Kind atmet halbtief ein und achtet darauf, dass es vollständig wieder ausatmet und dass die Ausatmung doppelt so lange dauert wie die Einatmung. Beim Erlernen der Atemtechnik zählt der Trainer laut mit, damit das angestrebte Verhältnis zwischen Ein- und Ausatmung eingehalten wird. Später ist der Einsatz eines Taktels (Taktgeber für Musiker) möglich.
- Wichtig ist, dass das Kind dabei entspannt bleibt und die Ausatmung nicht beschleunigt.
- Der Mund und der Kehlkopf werden offen gehalten, unterstützend kann aber auch die Lippenbremse eingesetzt werden.

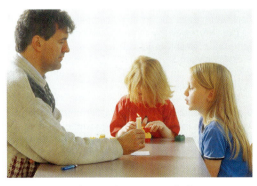

Abb. 24.8 ⇢ **Sekretentleerung.** Auch das Kerzenausblasen ist eine Form der Sekretmobilisation.

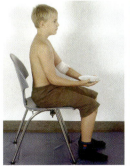 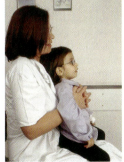

a b

Abb. 24.9 ⇢ **Drainagehaltung.**
a Autogene Drainagehaltung
b Unterstützte Drainagehaltung

- Nach einigen Atembewegungen löst sich der Schleim und steigt nach oben.
- Das Kind atmet wie beschrieben weiter und sammelt dabei den Schleim in den Atemwegen. Es muss dabei seinen Hustenreiz so lange wie möglich unterdrücken.
- Erst wenn die Schleimmenge groß genug ist, atmet das Kind tiefer ein und kurz und schnell wieder aus.
- Hierbei muss beim ersten Versuch der Schleim in den Mund gelangen und kann in den Sputumbecher entleert werden. Gelingt dieses nicht, so wird beim nächsten Versuch die Sammelphase weiter verlängert.
- Die Drainageatmung wird so lange wiederholt, bis die Lunge vollständig sekretfrei ist.

Unterstützte Drainageatmung. Bei sehr kleinen Kindern ist die eigenständige Drainageatmung noch schwierig. Dennoch sollen sie so früh wie möglich gemeinsam mit den Bezugspersonen dazu angeleitet werden, den Schleim über Atemtechniken zu expektorieren. Hierdurch spart das Kind Kraft bei unnötigen Hustenanfällen und lernt später schneller den eigenständigen Gebrauch der Drainageatmung.

Die unterstützende Drainageatmung wird wie folgt angewandt:
- Das Kind wird so auf den Schoß genommen, dass es gerade sitzt und der Rücken des Kindes ganz gestreckt ist
- Die Bezugsperson stützt mit ihrem Bauch den Rücken des Kindes (**Abb. 24.9b**) und legt ihre Hände ganz oben auf den Thorax des Kindes. Der seitliche Thorax wird mit den Unterarmen gestützt.
- Die Atemtechnik gleicht der der größeren Kinder. Dem Kleinkind wird zum Atmen immer ein Kommando gegeben, damit es weiß, wann es ein- und ausatmen muss. Hierbei muss die Bezugsperson erspüren, wann der richtige Zeitpunkt ist, die Anweisungen zu geben.

> **Praxistipp** ⇢ Spielerische Hinweise zu dem Tun und Fantasiegeschichten, was sich gerade wie in der Lunge bewegt, gehörten dazu, um die Aufmerksamkeit zu schulen. Dem Kind können dabei Vorstellungen von einem Schaufelbagger oder einer Lokomotive, die etwas vor sich herschiebt, die Konzentration auf die Bewegung des Sekrets erleichtern. Gerade bei kleinen Kindern müssen hierfür immer neue Bilder und Spiele gefunden werden, um die Drainageatmung attraktiv zu machen.

- Um die korrekte Atmung zu erleichtern, ist es notwendig, durch konstanten Druck der Hände und Unterarme der Bezugsperson den Thorax des Kindes flach und schmal zu halten. Auf diese Weise wird die Bauchatmung erleichtert und eine tiefere Ausatmung ermöglicht. Dadurch atmet das Kind automatisch mit den Lungenanteilen, in denen der Schleim sitzt, so dass er leichter gelöst wird.

- Es ist günstig, das Kind alle 3 bis 5 Minuten loszulassen, damit es laufen und spielen, besser noch ein wenig toben kann. Dadurch wird die Atmung stimuliert und das Kind kann sich etwas erholen, da die Drainage viel Aufmerksamkeit von ihm erfordert.
- Anschließend wird die Drainagehaltung und -atmung wieder aufgenommen. Die Dauer der autogenen Drainage sollte für Kleinkinder 20 Minuten nicht überschreiten. Ist die Lunge noch nicht ganz entleert, so wird der Vorgang zu einem späteren Zeitpunkt wiederholt.

Verminderung des Infektionsrisikos

Ein Kind mit cystischer Fibrose muss sich gewissenhaft vor Infektionen der Atemwege schützen. Das zähe Sekret bildet einen idealen Nährboden für Krankheitserreger aller Art. Typisch ist die Besiedlung mit Pseudomonas aeruginosa, die sehr hartnäckig sein kann. Kinder mit einer cystischen Fibrose sollten nicht gemeinsam mit Patienten in einem Zimmer untergebracht werden, die mit Pseudomonaserregern infiziert sind. Falls sie selbst eine nachgewiesene Infektion mit Pseudomonas haben, dürfen sie nur mit Kindern das Zimmer teilen, welche mit dem gleichen Erregerstamm infiziert sind.

Infektionen der Lunge verschlechtern die Allgemeinsituation des Kindes erheblich, da sie nur sehr langsam ausheilen und das Kind in dieser Zeit in all seinen Lebensaktivitäten stark eingeschränkt ist. Die folgenden Maßnahmen tragen zu einer Verminderung des Infektionsrisiko bei.

Bakterienfilter vor Wasserhähnen sind empfehlenswert. Wo dies nicht möglich oder vorhanden ist, wird erst etwas Wasser aus der Endverbraucherleitung abgelassen. Beispielsweise kann das Kind im häuslichen Umfeld als letztes der Familienmitglieder duschen, damit die Wasserleitungen gut durchgespült sind.

Das Kind wird frühzeitig zu einer verstärkten persönlichen und häuslichen Hygiene angeleitet. Es lernt, dass es grundsätzlich nicht aus Tassen trinken darf, die vorher ein anderer benutzt hat, oder dass es nicht den Schokoriegel des Schulfreundes probieren darf, wenn dieser bereits davon abgebissen hat.

Die Eltern werden dahingehend beraten, dass das Kind bei schlechtem Wetter meist im Haus bleiben muss. Dagegen soll es sich bei klarem und gutem Wetter häufig im Freien aufhalten, um die Abwehrkräfte zu stärken.

Klimakuren wirken nicht nur unterstützend auf die Abwehrlage des Kindes, sondern bieten ihm die Möglichkeit, in einer Gruppe von Kindern mit cystischer Fibrose oder anderen Atemwegserkrankungen seine Atemtechniken zu trainieren oder wertvolle Hinweise zur Lebensgestaltung zu erhalten.

Die Ernährung des Kindes berücksichtigt auch den besonders hohen Bedarf an Kalorien und Vitaminen.

Das private Inhaliergerät des Kindes muss hygienisch korrekt benutzt werden, da die inhalierten

Substanzen tief in die Atemwege gelangen. Das Gerät wird nur mit gründlich gereinigten Händen bedient, nach dem Gebrauch wird es gemäß den Herstellerangaben gereinigt und in einem Vaporisator sterilisiert.

Verwendet das Kind im Krankenhaus die klinikseigenen Geräte, so werden diese nach dem Desinfektionsplan der Klinik aufbereitet. Der Umgang des Kindes mit dem Heiminhalationsgerät wird in der Klinik geschult.

Eine orale antibiotische Infektionsprophylaxe auf ärztliche Anordnung ist nicht mehr üblich. Dagegen können die Kinder bei Anzeichen einer Infektion mit Antibiotika inhalieren. Eine nachgewiesene Infektion muss in jedem Fall mindestens zwei Wochen intravenös antibiotisch behandelt werden. Um die normalen Lebensaktivitäten des Kindes aufrechtzuerhalten, kann diese Therapie bei ausreichend gutem Allgemeinzustand des Kindes auch zu Hause durchgeführt werden. Hierzu sind die Eltern im aseptischen Umgang mit dem Material und in der Beobachtung der Maßnahme anzuleiten. Die Betreuung durch den Hausarzt und einer ambulant tätigen Kinderkrankenpflegeperson ist sinnvoll.

Ausreichende Nährstoffzufuhr

Bei der cystischen Fibrose kommt es zu einem mangelhaften Aufschluss und einer verminderten Aufnahme von Nähr- und Wirkstoffen. Die Maldigestion und Malabsorption sind mitverantwortlich für das schlechte Gedeihen der Kinder. Fast alle Kinder mit cystischer Fibrose sind untergewichtig. Der Ernährungszustand hat auch Auswirkungen auf die Lungenfunktion und Infektanfälligkeit. Daher gilt es den erhöhten Energie- und Nährstoffbedarf des Kindes zu decken.

Muttermilch. Bei Neugeborenen ist Muttermilch die beste Ernährungsform, da sie nicht nur eine ausgewogene Zusammensetzung hat und besser verdaulich ist, sondern weil sie auch wertvolle Abwehrstoffe enthält.

Individuelle Vorlieben. Grundsätzlich darf ein Kind mit cystischer Fibrose alle Nahrungsmittel zu sich nehmen. Die individuellen Bedürfnisse und geschmacklichen Vorlieben des Kindes dürfen und müssen berücksichtigt werden. Dies gilt insbesondere auch für das ins Krankenhaus aufgenommene Kind, welches schon aufgrund seiner Allgemeinsituation beeinträchtigt ist und möglicherweise an Appetitlosigkeit leidet. In der Pflegeanamnese werden die Ernährungsbedürfnisse des Kindes erfasst und berücksichtigt.

Die Lieblingsspeisen des Kindes können durch Zugabe von Sahne oder Maltodextrin (schmeckt neutral) mit Kalorien angereichert werden.

Das Kind sollte während der Mahlzeiten zuerst die Nahrungsmittel mit hohem Energiegehalt zu sich nehmen und anschließend die Nahrungsmittel mit weniger Kalorien.

Fettzufuhr. Steigerungen der Energiezufuhr können durch eine Erhöhung der Fettzufuhr, als dem energiereichsten Nährstoff, erreicht werden.

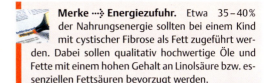

Merke ⋯▸ Energiezufuhr. Etwa 35–40% der Nahrungsenergie sollten bei einem Kind mit cystischer Fibrose als Fett zugeführt werden. Dabei sollen qualitativ hochwertige Öle und Fette mit einem hohen Gehalt an Linolsäure bzw. essenziellen Fettsäuren bevorzugt werden.

Ohne fettspaltende Enzyme werden ca. 50% der aufgenommenen Fettkalorien wieder über den Stuhl ausgeschieden. Die Resorption der Fette wird durch Substitution von mikroverkapselten Pankreasenzymen verbessert. Sie werden während des Essens eingenommen. Das Kind wird angehalten, das Medikament nicht zu kauen oder zu lutschen.

Bei kleinen Kindern empfiehlt es sich, einen Teil vor und einen Teil während des Essens einzunehmen, da es bei ihnen häufig schwer ist einzuschätzen, wie viel das Kind tatsächlich essen wird. Ihnen kann man den Inhalt der geöffneten Kapseln mit dem Essen verabreichen.

Die Dosierung richtet sich nach den individuellen Bedürfnissen und wird je nach Fettzufuhr und Verdauungssituation variiert. Je fettreicher die Kost ist, desto mehr Enzyme müssen zugeführt werden. Erhöht werden muss die Enzymzufuhr ebenfalls beim Auftreten von Bauchschmerzen und häufiger Entleerung massigen übelriechenden Stuhls (Fettstuhl).

Während akuter Krankheitsphasen können zur Nährstoffzufuhr MCT-Fette (mittelkettige Triglyzeride) eingesetzt werden. Bei einem beschwerdefreien Kind ist der Einsatz MCT-haltiger Diäten nicht notwendig und nicht sinnvoll, da ihr Gehalt an mehrfach ungesättigten Fettsäuren zu niedrig ist.

Eiweißbedarf. Eine abwechslungsreiche vollwertige Mischkost nach den Richtlinien der Deutschen Gesellschaft für Ernährung (Kap. 11) deckt den physiologischen Eiweißbedarf des Kindes.

Vitaminzufuhr. Ballaststoffreiche, vitamin- und mineralstoffhaltige Kohlenhydrat-Lebensmittel wie Kartoffeln und Gemüse sollen gegenüber reinen Zucker und Stärkeerzeugnissen, die weniger oder gar keine Vitamine enthalten, bevorzugt werden.

Die Vitaminzufuhr sollte durch ausreichend frisches Obst und Gemüse verbessert werden.

Versorgungsprobleme bei wasserlöslichen Vitaminen brauchen bei der gesundheitsfördernden Ernährung nicht aufzutreten. Aufgrund der beeinträchtigten Fettresorption kann es zu einer Minderversorgung mit fettlöslichen Vitaminen, besonders dem Vitamin E, kommen. Hir ist eine Substitution durch zusätzliche Gaben von entsprechenden Präparaten mit fettlöslichen Vitaminen möglich. Die Gabe eines Multivitaminpräparates soll den Verzehr vitaminhaltiger Nahrungsmittel nicht ersetzen.

Elektrolytzufuhr. Kinder mit einer cystischen Fibrose verlieren große Mengen an Natrium und Chlorid im Schweiß. An warmen Sommertagen, bei körperlicher Anstrengung und Fieber sollte an Kochsalzzulagen in der Ernährung gedacht werden. Entgegen sonstiger Empfehlungen kann handelsübliche Kleinkindernahrung nachgesalzen werden. Kleinkindern ab dem 2. Lebensjahr kann salzhaltiges Knabbergebäck angeboten werden.

Auf den Verzehr zinkreicher Lebensmittel, z. B. Fisch, Milchprodukte, Haferflocken, soll geachtet werden. Zink ist ein wichtiges Element für die Wachstumsentwicklung, Infektabwehr und Wundheilung. Bei Kindern mit cystischer Fibrose gehen bei ausgeprägten Durchfällen große Mengen an Zink über den Stuhl verloren.

Gewichtsentwicklung. Die Gewichtsentwicklung und das Ernährungsverhalten des Kindes werden kontrolliert. Bei unzureichender Gewichtsentwicklung wird ein Ernährungstagebuch geführt, um mögliche Probleme und Ressourcen der Nahrungsaufnahme des Kindes zu erkennen. Mit viel Geduld wird stufenweise die Kalorienzufuhr des Kindes erhöht. In diese Maßnahme müssen die Eltern einbezogen werden, um das Kind zum Essen zu motivieren und die Kalorienanreicherung zu Hause weiter durchzuführen.

Bei schwerer Mangelernährung kann eine hochkalorische Supplementtrinknahrung angeboten werden.

Sondenernährung. Tägliche Diskussionen über die Ernährung können zu massiven Spannungen in der Familie führen. In diesen Fällen ist eine Sondenernährung indiziert. Durch einen Sondenernährung kann auch eine vorübergehende Appetitlosigkeit bei einer akuten Infektion überbrückt werden. In extrem schweren Fällen ist eine langfristige nächtliche Sondenernährung möglich. Damit das Kind durch die liegende Magensonde in seinen täglichen Lebensaktivitäten möglichst wenig beeinträchtigt wird, kann eine fast nicht sichtbare, sog. Nasenolive gelegt werden. Wenn dieser Fremdkörper wegen häufiger Nasenpolypen oder ständigem Hustenreiz mit Erbrechen nicht toleriert wird, so ist die Ernährung über eine PEG (perkutane endoskopische Gastrostomie) möglich.

Bei akuten Atemwegsinfektionen muss die nächtliche Sondenernährung ggf. reduziert werden, damit der volle Magen die Atmung nicht zusätzlich belastet und das starke Husten nicht zum Erbrechen führt. Bei Bedarf stellt die Pflegeperson den Kontakt zu einer erfahrenen Diätassistentin her.

Bestmögliche Lebensqualität

Die cystische Fibrose ist eine Erkrankung, die sehr stark in alle Lebensbereiche des Betroffenen und seiner Familie hineinreicht. Die Sicherung der Atemqualität und die Erhaltung eines normalen Ernährungszustandes gehören zu den zentralen Themen im Leben eines von cystischer Fibrose betroffenen Kindes.

Dies bedeutet für das Kind: Der Tagesablauf ist bestimmt von zeitaufwendigen Atemtherapien. Für Freunde, Spiel und Beschäftigung bleibt wenig Zeit. Dadurch kann das Kind sozial isoliert werden. Die Eltern werden häufig zu Cotherapeuten und entwickeln Strategien im Erreichen von Gewichtszunahmen und infektionsfreien Zeiten. Das verstärkt die Eltern-Kind-Beziehung, erschwert jedoch nicht selten die normale Loslösung des Jugendlichen vom Elternhaus. Die Begleitung der Familien durch multiprofessionelle Teams, die auch die Möglichkeit einer psychologischen Beratung anbieten, ist wünschenswert.

Teilnahme am sozialen Leben. Die Notwendigkeit langer Krankenhaus- und Kuraufenthalte bedingen immer wieder Fehlzeiten in der Schule und Fernbleiben von den Freunden. Gezielter Klinikunterricht hilft, Schulversäumnisse nachzuarbeiten. Das Kind wird dazu angeregt, den Kontakt zu seinen Freunden und Schulkameraden aufrechtzuerhalten und diese in der Klinik zu Besuch zu empfangen.

So weit wie möglich sollten notwendige Therapien ambulant oder im häuslichen Umfeld der Kinder vorgenommen werden. Alle Pflege- und Therapiemaßnahmen dürfen das Kind in seinen altersgemäßen Bedürfnissen und Wünschen nicht zusätzlich einschränken. Gegebenenfalls müssen Therapieziele zugunsten der Lebensqualität des Kindes und Jugendlichen im Gespräch mit dem Kind, seiner Familie und aller an der Pflege und der Therapie beteiligten Personen relativiert werden. Den Pflegepersonen kommt durch den intensiven Kontakt mit dem Kind und den Eltern eine wichtige Rolle im Erkennen psychosozialer Probleme zu.

Selbsthilfegruppen. Der oft quälende Husten wird nicht von allen Menschen problemlos akzeptiert. In öffentlichen Räumen und Verkehrsmitteln wenden sich die Menschen aus Unwissenheit und unberechtigter Furcht vor Ansteckung ab. Die Kinder benötigen viel Selbstvertrauen, immer wieder neue Aufklärungsarbeit über ihre Krankheit zu leisten oder die Anfechtungen nur gelassen hinzunehmen. Der Aufkleber einer Selbsthilfegruppe „Ich huste, aber ich beiße nicht" verdeutlicht einen Teil der täglichen Rechtfertigungszwänge eines an cystischer Fibrose erkrankten Kindes. Der Anschluss der Familien an Selbsthilfegruppen versorgt sie nicht nur mit den neuesten Erkenntnissen zur Erkrankung, sondern stärkt ihnen im Austausch mit Gleichgesinnten und Gleichbetroffenen den Rücken.

Akzeptanz der Erkrankung

Die cystische Fibrose verkürzt die Lebenserwartung des betroffenen Kindes erheblich. Aufgrund der verbesserten Therapiemöglichkeiten können die Familien hoffen, dass ihre Kinder das Erwachsenenalter erreichen. Etwa zwei Drittel der Patienten wird älter als 18 Jahre, immer mehr Patienten erreichen das 30. Lebensjahr. Damit entwachsen auch immer mehr Patienten der Kinderklinik. Bislang gibt es jedoch noch wenige Zentren zur Behandlung betroffener Erwachsener.

Es herrscht eine große Angst vor jedem Anzeichen einer Verschlechterung des Krankheitsbildes. Jeder Infekt bringt neue Gefahren und damit neue Angst mit sich.

Aufklärung. Die Familien werden frühzeitig vom behandelnden Arzt über den Verlauf der Erkrankung aufgeklärt. Dabei muss jedoch betont werden, dass die Verläufe individuell sehr unterschiedlich sind. Der Zeitpunkt, die Kinder über ihre Erkrankung aufzuklären, ist dann gekommen, wenn sie anfangen, gezielte Fragen zu stellen. Das bedeutet, dass die Aufklärung der Kinder in mehreren Schritten geschehen muss, immer so weit, wie es die Kinder selbst durch Fragen forcieren. Etwa im Kindergartenalter wissen sie, dass sie eine Krankheit haben, derentwegen sie Atemübungen machen und Medikamente nehmen müssen. Im Schulalter verfügen sie über weitere Informationen, über Risiken und Gefahren ihrer Erkrankung und zur Pubertät sind sie sich der ganzen Konsequenzen rational bewusst. Im Laufe der Zeit erfahren sie am eigenen Leibe, was diese Tatsachen für sie bedeuten.

Sie müssen sich stärker als andere Jugendliche damit auseinandersetzen, dass ihr Leben begrenzt ist.

Ethische Fragen. Zudem werden sie mit ethischen Fragen der heutigen medizinischen Möglichkeiten wie pränataler Diagnostik und Organtransplantation konfroniert: Durch die pränatale Diagnostik ist es möglich, bei bereits in der Familie vorhandenen Merkmalsträgern weitere Erkrankte vorgeburtlich zu erkennen. Dies stellt eine Indikation zur Abtreibung dar. Für die an cystischer Fibrose Erkrankten beinhaltet diese Tatsache die Frage nach dem eigenen Lebenswert und bedeutet eine starke Belastung.

Die Lungen- und Pankreastransplantation ermöglicht eine Verlängerung des Lebens in fortgeschrittenem Krankheitsstadium. Die Auseinandersetzung mit dieser Möglichkeit bedeutet für die Familien häufig große innere Konflikte. Die Annahme des Organes eines hirntoten Spenders bedeutet nicht nur psychische Konflikte. Körperliche Abstoßungsreaktionen müssen mit immunsuppressiver Therapie unterdrückt werden.

In Selbsthilfegruppen werden neben Hinweisen zur täglichen Lebensführung auch diese ethischen Fragen thematisiert und können gemeinsam mit gleichfalls Betroffenen diskutiert werden.

Lese- und Lernservice
Fragen zum Selbststudium

1. Welche Pflegeprobleme können bei den meisten akuten Störungen der Atemfunktion auftreten?
2. Mit welchen Maßnahmen kann der Hustenreiz eines Kindes beeinflusst werden?
3. Wie wird ein Dosieraerosol korrekt angewendet?
4. Welche Empfehlungen geben Sie Familien mit asthmakranken Kindern zur Planung einer Urlaubsreise?
5. Wie wird die autogene Drainage bei Kindern verschiedener Altersstufen durchgeführt?
6. Wie ist Ihre persönliche Einstellung zu Fragen der Pränataldiagnostik und Organtransplantation im Zusammenhang mit der Mukoviszidose? Glauben Sie, dass sich diese Einstellung ändern könnte, wenn Sie selbst Angehörige oder Betroffener wären?

Verwendete Literatur

Bienstein, Ch., G. Klein, G. Schröder: Atmen, Thieme, Stuttgart 2000
Brocke, M., D. Berdel, H. Ehrenberg: Atemtherapie für Säuglinge und Kinder mit Asthma bronchiale oder obstruktiver Bronchitis. Pflaum, München 1995
Chevallier, M. J.: Autogene Drainage. Beziehbar über: CF-Selbsthilfegruppe, Meyerholz 3, 28932 Achim
Deutsche Atemwegsliga (Hrsg.): Alternative Methoden, Naturheilverfahren, Schulmedizin/Behandlungsmöglichkeiten von Asthma. Deutsche Atemwegsliga, Bad Lippspringe 1998
Dockter, G., H. Lindemann: Mukoviszidose, 3. Aufl. Thieme, Stuttgart 2000
Gottschalk, B., P. Wunderlich: Die Mukoviszidose (CF). Trias, Stuttgart 1992
HSK-Kinderklinik (Hrsg.): Asthmaschulung an der Kinderklinik der HSK. HSK Wiesbaden 1998
Informationsbroschüre: Meine Atemwegsfibel mit 25 Tips. Beziehbar über: Mundipharma, Postfach 1350, 65533 Limburg
Prang, M.: Asthma bei Kindern. DAK, Hamburg 2000
Rossi, E., E. Gugler, f. Vassella: Pädiatrie, 3. Aufl. Thieme, Stuttgart 1997
Röder, S.: Pflege eines Kindes mit einer Erkrankung der Atemwege. In Brand-Hörsting, B.: Das Kinderkrankenpflegebuch. Enke, Stuttgart 1999
Seehospiz Norderney (Hrsg): Asthmatrainingsprogramm „Strandläufer", 2 Bde. (für Kinder und Jugendliche/für Eltern), 3. Aufl. Seehospiz Norderney, 2001
Siedentropp, U.: Ernährungsfibel cystische Fibrose. Beziehbar über: CF-Selbsthilfegruppe, Meyerholz 3, 28932 Achim
Sitzmann, F. C.: Kinderheilkunde. Hippokrates, Stuttgart 1995
Theiling, S. et al.: Der Luftikurs. Ein fröhliches Lern- und Lesebuch für Kinder mit Asthma und ihre Eltern. Trias, Stuttgart 1992

Weiterführende Literatur

Figge, B., B. Goldbach, K. Könecke: Dr. Pulmos Pustefibel für Kinder mit Mukoviszidose. CF-Selbsthilfe, 2000
Die folgenden Titel sind über die CF-Selbsthilfegruppe, Meyerholz 3, 28 932 Achim, zu beziehen:
Anna macht mit. Ein Kinderbuch der CF-Selbsthilfegruppe
Der Patient. Ratgeber für Ärztinnen, Ärzte, Betroffene und Eltern der CF-Selbsthilfegruppe
Klopfzeichen. Mitteilungsblatt der CF-Selbsthilfegruppe, erscheint mehrmals jährlich

Kontaktadressen

Arbeitsgemeinschaft allergiekrankes Kind e.V.
Nassaustr. 32, 35745 Herborn
Tel.: 02772/9287–0, Fax: 02772/9287–48
www.aak.de

CF-Selbsthilfeverband e.V.
Meyerholz 3, 288932 Achim
Tel.: 04202/82280, Fax: 04202/6073
www.cf-bv.de

Deutsche Atemwegsliga e.V.
Burgstraße 12, 33175 Bad Lippspringe
Tel.: 05252/954505, www.atemwegsliga.de

Deutsche Gesellschaft zur Bekämpfung der Mukoviszidose
e.V., Bendenweg 101, 53121 Bonn
Tel.: 0228/987800, Fax: 0228/9878077
www.mukoviszidose-ev.de

Deutscher Allergie- und Asthmabund
Hindenburgstr. 110, 41061 Mönchengladbach
Tel.: 02161/814940, Fax: 02161/8149430
www.daab.de

Arbeitsgemeinschaft Asthmaschulung
Kinderhospital Osnabrück
Iburger Str. 187, 49082 Osnabrück
Tel.: 0541/5602–0, www.asthmaschulung.de

Deutsche Lungenstiftung e.V.
Podbielskistr. 380, 30659 Hannover
F.+T.: 05307/7067, www.lungenstiftung.de

25 Pflege von Kindern mit Störungen des Herz-Kreislauf-Systems

Simone Teubert

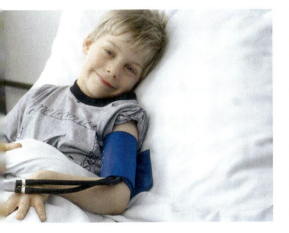

25.1 Bedeutung

Das herzkranke Kind kann je nach Ausprägung der Gesundheitsstörung in seinem Leben vital bedroht und stark belastenden und schmerzhaften Therapien und Operationen ausgesetzt sein.

Je nach Ursache und Auswirkung des Herzfehlers erlebt das Kind Einschränkungen im Alltag und ist sich ein Leben lang seiner Erkrankung bewusst.

Eltern begleiten ihr Kind in allen Stadien und sind beherrscht von Sorge um das Leben des Kindes und der weiteren Entwicklung. Sie teilen Schmerz, Ängste und Frustration der Kinder. Aber viele Kinder und Eltern haben auch Hoffnung auf ein nahezu normales Leben nach Abschluss einer erfolgreichen Therapie.

Bei den Gesundheitsstörungen im Bereich des Herzkreislaufsystems wird zum einen zwischen angeborenen und erworbenen Störungen, zum anderen in der Symptomatik unterschieden. Diese ist vor allem durch das Auftreten bzw. Nichtauftreten einer Zyanose gekennzeichnet.

Aufgrund der umfassenden Vorsorgeuntersuchungen und der aufmerksamen Beobachtung der Kinder in den Geburtskliniken werden heute angeborene Herzfehler oft sehr früh erkannt.

Symptome, die den Verdacht eines Herzfehlers nahelegen:
- Trinkschwäche,
- Tachypnoe/Dyspnoe,
- blaues Munddreieck, Zyanose beim Schreien,
- schnelle Ermüdung,
- Schwitzen beim Trinken im Hinterkopfbereich,

Besteht nach Anamneseerhebung und körperlicher Untersuchung ein Verdacht, kann die Diagnose durch EKG, Echokardiographie und Röntgendarstellung des Thorax gestellt werden. Dank einer sich ständig weiterentwickelnden Kardiochirurgie und der Möglichkeit therapeutischer Maßnahmen über einen Herzkathetereingriff ist eine frühe Korrektur im Säuglingsalter oft möglich. Das bedeutet, dass es weniger zu Spätmanifestationen im Kleinkindalter kommt. Neben den operativen Korrekturen bzw. ersten Palliativeingriffen ist die medikamentöse Therapie eine weitere Säule der Behandlung des herzkranken Kindes.

Die einzelnen Fehlbildungsformen und erworbenen Störungen des Herzens sind sehr unterschiedlich. Die Pflegeproblematik, die dadurch entsteht, ist für die Kinder individuell unterschiedlich ausgeprägt, aber einzelne Probleme kehren immer wieder. Aus diesem Grund orientiert sich die Beschreibung der Pflegeprobleme, -ziele und -maßnahmen allgemein am Bild des herzkranken Kindes. Besonderheiten werden exemplarisch an der Pflege eines Kindes mit Herzinsuffizienz dargestellt, die im Säuglings- und Kindesalter überwiegend durch Herz- und Gefäßfehler sowie Herzrhythmusstörungen verursacht wird.

25.2 Pflege eines Kindes mit Herzinsuffizienz

25.2.1 Ursache und Auswirkung

Das insuffiziente Herz ist, bei ausreichendem Blutvolumen, nicht in der Lage, den Organismus adäquat mit Blut zu versorgen. Diese Gesundheitsstörung ist ursachenabhängig und kann daher in jedem Alter auftreten **(Tab. 25.1).** Es gibt Unterschiede in der Auswirkung und dem Schweregrad, die Herzinsuffizienz kann akut auftreten und chronisch verlaufen.

Den Schweregrad einer Herzinsuffizienz bei Kleinkindern, Schulkindern und Jugendlichen schätzt die New York Heart Association (NYHA) folgendermaßen ein:

NYHA-Stadium I: Keine merkliche Einschränkung der körperlichen Leistungsfähigkeit.

NYHA-Stadium II: Leichte Einschränkung der körperlichen Belastbarkeit. Beschwerdefreiheit in Ruhe, jedoch Ermüdung, Dyspnoe oder Palpitationen bei normaler körperlicher Tätigkeit.

NYHA-Stadium III: Deutliche Einschränkung der körperlichen Leistungsfähigkeit. In Ruhe noch beschwerdefrei, jedoch Ermüdung, Dyspnoe oder Palpitationen bereits bei leichterer als normaler körperlicher Tätigkeit.

25 Pflege von Kindern mit Störungen des Herz-Kreislauf-Systems

Tab. 25.1 ⇢ Herzinsuffizienz (aus Rossi, E., E. Gugler, F. Vassella: Pädiatrie. Thieme, Stuttgart 1997)

Alter bei Beginn	Primäre kardiale Ursache	Primäre extrakardiale Ursache
In jedem Alter	Myo- und Perikarditis Rhythmusstörungen Myokardiopathie	iatrogen: Übertransfusion, Sepsis und schwerer Infekt Hypertonie ausgedehnte Hautaffektion (z. B. Verbrennung) Hyperthyreose schwere Anämie Schock
In den ersten 2–3 Lebenswochen	schwere Herzfehler ⇢ hypoplastisches linkes Herz ⇢ Koarktation ± VSD ⇢ total abnorme Lungenvenendrainage ⇢ Truncus communis ⇢ univentrikuläres Herz ⇢ schwere Aortenstenose (AS) oder Pulmonalstenose (PS) ⇢ Transposition mit guter Mischung (VSD)	Frühgeburtlichkeit ⇢ Ductus Botalli mit großem Links-Rechts-Shunt ⇢ Atemnotsyndrom schwere Polyglobulie
In den ersten 2–3 Lebensmonaten	Ventrikelseptumdefekt, groß Ductus Botalli, groß (sehr selten: Vorhofseptum-Defekt)	peripheres arteriovenöses Aneurysma (z. B. Hirn, Leber)
Nach dem 1. Lebensjahr	rheumatische Karditis bakterielle Endokarditis Eisenmenger-Reaktion	Cor pulmonale (z. B. bei Mukoviszidose)

NYHA-Stadium IV: Symptome der Herzinsuffizienz bereits in Ruhe. Unfähigkeit zur geringsten körperlichen Leistung.

Charakteristisch sind folgende *Faktoren,* die auch kombiniert auftreten können:
⇢ erhöhte Vorlast (Preload) führt zu Stauungen in den Lungenvenen (Lungenödem) und Körpervenen, Lebervergrößerung.

> **Definition** ⇢ Unter Preload (Vorbelastung, Vordehnung) versteht man die mechanische Vorbelastung des Herzens, d. h. Dehnung bzw. Länge der Herzmuskelfasern des linken Ventrikels zu Beginn der Ventrikelkontraktion.

⇢ vergrößerte Nachlast (Afterload) führt zu erhöhter Myokardbelastung.

> **Definition** ⇢ Afterload (Nachbelastung) bezeichnet den Widerstand, den die Herzmuskulatur bei der Entleerung der Kammer überwinden muss (sog. Auswurfwiderstand).

⇢ Verminderte Kontraktilität führt zu Myokardinsuffizienz,
⇢ pathologische Herzfrequenz führt zu verminderter Pumpleistung des Herzens.

Die Herzinsuffizienz wird je nach Befinden des Kindes und der Ursache behandelt. Tritt sie in Folge eines angeborenen Herzfehlers auf, werden Spezialisten versuchen, die Störung operativ zu korrigieren. Kann die Ursache nicht operativ beseitigt werden, liegen die Behandlungsschwerpunkte in der medikamentösen Therapie. Einen großen Einfluss auf das Befinden des Kindes nehmen die speziellen Pflegemaßnahmen.

Symptome der Herzinsuffizienz:
⇢ Tachykardie, Dyspnoe in Ruhe bzw. bei geringer Anstrengung, Zyanose, Stridor,
⇢ reduzierte Urinausscheidung, unverhältnismäßige Gewichtszunahme durch Wasseransammlungen im Gewebe, Ödeme, v. a. im Lid-, Fußrücken- und Schienbeinbereich, Obstipation,
⇢ Dystrophie, mangelndes Unterhautfettgewebe,
⇢ feuchtkalte Haut, kalte Extremitäten, blassgraues Hautkolorit, vermehrtes Schwitzen, v. a. im Hinterkopfbereich (Säugling),
⇢ Trinkschwäche, unzureichende Gewichtszunahme, Mattigkeit, eingeschränkte Belastbarkeit, Spielunlust,
⇢ angespannter, ängstlicher Gesichtsausdruck,
⇢ Überreaktion auf äußere Reize, z. B. erhöhte Schreckhaftigkeit, erhöhtes Geräuschempfinden,
⇢ Angst, Unruhe.

25.2.2 Pflegebedarf einschätzen

Kinder mit einer Herzinsuffizienz, sind sehr krank und oft schwer in ihrem Allgemeinbefinden beeinträchtigt. Fast alle Lebensaktivitäten werden durch die Gesundheitsstörung beeinflusst. Die Lebensqualität ist in unterschiedlichem Ausmaß beeinträchtigt. Um eine Verschlechterung der Situation des Kindes zu verhindern, ist es für die betreuende Pflegeperson wichtig, kleinste Veränderungen im Verhalten des Kindes wahrzunehmen, einzuordnen, diese an den Arzt weiterzugeben und Pflegemaßnahmen abzuleiten **(Tab. 25.2)**. Es können diskrete Zeichen sein, die auf eine akute Verschlechterung hinweisen, z. B. Veränderungen der Vitalparameter, gesteigerte Unruhe!

Wichtig ist die Befragung der Eltern und des Kindes, welche Ressourcen und Einschränkungen, v. a. das größere Kind, zu Hause hatte.

Folgende Pflegeprobleme können auftreten:
- beeinträchtigtes Allgemeinbefinden durch instabile Kreislaufsituation,
- Gefahr der Volumenüberlastung durch unzureichende Urinausscheidung,
- Obstipation durch reduzierte Flüssigkeitsaufnahme,
- Körpertemperaturregulationsstörungen durch verminderte Durchblutung,
- Hautveränderungen, Unwohlsein durch starkes Schwitzen,
- Trinkschwäche, unzureichendes Gedeihen,
- eingeschränkte oder geringe körperliche Belastbarkeit,
- Einschränkungen in den Sozialkontakten (Familie, Freunde) durch lange Krankenhausaufenthalte,
- Verunsicherung und Ängste der Eltern und des Kindes durch die Schwere der Erkrankung.

25.2.3 Pflegeziele und -maßnahmen

Stabile Vitalfunktionen und rechtzeitiges Erkennen von Veränderungen

Für Kinder mit Herzerkrankungen gelten andere Grenzwerte bei den Vitalparametern als für Kinder ohne spezielle Fehlbildungen des Herzens. Ziel ist es, durch sorgfältigste pflegerische Beobachtung auch kleinste Veränderungen, die das Befinden des Kindes beeinträchtigen können, zu erkennen und darauf zu reagieren.

Dauermonitoring und eine engmaschige Überwachung aller Vitalfunktionen sind in der Akutphase obligatorisch. Die Überwachungsabstände und die Alarmgrenzen der einzelnen Parameter werden vom Arzt angeordnet.

Überwachung. Bei der Überwachung ist Folgendes zu beachten:

Das Kind sollte ruhig sein, nicht hungrig, nicht gestört durch andere Faktoren. Es werden Puls und Atmung nach Frequenz, Rhythmus und Qualität beurteilt, jeweils eine Minute ausgezählt. Die Herzfrequenz kann auch mit dem Stethoskop abgehört werden. Auf diese Weise können Extrasystolen oder extreme Tachykardien besser erkannt werden.

EKG-Elektroden immer gemäß Herstellerempfehlung applizieren. Regelmäßig korrekten Sitz prüfen, da die Kinder oft schwitzen, sich einzelne Elektroden lösen können und somit die Ableitung verfälscht wird. Die Kontaktstelle der Pulsoxymetersensoren soll regelmäßig alle 2 bis 4 Stunden gewechselt werden, um Druckstellen zu vermeiden. Die Füße und die Hände müssen warm sein. Die Funktionalität des Sensors prüfen, es kann zu Materialermüdung kommen und dadurch zu falschen Werten. Sättigungswerte, die an Hand und Fuß gleichzeitig erhoben werden und stark differieren, können auf eine mangelnde Durchblutung der unteren Körperhälfte hinweisen (z. B. bei beginnendem Verschluss einer Aortenisthmusstenose).

Blutdruckwerte sollten immer mit der gleichen Manschette in der richtigen Größe ermittelt werden. Dabei ist darauf zu achten, dass die Kinder oft dystroph sind und die für das Alter des Kindes empfohlene Manschettengröße nicht verwendet werden kann. Es empfiehlt sich, die korrekt ermittelte Manschette für jedes Kind zu kennzeichnen bzw. bei den

Tab. 25.2 ⇢ Score zur Graduierung der Herzinsuffizienz im Säuglingsalter

		Score 0	Score 1	Score 2
Trinken				
Trinkmenge/Mahlzeit	(ml)	> 110	85 – 110	< 85
Zeit dafür	(min)	< 40	> 40	–
körperliche Untersuchung				
Atemfrequenz	(/min)	<50	50 – 60	> 60
Herzfrequenz	(/min)	<160	160 – 170	> 170
Atmung		normal	auffällig	–
periphere Durchblutung		normal	eingeschränkt	–
3. Herzton		keiner	vorhanden	–
Lebergröße unter dem Rippenbogen palpabel	(cm)	<2	2 – 3	> 3

– = keine Wertung
Gesamtscore: 0 – 2 = keine, 3 – 6 = leichte, 7 – 9 = mäßige, 10 – 12 = schwere Herzinsuffizienz
(aus Michalk, D., E. Schönau: Differenzialdiagnose Pädiatrie. Urban & Fischer, München 1999).

25 Pflege von Kindern mit Störungen des Herz-Kreislauf-Systems

Pflegeutensilien zu belassen. Es wird immer die Extremität, an der gemessen wurde, und der Zustand des Kindes (z. B. wach, schreit) dokumentiert.

 Merke ⋯ Beobachtung. Jede Abweichung der Vitalparameter, z. B. Tachykardie bzw. Bradykardie bei schreiendem Kind, diskrete, aber fortlaufende Veränderungen der Sättigungswerte im angeordneten Rahmenbereich, Blutdruckschwankungen, Blutdruckdifferenzen zwischen oberer und unterer Extremität müssen unverzüglich dem Arzt mitgeteilt werden! Sie können Hinweis auf eine Verschlechterung der Situation des Kindes sein!

Werte im Bereich der Vitalfunktionen bei herzkranken Kindern dürfen niemals auf herzgesunde Kinder übertragen werden, da z. T. weit abweichende Grenzwerte aufgrund der Herzerkrankung toleriert werden.

Adäquate Sauerstoffversorgung. Die Zyanose der Haut oder Schleimhaut ist eines der wichtigsten Symptome einiger angeborener Herzfehler und der Herzinsuffizienz. Sie kann Hinweis auf eine nicht ausreichende Sättigung des Körpers mit Sauerstoff sein (**Abb. 25.1**, s. auch S. 170).

Eine Sauerstofftherapie erfolgt auf Anordnung des Arztes. Sie wird durchgeführt und überwacht wie auf S. 187 beschrieben.

Besonderheiten. Die Gabe von Sauerstoff bei einem Neugeborenen kann einen Duktusverschluss bewirken. Ein noch offener Ductus Botalli kann aber bei einigen schweren Fehlbildungen des Herzens, z. B. Pulmonalklappenatresie, der einzige Weg der Lungendurchblutung sein. Ein Duktusverschluss bewirkt hierbei eine zyanotische Krise und führt zum Tod!

 Merke ⋯ Sicherheit. Die Verabreichung von Sauerstoff bei einem Kind mit Verdacht auf kardiale Fehlbildung erfolgt ausschließlich auf Anordnung des Arztes!

Verbesserte Atmung

Merke ⋯ Empfindung. Atemnot löst existentielle Ängste aus und ist für das Kind eine bedrohliche Situation!

Eine Steigerung der bereits vorhandenen Tachypnoe, v. a. in Ruhe, ist beim herzinsuffizienten Kind ein Zeichen für eine Situationsverschlechterung. Aber auch bei optimaler Therapie neigen die Kinder zur Dyspnoe. Ziel jeder Maßnahme ist daher, die Atmung zu unterstützen und zu erleichtern. Speziell bei der Lagerung kann die betreuende Pflegeperson Hilfestellung geben.

Eine 20°- bis 30°-Hochschräglagerung des Kindes und eine Unterlagerung des Thorax wirken atemerleichternd (**Abb. 25.2**). Die Lagerung soll für das Kind bequem sein. Bei älteren Kindern kann dieser Effekt mit einem Kissen erzielt werden, wobei sie die Arme seitlich auf dem Kissen abstützen können, ähnlich der Haltung in einem Sessel mit Armlehne. Sie sollten dabei die für sie bequemste Lagerung selbst herausfinden.

Bei bereits eingetretener Lebervergrößerung sollte eine sitzende und flache Lagerung vermieden werden. Die vergrößerte Leber führt in dieser Haltung zu einem Hochpressen des Zwerchfells und erschwert die Atmung dadurch zusätzlich. Wichtig ist es, so weit wie möglich, die Schräglagerung bei pflegerischen und therapeutischen Tätigkeiten einzuhalten. Anwendungen, die für das Kind nicht angenehm sind, werden durch die Flachlagerung noch belastender.

Beengende Kleidung kann dem Kind sehr unangenehm sein und eine beklemmende Wirkung ausüben. Deshalb sind bequeme, locker anliegende Kleidungsstücke vorzuziehen.

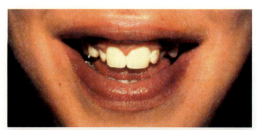
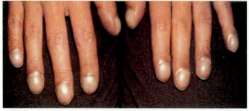

Abb. 25.1 ⋯ **Zyanose.** Kind mit ausgeprägter Zyanose an Lippen und Fingern (Trommelschlegelfinger)

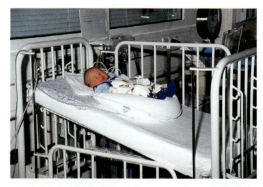

Abb. 25.2 ⋯ **Atemerleichterung.** Hochschräglagerung eines Säuglings mit Herzinsuffizienz

Physiotherapeuten können mit Atemtherapie vorhandene Ressourcen fördern, sofern es das Befinden des Kindes zulässt. Eine ruhige Umgebung und der gelassene Umgang mit dem herzkranken Kind ist äußerst wichtig. Aufregung bewirkt eine zusätzliche Belastung und kann ein ohnehin dyspnoeisches Kind in regelrechte Krisen stürzen.

Atemunabhängig kann es bei einigen Krankheitsbildern (z. B. Fallot-Tetralogie) zu hypoxischen Krisen kommen. Die Kinder werden fahlgrau, extrem unruhig bis panisch und schnappen nach Luft.

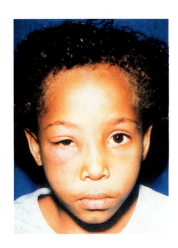

Abb. 25.4 ⋯> **Linksherzinsuffizienz.** Hier zeigt sich die Erkrankung an den Ödemen im Gesicht des Kindes (Chagas-Krankheit)

> **Merke ⋯> Notfall.** Bei hypoxischen Krisen nehmen große Kinder zur Erleichterung eine Hockstellung ein. Dies bewirkt eine Zunahme an arterieller Sauerstoffsättigung. Als Sofortmaßnahme beim hypoxischen Anfall eines Säuglings ahmt man die Hockstellung nach, indem man die Knie des Kindes an seine Brust presst **(Abb. 25.3).**

Kinder mit Herzinsuffizienz haben oft bei Aufregung einen trockenen bellenden Husten. Dieser sog. kardiale Husten, hervorgerufen durch die Lungenüberflutung, weist nicht auf eine Atemwegserkrankung hin, belastet das Kind jedoch zusätzlich. Es ist für die Pflegeperson wichtig, Veränderungen, die auf einen Infekt der oberen Luftwege hinweisen (z. B. gesteigerte Sekretbildung) rechtzeitig zu erkennen. Außerdem sollte der Kontakt mit Personen, die an einem Atemwegsinfekt leiden, vermieden werden (z. B. Personal, Besucher).

Physiologische Ausscheidung

Ein deutliches Zeichen der Herzinsuffizienz ist das generalisierte kardiale Ödem **(Abb. 25.4).** Es äußert sich bei der Rechtsherzinsuffizienz v. a. an den Beinen und Knöcheln, bei der Linksherzinsuffizienz als Lungenödem.

Hervorgerufen durch einen erhöhten hydrostatischen Druck, kann die Flüssigkeit nicht mehr ausreichend als Urin ausgeschieden werden. In der Regel werden Kinder mit Herzinsuffizienz langfristig mit Diuretika therapiert. Es ist wichtig, die Ausscheidungsmenge sehr genau zu beobachten und zu dokumentieren.

> **Merke ⋯> Sicherheit.** Bei Verdacht einer Ausscheidungsstörung und sichtbaren Ödemen muss der Arzt informiert werden!

Urinausscheidung. Die Pflegeperson wird auf ärztliche Anordnung eine Flüssigkeitsbilanz durchführen. Wurde eine Zusatzgabe von Diuretika i. v. oder oral zur Förderung der Ausscheidung angeordnet, wird die Pflegeperson auf die Wirksamkeit dieser Maßnahme besonders achten und ggf. den Rückgang der Ödeme und die erhöhte Urinausscheidung beobachten, dokumentieren und dem Arzt weitergeben.

> **Merke ⋯> Beobachtung.** Ödeme, v. a. das Lungenödem belasten das Kind schwer. Selbst bei diskreten Zeichen sollte die betreuende Pflegeperson den Arzt informieren und in der Zwischenzeit die Ausscheidung überwachen!

Bei Säuglingen kann neben dem Wiegen der Windel nach jedem Einnässen und der Dokumentation der Menge das zweimal tägliche Wiegen (unter gleichen Bedingungen, d. h. gleiche Waage, gleiche Uhrzeit) Aufschluss über eine Gewichtszunahme durch Flüssigkeitseinlagerung geben.

> **Merke ⋯> Beobachtung.** Eine auftretende Oligurie bzw. Anurie kann Hinweis auf eine akute Minderdurchblutung der Niere, z. B. durch einen Verschluss der Aortenisthmusstenose sein!

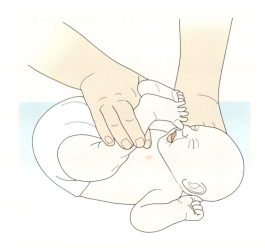

Abb. 25.3 ⋯> **Hypoxie.** Erstmaßnahme bei einem Säugling mit einer hypoxischen Krise

Stuhlausscheidung. Neben der reduzierten Urinausscheidung kann es auch zur Obstipation kommen. Bei sehr festem Stuhl ist auf ärztliche Anordnung die Stuhlausscheidung medikamentös zu unterstützen. Das Pressen beim Stuhlabsetzen ist sehr anstrengend und erschöpfend für die Kinder. Es kommt zu einer Erhöhung des thorakalen Innendrucks und zusätzlich besteht die Gefahr der Analfissur.

Es ist wichtig, die Eltern bezüglich der Problematik zu informieren und zu beraten sowie in der Beobachtung der Ausscheidung anzuleiten. Ältere Kinder, denen das Thema Ausscheidung unangenehm ist, gilt es, behutsam über die Wichtigkeit einer problemlosen Stuhlausscheidung aufzuklären. Bei Obstipation sollten sie über vorbeugende und erleichternde Maßnahmen beraten werden.

Physiologische Körpertemperatur

Herzkranke, sehr dystrophe Kinder mit wenig Unterhautfettgewebe neigen zu Hypothermie mit kalten Extremitäten und sehr starkem Schwitzen. Es ist wichtig, die Körpertemperatur im physiologischen Bereich zu stabilisieren, da eine Hypo- oder Hyperthermie zu einer belastenden Situation führt und den Sauerstoffverbrauch erhöhen kann (s. S. 219).

Aufgrund des Schwitzens fühlt das Kind sich sehr unwohl und läuft Gefahr, sich zu erkälten. Es ist für die betreuende Pflegeperson oft schwierig, eine Bekleidungs- und Bedeckungsform zu finden, die gleichzeitig zweckmäßig und für das Kind angenehm ist. Empfehlenswert ist leichte Kleidung, die nicht eng anliegt, vorzugsweise aus atmungsaktiven Naturmaterialien. Die Bettwäsche ist je nach Bedarf, v. a. im Kopfbereich, mehrmals täglich zu wechseln. Bei der Decke sollte man auf wärmende, leichte und ebenfalls atmungsaktive Eigenschaften achten.

Bei sehr dystrophen Säuglingen ist die Wahl eines Wärmebettes oft die einzige Möglichkeit, eine stabile Körpertemperatur zu erreichen. Um ein zusätzliches Auskühlen der unteren Extremität zu vermeiden, sind wärmende Strümpfe, die nicht einschnüren, sehr hilfreich. Ist diese Maßnahme nicht ausreichend, können die Füße zusätzlich locker mit Watte umwickelt und dann mit Strümpfen bekleidet werden.

Einbeziehung der Eltern ⋯▶ Bereits in der Klinik werden die Eltern in die Pflege ihres Kindes integriert und von der betreuenden Pflegeperson auf die Besonderheiten hingewiesen, beraten und begleitet.

Angemessenes Gedeihen

Für Kinder mit angeborenen Herzfehlern, die das Bild einer Herzinsuffizienz aufweisen, bedeutet die Nahrungsaufnahme oft Schwerstarbeit. Das Problem für Kind, Eltern und Pflegeperson besteht in dem ständigen Hunger, der vom Kind aber nur mühsam durch orale Nahrungsaufnahme gestillt werden und durch die dafür aufgewendete Energie zur anschließenden Erschöpfung führen kann.

Mütter mit Stillwunsch sind oft sehr traurig darüber, wenn es dem Kind zu anstrengend ist, an der Brust zu trinken. In diesen Fällen sollten Mütter dahingehend motiviert werden, die Muttermilch abzupumpen und sie sondieren zu lassen. Sobald es das Befinden des Kindes zulässt, wird die Mutter bei anfangs kurzen Stillversuchen unterstützt.

Merke ⋯▶ Trinkschwäche. Das Auftreten einer Herzinsuffizienz im Neugeborenenalter ist keine Kontraindikation für das Stillen. Eine evtl. auftretende Trinkschwäche äußert sich sowohl bei der Verabreichung durch Flaschennahrung als auch beim Stillen.

Die Aufgabe der betreuenden Pflegeperson besteht v. a. darin, das Kind hinsichtlich seines Trinkverhaltens und seiner Trinkfähigkeit zu beobachten. Daraufhin wird mit der Mutter ein zeitlicher Rahmen der Nahrungsgabe besprochen. Die Zeitdauer, z. B. des Stillens, muss individuell von den Möglichkeiten des Kindes abhängig gemacht werden. D. h. eine intensive Beobachtung von vermehrten Anzeichen der Belastung des Kindes (z. B. starkes Schwitzen, Tachypnoe, Tachykardie) bestimmen letztendlich zusammen mit der gestillten Menge den Zeitraum der Nahrungsgabe.

Kann oder möchte das Kind nicht mehr trinken, sollte die Restmenge dem Kind, das an der mütterlichen Brust liegt, langsam sondiert werden.

Um den Organismus zu schonen und die Kinder nicht einem gesteigerten Hungergefühl auszusetzen, wählt man kleine Mahlzeiten in kurzen Zeitintervallen. Die Kinder erhalten die Nahrung möglichst sofort nach dem Aufwachen, damit sie nicht schreien und sich nicht zusätzlich erschöpfen. Möchte ein Kind trinken, sollte man ihm diese orale Bedürfnisbefriedigung wenigstens mit der Gabe einiger Milliliter ermöglichen. Es ist wichtig, das Kind dabei nicht zu überfordern, vielmehr steht der Lustgewinn im Vordergrund, dessen Befriedigung das Kind ruhiger und zufriedener werden lässt. Schläft ein Kind zur anvisierten Mahlzeit, sollte man es nicht wecken und die Nahrung sondieren.

Ist eine Besserung des Befindens des Kindes vorläufig nicht möglich bzw. braucht das Kind nach einem kardiochirurgischen Eingriff eine längere Regenerationsphase, ist es indiziert, die Eltern in das Sondieren der Nahrung einzuweisen. Hierbei werden sie sehr genau über die Problematik des Sondierens und die Vorgehensweise unterrichtet (s. S. 307). Steht die Entlassung mit Sondenversorgung nach Hause an, bekommen die Eltern zusätzlich ambulante Pflegedienste zur regelmäßigen Betreuung zur Seite gestellt.

Einige Kinder sind, trotz schwerer kardialer Belastung, in der Lage, ihre Mahlzeiten komplett zu trinken. Aus therapeutischen Gründen wird die Gesamtmenge der täglichen Flüssigkeitszufuhr oft restriktiv gehalten, um eine Volumenüberlastung zu vermeiden. Dieses reduzierte Flüssigkeitsangebot empfindet das Kind jedoch nicht immer als ausreichend. Um zusätzliche Aufregung zu vermeiden, empfiehlt es sich dann, die Verabreichung der Nahrung den Bedürfnissen des Kindes anzugleichen.

Das kann z. B. bedeuten, dass das Kind unterschiedliche Mengen an Nahrung pro Mahlzeit zu sich nehmen möchte. Die angeordnete Flüssigkeitsmenge darf dabei jedoch nicht überschritten werden. Bei älteren Säuglingen sollte man festerer Nahrung in Form von Breien den Vorzug geben.

Klein- und Schulkinder bekommen einen Trinkplan, der mit ihnen und den Eltern gemeinsam gestaltet wird. Die Wahl kleiner Gläser kann diese Maßnahme zusätzlich erleichtern. Es ist wichtig, den Eltern die Gründe für diese Einschränkung ihres Kindes zu erklären, damit sie gemeinsam mit der Pflegeperson das Kind motivieren können.

Lässt der Allgemeinzustand des Kindes es zu, darf das Kind ad libitum trinken. Kommt es dabei zu einer unverhältnismäßigen Gewichtszunahme in Form von Ödemen, wird ihr ggf. medikamentös durch Erhöhung der Diuretikadosen entgegengewirkt. Dies erfolgt ausschließlich auf ärztliche Anordnung.

Trotz aller Maßnahmen gedeihen manche Kinder nicht. Vor allem ältere Säuglinge stagnieren mit ihrem Gewicht. Hier sind altersgemäß angepasste, hochkalorische Flaschennahrungen und Breie (z. B. Moromilch oder -brei) zu empfehlen. Bei größeren Kindern herrscht meist zusätzlich eine Appetitlosigkeit vor. Hier ist es wichtig, auf die Wünsche des Kindes einzugehen und nach eingehender Befragung bei der Pflegeanamnese ein Nahrungsangebot, im Rahmen der Möglichkeiten der einzelnen Kliniken, bereitzuhalten.

Toleranz der Medikamenteneinnahme

Kinder mit einer Gesundheitsstörung im kardialen Bereich werden mit einer Vielzahl hochwirksamer und auf die Kreislaufsituation entscheidend einwirkender Medikamente behandelt. Dies müssen sich Pflegeperson und Eltern immer bewusst machen. Es ist wichtig, die genaue Dosierung und den Zeitpunkt der Einnahme, die zumeist in regelmäßigen Abständen erfolgt, einzuhalten. Des Weiteren müssen Pflegepersonen, Eltern und ältere Kinder Wirkungsweise und Nebenwirkungen der Präparate kennen, um bei auftretenden Symptomen entsprechend reagieren zu können **(Tab. 25.3)**. In der Klinik, v. a. in der Ein-

Tab. 25.3 Beobachtungskriterien beim Einsatz besonderer Medikamente und ihre Anwendungsgebiete

Wirkstoff/ Medikamente	Anwendungsgebiet	Nebenwirkungen	Beobachtungskriterien und Maßnahmen
Furosemid/Lasix	u. a. Ödeme infolge Herzerkrankungen	→ Störungen im Elektrolythaushalt, → Kreislaufstörungen bei erhöhter Diurese	→ Überwachung der Ausscheidungsmenge, ggf. Rückgang der Ödeme, → Hautturgor, EKG-Veränderungen, Puls und Blutdruck
Digoxin/Lenoxin	chronische Herzleistungsschwäche	→ Übelkeit, Erbrechen, → unregelmäßiger Herzschlag, → Störungen im Farbensehen	→ Die Pflegeperson achtet streng auf mögliche Nebenwirkungen und informiert den Arzt, → Gefahr der Intoxikation → keine Medikamentengabe vor der Medikamentenspiegelkontrolle
Spironolacton/ Aldactone	u. a. Herzerkrankungen mit Ödembildung	→ bei eingeschränkter Nierenfunktion erhöhte Kaliumwerte und erniedrigte Natriumwerte, → Arrhythmien, → Müdigkeit, → Muskelkrämpfe	
Propranololhydrochlorid/ Dociton	u. a. Hypertonie, Herzrhythmusstörungen	→ Müdigkeit, → Schwindel, → Übelkeit, → Hautreaktionen, → evtl. Blutdruckabfall	→ regelmäßige Blutdruckkontrollen nach Anordnung des Arztes, → Abweichungen und starke Schwankungen müssen dem Arzt mitgeteilt werden
Enalaprilhydrogenmaleat/ Xanef	Hypertonie, Herzinsuffizienz	→ starker Blutdruckabfall, → Tachykardie, → Herzrhythmusstörungen	→ vor und 1 Stunde nach Medikamentengabe erfolgt die Blutdruckkontrolle durch die Pflegeperson, → starke Abfälle sowie starke Schwankungen müssen dem Arzt mitgeteilt werden

Fortsetzung ▶

Tab. 25.3 ⸺⸺ (Fortsetzung)

Wirkstoff/ Medikamente	Anwendungs- gebiet	Nebenwirkungen	Beobachtungskriterien und Maßnahmen
Alprostadil/ Minprog	zeitweilige Auf- rechterhaltung des Ductus Arte- riosus Botalli bei Neugeborenen	⸺ Fieber, ⸺ Apnoe, ⸺ Bradykardie, ⸺ Herzrhythmusstörung, ⸺ Hypotonie, ⸺ Hautrötungen, ⸺ Thrombopenie, ⸺ nach Therapie > 5 Tage kann eine Magenschleimhauthyper- plasie auftreten	⸺ engmaschige Überwachung aller Vi- talfunktionen, der Dauertropfinfusion und Temperaturkontrollen ⸺ genaueste Beobachtung auf mögliche weitere Nebenwirkungen ⸺ jede Veränderung muss unverzüglich dem Arzt mitgeteilt werden ⸺ die Möglichkeit einer Intubation und Langzeitbeatmung muss jederzeit ge- währleistet sein

stellungsphase und bei Dosisveränderungen, ist ein 24-stündiges Monitoring und engmaschige Kontrol- le aller Vitalparameter obligatorisch.

 Merke ⸺ Sicherheit. Diuretika und blut- drucksenkende Medikamente nie zusammen verabreichen. Es könnte ein unverhältnismä- ßig starker Blutdruckabfall eintreten!

Die Kinder müssen oft eine Vielzahl von Medika- menten mehrmals täglich einnehmen, dabei kann es zu Problemen mit der Aufnahme kommen. Es ist da- her wichtig, die Kinder zu motivieren und darauf zu achten, dass immer der gesamte Wirkstoff aufge- nommen wird.

Vermischt mit kleinen Mengen Tee oder Milch mittels Spritze langsam in den Mund appliziert, ist die exakte Verabreichung beim Säugling am besten gewährleistet. Medikamente dürfen nicht in die Fla- sche gegeben werden, da das Kind sie evtl. nicht ganz trinkt und somit die Aufnahme der Gesamtmenge des Wirkstoffes nicht erfolgen kann **(Abb. 25.5)**. Grö- ßere Kinder schlucken die Kapseln und Tabletten zu- sammen mit etwas Nahrung.

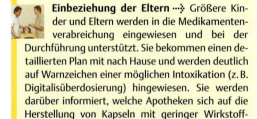 **Einbeziehung der Eltern ⸺** Größere Kin- der und Eltern werden in die Medikamenten- verabreichung eingewiesen und bei der Durchführung unterstützt. Sie bekommen einen de- taillierten Plan mit nach Hause und werden deutlich auf Warnzeichen einer möglichen Intoxikation (z. B. Digitalisüberdosierung) hingewiesen. Sie werden darüber informiert, welche Apotheken sich auf die Herstellung von Kapseln mit geringer Wirkstoff- menge und kleiner Größen spezialisiert haben.

Erbricht ein Kind kurze Zeit nach der Mahlzeit und erfolgter Medikamentengabe, muss mit dem Arzt ge- klärt werden, ob die jeweilige Gabe wiederholt wer- den soll. Eltern, deren Kind zu Hause medikamentös versorgt wird, sollten diesen speziellen Fall voraus- schauend mit dem Arzt klären.

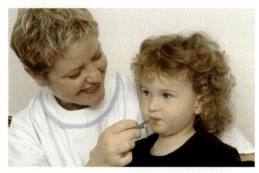

Abb. 25.5 ⸺ Genaue Medikamentendosierung. Pflegeperson appliziert einem Kleinkind das gelöste Medikament in einer 2 ml-Spritze

Angemessene Belastbarkeit

Säuglinge und Kinder mit Herzinsuffizienz sind nur bedingt leistungsfähig. Dies bedeutet, dass Leistun- gen, die ein gesundes Kind ohne Schwierigkeiten er- bringt, für sie mit großer Mühe und Anstrengung verbunden sind.

Besonders im Säuglings- und Kleinkindalter liegt es in der Verantwortung der Pflegeperson und den Eltern, das Leistungsvermögen der Kinder einzu- schätzen und sie nur im Rahmen ihrer Möglichkeiten zu fordern. Dies äußert sich in der Koordination der Pflegemaßnahmen und dem Minimal-Handling in der gesamten Pflege, genauso wie in der Auswahl von Spielen und krankengymnastischen Übungen.

Wird das Kind älter und mobiler, erkennt es selbst die Grenzen seiner Möglichkeiten. Das kann zu Frus- tration und dem Gefühl der Ausgeschlossenheit füh- ren. Um das Selbstwertgefühl des Kindes zu steigern und zu unterstützen, ist es wichtig, nach Rückspra- che mit dem Kardiologen zu klären, welches Bewe- gungs- und Beschäftigungsangebot für das Kind sinnvoll ist. Den Eltern und dem Kind wird in Gesprä- chen erläutert, in welchem Bereich das Kind Res- sourcen hat und womit diese gezielt gefördert wer- den können.

Angstminderung

Beobachtet man Kinder mit Herzinsuffizienz intensiv in ihrem Verhalten, erkennt man schnell, dass sie im Gegensatz zu gesunden Kindern gleichen Alters andere Empfindungen äußern. Häufig wird im Zusammenhang mit dieser Gesundheitsstörung der gequälte, ängstliche Gesichtsausdruck beschrieben. Für gesunde Menschen sind die Gefühle der Beklemmung, d. h. existenzielle Lebensangst gepaart mit akuter Atemnot, in ihrem Ausmaß nur erahnbar.

Merke ···▷ Pflegeverständnis. Das Kind sollte immer das Gefühl haben, dass jemand für es da ist. Auch im Stationsalltag hat der Beistand der Pflegeperson oberste Priorität!

Zeigt ein Kind Anzeichen von Angst und Beklemmung, sollte es in erster Linie mittels Körperkontakt und Ansprache und Anbieten von Ablenkung beruhigt werden. Bei größeren Kindern hat sich das Einüben von Entspannungstechniken als Hilfe zur Selbsthilfe bewährt.

Die erkrankten Kinder erleben Angstzustände, die mit diesen Maßnahmen nicht beherrschbar sind, und es ist im Interesse des psychischen und physischen Wohlbefindens des Kindes, den Erregungszuständen ggf. medikamentös zu begegnen. Es ist deshalb wichtig, den Einsatz von Sedativa genauestens mit dem behandelnden Arzt zu besprechen. Die Eltern sollten von den therapeutischen Maßnahmen vom Arzt unterrichtet werden, um evtl. Ängste bezüglich Neben- und Langzeitwirkungen anzusprechen. Die Medikamente werden streng nach Anordnung und genau definiertem Bedarf verabreicht.

Bei längerer Betreuung erkennen die Pflegeperson und die Mutter die Anzeichen für diese Krisen und so kann dem Kind das Vollbild dieses Angsterlebnisses erspart werden. Sind die Ursachen und die Zeichen der Herzinsuffizienz später beseitigt bzw. gemindert, besteht keine Notwendigkeit mehr für sedierende Medikamente.

Akzeptanz der Erkrankung

Eltern, deren Kinder eine Gesundheitsstörung im kardialen Bereich haben, sind einer großen seelischen Belastung ausgesetzt. Ängste bezüglich der nahen und fernen Zukunft und Entwicklung ihres Kindes türmen sich vor ihnen auf. Die Organisation des täglichen Lebens, die Versorgung der Geschwisterkinder, der Wunsch, seinem Kind auch genügend Zeit zu widmen, erscheint wie eine unüberwindbare Wand.

Aufgabe von Ärzten und Pflegepersonen ist es, die Eltern umfassend über die therapeutischen und pflegerischen Maßnahmen und den zu erwartenden Verlauf aufzuklären, ihre Ängste wahr und ernst zu nehmen und ihnen Gelegenheit zu geben, diese zu formulieren.

Steht eine operative Korrektur eines Herzfehlers mit anschließendem Aufenthalt auf der Kinderintensivstation an, kann man den Eltern zur Vorbereitung auf die zu erwartende Situation eine Vorstellung der Station anbieten.

Älteren Kindern kann man den OP und die Intensivstation zeigen, wenn sie diesen Wunsch äußern. Es sollte dabei sehr behutsam vorgegangen werden und versucht werden, Ängste abzubauen und keine neuen zu produzieren. Mit den Eltern sollte zuvor abgeklärt werden, ob sie diese Aufklärungsform für ihr Kind als sinnvoll empfinden oder ob z. B. mit Bildmaterial schonender auf die Bedürfnisse des Kindes eingegangen werden kann.

Spätestens bei der Operationsaufklärung stellen sich den Eltern ganz deutlich die Fragen: „Wird mein Kind das überleben?", „Bin ich am Ende verantwortlich für seinen Tod, wenn ich meine Einwilligung zu diesem Eingriff gebe?"

Es ist wichtig, den Eltern gegenüber die bedrohliche Situation nicht zu beschönigen und durch ehrliche Gespräche das Vertrauen der Eltern zu gewinnen. Gleichzeitig sollte man sie aber in der Hoffnung auf eine Besserung nach erfolgreicher Korrektur bestärken. Erkennt die betreuende Pflegeperson oder der aufklärende Arzt, dass die Ängste für die Eltern in diesen Gesprächen nicht ausreichend abgebaut werden konnten, kann man ihnen psychologischen oder seelsorgerischen Beistand anbieten.

Gespräche und Kontakte mit anderen betroffenen Eltern erweisen sich als sehr hilfreich und haben oft über den Klinikalltag hinaus Bestand. Es hat sich als sinnvoll erwiesen, den Eltern nach der ersten Aufregung Adressen von regionalen und bundesweiten Selbsthilfeorganisationen zu geben, sodass sie sich zusätzlich an Stellen außerhalb der Klinik wenden können.

Steht die Entlassung nach Hause an, sollte im Gespräch mit den Eltern unter Einbeziehung des sozialen Dienstes geklärt werden, ob und welche Art von Hilfe benötigt wird. So kann bereits von der Klinik aus die Betreuung durch einen Kinderkardiologen und Physiotherapeuten vor Ort, ggf. die Unterstützung durch eine mobile Kinderkrankenpflegeeinrichtung und bei Bedarf der Einsatz einer Haushaltshilfe organisiert werden.

Eltern herzkranker Kinder sind verständlicherweise sehr besorgt um deren Wohl. Es ist daher wichtig, sie darin zu unterstützen, ihr Kind wie andere gesunde Kinder aufwachsen zu lassen. Krankheitsbedingt wird das Kind, je nach Schwere der Einschränkung, bei manchen Aktivitäten, v. a. im sportlichen Bereich, selbst Defizite erkennen. Es ist daher sinnvoll, dem Kind zu erklären, warum es den Anforderungen des einen oder anderen Spiels nicht so gut gewachsen ist. Dabei sollte vermieden werden, das Kind zu stark mit der elterlichen Sorge einzuschränken und ein evtl. aufkeimendes Minderwertigkeitsgefühl zu verstärken.

Befreiung von sportlichen Aktivitäten im Kindergarten und in der Schule werden, je nach Allgemeinzustand, vom Kardiologen attestiert. Eltern sollten mit Vertretern der einzelnen Institutionen die be-

25 Pflege von Kindern mit Störungen des Herz-Kreislauf-Systems

sondere Situation ihres Kindes klären und gemeinsam ein Ersatzprogramm für diesen Zeitraum finden. Größere Kinder sollten selbst entscheiden, ob und in welcher Form die Klassenkameraden über ihre Probleme informiert werden sollen. Es empfiehlt sich, das Kind frühzeitig, gemäß seiner Leistungsfähigkeit und seinem Interesse, behutsam an „ruhigere" Hobbys heranzuführen und diese mit der gesamten Familie auszuüben.

Das gesamte Familienleben wird von Anfang an immer wieder von Klinikaufenthalten des kranken Kindes bestimmt. Es ist wichtig, dem Kind und den Geschwistern die zu erwartende Situation, je nach Alter und unter Zuhilfenahme von Bildmaterial und Spielen zu erklären. Großzügige Besuchszeiten und die Möglichkeiten der stationären Mitaufnahme eines Elternteils gewährleisten einen kontinuierlichen Kontakt zur Familie.

Häufige und personenreiche Besuche sollten jedoch in der Zeit der Rekonvaleszenz im Interesse des Kindes vorsichtig geplant werden. Kann niemand ständig bei dem Kind bleiben, ist es wichtig, den Eltern das Gefühl zu geben, dass das Kind gut betreut wird. Das Angebot, sich jederzeit telefonisch nach dem Kind erkundigen zu können, auf der anderen Seite selbst bei Problemen des Kindes informiert zu werden, gibt den Eltern zusätzliche Sicherheit. Größeren Kindern sollte, soweit möglich, ein Telefon im Zimmer zur Verfügung stehen, um jederzeit Kontakt mit Freunden und der Familie aufnehmen zu können.

Für manche Kinder gibt es trotz zahlreicher Bemühungen und unter Nutzung aller Möglichkeiten keine Überlebenschance. Sie müssen sterben. Hier ist es wichtig, alle Möglichkeiten der Betreuung und Unterstützung für die Eltern und das Kind auszuschöpfen und ihnen Hilfe bei der Sterbebegleitung ihres Kindes zu geben (s. S. 430).

Viele Kinder und Familien erwartet nach erfolgreicher Behandlung ein Leben ohne nennenswerte Einschränkungen. Bei Wiedervorstellung in der Ambulanz erkennt das betreuende Team die gut entwickelten und aufgeweckten Kinder fast nicht wieder und die Eltern berichten oft, dass sie selbst kaum glauben können, welch schwere Zeit hinter ihnen liegt.

terisierung wird der Katheter über eine periphere Arterie (z. B. Arteria femoralis) eingeführt.

 Merke ⇢ Komplikationen. Bei dieser invasiven Untersuchung kann es bereits während des Eingriffs zu Komplikationen kommen:
- ⇢ Auftreten von Herzrhythmusstörungen,
- ⇢ Schlingen- oder Knotenbildung des Katheters,
- ⇢ Blutung,
- ⇢ Thrombosen,
- ⇢ Perforation der Herzwand (sehr selten).

Die Herzkatheterisierung gibt Auskunft über:
- ⇢ Druckverhältnisse im rechten und im linken Herzen,
- ⇢ Sauerstoffsättigung in den einzelnen Herz- und Gefäßabschnitten,
- ⇢ Bestimmung der Kreislaufgrößen (Verhältnis der Körperdurchblutung zur Lungendurchblutung),
- ⇢ morphologische Verhältnisse.

Sie kann durch spezielle Kathetertechniken u. a. therapeutisch eingesetzt werden zur:
- ⇢ Durchführung einer Ballonseptostomie nach Rashkind (Schaffen eines künstlichen Vorhofseptumdefekts),
- ⇢ Dilatation von Stenosen durch Ballonkatheter (Valvuloplastik),
- ⇢ Anwendung von Elektrodenkathetern zur HIS-Bündel-Elektrographie **(Abb. 25.6)**.

■ Vorbereitung

Vorbereitung des Kindes. Die Herzkatheterisierung ist mit einem operativen Eingriff zu vergleichen und muss in der Betreuung vor und nach diesem auch als solcher gehandhabt werden.

Die Aufgabe der Pflegeperson besteht in der Vorbereitung von Eltern und Kind auf den Eingriff, die Assistenz während der Untersuchung und der Betreuung und Beobachtung des Kindes vor, während und nach dem Eingriff.

Vor dem Herzkatheter sind folgende Voruntersuchungen und die Erhebung bestimmter Daten erforderlich (die betreuende Pflegeperson assistiert bei Bedarf): körperliche Untersuchung, Ausschluss eines

25.3 Herzkatheteruntersuchung

Die Herzkatheteruntersuchung hat im Laufe der letzten Jahre zunehmend an Bedeutung im diagnostischen und therapeutischen Bereich gewonnen.

Dabei wird unter laufender Röntgenkontrolle (Durchleuchtung) ein Kunststoffkatheter in das rechte bzw. linke Herz und in die großen Gefäße eingeführt. Um die rechten Herzabschnitte zu erreichen, wird der Katheter über eine periphere Vene (z. B. Vena femoralis) geschoben. Bei einer Linksherzkathe-

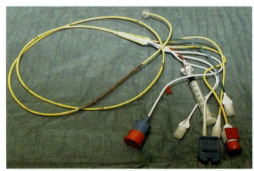

Abb. 25.6 ⇢ **Elektrodenkatheter.**
(Edwards Lifescience)

Infektes, EKG zum Ausschluss von Herzrhythmusstörungen, Ultraschall des Herzens, Röntgen des Thorax, Laboruntersuchungen, Anforderung von Blutkonserven, aktuelle Medikamentenverordnung.
Die Pflegeperson ermittelt:
- aktuelles Gewicht und Körpergröße,
- aktuelle Blutdruckwerte (bei Verdacht auf Stenosen an allen vier Extremitäten),
- aktuelle Sauerstoffsättigungswerte,
- aktuelle Herz- und Atemfrequenz,
- inspiziert den Bereich der Punktionsstelle auf Hautveränderungen (die Haut muss reizfrei sein),
- achtet auf Infektzeichen (Kind muss infektfrei sein).

Die Eltern und, je nach Alter, werden auch die Kinder von den Kardiologen über die geplante Vorgehensweise aufgeklärt. Die Erziehungsberechtigten müssen schriftlich einwilligen. In der Regel findet der Eingriff unter starker Sedierung statt, kann aber bei sehr instabilen Kindern auch in Narkose erfolgen.

Steht der Termin für die Herzkatheterisierung fest, wird das Kind wie folgt pflegerisch betreut.
Mindestens 6 bis 8 Stunden vor dem Eingriff:
- Assistenz beim Anlegen eines i. v.-Zugangs und Überwachung und Durchführung der Infusionstherapie,
- Überwachung der Nahrungskarenz,
- Medikamentenverabreichung bzw. Pausen je nach Anordnung des Arztes.

Direkt vor dem Eingriff:
- das Legen der Magensonde,
- Sedierung je nach Anordnung verabreichen,
- evtl. Auftragen eines Lokalanästhetikums im Punktionsbereich (z. B. Leisten).

Transport zum Herzkatheterlabor mit:
- Überwachungsmonitor,
- Beatmungsbeutel und passender Maske,
- Infusionspumpe, ggf. Sauerstoffflasche,
- bei Bedarf Einmalwindeln, Strümpfen, ggf. Schnuller.

Während der Untersuchung ist die Pflegeperson in erster Linie für die Beobachtung und Beruhigung des Kindes zuständig. Bei Bedarf wird sie das Befinden, die Kreislaufsituation und die Sauerstofftherapie überwachen, Sekret absaugen und Medikamente aufziehen.
Nach dem Eingriff erfolgt der Rücktransport zur Station unter Dauermonitoring und evtl. Sauerstoffverabreichung durch die mitgeführte Sauerstoffflasche.

■ Nachsorge

Auf Station werden folgende Beobachtungen und Pflegemaßnahmen durchgeführt:
- engmaschige Überwachung nach Anordnung (in den ersten Stunden in der Regel viertel- bis halbstündig) von Blutdruck, Herzfrequenz, Atemfrequenz, Sauerstoffsättigung,
- Erwärmung des Kindes,
- Überprüfung der Fußpulse beidseitig,
- Überwachung des Druckverbandes und der Punktionsstelle,
- leichte Hochlagerung der punktierten Extremität,
- Überwachung der Infusionstherapie,
- auf das Einhalten der Bettruhe achten, für Beschäftigung sorgen.

> **Merke ⋯ Komplikationen.** Bei folgenden Unregelmäßigkeiten ist sofort der Arzt zu informieren: Herzrhythmusstörungen (z. B. Bradykardien, Tachykardien, Extrasystolen), Tachypnoe, Blutdruckschwankungen, Schwankungen der Sauerstoffsättigung, Auftreten von Fieber, Veränderungen des punktierten Beines bzgl. Farbe, Temperatur, Umfang und abgeschwächter, nicht seitengleicher oder fehlender Fußpulse, Nachblutung, auffälliger venöser Gefäßzugang.

Vitalzeichenkontrolle. Die Vitalzeichen werden wie üblich überwacht und auf einem dafür vorgesehenen Überwachungsprotokoll dokumentiert.

Erwärmung. Die Kinder können bei der Herzkatheteruntersuchung trotz Vorkehrungen auskühlen und müssen langsam wieder ihre physiologische Körpertemperatur erlangen. Vor allem die Extremitäten müssen wieder aufgewärmt werden, um eine Durchblutungsstörung rechtzeitig zu erkennen. Die Füße können mit Watte umwickelt und Strümpfen bekleidet werden.

Um die Kinder adäquat einschätzen zu können und nicht ständig stören zu müssen, empfiehlt es sich, das Kind so zu bekleiden, dass alle Beobachtungen problemlos erfolgen können. Die Raumtemperatur kann bei Bedarf erhöht werden.

Überprüfung der Fußpulse. Bei etwas kräftigeren Kindern kann das Tasten der Fußpulse erschwert sein **(Abb. 25.7)**. Bei Unklarheit kann ein Dopplergerät benutzt werden oder aber die Sättigungsmessung kann zusätzlich kurzfristig am Fuß erfolgen. Dokumentiert wird zum einen der vorhandene bzw. nicht tastbare Fußpuls und die Stärke des Pulses zugeordnet zu der jeweiligen Extremität.
Beispiel 1: re Fuß++/li Fuß++:
gleichmäßig kräftige Pulse an beiden Extremitäten.
Beispiel 2: re Fuß+/li Fuß ++:
hierbei wäre der Puls am rechten Fuß schwerer ertastbar.

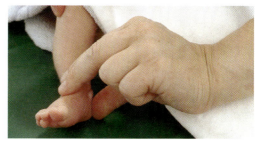

Abb. 25.7 ⋯ Tasten der Fußpulse. Überwachung von Fußpulsen, Hautfarbe und -temperatur zur Kontrolle der Durchblutung nach Herzkatheteruntersuchung

Überwachung des Druckverbandes und der Punktionsstelle. Die Überwachung des Druckverbandes ist äußerst wichtig. Bei Hinweis auf eine Nachblutung muss er gegebenenfalls vom Arzt erneuert werden.

Ein geschwollenes, blau verfärbtes, kaltes Bein und schwache bis fehlende Fußpulse können auf einen zu festen Druckverband oder eine Thrombose hinweisen. Dieser wird nach ärztlicher Anordnung hin evtl. gelockert. Im Regelfall wird der Verband nach Anordnung einige Stunden (ca. 8 Stunden) später zuerst gelockert, nach 24 Stunden entfernt und die Punktionsstelle mit einem Pflaster versorgt. Es können sich infolge der Manipulationen im Punktionsgebiet Hämatome gebildet haben. Diese sind meist nicht behandlungspflichtig.

Nahrungskarenz. Die parenterale Ernährung wird je nach Anordnung 6 bis 8 Stunden nach der Untersuchung, wenn das Kind den angebotenen Tee verträgt, aufgehoben. Danach kann es seinen Wünschen entsprechend wieder essen.

Medikation. Mit dem behandelnden Arzt wird zuvor geklärt, ab wann welche Medikamente (bei einer Dauereinstellung) wieder oral gegeben werden können bzw. ob sie für den Zeitraum von 24 Stunden nach dem Eingriff i. v. appliziert werden müssen.

Die Kinder erhalten je nach Art der Katheterisierung durch eine Dauerinfusion für 24 bis 48 Stunden eine kontinuierliche **Heparinzufuhr** auf ärztliche Anordnung, die einer Thrombose entgegenwirkt. Diese läuft anfangs parallel zur Ernährungsinfusion, später alleine. Läuft diese Infusion paravenös, muss umgehend ein neuer Zugang durch den Arzt gelegt werden, um die Heparinisierung des Blutes aufrechtzuerhalten.

Die Kinder erhalten im Rahmen der gesamten Untersuchung hochwirksame Sedativa. Diese können sich in der Aufwachphase in schlechten Träumen, gestörten Sinneseindrücken und einem stark erhöhten Geräuschempfinden und Übelkeit äußern. Die betreuende Pflegeperson und die Eltern müssen über dieses Phänomen informiert sein, um das manchmal verstörte und desorientierte Kind verstehen und beruhigen zu können.

Entlassung. Verläuft die Katheterisierung und die Beobachtungszeit komplikationslos und sind keine weiteren Maßnahmen geplant, kann das Kind nach Beendigung der Heparintherapie wieder nach Hause gehen.

Lese- und Lernservice

Fragen zum Selbststudium

1. Welche Symptome kennen Sie, die bei einem Neugeborenen den Verdacht eines Herzfehlers nahelegen?
2. Welche Pflegeprobleme erachten Sie bei einem Kind mit einer Störung des Herzkreislaufsystems als besonders wichtig? Begründen Sie Ihre Angaben.
3. Warum ist die Überwachung der Vitalfunktionen eines Kindes mit einer Störung des Herzkreislaufsystems so wichtig? Nennen Sie Besonderheiten.
4. Stellen Sie sich vor Sie leiden an einer plötzlich auftretenden Herzinsuffizienz. Wie verändert sich ihr Leben? Wie erhalten Sie sich Lebensqualität?
5. Versetzen Sie sich in die Lage von Eltern eines Kindes mit einer schweren Störung des Herzkreislaufsystems. Welche Probleme und Ängste bewegen Sie?
6. Nennen Sie die Besonderheiten der Überwachung und Betreuung eines Kindes nach einer Herzkatheteruntersuchung.

Verwendete Literatur

Bundesverband der Pharmazeutischen Industrie e. V.: Rote Liste. ECV Editio Cantor, Aulendorf 1995
Cloherty, J. P., A. R. Stark: Manual Neonatal Care. 3rd ed. Little, Brown and Company, Boston 1991
Gutheil, H.: Herz-Kreislauf-Erkrankungen im Kindesalter. Thieme, Stuttgart 1990
Michalk, D., E. Schönau: Differentialdiagnose Pädiatrie. Urban & Fischer, München 1999
Rossi, E., E. Gugler, F. Vassella: Pädiatrie. 3. Aufl. Thieme, Stuttgart 1997
Schmaltz, A. A., H. Singer (Hrsg.): Herzoperierte Kinder und Jugendliche. Wissenschaftliche Verlagsgesellschaft mbH, Stuttgart 1994

Weiterführende Literatur

Illing, S., M. Claßen: Klinikleitfaden Pädiatrie, 5. Aufl. Urban & Fischer, München 2000
Behrmann, R., R. Kliegmann, A. Arvin: Nelson Textbook of Pedriatics, 16th edition WB Saunders, Philadelphia 1999
Reiske, T. u. a.: Vorbereitung von Patienten und deren Eltern auf einen herzchirurgischen Eingriff. Kinderkrankenschwester 9 (1998) 385

Kontakt- und Internetadressen

Bundesverband Herzkranke Kinder
Robenstr. 20–22, 52070 Aachen
www.herzkranke-kinder-bvhk.de

www.med.uni-muenchen.de

26 Pflege von Kindern mit Störungen des Blutsystems

Pamela Jech

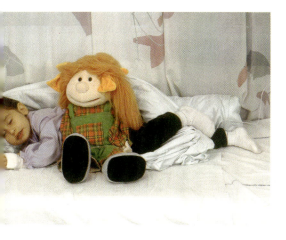

26.1 Bedeutung

Störungen des Blutsystems betreffen vorwiegend Kinder ab dem späten Säuglings- und Kleinkindalter bis hin zum Schulalter. Die Auswirkungen von Bluterkrankungen können sehr vielfältig sein, je nachdem welcher Bestandteil betroffen ist. Unterteilen kann man sie in die Störungen des roten und des weißen Blutsystems und Störungen, die mit vermehrter Blutungsneigung einhergehen. Onkologische Störungen des Blutsystems werden in Kap. 27 beschrieben.

Bei den Bluterkrankungen kann es sich um vorübergehende Störungen handeln, aber auch um chronische Erkrankungen, welche immer wieder in der Klinik behandelt werden müssen und mit langfristigen Einschränkungen vieler Lebensaktivitäten und der Lebensqualität einhergehen. Bei den chronischen Erkrankungen ist es besonders wichtig, Eltern und Kinder in dem Umgang mit der Erkrankung anzuleiten und gegebenenfalls zu unterstützen, um ihnen ein weitestgehend vom Klinikalltag unabhängiges Leben zu ermöglichen. Oft ist es sinnvoll, wenigstens vorübergehend ambulante Pflegedienste in die Betreuung miteinzubeziehen.

26.2 Pflege von Kindern mit Anämie

26.2.1 Ursache und Auswirkung

Als Anämie bezeichnet man eine verminderte Anzahl der Erythrozyten und/oder des Hämoglobingehaltes bezogen auf die altersentsprechenden Normwerte. Die Ursachen **(Tab. 26.1)** können ein vermehrter Blutverlust, eine gestörte Produktion oder ein gesteigerter Untergang der Erythrozyten bzw. des Hämoglobins sein.

Im späten Säuglings- bzw. Kleinkindalter handelt es sich häufig um eine Eisenmangelanämie, da die kindlichen Eisenreserven mit der Zeit aufgebraucht werden. Dies ist vor allem dann der Fall, wenn die Kinder nach dem 6. Lebensmonat zu wenig Eisen mit dem Essen zugeführt bekommen. Bei länger dauernden, schweren Infekten kann durch eine Verkürzung der Erythrozytenlebensdauer und gestörte Blutbildung eine Infektanämie entstehen.

Da das Hämoglobin den Sauerstoff an sich bindet und transportiert, kann es je nach Ausprägung der Anämie zu Symptomen des Sauerstoffmangels kommen.

Symptome einer Anämie können sein:
- Müdigkeit, Kopfschmerzen, Antriebslosigkeit,
- Tachykardie, Appetitlosigkeit, Schwindel,
- verminderte Leistungsfähigkeit und Infektanfälligkeit, Blässe von Haut- und Schleimhaut.

Diese Symptome werden vor allem bei einem raschen Abfall der Hämoglobinkonzentration deutlich. Erfolgt der Abfall langsam, wie bei den angeborenen chronisch-hämolytischen Anämien oder chronischen Blutungen, treten diese Symptome erst später auf, da sich der Organismus mit der Zeit anpasst.

Hier soll zunächst auf die Pflege von Kindern mit akuten Anämien eingegangen werden.

Tab. 26.1 Ursachen von Anämien

Anämie durch vermehrten Blutverlust	Anämie durch gestörte Erythrozytenproduktion	Anämie durch gesteigerten Untergang von Erythrozyten (chronisch hämolytische Anämien)
akute Blutung	Infektion	Thalassämie
chronische Blutung	Eisenmangel aplastische Anämien	Kugelzellanämie Sichelzellanämie

26.2.2 Pflegebedarf einschätzen

Bei Kindern mit *akuten Anämien* können sich folgende Pflegeprobleme ergeben:
- vitale Bedrohung durch die veränderte Kreislaufsituation bei einer akuten Blutung,
- Ängste durch vitale Bedrohung bei akuten Blutungen,
- Bewusstlosigkeit bei hypovolämischem Schock,
- Müdigkeit, Kopfschmerzen, Schwindel als Zeichen des Sauerstoffmangels, verminderte Leistungsfähigkeit, Appetitlosigkeit,
- mangelnde Akzeptanz bei der Ernährungsumstellung und Medikamenteneinnahme.

26.2.3 Pflegeziele und -maßnahmen

Stillen der Blutung

Merke ⋯ Notfall. Bei jeder akuten Blutung ist umgehend Hilfe zu leisten und der Arzt zu benachrichtigen.

Ist die Blutung offensichtlich, muss versucht werden, sie zu unterbrechen, z. B. an Extremitäten durch das Anlegen eines Druckverbandes und Hochlagerung. Dabei sollten zum Eigenschutz Einmalhandschuhe getragen werden.

Auf Blutungen nach Operationen im HNO-Bereich, z. B. Adenotomie und Tonsillektomie, muss geachtet werden, wenn die Kinder nicht nur am OP-Tag Hämatin erbrechen, sondern auch an den folgenden Tagen und dem Erbrochenem außerdem frisches Blut beigemengt ist. Eine Blutstillung kann durch Kühlung des Nackens mittels Eiskrawatte (s. S. 225) erreicht werden. Der zuständige Arzt muss informiert werden, damit er die Ursache der Blutung feststellen und eventuell weiterführende Maßnahmen anordnen kann.

Treten leichte Nachblutungen nach Operationen, z. B. im Bauchbereich oder der Extremitäten auf, so können diese auf dem Verband markiert und hierdurch ihre Stärke besser eingeschätzt werden.

Bei unklaren Blutungen aus dem Magen-Darm-Bereich ist unverzüglich eine ärztliche Diagnostik einzuleiten und die Kreislaufsituation zu überwachen, evtl. sind kreislaufunterstützende Maßnahmen zu ergreifen.

Praxistipp ⋯ Kinder haben oft Angst, wenn sie bluten, deshalb ist es besonders wichtig, sie zu beruhigen und Ruhe auszustrahlen.

Merke ⋯ Sicherheit. Orale Flüssigkeitszufuhr oder Nahrungsaufnahme ist bei gastrointestinalen Blutungen kontraindiziert bzw. nur nach ärztlicher Anordnung erlaubt!

Stabile Kreislaufsituation

Bei Kindern mit Anämien nach einem größeren akuten Blutverlust, wie z. B. Darmblutungen bei Morbus Crohn, Magenulkus, Blutungen nach Operationen im HNO-Bereich oder des Meckel-Divertikels stehen vor allem die aktuelle Kreislaufsituation im Vordergrund. Außer zu den schon oben genannten Symptomen kann es durch den hohen Flüssigkeitsverlust zum hypovolämischen Schock kommen.

Merke ⋯ Hypovolämischer Schock. Anzeichen für einen Schock sind eine blasse, kühle, marmorierte Haut, zyanotische Akren und Lippen. Der Puls ist schwach tastbar, schlecht gefüllt und fadenförmig, außerdem besteht eine Tachykardie. Die Amplitude des Blutdrucks ist vermindert und später kommt es zur Hypotonie. Das Kind kann bewusstlos sein.

Zur Einschätzung der Kreislaufsituation ist die Kontrolle der Vitalfunktionen: Puls, Blutdruck, Atmung und die Kontrolle der Bewusstseinslage notwendig. Ist der Puls an der Arteria radialis schlecht zu fühlen, muss er an der Arteria carotis getastet werden. Eine kontinuierliche EKG-Überwachung mittels Monitor ist bei Schockgefahr bzw. im Schock erforderlich. Zur Unterstützung des Kreislaufs werden die Beine hochgelagert. Für den Fall der Verschlechterung des Allgemeinzustandes sollte die Möglichkeit der Sauerstoffverabreichung gegeben sein (s. S. 185).

Wenn das Kind bewusstlos ist, muss es in die stabile Seitenlage gebracht werden, um ein Zurückfallen der Zunge und Aspiration bei evtl. Erbrechen zu vermeiden. Durch die Zentralisation des Kreislaufs und einer schlechteren Durchblutung der Extremitäten muss das Kind durch Zudecken vor Auskühlung geschützt werden. Es ist unverzüglich der Intensivtherapie zuzuführen.

Ein bereits vorhandener intravenöser Zugang ist zu sichern, ansonsten muss das nötige Material zum Legen einer Venenverweilkanüle gerichtet werden (s. S. 794). Zum Ausgleich des Volumenmangels erhält das Kind Humanalbumin und/oder Ringerlösung auf ärztliche Anordnung als Infusion. Notfallmedikamente (s. S. 889) sind laut ärztlicher Anordnung zu richten.

Zur besseren Einschätzung des Blutverlustes wird dem Kind von dem Arzt Blut zur Hb-Kontrolle sowie zur Blutgruppenbestimmung und eventuell Kreuzblut entnommen. Die Pflegeperson bereitet die Blutentnahme vor und assistiert (s. S. 795). Gegebenenfalls muss eine Bluttransfusion erfolgen (s. S. 839).

Deckung des Eisenbedarfs

Bei Säuglingen und Kleinkindern mit einer Eisenmangelanämie sind, bedingt durch den langsamen Abfall des Hämoglobins, die unspezifischen Symptome der Anämie zu erkennen. Bei größeren Kindern sind Mundwinkelrhagaden, trockene Haut, spröde Haare und brüchige Fingernägel zu beobachten.

Normalerweise wird der Eisenbedarf durch ausgewogene Ernährung gedeckt. Er beträgt bei Männern 10–12 mg und bei Frauen 15–18 mg täglich. Bei Kindern richtet sich der Bedarf nach dem Alter. Unter www.dge.de lassen sich Werte für die empfohlene Eisenzufuhr abrufen. Die Zufuhr durch gemischte Kost liegt bei 10–30 mg am Tag, die Resorption des Eisens im Darm richtet sich nach dem Bedarf, Speicherreserven befinden sich in der Leber.

Bei Säuglingen sind nach ca. 6 Monaten die von der Mutter mitgegebenen Eisenreserven aufgebraucht. Da Muttermilch nur wenig Eisen enthält, reicht Stillen nach dem 6. Lebensmonat allein nicht aus, um den Bedarf zu decken. Es sollte begonnen werden, Beikost zuzufüttern. Eisen aus Fleischprodukten kann leicht vom Körper aufgenommen werden. Eisenreiche Gemüsesorten sind vor allem Hülsenfrüchte. Es gibt die verschiedensten Zusammensetzungen an gebrauchsfertigen Gläschen, die entsprechend dem angegebenen Alter zugefüttert werden können. Eine noch bessere Resorption des Eisens wird durch eine Vitamin-C-reiche Kost erreicht, welche durch frisches Obst oder Obstgläschen gedeckt werden kann. Zum Nahrungsaufbau bei Kleinkindern siehe S. 290. Durch Ausprobieren verschiedener Sorten können bestimmte Vorlieben erkannt werden.

Eisenreiche Nahrungsmittel, die den Eisenbedarf bei größeren Kindern decken, sind: Fleisch- und Wurstwaren (besonders Leber), Geflügel, Eier, grünes Gemüse, Hülsenfrüchte, Nüsse, Kakao, Weizenkeime, Vollkorngetreideerzeugnisse.

Kinder und Eltern sollten vom Pflegepersonal und/oder der Diätberaterin der Klinik über eine abwechslungsreiche, ausgewogene Ernährung informiert werden. Eine besondere Beratung ist bei ausschließlich vegetarischer Ernährung notwendig. Eine besondere Beratung ist bei ausschließlich vegetarischer Ernährung notwendig, da tierische Nahrungsmittel als Hauptlieferanten für die Deckung des Eisenbedarfs fehlen. Mit den Kindern wird gemeinsam ein individueller Speiseplan entworfen. Den Eltern kann vorgeschlagen werden, zusammen mit ihren Kindern zu kochen, um so das Interesse an der Ernährung zu wecken.

Sollte der Bedarf durch die Nahrung nicht zu decken sein oder ist er durch vermehrten Blutverlust erhöht, muss Eisen zusätzlich auf ärztliche Anordnung medikamentös zugeführt werden.

Wirksame Eisenzufuhr

Die zur Verfügung stehenden Eisenpräparate sind ca. 30 Min. vor dem Essen einzunehmen, um so eine bestmögliche Resorption zu erreichen.

Falls die Eisenpräparate nicht gut vertragen werden, kann die Einnahme nach Rücksprache mit dem Arzt zwischen den Mahlzeiten erfolgen.

Um einer Verfärbung der Zähne vorzubeugen, sollte auf eine gute Zahnhygiene geachtet und zur Medikamenteneinnahme etwas nachgetrunken werden. Kaffee, Milch und schwarzer Tee sind dabei zu vermeiden, da sie die Resorption beeinträchtigen.

Nebenwirkungen der Eisenpräparate können Magen-Darm-Probleme wie Durchfall, Verstopfung und Erbrechen sein, ein weiteres Vorgehen sollte mit dem Arzt besprochen werden. Außerdem kann eine Dunkelfärbung des Stuhls auftreten, welche aber unbedenklich ist. Hierüber sollten Kind und Eltern aufgeklärt werden, damit sie nicht besorgt sind.

Praxistipp ⇢ Werden die Tropfen versehentlich verschüttet, hinterlassen sie Rostflecken, daher ist die Kleidung des Kindes bei der Verabreichung zu schützen.

Eisenmedikamente sind vor Kindern verschlossen aufzubewahren, da bei unkontrollierter Einnahme eine Gefahr der Intoxikation besteht.

26.3 Pflege von Kindern mit chronisch hämolytischen Anämien

26.3.1 Ursache und Auswirkung

Hämolytische Anämien sind durch eine verkürzte Lebensdauer der Erythrozyten gekennzeichnet. Dies kann verschiedene Ursachen und Auswirkungen haben **(Tab. 26.2)**.

Gemeinsame **Symptome,** jedoch in unterschiedlicher Ausprägung sind:
⇢ Blässe, leichter Ikterus durch die Hämolyse und Anstieg des indirekten Bilirubins,
⇢ dunkelgefärbter Urin, da Urobilinogen mit ausgeschieden wird,
⇢ vergrößerte Milz,
⇢ während akuten hämolytischen Schüben kann es zu Fieber, Schüttelfrost und Bauchschmerzen kommen.
⇢ Außerdem besteht eine Neigung zu Gallensteinen, die Bauchschmerzen verursachen können.

Bei der Kugel- und Sichelzellanämie kommt es im Gegensatz zur Thalassämie nur in unregelmäßigen Abständen zu hämolytischen bzw. Schmerzkrisen, die im Rahmen eines Krankenhausaufenthaltes behandelt werden müssen. Deshalb soll hier insbesondere auf die Pflege und Betreuung der Kinder mit einer Thalassämie eingegangen werden, da ihre Therapie in den meisten Fällen lebenslang in regelmäßigen Abständen stationär erfolgt.

Die Heilung der Thalassämie kann bisher nur durch eine Knochenmarktransplantation erreicht werden. Da sie aber mit einem hohen Risiko verbunden ist, wird sie nicht routinemäßig durchgeführt. Die meisten Kinder werden symptomatisch behandelt. Das bedeutet, im Zyklus von 3–4 Wochen wird

26 Pflege von Kindern mit Störungen des Blutsystems

Tab. 26.2 Chronische Anämien

	Kugelzellanämie	Sichelzellanämie	Thalassämie
Vorkommen	Mitteleuropa	Mittelmeerraum, vorderer Orient, Afrika	Mittelmeerraum
Pathophysiologie	Defekt in der Erythrozytenmembran, dadurch erschwerte Passage durch Leber und Milz mit zeitweise starker Anämie durch Hämolyse	Hämoglobinopathie, dadurch sichelartige Verformung der Erythrozyten bei Sauerstoffmangel und Abbau in Leber und Milz, außerdem kann es durch Thrombenbildung im gesamten Kreislauf zu Schmerzkrisen kommen	Hämoglobinopathie, es wird vermehrt fetales Hämoglobin gebildet, das eine verringerte Lebensdauer hat
Behandlung	⇢ Bluttransfusionen bei schweren Anämien, ⇢ Entfernung der Milz nach dem 5. Lebensjahr	⇢ bei Schmerzkrisen reichliche Flüssigkeitszufuhr durch Infusionen, ausreichende Schmerztherapie ⇢ bei aplastischen Krisen Bluttransfusionen	⇢ regelmäßige Bluttransfusionen ⇢ Gabe eisenausschwemmender Medikamente ⇢ Entfernung der Milz

eine individuell berechnete Menge Erythrozytenkonzentrat verabreicht. Weiterhin ist eine konsequente Medikamenteneinnahme nötig. In regelmäßigen Abständen finden Kontrolluntersuchungen verschiedenster Körperfunktionen und des Hormonhaushaltes statt, da durch die Erkrankung und die Therapie Folgeschäden auftreten können.

26.3.2 Pflegebedarf einschätzen

Der häufig reduzierte Allgemeinzustand, die regelmäßigen therapeutischen Maßnahmen und Krankenhausaufenthalte stellen für Eltern und Kind eine belastende Situation dar, die mit vielen Einschränkungen in den Lebensaktivitäten einhergeht. Pflegeprobleme entstehen durch:

- verminderte Leistungsfähigkeit, Müdigkeit, Abgeschlagenheit,
- mangelnde Akzeptanz der Therapie,
- erhöhte Infektanfälligkeit bei splenektomierten Patienten,
- Bauchschmerzen bei gesteigertem Blutabbau, vergrößerter Leber und Milz,
- Hautveränderungen durch die subkutanen Infusionen,
- möglicherweise Angst vor Bluttransfusionen (z. B. Infektionen),
- sekundäre Hörschäden durch die Chelattherapie (Eisenausschwemmung),
- Beeinträchtigung im Leben durch den chronischen Verlauf der Erkrankung und häufige Krankenhausaufenthalte,
- psychische Belastung durch verkürzte Lebenserwartung und Verschlechterung des Allgemeinzustandes.

26.3.3 Pflegeziele und -maßnahmen

Frühzeitiges Erkennen von Komplikationen

Während der Krankenhausaufenthalte ist die Hauptaufgabe des Pflegepersonals die Überwachung und Betreuung der Kinder während der Bluttransfusionen (s. S. 843).

Durch die vielen Transfusionen kommt es zu einem vermehrten Blutabbau. Dabei wird Eisen freigesetzt, es kommt zur Hämosiderose und kann zu schwerwiegenden Schäden an den Organen führen.

> **Definition** ⇢ Hämosiderose heißt, dass Eisen in den Organen angelagert wird. Betroffen sind vor allem Herz, Leber, Pankreas, Schilddrüse, Hypophyse, Ovarien und Testes. Die Folgen können Leber-, Herzinsuffizienz, Diabetes mellitus, Hypothyreose, fehlender präpupertierender Wachstumsschub und Verzögerung der Sexualentwicklung sein.

Um diese Spätschäden so gering wie möglich zu halten, wird ca. ab dem 4. Lebensjahr meist eine Dauertherapie mit einem Medikament zur Eisenausschwemmung durchgeführt. Dies erfolgt täglich als subkutane Infusion, welche mittels spezieller Infusionspumpen **(Abb. 26.1)** verabreicht werden.

In Einzelfällen bei extrem hoher Eisenbelastung kann die Infusion auch hochkonzentriert intravenös durchgeführt werden. Während dieser Infusion können allergische Reaktionen mit Quaddelbildung, Juckreiz, Gesichts-, Zungen- und Kehlkopfschwellung auftreten. In diesem Fall ist die Infusion zu unterbrechen, der venöse Zugang ist mit isotoner Kochsalzlösung offen zu halten und der Arzt wird informiert.

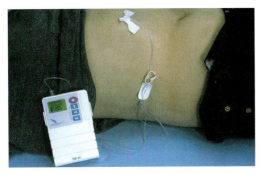

Abb. 26.1 ⇢ **Desferalpumpe.** Verabreichung der subkutanen Desferalinfusion (Fa. Logomed)

Bei erhöhtem Blutbedarf bzw. zunehmender Transfusionsfrequenz kann eine Splenektomie notwendig werden. Damit verbunden ist eine erhöhte Infektanfälligkeit, insbesondere besteht die Gefahr einer Pneumokokkensepsis. Deshalb erhalten die Kinder prophylaktisch eine Pneumokokkenimpfung und müssen für zunächst 4 bis 6 Jahre Penicillinpräparate einnehmen. Auf die Einnahme ist während der Krankenhausaufenthalte zu achten.

Um die Kinder wenig in ihrem normalen Leben einzuschränken, wird mit den Eltern besprochen, die Transfusionen möglichst in die schulfreie Zeit wie nachmittags oder an den Wochenenden zu legen. Auch während der Ferienzeit sollte es möglich sein, etwas flexibel mit den Terminen umzugehen. Die Angliederung an eine Tagesklinik ist möglich.

Selbständiger Umgang mit der Therapie

Bei guter Mitarbeit der Patienten kann das dritte Lebensjahrzehnt bei Erhaltung der Lebensqualität erreicht werden. Dazu ist es wichtig, dass die Eltern und altersentsprechend auch die Kinder vom Arzt über die Therapie aufgeklärt und von Anfang an mit einbezogen werden. Für die konsequente Therapie ist es notwendig, die regelmäßigen Termine zu den Transfusionen und Kontrolluntersuchungen wahrzunehmen sowie die Medikamente zuverlässig zu verabreichen.

Eventuell ist zu Beginn der häuslichen Therapie unterstützend ein ambulanter Pflegedienst einzuschalten, der der Familie Hilfestellung gibt.

Die Anleitung der Eltern beinhaltet folgende Aspekte:
- ⇢ Die wenigsten Einschränkungen in Kindergarten, Schule und Berufsausbildung muss das Kind hinnehmen, wenn die subkutanen Infusionen zu Hause und nachts verabreicht werden.
- ⇢ Da es verschiedene Arten von Pumpen gibt, sind die Angaben des Herstellers zu beachten.
- ⇢ Die zubereitete Infusionslösung ist 24 Stunden bei Zimmertemperatur haltbar, ansonsten muss sie im Kühlschrank aufbewahrt werden.
- ⇢ Die Infusionsstellen sind vorzugsweise am Bauch zu wählen und nach jeder Infusion zu wechseln.
- ⇢ Weiterhin wird darauf hingewiesen, dass die Infusionseintrittsstellen auf Schmerzen, Schwellung sowie pigmentierte Verhärtungen hin zu beobachten sind. Diese sind jedoch reversibel.
- ⇢ Außerdem kann durch die Eisenausscheidung eine unbedenkliche Dunkelfärbung des Urins auftreten.
- ⇢ Eine weitere Nebenwirkung der enteisenden Medikamente kann eine zunehmende Schwerhörigkeit sein, deshalb finden regelmäßig alle 3 Monate Hörteste statt.
- ⇢ Die Eltern werden darüber informiert, damit sie auf im Zusammenhang stehende Auffälligkeiten achten können und diese an das therapeutische Team weiterleiten.

Bestmögliche psychosoziale Situation

Es treffen mehrere Faktoren zusammen, welche die psychosoziale Situation der Patienten beeinträchtigen. Im frühen Kindesalter sind es zunächst die regelmäßigen Krankenhausaufenthalte und die nächtlichen Infusionen, die sich belastend auswirken. Um den stationären Aufenthalt zu erleichtern, besteht die Möglichkeit, Kinder, die sich schon kennen, gemeinsam einzubestellen oder die Eltern mit aufzunehmen.

Im Schulkindalter sind die Kinder oft kleiner als ihre Klassenkameraden und durch den niedrigen Hb-Gehalt nicht so belastbar. Kurz vor der nächsten anstehenden Transfusion sind sie meist müde. Durch häufigeres Fehlen in der Schule kann die Integration in den Klassenverband erschwert sein, außerdem muss der Unterrichtsstoff nachgeholt werden. Für mehr Verständnis ist es sinnvoll, Lehrer und Mitschüler über die Erkrankung zu informieren. Während der Krankenhausaufenthalte sollten die Kinder Unterricht im Krankenhaus erhalten.

Jugendlichen Patienten fehlt häufig die Motivation, die Therapie regelmäßig durchzuführen. Belastend wirkt jetzt vor allem, dass sie in der körperlichen und sexuellen Entwicklung hinter ihren Altersgenossen zurückbleiben. Hinzu kommen auch immer mehr die Langzeitauswirkungen der Erkrankung und Therapie wie Leber-, Nieren- und Herzinsuffizienz, Diabetes mellitus, Schwerhörigkeit. Je nach Grad der Beeinträchtigung ist die Berufswahl und Ausbildung erschwert, welche mit dem Arzt besprochen werden sollte. Außerdem wird den Patienten mit zunehmendem Alter immer mehr bewusst, dass ihre Lebenserwartung eingeschränkt ist und mit zunehmender Invalidität einhergeht. Bei den betroffenen Kindern handelt es sich, wie anfänglich beschrieben, in der Regel um Angehörige eines anderen Kulturkreises, was bei der Pflege und Betreuung der Familien berücksichtigt werden muss.

Während der langjährigen Betreuung der Kinder bzw. Jugendlichen entwickelt sich oft ein Vertrauensverhältnis zum Pflegepersonal. In Gesprächen erzählen sie von ihren Problemen wie z. B. Angst vor einer HIV-Infektion. Solchen Bemerkungen ist Beachtung zu schenken und nach Rücksprache mit dem Arzt kann erwogen werden, ob vielleicht soziale Dienste einzuschalten sind oder eine psychische Betreuung angezeigt ist. Da die Familie dem betroffenen Kind den nötigen Rückhalt gibt, werden an die anderen Familienmitglieder hohe Anforderungen gestellt. Um einen Erfahrungsaustausch zu ermöglichen, sollte der Kontakt mit anderen betroffenen Familien gefördert werden, z. B. durch Gespräche mit dem Pflegepersonal, den Ärzten, bei organisierten Kinderfesten oder gemeinsamen Terminen im Krankenhaus.

26.4 Pflege eines Kindes mit Purpura Schoenlein-Henoch

26.4.1 Ursache und Auswirkung

Bei der Purpura Schoenlein-Henoch handelt es sich um ein gefäßbedingtes Blutungsleiden. Durch eine Autoimmunreaktion werden die Kapillarwände durchlässiger und somit steigt die Blutungsbereitschaft, außerdem kann es zur Ödembildung kommen. Auslösende Faktoren können virale und bakterielle Infektionen sowie Arznei- und Nahrungsmittelallergene sein. Charakteristisch sind die Haut- und Schleimhautblutungen, außerdem kommen häufig Gelenkbeschwerden und leichtes Fieber hinzu.

Die Hautblutungen können als Petechien, Ekchymosen sowie makulopapulösen Effloreszenzen auftreten. Bevorzugte Körperstellen sind die Streckseiten der Beine **(Abb. 26.2)**, das Gesäß, die Fußgelenke bzw. alle Stellen, die übermäßig belastet werden, z. B.

Ellenbogen und Körperteile, an denen Kleidung einschnürend wirkt, z. B. Strümpfe, Hosenbund.

Ebenso wie die sichtbaren Blutungen an der Haut können auch der Magen-Darm-Trakt und die Nieren betroffen sein, sodass es zu kolikartigen Bauchschmerzen, Erbrechen und Blutbeimengungen, Teerstuhl sowie makroskopisch oder mikroskopisch sichtbaren Blutbeimengungen in Stuhl und Urin kommen kann.

Die Therapie erfolgt symptomatisch, sind Streptokokken nachgewiesen, werden diese mit Penizillin behandelt.

26.4.2 Pflegebedarf einschätzen

Bei einem Kind mit Purpura Schoenlein-Henoch können folgende Pflegeprobleme entstehen:
- beeinträchtigtes Wohlbefinden durch die Entstehung neuer Effloreszenzen bzw. Bauchschmerzen, die mit Blutbeimengungen im Stuhl und Urin einhergehen,
- mangelnde Akzeptanz der Bettruhe,
- beeinträchtigte Mobilität durch Gelenkschwellungen und -schmerzen,
- Appetitlosigkeit, Abgeschlagenheit durch Fieber,
- verändertes Aussehen durch Gelenkschwellungen und Ödeme an Hand- und Fußrücken, Augenlidern.

26.4.3 Pflegeziele und -maßnahmen

Erkennen und Vermeiden neuer Blutungen

Bei der täglichen Körperpflege ist die Beobachtung der Haut und die Dokumentation neuer Effloreszenzen besonders wichtig. Außerdem werden Urin und Stuhl täglich auf Blutbeimengungen hin untersucht.

Um der Entstehung neuer Blutungen vorzubeugen, ist die konsequente Einhaltung einer Bettruhe für ca. 1 bis 2 Wochen notwendig. Da es den Kindern dabei nach kurzer Zeit wieder recht gut geht, ist für ein ausreichendes Beschäftigungsangebot zu sorgen. Günstig ist es auch, wenn die Kinder nicht allein, sondern mit Gleichaltrigen zusammen im Zimmer liegen.

Die Kleidung sollte bequem und locker sein und nicht einschneiden.

Ausreichende Nahrungsaufnahme

Im Verlauf der Erkrankung kann es durch Einblutungen in die Magen- und Darmschleimhaut zu kolikartigen Bauchschmerzen kommen. Die Kinder sind deshalb oft appetitlos. Man kann versuchen, sie mit kleinen Portionen und Wunschkost zum Essen zu bewegen. Eine leichte Schonkost, bei der auf blähende Speisen und scharf Gewürztes bzw. Gebratenes ver-

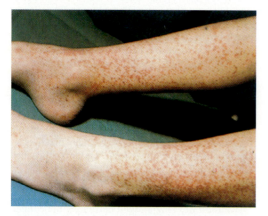

Abb. 26.2 **Purpura Schoenlein-Henoch.** Kind mit Hauterscheinungen an den Beinen

zichtet wird, sollte bevorzugt werden. Außerdem ist auf eine ausreichende Flüssigkeitzufuhr zu achten.

Zur Linderung der Bauchschmerzen werden kalte Bauchwickel (s. S. 232) nach den Wünschen des Kindes angewandt. Bei Kleinkindern ist dabei die Körpertemperatur zu überprüfen, um einer Auskühlung vorzubeugen. Bei Bedarf sind Schmerzmedikamente nach ärztlicher Anordnung zu verabreichen.

Linderung der Gelenkbeschwerden und der Ödeme

Die Gelenke können schmerzhaft geschwollen sein und somit zu Einschränkungen in der Bewegung führen. Am häufigsten betroffen sind Fuß-, Hand- und Kniegelenke. Ödeme sind vorwiegend an Hand- und Fußrücken sowie Augenlidern zu beobachten. Es kann versucht werden, mit Hochlagerung der Beine eine Verbesserung zu erzielen, meist genügt jedoch die konsequente Einhaltung der Bettruhe und die Symptome sind im Verlauf der Erkrankung rückläufig. Schmerzmedikamente auf ärztliche Anordnung können Gelenk- und Spannungsschmerzen mildern.

26.5 Pflege eines Kindes mit Idiopathischer Thrombozytopenie (ITP)

26.5.1 Ursache und Auswirkung

Definition ⇢ Die ITP ist die häufigste Blutungserkrankung im Kindesalter. Es handelt sich hierbei um eine autoimmunologische Reaktion, bei der Autoantikörper gebildet und die Thrombozyten beschleunigt phagozytiert werden.

Auslösende Faktoren können Virusinfekte oder (seltener) Reaktionen auf Arzneimittel sein. Zum Teil sind die Ursachen aber unbekannt.

Bei unbeeinträchtigtem Allgemeinzustand kann es bei Thrombozytenzahlen unter 20000/μl zu petechialen Hautblutungen und Ekchymosen kommen, häufig begleitet von starkem Nasenbluten. Des Weiteren können Blutungen im Magen-Darm-Trakt mit Teerstühlen und Blut im Urin auftreten. Zu schweren Blutungen oder Hirnblutungen kommt es glücklicherweise selten. Behandelt werden die Kinder mit Gaben von Immunglobulinen. In manchen Fällen kann die ITP in eine chronische Thrombozytopenie übergehen.

26.5.2 Pflegebedarf einschätzen

Im Allgemeinen erfordert die Pflege von Kindern mit ITP ähnliche Maßnahmen wie bei der Purpura Schoenlein-Henoch. Der Allgemeinzustand ist weitgehend unbeeinträchtigt. Hauptanliegen ist das Vermeiden neuer und das Entstehen schwerer Blutungen. Pflegeprobleme können sein:
⇢ mangelnde Akzeptanz der Bettruhe,
⇢ Gefahr von allergischen Reaktionen bei der Gabe von Immunglobulinen,
⇢ Blutungen.

26.5.3 Pflegeziele und -maßnahmen

Erkennen von Blutungen

Ergänzend zu den Maßnahmen, die bei Kindern mit Purpura Schoenlein-Henoch durchgeführt werden, kommen noch prophylaktische Maßnahmen, die bei Thrombozytenzahlen unter 30000/μl zu beachten sind, hinzu. Die Mundhygiene sollte mit einer weichen Zahnbürste oder einer desinfizierenden Lösung durchgeführt werden. Auf invasive Maßnahmen wie Einläufe, i. m. Injektionen, Legen von Kathetern und Magensonden sowie auf routinemäßiges Blutdruck- und rektales Fiebermessen muss verzichtet werden. Bei Thrombozyten unter 20000/μl solle Bettruhe eingehalten werden.

Gewährleistung der Therapie

Aufgabe des Pflegepersonals ist die Überwachung der Immunglobulingaben und ggf. von Thrombozytenkonzentraten.

Immunglobuline werden laut Herstellerangaben aufgelöst und verabreicht. Zu beachten ist dabei, das Lösungsmittel vorher auf 37 °C zu erwärmen. Die Chargennummer muss im Dokumentationssystem vermerkt werden. Unverträglichkeitsreaktionen können ähnlich wie bei Bluttransfusionen auftreten, deshalb werden die Kinder überwacht (s. S. 844).

26.6 Pflege eines Kindes mit Hämophilie

26.6.1 Ursache und Auswirkung

Definition ⇢ Die Hämophilie beruht auf einem Mangel an Gerinnungsfaktoren, der unterschiedlich stark ausgeprägt sein kann. Es kann sich um die Hämophilie A oder B handeln, die sich durch den Mangel an Gerinnungsfaktor 8 bzw. 9 unterscheidet.

Zwischen beiden Krankheitsformen besteht eine weitgehende Ähnlichkeit in der Pflege. Durch den Mangel an Gerinnungsfaktoren kann es bereits bei geringer mechanischer Einwirkung zu Hämatomen, Blutungen in die Muskulatur, die Gelenke und inneren Organe kommen. Außerdem besteht eine ausgeprägte Neigung zu Nachblutungen und bei invasiven Eingriffen eine verzögerte Wundheilung.

Die Erkrankung wird X-chromosomal rezessiv vererbt und betrifft folglich fast ausschließlich Jungen. Bei den meisten Kindern mit Hämophilie erfolgt die Betreuung in speziellen Zentren. Die Behandlung erfolgt durch die Substitution von Gerinnungsfaktoren. Die Therapieform hängt von der Art und Schwere der Erkrankung ab und beinhaltet die frühzeitige Verabreichung der Gerinnungspräparate bei aktuellem Blutungsereignis und die prophylaktische Gabe von Gerinnungspräparaten zur Dauerbehandlung; die Injektion ist dabei 2- bis 3-mal wöchentlich notwendig.

Tab. 26.3 ⇢ Häufig auftretende Blutungen bei der Hämophilie in Abhängigkeit vom Lebensalter

Alter	Blutungsort
1. Lebensjahr	⇢ meist ohne Besonderheiten ⇢ Neigung zu Hämatomen
Kleinkindalter	⇢ mit zunehmender Beweglichkeit kommt es zu Gelenk- und Muskelblutungen, ⇢ Schnitt- und Bissverletzungen in der Mundhöhle, Nasenbluten, Blutungen in den Mundboden
Schulkindalter	⇢ zunehmende Muskel- und Gelenkblutungen (vor allem Knie-, Sprung- und Ellenbogengelenk), Blutungen im Urogenitaltrakt und durch Zahnwechsel
Jugendalter	⇢ gehäufte Gelenk- und Muskelblutungen, ⇢ Beginn von Blutungen im Magen-Darm-Trakt

26.6.2 Pflegebedarf einschätzen

Folgende Pflegeprobleme können sich bei einem Kind mit einer Hämophilie ergeben:
- ⇢ ständige Gefahr einer akuten Blutung,
- ⇢ Schmerzen durch Blutungen in Weichteile und Gelenke,
- ⇢ Bewegungseinschränkung und Fehlstellung der Gelenke durch Blutungsereignisse,
- ⇢ vitale Bedrohung, beeinträchtigtes Allgemeinbefinden durch allergische Reaktionen bei der Substitution von Gerinnungspräparaten und Blutprodukten,
- ⇢ psychische Belastung durch die chronische Erkrankung und damit verbundene Einschränkungen,
- ⇢ Schuldgefühle der Mutter, als Übertragerin der Erkrankung,
- ⇢ Angst vor Infektionen durch Blutprodukte.

26.6.3 Pflegeziele und -maßnahmen

Erkennen von Blutungen, Blutstillung

Ein frühzeitiges Erkennen und rasches Handeln bei Blutungen hilft Spätschäden gering zu halten.

> **Merke** ⇢ **Notfall.** Bei jeder Blutung ist sofort der Arzt zu verständigen!
> Akut lebensbedrohliche Blutungen sind Hirnblutungen, Blutungen in den Mundboden und Zungengrund sowie Verletzungen von Leber und Milz. Schon bei geringstem Verdacht sind umgehend blutungsstillende Maßnahmen zu ergreifen.

In den verschiedenen Altersstufen sind Körperteile und Organe in unterschiedlichem Ausmaß blutungsgefährdet **(Tab. 26.3)**.

Treten verletzungsbedingte Blutungen auf, kann eine lokale Fibrinschaumauflage gerinnungswirksam sein. Außerdem kann ein Druckverband angelegt und der Blutungsort ruhiggestellt und gekühlt werden. Bei der Blutstillung sind Handschuhe zum Eigenschutz zu tragen. Ist die Blutung mit diesen Maßnahmen nicht zu stillen, müssen Gerinnungspräparate verabreicht werden.

■ Substitution der Gerinnungsfaktoren

Die Substitution der Gerinnungsfaktoren erfolgt durch den Arzt als langsame intravenöse Injektion oder als Kurzinfusion. Gerinnungspräparate müssen bei 2 °C bis 8 °C im Kühlschrank gelagert werden. Aufgabe der Pflegeperson ist die Vorbereitung des Medikaments. Das Lösungsmittel wird vorher auf 20 °C bis 37 °C erwärmt und die Trockensubstanz nach Zugabe des Lösungsmittels durch vorsichtiges Schwenken vollständig aufgelöst.

Trübe Lösungen und Lösungen mit Ausflockungen dürfen nicht verwendet werden. Während der Verabreichung ist das Kind auf allergische Reaktionen hin zu beobachten. Produkt und Chargennummer sind im Dokumentationssystem zu vermerken.

> **Einbeziehung der Eltern** ⇢ Für eine rasche Minderung der Beschwerden, mehr Selbständigkeit und Unabhängigkeit ist es sinnvoll, Eltern und Kind an die kontrollierte Selbstbehandlung heranzuführen. Das ist jedoch nur möglich, wenn alle Betroffenen damit einverstanden sind. Bei einer gründlichen Schulung werden das frühzeitige Erkennen von Blutungen und die verschiedenen Gerinnungspräparate erläutert. Außerdem muss die Ausführung der Venenpunktion von den Eltern er-

lernt werden. Die Schulungen erfolgen in Hämophilie-Behandlungszentren.

Vorbeugen von Blutungen

Zur Vorbeugung von Blutungen ist es günstig, Muskulatur, Bänder, Sehnen und Gelenke zu kräftigen. Regelmäßiges körperliches Training durch geeignete Sportarten wie Schwimmen, Radfahren, Joggen und Wandern können dazu beitragen. Zum Schutz vor Verletzungen können dabei Knie- und Ellenbogenschützer und ein Helm getragen werden.

Bei Kleinkindern kann durch eine sichere Umgebung, wie z. B. abgepolsterte Bettgitter und Kanten sowie Spielzeug mit geringer Verletzungsgefahr, Blutungen vorgebeugt werden. Zahnfleischblutungen sind durch regelmäßige gründliche und vorsichtige Mundpflege mit einer weichen Zahnbürste vermeidbar. Impfungen müssen, da intramuskuläre Injektionen kontraindiziert sind, subkutan verabreicht werden. Besonders wichtig ist die Hepatitis-B-Impfung, da durch Gerinnungsfaktoren und Blutprodukte eine erhöhte Infektionsgefahr besteht.

> **Merke ⋯ Schmerzmedikation.**
> Bei Schmerzen sollten Analgetika nur nach ärztlicher Rücksprache verabreicht werden, da sie häufig Einfluss auf die Blutgerinnung haben. Kontraindiziert sind salizylhaltige Arzneimittel, da sie zur Beeinträchtigung der Thrombozytenfunktion führen!

Physiologische Beweglichkeit der Gelenke

Blutungen in Gelenken und Muskulatur können zu Atrophie und Verkürzung des Muskelgewebes, außerdem zu Fehlstellung, Deformierung des Gelenks und Kontrakturen führen. Deshalb ist die konsequente Durchführung von Bewegungstherapie notwendig. Bei schwerwiegenden Schäden sind intensive Rehabilitationsmaßnahmen durchzuführen, mit dem Ziel einer möglichst normalen Beweglichkeit der Gelenke. Nur wenn alle konservativen Maßnahmen erfolglos sind, wird ein operatives Vorgehen erwogen.

Soziale Integration, psychische Stabilität

Zur psychischen Stabilität ist es wichtig, das Kind nicht in seinen körperlichen Aktivitäten durch Verbote einzuschränken. Vorbeugende Hinweise zum Schutz vor Verletzungen sind ihm altersentsprechend zu erläutern. Für Blutungen, die auf ein evtl. Fehlverhalten hin entstehen, sind dem Kind keine Vorwürfe zu machen. Bei einer erneuten Blutung könnte es sonst versuchen, diese so lange wie möglich zu verheimlichen. Dadurch würde eine notwendige Behandlung unnötig verzögert. In Kindergarten und Schule sollten Lehrer und Erzieher über die Erkrankung informiert werden, um eine bestmögliche Integration und gezieltes Vorgehen bei Verletzungen zu erreichen. Für den Notfall sollte das Kind immer seinen Blutausweis mitführen. In ihm sind wichtige persönliche Daten und Informationen zu der Erkrankung und Substitution von Gerinnungsfaktoren enthalten (Abb. 26.3).

Lebensgestaltung

Ein guter Schulabschluss erweitert die Möglichkeiten bei der Berufswahl. Es sollten keine Berufe gewählt werden, bei denen schwere körperliche Arbeit erforderlich ist und eine erhöhte Verletzungsgefahr besteht. Zum Teil werden Schulabschlüsse und Berufsausbildungen sowie Hochschulabschlüsse in Rehabilitationszentren angeboten oder durch Berufsbildungswerke gefördert.

Problematisch kann die soziale Integration in Kindergarten, Schule und Beruf sein, da Hämophilie oft in Zusammenhang mit einer HIV-Infektion gebracht wird. Klärende Gespräche und Weitergabe von Informationsmaterial können dazu beitragen, Unsicherheiten bei Betreuungspersonen abzubauen.

Die meisten Blutgerinnungspräparate werden derzeit noch aus Blutplasma gewonnen, doch inzwischen gibt es empfindliche Nachweismethoden und

Abb. 26.3 ⋯ Blutausweis. Enthält wichtige Daten zu Erkrankung und Substitution von Gerinnungsfaktoren

zuverlässige Verfahren zur Virusinaktivierung, sodass das Risiko sich zu infizieren, minimiert ist. Einer Hepatitisinfektion wird durch konsequentes Impfen ab dem Säuglingsalter vorgebeugt. Inzwischen können einige Gerinnungspräparate bereits gentechnologisch hergestellt werden.

⇢ Langeweile, da Umkehrisolation erforderlich und der Besucherverkehr eingeschränkt ist.

Die Kinder sind in vielen Lebensaktivitäten eingeschränkt. Das Hauptpflegeziel ist das Vermeiden von Infektionen. Die durchzuführenden Pflegemaßnahmen entsprechen denen bei Leukopenie (s. S. 588).

26.7 Pflege eines Kindes mit Störungen des leukozytären Systems

26.7.1 Ursache und Auswirkung

Die Leukozyten sind für die Abwehr von Infektionen im Organismus zuständig. Bei bakteriellen Entzündungen kommt es zu einem Ansteigen der Leukozytenanzahl, bei manchen Erkrankungen kann sie vermindert sein. Die Leukozyten umfassen verschiedene Zellformen. Den größten Anteil dabei haben die Granulozyten mit 40–70%. Durch angeborene oder erworbene Defekte können sie vollständig fehlen (Agranulozytose) oder stark vermindert sein (Neutropenie). Als Folge davon kann es zu schwersten, mit hohem Fieber einhergehenden, z.T. lebensbedrohlichen Infektionen kommen. Charakteristisch sind Ulzerationen im Bereich der Mundhöhle und des Magen-Darm-Traktes. Auslöser einer Agranulozytose kann auch eine allergische Reaktion auf Medikamente sein. Die Therapie besteht im Weglassen des auslösenden Medikaments. Weiterhin können Agranulozyten als Nebenwirkungen der Behandlung mit Zytostatika auftreten (s. S. 587). Prophylaktisch werden die Kinder antibiotisch behandelt. Außerdem wird versucht, das Knochenmark mit Glukokortikoiden und hämatopoetischen Wachstumsfaktoren zu stimulieren.

26.7.2 Pflegebedarf einschätzen

Da die Kinder sehr abwehrgeschwächt sind, muss selbst kleinsten Hinweisen auf eine Infektion Beachtung geschenkt werden. Folgende Pflegeprobleme können auftreten:
⇢ mangelnde Akzeptanz der prophylaktischen und therapeutischen Hygienemaßnahmen,
⇢ schmerzhafte Schleimhautulzerationen und Aphthen im Mund und Analbereich,
⇢ dadurch bedingt erschwerte Nahrungsaufnahme und Ausscheidung,
⇢ schmerzhafte Lymphknotenschwellungen,
⇢ hohes Fieber,
⇢ Durchfall,

Lese- und Lernservice

Fragen zum Selbststudium

1. Erstellen Sie mit Hilfe einer Nährwerttabelle einen kindgerechten eisenreichen Ernährungsplan!
2. Beschreiben Sie Ihr Vorgehen bei der Versorgung eines Kindes mit Hämophilie und einer Schürfwunde!
3. Erstellen Sie einen individuellen Pflegeplan für ein Kind mit erhöhter Blutungsneigung! Wählen Sie dazu einen Patienten aus dem Klinikalltag!
4. Diskutieren Sie im Klassenverband, wie weit die genetische Beratung von Familien mit chronischhämolytischen Anämien oder Hämophilie-Betroffenen gehen sollte!

Verwendete Literatur

Lexikon der Ernährung. Spektrum akademischer Verlag GmbH. Heidelberg 2001
Harnack, G.-A. von: Kinderheilkunde. 9. Aufl. Springer, Berlin 1994
Kurme, A., M. H. Maurer: Hämophilie. Schriftenreihe der Bundesarbeitsgemeinschaft Hilfe für Behinderte. Bd. 226 (1993)
Schönberger, W.: Kinderheilkunde für medizinische Fachberufe. 1. Auflage Fischer, Stuttgart 1992
Simon, C.: Lehrbuch für Kinderheilkunde. 6. Auflage Schattauer 1991
Wichmann, V.: Kinderkrankenpflege. 2. Auflage Thieme, Stuttgart 1986

Kontaktadressen

Deutsche Hämophiliegesellschaft
Zur Bekämpfung von Blutungskrankheiten e. V.
Halenseering 3, 22149 Hamburg
Tel.: 0 40/6 72 29 70, Internet: www.dhg.de

Deutsche Gesellschaft für Ernährung e. V.
Godesberger Allee 18, 53175 Bonn
Internet: www.dge.de

Interessengemeinschaft
Menschen mit Immundefekten
Klenzepfad 73, 13407 Berlin

Deutsche Selbsthilfe
Angeborene Immundefekte e. V.
Hochschatzen 5, 83530 Schnaidsee

27 Pflege von Kindern mit onkologischen Erkrankungen

Brigitte Rinner

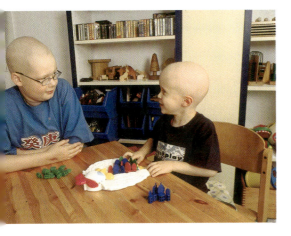

27.1 Bedeutung

Der Begriff „Onkologie" (abgeleitet von dem griechischen Wort „onkos": Geschwulst) bedeutet die Lehre von den Geschwulst- bzw. Tumor- oder Krebserkrankungen. In der Bundesrepublik Deutschland sind die Krebserkrankungen inzwischen die zweithäufigste Todesursache.

Diese Krankheiten betreffen auch in hohem Maße Kinder und Jugendliche, die je nach Art der Krebserkrankungen etwa zu 70–80 % dauerhaft geheilt werden können. In der Bundesrepublik Deutschland erkranken jährlich mindestens 1700 Kinder unter 15 Jahren neu an Krebs.

Durch die aggressive Chemo- und Radiotherapie und die z. T. notwendigen Operationen werden die Kinder und ihre Angehörigen einer großen physischen und psychischen Belastung ausgesetzt, die über mehrere Jahre andauern kann. Nicht nur die kranken Kinder, sondern auch die Eltern und Geschwister sind bis an die Grenzen ihrer emotionalen, körperlichen und sozialen Möglichkeiten belastet.

Bedeutung für die Familie. Durch die häufigen Aufenthalte der Kinder im Krankenhaus ist das Familienleben stark beeinträchtigt: Ein Elternteil betreut das kranke Kind in der Klinik, während der Partner sich um die Organisation des Alltags der betroffenen Familie kümmert. Dazu gehören auch die Versorgung und die Unterbringung der Geschwisterkinder während der Arbeitszeit (z. B. im Kindergarten, in der Kindertagesstätte, in der Schule, bei Verwandten oder Freunden).

Bedeutung für das kranke Kind. Zu den Problemen einer chronischen Erkrankung gehören neben den Nebenwirkungen, die die aggressive Therapie mit sich bringt, u.a.: die häufigen Krankenhausaufenthalte, das Aufholen von versäumten Schulstunden, der Ausschluss von vielen Aktivitäten, die körperlichen Veränderungen und vor allem der Umgang mit der Angst vor einer ungewissen Zukunft. Um dem kranken Kind bei der Bewältigung seiner Probleme behilflich sein zu können, ist es von sehr großer Wichtigkeit, dass die Eltern eine umfassende Aufklärung über die Erkrankung ihres Kindes erhalten.

27.2 Grundlagen der zytostatischen Therapie

Zytostatika sind alle Substanzen, die maligne und entartete Zellen am Wachstum und an der Vermehrung hindern, d.h. sie im Rahmen eines therapeutischen Index (Wirkdosis, vertragene Dosis) schädigen, und daher für die Chemotherapie geeignet sind. Inbesondere betrifft dies Zellen mit rascher Zellteilung (Tumorzellen), da die Zytostatika in unterschiedliche Stadien der Zellteilung eingreifen und dort ihre wachstumshemmende Wirkung (auch auf gesunde Zellen) entfalten. Deshalb sind Zytostatika auch bei schnell wachsenden Tumoren effektiver (also häufig bei Tumoren im Kindesalter) als bei den langsam wachsenden Tumoren.

Zytostatika greifen aber nicht nur Tumorzellen an, sondern alle Zellen, die sich vermehren. Dadurch werden auch immer gesunde Zellen durch die Chemotherapie vernichtet. Je schneller ein Gewebe proliferiert, desto höher ist die Wirkung der Zytostase. Das am schnellsten wachsende Gewebe ist das Knochenmark, die Bildungsstätte von Erythrozyten, Thrombozyten und Leukozyten. Erythrozyten überleben Monate, Thrombozyten Tage und Leukozyten nur Stunden im peripheren Blut. Also sind die Leukozyten die Zellen, die sich am schnellsten vermehren. Konsequenterweise werden die Zytostatika die Leukozyten eher zerstören als die Thrombozyten oder die Erythrozyten. Aber auch die Schleimhäute (Magen-Darm-Trakt) und die Keimzellen sind schnell proliferierende Zellen und somit sehr anfällig für Nebenwirkungen der Chemotherapie.

Zytostatika greifen überwiegend Zellen in der Teilungs- bzw. Vermehrungsphase an, sodass die Bedingungen bei hoher Proliferationsrate grundsätzlich günstiger sind als bei langsamem Wachstum. Es hat sich jedoch gezeigt, dass die Sensitivität auch gleichermaßen intensiv proliferierender Tumoren ge-

27 Pflege von Kindern mit onkologischen Erkrankungen

genüber Zytostatika unterschiedlich ist, vor allem in Bezug auf verschiedene Zytostatika.

27.2.1 Ziele der Therapie

Durch die zytostatische Therapie sollen folgende Ziele erreicht werden:
- vollständige Vernichtung der gesamten malignen Zellen (z. B. Leukämien), um eine Remission zu erzielen,
- vollständige Vernichtung der malignen Zellen nach zellreduzierender Operation und/oder Radiotherapie (z. B. Medulloblastome, Weichteilsarkome),
- Vernichtung maligner Zellen, um eine Operation und/oder Bestrahlungstherapie mit kurativer Absicht durch Verkleinerung des Ausgangstumors zu ermöglichen (z. B. Neuroblastome, osteogenes Sarkom),
- Vernichtung okkulter, sich dem klinischen Nachweis entziehender Metastasen (z. B. unterstützende adjuvante Chemotherapie bei verschiedenen soliden Malignomen),
- Palliation, d. h. Linderung der Schmerzen und/oder Beschwerden, entweder im Sinne der Wachstumsverzögerung eines Malignoms oder im Sinne der bloßen Symptommilderung.

Diese Ziele sind je nach der aktuellen Situation (Erstbehandlung/Rezidivbehandlung/Tumorart) unterschiedlich und auch in Abhängigkeit davon ist die Behandlung mit Einzelsubstanzen (Monotherapie) oder mit mehreren Substanzen (Polychemotherapie) zu konzipieren bzw. sinnvoll. Eine zytostatische Behandlung mit kurativer Absicht ist heute in der Regel eine aggressive Kombinations-Chemotherapie, wobei auf die erforderlichen supportiven Maßnahmen zur Vermeidung oder Minderung der Toxizität größten Wert zu legen ist. Ein Fehler hierbei kann den gesamten Therapieerfolg in Frage stellen.

Eine wichtige und unumgängliche Voraussetzung ist die Aufklärung der Eltern und des Kindes über Wirkung und Nebenwirkungen der invasiven Therapie sowie die schriftliche Einverständniserklärung der Eltern in die Chemotherapie bzw. die Therapiestudienpläne.

27.2.2 Sicherer Umgang

In den letzten Jahrzehnten wurde eine große Anzahl chemischer Stoffe entdeckt, die eine entwicklungshemmende Wirkung auf die Körperzellen haben. Diese Entwicklungshemmung beeinflusst die natürliche Zellregeneration, insbesondere bei Geweben, deren Zellen sich stark vermehren. Etwa 100 dieser Stoffe fanden bisher als Zytostatika Eingang in die Behandlung des Menschen. Rund 30 Substanzen sind heute Gegenstand der pädiatrisch-onkologischen Chemotherapie bei der Behandlung von bösartigen Neubildungen mit Zytostatika.

Neben der chirurgischen Behandlung und der Radiotherapie sowie Hormonen und radioaktiven Stoffen bieten die Teilungsgifte und wachstumshemmenden Stoffe als Chemotherapie eine internistische Möglichkeit zur Bekämpfung des „Krebses".

 Merke ⇢ Recht. Im Merkblatt 620 der BGW heißt es: „Mit Zytostatika dürfen nur Personen umgehen, die unterwiesen sind."

Dass der Umgang mit Zytostatika große Gefahren in sich birgt, ist seit Jahren bekannt, wie z. B. lokale Auswirkungen bei direktem Kontakt mit der Haut, den Augen und den Schleimhäuten: Dermatitis, Schleimhautentzündungen, Pigmentationen, Blasenbildung sind sichtbare allergische Reaktionen. Daher empfiehlt die Berufsgenossenschaft, Zytostatika entweder zentral in der Apotheke oder dezentral im Verabreichungsort (Station), in jedem Fall aber in entsprechenden Sicherheitswerkbänken zuzubereiten.

 Merke ⇢ Sicherheit. Nur wer die Gefahren im Umgang mit Zytostatika und die Maßnahmen zur Abwehr der Gefahren kennt, kann einen sicheren Umgang mit Zytostatika gewährleisten. In der Unterweisung sollten die Arzneimittelwirkungen, einschließlich der unerwünschten Wirkungen und der potentiellen Gefahren, dargestellt werden.

Unfallverhütungsvorschriften und berufsgenossenschaftliche Merkblätter, die im Umgang mit Zytostatika von Bedeutung sind, müssen unbedingt erklärt werden. Es empfiehlt sich, das Tragen der Schutzkleidung (Schutzbrille, Schutzkittel, Atemschutz und flüssigkeitsdichte Einweghandschuhe) sowie die technische Ausrüstung und deren Handhabung zu demonstrieren und zu trainieren. Erst bei erlangter Arbeitssicherheit sollte der Umgang mit Zytostatika beginnen. Die Unterweisung des Pflegepersonals ist in angemessenen Zeitabständen, mindestens einmal jährlich zu wiederholen. Bewusstes und sorgfältiges Arbeiten ist der beste Schutz vor Kontamination. Persönliche Schutzausrüstung und technische Hilfsmittel können nur im Zusammenspiel mit einer optimalen Arbeitstechnik und „bewusstem" Arbeiten einen wirksamen Schutz bilden, denn auch für das applizierende Personal besteht die Gefahr der Kontamination mit Zytostatika.

■ Zytostatikazubereitung

Die Durchführungsart in vielen Kliniken erfolgt auf diese Weise: Die Zytostatika kommen steril zubereitet in der jeweiligen Applikationsart (intravenös, Kurzinfusion, intrathekal) nach vorheriger schriftlicher Bestellung durch den Arzt aus der Apotheke. Die Lagerungsform, Zubereitungs- und Verfallsdatum wird von der Apotheke mittels Aufkleber auf den Spritzen oder Infusionsbeuteln vermerkt.

Pflege eines Kindes mit einer onkologischen Erkrankung

Beim Auspacken und Richten der Zytostase ist auf diese Hinweise unbedingt zu achten:
- In den Zuständigkeitsbereich des Pflegepersonals gehört die sterile Versorgung der Zubereitung mit einem Infusionssystem, die sorgfältige Überwachung des Kindes und der Infusion nach Applikation der Zytostatika durch den Arzt.
- Bei Broviac- und Intraport-Katheter gilt: Medikamente bis kurz vor der Applikation eingepackt lassen!
- Orale Zytostatika dürfen nicht „zermörsert" verabreicht werden. Die Gründe dafür sind ungenaue Dosierung, die Unsicherheit der Resorption und die Gefährdung des Pflegepersonals durch das Einatmen der freigesetzten Aerosole. Der Wirkstoff soll erst im Magen des Kindes freigesetzt werden. Anderenfalls droht eine Verätzung der Speiseröhre.
- Das kontaminierte Material (Spritzen, Kanülen, Ampullen, etc.) wird als **„Sondermüll"** in dafür vorgesehene verschlossene Behälter entsorgt.

27.2.3 Nebenwirkungen

Pflegepersonen müssen über die Nebenwirkungen der applizierten Zytostatika informiert sein, um vorbeugende Maßnahmen treffen zu können. Bei den Nebenwirkungen wird zwischen Früh- und Spätreaktionen unterschieden.

■ Früh auftretende reversible Reaktionen
Sie können nach Stunden oder auch erst nach Wochen auftreten. Dazu zählen:
- Übelkeit (Nausea), Erbrechen (Emesis) Appetitlosigkeit (Inappetenz),
- Haarausfall (Alopezie), das Haar wächst nach 2–4 Monaten wieder vollständig nach,
- Schleimhautläsionen als Reaktion auf die chemotherapeutischen Substanzen, insbesondere im Bereich von Mund (Mukositis) und Speiseröhre,
- Anstieg der Harnsäure im Blut (Hyperurikämie),
- Harnblasenentzündung mit blutigem Urin (hämorrhagische Zystitis),
- Nierenschädigung,
- Gewichtsabnahme oder -zunahme (durch Cortison), Durchfälle (Enteritis) oder Verstopfung (Obstipation),
- Neurotoxizität mit Auftreten von Muskelschmerzen (z. B. bei Vincristin),
- Schädigung der Nerven (Neuropathie),
- Knochenmarksdepression mit daraus resultierender Leukopenie (Neutropenie) und Unterdrückung der körpereigenen Abwehr (Immunsuppression),
- Thrombopenie mit erhöhter Blutungsneigung: Auftreten von Petechien und Hämatomen, Nasenbluten, Zahnfleischbluten, Schleimhautblutungen allgemein, blutiges Erbrechen oder blutige Stühle als Folge von Blutungen in der Speiseröhre oder des Magens, vaginale Blutungen, Hirnblutungen, Somnolenz,
- Anämie infolge der Knochenmarksdepression (Müdigkeit, Blässe, Kurzatmigkeit),
- Hautrötungen (Erythem), Hautausschläge (Exanthem), Hautverfärbung (Hyperpigmentation),
- Fieber, Bindehautentzündung (Konjunktivitis),
- Schädigung des Herzmuskels (Kardiomyopathie),
- Leberschädigung führt zu Gelbsucht (Ikterus),
- Lungenfunktionsstörung,
- Minderung des Hörvermögens,
- Darmverschluss (paralytischer Ileus),
- allergische Reaktion (z. B. Asparaginase, Teniposid): Zeichen einer allergischen Reaktion sind Fieber, Schüttelfrost, Urtikaria, Quincke-Ödem, Atemnot, Engegefühl und anaphylaktischer Schock,
- paravenöse Injektion/Infusion einhergehend mit Schmerzen und Gewebsnekrosen (besonders bei Vincristin, Lyovac-Cosmegen, Adriblastin).

■ Spätreaktionen
Sie treten erst oft nach monate- oder jahrelanger Chemotherapie auf: Amenorrhoe, Infertilität, Kardiomyopathie, Lungenfibrose, Immunsuppression, evtl. auch Zweittumoren, Wachstumsstörungen bei Bestrahlungstherapie, Wachstumsstörungen bei Hirntumoren.

27.3 Pflege eines Kindes mit einer onkologischen Erkrankung

27.3.1 Ursache und Auswirkung

In diesem Teil des Kapitels wird die Pflege von Kindern mit onkologischen Erkrankungen beschrieben. Da alle diese Kinder sobald als möglich einer standardisierten Chemotherapie zugeführt werden, wird hier insbesondere auf die Pflegeprobleme, Pflegeziele und Pflegemaßnahmen bei Kindern während der Chemotherapie eingegangen.

Während der Chemotherapie kann es durch die knochenmarksdepressive Wirkung der eingesetzten Medikamente zu einer Leukopenie, d. h. Verminderung der weißen Blutzellen kommen. Jede Verletzung der Haut/Schleimhaut stellt eine Eintrittspforte für Bakterien dar, die schlimmstenfalls zu einer Sepsis führen kann. Dieser Aspekt ist für die Pflegeperson von großer Bedeutung, da bei unsachgemäßer Ausführung der Pflege eine erhebliche Gefahr für die Kinder besteht.

Durch die modernen Behandlungen maligner Krankheiten (Leukämien und Tumoren) und ihrer Rezidive ergeben sich auch in der Pflege und Beobachtung der Kinder und Jugendlichen neue Gesichtspunkte und Erfahrungswerte. Zu grundsätzlichen pflegerischen Maßnahmen kommt eine individuell auf das einzelne Kind abgestimmte Pflegeplanung. Neben der physischen Betreuung sind bestimmte psychische Situationen und Veränderungen zu beobachten und zu dokumentieren, damit rechtzeitig notwendige Maßnahmen eingeleitet werden können. Die Kinder erfahren erhebliche Einschränkungen in vielen Lebensaktivitäten und benötigen umfassende pflegerische Unterstützung, um mit der Erkrankung leben zu lernen oder aber würdevoll sterben zu können.

27.3.2 Pflegebedarf einschätzen

Es können sich folgende Pflegeprobleme aus der körperlichen und psychosozialen Situation des Kindes ergeben:
- Gefahr von Infektionen durch Leukozytopenie,
- Gefahr von Blutungen durch Thrombozytopenie,
- unzureichende Ernährung bei Schleimhautläsionen, Tumorkachexie,
- unzureichende Flüssigkeitszufuhr,
- Gefahr von Nebenwirkungen der Chemo- und Bestrahlungstherapie,
- Angst des Kindes vor der Diagnose und Tod,
- Angst vor veränderter Lebenssituation, verändertem Körperbild,
- Angst vor Untersuchungen, Therapie und langen Krankenhausaufenthalten,
- gestörtes Wohlbefinden durch Therapie und chronische Schmerzen,
- Angst der Eltern/Angehörigen vor der Diagnose.

27.3.3 Pflegeziele und -maßnahmen

Kinder, die an Krebs erkrankt sind und sich einer Chemotherapie unterziehen müssen, erfahren vielfältige Einschränkungen in den Lebensaktivitäten. Jedes Kind benötigt eine ihm angepasste Pflege und Unterstützung in den Lebensaktivitäten, die ihm eine bestmögliche Lebensqualität gewährleistet und die häufig langandauernden Veränderungen seiner Lebensumstände meistern hilft.

Täglich durchzuführende Pflegemaßnahmen im Überblick:
- Einschätzen der Situation des Kindes (physisch und psychisch),
- Körperpflege, regelmäßige Mundinspektion, Mund- und Lippenpflege,
- bei Säuglingen optimale Gesäß- und Genitalpflege, Beobachtung von offenen Hautläsionen,
- täglicher Wechsel von Dreiwegehahnbänken und Infusionsbesteck, sowie der sterilen Systeme am zentralen Venenkatheter,
- bei peripheren Zugängen zusätzlich Schienen- und Verbandswechsel,
- tägliche Körpergewichtskontrolle bei Infusionstherapie, bei Kortisontherapie einmal täglich Blutdruck-Kontrolle,
- bei Wilms-Tumoren dreimal täglich Blutdruck-Kontrolle,
- bei abdominellen Tumoren 1-mal täglich nüchtern Bauchumfangskontrolle,
- Urin-pH-Kontrolle mit Stix einmal pro Schicht (3-mal am Tag).

Intakte Haut

Die gesunde Haut ist für Bakterien schwer zu durchdringen, bei Verletzungen hingegen kommt es rasch zu Entzündungen und Eiterungen. Umso eher ist dies bei gestörter Immunabwehr infolge Chemotherapie der Fall. Auch die leicht saure Oberfläche („Säureschutzmantel") der Haut dient der Bakterienabwehr. Um den Säureschutzmantel und damit die Schutzfunktion zu erhalten, ist es wichtig, die Haut nach dem Baden oder Waschen mit einer dem natürlichen Haut-pH-Wert angepassten Körperlotion einzucremen.

Die Haut bedarf ständiger Beobachtung. Häufig ist sie zu trocken und die Kinder kratzen sich auf, oft sind die Lippen rissig und die Kinder reißen die Hautfetzen ab. Jede Verletzung aber ist zugleich eine neue Eintrittspforte für Erreger.

Merke Hautpflege. Pflegebäder und Salben mit erhöhtem Fettgehalt zur Hautpflege und täglich mehrmaliges Einfetten der Lippen sind vorbeugend gegen Austrocknung.

Bei allen Kindern sollte die persönliche Körperhygiene eine Selbstverständlichkeit sein. Es ist hilfreich, den ganzen Körper auf mögliche Infektionsquellen täglich zu untersuchen. Die Eltern der Kinder/Jugendlichen sollten angeleitet werden, regelmäßig auf Haut- oder Schleimhautveränderungen/-verletzungen, insbesondere im Anogenitalbereich zu achten.

Hautreizungen im Genitalbereich bei harn- und stuhlinkontinenten Kindern und windelversorgten Säuglingen **(Abb. 27.1)** können sich rasch zu schwerwiegenden Problemen entwickeln. Eine intensive Hautpflege dieses Bereiches mit medizinischen Bädern und Spülungen auf ärztliche Anordnung ist sinnvoll. „Wickelkinder" sollten so wenig wie möglich in der Feuchtigkeit liegen. Kleine Aphthen oder kleine rote Schwellungen im Schleimhautbereich können der Beginn einer ernstzunehmenden Infektion sein.

Merke Beobachtung. Jede andere Rötung und Schwellung der Haut oder auch nur ein „Stippchen" können sich innerhalb von Stunden zu massiven Infektionsherden, z. B. Phlegmonen ausbreiten.

Pflege eines Kindes mit einer onkologischen Erkrankung

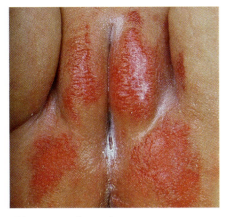

Abb. 27.1 ⇢ Chemotherapie. Hautreizungen im Genitalbereich

Solche Hautstellen werden mit einer desinfizierenden und adstringierenden Lösung auf ärztliche Anordnung einmal täglich gepinselt. Eine offene Behandlung ist wünschenswert bei Kindern, die gewickelt werden, da sonst eine „feuchte Kammer" entsteht, in der die Infektionserreger besonders gut gedeihen.

Offene Hautstellen werden auf ärztliche Anordnung mit jodhaltigen Lösungen oder Salben behandelt (Vorsicht bei Säuglingen!). Es sollten keine Pasten verwendet werden, da der Verlauf der Entzündung unter Pastenabdeckung nicht mehr zu beurteilen ist.

> **Merke ⇢ Komplikation.** An jeder Punktions- oder Infusionseinstichstelle und insbesondere bei länger liegenden Venenverweilkanülen kann es zu Hautinfiltraten kommen, die leicht eitern oder nekrotisieren, was wiederum unter Defektheilung zu Beugekontrakturen führen kann.

Häufiger aber geht von ihnen eine Thrombophlebitis aus. Hier sollte schon vorbeugend mit heparinhaltigen Salben auf ärztliche Anordnung behandelt werden. Sind Hautläsionen (z. B. durch wiederholtes Einstechen beim Infusionslegen) vorhanden, werden sie mit desinfizierenden Substanzen gepinselt.

Auch auf das Entstehen von Ödemen der Haut infolge Eiweißmangels, Herz- oder Niereninsuffizienz ist zu achten!

Intakte Schleimhäute

Am häufigsten treten Schleimhautveränderungen im Mund, der Speiseröhre und im Magen-Darm-Trakt auf. Diese sind für die Kinder sehr belastend und schmerzhaft. Bei Schleimhautverletzungen in diesem Bereich kann es schnell zu einer Beeinträchtigung der Nahrungsaufnahme kommen, was zu einem starken Gewichtsverlust führen kann.

■ Nasenpflege

Trockene und rissige Nasenschleimhäute sind eine der häufigsten Ursachen für Nasenbluten und eine ideale Eintrittspforte für Krankheitserreger. Die Gefahr der Austrocknung kann durch regelmäßige Pflege der Nasenschleimhaut mit Nasensalben verringert werden (s. S. 515).

> **Merke ⇢ Hygiene.** Inhalationen sollten nach Möglichkeit unterbleiben, da die Inhalationsgeräte nicht komplett sterilisiert werden können und deshalb einen guten „Nährboden" für Bakterien abgeben. Inhalationen sind nur unter strengster Beachtung von hygienischen Richtlinien und bei Sterilisation der Inhalationsaufsätze oder bei Verwendung von Einmalmaterial möglich.

■ Mundpflege

Der Mund ist eine der Haupteintrittspforten für Krankheitserreger wie Bakterien, Viren und Hefepilze in den menschlichen Körper. Dem Mund, vor allem dem Speichel, kommt daher eine besondere Bedeutung bei der Infektabwehr zu. Der Speichel und seine Bestandteile tragen in erheblichem Maße dazu bei, die immunologische Funktionen im Mundbereich aufrechtzuerhalten. Speichel hilft uns zu sprechen, zu kauen und die Nahrung zu schlucken.

Verschiedene Krankheiten und deren chemotherapeutische Behandlung bringen jedoch die Speichelproduktion in der Mundhöhle praktisch zum Erliegen.

Der Mund ist das Fenster zum gesamten Körper. Er spiegelt die Problematik der Chemotherapie sichtbar und lebhaft wider. Komplikationen ergeben sich aus dem hemmenden Einfluss auf Knochenmark und Immunsystem, der einen direkten Effekt am Mundgewebe zeigt.

> **Merke ⇢ Prophylaxe.** Läsionen im Mund-Rachen-Raum sind eine Eintrittspforte für Viren, Bakterien und Pilze. Deshalb muss gerade die Mundpflege in Form häufigen Spülens mit anästhesierenden und desinfizierenden Lösungen sowie die lokale Pflege mit einer antimykotischen Suspension konsequent durchgeführt werden! Dies erfordert sehr viel Einfühlungs- und manchmal verstärktes Durchsetzungsvermögen der Pflegeperson.

Vor Beginn der Chemotherapie wird eine gründliche Untersuchung der Mundhöhle vorgenommen. Dazu gehören:
⇢ umfassende Zahnstatuserhebung, evtl. spezielle Zahnuntersuchungen, evtl. Zahnsanierung.
⇢ Die Kinder/Jugendlichen und Eltern sollten über richtige Techniken zur Mundhygiene unterrichtet und angeleitet werden sowie über die Wichtigkeit der kontinuierlichen Mund- und Zahnpflege aufgeklärt werden.
Die Kinder/Jugendlichen müssen hierbei motiviert und ermutigt werden.

⇢ Eltern und ältere Kinder werden darüber informiert, dass die Inspektion der Mundhöhle in regelmäßigen Abständen durchgeführt werden muss.

Zähneputzen. Um Verletzungen des Zahnfleisches vorzubeugen, sollte eine weiche Zahnbürste benutzt und spätestens nach vier Wochen erneuert werden.

Bei einem *Thrombozytenwert unter 30 000* sollte zur Vermeidung von Blutungen das Zähneputzen unterbleiben, ebenso bei einem *Leukozytenwert unter 1000*.

Mundspülungen. Zusätzlich werden regelmäßige (4- bis 10-mal täglich und nach jeder Mahlzeit) vorbeugende Mundspülungen mit desinfizierender Lösung auf ärztliche Anordnung und destilliertem Wasser durchgeführt. Kommt es trotzdem zu Entzündungen der Mundschleimhaut (Läsionen, Bläschen), wird die betroffene Stelle mit z. T. desinfizierenden Substanzen gepinselt, um eine Superinfektion zu verhindern. Zusätzlich kann eine pflegende Mundlösung (Kap. „Sich sauber halten und kleiden") und ein Oberflächenanästhetikum auf ärztliche Anordnung im Wechsel mit der Grundlösung und destilliertem Wasser angewandt werden.

Weiterhin empfehlen sich bei Schleimhautläsionen Mundspülungen mit Salbeitee oder z. B. Spülungen mit Natriumbicarbonat 8,4 % in einer Verdünnung 1 : 5 bis 1 : 10 mit sterilem Wasser (hilft Beläge abzutragen und erzeugt einen für Keimwachstum ungünstigen pH-Wert) oder Eiswürfel (gefrorene Cola, Eistee, Sprudel und Ananas). Von Spülungen mit Kamillentee ist abzuraten, da er die Mundschleimhäute austrocknet. Ebenso zu empfehlen ist bei Methotrexat-Nebenwirkungen an den Mundschleimhäuten eine Mundspülung mit Leukovorintee (3-mal täglich eine Ampulle auf 150 ml Tee) auf ärztliche Anordnung. Bei Säuglingen und Kleinkindern gilt das gleiche Prinzip, jedoch werden bei ihnen anstelle der Mundspülung nur Mundauspinselungen mittels sterilen Stieltupfern vorgenommen.

■ **Stomatitis und Mukositis**

Durch Erbrechen und/oder häufige Stuhlentleerung sind die verschiedenen Schleimhautregionen oft zusätzlichen Reizen ausgesetzt und können eine langzeitige Behandlungspflege erforderlich machen. Häufige Problemkreise sind:
1. Stomatitis: Entzündung des Mundes mit Aphthen, Schmerzen, schlechter Atemgeruch, mit Blut vermischter Speichel, weiße Bereiche am Zahnfleisch, der Mund fühlt sich trocken an, beginnt typischerweise an der Zunge/Mundschleimhaut.
2. Mukositis: dickflüssiger, sämiger Speichel, Schmerzen, gerötete Schleimhaut mit Geschwürbildung (**Abb. 27.2**).

Die Erscheinungen beginnen gewöhnlich wenige Tage, nachdem die Therapie begonnen wurde und haben ihren Höhepunkt ungefähr eine Woche danach.

Nach Abschluss der Therapie klingt die Mukositis langsam ab, vorausgesetzt, sie wird nicht durch eine Infektion, Blutungen oder eine wiederholte Therapie

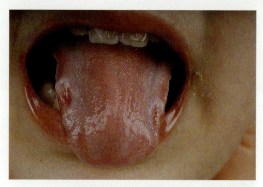

Abb. 27.2 ⇢ **Mukositis.** Hier ist ein Kind mit akuter myeloischer Leukämie (AML) betroffen

verstärkt. Die allgemeinen Beschwerden werden von unterschiedlich starken Schmerzen begleitet, manchmal ununterbrochen und können Probleme bei der Nahrungsaufnahme bereiten. Die Kinder/Jugendlichen können auch Schwierigkeiten beim Schlucken und Sprechen haben. Zu bedenken ist außerdem, dass chemotherapeutische Wirksubstanzen möglicherweise einen toxischen Effekt auf die Magenschleimhaut haben. Eine optimale Schmerztherapie und eine parenterale Ernährung können diese belastenden Nebenwirkungen überbrücken.

Intakte Haut bei Bestrahlungstherapie

Die Radiotherapie (Linear- oder Betatron-Bestrahlung) ist neben der konventionellen Chemotherapie eine weitere Behandlungsmöglichkeit bei Tumorerkrankungen (z. B. Medulloblastom, Ewing-Sarkom, Wilms-Tumor, Morbus Hodgkin, Neuroblastom und Rhabdomyosarkom). Chemotherapie und Radiotherapie werden je nach Tumorart und Therapieschema ggf. kombiniert angewandt. Die Radiotherapie hat ebenso wie die Chemotherapie zum Ziel, die Tumorzellen zu zerstören. Damit einher geht die Zerstörung von gesunden Zellen, was erhebliche Nebenwirkungen je nach Bestrahlungsgebiet mit sich bringen kann. Die häufigsten Nebenwirkungen sind: Schleimhautulzera in Mund und Rachen sowie Hautrötungen mit Spannungsgefühl. Die Haut kann u. U. aufplatzen. Außerdem können Erbrechen und Enteritiden auftreten.

Das eingezeichnete *Bestrahlungsfeld* darf während und bis zu vier Wochen nach Bestrahlungsende nicht gewaschen werden, da die gesunden Hautzellen durch die Bestrahlung ebenso angegriffen werden wie die Tumorzellen. Das Waschen würde diese Nebenwirkung noch verstärken. Bestrahlte Hautgebiete werden tocken behandelt, da Feuchtigkeit Hautveränderungen begünstigt!

Kommt es unter der Strahlentherapie im Bereich des Bestrahlungsfeldes zu oben genannten Nebenwirkungen, wird dieser Hautbezirk gepudert oder auf ärztliche Anordnung mit steroidhaltigen Salben gepflegt, u. U. nach Rücksprache mit dem behandelnden Radiotherapeuten. Ebenso sind Reibungseffekte durch Frottieren oder eng anliegende Kleidung zu vermeiden.

Bei Bestrahlung im Bereich des Kopfes ist auf regelmäßige Mundpflege/-spülungen zu achten, da es zu Schleimhautulzerationen im Mund und Rachenraum kommen kann. Weiterhin ist zu beachten, dass bestrahlte Hautregionen keiner intensiven Sonnenbestrahlung ausgesetzt werden. Zytostatika wie Adriblastin, Methotrexat und Lyovac-Cosmegen verstärken den Bestrahlungseffekt.

Erkennen von Blutungen und Blutungsprophylaxe

Eine Thrombopenie führt zu einer verstärkten Blutungsneigung. Die Kinder müssen vor Verletzungen geschützt und auf Blutungszeichen untersucht werden (z. B. Petechien, Hämatome, gastrointestinale Blutungen, Blut im Urin).

Schleimhautblutungen. Mundblutungen treten umso häufiger auf, je niedriger die Zahl der Blutplättchen ist. Blutungen im Mundbereich können an jedem Teil des Mundes auftreten. Backentaschen, Zunge, Zungengrund, Lippen, Zahnfleisch und Gaumen sind die am häufigsten betroffenen Stellen.

 Merke ⋯▷ Sicherheit. Bei einer **Thrombopenie** verbieten sich folgende Maßnahmen:

⋯▷ Thrombozyten < 30 000 → keine Blutdruck-Messungen (außer bei klinischer Verschlechterung)
⋯▷ Thrombozyten < 30 000 → kein Zähneputzen
⋯▷ Thrombozyten < 20 000 → (eingeschränkte) Bettruhe

Verboten sind: heiße Bäder, Dampfbäder (wegen der gefäßerweiternden Wirkung), heiße Wickel, heftiges Nasenschneuzen, Pressen beim Stuhlgang → Obstipationsprophylaxe, Einläufe, rektale Temperaturkontrollen, intramuskuläre und subkutane Injektionen.

Bei Nasenbluten wird lokal mit einem Hämostatikum (Topostasin, Fibrospum, Claudenwattentamponade) behandelt. Eine Eiskrawatte (s. S. 225) im Nacken kann die Blutung zum Sistieren bringen. Bei nicht beherrschbarem Nasenbluten ist ein Hals-Nasen-Ohren-Arzt hinzuzuziehen. Kind und Eltern brauchen bei auftretenden Blutungen emotionale Unterstützung, da das Auftreten von Blutungen Ängste auslöst.

Unter Umständen ist die Gabe von Thrombozytenkonzentrat unumgänglich.

Anämie. Hier zeigen sich Symptome wie Blässe, Müdigkeit, eingeschränkte Leistungsfähigkeit, Kopfschmerzen, Sehstörungen, Herzrasen (Tachykardie). Transfusionen von filtrierten, gewaschenen, Cytomegalie-Virus-freien und mit 30 Gray bestrahlten Erythrozyten können notwendig sein, um das Hämoglobin anzuheben (s. S. 839).

Minimierung des Infektionsrisikos

Im Vordergrund der Komplikationen bei immunsupprimierten Kindern steht neben der Blutungsgefahr ein erhöhtes Risiko für Infektionen. Die Kinder haben eine besondere Disposition für bakterielle, virale und Pilzinfektionen. Die Infektionsprophylaxe hat oberste Priorität, da Infektionen bei diesen Kindern schnell zu lebensbedrohenden Situationen führen können.

Bei entzündeten Einstichstellen erfolgt nach ärztlicher Anordnung die Pflege mit einer antiseptischen Lösung. Um das Infektionsrisiko zu minimieren, ist es wichtig, dass einmal täglich alle zuleitenden Infusionssysteme gewechselt werden. Außerdem wird die Schiene, falls vorhanden, entfernt, der Bezug erneuert und nach Reinigung der Haut wieder fixiert.

Die Pflege eines immunsupprimierten Kindes sollte in einer keimarmen Umgebung und unter aseptischen Kautelen erfolgen.

 Merke ⋯▷ Beobachtung. Das Kind muss in dieser Phase beim geringsten Infektionsverdacht (Fieber, Schüttelfrost, Verschlechterung des Allgemeinzustandes) intensiv überwacht werden. Dazu gehört die regelmäßige Körpertemperaturkontrolle, Überprüfung der Vitalfunktionen und der Bewusstseinslage. Nach Infektionszeichen an Einstichstellen von Gefäßzugängen oder Schleimhautulzerationen u. a. ist zu forschen.

Beim Verdacht auf eine Infektion ist eine ärztlich angeordnete intravenöse Therapie mit Breitspektrum-Antibiotika vorzubereiten und ggf. als Kurzinfusion zu verabreichen. Bei Fieber erfolgt eine antipyretische Therapie.

 Merke ⋯▷ Hygiene. Alle das Kind betreuenden Personen und Besucher müssen infektfrei sein und eine strenge Händedesinfektion durchführen. Die Pflegeperson muss sich vergewissern, dass die Eltern die Durchführung der Händedesinfektion verstanden haben.

Bei Kindern/Jugendlichen, die chemotherapiert werden oder sich in einer leukopenischen Phase befinden, sollte auf das Nägelschneiden verzichtet werden, um Verletzungen und daraus resultierenden möglichen Infektionen vorzubeugen. Die Nägel sollen vor Beginn der Chemotherapie vorsichtig geschnitten werden. Während der Chemotherapie/ Leukopenie können diese mit einer Einweg-Sandblattfeile vorsichtig gefeilt werden. Kommt es trotzdem zu Hautverletzungen, werden diese auf ärztliche Anordnung mit einer desinfizierenden Lösung behandelt. Bei einem Panaritium erfolgen zweimal täglich (morgens und abends) desinfizierende Teilbäder und ein Verband mit desinfizierender Salbe auf ärztliche Anordnung. Generell verboten sind das Tragen von Ohrringen, Piercings und festsitzender Zahnregulierungsapparaturen wegen der Infektionsgefahr.

Pflegemaßnahme bei Leukopenie. Bei Abfall der Leukozyten unter 1000/mm³ kommt es zu einer generalisierten Infektionsgefahr. Für gesunde Menschen harmlose Keime können bei Kindern mit einer Leukopenie zu einer lebensbedrohenden Sepsis führen.

Sie sind durch folgende Maßnahmen vor der Exposition mit Krankheitserregern zu schützen:
- sauberes Einzelzimmer mit Doppeltüren,
- Schleusen (zweite Tür erst öffnen, wenn die erste Tür geschlossen ist),
- Mundschutz, strenge Händedesinfektion,
- evtl. Kittelpflege (Leukozyten unter 500/mm³),
- täglicher Bettwäschewechsel, um die direkte Patientenumgebung so keimarm wie möglich zu halten,
- Waschlappen und Handtücher wegen der Keimbesiedlung nur einmal verwenden,
- keine Topfpflanzen in den Zimmern, da die Gefahr der Schimmelpilzinfektion besteht,
- Wasserfilter (z. B. PALL-Aquasafe). Der Filter dient dem Infektionsschutz von immungeschwächten Kindern/Jugendlichen, indem er eine Kontaminationsbarriere gegen Bakterien und Protozoen aus dem Wasserleitungsnetz bietet.

Physiologische Nierenfunktion

Da es durch die Zytostatikatherapie zu einem massiven Zellzerfall (z. B. bei Kindern mit einer großen Tumormasse oder bei ALL-Kindern mit initial hohen Leukozytenwerten) und damit zu einem Anstieg der Harnsäure kommt, ist während der Dauer der Zytostatikatherapie für eine ausreichende Flüssigkeitszufuhr zu sorgen, um mögliche Nierenschäden vorzubeugen.

Physiologische Urinausscheidung. Die Kinder/Jugendlichen nehmen infolge von Übelkeit und Erbrechen, die durch Chemotherapie ausgelöst werden, wenig Flüssigkeit oral zu sich. Um die Flüssigkeitszufuhr dennoch zu gewährleisten, erfolgt eine intravenöse Infusionstherapie mit vom Arzt angeordneten Infusionslösungen.

> **Merke ⇢ Urinausscheidung.** Die Zugabe von Natriumbikarbonat auf ärztliche Anordnung sorgt für einen *alkalischen Urin-pH* (angestrebter Urin-pH 7,5–8) und verbessert die Ausscheidung der erhöhten Harnsäure der Niere.

Wie viel Natriumbikarbonat zugegeben wird, richtet sich nach dem Gewicht des Kindes und der angeordneten Menge der Glukoselösung (Richtdosis 2 ml/kg Körpergewicht). Die Kontrolle des Urin-pHs zeigt, ob ausreichend gepuffert worden ist. Ist der Urin trotz Natriumbikarbonat-Zusatz nicht alkalisch, muss nach Rücksprache mit dem Arzt eine weitere Dosis zugegeben werden.

> **Merke ⇢ Kontrolle.** Mindestens einmal pro Schicht eine Urinuntersuchung mittels Teststreifen durchführen. Je nach pH-Werten sind häufigere Kontrollen obligat.

Bei einer voraussichtlichen Hyperurikämie kann auf ärztliche Anordnung auch eine zusätzliche medikamentöse Therapie durch ein Urikostatikum vorausgehen.

Weil viele Zytostatika über die Nieren ausgeschieden werden, bedarf die Nierenfunktion einer regelmäßigen Kontrolle. Deshalb sollte, bevor nierenschädigende Medikamente verabreicht werden, auf das Ergebnis einer Kreatinin-Clearance und der Harnsäurebestimmung im Serum gewartet werden! Es ist auch zu beachten, dass viele andere Medikamente wie z. B. Aminoglykoside oder Amphotericin B zusätzliche Nierenschäden verursachen oder die nephrotoxischen Komponenten der Zytostatika verstärken können.

Um sicher zu gehen, dass die Ausscheidung der Zytostatika auch gewährleistet ist, sollte die Therapie nur mit ausreichender Flüssigkeitszufuhr durchgeführt werden. Durch diese Maßnahme kann auch einer sterilen Hämorrhagischen Zystitis vorgebeugt werden. Sie kann durch eine Irritation der Blase durch Chemo- oder Radiotherapie auftreten mit Brennen beim Wasserlassen. Bei ersten Anzeichen muss der Arzt informiert werden.

Auch assistiert die Pflegeperson bei den regelmäßigen Kontrollen der Elektrolyte im Serum, vor allem wenn Erbrechen, Durchfälle und Nierenschäden vorliegen und Substitutionen von Natrium, Kalium, Kalzium und Magnesium erforderlich sind. Um die Urinausscheidung exakt zu überwachen, muss eine genaue Ein- und Ausfuhrbilanz zu festgelegten Zeiten erfolgen. Eine genaue Bilanzierung ist notwendig, um einer Über- oder Unterwässerung sowie Elektrolytverschiebungen rechtzeitig entgegenwirken zu können. Zur Ergänzung der genauen Flüssigkeitsbilanz gehört die ein- bis zweimal täglich vorzunehmende Gewichtskontrolle.

Ausreichende Nährstoffzufuhr

Durch die Negativerfahrung von Übelkeit und Erbrechen während der Chemotherapie ist bei vielen Kindern die Nahrungsaufnahme gestört. Um die Kinder überhaupt zum Essen zu motivieren, ist es wichtig, dass ihre Wünsche und Bedürfnisse berücksichtigt werden.

Die Nahrung sollte ausgewogen sein, d. h. Eiweiß, Fett, Kohlenhydrate, Vitamine und Mineralstoffe müssen in physiologischer Menge enthalten sein. Es ist sinnvoll, während der Chemotherapie sowie Leukopenie nur schälbares Obst anzubieten, um eine Kontamination mit Erregern zu vermeiden und somit das Infektionsrisiko so gering wie möglich zu halten. Gemüse sollte kurz erhitzt (blanchiert) werden.

Pflege eines Kindes mit einer onkologischen Erkrankung

Ausgewählte reizarme Nahrungsmittel bei Entzündungen der Mundschleimhaut, bei Erbrechen und bei Durchfall werden erfahrungsgemäß besser toleriert **(Tab. 27.1)**.

Eventuell sollte bei entzündlichen Veränderungen der Mundschleimhaut eine lokalanästhetische Behandlung der Speisenaufnahme vorausgehen.

Die Nahrung kann auch durch verschiedene hochkalorische Fertignahrung, wie z. B. Fresubin flüssig, das in etlichen Geschmacksrichtungen angeboten wird, oder Maltodextrin, welches sich besonders zur Kalorienanreicherung verschiedener Speisen eignet, ergänzt werden. Die Gewichtszunahme kann dadurch verbessert werden.

Wohlbefinden steigern

Übelkeit und Erbrechen sind vieldeutige Symptome in der pädiatrischen Onkologie. Sie sind nicht selten auch als Folge einer Chemo- und Radiotherapie zu sehen, kommen bei gastrointestinalen Ulzerationen vor (z. B. durch die Strahlentherapie) und können infolge infektiöser oder septischer Erkrankungen bestehen. Erbrechen tritt auch als Folge einer intrakraniellen Drucksteigerung bei Hirntumoren auf und ist auch sehr oft psychogen bedingt.

Unter Erbrechen versteht man die zwangsweise Entleerung des Mageninhalts durch den Mund. Häufig, wenn auch nicht notwendigerweise, geht Übelkeit voraus. Übelkeit ist ein schwer zu definierendes und schwer messbares, subjektives Gefühl. Übelkeit und Erbrechen in Verbindung mit einer Zytostatikabehandlung sind völlig anders als üblich. Die meisten Menschen kennen das unangenehme – wenn auch nicht unerträgliche – Gefühl, etwas gegessen zu haben, von dem ihnen übel wird. Dieses Erlebnis hat allerdings wenig mit dem durch eine Chemotherapie verursachten Gefühl der Übelkeit gemeinsam.

Eine durch Zytostatikatherapie induzierte Übelkeit dauert häufig über Stunden, Tage oder sogar Wochen an. Unter Umständen kommt es zu Wellen der Übelkeit mit dazwischen liegenden langen Phasen quälenden Unwohlseins. Dagegen kann für jemanden, der zu viel gegessen oder verdorbene Lebensmittel zu sich genommen hat, Erbrechen eine willkommene Erleichterung sein, da die Übelkeit dadurch beendet wird. Bei onkologischen Kindern ist das nicht unbedingt der Fall. Die Übelkeit kann unvermindert andauern, unabhängig vom Einsetzen des Erbrechens. Diese Art der Übelkeit ist weniger klar definierbar, ihre Ursachen sind weniger bekannt und sie ist schwieriger zu behandeln als das Erbrechen. Diese Übelkeit stellt auch eine erhebliche psychische Belastung dar.

Für das Pflegepersonal und den behandelnden Arzt ist es von großer Wichtigkeit, die einzelnen Zytostatika zu kennen, denn diese Reaktion ist von der Art des Medikamentes, der Dosierung und dem psychischen Befinden des Kindes/Jugendlichen stark abhängig. Deshalb sollte eine frühzeitige und optimale Antimetikagabe auf ärztliche Anordnung angestrebt werden.

> **Merke ⋯ Übelkeit und Erbrechen.** Ursachen für Übelkeit und Erbrechen sind: Chemotherapie, Radiotherapie, Hirndruck, Obstipation, Analgetika, Opiate, Angst, Aufregung.

Mögliche Maßnahmen zur Linderung:
- Umstellung der Applikationsart von Medikamenten: intravenöse oder rektale Gabe anstelle oraler Verabreichung,

Tab. 27.1 ⋯ Ernährungsbeispiele bei Entzündungen der Mundschleimhaut, Erbrechen und Diarrhoe

Symptom	geeignete Lebensmittel	zu meidende Lebensmittel
Entzündungen der Mundschleimhaut	⋯ weiche Kuchen und Puddings ⋯ milde Fruchtsäfte ⋯ kalte Früchte (Wasser-/ Honigmelone) ⋯ schwach gewürzte Speisen ⋯ salzfreie Dosensuppen ⋯ Hühnerfrikassee, fein zerkleinertes Fleisch	⋯ grobe Getreidesorten ⋯ frisch gepresste (Zitrus-) Fruchtsäfte ⋯ extrem heiße oder kalte Nahrungsmittel ⋯ stark gewürzte, scharfe Nahrungsmittel
Erbrechen	⋯ gekochtes Fleisch ⋯ Fisch ⋯ gebackene Kartoffeln ⋯ Toast ⋯ fettarme Milch ⋯ Fruchtsaftkonzentrate	⋯ gebratenes Fleisch, Hühnchen ⋯ Speck, Pommes frites ⋯ Kartoffelchips ⋯ cremige Speisen, Rahmkäse ⋯ Speiseeis, große Mengen Süßspeisen
Diarrhoe	⋯ Salzstangen, Zwieback, Weißbrot ⋯ Teigwaren aus Weizenmehl ⋯ Sojamilchprodukte, weißer Reis ⋯ Banane, geschälter und geriebener Apfel ⋯ Möhren und Rote Beete	⋯ Bohnen und Hülsenfrüchte ⋯ blähendes Gemüse ⋯ Zitrusfrüchte ⋯ Milch

–▷ Antiemetikumgabe in Form intravenöser Injektionen,
–▷ Zeit für das Kind aufwenden und Gespräche mit ihm führen, um psychische Faktoren erkennen und darauf eingehen zu können.

Akzeptanz der Medikamentengabe

Hilfreich bei Verabreichung der Medikamente sind realistische, einhaltbare Absprachen und Versprechungen, das Anbieten verschiedener Einnahmemöglichkeiten wie mit dem Lieblingsgetränk und das Loben und Trösten des Kindes. Bei Säuglingen sollen orale Medikamente nicht in die Nahrung gemischt werden. Es empfiehlt sich, das Medikament auf einem Löffel mit Tee zu vermischen oder die Tabletten direkt hinten auf die Zunge zu legen und anschließend Flüssigkeit zum Herunterspülen anzubieten.

Die kontinuierliche Medikamenteneinnahme ist ein wichtiger Bestandteil der Therapie. Selbst die dem Alter entsprechend aufgeklärten Kinder haben häufig große Probleme bei der Einnahme von Tabletten, Kapseln, Dragees und Säften. Übelkeit, Erbrechen, Mundschleimhautdefekte, Schluckbeschwerden und der Zwang, das Präparat einnehmen zu müssen, verstärkt durch Stimmungsschwankungen, vergrößern die Problematik. Um die Kinder zu unterstützen und zu motivieren, damit eine fachgerechte Verabreichung und Einnahme gewährleistet ist, bedarf es der Phantasie des Pflegepersonals sowie ausreichender eigener Information über verschiedene Medikamentenformen, Verabreichungsarten, Dosierungen und über Wirkungen und Nebenwirkungen der Medikamente.

Erkennen von Nebenwirkungen der Medikamente

■ Kortison

Glukokortikoide führen zu einer Steigerung des Appetits und bei längerer Einnahme zu einer beträchtlichen Gewichtszunahme. Die Kinder bekommen ein rundes Gesicht mit dicken Wangen und meistens auch einen dicken Bauch. Diese Veränderungen sind, wie auch die unter Kortison auftretenden Unreinheiten der Haut, nach Absetzen des Medikamentes rückläufig, können die Kinder aber sehr belasten. Vor Beginn der Kortisontherapie sollten das Kind und seine Eltern über die möglichen Nebenwirkungen und körperlichen Veränderungen aufgeklärt werden sowie über Hilfen, die die Veränderungen des Aussehens kaschieren können.

Das Pflegepersonal und die Eltern können entscheidend mithelfen, die Gewichtszunahme in Grenzen zu halten. Süßigkeiten sollten so weit als möglich vermieden werden. Ebenso sind salzhaltige Speisen und Salzgebäck unerwünscht, da Kortison auch zu einer verminderten Salzausscheidung führt. Unter Kortisontherapie kann es zur Ausscheidung von Zucker im Harn und zum Ansteigen des Zuckerspiegels im Blut wie bei Diabetikern kommen. Diese Nebenwirkungen sind leicht beherrschbar.

Kortison kann auch zu Magengeschwüren führen, deshalb wird zusätzlich ein Medikament zur Magensäurenverringerung gegeben. Ein Ansteigen des Blutdrucks kann ebenfalls medikamentös behandelt werden. Eine Blutdruckkontrolle erfolgt einmal täglich und bei Bedarf. Die Infektionsbereitschaft ist durch die Kortisontherapie erhöht.

■ Zytostatika

Während der Verabreichung von Zytostatika müssen die Kinder auf *allergische Reaktionen* beobachtet werden.

> **Merke ⋯▷ Notfall.** Beim Auftreten von Urtikaria, Fieber, Atemnot und Anzeichen eines Anaphylaktischen Schocks muss die Infusion sofort unterbrochen werden. Der Arzt ist sofort zu benachrichtigen. Maßnahmen der Schockprophylaxe und -behandlung sind unverzüglich einzuleiten (s. S. 891). Notfallzubehör und Notfallmedikamente müssen bei zytostatischer Therapie immer in Reichweite bereitliegen, damit bei lebensbedrohlichen Situationen keine Zeitverzögerungen entstehen.

Nekrosen. Intravenöse Applikationen einiger Zytostatika über periphere Gefäßzugänge können zu lokalen Reizungen bis zu einer schweren Phlebitis führen. Durch paravenöse Fehlinjektionen von Actinomycin-D oder Vincristin können tiefe *Nekrosen* entstehen. Diese Reaktionen werden meist nicht direkt bei der Injektion bemerkt, sie treten oft erst später auf.

Zunächst entsteht eine schmerzhafte Stelle, die dann ulzeriert. Diese Nekrosen brauchen Wochen und z. T. auch Monate, bis sie wieder heilen. Häufig entsteht ein dauerhafter Gewebsschaden mit Beeinträchtigung der Gelenkfunktionen. Eine häufige lokale Reaktion nach Anthrazyklingabe sind nicht Paravasate, sondern eine im Allgemeinen benigne Phlebitis mit lokalem Ödem, verstärkter Venenzeichnung und Juckreiz. Kortikosteroide oder Antihistaminika können hier systematisch prophylaktisch oder therapeutisch (durch den Arzt) erfolgreich eingesetzt werden.

Paravasate. Im Gegensatz hierzu finden sich bei Paravasaten meist ausgeprägte, sofort einsetzende Schmerzen an der Injektionsstelle.

> **Merke ⋯▷ Schmerz.** Schmerzäußerungen der Kinder müssen unbedingt ernst genommen werden.

Die entscheidende protektive Maßnahme ist die sofortige konsequente Kühlung, die die vermutlich zelluläre Aufnahme von Anthrazyklinen verringern kann. Bei guter Verträglichkeit sollte die Kühlung strikt über 24 Stunden fortgesetzt werden.

Schmerzen, Erythem oder Schwellung an der Injektionsstelle nach 3 bis 4 Wochen sind Indikationen für die Vorstellung bei einem Chirurgen.

Pflege eines Kindes mit einer onkologischen Erkrankung

 Merke ⇢ Dokumentation. Der Verdacht auf ein Paravasat bedarf der Dokumentation in den Pflegeakten und der Meldung an die vorgesetzte Stelle, da diese Komplikation zu einer Schadenshaftung führen kann. Einige Kliniken verlangen das Ausfüllen eines speziellen „Extravasatformulars".

Wichtig ist deshalb, dass intravenöse Applikationen von Zytostatika nur an gut sichtbaren Venen der Hände, Füße oder der Unterarme durchgeführt werden. Paravenöse Injektionen/Infusionen an tiefgelegenen Venen, wie z. B. in der Ellenbeuge werden oft nicht rechtzeitig bemerkt und für medizinische Interventionen ist es dann meistens zu spät.

Für die Behandlung eines Paravasats benötigt man:
- 1 × 5er Spritze,
- 1 × Mobilat Kältepack,
- 1 × Cold/Warmpack,
- 1 × Mullkompressen,
- 1 × sterile Handschuhe,
- 1 × Stieltupfer,
- 1 × Einmalkanülen Gr. 18,
- 1 × Tube Hydrocortison Creme 1 %,
- 1 × Flasche Dimethylsulfoxid,
- 1 × Amp. Natriumchlorid 0,9 % und 2 Ampullen Hylase „Dessan" 1 : 500 IE.

Bei Verwendung peripherer Venen hat eine sorgfältige regelmäßige Inspektion der Infusionsstelle zu erfolgen.

 Merke ⇢ Sicherheit. Die Applikation muss immer korrekt intravenös erfolgen unter regelmäßiger Überprüfung der Rückläufigkeit des venösen Gefäßzugangs, da viele Zytostatika bei unsachgemäßer, paravenöser Injektion oder Infusion eine Entzündung der Venen und des umliegenden Gewebes auslösen können.

Bereits wenige Tropfen können zu schwerer Phlebitis und u. U. schmerzhaften und schlecht heilenden Nekrosen führen. Besonders gefährlich sind in dieser Hinsicht ADB, DB, Mitomycin und alle anderen tumorhemmenden Antibiotika sowie alle Spindelgifte (VCR, VDS, VBL). Bei der Injektion oder Infusion dieser Medikamente ist deshalb äußerste Vorsicht und Sorgfalt in der Überwachung geboten.

Sollte es trotz aller Vorsichtsmaßnahmen zu einem Paravasat kommen, sind sofort folgende Gegenmaßnahmen zu ergreifen:
- zuerst Infusion/Injektion stoppen,
- Arzt sofort informieren,
- Venenverweilkanüle zunächst liegen lassen, den Kanüleninhalt versuchen zu aspirieren,
- lokale Therapie durch den Arzt,
- pflegerische Maßnahmen durchführen **(Tab. 27.2)**.

Bei Kälteanwendung über 24 Stunden sollte die Applikation mit einem Kühlelement (z. B. Coldpack) aus dem Kühlschrank, ggf. auch mit Eis in einem sterilen Tuch erfolgen, aber nicht mit Gefrierelementen, da dies zu Erfrierungen (s. S. 222) des betroffenen Bereiches führen kann.

Für Kinder mit ungünstigen Venenverhältnissen und voraussichtlich langer intravenöser Chemotherapie wird das Einlegen eines voll implantierbaren Venenkatheters empfohlen, z. B. eines Broviac-Katheters, Hickman-Katheters oder eines Intraports.

Merke ⇢ Sicherheit. Bei Dauerinfusionen von gewebsschädigenden Substanzen ist eine ständige Überwachung der laufenden Infusion außerordentlich wichtig. Durch Broviac- oder Porth-A-Cath-Systeme werden diese Komplikationen deutlich verringert.

Sicherer Umgang mit Broviac-Katheter, Hickman-Katheter und Intraport

Die operative Einlage von Broviac-Katheter, Hickman-Katheter und Intraport erfolgt in Narkose durch den Chirurgen.

Broviac-Katheter (Abb. 27.3). Er ist ein- oder mehrlumig und bei schlechten Venenverhältnissen indiziert. Der Broviac-Katheter wird in eine zentrale Vene eingelegt (meist Vena subclavia, Vena jugularis interna oder externa) und mittels eines Führungsstabes durch einen subkutanen Tunnel, der als Keimbarriere dient, zur Vene geführt, dort mit ihr zusammengeschlossen und fixiert. Seine Spitze sollte unmittelbar vor dem rechten Vorhof zu liegen kommen.

Intraport (Abb. 27.4). Portsysteme sind bei Intensiv- und Langzeitbehandlung bei Chemotherapie indiziert. Unter das rechte Schlüsselbein wird ein ca. fünf

Tab. 27.2 ⇢ Pflegemaßnahmen bei Paravasat

Angewandte Medikamente	Pflegerische Maßnahmen
Alkaloide und Epipodophyllotoxine	milde Wärme (Umschläge)
Anthrazykline	sofort kühlen (24 Std.); Auftragen von topischem Dimethylsulfoxid; die doppelte Größe des Paravasatbereichs behandeln; die Stelle trocknen lassen und alle 8 Stunden 7 Tage lang wiederholen
Actinomycin-D	sofortige Kälteanwendung über 24 Stunden
Mitomycin, Fluorouracil, Cisplatin, Carboplatin, Ifosfamid, Cyclophosphamid	Kälteanwendung über 24 Stunden
andere Zytostatika	Hochlagern der Extremität über 24 bis 48 Std., offen lassen, evtl. milde Wärme

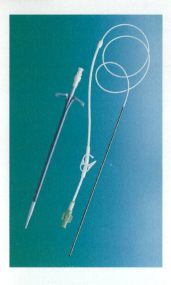

Abb. 27.3 ⇢ Einlumiger Broviac-Katheter. (Fa. Vygon)

Vorbereitung. Zur Vorbereitung sollen die benötigten Spritzen aus der Verpackung auf eine sterile Unterlage gelegt, mit sterilen Handschuhen aufgezogen werden und bis zur Verwendung steril aufbewahrt werden.

Der Arzt soll den Verband um die Katheteröffnung mit bloßen Händen entfernen, ohne jedoch den Katheteranschluss zu berühren, dieser wird von der Pflegeperson desinfiziert und anschließend auf einem sterilen Tupfer oder einem sterilen Tuch abgelegt. Anschließend zieht auch der Arzt sterile Handschuhe an.

Durchführung. Wegen der Lage der Katheterspitze im rechten Vorhof besteht die Gefahr der Luftaspiration, sodass der Katheter vor der Öffnung des Verschlusses oder vor Spritzenwechsel abgeklemmt werden muss. Dies geschieht mittels der mitgelieferten Plastikklemme über dem dafür vorgesehenen verdickten Katheteranteil oder mit einer glatten Spezialklemme **(Abb. 27.5)**. Ganz ungeeignet sind geriffelte Kocherklemmen oder andere schmale Klemmen, die die Silikonhaut des Katheters verletzen und zur Durchlässigkeit führen können. Im Falle einer Verwendung von Klemmen muss die Abklemmstelle häufig gewechselt werden, damit die Belastung des Katheters an einer Stelle nicht zu hoch wird. Nach Eröffnung des Katheters wird zunächst mit einer Spritze von 2 ml Volumen die Katheterfüllung abgezogen. Dies verhütet möglicherweise Infektionen und gibt darüber hinaus Aufklärung über das evtl. Vorliegen von Thromben im Katheter. Bei Verdacht auf das Vorliegen einer Keimbesiedlung des Katheters wird der Kathetervorlauf asserviert und zur Kultur gegeben.

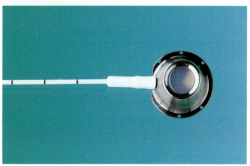

Abb. 27.4 ⇢ Intraport. (Fa. Vygon)

> **Merke ⇢ Sicherheit.** Die Heparinplombe darf auf keinen Fall aus dem Katheter in den Körper hinein injiziert werden, um eine Infektion oder Embolie zu vermeiden. Alle Manipulationen, die höheren Über- oder Unterdruck erzeugen, sind streng zu vermeiden.

Nach Entfernen der Heparinplombe (erkenntlich am Erscheinen von Blut in der Spritze) wird der Katheter

Zentimeter langer Schnitt gelegt, der Katheter in die entsprechende Vene eingeführt und der Port unter der Haut befestigt. Mit wenigen Nähten wird die Wunde verschlossen. Der Vorteil eines Intraport ist, dass die Kinder damit baden, schwimmen und Sport treiben können. Es bedarf keiner besonderer Vorsicht, da dieser sicher in einer Tasche unter der Haut liegt und keine Verbindung zur Außenwelt hat, sodass eine aufwendige Pflege entfällt.

▪ Katheterpflege am Beispiel des Broviac-Katheters

Jede onkologisch tätige Einrichtung führt die Katheterpflege aufgrund ihrer Erfahrungen und der individuellen Gegebenheiten und der unterschiedlich verwendeten Katheter etwas anders durch. Es kann im Folgenden deshalb nur ein Beispiel gegeben und auf grundlegende Bedingungen hingewiesen werden.

> **Merke ⇢ Hygiene.** Sämtliche Manipulationen am Katheter und die Vorbereitungen hierzu müssen immer unter aseptischen Bedingungen durchgeführt werden.

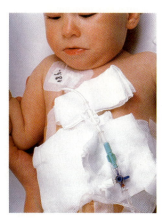

Abb. 27.5 ⇢ Broviac-Katheter.

zunächst mit physiologischer Kochsalzlösung durchgespritzt, danach mit einer neuen Heparinplombe gefüllt, deren Volumen sich etwa am Kathetervolumen orientiert (0,5 ml Heparin zu 5000 IE auf 1,5 ml Kochsalzlösung 0,9%). Kurz bevor 0,5–1,0 ml dieser Flüssigkeit in den Katheter gefüllt ist, sollte dieser erneut abgeklemmt werden. Danach wird der Verschluss mit einem neuen, sterilen Schraubverschluss vorgenommen, wobei sorgfältig darauf zu achten ist, dass der lumenwärts gerichtete Verschlussanteil auch mit dem sterilen Handschuh nicht in Berührung kommt. Sollte das Gewinde mit Blut verunreinigt sein, werden die Blutreste entfernt. Danach wird der Katheteranschluss mit einer sterilen Kompresse umwickelt und mit Pflaster umklebt.

> **Praxistipp** ⋯⋗ Eltern zeigen häufig „Erfindergeist", wenn es darum geht, die oft unumgänglichen zentralen Venenkatheter sicher zu versorgen. **Abb. 27.6** zeigt eine Möglichkeit, den steril verpackten Katheter durch eine Stofftasche mit kindgemäßen Motiven zusätzlich vor Kontamination zu schützen. Die Tasche muss regelmäßig gewechselt werden und schützt außerdem vor Manipulation durch kleine Kinder.

Verbandwechsel. Für den *Wechsel des Hautverbandes* (bei durchsichtigem Pflaster alle fünf Tage, bei anderen Pflasterverbänden jeden zweiten Tag) bei unauffälliger Eintrittsstelle gelten die üblichen Bedingungen eines Verbandwechsels unter sterilen Bedingungen. Vor allem ist die Eintrittsstelle des Katheters in die Haut sorgfältig zu inspizieren. Rötung oder Sekretion bedeuten eine Infektion und müssen als alarmierend angesehen werden. Es ist ein Hautabstrich durchzuführen, der Bereich sollte mit einer desinfizierenden Salbe/Lösung behandelt werden, der Verbandwechsel muss dann täglich erfolgen.

Ist die Haut unauffällig, wird die Kathetereintrittsstelle mit einem hautschonenden Pflaster steril abgedeckt. Wegen der Gefahr einer Infektion sollte der Katheter alle zwei Tage in der beschriebenen Weise versorgt werden.

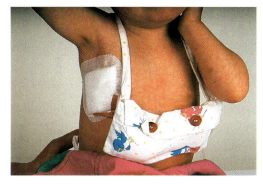

Abb. 27.6 ⋯⋗ **Kontaminationsschutz.** Schutztasche mit kindgemäßen Stoffmotiven für den Broviac-Katheter

Hygiene. Die größte Gefahr für das Kind durch den Katheter sind Infektionen. Staphylococcus epidermidis ist dabei der wichtigste Keim, sodass alle Anstrengungen unternommen werden müssen, um vor allem diesen Hautkeim vor dem Eindringen in die Haut oder den Katheter abzuhalten. Diesem Umstand haben nicht nur das Pflegepersonal und Ärzte Rechnung zu tragen, sondern auch die Angehörigen des Kindes sind hierauf aufmerksam zu machen.

> **Merke** ⋯⋗ **Hygiene.** Generell ist das Tragen steriler Handschuhe notwendig, um bei allen Manipulationen am Katheter bzw. Dreiwegehähnen einer Kathetersepsis vorzubeugen. Die zuleitenden Infusionssysteme sowie das Infusionsbesteck werden einmal täglich unter sterilen Bedingungen gewechselt. Die Dreiwegehahnenbänke werden in einer sterilen Kompresse verpackt.

Das zuvor beschriebene Handling im Umgang mit Broviac-Katheter gilt natürlich auch für den Intraport, mit der Ausnahme, dass kein Verbandwechsel erfolgt, da hierbei leicht die Intraportnadel entfernt werden kann.

Schmerzlinderung und -freiheit

Jede ärztliche Behandlung, jeder notwendige Krankenhausaufenthalt stellt für Kinder eine Ausnahmesituation dar (s. S. 67 u. S. 70). Besteht zusätzlich als Leitsymptom ein akuter oder chronischer Schmerzzustand, schaukeln sich diese unangenehmen Sinnes- und Gefühlserlebnisse auf. Das Phänomen Schmerz – sei er akut oder chronisch auftretend – besteht aus einer Vielzahl verschiedener Komponenten, deren getrennte Betrachtung gerade für das Verständnis der Entwicklung einer Schmerzlinderung im Kindesalter bedeutsam ist. Schmerz beeinträchtigt die ganze Persönlichkeit.

Schmerzen sind nicht objektiv messbar, sondern sie sind das, was Patienten spüren und fühlen. Schmerzen geben an, dass irgend etwas im Körper nicht stimmt. Schmerzen können Erstsymptom sein, bzw. durch die onkologische Grunderkrankung hervorgerufen werden. Schmerz kann aber auch Therapiefolge sein, z.B. postoperativ, im Rahmen einer Chemo- oder Radiotherapie. Hier handelt es sich meistens um *akute* Schmerzzustände.

Davon werden *chronische* Schmerzen abgegrenzt, die in der Regel zu Persönlichkeitsveränderungen und zu einem veränderten Lebensrhythmus führen. Chronische Schmerzzustände werden häufig bei fortschreitender Erkrankung angetroffen. Letztendlich stellt der Schmerz im Finalzustand und beim Sterbenden ein besonderes Problem dar. Er beeinträchtigt jeden Einzelnen sehr, z.B. in Form von Schlaflosigkeit, Bettlägerigkeit, Lustlosigkeit, Appetitlosigkeit, Aggressionen oder Depressionen. Dies alles bewirkt eine Herabsetzung der *Schmerzschwelle*. Die Schmerzschwelle wird erhöht durch Schlaf, Ruhe, Entspannungstechniken, Verständnis, Sympathie, Anheben der Stimmung durch Analgetika und Antidepressiva. Die Schmerztherapie muss durch eine ausreichende Schmerzmedikation den Bedürfnissen des Patienten angepasst sein.

Bedürfnisse eines Kindes mit Schmerzen können sein:
- Zuwendung, Liebe, menschliche Kontakte,
- Sicherheit, gute Symptomkontrolle, das Gefühl, versorgt zu sein,
- Zugehörigkeit, Verständnis, Annahme, Selbstwertgefühl.

Angaben des Patienten über Schmerzempfindungen müssen in jedem Fall dem Arzt mitgeteilt werden! Dabei muss das Kind in seiner Gesamtsituation erfasst und ernst genommen werden. Das Pflegepersonal sollte sich davor hüten, fremden Schmerzen gegenüber abgestumpft zu reagieren, sondern lieber etwas zu viel als zu wenig glauben.

Auf die medikamentöse Schmerzbehandlung sollte an dieser Stelle nicht eingegangen werden (s. S. 166). Jedoch sollte erwähnt werden, dass das Pflegepersonal in der Lage sein sollte, seiner Aufgabe als „Anwalt des Kindes" auch bei der Schmerzbekämpfung gerecht zu werden.

Bei der Schmerzlinderung durch pflegerische Maßnahmen sind der Phantasie kaum Grenzen gesetzt! Um das subjektive Befinden des Patienten zu verbessern, sind pflegerische Maßnahmen sehr wichtig. Durch chronische Schmerzen können häufig auch Folgeerscheinungen wie z. B. Schonhaltung, Muskelverspannung, Störung der Atmung und des Kreislaufs, Appetitlosigkeit, Brechreiz und Erbrechen als Folge auftreten. Hier kann unterstützend eingewirkt werden durch:
- bequeme Lagerung, Anwendung von Wärme oder Kälte bei Verspannung (s. S. 223),
- Körperkontakt, z. B. in den Arm nehmen, streicheln oder trösten,
- Einreibungen oder Massagen (durchblutungsfördernd),
- durch Beschäftigung wird die Aufmerksamkeit des Kindes von seinen Schmerzen abgelenkt,
- Begleitung bedeutet für die Pflegenden, für das kranke Kind da zu sein, wenn es Hilfe braucht. Die Betreuung durch die Eltern, Angehörigen und Erzieherinnen kann entscheidend zur Schmerzlinderung beitragen.

Voraussetzungen für eine adäquate Schmerzlinderung sind:
- Wahrnehmung der Schmerzen beim Kind,
- Begleitung des Kindes und seiner Eltern,
- Weitergabe der Information an den behandelnden Arzt,
- sofortige/umgehende Verordnung und Verabreichung von Schmerzmitteln und die geeignete Applikationsform finden.

Eine gute Schmerzbehandlung erfordert eine optimale Zusammenarbeit zwischen dem Pflegepersonal und dem behandelnden Ärzteteam, um ein Wohlbefinden des Kindes und seiner Eltern im Krankenhaus zu erreichen.

Emotionale Unterstützung

Den Kindern sollten *feste Bezugspersonen* aus dem Pflegeteam zugeteilt sein, damit trotz des Schichtdienstes der häufige Wechsel verringert wird. Die Bezugsperson hilft, die Eingewöhnung und das Leben auf der Station zu erleichtern. Die Pflegeperson begleitet das Kind zu allen Untersuchungen sowie zur Strahlentherapie. Dadurch soll erreicht werden, dass die Kinder und Jugendlichen Vertrauen zu der Pflegeperson gewinnen und ihre Ängste leichter äußern können.

Durch die Krankenhausaufenthalte wird das Kind aus seinem gewohnten Leben herausgerissen; es verliert die bekannten Spielkameraden und Freunde und ist in seiner Bewegungsfreiheit eingeschränkt. Wichtig ist auch eine *abwechslungsreiche Gestaltung* des Tagesablaufes, damit sich die Patienten nur selten allein fühlen. Kindern onkologischer Stationen sollte eine Beschäftigungstherapeutin zur Verfügung stehen (z. B. auch Musik- oder Maltherapie). Für schulpflichtige Kinder stehen Kliniklehrer bereit, das Lernpensum sollte aber dem jeweiligen Gesundheitszustand angepasst sein. Zusammen mit dem Kind kann ein Stundenplan erstellt werden (s. S. 121).

Herausragende Bedeutung für das psychische Wohlbefinden hat die Anwesenheit oder der tägliche Besuch der Eltern, weswegen es keine Einschränkungen der Besuchszeiten geben sollte. Besonders wichtig ist aber auch immer wieder, *Zeit für ein Gespräch* mit den Kindern zu finden. Meist fragen sie nicht nach der Krankheit, sie interessieren sich aber sehr genau für ihre „Leukos" und die übrigen Blutwerte. Sie kennen die Namen der Zytostatika und wissen um deren Nebenwirkungen.

Haarausfall. Der *Haarausfall* ist besonders für Jugendliche schwer zu verkraften und erfordert viel Verständnis und Zuwendung. Pflegepersonen sollten Gelegenheit schaffen, sich Sorgen und Fragen anzuhören, und versuchen dem Kind zu helfen, mit dem veränderten Aussehen zurechtzukommen. Durch eine Reihe von Zytostatika kommt es zum Haarausfall. Ist eine zusätzliche Bestrahlung des Schädels nötig, können die Haare komplett ausfallen. Die Zeit bis zum Nachwachsen (2–4 Monate) kann mit einer Perücke, deren Kosten weitgehend von der Krankenkasse übernommen wird, überbrückt werden. Bei einigen Kindern verändert sich die Haarfarbe sowie auch die Struktur.

Auf der Station sollte eine fröhliche *Atmosphäre* im Vordergrund stehen, aber auch Nöte, Ängste und Trauer ihren Platz haben. Die Persönlichkeit des einzelnen Kindes, seine Probleme und die altersabhängigen Bedürfnisse sollten berücksichtigt werden. Selbsthilfegruppen können Eltern und Kindern helfen, mit der krisenhaften Lebenssituation umgehen zu lernen.

Zusammenfassung. Wichtige Anforderungen an die Pflegeperson auf der onkologischen Station:
- Zeit haben für ein Gespräch mit dem Kind oder Jugendlichen sowie dessen Eltern und Angehörigen

Pflege von Kindern und Jugendlichen im Terminalstadium

und jede Äußerung ernst nehmen (Kap. „Kommunizieren"),
- Bereitschaft zeigen, sich mit den Problemen auseinanderzusetzen,
- Einfühlungsvermögen, das Kind und seine Eltern akzeptieren, so wie sie sind, und sie in ihrer momentanen Situation verstehen,
- Fähigkeit zum Aufbau einer partnerschaftlichen Beziehung zwischen Kind, Eltern und Pflegenden,
- sich als „Anwalt des Kindes" in seiner Beziehung zu den behandelnden Ärzten sehen.
- unterstützende Funktion für die Eltern in ihren Entscheidungen (z. B. bei Therapieabbruch – palliative Behandlung, Sterben des Kindes),
- Förderung der Kontakte zwischen Eltern und den häufig eine sehr untergeordnete Rolle spielenden Geschwistern.

Je nach Alter und Verständnis des betroffenen Geschwisterkindes reagiert es gegenüber dem kranken Kind sehr unterschiedlich. Es zeigt beispielsweise Wut, Ablehnung, Schuld- und Eifersuchtsgefühle, Trennungsängste, weil es sich im Vergleich zu seinem kranken Geschwisterteil von den Eltern vernachlässigt und ungerecht behandelt fühlt. Oftmals werden den Eltern diese Probleme erst durch erneutes Einnässen, Kopf- und Bauchschmerzen, Erbrechen und Schulprobleme des gesunden Kindes bewusst. Diese Symptome zu erkennen und vermittelnd einzugreifen gehört ebenfalls zu den Aufgaben der Pflegeperson, d. h., den Eltern immer wieder bewusst zu machen, dass sich auch die gesunden Kinder in einer äußerst angespannten Stresssituation befinden und deshalb in hohem Maße Zuwendung, Verständnis und Unterstützung seitens einer Bezugsperson (Eltern) bedürfen. Wichtig ist eine frühzeitige, altersentsprechende Aufklärung über die Krankheit und das dadurch veränderte Familienleben.

27.4 Pflege von Kindern und Jugendlichen im Terminalstadium

„So wie das Sterben zum Leben gehört, gehört zur Pflege Sterbender nichts anderes als zur Pflege der Kranken, die wieder entlassen werden."

(Taubert 1988)

Zur Pflege gehören die psychische Betreuung des Kindes und dessen Angehöriger und die körperliche Versorgung sowie die Fähigkeit der Pflegenden und Angehörigen, mit der Angst und der emotionalen Betroffenheit, die das Leid insgesamt mit sich bringt, umgehen zu lernen.

Indem Fähigkeiten zur patientenorientierten Pflege erlernt werden, werden zugleich die Voraussetzungen für die umfassende Versorgung und Betreuung Sterbender gefördert.

Bei sterbenden Kindern/Jugendlichen ergibt sich eine Anzahl besonderer Pflegeprobleme. Dazu zählen Schmerzen, Todesangst, Ruhelosigkeit, Dekubitusgefahr, Exsikkose, Essstörungen, Übelkeit, Erbrechen, Durchfall, Verstopfung, Schwäche, Müdigkeit, Schläfrigkeit, Husten, Atemnot, Immobilität, Lähmung usw.

Die wichtigsten Probleme werden hier herausgegriffen, kurz erläutert und die entsprechenden Pflegemaßnahmen beschrieben.

Äußere Rahmenbedingungen

Es sollte für die Unterbringung des Kindes innerhalb der Klinik möglichst ein Zweibettzimmer gewählt werden, damit für die Eltern und Angehörigen die Möglichkeit besteht, Tag und Nacht bei ihrem Kind zu bleiben.

Pflegeartikel und medizinische Geräte im Zimmer sollten zugunsten einer persönlichen Atmosphäre auf ein Minimum reduziert werden. Hierzu können auch eigene Bilder, Fotos, Kuscheltiere u. a. beitragen.

Einbeziehung der Eltern

Sehr wichtig ist das Miteinbeziehen der Eltern in die Pflege ihres sterbenden Kindes. Nicht nur das Kind braucht diese zusätzliche Möglichkeit des Kontaktes. Auch die Eltern, die oft fragen: „Können wir denn gar nichts tun?", finden hier eine gute Möglichkeit, hilfreich sein zu können. Schließlich muss man sich darüber klar werden, dass die Eltern ihr Kind auch bisher versorgt und gepflegt haben. Für sie ist es nicht einsehbar, plötzlich nicht mehr in die Pflege ihres Kindes einbezogen zu werden. Pflegemaßnahmen wie Mundpflege, Lippenpflege, Waschen sind ein Anfang und lassen sich meist ohne große Probleme von der Mutter/den Eltern übernehmen. Nötig ist eine langsame Einarbeitung und Annäherung an ihr krankes und sterbendes Kind sowie eine große Einfühlsamkeit des Pflegepersonals, um auch die Bedürfnisse der Mutter/Eltern zu erkennen und sie nicht zu überfordern.

Grundsätzlich gilt für die Pflege, dass das Pflegepersonal, so weit wie möglich, dafür sorgt, dass die geistigen und körperlichen Funktionen – im Rahmen der eingeschränkten Tätigkeiten – auf einem möglichst hohen Niveau erhalten bleiben. Wenn auch das sterbende Kind nicht völlig von Beschwerden befreit werden kann, so ist es doch Aufgabe, diese durch pflegerische Maßnahmen und durch Medikamente in erträglichen Grenzen zu halten. Dazu ist eine genaue pflegerische Beobachtung, Dokumentation und Weitergabe an die Kollegen und an den Arzt erforderlich.

Hilfe bei der Bewältigung von Todesangst

Noch immer weiß man zu wenig über das Erleben und die Bedürfnisse des Menschen, die dem Tode nahe sind.

Angst bereitet es größeren Kindern und Jugendlichen, wenn sie die Orientierung verloren haben und nicht mehr wissen, welche Tageszeit gerade ist. Andererseits können für Außenstehende geringfügige Belastungen (Monitorsignale, Unruhe und Lautstärke des Stationsbetriebes) für Patienten zur Qual werden.

Damit es dem kranken Kind möglich wird, seinen „eigenen Tod" zu sterben, ist es nötig, ihm so weit wie irgendmöglich seine Wünsche zu erfüllen. Dazu gehören auch die Wünsche und Bedürfnisse der Eltern, die oft nur Kleinigkeiten beinhalten.

Die Einbeziehung der Eltern betrifft vor allen Dingen den Umgang mit Offenheit und Wahrheit auf Fragen und Ängste der Kinder. Prinzipiell muss dabei der *Entwicklungsstand* des Kindes und sein *momentaner Erklärungsbedarf* berücksichtigt werden. Eltern und Pflegepersonal sollten sensibel werden für Äußerungen des Kindes und ihre Beobachtungen austauschen.

Auch wenn die Familie und der Patient selbst seit Diagnosestellung in der Angst lebten, dass diese schwere Krankheit zum Tode führen könnte, so trifft die Bestätigung dieses Verdachtes sie dennoch zutiefst und erweckt neue Formen der Angst – Todesängste – in ihnen. Dieser Angst zu begegnen sowie Kind und Eltern Hilfestellung zu leisten, ist eine der wichtigsten, aber häufig auch eine sehr schwer zu bewältigende Aufgabe der Pflegeperson.

Auch wenn die Kinder meist nicht darüber sprechen, so fühlen sie doch sehr genau, dass sie nicht mehr lange zu leben haben. Die Kinder und Jugendlichen fürchten sich vor dem großen Unbekannten und brauchen deshalb mehr denn je Beistand. Je nach Alter werden sich die Patienten mit mehr oder weniger deutlichen Fragen und Anspielungen an das Pflegepersonal bzw. an die Eltern wenden, um genauere Auskünfte über ihren Zustand bzw. ihr mögliches Sterben zu erhalten.

Um in solchen Situationen dem sterbenden Kind gerecht zu werden, müssen zwischen Eltern/Angehörigen und dem Stationsteam Absprachen getroffen sein, auf welche Weise den Fragen begegnet werden soll.

Auf keinen Fall aber dürfen Kinder zu einem solchen Gespräch gedrängt werden. Bei aller Wahrheitsliebe auf Seiten des Pflegepersonals, darf den Patienten nicht jegliche Lebenshoffnung genommen werden. Aussagen wie: „Ja, du wirst in nächster Zeit sterben" sollen vermieden werden, denn zum einen kann das niemand mit Sicherheit voraussagen und zum anderen wird sich das Kind aufgegeben fühlen und keinen Sinn mehr in seinem Dasein sehen. Es gibt kein vorgefertigtes Konzept, wie diesen Fragen zu begegnen ist. In der gegebenen Situation hängt die Antwort von der persönlichen Einstellung, Religiosität und Weltanschauung der Eltern und des Pflegeteams und ganz besonders von dem Alter und Erfahrungshorizont des Kindes ab. Eltern und Kindern kann die Unterstützung durch Psychologen und Klinikseelsorger angeboten werden (s. S. 435).

Unterstützung bei der Nahrungs- und Flüssigkeitszufuhr

Ab einem bestimmten Stadium können und wollen die Kinder nichts mehr essen und trinken. Dies hat Schwächegefühl und zunehmende Bewusstlosigkeit zur Folge.

Das Pflegepersonal versucht in Zusammenarbeit mit den Eltern, die Kinder mit ihren Lieblingsspeisen und -getränken zur Flüssigkeits- und Nahrungsaufnahme zu animieren (auch öfters kleinere Mahlzeiten anbieten), um nach Möglichkeit evtl. notwendige Infusionen und Ernährungssonden, die besonders im Finalstadium sehr beeinträchtigend sein können, zu vermeiden. Leider lässt sich eine Infusion nicht immer umgehen, z. B. bei parenteraler Schmerztherapie in einem festgelegten Zeitplan. Wichtig ist hier, eine optimale Mundpflege (s. S. 257) in Form von Mundspülungen/-auspinselungen sowie Lippenpflege durchzuführen.

Auf Wünsche des Kindes einzugehen heißt auch, es nicht zum Essen zu zwingen, sondern vielmehr seine Lieblingsspeisen zu berücksichtigen und ihm diese nach Möglichkeit anzubieten! Dieselbe Beachtung muss der Flüssigkeitszufuhr geschenkt werden.

Beschwerden, die die Ausführung der Lebensaktivität „Essen und trinken" zusätzlich beeinträchtigen (Übelkeit, Schmerzen), sollen gezielt angegangen werden (s. S. 594 und S. 597).

Unterstützung der Darmtätigkeit

Ein großes Problem stellt die Obstipation dar. Sie kann durch mangelnde Flüssigkeitszufuhr und Immobilität, große abdominelle Raumforderungen, aber ebenso durch die Einnahme von Opiaten zur Schmerzbekämpfung hervorgerufen werden.

Obstipation hat auch Appetitlosigkeit zur Folge, die beseitigt werden kann, indem für regelmäßigen Stuhlgang gesorgt wird. In der Regel wird bei diesen Kindern alle zwei bis drei Tage Stuhl abgeführt. Vorher sollte jedoch eine rektale Untersuchung erfolgen; dabei fühlt man mit dem Finger, ob der Mastdarm gefüllt ist. Ist dies der Fall, bekommt das Kind ein Glyzerinsuppositorium, Mikroklistier oder einen Einlauf auf ärztliche Anordnung. Helfen diese nicht, wird zusätzlich ein orales Abführmittel gegeben.

Ferner bekommen die Kinder mit oben genannten Medikamenten prophylaktisch ein Mittel, welches den Stuhlgang weicher macht (z. B. Lactulose). Kinder, die infolge von Metastasen im Abdomen Zeichen eines Subileus zeigen, werden mit Analgetika und peristaltikanregenden Medikamenten versorgt.

Dekubitusprophylaxe

Viele Kinder und Jugendliche neigen durch Immobilität und Abmagerung zu Druckstellen und Druckgeschwüren (s. S. 369). Bei diesen Kindern wird prophylaktisch eine Dekubitusmatratze oder ein Gelkissen ins Bett gelegt. Normalerweise wird das Kind alle zwei Stunden umgelagert. Mehrmals täglich werden die gefährdeten Stellen inspiziert. Trotz dieser prophylaktischen Maßnahmen kann nicht bei allen Kindern eine Druckstelle oder ein Dekubitus verhindert werden.

Abschließend soll aber noch darauf aufmerksam gemacht werden, dass durch die Pflege keine unnötigen Belastungen für das sterbende Kind verursacht werden sollen. Das Pflegepersonal kann z. B. den Umfang mancher pflegerischer Maßnahmen verringern oder andere Schwerpunkte setzen. Wenn ein Kind zur geplanten Zeit nicht umgelagert werden möchte, sollte sein Wunsch akzeptiert werden.

27.4.1 Auswirkungen der Pflege auf das Pflegepersonal

Der häufig lange und wiederholte Krankenhausaufenthalt der Kinder führt dazu, dass Pflegepersonen, Ärzte, Erzieherinnen, Lehrer, Physiotherapeuten u. a. einen sehr guten Kontakt zu den Kindern und deren Eltern aufbauen. Je älter die Kinder sind, umso kameradschaftlicher ist oft die Beziehung: Man lebt mit ihnen in der Angst vor dem Rezidiv und freut sich gemeinsam über gute Untersuchungsergebnisse.

So bedeutet der Tod eines Kindes auch einen persönlichen Verlust für das Behandlungsteam. Am stärksten betroffen ist diejenige Pflegeperson, die das Kind betreut hat. Sie muss sich damit auseinandersetzen, dass eine freundschaftliche Beziehung zu Ende gegangen ist. Außerdem führen Tod und Umgang mit sterbenden Kindern dazu, sich über das eigene Leben und Sterben Gedanken machen zu müssen. Das erzeugt Ängste, mit denen man lernen muss umzugehen. Je älter die Kinder/Jugendlichen sind, umso größer ist die Gefahr, sich mit ihnen und ihrer Krankheit zu identifizieren. Die Angst, selbst krank zu werden, liegt nahe. Es ist einleuchtend, dass dies eine große psychische Belastung ist. Schließlich kommem quälende Fragen hinzu: „Habe ich wirklich genug getan? Habe ich mir genügend Zeit für das Kind genommen? Hätte ich nicht, trotz Stationsalltag, mehr auf Wünsche eingehen sollen?" Diese Situation führt häufig zu Spannungen unter dem Pflegepersonal. Aber die Kraft, Probleme gemeinsam anzugehen, ist manchmal erschöpft.

Möglichkeiten der Stressbewältigung können sein:
- regelmäßige Teambesprechungen, um sachliche, fachliche und emotionale Probleme zu besprechen und belastende Situationen damit auffangen zu können,
- regelmäßige Supervision unter kompetenter und „außenstehender" Leitung,
- Begleitung von Kinderkrankenpflegeschülern durch eine erfahrene Mentorin während des Einsatzes,
- ein unterstützendes soziales Netz (z. B. Familienangehörige, Freunde) und ausgeglichene Freizeitaktivitäten.

Es sollten aber auch die positiven Erlebnisse gesehen werden, indem ehemalige Kinder/Jugendliche über lange Wegstrecken ihres Lebens begleitet werden konnten, z. B. bei deren Schul- und Berufsausbildung, Heirat und der Geburt von Kindern.

In der gegebenen Situation aber müssen Pflegende die Bereitschaft haben, den Tod eines Kindes zu akzeptieren.

Lese- und Lernservice

Fragen zum Selbststudium

1. Nennen Sie vier Maßnahmen, die den sicheren Umgang mit Zytostatika gewährleisten.
2. Nennen Sie drei Pflegeschwerpunkte mit dem Ziel, die Haut unter Chemotherapie gesund zu erhalten. Begründen Sie Ihre Auswahl.
3. Nennen Sie drei Sofortmaßnahmen bei einem Paravasat.
4. Welche Möglichkeiten der emotionalen Unterstützung können Sie einem Kind und seinen Angehörigen auf einer onkologischen Station anbieten?

Verwendete Literatur

Creutzig, u. et al.: Allgemeine Empfehlungen der GPOH für die tägliche Arbeit in der pädiatrischen Onkologie. AG Qualitätssicherung, Hannover 1996
Glaus, A., W. F. Jungi, H.-J. Senn: Onkologie für Krankenpflegeberufe. 4. Aufl. Thieme, Stuttgart 1992
Gutjahr, P.: Krebs bei Kindern und Jugendlichen. Deutscher Ärzteverlag, Köln 1987
Pichler, E., R. Richter: Unser Kind hat Krebs. Thieme, Stuttgart 1992
Rinner, B.: Arbeit auf der onkologischen Kinderstation. Dtsch. Krankenpfl.-Z. 3 (1984) 166–168
Rinner, B.: Schmerz im Kindesalter. Kinderkrankenschwester 12 (1991) 450–452
Rinner, B.: Pflege terminaler Kinder und Jugendlicher. Vortrag in Heidelberg 1991
Taubert, J.: Pflege Sterbender – Teil der Krankenpflege. Dtsch. Krankenpfl.-Z. 1 (1988) 8–11

Kontaktadressen

Adressen von Elterngruppen in Deutschland und im Ausland können im Büro des „DLFH-Dachverbandes" in Bonn erfragt werden:

DLFH-Dachverband und Deutsche Kinderkrebsstiftung – Büro Bonn
Tel. 02 28/9 13 94–30, Fax 02 28/9 13 94–33
E-mail: DLFHBonn@t-online-de

Nähere Informationen erhältlich über
www.kinderkrebsstiftung.de

28 Pflege von Kindern mit Störungen des Verdauungssystems

Simone Teubert

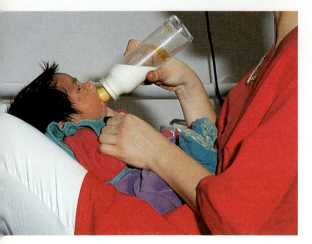

28.1 Bedeutung

Störungen des Verdauungssystems haben unterschiedliche Ursachen und Lokalisationen. Sie betreffen jede Altersgruppe. Die Gesundheitsstörungen reichen von angeborenen bis zu erworbenen Störungen, sie können ausheilen und sie können chronisch verlaufen. Die Erkrankungen im Bereich des Verdauungstrakts gehen mit einer Vielzahl von Einschränkungen der Lebensaktivitäten und einer zeitweisen, manchmal lebenslangen Minderung der Lebensqualität einher. In diesem Kapitel werden Pflegesituationen mit unterschiedlichen Pflegeschwerpunkten ausführlich dargestellt.

28.2 Pflege eines Kindes mit Ösophagusatresie

28.2.1 Ursache und Auswirkung

Die Ösophagusatresie ist eine angeborene Hemmungsfehlbildung unklaren Ursprungs. Es handelt sich dabei um eine Unterbrechung der Speiseröhre in ihrem physiologischen Verlauf. Es gibt verschiedene Formen dieser Gesundheitsstörung (Abb. 28.1). Bei der am häufigsten auftretenden Erscheinungsform endet der Ösophagus im oberen Abschnitt in einem Blindsack, der untere Anteil hat eine Verbindung zur Luftröhre (ösophagotracheale Fistel). Diese Fehlbildung ist häufig kombiniert mit weiteren Fehlbildungen, v. a. des Herzens und des Anogenitalbereichs.

Bereits kurz nach der Geburt zeigt das Kind folgende **Symptome**:
⇢ große Mengen überlaufenden schaumigen Speichels (Abb. 28.2),

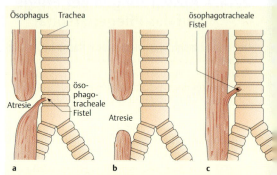

Abb. 28.1 ⇢ **Fehlbildungsmöglichkeiten des Ösophagus** (nach v. Harnack).
a Ösophagusatresie mit ösophagotrachealer Fistel
b Ösophagusatresie ohne Fistel
c Ösophagotracheale Fistel ohne Atresie des Ösophagus

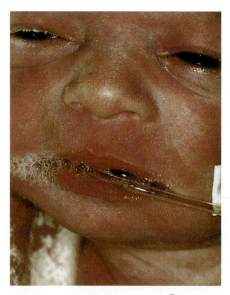

Abb. 28.2 ⇢ **Neugeborenes mit Ösophagusatresie.** Auffällig ist das Speicheln trotz Absaugen und liegender „Schlürfsonde".

⇢ das Kind würgt den Speichel teilweise heraus,
⇢ Hustenattacken,
⇢ Dyspnoe, rezidivierende Zyanoseanfälle,
⇢ Sondierungsversuche der Speiseröhre scheitern,
⇢ Magensaft kann nicht aspiriert werden.

Eine operative Korrektur in Form einer Zusammenfügung der beiden Ösophagusanteile (End-zu-End-Anastomose und Fistelverschluss) erfolgt so bald wie möglich.

Eine Gastrostomaanlage kann erforderlich sein, wenn die Anastomose primär nicht möglich ist oder unter hoher Spannung erfolgen muss.

28.2.2 Pflegebedarf einschätzen

Bei dieser Gesundheitsstörung sind in erster Linie die Lebensaktivitäten „Essen und trinken", „Atmen" und „Für eine sichere Umgebung sorgen" betroffen.

Es wird zwischen prä- und postoperativer Pflegesituation unterschieden.

Präoperativ auftretende Pflegeprobleme:
⇢ vitale Bedrohung durch Aspirationsgefahr,
⇢ Beeinträchtigung der Atmung durch Sekret, das nicht geschluckt werden kann, und eine Fistel zwischen Ösophagus und Trachea,
⇢ das Kind kann oral keine Nahrung zu sich nehmen,
⇢ Unsicherheit der Eltern beim Umgang mit ihrem Kind.

Pflegeprobleme, die postoperativ auftreten können:
⇢ instabile Vitalfunktionen (z.B. Dyspnoe, O_2-Sättigungsabfälle) durch beeinträchtigte Atmung,
⇢ Aspirationsgefahr durch Speichel, der nicht vollständig geschluckt werden kann,
⇢ Schwierigkeiten bei der oralen Nahrungsaufnahme durch Schmerzen beim Schlucken bzw. eine Enge des Ösophagus im Bereich der Anastomosestelle,
⇢ Einschränkung der Mobilität des Kindes durch Einsatz der Dauerabsaugsonde,
⇢ Schmerzen im Operationsgebiet beim Schlucken und nach Bougierung,
⇢ Unsicherheit der Eltern beim Umgang mit ihrem Kind.

28.2.3 Pflegeziele und -maßnahmen

Optimale Erstversorgung sowie prä- und postoperative Stabilisierung

Die Verdachtsdiagnose Ösophagusatresie sollte im optimalen Fall bereits im Kreißsaal gestellt werden, da das Kind bei Nichterkennen vital bedroht ist.

Bei Verdacht auf eine Ösophagusatresie ist bei jeder Erstsondierung der pH-Wert des gewonnenen Sekrets zu überprüfen. Da eine weiche Magensonde sich im Blindsack unbemerkt aufrollen kann, kann die Gewinnung von Sekret (verschlucktes Fruchtwasser, Speichel) der Pflegeperson oder Hebamme die Gewinnung von Magensekret suggerieren.

Wird eine Ösophagusatresie im Kreißsaal nicht erkannt und das Kind in das Neugeborenenzimmer verlegt, muss die betreuende Pflegeperson bei Beobachtungen, die den Verdacht nahelegen, sofort den Arzt informieren.

Ziel der pflegerischen Maßnahmen ist es, die Atemwege freizuhalten und Komplikationen zu vermeiden.

Erstmaßnahmen sind:
⇢ Absaugen des Sekrets,
⇢ Oberkörperhochlagerung und Bauchlage oder Seitenlage, um einem Reflux von Magensaft in die Trachea vorzubeugen,
⇢ Sauerstoffgabe bei Bedarf und nach Anordnung des Arztes zur Atemunterstützung,
⇢ jegliche Nahrungsverabreichung ist in jedem Fall kontraindiziert,
⇢ Verlegung in die Kinderklinik.

Auf der Kinderintensivstation wird das Kind von den Ärzten und Pflegepersonen auf den bevorstehenden chirurgischen Eingriff vorbereitet.

Ziel ist es, die notwendigen Maßnahmen zügig, aber so schonend wie möglich für das Kind durchzuführen.

Das Kind wird in einem Inkubator oder Wärmebett zur besseren Beobachtung und Erhaltung der Körpertemperatur gelagert. Es wird mit einer Dauerabsaugsonde (Schlürfsonde) versorgt. Diese Dauerabsaugsonde liegt je nach Größe des Kindes 3–5 cm über dem Ende des Blindsackes, um eine Perforation des Ösophagus zu verhindern. Das Sekret wird damit intermittierend bzw. bei Bedarf auch kontinuierlich abgesaugt, um eine Aspiration und Pneumonie zu verhindern. Dabei erfolgt eine kontinuierliche Monitorüberwachung der Vitalfunktionen, um eine Veränderung, wie Dyspnoe oder Abfälle der Sauerstoffsättigung, rechtzeitig zu erkennen.

Die weitere Aufgabe des Pflegepersonals ist die Assistenz bei:
⇢ Intubation und Beatmung,
⇢ Blutentnahmen zur Kontrolle aller Labordaten,
⇢ Legen eines zentralen Venenkatheters,
⇢ Stabilisierung von möglichen Stoffwechselentgleisungen durch Durchführung und Überwachung der Infusionstherapie (z.B. Azidosekorrektur) nach ärztlicher Anordnung.

> **Einbeziehung der Eltern** ⇢ Die Eltern werden durch Aufklärungsgespräche mit dem Pädiater und dem Kinderchirurgen informiert. Es ist wichtig, dass die Pflegeperson den Eltern die pflegerischen Maßnahmen erklärt und ihnen den Kontakt zum Kind ermöglicht, z.B. indem sie die Eltern ermuntert, das Kind zu streicheln oder ihm die Hand zu halten.

Postoperative Betreuung auf der Kinderintensivstation

Ziel ist es, das Kind nach dem großen chirurgischen Eingriff zu stabilisieren und ein bestmögliches Wohlbefinden zu erreichen.

Aufgabe der Pflegeperson ist es, das Kind postoperativ, gemessen an den neu aufgetretenen Bedürfnissen, zu betreuen, zu beobachten, die angeordneten therapeutischen Maßnahmen zu überwachen, durchzuführen und dem Arzt zu assistieren:

- Das Kind wird postoperativ in Rückenlage, achsengerecht bei 30° hoch gelagert (Schutz der Anastomose).
- Die Pflegeperson überwacht die Beatmung.
- Sie richtet ihre Beobachtungen und Maßnahmen nach den Bedürfnissen des relaxierten Kindes.
- Sie überwacht den korrekten Sitz der Magensonde, die zur Schienung der Anastomosenaht im OP von den Kinderchirurgen gelegt wurde.
- Sie überwacht die Thoraxsaugdrainage und die Infusionstherapie über einen zentralen Venenkatheter.

Lageveränderungen müssen mit den Chirurgen besprochen werden. Es darf kein Zug auf die Anastomose ausgeübt werden.

Ist die problemlose Durchlässigkeit des Ösophagus auch nach der Operation nicht sofort gewährleistet (z. B. bei einer Anastomose, die aufgrund der Gegebenheiten unter großem Zug erfolgen musste), wird das Kind über ein Gastrostoma ernährt, bis eine orale Nahrungsaufnahme möglich ist, und weiterhin ggf. eine Dauerabsaugsonde eingesetzt.

Konnte eine erfolgreiche End-zu-Endanastomose der beiden Ösophagusanteile durchgeführt werden, wird nach Beendigung der Relaxierung und Beatmung (frühestens nach 7–10 Tagen) eine Röntgenkontrastdarstellung des Ösophagus (Ösophagus-Magen-Breischluck) durchgeführt. Diese Untersuchung gibt Aufschluss bezüglich der Weite und Durchgängigkeit des Ösophagus. Gibt es keine Kontraindikation, kann der Nahrungsaufbau langsam beginnen.

Bei einigen Kindern ist die Speiseröhre postoperativ gut verbunden, aber nicht ausreichend durchgängig, d. h., sie hat ein zu enges Lumen. Um dieses Lumen zu weiten, wird die Speiseröhre der Kinder regelmäßig von den Kinderchirurgen bougiert. Der Heilungsverlauf gestaltet sich in diesem Fällen eher langsam und die Kinder bleiben längere Zeit in klinischer Betreuung.

Hat sich der Zustand des Kindes stabilisiert, wird es von der Intensivstation auf eine weiterbetreuende Station verlegt.

Frühzeitiges Erkennen von Veränderungen der Vitalfunktionen

Die Überwachung der Vitalfunktionen ist beim Kind nach einem großen chirurgischen Eingriff obligatorisch. Ziel ist es, Veränderungen, die auf postoperative Komplikationen hinweisen können, rechtzeitig zu erkennen und den Arzt zu informieren. Vor allem nach Beendigung der Beatmungstherapie ist es besonders wichtig, die Atemfrequenz und -qualität und die Sauerstoffsättigungswerte zu überwachen und einzuschätzen. Verändern sich diese zuvor stabilen Werte und zeigt das Kind eine Zyanose, wirkt die Atmung erschwert und rasselnd, können das Hinweise auf eine Aspirationspneumonie sein.

Hustet das Kind plötzlich vermehrt, seltsam stimmlos, entwickelt es eine erhöhte Körpertemperatur, muss immer an eine Nahtinsuffizienz gedacht werden. Dabei tritt durch ein Leck der Anastomose Sekret und evtl. Nahrung in das Mediastinum und führt somit zu einer Mediastinitis.

Das Auftreten von Brady- oder Tachykardien kann Hinweis auf Schmerzen sein, deshalb ist u. a. auf eine ausreichende Analgesie zu achten.

Freie Atemwege

Kinder, deren Ösophagus aufgrund der großen Distanz zwischen den einzelnen Abschnitten nur unter großer Spannung zusammengeführt werden konnte, weisen meist eine stenotische Speiseröhre auf. Dies hat zur Folge, dass sie ihren Speichel nur unzureichend oder gar nicht schlucken können. Hierbei kommt, je nach Schweregrad, erneut die Dauerabsaugsonde zum Einsatz. Ziel dieser Maßnahme ist es, die Atemwege von Speichel freizuhalten, um eine Aspiration zu vermeiden und dem Kind so eine ungehinderte Atmung zu ermöglichen.

Neben der suffizienten Sekreteliminierung ist eine atemunterstützende Lagerung und eine Atemtherapie durch die Physiotherapeuten von größter Wichtigkeit. Pflegepersonal und Eltern werden von den Physiotherapeuten in atemunterstützenden Maßnahmen unterwiesen und können diese weiterführen.

Nach Extubation werden die Kinder in den ersten Tagen immer in Seitenlage oder auf dem Bauch mit Seitdrehung des Kopfes gelagert (nach Rücksprache mit dem Chirurgen), damit das Kind sich nicht an dem anfallenden Speichel verschlucken kann und aspiriert. Die atemerleichternde Lagerung wird mit Lagerungshilfen stabilisiert. Die Bauchlage wird nur bei kontinuierlicher Monitorüberwachung eingesetzt, da diese Lagerung ein Risikofaktor des plötzlichen Kindstodes ist.

Merke · Sicherheit. Die Rückenlage des Kindes ist kontraindiziert! Das Kind könnte sich am eigenen Speichel verschlucken und ihn aspirieren!

Komplikationslose Nahrungsaufnahme

Die Nahrungsaufnahme bei Kinder mit Ösophagusatresie nach der Operation richtet sich nach der Weite der Speiseröhre. Ziel ist es, das Kind so schonend wie möglich an die Nahrungsaufnahme zu gewöhnen bzw. ihm bei weiterer oraler Nahrungskarenz eine Sensibilisierung seiner Geschmacksnerven zu ermöglichen.

Kinder, deren Speiseröhre nach der Operation ein ausreichendes Lumen aufweist, haben eine Magensonde zur Schienung der Anastomose, die Größe der Magensonde lässt die Passage von Speichel und dünnflüssiger Nahrung zu.

 Merke ⋯ Sicherheit. Die Schienungssonde muss deutlich gekennzeichnet und fixiert werden. Die Kinder tragen Handschuhe, um die Sonde nicht ziehen zu können.
Verändert sich die Lage der Sonde (s. Markierung) oder rutscht sie unabsichtlich heraus, muss sofort der betreuende Arzt informiert werden. Die Sonde darf nicht durch die Pflegeperson erneut gelegt werden, da eine Perforation des Ösophagus an der Nahtstelle erfolgen könnte.

Vor der ersten oralen Nahrungsgabe beobachtet die Pflegeperson das Kind hinsichtlich seiner Reaktion auf die Mundpflege und sein Saugverhalten. Hat das Kind keine Probleme mit dem anfallenden Speichel, kann nach ärztlicher Anordnung vorsichtig die Verabreichung mit einer kleinen Menge Tee unternommen werden. Trinkt das Kind problemlos, wird die Nahrungsmenge anfangs zurückhaltend, später großzügiger gesteigert. Ein funktionsfähiges Absauggerät muss bereitstehen.

Ist das Trinkverhalten unauffällig, wird die primär als Schienungssonde gedachte Magensonde auf Anordnung gezogen. Ist der komplette Nahrungsaufbau erreicht, kann das Kind nach Hause entlassen werden, bleibt aber weiterhin in kinderchirurgischer Betreuung.

Kinder mit stark stenotischem Ösophagus können zwar schlucken, aber der Speichel wird nicht über die Enge transportiert. Ihnen wird während der Operation ein Gastrostoma angelegt, um die Ernährung unter Umgehung der Speiseröhre für längere Zeit zu gewährleisten (s. S. 306). Die Nahrungsapplikation erfolgt wie bei der Sondierung über eine Magensonde langsam und schonend. Beginnt das Kind zu würgen, muss der Sondierungsvorgang sofort unterbrochen werden. Das drohende Erbrechen könnte zu einer Nahtverletzung führen.

Um dem Kind orale Reize zu vermitteln, wird viel Wert auf die Mundpflege gelegt. Ein Ergotherapeut oder Physiotherapeut sollte in die Therapie von Anfang an integriert sein. Ziel dieser Maßnahmen ist es, die Entwicklung des Geschmackssinnes zu unterstützen und die Mundmotorik zu fördern. Bei den Stimulationen muss die Absaugsonde suffizient fördern, damit das Kind von dem zusätzlich anfallenden Speichel nicht überrascht und erschreckt wird oder aspiriert.

Kann das Kind nach anfänglichen Schwierigkeiten seinen Speichel inzwischen selbst schlucken, wird nach Anordnung des Arztes mit der Nahrungsgabe langsam und schonend begonnen. Die ersten Trinkversuche des Kindes werden von der Pflegeperson unterstützt und können später unter Anleitung von den Eltern durchgeführt werden. Es ist eine wichtige und verantwortungsvolle Aufgabe der Pflegeperson, die Eltern bei dem oft langwierigen Trinktraining ihres Kindes zu unterstützen. Es ist sehr wichtig, das Trinktraining genau auf die Bedürfnisse des Kindes abzustimmen, um es nicht zu überfordern. Das Kind bestimmt die Menge, die es trinken möchte. Die Restmenge wird weiterhin über das Gastrostoma sondiert. Den Eltern wird diese besondere Situation ihres Kindes erklärt und sie werden darin bestärkt, regelmäßig Stillversuche oder die Flaschengabe unter Anleitung zu unternehmen. Das Trinktraining kann sich über einen längeren Zeitraum erstrecken und ist eine anspruchsvolle Aufgabe für das gesamte Team und die Eltern.

Sicherer Umgang mit dem Kind

Aufgrund der Möglichkeiten der pränatalen Diagnostik kann schon früh die Verdachtsdiagnose gestellt werden. Nach Gesprächen mit den Eltern besteht die Möglichkeit, die Mutter mit ihrem Kind bereits vor der Geburt in eine Frauenklinik mit angeschlossenem kinderchirurgischen Zentrum einzuweisen.

Aber auch bei bester Betreuung sind die Eltern größten Ängsten ausgesetzt und haben möglicherweise Schwierigkeiten, sich ihrem Kind zu nähern und eine Beziehung zu ihm aufzubauen. Die Aufgabe der Pflegeperson ist es, die Eltern einfühlsam zu begleiten, zu beraten, zu unterstützen, zu motivieren und in die Pflege mit einzubeziehen. Dadurch können Ängste der Eltern gemindert werden und sie werden ermutigt, an der Versorgung ihres Kindes teilzunehmen. Sobald es von Seiten des Kindes möglich ist, wird es unter Anwesenheit der Pflegeperson auf den Arm gegeben.

Den Eltern werden die verschiedenen Ableitungen und deren Funktion erläutert und auf die dadurch entstehende eingeschränkte Beweglichkeit des Kindes hingewiesen. Später lernen sie, unter Anleitung der Ergo- und Physiotherapeuten, ihr Kind altersgemäß zu fördern.

Die Eltern werden in der Handhabung des Gastrostomas unterwiesen und können das Sondieren ihres Kindes unter Anleitung selbständig durchführen. Stehen Fütterungsversuche an und das Kind hat diese bereits erfolgreich absolviert, werden unter Anleitung der Pflegeperson die Eltern sie selbst weiterführen. Mütter, die bis zu diesem Zeitpunkt ihre Muttermilch abgepumpt haben, können das Kind das erste Mal anlegen.

Den Eltern werden auf Wunsch so bald wie möglich die Adressen von Selbsthilfegruppen und Elterninitiativen ausgehändigt, damit sie sich auch außerhalb der Klinik mit kompetenten Gesprächspartnern austauschen können.

Funktionsfähige Dauerabsaugsonde

Die Dauerabsaugsonde oder Schlürfsonde dient dazu, den anfallenden Speichel, den das Kind nicht selbständig schlucken kann, schonend abzusaugen. Meist wird eine Sogdrainage verwendet, wie sie auch zur Drainage im Pleuraraum benutzt wird (s. S. 809).

Ableitendes System ist in diesem speziellen Fall ein Absaugkatheter, der mit einem Verbindungsstück an die Zuleitungen adaptiert wird. Der Absaugkatheter, dessen Charrièregröße von der Größe der Nasenöffnung des Kindes abhängt, wird erstmals von den Kinderchirurgen intraoperativ gelegt. Sie wird mehrfach an Nase und Wange mit hautfreundlichem Pflaster fixiert.

Die Sogeinstellung (–5 bis –10 cm H_2O) erfolgt nach Arztanordnung. Eine höhere Einstellung könnte zum Ansaugen des Katheters an die Ösophagusschleimhaut und zu Läsionen und Nekrosen führen. Die Förderwirkung wäre in diesem Fall nicht mehr gewährleistet.

> **Merke ⋯ Sicherheit.** Entfernt das Kind sich die Sonde oder hat sich die Fixierung durch herauslaufenden Speichel gelöst, ist sofort der Arzt zu informieren!
> Bis zum Eintreffen des Arztes wird das Kind intermittierend abgesaugt. Bei noch frischen Operationswunden wird eine Dauerabsaugsonde nur vom Arzt gelegt, da die Gefahr einer Perforation besteht.

Ist eine kontinuierliche Absaugung durch die Schlürfsonde indiziert, kann sie im weiteren Verlauf, d. h. nach Abheilung der Operationswunde, auch von der Pflegeperson selbständig gewechselt werden.

■ Vorbereitung
Folgende Materialien werden für den Wechsel einer Dauerabsaugsonde benötigt:
- Absaugkatheter in passender Größe,
- Verbindungsadapter, Absauganlage,
- Pflaster zum Fixieren, Schere,
- Stift zum Markieren,
- Schutzhandschuhe, Auffangschale.

Der neue Katheter wird in der gleichen Länge wie der liegende abgemessen und markiert. Die Pflaster zum Fixieren werden zurechtgeschnitten. Beim Legen der neuen Absaugsonde ist es wichtig, eine zweite Person zur Hilfestellung hinzuzubitten, um den für das Kind belastenden Vorgang so schonend wie möglich durchführen zu können.

■ Durchführung
Der Sondenwechsel wird auf diese Weise durchgeführt:
- Die liegende Sonde ziehen,
- den Nasenrachenraum sorgfältig absaugen,
- den Katheter über die Nase einführen (auf Wechsel der Nasenöffnung achten) und bis zur markierten Stelle vorschieben,
- zeigt aufsteigendes Speichelsekret die richtige Lage an, wird die Sonde fixiert, an die Absauganlage angeschlossen und die angeordnete Sogstärke eingestellt.

■ Nachsorge
Bei der Nachsorge ist Folgendes zu beachten:
- Beruhigung des Kindes,
- die gebrauchten Materialien werden entsorgt bzw. desinfiziert und aufgeräumt,
- Dokumentation, u. a. Katheterlänge, Naseneingang (re oder li), Grund des Wechsels (z. B. Katheter verlegt), Reaktion des Kindes.

Der Einsatz einer Dauerabsaugsonde gewährleistet zwar bei funktionalem System eine kontinuierliche Sekretförderung, sichert aber nicht immer die gesamte Aufnahme anfallenden Sekrets.

> **Merke ⋯ Sicherheit.** Es ist wichtig, die Funktionsfähigkeit der Schlürfsonde, die Atmung und das Verhalten des Kindes regelmäßig zu überwachen. Außerdem ist es unbedingt notwendig, eine einsatzbereite Absauganlage in unmittelbarer Nähe bereitzuhalten!

Gründe für eine Sekretsteigerung: starkes Saugen am Beruhigungssauger, Aufregung, Mundpflege, Infekte der oberen Luftwege.

28.3 Pflege eines Kindes mit hypertropher Pylorusstenose

28.3.1 Ursache und Auswirkung

Es handelt sich hierbei um eine Stenose des Magenausgangs, hervorgerufen durch eine Wandverdickung der Ringmuskulatur im Pyloruskanal. Dies verursacht eine partielle Obstruktion des Magenausgangs. Die ersten Symptome manifestieren sich in der 3. bis 14. Lebenswoche (Abb. 28.3).

Symptome der hypertrophen Pylorusstenose sind:
- Schwallartiges, an Intensität zunehmendes Erbrechen, oft während oder unmittelbar nach der Mahlzeit. Das Erbrochene ist meist angedaute, säuerlich riechende Nahrung, evtl. mit Hämatinbeimengung.
- Großer Hunger nach dem Erbrechen ist weiterhin vorhanden.
- Eine olivenartige Verdickung rechts oberhalb des Nabels ist tastbar, am besten fühlbar während und nach der Nahrungsaufnahme.
- Nach der Nahrungsaufnahme ist eine starke, wellenförmige Peristaltik durch die Bauchwand erkennbar (von links nach rechts).

Pflege eines Kindes mit hypertropher Pylorusstenose

28.3.3 Pflegeziele und -maßnahmen

Die Pflegeziele und Pflegemaßnahmen beziehen sich auf die besondere Pflegesituation eines Kindes mit hypertropher Pylorusstenose präoperativ bzw. im Rahmen einer konservativen Behandlung.

Physiologischer Flüssigkeitshaushalt

Die Kinder erbrechen bei dieser Gesundheitsstörung sehr oft und heftig. Dies kann zu einer starken Dehydrierung bis hin zur Exsikkose führen. Ziel ist es, diese Symptome durch folgende Maßnahmen zu verhüten bzw. rechtzeitig zu erkennen und zu beseitigen:
- Sorgfältige Beobachtung der Schleimhäute, des Hautturgors und der Urinausscheidung.
- Bei Auffälligkeiten wird der Arzt informiert und gegebenenfalls eine genaue Flüssigkeitsbilanz durchgeführt und dokumentiert. Es kann zu einer Oligurie kommen, die bei ausreichender Flüssigkeitszufuhr wieder in eine physiologische Ausscheidung übergeht.
- Das Kind wird täglich gewogen.
- Überwachung der Bewusstseinslage und der Vitalfunktionen, besonders der Atmung, hinsichtlich Qualität und Frequenz.
- Bei einem starken Verlust von Magensäure durch das häufige Erbrechen kann es zu einer metabolischen Alkalose kommen, die die Kinder durch Hypoventilation auszugleichen versuchen.

Merke · Beobachtung. Eine schwere metabolische Alkalose kann zur Bewusstseinstrübung führen!

- Assistenz bei den regelmäßigen Elektrolytkontrollen durch den Arzt und die Durchführung sowie Überwachung der Substitutionstherapie mit Infusionen auf Anordnung.

Merke · Sicherheit. Bei den oft hochdosierten Elektrolytzusätzen ist die Dauerinfusion besonders sorgfältig zu beobachten, um Reizungen des Venenverlaufs rechtzeitig zu erkennen.

Angemessenes Gedeihen

Bei einer milden Verlaufsform oder einer Spätmanifestation dieser Gesundheitsstörung wird versucht, dem Kind zusätzlich zur unterstützenden Infusion orale Nahrung anzubieten. Dies geschieht auf ärztliche Anordnung.
Ziel der folgenden Maßnahmen ist es, das kindliche Wohlbefinden zu verbessern, die Nahrungsaufnahme zu unterstützen und die Magen-Darm-Passage zu fördern, so dass das Erbrechen sistiert und ein guter Ernährungszustand erreicht wird. Die Kinder

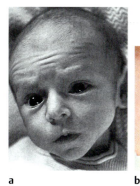
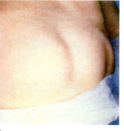

Abb. 28.3 · Pylorusstenose.
a Gesichtsausdruck eines Kindes mit Pylorusstenose
b Peristaltische Wellen bei einem Kind mit Pylorusstenose

- Das Kind ist sehr unruhig und hat einen sorgenvollen Gesichtsausdruck.
- Zeichen der Dehydratation,
- Gewichtsverlust,
- Pseudoobstipation, Oligurie,
- Elektrolytstörungen, Stoffwechselveränderungen, z. B. metabolische Alkalose.

In der Regel erfolgt die Therapie operativ, indem die Pylorusmuskulatur bis auf die Schleimhaut gespalten wird. Bei einer milden Verlaufsform werden die Kinder konservativ behandelt. Diese Therapie beinhaltet den medikamentösen Einsatz von Atropinderivaten, Sedativa und Spasmolytika. Kleine häufige Mahlzeiten, 30°-Hochlagerung und zusätzlich parenterale Flüssigkeitszufuhr vervollständigen die Behandlung.

28.3.2 Pflegebedarf einschätzen

In erster Linie sind die Lebensaktivitäten „Essen und trinken", „Ausscheiden" und „Kommunizieren" (Schmerzen) beeinträchtigt. Der Pflegebedarf orientiert sich an den Bedürfnissen des Kindes während der konservativen Behandlung und der prä- und postoperativen Situation.
Präoperative Pflegeprobleme:
- Flüssigkeitsverlust, Hunger und mangelnde Nährstoffaufnahme durch Erbrechen,
- gesteigerte Unruhe und gestörter Schlaf,
- Unsicherheit der Bezugsperson in der Versorgung des Kindes.

Postoperative Pflegeprobleme:
Die postoperative Betreuung ist, hinsichtlich der auftretenden Pflegeprobleme und daraus resultierenden Pflegemaßnahmen, vergleichbar mit ähnlichen chirurgischen Eingriffen in Narkose (s. S. 854).

bekommen zehn bis zwölf kleine Mahlzeiten am Tag angeboten. Sie sind ständig hungrig, trinken sehr hastig und neigen dazu, viel Luft zu schlucken. Die Pflegeperson sollte ihnen das Trinken aus der Flasche ermöglichen und die Mutter zum Stillen motivieren.

Das Legen einer Magensonde kann aus folgenden Gründen erforderlich sein:
⇢ Die Kinder können, wenn sie Schlaf gefunden haben, schonend und langsam, evtl. in mehreren Etappen, sondiert werden, ohne in ihrer Ruhe gestört zu werden.
⇢ Die Magenreste können auf ärztliche Anordnung bestimmt werden. Diese geben Aufschluss über die Magenfüllung und somit Hinweis auf die Funktion der Magen-Darm-Passage.
⇢ Angeordnete Medikamente können, sofern sie nicht sublingual verabreicht werden müssen, über die Magensonde appliziert werden. Die Kinder sind keinem zusätzlichen Brechreiz ausgesetzt und die Pflegeperson kann sicher sein, dass die Wirkstoffe auch aufgenommen werden.

Bei der Nahrungsverabreichung ist eine entspannte Atmosphäre ohne störende Ablenkung ausgesprochen wichtig. Die Mutter oder die Pflegeperson sollte versuchen, eine ruhige Umgebung zu schaffen und sich Zeit für die Nahrungsgabe zu nehmen.

Einbeziehung der Eltern ⇢ Die Eltern werden bei der Nahrungsverabreichung von der betreuenden Pflegeperson unterstützt. Wird das Kind nicht gestillt, kann man der Mutter bei der Gabe der Flasche die Sitzhaltung, wie in **Abb. 28.4** dargestellt, vorschlagen. Diese Position sollte das Erbrechen durch die Oberkörperhochlagerung vermindern.

Bei der Verabreichung der Flasche wird ein kleines Saugerloch gewählt. Es empfiehlt sich, öfters kleine Pausen zu machen, das Kind aufstoßen zu lassen und wieder die Nahrung anzubieten. Anschließend sollte die Pflegeperson oder die Mutter das Kind noch eine Weile ruhig halten und es dann vorsichtig ins Bett legen.

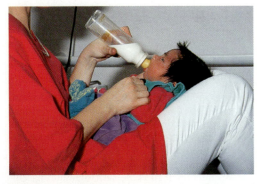

Abb. 28.4 ⇢ **Nahrungsgabe.** Ruhige Umgebung und Oberkörperhochlagerung können Erbrechen reduzieren

Das Bett ist in eine 30°-Schräglagerung eingestellt. Die rechte Seitenlage ist bevorzugt anzuwenden, um die Magenentleerung zu fördern. Die Lagerung des Kindes wird mit Hufeisenkissen und Sandsäcken stabilisiert. Die Vorlage eines Wäscheschutzes (z.B. Stoffwindel) muss für das Kind gefahrenfrei erfolgen.

Ruhe und physiologischer Schlaf

Ein Kind, das ständig erbricht und somit immer hungrig ist, kann nur schwer Ruhe finden, es sei denn aus völliger Erschöpfung heraus. Es ist daher wichtig, ruhig und gelassen im Umgang mit dem Kind zu sein.

Die Lagerung kann für das Kind auch als störend empfunden werden. Mit der Mutter sollte die Lieblingslagerung besprochen und im therapeutischen Rahmen ermöglicht werden. Um Druckstellen bei den meist dystrophen Kindern zu vermeiden, empfiehlt sich eine weiche Unterlage (z.B. mit einem Fell).

Praxistipp ⇢ Die Kinder sollten mit einteiligen Anzügen, am besten mit Öffnungsmöglichkeiten im Gesäßbereich, bekleidet sein. Dadurch werden größere Manipulationen beim Wickeln vermieden und ein zusätzliches Auslösen von Erbrechen durch die Bewegungen gemindert.

Dem Kind werden ungestörte Schlafphasen ermöglicht, indem die pflegerischen Handlungen koordiniert werden. Das Kind sollte so weit wie möglich nicht zum Essen geweckt werden.

In einigen Fällen wird das Kind auf Anordnung des Arztes medikamentös sediert, z.B. mit Phenobarbital. Es ist wichtig, bei der instabilen Stoffwechsellage die Wirkung genau zu beobachten.

Merke ⇢ **Beobachtung.** Bei einem plötzlich auffallend schläfrigen Kind muss der Arzt informiert werden. Es kann zu einer unbeabsichtigten Erhöhung des Phenobarbitalspiegels gekommen sein.

Sicherer Umgang mit dem Kind

Die Eltern, die mit ihrem Kind in die Klinik kommen, sind oft nervlich angespannt. Die Kinder hatten keinen Schlaf zugelassen, die Eltern konnten sie nur schwer beruhigen und das schlechte Aussehen und der Gewichtsverlust erregten große Besorgnis. Auch in der Klinik ist das Kind anfangs noch sehr unruhig und braucht viel Ruhe und Geduld.

Die Mitaufnahme eines Elternteils in der Klinik kann jederzeit ermöglicht werden und zur Beruhigung der Eltern beitragen. Die Pflegeperson sollte aber auch darauf hinweisen, dass ein paar Nächte ruhigen Schlafs zu Hause zur Erholung der Eltern förderlich sein können. Während ihrer Anwesenheit im Krankenhaus werden sie in den pflegerischen Maß-

28 Pflege eines Kindes mit Gastroschisis

nahmen unterwiesen und bei der Versorgung ihres Kindes durch die Pflegeperson unterstützt.

28.4 Pflege eines Kindes mit Gastroschisis

28.4.1 Ursache und Auswirkung

Die Gastroschisis ist ein angeborener Bauchwanddefekt, dessen Öffnung rechts neben dem Nabel liegt. Anteile des Dünn- und Dickdarms sowie Leber und Magen können frei vor dem Abdomen liegen (**Abb. 28.5**). Die Symptome richten sich nach der Größe des Defekts.
Symptome sind:
- Prolabierte Anteile des Dünn- und Dickdarms, die Darmschlingen sind verklebt, meist bräunlich verfärbt, ödematös und zeigen oft Fibrinauflagerungen.
- Anteile von Leber und Magen können ebenfalls frei vor dem Abdomen liegen.
- Die Nabelschnur ist intakt.
- Je nach Bauchwanddefektgröße kommt es zur Ateminsuffizienz.

Diese Form der Fehlbildung kann bereits intrauterin durch Ultraschall diagnostiziert werden. Die Kinder werden idealerweise geplant durch Sectio entbunden und in einem Perinatalzentrum von Spezialisten versorgt.

28.4.2 Pflegebedarf einschätzen

Im Rahmen dieser Gesundheitsstörung ist das Kind v. a. in seinen Lebensaktivitäten „Atmen", „Ausscheiden", „Essen und trinken", „Sich bewegen" und „Kommunizieren" beeinträchtigt. Es wird zwischen prä- und postoperativer Pflegesituation unterschieden.

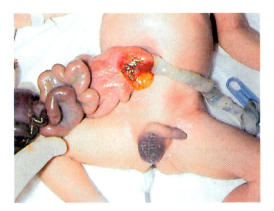

Abb. 28.5 ⇢ **Gastroschisis.** Neugeborenes mit prolabierten inneren Organen

Folgende Pflegeprobleme können nach der Geburt und präoperativ auftreten:
- instabile Vitalfunktionen,
- Verletzungsgefahr der prolabierten Organanteile,
- das Abknicken der Vena cava inferior bei prolabierter Leber,
- Wärme- und Flüssigkeitsverlust über die Darmoberfläche,
- Infektionsgefahr, besonders vor Zurückverlagerung des Bauchinhaltes.

Folgende Pflegeprobleme können postoperativ auftreten:
- Atemprobleme durch erhöhten abdominellen Druck nach Verschluss des Bauchwanddefekts,
- verzögerte Wundheilung bei erhöhter Spannung der Bauchdecke,
- Gefahr des Ileus bei verzögerter Magen-Darm-Passage,
- erschwerter Nahrungsaufbau durch verzögert einsetzende Darmfunktion,
- Unsicherheit und Angst der Eltern beim Umgang mit ihrem Kind.

28.4.3 Pflegeziele und -maßnahmen

Präoperative Stabilisierung

Das Team der Kinderklinik hat die Aufnahmeeinheit für die besonderen Bedürfnisse des Kindes vorbereitet und sofort nach der Kaiserschnittentbindung werden nachstehende Maßnahmen ergriffen:
- Körperwärme wird erhalten durch Versorgung im Inkubator oder Wärmebett,
- vorsichtiges Handling des Kindes, um eine Verletzung der prolabierten Bauchanteile zu vermeiden und das Infektionsrisiko zu mindern,
- Seitenlagerung auf steriler Unterlage,
- Absaugen des Nasen-Rachenraums, um freie Atemwege zu schaffen,
- ggf. Unterstützung der Atmung durch Sauerstoffvorlage,
- Assistenz bei einer evtl. notwendigen Intubation und Beatmung.
- Verzicht auf Beutelbeatmung vor Intubation, um Luftfüllung des Magen-Darm-Traktes zu vermeiden,
- Legen einer großlumigen Magensonde zur Entlastung des Magens zur Aspirationsprophylaxe und zur Überprüfung der Ösophagusdurchgängigkeit,
- Abstriche von Darmschlingen und Umgebungshaut zum Nachweis einer evtl. bereits aufgetretenen Keimbesiedelung,
- Urinbeutel ankleben, um eine Befeuchtung der Organanteile mit Urin zu vermeiden,
- Umhüllung des Defekts mit einem sterilen Foliensack zum Schutz vor Auskühlung, Austrocknung und Infektionen; es darf kein Druck auf die Darmanteile ausgeübt werden,

- Assistenz beim Legen eines intravenösen Zugangs sowie Durchführung und Überwachung der Infusionstherapie,
- Verlegung des Kindes auf die Kinderintensivstation zu weiteren Operationsvorbereitungen.

 Merke ⇢ Sicherheit. Ein Kind mit Gastroschisis darf keine Beutelbeatmung mit Maske erhalten, da dies zu einer zusätzlichen Aufblähung des Magens und der Darmschlingen führen würde und damit zu einer Mangeldurchblutung der Eingeweide führen kann!

Postoperative Stabilisierung

Um evtl. auftretende Komplikationen rechtzeitig zu erkennen und das Befinden des Kindes richtig einschätzen zu können, wird die Pflegeperson folgende Maßnahmen durchführen:
- alle Vitalfunktionen werden kontinuierlich überwacht,
- Flüssigkeitsbilanzierung, insbesondere des Magenrücklaufs und des Urins,
- Beurteilung des Magenrücklaufs hinsichtlich Farbe, Menge, Beschaffenheit und Geruch,
- kontinuierliche Beobachtung der Wunde und der Umgebungshaut auf Infektionszeichen, Nahtinsuffizienz
- Messung des Bauchumfangs in regelmäßigen Abständen,
- Einschätzen der Darmtätigkeit durch Beobachtung des Stuhls auf Häufigkeit, Aussehen, Konsistenz und evtl. Blutbeimengungen,
- regelmäßige Untersuchung des Stuhls auf okkultes Blut,
- Überwachung und Durchführung der parenteralen Ernährung über zentralen Venenkatheter.

Die Beatmungs- und Relaxierungsdauer hängen von der Größe des Defektes und der respiratorischen Allgemeinsituation des Kindes ab. Die Pflege des beatmeten Kindes wird in Kap. 35 beschrieben.

Neben der Begleitung der Eltern des Kindes besteht die Hauptaufgabe der Pflegeperson in den Tagen nach dem großen Eingriff in der intensiven pflegerischen Beobachtung, dem Einschätzen und der Dokumentation der erhobenen Daten.

Komplikationen. Postoperativ kann es zu folgenden Komplikationen kommen:
- Generalisierte Infektion infolge einer Keimbesiedlung des Prolaps vor der Operation,
- Volumenmangel aufgrund großen intraoperativen Flüssigkeitsverlustes,
- Vena-cava-Kompressionssyndrom,
- paralytischer Ileus, nekrotisierende Enterokolitis.

Ungestörte Wundheilung

Die Bruchpforte wird häufig unter großem Zug des eigenen Hautanteils verschlossen. Die inneren Organe befinden sich jetzt in der Bauchhöhle. Der Bauch ist infolge angeschwollener Darmanteile, hervorgerufen durch die Manipulation, gebläht und gespannt. Dies kann zu Wundheilungsstörungen führen. Die Operationswunde wird steril versorgt und, je nach Anordnung, desinfiziert und behandelt. Die Pflegeperson achtet auf Hautveränderungen, z. B. Rötungen, Sekretbildung, Verfärbungen, Nahtveränderungen. Ist die Wunde komplett verheilt, ist auf eine gute Hautpflege zu achten, um das Narbengewebe geschmeidig zu halten.

Physiologische Atmung

Nach erfolgreicher Operation kann es zu einem Zwerchfellhochstand bei verminderter Lungenentfaltung infolge der Zurückverlagerung der ehemals prolabierten Organanteile in den dystrophen Bauchraum kommen. Zusätzlich hat das Kind Schmerzen. Diese Faktoren führen zu einer erschwerten Eigenatmung.

Ziel ist es, die spontane Atmung so früh wie möglich zu erreichen, um eine Langzeitbeatmung mit zusätzlichen Komplikationen, z. B. Risiko einer bronchopulmonalen Dysplasie, zu vermeiden. Die Spontanatmung wird durch die folgenden Maßnahmen unterstützt:

Atemunterstützende Lagerung. Die Kinder werden in atemerleichternden Positionen gelagert (s. S. 177). Es ist dabei streng darauf zu achten, dass das Kind nicht in eine sitzende Position gerät. Dies würde einen Zwerchfellhochstand begünstigen und dadurch die Atmung zusätzlich erschweren.

Ausreichende Schmerzlinderung. Schmerzen beeinflussen alle Lebensaktivitäten, auch die Atmung. Es ist wichtig, dem Kind einen weitgehend schmerzfreien Zustand zu ermöglichen, und ihm die Eigenatmung zu erleichtern und eine Schonatmung zu vermeiden. Dies geschieht durch gute Beobachtung und rechtzeitiges Erkennen von Schmerzen, schonendes Vorgehen bei allen Pflegemaßnahmen und einer individuellen auf das Kind abgestimmten medikamentösen Schmerztherapie, die auf Anordnung des Arztes durchgeführt wird (s. S. 165 f).

Physiotherapie. Die Kinder werden, sobald es ihr Befinden zulässt, physiotherapeutisch betreut. Die Atemtherapie soll die Eigenatmung unterstützen. Die Eltern und die Pflegeperson werden in die Übungen integriert, sodass sie diese fortführen können.

Angemessenes Gedeihen

Der Nahrungsaufbau beginnt nach Absprache mit den Kinderchirurgen. Es müssen folgende Faktoren erfüllt sein:
- Die Darmpassage und Darmperistaltik ist ungestört.
- Der Stuhl ist unauffällig.
- Die geschlossene Magensonde wird von dem Kind ohne Beschwerden toleriert.
- Das Kind hat keine Magenreste mehr.

Pflege eines Kindes mit Ileus

Sind diese Voraussetzungen erfüllt, werden dem Kind minimale Mengen von Tee 10- bis 12-mal pro Tag angeboten. Toleriert es den Tee ohne Magenreste, die vor jeder Mahlzeit überprüft werden, wird langsam Muttermilch oder eine leichtverdauliche Säuglingsnahrung verabreicht. Oft ist eine konstante tägliche Steigerung nicht möglich, da der Darm die Verdauungstätigkeit erst langsam aufnimmt. Blähungen können das Kind zusätzlich schmerzhaft belasten.

Der Nahrungsaufbau bei Kindern nach großen abdominellen Eingriffen erfolgt nicht nach einem strikten Schema, sondern richtet sich nach der Nahrungsverträglichkeit und dem Wohlbefinden des Kindes, welches am besten von der betreuenden und beobachtenden Pflegeperson beurteilt werden kann.

Tab. 28.1 Ursachen eines Ileus im Kindesalter

Mechanisch	Paralytisch
Adhäsion und Briden	Peritonitis
inkarzerierte Hernie	Enteritis
Volvulus	Pankreatitis
Invagination	diabetische Ketoazidose
Fehlbildungen (z. B. Atresien)	Elektrolytstörungen (z. B. Hypokaliämie)
Parasiten (z. B. Würmer)	Vergiftungen (z. B. Blei, Morphin)
Tumoren, Polypen	Sedierung oder Relaxierung

Merke — Beobachtung. Beobachtet die Pflegeperson Anzeichen einer gestörten Verdauungstätigkeit, z. B. mehrmals größere Magenreste, Erbrechen oder Blutbeimengungen im Stuhl, informiert sie sofort den Arzt. Die orale Nahrungszufuhr wird dann auf ärztliche Anordnung bis zur Besserung des kindlichen Befindens reduziert oder abgesetzt.

Merke — Beobachtung. Im Neugeborenenalter können folgende Ileusformen beobachtet werden:
Mekoniumileus: Dieser tritt nach der Geburt auf, hervorgerufen durch zähklebriges Mekonium. Dies kann ein Hinweis auf eine cystische Fibrose sein.
Mechanischer Ileus: Dieser entsteht durch ein konnatales Megakolon bei Morbus Hirschsprung.

Regelmäßige vorsichtige Bauchmassagen, nach Rücksprache mit dem Arzt, fördern und unterstützen die Darmpassage. Die Bauchmassagen können mit der Hautpflege kombiniert werden.

Die Kinder, die so lange auf die Nahrungsaufnahme gewartet haben, signalisieren oft schon mit heftigem Schnullern ihre Trinklust. Es ist wichtig, bei der Nahrungsgabe mit der Flasche das kleinste Saugerloch zu wählen, um das Schlucken von Luft zu verringern. Besonders im Bereich der Lebensaktivität „Essen und trinken" werden die Eltern integriert und motiviert, ihr Kind mitzuversorgen. Die Mütter sollten zum Stillen motiviert werden.

Die unterschiedlichen Ursachen eines Ileus sind in **Tab. 28.1** beschrieben.

Symptome sind:
- Stuhlverhalt,
- krampfartige Bauchschmerzen, Unruhe,
- stark geblähtes, druckschmerzhaftes Abdomen durch Gas- und Flüssigkeitsansammlungen,
- glänzende Bauchhaut, starke Venenzeichnung,
- starke Übelkeit, Meteorismus,
- Erbrechen von Mageninhalt und/oder Galle, bei tief sitzendem Ileus kann es zu Kotbeimengungen des Erbrochenen kommen (Miserere),
- Zeichen der Dehydratation durch Wasser- und Elektrolytverlust.

Bei einem mechanischen Ileus wird das Passagehindernis operativ beseitigt. Bei einem paralytischen Ileus wird in erster Linie die Grunderkrankung behandelt, der Flüssigkeitshaushalt stabilisiert und die Darmmotilität stimuliert.

28.5 Pflege eines Kindes mit Ileus

28.5.1 Ursache und Auswirkung

Ein Ileus ist eine Darmpassagestörung, die in jedem Alter auftreten kann. Unabhängig von der Ursache führt jede länger dauernde oder rezidivierend auftretende Störung der Darmpassage zu einer Schädigung der Darmwand und zur Einschränkung der Darmmotilität.

Generell wird zwischen dem mechanischen Ileus, hervorgerufen durch ein lokales Hindernis und dem paralytischen Ileus, bei dem die Darmmotorik gelähmt ist, unterschieden.

Bei einem paralytischen Ileus setzt die Symptomatik weniger dramatisch ein.

28.5.2 Pflegebedarf einschätzen

Ein Ileus, ungeachtet seiner Ursachen, ist eine Gesundheitsstörung, die ein Kind in seinem Wohlbefinden und v. a. in seinen Lebensaktivitäten „Essen und trinken", „Ausscheiden", „Schlafen", „Sich bewegen" und „Für eine sichere Umgebung sorgen" beeinträchtigt.

Es wird zwischen der prä- und postoperativen Pflegesituation unterschieden.

Folgende Pflegeprobleme können auftreten:
- instabile Vitalfunktionen,
- Störungen im Flüssigkeits- und Elektrolythaushalt durch Erbrechen, mangelnde Flüssigkeitszufuhr, Flüssigkeitsverluste in den Darm,

- Gefahr der Hypovolämie,
- veränderte Stuhlausscheidung,
- kolikartige Bauchschmerzen,
- Atemprobleme durch erhöhten abdominellen Druck,
- Gefahr der Peritonitis durch evtl. Perforation der Darmwand,
- Gefahr der Austrocknung der Mundschleimhaut infolge von Flüssigkeitsmangel,
- Mundtrockenheit und schlechter Geschmack durch Nahrungskarenz und/oder evtl. Erbrechen,
- Angst vor Krankenhauseinweisung, Untersuchungen und Operation, Angst der Eltern um das Kind.

28.5.3 Pflegeziele und -maßnahmen

Stabile Vitalfunktionen und frühzeitiges Erkennen von Veränderungen der Vitalparameter

Wie aus **Tab. 28.1** zu entnehmen ist, sind Kinder mit gewissen Grunderkrankungen gefährdet, einen Ileus zu entwickeln. Es ist daher wichtig, dass die betreuende Pflegeperson die Symptome kennt und frühzeitige Veränderungen bemerkt und richtig einschätzt. Die Eltern werden gebeten, bei Auffälligkeiten, die ihnen näher erläutert wurden, die betreuende Pflegeperson zu rufen, damit sie das Befinden des Kindes einschätzen kann. Das frühzeitige Erkennen kann eine massive Verschlechterung des Befindens des Kindes verhindern.

Beobachtung von gefährdeten Kindern auf:
- Veränderungen des Allgemeinbefindens,
- Veränderungen der Vitalzeichen, z. B. Tachykardie, Tachypnoe oder Blutdruckschwankungen,
- Veränderungen in der Stuhlausscheidung, mangelnde Urinausscheidung,
- Veränderungen im Bauchbereich, z. B. stark geblähtes Abdomen, Zunahme des Bauchumfangs,
- auf Zeichen der Austrocknung achten, z. B. herabgesetzter Hautturgor,
- auf Schmerzäußerungen achten.

Zeigt sich das Bild eines mechanischen Ileus, wird das Kind prä- und postoperativ betreut (s. S. 849).

Physiologische Ausscheidung

Durch das Erbrechen und die mangelnde Flüssigkeitsresorption im Darm kann das Kind einen Volumenmangel erleiden. Ziel ist es, Zeichen einer Dehydratation rechtzeitig zu erkennen, einen Schockzustand zu vermeiden und den Mangel auszugleichen. Die Vitalzeichen werden engmaschig überwacht. Sämtliche Ausscheidungen werden beobachtet, bilanziert und dokumentiert. Die Eltern sind über die Maßnahme informiert und werden gebeten, die Windel nicht zu entsorgen und den Inhalt von Steckbecken und Urinflaschen nicht zu entleeren.

Bei einem paralytischen Ileus wird die Darmperistaltik medikamentös unterstützt. Die Pflegeperson überwacht die Wirkung der Medikamente. Die Stuhlausscheidung wird ebenfalls beobachtet, Auffälligkeiten hinsichtlich Menge, Konsistenz und Beimengung (z. B. Blut) werden zusätzlich dokumentiert.

Nach der Operation kann die Stuhlausscheidung infolge einer zusätzlichen postoperativen Darmträgheit weiterhin sistieren. Nach Anordnung des Arztes kann die Darmpassage mittels eines Einlaufes angeregt werden (s. S. 343).

Der Magenablauf und seine Bilanzierung nimmt bei der Pflege eines Kindes mit Ileus einen hohen Stellenwert ein. Ziel ist es, den Magen zu entlasten, indem das Sekret ungehindert ablaufen kann. Besonderheiten wie Farbe (z. B. grün, gelb) und Konsistenz (z. B. schleimig, klar) werden dokumentiert. Der Magenablauf wird in regelmäßigen Abständen abgemessen und dann, je nach Anordnung, z. B. mit Glukose-/Ringerlösung ersetzt.

Schmerzarme und schlaffördernde Lagerung

Das geblähte Abdomen ist sehr schmerzhaft für das Kind. Ziel ist es, dem Kind zu einer so entspannenden Haltung wie möglich zu verhelfen.

Säuglinge werden mit Hilfe von Hufeisenkissen gelagert (s. S. 488). Bei größeren Kindern werden zur Unterlagerung der Knie große Hufeisenkissen oder spezielle Knierollen eingesetzt. Der Oberkörper ist hoch gelagert, eine sitzende Haltung ist jedoch zu vermeiden. Diese Lagerung führt zur Entspannung der Bauchregion und das Kind kann freier atmen. Beobachtet die betreuende Pflegeperson, dass das Kind diese Lage nur schlecht toleriert, sollte dem Kind, so weit die Umstände es zulassen, die persönlich bevorzugte Schlafhaltung ermöglicht werden.

Intakte Mundschleimhaut

Die Kinder leiden im Rahmen einer Dehydratation und später aufgrund der therapeutischen Nahrungskarenz unter einem starken und quälenden Durstgefühl. Potentielles Problem ist dadurch eine ausgetrocknete Mundschleimhaut und eine trockene und rissige Zungenoberfläche. Hinzu kommt ein, durch die Übelkeit und das Erbrechen hervorgerufener schlechter Geschmack im Mund. Ziel ist es, diese Begleiterscheinungen mit einer sorgfältigen und häufigen Mund- und Lippenpflege zu beseitigen (s. S. 257).

Bei Säuglingen wird die Mund- und Lippenpflege alle 2 bis 3 Stunden durchgeführt. Die Eltern werden von der betreuenden Pflegeperson angeleitet und können sie dann selbständig durchführen.

Größeren Kindern werden Mundpflegestäbchen mit verschiedenen Aromen angeboten, die sie selbst auswählen können, oder erhalten die Gelegenheit, sich die Zähne zu putzen, um den Mund zu befeuchten und zu erfrischen. Ist das Nichtverschlucken nicht gewährleistet, sollte das Zähneputzen vorübergehend ohne Zahnpasta bzw. gar nicht erfolgen. Die Mund- und Lippenpflege wird bei dem wachen Kind alle 4 Stunden und bei Bedarf (z. B. nach jedem Erbrechen) durchgeführt. Den Eltern wird die Notwendigkeit der Flüssigkeitskarenz auch im Rahmen der Mundpflege erklärt.

Toleranz der ableitenden Systeme

Um die Stabilisierung und kontinuierliche Überwachung ihres Allgemeinzustandes zu erreichen, sind die Kinder mit verschiedenen Zu- und Ableitungen belastet (z. B. Infusionsschläuche, Magenablaufsonde). Diese beeinträchtigen die Kinder in ihrer Mobilität und erschrecken Eltern, da sie den ernsten Zustand ihres Kindes zusätzlich unterstreichen. Es ist wichtig, dass sowohl den Eltern als auch dem größeren und wachen Kind die Funktion der einzelnen Systeme erklärt und die unterstützende Funktion hervorgehoben wird.

Die Eltern werden im Umgang mit ihrem Kind unterstützt, damit sie die Angst verlieren, ihrem Kind durch eine vermeintlich ungeschickte Bewegung Schaden zuzufügen. Wichtig ist, dass die Ableitungssysteme sicher am Kind fixiert sind und genügend Bewegungsspielraum bieten (s. S. 649).

28.6 Pflege eines Kindes mit Appendizitis

28.6.1 Ursache und Auswirkung

Die Appendizitis, im Volksmund fälschlicherweise als Blinddarmentzündung bezeichnet, ist eine Entzündung des Wurmfortsatzes. Sie kann akut und chronisch verlaufen und ist wegen ihrer diffusen Symptome oft nur schwer zu diagnostizieren.
Symptome einer Appendizitis sind:
- Übelkeit, Erbrechen,
- kolikartige Schmerzen, zuerst im rechten Oberbauch, nach einigen Stunden im rechten Unterbauch,
- Loslassschmerz (die linke Unterbauchseite wird dabei eingedrückt und spontan losgelassen, das Kind verspürt einen starken Schmerz im rechten Unterbauch),
- Druckschmerz im rechten Unterbauch am sog. McBurney-Punkt,
- erhöhte Körpertemperatur,
- evtl. Temperaturunterschied zwischen axillar und rektal von 1 °C.
Die Therapie erfolgt chirurgisch durch Appendektomie.

28.6.2 Pflegebedarf einschätzen

Bei dieser Gesundheitsstörung sind vor allem die Lebensaktivitäten „Ausscheiden", „Kommunizieren" und „Für eine sichere Umgebung sorgen" betroffen.

Pflegeprobleme bei einer Appendizitis können sein:
- Gestörtes Wohlbefinden, Flüssigkeitsverlust durch Übelkeit, Erbrechen,
- starkes körperliches Unwohlsein durch Fieber,
- Schmerzen infolge der entzündeten Appendix,
- Gefahr der Perforation und Peritonitis,
- Angst vor den diagnostischen und therapeutischen Maßnahmen und vor der Operation.

28.6.3 Pflegeziele und -maßnahmen

Weitmöglichste Angstfreiheit und Akzeptanz der Maßnahmen

Da die Appendizitis in der Regel sehr akut verläuft, überrascht die Klinikaufnahme Eltern und Kind völlig. Die Verdachtsdiagnose, meist vom einweisenden Kinderarzt gestellt, lässt zumindest die Eltern den weiteren Verlauf erahnen und führt zur Ungewissheit und Ängsten.

Ziel ist es, die Ängste von Eltern und Kind zu mindern und sie während der diagnostischen Maßnahmen zu begleiten und zu unterstützen. Die Pflegeperson betreut das Kind unter Miteinbeziehung der Eltern während des präoperativen Verlaufs.

Folgende Maßnahmen sind präoperativ durchzuführen:
- Die Körpertemperatur wird rektal und axillar gemessen, um eine Temperaturdifferenz zu erkennen (diagnostischer Hinweis).
- Die Vitalfunktionen werden engmaschig überwacht, um eine Veränderung des Befindens des Kindes rechtzeitig zu erkennen.
- Gewinnung einer Urinprobe (zum Ausschluss eines Harnwegsinfekts).
- Dem Kind wird zu einer schmerzmindernden Lagerung verholfen.
- Verabreichung von Schmerzmedikamenten auf Anordnung des Arztes.
- Dem Kind und den Eltern wird erklärt, dass das Kind nichts mehr essen und trinken darf, um für die Operation nüchtern zu sein.
- Assistenz bei Operationsvorbereitungen.

Ein Elternteil sollte während der Zeit der Vorbereitungen bei dem Kind bleiben, um es zu beruhigen und ihm Sicherheit zu geben. Die Pflegeperson erklärt den Ablauf der einzelnen Untersuchungen und begleitet Kind und Eltern. Besonders bei den für das Kind unangenehmen Untersuchungen, z. B. rektale Untersuchung, ist eine altersentsprechende Aufklärung wichtig, um zusätzliche Ängste abzubauen.

Die Versorgung bei komplikationslosem postoperativem Verlauf wird in Kap. 42 (s. S. 854) beschrieben.

28.7 Pflege eines Kindes mit chronisch entzündlichen Darmerkrankungen

28.7.1 Ursache und Auswirkung

Morbus Crohn und Colitis ulcerosa sind Gesundheitsstörungen, die durch entzündliche Veränderungen einzelner Darmabschnitte gekennzeichnet sind. Die Erkrankungen sind sich in ihrem Erscheinungsbild sehr ähnlich, die Ursachen sind letztendlich nicht genau geklärt. Allergische, genetische, autoimmunologische und psychische Faktoren werden diskutiert. Die Unterschiede und **Symptome** der beiden Erkrankungen sind in **Tab. 28.2** aufgeführt.

Bei der Colitis ulcerosa kann es zu einem toxischen Megakolon mit Perforation kommen, eine Operation wird dann unumgänglich.

Beim Morbus Crohn können Stenosen, Abszesse und Fisteln eine chirurgische Intervention notwendig machen.

Die Therapie stützt sich auf medikamentöse und ernährungsspezifische Hauptpfeiler. Eine psychotherapeutische Begleittherapie ist empfehlenswert.

28.7.2 Pflegebedarf einschätzen

Bei beiden Gesundheitsstörungen liegen ähnliche Schwerpunkte bei den pflegerischen Interventionen vor. Die nachfolgende Beschreibung orientiert sich

Tab. 28.2 Symptome bei Morbus Crohn und Colitis ulcerosa (nach Rossi et al.)

Symptome	Colitis ulcerosa	Morbus Crohn
Makroblutungen im Stuhl	immer	gelegentlich
Bauchschmerzen	oft fehlend	häufig
Anorexie	mäßig	stark
Gewichtsabnahme	mäßig	stark
Wachstumsrückstand	mäßig	stark
Erbrechen	selten	mäßig
Diarrhö	oft schwer	mäßig
Perianale Infekte (Fisteln)	selten	sehr oft
Verteilung der Läsionen	ununterbrochen	immer unterbrochen
Lokalisation der Läsionen: ··▷ Ileum ··▷ Kolon ··▷ Rektum ··▷ Anus	10% 95% 100% 15%	80% 50% 50% 85%
Extraintestinale Manifestationen (Arthritis, Haut)	oft	oft
Röntgen	oberflächliche Ulzera, röhrenförmige Veränderungen und Verkürzung des Kolons	fokale Veränderungen, Stenosen, Fisteln Lymphdrüsenschwellungen tiefe Ulzerationen, Pflastersteinbild
Fieber	mäßig	mäßig
Histologie	Schleimhautulzera	tiefgreifende serpiginöse Ulzerationen, transmurale Granulome mit Riesenzellen ohne Verkäsung
Karzinom	erhöhtes Risiko	erhöhtes Risiko
Rezidive	oft	etwas seltener

an den Problemen und Bedürfnissen eines Kindes mit Morbus Crohn.

Die Kinder sind besonders in den Lebensaktivitäten „Ausscheiden", „Sich sauber halten und kleiden", „Essen und trinken", „Mädchen oder Junge sein" und „Kommunizieren" beeinträchtigt.

Es können folgende Pflegeprobleme auftreten:
- schlechter Ernährungszustand durch Appetitlosigkeit, Malabsorption, Durchfälle,
- Beeinträchtigung des Allgemeinbefindens durch Durchfälle und Bauchschmerzen,
- verändertes Aussehen durch Medikamentennebenwirkungen (Kortison),
- Schmerzen und Gefahr der Hautinfektion durch perianale Hautläsionen,
- hohe psychische Belastung für Kind und Eltern durch die chronische Erkrankung,
- belastende soziale Situation durch häufige Krankenhausaufenthalte.

28.7.3 Pflegeziele und -maßnahmen

Bestmöglicher Ernährungszustand

Im Rahmen der Gesundheitsstörung kommt es zu Resorptionsdefiziten der Nahrungsbestandteile, die zu schweren Mangelerscheinungen führen können.

Die Ernährung eines Kindes mit Morbus Crohn spielt eine große Rolle für das Kind. Ziel ist es, dem Kind eine für seine Entwicklung und sein Wohlbefinden ausreichende Menge an Nährstoffen zukommen zu lassen. Dies kann enteral und parenteral erfolgen. Die Aufgabe der Pflegeperson beinhaltet die Unterstützung der gesamten Ernährung im Rahmen eines evtl. notwendigen Klinikaufenthaltes.

Spezielle Diätvorschriften werden in beschwerdefreien Intervallen so weit wie möglich vermieden. In Zusammenarbeit mit dem behandelnden Gastroenterologen und speziellen Ernährungsberatungsteams wird mit dem Kind und der Familie ein Speiseplan entwickelt. Zu empfehlen sind:
- leichte Vollkost nach den Richtlinien der DGE (Deutsche Gesellschaft für Ernährung),
- mehrere kleine Mahlzeiten, evtl. Spätmahlzeit vor dem Schlafengehen,
- keine Eliminationsdiät, außer bei bekannten Unverträglichkeiten, z. B. Laktose,
- Nahrungsmittel sollten hinsichtlich dem erhöhten Bedarf an Energie und Eiweiß ausgewählt werden,
- Nährstoffsubstitution durch Formeldiäten in Form von bilanzierter Trink- und Sondenernährung bei Bedarf.

Diese bilanzierten Trinknahrungen sind heute so konzipiert, dass sie aufgrund ihrer Darreichungsform (z. B. Trinkpäckchen) und vielfältiger Geschmacksrichtungen von den Kindern gut akzeptiert werden. Das Kind sollte immer zum Essen motiviert werden und den Speiseplan mit gestalten können.

Die Ernährung ist nicht immer auf oralem Wege ausreichend zu gewährleisten. Wird eine parenterale Ernährung notwendig, bedeutet das in manchen Fällen einen Klinikaufenthalt für unbestimmte Zeit. Dies belastet die Kinder zusätzlich sehr stark.

 Einbeziehung der Eltern ⇢ Um den Kindern diese Einschränkung in ihrem Leben zu ersparen, kann die parenterale Ernährung zu Hause durchgeführt werden. Dies geschieht mit Unterstützung eines Ernährungsberatungsteams, das die Eltern und Kinder schult, betreut und berät. Zusätzlich werden die Kinder engmaschig von einem Gastroenterologen betreut.

Akzeptanz der Medikamenteneinnahme

Medikamentös wird in erster Linie die Symptomatik behandelt. Dies führt zum Einsatz von Kortisonpräparaten, Immunsuppressiva und Antibiotika.

Belastend für das Kind ist die zeitweise hochdosierte Kortisontherapie, die das körperliche Erscheinungsbild entscheidend verändert. Es kommt zu einem Vollmondgesicht, Stammfettsucht und langfristig zu einer Wachstumshemmung. Dieser Attraktivitätsverlust belastet das Kind zusätzlich sehr stark und es empfindet Reaktionen seiner Umwelt als sehr verletzend. Es ist daher wichtig, dem Kind ein positives Körpergefühl zu vermitteln und ihm zu zeigen, dass die temporäre körperliche Veränderung nichts an den Gefühlen zu ihm verändert.

Es ist nicht sinnvoll, die deutlichen körperlichen Veränderungen zu verneinen und zu verharmlosen. Eltern, Geschwister und Pflegepersonen würden dadurch an Glaubwürdigkeit verlieren. Es sollte versucht werden, die vorhandenen Vorzüge mit modischer Kleidung und Frisur hervorzuheben und dem Kind die Hoffnung auf einen begrenzten Zeitraum der äußerlichen Veränderungen in Aussicht zu stellen.

Akzeptanz der Erkrankung

Morbus Crohn ist gekennzeichnet von beschwerdefreien Intervallen und schwer beeinträchtigenden Rezidiven, die die Kinder bis ins Erwachsenenalter begleiten. Das bedeutet, dass immer ein gewisses Krankheitsbewusstsein und die damit verbundenen Ängste vorhanden sind (z. B. vor einer Stomaanlage oder Spätfolgen wie z. B. ein erhöhtes Karzinomrisiko). Ziel sollte es sein, dieses Krankheitsbewusstsein in positive Bahnen zu lenken. Das bedeutet, dass das Kind die Schwachstellen seines Körpers kennenlernt und mit verschiedenen Mitteln diese positiv stärkt.

Wie bereits erwähnt, werden psychische Faktoren bei der Beteiligung der Gesundheitsstörung nicht ausgeschlossen und die damit verbundene Symptomatik ist zusätzlich stark belastend. Daher ist es sinnvoll, professionelle Hilfe in Anspruch zu nehmen, um zu lernen, mit der Situation umzugehen, die möglichen Ursachen zu erkennen und zu verarbeiten.

Günstig erweist sich eine Familientherapie, um das gegenseitige Verständnis zu fördern. Weitere Möglichkeiten, das Selbstbewusstsein und das persönliche Selbstbild zu stärken, können Entspannungstechniken, z. B. autogenes Training und körperbetonte Sportarten (z. B. Tanzen und Gymnastik) sein.

Der Austausch mit Selbsthilfegruppen und Elterninitiativen ist wichtig, um sich über Möglichkeiten der Behandlung und Erfahrung Betroffener zu informieren.

28.8 Pflege eines Kindes mit anorektaler Fehlbildung

28.8.1 Ursache und Auswirkung

Die Analatresie ist eine angeborene Hemmungsmissbildung und äußert sich in einem Verschluss des Enddarms mit fehlender Afteröffnung (**Abb. 28.6**). Oft finden sich Fistelbildungen zu Vulva und Vagina bei Mädchen und Urethra bei Jungen.

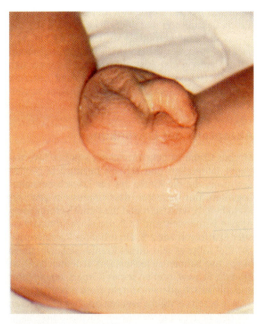

Abb. 28.6 ⇢ **Analatresie bei einem Neugeborenen.** Zeichen sind fehlende Analöffnung, fehlender Mekoniumabgang

Unterschieden wird zwischen der tiefen und hohen Form, die aufgrund der Lage des Rektums näher klassifiziert wird.

Symptome der Analatresie sind:
⇢ Das Kind ist primär nicht vital bedroht.
⇢ Der Anus kann angelegt und häutig verschlossen sein, es kann aber auch das Analgrübchen vollständig fehlen.
⇢ Kein Mekoniumabgang und zunehmend geblähter Bauch bei Nichtabsetzen von Mekonium.
⇢ Mekoniumaustritt aus der Vagina oder bei Jungen aus der Urethra geben Hinweis auf eine Fistel.

Bei der tiefen Form kann in einer einmaligen Operation das Rektum mit dem Anus verbunden werden. Bei der hohen Form wird initial ein Darmstoma in Form einer Kolostomie angelegt. Die korrigierende Operation erfolgt erst im Laufe des ersten Lebensjahres.

28.8.2 Pflegebedarf einschätzen

Bei dieser Gesundheitsstörung sind v. a. die Lebensaktivitäten „Sich sauber halten und kleiden", „Ausscheiden" und „Mädchen oder Junge sein" eingeschränkt.

Es wird die prä- und postoperative Pflegesituation berücksichtigt.

Das Auftreten von folgenden Pflegeproblemen ist möglich:
⇢ Gefahr von Störungen der Stuhlausscheidung postoperativ,
⇢ Unsicherheit der Bezugsperson im Umgang und der Versorgung des Kindes,
⇢ Akzeptanzprobleme der Stomaanlage.

28.8.3 Pflegeziele und -maßnahmen

Prä- und postoperative Stabilisierung

Um dem in der Regel initial unbeeinträchtigten Kind diesen stabilen Zustand weiterhin zu ermöglichen und Komplikationen rechtzeitig zu erkennen, sind folgende Maßnahmen notwendig:
⇢ engmaschige Überwachung und Dokumentation der Vitalfunktionen, des Abdomens und des Allgemeinbefindens,
⇢ die Temperaturmessung erfolgt axillar oder im Ohr,
⇢ Durchführung und Überwachung der angeordneten parenteralen Ernährung,
⇢ Legen einer Magensonde auf Ablauf zur Entlastung des Magens,
⇢ Bilanzierung des evtl. anfallenden Magensekrets und Ersatz mit Ringer-/Glukoselösung nach Anordnung,
⇢ bei Mekoniumabgang über die Fistel regelmäßige sorgfältige Reinigung des Fistelausgangs.

Postoperativ gelten die üblichen Überwachungskriterien (s. S. 855). Die Versorgung der Operationswunde und der postoperative Nahrungsaufbau richten sich nach der Art des Eingriffes und der Anordnung der Kinderchirurgen. Der Bauchumfang wird mehrmals täglich gemessen.

Problemlose Ausscheidung

Bei der tiefen Form der Analatresie kann der Verschluss komplett aufgehoben werden. Postoperativ finden sich selbstauflösende Fäden rund um den Anus und ein Darmrohr zur Schienung des Anastomosegebiets. Dies wird nach 1 bis 2 Tagen postoperativ gezogen. In der Regel setzt das Kind an dem Darmrohr vorbei Mekonium ab. Bei dem ersten Absetzen kann es noch zu Blutbeimengungen kommen.

Ziel ist es, dem Kind eine weitgehendst problemlose Ausscheidung zu ermöglichen. Die Pflegeperson wird die Ausscheidung des Kindes überwachen und auf evtl. auftretende Komplikationen achten (z. B. geblähtes Abdomen und Stuhlverhalten durch noch verzögerte Darmpassage).

 Merke ⋯▸ Beobachtung. Werden größere Mengen von frischem Blut abgesetzt, kann dies Hinweis auf eine Nahtinsuffizienz sein.

Der Analbereich wird vorsichtig mit weichen Kompressen und klarem Wasser gereinigt. Die Vorlage einer Kompresse mit einer desinfizierenden Lösung erfolgt auf Anordnung. Die rektale Körpertemperaturmessung ist bis zum Verheilen der Wunde kontraindiziert. Die Körpertemperatur wird axillar oder im Gehörgang gemessen (s. S. 206).

Je nach Sphinkterweite wird das Kind frühestens 10 Tage postoperativ mittels sog. Hegarstifte von den Kinderchirurgen bougiert. Bedarf es einer regelmäßigen Bougierung (Aufdehnen und Weiten einer Verengung), um ein physiologisches Absetzen des Stuhls zu gewährleisten, werden die Eltern in dieser Technik unterwiesen und führen sie zu Hause selbständig durch.

Bei der hohen Form der Analatresie wird vorerst eine Kolostomie angelegt (s. S. 618).

Einbeziehung der Eltern ⋯▸ Die Bezugspersonen werden in der Klinik von Anfang an in die Pflege und Versorgung des Stomas von Stomatherapeuten und Pflegepersonal unterwiesen. Nach der Entlassung werden sie ambulant weiter betreut.

Sicherer Umgang der Eltern mit dem Kind und Akzeptanz der Erkrankung

Eltern, deren Kind eine tiefe Analatresie bei Geburt hatte, können nach erfolgreicher Operation optimistisch in die Zukunft blicken. Eltern eines Kindes mit hoher Analatresie sehen sich vor größere und v. a. langwierige Probleme gestellt. In der Regel lernen sie, nach dem ersten Schrecken über die Anlage eines Darmstomas, mit dessen Pflege problemlos umzugehen. Es ist eine wichtige Aufgabe der Pflegeperson, Eltern die Ängste zu nehmen und sie in der selbständigen Versorgung anzuleiten und zu unterstützen. Bei der sehr hohen Form kann die spätere Kontinenz in Frage gestellt sein. Es ist wichtig, die Eltern in Gespräche auf die mögliche Inkontinenz vorzubereiten. Es soll vermieden werden, dass sie im Rahmen der Sauberkeitserziehung nicht erfüllbare Anforderungen an ihr Kind stellen. Zusätzlich müssen sie im Bedarfsfall über alle Formen der Inkontinenzversorgung informiert werden, um für sich und ihr Kind eine befriedigende Lösung zu finden.

Wichtig ist es, ihnen Kontakte zu Selbsthilfegruppen zu vermitteln, die Hilfestellung in dieser schwierigen Situation geben können.

28.9 Pflege eines Kindes mit Stomaversorgung

28.9.1 Begriffsbestimmungen

 Definition ⋯▸ Unter einem Stoma versteht man die Ausleitung des Dünndarms (Ileostomie) oder des Dickdarms (Kolostomie) an die Hautoberfläche **(Abb. 28.7).**

Eine Stomaanlage ist bei einigen Erkrankungen des Darms unerlässlich, da die Darmpassage gestört ist und eine physiologische Defäkation nicht mehr gewährleistet ist. Die Art des Stomas ergibt sich aus der Lokalisation der Gesundheitsstörung **(Tab. 28.3)**.

Die Ileostomie wird meist im rechten Unterbauch angelegt. Bei der Kolostomie werden drei Formen unterschieden: Zökostomie, Transversostomie und Sigmoidostomie (**Abb. 28.8** und **Tab. 28.4**). Die Position eines Stomas wird vor der Operation in Abspra-

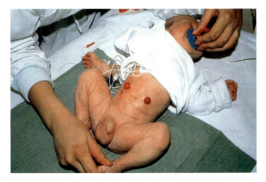

Abb. 28.7 ⋯▸ Ileostomie. Säugling mit intaktem, gut durchblutetem Darmstoma

617

Tab. 28.3 ⇢ Indikationen für die Anlage eines Darmstomas

Kolostomie	Ileostomie
⇢ Entzündungen des Dickdarms	⇢ Colitis ulcerosa
⇢ Fehlentwicklungen des Darms und des Anus	⇢ Morbus Crohn
⇢ Inkontinenz, z. B. nach Trauma	⇢ Veränderungen des Dickdarms, z. B. Karzinome
⇢ Ileus	
⇢ Darmwandperforation	

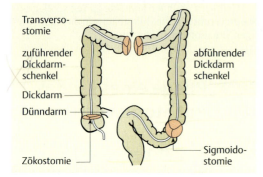

Abb. 28.8 ⇢ Kolostomieformen.
Zökostomie, Transversostomie, Sigmoidostomie

Tab. 28.4 ⇢ Lokalisation verschiedener Kolostomieformen

	Anlage der Kolostomieformen
Zökostomie	Anlage im rechten Unterbauch, meist als vorübergehende Maßnahme
Transversostomie	Lokalisation im rechten oder linken Oberbauch; es gibt zwei Öffnungen, die eine kommt vom Dünndarm und fördert Stuhl (oraler Schenkel), die andere führt zum Mastdarm und Anus (aboraler Schenkel); obwohl die Kontinuität des Darmes unterbrochen ist, kommt es zu Schleimabsonderungen über den Anus; bei der Transversostomie handelt es sich um eine vorübergehende Maßnahme, bis der Heilungsprozess des erkrankten Darmabschnittes erfolgt ist
Sigmoidostomie	Lokalisation im linken Unterbauch; es kann sich um eine endständige Kolostomie handeln, wenn aus therapeutischen Gründen der Schließmuskel entfernt wird

che mit dem älteren Kind von den Stomatherapeuten eingezeichnet. Ziel ist es, den optimalen Sitz für das Stoma zu finden und die beste Ausgangssituation für eine unproblematische Versorgung nach der Anlage zu gewährleisten.

Bei Neugeborenen wird die Position oft vom Operateur gekennzeichnet. Unmittelbar nach der Operation werden die Stomatherapeuten zur Versorgung und Anleitung von Eltern, Kindern und Pflegepersonal hinzugezogen. Ein intaktes Stoma ist gekennzeichnet durch:
⇢ rosiges Aussehen, das auf eine gute Durchblutung hinweist,
⇢ intakte Umgebungshaut, keine Nahtinsuffizienz, keine Einschnürungen,
⇢ das Stoma ragt je nach Größe des Kindes deutlich über Hautniveau hinaus.

28.9.2 Pflegebedarf einschätzen

Eine Stomaanlage beeinträchtigt vor allem die Lebensqualitäten „Ausscheiden", „Sich sauber halten und kleiden", „Mädchen oder Junge sein" und "Kommunizieren".

Bei der Stomaversorgung können folgende Pflegeprobleme auftreten:
⇢ gereizte Haut im Stomabereich durch Stuhlkontakt und Beutelversorgung,
⇢ Ausscheidung durch Stoma und dadurch veränderte Stuhlkonsistenz,
⇢ Scham durch kaum steuerbare Geruchsentwicklung,
⇢ eingeschränkte Bewegungsfreiheit,
⇢ Akzeptanzprobleme des Stomas,
⇢ gestörtes Körperbild durch das Darmstoma,
⇢ Schwierigkeiten im Umgang mit dem sozialen Umfeld.

28.9.3 Pflegeziele und -maßnahmen

Die Anlage eines Darmstomas wirft für das betroffene Kind und die Eltern viele Ängste, Unsicherheiten und Probleme auf. Ziel ist es, das Darmstoma gemeinsam mit den Stomatherapeuten zu versorgen und zu pflegen, Eltern und Kind in der selbständigen Versorgung anzuleiten, um dem Kind ein Leben mit geringstmöglicher Einschränkung zu ermöglichen.

Intakte Haut im Stomabereich – richtiger Umgang mit der Versorgung

Kein Stoma gleicht dem anderen. Daher ist die optimale Versorgung, speziell beim Neugeborenen, von der Kreativität und der Bearbeitung der industriell hergestellten Versorgungsmaterialien der Stomatherapeuten und des Pflegepersonals abhängig. Zur Verfügung stehen ein- und zweiteilige Versorgungssysteme:

Pflege eines Kindes mit Stomaversorgung 28

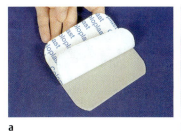
a

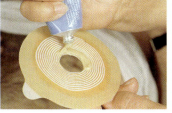
b

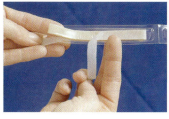
c

Abb. 28.9 ⇢ **Materialien zur Versorgung eines Darmstomas.**
a Hautschutzplatte
b Hautschutzpaste wird aufgetragen
c Modellierstreifen, um das Stoma bei Bedarf abzudichten

Das einteilige System ist in der Regel ein sog. Ausstreifbeutel, der an seinem offenen Ende mit einer Klammer geschlossen werden kann. Er hat eine mikroporöse Klebefläche, die hautfreundlich und wasserabweisend ist. Als zusätzlicher Schutz kann eine Hautschutzplatte unter das gewählte System appliziert werden **(Abb. 28.9)**. Dieses System wird v. a. bei Säuglingen und kleinen Kindern angewendet, da die Beutel anschmiegsam sind und somit flexibler an die Umgebung angepasst werden können.

Das zweiteilige System besteht aus einer Basisplatte mit Rastring und einem Beutel, der aufgesetzt wird. Die Basisplatten sind insgesamt ein wenig starrer und können somit nicht so flexibel den Hautgegebenheiten und den Größenverhältnissen angepasst werden **(Abb. 28.10)**. Dieses System hat den Vorteil, dass die Beutel bei jedem Wechsel komplett entsorgt werden können und der Kontakt mit den Ausscheidungen geringer ist. Auch die Geruchsbelästigung durch das Ausstreifen eines Beutels entfällt.

Alle Versorgungssysteme haben eine genormte Öffnung, die für die individuellen Bedürfnisse zurechtgeschnitten werden kann. Die Klebefläche der Beutel und die Hautschutzplatten müssen ebenfalls den Bedürfnissen des Kindes angepasst werden.

Für Frühgeborene stehen spezielle Minibeutel zur Verfügung **(Abb. 28.11)**.

> **Merke** ⇢ **Pflegeziel.** Ziel der Stomaversorgung ist die Erhaltung der intakten Haut in der Stomaumgebung, deshalb muss das Stoma konsequent und sorgfältig gepflegt werden.

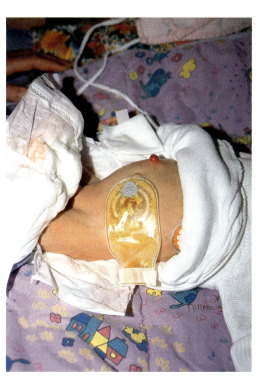

Abb. 28.11 ⇢ **Beutelversorgung für Frühgeborene.** Anschmiegsamer, flexibler Minibeutel (einteiliges System)

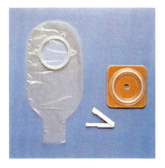

Abb. 28.10 ⇢ **Zweiteiliges Versorgungssystem.** Basisplatte mit Rastring und passender Ausstreichbeutel (Fa. Convatec)

■ Vorbereitung

Kind. Es sollte möglichst nicht gerade gegessen haben, um ein Erbrechen oder Spucken bei Säuglingen oder ein Unwohlsein bei großen Kindern infolge der Manipulation am Bauch zu vermeiden. Wichtig ist es, größere Kinder vor der Maßnahme zu informieren und evtl. schon zur Mithilfe aufzufordern. Säuglinge werden mit Schnuller und Ansprache während der Versorgung beruhigt. Das kleine Kind liegt unter der Wärmelampe, das große Kind im Bett, dabei ist auf eine zusätzliche Unterlage als Bettschutz zu achten. Der Unterkörper ist entkleidet, die Beine sind bedeckt. Es ist auch schon bei kleineren Kindern auf die

Intimsphäre zu achten und etwaige Besucher sind während der Versorgung aus dem Zimmer zu bitten.
Material. Sämtliches benötigte Material sollte griffbereit sein, die Stomaversorgung auf die Bedürfnisse des Stomas zugeschnitten sein:
Für die Reinigung: weiche Baumwollkompressen, Wasser und milde Seife.
Für die Versorgung: neuer Beutel, Schablone zum Ausschneiden der Öffnung, Schere, Hautschutzplatte, evtl. Hautschutzpaste und Modellierstreifen (s. **Abb. 28.9**) zum Ausgleichen von Hautunebenheiten und als zusätzliche Haftverstärkung, Spatel zum Auftragen der Paste, Schutzkittel, Einmalhandschuhe, Abwurfbehältnis.

■ **Durchführung**
Bei der gesamten Durchführung ist die hygienische Händedesinfektion und das Tragen von Schutzhandschuhen zu berücksichtigen, um Schmierinfektionen zu vermeiden, und zum Eigenschutz der Pflegeperson. Dem Kind wird der Grund des Tragens von Handschuhen erklärt.

Die alte Stomaversorgung wird vorsichtig abgezogen, wobei die Haut mit einer Hand leicht gespannt wird, um einen Gegenzug zu erzielen.

 Praxistipp ⇢ Benzinhaltige Pflasterlöser sind in der Regel nicht notwendig. Sie reizen und trocknen die Haut aus, außerdem schädigen sie die Hautstruktur.

Ist das Versorgungssystem abgelöst und verworfen, wird die Umgebungshaut von außen in Richtung Stoma kreisförmig mit feuchten Kompressen und Seife gereinigt. Mit klarem Wasser werden dann die Seifenrückstände entfernt und die Haut anschließend mit weichen Kompressen trocken getupft. Waschlappen und Schwämme sind für die hygienische Reinigung ungeeignet, sie können Keim- und Pilzwachstum begünstigen.

Auf die gereinigte und trockene Haut wird die zugeschnittene Hautschutzplatte oder der Beutel unter Aussparung des Stomas angelegt und sanft aufgedrückt. Dabei wird darauf geachtet, dass das Stoma nicht eingeschnürt wird, die umgebende Haut jedoch komplett abgedeckt ist. Zur Verstärkung der Haftfähigkeit empfiehlt es sich, die Versorgung rund um das Stoma punktförmig anzudrücken. Die optimale Haftfähigkeit entwickelt sich unter sanftem Druck und Körperwärme. Bei zweiteiligen Systemen wird anschließend der Beutel angebracht.

■ **Nachsorge**
Das Kind wird wieder bekleidet bzw. zieht sich selbst an. Der Abfall wird entsorgt, die Arbeitsfläche gründlich desinfiziert und die Materialien aufgeräumt.

■ **Dokumentation**
Besonderheiten der Hautbeschaffenheit, der Stomaumgebung und des Stomas (z. B. Farbe, Blutung, Läsionen) werden dokumentiert.

Komplikationen. Durch Minderdurchblutung der Haut, Pilzbefall und aggressiven Stuhl kann es zu Hautmazerationen bis hin zu tiefen Hautläsionen kommen (**Abb. 28.12**). Nach Rücksprache mit den Stomatherapeuten wird dann eine andere Versorgungsform gewählt. Zur Regeneration der Haut können lokal eine spezielle Paste und Puder verwendet werden. Diese darf nicht unter der Hautschutzplatte aufgetragen werden, da sie die Haftfähigkeit mindert.

 Merke ⇢ Sicherheit. Auf gereizte oder verletzte Haut nie Hautschutzpaste auftragen. Sie enthält Alkohol!

Bei folgenden Veränderungen des Stomas ist der Arzt zu informieren:
⇢ Verengung des Stomas,
⇢ Zurückweichen des Stomas unter Hautniveau,
⇢ Blau- oder Schwarzfärbung der Stomaschleimhaut (Minderdurchblutung, Nekrosengefahr),
⇢ Stomaprolaps (das Stoma wölbt sich weit über das Hautniveau hinaus),
⇢ unstillbare Blutung.

Bei der Reinigung kann es zu einer leichten Schleimhautblutung kommen, diese ist nicht besorgniserregend.

Häufigkeit des Wechsels. Bei intakter Haut wird das komplette Versorgungssystem alle 2 Tage erneuert. Bei schlechter Haftung durch sehr flüssigen Stuhl und stark gereizter Haut bei Bedarf öfter. Je nach System wird der Beutel in regelmäßigen Abständen geleert oder gewechselt. Bei Säuglingen alle 4 bis 6 Stunden, bei größeren Kindern nach Stuhlabgang. Beim Wechsel des Ausstreifbeutels ist darauf zu achten, dass die Auslassöffnung nach unten oder zur Seite, aber niemals nach oben zeigt, um ein problemloses Entleeren zu gewährleisten. Bei Säuglingen ist nach der Entleerung auf eine druckfreie Lagerung der Klemme zu achten. Die beste Beutelausrichtung muss individuell auf die Gegebenheiten abgestimmt werden.

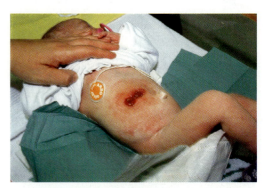

Abb. 28.12 ⇢ **Hautreizung.** Gereizte Umgebungshaut bei Darmstoma

Neigt das Kind zu starken Blähungen, empfiehlt sich der Einsatz eines Kohlefilters, der auf den Beutel geklebt wird. Gegebenenfalls muss der Beutel in kurzen Abständen entlüftet werden. Um die Geruchsbelästigung im Rahmen zu halten, können Deodorantien in Form von Pulver, Tabletten oder Tropfen in den Beutel gegeben werden. Beutelüberzüge aus Vlies oder Baumwolle sind hautfreundlich und haben einen nicht zu unterschätzenden ästhetischen Effekt.

Bei einer gut haftenden Stomaversorgung kann das Kind baden oder duschen, ohne die Funktion und die Geschlossenheit des Systems zu gefährden.

Gute Nahrungsverträglichkeit

Speziell beim Ileostoma ist der Stuhl besonders dünnflüssig, da die Resorptionsfläche des Dickdarms entfällt. Eine spezielle Diät muss, sofern die Grunderkrankung es nicht fordert, nicht eingehalten werden.

Für Kinder und Eltern ist es wichtig, die Verträglichkeit der verschiedenen Nahrungsmittel zu kennen und auszuprobieren, um daraufhin den Speiseplan abzustimmen. Folgende Maßnahmen helfen, die Nahrungsverträglichkeit positiv zu beeinflussen:
- häufig kleine Mahlzeiten,
- Abendmahlzeit nicht zu spät einnehmen,
- ausreichende Flüssigkeitszufuhr,
- sorgfältiges Kauen, um eine Stomablockade durch unverdaute Nahrungsbestandteile zu vermeiden (z. B. Pilze, Nüsse, Spargel und Bohnen).

Gute Bewegungsmöglichkeiten

Als Säugling erlebt das Kind keine Einschränkung in seiner Beweglichkeit. Alle Lagen sind möglich, selbst die Bauchlage wird im Allgemeinen gut toleriert. Beginnt das Kind auf dem Bauch zu robben, kann es sein, dass das bisher bevorzugte System mit den Stomatherapeuten geändert werden muss, um eine Ablösung der Stomaversorgung zu vermeiden.

Bei dem größeren Kind gibt es kaum Gründe für eine Einschränkung in der Beweglichkeit. Besteht Unsicherheit bezüglich der Haftung des Beutels, kann ein Gürtel zusätzlichen Halt geben. Das Kind kann nahezu jede Sportart ausüben, sollte jedoch Disziplinen, die besonders die Bauchmuskulatur beanspruchen, meiden. Mit Hilfe von Minibeuteln oder Stomakappen, die das Stoma für kurze Zeit abdichten, kann das Kind auch schwimmen. Die Platte haftet auch im Wasser fest auf der Haut.

Bei Ileostomien ist das Tragen der Stomakappen aufgrund des ständig auftretenden, dünnflüssigen Stuhlgangs nicht immer möglich.

Akzeptanz des Darmstomas

Die Anlage eines Stomas verändert das Körperbild eines Menschen. Es stellt die zumeist mit Scham besetzte körperliche Ausscheidung in den Mittelpunkt und zwingt das Kind und die Eltern zur täglichen Auseinandersetzung damit.

Wächst ein Kind mit der Stomaversorgung auf, weil eine Zurückverlagerung des Darms nicht möglich ist, erlebt es diese Art der Ausscheidung für sich als selbstverständlich und hat weniger Probleme als Kinder, die erst später ein Stoma benötigen.

Ein älteres Schulkind oder Jugendlicher erlebt diese Therapiemaßnahme oft als Katastrophe. Es ekelt sich vor sich selbst und seinen unkontrollierten Ausscheidungen und glaubt, auch die Mitmenschen müssen Ekel und Abscheu empfinden. Hierbei ist es wichtig, mit dem Kind alle Möglichkeiten der Stomaversorgung zu besprechen, es intensiv anzuleiten, um ihm zu zeigen, wie diskret die Stomaversorgung heute sein kann.

Es sollte dem älteren Kind selbst überlassen sein, wen es über sein Darmstoma informieren möchte. Die Familie sollte versuchen, die Ausscheidungsform des Kindes nicht in den Vordergrund zu stellen und kränkende Bemerkungen vermeiden.

Besonders in der Pubertät, wenn Sexualität, Partnerschaft und Berufswahl thematisiert werden, ist es wichtig, als Eltern immer gesprächsbereit für die Bedürfnisse des Kindes zu sein. Kontakte zu Selbsthilfegruppen und die engmaschige Betreuung durch die Stomatherapeuten unterstützen Kind und Eltern in der Bewältigung dieser besonderen Situation.

Lese- und Lernservice

Fragen zum Selbststudium

1. Warum ist die Lebensaktivität „Atmen" bei einem Kind mit einer Ösophagusatresie stark beeinträchtigt?
Welche pflegerischen Maßnahmen können Sie einsetzen, um die Atmung zu unterstützen?
2. Wie erleben Eltern die Gesundheitsstörung der hypertrophen Pylorusstenose bei ihrem Kind?
Was belastet sie besonders? Wie unterstützen Sie die Eltern?
3. Welche Pflegeprobleme ergeben sich bei der Pflege eines Schulkindes mit Ileus?
Nennen Sie die daraus resultierenden Pflegemaßnahmen.
4. Versetzen Sie sich in die Lage eines 14-jährigen Jugendlichen mit Morbus Crohn. Welche Einschränkungen treten in welchen Lebensaktivitäten für ihn auf?
5. Sie betreuen einen 15-jährigen Jungen nach einer Ileostomaanlage als ambulante Kinderkrankenschwester zu Hause.
Beschreiben Sie die Schwerpunkte Ihrer Tätigkeit! Welche Probleme und Fragen erwarten Sie?

Verwendete Literatur

Adems, H., S. Wrede, H. Schmitz: Ratgeber für Colostomieträger Convatec Vertriebsgruppe, o. O., o. J.
Behrmann, R., R. Kliegmann, A. Arvin: Nelson Textbook of Pedriatics, 16th edition WB Saunders, Philadelphia 1999
Harnack, G.-A. von: Kinderheilkunde. 9. Aufl. Springer, Berlin 1994
Janneck, C.: Kinderchirurgie für Krankenpflegeberufe. 5. Aufl. Thieme, Stuttgart 1997
Kasper, H.: Ernährungsmedizin und Diätetik, 9. Aufl. Urban & Fischer, München 2000
Paetz, B., B. Benzinger-König: Chirurgie für Pflegeberufe. 19. überarb. Aufl. Thieme, Stuttgart 2000
Promme, A., C. Langguth: Ratgeber für Ileostomieträger. Convatec Vertriebsgruppe, o. O., o. J.
Pschyrembel, W.: Klinisches Wörterbuch 258. Aufl. de Gruyter, Berlin 1998
Rossi, E.: Pädiatrie. 3. Aufl. Thieme, Stuttgart 1997
Sitzmann, F. C. (Hrsg.): Pädiatrie, Hippokrates, Stuttgart 1995
Stopfkuchen, H. (Hrsg.): Pädiatrische Intensivpflege. Wissenschaftliche Verlagsgesellschaft mbH, Stuttgart 1997
Wagner, E.-M., M. Gießen-Scheidel: Die prä- und postoperative Pflege Neugeborener mit Omphalozele oder Gastroschisis. Kinderkrankenschwester 12 (1998) 515
Wirth, S.: Chronisch entzündliche Darmerkrankungen im Kindesalter. Kinderkrankenschwester 9 (2000) 373

Weiterführende Literatur

Boelker, T., W. Webelhuth: Durch dick und dünn. Vormannsdruck Schmücker, o. O., o. J.
Hahn, E. G., J. F. Riemann (Hrsg.): Klinische Gastroenterologie, Thieme, Stuttgart 1996
Kirschner, B. S.: Differences in the management of inflammatory bowel disease in children and adolescent compared to adults. Neth J. Med., 1998
Obladen, M.: Neugeborenenintensivpflege. Grundlagen und Richtlinien, 6. Aufl. Springer, Berlin 2001
Ratgeber „Ich heiße Max und habe ein Stoma". Zu beziehen über: Hollister Incorporated Postfach 1323 85676 Unterföhring b. München

Kontaktadressen

Deutsche Morbus Crohn / Colitis ulcerosa – Vereinigung (DCCV e. V.) Bundesgeschäftsstelle
Paracelsus-Str. 15, 51375 Leverkusen

GEEPS (Gastroschisis, Exomphalos, Extrophies)
Mrs. Jackie Gninyer
2 Fairholme Road, BN9 ONY Newhaven / Mount Pleasant
Great Britain

Kindernetzwerk e. V.
Hanauer Str. 15
63739 Aschaffenburg

Internetadressen

www.dccv.de
www.ilco.de (Deutsche Stomaseiten)

29 Pflege von Kindern mit Störungen des Stoffwechsels und des endokrinen Systems

Diana Hochscheid, Mechthild Hoehl, Eva-Maria Wagner

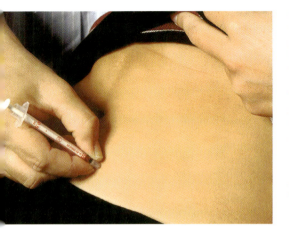

handelbar sind und an dieser Stelle nicht alle beschrieben werden können. Daher ist hier eine exemplarische Betrachtung der Pflege von Kindern mit Diabetes mellitus, Phenylketonurie und dem adrenogenitalen Syndrom ausgewählt worden.

Für die pflegerische Betreuung von Kindern, deren Störung seltener ist und daher hier nicht näher ausgeführt werden kann, ist es sinnvoll, Informationsmaterial über Selbsthilfegruppen und Fachabteilungen anzufordern.

29.1 Bedeutung

Mechthild Hoehl

Erkrankungen des Stoffwechsels sind Störungen, bei denen die Umwandlung von aufgenommenen Nährstoffen durch das Fehlen von Enzymen oder Hormonen nicht oder nur teilweise möglich ist. Dies führt zur Anhäufung der nicht umgewandelten Substanz und zum Fehlen des Umbauproduktes. Stoffwechselstörungen kommen als angeborene oder erworbene Störungen des Kohlenhydrat-, Eiweiß-, Fett- oder Mineralstoffwechsels vor. In einigen Fällen ist eine Behandlung der Erkrankung durch diätetische Maßnahmen und/oder die Zugabe des fehlenden Enzyms bzw. Hormons möglich. In diesen Fällen ist die Akzeptanz der chronischen Erkrankung und der konsequente selbständige Umgang mit der Therapie eine notwendige Voraussetzung für eine möglichst geringe Beeinträchtigung aller Lebensaktivitäten. Ist die Stoffwechselstörung nicht behandelbar, so resultieren daraus schwerwiegende Folgen für die psychomentale oder körperliche Gesamtentwicklung des Kindes.

Endokrinologische Erkrankungen sind Störungen des Hormonhaushaltes des Körpers, die mit einer Über- oder Unterfunktion der hormonbildenden Drüsen einhergehen. Diese Störungen können angeboren oder aufgrund bösartiger oder autoimmunologischer Prozesse erworben sein. Die Auswirkungen der Störungen sind abhängig von der Funktion der beeinflussten Hormone.

Es sind eine Vielzahl unterschiedlicher Störungen des Stoffwechsels und des endokrinen Systems bekannt, die mehr oder weniger gut erforscht und be-

29.2 Pflege eines Kindes mit Diabetes mellitus

Diana Hochscheid

29.2.1 Ursache und Auswirkung

Beim Diabetes mellitus produzieren die Betazellen der Langerhanschen Inseln des Pankreas kein oder zu wenig Insulin. Das Hormon Insulin ist notwendig, damit die Körperzellen Glukose aufnehmen können und um Glukose zu speichern.

Ein Mensch mit Diabetes mellitus hat einen chronischen Insulinmangel. Daraus resultiert eine Störung der Metabolisierung von Kohlenhydraten, aber auch der Fette und Eiweiße. Der Blutzuckerspiegel steigt, sodass auch Glukose im Urin ausgeschieden wird. Langfristig können anhaltend hohe Blutzuckerwerte Spätschäden auslösen.

Man unterscheidet zwei Arten des Diabetes mellitus:

Typ I: juveniler Diabetes (*IDDM* = *i*nsulin-*d*ependent *d*iabetes *m*ellitus) genannt. Es besteht ein absoluter Insulinmangel, d. h., dem Körper muss Insulin zugeführt werden. Es sind hauptsächlich Kinder und Jugendliche betroffen.

Typ II: sog. Erwachsenendiabetes, tritt meist in höherem Lebensalter auf, (*NIDDM* = *n*on-*i*nsulin-*d*ependent *d*iabetes *m*ellitus, engl. für insulinunabhängiger Diabetes mellitus). Es besteht ein relativer Insulinmangel, d. h., der Körper produziert noch Insulin, jedoch nicht in ausreichender Menge im Verhältnis zur Körpermasse. Zu Beginn der Erkrankung wird das gebildete Insulin vom Körper schlechter angenommen (Insulinresistenz), später nimmt dann die Insulinproduktion ab.

Im Folgenden wird nur auf den Typ I eingegangen, der im Kindesalter am häufigsten auftritt. Die Veränderungen durch das Auftreten der Erkrankung entwickeln sich meist langsam. Sie können das Wohlbefinden der Kinder in sehr unterschiedlichem Maße beeinflussen.

Folgende **Symptome** können einen Hinweis auf das Vorliegen eines Diabetes geben:
- häufiges Wasserlassen (Polyurie), evtl. Wiederauftreten von Bettnässen,
- gesteigertes Durstempfinden (Polydipsie),
- körperliche Schwäche, Müdigkeit,
- Verhaltensänderungen: Konzentrationsschwäche, Stimmungsschwankungen,
- Bauchschmerzen, Übelkeit, Erbrechen,
- Kopfschmerzen,
- Gewichtsverlust bis zur Exsikkose,
- trockene Haut und Schleimhäute,
- Azetongeruch aus dem Mund (obstartiger Geruch).

Folgeschäden entstehen durch anhaltend hohe Blutzuckerwerte:

Kleine Blutgefäße werden hierbei durch die ständig erhöhten Blutzuckerwerte geschädigt. Das Körpergewebe kann nicht mehr optimal ernährt werden. Diabetische Gefäßschäden werden in diabetische Mikroangiopathie und Makroangiopathie unterteilt. Zu den Mikroangiopathien gehören u.a. die Retinopathie, Nephropathie und die Neuropathie.

Bei der Makroangiopathie sind vorwiegend Zerebral- und Koronargefäße betroffen, was zum Apoplex oder Myokardinfarkt führen kann.

29.2.2 Pflegebedarf einschätzen

Diabetes mellitus ist eine chronische Erkrankung, die das ganze Leben lang bestehen bleibt. Diese Tatsache stellt oft eine Herausforderung für das Kind und seine Familie dar, die Situationsveränderungen in ihrem Leben psychisch zu verarbeiten. Die Kinder können sich jedoch genau wie andere Kinder verhalten und entwickeln, wenn sie einige Aspekte in ihrem Tagesablauf berücksichtigen. Es gibt Kinder und Familien, die die täglichen Insulininjektionen, Blutzuckerkontrollen und die Berechnung der Nahrung als unangenehm und einschränkend empfinden. Dieses kann dazu führen, dass sich die Kinder anders als Gleichaltrige fühlen, evtl. sogar isoliert, ausgegrenzt oder minderwertig.

Mögliche Pflegeprobleme können sein:
- ständige Gefahr von akuten Stoffwechselentgleisungen,
- Angst vor den täglichen Insulininjektionen,
- Harn- und Blutzuckerkontrollen oder Berechnung der Nahrung werden als lästig empfunden,
- Stoffwechselschwankungen durch Wachstum, hormonelle Reifung und Pubertät,
- Aggressionen gegen sich selbst und andere durch Unzufriedenheit,
- kein Verständnis für die zu beachtenden Maßnahmen,
- Erkrankung wird nicht akzeptiert,
- Minderwertigkeitsgefühl,
- Angst vor Folgeerkrankungen.

29.2.3 Pflegeziele und -maßnahmen

Ein Diabetiker kann sein Leben weiterhin selbst bestimmen, wenn er sich das fehlende Insulin zuführt. Das Kind soll seine Lebensgewohnheiten und Bedürfnisse auch weiterhin beibehalten können! Durch „Hilfe zur Selbsthilfe" soll das Kind lernen seinen Alltag mit seiner Gesundheitsstörung zu bewältigen.

Weitere Ziele der Diabetesbehandlung sind:
- normale Blutzuckerwerte zu erreichen,
- eine altersentsprechende Entwicklung zu gewährleisten,
- Folgeschäden zu vermeiden,
- Selbstbewusstsein des Kindes und seiner Familie zu stärken,
- dem Kind und seiner Familie bei der Bewältigung der veränderten Lebenssituation zu helfen.

Stabilisierung des Stoffwechsels

Insulin, Ernährung, Bewegung und die Psyche haben Einfluss auf die Stoffwechsellage des Kindes/Jugendlichen mit einem insulinpflichtigen Diabetes mellitus **(Abb. 29.1)**. Insulin und Bewegung senken den Blutzuckerspiegel. Kohlenhydrathaltige Nahrung liefert dem Organismus Glukose und lässt somit den Blutzuckerspiegel ansteigen.

Durch Stress und Aufregung kann der Blutzuckerspiegel ebenfalls steigen, da eine Adrenalinausschüttung die Mobilisierung der Glykogenreserven in der Leber bewirkt. Hier wirken sich die psychischen Faktoren direkt aus. Indirekt zeigt sich der psychische Einfluss darin, inwieweit das Kind die Therapiebestandteile (Insulin, Ernährung, Bewegung) akzeptiert und beachtet. Man spricht in diesem Zusammenhang von Compliance.

Es gibt verschiedene Gründe, die bei einem Kind mit Diabetes mellitus zu einer akuten Störung des Stoffwechsels führen können:
- Erstmanifestation, d.h. das erste Auftreten der Erkrankung,
- starker Durchfall oder Erbrechen,
- fehlende Nahrungsaufnahme,
- Infektionen, Stress,
- Fehler in der Kohlenhydratberechnung,
- Fehler in der Insulinapplikation.

Diabetiker können mit dem Stoffwechsel entgleisen, d.h. eine Hyper- oder Hypoglykämie entwickeln **(Tab. 29.1)**. Eine Aufnahme ins Krankenhaus kann bei Komagefahr notwendig werden.

Hyperglykämie. Zur Beseitigung einer Hyperglykämie, der Azidose und zum Ausgleich des Elektrolythaushalts wird dem Kind umgehend intravenös Altinsulin und Flüssigkeit über eine Infusion nach ärztlicher Anordnung gegeben. Gleichzeitig werden im

Pflege eines Kindes mit Diabetes mellitus

Tab. 29.1 → Ursachen, Symptome und Sofortmaßnahmen bei Hyper- und Hypoglykämie

	Hyperglykämie (Überzuckerung)	Hypoglykämie (Unterzuckerung)
Ursachen	→ zu wenig Insulin → zuviel BE gegessen oder Nahrung falsch berechnet → Infektion, Fieber → psychischer Stress	→ zu große körperliche Belastung → zu wenig gegessen → zu viel Insulin gespritzt → Mahlzeiten bezogen auf Spritz-Essabstand zu spät eingenommen
Symptome	→ gesteigertes Durstgefühl → vermehrtes Wasserlassen → große Mengen Zucker und Azeton im Urin → Schwächeanfälle → Bauch- oder Unterleibsschmerzen → allgemeines Unwohlsein → Appetitverlust, Übelkeit und Erbrechen → beschleunigtes, vertieftes Atmen = Azidoseatmung (Säure wird ausgeatmet = Atem hat Acetongeruch) **Komagefahr** erst nach sehr langer Hyperglykämie! = (Coma diabeticum)	→ Blässe → Schweißausbruch → Unruhe → Hunger → Bauchschmerzen → Sprachstörungen → Zittern, Gereiztheit, Aggressivität → Ohnmachtsgefühl → Herzklopfen → Sehbeeinträchtigung **Schockgefahr!** (Hypoglykämisches Koma)
Sofortmaßnahmen	→ Flüssigkeit ohne Zucker geben (wenn der Patient noch schlucken kann und ansprechbar ist) → Insulingabe (s. Tab. 29.2)	→ wenn das Kind noch schlucken kann, soll es schnellresorbierbare Kohlenhydrate zu sich nehmen → Gabe von Glukagon, i. m. oder s. c., setzt aus Glykogen Glukose frei. Arzt informieren

Besteht der Zweifel, ob eine Hyper- oder Hypoglykämie vorliegt, wird immer Glukose gegeben, da ein Mangel an Glukose akut bedrohlicher ist.

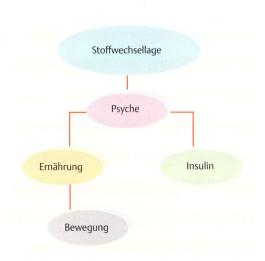

Abb. 29.1 → **Stoffwechsellage.** Die Stoffwechsellage kann sich durch verschiedene Faktoren verändern

Blut die Glukose-, Säure-/Basen- und Elektrolytwerte kontrolliert sowie im Urin der Nachweis von Glukose und Azeton vorgenommen. Kontrollen von Puls, Atmung, Bewusstsein, Temperatur und Blutdruck sind durchzuführen. Bei sehr schlechtem Allgemeinzustand erfolgt eine zusätzliche Monitorüberwachung sowie eine Flüssigkeitsbilanzierung. Nach Stabilisierung der Stoffwechsellage kann das Kind wieder Nahrung zu sich nehmen und die Insulintherapie erfolgt subkutan.

Hypoglykämie. Bei einer Hypoglykämie wird dem Kind die fehlende Glukose zugeführt. Ist es ansprechbar und kann noch schlucken, bekommt es Traubenzucker oder andere schnellwirkende Kohlenhydrate oral verabreicht. Bei Bewusstlosigkeit muss Glukose intravenös zugeführt werden. Weiterhin kann Glukagon i. m. oder subkutan appliziert werden. Dieses bewirkt die schnelle Freisetzung von Glukose aus Glykogen. Grundsätzlich sollte immer nur ein Faktor, z. B. Insulingabe oder Nahrungsaufnahme, geändert werden, um den Stoffwechsel wieder auszugleichen. Werden mehrere Faktoren zur gleichen Zeit verändert, kann die Stoffwechsellage noch verstärkt entgleisen.

Kontrolle der Stoffwechsellage

Zur Kontrolle der Stoffwechsellage müssen regelmäßig Blutzucker, ggf. auch Zucker und Azeton im Harn bestimmt werden.

■ Regelmäßige Blutzuckerkontrollen

Sie ermöglichen dem Diabetiker, seine momentane Stoffwechsellage, d.h. seinen Blutzuckerspiegel, zu erfassen. Somit kann er auch die Menge des Insulins, welches er spritzen muss, besser bestimmen. Bei der kapillären Blutzuckerbestimmung mit einem Blutzuckermessgerät (s. S. 626) ist besonders zu beachten:

Pflege von Kindern mit Störungen des Stoffwechsels

1. Generell Gebrauchsanweisung des Herstellers befolgen, um eine genaue Blutzuckerbestimmung zu erhalten.
2. Teststreifen auf das Blutzuckermessgerät abstimmen (Kodierung).
3. Die Hautdesinfektion ist in der Klinik durch Krankenhauskeime notwendig, im häuslichen Bereich genügt das Waschen der Hände.
4. Spezielle Stechhilfen mit unterschiedlich wählbaren Einstichtiefen erleichtern die Gewinnung von kapillärem Blut **(Abb. 29.2 a)**. Je dünner die Lanzette, desto geringer ist die Gewebeverletzung.
5. Ausreichende Blutmenge auf das Testfeld geben, der Finger darf das Testfeld dabei nicht berühren **(Abb. 29.2 b)**.
6. Teststreifen zur Bestimmung des Wertes in das Gerät geben. Bei einigen Geräten ist das Blut zuvor nach einer Einwirkzeit vom Teststreifen abzuwischen.
7. Andere Geräte ermöglichen die direkte Aufnahme des Blutes durch sogenannte saugaktive Sensor-Teststreifen **(Abb. 29.2 c)**. Bei dieser Messmethode werden nur winzige Blutmengen von ca. 1 – 2 Mikroliter benötigt. Der Messvorgang wird dann automatisch gestartet.

 Merke ⇢ Blutzuckerkontrolle. Das Desinfektionsmittel muss getrocknet sein, deshalb Einwirkzeit beachten.

Zum Abwischen des Teststreifens Papiertaschentücher verwenden.

■ Harnzuckeruntersuchung
Dabei kann das Kind feststellen, ob Zucker im Urin ausgeschieden wird. Dies ist der Fall, wenn die sog. *Nierenschwelle* überschritten wird: Steigt der Blutzuckerspiegel über 160 mg/dl an, kann die Niere den Zucker nicht mehr aus dem Primärharn zurückgewinnen. Die Folge ist, dass Zucker im Urin ausgeschieden wird. Weiterhin bindet der Zucker auf osmotischem Wege Wasser, sodass auch die Menge des Urins zunimmt. Der Harnzucker kann mittels Teststreifen anhand einer Farbskala bestimmt werden. Bei der quantitativen Bestimmung wird die Zuckermenge, die während einer Zeitperiode ausgeschieden wird, erfasst. Hierzu ist es notwendig, den Urin über 6 – 8 Std. zu sammeln.

■ Azetonbestimmung im Urin
Wichtig ist weiterhin die Kontrolle von Azeton im Urin, die auch mittels Teststreifen geschehen kann. Normalerweise befindet sich im Urin kein Azeton.

Azeton wird bei Glukosemangel in den Zellen und dadurch bedingtem Fettabbau zur Energiegewinnung ausgeschieden. Neben dem Insulinmangel gibt es noch weitere Ursachen für das Auftreten von Azeton im Urin, wie z. B. langdauerndes Erbrechen. Bei Insulinmangel wird Insulin appliziert, um den Glukosemangel in den Zellen zu beheben.

Selbständige Insulininjektion

Ein Kind mit Typ I Diabetes muss sich das ihm fehlende Insulin zuführen. Um ein möglichst unabhängiges Leben zu führen, sollte es in der Lage sein, sich dieses selbst zu verabreichen. Hierzu ist es notwendig, dass es zunächst einmal Kenntnisse über die Wirkung des Insulins im Körper erhält. Weiterhin wird es über Insulinarten und deren Wirkung, Formen der Insulintherapie, Umgang mit Insulin und die Technik des Insulinspritzens (s. S. 632) informiert. Auch der Zusammenhang zwischen Blutzuckerwert, Nahrungsaufnahme, Bewegung und Insulinmenge wird erklärt.

■ Formen der Insulintherapie
Insulin wird subkutan appliziert. Eine orale Gabe ist nicht möglich, da Insulin ein Hormon ist, welches aus Eiweiß besteht. Es würde durch die Magensäure denaturieren und somit nicht bzw. zu kurz wirken. Da-

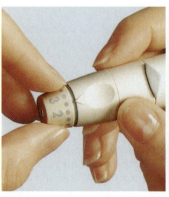
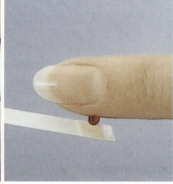
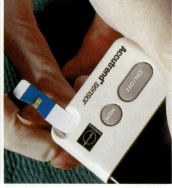

a b c

Abb. 29.2 ⇢ Blutzuckerstix.
a Stechhilfen ermöglichen eine schmerzarme Blutgewinnung (Fa. Roche Diagnostics)
b Blutstropfen wird auf das Testfeld gegeben (Fa. Becton-Dickinson)
c saugaktive Sensor-Teststreifen (Fa. Bayer)

mit das Kind und seine Eltern mitbestimmen können, welche Insulintherapie für sie die angenehmere und praktikablere ist, werden sie über die verschiedenen Formen informiert. Es wird zwischen der konventionellen und der intensivierten konventionellen Insulintherapie (ICT) unterschieden:

Bei der *konventionellen Therapie* wird Basal- und Bolusinsulin in festgelegter Dosis vor dem Frühstück und vor dem Abendessen verabreicht. Die Nahrungsaufnahme erfolgt nach einem festgelegten Ernährungsplan.

Die *ICT* zeichnet sich dadurch aus, dass mehrmals am Tag, drei- bis viermal, Insulin gespritzt wird. Basalinsulin bewirkt am Tag und in der Nacht einen kontinuierlichen, langanhaltenden Insulinspiegel im Blut.

Das kurzwirkende Insulin wird jeweils zu den Mahlzeiten verabreicht, sodass eine flexiblere Gestaltung des Ernährungsplanes möglich ist. Die Insulindosis wird den aktuell gemessenen Blutzuckerwerten und den geplanten Mahlzeiten angepasst. Sport und längeres Ausschlafen können hierdurch besser mitberücksichtigt werden. Durch die intensivierte konventionelle Insulintherapie ist eine flexiblere Gestaltung des Alltags möglich.

Spritz-Ess-Abstand. Nach der Insulingabe muss eine bestimmte Wartedauer eingehalten werden, bis gegessen werden darf. Diese Zeitspanne wird als Spritz-Ess-Abstand bezeichnet. Für die Einschätzung des Abstandes ist der aktuelle Blutzuckerwert und die Insulinart von Bedeutung. Ist der Blutzucker (BZ), im Normbereich (80–150 mg/dl), reicht es, eine halbe Stunde zu warten. Bei hohen Blutzuckerwerten sollte jedoch bis eine Stunde nach dem Spritzen mit dem Essen gewartet werden. Nach dieser Wartezeit erfolgt eine erneute Kontrolle des Blutzuckerwerts. Ist dieser dann im Normbereich, kann das Kind essen.

Im Gegensatz hierzu sollte bei niedrigem BZ und bei Analog-Insulinen keine Wartezeit eingehalten werden, sondern direkt gegessen werden.

Korrekturfaktor. Dieser besagt, ab welchem erhöhten Blutzuckerwert das Kind mit Diabetes mellitus den Blutzucker mit zusätzlichem Altinsulin korrigieren sollte. Diese zusätzliche Insulinmenge wird jeweils vom Arzt speziell für das Kind angeordnet, da verschiedene Kriterien zu berücksichtigen sind. Die Korrekturmenge wird zur Insulinmenge hinzugerechnet, welche ohnehin schon verabreicht wird (Tab. 29.2).

Ist der Blutzuckerwert zu niedrig, muss das Kind zusätzliche BE essen oder trinken. Der Arzt ist über die Blutzuckerschwankungen zu informieren.

■ Insulinarten und Wirkung

Es wird unterschieden zwischen tierischem Insulin (vom Schwein und Rind) und Humaninsulin (gentechnisch hergestellt, dem menschlichen Insulin angepasst). Heute werden fast ausschließlich Humaninsuline verwendet, da sie besser verträglich sind.

Tab. 29.2 ⇢ Beispiel für Korrektur der Insulingabe

Blutzucker	Korrekturfaktor/Insulinmenge
unter 60	1–2 schnellresorbierbare BE zusätzlich; Insulinmenge beibehalten
80–150	normale Nahrung und Insulinmenge
150–200	0,5–1 I.E. zusätzlich
200–250	1–2 I.E. zusätzlich
250–300	2–3 I.E. zusätzlich

Vorsicht: max. Korrekturmenge 3 I.E. Altinsulin!

Außerdem wird unterschieden zwischen dem kurz wirkenden Analoginsulin, Normalinsulin und Verzögerungsinsulin **(Tab. 29.3)**.

Mischinsuline bestehen aus einer Mischung zwischen Analoginsulin oder Normalinsulin und Verzögerungsinsulin. Die Mischungen können nach den individuellen Bedürfnissen des Kindes/Jugendlichen in fertigen, festgesetzten Mischungsverhältnissen oder selbst angepasst werden. Hierbei bleibt der Wirkablauf der beiden Insuline erhalten.

Merke ⇢ Sicherheit. Es muss beachtet werden, dass einige Insuline nicht untereinander gemischt werden dürfen! Daher Hinweise der Hersteller beachten.

■ Erlernen der Insulininjektion

Neben dem sachgemäßen Umgang mit dem Insulin müssen die Kinder die Technik der Insulininjektion erlernen.

Geäußerte Ängste des Kindes im Zusammenhang mit dem Spritzen darf die Pflegeperson nicht überhören, sondern sie muss mit dem Kind darüber sprechen und über mögliche Lösungen gemeinsam mit den Eltern nachdenken.

Praxistipp ⇢ Zum Üben der Insulininjektion kann es hilfreich sein, erst einmal das Spritzen an einer Orange zu demonstrieren und zu üben, bevor das Kind zum Selbstversuch übergeht.

Das Kind wird darauf hingewiesen, dass es auf Hautveränderungen an den Einstichstellen achten soll. Veränderungen des Fettgewebes sind Verdickungen (Lipome) oder Schrumpfung bzw. Rückbildung (Atrophien). Sie entstehen, wenn die Einstichstellen nicht regelmäßig gewechselt werden, und bewirken eine Resorptionsverminderung bei erneuter Applikation in diesem Bereich. Daher ist ein regelmäßiges Wechseln der Injektionsstellen nötig (s. S. 634).

29 Pflege von Kindern mit Störungen des Stoffwechsels

Tab. 29.3 Insulinarten

	Kurz wirkendes Insulin (= Analog-Insulin, Insulin lispro)	Normalinsulin (Altinsulin oder Bolusinsulin)	Verzögerungsinsulin (Basalinsulin)
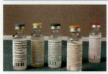			
Wirkungsbeginn	sofort bis 10 Minuten nach der Injektion	nach 15 bis 30 Minuten	nach 1 bis 2 Stunden
Höchste Wirksamkeit	nach 30 bis 90 Minuten	nach 2 Stunden	nach 4 bis 6 Stunden
Wirkungsdauer	etwa drei Stunden	4 bis 6 Stunden	8 bis 12 Stunden (max. 24 Std.)
Spritz-Essabstand	nicht nötig, kann vor oder nach dem Essen gespritzt werden	10 bis 20 Minuten vor der Hauptmahlzeit spritzen	30 bis 45 Minuten
Applikationsart	s.c.-Injektion, i.m.-Injektion nicht empfohlen	i.v., i.m. oder s.c. (klare Lösung)	nur s.c., nicht i.v.!!! (trübe Kristallsuspension)
Indikation	zusätzliche Insulingabe zur Kohlenhydratverarbeitung und Korrektur von hohen BZ-Werten	zusätzliche Insulingabe zur Kohlenhydratverarbeitung und Korrektur von hohen BZ-Werten	deckt den Basisbedarf, d.h. die Insulinmenge, welche unabhängig von den Mahlzeiten benötigt wird
Wirkmechanismus	durchdringt Unterhautfettgewebe schneller als Normalinsulin		NPH = Neutrales Protamin Hagedorn, bewirkt verzögerte und langanhaltende Freisetzung des Insulin

Ausgewogene Ernährung

Die Ernährungsempfehlungen entsprechen weitgehend den allgemeinen Grundsätzen einer gesunden Ernährung. Die Nahrungsmenge richtet sich nach dem Energiebedarf des gesunden Kindes (s. S. 292). Die Kinder sollen ein weitgehend „normales" Leben nach ihren Bedürfnissen führen können. Möglichst einfache Empfehlungen der Ernährung werden von den Kindern eher akzeptiert und umgesetzt als Verbote eingehalten. Diese beinhalten im Schwerpunkt die Berechnung der Kohlenhydratmenge, die der Diabetiker zu sich nehmen soll. Als Hilfsmittel zur Berechnung werden die Kohlenhydrate in Broteinheiten (BE) bzw. in Kohlenhydrateinheiten (KE) angegeben:

- 1 BE = 12 g Kohlenhydrate = ca. 50 kcal.
- 1 KE = 10 g Kohlenhydrate.

Bei der Nahrungszusammenstellung ist das individuelle Sättigungsgefühl zu berücksichtigen. Die Kinder sollten durch die Nahrung satt werden und nicht durch Hungergefühle zusätzlich verleitet werden, die Empfehlungen zur Ernährung zu umgehen.

 Merke **Insulingabe.** Die gewünschte Nahrungsmenge wird bei der Insulingabe berücksichtigt, d.h., die Insulingabe wird den Bedürfnissen des Kindes angepasst.

In der Pflegeanamneseerhebung (s. S. 33) sollten die Ernährungs- und Aktivitätsgewohnheiten sowie der Tagesablauf des Kindes erfasst werden, um diese bei der Erstellung des Ernährungsplanes zu berücksichtigen. Wichtig und zu beachten sind die Essenszeiten des Kindes und der Familie zu Hause. Berücksichtigt werden sollte auch, wann das Kind aufsteht, zur Schule oder zum Kindergarten geht, wie die Pausenzeiten sind, welche Sport- und Freizeitaktivitäten stattfinden, die Schlafenszeiten, was es mag und was nicht und wie sich die Essgewohnheiten am Wochenende verändern. Es sollte frühzeitig eine Diätberaterin hinzugezogen werden.

Prinzipien der Ernährung. Folgendes ist zu beachten:

- Zum Süßen keinen Haushaltszucker, Traubenzucker und Malzzucker verwenden, da es den Blutzucker schnell ansteigen lässt und nur kurzfristig Energie liefert. Begrenzt erlaubt sind Zuckeraustauschstoffe (Fruktose, Sorbit, Xylit). Unbegrenzt zu verwenden sind kalorienfreie Süßstoffe (Saccharin oder Cyclamat).
- Unbegrenzt erlaubt sind Mineralwasser, Kaffee und Tee (ohne Zucker und Milch).
- Entrahmte Milch, frische Fruchtsäfte, spezielle Diabetikergetränke, zuckerhaltige Getränke wie Fruchtsaftgetränke, Limonade, Cola und alkoholische Getränke müssen angerechnet, können aber grundsätzlich getrunken werden.
- Um Mahlzeiten zusammenstellen zu können, ist eine Kohlenhydrat-Austauschtabelle hilfreich. In dieser sind die Mengen eines Nahrungsmittels angegeben, die einer BE entsprechen. Evtl. sind auch

schnell- und langsamwirkende Kohlenhydrate gekennzeichnet.

Merke ⋯⋗ Ernährung. Es sollten keine langsam wirkenden Kohlenhydrate gegen schnellwirksame ausgetauscht werden.

Mit Hilfe einer Lebensmittel-Datenbank (siehe Internetadressen) können Kinder/Jugendliche mit Diabetes mellitus im Internet ihre Brot- und Insulineinheiten berechnen. Zudem gibt es Ernährungscomputer für unterwegs, mit denen Kinder und Jugendliche motiviert werden können, die Berechnung der Brot- und Insulineinheiten einzuüben.

Ausreichende Aktivität

Bewegung ist wichtig für eine genügende Wirkung des körpereigenen und des eingespritzten Insulins, da die Aufnahme von Glukose in die Zellmembranen hierdurch erleichtert wird. Das Ausmaß der körperlichen Aktivität des Kindes, seine Interessen und Möglichkeiten, sollten in die Diabetesbehandlung integriert werden. Auch Leistungssport ist möglich, doch niemand soll zum Sport gezwungen werden!

Merke ⋯⋗ Sport. Vor Beginn von körperlicher Belastung sollte eine gute Stoffwechsellage vorhanden sein, d. h. der Urin sollte azetonfrei sein und der Blutzucker im Normbereich liegen.

Bei Blutzuckerwerten über 250–300 mg/dl sollte Glukose und Azeton im Urin bestimmt werden. Ist Azeton im Urin nachweisbar, dann ist kein Sport zu betreiben **(Abb. 29.3)**. Bei gleichmäßiger körperlicher Betätigung und Sport ist zu beachten: Muskelarbeit steigert die Verarbeitung von Glukose und senkt somit den Blutzucker. Ein Zuviel belastet die Stoffwechsellage ebenso wie ein Zuwenig. Um einem Blutzuckerabfall während der Tätigkeit vorzubeugen, sollte ein Teil der zusätzlich benötigten Kalorien vor Beginn der Aktivität zugeführt werden.

Merke ⋯⋗ Prophylaxe. Das Kind sollte pro Stunde körperlicher Tätigkeit zusätzlich 1–3 BE essen oder trinken. Alternativ kann auch die Insulindosis reduziert werden, um bei intensiver Belastung Unterzuckerungszustände zu vermeiden.

Prävention von Folgeschäden

Mit guter Stoffwechseleinstellung lässt sich das Entstehen von Folgeschäden verzögern und z. T. vermeiden. Daher ist die Kontrolle der Stoffwechsellage auch langfristig sinnvoll. Um Folgeschäden zu vermeiden, sie zu verzögern bzw. zu erkennen, ist es notwendig, das Kind und seine Eltern auf folgende Dinge hinzuweisen:

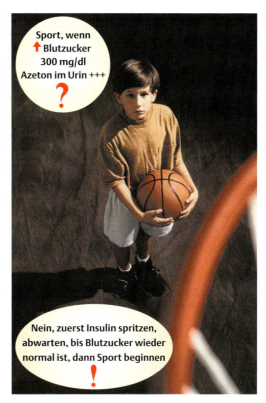

Abb. 29.3 ⋯⋗ **Aktivität und Stoffwechsellage.** Wann soll kein Sport betrieben werden?

⋯⋗ Die Haut und Füße sind regelmäßig auf Durchblutungsstörungen zu kontrollieren, da diese ein erstes Zeichen eines Gefäßschadens sein können.
⋯⋗ Nikotin und Alkohol schädigen die Blutgefäße zusätzlich und sind zu vermeiden.
⋯⋗ Einmal jährlich (im höheren Lebensalter $1/2$-jährlich) werden beim Arztbesuch die Blutfette und der Blutdruck kontrolliert, die Funktion der Nieren überprüft sowie Urinstatus, Harnstoff und Kreatinin bestimmt. Mit einer Spiegelung des Augenhintergrundes kann eine beginnende Retinopathie, welche durch abnehmendes Sehvermögen gekennzeichnet ist, erkannt werden. Diese Untersuchungen tragen somit zur frühzeitigen Erkennung von Spätfolgen bei, um dann ggf. mit therapeutischen Maßnahmen einschreiten zu können.
⋯⋗ Alle 3 Monate wird das $Hb\text{-}A_1$ aus dem Blut bestimmt, hiermit kann die Stoffwechsellage über einen Zeitraum von mehreren Wochen beurteilt werden. Der ermittelte Wert macht eine Aussage über die Verbindung des Hämoglobins mit Glukose im Blut. Die Menge des entstehenden Glykohämoglobins ist abhängig vom Blutzuckerspiegel. Je höher das $Hb\text{-}A_1$, desto höher war der Blutzuckerspiegel in den letzten 6–8 Wochen. $Hb\text{-}A_1$ unter 6–7% bedeutet eine sehr gute Stoffwechseleinstellung, schlecht ist ein $HB\text{-}A_1$ über 11%.

Um die Stoffwechsellage langfristig beurteilen zu können, ist es weiterhin notwendig, dass das Kind ein Diabetikertagebuch führt **(Abb. 29.4)**. Dies kann auch mit einem Diabetikertagebuch im Computer für unterwegs bzw. im Internet geschehen. Die ermittelten Blutzuckerwerte können im Computer archiviert und ausgewertet werden. Der Arzt kann online, nach Wunsch der Kinder/Jugendlichen und der Eltern, Einsicht nehmen und entsprechende Anweisungen geben. Das Kind muss hierzu angeleitet und beraten werden. Kleinere Kinder, die diese Zusammenhänge noch nicht verstehen können, werden zur Mitarbeit durch positive Rückmeldungen bei entsprechendem Verhalten motiviert. Hierzu sind in erster Linie die Eltern und Bezugspersonen des Kindes anzuleiten, da sie später im Alltag, außerhalb der Klinik, das Verhalten der Kinder beobachten und beeinflussen.

Datum ____________

Schultag/Arbeitstag ○ **Wochenende** ○

Urlaubstag ○

Uhrzeit					
mg/dl mmol/l					
300 17					
250 14					
200 11					
150 8					
100 5					
50 2					
Urin-Azeton					
BE/KHE					
Bolus-Insulin i. E.					
Basis-Insulin i. E.					
Blutdruck	/	/	/	/	/
Hypo ϟ					

Tätigkeitsprotokoll/Bemerkungen: ____________

Abb. 29.4 ⇢ Diabetikertagebuch. Im Diabetikertagebuch werden alle erhobenen Werte und besondere Ereignisse dokumentiert

Intakte Haut

Bei schlecht eingestellter Stoffwechsellage verzögert sich die Heilung von Wunden oder Verletzungen der Haut und Schleimhäute, da durch die Gefäßschäden die Hautdurchblutung vermindert ist. Aus diesem Grund besteht auch eine erhöhte Infektionsgefahr. Es ist wichtig, durch gute Hautpflege, besonders der Hautfalten, Füße und Nägel, Verletzungen der Haut und Schleimhäute vorzubeugen und zu erkennen. Hierzu zählt ebenso eine Anleitung zur regelmäßigen und korrekten Zahnpflege. Durch Nervenstörungen kann die Empfindsamkeit für Temperatur, Druck und Schmerz nachlassen. Daher ist eine gute Beobachtung der gesamten Haut und besonders der Füße notwendig. Dies ist vor allem bei schon länger bestehendem Diabetes mellitus von Bedeutung. Bei Empfindungsstörungen ist das Barfußlaufen wegen Verletzungsgefahr zu vermeiden.

Angehörige sind einbezogen

Beim Kind, welches an Diabetes mellitus erkrankt, ist es von Anfang an wichtig, die Eltern bzw. Angehörigen mit in die Pflege und die Schulung einzubeziehen, damit sie die neue Situation verstehen lernen. Erst dann können sie dem Kind helfen damit umzugehen. Zum einen kann es notwendig sein, dass die Eltern beispielsweise die Insulininjektion übernehmen. Zum anderen sollten sie über die spezielle Ernährung, Wirkung von Bewegung, Komplikationen, Gefahren und Spätfolgen informiert sein. Weiterhin müssen sie wissen, wie sie sich in Situationen verhalten sollen, in denen das Kind eine Hypo- oder Hyperglykämie erleidet und vor allem, wie sie diese bemerken können.

Besonders wenn noch Geschwister vorhanden sind, sollte sich die Familie frühzeitig Gedanken über den zukünftigen gemeinsamen Tagesablauf machen, um dem von Diabetes betroffenen Kind die Situation zu erleichtern.

Die Anleitung des Kindes und der Eltern sollte baldmöglichst mit den eigenen Utensilien, wie z. B. Blutzuckermessgerät oder Insulinpen erfolgen.

Größtmögliche Individualität

Kinder mit Diabetes mellitus haben ihre Zeiten für Stoffwechselkontrollen, Insulininjektionen, Nahrungsaufnahme, sie führen hierüber Protokoll und sollten für eine gleichbleibende, regelmäßige körperliche Betätigung und Sport sorgen **(Abb. 29.5)**. Ziel ist es, dass die Kinder auch weiterhin ein eigenständiges, unabhängiges Leben führen, trotz gewisser Regeln, die einzuhalten sind. Dem Kind wird erklärt, dass es wichtig ist, einen Diabetikerausweis mit sich zu führen, um in Notfallsituationen anderen die Informationen über die bestehende Erkrankung geben zu können **(Abb. 29.6)**.

Schule und Kindergarten. Kinder, die zur Schule gehen, können durch häufige Krankenhausaufenthalte

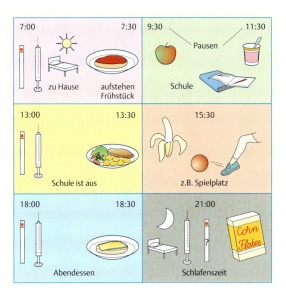

Abb. 29.5 ⇢ **Tagesablauf.** Vorschlag für ein Schulkind mit Diabetes mellitus

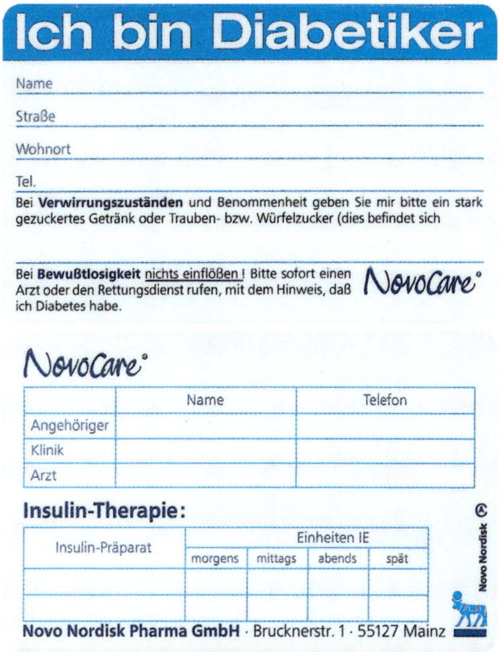

Abb. 29.6 ⇢ **Diabetikerausweis.** Er gibt wichtige Informationen für eine Notfallsituation

benachteiligt sein. Durch Klinikunterricht können Rückstände vermindert werden. In der Regel sind jedoch, bei guter Mitarbeit von Kindern und Eltern, häufige Krankenhausaufenthalte nicht nötig. Lehrer und Erzieher der Kinder sollten informiert werden, wie sie sich in einer Notfallsituation zu verhalten haben. Sie müssen auch wissen, welche Besonderheiten diese Kinder in ihrem Tagesablauf einhalten sollen, z. B. feste Pausenzeiten, da sie regelmäßig essen sollten. Hilfreich können hier Merkblätter sein, die die wichtigsten Informationen enthalten.

Beruf. Ein Jugendlicher mit Diabetes mellitus sollte bei der Berufswahl beachten, dass er keinen Beruf auswählt, bei dem er sich selbst oder andere Menschen bei einer möglichen Unterzuckerung gefährden könnte, wie z. B. Pilot, Lokomotivführer, Dachdecker oder Starkstromelektriker. Gut geeignet sind Berufe, die eine regelmäßige Arbeitszeit, gleichbleibende Belastung und auch regelmäßige Pausen ermöglichen wie z. B. kaufmännische Berufe.

Autofahren. Im Handschuhfach sollten immer Traubenzucker (schnelle Resorption) und Kekse (langsame Resorption) deponiert sein, um einer Hypoglykämie vorzubeugen, bzw. ihr schnell entgegenwirken zu können. Zum Erwerb des Führerscheins ist ein Gutachten von dem behandelnden Arzt notwendig, bei dem der Diabetiker regelmäßig seine Stoffwechsellage kontrollieren lässt. Voraussetzung ist ein relativ stabiler Stoffwechsel, und dass der Diabetiker eine Hypoglykämie erkennen und behandeln kann.

Urlaub. Es sollte eine Kühlbox für das Insulin mitgenommen werden. Für unterwegs gibt es Kühltaschen, die ohne Strom oder Kühlelemente Insulin kühl halten. Die kleine Tasche wird in kaltes Wasser getaucht, daraufhin bilden die in ihr enthaltenen Kristalle ein Gel, welches fast 2 Tage kühlt. Im Flugzeug darf das Insulin nicht in den Gepäckraum gegeben werden, da es gefrieren kann. Abweichungen vom normalen Tagesrhythmus müssen bei der Insulingabe und der Nahrungsaufnahme berücksichtigt werden, z. B. bei Interkontinentalflügen (Zeitverschiebung). Ins Ausland sollte immer ein ausreichender Arzneimittelvorrat mitgenommen werden, da evtl. das verwendete Insulin nicht erhältlich sein kann. Auch Teststreifen zur Harnzuckerbestimmung, Traubenzucker, Süßstoff, Diabetikerausweis und die BE-Austauschtabelle müssen mitgenommen werden. Die üblichen Portionen der wichtigsten Nahrungsmittel sollte sich der Diabetiker einprägen und nachlesen, wie viel BE die üblichen Speisen des Landes enthalten.

Akzeptanz der Lebenssituation

Schon nach der Erstversorgung im Krankenhaus sollte die Aufklärung der Eltern und des Kindes beginnen. Die Pflegeanamneseerhebung ist eine wichtige Voraussetzung für die Therapieerstellung, um die Bedürfnisse und Gewohnheiten des Kindes berücksichtigen zu können.

Ziel der Diabetikerschulung. Das Kind lernt mit der neuen Situation selbständig zurechtzukommen. Je nach Alter und persönlicher Lebenssituation soll es können:

- ⇢ Ernährung berechnen und zusammenstellen,
- ⇢ Insulintherapie verstehen und Insulininjektion durchführen,
- ⇢ Urin- und Blutzucker kontrollieren und interpretieren,
- ⇢ Komplikationen verhüten, erkennen und um Spätfolgen wissen,
- ⇢ Verhalten in besonderen Situationen erlernen (z. B. Hypoglykämie, Infekt),
- ⇢ Diabetikertagebuch führen,
- ⇢ Verstehen von Zusammenhängen der Erkrankung und bestimmten Reaktionen im Körper.

Durchführung der Diabetikerschulung. In der Diabetikerschulung (**Abb. 29.7**) wird das Kind und seine Familie über den Umgang mit der veränderten Lebenssituation informiert. Die Dauer der Schulung beträgt zwischen 5–10 Tage und enthält sowohl theoretische als auch praktische Inhalte. Ein ruhiger Raum sollte hierfür ausgewählt werden, um während der Anleitung nicht gestört zu werden. Sinnvoll ist es, wenn das Kind schon in der Schulung lernt, mit den eigenen Geräten, die es auch später verwendet, umzugehen. Ein persönlicher Behandlungsplan und Ziele werden festgelegt. Je nach Alter des Kindes wird auch die Form der Erklärung gewählt.

Kleineren Kindern werden mehr spielerisch und abwechslungsreich Informationen gegeben. Hierbei sollten alle Sinne angesprochen werden, um das Verständnis zu erhöhen. Auch der Zeitraum der Einweisung sollte je nach Alter begrenzt sein, um die Kinder und Eltern nicht zu überfordern. Hilfreich können hier Bilderbücher mit Abbildungen über das Insulinspritzen oder die Zusammenstellung der Mahlzeiten sein.

Die psychische Unterstützung des Kindes und der Eltern ist ebenfalls notwendig. Der Austausch mit anderen Betroffenen in Selbsthilfegruppen kann helfen, die neue Situation besser zu akzeptieren. Eine Schulung zusammen mit Gleichaltrigen oder die Unterstützung durch Computerprogramme kann die Motivation von älteren Kindern steigern.

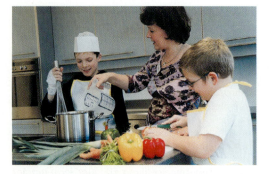

Abb. 29.7 ⇢ **Diätberatung.** Gemeinsames Kochen macht Spaß und erhöht die Lernbereitschaft

29.2.4 Insulininjektion

Grundsätzliches zur Insulininjektion

Konzentration. Die unterschiedlichen Insulinarten erhält man in verschiedenen Konzentrationen. Sie werden nach internationalen Einheiten (I.E.) dosiert. Insulinampullen für Einmalspritzen enthalten 40 I.E./ml (U-40). Ampullen für Insulin-Pens sind mit Konzentrationen von 100 I.E./ml (U-100) im Handel. Daher muss die Beschriftung der Ampullen beachtet werden!

Lagerung. Insulinreserven werden im Kühlschrank gelagert. Insulin ist vor Temperaturen unter 4 °C zu schützen, da es sonst geschädigt wird und seine Wirkung nachlässt. Gleiches gilt für lang andauernde Hitze mit Temperaturen über 40 °C. Für den täglichen Gebrauch wird die Lagerung der Ampullen bei Zimmertemperatur empfohlen. Außerdem gibt es hygienische Vorschriften bezüglich des Aufbewahrungsortes und der -dauer in Kliniken zu beachten.

 Merke ⇢ Lagerung. Auf Verfalldatum und Packungsbeilage der Insulinpräparate achten!

Insulinspritze

Die Insulinspritze ist eine spezielle Spritze für die Insulininjektion mit eingeschweißter dünner und kurzer Kanüle und Graduierung nach Insulineinheiten. Es gibt 1 ml-Spritzen = 40 I.E. (U-40) und 0,5-ml-Spritzen = 20 I.E. (U-20). Die Kanüle kann 13 mm oder 8 mm lang sein. Letztere wird bei Säuglingen und evtl. bei Kleinkindern verwendet.

■ **Vorbereitung**

Die Vorbereitung einer Insulinspritze ist in **Abb. 29.8** dargestellt.

Aufziehen von Insulinmischspritzen. Dabei wird folgendermaßen vorgegangen:
- ⇢ Benötigtes Material wird gerichtet: Insulinampullen (auf Verfalldatum und Beschädigung überprüfen), Insulinspritze, Hautdesinfektionsmittel und sterilisierte Tupfer,
- ⇢ Hände waschen und in der Klinik desinfizieren,
- ⇢ Verzögerungsinsulin wird zwischen den Handflächen langsam gerollt, da sich der Verzögerungsfaktor absetzt. Ein Schütteln sollte vermieden werden, da dies zur Schaumbildung und Schädigung der Insulinkristalle führen kann.
  In der Klinik wird die Gummimembran der Insulinampullen desinfiziert,
- ⇢ Luft, entsprechend der gewünschten Insulindosis des Verzögerungsinsulins in die Spritze aufziehen,
- ⇢ aufgezogene Luft in die Ampulle des Verzögerungsinsulins spritzen, die Spritze wird anschließend aus der Ampulle entfernt, ohne Insulin aufzuziehen,

Pflege eines Kindes mit Diabetes mellitus

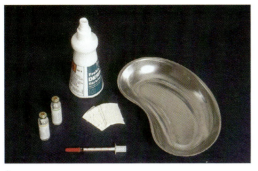
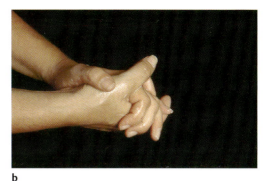

a b

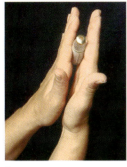
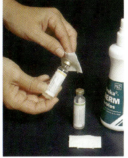
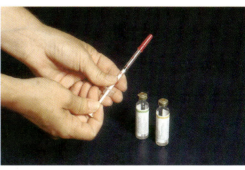

c d e

Abb. 29.8 ⇢ **Vorbereitung der Insulininjektion.**
a Material richten
b Hände waschen bzw. desinfizieren
c Mischen des Verzögerungsinsulins
d Desinfektion der Gummimembran
e Luft in die Spritze aufziehen
f Luft in die Ampulle geben
g Insulineinheiten exakt aufziehen

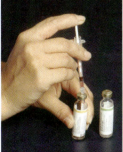
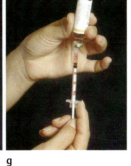

f g

⇢ entsprechend der gewünschten Insulineinheiten des Normalinsulins Luft in die Spritze aufziehen,
⇢ Luft in die Ampulle des Normalinsulins geben, die Spritze wird anschließend nicht entfernt, sondern in der Ampulle belassen,
⇢ direktes Aufziehen der korrekten Insulinmenge des Normalinsulins,
⇢ Luftblasen aus der Spritze entfernen,
⇢ Spritze mit Kanüle in die Ampulle des Verzögerungsinsulins einführen ohne klares Insulin aus der Spritze in die Ampulle fließen zu lassen, dann die korrekte Insulinmenge des Verzögerungsinsulins dazu aufziehen.

 Merke ⇢ **Beobachtung.** Alkohol kann die Haut reizen und zu Allergien führen.

■ Durchführung

Besonderheiten der Insulininjektion:
1. Spritztechnik und Injektionsstellen, siehe subkutane Injektion (S. 821).
2. Zu Hause ist ein Desinfizieren der Einstichstelle nicht nötig. Im Krankenhaus wird es empfohlen (verändertes Keimmilieu, s. **Abb. 29.10a**)! Alkoholdesinfektion kann die Wirkung von Insulin abschwächen, daher trocknen lassen!
3. Einstichstelle wechseln: z.B. morgens in den Bauch (wird schneller resorbiert, Gürtellinie und Nabelgegend meiden) und abends ins Bein (wird langsamer resorbiert in Ruhe, durch Bewegung gesteigerte Resorption) **(Abb. 29.9)**. Die Injektionsstellen sind bei jeder Injektion zu wechseln, z.B. mit Hilfe eines Injektionsschemas (S. 634). Die Oberarme bleiben ausgespart, da die Gefahr, in

Pflege von Kindern mit Störungen des Stoffwechsels

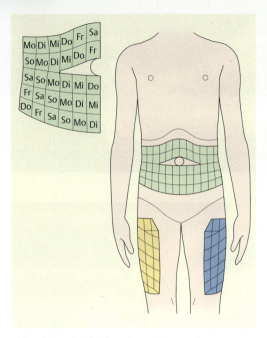

Abb. 29.9 **Injektionsschema für Kinder.** Die morgendliche Injektion sollte in den Bauch erfolgen, die abendliche in den Oberschenkel

den Muskel zu spritzen, erhöht ist. Das Insulin würde dann zu schnell resorbiert.
4. In die stehende Hautfalte mit der kurzen Kanüle der Insulinspritze im 90°-Winkel einstechen, bzw. 45°-Winkel bei wenig Fettgewebe und längeren Nadeln **(Abb. 29.10 b)**.
5. Nach der Injektion sollte 10 Sekunden gewartet werden, bevor die Kanüle herausgezogen wird **(Abb. 29.10 c)**. Ansonsten besteht die Gefahr, dass Insulin durch den Stichkanal austritt und dann zu wenig Insulin resorbiert werden kann.
6. Die Injektionskanüle kann von den Kindern zu Hause mehrmals verwendet werden.

■ Nachsorge
Die verabreichte Insulinmenge wird im Diabetikertagebuch dokumentiert. Nach der Injektion muss das Kind Nahrung zu sich nehmen, in der Regel 30 Min. später, wenn der Blutzucker nicht zu hoch ist (s. S. 627).

Insulinpen

Ein Insulinpen ist eine spezielle Insulinspritze, bei der je nach Modell die Dosiseinstellung vor oder während der Injektion selbst durch Knopfdruck festgelegt wird. Hierbei entfällt das Aufziehen der Insulinmenge, da im Pen eine Insulinpatrone vorhanden ist, aus dem sich das Gerät die gewünschte Insulinmenge entnimmt. Von allen Insulinherstellern werden Alt- und Verzögerungsinsuline sowie Mischinsuline in verschiedenen Mischverhältnissen in U-100-Patronen angeboten. Eine Patrone enthält ca. 150–300 Insulineinheiten (1 ml entspricht 100 I.E.).

Der Einstichschmerz wird meistens ähnlich empfunden wie mit der Insulinspritze, da die Stärke der Kanüle gleich ist. Auch in der Spritztechnik gibt es keine Unterschiede zur Insulinspritze **(Abb. 29.11)**.

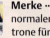 **Merke Sicherheit.** Nie Insulin mit einer normalen Insulinspritze aus einer Insulinpatrone für den Pen aufziehen! Die Insulinpatronen sind höher konzentriert. Verzögerungsinsulin auch hier vor dem Spritzen vorsichtig kippen.

Vorteile. Der geringere Aufwand, der mit dieser Art der Insulinsubstitution verbunden ist, bringt den Kindern oft eine Erleichterung im Alltag, da das Aufziehen der Insulineinheiten entfällt. Der Pen sieht weniger abschreckend aus als eine Spritze. Es gibt bunte Pens mit Motiven für Kinder. Mittlerweile gibt es Pens, die auf 0,5 I.E. genau eingestellt werden können.

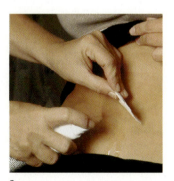
a

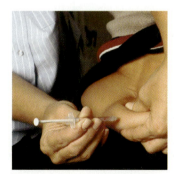
b

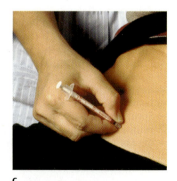
c

Abb. 29.10 a–c **Insulininjektion mit Insulinspritze.**
a Hautdesinfektion
b Spritze in die Hautfalte einstechen
c Insulinspritze nach ca. 10 Sekunden Wartezeit entfernen

Pflege eines Kindes mit Diabetes mellitus

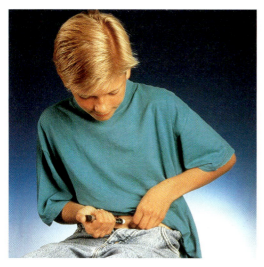

Abb. 29.11 ⇢ **Insulininjektion mit Insulinpen.** Der Insulinpen erleichtert die Handhabung der Insulininjektion

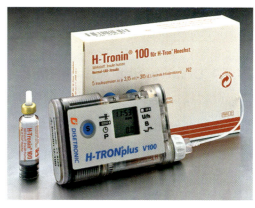

Abb. 29.12 ⇢ **Insulinpumpe.** Das Insulin wird über einen dünnen Kunststoffkatheter subkutan injiziert

Nachteile. Da nur bereits vorgefertigte Insulinpatronen verwendet werden können, sind individuelle Mischungen der Insuline wie bei der Insulinspritze nicht möglich. Somit wären zwei Pens notwendig, einer für Altinsulin, der andere für Verzögerungsinsulin. Manche Diabetiker haben Angst vor Injektionsfehlern, da die Menge, die gespritzt wird, nicht gesehen wird, so wie es bei der Insulinspritze der Fall ist.

Insulinpumpe

Über eine spezielle Infusionspumpe wird kontinuierlich über das Unterhautfettgewebe der Bauchhaut Altinsulin verabreicht. Diese Methode soll den Blutzuckerspiegel gleichmäßig hoch halten. Die Eingabe der zu verabreichenden Insulinmenge kann jederzeit geändert werden und gibt die Menge an, die in einer Stunde abgegeben wird (**Abb. 29.12**). Die Insulinpumpen-Katheter sollen alle 1–2 Tage gewechselt werden. Durch eine zu lange Liegedauer kann es zu Hautreizungen, Verhärtungen an der Einstichstelle, Blutzuckererhöhungen und zum Auftreten von Katheterverschlüssen kommen.
Vorteile. Zu den Mahlzeiten können zusätzliche Insulingaben erfolgen. Die Insulinpumpe ermöglicht eine flexiblere Gestaltung des Alltags durch die sofortige Anpassung der Insulinabgaben. Der Diabetiker besitzt größere Freiheiten bei den Essens- und Schlafenszeiten. Es gibt Pumpen, die wassergeschützt sind. Hiermit ist Duschen und Schwimmen erlaubt. Die Insulinpumpe passt in eine kleine Tasche, die man am Gürtel oder in der Hosentasche tragen kann. Die Nadel, die subkutan liegen bleibt, ist etwas dünner als die Insulinspritzenkanüle; sie kann 1–2 Tage in der Bauchdecke verbleiben. Sinnvoll ist der Einsatz einer Insulinpumpe auch bei Kindern, die ausgeprägte Blutzuckerschwankungen aufweisen, da die Insulinabgabe individuell eingestellt werden kann. Besonders bei der Therapie von schwangeren Diabetikerinnen hat sich der Einsatz der Insulinpumpe bewährt.
Nachteile. Ein Nachteil ist, dass die Nadel im Bauch verbleibt. Dieses kann als störend empfunden werden. Es entsteht etwas mehr Aufwand durch häufigere Blutzuckerkontrollen, da die Insulindosis dem Blutzuckerwert angepasst wird. Daher wird die Insulinpumpe seltener bei Kindern eingesetzt. Durch unsachgemäße Bedienung kann es zu falscher Dosierung des Insulins kommen.

Aktuelle Diabetesforschung

Derzeit gibt es Untersuchungen, um das mehrfach tägliche Insulinspritzen durch die Inhalation von Insulin zu ersetzen. Bisher kann aber aufgrund der noch sehr geringen Anzahl von Tests kein abschließendes Urteil abgegeben werden.

Außerdem werden z. Zt. Verfahren entwickelt, insulinproduzierende B-Zellen aus der Bauchspeicheldrüse eines Spenders durch Injektion in die Leber eines an Diabetes mellitus erkrankten Menschen zu transplantieren. Die sogenannte Inselzelltransplantation könnte eine Alternative zur Transplantation der Bauchspeicheldrüse darstellen.

29.3 Pflege eines Kindes mit Phenylketonurie (PKU)

Mechthild Hoehl

29.3.1 Ursache und Auswirkung

Die PKU ist eine angeborene, autosomal rezessiv vererbte Störung des Eiweißstoffwechsels. Das Fehlen des Enzyms Phenylalaninhydroxylase bewirkt, dass die Aminosäure Phenylalanin nicht in Thyrosin umgewandelt werden kann. Überschüssiges Phenylalanin sammelt sich im Körper an und beeinträchtigt die Entwicklung des Zentralnervensystems. Ein Teil des Phenylalanins wandelt sich um in Phenylketone, die im Urin ausgeschieden werden und der Krankheit ihren Namen gaben.

Bei Kindern, die sich noch im Wachstum befinden, führen zu hohe Phenylalaninkonzentrationen im Blut zu bleibenden Schädigungen. Bei Menschen jeden Alters sorgen sie für Konzentrationsstörungen und Verhaltensveränderungen. Liegt bei Schwangeren ein erhöhter Phenylalaningehalt vor, so wird das Kind dadurch geschädigt (PKU-Embryopathie).

Da eine ungehandelte PKU zu schweren Behinderungen führt, ist ein frühzeitiger Beginn einer diätetischen Therapie so bald wie möglich nach der Geburt sehr wichtig. Im Rahmen des Neugeborenenscreenings am 5. Lebenstag kann die Erkrankung erkannt werden, bevor es zu sichtbaren Symptomen kommt. Die Stoffwechselstörung kann dann zwar nicht geheilt, aber gut behandelt werden. Das Ziel der Therapie ist eine normale Entwicklung des Kindes mit geringer Phenylalaninzufuhr. Die Behandlung erfolgt über eine lebenslange Diät, bei der die zugeführten Eiweiße streng berechnet werden und der Phenylalaningehalt im Blut regelmäßig kontrolliert wird **(Tab. 29.4)**.

Symptome einer unbehandelten Phenylketonurie treten ab dem 3. Lebensmonat auf:
- Hyperexitabilität,
- psychomentale Entwicklungsretardierung,
- geistige Behinderung, Krampfanfälle,
- mäusekotartiger Uringeruch.

Bei den Kindern ist gleichzeitig der Melaninstoffwechsel gestört, sodass es zu einer auffallenden Pigmentverminderung mit hellen Haaren, blauen Augen und heller Haut kommt, auch dann, wenn die Eltern dunkelhaarig sind. Es gibt außer der hier beschriebenen klassischen Form auch noch leichtere Ausprägungsformen der Stoffwechselstörung, die nicht behandlungsbedürftig sind.

Bei der behandelten PKU kann es durch Krankheiten, Gewichtsabnahme oder eiweißreicher Ernährung zu vorübergehenden Erhöhungen des Phenylalaninwertes kommen.

Symptome einer Hyperphenylalaninämie sind:
- Konzentrationsschwäche, Unruhe,
- schlechte feinmotorische Koordination,
- Verhaltensauffälligkeiten, z. B. Aggressivität.

Langfristig erhöhte Werte bewirken neurologische Dauerschäden, Abfall der schulischen Leistungen und Intelligenzminderung.

29.3.2 Pflegebedarf einschätzen

Am stärksten von der PKU betroffen wird die Lebensaktivität: „Essen und trinken". Es können sich die folgenden Pflegeprobleme ergeben:
- Einschränkungen im täglichen Leben durch die strenge Diät,
- Beeinträchtigung des Appetits durch die Notwendigkeit der Einnahme eines schlecht schmeckenden Eiweißpulvers,
- Einschränkungen der Nahrungsmittelauswahl und Notwendigkeit von strengen Nahrungsmittelkontrollen,
- Angst vor und Ablehnung von häufigen Blutentnahmen zur Bestimmung der aktuellen Phenylalaninwerte,
- Gefahr der Hyperphenylalaninämie bei Infekten, Gewichtsabnahmen und Diätfehlern mit dem Auftreten von Krankheitssymptomen,
- Ängste und Unsicherheiten der Familien im Umgang mit der Erkrankung,
- Sorgen der Kinder und Jugendlichen vor den Folgen von Stoffwechselentgleisungen,
- Gefahr einer Schädigung des Embryos bei ungeplanter Schwangerschaft; Notwendigkeit der Diätverschärfung bei Kinderwunsch.

29.3.3 Pflegeziele und -maßnahmen

Optimale Phenylalaninwerte im Blut

Der gewünschte Phenylalaningehalt bleibt konstant, wenn das Kind genauso viel Phenylalanin mit dem Essen aufnimmt, wie sein Körper benötigt und verarbeiten kann. Der Diätplan wird individuell auf die Bedürfnisse des Kindes abgestimmt. Dabei werden nicht nur der Eiweiß- und sonstige Nährstoffbedarf des Kindes berücksichtigt, sondern auch die persön-

Tab. 29.4 Phenylalaninnormwerte und angestrebte Werte

Phenylalaningehalt bei Gesunden	1–2 mg/dl
angestrebter Phenylalaningehalt	
bei Kindern < 10 Jahre	< 6 mg/dl
bei Jugendlichen	< 10 mg/dl
bei Erwachsenen	< 15 mg/dl
bei Frauen mit Kinderwunsch/ Schwangeren	< 5 mg/dl

Pflege eines Kindes mit Phenylketonurie (PKU)

lichen Vorlieben, sein Appetit und die aktuellen Phenylalaninwerte.

Die Ernährung muss auch Spuren von Phenylalanin enthalten, da der Körper dieses Eiweiß braucht und nicht selbst herstellen kann (essentielle Aminosäure). Also muss das Kind genauso viel aufnehmen, wie es braucht, aber nicht zu viel, dass der Phenylalaningehalt im Blut ansteigt. Die Pflegeperson bahnt den Kontakt der Familien mit einer Diätassistentin.

Das *Stillen* von Neugeborenen ist teilweise unter strenger Kontrolle des Phenylalaninblutspiegels möglich, da die Muttermilch wenig Phenylalanin enthält. Nicht gestillte Säuglinge erhalten eine Spezialmilchnahrung, die den genauen Bedarf an Phenylalanin und anderen essentiellen Aminosäuren und lebenswichtigen Nährstoffen berücksichtigt und deckt. Die Spezialmilchnahrung wird von der Klinik und den Familien von einer Firma für diätetische Lebensmittel direkt bestellt. Ab dem Zeitpunkt, da das Kind Beikost erhält, muss mit der Berechnung des Eiweißgehaltes in den Lebensmitteln begonnen werden.

Sehr viele Lebensmittel enthalten Eiweiß, jedoch in unterschiedlichen Mengen (**Abb. 29.13**). In jedem eiweißhaltigen Nahrungsmittel ist auch Phenylalanin. Der Anteil des Phenylalanins kann aus speziellen Diättabellen abgelesen werden (**Tab. 29.5**). Grob gerechnet beträgt der Phenylalaningehalt im Eiweiß 3–5 %. Nahrungsmittel mit hohem Eiweißgehalt sollten von Kindern mit PKU gemieden werden oder gegen ein phenylalaninarmes Ersatzprodukt, welches bei Diätfirmen bestellt werden kann, ersetzt werden. Nahrungsmittel, die fast kein Phenylalanin enthalten, können ohne Berechnung in normalen Mengen verzehrt werden.

Jedes Kind mit PKU benötigt eine individuell unterschiedliche Tagesmenge an Phenylalanin, abhängig von der Restaktivität des Enzyms. Um diese zu

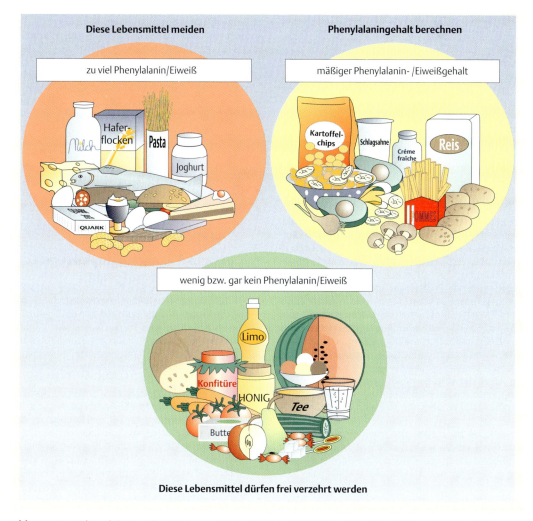

Abb. 29.13 **Phenylalaningehalt.** Lebensmittel mit unterschiedlichem Eiweiß- und Phenylalaningehalt

Tab. 29.5 Diättabelle: Phenylalaningehalt einzelner Lebensmittel pro 100 g (in mg)

Gemüse			
Brokkoli	120	Champignons	74
grüne Bohnen	73	Gurke geschält	14
Kartoffeln	90	Kohlrabi	40
Lauch	76	Möhren	31
Möhrensaft 100 ml	20	Paprika grün/rot	36
Tomatensaft 100 ml	14	Zucchini	64
Obst			
Apfel	8	Apfelmus aus dem Glas	8
Banane	47	Birnen	6
Erdbeeren	18	Kiwi	30
Orangen	30	Pfirsich	18
Süßkirschen	28	Weintrauben	12
Sonstiges			
Cornflakes	380	Honig, 3 Essl.	9
Ketchup	40	Mayonnaise 50 %	44
Margarine	10	Reis poliert	330

bestimmen, wird ein Test durchgeführt. Wenn der Phenylalaningehalt im Blut im erwünschten Bereich ist, nimmt das Kind täglich eine genau berechnete Menge Phenylalanin zu sich. Nach 14 Tagen wird der Phenylalaninwert kontrolliert. Die Differenz zu dem guten Ausgangswert besagt, ob das zugeführte bilanzierte Phenylalanin dem Bedarf entsprach oder ob die Tagesmenge gesteigert oder reduziert werden muss.

Ausgewogene Ernährung

Um eine Reduktion des aufgenommenen Phenylalanins zu erreichen, wird die allgemeine Eiweißaufnahme eingeschränkt. Dadurch kommt es jedoch zu einer Unterversorgung mit anderen lebenswichtigen Aminosäuren. Aus diesem Grund werden andere Aminosäuren in Pulverform, die ebenfalls über die Apotheke bei den Diätfirmen bestellt werden, zugeführt. Das Eiweißpulver ist kein Medikament, sondern ein Eiweißersatz, allerdings ohne Phenylalanin. Es enthält außerdem wichtige Vitamine und Mineralstoffe und sorgt damit für eine vollständige und gesunde Ernährung. Die Menge des Eiweißpulvers, die zugeführt werden muss, richtet sich nach dem Alter und Körpergewicht des Kindes und seinem Eiweißbedarf. Die über die Nahrung aufgenommene Eiweißmenge wird von der insgesamt benötigten Eiweißmenge abgezogen. Die fehlende Eiweißmenge wird durch das Pulver in mehreren Portionen täglich zugeführt. Das Pulver wird in eiweißarmer Flüssigkeit gut aufgelöst. Die Geschmacksvorlieben der Kinder sind dabei zu berücksichtigen.

Akzeptanz der Diät

Sinnvoll ist, wenn die Phenylalaninzufuhr der errechneten Phenylalanintoleranz entspricht.

> **Praxistipp** Um die Diät etwas freier und attraktiver zu gestalten, ist es möglich, die Eiweißzufuhr so zu berechnen, dass die Phenylalaninaufnahme im Wochendurchschnitt der Phenylalanintoleranz entspricht.

Ausnahme: Stark eiweißhaltige Nahrungsmittel, z. B. Fleisch, dürfen nicht gegessen werden, da ein Ausgleich innerhalb einer Woche nicht gelingt.

Bei der Diätberechnung werden die Lieblingsnahrungsmittel des Kindes abgewogen und ihr Phenylalaningehalt aus der Tabelle abgelesen. Die errechneten Werte werden zusammengezählt. Das Kind sollte die Eiweiß- und Phenylalaninwerte seiner Lieblingsspeisen und der wichtigsten Nahrungsmittel selbst möglich früh erlernen oder auf einem kleinen Zettel immer bei sich führen. Damit wird es freier in der Gestaltung seiner Nahrungsaufnahme.

In einem Diät-Tagebuch schreibt es auf, was es isst und wie hoch der Phenylalaningehalt ist. Es gibt auch Computerprogramme zur Diätberechnung, die von Kindern und Jugendlichen gern angewandt werden.

Für alle Fälle sollten immer ausreichend phenylalaninarme Nahrungsmittel bereitstehen, damit das Kind bei Heißhunger nicht dazu verleitet wird, unkontrolliert phenylalaninhaltige Nahrungsmittel zu verzehren.

> **Praxistipp** Das Eiweißpulver kann in einem Schraubdeckelbehälter immer mitgenommen werden. Eine Markierung für die Tagesration erspart das tägliche Nachwiegen und erleichtert die Kontrolle.

Das Kind und seine Familie sind über die Diätprinzipien aufgeklärt

Das Pflegepersonal und das therapeutische Team schult die Kinder und die Familien, wie und wozu die Diät eingehalten werden muss. Ab dem Vorschulalter kann das Kind gezielt in die Gestaltung, Auswahl und das Abwiegen der Nahrungsmittel einbezogen werden. Später kann es dann selbstständig berechnen und auswählen.

Da die Erkrankung autosomal rezessiv vererbt wird, ist auch eine genetische Beratung möglich. Ist nur ein Elternteil erkrankt, so ist das Erkrankungsrisiko für das Kind eher gering. Sind hingegen beide Eltern erkrankt, so ist das Kind mit einer Wahrscheinlichkeit von 50 % ebenfalls betroffen und wird dementsprechend einer Diagnostik und einer aufmerksamen Beobachtung auf Frühzeichen unterzogen.

Ein aufgeklärtes Kind ist eher bereit, einschränkende Maßnahmen zu akzeptieren. Beherrscht es die Berechnung und Einhaltung der Diät, wird es andererseits wieder freier in der Lebensgestaltung. Einer Teilnahme am Klassenausflug o. Ä. steht dann nichts mehr im Wege.

Erkennen von Störungen

Die Familie und das Kind müssen wissen, dass Anstiege des Phenylalaningehaltes sich langfristig negativ auf die Gesamtentwicklung des Kindes auswirken. Je kleiner das Kind, desto gravierender sind die Folgen. Um Spätfolgen vorzubeugen, müssen bereits erste Zeichen einer Hyperphenylalaninämie erkannt werden.

Merke ⋯ Beobachtung. Zeichen eines Phenylalaninanstiegs sind Unruhe, Konzentrationsstörungen, motorische Unsicherheiten, auffälliges, z. B. aggressives Verhalten.

Die Familie nimmt dann sofort mit dem therapeutischen Team Kontakt auf, von dem sie betreut wird. Um dem Kind unnötige Arztbesuche zu ersparen oder gar Klinikbesuche zu vermeiden, erlernen Eltern und Kind die kapillare Blutentnahme (s. S. 796) unter Anleitung des Pflegepersonals. In kleinen Spezialblutröhrchen aufgefangenes Blut wird von den Familien selbst ins Labor versandt und die Ergebnisse werden mit dem therapeutischen Team diskutiert.

Auch bei scheinbar unauffälligen Kindern, besonders bei Kindern unter zehn Jahren, sollte eine monatliche Blutkontrolle erfolgen. Wachstumsschübe können den Eiweißbedarf beeinflussen. Bei Infektionen ist eine tägliche Kontrolle notwendig, da hierbei durch die Freisetzung von körpereigenem Eiweiß der Phenylalaninspiegel stark ansteigen kann. Während einer akuten Erkrankung muss die Eiweißaufnahme reduziert werden. Schwere Erkrankungen machen einen Krankenhausaufenthalt notwendig. Abmagerungskuren dürfen nur unter ärztlicher Kontrolle durchgeführt werden, da hierbei auch körpereigenes Eiweiß freigesetzt wird.

Verantwortungsvolle Elternschaft

Weibliche Jugendliche müssen unbedingt rechtzeitig über mögliche Schädigungen eines Kindes bei einer ungeplanten und diätetisch nicht ausreichend betreuten Schwangerschaft aufgeklärt werden. Die Aufklärung über Sexualität und Verhütung ist bei ihnen noch wichtiger als bei Jugendlichen ohne Gesundheitsstörung.

Alle sicheren Verhütungsmittel können auch bei der PKU angewandt werden. Das Mädchen muss wissen, dass es vor einer Schwangerschaft eine stabile Phenylalaninkonzentration von unter 5 % im Blut haben muss, damit sich das Kind normal entwickeln kann.

29.4 Pflege eines Kindes mit adrenogenitalem Syndrom

Eva-Maria Wagner

29.4.1 Ursache und Auswirkung

Definition ⋯ Das adrenogenitale Syndrom (AGS) ist eine angeborene, autosomal rezessiv vererbte Erkrankung der Nebennierenrinde.

Aufgrund eines Mangels des Enzyms 21-Hydroxylase kann die Nebennierenrinde das Hormon Kortisol und ggf. auch das Hormon Aldosteron nicht in ausreichender Menge produzieren. Statt dessen kommt es zu einer reaktiven Mehrausschüttung von ACTH und demzufolge zu einer Überproduktion an Androgenen (männlichen Sexualhormonen), da diese aus der gleichen Vorstufe, dem 17-Hydroxyprogesteron, produziert werden wie das Kortisol. Kortisol ist eine Vorstufe des Kortisons. Unterschieden werden:
1. AGS ohne Salzverlust oder einfaches AGS, das bedeutet, es besteht ein Mangel an Kortisol, während Aldosteron in ausreichender Menge vorhanden ist;
2. AGS mit Salzverlust oder kompliziertes AGS, d. h., es besteht ein Mangel an Kortisol und Aldosteron. Letzteres tritt wesentlich häufiger auf.

Folgende **Symptome** können auftreten:
⋯ Kortisonmangel,
⋯ Aldosteronmangel,
⋯ Salzverlust sowie Veränderungen am äußeren Genitale.

Bei Mädchen kommt es aufgrund des Überschusses an Androgenen bereits intrauterin zu einer Vermännlichung des äußeren Genitale. Die Klitoris ist vergrößert, teilweise bis zu einem penisähnlichen Gebilde, die großen Labien verschmelzen miteinander und sehen aus wie ein Skrotum. Das innere Genitale ist weiblich und völlig normal angelegt.

Beim Jungen kommt es durch den Überschuss an Androgen im Neugeborenenalter zu verstärkter Ausprägung der äußeren Geschlechtsorgane (Makrogenitosomie: großer Penis und großes Skrotum) und Hyperpigmentierung des Skrotums.

Wird das AGS nicht behandelt, so sind im Kindesalter Wachstum und Entwicklung beschleunigt, es kommt zur sog. Pseudopubertät, d. h. die Axillar- und Schambehaarung nimmt früh zu, der Stimmbruch tritt verfrüht auf und die Kinder sind für ihr Alter zu groß. Die Androgene führen zu einem vorzeitigen Verschluss der Wachstumsfugen, sodass die Kinder später im Vergleich kleinwüchsig sind.

In den Fällen, in denen auch die Synthese von Aldosteron gestört ist (kompliziertes AGS), wird vermehrt Natrium mit dem Urin ausgeschieden. Daher fällt das Natrium im Plasma ab, während gleichzeitig das Kalium ansteigt. In der Folge kommt es zu einer Verringerung des Blutvolumens mit Blutdruckabfall, der bis zum Schock führen kann. Dieser lebensbedrohliche Zustand wird auch als *Salzverlustkrise* bezeichnet.

Ein Mangel an Aldosteron wird meist zwei bis drei Wochen nach der Geburt auffällig durch Trinkschwäche, Gewichtsabnahme, Apathie, starkes Erbrechen, Exsikkose, Diarrhoe und niedrigen Blutdruck. Ein Kind mit Aldosteron-Mangel ist lebenslang von einer Salzverlustkrise bedroht, beispielsweise wenn die Tabletten nicht korrekt eingenommen werden. Die Behandlung des AGS erfolgt durch die tägliche Einnahme von Kortison und ggf. Aldosteron in Tablettenform. Bei einer Salzverlustkrise müssen Elektrolytlösungen parenteral verabreicht werden. Bei Mädchen mit Veränderungen des äußeren Genitale wird eine plastisch-chirurgische Behandlung (Klitorisverkleinerung, Vaginalplastik) empfohlen.

Wird das AGS nicht frühzeitig erkannt, so kann es passieren, dass einem weiblichen Neugeborenen das falsche Geschlecht zugeordnet wird. Bei verspätet einsetzender Behandlung kann die Vermännlichung des äußeren Genitale so weit fortgeschritten sein, dass eine Neuzuordnung des Geschlechts aus psychischen Gründen unmöglich ist und eine operative Geschlechtsumkehr erforderlich wird. Dabei wird das innere, weibliche Genitale entfernt. Diese Kinder sind als Erwachsene infertil.

29.4.2 Pflegebedarf einschätzen

Folgende Pflegeprobleme können bei einem Kind mit AGS auftreten:
- Gefahr der lebensbedrohlichen Elektrolytstörung,
- Verunsicherung der Eltern, möglicherweise auch des Kindes über sein Geschlecht,
- Befangenheit der Eltern, über die Krankheit zu sprechen (gegenüber anderen Personen und gegenüber dem Kind),
- Gefahr der Beeinträchtigung von Wachstum und Entwicklung,
- veränderte Lebenssituation aufgrund der chronischen Erkrankung.

29.4.3 Pflegeziele und -maßnahmen

Erkennen einer Salzverlustkrise

Beim Auftreten einer Salzverlustkrise im Neugeborenen- oder Säuglingsalter entwickelt sich rasch eine lebensbedrohliche Störung des Wasser- und Elektrolythaushalts. Folgende Symptome können beobachtet werden:
- trockene Haut und Schleimhäute,
- stehende Hautfalten am Bauch,
- tiefliegende halonierte Augen, seltener Lidschlag,
- Hypotonie,
- Trinkschwäche, Erbrechen, zunehmende Apathie.

Zur Therapie müssen Hydrokortison und Aldosteron auf ärztliche Anordnung intravenös verabreicht werden, der Flüssigkeits- und Elektrolythaushalt wird durch parenterale Zufuhr ausgeglichen. Zu den erforderlichen Pflegemaßnahmen zählen die Überwachung der Infusionstherapie und der Medikamentengabe, der Vitalzeichen (insbesondere des Blutdrucks) und der Ausscheidung sowie eine genaue Beobachtung des Kindes auf Muskeltonus, Wachheitsgrad, Verhalten sowie Zustand von Haut und Schleimhäuten.

Physiologischer Kortisol- und Aldosteronspiegel

Ein physiologischer Kortisol- und Aldosteronspiegel wird erreicht durch die regelmäßige, tägliche und lebenslange Einnahme von Kortisol und Aldosteron in Tablettenform.

Entsprechend der physiologischen tageszeitlichen Schwankung des Kortisolgehalts im Blut muss der größere Teil der Tagesdosis am frühen Morgen gegeben werden, der Rest je nach ärztlicher Anordnung in ein oder zwei Dosen über den Tag verteilt. Sollte sich das Kind schlecht einstellen lassen, d. h., sinkt der Kortisolspiegel nachts tief ab, kann entweder die Abendmenge später oder die Morgenmenge sehr früh gegeben werden (fünf Uhr morgens). Letzteres hat den Nachteil, dass das Kind jeden Morgen zur Tabletteneinnahme geweckt werden muss. Manchmal muss in Absprache mit dem Arzt die abendliche Dosis erhöht werden.

Aldosteron hat keinen tageszeitlichen Rhythmus, da der Salz-Wasser-Haushalt kurzfristig den Bedürfnissen des Körpers angepasst werden muss, z. B. nach starkem Schwitzen. Daher wird Aldosteron gleichmäßig über den Tag verteilt eingenommen.

> **Merke** **Information.** Die Kinder werden ihrem Alter entsprechend über die Notwendigkeit der regelmäßigen Tabletteneinnahme informiert und motiviert, diese möglichst bald selbständig durchzuführen.

Erkennen einer Fehldosierung

Da nur die Menge an Hormonen substituiert wird, die der Körper benötigt und im Normalfall selbst herstellen würde, dürfen bei korrekter Einnahme der Tabletten keine Nebenwirkungen auftreten.

> **Merke** **Beobachtung.** Eltern und Kind müssen die Symptome einer Über- oder Unterdosierung kennen.

Überdosierung: Anzeichen einer Überdosierung von Kortison sind Infektanfälligkeit, Adipositas, Blut-

hochdruck, Wachstumsstillstand bei Kindern sowie Ausbleiben der Regelblutung bei Mädchen ab der Pubertät.
Unterdosierung: Zeichen einer Unterdosierung entsprechen den Krankheitssymptomen des AGS, also Zunahme der Axillar- und Schambehaarung, verstärktes Wachstum des äußeren Genitale, tiefe Stimme, verfrühter Beginn der Pubertät.

■ Gewinnung von Speichel

Die Gewinnung von Sammelspeichel dient der Bestimmung des Kortisongehalts. Hierdurch wird dem Kind eine intravenöse Blutentnahme erspart.

Sammelröhrchen für Speichel enthalten eine kleine Rolle Watte, ähnlich den Watteröllchen beim Zahnarzt. Diese Watterolle wird in eine Backentasche des Kindes gesteckt und dort belassen, bis sie sich mit Speichel vollgesogen hat. Dann wird sie in das Sammelröhrchen gesteckt und diese mit Name und Geburtsdatum des Kindes beschriftet. Der Speichel muss dreimal an einem Tag gesammelt werden, jeweils vor der Einnahme der Kortisoltablette.

Praxistipp ⋯⁞ Damit der Speichelfluss des Kindes angeregt wird, kann es an einer aufgeschnittenen Zitrone riechen oder ein paar Tropfen Zitronensaft in den Mund träufeln. Diesen Tipp sollte das Pflegepersonal an die Eltern weitergeben, wenn sie den Speichel zu Hause sammeln.

Da Kortison ein Stresshormon ist, dürfen die Eltern nicht gerade an solchen Tagen den Speichel des Kindes sammeln, an denen das Kind fiebert oder einer größeren Belastung ausgesetzt ist.

Sicherer Umgang mit Notfallsituationen

In Stresssituationen, z. B. bei besonderer körperlicher Belastung, produziert der Körper die zwei- bis vierfach erhöhte Menge an Kortison. Kinder mit AGS können dies nicht, daher muss ihnen in solchen Fällen eine entsprechend höhere Dosis an Kortison zugeführt werden. Solchen Stresssituationen können sein:
⋯⁞ Erkrankungen, die mit Fieber oder Erbrechen verbunden sind,
⋯⁞ Unfälle,
⋯⁞ Operationen,
⋯⁞ schwere körperliche Tätigkeit, z. B. Leistungssport,
⋯⁞ psychische Belastungen (Klassenarbeiten, Prüfungen).

Eltern und Kind müssen wissen, dass das Kind in solchen Situationen die zwei- bis vierfache Menge an Tabletten einnehmen muss. Kann das Kind die Tabletten nicht einnehmen, beispielsweise vor einer geplanten Operation, da es nüchtern bleiben muss, oder erbricht es sich ständig, so muss es das Kortison auf ärztliche Anordnung als intravenöse oder intramuskuläre Injektion erhalten. Die Familie sollte eine Notfallampulle Kortison zu Hause haben, um sie dem Notarzt geben oder dem Kind selbst spritzen zu können. Dazu bedarf es einer Unterweisung der Eltern in die Technik der intramuskulären Injektion.

Merke ⋯⁞ Sicherheit. Jedes an AGS erkrankte Kind sollte einen Notfallausweis besitzen, den es ständig bei sich trägt und in dem steht, welche Form des AGS vorliegt, wie viel Kortison es benötigt und an welchen Arzt sich der Notarzt wenden kann.

Den Eltern muss verdeutlicht werden, dass Kortison zwar ein sog. „Stresshormon" ist, die Gabe von Kortison aber keinesfalls leistungssteigernd wirkt.

Eine Erhöhung der Dosis des Aldosterons in Stresssituationen ist nicht erforderlich.

Sicherheit von Eltern und Kind bezüglich seiner Geschlechtsidentität

Kann bei der Geburt des Kindes keine eindeutige Geschlechtszuweisung erfolgen, muss dies den Eltern ruhig und sachlich mitgeteilt werden, oft auch mehrmals. Neben einer einfachen Erläuterung der Zusammenhänge der Erkrankung ist es wichtig, den Eltern zu verdeutlichen, dass sie keine Schuld an der Erkrankung ihres Kindes haben und dass nach entsprechenden Untersuchungen (Ultraschalluntersuchung des Abdomens zum Nachweis von Uterus und Vagina, Chromosomenanalyse zwecks Bestimmung der Geschlechts-Chromosomen) eine sichere Geschlechtszuweisung möglich ist.

Merke ⋯⁞ Verhalten. Solange die Geschlechtszuweisung noch nicht erfolgt ist, sollte das Kind nicht als „sie" oder „er", sondern lediglich als Baby bezeichnet werden, um die Eltern nicht zu verwirren.

Chirurgische Korrekturoperationen, die bei Mädchen mit vermännlichtem Genitale erforderlich sind, sollten frühzeitig angesprochen und geplant werden (bei Sinus urogenitalis ggf. Verlegung des Harnleiters und Öffnung des Scheideneingangs). Meist werden solche Operationen durchgeführt, bevor das Kind aufgrund seiner Entwicklung und seines Alters Veränderungen seines Genitales wahrnimmt, d. h. in der Regel vor dem zweiten Lebensjahr. Kosmetische Korrekturoperationen wie eine Klitorisverkleinerung sind unter ehemals betroffenen, erwachsenen Frauen umstritten, da sie die sexuelle Empfindungsfähigkeit verringern können. Eine begleitende psychologische Betreuung während der kritischen Zeit im Säuglings- und Kleinkindalter sowie während der Adoleszenz sind für das Mädchen und seine Eltern empfehlenswert.

Offene Kommunikation

Manchen Eltern kann es sehr unangenehm sein, mit anderen Personen oder mit ihrem Kind über die Erkrankung des Kindes zu sprechen, insbesondere bei Veränderungen der äußeren Geschlechtsorgane. In einem solchen Fall sollten sie ihr Baby anfangs alleine wickeln, vor den Blicken Fremder geschützt, um unangenehme Fragen zu vermeiden. Wichtige Personen wie Familienangehörige, Freunde, Babysitter usw. sollten aber einfache Erläuterungen über das Krankheitsbild erhalten. Auf jeden Fall müssen Kindergärtnerinnen und Lehrer über die Bedeutung der regelmäßigen Tabletteneinnahme und den Notfallausweis des Kindes informiert werden. Auch das Kind selbst muss seinem Alter und Entwicklungsstand entsprechend über seine Erkrankung Bescheid wissen. Bezüglich des praktischen Vorgehens können die Eltern in einer Selbsthilfegruppe von anderen betroffenen Eltern nützliche Hinweise erhalten. Fällt ihnen ein Gespräch sehr schwer, können sie evtl. in der Klinik gemeinsam mit Ärzten und Pflegepersonal mit ihrem Kind reden oder im Rahmen der psychologischen Langzeitbetreuung. Da vaginalerweiternde Operationen erst in der Pubertät bzw. nach Abschluss der Pubertät empfohlen werden, d. h. wenn der Wunsch nach Geschlechtsverkehr besteht, müssen sie sowohl mit den Eltern als auch dem betroffenen Mädchen besprochen werden. Dies erfordert von Mädchen mit AGS eine intensive Auseinandersetzung mit der eigenen Geschlechtsidentität und ihrem Sexualverhalten.

Physiologische Entwicklung

Da die Therapie lebenslang notwendig ist, muss die Dosierung der Hormone den Bedürfnissen des wachsenden Organismus angepasst werden. Daher sollte ein Kind mit AGS regelmäßig zu Kontrolluntersuchungen in einer Kinderklinik mit einer endokrinologischen Ambulanz vorgestellt werden. Die empfohlenen Abstände für Kontrolluntersuchungen sind alle 2–3 Monate bei Säuglingen, alle 4 Monate bei Kleinkindern, alle 4–6 Monate bei Schulkindern und alle 12 Monate für Jugendliche ab der Pubertät sowie Erwachsene mit AGS.

Die Aufgabe des Pflegepersonals in der endokrinologischen Ambulanz umfassen die Bestimmung von Blutdruck und Körpergewicht und -länge sowie der Körperproportionen und die Eintragung der erfassten Werte in ein Somatogramm, um rechtzeitig zu erkennen, ob Wachstumsschübe, insbesondere in der Pubertät, zu früh auftreten oder ausbleiben. Auch die Körpergröße der Eltern sollte durch eine Messung erfasst und dokumentiert werden, denn anhand dieser Werte kann die zu erwartende endgültige Körpergröße des Kindes berechnet werden. Neben der emotionalen Begleitung von Eltern und Kind ist die Unterstützung des Arztes bei der körperlichen Untersuchung und der Gewinnung von Blut, Urin oder Speichel zu diagnostischen Zwecken erforderlich.

Mit der Erkrankung leben lernen

Da das AGS nicht geheilt werden kann, müssen Eltern und Kind sich damit auseinandersetzen, dass das Kind lebenslang behandelt werden muss. Hierbei kann der Kontakt zu anderen Betroffenen im Rahmen einer Selbsthilfegruppe eine gute Unterstützung bieten. Das AGS ist eine chronische Erkrankung, bei der jedoch eine hohe Lebensqualität erreicht wird, d. h. in der Regel eine normale Fertilität und Lebenserwartung. Ab etwa acht Jahren sind die meisten Kinder in der Lage, ihre Tabletten selbständig korrekt einzunehmen, sodass ihre Erkrankung der Teilnahme an Klassenfahrten, Zeltlagern u. a. nicht im Wege steht.

Bei Frauen, die ein Kind mit AGS geboren haben, muss eine genetische Untersuchung und Beratung erfolgen. Im Verlauf einer weiteren Schwangerschaft kann das Kind mit AGS durch die Gabe von Kortison an die Mutter bereits intrauterin behandelt werden. Das Kortison verhindert bei weiblichen Feten die Vermännlichung des äußeren Genitale.

Lese- und Lernservice

Fragen zum Selbststudium

1. Nennen Sie sechs Beobachtungen, die Sie an einem an Diabetes mellitus erkrankten Kind machen können und begründen Sie, warum es dazu kommt!
2. Welche Arten von Insulin sind zu unterscheiden, was ist zu beachten und welche Wirkung ist zu erwarten?
3. Nennen Sie die Zeichen der Hypo- und Hyperglykämie. Was könnte diese verursacht haben, was wird beobachtet und was ist zu tun?
4. Welche Informationen sollen einem Kind bei einer Diabetikerschulung gegeben werden?
5. Wie beraten Sie eine Familie, deren Kind eine PKU hat, bezüglich der Ernährung ihres Kindes?
6. Wo sehen Sie die Schwerpunkte in der Pflege eines Kindes mit AGS?

Verwendete Literatur

Diabetes mellitus

Hintzen, A.: Die endokrinologische Ambulanz. Kinderkrankenschwester 11 (1994) 370–373

Hürter, P., L. B. Travis: Einführungskurs für Typ-1-Diabetiker. 5. Aufl. Gerhards, Frankfurt 1990

Kemmer, F. W.: Diabetes und Sport ohne Probleme. 3. Aufl. Verlag Kirchheim, Mainz 1995

Sitzmann, F. C.: Pädiatrie. Hippokrates, Stuttgart 1995

Toeller, M., A. Klischan, P. Hürter: Jugendliche Diabetiker VOLLDRAUF! 2. Aufl. Kirchheim-Verlag, Mainz 1994

PKU

Gruber-Kaiser, S., E. Rüter, A. Grabolle: PKU-Lernbuch. Maizena Diät GmbH, Heidelberg 1983

Ullrich, K., M. Wendel (Hrsg.): Mit PKU gut leben. SHS Gesellschaft für klinische Ernährung mbH, Heilbronn 1992

AGS

Bührdel, P.: Neugeborenenscreening-sinnvolles Management. Kinderkrankenschwester 10 (1999) 408–410

Dörr, H. G.: Störungen der Nebennieren. In Kruse, K. (Hrsg.): Pädiatrische Endokrinologie, 2. Aufl. Thieme, Stuttgart 1999

Kraus, E.: Was Sie schon immer über AGS wissen wollten. Broschüre der AGS-Eltern- und Patienteninitiative e.V., Buchholz 1994

Page, J.: The Newborn with Ambiguous Genitalia. Neonatal Network, Vol. 13, No. 5, August 1994: 15–21

Sander, J.: Neue Richtlinien für das Neugeborenen-Screening. Kinderkrankenschwester 9 (1998) 380–384

Wollmann, H. A.: Das androgenitale Syndrom. Dtsch. Krankenpfl.-Z. 1 (1992) 32–38

Zabransky, S.: Erkrankungen der Nebennierenrinde. In Sitzmann, F. C. (Hrsg.): Pädiatrie. Hippokrates, Stuttgart 1995, 258–264

Weiterführende Literatur

Diabetes mellitus

Deparade, C.: Ich bin Diabetikerin – und freue mich auf mein Kind. 4. Aufl. Kirchheim, Mainz 1998

Diabetes-Journal. Beziehbar über Kirchheim und Co GmbH, Kaiserstr. 41, 55116 Mainz. Erscheint 1-mal im Monat und ist offizielles Organ der Deutschen Diabetes Gesellschaft, des Deutschen Diabetiker-Bundes und der Deutschen Diabetes-Union

Estridge, B., J. Davies: Diabetes und Schwangerschaft. Ehrenwirth, München 1996

Hürter P., K. Lange: Kinder und Jugendliche mit Diabetes. Medizinischer und psychologischer Ratgeber für Eltern. Springer, Berlin 2001

Jäckle, R., A. Hirsch, M. Dreyer: Gut leben mit Typ-1-Diabetes. Arbeitsbuch zur Basis-Bolus-Therapie. 3. Aufl. Gustav Fischer, Stuttgart 1998

Jörgens, V., P. Kronsbein, M. Grüßer: Zehn Gramm KH = 5. Aufl. Kirchheim-Verlag, Mainz 1996

Petzoldt, R.: Fragen und Antworten zum Diabetes. 1. Aufl. Kirchheim-Verlag, Mainz 1994

Storm, G. R.: Diabetes von Kindheit an. Ein Ratgeber für Eltern und Betroffene. Fit fürs Leben, Ritterhude 1998

Willms, B.: Was ein Diabetiker alles wissen muss. 7. Aufl. Kirchheim-Verlag, Mainz 1995

Kontaktadressen

Deutsche Diabetes-Gesellschaft (DDG)
Geschäftsstelle
Bürkle-de-la-Camp-Platz 1, 44789 Bochum
Tel.: 02 34/93 09 56, Fax: 02 34/93 09 57
www.deutsche-diabetes-gesellschaft.de (Deutsche Diabetes Gesellschaft, DDG)
www.diabetes-deutschland.de

Deutscher Diabetiker-Bund e.V. (DDB)
Bundesgeschäftsstelle
Danziger Weg 1, 58511 Lüdenscheid
Tel.: 0 23 51/98 91 53, Fax: 0 23 51/98 91 50
www.diabetikerbund.de

Insuliner (Zusammenschluss unabhängiger Selbsthilfegruppen insulinpflichtiger Diabetiker, einzelner Diabetiker und Interessierter)
Anneliese Kuhn-Prinz
Narzissenweg 17, 57548 Kirchen-Freusburg
Tel.: 0 27 41/93 00 40, Fax: 0 27 41/93 00 41

Deutsche Interessengesellschaft PKU
Adlerstraße 6, 91077 Kleinwendelbach
Tel.: 0 91 26/44 53, Fax: 0 91 26/3 09 46
Hier erhält man Info-Broschüren für Kinder und Familien

AGS-Eltern- und Patienteninitiative e.V.
Geschäftsstelle: Andrea Wolters
Hasenkamp 29, 21244 Buchholz
Tel.: 0 41 81/9 73 57

Internetadressen

www.uni-duesseldorf.de/WWW/DDS/ (Deutsche Diabetes Stiftung)
www.diabeteszentrum.de
www.diabetes.de
www.diabetes-kids.de
www.derdiabetiker.de
www.diabetiker-mailbox.com
www.mellitux.de (Diabetes Tagebuch Lebensmittel-Datenbank)
www.pen.de
www.dig-pku.de

30 Pflege von Kindern mit Störungen der Niere und des Urogenitalsystems

Heidrun Beyer

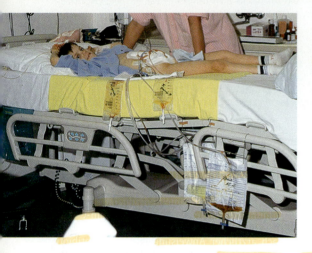

30.1 Bedeutung

Definition ⇢ Die Urologie befasst sich mit allen Störungen des harnableitenden Systems und des männlichen Genitale, die Nephrologie mit den Erkrankungen der Niere.

Eine Fehlbildung im Bereich der Nieren, sowie der ableitenden Harnwege und den daraus resultierenden Störungen, stellt für die betroffenen Eltern, die mit dieser Diagnose nach der Geburt ihres Kindes konfrontiert werden, eine große Belastung dar. Fehlbildungen müssen in der Regel baldmöglichst korrigiert werden, um weitere Schäden zu vermeiden. Der Gedanke an einen bevorstehenden operativen Eingriff macht vielen Eltern Angst. Diese Ängste gestalten sich um so gravierender, sofern schon irreparable Veränderungen im Bereich des Nierenparenchyms eingetreten sind. Tritt ein lebensbedrohlicher Zustand in Form einer Niereninsuffizienz, d.h. eines Nierenversagens ein, so muss zeitweilig oder schlimmstenfalls zeitlebens eine Nierenersatztherapie (Dialyse) durchgeführt werden, sofern keine Nierentransplantation erfolgen kann. Die Kinder und ihre Eltern sind durch diese schwerwiegende gesundheitliche Störung und den damit verbundenen Problemen, die sie in der Regel nur mit Unterstützung von professionellen Helfern bewältigen können, stark gefordert.

Aber auch Fehlbildungen im Bereich des Genitals stellen für Jungen und deren Eltern eine psychische Belastung dar, besonders wenn sie mit einer Störung des Körperbildes einhergehen, wie es bei einer ausgeprägten Hypospadie, d.h. Fehlmündung der Harnröhre an der Unterseite des Penis, der Fall ist. Minderwertigkeitskomplexe können dann bei den Jungen auftreten, wenn sie sich z.B. im Kindergarten oder in der Schule während des Urinierens beobachten und feststellen müssen, dass ihr Urinstrahl nicht in die Weite, sondern lediglich nach unten fließt.

Aber auch für die Eltern sind Fehlbildungen im Bereich des Genitals besorgniserregend, da der Erfolg der Korrektur nicht immer vorhersehbar ist. Fehlbildungen im Bereich der ableitenden Harnwege können für Eltern besonders belastend sein, wenn noch weitere Störungen, z.B. des Bewegungsapparates oder des Nervensystems hinzukommen (z.B. bei einem Kind mit Spina bifida, s. S. 701). In diesem Fall müssen nicht nur Urologen, sondern auch Neurochirurgen, Neurologen, Orthopäden u.a., konsultiert werden, was für die gesamte Familie mit viel Stress verbunden ist. Auch müssen sich die Kinder häufigen Operationen unterziehen, die wiederum mit mehrmaligen Krankenhausaufenthalten verbunden sind.

30.2 Pflege eines Kindes mit Harnwegsinfektion

30.2.1 Ursache und Auswirkung

Harnwegsinfektionen treten bei Kindern aller Altersstufen auf und werden durch verschiedene pathogene Keime, z.B. Escherichia coli, Proteus, Pseudomonas aeruginosa und Klebsiellen hervorgerufen. Säuglinge sind im besonderen Maße gefährdet. Im ersten Lebenshalbjahr sind Jungen häufiger betroffen, in der weiteren Kindheit treten Harnwegsinfektionen bis zu zehnmal häufiger bei Mädchen als bei Jungen auf. Auch der Einfluss von Kälte, der die Widerstandskraft im Bereich der Schleimhaut senkt, kann Harnwegsinfektionen auslösen. Harntransportstörungen, z.B. ein vesikoureteraler Reflux, eine Harnabflussbehinderung durch Stenosen im Bereich der Harnröhre sowie der Harnleiter oder neurogene Blasenentleerungsstörungen, können das Aufsteigen und die Vermehrung der eingedrungenen Erreger fördern.

Transurethrale Untersuchungen oder das Legen eines Blasenkatheters können durch das Einbringen von Keimen aus dem Mündungsbereich der Harnröhre in die Blase zu Harnwegsinfektionen führen.

Breitet sich die Infektion auf die oberen Harnwege aus, so entsteht eine Pyelonephritis, bei der sowohl das Nierenbecken als auch das Nierenparenchym betroffen sind. Sie kann sich insbesondere im Säuglingsalter zu einer Urosepsis ausweiten. Durch häufige Pyelonephritiden entstehen Narben im Nierenparenchym, die zum Nierenfunktionsverlust und zum Bluthochdruck führen.

Symptome bei Harnwegsinfektionen:
- Bei Neugeborenen und Kindern unter zwei Jahren treten unspezifische Zeichen auf: Gedeihstörung, Trinkunlust, Durchfall, Erbrechen, aufgetriebener Bauch, Fieber,
- bei älteren Kindern vermehrter Harndrang, unwillkürlicher Harnabgang, evtl. erneutes Einnässen tagsüber und nachts.
- Schmerzen und Brennen beim Wasserlassen, unklare Bauch- und Rückenschmerzen, dumpfer Druckschmerz im Bereich einer Niere,
- Appetitlosigkeit, evtl. Obstipation,
- blasse Hautfarbe,
- subfebrile Temperaturen oder bei einer Pyelonephritis sehr hohes Fieber verbunden mit Schüttelfrost und stark beeinträchtigtem Allgemeinbefinden,
- der Urin weist einen veränderten unangenehmen Geruch auf, kann trüb oder blutig sein und enthält reichlich Leukozyten und Bakterien.

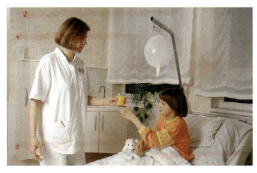

Abb. 30.1 **Harnwegsinfektion.** Den Kindern sollte viel Flüssigkeit angeboten werden

30.2.2 Pflegebedarf einschätzen

Durch eine Harnwegsinfektion können sich folgende Pflegeprobleme ergeben:
- ständiger Harndrang verbunden mit Dysurie, d. h. eine schmerzhafte und erschwerte Harnentleerung,
- stark beeinträchtigtes Allgemeinbefinden durch Fieber und Schmerzen,
- Nahrungsverweigerung und Gedeihstörung durch Appetitlosigkeit,
- Gefahr einer Ausbreitung der Infektion bis zur Urosepsis,
- Gefahr einer Nierenfunktionsstörung durch Nierenparenchymschaden.

30.2.3 Pflegeziele und -maßnahmen

Infektfreie Nieren und ableitende Harnwege

Folgende Maßnahmen sollte die Pflegeperson berücksichtigen:
- Den Kindern sollte viel Flüssigkeit angeboten werden, um die Nieren und ableitenden Harnwege gut durchzuspülen. Damit die Kinder die reichlichen Trinkmengen auch akzeptieren, ist es hilfreich, ihnen ihre Lieblingsgetränke anzubieten (**Abb. 30.1**). Durch die Verabreichung von harntreibendem Nierentee kann die Harnausscheidung angeregt werden.
- Eine Ansäuerung des Urins auf Werte zwischen pH 5,5–6 kann zu einer Keimreduzierung beitragen, die durch Medikamenteneinnahme nach Anordnung des Arztes oder durch Vitamin-C-Gabe erreicht werden.
- Nach ärztlicher Anweisung wird eine antibiotische Therapie durchgeführt, deren Ergebnis drei Tage nach dem Therapieende kontrolliert werden kann.

Physiologische Körpertemperatur

Bei Fieber müssen nach Anordnung Antipyretika verabreicht oder ab 39 °C ein fiebersenkender Wadenwickel nach AVO angelegt werden (s. S. 232). Die Körpertemperatur und der Puls des Kindes werden in regelmäßigen Abständen überwacht.

Bei einer erhöhten Körpertemperatur ist leichte, vitaminreiche Kost und ausreichend Flüssigkeit anzubieten (s. S. 284). So lange Fieber besteht, sollte Bettruhe eingehalten werden.

Wohlbefinden und gutes Gedeihen

Bei Appetitlosigkeit sollte eine Wunschkost gemeinsam mit dem Kind und seinen Eltern zusammengestellt werden.

Bei Erbrechen wird eine entsprechende Hilfestellung geleistet (s. S. 281). Besteht eine Obstipation, z. B. bei Fieber, so sollten zielgerichtete Maßnahmen durchgeführt werden (s. S. 343).

Vorbeugen von Harnwegsinfekten

Die Kinder und Angehörigen sollten über vorbeugende Maßnahmen, ganz besonders bei komplizierten Harnwegsinfektionen, eingehend informiert werden.
- Bei der Durchführung der Intimpflege muss bei Mädchen die Wischrichtung von vorn nach hinten beachtet werden, um das Eindringen von Darmkeimen in den Harntrakt zu vermeiden.

- Auch sollte luftdurchlässige, warme Kleidung während der kalten Jahreszeit getragen werden.
- Bei Harndrang ist eine sofortige Blasenentleerung sehr wichtig, um eine Vermehrung und ein Aufsteigen von Keimen zu vermeiden.
- Mädchen mit sexuellen Kontakten sollten wissen, dass durch den Geschlechtsverkehr die im Harnröhrenbereich befindlichen Keime in die Blase transportiert werden und somit einen Harnwegsinfekt hervorrufen können. Als prophylaktische Maßnahme wird eine Miktion vor und nach dem Geschlechtsverkehr empfohlen, um die Keime auszuspülen.
- Das Legen eines transurethralen Blasenkatheters sollte nur unter strenger ärztlicher Indikation und unter Einhaltung aller hygienischen Maßnahmen erfolgen (s. S. 322 f). Auch bei der Versorgung aller Harnableitungen ist ein absolut aseptisches Handling notwendig.

Schwerwiegende Harnwegsfehlbildungen werden bei entsprechender Indikation im infektfreien Intervall operativ versorgt. Bis zu diesem Zeitpunkt erfolgt eine antibiotische Infektionsprophylaxe nach ärztlicher Anordnung mit einem harngängigen Antibiotikum in täglich einmaliger, niedriger Dosis. Eine antibiotische Langzeitprophylaxe wird auch bei konservativer Überwachung eines vesikoureteralen Refluxes bei häufigen Harnwegsinfektionen durchgeführt.

Merke ⇢ Therapiepflegeziel. Das Hauptziel bei der Behandlung einer Harntransportstörung ist die restharnfreie Ableitung des Urins aus der Niere und Blase, um Komplikationen weitgehend zu vermeiden.

Mögliche Harnableitungen

Um den Harn abzuleiten, stehen verschiedene operative Eingriffe zur Disposition:
- temporäre perkutane Harnableitungen,
- temporäre Harnableitungen mit „nassem" Stoma,
- intermediäre und permanente Harnableitungen, sowie
- intraoperativ gelegte Harn- und Sekretableitungen.

■ Temporäre perkutane Harnableitungen

Als *Sofortmaßnahme* kann unter Ultraschallkontrolle eine vorübergehende Harnableitung in Form einer Zystostomie bzw. suprapubischen Harnableitung (s. S. 330) oder einer Nephrostomie geschaffen werden. Eine *Nephrostomie*, die durch das Nierenparenchym führt, kann über Monate als Harnableitung dienen **(Abb. 30.2 a)**. Zu gegebener Zeit kann dann die Harntransportstörung operativ korrigiert werden.

Damit postoperativ der Harnabfluss aus der Niere gesichert ist, kann während der Operation eine *Pye-*

30.3 Pflege eines Kindes mit Harntransportstörungen

30.3.1 Ursache und Auswirkung

Der in den Nieren gebildete Urin kann bei bestehenden Harntransportstörungen nicht kontinuierlich über das Harnableitungssystem entleert werden. Ursachen dafür können ein vesikoureteraler Reflux, ein mechanisches Hindernis, z.B. subpelvine Stenose, Harnsteine oder Harnröhrenklappen sowie eine neurogene Blasenentleerungsstörung sein. In Abhängigkeit vom Ausprägungsgrad können Harnwegsinfektionen, Steinbildung und eine Schädigung des Nierenparenchyms mit Nierenfunktionsverlust entstehen.

Folgende **Symptome** können auftreten:
- Fieber, evtl. verbunden mit Schüttelfrost bei komplizierter Harnwegsinfektion,
- Appetitlosigkeit sowie Trinkunlust bei Säuglingen und
- Gedeihstörungen.

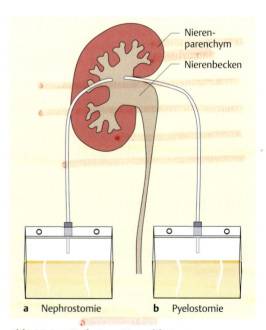

a Nephrostomie   b Pyelostomie

Abb. 30.2 ⇢ Perkutane Harnableitungen.
a Die Nephrostomie führt durch das Nierenparenchym ins Nierenbecken
b Eine Pyelostomie wird intraoperativ direkt an das Nierenbecken gelegt

lostomie eingelegt werden. Sie liegt ebenfalls im Nierenbecken, führt jedoch nicht durch das Nierenparenchym. Auch sie kann über einen längeren Zeitraum belassen werden **(Abb. 30.2 b)**.

Die Kinder können mit den Harnableitungen entlassen werden, nachdem die Eltern in der Versorgung der Nephrostomie oder Pyelostomie unterwiesen wurden. Die Drainagen müssen nach ca. 8 bis 12 Wochen gewechselt werden, da durch das PVC-Material die Gefahr von Infektionen, insbesondere durch Pilze, gegeben ist. Aus diesem Grund wird bei einer längerfristigen Harnableitung in letzter Zeit häufiger eine Pyelokutaneostomie bevorzugt, da der Urin direkt ohne Verwendung von Drainagen abläuft.

■ Temporäre Harnableitungen mit „nassem" Stoma

Eine Pyelokutaneostomie kann vorübergehend angelegt werden, falls keine Nephrostomie gelegt werden soll. Eine Indikation kann bestehen, wenn stark funktionseingeschränkte Nieren, z.B. durch Harnröhrenklappen, nicht zusätzlich durch den Eingriff einer Nephrostomie geschädigt und die Gefahr einer Infektion verringert werden soll.

Das Nierenbecken wird bei einer Pyelokutaneostomie quer geöffnet und direkt mit der Haut zu einem schlitzförmigen Stoma verbunden. Die Versorgung ist in der Regel unproblematisch, da der Urin bei Säuglingen in die Einmalwindel fließen kann. Zur Vermeidung von Hautreizungen wird jedoch die Verwendung von Hautschutzplatten mit Beuteln empfohlen (s. S. 657).

■ Intermediäre und permanente Harnableitungen

Eine intermediäre, d.h. zeitweilige Form der Harnableitung, ist z.B. ein operativ angelegtes Kolon-Conduit, da es sich hierbei um eine *inkontinente* Form handelt (s. S. 656). Auf Dauer wird eine *kontinente* Form, z.B. MAINZ-Pouch I oder II angestrebt, um den betroffenen Kindern und Jugendlichen ein höheres Maß an Lebensqualität zu sichern (s. S. 658).

■ Intraoperativ gelegte Harn- und Sekretableitungen

Da postoperativ im Bereich der neu implantierten Harnleiter die Gefahr einer Harnverlegung infolge ödematöser Schwellung besteht, werden ggf. während der Operation Harnleiterschienungssplints eingelegt, um einen komplikationslosen Harnfluss zu sichern.

Die Art und Liegedauer der Drainagen werden vom Ausmaß der Operation und den Erfahrungen des Operateurs bestimmt. In **Tab. 30.1** werden Drainagen bei häufig durchgeführten Operationen aufgezeigt, wie sie Anwendung finden können.

Tab. 30.1 ⇢ Ableitungen im Bereich der Blase und Niere nach korrigierenden Eingriffen bei Harntransportstörungen

Erkrankungen	Operationen	Ableitungen	Lage	Zweck	Dauer
Vesikoureteraler Reflux Zurückfließen des Urins aus der Blase in den Ureter und evtl. ins Nierenbecken. Er kann ein- oder doppelseitig auftreten (Abb. 30.**3**) Ursachen: ⇢ Entzündungen ⇢ Fehleinmündung des Harnleiters in die Blase	Lich-Grégoire Submuköse Verlagerung des nicht erweiterten (nicht dilatierten) Harnleiters in die Blasenmuskulatur ohne Eröffnung der Blase	Blasenkatheter	in der Blase, transurethral	Harnableitung	ca. 4 Tage
		Wunddrainage	neben der Blase im Gewebe	Ableitung des Wundsekretes	ca. 2–3 Tage
	Psoas-Hitch Absetzen und antirefluxive Neuimplantation des dilatierten Harnleiters nach Eröffnung der Blase (Abb. 30.**4** a u. b). Um ein Abknicken der Harnleiter zu vermeiden, wird die Blase am M. Psoas fixiert.	Zystostomie	in der Blase, wird durch die Bauchdecke geleitet	Ableitung des Urins	bis die Urinentleerung ohne Restharn erfolgt
		Harnleitersplint	im Harnleiter, wird durch die Blase und Bauchdecke herausgeführt	Schienung des Harnleiters, Urintransport	ca. 7–8 Tage
		Blasenkatheter	in der Blase, transurethral	Ableitung des Urins	ca. 5 Tage
		Wunddrainage	im Gewebe	Ableitung des Wundsekretes	ca. 2–3 Tage

Fortsetzung ▶

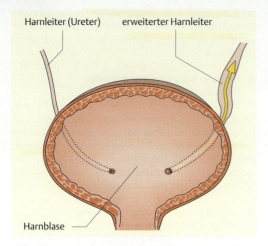

Abb. 30.3 ⇢ Vesikoureteraler Reflux. Der Urin fließt über den Harnleiter bis evtl. in das Nierenbecken zurück. Ein erweiterter Harnleiter kann die Folge sein

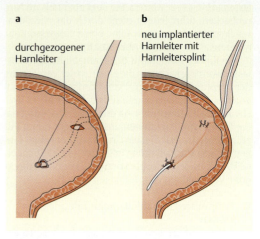

Abb. 30.4 ⇢ Antirefluxive Implantation des abgesetzten Harnleiters (OP nach Psoas Hitch).
a Der abgesetzte Harnleiter wird unter der Schleimhaut durchgezogen. Bei zunehmender Blasenfüllung wird der Harnleiter zugedrückt und somit ein Reflux vermieden
b Der neu implantierte Harnleiter wird mit der Schleimhaut vernäht. Zur Schienung wird ein Harnleitersplint eingelegt

Tab. 30.1 ⇢ (Fortsetzung)

Erkrankungen	Operationen	Ableitungen	Lage	Zweck	Dauer
Subpelvine Stenose unterhalb des Nierenbeckens besteht eine Verengung, die zu einem erweiterten Nierenbecken durch Urinstau führt	**Nierenbeckenplastik nach Anderson-Hynes** es erfolgt eine Resektion der Harnleiterenge und evtl. eine Verkleinerung des erweiterten Nierenbeckens	Pyelostomie Harnleitersplint Blasenkatheter Wunddrainage	im Nierenbecken, führt nicht durch das Nierenparenchym im Nierenbecken und Harnleiter in der Blase, transurethral im Gewebe neben der Niere	Harnableitung Harnleiterschienung Harnableitung Ableitung von Wundsekret	abhängig von den Nierenbeckendruckwerten (s. S. 651) ca. 7–8 Tage 1 Tag ca. 2–3 Tage
Partieller Verlust der Nierenfunktion (z. B. durch Doppelniere)	**Heminephrektomie** Entfernen eines Nierenanteils und Neuimplantation des Harnleiters	Harnleitersplint Wunddrainage	s. Psoas-Hitch im Operationsgebiet neben der Blase	 Ableitung von Wundsekret	 ca. 2–3 Tage
Kompletter Verlust der Nierenfunktion (durch Nierentumor, z. B. Wilms-Tumor, Hydronephrose)	**Nephrektomie** totale Entfernung einer Niere	Wunddrainage Blasenkatheter	im Operationsgebiet in der Blase, transurethral	Ableitung von Wundsekret zur Kontrolle der Urinproduktion	ca. 2–3 Tage 1 Tag

30.3.2 Pflegebedarf einschätzen

Bei Harntransportstörungen können postoperativ folgende Pflegeprobleme auftreten:
- Schmerzen und Ängste durch postoperativen Zustand,
- vorübergehende Einschränkung der Bewegung und der Selbständigkeit durch Bettruhe,
- Verlust der Intimsphäre durch pflegerische Maßnahmen,
- Gefahr einer Harnstauung durch Verlegen oder Herausreißen der Katheter,
- Gefahr einer Wundinfektion und Wundheilungsstörung,
- Gefahr der postoperativ bedingten Kreislauflabilität, von Pneumonien und Thrombosen durch Immobilität,
- Obstipationsgefahr und evtl. Entstehung eines paralytischen Ileus bei retroperitonealen Eingriffen,
- postoperative Blutungsgefahr,
- Gefahr von Harnwegsinfektionen durch liegende Katheter,
- Langeweile durch postoperativ bedingte Bettruhe.

30.3.3 Pflegeziele und -maßnahmen

Ungehinderter Harnabfluss

Der Urinabfluss muss kontinuierlich erfolgen, um eine komplikationslose Wundheilung im Bereich von Blase, Niere und Harnleiter zu erreichen. Ein Stau kann schlimmstenfalls durch den entstehenden Druck zu einem Urinleck an den Nahtstellen führen, was eine erneute Operation nach sich ziehen würde. Ein gewissenhafter Umgang mit den Harnableitungen und eine sorgfältige Beobachtung der Urinausscheidung sind wichtige Voraussetzungen für den Operationserfolg.

Die *Drainagen* müssen auf Lageveränderungen überprüft werden. Sie dürfen sich nicht im gespannten Zustand befinden, abknicken oder durchhängen, sondern müssen locker hängend am Körper des Patienten fixiert sein. Der Sekretbeutel oder die -flasche soll am Bettgestell angehängt werden (s. Einstiegsbild, S. 644), jedoch nicht am Bettgitter, da beim Öffnen die Drainagen herausgerissen werden können. Beim Mobilisieren müssen Katheterfixationen gelöst, Beutel ohne Gefahr des Sekretrücklaufes gehalten und anschließend neu befestigt werden.

Sämtliche *Ableitungen* sollten kontinuierlich auf Durchgängigkeit beobachtet werden, um eine Verlegung der Harnableitung rechtzeitig zu erkennen. Da die Gefahr einer Nahtdehiszenz oder Harnwegsinfektion besteht, müssen Eltern und Kinder diesbezüglich informiert werden.

Die ausgeschiedenen Urinmengen können durch häufige Beutelentleerungen zuverlässig kontrolliert werden, z. B. postoperativ nach Ankunft auf der Station. Der Urin aus den verschiedenen Ableitungen, z. B. Zystostomie, linker und rechter Splint, muss getrennt gesammelt und dokumentiert werden.

Den Kindern sollte ausreichend Flüssigkeit in Form von Getränken oder über Infusion zugeführt werden, um ein gutes Durchspülen der Harnableitungen zu erreichen.

Eine *Flüssigkeitsbilanzierung* und getrennte Dokumentation der aus den verschiedenen Harnableitungen abgeflossenen Urinmengen erlauben einen Überblick über Flüssigkeitshaushalt und Harnabfluss **(Abb. 30.5)**. Regelmäßige Gewichtskontrollen, evtl. zweimal täglich bei Säuglingen, geben zusätzlich Auskunft über den Flüssigkeitshaushalt. Bei Sistieren der Harnausscheidung muss sofort eine Benachrichtigung des Arztes erfolgen, damit die Drainagen unter Umständen angespült werden können. Das Anspülen verlegter Harnableitungen erfolgt mit kleinen Mengen steriler, physiologischer NaCl-Lösung, die von selbst ablaufen und das Hindernis herausspülen. Diese Maßnahme sollte jedoch wegen der erheblichen Infektionsgefahr möglichst vermieden werden.

Drainagen zur Harnableitung werden erst vom Urologen gezogen, wenn der Harntransport gesichert ist, um einen Harnstau zu vermeiden. Aus diesem Grund wird bei einer Pyelostomie oder Nephrostomie, z. B. nach einer Nierenbeckenplastik, eine Nierenbeckendruckmessung durchgeführt (s. S. 651).

> **Merke ⋯ Sicherheit.** Sämtliche im OP erfolgten Beschriftungen der Harnableitungen dürfen auf der Station durch das Pflegepersonal nicht erneuert werden, um eine Verwechslung auszuschließen. Ein Entfernen oder Anspülen einer falschen Ableitung kann zu massiven Komplikationen führen.

Infektfreies Harnsystem

Sämtliche Drainagen müssen als ein „geschlossenes System" behandelt werden, d. h., sie sollten nicht dekonnektiert werden, da bei jeglicher Manipulation Keime verschleppt werden können **(Abb. 30.6)**. Soll-

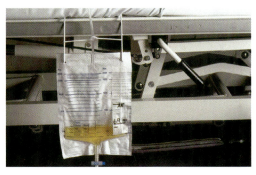

Abb. 30.5 ⋯ **Flüssigkeitsbilanzierung.** Urinmengen werden mit Strichen und Uhrzeit auf dem Beutel in festgelegten Zeitabständen markiert

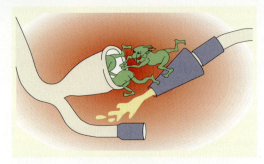

Abb. 30.6 Infektionsprophylaxe. Eine Dekonnektion von Drainagen muss wegen der Infektionsgefahr vermieden werden

te eine Dekonnektion unumgänglich sein, muss diese unter streng aseptischen Kautelen durchgeführt werden.

Weitere Maßnahmen, um eine Infektion zu vermeiden:

- Der Urin aus einem Blasenverweilkatheter wird über die Auslaufvorrichtung, die sich am Boden des Beutels befindet, entleert **(Abb. 30.7)**. Die Auslaufvorrichtung wird nach jeder Urinentleerung abgetrocknet und in der entsprechenden Vorrichtung festgeklemmt. Bei infiziertem Urin wird eine Desinfektion empfohlen, um eine Ausbreitung der Keime zu vermeiden.
- Die Gewinnung von Urinproben für bakteriologische Untersuchungen erfolgt über die speziell dafür vorhandene Latexmembran. Die Ableitung wird vorher abgeklemmt, die Latexmembran desinfiziert und die gewünschte Urinmenge mit Hilfe einer sterilen Spritze und Kanüle abgezogen **(Abb. 30.8)**.
- Ein Reflux des Urins wird vermieden, indem die Urinbeutel stets unter Blasenniveau aufgehängt oder gehalten werden. Die Verwendung eines Beutels mit Rücklaufsperre ist unbedingt notwendig, um ein Aufsteigen von Keimen zu verhindern.
- An den Drainageaustrittstellen sind von Seiten des Pflegepersonals tägliche Verbandwechsel durchzuführen, die bei Bedarf, z. B. Feuchtwerden des Verbandes, häufiger erfolgen müssen, damit eine feuchte Kammer vermieden wird. Der erste Verbandwechsel erfolgt am zweiten bis dritten postoperativen Tag stets durch den Urologen (s. S. 866).
- Regelmäßige Schnelltests auf Bakterien und Nitrit im Urin sollten nach Anordnung evtl. zweimal pro Woche erfolgen, um einen Harnwegsinfekt so schnell wie möglich erkennen zu können (s. S. 317).

Um Kreuzinfektionen zu vermeiden, wird eine räumliche Trennung von Kindern mit infizierten und nichtinfizierten Urindrainagesystemen trotz hygienischer Handhabung empfohlen.

- Die Pflege des transurethralen Blasendauerkatheters sollte zweimal, jedoch mindestens einmal täglich durchgeführt werden (s. S. 329). Es wird empfohlen, Katheter so früh wie möglich nach Anordnung zu entfernen, da sie eine Verbindung zum Körperinneren herstellen und aufgrund des Materials die Entstehung von Infektionen begünstigen.
- Eine gute Diurese durch ausreichende Flüssigkeitszufuhr beugt ebenfalls Harnwegsinfektionen vor.

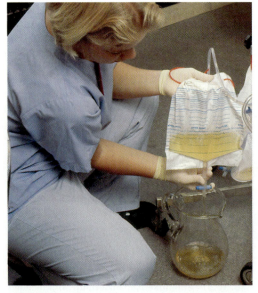

Abb. 30.7 **Ablassen des Urins.** Nach dem Ablassen des Urins wird die Auslaufvorrichtung abgetrocknet

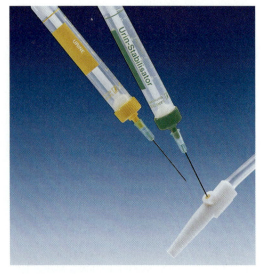

Abb. 30.8 **Urinprobe.** Entnahme des Urins über die vorher desinfizierte Latexmembran

Pflege eines Kindes mit Harntransportstörungen

⇢ Die Wahl eines Drainageschlauches mit ausreichendem Lumen und Knickfestigkeit gewährleistet eine Unterbrechung der „Harnstraße" durch flüssigkeitsfreie Luftsegmente, wodurch ein Aufsteigen der Keime vermindert wird.

> **Merke ⇢ Sicherheit.** Spülungen und Instillationen dürfen nur bei spezieller urologischer Indikation jedoch nicht zur Infektionsprophylaxe durchgeführt werden. Diese sollten bei geschlossenem System und mit Hilfe eines doppelläufigen Katheters erfolgen.

Wohlbefinden durch gute Wundheilung

Der Verbandwechsel muss unter aseptischen Bedingungen durchgeführt werden (s. S. 866).

Das Wundsekret muss bezüglich Menge und Aussehen kontrolliert und anschließend dokumentiert werden. Die Redondrainage ist regelmäßig auf ausreichenden Sog zu kontrollieren und bei Bedarf unter aseptischen Bedingungen zu wechseln (s. S. 870).

Weitere Schwerpunkte sollten die Wahrung der Intimsphäre, eine möglichst geringe Belastung des Kindes, die Motivation zur Mobilisation, Erreichung einer baldmöglichen Selbstständigkeit, Wohlbefinden und Verhütung von Sekundärerkrankungen sein. Sie können in Kap. „Präoperative und postoperative Pflege" (s. S. 848) nachgelesen werden.

30.3.4 Diagnostik

Nierenbeckendruckmessung

Die Indikation zur Nierenbeckendruckmessung ist der Ausschluss eines pathologisch erhöhten Druckes im Nierenbecken, z. B. nach einer Nierenbeckenplastik. Erst nach Vorliegen normaler Druckwerte darf die Pyelostomie oder Nephrostomie gezogen werden.

Die Druckmessung wird vom Pflegepersonal *nachts* durchgeführt, da sich die Kinder während der Messdauer, die zwei Stunden beträgt, nicht bewegen dürfen. Es ist deshalb notwendig, kleine Kinder nach Anordnung des Arztes zu sedieren und ältere Kinder und Eltern über die bevorstehende Maßnahme eingehend zu informieren.

Die Nephrostomie oder Pyelostomie wird für eine bestimmte Dauer, die nach Angabe des Arztes erfolgt, abgeklemmt. Unter sterilen Bedingungen wird ein Urinbeutel an die Nephrostomie oder Pyelostomie angeschlossen, an einer ZVD-Messleiste befestigt und so fixiert, dass sich der Nullpunkt in der Höhe der Niere des Kindes befindet **(Abb. 30.9)**. Abgelesen wird sofort nach der Nullwertbestimmung, nach der 1. und der 2. Stunde. Normale Druckwerte liegen zwischen 10–15 cm Wassersäule. Liegt die Druckmessung im erwünschten Bereich, so kann die Harn-

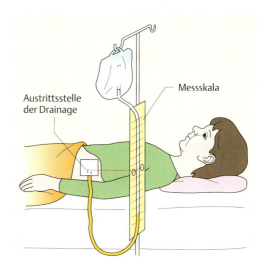

Abb. 30.9 ⇢ Nierenbeckendruckmessung. Der Nullpunkt der Messskala muss mit der Austrittsstelle der Drainage eine waagerechte Linie bilden

ableitung vom Arzt gezogen werden, nachdem die Ultraschalluntersuchung und evtl. das Ausscheidungsurogramm keine Auffälligkeiten zeigten. Kinder sollten nach dem Entfernen der Nephrostomie oder Pyelostomie noch eine weitere Nacht zur Beobachtung in der Klinik bleiben, da es häufig durch eine Reizung zu einem Fiberanstieg kommen kann.

Uroflowmetrie

Es handelt sich bei der Uroflowmetrie um eine Harnflussmessung zur Feststellung von Harnentleerungsstörungen. Während der Miktion werden die Miktionszeiten in Sekunden, das Miktionsvolumen und der maximale sowie mittlere Harnfluss pro Sekunde gemessen. Zusätzlich kann die Aktivität der Beckenbodenmuskulatur bzw. des äußeren Blasenschließmuskels mit Hilfe von kleinen auf der Haut fixierten Elektroden gemessen werden.

■ **Vorbereitung**

Die Kinder müssen vorher viel trinken, damit die Blase gefüllt ist. Ihnen sollte erklärt werden, dass die Untersuchung nicht schmerzhaft ist, sondern wie eine normale Miktion abläuft. Die Untersuchung kann beliebig oft wiederholt werden, sofern sich das Kind erst an die Untersuchungsbedingungen gewöhnen muss.

■ **Durchführung**

Die Intimsphäre sollte gewahrt werden, indem größere Kinder während des Miktionsvorganges allein gelassen werden.

Pflege von Kindern mit Störungen der Niere und des Urogenitalsystems

Miktionszystourethrogramm (MCU)

Die Untersuchung dient dem Nachweis eines vesikoureteralen Refluxes und der Darstellung der Harnröhre.

Nach suprapubischer Punktion der gefüllten Blase (s. S. 330) und Injektion eines Kontrastmittels oder durch Einbringen des Kontrastmittels über einen transurethralen Katheter werden Blase und Harnröhre mittels Röntgen-Durchleuchtung während der Miktion dargestellt. Bei einem vesikoureteralen Reflux tritt das Kontrastmittel während der Blasenfüllung oder während der Miktion in den Harnleiter über.

▪ Vorbereitung

Vor der Untersuchung muss mit Hilfe eines Schnelltests eine Harnwegsinfektion ausgeschlossen werden, um im Aufsteigen der Keime bei einem bestehenden Reflux zu vermeiden. Dem Kind werden große Trinkmengen verabreicht, um eine gefahrlose Punktion der gut gefüllten Blase zu gewährleisten. Es sollte darüber informiert werden, dass es die Blase nicht entleeren darf.

Die Eltern oder eine vertraute Pflegeperson begleitet das Kind zur Untersuchung, dabei wird es wahrheitsgemäß informiert und getröstet. Vor einer Blasenpunktion kann eine Creme mit einem Lokalanästhetikum mittels eines Pflasters auf die Haut oberhalb des Schambeines aufgebracht werden, um die Punktion möglichst schmerzfrei zu gestalten (s. S. 165).

Ausscheidungsurogramm (AUG)

Die Untersuchung wird zur Abklärung von Harnabflussstörungen, Nierenparenchymschäden und Nieren- bzw. Harnwegsfehlbildungen durchgeführt. Sie wird auch als i. v.-Urogramm oder intravenöses Pyelogramm (i. v. P.) bezeichnet, da mit Hilfe eines intravenös verabreichten nierengängigen Kontrastmittels das Nierenbecken und die ableitenden Harnwege dargestellt werden.

▪ Vorbereitung

Die Eltern müssen nach Allergien des Kindes befragt werden. Eine schriftliche Einverständniserklärung sollte eingeholt werden.

Merke ⋯⋙ Sicherheit. Durch eine Kontrastmittelunverträglichkeit kann es im schlimmsten Fall zu einem Anaphylaktischen Schock kommen.

Der Kreatininwert sollte vor der Untersuchung bestimmt werden, da die Untersuchung im Falle einer Niereninsuffizienz nicht durchgeführt werden darf. Durch eine Luftansammlung im Abdomen ist die Beurteilung eines Ausscheidungsurogramms erschwert oder unmöglich. Aus diesem Grund sind einige ernährungsbedingte Vorschriften zu beachten:

⋯⋙ Am Tag vor der Untersuchung dürfen die Kinder keine blähenden Speisen, keine Milchprodukte und Schokolade zu sich nehmen.
⋯⋙ Am Abend vorher sollte möglich keine feste Nahrung mehr gegessen, sondern nur noch Flüssiges, z. B. Suppen, aufgenommen werden.
⋯⋙ Obstipierte Kinder werden am Tag vorher auf ärztliche Anordnung medikamentös abgeführt.
⋯⋙ *Vor* dem zweiten Lebensjahr sollte die Untersuchung unmittelbar vor der nächsten Mahlzeit erfolgen, damit die Kinder nicht unnötig lange hungern müssen. Die Mahlzeit wird zur Untersuchung mitgenommen.
⋯⋙ *Ab* dem zweiten Lebensjahr ist es zu vertreten, dass die Kinder nüchtern bleiben.

MAG 3-Clearance

Bei dieser Untersuchung handelt es sich um ein Isotopen-Clearance-Verfahren zum Nachweis von Harnabfluss- und Nierenfunktionsstörungen. Es kann die Gesamtfunktion beider Nieren und nach einer Seitentrennung die Funktionsfähigkeit jeder einzelnen Niere beurteilt werden.

Nach intravenöser Gabe von radioaktiv markierten Substanzen können mit Hilfe einer Gammakamera die ableitenden Harnwege dargestellt und die Nierenfunktion durch Messen der Radioaktivität geprüft werden. Die Strahlenbelastung ist durch die kurze Halbwertzeit der Substanz mit denjenigen bei einem Ausscheidungsurogramm oder intravenösem Pyelogramm (i. v. P.) vergleichbar.

▪ Vorbereitung

Die Kinder erhalten *zwei* venöse Zugänge, da die Blutentnahme zur Ermittlung des Kontrollwertes nicht aus der Kanüle erfolgen darf, die mit dem radioaktiven Material in Berührung gekommen ist. Es könnte zu einer Verfälschung des Ergebnisses führen.

▪ Nachsorge

Das Kind sollte nach der Untersuchung viel trinken oder eine Infusion erhalten, damit das radioaktive Material schnell ausgeschieden werden kann. Auch sollten Säuglinge häufig gewickelt und die Windeln fachgerecht entsorgt werden. Es sollte auch kein Sammelurin wegen radioaktiver Strahlung durchgeführt werden.

Es muss außerdem darauf geachtet werden, dass kein Kontakt mit Schwangeren erfolgt.

Kreatinin-Clearance

Es handelt sich um eine Nierenfunktionsprüfung, die der Diagnosestellung und Verlaufskontrolle bei Nierenerkrankungen dient.

Kreatinin ist ein Abbauprodukt aus dem Muskelstoffwechsel, das nur über die Niere ausgeschieden werden kann und ebenso wie Harnstoff und Harnsäure zu den harnpflichtigen Substanzen gehört.

Bei der Kreatinin-Clearance wird das Blutvolumen bestimmt, das pro Minute vom Kreatinin gereinigt wird. Um verlässliche Werte zu vermitteln, müssen auch die Kreatininwerte im Urin ermittelt werden.

■ Durchführung

Der Urin wird über 24 Stunden gesammelt (s. S. 331). Aus ca. 5 ml der Gesamtmenge wird die Kreatinin-Clearance unter Berücksichtigung der Körpergröße und des Gewichtes bzw. der Körperoberfläche errechnet. Zusätzlich wird am Ende der Sammelperiode Blut abgenommen und aus beiden Werten die Kreatininkonzentration im Serum bestimmt.

30.4 Pflege eines Kindes mit Harnsteinerkrankung

30.4.1 Ursache und Auswirkung

Die Entstehung von Harnsteinen wird durch eine übersättigte Lösung mit Salzkristallen sowie einer organischen Substanz, die in den Nierentubuli gebildet wird und als Gerüst dient, hervorgerufen. In dieser Gerüstsubstanz lagern sich die Mineralsalze ein, sodass mikroskopisch kleine Steine entstehen, die dann durch weitere Kristallisation zu makroskopisch erkennbaren Steinen heranwachsen können (**Abb. 30.10**).

Das Ausfällen von Salzen wird von verschiedenen Faktoren begünstigt, z. B. vom Harn-pH sowie der Bildung von Substanzen, die eine Kristallisation der Mineralsalze verhindert. Prädisponierende Faktoren, die eine Harnsteinentstehung fördern, sind z. B. geringe Flüssigkeitszufuhr, mangelnde Bewegung, verstärkter Zellabbau nach zytostatischer oder Strahlentherapie, Harnwegsinfektionen, Stoffwechselstörungen sowie familiäre Disposition u. a. Aufgrund der Zusammensetzung der Harnkristalle werden folgende Steinarten unterschieden, die bei Kindern eine vorrangige Rolle spielen:

Phosphatsteine: Sie bilden sich häufig bei Vorliegen eines Harnstaues, der die Entstehung von Harnwegsinfektionen mit Steinbildung fördert.

Harnsäuresteine: Sie entstehen durch eine Übersättigung des Urins mit Harnsäurekristallen, die durch verstärkten Zellabbau nach zytostatischer und Strahlentherapie oder bei prädisponierten Neugeborenen durch vermehrten Abbau kernhaltiger Vorstufen der Erythrozyten anfallen können. Auch ein Stoffwechseldefekt kann die Ursache sein.

Kalziumoxalatsteine: Sie können durch vermehrte Kalziumfreisetzung aus dem Knochen, z. B. bei andauernder Immobilität, oder vermehrter Kalziumaufnahme aus dem Darm entstehen.

Zystinsteine: Durch eine angeborene Schädigung des Tubulusapparates ist die Rückresorption von Zystin gestört. Sie kommt selten vor.

Mögliche **Symptome** bei einer Harnsteinerkrankung sind:
- Schmerzen im Rücken, die über einen langen Zeitraum bestehen können,
- Koliken, die durch sehr starke krampfartige Schmerzen im Bereich der Nieren in Erscheinung treten und in die Flanken- und Leistengegend bis in die Genitalregion ausstrahlen können.
- Harndrang bei tief sitzenden Steinen, Dysurie und Pollakisurie,
- Mikro- und Hämaturie,
- Übelkeit, Erbrechen und evtl. Fieber.

Das Ausmaß der Schmerzen und der Harnstauung hängt von der Lokalisation, der Größe und der Wanderung der Steine ab. Nur Steine, die eine physiologische Enge passieren, z. B. vom Nierenbecken in den Ureter, führen zu einer Kolik.

Ein kleiner Stein kann spontan abgehen oder bei entsprechender Größe durch Extrakorporale Stoßwellenlithotripsie (ESWL) zertrümmert werden. Mit der Methode der ESWL können Steine berührungsfrei, d. h. durch außerhalb des Körpers erzeugte Stoßwellen im Nierenbecken oder im oberen bzw. unteren Harnleiterdrittel in kleine Steinpartikel zerlegt werden, die meist anschließend spontan abgehen.

Kontraindikationen für die ESWL sind Gerinnungsstörungen, unbehandelte Harnwegsinfektionen, Schwangerschaft und Aneurysmen. Die Durchführung bei Kleinkindern erfolgt unter Anästhesie, die je nach Alter des Kindes eine Intubationsnarkose, Peridural- oder Lokalanästhesie sein kann. Zur Vorbereitung der ESWL werden Maßnahmen wie zu einer Operation getroffen, deren Ausmaß sich nach der geplanten Anästhesie richtet.

30.4.2 Pflegebedarf einschätzen

Folgende Pflegeprobleme können bei Harnsteinerkrankungen auftreten:
- Harnwegsinfektion durch Harnstau,
- schwer beeinträchtigtes Allgemeinbefinden durch Koliken,
- Gefahr einer rezidivierenden Steinproduktion,
- Gefahr einer Schädigung des Nierenparenchyms nach ESWL.

Abb. 30.10 a – c Harnsteine. Am häufigsten sind Kalziumsteine, links ein sogenannter Korallenstein

30.4.3 Pflegeziele und -maßnahmen

Erträglicher Zustand während einer Kolik

Das Kind sollte getröstet und nicht alleine gelassen werden. Eine Wärmflasche oder ein heißes Bad können nach ärztlicher Anordnung zur Lösung der Spasmen verabreicht werden (s. S. 224). Spasmolytika und Analgetika müssen nach ärztlicher Anordnung verabreicht werden, um Krämpfe zu lösen und Schmerzen zu lindern.

Kooperation bei allen Maßnahmen

Die Kinder müssen viel trinken, da große Flüssigkeitsmengen zu einer Harnflut führen, die den Stein ausschwemmen soll. Dabei sollten die Wünsche der Kinder berücksichtigt werden. Weiterhin sollten die Kinder zur Bewegung angeregt werden, z. B. Treppenlaufen, Springen, Hüpfen, Seilspringen, um den Stein zu lockern.

Für gute Stuhlregulation muss gesorgt werden, was durch ballaststoffreiche Ernährung, Zäpfchen und Klysma u. a. erreicht werden kann (s. S. 344). Ein stark gefüllter Darm kann den Urinabfluss und den Steinabgang behindern. Jede Urinportion wird mit einem Spezialfilter gesiebt, um den Steinabgang nachzuweisen **(Abb. 30.11)**.

Erkennen einer Mitbeteiligung des Nierenparenchyms

Jede Urinportion wird nach einer ESWL makroskopisch auf Blut kontrolliert. Mit Hilfe eines Schnelltests wird der Sammelurin nach 24 Stunden auf Blut untersucht und die Urinmenge ermittelt sowie protokolliert. Insgesamt wird der Urin für zwei Tage gesammelt, um nach der ESWL die Funktion der Nieren kontrollieren zu können.

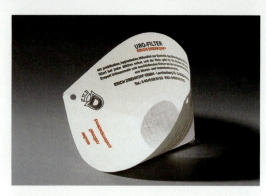

Abb. 30.11 ⇢ Urofilter. Der Urin wird gesiebt, um den Steinabgang nachzuweisen

Akzeptanz der Prophylaxe

Nachdem der Stein bzw. die Steintrümmer abgegangen sind, werden diese analysiert, damit das Kind und die Eltern über prophylaktische Maßnahmen informiert werden können.
Körperliche Betätigung. Durch regelmäßige Bewegung können kleine Harnkristalle leichter ausgeschwemmt werden.
Ernährung. Die Kost sollte ausgewogen und abwechslungsreich sein und den Eiweißbedarf abwechselnd aus Milchprodukten, Geflügel, Fisch und Fleisch decken, da übermäßiger Genuss von Milchprodukten durch den hohen Kalziumgehalt zur Steinbildung führen kann. Da adipöse Menschen eher zur Steinbildung neigen, sollten diese häufig kleine, fettarme Mahlzeiten zu sich nehmen. Auch sollte durch eine ballaststoffreiche Ernährung eine geregelte Stuhlregulierung angestrebt werden, um einen ungehinderten Urinfluss zu gewährleisten. Entsprechend der Steinzusammensetzung müssen evtl. bestimmte Nahrungsmittel gemieden werden **(Tab. 30.2)**.

Tab. 30.2 ⇢ Diätetische Richtlinien zur Steinprophylaxe

Steinarten	empfohlen	Lebensmittel eingeschränkt	muss gemieden werden
Harnsäuresteine sie lösen sich im alkalischen Urin auf	alkalisierende Getränke und Kost, z. B. Mineralwasser, Früchtetees, Gemüse, Kartoffeln, Teigwaren u. a.	Zitrusfrüchte, Spinat, Kohlgemüse, Schwarzbrot und Fleisch, sowie Fisch	purinreiche Nahrung, z. B. Niere, Leber, Sardinen und Heringe
Kalziumoxalatsteine	magnesiumhaltige Kost, z. B. Haferflocken, Reis, Teigwaren, Gemüse, Vollkornbrot	Mineralwasser, Milch und Milchprodukte, Eier und Leber, Spinat	oxalathaltige Nahrungsmittel: z. B. Rhabarber, Kakao **Vorsicht:** bei Kindern keine Kalziumeinschränkung
Phosphatsteine der Harn sollte angesäuert werden	Mineralwasser, Limonaden, Fleisch, Fisch, Reis, Brot, Eier, Vitamin C u. a.		
Zystinsteine Urin sollte alkalisch sein	Mineralwasser, Fruchtsäfte	Innereien und Fleisch u. a.	

Flüssigkeitszufuhr. Eine reichliche Flüssigkeitszufuhr bewirkt eine Harnverdünnung, die einer Steinbildung entgegenwirkt. Daher sollte das spezifische Gewicht des Urins unter 1015 liegen. Bei starkem Schwitzen sollte dieser Faktor besonders beachtet werden und stilles Wasser sowie Früchtetee *zusätzlich* getrunken werden. Mineralwasser und Obstsäfte dürfen bei bestimmten Steinleiden nur eingeschränkt getrunken werden.

Behandlung von Harnwegsinfekten. Harnwegsinfekte werden antibiotisch behandelt. Eine antibiotische Infektionsprophylaxe kann bei Magnesium-Ammonium-Phosphat-Steinen, die auch als „Infektsteine" bezeichnet werden, indiziert sein.

30.5 Pflege eines Kindes mit neurogenen Blasenentleerungsstörungen

30.5.1 Ursache und Auswirkung

Neurologische Störungen haben häufig Blasenentleerungsstörungen zur Folge, deren Ursachen angeboren, z. B. durch Fehlbildungen im Bereich des Rückenmarks (Spina bifida) hervorgerufen, oder durch erworbene Rückenmarkveränderungen entstanden sind. Das sakrale Miktionszentrum befindet sich in Höhe von S2–S4 und ist für die reflexartige Auslösung der Miktion bei einer bestimmten Blasenfüllung zuständig **(Abb. 30.12)**.

Beeinflusst wird die reflexartige Auslösung durch Kontrollzentren, die im Stammhirn und in der Hirnrinde lokalisiert sind. Eine grobe Einteilung kann dahingehend erfolgen, ob sich die Läsion oberhalb oder unterhalb des Miktionszentrums befindet.

Eine Läsion *oberhalb* des sakralen Miktionszentrums führt zu einer „spastischen Blase": Die Blasenfunktion wird über den sakralen Reflexbogen gesteuert, der unbeeinträchtigt ist, jedoch eine willkürliche Beeinflussung der Miktion unmöglich macht.

Bei Läsionen *unterhalb* von S2–S4 kommt es zu einer schlaffen Blasenlähmung, da der Reflexbogen unterbrochen ist. Je nach Lokalisation der neurologischen Läsion können unterschiedliche Blasentypen, z. B. Reflex-, Durchlauf- und Überlaufblase entstehen, die sehr individuelle Probleme für das Kind mit sich bringen können.

Symptome der neurogenen Blasenentleerungsstörungen sind: Harninkontinenz, veränderter Harngeruch u. a. infolge einer Harnwegsinfektion (s. S. 317).

30.5.2 Pflegebedarf einschätzen

Es können sich folgende Pflegeprobleme ergeben:
- beeinträchtigtes Wohlbefinden durch Harn- und Stuhlinkontinenz,
- entzündlich veränderte Haut im Genitalbereich durch Harn und Stuhl,
- Einschränkung der Selbständigkeit bei Nichtbeherrschen des Selbstkatheterismus,
- häufige Harnwegsinfektionen durch Restharn,
- Gefahr einer Nierenfunktionsstörung bzw. -verlust, durch Parenchymschäden.

30.5.3 Pflegeziele und -maßnahmen

Intakte Haut

Die nachfolgend aufgeführten Pflegemaßnahmen tragen zum Erhalt einer intakten Haut bei:
- Die Haut der Kinder muss sauber und trocken gehalten werden. Daher ist es notwendig, dass sie häufig mit frischen Windeln oder Vorlagen versorgt oder Hilfestellungen zur Selbstversorgung erhalten (s. S. 321).
- Eine sorgfältige Dekubitusprophylaxe durch Druckminderung ist unbedingt durchzuführen, da die Kinder durch ihre Innervationsstörung nicht nur in ihrer Bewegung gestört sind, sondern zusätzlich eine verminderte Hautdurchblutung sowie Sensibilitätsstörung aufweisen (s. S. 369).

> **Merke ⋯ Allergie.** Zum regelmäßigen Katheterisieren sollte latexfreies Material benutzt werden, da es durch den ständigen Kontakt zum Entstehen einer gefährlichen Latex-Allergie kommen kann. Eltern sollten diesbezüglich vom Pflegepersonal beraten werden.

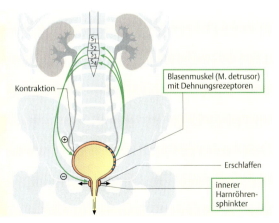

Abb. 30.12 ⋯ **Sakrales Miktionszentrum.** Es befindet sich im Bereich S2–S4. Läsionen oberhalb führen zur spastischen und unterhalb zur Durchlaufblase.

Restharnfreie Blase

Die restharnfreie Blase kann durch folgendes Vorgehen erreicht werden:
- Das Ausbilden einer Reflexblase kann evtl. durch regelmäßiges Triggern, d. h. durch leichtes Beklopfen mit den Fingerspitzen im Bereich der Blase während des Wickelns erreicht werden. Diese Maßnahme ist jedoch nur bei einem sehr geringen Anteil der Kinder wirksam und sollte frühzeitig für mehrere Monate durchgeführt werden, um ggf. zu einem Erfolg zu führen. Sobald Urin fließt, kann das Triggern unterbrochen werden. Nach dem Versiegen des Harnflusses kann nach einer Erholungszeit von ca. 10 Sekunden erneut getriggert werden. Auf diese Weise ist es möglich, die Blase in Abständen restharnfrei zu entleeren.
- Die Kinder lernen in der Klinik unter Anleitung, sich regelmäßig selbst zu katheterisieren, sofern sich keine Reflexblase ausbilden lässt oder Restharn in der Blase zurückbleibt (intermittierendes Katheterisieren, s. S. 327).
- Erfolgt die Blasenentleerung über eine Zystostomie oder suprapubische Harnableitung, so muss diese fachgerecht versorgt werden, um Harnwegsinfektionen vorzubeugen (s. S. 331).
Medikamente, z. B. Dridase, zur Herabsetzung des Blaseninnendruckes, werden nach ärztlicher Anordnung verabreicht.

> **Merke ⇢ Sicherheit.** In der Regel darf die Blase nicht mit dem Credé-Handgriff ausgedrückt werden, da dies zu einer Steigerung des Blaseninnendruckes und somit zu einem vesikoureteralen Reflux führen kann.

Förderung der Selbständigkeit

Die Unabhängigkeit von fremder Hilfe ist für die Kinder und Jugendlichen ein wichtiger Faktor, um ein Selbstwertgefühl entwickeln zu können. Außerdem werden dadurch soziale Kontakte, Freizeitgestaltung, Schulbesuche und eine berufliche Ausbildung erleichtert.

Die Kinder und Jugendlichen sollten so weit wie möglich mit viel Geduld und Einfühlungsvermögen zur Selbständigkeit angeregt und zum Selbstkatheterismus gut angeleitet werden, damit sie von fremder Hilfe weitgehend unabhängig bleiben (s. S. 327). Bei den täglichen Verrichtungen erhalten sie deshalb nur so viel Hilfe, wie sie unbedingt benötigen und vom Pflegepersonal genügend Zeit für die selbständige Durchführung.

Das Katheterisieren ist für viele Rollstuhlpatienten eine sehr mühsame und teilweise nicht selbständig durchzuführende Tätigkeit. Durch eine Operation kann eine *inkontinente* Harnableitung z. B. mit Hilfe eines Kolon-Conduits geschaffen werden.

Aber auch der Zustand der Inkontinenz ist für viele Patienten mit neurogenen Blasenentleerungsstörungen sehr belastend, sodass durch eine Operation eine *kontinente* Harnableitung, z. B. mittels eines MAINZ-Pouch I, geschaffen werden kann, so weit die Voraussetzungen dafür vorhanden sind.

30.6 Pflege eines Kindes mit Kolon-Conduit

30.6.1 Funktion

Es handelt sich beim Kolon-Conduit um eine inkontinente Harnableitung, die meist vorübergehend durch Operation angelegt wird. Dafür wird ein ausgeschaltetes Dickdarmsegment gewählt, in das die Ureter antirefluxiv implantiert werden, um Harnwegsinfekte weitgehend zu vermeiden. Dieses Dickdarmsegment wird in Form eines Stomas nach außen geleitet, an der Bauchhaut fixiert **(Abb. 30.13)** und der auslaufende Urin mit dem Beutel aufgefangen **(Tab. 30.3)**.

> **Merke ⇢ Information.** Ein Conduit ist kein Urinreservoir, sondern hat lediglich Transportfunktion.

30.6.2 Pflegebedarf einschätzen

Präoperativ kann es zu folgenden Pflegeproblemen kommen:
- Gefahr von Kreislaufstörungen und Entgleisungen des Elektrolyt- und Wasserhaushaltes durch orthograde Darmspülung, die zur präoperativen Darmreinigung erfolgt (s. S. 348 f),

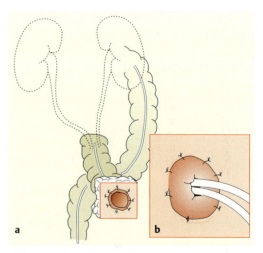

Abb. 30.13 ⇢ Kolon-Conduit-Verfahren
a Kolon-Conduit
b Stoma mit rechtem und linkem Harnleitersplint

Pflege eines Kindes mit Kolon-Conduit

Tab. 30.3 → Drainagen bei Kolon-Conduit

Drainagen	Lage	Zweck	Dauer
Magenablaufsonde	im Magen	Entlastung des Magen-Darm-Trakts	ca. 4–5 Tage, abhängig von der Magensaftmenge
2 Harnleitersplints	in den Harnleitern, werden aus dem Stoma herausgeleitet	Schienung der implantierten Harnleiter und Ableitung des Harns	ca. 10–11 Tage
Wunddrainage	im Operationsgebiet	Ableitung des Wundsekretes	ca. 2–3 Tage

- Aspirationsgefahr durch Erbrechen während der orthograden Darmspülung,
- Verlust der Intimsphäre durch flüssige Stuhlausscheidung,
- Angst vor unbekannten Untersuchungen und neuer Lebenssituation.

Postoperativ ist das Auftreten von diesen Pflegeproblemen möglich:
- Gefahr von Durchblutungsstörungen im Bereich des Stomas,
- Gefahr von Wundheilungsstörungen,
- Gefahr der Hautreizung und -mazeration durch Urin,
- Infektionsgefahr durch Drainagen und Urinableitungen,
- Gefahr einer Verlegung der Harnableitungen,
- Minderwertigkeitsgefühle durch Inkontinenz und gestörtes Körperbild,
- Ablehnung der inkontinenten Harnableitung,
- Langeweile durch postoperativ bedingte Bettruhe.

Darüber hinaus können die allgemeinen prä- und postoperativen Pflegeprobleme bestehen (s. S. 848 f).

30.6.3 Präoperative Pflegeziele und -maßnahmen

Komplikationsfreier Verlauf

Für die angeordneten Untersuchungen: intravenöses Pyelogramm (i. v. P.), MCU, MAG 3-Clearance müssen die Kinder vorbereitet werden (s. S. 652).

Ein zentraler Venenkatheter wird ca. ein bis zwei Tage vor der Operation gelegt, um die Kinder perioperativ parenteral zu ernähren und einen Zugang für die notwendigen Blutkontrollen und Messung des zentralen Venendruckes zu haben.

Alle notwendigen Kontrollen vor, während und nach der orthograden Darmspülung müssen durchgeführt werden (s. S. 349). Die Stomatherapeutin sollte hinzugezogen werden, damit die ideale Stomaanlage gemeinsam mit dem Kind und den Eltern gefunden und anschließend eingezeichnet werden kann. Das Stoma sollte sich nicht im Bereich von Knochenvorsprüngen, bestehenden Narben oder in der Taille befinden, da an diesen Stellen die Hautschutzplatten nicht gut haften.

Die Antibiotika werden nach AVO in der Regel unmittelbar präoperativ verabreicht.

Gute Wundheilung

Durch die nachfolgend aufgeführten Maßnahmen kann die Wundheilung unterstützt werden:
- Leichte Kost in Form von Suppen und Kartoffelbrei u. a. wird ca. drei bis vier Tage vor der Operation verabreicht. Milchprodukte führen zu Ablagerungen auf der Darmschleimhaut, daher sollten sie nicht aufgenommen werden.
- Ein Klysma oder ein hoher Einlauf werden ca. zwei bis drei Tage vor der Operation auf Anordnung durchgeführt (s. S. 347) und Abführmittel, nach Alter und Gewicht berechnet, verabreicht.
- Eine orthograde Darmspülung wird bei dem Kind in der Regel zwei Tage vor der Operation durchgeführt (s. S. 348). Anschließend erhalten die Kinder Getränke und dünne Suppen, jedoch keine Milchprodukte.

Diese Maßnahmen sind notwendig, um den Darm so optimal wie möglich für die Operation vorzubereiten, d. h. ihn zu säubern. Kind und Eltern sollten für die unangenehme und anstrengende Darmspülung durch gute Information zur Kooperation motiviert werden.

Darüber hinaus müssen alle allgemeinen präoperativen Maßnahmen erfolgen (s. S. 849).

30.6.4 Postoperative Pflegeziele und -maßnahmen

Gut durchblutete Schleimhaut

Die regelmäßige Kontrolle der Schleimhaut im Bereich des Stomas ist sehr wichtig, da eine blasse oder bläuliche Verfärbung auf eine Minderdurchblutung hinweist.

Intakte Haut im Bereich des Stomas

Die ideale Anlage eines Stomas ist eine sehr wichtige Voraussetzung für die Hautpflege. Das Stoma sollte ca. 1,5 cm über dem Hautniveau hervorstehen, damit der Urin über die Hautschutzplatte in den Beutel fließen kann und somit ein Kontakt mit der Haut vermieden wird.

Es sollte stets eine Hautschutzplatte verwendet werden. Die Anbringung bei einem Conduit ist häufig sehr schwierig, da ständig Urin produziert wird, der kontinuierlich aus dem Stoma läuft. Es haben sich folgende Maßnahmen bewährt:
- Hautschutzplatte **vor** einer Flüssigkeitsaufnahme, z. B. Frühstück, auf die Haut kleben,
- vor dem Ankleben der Hautschutzplatte das Kind bitten, einzuatmen und die Luft kurz anzuhalten,
- einen kleinen Tupfer auf das Stoma zu legen.

Sicherheit und Wohlbefinden

Zur Erreichung des Zieles sollten die nachfolgend aufgeführten Pflegemaßnahmen Beachtung finden:
- Die Versorgung der Laparotomiewunde muss fachgerecht durchgeführt werden (s. S. 863 f). Es müssen Urostomiebeutel mit Rücklaufsperre verwendet und alle hygienischen Regeln im Umgang mit Harnableitungen beachtet werden (s. S. 649 f).
- Eine Kontrolle der Harnableitungen (Splints), die *sofort* nach der Operation Urin fördern müssen, ist gewissenhaft durchzuführen. Außerdem wird nach der ärztlichen Anordnung eine Flüssigkeitsbilanz durchgeführt.
- Eine Stenose im Bereich des Stomas muss so rechtzeitig wie möglich erkannt werden, da ein Urinstau zu Infektionen und Veränderungen im Bereich der Niere führen würde.
- Ein intraoperativ eingelegtes Darmrohr wird für ca. drei bis fünf Tage belassen, damit Darmgase entweichen können.
- Parenterale Ernährung muss für ca. fünf bis sechs Tage auf ärztliche Anordnung erfolgen. Nachdem abgeführt wurde, kann ein langsamer Nahrungsaufbau mit anfangs schluckweise Tee und im weiteren Verlauf, sofern dieser gut vertragen wurde, mit Zwieback und trockenem Weißbrot beginnen. Danach kann Weißbrot mit dünn bestrichener Butter, Kartoffelbrei und Soße u. Ä. den Kindern angeboten werden.
- Die Magenablaufsonde wird anfangs zur Entlastung tief und nach Rückgang des Magensekretablaufes höher gehängt. Bei guter Toleranz kann die Magenablaufsonde im geschlossenen Zustand nach Anordnung gezogen werden.

Darüber hinaus müssen alle notwendigen allgemeinen postoperativen Überwachungs- und Pflegemaßnahmen durchgeführt werden (s. S. 854 f).

Gestärktes Selbstvertrauen

Sehr wichtig ist es, die Selbständigkeit der Kinder zu fördern, damit sie ihre Harnableitung akzeptieren und ihrem verändertem Zustand positiv gegenüberstehen. Eine Grundvoraussetzung ist die gute Anleitung der Kinder bzw. der Eltern durch das Pflegepersonal oder die Stomatherapeutin, damit sie so bald wie möglich die Beutelversorgung selbständig durchführen können.

30.7 Pflege eines Kindes mit MAINZ-Pouch I

30.7.1 Funktion des MAINZ-Pouch I

Es handelt sich bei dem MAINZ-Pouch I um eine permanente Harnableitung, bei der eine Kontinenz besteht. Der Begriff setzt sich aus „**M**ixed" = gemischt, „**A**ugmentation" = plastisch-operative Vergrößerung eines Körperorgans, **I**leum un**d Z**ökum zusammen. Diese Form der Harnableitung wird auch als Ileozökal-Pouch bezeichnet.

Mit Hilfe von ausgeschalteten, jedoch mit Blut versorgten Dick- und Dünndarmanteilen wird eine Ersatzblase mit hoher Kapazität, niedrigem Druck und zuverlässiger Kontinenz geschaffen. Das Pouch-Stoma wird im Bereich des Nabels herausgeleitet, bleibt also unsichtbar **(Abb. 30.14)**.

Die Pouch-Kapazität beträgt ähnlich wie die der Blase ca. 300–700 ml. Die Kontinenz ist ein großer Gewinn für den Patienten, jedoch müssen sie in der Lage sein, die Ersatzblase regelmäßig zu katheterisieren, um Komplikationen zu vermeiden **(Tab. 30.4** und **Abb. 30.15)**.

30.7.2 Pflegebedarf einschätzen

Postoperativ können infolge eines MAINZ-Pouch I folgende Pflegeprobleme auftreten:
- Neigung zu Bauchschmerzen durch den gefüllten Pouch,

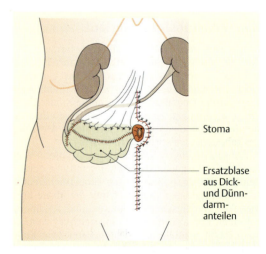

Abb. 30.14 ⇢ **MAINZ-Pouch I.** Das Stoma befindet sich im Bereich des Nabels

Pflege eines Kindes mit MAINZ-Pouch I

Tab. 30.4 Drainagen beim MAINZ-Pouch I

Drainagen	Lage	Zweck	Dauer
Magenablaufsonde oder Gastrostomie	Fistel, die über die Haut direkt in den Magen führt	Entlastung des Magen-Darm-Trakts	ca. 4–5 Tage
2 Harnleitersplints	in jedem Harnleiter, werden neben dem Pouch-Stoma herausgeleitet	Schienung der implantierten Harnleiter, Gewährleistung eines Abflusses	ca. 11–12 Tage
Pouchostomie	im Pouch, wird über die Bauchhaut herausgeleitet	Ableitung des Harns, dient der Sicherheit, falls Pouch-Katheter nicht fördert	bleibt zur Sicherheit liegen, bis das Katheterisieren beherrscht wird
Pouch-Katheter	im Pouch, wird über das Stoma herausgeleitet	Ableitung des Harns	ca. 4 Wochen, danach wird das Katheterisieren erlernt
Darmrohr	im Anus, wird mit Nähten fixiert	Entlastung des Darms	ca. 3–5 Tage
2 Wunddrainagen	im Operationsgebiet	zur Wundheilung	ca. 2–3 Tage

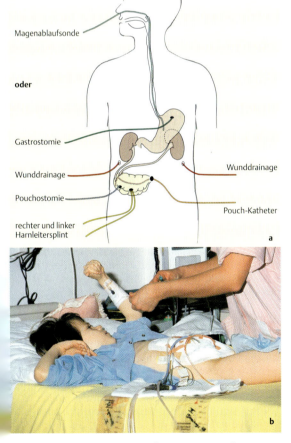

Abb. 30.15 Drainagen bei MAINZ-Pouch I.
a Lage der intraoperativ gelegten Drainagen
b Drainagen während des postoperativen Zustandes

- Gefahr einer Verlegung der Harnableitungen,
- Infektionsgefahr und evtl. Wundheilungsstörung,
- Gefahr einer Nahtdehiszenz im Bereich des Pouches durch seltenes Katheterisieren,
- Gefahr einer Azidose durch Resorption von Wasserstoffionen aus dem Urin.

Darüber hinaus können die allgemeinen prä- und postoperativen Pflegeprobleme bestehen.

30.7.3 Pflegeziele und -maßnahmen

Die prä- und postoperativen Pflegeziele und -maßnahmen sind im Wesentlichen die gleichen wie beim Kolon-Conduit, da auch hier Darmanteile für die Harnableitung benötigt werden. Folgende spezielle postoperative Pflegeziele und -maßnahmen finden beim MAINZ-Pouch I Anwendung.

Gute Wundheilung

Der Pouch-Katheter muss regelmäßig alle acht Stunden, d. h. dreimal täglich mit anfangs ca. 5 bis 20 ml, später 20 bis 60 ml NaCl 0,9 % oder einer speziellen Spülflüssigkeit gespült werden, da der Pouch aus Darmanteilen geschaffen wurde, die zu einer Schleimproduktion und somit zu einem Verstopfen der Harnableitungen führen können. Um dieses zu vermeiden, muss Folgendes beachtet werden:

Die Spülflüssigkeit wird in den Pouch instilliert und soll von selbst wieder abfließen. Innerhalb der ersten 48 Stunden postoperativ darf er nicht angespült werden, damit eine Nahtdehiszenz im Bereich des Pouches vermieden wird. Später sollte nach Bedarf und Anordnung das Spülen des Pouch-Katheters erfolgen, z. B. zweistündlich bei Bauchschmerzen, da diese durch den vollen Pouch verursacht werden können. Das Kind lernt zu unterscheiden, ob die Schmerzen durch die volle Ersatzblase oder durch andere Ursachen hervorgerufen werden.

Reichlich zugeführte Flüssigkeit gewährleistet eine Durchgängigkeit aller Harnableitungen.

Der Pouch muss in regelmäßigen Abständen über das Pouch-Stoma katheterisiert werden, da ganz besonders im ersten Halbjahr die Gefahr einer Nahtdehiszenz, d.h. einem Auseinanderweichen der Naht, besteht. Die Kinder müssen diesbezüglich gut geschult und informiert werden.

Nachdem der Pouch-Katheter gezogen wurde, werden die Kinder angeleitet, sich regelmäßig zu katheterisieren. Bei kleinen Kindern dauert das Beherrschen der Technik eine Weile, sodass anfangs die Mütter das Katheterisieren des Pouches übernehmen **(Abb. 30.16)**. Die Pouchostomie verbleibt aus Sicherheitsgründen im abgeklemmten Zustand liegen und kann nach erfolgreichem Katheterisieren gezogen werden. Die Kinder und Eltern werden darüber informiert, dass das Katheterisieren wegen der Schleimproduktion mit einem weitlumigen Katheter und in bestimmten zeitlichen Intervallen erfolgen muss. Die Durchführung braucht nicht unter sterilen Bedingungen zu erfolgen, sondern es genügt, sich vorher die Hände gründlich zu waschen und ggf. zu desinfizieren.

Das Katheterisieren muss anfangs zweistündlich, später alle drei bis vier Stunden, u.U. auch nachts, durchgeführt werden. Die Kinder sollten sich dafür evtl. einen Wecker stellen. Um ihnen jedoch einen annähernd ungestörten Nachtschlaf zu ermöglichen, kann abends die Flüssigkeitsmenge eingeschränkt und der Pouch möglichst spät katheterisiert werden.

Die Kinder sollten tagsüber reichlich trinken, damit die Ersatzblase kontinuierlich gut durchgespült wird, da die Gefahr von Pouch-Steinen gegeben ist. Es ist wichtig, die Kinder diesbezüglich zu informieren und zu motivieren und die Trinkmengen anfangs durch die Kinder notieren zu lassen. Zusätzlich müssen vom Pflegepersonal die Ausscheidungsmengen notiert werden. Zur Vermeidung von Pouch-Steinen sollte der Pouch über das Pouch-Stoma mit Hilfe eines Spezialapplikators gefüllt mit einer Spülflüssigkeit (60 ml NaCl 0,9%) in regelmäßigen Abständen gespült werden.

Sicherheit und Wohlbefinden

Die Kinder bekommen einen Pass, der sie als Pouch-Träger ausweist, da im Zustand der Bewusstlosigkeit die Gefahr besteht, dass durch das Unterlassen des Katheterisierens ein gefährlicher Harnstau entsteht. Bei Notfalloperationen im Bereich des Abdomens ist die Gefahr der Eröffnung des Pouches gegeben, wenn der Operateur über das Vorhandensein einer Ersatzblase nicht informiert ist.

Die Eltern und Kinder müssen darüber aufgeklärt werden, regelmäßig den Säure-Basen-Haushalt kontrollieren zu lassen. Darmschleimhaut hat die Aufgabe, Wasser, Elektrolyte u.a. zu resorbieren, sodass Wasserstoffionen aufgenommen werden, die zu einer Azidose führen können. Mit Hilfe alkalischer Substanzen, z.B. Natriumbikarbonat, kann in diesem Fall eine Korrektur erfolgen.

30.8 Pflege eines Kindes mit Sigma-Rektum-Pouch (MAINZ-Pouch II)

30.8.1 Funktion des Mainz-Pouch II

Der Sigma-Rektum-Pouch ist eine modifizierte Form der Harnleiter-Darmimplantation und wird auch als MAINZ-Pouch II bezeichnet. Aus dem Rektosigmoid wird eine Tasche gebildet, in die die Harnleiter antirefluxiv implantiert werden, wodurch aufsteigende Harnwegsinfektionen weitgehend verhindert werden können. Stuhl und Urin werden gemeinsam über den Anus entleert. Voraussetzung für diese Methode ist ein positiver „Halteversuch", bei dem die Kinder einen rektalen Einlauf von ca. 150–500 ml NaCl 0,9% über mindestens drei Stunden halten müssen. Die Funktion des Sphinkters kann durch eine Rektomanometrie kontrolliert werden.

Diese Form der permanenten Harnableitung kann bei neurogenen Blasenentleerungsstörungen nicht gewählt werden, da bei diesen Kindern der anale Sphinkter mitbetroffen ist.

Drainagen bei Sigma-Rektum-Pouch:
- Magenablaufsonde oder evtl. Gastrostomie,
- zwei Harnleitersplints, die peranal mit dem Darmrohr liegen und am 8. bis 10. Tag gezogen werden,

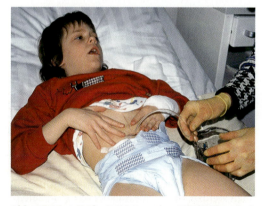

Abb. 30.16 **Katheterisieren des MAINZ-Pouch I.** Das Katheterisieren des Pouches übernehmen anfangs die Mütter bis die Kinder die Technik beherrschen

⇢ Wunddrainagen leiten Blut und Gewebsflüssigkeit ab.
Die Pflegeziele und Pflegemaßnahmen sind im Wesentlichen wie beim MAINZ-Pouch I. Ein Katheterisieren entfällt, da Urin und Stuhl gemeinsam über den analen Sphinkter willkürlich entleert werden.

Merke ⇢ Prävention. Wichtig ist, dass sich die Kinder regelmäßig einer Rektoskopie unterziehen, da Harnleiter-Darmimplantationen das Risiko der Entstehung eines Karzinoms statistisch erhöhen.

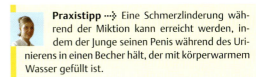
Praxistipp ⇢ Eine Schmerzlinderung während der Miktion kann erreicht werden, indem der Junge seinen Penis während des Urinierens in einen Becher hält, der mit körperwarmem Wasser gefüllt ist.

30.9 Pflege eines Jungen mit Balanitis

30.9.1 Ursache und Auswirkung

Es liegt eine Entzündung der Glans penis vor, die meist mit einer Beteiligung der Vorhaut einhergeht. Ursachen dafür können das Vorliegen einer Phimose oder mangelnde Intimtoilette sein.
   Symptome einer Balanitis sind:
⇢ Rötung und Schwellung der Vorhaut, evtl. auch Eiterabsonderung,
⇢ Schmerzäußerungen bei der Harnentleerung,
⇢ Harnverhalt.

30.9.2 Pflegebedarf einschätzen

Folgende Probleme können auftreten: beeinträchtigtes Allgemeinbefinden durch Schmerzen, Gefahr eines Harnstaues durch schmerzbedingten Harnverhalt und Einschränkung der Intimsphäre.

30.9.3 Pflegeziele und -maßnahmen

Intakte Haut und Schleimhaut

Sitzbäder oder Abspülungen mit Kamillenzusatz können angeordnet werden (s. S. 225). Feuchte Umschläge auf das Präputium mit entzündungshemmenden und desinfizierenden Lösungen und Zusätzen fördern den Heilungsprozess. Die Kompressen können mit Netzhosen oder Windeln fixiert werden.

Weitgehende Schmerzfreiheit

Eine Reifenbahre im Bett verhindert Schmerzen durch den Druck der Bettdecke. Außerdem sollten die Jungen lockere Kleidung tragen.

30.10 Pflege eines Mädchens mit Vulvovaginitis

30.10.1 Ursache und Auswirkung

Bei der Vulvovaginitis handelt es sich um eine Entzündung der Scheide und des Scheidenvorhofes, die durch Bakterien, Viren, Pilze, Protozoen oder Wurmeier hervorgerufen wird. Die Ursachen können vielfältig sein und müssen sorgfältig abgeklärt werden.
   Mögliche **Symptome** sind:
⇢ seröser oder eitriger Fluor je nach Keimbesiedlung, Juckreiz,
⇢ starke Rötung im Bereich des Genitale.

30.10.2 Pflegebedarf einschätzen

Bei einer Vulvovaginitis können sich folgende Pflegeprobleme ergeben:
⇢ Schmerzen beim Wasserlassen,
⇢ beeinträchtigtes Allgemeinbefinden durch Juckreiz,
⇢ Gefahr einer Infektionsausbreitung,
⇢ vorübergehender Verlust der Intimsphäre durch Untersuchungen und therapeutische Maßnahmen.

30.10.3 Pflegeziele und -maßnahmen

Physiologisches Scheidenmilieu

Gute Information und Anleitung bezüglich Hygienemaßnahmen sollte von Seiten des Pflegepersonals erfolgen.
   Ein Vaginalabstrich zum Erregernachweis wird nach ärztlicher Anordnung abgenommen und ins Labor weitergeleitet.
   Sitzbäder mit z. B. Kaliumpermanganat, Kamillosan- oder Betaisadona-Lösung, die entzündungshemmende oder antiseptische Wirkungen haben, werden nach ärztlicher Anweisung durchgeführt. Vaginalzäpfchen werden nach ärztlicher Anordnung unter Beachtung des Schamgefühls verabreicht bzw. selbst eingeführt.

30.11 Pflege eines Jungen mit Phimose

30.11.1 Ursache und Auswirkung

Bei einer Phimose liegt eine Verengung der Vorhaut vor, die angeboren oder erworben sein kann. Unbehandelt führt sie häufig zu einer Balanitis oder einer Paraphimose. Bis etwa zum zweiten Lebensjahr ist sie physiologisch, daher müssen Manipulationen jeglicher Art unterbleiben, da diese zu Einrissen und Vernarbungen führen können.
Symptome sind:
- rüsselförmige Vorhaut, die sich nicht zurückstreifen lässt,
- Vorhaut bläht sich während der Miktion ballonförmig auf **(Abb. 30.17)**,
- stark abgeschwächter Harnstrahl während der Miktion,
- Harnverhaltung bei Verlegung der Präputialöffnung,
- Entzündungszeichen bei Vorliegen einer Balanitis.

Zur Beseitigung der Phimose wird eine Zirkumzision, d.h. eine Beschneidung der Vorhaut, durchgeführt **(Abb. 30.18)**. Eine zusätzliche Enge der Harnröhrenmündung, die als Meatusstenose bezeichnet wird, kann durch eine Meatotomie, d.h. eine operative Erweiterung der Harnröhrenmündung, behoben werden.

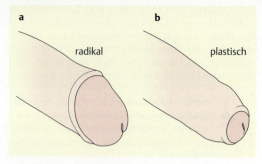

Abb. 30.18 Zustand nach Zirkumzision.
a Radikale Zirkumzision
b Plastische Zirkumzision

30.11.2 Pflegebedarf einschätzen

Es können folgende Pflegeprobleme bei einer Phimose auftreten:
- Beeinträchtigung des Allgemeinzustandes durch postoperative Schmerzen und Schwellung im Bereich der Eichel,
- Gefahr eines Harnstaues durch Harnverhalt.

30.11.3 Pflegeziele und -maßnahmen

Schnelle Wundheilung

Salbenauflagen auf die Glans beugen Verklebungen mit dem Verband vor. Sie können mit Hilfe von Netzhosen fixiert werden. Kühle Bäder mit medizinischen Zusätzen, z. B. Betaisodona, Kamillosan und Rivanol, können mit Hilfe kleiner Becher durchgeführt werden. Nach Anordnung des Arztes können Sitzbäder mit Kamillenzusatz bereits am ersten postoperativen Tag erfolgen.

Der Penis ist hinsichtlich einer evtl. Schwellung und dem Verlauf der Wundheilung gut zu beobachten.

Schmerzverringerung und erfolgreiche Miktion

Das Einsetzen und die Häufigkeit der Miktion muss sorgfältig beobachtet werden, da durch Angst vor Schmerzen der Harndrang häufig unterdrückt wird. Mit viel Geduld sollten die Jungen zur Miktion motiviert werden. Sie werden aufgefordert, viel zu trinken, da ein weniger konzentrierter Urin nicht so stark brennt. Außerdem sollten keine Zitrusgetränke angeboten und beengende Kleidung vermieden werden.

Auf die Wundränder kann ein anästhesierendes Gleitmittel, z.B. Instillagel, aufgetragen werden. Nach Anordnung sind bei Bedarf Schmerzmittel zu verabreichen.

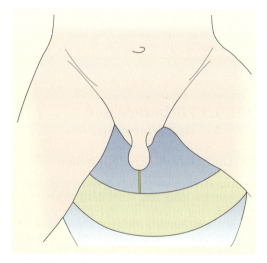

Abb. 30.17 **Phimose.** Vorhaut bläht sich während der Miktion ballonartig auf

Verhinderung einer Paraphimose

Eine Paraphimose ist eine Komplikation, die durch die Einschnürung der zu engen phimotischen Vorhaut des Penis hinter den Eichelkranz entsteht. Der entstandene Schnürring führt zu Durchblutungsstörungen, indem der venöse Rückfluss behindert ist, jedoch der arterielle Zufluss erhalten bleibt.

Der Zustand der Paraphimose kann während der Pflegemaßnahmen hervorgerufen werden, indem die zurückgeschobene Vorhaut nach der Intimtoilette nicht wieder über die Eichel zurückgeführt werden kann. Durch den sofort benachrichtigten Urologen muss eine vorsichtige manuelle Reposition oder Durchtrennung des Schnürrings sowie sofortige Zirkumzision erfolgen.

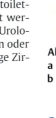
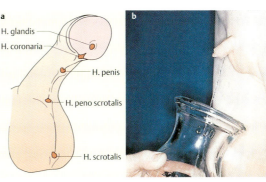

Abb. 30.19 ⇢ **Hypospadie.**
a verschiedene Hypospadieformen
b Urinaustritt aus der Unterseite des Penis

30.12 Pflege eines Jungen mit Fehlbildung der Harnröhre

30.12.1 Ursache und Auswirkung

In der Embryonalperiode entwickelt sich aus der Urethralrinne die Urethra. Durch eine Entwicklungshemmung kommt es zu einer Fehlmündung der Urethra, die sich meist auf der Unter-, aber auch in seltenen Fällen auf der Oberseite des Penis befinden kann.

Epispadie. Hierbei mündet die Harnröhre auf der Penisoberseite. Sie tritt nur selten auf. Die Epispadie kann unterschiedlich lokalisiert sein und sowohl isoliert als auch in Verbindung mit einer Blasenekstrophie auftreten. Je nach Lokalisation der Harnröhrenmündung kann sie mit einer Harninkontinenz einhergehen. Bei weniger ausgeprägter Form treten die gleichen Probleme wie bei der Hypospadie auf.

Hypospadie. Darunter versteht man die Fehlmündung der Harnröhre an der Penisunterseite. Entsprechend der Lokalisation wird sie in verschiedene Formen eingeteilt, die durch unterschiedliche Schweregrade gekennzeichnet sind **(Abb. 30.19 a)**. Bei den leichten Formen der Hypospadie, sofern keine Gliedkrümmung besteht, bedeutet eine Operation lediglich eine kosmetische Korrektur, da Harn- und Samenentleerung in der Regel nicht gestört sind. Eine Operation im Bereich der Harnröhre birgt die Gefahr von Fisteln und Vernarbungen, sodass sie nur bei funktionellen Formen, d. h. bei Gliedkrümmung oder Harnentleerungsstörung erfolgen sollte.

Symptome einer Fehlbildung sind:
⇢ Vorhautschürze und abgelenkter Harnstrahl **(Abb. 30.19 b)**,
⇢ bei ausgeprägten Formen kommt es zu einer Krümmung des Penis bei Erektionen.

30.12.2 Pflegebedarf einschätzen

Bei einer Fehlbildung der Harnröhre können diese Pflegeprobleme auftreten:
⇢ Minderwertigkeitsgefühl durch abgelenkten Harnstrahl,
⇢ Ängste der Eltern bezüglich Fertilitätsstörung durch Gliedkrümmung,
⇢ Enttäuschung und Unsicherheit der Eltern,
⇢ Gefahr der postoperativen Wundheilungsstörung.

30.12.3 Präoperative Pflegeziele und -maßnahmen

Positive Einstellung der Eltern

Eine wichtige Voraussetzung ist die gute Information der Eltern durch die Ärzte bezüglich der Operationsverfahren und der zu erzielenden kosmetischen Ergebnisse sowie der emotionalen Betreuung durch das Pflegepersonal. Sie helfen den Eltern, sich mit der Fehlbildung ihres Kindes auseinanderzusetzen und ihrem Kind während der nächsten Jahre hilfreich zur Seite zu stehen.

Gute Hautdurchblutung

Die Penishaut kann zweimal täglich nach ärztlicher Anordnung mit 0,5%iger Testosteron-Creme vorbehandelt werden, damit optimale Operationsbedingungen durch Penisvergrößerung und verbesserter Durchblutung geschaffen werden. Dies sollte mindestens über einen Zeitraum von sechs Wochen geschehen. Zum Auftragen der Testosteron-Creme müssen Handschuhe getragen werden, um eine Resorption über die Haut zu vermeiden.

30.12.4 Postoperative Pflegeziele und Pflegemaßnahmen

Physiologische Durchblutung von Haut und Schleimhaut

Folgende Pflegemaßnahmen sollten postoperativ ergriffen werden:
- Die Beobachtung der Glans bezüglich der Schleimhautfarbe sollte regelmäßig erfolgen. Bei einer zyanotischen Veränderung muss der Urologe benachrichtigt werden, da es durch massive Schwellungen zu einer Minderversorgung des Gewebes kommen kann.
- Eine strenge Bettruhe sollte für ca. zehn Tage eingehalten werden, damit einer Schwellung im Bereich des Operationsgebietes vorgebeugt wird.
- Auch sollte der Penis höher gelagert werden, was mit Hilfe eines Handtuchverbandes (**Abb. 30.20**) oder eines Hodenbänkchens aus zusammengerollter Watte erfolgen kann.
- Der Wundverband muss unbedingt für mindestens fünf bis zehn Tage belassen werden, da es nach einem verfrühten Verbandwechsel zu einer gravierenden Schwellung kommen kann.
- Nach Abnahme des Verbandes durch den Operateur, der in der Regel nach einem 10-minütigen Kamillenbad erfolgt, werden bei einer starken Schwellung kühlende Umschläge z. B. mit Rivanol oder Kamillenbäder, nach ärztlicher Anweisung durchgeführt.

Infektfreie ableitende Harnwege durch kontinuierlichen Harnabfluss

Der Abfluss des Harns wird über die liegende Zystostomie und eine Harnröhrenschiene gewährleistet. Der Harnabfluss ist sorgfältig zu kontrollieren und zu dokumentieren. Können die Jungen spontan Urin entleeren, so sollten die ersten Urinportionen zur Sicherheit ausgefangen und abgemessen werden. Diesbezüglich sollten auch die Eltern informiert werden, da sie die Kinder häufig zur Toilette begleiten.

Die Restharnmenge muss vor dem Entfernen der Zystostomie durch Ultraschalluntersuchung kontrolliert werden, indem sie für eine bestimmte Zeit abgeklemmt wird. Der korrekte Umgang mit Harnableitungen ist dem Abschnitt „Pflege eines Kindes mit Harntransportstörungen" (s. S. 646) zu entnehmen.

Weitgehende Schmerzlinderung

- Um einen Druck durch die Bettdecke zu verhindern, sollte eine Reifenbahre in das Bett gestellt und später beengende Kleidung vermieden werden.
- Nach Verordnung des Arztes ist eine Valiumgabe zu verabreichen, die besonders nachts schmerzhafte Spontanerektionen vermeiden soll.
- Die Jungen sollten aufgefordert werden, viel zu trinken, da ein weniger konzentrierter Urin nicht so stark brennt.

Gute Wundheilung

Folgende Maßnahmen sind Voraussetzung zum Erhalten eines infektfreien Zustands:
- Einhaltung aller hygienischen Regeln bei der Wundversorgung (s. S. 868),
- antibiotische Infektionsprophylaxe erfolgt nach ärztlicher Anordnung,
- Einhaltung der Bettruhe, um eine Verletzung durch die Harnröhrenschiene zu vermeiden.

30.13 Pflege eines Jungen mit Hodendystopie

30.13.1 Ursache und Auswirkung

Es handelt sich bei der Hodendystopie um eine angeborene Fehllage eines oder beider Hoden, deren Ursachen noch weitgehend ungeklärt sind. Diskutiert werden mechanische Hindernisse, ein zu kurz angelegter Samenstrang oder hormonale Störungen, die auf einer Hypothalamus-/Hypophysengonadendysfunktion beruhen.

Der Hodendeszensus, d. h. die Wanderung beider Hoden in das Skrotum, beginnt im siebten Fetalmonat und ist zum Zeitpunkt der Geburt abgeschlossen. Nach Vollendung des Deszensus verschließt sich der noch offene Processus vaginalis peritonei, eine peritoneale Aussackung, die bis in das Skrotum reicht. Findet der Deszensus nicht statt, so kommt es auch nicht zum Verschluss des Processus vaginalis peritonei, sodass die Hodenfehllagen sehr häufig mit Leistenhernien verbunden sind.

Formen der Hodendystopie:
Pendelhoden: Er ist normal ins Skrotum deszendiert, kann jedoch durch äußere Reize (Kremasterreflex) hochrutschen.
Gleithoden: Er lässt sich bei der Untersuchung durch den Arzt ins Skrotum verschieben, rutscht jedoch sofort wieder zurück.
Hodenretention: Der Hoden bleibt auf dem normalen Weg ins Skrotum stecken. Es werden entspre-

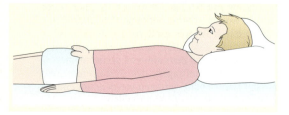

Abb. 30.20 Handtuchverband zur Hochlagerung des Hodens. Er dient der Hochlagerung des Hodens zwecks Vermeidung oder Abnahme einer Schwellung

chend der Lage Bauchhoden und Leistenhoden unterschieden.

Hodenektopie: Abweichung vom normalen Weg. In diesem Fall ist eine Hormontherapie zwecklos.

Anorchie: Es ist die Bezeichnung für eine fehlende Hodenanlage.

Die Diagnose wird durch Tastbefund, z. B. leeres Skrotum, Ultraschalluntersuchung oder Kernspintomographie gestellt. Die Therapie erfolgt ab dem 10. Lebensmonat mit LH-RH-Nasenspray als Sprühstoß in jedes Nasenloch. Führt dies nicht zum Erfolg, so muss HCG i. m. verabreicht und nach Ausbleiben des Deszensus eine Operation durchgeführt werden. Sie wird als Orchidopexie bezeichnet und sollte spätestens im zweiten Lebensjahr erfolgen. Sie besteht aus der Lösung des Hodens von seinen Haltefasern, Herunterziehen und Fixierung des Hodens ins Skrotum.

Merke ⋯ Sicherheit. Die Gefahr einer zu langen Fehllage des Hodens ist eine Entartung des Hodengewebes und eine Fertilitätsminderung, da die Spermatogenese durch die 2 °C höhere Temperatur im Bauchraum gestört ist.

30.13.2 Pflegebedarf einschätzen

Durch eine Hodendystopie können sich folgende Pflegeprobleme ergeben:
⋯ postoperative Schmerzen und Schwellung,
⋯ Gefahr der Wundinfektion,
⋯ Gefahr einer Lösung der frischen Hodenfixierung.

30.13.3 Pflegeziele und -maßnahmen

Gute Fixierung des Hodens

Die Kinder müssen ca. fünf Tage Bettruhe einhalten, um das Operationsergebnis nicht zu gefährden. Damit die Kinder und Eltern sich an die Anweisung halten, sollten sie ausführlich aufgeklärt und zur Kooperation motiviert werden.

Die Kinder werden außerdem darüber informiert, einige Wochen postoperativ aufs Rad fahren zu verzichten, damit ein Hochschieben des Hodens vermieden wird.

Schmerzlinderung, Infektionsfreie Wunde

Zur Schmerzlinderung und Abschwellung kann der Hoden hochgelagert werden (s. S. 664).

Der Umgang mit der Mini-Redon-Drainage muss unter Beachtung der hygienischen Kautelen erfolgen. Außerdem sollte das Wundsekret auf Menge und Beschaffenheit beobachtet und dokumentiert werden (s. S. 864).

Der Verband wird auf Nachblutungen kontrolliert. Eine Verunreinigung des Verbandes mit Urin und Stuhl sollte weitgehend vermieden werden. Der Verbandwechsel erfolgt nach ärztlicher Anordnung (s. S. 868).

30.14 Pflege eines Jungen mit Orchitis

30.14.1 Ursache und Auswirkung

Die Hodenentzündung erfolgt meist durch eine fortgeleitete Harnröhrenentzündung oder als Komplikation bei Mumps. Da der Nebenhoden dem Hoden unmittelbar aufliegt und von einer gemeinsamen Hülle umgeben ist, kann eine genaue Differenzierung meist nicht erfolgen.

Symptome bei Orchitis sind:
⋯ massive Schwellung im Bereich des Skrotums ohne erkennbaren Grund,
⋯ Druckempfindlichkeit und im weiteren Verlauf starke Schmerzen,
⋯ hochrote, glänzende Haut am Skrotum,
⋯ hohes Fieber.

30.14.2 Pflegebedarf einschätzen

Diese Pflegeprobleme können auftreten:
⋯ beeinträchtigter Allgemeinzustand durch starke Schmerzen und Schwellung,
⋯ Gefahr einer Fertilitätsstörung,
⋯ hohes Fieber.

30.14.3 Pflegeziele und -maßnahmen

Besserung des Allgemeinbefindens

Durch folgende Maßnahmen soll dies erreicht werden:
⋯ Anlegen von Salbenverbänden, z. B. mit Hirudoid-Salbe, oder kühlenden Umschlägen (s. S. 224).
⋯ Hochlagerung des Hodens (s. S. 664), wodurch die Schmerzen verringert werden und der Lymphabfluss verbessert wird.
⋯ Bei Verdacht auf eine bakterielle Infektion werden Antibiotika nach Arztanordnung verabreicht.
⋯ Zur Regulierung der Körpertemperatur werden entsprechende Maßnahmen durchgeführt (s. S. 219).

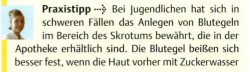

Praxistipp ⋯ Bei Jugendlichen hat sich in schweren Fällen das Anlegen von Blutegeln im Bereich des Skrotums bewährt, die in der Apotheke erhältlich sind. Die Blutegel beißen sich besser fest, wenn die Haut vorher mit Zuckerwasser

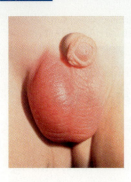

Abb. 30.21 ⇢ **Hodentorsion.** Sie tritt in Erscheinung durch meist einseitige Schwellung mit rötlicher Verfärbung

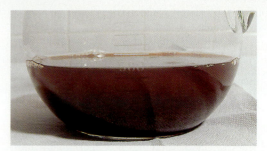

Abb. 30.22 ⇢ **Makro-Hämaturie.** Der Urin hat eine fleischwasserfarbene bis braune Färbung

bestrichen wird. Nach ca. einer halben Stunde haben sie sich mit Blut vollgesaugt und fallen ab. Danach werden sie mit Hilfe von Alkohol entsorgt.

Erkennen einer Hodentorsion

Wird eine meist einseitige Schwellung mit rötlicher bis bläulicher Verfärbung **(Abb. 30.21)** beobachtet, die durch plötzliche und heftige Schmerzen im Bereich des Skrotums, sowie im Leistenbereich, begleitet wird, so kann eine Hodentorsion vorliegen.

Die Hodentorsion ist ein akutes Geschehen, das in jedem Alter ohne erkennbaren Grund oder bei größeren Jungen nach Spiel und Sport auftreten kann. Sie muss innerhalb von 4–6 Stunden nach Auftreten der Symptomatik korrigiert werden, um den Verlust eines Hodens durch Nekrotisierung des Hodengewebes zu vermeiden.

30.15 Pflege eines Kindes mit akuter postinfektiöser Glomerulonephritis

30.15.1 Ursache und Auswirkung

Die akute postinfektiöse Glomerulonephritis entsteht in der Regel drei bis vier Wochen nach einer durchgemachten Infektion. Am häufigsten gehen Streptokokkeninfektionen, z. B. Angina, Scharlach oder Otitis media, voraus. Die postinfektiöse Glomerulonephritis betrifft häufig ältere Kinder oder junge Erwachsene.

Toxine der Beta-hämolysierenden Streptokokken der Gruppe A wirken als Antikörper. Antigen-Antikörper-Komplexe können sich in den Glomeruli ablagern und dort Entzündungsreaktionen hervorrufen. Die Folge ist u. a. eine eingeschränkte Nierenfunktion mit Anstieg der harnpflichtigen Substanzen (Kreatinin und Harnstoff) und eine vermehrte Durchlässigkeit der Glomerulusmembran für Eiweiß und Erythrozyten. Der Antistreptolysintiter ist erhöht und die Gesamtkomplementaktivität ist erniedrigt. Außerdem befinden sich im Sediment des Urins Erythrozytenzylinder. Im Verlauf der Erkrankung kann es zu einem Lungenödem, Pleura- und/oder Perikarderguss kommen. In den meisten Fällen heilt die postinfektiöse Glomerulonephritis folgenlos aus.

Symptome sind:
- ⇢ Makro-Hämaturie, d. h. fleischwasserfarbene bis braune Färbung des Urins **(Abb. 30.22)**,
- ⇢ Oligurie, d. h. eine verminderte Urinausscheidung,
- ⇢ Proteinurie, d. h. Eiweiß im Urin,
- ⇢ Ödeme, die bevorzugt im Bereich der Augenlider auftreten,
- ⇢ Blutdruckanstieg, Kopfschmerzen, Schläfrigkeit, evtl. Krämpfe,
- ⇢ Appetitlosigkeit, evtl. Erbrechen, Bauch- und Rückenschmerzen,
- ⇢ subfebrile Temperatur, Hautblässe.

30.15.2 Pflegebedarf einschätzen

Folgende Pflegeprobleme können bei einem Kind mit akuter postinfektiöser Glomerulonephritis auftreten:
- ⇢ Geringe Belastbarkeit durch Bluthochdruck,
- ⇢ Atemprobleme infolge eines Lungenödems,
- ⇢ Gefahr einer Nierenfunktionsstörung durch Entzündungsreaktionen,
- ⇢ Schmerzen im Bereich der Flanken oder Bauchschmerzen,
- ⇢ Ablehnung der kochsalzarmen Diät,
- ⇢ Langeweile bei notwendiger länger dauernder Bettruhe.

30.15.3 Pflegeziele und -maßnahmen

Erkennen einer instabilen Kreislaufsituation

Regelmäßige Vitalzeichenkontrolle besonders des Blutdruckes und Beobachtung der Bewusstseinslage sind nach Anordnung durchzuführen. Bettruhe sollte bei bestehendem Fieber eingehalten werden. In der akuten Phase darf ein Kind durch Pflegemaßnahmen nicht überbelastet werden.

Physiologischer Flüssigkeitshaushalt

Folgende Maßnahmen sind zu befolgen:
- Eine Flüssigkeitsbilanz erfolgt in angeordneten Abständen. Der Tages- und Nachturin wird evtl. getrennt gesammelt.
- Das Gewicht ist täglich zu kontrollieren.
- Der Hautturgor muss regelmäßig beobachtet werden.
- Urinkontrollen werden mit Hilfe eines Schnelltestes auf Blut, Eiweiß, spezifisches Gewicht und Menge durchgeführt.
- Eine Einschränkung der Flüssigkeits- und Kochsalzzufuhr erfolgt bei Auftreten von Ödemen und Hypertonie. Die Flüssigkeitszufuhr orientiert sich an der am Vortag ausgeschiedenen Urinmenge zuzüglich 400–500 ml/qm für die ausgeschiedene Flüssigkeit über Haut und Lunge, die als Perspiratio insensibilis bezeichnet wird.

Förderung des Wohlbefindens

Feuchtwarme Wickel im Nierenbereich können nach Rücksprache mit dem Arzt zur Schmerzlinderung angelegt werden.

Kooperation bei therapeutischen und diagnostischen Maßnahmen

Eine Diät orientiert sich am Zustand des Kindes. Die Kinder müssen motiviert werden, die häufig wenig schmackhafte Kost zu essen, die durch Verwendung von Kräutern verbessert werden kann. Die Eiweiß- und Kaliumzufuhr sollte u. U. bei Zeichen einer Niereninsuffizienz gedrosselt werden, d.h. es sollten Milchprodukte, Fleisch, Fisch, Eier und kaliumhaltige Früchte sowie Säfte gemieden werden. Gemüse kann vorher gewässert werden, indem es vor dem Kochen einige Stunden im Wasser liegenbleibt und das Wasser vor dem Kochen erneuert wird.

Auch bedeutet eine u. U. notwendige Bettruhe für die Kinder eine Einschränkung des Bewegungs- und Spieldranges, sodass sie je nach Zustand altersgemäß beschäftigt werden müssen. Die Eltern können hierbei unterstützend mitwirken.

Die Pflegeperson assistiert bei der Blutentnahme zur Kontrolle der Elektrolyte und der harnpflichtigen Substanzen und tröstet anschließend das Kind.

Die pünktliche Verabreichung der angeordneten Medikamente, z. B. Penicillin und Diuretika muss gewährleistet sein. Das Pflegepersonal hat die Aufgabe, die Wirkung und Nebenwirkung der Medikamente zu überwachen.

30.16 Pflege eines Kindes mit Nephrotischem Syndrom

30.16.1 Ursache und Auswirkung

Das Nephrotische Syndrom ist durch einen massiven Eiweißverlust, der durch eine Proteinurie hervorgerufen wird, gekennzeichnet. Die Proteinurie entsteht als Folge einer verstärkten Durchlässigkeit der glomerulären Basalmembran. Daraus resultiert eine Hypoproteinämie. Der niedrige Albumingehalt im Blut führt durch die Verminderung des intravasalen onkotischen Druckes zu einer verstärkten Wasseransammlung im Gewebe. Eine gefürchtete Komplikation ist der Hypovolämische Schock. Durch Globulinverlust kommt es zu einer geschwächten Abwehr und durch Anti-Thrombin-Mangel III zu einer gesteigerten Blutgerinnung mit der Gefahr einer Thrombenbildung, die durch die resultierende Hypovolämie noch begünstigt wird. Zusätzlich wird eine Hyperlipidämie und Hypercholesterinämie beobachtet, die über einen längeren Zeitraum bestehen bleibt. Die Nierenfunktion ist in den meisten Fällen normal oder nur vorübergehend eingeschränkt.

Symptome des Nephrotischen Syndroms sind:
- stark ausgeprägte, generalisierte Ödeme besonders im Gesicht **(Abb. 30.23)**, des Skrotums oder der großen Labien und symmetrisch an den unteren Extremitäten, die als Knöchelödeme bezeichnet werden,
- Gewichtszunahme, ausladendes Abdomen durch Aszites und evtl. erschwerte Atmung durch Pleuraerguss,
- charakteristisch ist eine erhebliche Proteinurie, die durch eine Schaumbildung nach Aufschütteln des Urins sichtbar wird. Außerdem ist der Urin milchig trüb,

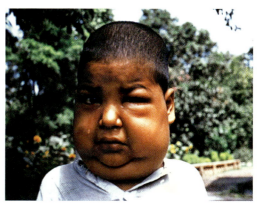

Abb. 30.23 **Nephrotisches Syndrom.** Charakteristisch sind stark ausgeprägte Ödeme im Gesicht

- Appetitlosigkeit, Übelkeit, Erbrechen und Durchfall können als Folge von Ödemen im Bereich der Darmschleimhaut auftreten,
- Oligurie und ein erhöhtes spezifisches Gewicht des Urins sind zu beobachten.

30.16.2 Pflegebedarf einschätzen

Bei Kindern mit Nephrotischem Syndrom können sich diese Pflegeprobleme ergeben:
- Gefahr des Hypovolämischen Schocks durch Flüssigkeitsmangel im Gefäßsystem,
- Infektionsgefahr mit Neigung zu bakteriellen Infektionen durch fehlende Gammaglobuline,
- erhöhte Thrombosegefahr durch Anti-Thrombin-Mangel III und Hypovolämie,
- Appetitlosigkeit und Ablehnung der kochsalzarmen Kost,
- Durstgefühl durch Flüssigkeitsreduktion,
- Angstgefühl durch Dyspnoe bei Pleuraerguss,
- Beeinträchtigung des Selbstwertgefühles durch verändertes Körperbild,
- gestörtes Allgemeinbefinden durch Müdigkeit.

30.16.3 Pflegeziele und -maßnahmen

Physiologischer Flüssigkeitshaushalt

Es sind die folgenden Pflegemaßnahmen durchzuführen:

Gewichtskontrollen müssen u. U. zweimal täglich erfolgen, auch wird der Hautturgor in regelmäßigen Abständen kontrolliert.

Eine Flüssigkeitsbilanz erfolgt nach ärztlicher Anordnung.

Die Reduktion von Kochsalz und Flüssigkeit ist ein wichtiges Behandlungsprinzip, wenn Ödeme bestehen. Die Flüssigkeitsrestriktion darf jedoch nicht übertrieben werden, da durch die bestehende Hypovolämie das Entstehen von Thrombosen begünstigt wird. Für die Kinder ist es oft schwierig, bei starkem Durstgefühl die Trinkmenge zu reduzieren. Die kindgerechte Aufklärung und die Information der Eltern über den Sinn der Flüssigkeitsrestriktion und die Überwachung der erlaubten Trinkmenge stellen eine hohe Anforderung an Eltern, Kinder und Pflegepersonal.

Tägliche Urinkontrollen auf der Station erfolgen in Form von Urin-Stix zur Eiweißkontrolle und Messen des spezifischen Gewichtes. Für die tägliche Eiweißuntersuchung im Urin wird Sammelurin zur Laborkontrolle benötigt. Auf dem Laborschein müssen die Gesamtmenge sowie die Zeitspanne des Sammelurins vermerkt werden.

Kontrollen der Atmung und des Bauchumfanges zur Erkennung einer Aszites erfolgen nach ärztlicher Anordnung in regelmäßigen Abständen.

Wird eine Pleurapunktion durchgeführt, so ist die Assistenz eine Aufgabe des Pflegepersonals (s. S. 808 f). Eine Aszitespunktion sollte wegen der extrem hohen Peritonitisgefahr möglichst nicht erfolgen.

Nach ärztlicher Anordnung werden in ausgeprägten Fällen Diuretika verabreicht. Wegen der erhöhten Thrombosegefahr und zur Vermeidung eines Hypovolämischen Schocks ist diesbezüglich Zurückhaltung erforderlich. In Akutsituationen kann nach Anordnung Humanalbumin 20% gegeben werden.

Physiologische Blutzirkulation

Die nachfolgend aufgeführten Maßnahmen sind zu beachten:
- Bettruhe ist trotz großer Müdigkeit zu vermeiden. Die Kinder sollten angehalten werden, sich viel zu bewegen, um die Entstehung von Thromben infolge der Hypovolämie und des Mangels an Anti-Thrombin III zu verhindern.
- Durch regelmäßige individuell festgelegte Blutdruck- und Pulskontrollen können Blutdruckerhöhungen oder der gefürchtete Hypovolämische Schock rechtzeitig erkannt werden.
- Bei besonders thrombosegefährdeten Kindern kann Heparin nach ärztlicher Anordnung verabreicht werden.

Infektfreier Zustand

Zur Unterstützung können folgende Maßnahmen beitragen:
- Eine vitaminreiche Kost zur Stärkung der Immunabwehr sollte den Kindern angeboten werden.
- Pflegepersonal und Mitpatienten sollten infektfrei sein. Patienten und Angehörige müssen bezüglich der erhöhten Infektionsgefahr informiert werden, damit sie alle notwendigen hygienischen Maßnahmen einhalten können.
- Bei pflegerischen Maßnahmen ist auf ein aseptisches Vorgehen zu achten.
- Evtl. Umkehrisolation (Schutzisolierung, s. S. 737).
- Eine Penicillinprophylaxe kann wegen der Gefahr der Pneumokokkeninfektion nach ärztlicher Anordnung durchgeführt werden.

Ausreichende Nährstoff- und Elektrolytzufuhr

Eine adäquate Zufuhr kann durch Einhaltung der nachfolgenden Ernährungsvorschriften erreicht werden. Eine bedarfsgerechte Eiweißzufuhr erfolgt in Form von Milchprodukten, Geflügel, Fleisch, Fisch, Eier u. a. Von einer hohen Eiweißzufuhr wird nach neuesten Erkenntnissen abgesehen, da über die Effektivität dieser diätetischen Maßnahme keine sicheren Ergebnisse vorliegen. Es wird sogar vermutet, dass eine hohe Eiweißzufuhr zu einer Schädigung der Glomeruluskapillare führt (Götz 1990).

Gemeinsam mit dem Kind und den Eltern kann eine Kost zusammengestellt werden, die den altersgemäßen Eiweiß- und hohen Nährstoffbedarf deckt. Durch Kräuter können die Speisen schmackhaft angerichtet werden, damit die salzarme Kost toleriert wird.

Kaliumverluste, die während der Diuretikatherapie auftreten, können durch entsprechende Nahrung, z. B. Obstsäfte, Aprikosen, oder durch Medikamentengabe nach ärztlicher Anordnung ausgeglichen werden. Als Diuretika werden Aldosteronantagonisten, z. B. Aldactone, verabreicht, die die Kalziumrückresorption fördern.

Kooperation bei Maßnahmen

Die Kinder sollten durch Geduld und Zuspruch zur Mitarbeit angeregt werden.
- Regelmäßige Blutentnahmen zur Elektrolyt- und Eiweißbestimmung im Serum erfordern die Assistenz der Pflegeperson.
- Die Verabreichung und Überwachung der ärztlich angeordneten Kortisontherapie erfolgt nach einem festgelegten Schema, das eine insgesamt zwölfwöchige Behandlung vorsieht.
- Eine Immunsuppression kann mit Cyclosporin A oder einer Zytostatikatherapie, z. B. Endoxan, durchgeführt werden, wenn es unter der Behandlung mit Kortison zu toxischen Nebenerscheinungen und häufigen Rezidiven kommt. Cyclosporin A sollte nach dem Essen mit Fruchtsaft, z. B. Apfelsaft, oder Kakao eingenommen werden. Ein Wechsel der Getränke sollte vermieden werden, da es sonst wegen unterschiedlicher Resorptionsraten zu erheblichen Schwankungen des Cyclosporin-Spiegels kommen kann. Auch sollten keine Plastikbecher benutzt werden, da sich das Medikament in den Poren ablagert und dies somit zu einer Minderung der Effektivität führt.

Ausgeglichene Stimmungslage

Häufig besteht bei den betroffenen Kindern eine depressive Stimmungslage, die durch den in der Regel langen Krankenhausaufenthalt, die Isolation, bedingt durch die große Infektanfälligkeit und dem oft stark veränderten Körperbild zu erklären ist. Außerdem besteht bei ihnen eine verstärkte Müdigkeit und Antriebsarmut.

Von Seiten des Pflegepersonals ist es deshalb wichtig, mit Geduld und Einfühlungsvermögen auf die Kinder einzugehen, ihnen Mut zu machen, sie zu motivieren und sie soviel wie möglich mit leichten Spielen abzulenken.

Eltern sollten die Pflege und Beschäftigung ihres Kindes unterstützen, indem sie es zu Spielen mit leichter Bewegung oder kleinen Spaziergängen motivieren. Eine Überforderung der Kinder darf dabei nicht erfolgen.

30.17 Pflege eines Kindes mit akutem Nierenversagen

30.17.1 Ursache und Auswirkung

Das akute Nierenversagen ist gekennzeichnet durch einen Anstieg der harnpflichtigen Substanzen (Kreatinin, Harnstoff und Harnsäure) sowie einer Störung des Wasser-, Elektrolyt- und Säure-Basen-Haushaltes. Dadurch kommt es zu einer u. U. lebensbedrohlichen Hyperkaliämie, ausgeprägten Ödemen und einer metabolischen Azidose. Ursachen können ein Kreislaufschock, ein Hämolytisch-urämisches Syndrom, eine akute Glomerulonephritis, bilaterale Nierenvenenthrombose, Uratnephropathie bei zytostatischer Therapie oder in seltenen Fällen eine angeborene Fehlbildung der Harnwege sein. Klinische Zeichen, Verlauf und Behandlung sind von der jeweiligen Ursache, dem Ausmaß und der Dauer der Nierenfunktionsstörung abhängig. Um Komplikationen vorzubeugen, muss rechtzeitig ein Dialyseverfahren eingeleitet werden.

Symptome für ein akutes Nierenversagen sind:
- Müdigkeit, Antriebslosigkeit oder Unruhe,
- Ödeme, die besonders im Gesicht im Bereich der Augenlider auftreten, aber sich auch in Organen manifestieren können. Als Folge eines Lungen- und Hirnödems kann es zu Dyspnoe und Krämpfen kommen,
- Oligurie und Isosthenurie (spez. Gewicht konstant um 1010),
- Bluthochdruck, Appetitlosigkeit, Übelkeit, Erbrechen,
- Blässe von Haut und Schleimhaut,
- durch eine urämische Gastritis kann es zu Magenschleimhautblutungen kommen,
- im weiteren Verlauf können Bewusstseinsstörungen bis zum Koma mit Kussmaul-Atmung auftreten,
- Bewusstseinstrübung, Krampfanfälle und Koma,
- Schocksymptomatik bei hypovolämischem oder septischem Schock,
- Haut- und Schleimhautblutungen beim Hämolytisch-urämischen Syndrom.

30.17.2 Pflegebedarf einschätzen

Folgende Pflegeprobleme können auftreten:
- Gefahr von Herzrhythmusstörungen durch Hyperkaliämie,
- Neigung zu Katabolismus durch Nahrungsverweigerung und Erbrechen,
- erhöhte Infektanfälligkeit der Harnwege sowie pulmonale Infekte, die zur Sepsis führen können,
- Gefahr von Dekubitus durch Ödeme, Bewegungsmangel und Bewusstseinstrübung,

30 Pflege von Kindern mit Störungen der Niere und des Urogenitalsystems

⇝ verminderte Konzentrationsfähigkeit und Müdigkeit durch Anämie,
⇝ Atemnot verbunden mit Ängsten durch Lungenödem,
⇝ Aspirationsgefahr durch Krampfanfälle und Koma,
⇝ Gefahr der Dehydratation durch mangelhafte Konzentrationsfähigkeit der Nieren.

30.17.3 Pflegeziele und -maßnahmen

Kooperation bei Pflegemaßnahmen

Die nachfolgenden Maßnahmen basieren auf der Kooperation von Kind sowie Eltern und dienen einer Überbrückung bis zur Spontanheilung:
Eine *Einschränkung der Flüssigkeitsmenge* muss bei bestehenden Ödemen erfolgen. Die tägliche Flüssigkeitszufuhr beläuft sich auf 300 ml/qm und Tag und dem Ersatz der ausgeschiedenen Urinmenge. Bei einer Diarrhoe müssen auch diese Flüssigkeitsverluste ersetzt werden. Da die Kinder durch die strenge Flüssigkeitsrestriktion dursten, kann durch kleine Tricks die Flüssigkeitsmenge optisch vergrößert werden, indem ihnen die kleinen Trinkmengen in schmalen Behältnissen angeboten werden. Auch das Lutschen von Eiswürfeln kann Durst vorübergehend löschen. Um eine kooperative Mitarbeit der Kinder zu erreichen, muss ihnen der Grund für die Flüssigkeitseinschränkung genau erklärt werden. Hilfreich ist es, wenn gemeinsam mit dem Kind und den Eltern ein Tagestrinkplan erstellt wird. Ältere Kinder können vom Pflegepersonal angeleitet werden, die Dokumentation ihrer Trinkmengen selbst vorzunehmen.

Motivation und Geduld sollten den Kindern bei der Verabreichung der wenig geschmackhaften Diät, die eiweiß-, natrium- und kaliumreduziert sein muss, entgegengebracht werden. Das Essen sollte außerdem in kleinen Portionen appetitanregend angerichtet und den Kindern in Gesellschaft sowie in einer ruhigen Atmosphäre ermöglicht werden.

Eine engmaschige und exakte *Flüssigkeitsbilanz* muss durchgeführt werden. Zur genauen Kontrolle der Urinausscheidung kann ein transurethraler Dauerkatheter oder bei länger dauernder Harnableitung eine suprapubische Zystostomie erforderlich sein (s. S. 331).

So weit möglich, sollte eine tägliche *Gewichtskontrolle* erfolgen, die nach Bedarf auch zweimal täglich notwendig sein kann.

Die angeordnete *Infusionstherapie* und die medikamentöse Behandlung müsen korrekt durchgeführt und überwacht werden. Ältere Kinder sollten zur selbständigen Medikamenteneinnahme angeleitet werden. Das Pflegepersonal hat die Aufgabe, sich von der erfolgten Einnahme zu überzeugen. Eine Assistenz der Pflegeperson bei der *Blutentnahme* wird zwecks Kontrolle der harnpflichtigen Substanzen und Elektrolyte erforderlich.

Erkennen einer veränderten Bewusstseinslage

Um neurologische Veränderungen mit Bewusstseinsstörungen und Krampfanfällen rechtzeitig erkennen zu können, müssen regelmäßige Kontrollen der Bewusstseinslage sowie Pupillenreaktion erfolgen und eine Krampfbereitschaft registriert werden, die in Folge von Hirnödemen u. a. als Zeichen einer Überwässerung auftreten können.

Erkennen einer auffälligen Kreislauf- und Atemfunktion

Puls und Blutdruck werden engmaschig mit Hilfe eines Monitors kontrolliert, da sich durch das Nierenversagen ein Bluthochdruck entwickeln und es zu einer hypertensiven Enzephalopathie kommen kann. Eine Hyperkaliämie kann zu Herzrhythmusstörungen führen.

Die Atmung sollte in regelmäßigen Abständen kontrolliert werden, da sie ein wichtiges Kriterium zur Erkennung von Stoffwechselentgleisungen darstellt. Eine Kussmaul-Atmung tritt als Folge einer Azidose auf, da der Körper versucht, die vermehrt vorhandenen Wasserstoffionen durch tiefe Atemzüge ohne Pause abzuatmen. Eine Dyspnoe ist nach Auftreten eines Lungenödems zu beobachten.

Eine metabolische Azidose wird nach Anordnung mit Natriumbikarbonatinfusion korrigiert.

Infektfreier Zustand

Eine Temperaturkontrolle muss regelmäßig erfolgen, um Infektionen frühzeitig zu erkennen.

Die Einhaltung der hygienischen Maßnahmen ist im besonderen Maße notwendig.

Die Kinder sollten von infektfreiem Personal versorgt werden. Bezüglich der verstärkten Infektanfälligkeit werden Eltern und Kinder gut informiert.

Ausreichende Kalorienzufuhr

Um einem Katabolismus, d. h. Abbau von körpereigener Substanz vorzubeugen, sollte eine ausreichende Ernährung, die oral oder über Sonde verabreicht wird, erfolgen. Eine hochprozentige Glukoseinfusion muss evtl. über einen zentralen Zugang durchgeführt werden. Eine hochkalorische Ernährung ist angesichts der notwendigen Flüssigkeitsrestriktion meist nicht möglich, da die Kinder appetitlos sind.

Intakte Haut

Eine gute Hautbeobachtung bezüglich Farbe, lokalen Hautveränderungen, Ödemen usw. muss regelmäßig durchgeführt werden.

Eine Dekubitusprophylaxe sollte erfolgen, wenn die Kinder durch eine veränderte Bewusstseinslage in ihrer Bewegung eingeschränkt sind.

Ablenkung und Angstminderung

Kinder sollten nicht allein gelassen und möglich vom gleichen Pflegepersonal betreut werden. Für die Kinder stellt die Anwesenheit der Eltern eine große Hilfe dar. Damit die Eltern sich nicht überflüssig vorkommen, sollten sie in die Pflege ihres Kindes miteinbezogen werden. Eine Beschäftigung der Kinder muss sich am Alter und dem Zustand orientieren.

> **Merke** ⋯▸ Treten im Verlauf der Behandlung Zeichen einer Urämie auf, d.h. Anstieg der harnpflichtigen Substanzen, Hyperkaliämie und Volumenüberladung steigen über die tolerierbare Grenze an, so muss eine Dialysebehandlung durchgeführt werden.

30.18 Pflege eines Kindes mit Peritonealdialyse

Eine Dialyse wird notwendig, wenn die Nierenfunktion so stark eingeschränkt ist, dass sie ihren vielfältigen Aufgaben nicht mehr nachkommen kann. Durch das Dialyseverfahren können die harnpflichtigen Stoffe eliminiert und der Elektrolyt-, Wasser-, Säure- und Basenhaushalt in einem ausgewogenen Verhältnis aufrechterhalten werden. Es stehen folgende Methoden zur Verfügung:
⋯▸ Hämodialyse,
⋯▸ Hämofiltration,
⋯▸ Hömodiafiltration,
⋯▸ Peritonealdialyse.

Die Hämodialyse, Hämofiltration sowie Hämodiafiltration werden in diesem Rahmen nicht besprochen, da sie bei Kindern seltener und dann nur in speziellen Zentren durchgeführt werden.

30.18.1 Peritonealdialyse

Funktion. Das Peritoneum mit dem großen Kapillarnetz übernimmt die Funktion der semipermeablen Membran und trennt die zu reinigende Körperflüssigkeit vom zugeführten Dialysat. Dieses wird mit Hilfe eines Katheters in den Bauchraum instilliert, um die toxischen Substanzen aus dem Blut zu entfernen. Die Porengröße der biologisch semipermeablen Membran ist so beschaffen, dass nur kleine und mittelgroße Moleküle diffundieren können. Die Diffusion der Moleküle erfolgt stets vom Ort der höheren zum Ort der niederen Konzentration, bis ein Konzentrationsausgleich erfolgt ist. Der Übertritt des Wassers erfolgt durch Osmose mit Hilfe des osmotischen Druckes, der mittels Glukosezusatz im Dialysat gesteigert wird. Durch die Dialyse wird eine Entwässerung des Körpers und eine Reinigung des Blutes von Abbauprodukten aus dem Eiweißstoffwechsel sowie eine Elimination von Kalium erreicht. Ein Mangel an Erythropoetin, Renin sowie Calcitriol infolge der Niereninsuffizienz muss medikamentös behandelt werden.

Die **Formen** der Peritonealdialyse sind:
⋯▸ kontinuierliche ambulante Peritonealdialyse (CAPD),
⋯▸ kontinuierliche zyklische Peritonealdialyse (CCPD).

Kontinuierliche ambulante Peritonealdialyse (CAPD)

> **Definition** ⋯▸ Unter CAPD versteht man eine Peritonealdialyse, die kontinuierlich und ambulant vom Kind oder seinen Angehörigen durchgeführt wird.

Sie wurde im Jahr 1979 zur Behandlung der Niereninsuffizienz eingeführt und bei Kindern seit 1980 in zunehmendem Maße angewendet. Die Methode ist gekennzeichnet durch einen geringen technischen Aufwand, eine gleichmäßige Entgiftung und geringe Nebenwirkungen bezüglich Hypertonie und Anämie. Eine gefürchtete Komplikation ist die Peritonitis, die sich z.B. infolge einer Infektion der Katheteraustrittsstelle durch Hautkeime, z.B. Staphylococcus epidermidis, Staphylococcus aureus, oder Streptokokken schnell entwickeln kann.

Voraussetzung ist ein Zugang zur Bauchhöhle mittels eines Katheters, dessen Spitze sich im Douglas-Raum befindet **(Abb. 30.24)**. Als Verweilkatheter wird in der Regel ein Tenckhoff-Katheter chirurgisch

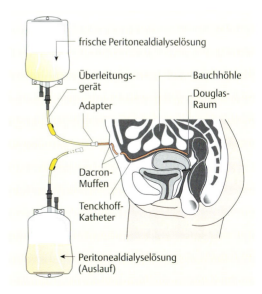

Abb. 30.24 ⋯▸ **Dialyse.** Kontinuierlich ambulante Peritonealdialyse (nach Schönweiß)

unter Antibiotikaprophylaxe eingelegt, der sich meist auf der linken Seite 3 cm unterhalb des Nabels befindet. Es handelt sich um einen weichen Silikonkatheter mit zwei Manschetten, die der besseren Fixierung dienen, indem die innere Muffe fest mit dem Peritoneum vernäht wird. Am Katheterende wird ein Titaniumadapter eingesetzt, der eine sichere Verbindung zum Dialysebeutel herstellt.

■ Dialysatwechsel

Er muss ca. 4-mal pro Tag erfolgen, d. h. die Dialysatflüssigkeit wird nach 4–8 Stunden ausgewechselt.

Das Dialysat sollte eine Temperatur von 35–37 °C haben, da Abweichungen der Temperatur nach unten als auch nach oben zu einer Reizung des Peritoneums verbunden mit Schmerzen führen kann. Außerdem hat eine kühle Spüllösung eine Engstellung der Gefäße zur Folge, wodurch die Effektivität der Dialyse gemindert wird.

Das Schlauchsystem muss luftleer sein, um eine schmerzhafte Dehnung der Bauchdecke zu vermeiden. Die Einlaufhöhe sollte nicht mehr als 40 cm betragen.

Die Effektivität der Entgiftung und des Wasserentzuges werden durch die Einlaufmenge und Osmolarität des Dialysats sowie Häufigkeit des Dialysatwechsels bestimmt. Die Menge des Dialysats richtet sich nach dem Alter und Gewicht des Kindes und wird schrittweise gesteigert, um eine höhere Elimination von Harnstoffen zu erzielen. Die Höhe der Glukosekonzentration im Dialysat ist abhängig von der Flüssigkeitsmenge, die eliminiert werden soll. Die Zusammensetzung der Peritonealdialyselösung richtet sich nach dem Gesamtkrankheitsbild des Kindes (nach Schönweiß).

Während des Spülvorgangs, der am Ende des Kapitels beschrieben wird (s. S. 673), brauchen die Kinder nicht im Bett zu liegen.

Kontinuierliche zyklische Peritonealdialyse (CCPD)

Sie beruht auf dem gleichen Prinzip wie die kontinuierliche ambulante Peritonealdialyse. Die CCPD wird nachts innerhalb von ca. 10 Stunden mit Hilfe einer Maschine, dem Cycler, durchgeführt, sodass den Kindern tagsüber eine größere Bewegungsfreiheit ermöglicht werden kann.

30.18.2 Pflegebedarf einschätzen

Bei der Periteonaldialyse können sich folgende Pflegeprobleme ergeben:
- Gefahr einer Peritonitis, die zu einem schweren Krankheitszustand mit hohem Fieber führt,
- Gefahr einer Infektion der Katheteraustrittsstelle und Tunnelinfektion, die zu Schmerzen, Abszessbildung und Ausweitung einer Peritonitis führen können,
- Störung der Auslaufperiode durch Verstopfen und Abknicken des Katheters, die für das Kind mit Manipulationen am Katheter verbunden sind,
- Störung des Allgemeinbefindens und Blutdruckschwankungen durch Entgleisung des Eiweiß-, Glukose-, Elektrolyt- und Wasserhaushaltes.
- Gewichtszunahme durch Glukoseaufnahme über das Peritoneum,
- Bauchschmerzen durch Dialysatmenge und Glukosekonzentration,
- gestörtes Körpergefühl und Einschränkung der Freizeitgestaltung, verbunden mit Minderwertigkeitskomplexen, die zur Isolation führen können,
- Konflikte innerhalb der Familie durch Belastung.

30.18.3 Pflegeziele und -maßnahmen

Förderung der Selbständigkeit

Die Kinder und die Eltern werden während des Klinikaufenthaltes sorgfältig geschult. Sie benötigen theoretisches Hintergrundwissen und praktische Fertigkeiten, um die Beutelwechsel selbständig zu Hause durchzuführen. Sie lernen den Beutel- und Verbandwechsel, das Verhalten bei auftretenden Komplikationen, z. B. defekter Katheter, Wahrung der Hygiene, Materialbestellung, Urlaubsplanung u. a. Sie werden informiert und motiviert, bei Auffälligkeiten das Dialysezentrum anzurufen, wo sie jederzeit Hilfe erhalten.

Bei den ersten Beutelwechseln zu Hause sollte eine Pflegeperson anwesend sein, die dem Kind und den Eltern Hilfestellungen geben kann.

Gut funktionierender Auslaufkatheter

Der Katheter sollte zusätzlich mit Hilfe von Fixomull sicher fixiert werden, um ein Herausrutschen zu verhindern.

Der Auslaufkatheter mit Beutel sollte nicht tiefer als 10 cm unterhalb des Bauchniveaus hängen, um ein Ansaugen von Netzpartikeln (Bauchfellfalte) zu vermeiden. Der Auslaufkatheter muss reglmäßig hinsichtlich eines störungsfreien Ablaufes und einer sicheren Fixierung kontrolliert werden. Das Gewicht des Auslaufbeutels wird am Ende des Dialysevorganges durch Wiegen ermittelt und dokumentiert.

Erkennen instabiler Kreislaufverhältnisse

Während der Peritonealdialyse sollen Puls und Atmung sowie Blutdruck kontrolliert werden, da es infolge des Dialysatein- bzw. -auslaufs zu Kreislaufkomplikationen kommen kann.

Infektfreier Zustand

Es ist unbedingt notwendig, Kind und Eltern über gefürchtete Komplikationen, z. B. eine Peritonitis, aufzuklären, damit sie die Bedeutung der Hygiene verstehen und sie auch einhalten. Kinder und Eltern sollten in bestimmten Abständen in ihrer Handlungsweise überprüft werden, damit wichtige hygienische Maßnahmen nicht der Routine zum Opfer fallen.

Die Kinder werden aufgefordert, sich täglich zu duschen und die kochfeste Unterwäsche täglich zu wechseln. Das Duschen kann ohne besondere Vorsichtsmaßnahmen durchgeführt werden. Baden ist unter Umständen nach Abdecken der Austrittsstelle mit Hilfe von wasserdichten Folien möglich. Alle hygienischen Regeln müssen beim Beutelwechsel beachtet werden. Er sollte in einem hygienisch geeigneten Raum bei geschlossenen Türen und Fenstern erfolgen und Haustieren während dieser Zeit der Zutritt verboten werden.

Tägliche Reinigung und Desinfektion der Punktionsstelle mit Desinfektionsmitteln und sterilen Tupfern und Abdeckung mit sterilen Kompressen sind notwendige Maßnahmen zur Verhütung von Infektionen im Bereich der Katheteraustrittsstelle.

Beobachtung. Die Punktionsstelle muss täglich auf Entzündungszeichen, d.h. Rötung, Schwellung und Schmerz beobachtet und die Körpertemperatur regelmäßig kontrolliert werden. Auftretende abdominelle Beschwerden sollten umgehend abgeklärt werden, da sie Anzeichen für eine Peritonitis sein können.

Die Dialysatflüssigkeit im Auslaufbeutel wird anschließend auf Farbe, Flockung und Trübung kontrolliert, indem der Beutel gegen das Licht gehalten wird. Auffälligkeiten in Form einer Trübung können erste Anzeichen einer Peritonitis sein. Eine Abklärung muss umgehend durch eine Laboruntersuchung erfolgen, damit so schnell wie möglich ein Antibiotikum nach ärztlicher Anordnung verabreicht werden kann. Die Dialysatflüssigkeit wird in der Klinik durch regelmäßiges Anlegen einer Kultur sowie Bestimmung der Leukozyten im Dialysat kontrolliert.

Erkennen eines veränderten Eiweiß-, Flüssigkeits- und Elektrolythaushalts

Die Kinder sollten sich täglich nach dem Aufstehen im Schlafanzug wiegen und das Gewicht protokollieren.

Blutentnahmen für Laborkontrollen zur Bestimmung der Elektrolyte mit Magnesium, Glukose, Gesamteiweiß und Säure-Basen-Status werden in der Klinik regelmäßig durchgeführt. Sind die Kinder zu Hause, so werden sie im vierwöchigen Abstand zu Kontrollen einbestellt.

Die Eiweißzufuhr durch die Nahrung sollte täglich ca. 2 g pro Kilogramm Körpergewicht betragen und kann durch Fisch, Fleisch und Milchprodukte gewährleistet werden.

Altersentsprechendes Körpergewicht

Es sollte eine Einschränkung der Kalorienzufuhr erfolgen, da infolge der glukosehaltigen Spüllösung häufig eine Gewichtszunahme beobachtet wird. Zusätzlich wird eine Flüssigkeitseinschränkung durchgeführt, die sich am Gewicht des Kindes orientiert.

Positive Grundstimmung

Für die betroffenen Kinder bedeutet die Dialysepflichtigkeit eine schwerwiegende Belastung, da sie räumlich und zeitlich eingeschränkt sind. In ihrer Leistungsfähigkeit sind sie meist gemindert, sodass sie nicht bei allen Aktivitäten, z.B. Schwimmen, mithalten können.

> **Einbeziehung der Eltern** ⋯▸ Auch für die Eltern stellt diese Ausnahmesituation eine große Belastung dar, da sie durch die Sorge um ihr Kind auf ein höchstes Maß gefordert sind und die Geschwister häufig nicht die gleiche Fürsorge und Zuwendung erhalten.

Die Kinder sowie die Eltern sollten bei der Berufswahl bedenken, dass eine Tätigkeit, die mit viel Schmutz verbunden ist, ungünstig bei einer CAPD-Bahandlung ist, da während der Arbeitszeit ein Beutelwechsel notwendig wird. Auch sollte beachtet werden, dass stets ein geeigneter Raum zur Verfügung steht, damit der Dialysevorgang unter Beachtung hygienischer Regeln vorgenommen werden kann. Die betroffenen Kinder und deren Eltern müssen sich stets vor Augen führen, dass die Gefahr einer Peritonitis gegeben ist, die nur durch konsequentes hygienisches Arbeiten minimiert werden kann. Alle Beteiligten benötigen für diese schwere Aufgabe Hilfen, die sie durch die Bezugsschwestern auf der Dialysestation oder bei Bedarf durch den Psychologen erhalten. Sie stehen mit Gesprächen und Ratschlägen zur Verfügung.

Spülen des Peritonealraums

■ **Vorbereitung**
Material. Folgendes wird benötigt:
⋯▸ Sitzmöglichkeit mit guter Lichtquelle, desinfizierbarer Ablagetisch, Infusionsständer, Waagen (Standwaage und Federwaage für die Beutel),
⋯▸ Waschgelegenheit mit Seifenspender und Einmalhandtücher, Desinfektionsmittel,
⋯▸ Dialysebeutel, Schlauchsystem, Beutelklemmen und Wärmequelle zum Erwärmen des Dialysats,
⋯▸ Mundschutz, sterile Handschuhe und Abdecktücher,
⋯▸ Verbandmaterial, Pflaster, Schere,
⋯▸ Kurzzeitwecker oder Uhr,
⋯▸ Protokollbuch, Schreibmaterial, Abwurfbehälter.

Raum. Hier sollten hygienische Bedingungen geschaffen werden, z.B. durch Schließen der Fenster. Außerdem muss für gute Beleuchtung gesorgt sowie Störungen und Ablenkungen ausgeschaltet werden.

Kind und Angehörige. Sie sollen die Hände 3 Minuten mit pH-neutraler Waschlotion waschen und bürsten und anschließend mit Einmalhandtüchern abtrocknen.

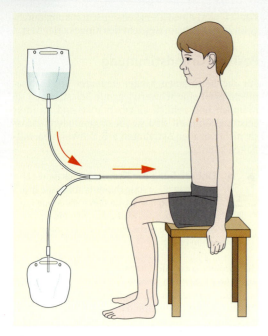

Abb. 30.25 **Dialyseeinlauf** (nach Schönweiß). Mit dem Dialysateinlauf (s. Pfeil) wird nach einer kurzen Spülung begonnen

Die Arbeitsfläche wird gereinigt, desinfiziert und das Material gerichtet.

Der Mundschutz wird aufgesetzt und nach erneuter Händedesinfektion der Dialysatbeutel aus der Verpackung genommen und auf Durchsichtigkeit und Verfalldatum geprüft.

■ **Durchführung**
Der Spülvorgang wird folgendermaßen vorgenommen:
- Erneute Händedesinfektion durchführen und Konnektionsstelle desinfizieren,
- neues Beutelsystem mit dem Katheter verbinden und Beutel für das Dialysat am Infusionsständer aufhängen.
- Klemme öffnen und Bauchauslauf durchführen; er dauert zwischen 15 und 45 Minuten, danach Klemme verschließen.
- Mit dem Dialysateinlauf, der 5–10 Minuten dauert, wird nach einem kurzen Spülen von 5–10 Sekunden begonnen **(Abb. 30.25)**.
- Danach wird das Beutelsystem unter aseptischen Bedingungen entfernt und der Katheter verschlossen.

Lese- und Lernservice

Fragen zum Selbststudium

1. Geben Sie vorbeugende Maßnahmen zur Vermeidung von Harnwegsinfektionen an.
2. Nennen Sie vorübergehend eingebrachte Harnableitungen und leiten Sie notwendige Pflegemaßnahmen ab.
3. Welche Informationen sollen Eltern und Kinder erhalten, um ein Harnsteinrezidiv zu vermeiden?
4. Was verstehen Sie unter einer Paraphimose? Durch welches pflegerische Fehlverhalten kann sie verursacht werden?
5. Begründen Sie die Notwendigkeit der Bewegung bei einem Kind mit einem Nephrotischen Syndrom.
6. Geben Sie bitte das Hauptrisiko bei einer Peritonealdialyse an und machen Sie Angaben zur umfassenden Anleitung von Kind und Eltern.

Verwendete Literatur

Beetz, R., H.-J. Bachmann, V. Klingmüller et al.: Harnwegsinfektionen in der pädiatrischen Praxis. Marseille Verlag GmbH, München 1995
Götz, R.: Neue Erkenntnisse zur Höhe der Eiweißzufuhr bei chronischer Niereninsuffizienz und bei nephrotischem Syndrom. Akt. Ernähr.-Med 15 (1990) 178
Hohenfellner, R., J. W. Thüroff, H. Schulte-Wissermann: Kinderurologie in Klinik und Praxis. Thieme, Stuttgart 1986
Janneck, C.: Kinderchirurgie für Pflegeberufe. 4. u. 5. Aufl. Thieme, Stuttgart 1990 und 1997
Kellnhauser, E., u.a. (Hrsg.): Thiemes Pflege. 9. Aufl. Thieme Stuttgart 2000
Leichter, H.: Nierenersatztherapie. Kinderkrankenschwester 4 (1997) 127
Schönberger, W.: Kinderheilkunde. Fischer, Stuttgart 1992
Schönweiß, G.: Dialysefibel. 2. Aufl. abakiss, Bad Kissingen 1996
Sökeland, J.: Urologie. 11. überarb. Aufl. Thieme, Stuttgart 1993
Sökeland, J.: Urologie für Krankenpflegeberufe. 6. überarb. Aufl. Thieme, Stuttgart 1990

Weiterführende Literatur

Bach, D., P. Brühl: Nosokomiale Harnwegsinfektionen. Jung-Johann, Neckarsulm 1995
Betz, G.: Dialyse oder Transplantation? In: Bavastro. P. u.a.: Organtransplantation. Verein für anthroposophisches Heilwesen, Bad Liebenzell 1995
Dietz, G.-H. u.a.: Operative Eingriffe in der Kinderurologie. Urban und Vogel, München 2001
Eismann, R. u.a.: Nierentransplantation – Ratgeber für Patienten und Angehörige. 3. Aufl. Trias, Stuttgart
Franz, H.-E.: Dialyse für Pflegeberufe, 2. Aufl. Thieme, Stuttgart 1996

Hesse, A., J. Joost: Ratgeber für Harnsteinpatienten. Hippokrates, Stuttgart 1992

Salter, M.: Körperbild und Körperbildungsstörung. Hans Huber, Göttingen 1999

Sperschneider, H.: Dialyse, Hütling, Heidelberg 1995

Therapie der chronischen Niereninsuffizienz
03/2001 UNI-MED/KNO
ISBN 3–89599–485–5

Kontaktadressen

Bundesverband der Organtransplantierten e.V.
Paul-Rücker-Str. 20–22, 47059 Duisburg
Tel.: 02 03/44 20 10

Deutsche Ilco e.V.
Selbsthilfegruppe für Stomaträger
Landshuter Str. 30, 85312 Freising
Tel.: 0 81 61/93 43 01, 93 43 02, Fax: 0 81 61/93 43 04
http:/www.ilco.de

Dialysepatienten Deutschland e.V.
Weberstr. 2, 55130 Mainz
Tel.: 0 61 31/8 51 52, Fax: 0 61 31/83 51 98

Verband Organtransplantierter Deutschland (VOD) e.V.
Wielandstr. 28 a, 32545 Bad Oeynhausen
Tel.: 0 57 31/79 21 81

www.kfh-dialyse.de
www.coloplast.de
www.medical-service.de
www.stomawelt.de

31 Pflege von Kindern mit Störungen des Bewegungssystems

Mechthild Hoehl

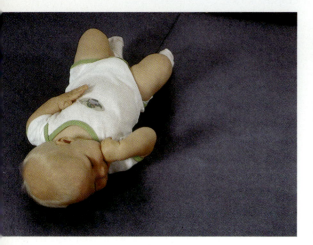

31.1 Bedeutung

Störungen des Bewegungssystems können bei Kindern durch angeborene Haltungsanomalien, Fehlstellungen oder Fehlbildungen des Bewegungsapparates, traumatischen Affektionen oder im Rahmen von entzündlichen sowie autoimmunologischen Prozessen auftreten.

Durch eine Störung des Bewegungssystems wird die Ausübung der Lebensaktivität „Sich bewegen" in einem erheblichen Maße beeinflusst. Je nach Schwere der Gesundheitsstörung ist dadurch die motorische Gesamtentwicklung des betroffenen Kindes gefährdet. Dieses kann nicht nur zu einer Einschränkung des kindlichen Erfahrungshorizontes führen, sondern auch seine psychosoziale Integration beeinträchtigen. Die pflegerische Betreuung der Kinder mit Störungen des Bewegungssystems muss daher neben der bestmöglichen Erhaltung und Verbesserung der Funktion des Bewegungssystems die bestmögliche Langzeitentwicklung und soziale Integration anstreben. Dazu gehören neben der Assistenz bei der orthopädischen, kinderchirurgischen und physiotherapeutischen Therapie, vor allem die Durchführung präventiver, rehabilitativer und lindernder Pflegemaßnahmen und die Anleitung der Familie im selbständigen Umgang mit der Therapie sowie der Akzeptanz möglicher Beeinträchtigungen durch die Bewegungsstörung an sich oder die dazu notwendigen Maßnahmen.

Aus der Fülle der möglichen orthopädischen, kinderchirurgischen und traumatologischen Krankheitsbilder des Kindesalters sind hier die Pflegemaßnahmen der Bewegungsstörungen ausgewählt, die in interdisziplinären Kinderkliniken am häufigsten zu finden sind. Die Behandlung komplexerer Störungen des Bewegungssystems erfolgt meistens in speziellen Zentren.

31.2 Pflege eines Kindes mit einer angeborenen Fußfehlstellung

31.2.1 Ursache und Auswirkung

> **Definition** Fußfehlstellungen sind angeborene Haltungsanomalien der Füße mit z. T. fixierten Veränderungen der normalen Haltungsachsen und Verschiebungen innerhalb des Knochengerüstes.

Ihre Ursache ist meistens unbekannt. Manchmal entstehen sie aufgrund einer neuromuskulären Störung, die bereits vorgeburtlich bestanden hat. Beispiele für fixierte Fußfehlstellungen sind der Klumpfuß und schwere Formen des Sichelfußes.

Hiervon abzugrenzen sind meist harmlose, nicht fixierte Fußfehlhaltungen durch intrauterine lagebedingte Veränderungen der Fußhaltung, z. B. Hackenfüße, Kletterfüße und angeborene leichte Sichelfußhaltungen (**Abb. 31.1**).

Fußfehlstellungen werden in der Regel direkt nach der Geburt oder in den ersten Lebenstagen sichtbar. Besonders schwere Fälle können bereits vorgeburtlich durch Ultraschall diagnostiziert werden.

31.2.2 Pflegebedarf einschätzen

Durch angeborene Fußfehlstellungen können sich folgende Pflegeprobleme ergeben:
- Gefahr einer bleibenden Funktionseinschränkung des Fußes,
- Gefahr von weitergehenden Fehlhaltungen und Spätschäden an anderen Abschnitten des Bewegungssystems,
- Beeinträchtigung der normalen Lauflernentwicklung,
- Unsicherheiten und Sorgen der Eltern über die weitere Entwicklung des Kindes.

Pflege eines Kindes mit einer angeborenen Fußfehlstellung 31

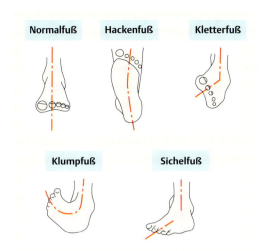

Abb. 31.1 Fußfehlhaltungen und -fehlstellungen. Abweichungen von der normalen Haltung mit unterschiedlich starker Beeinträchtigung

31.2.3 Pflegeziele und -maßnahmen

Funktionserhalt

Um die Funktion des Fußes bestmöglich zu erhalten und zu fördern, muss ein Neugeborenes mit einer Fußfehlhaltung und einer Fußfehlstellung so bald als möglich einem interdisziplinären Team aus Kinderärzten, Orthopäden und Physiotherapeuten vorgestellt werden. Diese prüfen anhand der Fußbeweglichkeit und Achsenstellung die Form der Fußfehlhaltung bzw. Fußfehlstellung und legen gemeinsam mit dem Pflegepersonal und den Eltern das Therapiekonzept fest.

Normale Fußentwicklung bei Fehlhaltungen

Bei *Fehlhaltungen* werden die Eltern über die insgesamt günstige Prognose aufgeklärt und über die Möglichkeiten, die normale Bewegungs- und Funktionsentwicklung des Fußes zu fördern. Die Kinder sollten bei angepasster Raumtemperatur, d. h. beispielsweise unter einer Wärmelampe, unter der Aufsicht der Eltern oder des Pflegepersonals möglichst viel frei strampeln. Mehrmals täglich, z. B. bei jedem Wickeln, wird dem Kind die Strampelhose und Söckchen komplett ausgezogen und der Fuß mit sanften Bewegungen in die physiologische Stellung redressiert, d. h. durch leichten Druck in die richtige Stellung gebracht. Hierzu erhalten die Eltern eine Anleitung von Physiotherapeuten oder Pflegepersonal. Im Schlaf sollte die Fußhaltung nicht durch die Bettdecke ungünstig beeinflusst werden. Zu bevorzugen ist die Seitenlage des Kindes. Die motorische Entwicklung des ersten Lebensjahres verläuft in der Regel unbeeinflusst. Die Kinder erlernen das Krabbeln und Laufen wie ihre Altersgenossen und benötigen hierbei keine Unterstützung. Im Rahmen dieser Entwicklung normalisiert sich die Fehlhaltung. Barfußlaufen im Sand oder Fußgymnastik unterstützen die Fußmuskulatur. Sind nach Ablauf der Lauflernphase noch Fehlhaltungen erkennbar, so wird das Kind auf zugrunde liegende muskuläre Probleme hin untersucht, entsprechend gefördert und mit orthopädischen Schuheinlagen versorgt.

Redression bei Fehlstellungen

Bei fixierten *Fehlstellungen* beginnt eine Redressionstherapie in den ersten Lebenstagen. In dieser Zeit bestehen noch Chancen, die Fußstellung zu korrigieren und die Funktion des Fußes bestmöglich zu erhalten und zu fördern. Die Eltern werden über die

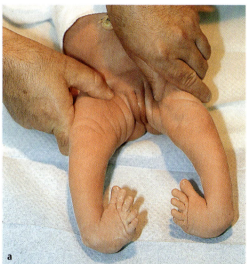

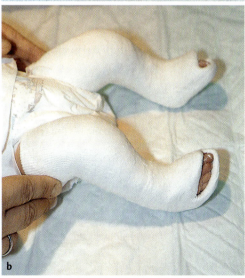

Abb. 31.2 a, b Klumpfuß.
a Fußfehlstellung bei einem Neugeborenen
b Redression mit Gipsverband

677

Notwendigkeit der frühzeitigen und konsequenten Therapie aufgeklärt. Die Redression kann mit Gipsverbänden oder funktionalen physiotherapeutischen Redressionsübungen mit anschließendem redressierendem Verband durchgeführt werden.

Bei der Therapie mit Gipsverbänden (Abb. 31.2) besteht die Aufgabe des Pflegepersonals in der Assistenz beim Anlegen des Gipses. Hierbei hält die Pflegeperson die kindlichen Gelenke so weit wie möglich in der Normalstellung, während der Gips durch den Orthopäden angelegt wird. Anschließend ist das Kind auf Beeinträchtigungen durch den Gipsverband zu beobachten (s. S. 683). Der Gips wird anfangs täglich, später in größeren Abständen, abhängig von der Entwicklung des Kindes, erneuert.

Einbeziehung der Eltern ⇢ Die physiotherapeutische funktionelle Redression muss auf Anleitung der speziell geschulten Physiotherapeuten vom Pflegepersonal und den Eltern erlernt werden, da diese bei jedem Wickeln vorgenommen wird.

Die Effektivität der Maßnahmen wird regelmäßig durch das therapeutische Team überprüft. In schweren Fällen werden operative Korrekturen notwendig. Diese sollten dann vor dem Laufenlernen erfolgen. In der Langzeitbetreuung sind fast immer orthopädische Schienen und Einlagen ins Schuhwerk und Fußgymnastikübungen notwendig.

31.3 Pflege eines Kindes mit einer Hüftgelenksdysplasie

31.3.1 Ursache und Auswirkung

Definition ⇢ Die Hüftgelenksdysplasie ist eine Entwicklungsstörung mit einer mangelhaften Ausbildung der Hüftgelenkspfanne und/oder einer Unterentwicklung des Femurkopfes.

Durch Muskelzug kommt es zu zunehmenden Lageveränderungen des Hüftkopfes in der Gelenkspfanne bis hin zur schwersten Form dieser Störung, der Hüftgelenksluxation, dem vollständigen Entgleiten des Femurkopfes aus der Gelenkkapsel. Die Störung tritt familiär gehäuft, verstärkt beim weiblichen Geschlecht und sowohl einseitig als auch doppelseitig auf.

Im Sonographiescreening der Hüfte bei Neugeborenen wird die Störung in der Regel erkannt, sodass frühzeitig mit einer konservativen Therapie eine Zentrierung des Hüftkopfes erreicht und eine Verschlimmerung der Symptomatik vermieden werden kann.

Symptome einer Hüftgelenksdysplasie sind:
⇢ Hautfaltendifferenzen an den Oberschenkeln, Asymmetrien der Oberschenkel- und Gesäßfalten (Abb. 31.3),
⇢ „Schnapp"-Phänomen (Ortolani-Zeichen), d.h., bei Beugung des Oberschenkels um 90° lässt sich der Gelenkkopf aus der Pfanne drücken (dieses wird vom Kinderarzt während der Vorsorgeuntersuchungen geprüft),
⇢ einseitige Beinverkürzungen,
⇢ Bewegungsarmut der betroffenen Extremität,
⇢ bei Nichterkennen verspätetes Laufenlernen mit watschelndem Gang.

31.3.2 Pflegebedarf einschätzen

Bei einem Kind mit einer Hüftgelenksdysplasie können folgende Pflegeprobleme entstehen:
⇢ Gefahr einer Hüftluxation,
⇢ Gefahr von sekundären Haltungsanomalien der Wirbelsäule,
⇢ Gefahr von Schmerzen bei Hüftbelastung,
⇢ Einschränkung einer physiologischen Beinbeweglichkeit,
⇢ Schwierigkeiten beim Laufenlernen,
⇢ Einschränkungen der Mobilität durch Notwendigkeit langwieriger Spreizbehandlungen,
⇢ Druckstellen und Hautreizungen durch Spreizhilfsmittel,
⇢ ggf. Beeinträchtigung durch häufige lange Krankenhausaufenthalte, falls operative Korrekturen notwendig werden.

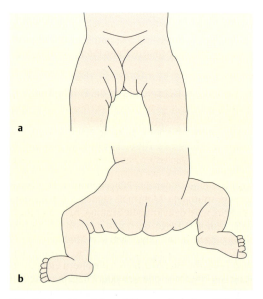

Abb. 31.3 ⇢ **Hautfaltendifferenz bei der Hüftdysplasie.**
a Asymmetrische Hautfalten am Oberschenkel in Rückenlage
b Asymmetrische Kriechstellung

31.3.3 Pflegeziele und -maßnahmen

■ **Frühzeitige Korrektur einer Hüftfehlstellung**
Bei einer frühzeitigen Diagnosestellung der Hüftgelenksdysplasie ist die Chance groß, mit konservativen Maßnahmen eine Stabilisierung und Zentrierung des Hüftgelenkes zu erreichen. Die Wahl der Maßnahmen trifft der behandelnde Arzt in Abhängigkeit der Schwere der bestehenden Störung und des Lebensalters des betroffenen Kindes. Er entscheidet auch über die Häufigkeit der sonographischen Kontrollen sowie die Dauer der Therapie.

Breit-Wickeln. Als erste Maßnahmen bei Verdacht auf eine Hüftgelenksdysplasie, sowie bei bekannter familiärer Belastung und perinataler Fehlhaltungen aufgrund der intrauterinen Kindslage bietet sich das „Breit-Wickeln" an. Dem Kind wird eine zweite Einmalhöschenwindel über die Kleidung gezogen oder der Schritt der Höschenwindel mit der Einlage eines Stoffwindelstegs verbreitert. Bei der Windelversorgung mit Stoffwindeln wird das Windelpaket mit einem zusätzlichen Stoffwindelsteg verbreitert. Ähnlich kann bei Bindewindeln verfahren werden. Das Kind sollte sein Hüftgelenk hierbei immer gespreizt haben, das Kniegelenk muss frei beweglich bleiben.

Der früher empfohlenen Bauchlagerung zur Unterstützung der Hüftspreizung wird heute die Rückenlagerung vorgezogen, da das Kind in dieser Lage besser strampeln und die Beine anziehen kann, was die physiologische Haltung des Hüftgelenks besser unterstützt.

Bei der Verwendung von Tragehilfen sollte auch bei unauffälligen Kindern immer auf eine korrekte Hüftspreizung und -beugung geachtet werden. Bei Tragesäcken und Tragegestellen gibt es bzgl. der anatomisch korrekten Hüftstellung deutliche Qualitätsunterschiede. Optimal sind Tragetücher, vorausgesetzt, die richtige Bindetechnik wird von der anwendenden Person beherrscht (s. S. 362).

Ausreifungsbehandlung mittels Spreizhose oder Hüftbeugeschiene. Ist die Hüftgelenksdysplasie sonographisch gesichert, schließt sich eine Ausreifungsbehandlung mit der Spreizhose (**Abb. 31.4**) oder der Tübinger Hüftbeugeschiene (**Abb. 31.5**) an. Die Spreizhilfen werden vom Orthopädietechniker individuell an die Körpermaße des Kindes angepasst und müssen alle vier bis acht Wochen der körperlichen Entwicklung des Kindes angeglichen werden.

Die Spreizhose erzielt eine Abspreizung bis 90°. Sie ist mit buntem abwaschbarem Kunststoff oder abnehmbarem waschbarem Baumwollstoff bezogen.

Die Hüftbeugeschiene, die weniger stark abspreizt, aber stärker die natürliche Beugung nachempfindet, besteht aus zwei Kunststoffschienen für die Beine, die mit dem Spreizsteg verbunden sind und über einen Kordelzug mit einem Oberkörperleibchen befestigt sind.

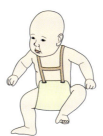

Abb. 31.4 ⇢ **Kind mit Spreizhose.** Die indivduell angepasste Spreizhose erreicht eine Abspreizung von 90°

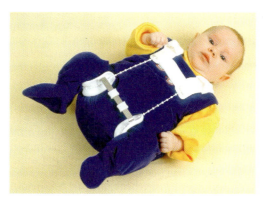

Abb. 31.5 ⇢ **Kind mit Tübinger Hüftbeugeschiene.** (Fa. Otto Bock). Die Schiene unterstützt eine mittlere Spreizung mit angehockten, gebeugten Beinen

> **Einbeziehung der Eltern** ⇢ Die Eltern des Kindes werden darüber informiert, dass die Spreizhilfen während des ganzen Tages getragen werden müssen, wie sie angelegt werden und worauf geachtet werden muss.

Die Spreizhilfen werden über der Kleidung getragen. Daher werden sie zu jedem Wickeln ausgezogen und anschließend sofort wieder angelegt. Sie werden nach den Herstellerangaben so angezogen, dass sich darunter keine Falten bilden.

Bei jedem Wickeln wird auf mögliche Druckstellen an den Oberschenkeln des Kindes und unter den Verschlussstellen der Spreizhilfen geachtet.

Die Spreizhilfen zur Ausreifungsbehandlung werden auch noch zur Stabilisierung und Zentrierung des Hüftgelenkes eingesetzt, wenn bereits eine Hüftluxation besteht. In diesem Fall muss jedoch vor dem ersten Anlegen der Hüftkopf durch den Orthopäden reponiert werden.

> **Merke** ⇢ **Beobachtung.** Bei jedem Wickeln eines Kindes mit reponiertem Hüftgelenk wird darauf geachtet, dass das Gelenk nicht erneut luxiert ist. Beim Auftreten von Schmerzen bei Bewegungen der Beine oder dem erneuten Auftreten von Hautfaltendifferenzen ist der Arzt zu informieren.

Weitergehende Maßnahmen. Andere Möglichkeiten der Behandlung der Hüftgelenksdysplasie sind Retentionsbehandlung mit einer Riemenbandage nach Pavlik **(Abb. 31.6)**, eine Extensionsbehandlung (s. S. 684) oder die Fixation des Gelenkes mit Hilfe eines Gipsverbandes in der Sitz-Hock-Stellung nach Fettweis.

Für schwerere Formen einer Hüftluxation oder einer verspäteten Behandlung bei Kindern, die sich bereits im Laufalter befinden, stehen im Orthopädiefach weitere Hüftabduktionsorthesen oder Spreizbandagen zur Verfügung. Auch sie werden jeweils genau auf die Körpermaße des Kindes abgestimmt und müssen gemäß den Empfehlungen des Orthopädietechnikers sowie des behandelnden Kinderorthopäden angebracht und getragen werden.

■ **Bestmögliche Akzeptanz der Spreizbehandlung**

Je früher die Spreizbehandlung beginnt, desto geringer sind die Akzeptanzprobleme bei den Kindern. Die Kinder haben üblicherweise wenig Probleme mit der Spreizhaltung, vor allem dann, wenn die Hilfsmittel gut angepasst sind und richtig angewendet werden. Wenn die Eltern ausreichend über die Notwendigkeit und Handhabung der Spreizbehandlung aufgeklärt sind, können sie diese auch gewissenhaft durchführen. Für sie entsteht gelegentlich das Problem, geeignete Kleidung und Zubehör (z. B. Autositze, Kinderwagen) zu finden.

> **Praxistipp** ⋯❯ Spreizhosen oder Tübinger Schienen lassen sich problemlos über Strampelhosen oder Strumpfhosen anziehen. In der kalten Jahreszeit kann ein Schlafsack oder Autofußsack zum Wärmen der Beine angezogen werden. Größere Kinderautositze und Kinderwagenaufsätze sind in jedem gut sortierten Babyfachhandel zu erwerben.

Bei der Verwendung bei älteren Kindern kann durch das Anbringen von Anti-Rutsch-Aufklebern auf glatt strukturierten Spreizhosen, z. B. wie es sie für Badewannen gibt, dem Kind das Sitzen ermöglicht werden.

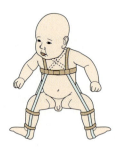

Abb. 31.6 ⋯❯ **Kind mit Riemenbandage nach Pavlik.** Auch sie hält das Hüftgelenk in Beugestellung, der Umgang hiermit ist jedoch etwas schwieriger als mit der Tübinger Schiene

31.4 Pflege von Kindern mit Frakturen

31.4.1 Ursache und Auswirkung

Knochenbrüche sind besonders im Vorschul- und Grundschulalter sehr häufige Traumafolgen.

> **Definition** ⋯❯ Eine Fraktur ist ein Knochenbruch, der durch direkte oder indirekte Gewalteinwirkung auf das Knochengerüst entsteht.

Je nach Intensität der Gewalteinwirkung und nach betroffenem Knochen ist die Auswirkung der Fraktur unterschiedlich **(Tab. 31.1)**.

Symptome einer Fraktur sind:
⋯❯ Schmerz,
⋯❯ Schwellung,
⋯❯ Deformität bzw. pathologische Beweglichkeit des betroffenen Körperteils,
⋯❯ Reibegeräusche durch Aneinanderreiben der Frakturstücke,
⋯❯ Funktions-, Stabilitätsverlust.

Die Diagnose der Fraktur wird mit einer Röntgenaufnahme gesichert.

Bei kindlichen Frakturen gibt es folgende Besonderheiten:
⋯❯ Die Frakturen heilen wesentlich schneller als bei Erwachsenen. Je jünger das Kind ist, desto geringer ist die Heilungszeit.
⋯❯ Gelenkversteifungen durch die Immobilisierung im Gipsverband kommen seltener vor als bei Erwachsenen.
⋯❯ Leichte Achs- und Längenfehlstellungen können bei Kindern durch das Wachstum ausgeglichen werden. Rotationsfehler bleiben bestehen und beeinträchtigen die Funktion der betroffenen Extremität langfristig.
⋯❯ Heilt der kindliche Knochen mit einer starken Fehlstellung, so wird diese Deformität möglicherweise durch das Wachstum des Kindes verstärkt.
⋯❯ Frakturheilungen können einen Wachstumsschub der betroffenen Extremität auslösen, Frakturen an Wachstumsfugen können jedoch auch zu einer Beeinträchtigung des Wachstums an dieser Stelle führen.
⋯❯ Der kindliche Knochen befindet sich auch während der Frakturheilung im Wachstumsprozess. Daher werden konservative Therapiemaßnahmen mit Gips oder Extension häufig den operativen Maßnahmen vorgezogen.

Pflege von Kindern mit Frakturen 31

Tab. 31.1 ⇢ Typische Frakturen im Kindesalter, deren Therapie und Pflegeschwerpunkte

Fraktur	Therapie	Pflegeschwerpunkte
Klavikulafraktur: geburtstraumatisch oder durch Sturz auf die Schulter	beim Neugeborenen durch Lagerung, ansonsten Therapie mit Rucksackverband	⇢ Herstellen und Überwachen der Lagerung ⇢ Erläuterung des Handlings und der Therapie an Eltern und Kind
Oberarmfraktur: durch direktes Trauma oder Fall auf die ausgestreckte Hand	Gilchrist-Verband (Fixation des Armes in 90°-Stellung am Oberkörper)	⇢ Beobachtung auf Hautirritationen ⇢ Hilfestellung bei den Lebensaktivitäten, da nur noch Gebrauch eines Armes/einer Hand möglich
Suprakondyläre Oberarmfraktur: durch direktes oder indirektes Trauma	Reposition und Hand-Hals-Halteschlinge nach Blount, Gipsschiene oder Vertikalextension (S. 685), bei schwieriger Reposition operative Osteosynthese, ggf. Spickung	⇢ Aufklärung über Funktion und Handhabung der Schlinge ⇢ Hilfestellung bei den Lebensaktivitäten, da nur noch Gebrauch eines Armes möglich ⇢ vgl. „Pflege eines Kindes mit Gipsverband" und „Pflege eines Kindes mit Extension", s. S. 684
Radius-Köpfchen: durch unphysiologischen Zug am Arm	konservativ mit Gips (2 Wochen), Operation oder minimal invasive Spickung mit Prevot-Nägeln zur frühzeitigen Mobilisation	⇢ Hilfestellung bei den Lebensaktivitäten, da nur noch Gebrauch eines Armes/einer Hand möglich
Unterarmfrakturen: durch direktes Trauma oder Sturz	Reposition und Oberarmgips, operativ nur bei Rotationsfehler	⇢ vgl. „Pflege eines Kindes mit Gipsverband"
Handwurzel- und Fingerfrakturen: nach Sturz auf die Hand oder direktes Trauma auf die Finger	Reposition konservative Behandlung mit Unterarmgips oder Schienen	⇢ Hilfestellung bei den Lebensaktivitäten
Oberschenkelfraktur: durch direktes Trauma (Stoß, Sturz)	Overheadextension bei Kleinkindern, bei größerer Extension auf dem Weber-Tisch (vgl. S. 684) oder operative Osteosynthese bzw. Spickung mit Prevot-Nägeln bei Kindern über 10 Jahren grundsätzlich operativ	⇢ vgl. „Pflege eines Kindes mit Extension", s. S. 684 ⇢ nach Osteosyntheseoperation bzw. Spickung frühzeitige Mobilisation ⇢ prä- und postoperative Pflege, s. S. 849
Unterschenkelfrakturen: durch direktes oder indirektes Trauma	Reposition und Gipsbehandlung mit Oberschenkelgips, operatives Vorgehen bei Rotationsfehlern, ggf. bei Achsabweichung	⇢ vgl. „Pflege eines Kindes mit Gipsverband" ⇢ Hilfestellung beim Erlernen des Gehens mit Unterarmgehstützen ⇢ ggf. prä- und postoperative Pflege
Fuß- und Zehenfrakturen: nach Sprungverletzung oder direktes Trauma	Reposition und Unterschenkelgehgips	⇢ vgl. „Pflege eines Kindes mit Gipsverband"

31.4.2 Pflege eines Kindes mit Gipsverband

Anlegen des Gipsverbandes

Die Reposition der Knochenteile erfolgt unter großzügiger Analgesie, am besten in Narkose. Anschließend wird der Gipsverband angelegt, in der Regel über die benachbarten Gelenke, damit die Frakturstelle ausreichend ruhig gestellt ist. Möglich ist auch eine funktionelle Gipsversorgung, die nur die Bewegungen einschränkt, die für die Frakturheilung hinderlich wäre, alle anderen Bewegungen aber zulässt.

Es stehen unterschiedliche Möglichkeiten der Gipsversorgung zur Verfügung **(Tab. 31.2):** Die herkömmlichen Gipsbinden auf der Basis von schwefelsaurem Kalziumdihydrat werden inzwischen mehr und mehr von Kunststoff- und Glasfaserverbänden verdrängt **(Abb. 31.7).**

■ **Durchführung**
Das Anlegen des Gipsverbandes bzw. des Kunststoffverbandes geschieht in verschiedenen Stufen:

31 Pflege von Kindern mit Störungen des Bewegungssystems

Tab. 31.2 → Vergleich von Kunststoff- und Gipsstützverbänden

Gipsverband		Kunststoffstützverband (Cast)	
Vorteile	Nachteile	Vorteile	Nachteile
→ leicht verarbeitbar → kostengünstig → geringere Gefahr von Dekubiti, da besser anpassbar und weniger scharfkantig → Keilung möglich → für reponierte Frakturen besser geeignet	→ schwer → nicht wasserresistent → Gipsbruchgefahr → Gipsschatten im Röntgen erkennbar → erst nach 24–36 Std. voll belastbar	→ geringes Gewicht → bereits nach einer halben Stunde belastbar → sehr stark belastbar → wasserresistent → röntgendurchlässig	→ teuer → z. T. schwerer verarbeitbar (Gefahr der Verklebung) → scharfkantig, daher Gefahr von Druckstellen → Restelastizität bleibt, daher weniger geeignet für reponierte Frakturen → Gefahr der Allergisierung

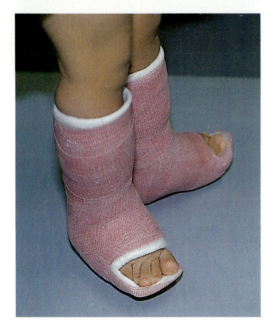

Abb. 31.7 → **Kunststoffstützverband.** Durch geringes Gewicht und farbige Gestaltung ist er bei Kindern beliebt

- → Befeuchten der Gips- oder Kunststoffbinden mit max. 15–20° warmem Wasser, damit die Wärmeentwicklung bei der Gipshärtung nicht zu groß ist.
- → Betroffene Extremität in Funktionsstellung bringen, d. h. in Gebrauchsstellung, damit während der Gipsbehandlung die Extremität bestmöglich benutzt werden kann und bei einer möglichen, wenn auch selteneren Versteifung des Gelenkes durch die Gipsbehandlung eine bestmögliche Funktion gewährleistet ist.
- → Anlegen eines Baumwollstrumpfes (Trikotverband).
- → Anlegen eines Watte- oder Schaumstoffverbandes zum Polstern, besonders an Knochenvorsprüngen und Gelenken, ansonsten eher dünn anlegen, um die Stabilität des Gipses nicht zu gefährden.
- → Umwickeln der Watte mit Krepp- oder dünnen Kunststoffverbänden, um Unebenheiten auszugleichen und eine gleichmäßige Oberfläche zu schaffen.
- → Anlegen der befeuchteten Gips- oder Kunststoffbinden.
- → Säubern der Gipsränder und Umschlagen des Trikotverbandes an den Rändern.
- → Sorgfältige Entfernung von Gipskrümelchen.
- → Halten bzw. offenes Lagern der Extremität bis zum Erhärten des Gips- oder Kunststoffverbandes mit der ganzen Hand, um Entstehung von Druckstellen durch Fingerabdrücke zu vermeiden.
- → Da es in den ersten 48 Stunden zum Anschwellen der Extremität kommen kann, wird der Gips zunächst nur als Schiene oder gespalten angelegt. Erst nach 2 Tagen wird der Gips dann zirkulär angelegt und ist damit auch stärker belastbar.
- → Der Gips sollte langsam durchtrocknen, um alle Schichten gleichmäßig zu erhärten. Deshalb sollte insbesondere der konventionelle Gips anfangs nicht mit einer Bettdecke o. ä. abgedeckt werden.
- → Nach dem Trocknen des Gipses kann das Kind diesen anmalen, um ihn damit für sich attraktiver zu gestalten. Die Kunststoff- oder Glasfaserverbände werden häufig in attraktiven Farben angeboten. Hierbei kann sich das Kind vorher die Wunschfarbe auswählen.

Pflegebedarf einschätzen

Durch den Gipsverband können folgende Pflegeprobleme entstehen:
- → Beeinträchtigung der selbstständigen Ausführung der Lebensaktivitäten durch Immobilisierung der eingegipsten Extremitäten, z. B. Beeinträchtigung beim „Sich sauber halten und kleiden", beim „Sich bewegen" beim „Sich beschäftigen, spielen und lernen", ggf. auch beim „Essen und trinken" oder „Ausscheiden",
- → Schmerzen und Gefahr von Haut- und Nervengewebsschädigung durch Druckstellen im Bereich des Gipses,
- → Gefahr der Verbrennung durch Wärmeentwicklung bei der Gipshärtung,

Pflege von Kindern mit Frakturen

⋯▸ Gefahr der Gewebsschädigung und Sensibilitätsstörungen durch Einengung aufgrund eines posttraumatischen Ödems im Bereich des Gipses,
⋯▸ Juckreiz bei Schweißentwicklung unter dem Gipsverband,
⋯▸ Gefahr der Muskelatrophie bei langdauernder Immobilisierung.

Weitere Pflegeprobleme entstehen bei besonderen Formen der Gipsbehandlung, z.B. der Thrombose- und Obstipationsgefahr bei größeren Kindern, die durch Liegegipse längere Zeit immobilisiert werden, besonders bei Beckengipsen. Hier sollen nur die Maßnahmen aufgeführt werden, die für nahezu alle Kinder mit Gipsversorgung zutreffen.

Pflegeziele und -maßnahmen

■ **Haut und Gewebe bleiben intakt – mögliche Schädigungen werden sofort erkannt**

Das sorgfältige Vorgehen bei der Gipsanlage, besonders das Vermeiden von Unebenheiten, das Säubern und Polstern der Gipsränder sowie die Entfernung der Gipskrümel ist die erste Maßnahme zur Dekubitusprophylaxe. In Abhängigkeit von der Stärke der durch den Gips hervorgerufenen Immobilität (z.B. bei einem Kind mit Beckengips) kommen die in Kapitel 13 genannten Maßnahmen zur Dekubitusprophylaxe zur Anwendung (s. S. 369).

 Merke ⋯▸ **Beobachtung.** Fingerendglieder oder Zehen bleiben beim Gipsanlegen frei, um Sensibilität, Motorik und Durchblutung (SMD-Kontrolle) beobachten zu können.

Diese Kontrollen werden anfangs stündlich, später in Abhängigkeit von Alter und Verletzungsfolgen 2–3-mal täglich durchgeführt. Ein größeres Kind wird aufgefordert, Missempfindungen am Gipsverband unverzüglich an seine Bezugsperson oder die zuständige Pflegeperson weiterzugeben. Äußerungen des Kindes über Schmerzen oder Missempfindungen am Gips müssen unbedingt ernst genommen werden.

 Merke ⋯▸ **Beobachtung.** Schwellen bei einem Gips die Finderendglieder, bzw. Zehen stark an, verfärbt sich die Haut blass, zyanotisch oder marmoriert oder liegt ein generelles Schmerz- oder Druckgefühl unter dem Gipsverband vor, so besteht der dringende Verdacht, dass der Gips zuviel Druck auf das Gewebe ausübt. Auffälligkeiten werden sofort an den zuständigen Arzt weitergeleitet!

Bei jedem Zeichen einer Weichteilkompression muss der Gips sofort entfernt werden. Bei weniger stark ausgeprägter Symptomatik kann eine Gipserweiterung durch Aufschneiden und Spreizen der Gipshülle erfolgen. Die weitere Entwicklung der Auffälligkeiten wird in diesem Fall engmaschig und sorgfältig beobachtet.

Bei lokal begrenzten Schmerzempfindungen, z.B. an Knochenvorsprüngen kann der Gips an dieser Stelle gefenstert werden, d.h. es wird mit der Gipssäge ein kleines Stück des Gipses entfernt, um die darunter liegende Haut beurteilen und ggf. entlasten zu können.

■ **Optimale Lagerung**

Zur Kontrakturenprophylaxe erfolgt die Lagerung in physiologischer Gelenksmittelstellung. Besonders am Anfang, wenn die betroffene Extremität noch anschwillt, wird diese hochgelagert, z.B. der Arm auf ein Lagerungskissen, bei Oberschenkel und Beckengips wird das Bein flach gelagert und das Fußende erhöht oder bei einer Unterschenkelfraktur die betroffene Extremität mit einer Schiene hochgelagert. Das Kind wird darüber informiert, dass es nicht zu lange mit herunter hängender Extremität sitzen oder stehen soll, um Hebelwirkungen an der Fraktur zu vermeiden: eingegipste Arme werden mit einer Schlinge gehalten, Beine können beim Sitzen auf einen zweiten Stuhl gelagert werden.

■ **Sichere Frakturheilung**

Um eine sichere Frakturheilung zu ermöglichen, ist es notwendig, dass die Stabilisierung der betroffenen Extremität bis zum Ende der Frakturheilung gewährleistet ist. Hierzu gehört, dass der Gipsverband nicht durch mechanische oder physikalische Reize zerstört wird. Ein herkömmlicher Gipsverband löst sich leicht auf, wenn er mit Wasser in Berührung kommt. Bei Reibungen und Stößen können Teile des Verbandes absplittern.

 Einbeziehung der Eltern ⋯▸ Die Familie wird darüber informiert, dass das Kind mit dem Gips nicht baden soll und dass der Gipsverband beim Duschen oder bei Regen vor Feuchtigkeit geschützt werden muss. Die neueren Kunststoffverbände sind zwar feuchtigkeitsstabil, bei der Durchfeuchtung des Verbandes kann es jedoch zu Verklumpungen der inneren Watte- und Kreppverbände kommen.

Es ist darauf zu achten, dass die Kinder nicht selbständig an den Innenverbänden manipulieren, etwa Gegenstände (Stifte, Legosteine) in den Gipsverband stecken. Häufig wollen die Kinder hiermit einen quälenden Juckreiz beheben, der sich bei längerer Gipsversorgung durch Schweißbildung und abgeschilferte Hautzellen ergibt. Bei starkem Juckreiz kann versucht werden, diesen mit Gabe eines Antihistaminikums auf ärztliche Anordnung zu beheben.

Durch die lange Immobilisierung atrophieren die Muskeln. Mehrmals täglich durchgeführte isometrische Übungen wirken dieser Entwicklung entgegen, ganz verhindern lässt sich der Muskelabbau jedoch nicht. Sollte der Gips nicht mehr ausreichend anliegen, muss er erneuert werden.

683

■ Bestmögliche Selbständigkeit bei der Ausübung der Lebensaktivitäten

Eine Versorgung mit Gipsverband ist kein Grund für eine starke Einschränkung bei der Ausübung der Lebensaktivitäten. Ist die Immobilisierung auf eine Extremität begrenzt, so lernt das betroffene Kind schnell seine Beeinträchtigung vorübergehend gut zu überbrücken, z. B. durch das Erlernen des Schreibens mit der linken Hand. Auch beim „Essen und trinken", sowie beim „Sich sauber halten und kleiden" erfindet das Kind viele Möglichkeiten, seine immobilisierte Extremität zu ersetzen. Ihm sollte daher nur so viel Unterstützung wie nötig angeboten werden. Dem Kind können hilfreiche Tips zum Selbständigkeitstraining durch die Pflegeperson gegeben werden, z. B. das Beginnen des Ankleidens mit der betroffenen Extremität. Ferner trainiert sie mit dem Kind den Gebrauch der Unterarmgehstützen bei Beingipsen. Bei den Übungen wird das Kind gut beobachtet und vor Stürzen geschützt.

Es ist die Aufgabe der Pflegeperson, den individuellen Hilfsbedarf des Kindes zu erkennen und es adäquat zu unterstützen. Die Eltern des Kindes werden hierbei angeleitet, in die Pflege integriert und unterstützt.

Erfolgt eine Gipsbehandlung nach einer geplanten Operation, so können alle erforderlichen Verrichtungen präoperativ eingeübt werden.

■ Wohlbefinden nach Abnahme des Gipsverbandes

Ist die Frakturheilung beendet, wird der Gipsverband mit Hilfe einer Gipsschere oder einer oszillierenden Säge geöffnet. Herkömmliche Gipse können auch in Essigwasser aufgeweicht werden. Bei Kunststoffverbänden ist aber in jedem Fall das Aufschneiden mit der oszillierenden Säge erforderlich.

Die betroffene Extremität wird vorsichtig gut abgewaschen und erfährt anschließend eine gute Hautpflege mit rückfettenden Substanzen. Dies kann im Rahmen eines Vollbades geschehen. Hierbei kann das Kind behutsam die Beweglichkeit der Extremität testen.

Ein leichtes Schmerzen der betroffenen, lang immobilisierten Extremität bei den ersten Bewegungen ist normal. Liegen jedoch Kontrakturen vor oder schont das Kind die Extremität auch in den nächsten Tagen beim Spielen offensichtlich sehr, so wird eine physiotherapeutische Betreuung des Kindes erforderlich. Eine Überforderung des Kindes in den Tagen nach der Gipsabnahme ist zu vermeiden.

31.4.3 Pflege eines Kindes mit Extension

Formen der Extensionsbehandlung

> **Definition** ⋯▶ Die Extensionsbehandlung ist eine Versorgung von Frakturen, bei der die Knochenbruchstücke durch andauernden Zug in die richtige Stellung gebracht werden. Sie bietet sich bei Frakturen der großen Röhrenknochen an, die durch Muskelzug zur Verschiebung der Bruchsegmente neigen.

Bei Kindern sind folgende Extensionsbehandlungsverfahren üblich:

⋯▶ Die *Overheadextension* wird durchgeführt bei Kleinkindern bis zum 3. Lebensjahr mit Oberschenkelfrakturen **(Abb. 31.8)**. Mit einem Spezialheftpflasterverband werden die Beine des Kindes ab dem Oberschenkel eingebunden und mit Gewichten verbunden, die die Beine senkrecht nach oben in die Länge ziehen. Der Gegenzug wird durch das natürliche Gewicht des freihängenden kindlichen Gesäßes ausgeübt. Es wird immer ein gleichmäßiger Zug auf beide Beine ausgeübt.

⋯▶ Bei der *Extension auf dem „Weber-Tisch"*, mit dem die konservative Reposition von Oberschenkelfrakturen bei Kindern von etwa 4–10 Jahren erfolgt, wird das betroffene Bein mit einem Kirschner-Draht oberhalb des Kniegelenkes gespickt, die Fixierung des gesunden Beines erfolgt über einen Oberschenkel-Pflasterzugverband. Die Unterschenkel des Kindes liegen auf einem Tisch auf. Der Gegenzug erfolgt auch hier über das Gewicht des freihängenden Gesäßes **(Abb. 31.9)**. Diese Form der Extension wird verstärkt durch operative Osteosyntheseverfahren verdrängt.

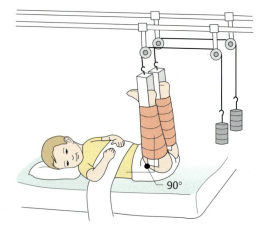

Abb. 31.8 ⋯▶ **Overheadextension.** Die Beine werden mit Pflasterzug senkrecht nach oben gezogen

Pflege von Kindern mit Frakturen 31

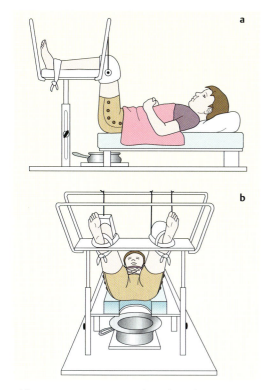

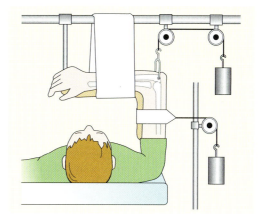

Abb. 31.9 ⇢ **Extensionstisch nach Weber.**
a Seitenansicht; das Kind trägt eine seitlich knöpfbare Hose
b Ansicht von der Fußseite

⇢ Bei der suprakondylären Humerusfraktur erfolgt der Zug mittels eines Kirschner-Drahtes am Ellenbogengelenk, der Gegenzug wird seitlich am Oberarm angebracht (*Vertikalextension* nach Baumann, **Abb. 31.10**).

Pflegebedarf einschätzen

Durch eine Extensionsbehandlung sind eine Vielzahl der kindlichen Lebensaktivitäten beeinträchtigt, insbesondere die Lebensaktivitäten „Sich bewegen", „Schlafen", „Sich sauber halten und kleiden", „Sich beschäftigen, spielen und lernen", „Ausscheiden" und „Mädchen oder Junge sein".

Mögliche Pflegeprobleme sind:
⇢ Gefahr der Frakturheilungsstörung bei unbemerkten Veränderungen an der Extension bzw. Extensionshaltung des Kindes,
⇢ Gefahr von Durchblutungsstörungen, Druckstellen und Hautirritationen durch den Pflasterzugverband,
⇢ Gefahr von Infektionen durch den Kirschner-Draht,
⇢ Schlafschwierigkeiten durch Notwendigkeit einer ungewohnten Körperhaltung,

Abb. 31.10 ⇢ **Oberarmextension** (Vertikalextension nach Baumann). Das Kind blickt auf seine Hand

⇢ Angst und Unruhe durch die ungewohnte Körperhaltung,
⇢ Schmerzen an der Frakturstelle bei Bewegungen und pflegerischen Manipulationen,
⇢ Langeweile wegen des langwierigen Verweilens in der Extensionshaltung und Einschränkung der Beschäftigungsmöglichkeiten,
⇢ Scham wegen der Schwierigkeit einer adäquaten Bekleidung (z. B. auf dem Weber-Tisch) und der Notwendigkeit, in dieser Haltung im Patientenzimmer seine Ausscheidungen vorzunehmen,
⇢ Gefahr von Folgen der Immobilität, z. B. Gefahr der Obstipation, Gefahr von Beeinträchtigung der Atemfunktion, Gefahr der Entwicklung einer passageren Muskelschwäche, in seltenen Fällen Gefahr einer Thrombose oder Dekubitusgefahr.

Pflegeziele und -maßnahmen

■ Ungestörte Frakturheilung

Die Effizienz der Frakturheilung während der Extensionsbehandlung ist abhängig von einer korrekten Funktion und Handhabung der Extension. Hierbei ist auf Folgendes zu achten:
⇢ Die Lagerung des Kindes erfolgt in Abhängigkeit von der gewählten Extensionsmethode.
⇢ Die Anbringung der Gewichte bei der Overheadextension und der Oberarmextension geschieht nach Anordnung des Arztes.
⇢ Die Gewichte müssen jederzeit frei hängen, sodass sie einen konstant gleichmäßigen Zug ausüben.
⇢ Bei der Overheadextension und der Extension nach Weber muss darauf geachtet werden, dass das Gesäß jederzeit frei liegt.
⇢ Auf die Einhaltung der Beugewinkel (90°) und eine gleichseitige, achsengerechte Stellung der Extremitäten ist zu achten.
⇢ Bei der Oberarm-Extension muss das Kind seine Hand sehen können (Vertikalextension).

…▸ Um die korrekte Lage des Kindes zu gewährleisten, kann der Oberkörper mit einer Strampeldecke oder einer seitlich eingesteckten Decke am Bett fixiert werden.

■ Schmerzvermeidung

Alle Mitpatienten, Angehörige und Besucher sowie das gesamte Klinikpersonal, z. B. auch abteilungsfremdes Personal und Reinigungspersonal werden zu äußerster Vorsicht im Bereich der Extension angehalten, damit vermieden wird, dass jemand unbeabsichtigt gegen das Bett des Kindes oder die Extensionsgewichte stößt. Ein Hinweis kann zusätzlich am Bett des Kindes angebracht werden.

Schmerzhafte, pflegerische Manipulationen am Kind sollten auf das Nötigste beschränkt werden, größere Manipulationen wie z. B. das Betten sollten grundsätzlich zu zweit vorgenommen werden. Anschließend werden die richtige Lagerung des Kindes und die Gewichte überprüft.

Transporte des Kindes werden so schonend wie möglich vorgenommen, damit das Bett oder die Gewichte nirgendwo anstoßen. Bodenschwellen werden extrem langsam überfahren.

> **Praxistipp** …▸ Besonders in den ersten Tagen bietet sich eine medikamentöse Analgesie oder auch Sedierung des Kindes auf ärztliche Anordnung an, da jegliche Bewegung ihm zunächst noch starke Schmerzen bereitet.

■ Intakte Haut

>
> **Merke** …▸ **Beobachtung.** Die Hautbeschaffenheit unter dem Pflasterzugverband wird regelmäßig von der Pflegeperson überprüft. Spannungsblasen oder allergische Reaktionen auf das Pflaster sind bereits an den Pflasterrändern zu erkennen.

Wichtig ist, dass das Pflaster nicht verrutscht, da sich hierdurch Hautläsionen durch die entstehenden Scherkräfte bilden. Klagt das Kind über starke Schmerzen, ist aber an den Verbandsrändern nichts zu erkennen, so muss der Pflasterzugverband durch den Arzt abgewickelt und ggf. das Pflastermaterial variiert werden. Zu beachten ist, dass das Abwickeln und anschließende Neuanwickeln für das Kind eine sehr schmerzhafte Manipulation bedeutet und daher nur mit entsprechender Indikation und Analgesie durchgeführt werden darf.

Bei der Verwendung von Kirschner-Drähten zur Extension wird die Drahteintrittsstelle auf Hautreaktionen und Entzündungszeichen (Rötung, Schwellung, Schmerz, Sekretion) beobachtet.

■ Physiologische Durchblutungsverhältnisse

Durch das feste Anlegen des Pflasterzugverbandes oder durch die Auflage des Unterschenkels auf dem Weber-Tisch kann die physiologische Blutzufuhr beeinträchtigt werden.

> **Merke** …▸ **Beobachtung.** Die Durchblutungsverhältnisse des Fußes sowie auftretende Schwellungen und Ödeme werden sorgfältig beobachtet. Eine leichte Schwellung der frakturierten Extremität ist normal, kann aber dazu führen, dass der Verband zu eng wird.

Durchblutungs- und Sensibilitätsstörungen sind sofort dem Arzt mitzuteilen.

Beim Weber-Tisch werden die Fersen auf mögliche Druckstellen kontrolliert. Angaben des Kindes über Druckschmerzen oder auffallendes Kältegefühl einer Extremität müssen unbedingt ernst genommen werden. Die Mobilität der Füße bzw. der Hand bei der Oberarmextension muss unverändert vorhanden sein.

■ Ungestörte Nachtruhe

Das Kind braucht einige Zeit, um sich an seine ungewöhnliche Körperhaltung zu gewöhnen. Das Beibehalten häuslicher Einschlafrituale, das Lieblingsschmusetier etc. und die Anwesenheit der Bezugsperson können dem Kind das Einschlafen in der ungewohnten Haltung erleichtern. Gegebenenfalls kann ein Sedativum auf ärztliche Anordnung am Abend verabreicht werden. Dies ist üblicherweise nach einer Woche nicht mehr notwendig.

■ Respektierung des Schamgefühls

Besonders die Extensionsbehandlung nach Weber, die bei bereits älteren Kindern durchgeführt wird, kann das Schamgefühl des Kindes verletzen. Das Kind liegt an der unteren Körperhälfte unbekleidet auf dem Extensionstisch und muss auch im Patientenzimmer seine Ausscheidungen verrichten. Der Genitalbereich des Kindes wird mit einem Tuch abgedeckt.

>
> **Praxistipp** …▸ Es ist möglich, die Unterwäsche oder eine kurze Hose seitlich aufzutrennen und mit einem Klettverschluss oder Knöpfen zu versehen, damit das Kind damit bekleidet werden kann. Auf keinen Fall sollte einem bereits kontinenten Kind wegen der Extensionsbehandlung eine Windelhose angezogen werden.

Das Kind kann während der Extension mittels der Bettpfanne oder Urinflasche seine Ausscheidung verrichten. Hierbei werden alle Besucher und gehfähigen Patienten gebeten, das Patientenzimmer zu verlassen, und das Kind wird ausreichend vor Blicken geschützt. Die Ausscheidung in dieser ungewohnten Stellung verlangt etwas Übung und gelingt einfacher, wenn das Pflegepersonal so unbefangen wie möglich damit umgeht. Hierzu gehört auch ein vorwurfsloser Umgang mit „missglückten" Versuchen.

Physiologische Ausscheidung

Sollte das Kind aufgrund der Immobilisierung und der ungewohnten Ausscheidungshaltung zur Obstipation neigen, so wird es zusammen mit seinen Bezugspersonen bezüglich seines Ernährungsverhaltens zu einer ballaststoffreichen, ausscheidungsfördernden Ernährung beraten. Besonders auf Süßigkeiten sollte weitestgehend verzichtet werden. Die Gabe von milden Laxantien auf ärztliche Anordnung kann erwogen werden.

Adäquate Beschäftigungsmöglichkeit

Da das Kind in dieser Stellung einige Wochen im Bett verbringen muss, wird es hier von den Bezugspersonen, Pflegepersonen, Erziehern und Lehrern adäquat beschäftigt (s. S. 414).

Praxistipp ⋯▷ Bewährt hat sich der Einsatz eines Spielbrettes, welches mit einem beliebigen Neigungswinkel über das Kind ins Bett gestellt werden kann.

Weitgehende Selbständigkeit bei der Ausübung der Lebensaktivitäten

Nach einer Eingewöhnungsphase und wenn die stärksten Schmerzen vorbei sind, kann das Kind einen Großteil seiner Lebensaktivitäten wieder selbständig oder teilweise selbständig ausführen. Das Kind benötigt alle persönlichen Utensilien und die Bettklingel in greifbarer Nähe. Wenn ihm alle Materialien so gerichtet werden, dass das Kind sie erreichen und benutzen kann, kann es einen Großteil seiner Körperpflege, seine Nahrungsaufnahme und seine Ausscheidungen in Abhängigkeit vom Lebensalter weitestgehend selbständig wieder übernehmen. Aufgabe des Pflegepersonals ist es, den individuellen Hilfsbedarf des Kindes zu erkennen und es adäquat zu unterstützen.

Merke ⋯▷ **Pflegeverständnis.** Das Kind erhält bei der Ausübung seiner Lebensaktivitäten so wenig Unterstützung wie möglich, aber so viel Unterstützung wie nötig.

Die Eltern werden abhängig vom Alter und den Bedürfnissen des Kindes durch das Pflegepersonal angeleitet und in die Pflege miteinbezogen.

31.5 Pflege eines Kindes mit Osteomyelitis

31.5.1 Ursache und Auswirkung

Definition ⋯▷ Die Osteomyelitis ist eine bakterielle Entzündung des Knochenmarks, meistens an den langen Röhrenknochen.

Sie entsteht aufgrund einer hämatogenen Streuung der Bakterien in das Knochenmark infolge einer Sepsis oder seltener durch direkte Kontamination nach einer offenen Fraktur. Durch die Ausbildung einer Abszesshöhle und eines umgebenden Ödems kann es zur Unterbindung der Blutzufuhr zu einzelnen Knochenteilen und damit zum Absterben dieser Teile (Knochensequester) führen.

Symptome einer Osteomyelitis sind zunächst noch etwas diffus und bilden sich meist erst innerhalb einer Woche typisch aus:
⋯▷ meist allgemeines Krankheitsgefühl mit hohem Fieber,
⋯▷ Schmerzen an der betroffenen Extremität mit automatisch eingenommener Schonhaltung,
⋯▷ Schwellungen, Rötungen, Bewegungseinschränkungen.

Die Diagnose erfolgt anhand der Laborparameter (allgemeine Entzündungszeichen und Erregernachweis, meist Staphylokokken) und bildgebenden Verfahren wie Röntgen, Sonographien und Knochenszintigraphien.

Die Therapie besteht in einer hochdosierten Antibiotikaverabreichung. Bei chronischen Verläufen erfolgt eine chirurgische Abszess- oder Sequesterausräumung.

31.5.2 Pflegebedarf einschätzen

Bei einem Kind mit einer Osteomyelitis können folgende Pflegeprobleme entstehen:
⋯▷ gestörtes Wohlbefinden durch allgemeines Krankheitsgefühl und Fieber,
⋯▷ Gefahr der Infektionsausbreitung und Keimverschleppung,
⋯▷ Gefahr einer langfristigen Beeinträchtigung des Bewegungssystems,
⋯▷ Beeinträchtigung bei der Ausübung der Lebensaktivitäten durch Bettruhe,
⋯▷ Angst vor schmerzhaften Eingriffen und unbestimmt langer Dauer des Krankenhausaufenthaltes,
⋯▷ Gefahr der Chronifizierung der Osteomyelitis,
⋯▷ Bewegungseinschränkung durch Schmerzen und/oder Spül-Saug-Drainage.

31.5.3 Pflegeziele und -maßnahmen

■ Eindämmung der Infektion

Damit sich die Infektion beim Kind nicht noch weiter ausbreitet, muss es sofortige und absolute Bettruhe einhalten. Die betroffene Extremität wird zusätzlich mit einer Schiene oder Gipsschale ruhig gestellt.

Aufgabe des Pflegepersonals ist die Assistenz bei der Entnahme und dem Versand der Laborproben zum Erregernachweis, die Assistenz beim Anlegen eines venösen Zuganges und der Vorbereitung und Durchführung der ärztlich angeordneten hochdosierten Antibiotikatherapie. In der Regel werden die Antibiotika über intravenöse Kurzinfusionen verabreicht.

Die Pflegeperson überwacht hierbei die Durchführung der Kurzinfusion, insbesondere achtet sie auf Venenreizungen und Veränderungen des Allgemeinbefindens durch Reaktionen auf die Medikamente. Engmaschige Vitalzeichenkontrollen, besonders Kontrollen der Körpertemperatur, dienen dem frühzeitigen Erkennen schwerer septischer Verlaufsformen.

> **Merke ⋯> Hygiene.** Bei der Pflege des Kindes wird ein Schutzkittel getragen und alle hygienischen Maßnahmen der Infektionsprophylaxe (s. S. 396f) eingehalten. Nach jedem Patientenkontakt erfolgt eine gründliche hygienische Händedesinfektion. Nach einer chirurgischen Versorgung der Osteomyelitis sind alle Wundsekrete, Verbände und alles, was damit in Berührung kommt (z. B. Bettwäsche), als infektiös zu betrachten, und werden nur mit Einmalhandschuhen zum Eigenschutz und zum Schutz der Umgebung angefasst.

Wenn das Kind operiert wird, überwacht das Pflegepersonal die Wundheilung und den postoperativen Verlauf (s. S. 854).

■ Verbesserung des Allgemeinbefindens

Da es sich bei der Osteomyelitis um ein schweres Krankheitsbild handelt, benötigt das betroffene Kind viel menschliche Zuwendung und Unterstützung des Wohlbefindens.

Die Applikation und Überwachung der Infusionstherapie erfolgt auf ärztliche Anordnung, so lange das Kind noch keine ausreichende Nahrungszufuhr erhält. Der Nahrungsaufbau richtet sich allein nach den Wünschen des Kindes. Nach einer chirurgischen Versorgung wird die übliche postoperative Nahrungskarenz eingehalten.

Das Kind erhält fiebersenkende und schmerzlindernde Medikamente nach ärztlicher Anordnung. Physikalische Maßnahmen zur Fiebersenkung werden häufig wegen des starken allgemeinen Krankheitsgefühls nicht toleriert. Jegliche Pflegemaßnahmen am Kind werden zurückhaltend und schonend vorgenommen. Um Stresssituationen für das Kind zu verringern, werden belastende Maßnahmen wie z. B. das Betten grundsätzlich mit zwei Pflegepersonen vorgenommen.

■ Bestmögliche Selbständigkeit bei der Ausübung der Lebensaktivitäten

Wenn der Akutzustand der Osteomyelitis überstanden ist und sich das Allgemeinbefinden des Kindes stabilisiert hat, muss es jedoch weiterhin für eine längere Zeit die Bettruhe einhalten. Ihm wird eine adäquate Beschäftigung sowie Klinikunterricht angeboten. Bei der Ausübung seiner Lebensaktivitäten erhält es so viel Unterstützung wie notwendig, bekommt aber gleichzeitig seine persönlichen Dinge, die Bettklingel, seine Pflegeutensilien, sein Essen usw. so angeboten, damit es abhängig von seinen altersgemäßen Fähigkeiten seine bestmögliche Selbständigkeit erhält. Die Bezugspersonen des Kindes werden je nach Alter und Bedürfnissen angeleitet und in die Pflege integriert.

Umgang mit der Spül-Saug-Drainage

Bei schweren chronischen Verläufen wird eine chirurgische Behandlung der Osteomyelitis, z. B. eine Abszessausräumung oder eine Sequesterentfernung durchgeführt. Anschließend kann eine Spül-Saug-Drainage angelegt werden **(Abb. 31.11)**. Diese Drainage besteht aus zwei Teilen:

1. einer kontinuierlichen Zufuhr von steriler Spülflüssigkeit in den Knochen (z. B. Ringer-Lösung, der ein Antibiotikum auf ärztliche Anordnung zugesetzt sein kann); der zuführende Schlauch hat seitliche Perforationen, so dass sich die Spülflüssigkeit in der gesamten Wundhöhle verteilen kann

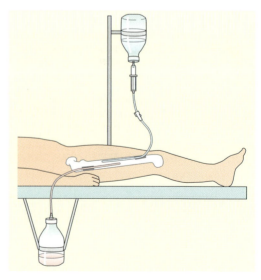

Abb. 31.11 ⋯> Spül-Saug-Drainage. Sie kommt nach chirurgischen Sequesterentfernungen zum Einsatz

2. und der gleichzeitigen Ableitung mit einem ähnlichen Schlauch, der mit einer Saugflasche verbunden ist. Hierfür stehen Einmal-Vakuum-Flaschen zur Verfügung (Redon-System) oder Sekretsammelflaschen, die mit Hilfe eines Vakuum-Wandanschlusses einen kontinuierlichen Sog von ca. 30–40 cm Wassersäule erreichen.

  Merke ···⁚ Beobachtung. Sekretmenge und -Beschaffenheit wird beobachtet und dokumentiert.

Der Füllungszustand und der Sog der Ablaufflasche muss in kurzen Abständen geprüft werden.
 Die Flasche wird ausgetauscht, wenn sie etwa zu ²/₃ gefüllt ist, bzw. wenn der Sog nachlässt.
 Die Zuleitung der Spül-Saug-Drainage wird in der Regel über die Tropfenzahl reguliert, die vom Arzt angeordnet wird. Diese ist üblicherweise in den ersten Tagen höher, um Wundsekrete und Blutkoagel gründlich auszuspülen und wird je nach der Beschaffenheit des Sekretes reduziert. Es wird genau und in kurzen Zeitabständen bilanziert, ob die ablaufende Sekretmenge der zugeführten Spülflüssigkeitsmenge entspricht. Hiermit wird auch die Durchgängigkeit der Schläuche überwacht. Verstopfungen des Saugsystems durch Sekret oder Koagel können zu Flüssigkeitsansammlungen im Gewebe führen.

  Merke ···⁚ Sicherheit. Bei Verstopfungen des Saugsystems wird die Spülung sofort unterbrochen und der Arzt informiert.

Der Arzt kann die Drainage patientennah abklemmen und manuell freispülen. Aus dem Spülsystem werden regelmäßig unter sterilen Bedingungen mikrobiologische Proben auf ärztliche Anordnung entnommen. Wenn das Spülsekret klar herausläuft und die mikrobiologischen Kontrollen wiederholt unauffällig sind, kann die Drainage gezogen werden. Das Kind darf die betroffene Extremität jedoch weiterhin nicht belasten, bis durch die bildgebenden Verfahren eine ausreichende Knochenheilung nachgewiesen ist.

31.6 Pflege eines Kindes mit einer rheumatischen Erkrankung

31.6.1 Ursache und Auswirkung

  Definition ···⁚ Rheuma ist ein Sammelbegriff für eine Reihe von Gesundheitsstörungen unklarer, höchstwahrscheinlicher autoimmunologischer Ursache, die verschiedene schmerzhafte Störungen des Bewegungssystems zur Folge haben.

Typische Beispiele kindlicher rheumatischer Erkrankungen sind chronisch verlaufende Formen mit Gelenkentzündungen eines, weniger oder mehrerer Gelenke. Bei einigen Formen lassen sich laborchemisch Rheumafaktoren im Blut darstellen (seropositiv), bei anderen Formen sind diese jedoch nicht nachweisbar (seronegativ).
 Rheumatische Erkrankungen können systemisch auf Gelenke, Knochen, Muskeln, Sehnen und Bänder sowie andere Organsysteme ausweiten, z.B. auf Herz, Leber und Milz beim Still-Syndrom. Eine häufige Begleiterscheinung ist auch die rheumatische Augenentzündung (Iridozyklitis).
 Von den chronischen Verlaufsformen abzugrenzen ist das akut verlaufende Rheumatische Fieber als Folgekrankheit einer unbehandelten A-Streptokokken-Infektion (Scharlach). Es geht mit akuten, schmerzhaften Bewegungseinschränkungen und hohem Fieber einher. Gleichzeitig können sich eine Hämorrhagische Nephritis und eine Myokarditis entwickeln. Die Therapie dieser Erkrankung beinhaltet die Sanierung des Infektionsherdes und die symptomatische Behandlung. Die Pflege und Beobachtung des Kindes richtet sich nach dem Schweregrad seiner Beeinträchtigung und Komplikationen.
 In diesem Kapitel soll jedoch besonders auf die Pflege von Kindern mit chronisch verlaufenden rheumatischen Störungen eingegangen werden.
 Symptome chronischer rheumatischer Erkrankungen können bei den einzelnen Formen unterschiedlich bzw. unterschiedlich stark ausgeprägt sein:
- ···⁚ schmerzhafte Schwellungen eines oder mehrerer Gelenke, symmetrisch oder asymmetrisch,
- ···⁚ typische „Morgensteifigkeit", d.h. Verschlimmerung der Symptomatik nach einer Ruhephase,
- ···⁚ Bewegungseinschränkungen, Destruktionen und Kontrakturen der betroffenen Gelenke,
- ···⁚ weitere Symptome je nach befallenem Organsystem: z.B. Iridozyklitis, Lebervergrößerung, Herzbeteiligung.

Die Diagnose wird vor allem aufgrund der klinischen Symptomatik gestellt. Laborchemische Untersuchungen und bildgebende Verfahren helfen bei der Differenzierung und Einschätzung der Prognose.

Eine ursächliche Therapie der chronisch verlaufenden rheumatischen Erkrankungen des Kindesalters ist bis jetzt noch nicht möglich. Mit Medikamenten, physiotherapeutischen und physikalischen Therapien wird versucht, die Schmerzen und den Entzündungsprozess zur Ruhe zu bringen und die Gelenkfunktionen bestmöglich zu erhalten. Bei bleibenden Schäden steht eine unterstützende Hilfsmittelversorgung, korrigierende Maßnahmen und vor allem eine intensive psychosoziale Betreuung im Mittelpunkt der Therapie, um die soziale Integration und eine ungestörte Allgemeinentwicklung des Kindes zu gewährleisten.

31.6.2 Pflegebedarf einschätzen

Von der rheumatischen Störung ist die Lebensaktivität „Sich bewegen" massiv beeinträchtigt. Je nach der Schwere der Symptomatik ist hierdurch aber auch die selbständige Ausübung aller weiteren Lebensaktivitäten mehr oder weniger betroffen.

Hier werden die häufigsten Pflegeprobleme genannt, die bei Kindern mit chronischen rheumatischen Erkrankungen auftreten können:
- Beeinträchtigung der körperlichen Entwicklung und Selbständigkeit,
- Körperbildstörungen durch Bewegungseinschränkungen und dauerhaft angelegte Hilfsmittel (z. B. Armschienen),
- Unzufriedenheit des Kindes durch Schmerzen und Bewegungseinschränkung, besonders morgens,
- starke Beeinträchtigung des Wohlbefindens bis zu starkem Krankheitsgefühl in den Akutphasen,
- Einschränkungen in der Lebensgestaltung durch die Notwendigkeit einer intensiven Therapie,
- Gefahr von Medikamentennebenwirkungen, z. B. Immunsuppression, Veränderung des Körperbildes durch Kortison,
- Gefahr langfristiger Schädigungen des Bewegungssystems durch Kontrakturen,
- Gefahr von Schädigungen anderer Organsysteme, z. B. Erblindung durch Iridozyklitis,
- soziale Isolation durch häufige Krankenhausaufenthalte und sichtbare körperliche Behinderung,
- Angst und Verunsicherung durch den schubweisen Verlauf der Erkrankung.

31.6.3 Pflegeziele und -maßnahmen

■ Verbesserung des Allgemeinbefindens im akuten Krankheitsschub

Im akuten Krankheitsschub steht die Beobachtung und Eindämmung der lokalen Entzündungsreaktion und die Schmerzbekämpfung im Mittelpunkt des Handelns. Die Aufgabe des Pflegepersonals in dieser Zeit besteht in der Verbesserung des Allgemeinbefindens durch vorsichtige Durchführung pflegerischer Maßnahmen und die Abschirmung des Kindes vor allen belastenden und schmerzauslösenden Reizen, z. B. unnötigen Bewegungen, Geräuschen und Lichtreizen.

Aufgabe des Pflegepersonals ist ferner die Verabreichung und Überwachung der angeordneten medikamentösen Therapie. Der Therapieplan für das Kind beinhaltet entzündungseindämmende nichtsteroidale Antirheumatika, Immunsuppressiva, Zytostatika und Kortisonpräparate. Dem Kind und seinen Eltern wird das oft in Intervallen durchgeführte Therapiekonzept vorgestellt und es werden mögliche Nebenwirkungen benannt, damit die Familie frühzeitig beginnende Nebenwirkungen und Unverträglichkeitsreaktionen melden kann.

Die Pflegeperson beobachtet das Kind bei der täglichen Pflege gezielt auf Anzeichen von Medikamentennebenwirkungen. Die häufigsten Nebenwirkungen der Antirheumatika sind Magen- und Darm-Beschwerden. Daher sollten die Medikamente nicht auf nüchternen Magen eingenommen werden. Leidet das Kind unter starker Appetitlosigkeit, soll es zu den Medikamenten wenigstens etwas Milch oder Joghurt zu sich nehmen.

Manche Antirheumatika, beispielsweise die Azetylsalizylsäure, haben eine gerinnungshemmende Wirkung. Eine vermehrte Entstehung von Blutungen und Hämatomen bei diesen Kindern wird dem behandelnden Arzt mitgeteilt. Vor operativen Eingriffen werden diese Präparate vorübergehend abgesetzt. Vereinzelt kann es zu allergischen Reaktionen, z. B. Asthmaanfällen durch die Medikamente, kommen. Treten diese Nebenwirkungen auf, so wird der behandelnde Arzt informiert.

Meist kann mit einem anderen Präparat die Therapie ohne Probleme fortgesetzt werden.

Die Immunsuppressiva, Zytostatika und Kortisonpräparate dämpfen das Immunsystem und damit auch die entzündliche Reaktion an den Gelenken. Eine Gefahr dieser Therapie ist die Verminderung der körpereigenen Abwehr gegen Infektionserreger aller Art. Die Dosierung dieser Medikamente ist in der Behandlung von Kindern mit Rheuma wesentlich geringer als bei onkologisch erkrankten Kindern (s. S. 585), sodass die Auswirkungen auf das Kind nicht so gravierend sind. Dennoch gehört es zu einer zentralen Aufgabe des Pflegepersonals, mit hygienischen Maßnahmen (s. S. 397) Keimverschleppungen vorzubeugen und erste Anzeichen einer Infektion bei der täglichen Pflege zu erkennen.

Kortisonpräparate führen bei hoher Dosierung zur Ausbildung eines Cushing-Syndroms mit Stammfettsucht. Das Kind wird darauf hingewiesen, dass es zur Ausbildung von Fettdepots, Akne und verstärktem Haarwuchs kommen kann. Eine ballaststoff- und vitaminreiche, aber kalorienarme Ernährung wird empfohlen. Bei der Kortisontherapie werden Blutdruckkontrollen auf ärztliche Anordnung durchgeführt.

Physikalische Maßnahmen zur Kälteanwendung (s. S. 223) helfen dem Kind im Akutstadium zur Eindämmung der Symptomatik und zur Schmerzlinderung.

 Merke ⋯▶ Kontraindikation. Lokale Wärmeanwendung ist in der Akutphase kontraindiziert.

Die betroffenen Gelenke werden schmerzlindernd gelagert. Zur Kontrakturenprophylaxe müssen sie jedoch auch bei Schmerzen vorsichtig durchbewegt werden.

■ **Verbesserung der Beweglichkeit**
Schmerzen bei Bewegungen führen bei den Kindern automatisch zur Einnahme einer unbewussten Schonhaltung, um die betroffenen Gelenke keinen schmerzhaften Bewegungen auszusetzen. Schonhaltungen führen jedoch langfristig zu Fehlbelastungen durch unphysiologische Bewegungsabläufe. Hieraus entstehen Gelenkdeformitäten und Gelenkzerstörungen, die wiederum zu Schmerzen führen. Dieser Teufelskreis muss frühzeitig durchbrochen werden.

Einschränkungen der Beweglichkeit zeigen sich durch auffallende Bewegungsarmut, dem Wunsch des Kindes, getragen zu werden, anstatt zu laufen, veränderte Bewegungsmuster, z. B. verändertes Gangbild und/oder feinmotorische Schwierigkeiten beim Gebrauch der Spielsachen.

Einschränkungen der Beweglichkeit müssen vom Pflegepersonal frühzeitig erfasst werden. Sie können Anzeichen eines Krankheitsschubes sein, der so früh wie möglich behandelt werden soll. Den Eltern werden spielerische Bewegungsübungen gezeigt, mit denen sie Bewegungseinschränkungen erkennen und einschätzen können (z. B. Fingerspiele, In-die-Luft-Malen).

Jede Bewegungseinschränkung muss sofort physiotherapeutisch behandelt werden. Die Behandlung wird auch im akuten Schub vorsichtig und schonend durchgeführt. Über Entspannungstechniken wird versucht, die allgemeine Muskelspannung herabzusetzen. Wärmeanwendungen verbessern die Durchblutung und unterstützen die Muskelentspannung. Dehnungen der gelenksnahen Muskelgruppen und Aktivierung der entgegengesetzt arbeitenden Muskelgruppen helfen Fehlstellungen zu lösen und normale Bewegungsabläufe zurückzuerlangen. Die Gelenke des Kindes sollten hierbei mit Hilfsmitteln wie Gehrollern **(Abb. 31.12)**, fahrbaren „Münsterpferdchen" oder Dreirädern entlastet werden. Eine gute Entlastung gelingt auch bei Bewegungsübungen in warmem Wasser.

Der natürliche Bewegungsdrang des Kindes sollte von den Eltern und Pflegepersonen bestmöglich unterstützt werden. Das Kind wird ohnehin keine schädlichen Bewegungen wie Sprünge oder Hüpfen ausführen.

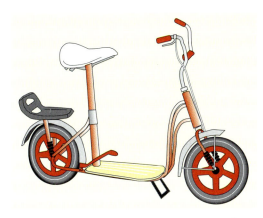

Abb. 31.12 ⋯▶ Gehroller. Er ermöglicht dem Kind eine Gelenkentlastung beim Rollern

■ **Akzeptanz korrigierender Maßnahmen**
Sind bereits fixierte Fehlhaltungen vorhanden, so müssen sie konsequent korrigiert werden, da es bei längerem Bestehen der Fehlhaltungen zu massiven Funktionsverlusten der betroffenen Bereiche und damit zu bleibenden Beeinträchtigungen im Alltag kommen kann.

Bei einer entzündlichen Veränderung an der Hand kann es durch den Kraftverlust am Halteapparat zu einer Schonhaltung in Beugestellung kommen. Alle Lebensaktivitäten, z. B. „Essen und trinken", werden mit einer gebeugten Hand vorgenommen. Der Gebrauch einer stabilisierenden und korrigierenden Handschiene schützt das erkrankte Gelenk vor langfristig fixierten Fehlstellungen. Die Schiene wird individuell angepasst, um die Bewegungsstörung des Kindes gezielt zu beeinflussen.

Das Kind und seine Eltern werden über die Notwendigkeit der Schienenbehandlung aufgeklärt.

 Merke ⋯▶ Beobachtung. Beim Einsatz der Schiene wird darauf geachtet, dass sie eine bestmögliche Korrektur gewährleistet, ohne dass durch sie Missempfindungen und Druckstellen entstehen.

Die Kinder erlernen das Ausüben ihrer Lebensaktivitäten mit den Schienen. Einige Tätigkeiten können ihnen durch weitere Hilfsmittel erleichtert werden, z. B. gelingt das Schreiben mit den Handschienen einfacher, wenn Schreibhilfen wie Griffelverdickungen angewendet werden **(Abb. 31.13)**. Manchmal brauchen die Schienen auch nur stundenweise getragen zu werden. Zum Waschen und physiotherapeutischen Übungen der Handbeweglichkeit werden die Schienen abgenommen.

■ **Frühzeitiges Erkennen von Komplikationen an anderen Organsystemen**
Das Wissen um mögliche Komplikationen an anderen Organsystemen ermöglicht den Kindern, erste

31 Pflege von Kindern mit Störungen des Bewegungssystems

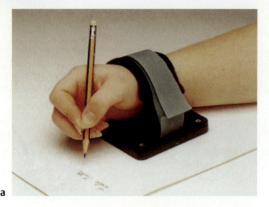

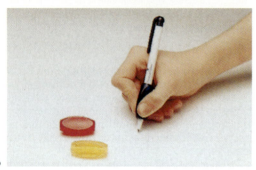

Abb. 31.13 ⋯▷ Schreibhilfen. (Fa. Thomashilfen)
a Armschiene
b Schreibgriff mit Griffelverdickung

Anzeichen wahrzunehmen und richtig einschätzen zu können. Sie können je nach Rheumaart unterschiedlich sein. Der behandelnde Arzt informiert die Familie hierüber gezielt anhand der Diagnose. Die häufigste Komplikation aller kindlichen rheumatischen Erkrankungen besteht in der rheumatischen Iridozyklitis, der Augenentzündung, die akut oder chronisch verlaufen kann. Diese Störung verursacht zu Beginn eher wenig Symptome, z. B. leichte Lichtscheu, kann aber auch ohne ausgeprägte Symptomatik die Sehleistung über Verklebungen an der Regenbogenhaut beeinträchtigen. Im weiteren Verlauf kann es zu der Ausbildung eines Kataraktes oder Glaukoms, Hornhautverkalkungen, Glaskörpertrübungen und Schädigungen des Sehnervs kommen.

Die Familien werden über die Notwendigkeit der regelmäßigen Augenarztbesuche aufgeklärt. Bei beginnender Entzündung muss eine Therapie mit kortisonhaltigen Augentropfen oder Augensalbe konsequent durchgeführt werden, um die volle Sehfähigkeit zu erhalten. In schweren Fällen werden systemische Immunsuppressiva eingesetzt oder augenärztliche Operationen durchgeführt (s. S. 513). Da die Symptomatik am Anfang gering ist, müssen die Kinder von der Wichtigkeit der Therapie eingehend überzeugt werden, damit diese nicht vernachlässigt wird.

■ Selbständige Bewältigung des Alltags

Die rheumatische Gesundheitsstörung des Kindes bedeutet eine Umstellung der Lebensgestaltung der gesamten Familie. Zeitaufwendige physiotherapeutische und ergotherapeutische Übungen bestimmen den Tagesablauf. Um den Alltag gut zu bewältigen, wird für das Kind ein spezieller Tagesablaufplan erstellt. Da die Kinder besonders morgens unter ihren Bewegungseinschränkungen und Schmerzen leiden, ist es sinnvoll, dass die Kinder früher aufstehen, um ausreichend Zeit zum Waschen und Kleiden und für den Schulweg zu haben. Häufig sind gerade am Morgen bereits die ersten Verordnungen wie physikalische Maßnahmen notwendig.

> **Praxistipp ⋯▷** Um dem Kind den Schulweg zu erleichtern und die Gelenke zu entlasten, ist es ratsam, ein zweites Bücherpaket anzuschaffen, welches in der Schule verbleibt.

Da der normale Tagesablauf für ein rheumakrankes Kind anstrengender ist als für seine Altersgenossen, wird auch bei Schulkindern eine Mittagspause eingeplant. Für die Medikamentengabe und verordneten Therapien werden feste Zeiten eingerichtet, an die sich das Kind halten kann, damit es über seine freie Zeit tatsächlich verfügen kann und auch nicht in Versuchung gerät, die Therapien so lange hinauszuschieben, dass sie vergessen werden. Dem Kind muss seine eigene Verantwortung für die Einhaltung des Therapiekonzeptes vermittelt werden.

> **Merke ⋯▷ Pflegeplanung.** Auch therapiefreie Zeiten müssen eingeplant werden.

Um die Bewegungseinschränkungen zu kompensieren, werden nach den Begabungen des Kindes alternative Möglichkeiten der Freizeitgestaltung gesucht.

■ Psychische Stabilität

Offenheit im Umgang mit der Erkrankung hilft dem Kind in der Annahme der notwendigen Maßnahmen und unvermeidlichen Einschränkungen. Häufig fühlen sich die Kinder missverstanden, da ihre Einschränkungen nicht von der Umgebung akzeptiert werden, da Rheuma viel zu häufig als eine Alterserkrankung angesehen wird. Die Kinder geraten in Verdacht, aus Faulheit Bewegungseinschränkungen vorzugeben. Gegen die Unwissenheit der Umgebung können nur gezielte Aufklärungen helfen. Bei den Selbsthilfegruppen gibt es Aufklärungsblätter für Bezugspersonen, Lehrer und weitere Interessierte.

Auch werden den Familien „gute Ratschläge" aller gut meinenden Bekannten gemacht, die aber in der Regel wenig fundiert und hilfreich sind und die Familien in der konsequenten Durchführung der vorgeschlagenen Therapie nur verunsichern. Hier hilft der intensive Kontakt zu Fachleuten und gleichfalls Betroffenen.

■ Bestmögliche soziale Integration

Die Bewegungeinschränkungen und lange Krankenhausaufenthalte können die soziale Integration des Kindes beeinträchtigen. Während der Krankenhausaufenthalte hilft der Kliniksunterricht den Kindern, nicht den Anschluss an ihre Altersgruppe zu verpassen. Kontakte zu Mitschülern und Freunden sollten auch vom Klinikpersonal gezielt unterstützt werden. Die Klinikentlassung wird gut mit der Familie, ggf. in Zusammenarbeit mit Sozialarbeitern, die sich um die Hilfen für die Familie bemühen, vorbereitet. Für die häusliche Betreuung und Bewältigung des Alltags mit der Bewegungseinschränkung oder zeitlich aufwendigen physiotherapeutischen Therapien und weitere gezielte Fragestellungen bieten Selbsthilfegruppen Informationsmaterial und Unterstützung.

Lese- und Lernservice

Fragen zum Selbststudium

1. Wie beraten Sie Eltern eines Kindes mit einer angeborenen Fehlhaltung des Fußes?
2. Welche Pflege- und Beobachtungsmaßnahmen ergeben sich aus einer konservativen Frakturbehandlung mit Gipsverbänden, welche bei der Extensionsbehandlung?
3. Fixieren Sie einen Tag lang Ihren rechten Arm, oder lassen sie sich im Pflegeunterricht einen Oberarmgips anlegen. In welchen Lebensaktivitäten sind Sie besonders eingeschränkt? Wie können Sie sich selbst helfen, wobei benötigen Sie Hilfe?
4. Wie unterstützen Sie die Lebensaktivitäten eines Kindes mit Osteomyelitis?
5. Wie beraten Sie die Familie eines Schulkindes mit einer chronischen rheumatischen Bewegungsstörung in Bezug auf die Langzeitbetreuung im häuslichen Umfeld des Kindes?
6. Fragen Sie in den Orthopädiefachgeschäften nach Hilfsmitteln für junge Rheumatiker. Wie beraten Sie nach diesen Informationen die Familien über die Möglichkeiten der Hilfsmittelversorgung und den Umgang damit?

Verwendete Literatur

Elternkreise rheumakranker Kinder: Mein Kind hat Rheuma – was kann ich tun? 1. Aufl. Deutsche Rheuma-Liga (Hrsg.), Bonn 1993

Janneck, C.: Kinderchirurgie für Pflegeberufe. 5. Aufl. Thieme, Stuttgart 1997

Kühl, G., D. Siepmann, H. Bauer et al.: Klinikleitfaden Kinderkrankenpflege. 1. Aufl. Fischer, Stuttgart 1997

Kurz, R., R. Roos: Checkliste Pädiatrie. Thieme, Stuttgart 1996

Michels, H.: Rheumatische Augenentzündung bei Kindern – die chronische Iridozyklitis. 2. Aufl. Deutsche Rheuma-Liga (Hrsg.), Bonn 1995

Niethard, F. U.: Kinderorthopädie. Thieme, Stuttgart 1997

Paetz, B., B. Benzinger-König: Chirurgie für Krankenpflegeberufe. 18. Aufl. Thieme, Stuttgart 1994

Rickham, P., R. T. Soper, U. G. Stauffer: Kinderchirurgie. 2. Aufl. Thieme, Stuttgart 1983

Schärli, A. F.: Kinderchirurgisches Lehrbuch für Krankenschwestern. 4. Aufl. Huber, Bern 1988

Sitzmann, F. C.: Kinderheilkunde. Hippokrates, Stuttgart 1995

Wichmann, V.: Kinderkrankenpflege. 2. Aufl. Thieme, Stuttgart 1986

Kellnhauser, E. u. a. (Hrsg.): Thiemes Pflege, 9. Aufl. Thieme, Stuttgart 2000

Hefti, F. (Hrsg.): Kinderorthopädie in der Praxis, Springer, Berlin 1998

Weiterführende Literatur

Literatur für Kinder – Deutsche Rheuma-Liga e.V. (Hrsg.) „geLENKig" ein Rheumabuch für Kinder (Bilderbuch) zu beziehen beim Herausgeber

Kontaktadresse

Deutsche Rheuma-Liga Bundesverband
Maximilianstr. 14
53111 Bonn
Tel.: 02 28/7 66 06 – 0
Fax: 02 28/7 66 06 – 20

Internetadresse

www.rheuma-liga.de

32 Pflege von Kindern mit Störungen des Zentralnervensystems

Mechthild Hoehl

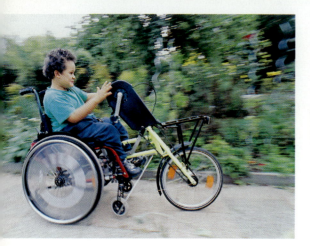

32.1 Bedeutung

Gesundheitsstörungen des Zentralnervensystems sind alle Erkrankungen, die Groß- und Kleinhirn, die Liquorräume, die Meningen oder das Rückenmark betreffen. Als Ursache kommen angeborene und erworbene Störungen, z.B. durch Trauma oder Infektion in Frage, die häufig nicht vollständig wieder ausheilen können. Da das ZNS Steuerungszentrale der sensiblen und motorischen Funktionen, der Wahrnehmung und des Bewusstseins ist, ist eine neurologische Erkrankung immer auch eine Gefährdung für die psychomotorische, affektive und kognitive Entwicklung des Kindes. Zur Beurteilung sind allgemeine Kenntnisse über die Kindesentwicklung heranzuziehen (s. S. 354).

Die Pflege eines Kindes mit einer Störung des Zentralnervensystems muss daher immer eine ganzheitliche Beobachtung aller Probleme und Ressourcen des Kindes in Bezug auf seine sensiblen und motorischen Fähigkeiten und seinen Entwicklungsstand beinhalten. Durch eine gezielte Unterstützung und Förderung sowie der Begleitung der gesamten Familie können weitere potentielle Probleme vermieden oder gemildert werden.

Eine durch die Gesundheitsstörung verursachte Behinderung kann in ihrem Ausprägungsgrad und in ihren Konsequenzen für das Leben des Kindes und seiner Familie sehr unterschiedlich sein. Ebenso individuell muss die Akut- und Langzeitpflege daraufhin angepasst werden (s. S. 67).

32.2 Pflege eines Kindes mit Hydrozephalus

32.2.1 Ursache und Auswirkung

Definition ⇢ Bei einem Hydrozephalus handelt es sich um eine krankhafte Erweiterung der Liquorräume.

Man unterscheidet *angeborene* (ca. 6 Fälle auf 1000 Geburten) und *erworbene Hydrozephali* (z.B. posthämorragisch, postinfektiös oder posttraumatisch).

Als Ursachen für die Störung der Liquorzirkulation oder Resorption kommen folgende Mechanismen in Frage:

- ⇢ *Störung der Liquorpassage* (Hydrocephalus occlusus) durch Aquäduktstenose (Verengung zwischen dem 3. und 4. Ventrikel), Arnold-Chiari-Malformation (Verlagerung von Teilen des Kleinhirns in den Zervixkanal), Tumore, Blutgerinnsel,
- ⇢ *vermehrte Liquorproduktion* (Hydrozephalus hypersekretorius) bei Störungen in der Plexusregion, die für die Liquorbildung zuständig ist,
- ⇢ *Verminderung der Liquorresorption* (Hydrozephalus aresorptivus) durch Beeinträchtigung des meningealen Systems nach Infektionen,
- ⇢ *kompensatorische Erweiterung der Liquorräume* nach primärer Hirnatrophie. In diesem Fall kommt es jedoch nicht zu Liquordrucksteigerungen und zur Ausbildung der klassischen Symptome und Komplikationen.

Symptome: Die Symptomatik des Hydrozephalus ist abhängig vom Alter des Kindes, sowie von der Ursache und Dauer der Liquorzirkulationsstörung. Vor dem Verschluss der Schädelnähte wird die zunehmende Liquormenge durch *Kopfwachstum* ausgeglichen **(Abb. 32.1)**. Bei größeren Kindern kommt es zur Ausbildung der klassischen *Hirndruckzeichen* **(Tab. 32.1, Abb. 32.2)**. Die Diagnose wird über bildgebende Verfahren wie Computer- oder Kernspintomographie gesichert. Eine frühzeitige neurochirurgische Intervention verhindert das Vollbild der Symptomatik und mögliche Komplikationen.

Pflege eines Kindes mit Hydrozephalus 32

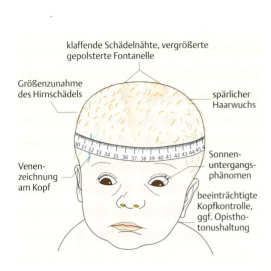

Abb. 32.1 ⇢ Symptome des Hydrozephalus beim Säugling. Vor dem Verschluss der Fontanelle wird der Liquordruck durch Kopfwachstum ausgeglichen

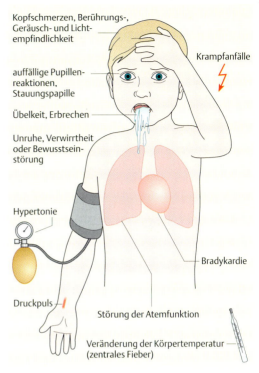

Abb. 32.2 ⇢ Hirndruckzeichen beim größeren Kind. Sie können in kurzer Zeit lebensbedrohliche Zustände annehmen

Tab. 32.1 ⇢ Anzeichen steigenden Liquordrucks in Abhängigkeit vom Lebensalter

Symptome des Hydrozephalus beim Säugling	*Hirndruckzeichen beim größeren Kind*
⇢ massive Größenzunahme des Hirnschädels über die 97. Perzentile ⇢ klaffende Schädelnähte ⇢ vergrößerte, über Schädelniveau gepolsterte Fontanelle ⇢ Venenzeichnung und spärlicher Haarwuchs am Kopf ⇢ Sonnenuntergangsphänomen, d. h. die Augäpfel sind nach unten verdreht, sodass die Iris teilweise vom Unterlid verdeckt ist ⇢ beeinträchtigte Kopfkontrolle, ggf. mit Opisthotonushaltung ⇢ Trink- und Ernährungsschwierigkeiten ⇢ Verhaltensauffälligkeiten bei erhöhtem Druck: Schläfrigkeit oder Übererregbarkeit mit Berührungsempfindlichkeit und schrillem Schreien ⇢ verzögerte statomotorische Entwicklung	⇢ Kopfschmerz, Berührungs-, Geräusch- und Lichtempfindlichkeit ⇢ Übelkeit und Erbrechen ⇢ Veränderung der Vitalzeichen: Bradykardie, Druckpulsentwicklung, Hypertonie, Atemstörung: Tachypnoe, periodische Atmung, Cheyne-Stokes-Atmung, Veränderung der Körpertemperatur: zentrales Fieber ⇢ Bewusstseinsstörungen ⇢ Verhaltensauffälligkeiten, Apathie oder Übererregbarkeit ⇢ neurologische Ausfallserscheinungen, auffällige Motorik ⇢ Krampfanfälle ⇢ Störungen der Pupillenreaktion: verzögerte Lichtreaktion, veränderte Pupillenform ⇢ im Augenhintergrund Stauungspapille erkennbar Bei Einklemmung des Hirnstamms: weite lichtstarre Pupillen, Hypotonie, Hypothermie, Apnoe (prognostisch ungünstig)

Merke ⇢ Die Symptomatik bei Säuglingen mit offener Fontanelle entwickelt sich langsam, Hirndruck bei älteren Kindern kann sich innerhalb kürzester Zeit zur lebensbedrohlichen Krise entwickeln

32.2.2 Pflegebedarf einschätzen

Bei einem Kind mit einem Hydrozephalus können sich abhängig von der Schwere der Symptomatik eine große Zahl pflegerelevanter Probleme ergeben:
- vitale Bedrohung und neurologische Ausfälle bei steigendem Hirndruck,
- Dekubitusgefährdung, besonders an der Kopfhaut durch großen Auflagedruck, sowie Gefahr der Schädelasymmetrie durch Immobilität des Kindes,
- Ernährungsschwierigkeiten, Neigung zum Erbrechen,
- Gefahr der geistigen und/oder körperlichen Entwicklungsverzögerung,
- Einschränkungen im Leben durch Notwendigkeit langdauernder Krankenhausaufenthalte, häufiger Kontrolluntersuchungen und umfangreicher Therapien,
- Unsicherheit der Eltern im Umgang mit der Gesundheitsstörung und ihren Auswirkungen.

Nach einer Shuntimplantation können sich postoperativ folgende mögliche Pflegeprobleme ergeben:
- Beeinträchtigung der neurologischen Situation durch Shuntdysfunktionen mit erneutem Liquordruckanstieg,
- Gefahr von Wundheilungsstörungen,
- Infektionsgefahr.

Durch eine externe Liquordrainage können sich folgende zusätzlichen Pflegeprobleme ergeben:
- neurologische Ausfallserscheinungen durch inadäquaten Liquorabfluss,
- Mobilitätseinschränkung,
- Infektionsgefahr.

32.2.3 Pflegeziele und -maßnahmen

Konservative Therapie/präoperative Pflege

■ Frühzeitiges Erkennen von möglichen Komplikationen

Eine zentrale pflegerische Aufgabe bei einem Kind mit einem Hydrozephalus ist die Beobachtung des Kindes auf Zeichen der Gesundheitsstörung und möglichen Komplikationen. Die *Hirndruckzeichen* (S. 695) können zunächst sehr diskret auftreten. Daher wird folgendes beobachtet:
- die *Vitalzeichen* (Puls, Blutdruck, Atmung und Körpertemperatur) werden regelmäßig auf mögliche Auffälligkeiten, die auf einen erhöhten Hirndruck deuten könnten, kontrolliert.
- Bei Säuglingen mit Hydrozephalus wird der *Kopfumfang* täglich zirkulär, d.h. okzipitofrontal, von Ohr zu Ohr, biparietal genannt, gemessen und grafisch in einer Kurve dargestellt, um Veränderungen frühzeitig zu erfassen. Um die Vergleichbarkeit der Messungen zu ermöglichen, werden am Kopf des Kindes die Messpunkte markiert.
- Ebenso werden der Füllungs- und Spannungszustand der *Fontanelle* beobachtet. Klaffende Schädelnähte und eine vorgewölbte Stirn mit Venenzeichen müssen wahrgenommen werden.
- Größere Kinder werden nach ihrem Befinden befragt. Auch die Eltern liefern wichtige Informationen, welche Verhaltensweisen und Befunde bei ihrem Kind auffällig sind.

Merke · · ·> Sicherheit. Auffälligkeiten werden sofort dem ärztlichen Dienst mitgeteilt.

■ Rasche Druckentlastung

Bis zur druckentlastenden Operation kann versucht werden, den Hirndruck durch 30°-Hochlagerung und achsengerechte Lagerung, in der Regel als Rückenlage mit Kopfmittelstellung, zu beeinflussen. In dieser Lage sind der venöse Blutabfluss und der Liquorabfluss am günstigsten. Bei einem Hydrocephalus occlusus wird diese Maßnahme jedoch wenig Erfolg haben. Die Vorbereitung zu druckentlastenden Maßnahmen geschieht zügig.

Da das Kind äußeren Reizen gegenüber sehr empfindlich sein kann, ist für eine möglichst *reizarme Umgebung* zu sorgen, d.h. mit wenig Geräusch- und Lichtbelastung und abgegrenzten Ruhephasen durch eine Koordination der therapeutischen und pflegerischen Maßnahmen.

■ Physiologischer Ernährungszustand

Die häufig vorhandenen Trinkschwierigkeiten, Übelkeit und Brechreiz können durch viele kleine Mahlzeiten, Geduld und ausreichend Zeit zur Nahrungsaufnahme überwunden werden. Die Eltern sind entsprechend anzuleiten.

Bei häufigem Erbrechen ist ein Andicken der Nahrung möglich. Das Kind kann zur Nahrungsgabe eine sitzende oder halbsitzende Position einnehmen. Es wird nach dem Essen in Seitenlage gebracht, sofern es nicht aufgrund erhöhten Hirndrucks anders gelagert werden muss. Falls das Kind erbricht, wird es sorgfältig gesäubert, das Erbrechen dokumentiert und an die diensthabenden Ärzte gemeldet, da es eine akute Verschlechterung des neurologischen Zustandes anzeigen kann.

Befindet sich das Kind in einem sehr schlechten Allgemeinzustand, wird es auf ärztliche Anordnung vollständig oder teilweise parenteral ernährt. Die Pflegeperson richtet die Infusion, assistiert beim Legen der Venenverweilkanüle und überwacht die laufende Infusionstherapie.

Praxistipp · · ·> Es ist darauf zu achten, dass die Venenverweilkanüle nicht am Kopf des Kindes gelegt wird, da das Kind am Kopf besonders schmerzempfindlich sein kann und die Kanüle die Lagerung, die Messungen des Kopfumfanges sowie notwendige Ultraschalluntersuchungen des Kopfes erschweren kann.

■ Intakte Haut am Schädel

Eine sorgfältige *Dekubitusprophylaxe* am Kopf durch Weichlagerung, Polster und regelmäßige Umlagerung je nach Hautzustand (teilweise alle 2 Stunden) ist notwendig. Bei der Lagerung ist der Kopf mit Lagerungshilfsmitteln zu stützen, damit er nicht unkontrolliert zurückrollen kann. Der Lagerungswechsel kann auch der Verformung der dünnen Schädelknochen vorbeugen.

> **Merke ⋯⋮ Beobachtung.** Bei jeder pflegerischen Versorgung wird das Kind auf Druckstellen am Schädel, besonders an Ohren und Hinterhaupt, aber auch an anderen Körperpartien beobachtet.

Eine gewissenhafte Hautpflege zur Dekubitusprophylaxe ist obligat.

■ Bestmögliche Entwicklung

Die Förderung eines Kindes mit Hydrozephalus beginnt so früh wie möglich. Entwicklungsunterstützende Maßnahmen werden durch ein multiprofessionelles therapeutisches Team besprochen und in die tägliche Pflege integriert. Zusammen mit den Eltern werden dem Kind alters- und entwicklungsgerechte Spiel- und Beschäftigungsmöglichkeiten angeboten.

Die Auswahl des angebotenen Spielzeugs wird dem jeweiligen Entwicklungsstand und den Vorlieben des Kindes angepasst. Nach Möglichkeit werden alle Sinne des Kindes stimuliert, das Kind aber gleichzeitig nicht überfordert. Beispielsweise können Mobiles aus bunten Papierstreifen, die bei Bewegung rascheln, über dem Bett angebracht werden, um dem Kind angeordnete Lagerungen interessanter zu machen und eine eigenständige Kopfkontrolle zu fördern.

Ein sehr schwerer Kopf muss bei Manipulationen und beim Tragen unterstützt werden. Ein Lagerungsplan sowie eine Anleitung zum sorgfältigen Handling wird in Zusammenarbeit und Absprache mit den Physiotherapeuten erstellt und den Eltern erläutert.

Entwicklungsrückstände jeglicher Art werden rechtzeitig einer gezielten Förderung zugeführt.

Postoperative Pflege nach Shuntimplantation

Die operative Versorgung des Hydrozephalus erfolgt über die Anlage eines Shunts, mit dem überschüssiges Hirnwasser aus dem Seitenventrikel in die Bauchhöhle (ventrikuloperitonealer Shunt = VP-Shunt) oder in den rechten Herzvorhof geleitet wird (ventrikuloatrialer Shunt = VA-Shunt). Die internen Drainagesysteme bestehen aus einem Ventrikelkatheter, einem Ventil, welches nur eine Drainagerichtung aus dem Ventrikel heraus zulässt (meist mit einer Drainagedruckregulationsmöglichkeit), und einem ableitenden Drainageschenkel aus einem dünnen Silikonschlauch (**Abb. 32.3**).

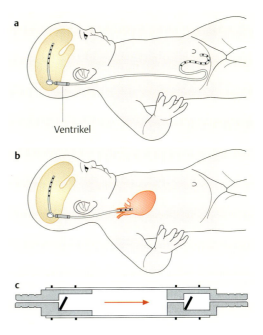

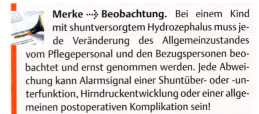

Abb. 32.3 ⋯⋮ Liquorableitende Ventilsysteme.
a VP-Shunt
b VA-Shunt
c Ventilmechanismus

Im folgenden werden die Pflegeziele und Pflegemaßnahmen, die postoperativ durchgeführt werden, vorgestellt.

■ Frühzeitiges Erkennen von Komplikationen

> **Merke ⋯⋮ Beobachtung.** Bei einem Kind mit shuntversorgtem Hydrozephalus muss jede Veränderung des Allgemeinzustandes vom Pflegepersonal und den Bezugspersonen beobachtet und ernst genommen werden. Jede Abweichung kann Alarmsignal einer Shuntüber- oder -unterfunktion, Hirndruckentwicklung oder einer allgemeinen postoperativen Komplikation sein!

⋯⋮ Am ersten postoperativen Tag erfolgen *Vitalzeichenkontrollen* auf ärztliche Anordnung mindestens stündlich (Puls, Blutdruck, Atmung, Temperatur) sowie neurologische Kontrollen, d.h. Kontrolle der Bewusstseinslage, Pupillenreaktion, motorische Reaktion und mögliche Hirndruckzeichen.

⋯⋮ Die *Fontanelle* wird auf Größe, Spannung und Füllung und die Schädelnähte auf Auffälligkeiten wie Klaffen oder Überlappen überprüft.

⋯⋮ Auch nach der Shuntimplantation werden die *Kopfumfangskontrollen* zunächst täglich, später in weiteren Abständen durchgeführt. Das Gleiche gilt für die ärztlichen Kontrollen durch Sonographie oder weitere Diagnostik, um den Erfolg der

Operation einschätzen und mögliche Komplikationen sofort erkennen zu können.

⇢ Wundschmerzen an den Nähten sind meist eher gering. Kopfschmerzen können durch die veränderten Druckverhältnisse im Kopf entstehen oder Komplikationen ankündigen. Beim Auftreten von Kopfschmerzen sind andere auf Hirndruck hinweisende Beobachtungskriterien genauer zu prüfen.

⇢ Die Verbände werden auf Nachblutungen oder Feuchtigkeit durch Liquoraustritt geprüft. Feuchte Verbände bedeuten eine erhöhte Infektionsgefahr und müssen erneuert werden. Beim ventrikuloperitonealen Shunt kann ein Wundverband im Windelbereich liegen und muss daher vor der Durchnässung mit Urin geschützt werden. Die ersten Verbandwechsel werden in der Regel von den Operateuren selbst vorgenommen. Die Häufigkeit der Verbandwechsel bei unauffälligen Verbänden und Wundverhältnissen orientiert sich an den klinikublichen Standards. Beim Verbandwechsel wird die Haut auf Auffälligkeiten wie Rötung, Schwellung, Schmerzen und Druckstellen geprüft.

⇢ Das Auftreten von Liquorkissen kann durch Diskonnektion der Shuntverbindungen entstehen, oder wenn Liquor bei Hirndruck außerhalb des Shunts von den Ventrikeln unter die Kopfhaut gelangt.

⇢ Bei Auffälligkeiten kann die Ventilfunktion von den Neurochirurgen durch Druck auf das Ventil überprüft werden. Entleert es sich leicht, so ist die Ableitung nach unten unproblematisch, füllt es sich leicht wieder nach, so ist auch der Ventrikelkatheter von ungestörter Funktion. Diese Prüfung soll nicht wiederholt werden, um nicht unphysiologisch viel Liquor abzupumpen. Früher übliche routinemäßige Ventilprüfungen sind bei den modernen Systemen nicht notwendig und gefährlich.

 Merke ⇢ **Sicherheit.** Auffälligkeiten sind sofort dem behandelnden Arzt mitzuteilen.

■ Heilungsfördernde Lagerung

In den ersten 24 Stunden postoperativ werden je nach verwendetem Shuntsystem *Flachlagerung* sowie möglichst wenig Manipulationen empfohlen, damit sich das Ventil auf die kindlichen Druckverhältnisse einstellen kann. Die Anordnungen der behandelnden Neurochirurgen sind hierbei zu beachten. Auffälligkeiten am Spannungs- und Füllungszustand der Fontanelle können mit ärztlicher Rücksprache durch Lagerungsveränderung beeinflusst werden: Hochlagerung bei gespannter Fontanelle, Flachlagerung oder sogar vorübergehende Kopftieflage bei älteren Säuglingen bei eingesunkener Fontanelle.

Nach der Shuntimplantation wird das Kind bis zum Abheilen der Wunde nicht auf das Operationsgebiet gelagert. Anschließend muss das Kind jedoch wieder regelmäßig umgelagert werden, damit sich der Kopf nicht unphysiologisch verformt. Hierzu kann man spezielle Lagerungshilfsmittel, z. B. ausgeschnittene Schaumstoffpolster, verwenden. Um das Ventil herum kann zur Vermeidung von Druckstellen prophylaktisch ein Hydrokolloidverband geklebt werden.

■ Physiologische Ernährung und geregelte Ausscheidung

Nach der üblichen postoperativen Nahrungskarenz erfolgt ein rascher *Nahrungsaufbau* mit vielen kleinen Mahlzeiten. In Einzelfällen kann nach der Anlage eines ventrikuloperitonealen Shunts die Dauer der postoperativen Karenz auf 12 bis 24 Stunden verlängert werden. Dies ist jedoch nicht generell notwendig. Zunächst wird vorsichtig mit kleinem Saugerloch oder bei größeren Kindern mit kleinen Portionen auf dem Löffel in Flachlagerung gefüttert. Das Kind bekommt eine Magensonde zum „Entlüften", da es zum Aufstoßen am 1. postoperativen Tag nicht hochgenommen werden kann.

Eine geregelte Ausscheidung von weichem Stuhl kann über diätetische Maßnahmen (Milchzucker, ballaststoffreiche Kost bei größeren Kindern) beeinflusst werden. Ein neurochirurgisch versorgtes Kind darf nicht obstipieren, da das Pressen beim Stuhlgang den Hirndruck erhöht.

 Merke ⇢ **Komplikation.** Bei infektiösen Diarrhöen muss an die Gefahr von aufsteigenden Infektionen über den Drainageschlauch bei VP-Shunts gedacht werden.

■ Bestmögliche Langzeitentwicklung

 Einbeziehung der Eltern ⇢ Die Eltern werden während des stationären Aufenthaltes sorgfältig im Erkennen von Hirndruckzeichen und neurologischen Auffälligkeiten angeleitet. Dies hilft ihnen, Komplikationen der Liquordrainage frühzeitig und selbständig zu erkennen.

Sinnvoll ist es, wenn die Stationen Anschauungsmaterial und Broschüren zur Elternschulung bereithalten. Die Eltern übernehmen unter Anleitung so bald wie möglich schrittweise eigenständig die Pflegemaßnahmen und bekommen ausreichend Gelegenheit, Fragen zu stellen. Falls Interesse besteht, kann der Kontakt zu örtlichen Selbsthilfegruppen, ambulanter Kinderkrankenpflege und sozialen Diensten gebahnt werden.

Spätkomplikationen durch Verlegung des Katheters durch Einwachsen ins Gewebe, Fibrinfäden oder Blutgerinnsel, „Herauswachsen" des Kindes durch Längenwachstum, Diskonnektion der Ventilbestandteile und Ventilsepsis durch aufsteigende Infektionen sind möglich.

Der Therapieerfolg wird durch regelmäßige Prüfungen des Allgemeinzustandes, der Shuntfunktion, des neurologischen Status sowie bildgebenden Untersuchungen des Kopfes in der poststationären Betreuung überwacht. Die medizinisch notwendige Häufung von Untersuchungen und Eingriffen wie Sonographien, Röntgen, Computertomographien oder Kernspinuntersuchungen sowie Punktionen, Blutentnahmen und ggf. mehrfache Operationen bedeuten für Kinder jeglicher Altersstufen und deren Eltern eine große Belastung. Sinnvoll ist in jedem Fall ein Bezugspflegesystem, bei dem eine dem Kind und der Familie bekannte Pflegeperson bei den Untersuchungen und Eingriffen assistiert und die prä- und postoperative Pflege durchführt.

Pflege eines Kindes mit externer Liquordrainage

 Definition ⋯⋗ Eine externe Liquordrainage dient der Ableitung des Liquors nach außen zur präoperativen Druckentlastung, als vorübergehende Maßnahme bei passagerer Liquorzirkulationsstörung und/oder zur Liquorableitung bei blutigem oder eiweißreichem Liquor, der einen internen Shunt verstopfen könnte.

Gleichzeitig ist die Messung des intrazerebralen Drucks bei Anwendung von Systemen mit integrierter Druckmessung möglich.

Die Anlage der Liquordrainage erfolgt unter streng aseptischen Verhältnissen. Der Eingriff entspricht dem der Ventrikelpunktion (s. S. 803); es wird jedoch ein Spezialkatheter benutzt, der anschließend mit einem sterilen Ablaufsystem verbunden wird.

Im Folgenden werden die Pflegeziele und Pflegemaßnahmen, die bei der Pflege eines Kindes mit externer Liquordrainage durchgeführt werden, vorgestellt.

■ Regelrechter Liquorabfluss
Die Menge des abfließenden Liquors und der verbleibende Liquordruck kann über die Höhe des Auffangkolbens reguliert werden **(Tab. 32.2 u. Tab 32.3)**. Die Höhe des Messkolbens wird in cm Wassersäule angegeben und beschreibt den Abstand der Tropfkammer über dem **Nullpunkt:**

Der Nullpunkt wird beim liegenden Kind mit der Höhe des Foramen Monroi angegeben. Die Angaben, wo der Referenzpunkt am kindlichen Schädel zu finden ist variieren je nach Quelle, Klinikrichtlinien und Herstellerangaben der Ableitungs- oder Druckmesssysteme zwischen Gehörgang, Auge und Nasenwurzel. Da aufgrund der hydrostatischen Verhältnisse im Schädel der Liquordruck nicht an jeder Stelle des Kopfes gleich ist und zudem abhängig von der Lage des Ventrikelkatheters und der Lagerung des Kindes unterschiedlich sein kann, sind die jeweiligen Anordnungen der Neurochirurgen zu beachten.

Ärztlich angeordnet wird in der Regel die Höhe der Tropfkammer, die Kontrollintervalle sowie die angestrebte Liquorabflussmenge in ml/h.

Tab. 32.2 ⋯⋗ **Normaler Hirndruck bei Kindern**

Neugeborene	0 – 5 mmHg	
Säuglinge	5 – 10 mmHg	1 mmHg = 1,36 cm H_2O
Kleinkinder	6 – 15 mmHg	1 cm H_2O = 0,74 mmHg
Kinder	6 – 20 mmHg	

Tab. 32.3 ⋯⋗ **Durchschnittliche Liquorgesamtmenge beim gesunden Kind**

Neugeborene	30 – 50 mgl Liquor/Tag
Größere Kinder	ca. 10 ml Liquor/Tag

Soll die Tropfkammer 15 cm über dem Nullpunkt hängen, so bedeutet das, dass Liquor in den Auffangkolben abfließt, wenn der Liquordruck 15 cm übersteigt.

 Definition ⋯⋗ Je höher die Auffangspindel hängt, um so weniger Liquor fließt ab, und um so höher ist der Druck der im kindlichen Schädel verbleibt **(Abb. 32.4)**.

■ Rechtzeitiges Erkennen von Komplikationen
Zur Pflege eines Kindes mit externer Liquordrainage gehört die regelmäßige Kontrolle aller Vitalzeichen und des Allgemeinbefindens, um eine erneute Hirn-

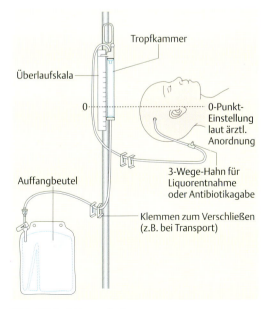

Abb. 32.4 ⋯⋗ **Liquordrainage.**

druckentwicklung oder eine beginnende Infektion rechtzeitig zu erkennen.

Die Kontrolle des Kopfumfanges und der Fontanellenspannung werden weiter durchgeführt.

Ein besonderer Beobachtungsschwerpunkt bei einem Kind mit offener Liquordrainage liegt in der Beobachtung der Liquormenge und -beschaffenheit, sowie der Beobachtung des korrekten Liquorabflusses.

■ Physiologischer Liquordruck

Eine nicht ausreichende Drainage bedingt erneute Hirndrucksymptomatik. Eine zu rasche Liquordrainage führt zu einer eingesunkenen Fontanelle und schlimmstenfalls zu pathologisch verschmälerten Seitenventrikeln, die man Schlitzventrikel nennt und die zu einem bedrohlichen Zustand führen können.

Bei eingesunkener Fontanelle kann auf ärztliche Anordnung die Liquorabflussmenge durch Höhenveränderung des Kolbens, sowie Flach- oder Kopftieflagerung des Kindes beeinflusst werden. Beim Auftreten von Hirndruckzeichen durch ungenügende Drainageleistung wird als erstes die Durchgängigkeit des Systems überprüft.

 Merke ···ͦ Der Drainageschlauch darf nicht abgeknickt sein, sonst ist die Liquorableitung behindert.

Besteht hier keine Störung, kann der Auffangkolben auf ärztliche Anordnung tiefer gehängt werden. 30° Hochlagerung mit achsengerechter Lagerung kann den physiologischen Blut- und Liquorabfluss verbessern.

Ein schreiendes Kind mit offener Liquorableitung ist sofort zu beruhigen, da durch Drucksteigerung beim Schreien innerhalb weniger Minuten unphysiologisch viel Liquor abfließen kann. Viele kleine Mahlzeiten, altersgemäße Beschäftigung und Anwesenheit der Eltern wirken beruhigend auf das Kind. Da eine Sedierung das Beurteilen des neurologischen Status erschweren kann, sollte sie nur bei nicht zu beruhigenden Kindern auf ärztliche Anordnung eingesetzt werden.

Ebenfalls sollte das Kind nicht pressen und husten, sodass auf geregelte Verdauung und freie Atemwege geachtet wird.

Bei notwendigen Manipulationen am Kind, die den Hirndruck kurzfristig steigern könnten, wird der Liquorablauf maximal 30 Minuten abgeklemmt, oder der Auffangkolben auf ärztliche Anordnung für diese Zeit höhergehängt, um eine Überdrainage zu vermeiden. Anschließend wird überprüft, ob alles wieder korrekt eingestellt ist.

 Merke ···ͦ **Sicherheit.** Ein Kind mit **offener** Liquordrainage darf niemals über das Ablaufniveau angehoben, bzw. aufgesetzt werden, damit es nicht zu einer Überdrainage kommt! Vorsicht bei höhenverstellbaren Inkubatoren und Betten. Die Drainage muss gleichzeitig zum Bett höhenverstellt werden!

■ Akzeptanz der Mobilitätseinschränkung

Während der Zeit der externen Drainage wird das Kind altersgerecht im Bett beschäftigt, da die Messkolbenhöhe und der Liquorabfluss nur beim liegenden Kind gleichmäßig gewährleistet ist. Für größere Kinder eignen sich spezielle Spieltische, die ins Bett gestellt auch dem liegenden Kind Beschäftigungsmöglichkeiten bieten. Vorlesebücher, Fingerspiele, Kinderlieder und dergleichen lenken Kinder von der ungewohnten Lagerung ab. Die Eltern brauchen häufig Anregungen und Unterstützung beim Erfinden oder Durchführen von Beschäftigungsmöglichkeiten für ihr bettlägeriges Kind (s. S. 414).

■ Minderung des Infektionsrisikos

Die externe Liquordrainage birgt ein hohes **Infektionsrisiko**.

 Merke ···ͦ **Hygiene.** Ventrikelinfektionen können durch eine sterile Punktionstechnik, aseptischen Umgang mit dem Drainagesystem und aseptische Verbandswechsel vermieden werden.

Eine *Ventrikulitis* zeigt neben eventuell diskret auftretenden neurologischen Auffälligkeiten vor allen Dingen Zeichen einer schwersten Infektion: Hohes Fieber, allgemeines Krankheitsgefühl, sowie veränderte Liquorbeschaffenheit und nachweisbare Infektionsparameter und mikrobiologischem Erregernachweis.

Merke ···ͦ **Beobachtung.** Beim Verbandswechsel wird die Einstichstelle auf Rötung, Schwellung, Sekretabsonderung sowie Schmerzäußerungen des Kindes kontrolliert.

Feuchte Verbände müssen sofort erneuert, Undichtigkeiten des Systems wegen massiver Infektionsgefahr sofort behoben werden. Das Drainagesystem sollte nicht länger als 14 Tage am Kind belassen werden.

Aus dem Drainagesystem werden auf ärztliche Anordnung Liquorkulturen entnommen und die Anzahl der Leukozyten mikroskopisch ausgezählt. In manchen Kliniken erfolgt eine prophylaktische antibiotische Therapie auf ärztliche Anordnung.

32.3 Pflege eines Kindes mit Spina bifida

32.3.1 Ursache und Auswirkung

Definition ⇢ Eine Spina bifida ist eine angeborene Hemmungsmissbildung der Wirbelsäule, bei der der Verschluss einzelner Wirbelkörper nicht erfolgt.

Durch diesen Spalt wölben sich bei einer *Meningozele* liquorgefüllte Rückenmarkshäute vor. Bei einer *Meningomyelozele (MMC)* treten neben den liquorgefüllten Meningen auch Teile des Rückenmarkes mit Haut bedeckt (geschlossene MMC) oder unbedeckt (offene MMC) heraus **(Abb. 32.5 a – d).**
Symptome bei einem Neugeborenen mit Spina bifida können sein:
⇢ bei der geschlossenen Zele: prallelastische Schwellung über der Wirbelsäule in variabler Größe, beim Pressen oder Schreien verstärkt,
⇢ bei der offenen Meningomyelozele: offene Rückenmarksplatte, zentral dunkelroter Bezirk, seitlich davon erkennbare Rückenmarkshäute, Liquorabfluss aus dem Zentralkanal und den rupturierten Rückenmarkshäuten,
⇢ motorische und sensible Ausfälle in unterschiedlicher Ausprägung der von der Zele abwärts gelegenen Spinalnerven, d. h. inkomplette oder komplette Querschnittslähmung:
 – Blasenlähmung mit Inkontinenz, Blasenhochstand und/oder Überlaufblase mit Harnträufeln,
 – eingeschränkte Kontrolle des Mastdarms mit Inkontinenz, fehlendem Analreflex und in einigen Fällen mit Analprolaps,
 – Lähmung der unteren Extremitäten,
 – Fußdeformitäten, z. B. Klumpfuß,
 – kongenitale Deformität der Hüftgelenke,
 – Fehlhaltungen der Wirbelsäule: Kyphose und Skoliose möglich,
⇢ zusätzliche Ausbildung eines Verschlusshydrozephalus in 80 bis 90 % der Fälle (Arnold-Chiari-Malformation),
⇢ Begleitmissbildungen sind möglich: u. a. Herzfehler, Bauchspalten.

32.3.2 Pflegebedarf einschätzen

Bei einem Kind mit Meningomyelozele können alle Lebensaktivitäten beeinträchtigt sein. Für die Langzeitentwicklung des Kindes sind abhängig von der Höhe der Läsion insbesondere die Lebensaktivitäten „Ausscheiden" und „Sich bewegen" beeinträchtigt. Pflegeprobleme können sein:
⇢ Gefahr der Traumatisierung der Zele bei Manipulationen,
⇢ Gefahr der zusätzlichen Nervenläsionen durch Austrocknung oder Infektionen in den ersten Lebensstunden,
⇢ Gefahr von Wundheilungsstörungen nach der Operation, Liquorfistelbildung,
⇢ eingeschränkte Mobilität durch Lähmungen in unterschiedlicher Ausprägung sowie angeborene Kontrakturen und Kontrakturengefährdung,
⇢ Dekubitusgefährdung durch sensible Ausfälle und eingeschränkte Motorik,
⇢ Inkontinenz,
⇢ Gefahr von sekundären Schädigungen der Niere und des Urogenitalsystems durch Harnstau und Infektionen,
⇢ sekundäre Probleme durch Fehlhaltungen und Tethered-cord-Syndrom (Fixierung des Filum terminale an der Durawand, die Zustandsver-

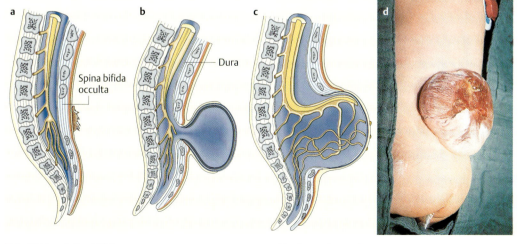

Abb. 32.5 ⇢ **Spina bifida.**
a Spina bifida occulta
b Meningozele
c Myelomeningozele
d Lumbale Myelomeningozele bei einem Neugeborenen

32 Pflege von Kindern mit Störungen des Zentralnervensystems

schlechterungen beim Wachstum des Kindes ergeben),
- bleibende Behinderungen als Einschränkungen des täglichen Lebens,
- Störungen des Selbstwertgefühls,
- psychosoziale Probleme durch die Behinderung und häufige, lange dauernde Krankenhausaufenthalte,
- Besorgnis, Verunsicherung und hohe Belastung der Eltern durch die Gesundheitsstörung des Kindes und deren Auswirkungen.

32.3.3 Pflegeziele und -maßnahmen

■ Optimale Erstversorgung

Eine optimale Erstversorgung verringert das Risiko weiterer Komplikationen wie Infektionen und zusätzliche Nervenschädigungen durch Austrocknung und Traumatisierung des Rückenmarks. Ein Kind mit einer pränatal diagnostizierten Meningomyelozele sollte in einem Perinatalzentrum mit neurochirurgischer Abteilung per Kaiserschnitt zur Welt kommen, um sofort von einem Spezialteam betreut zu werden. Zu den Erstmaßnahmen gehören:
- Abdeckung einer noch geschlossenen Zele mit sterilen Kompressen zum Schutz vor Läsionen. Die atraumatische Versorgung der Zele verringert das Infektionsrisiko.
- Offene Zelen werden mit sterilen Nacl 0,9% getränkten Kompressen abgedeckt, um Rückenmark und Meningen feucht zu halten. Um ein Verrutschen der Kompressen zu verhindern, werden diese locker fixiert. Druck auf das empfindliche Nervengewebe ist unbedingt zu vermeiden.
- Das Kind wird in Bauchlage gebracht, die Zelenöffnung wird durch Unterpolsterung der Hüften am höchsten gelagert, damit möglichst wenig Liquor ausfließt. Sollte aufgrund anderer notwendiger Manipulationen, z.B. einer notwendigen Intubation, die Rückenlage notwendig werden, so wird die steril abgedeckte Zele durch Unterlagerung von Thorax und Becken frei gelagert. Ein Kind mit einer geschlossenen Zele kann auch in Seitenlage transportiert werden.
- So wird das Kind schnellstmöglich in einem beheizten Transportinkubator auf die Spezialstation gebracht, wo gleich mit den Vorbereitungen zur Operation begonnen wird.
- Die Pflegeperson assistiert bei den Operationsvorbereitungen wie Blutentnahmen, dem Anlegen einer Venenverweilkanüle zur Infusionstherapie und prophylaktischen antibiotischen Therapie.
- Bis zur Operation wird das Kind von der Pflegeperson intensiv auf mögliche beginnende Komplikationen und Infektionszeichen beobachtet, z.B. Veränderungen des Hautkolorits, Temperaturschwankungen, sonstige Veränderungen der Vitalzeichen und Apathie.
- In der Regel wird innerhalb der ersten 24 Lebensstunden der operative Verschluss des Rückenmarkes vorgenommen.

■ Frühzeitiges Erkennen von postoperativen Komplikationen

Alle *Vitalzeichen* des Kindes werden engmaschig überwacht:
- Auffälligkeiten der Körpertemperatur können eine beginnende Infektion signalisieren. Bei einem Analprolaps wird die Körpertemperatur axillar oder im Gehörgang ermittelt.
- Nach Beendigung der postoperativen Nachbeatmung, die eine großzügige Analgo-Sedierung erleichtert, wird das Kind auf Veränderungen der Spontanatmung und Anzeichen einer Pneumonie beobachtet. Die Atmung kann durch die schwierige Intubationsnarkose in Bauchlage während der Operation, durch Minderbelüftung aufgrund der unphysiologischen Lagerung oder durch mangelnde Zwerchfellaktivität bei einer zervikalen Zele beeinträchtigt werden.
- Tachykardien können Schmerzen und Unwohlsein des Kindes signalisieren. Blutdruckanstiege können frühzeitig einen erhöhten Liquordruck bei einem beginnenden Hydrozephalus anzeigen. Unphysiologischer Liquorverlust durch Fistelbildung kann den Blutdruck senken.
- Bereits direkt postoperativ beginnt die Beobachtung des *neurologischen Status* der unteren Extremitäten. Spontanbewegungen der unteren Extremität sowie sensible Reaktionen sind genau zu registrieren, weil sie über die Schwere der Schädigung, der zu erwartenden Behinderung und Möglichkeiten der Frühförderung Auskunft geben.
- Die Mastdarm- und Blasenfunktion wird beobachtet, um Probleme und mögliche Komplikationen so früh wie möglich zu erkennen. Die Stuhlbeschaffenheit und Defäkation werden beurteilt. Postoperativ sind die Kinder zunächst mit einem Blasendauerkatheter versorgt. Nach dessen Entfernung wird auf Blasenfüllung und Miktion geachtet.
- In den ersten postoperativen Tagen und Wochen sind besonders auch Kontrollen des Kopfumfanges wichtig, da bei 80–90% der betroffenen Kinder auch die Gefahr eines Hydrozephalus besteht.

■ Gute Wundheilung

Bei großen Zelen werden meist seitliche Entlastungsschnitte angelegt. Dennoch besteht an der Operationswunde die Gefahr der Nahtdehiszenz, wenn die Haut während der Operation über den Defekt hinweg gedehnt wurde, sodass die Wundränder anschließend auseinanderklaffen können. Es kommt zu beeinträchtigter Durchblutung des Wundgebietes und der umliegenden Hautpartien. Der Austritt von Blut oder Liquor und die Bildung von Liquorfisteln oder Liquorkissen ist möglich.

Das Wundgebiet wird hochgelagert **(Abb. 32.6)**. Dabei muss eine Dehnung und Spannung der Naht

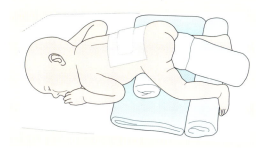

Abb. 32.6 ⇢ **Myelomeningozele.** Lagerung eines Kindes nach Operation der Myelomeningozele

> **Einbeziehung der Eltern** ⇢ Die Eltern werden über die Besonderheiten bei der Hautpflege, Prophylaxen und das eingeschränkte Empfindungsvermögen ihres Kindes beraten und aufgeklärt. Ein älteres Kind wird darin unterrichtet, wie es mit Hilfe von Spiegeln seinen Hautzustand regelmäßig selbst beurteilen kann und wie es bereits entstandene Läsionen am besten pflegt.

vermieden werden. Das Kind liegt in Bauch- und Kopfseitenlage im Inkubator oder Wärmebett mit Heizstrahler. Dies ermöglicht eine bessere Beobachtung des Kindes und der Wundverhältnisse. Außerdem kann so die Wärmeregulation des unbekleideten Kindes unterstützt werden. In Einzelfällen wird auch eine andere Lagerung des Kindes empfohlen.

Es muss darauf geachtet werden, dass das Kind keinen Liquor über die Wunde verliert.

Die Nahrungsgabe erfolgt in dieser Zeit ebenfalls in der empfohlenen Lagerung. Gegebenenfalls muss das Kind über eine Magensonde ernährt werden, wenn die Nahrungsgabe in dieser Lage zu problematisch ist. Die Magensonde soll regelmäßig entlüftet werden, um Blähungen und Erbrechen vorzubeugen.

Bei Verbandswechseln (Häufigkeit nach den Klinikstandards und nach ärztlicher Anordnung) wird die Wunde auf pathologische Veränderungen hin überprüft.

■ Intakte Haut

Eine erhöhte Dekubitusgefahr entsteht durch Mobilitäts- und Sensibilitätsverluste der gelähmten Extremitäten. Diese betrifft in Bauchlage besonders die Knie und Fußgelenke. In der Langzeitbetreuung sind die Sitzbeinhöcker durch einseitige Druckbelastung beim Rollstuhlfahren besonders gefährdet. Die gefährdeten Stellen erfahren eine intensive Beobachtung und Hautpflege.

Bei fehlender Spontanmotorik muss eine Dekubitusprophylaxe durchgeführt werden, d.h. regelmäßige Umverteilung des Auflagendruckes nach Abheilen der OP-Wunde durch regelmäßige Umlagerungen. Besondere Hilfsmittel wie z. B. Gelkissen und Spezialauflagen haben sich bewährt. In der Bauchlage ist die Nabelversorgung mit einem sterilen Bändchen anstatt der Klemme durchzuführen. Die Nabelpflege muss gewissenhaft erfolgen.

Durch die Inkontinenz kann die Haut zusätzlich durch Läsionen gefährdet sein. Ein häufiger Windelwechsel, die Genital- und Analhygiene mit sorgfältiger Hautpflege ist beim inkontinenten Kind besonders wichtig.

■ Bestmögliche spontane oder unterstützte Mobilität

Nach Abheilen des Wundgebietes wird mit der Krankengymnastik begonnen, um die vorhandenen Fähigkeiten zu fördern und auszubauen. Nach intensiver Anleitung durch die physiotherapeutische Abteilung führen die Pflegepersonen und Eltern einfache Übungen wie passive Bewegungsübungen und Kontrakturenprophylaxen selbständig mehrmals täglich durch.

Eine Hüftdeformation kann bei ungenügender Spontanmotorik durch Bauchlage günstig beeinflusst werden, da diese Lagerung zu einer Hüftextension führt und damit einer Hüftbeugekontraktur vorbeugt. In der Bauchlage wird durch eine Unterlagerung der Fußgelenke verhindert, dass der Fuß in eine Spitzfußstellung gerät.

In der Seitenlage ist es wichtig, eine gefaltete Stoffwindel o. Ä. zwischen beide Beine zu legen, um eine physiologische Beinstellung aufrechtzuerhalten. Eine Verstärkung pathologischer Haltungen muss unbedingt vermieden werden.

Ein angeborener Klumpfuß wird je nach Ausprägung baldmöglichst einer physiotherapeutischen oder orthopädischen Korrektur durch redressierende Therapie, Bandagen oder Gipsverbände zugeführt (s. S. 682). Mit der orthopädischen Abteilung wird frühzeitig über mögliche und nötige Korrekturen und Hilfsmittel nachgedacht und den Familien werden alle konservativen und operativen Möglichkeiten vorgestellt.

Die Auswahl von Hilfsmitteln zur Unterstützung der motorischen Entwicklung reicht von Stehbrettern über spezielle Gehapparate und besondere Gehhilfen bis hin zur Rollstuhlversorgung (**Abb. 32.7**). Die nötigen Hilfsmittel müssen individuell den Bedürfnissen des Kindes angepasst werden, unter Berücksichtigung seiner Ressourcen (**Abb. 32.8**). Überforderungen sind jedoch zu vermeiden, um keine Frustration zu verursachen.

Die Einschränkungen werden den Eltern im Laufalter besonders bewusst, da sie dann erstmals besonders deutlich werden. Die Familien brauchen fachliche Anleitung sowie psychosoziale Angebote zum Bewältigen der Situation.

■ Selbständiger Umgang mit der Inkontinenzversorgung und Ausscheidungsregulierung

Kinder mit einer lumbosakralen Meningomyelozele haben fast immer eine Beckenbodenlähmung. Die

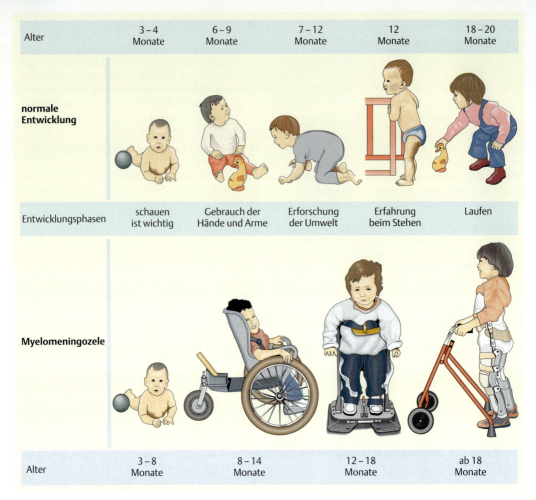

Abb. 32.7 **Myelomeningozele.** Entwicklung eines Kindes mit MMC, die altersgemäßen Entwicklungsphasen werden durch Hilfsmittel unterstützt

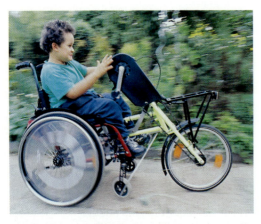

Abb. 32.8 **Mobilität.** Individuell angepasste Hilfsmittel ermöglichen dem Kind eine altersentsprechende Lebensgestaltung

Durchlaufblase einer sakralen Meningomyelozele verursacht eine schlecht beeinflussbare Inkontinenz als Hauptproblem.

Verschiedene Möglichkeiten der Inkontinenzversorgung, von Windeln, Kondomurinalen bis hin zu urologischen Operationen bieten sich für die Langzeitversorgung an (s. S. 322 und S. 340). Die spastische Lähmung des Blasensphinkters führt zu einer stark gefüllten Blase, die sich nicht oder nur mit geringem Harnträufeln aus der Überlaufblase nach unten entleert.

Ist die Spastik des Blasensphinkters sehr groß, kann ein vesikourethraler Reflux entstehen. Der *intermittierende Blasenkatheterismus* (s. S. 327) mit speziellen sterilen Einmalkathetern in regelmäßigen Abständen ist zur restharnfreien Urinentleerung geeignet.

Einbeziehung der Eltern ⋯▸ Die Eltern können diese Technik unter Anleitung des Pflegepersonals erlernen, um sie auch zu Hause zum Schutz vor Harnwegsinfektionen korrekt durchzuführen. Heranwachsende Kinder erlangen durch das eigenständige Erlernen des Katheterismus eine wichtige Selbstständigkeit. Eine enge Zusammenarbeit mit der urologischen Abteilung ist notwendig.

Durch eine ausreichende Flüssigkeitszufuhr wird das Urogenitalsystem gespült. Bei nachgewiesenen Infektionen muss die angeordnete Therapie konsequent über einen längeren Zeitraum durchgeführt werden.

Die Lähmung des Analschließmuskels lässt sich am klaffenden Anus und fehlendem Analreflex sowie unkontrollierbarem Stuhlabgang erkennen.

Die Obstipation, die durch die Darmatonie bedingt ist, lässt sich durch diätetische Maßnahmen, Kolonmassagen, Einläufe, Klistiere und Rektalspülungen beheben. Bei Säuglingen muss eine Obstipation vermieden werden, weil sie zu einer pathologischen Erweiterung des Mastdarmes führen kann. Bei größeren Kindern kann jedoch durch eine „kontrollierte Obstipation" und der Verwendung von Analtampons eine Inkontinenz durch schlaffe Anallähmung teilweise so beeinflusst werden, dass der Zeitpunkt der Defäkation gezielt gewählt werden kann. Dies ist für die soziale Integration der Kinder sehr wichtig, weil es die wahrnehmbaren Zeichen der Inkontinenz, beispielsweise die Geruchsentwicklung, deutlich mildert. Zudem werden Hautirritationen im Anogenitalbereich vermindert.

■ **Rehabilitation und soziale Integration**
Der Arzt informiert die Eltern einfühlsam über die Gesundheitsstörung, Behandlungsmöglichkeiten und die Prognose. Beratung, Anleitung und Information vom Pflegepersonal über regelmäßig notwendige und rehabilitative Pflegemaßnahmen im täglichen Umgang mit dem Kind und Gespräche mit allen anderen Beteiligten therapeutischer Dienste (z.B. Neurologen, Orthopäden, Physiotherapeuten) helfen den Eltern, das Kind mit seiner Erkrankung und Behinderung anzunehmen und seine Entwicklung aktiv zu unterstützen.

Regelmäßige Aufenthalte zu diagnostischen und therapeutischen Zwecken in der Klinik, sowie Ambulanzbesuche begleiten die Entwicklung des Kindes bis zum Erwachsenenalter. Die Anbindung an eine Spezialambulanz ist wünschenswert.

Erneute psychosoziale Probleme ergeben sich in der Pubertät durch die verstärkte Auseinandersetzung mit Fragen zum Körperbild, Sexualität und Berufswahl. Sinnvoll und hilfreich ist die Kontaktaufnahme zu einer Selbsthilfegruppe.

32.4 Pflege eines Kindes mit Schädel-Hirn-Trauma

32.4.1 Ursache und Auswirkung

 Definition ⋯▸ Der Begriff „Schädel-Hirn-Trauma" (SHT) umfasst alle traumatischen Schädigungen des Schädels, des Hirngewebes und/oder der Blutgefäße im Schädelinneren. Als Ursache kommen Unfälle im Haushalt (z.B. Sturz vom Wickeltisch), Verkehrsunfälle, in manchen Fällen auch Kindesmisshandlungen in Frage.

Man unterscheidet geschlossene oder offene Schädel-Hirn-Traumen mit Hirnverletzungen unterschiedlicher Schweregrade **(Tab. 32.4)**.

Die Aufwachphase kann sich durch alle Bewusstseinsstadien über längere Zeit gestalten. Dieser delirante Übergangszustand mit starker motorischer Unruhe wird auch als *„Durchgangssyndrom"* bezeichnet. In manchen Fällen ist eine vollständige Genesung nicht zu erreichen.

Bei den Blutungen unterscheidet man die *sub- und epiduralen Hämatome* sowie *intrazerebrale Blutungen*. Im Zusammenhang mit Schädel-Hirn-Traumen kann es durch die Blutung oder eine posttraumatische Hirnschwellung (Hirnödem) zum Entstehen von Hirndrucksymptomatik (s.S. 695) bis hin zur vitalen Bedrohung kommen.

Ein schweres Schädel-Hirn-Trauma ist häufig kombiniert mit weiteren schweren Verletzungen. In diesem Fall spricht man von einem Polytrauma.

32.4.2 Pflegebedarf einschätzen

Aus dem Schädel-Hirn-Trauma resultieren je nach Ausprägungsgrad unterschiedliche Beeinträchtigungen aller Lebensaktivitäten. Pflegeprobleme können sein:
⋯▸ vitale Bedrohung beim Auftreten von Hirndrucksymptomatik,
⋯▸ Gefahr von Liquoraustritt und Infektionen bei offenen Schädel-Hirn-Traumen,
⋯▸ Beeinträchtigung des Allgemeinbefindens, der Kommunikationsfähigkeit und der Mobilität durch:
  – neurologische Ausfallserscheinungen: eingeschränkte Bewusstseinslage, Erinnerungslücken, Schläfrigkeit bis zum Koma,
  – Lähmungen,
  – sensorische Ausfälle,
  – Kommunikations-/Artikulations- oder Sprachstörungen,
  – Wahrnehmungs- und Orientierungsstörungen, Koordinationsstörungen,

Tab. 32.4 Einteilung der Schweregrade beim Schädel-Hirn-Trauma

Gradeinteilung	Symptomatik	Maßnahmen	Prognose
Schädel-Hirn-Trauma 1. Grades (leichtes Schädel-Hirn-Trauma, früher auch Commotio cerebri oder Gehirnerschütterung genannt)	⇢ Kopfschmerzen ⇢ Schwindel ⇢ Erbrechen ⇢ Bewusstlosigkeit von max. 15 Minuten, Dämmerzustand max. 1 Stunde ⇢ Erinnerungslücke (retrograde Amnesie) ⇢ Glasgow-Coma-Scale 13–15 Punkte	Beobachtung auf Entwicklung von Hirndruckzeichen aufgrund einer möglichen Hirnblutung	Rückbildung sämtlicher Symptome innerhalb von vier Tagen
Schädel-Hirn-Trauma 2. Grades (mittelschweres Schädel-Hirn-Trauma)	⇢ erhebliche vegetative Störungen bis zum Schock ⇢ Bewusstlosigkeit und Dämmerzustand über mehrere Stunden ⇢ längerdauernde neurologische Befundabweichungen ⇢ Glasgow-Coma-Scale 9–12 Punkte	Schockbekämpfung, Linderung der vegetativen Symptomatik, Beobachtung bzgl. Hirndruckanzeichen durch mögliche Hirnblutung und/oder Hirnödementwicklung	Rückbildung neurologischer Befundabweichungen innerhalb eines Monats, Kopfschmerzen, Schwindel und Konzentrationsschwäche können weiter bestehen
Schädel-Hirn-Trauma 3. Grades (schweres Schädel-Hirn-Trauma)	⇢ mindestens einstündige initiale Bewusstlosigkeit und Dämmerzustand über 24 Stunden ⇢ erhebliche Beeinträchtigungen der Vitalzeichen ⇢ Hirndruckzeichen durch Ausbildung eines Hirnödems ⇢ Hirnsubstanzschädigung ⇢ Glasgow-Coma-Scale 3–8 Punkte	Intensivüberwachung aller Vitalfunktionen notwendig, da vitale Bedrohung (Gefahr der Mittelhirneinklemmung), Hirnödemprophylaxe, Intensivtherapie	⇢ keine vollständige Genesung ⇢ je länger die Bewusstlosigkeit andauert, desto schlechter wird die Prognose ⇢ langandauernde neurologische und vegetative Ausfallserscheinungen bis zum „Wachkoma" möglich

– gestörter Schlaf-Wach-Rhythmus,
– Krampfanfälle durch Hirnläsionen,
⇢ Angst der Eltern vor einer bleibenden Behinderung/Folgeschäden.

32.4.3 Pflegeziele und -maßnahmen

■ **Frühzeitiges Erkennen von Komplikationen**

Bewusstlosigkeit unterschiedlicher Dauer ist das Hauptsymptom eines Schädel-Hirn-Traumas. Blutungen innerhalb des Schädels, besonders das epidurale Hämatom, können nach initialer Bewusstlosigkeit und einem sog. „freien Intervall" mit relativer Bewusstseinsklarheit zu sekundären Bewusstseinseintrübungen und lebensbedrohlichen Hirndrucksteigerungen führen.

⇢ Daher wird das Kind auch in beschwerdefreiem Zustand in den ersten 24 Stunden im Krankenhaus beobachtet. Die Bewusstseinslage wird auf ärztliche Anordnung mindestens stündlich überwacht. Der Grad der Orientierung kann durch einfache Fragen nach dem Namen, dem Alter oder der Heimatadresse festgestellt werden.

⇢ Säuglinge und Kleinkinder werden auf Verhaltensänderungen, insbesondere im Schrei- und Trinkverhalten sowie auf motorische Auffälligkeiten beobachtet. Wichtig ist hierbei auch die Befragung der Eltern, die das Normalverhalten ihres Kindes besser kennen und somit auch Abweichungen eher registrieren.

⇢ Eine standardisierte Beurteilung der Bewusstseinslage erfolgt mit Hilfe der Glasgow-Coma-Scale (s. S. 382): Augenöffnung, verbale und motorische Reaktionen werden hierdurch erfasst und genau beschrieben.

⇢ Außerdem werden Pupillenkontrollen auf Größe (weit – mittel – eng), Lichtreaktion (prompt – verzögert – keine), Seitendifferenz und Form (normal – entrundet) ebenfalls stündlich durchgeführt.

> **Merke ⋯▷ Komplikation.** Träge oder gar keine Pupillenreaktionen/Lichtstarre, Seitenungleichheit oder Entrundung sind eindeutige Zeichen einer zerebralen Komplikation. Es ist sofort ein Arzt zu informieren!

⋯▷ Zur Beurteilung der Pupillen ist es wichtig, dass die Augen nicht für eine Augenhintergrundspiegelung mit pupillenerweiternden Substanzen behandelt wurden. Auch durch die Gabe von Atropin oder Opiaten kann die Pupillenkontrolle erschwert werden.
⋯▷ Neurologische Ausfälle aller Art, z. B. Sehstörungen, Sprachstörungen, zunehmende Kopfschmerzen und Paresen, müssen vom Pflegepersonal bei der Überwachung und pflegerischen Versorgung des Kindes beachtet und registriert werden. Sie können immer das Zeichen einer Komplikation sein und bedürfen weiterer diagnostischer Abklärung und der entsprechenden Therapie.
⋯▷ Auftretende Krampfanfälle werden in ihrer Ausdrucksform als generalisiert, fokal und/oder seitenbetont beobachtet. Auch sie geben Aufschluss über eine lokale Schädigung, aber auch über eine mögliche Hirndruckentwicklung.
⋯▷ Der Kopf des Kindes wird auf Wunden, Schwellungen, Knochenveränderungen, auftretende Hämatome sowie Liquor- oder Blutaustritt aus Nase und Ohr beobachtet.

> **Praxistipp ⋯▷** Bei dem Austritt von seröser Flüssigkeit aus der Nase kann mit einem Zuckerschnellteststäbchen zuckerhaltiger Liquor von unauffälligem Nasensekret differenziert werden.

Vitalzeichenkontrolle. Die *Vitalzeichen* werden je nach Schwere des Traumas auf ärztliche Anordnung in engen Intervallen überprüft und ggf. mit einem Monitor überwacht. Die Atmung wird bei steigendem Hirndruck unregelmäßig und periodisch. Sie zeigt den Biot-Atemtypus. Die Pulsfrequenz sinkt ab, ein Druckpuls wird fühlbar. Vor der Einklemmung des Mittelhirns kann es jedoch auch zu auffallender Tachykardie kommen. Der systolische Blutdruck kann ansteigen, um bei steigenden intrazerebralen Druck noch eine ausreichende Hirndurchblutung zu gewährleisten. Auffallend niedriger Blutdruck ist dagegen eher das Zeichen einer allgemeinen Kreislaufschwäche, z. B. als Folge einer Blutung. Die Körpertemperatur erreicht bei Ausfall des Regulationszentrums auffallend niedrige oder auffallend hohe Werte. Man spricht dann von zentraler Temperaturregulationsstörung.

> **Merke ⋯▷ Sicherheit.** Jede Auffälligkeit am Kind kann ein Alarmsignal für einen ansteigenden Hirndruck und eine beginnende Einklemmung des Mittelhirns sein. Es muss sofort ein Arzt informiert werden! Das Notfallzubehör muss in der Nähe des Patienten vorhanden sein.

■ Physiologische Hirndruckverhältnisse

Für ein Kind mit einem Schädel-Hirn-Trauma sind hirndrucksteigernde Aktivitäten aller Art, z. B. Toben, Aufregung, Schreien, verboten. Bei Kopfschmerzen soll das Kind die Bettruhe einhalten. Es sollte nicht fernsehen oder lesen, weil dieses die Kopfschmerzen verstärkt. Das Kind braucht eine ruhige, evtl. leicht abgedunkelte und reizarme Umgebung. Mitarbeiter, Mitpatienten und Angehörige werden um Ruhe gebeten. Außer der notwendigen neurologischen Einschätzung und den Vitalzeichenkontrollen werden so wenig Maßnahmen wie möglich am Kind durchgeführt.

Hirndruckprophylaxe. Nach einer neurochirurgischen Operation ist die Gefahr eines Hirnödems besonders hoch. Deshalb wird eine *Hirndruckprophylaxe* durchgeführt: Das Kind liegt in Rückenlage mit einem 30° erhöhten Oberkörper und in Mittelstellung. In dieser Lage ist der venöse Rückstrom aus den zerebralen Blutgefäßen am besten gewährleistet. Eine Seitendrehung oder Überstreckung des Kopfes ist kontraindiziert. Diese Lage muss in den ersten 48 Stunden nach der Operation streng eingehalten werden **(Abb. 32.10)**. Um dabei Dekubiti zu vermeiden, wird das Kind bereits bei der Übernahme aus dem Operationssaal in einem Spezialbett mit Antidekubitusmatratze gelagert.

Minimal Handling. Jegliches Handling am Kind geschieht in der ersten postoperativen Zeit zurückhaltend und schonend. Schmerzhafte Stimuli wie Blutentnahmen, Absaugen usw. sind nach Möglichkeit zu vermeiden oder unter ausreichender Analgesie durchzuführen, da sie den Hirndruck erhöhen können. Damit das Kind sich bei notwendigen Manipulationen nicht aufregt, wird es auf ärztliche Anordnung tief sediert und ggf. relaxiert. Invasive Überwachungen der Vitalparameter, z. B. direkte Blutdruckmessung in der Arterie, ersparen unnötige Manipulationen.

Hirndrucksonde. Das Kind hat während der Operation eine Hirndrucksonde eingelegt bekommen. Das ist ein subdural oder intraventrikulär eingelegter Messfühler, welcher mit dem Druckaufnehmer des Intensivpflegemonitors verbunden ist. Die Hirndrucksonde ermittelt die aktuellen Werte, insbesondere Trends und Reaktionen des kindlichen Hirndrucks auf Manipulationen. Die Pflegeperson muss sich über die in ihrer Klinik verwendeten Systeme hinreichend informieren, eine MPO-Einweisung vor dem Gebrauch erhalten und die Herstellerangaben sowie die Angaben der behandelnden Neurochirurgen über den Gebrauch der Sonde und die angestrebten Hirndruckwerte beachten.

> **Merke** ⇢ Invasive Hirndruckmesssysteme ersetzen nicht die klinische Beurteilung des Kindes auf mögliche Alarmsignale wie Unruhe, Automatismen, Strecktendenzen und Verschlechterung der Bewusstseinslage.

Ist das Kind beatmet, so wird über eine kontrollierte Hyperventilation die Kohlendioxidspannung im Blut gezielt auf 30–35 mmHg gesenkt. Dadurch nimmt die Hirndurchblutung und die Gefahr eines Hirnödems ab. Eine ausgeglichene oder eher negative Flüssigkeitsbilanz hilft, dem Hirnödem vorzubeugen. Daher wird auf gute Diurese geachtet und diese ggf. auf ärztliche Anordnung medikamentös unterstützt.

> **Merke** ⇢ Die Beurteilung der neurologischen Parameter ist bei einem beatmeten, sedierten und/oder relaxierten Kind sehr erschwert. Daher ist streng auf minimale Veränderungen der Vitalzeichen, insbesondere Blutdruck und Herzfrequenz und des Hirndrucks zu achten.

■ Frührehabilitation

Die Rehabilitation eines Kindes mit Schädel-Hirn-Trauma beginnt mit der Aufnahme des Kindes in die Klinik. In die Pflege eines Kindes mit Schädel-Hirn-Trauma werden die Ansätze der basalen Stimulation integriert (s. S. 46). Eigenständige Äußerungen und Handlungen des Kindes, und seien sie auch noch so minimal, müssen vom Pflegepersonal wahrgenommen und unterstützt werden.

Dem Kind werden verschiedene Angebote gemacht, wenn es den Eindruck macht, dass es diese Angebote verarbeiten kann. Dabei müssen die Angebote gut dosiert eingesetzt werden, um das Kind nicht zu überfordern. Wichtig sind Ruhephasen, in denen sich das Kind wieder erholen kann. Angebote und Ruhephasen werden im Team und mit den Angehörigen abgesprochen, damit sie von allen gleich eingesetzt und beachtet werden. Die Reaktionen des Kindes auf die Angebote werden dokumentiert und weitergegeben, um Veränderungen und Vorlieben zu erkennen.

■ Bestmögliche Kommunikation

Durch das Trauma kann die Kommunikations- und Artikulationsmöglichkeit des Kindes beeinträchtigt sein. Es muss jedoch davon ausgegangen werden, dass die Hörfähigkeit unbeeinträchtigt ist. Im Zimmer des Kindes darf nicht über seine Erkrankung diskutiert werden. Das Kind wird in alle Handlungen einbezogen wie ein waches Kind. Versteckte nonverbale Reaktionen des Kindes müssen wahrgenommen werden.

> **Merke** ⇢ Die anwesenden Eltern registrieren solche Reaktionen häufig als erste. Ihre Beobachtungen sind sehr ernst zu nehmen. Auch die Pflegepersonen und Eltern können nonverbal mit dem Kind kommunizieren, etwa durch gezielte Berührungsreize bei der Körperpflege (s. S. 49), Steicheleinheiten und Kuscheln.

Falls das Kind vor dem Unfall ein Hörgerät oder eine Brille trug, werden diese Hilfsmittel frühzeitig wieder angewendet. Erste unverständliche Laute des Kindes werden zunächst wiederholt, um sie dem Kind bewusst zu machen. Gleichzeitig wird versucht, sie zu verstehen und darauf zu reagieren. Das Kind wird zunächst nur von einer Seite angesprochen. Es redet jeweils nur eine Person mit dem Kind mit kurzen und leicht verständlichen Sätzen. Weitere akustische Angebote wie Kassetten mit der Lieblingsmusik des Kindes werden wohl dosiert, mit Ruhepausen und in einer angenehmen Lautstärke dargeboten. Sie dürfen keinesfalls als „Begleitmusik" über Kopfhörer laufen.

Die weitere Entwicklung des Sprachvermögens geschieht häufig mit einem zunächst stark verlangsamten Sprachmuster. Diese erfordert häufig vom Pflegepersonal, Eltern, ja auch vom Kind selbst eine große Geduld, bis es die Informationen herausgebracht hat, die es sagen wollte.

Manchmal ist das Kind eher in der Lage, technische Kommunikationshilfsmittel zu gebrauchen, als sich selbst verbal zu verständigen (s. S. 150). Diese können dem Kind zur Unterstützung gegeben werden; sie sollten jedoch nicht die Bemühungen des Kindes zur verbalen Kommunikation in den Hintergrund drängen.

■ Erhalt und Wiederherstellung der Beweglichkeit

In der Akutphase werden alle Gelenke des Kindes in Funktionsstellung gelagert.

Beginnt das Kind ungezielte Bewegungen zu machen, versuchen Pflegepersonen und Bezugspersonen diese Bewegungen zu einem Ziel zu führen und sie durch unterschiedliche taktile Angebote interessant zu machen („Hier ist ein Fell, ein Schaumgummiball..."). Auch der eigene Körper kann als Ziel und taktiler Reiz angeboten werden („Dies ist dein Bauch.").

Die Bewegungsmuster werden auf Seitengleichheit, Tonus, schlaffe Lähmungen oder Spastiken beobachtet. Ebenso wird geprüft, ob die Angebote seitengleich wahrgenommen werden.

Sobald es der Zustand des Kindes zulässt, beginnen die Physiotherapeuten mit Bewegungsübungen. Diese werden über passives Durchbewegen, isotonische Übungen und das Aufsuchen bestimmter Reflexpunkte zur gezielten Stimulation von Muskeln eingesetzt. Die Reaktion des Kindes auf die Übungen wird beobachtet und das Trainingsprogramm individuell angepasst. Gemeinsam mit den Physiothera-

Pflege eines Kindes mit Schädel-Hirn-Trauma 32

peuten wird der Einsatz weiterer Hilfsmittel, z.B. Schienen, Stehbretter, erwogen. Das Pflegepersonal schätzt die Belastbarkeit des Kindes ein und bespricht das Mobilisationsprogramm mit den Physiotherapeuten und führt sie weiter durch.

■ Wiedererlernen der physiologischen Nahrungsaufnahme

In der Akutphase wird das Kind parenteral ernährt. Die Pflegeperson überwacht die Infusionstherapie und führt die Mundpflege mit den dem Kind vertrauten Substanzen durch.

Wenn es sein Zustand zulässt, wird das Kind aufrecht in einen Spezialsessel gesetzt, der es zur Seite abstützt. In dieser Position wird ihm die Nahrung verabreicht bzw. sondiert, falls es noch nicht essen kann. Während des Sondierens werden ihm vertraute und beliebte Geschmacksrichtungen mit getränkten Tupfern angeboten, damit das Kind einen größeren Anreiz erhält, die Nahrungsaufnahme wieder selbständig zu lernen.

> **Merke** ⋯➢ Die Koordination von Schmecken, Kauen und Schlucken kann anfangs so starke Probleme bereiten, dass eine Aspirationsgefahr besteht. Für die ersten Ernährungsversuche muss eine betriebsbereite Absauganlage bereitstehen.

Erst wenn der Nahrungsaufbau problemlos ist, können die Eltern die Nahrungsverabreichung übernehmen. Das Kind soll dabei so viel selbständig ausführen, wie es ihm möglich ist. Die besonderen Ernährungswünsche können, so weit möglich, beachtet werden, doch soll eine ausreichende Flüssigkeits- und Ballaststoffzufuhr wegen der Obstipationsneigung durch die Immobilität beachtet werden.

■ Normaler Schlaf-Wach-Rhythmus

Die Analgosedierung des Kindes in der ersten postoperativen Phase beeinträchtigt den normalen Schlaf-Wach-Rhythmus. Nach dem Absetzen oder Ausschleichen der Medikamente kann es zu starken Unruhezuständen und einem paradoxen Tagesrhythmus kommen.

Beginnt das Kind die Augen zu öffnen, sollten verschiedene Lichtquellen vermieden werden. Eine indirekte Beleuchtung, die den Wachphasen des Kindes angepasst wird, ist sinnvoll. Wenn die Therapie und Überwachung es zulassen, wird eine starke Beleuchtung nachts vermieden und Tageslicht am Tag angeboten, um den Tag-Nacht-Rhythmus neu einzuüben. Alle Pflegemaßnahmen und therapeutischen Maßnahmen finden am Tag statt. In der Nacht wird auch die gesamte Umgebung des Kindes auf „Nachtruhe" eingestimmt. Ist das Kind in dieser Zeit nachts unruhig, wird ihm erklärt, dass Nacht sei und dass es schlafen solle, anstatt sich, erfreut über seine neue Aktivität, ausgiebig mit ihm zu beschäftigen.

> **Praxistipp** ⋯➢ Großen Kindern hilft zur zeitlichen Orientierung eine eigene Armbanduhr oder eine große Zimmeruhr.

Die Kinder ermüden anfangs leicht und benötigen auch am Tage abgegrenzte Ruhephasen. Die häuslichen Einschlafrituale werden am Abend übernommen.

Der Zeitpunkt des Erwachens ist nicht nur abhängig von dem Absetzen der sedierenden Medikamente, sondern auch von der Ausprägung der Hirnverletzung. Die geöffneten Augen allein sind noch kein Zeichen der aktiven Wahrnehmungsfähigkeit. Das Kind kann sich in einem Wachkoma (Apallisches Syndrom) befinden. In diesem Fall benötigen die Eltern eine intensive Aufklärung über den aktuellen Zustand, die daraus resultierenden Probleme, mögliche Fördermaßnahmen sowie eine Anleitung zu den längerfristig notwendigen Pflegemaßnahmen. Das Kind sollte in jedem Fall in einer Spezialrehabilitationsklinik vorgestellt und nachbetreut werden.

■ Frühzeitiges Erkennen von Verhaltensauffälligkeiten

Die langfristige Entwicklung eines Kindes lässt sich nur im Vergleich mit den Fähigkeiten und dem Verhalten von Gleichaltrigen beurteilen. Psychologische Tests stellen die Fähigkeiten und das Verhalten in Relation zum Alter. Die objektive Testung und Einschätzung ist wichtig. Kinder können im Überspielen von Schwächen bisweilen sehr geschickt vorgehen, überfordern sich damit jedoch langfristig selbst. Diese Überforderung kann dann zu Verhaltensstörungen führen. Daher ist es notwendig, vorhandene Defizite rechtzeitig zu erkennen und eine gezielte Förderung durchzuführen **(Abb. 32.9)**.

Ob sich ein Kind tatsächlich altersgemäß verhält und entwickelt, ist jedoch nicht nur abhängig von dem Ausmaß seiner neurologischen Schädigungen.

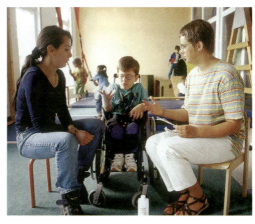

Abb. 32.9 ⋯➢ **Rehabilitation.** In Spezialzentren erfährt das Kind eine individuelle Diagnostik und Förderung

Kleinere Kinder werden durch eine längere Krankheitsphase in ihrer Entwicklung zurückgeworfen und verlernen auch ohne große Hirnschädigung nach längeren Krankenhausaufenthalten vorher bereits erworbene Fähigkeiten. Daher ist es wichtig, in der Pflegeanamnese die Fähigkeiten zu erfassen, die vor der Krankheit vorhanden waren, um diese mit dem Kind frühzeitig zu trainieren; z. B. Sauberkeitsverhalten, Eigenständigkeit beim Essen.

Pflegepersonen und Eltern neigen in Erinnerung an die schwere Zeit oder durch falsch verstandene Fürsorge dazu, einem Kind, welches schwer krank war, über längere Zeit einen erhöhten Pflegeaufwand zukommen zu lassen, auch wenn es dem Kind wieder besser geht. Eine Verlegung in eine Nachsorge- oder Rehabilitationseinheit kann helfen, die bereits wieder vorhandenen Fähigkeiten und Ressourcen des Kindes stärker zu beachten und zu fördern.

■ **Akzeptanz einer bleibenden Beeinträchtigung**

Ein schweres Schädel-Hirn-Trauma mit langandauernder Bewusstlosigkeit hinterlässt häufig bleibende Schäden in unterschiedlich schwerer Ausprägung. Die Eltern sind verständlicherweise von Anfang an verunsichert und an einer Prognose interessiert. Die tatsächliche Erholung ist jedoch erst nach allen Rehabilitationsmaßnahmen zu erkennen. Bei schweren Traumen muss die Möglichkeit einer bleibenden Behinderung den Eltern jedoch von Anfang an eröffnet werden. Gleichzeitig dürfen sie nicht entmutigt werden, alles für ihr Kind zu tun und mit Phantasie und Einsatz die Frührehabilitation mitzutragen. Eine frühzeitige Integration der Angehörigen in die Pflegemaßnahmen und die allgemeinen Überlegungen erleichtert ihnen das Verständnis der Situation, baut Misstrauen gegenüber notwendigen Maßnahmen ab und verbessert die Kooperation der Eltern mit den Pflegenden und allen therapeutischen Fachdisziplinen. Je früher Eltern Pflegemaßnahmen übernehmen, desto eher sind sie dazu auch in der Lage, wenn das Kind langfristig pflegebedürftig werden sollte (**Abb. 32.10**). Außerdem kennen sie ihr Kind am besten und können vielleicht geringfügige Änderungen der Allgemeinsituation besser wahrnehmen.

Wenn das Kind aufwacht, fällt es ihm in der Regel am schwersten, seine noch vorhandene Beeinträchtigung zu begreifen und zu akzeptieren, da ihm die Zeit seiner Bewusstlosigkeit in seiner Eigeneinschätzung fehlt. Es sieht nicht, dass es ihm ja schon viel besser geht, sondern es misst seinen Zustand an seinen Erinnerungen an gesunde Zeiten. Wiederholte Erklärungen und viel Geduld sind notwendig, diesen Zustand gemeinsam zu überwinden.

32.5 Pflege eines Kindes mit zerebralen Krampfanfällen

32.5.1 Ursache und Auswirkung

> **Definition** ⋯⋗ Unter Anfallsleiden versteht man alle Krankheiten, die mit plötzlich auftretenden neurologischen Veränderungen unterschiedlicher Dauer und Ausprägung einhergehen.

Als Folge einer akuten oder chronischen Funktionsstörung im Gehirn kommt es zur Entstehung überschießender hirnelektrischer Aktivität, die mit Bewusstseinsstörungen, motorischen Phänomenen und/oder Verhaltensauffälligkeiten einhergehen kann.

Man unterscheidet die nicht epileptischen Anfälle, beispielsweise die Affektkrämpfe, von zerebral ausgelösten epileptischen Anfällen. Diese wiederum untergliedert man in *Gelegenheitsanfälle* und *chronische Epilepsien* im engeren Sinne:

> **Definition** ⋯⋗ Gelegenheitsanfälle sind symptomatische Anfälle, die als vorübergehende Reaktion auf Stoffwechselentgleisungen (z. B. Hypoglykämien, Hypokalzämien), Vergiftungen, Traumen, Blutungen, Sauerstoffmangel, Fieber u. a. auftreten können.

Fieberkrämpfe treten vorzugsweise im Kleinkind- und Vorschulalter, vereinzelt während eines Fieberanstiegs, auf. Sie dauern selten länger als 15 Minuten und bewirken keine langfristigen EEG-Veränderungen.

> **Definition** ⋯⋗ Epilepsie im engeren Sinne ist, wenn mehrfach zerebrale Krampfanfälle auftreten und pathologische Veränderungen im EEG nachzuweisen sind.

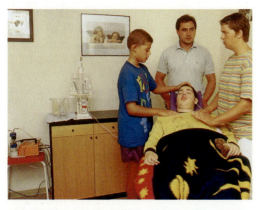

Abb. 32.10 ⋯⋗ **Familienpflege.** Die Familien werden frühzeitig in längerfristig notwendigen Pflegemaßnahmen angeleitet

Pflege eines Kindes mit zerebralen Krampfanfällen

Die Anfallsmuster können sehr unterschiedlich sein und sich abhängig vom Lebensalter verändern. Die Symptomatik ist abhängig von der Ausbreitung der Krampfaktivität im Gehirn: Krampfanfälle können *generalisiert*, d. h. auf das gesamte Gehirn ausgebreitet, oder *fokal* auf einen Anfallsherd im Gehirn begrenzt, sein. Ausgehend von einem herdförmig beginnenden Krampfanfall ist auch eine sekundäre Generalisierung möglich. Diese unterschiedlichen Ausprägungsformen werden aufgrund der Anfallsbeobachtung und dem Nachweis der gestörten elektrischen Gehirnaktivität im EEG unterschieden.

Einem Krampfanfall kann eine *Aura* vorausgehen, das ist die subjektive Wahrnehmung unterschiedlicher vegetativer und sensorischer Phänomene, z. B. das Empfinden von Übelkeit, optischen Halluzinationen, u. Ä.

Symptome von Krampfanfällen sind **(Tab. 32.5):**
- auffällige plötzliche Verhaltensänderung oder Bewusstseinsveränderung, auffällige Verhaltensweisen, Unruhe, Angst,

Tab. 32.5 Typische Anzeichen von Krampfanfällen

Anfallsform	Typische Symptome	Maßnahmen	Besonderheiten
Neugeborenen-Anfälle	sehr unspezifisch, möglich sind: Apnoe, Myoklonien, Schluckauf, muskuläre Hypotonie, plötzliche Streckbewegungen, vegetative Reaktionen, z. B. Hautkoloritveränderungen, irreguläre Atmung, Sauerstoffsättigungsabfälle	genaue Beobachtung und Dokumentation der Anfälle, Diagnostik mit Polygraphie, ggf. weitergehende Diagnostik zur Erforschung der Ursache nötig	bis zum Ausschluss einer Stoffwechselstörung erfolgt eine eiweißfreie Diät
BNS-Anfälle (Blitz-Nick-Salaam-Anfälle)	ruckartige Vorbeugung des Oberkörpers mit Kreuzen der Arme	medikamentöse Therapie	bei Behandlung mit ACTH ist das Kind immunsupprimiert
Einfache fokale Anfälle (auch Partialanfälle, Herdanfälle)	abhängig von der betroffenen Hirnregion, z. B. halbseitige Zuckungen (Jackson Anfälle), sensorische Anfälle: plötzlich einsetzende irreguläre Empfindungen (Gesichtsfeldausfälle, veränderte Wahrnehmungen, Geräusch-, Geruchs-, Geschmacksempfindungen, vegetative Anfälle mit plötzlichen vegetativen Veränderungen	Diagnostik, medikamentöse Therapie, Versuch der Biofeedback-Selbstkontrolle	einfache fokale Anfälle sind häufig der Beginn eines komplexeren Anfallsgeschehens und werden als „Aura" wahrgenommen, die Betroffenen sind in der Regel beim Anfallsgeschehen bei Bewusstsein
Komplex-fokaler Anfall (auch als psychomotorische Anfälle, Temporallappenepilepsie oder Dämmerattacken bezeichnet)	Beginn meist mit Missempfindungen (Aura), dann häufig Automatismen, stereotyp ausgeformte Bewegungs- oder Handlungsabläufe (nesteln, schmatzen, unkoordinierte Handlungsabläufe, wirres Reden, unkontrollierbare Gefühlsäußerungen)	Beim Anfall nicht fest- oder aufhalten, Ruhe bewahren, bei Anfällen über 20 min Notfallmedikation nach ärztlicher Anordnung, medikamentöse Dauertherapie	
Absence (auch Pyknolepsie, Petit mal = frz. Kleines Übel)	abrupt einsetzende Bewusstseinsstörungen zwischen 5–20 Sek.: starrer Blick, z. T. verdreht, Unterbrechen der aktuellen Tätigkeit, bei schweren Verläufen, Kopf rückwärts gerichtet, ggf. Automatismen	keine Hilfe beim kurzen Anfall notwendig, langfristig medikamentöse Therapie, um Anfallsbahnung zu vermeiden	typische Anfallsform des Vorschul- und Schulalters

Fortsetzung ▶

Tab. 32.5 ⇢ (Fortsetzung)

Anfallsform	Typische Symptome	Maßnahmen	Besonderheiten
Grand mal-Anfall (auch generalisierter tonisch-klonischer Anfall, großer Anfall)	typischer Verlauf: ggf. Aura, Bewusstseinsverlust, tonische Krampfphase mit Anspannung der gesamten Muskulatur, zeitweisem Atemstillstand, Zyanose (15–30 Sek.) Klonische Krampfphase mit rhythmischen Zuckungen der gesamten Muskulatur Zungenbiss, Schaumbildung vor dem Mund möglich nach dem Krampf häufig Dämmerzustand oder Schlafphase, Kopfschmerzen und Muskelkater Begleiterscheinungen: vegetative Symptome, Harn- und Stuhlentleerung möglich, lichtstarre Pupillen	beim Anfall vor Verletzungen schützen, Aspirationsprophylaxe durch Lagerung bei Verletzungen, Grand-Mal-Status (mehrere Anfälle hintereinander ohne das Bewusstsein wiederzuerlangen) akute ärztliche Intervention, ansonsten medikamentöse Dauertherapie	häufig treten die Anfälle immer wiederkehrend zu den gleichen Situationen oder Tageszeiten auf, z. B. Aufwachepilepsien, Schlafepilepsien, etc. nicht bei jedem akut auftretenden Anfall muss interveniert werden, die Erfahrungen und Wünsche des Anfallskranken sind hierbei zu berücksichtigen
Fieberkrämpfe	durch rasch ansteigendes Fieber Ausbilden von Anfallssymptomen wie beim Grand-mal, manchmal auch andere Anfallsarten möglich	frühzeitige fiebersenkende Therapie ab 38 °C auf ärztliche Anordnung bei längeren Fieberkrämpfen medikamentöse Krampfunterbrechung, beim ersten Fieberkrampf eines Kindes muss eine Erkrankung des Gehirns diagnostisch ausgeschlossen werden	Fieberkrämpfe treten zwischen dem 6. Lebensmonat und dem 5. Lebensjahr auf, dauern selten länger als 15 min und sind prognostisch günstig sie benötigen keine medikamentöse Dauertherapie

⇢ plötzlich veränderter Muskeltonus, plötzliche Schlaffheit oder muskuläre Hypertonie, rhythmische Zuckungen, Zusammenzucken, plötzliche, einschießende Bewegungen, die sich durch Berührung nicht unterbinden lassen,
⇢ unkoordinierte oder fahrige Bewegungen, Nesteln, Schmatzen, Veränderungen der Mimik, Speicheln, Kau- und Schluckbewegungen, Rachenlaute,
⇢ verdrehte Augen, starrer Blick, Nystagmus, Zucken der Augenlider,
⇢ bei Früh- und Neugeborenen: Sauerstoffsättigungsabfall, Apnoen, plötzliche Verhaltens- und Hautkoloritänderungen.

Begleitsymptome können sein:
⇢ Stürze,
⇢ Einnässen, Stuhlabgang,
⇢ Zungenbiss,
⇢ Blässe, Akrozyanose,
⇢ Nachschlaf.

32.5.2 Pflegebedarf einschätzen

Anfallsleiden sind in ihrer Erscheinung und ihrem Ausprägungsgrad individuell sehr unterschiedlich. Sie können die Ausübung aller Lebensaktivitäten mehr oder weniger stark beeinträchtigen. Mögliche Pflegeprobleme sind:
⇢ ständige und unberechenbare Gefahr eines erneuten Krampfanfalls,
⇢ Verletzungsgefahr beim Krampfanfall,
⇢ Hypoxiegefahr durch irreguläre Atmung, Aspiration oder Zurückfallen der Zunge beim Krampfanfall,
⇢ Scham bei dem unkontrollierten Abgang von Ausscheidungen,
⇢ Übersensibilität gegen äußere Einflüsse wie Photostimulation und Fieber,
⇢ möglicherweise Abneigung gegen regelmäßige Medikamenteneinnahme,
⇢ Gefahr von Nebenwirkungen der Medikamente: Müdigkeit, Übelkeit, Nahrungsverweigerung, Verhaltensauffälligkeiten, Blutveränderungen, Hauterscheinungen,
⇢ Angst von Kind und Eltern vor weiteren Anfällen,

⇢ Beeinträchtigung der Entwicklung bei schwerem Krankheitsbild,
⇢ Angst vor Behinderung und möglicher sozialer Ausgrenzung.

32.5.3 Pflegeziele und -maßnahmen

Frühzeitiges Erkennen von Anfallszeichen

Kinder, die anfallsgefährdet sind, werden gewissenhaft und kontinuierlich auf Anfallszeichen beobachtet:
⇢ Jede plötzliche Verhaltensänderung, jede plötzlich auftretende Veränderung des Muskeltonus, Bewusstseinsveränderungen, unklare vegetative Zeichen und sonstige Auffälligkeiten am Kind werden wahrgenommen. Das Kind wird angesprochen, um seine Bewusstseinslage zu prüfen. Ihm werden einfache Handlungsanweisungen gegeben wie „Hebe deinen rechten Arm!"

 Merke ⇢ Bei generalisierten Anfällen ist das Kind immer während des Anfalls bewusstlos. Bei fokalen Anfällen kann das Kind jedoch auch ansprechbar sein!

⇢ Motorische Auffälligkeiten müssen registriert werden. Epileptische irreguläre Bewegungsmuster lassen sich nicht unterbinden. So lassen sich Krampfanfälle von unkoordinierten Bewegungen z. B. bei Früh- und Neugeborenen, abgrenzen.

Merke ⇢ Ein Krampfanfall kann bei jedem Kind völlig unvorbereitet eintreten. Nicht immer sind Krampfanfälle eindeutig. Wichtig ist daher eine genaue Beobachtung des Krampfgeschehens, das Ablaufes, der Dauer und der Ausprägung.

⇢ Von Bedeutung ist auch, in welchem Situationszusammenhang der Anfall auftritt und ob das Krampfgeschehen generalisiert, seitenbetont oder fokal zu beobachten ist. Es wird nur beschrieben, was tatsächlich beobachtet wurde, und nicht vorschnell interpretiert. Zur Standardisierung der Anfallsbeschreibung und als Leitlinie dient ein Anfallsprotokoll mit Beobachtungskriterien (**Abb. 32.11**). Die Beschreibung ist für die Einschätzung und Therapie des Anfalls bedeutend. Außerdem erleichtert sie das Vergleichen einzelner Krampfanfälle und das Erkennen von Anfallszeichen. Wenn die Pflegepersonen wissen, wie bei einem Kind üblicherweise ein Krampfanfall beginnt, können sie auf solche Symptome verstärkt achten.
⇢ Gehen Anfälle mit rhythmischen Zuckungen der Extremitäten einher, so kann man dem Kind Rasselarmbändchen oder andere Überwachungsmöglichkeiten anbringen. Hierdurch können alle Krampfanfälle auch in der Nacht registriert werden, wenn eine kontinuierliche Beobachtung aller Kinder nicht möglich ist.
⇢ Reagiert ein Kind zu Beginn des Anfalls mit einer kurzen Hypoxie, so kann eine Sauerstoffsättigungsüberwachung den Beginn des Anfalls melden. Wegen der eingeschränkten Mobilität und der Fehlalarmhäufigkeit ist die Sättigungsüberwachung meist nur nachts oder bei Säuglingen sinnvoll.
⇢ Man kann ein größeres Kind befragen, ob es vor einem Anfall Auren empfindet. Wenn das Kind regelmäßig bestimmte Vorboten des Anfalls wahrnimmt, muss ihm erklärt werden, dass es wichtig ist, diese auch zu äußern. Solche Äußerungen, seien sie auch noch so diffus, müssen vom gesamten Team ernst genommen werden.
⇢ Bei besonders schwer einschätzbaren Anfällen, etwa bei den wegen der Unreife besonders untypisch verlaufenden Neugeborenenkrämpfen, ist eine Dauer-EEG-Ableitung mit Videodokumentation möglich. Bei unklaren Zuständen werden die beim Kind angebrachten Geräte angestellt. Dadurch wird die Dokumentation und Beschreibung der Anfälle erleichtert und sie können objektiv klassifiziert werden.
⇢ Um eine genaue Beobachtung zu erreichen, ist es sinnvoll, nicht gleich jedes Anfallszeichen medikamentös zu unterbinden. Nach ärztlicher Anordnung wird erst bei einer Anfallsdauer, die eine vorher bestimmte Zeitspanne übersteigt, bei großer Belastung oder Gefährdung des Kindes eine Bedarfsmedikation zur Krampfunterbrechung eingesetzt.

Körperliche Unversehrtheit beim Krampfanfall

Wenn das Kind einen Krampfanfall erleidet, ruft die Pflegeperson einen Arzt und bleibt beim Kind. Während des Krampfanfalls wird versucht, das Kind sicher und weich zu lagern. Wenn möglich, werden dem Kind weiche Decken untergelegt oder Decken um das Kind herumgelegt, sodass es nicht mit den zuckenden Extremitäten an andere Gegenstände anstößt. Harte Gegenstände werden aus der Reichweite des Kindes genommen. Das krampfende Kind sollte während des Krampfanfalls nicht festgehalten werden, da das Verletzungsrisiko steigt.

Merke ⇢ Ein Zungenbiss lässt sich meist nicht verhindern. Das Einbringen eines Mundkeils ist aufgrund der Kiefersperre sehr schwierig, birgt Verletzungsgefahr für den Helfer und wird daher nicht mehr empfohlen.

Drohen die Atemwege durch Speichel und Erbrochenes verlegt zu sein, wird das Kind zum Aspirationsschutz in eine stabile Seitenlage gebracht. Eine zurückgefallene Zunge kann durch den Esmarch-Hand-

Pflege von Kindern mit Störungen des Zentralnervensystems

Name des Kindes: ....
Station: ....
Datum: .... **Uhrzeit:** .... **Gesamtdauer:** ....

- **Situation vor dem Anfall:**
  - schläft ○
  - wach ○
  - müde ○
  - aufgeregt ○
  - beim Essen ○
  - beim Spiel ○
  - Fieber ○
  - sonstige Auffälligkeiten: ....

- **Anfallsbeginn:**
  - Vorboten ○
  - welche? ....
  - plötzlicher Beginn ○
  - langsamer Beginn ○
  - Sturz ○
  - zusammensacken ○

- **Anfallsverlauf:**
- **Körperhaltung/-bewegung:**
  - Tonus locker ○
  - steif ○
  - wo: ....
  - Zuckungen ○
  - seitengleich ○
  - seitenbetont ○
  - wechselnd ○
  - fein ○
  - grob ○
  - sichtbar ○
  - fühlbar ○
  - rhythmisch ○
  - unrhythmisch ○
  - Beschreibung: ....

- **Gesicht:**
  - Augenstellung: ....
  - Pupillenreaktion: ....
  - grimassieren ○
  - Speichelfluss ○
  - schmatzen ○
  - kauen ○
  - Zungenbiss ○
  - Sonstiges: ....

- **Bewusstsein:**
  - nicht ansprechbar ○
  - ansprechbar ○
  - normal ○
  - verlangsamt ○
  - Reaktion auf Schmerzreiz ○
  - Beschreibung: ....

- **Weitere Symptome:**
  - Inkontinenz ○
  - Vitalzeichenveränderung: ....
  - Hautkolorit: ....

- **Beschreibung des Anfallverlaufs mit ungefährer Dauer der beschriebenen Komponenten:**
  ....
  ....

- **Nach dem Anfall:**
  - Nachschlaf ○
  - Lähmungen ○
  - wo: ....
  - Erregung ○
  - Verwirrtheit ○
  - unbeeinträchtigt ○

- **Medikation:**
  .... Uhrzeit: .... Handzeichen: ....
  .... Uhrzeit: .... Handzeichen: ....
  .... Uhrzeit: .... Handzeichen: ....

(Unterschrift der beobachtenden Pflegeperson)

Abb. 32.11 ⇢ **Anfallsprotokoll.** Eine genaue Beobachtung und Beschreibung des Anfallgeschehens erleichtert die Diagnostik und Therapie der Epilepsie

Pflege eines Kindes mit zerebralen Krampfanfällen

griff (s. S. 885) oder in der Bauchlage durch die Schwerkraft nach vorne gebracht werden.

Erleidet das Kind eine Hypoxie, so kann ihm kontrolliert Sauerstoff verabreicht werden. In diesem Fall ist eine sofortige medikamentöse Unterbrechung des Krampfes sinnvoll.

> **Merke ⋯▹ Dokumentation.** Der behandelnde Arzt legt die antikonvulsive Therapie und die Bedarfsmedikation, die bei schweren Krampfanfällen verabreicht werden soll, fest. Er bestimmt ferner, ab welcher Anfallsdauer der Krampfanfall des Kindes medikamentös unterbunden werden soll. Diese Angaben sind im Dokumentationssystem vermerkt.

Prophylaxe. Ein durch Krampfanfälle gefährdetes Kind muss prophylaktisch vor Verletzungen geschützt werden. Sein Bett wird großzügig mit Polstern umrandet, die jedoch die Beobachtungsmöglichkeit des Kindes nicht einschränken dürfen. Droht ein Kind während der Krampfanfälle aus dem Bett zu fallen, werden gepolsterte Bettgitter angebracht.

> **Merke ⋯▹ Sicherheit.** Ein Kind, welches unter zerebralen Krampfanfällen leidet, muss beim Baden und bei potenziell gefährlichen Spiel- und Sportaktivitäten beaufsichtigt werden. Beispielsweise sollte es nie allein radfahren, klettern oder schwimmen und muss je nach Anfallsart und -häufigkeit besondere Schutzvorkehrungen treffen (Stützräder, Sicherungsseile oder Schwimmhilfen). Diese Aktivitäten und Sportarten heranwachsenden Kindern ganz zu untersagen ist nur bei sehr häufigen schweren Anfällen gerechtfertigt, da sonst das Selbstbewusstsein der Kinder stark leidet.

Wenn das Kind zu Sturzanfällen neigt, wird ihm ein Spezialhelm angepasst, der es bei Stürzen vor Verletzungen schützt. Eine attraktive Gestaltung sowie der zwanglose Umgang mit dem Helm sind wichtig, damit das Kind ihn tatsächlich auch täglich trägt.

Kooperation bei der Medikamenteneinnahme

Das Ziel der Epilepsietherapie ist die größtmögliche Anfallsfreiheit bei der bestmöglichen Lebensqualität des Kindes. Daher ist es sinnvoll, bei schweren und/oder gehäuft auftretenden Anfällen das allgemeine Therapiekonzept im therapeutischen Team zu besprechen. Möglicherweise muss auf ärztliche Anordnung die Medikamentendosierung geändert oder das Medikament gewechselt werden. Die Wirkung und Nebenwirkung der Medikamente können am besten beurteilt werden, wenn nur wenige Medikamente gleichzeitig eingesetzt werden und so wenig wie möglich auf Bedarfsmedikamente zurückgegriffen werden muss.

> **Merke ⋯▹ Beobachtung.** Die Beobachtungen des Pflegepersonals sind dem Arzt bei der Beurteilung des Therapieerfolges unerlässlich. Die Pflegeberichte beinhalten nicht nur Anfallsbeschreibungen, sondern auch Verhalten und Allgemeinbefinden des Kindes. Besonderer Wert wird auf die Beobachtungen der Eltern gelegt, denen diskrete Verhaltens- und Befindensveränderungen des Kindes in der Regel am schnellsten auffallen.

Im therapeutischen Team werden die Beobachtungen gemeinsam diskutiert. Die möglichen Nebenwirkungen der Medikamente müssen allen Pflegepersonen bekannt sein, um sie ggf. rechtzeitig erkennen zu können. Die regelmäßige Medikamenteneinnahme ist für die Therapie der Epilepsie sehr wichtig. Es muss von Anfang an versucht werden, die Mitarbeit des betroffenen Kindes und seiner Eltern zu erreichen. Dazu können viele Gespräche notwendig sein.

Es muss eine Medikamentenapplikation und Tablettengröße gewählt werden, die die Einnahme erleichtert, sofern dieses möglich ist. Viele Epilepsiemedikamente sind Retardpräparate, die nicht zermörsert werden dürfen. Die Verabreichung kann dem Kind durch das Nachtrinken seines Lieblingsgetränks erleichtert werden. Dieses erfolgt täglich konsequent gleich. Die Medikamenteneinnahme soll zu einem alltäglichen Ritual für das Kind werden, etwa wie das Zähneputzen.

Der Zeitpunkt der Medikamenteneinnahme richtet sich nach den Angaben des Beipackzettels. Es wird versucht, möglichst wenige unterschiedliche Einnahmeuhrzeiten zu bestimmen (nicht mehr als 3 – 4 unterschiedliche Einnahmetermine), um die Lebensaktivitäten des Kindes nicht allzu sehr zu beeinträchtigen.

Falls Medikamente erbrochen werden oder aufgrund einer therapeutischen Nahrungskarenz nicht gegeben werden können, wird mit dem behandelnden Arzt abgesprochen, wie mit der Medikation zu verfahren ist.

Minderung des Anfallsrisikos durch adäquate Lebensweise

> **Einbeziehung der Eltern** ⋯▹ Es ist wichtig, dass das Kind und seine Eltern um anfallsauslösende Risikofaktoren wissen und diese konsequent vermeiden. Sinnvoll ist es, wenn ein Anfallstagebuch geführt wird, in das jeder Anfall mit Datum und Uhrzeit, seine Begleitumstände und besondere Ereignisse eingetragen werden. So gelingt eine Zuordnung der Anfälle zu möglicherweise auslösenden Ursachen.

⋯▹ Fotostimulation, d. h. flackerndes Licht, wirkt auf viele epileptische Kinder anfallsauslösend. Diese Kinder sollten nicht fernsehen, Videospiele bedie-

nen oder Gameboy spielen und sollten als Jugendliche keine Discos besuchen.
- Eine ausgewogene Ernährung ist in jedem Fall gesundheitsfördernd. Der Konsum von Alkohol und Drogen kann Anfälle provozieren. Die Einnahme von weiteren Medikamenten muss mit dem behandelnden Arzt abgeklärt werden.
- Ein Kind mit zerebralen Krampfanfällen benötigt einen regelmäßigen Tagesablauf mit einer ausreichenden Nachtruhe. Schlafentzug und Übernächtigung wirken häufig anfallsauslösend. Besonders wichtig ist dieser Hinweis auch für jugendliche Epileptiker, die sich von ihrem Elternhaus lösen, auf Ferienfreizeiten fahren oder in der Berufsfindungsphase sind. Sie sollen darauf achten, dass ihr Tagesrhythmus geregelt verläuft.
- Stresssituationen können das Auftreten von Anfällen begünstigen. Bei weiblichen Jugendlichen kann die einsetzende Menstruation zu einer Anfallshäufigkeit führen.
- Infektionserkrankungen bedeuten eine zusätzliche Anfallsgefährdung. Fieber kann bei jedem anfallskranken Kind das Auftreten von Krampfanfällen begünstigen. Die Körpertemperatur des Kindes muss bei Infekten in geringen Abständen kontrolliert werden. Daher wird Fieber bei einem Kind mit Epilepsie ebenso wie bei einem Kind, welches zu Fieberkrämpfen neigt, bereits frühzeitig, meist ab 38,0 °C konsequent auf ärztliche Anordnung medikamentös und/oder physikalisch (s. S. 219) gesenkt. Die Eltern werden hierüber aufgeklärt und führen die fiebersenkende Therapie auch im häuslichen Bereich rechtzeitig selbständig durch.
- Wenn das Kind vor Beginn eines Krampfanfalls Auren verspürt, so kann es durch das Erlernen von Biofeedback-Methoden, etwa die Konzentration auf bestimmte Dinge während der Auren eine Selbstkontrolle normalerweise unbewusst ablaufender Körperfunktionen mit Reduktion der Anfallshäufigkeit versuchen. Diese Technik kann in Seminaren in Epilepsiezentren erlernt werden und bedarf einiger Übung, sodass ihr Einsatz erst ab dem Schulalter möglich ist.

Bestmögliche Entwicklung und soziale Integration

Die Diagnose „Epilepsie" ist für die Familie des betroffenen Kindes häufig ein großer Schock. Für viele ist ein Anfallsleiden gleichbedeutend mit einer geistigen Behinderung. Diese Befürchtung trifft nur für einen Teil der Betroffenen zu. Die Krampfanfälle sind das Symptom einer Störung im Gehirn, die jedoch nicht in jedem Fall weitreichende Folgen auf die psychomentale Entwicklung des Kindes hat.

> **Merke** ⇢ Entgegen anders lautender Volksmeinungen schädigen Krampfanfälle nur in seltenen Fällen das Gehirn. Entscheidend für die Entwicklung des Kindes ist die zugrunde liegende Erkrankung, die zu den Krampfanfällen führt.

Je unbefangener mit einem Anfallsleiden bei einem ansonsten normal entwickelten Kind umgegangen wird, desto unproblematischer gestaltet sich die psychosoziale Entwicklung des Kindes. Es ist sinnvoll, die Lehrer des Kindes auf mögliche Krampfanfälle hinzuweisen und ihnen zu sagen, wie sie damit umzugehen haben. Damit können ihnen Ängste genommen werden, wenn es in der Schule zu Anfällen kommen sollte.

Ein Krampfanfall kann für Außenstehende ein erschreckendes Ereignis sein. Der Umgang damit fällt ihnen am leichtesten, wenn sie darüber besser informiert sind. Das therapeutische Team und Selbsthilfegruppen unterstützen die betroffenen Familien in ihrer Aufklärung, um auftretenden Missverständnissen vorzubeugen.

Sollten sich bei einem Kind durch die zugrundeliegende Gehirnschädigung Behinderungen ergeben, so wird es einer frühzeitigen und gezielten Förderung zugeführt.

Lese- und Lernservice

Fragen zum Selbststudium

1. Welche Probleme ergeben sich bei einem Kind mit Hydrozephalus in Bezug auf die Lebensaktivität „Sich bewegen" bei konservativer Therapie und bei der Therapie mit der externen Liquordrainage?
2. Nennen Sie die Zeichen des Hirndrucks bei größeren Kindern.
3. Wie unterstützen Sie die Frührehabilitation eines Kindes nach einem Schädel-Hirn-Trauma in seiner Aufwachphase?
4. Wie beraten Sie die Eltern eines Kindes mit einem Anfallsleiden in Bezug auf die Lebensführung des Kindes?

Verwendete Literatur

Beste, L.: Pflegerische Schwerpunkte in der Akutphase des Schädel-Hirnverletzten. Intensivmedizin 5 (1997) 70–79

Blume-Werry, A., W. Langenhorst, H. Peters: Leben mit Spina bifida und Hydrocephalus. AsbH Bundesverband, Dortmund 1994

Boenigk, H. E. et al.: Anleitung zur Beobachtung und Beschreibung epileptischer Anfälle. 3. Aufl. Bodelschwingsche Anstalten, Bethel 1982

Brand-Hörsting, B.: Das Kinderkrankenpflegebuch. Enke, Stuttgart 1999

Desitin Arzneimittel (Hrsg.): Anfallsformen und ihre Symptome. Hamburg

Doose, H.: Epilepsien im Kindes- und Jugendalter, 11. Aufl. Desitin Arzneimittel, Hamburg 1998

Hauf, D.: Ein schwerer Unfall, wie kann es weitergehen? Teil 1 und 2. Sonderdruck aus Kinderkrankenschwester 9 u. 19 (1987). Beziehbar über Schädel-Hirn-Patienten in Not e.V., Bayreuther Str. 33, 92224 Amberg

Haupt, U.: Üben, Fördern, Beraten – Hilfen für Kinder mit Hydrocephalus und für Kinder mit Spina bifida. AsbH, Dortmund 1998

Heinen, G., Ch. Schmid-Schönbein: Selbstkontrolle epileptischer Anfälle. Pabst Science Publishers, 1999

Holoch, E. u.a. (Hrsg.): Lehrbuch Kinderkrankenpflege. Hans Huber, Bern 1999

Jakobi, G., K. Meier-Ewert: Epilepsien im Kindesalter. 1. Aufl. Fischer, Stuttgart 1991

Janneck, C.: Kinderchirurgie für Krankenpflegeberufe. 5. Aufl. Thieme, Stuttgart 1997

Kommunikation zwischen Partnern – Spina bifida und Hydrozephalus. 7. Aufl. Info-Broschüre der Bundesarbeitsgemeinschaft Hilfe für Behinderte, Düsseldorf 1990

Krämer, G.: Epilepsie von A – Z. Trias, Stuttgart 2001

Krämer, G.: Epilepsie: Antworten auf die häufigsten Fragen. Trias, Stuttgart 2000

Kühle, G.: Klinikleitfaden Kinderkrankenpflege Gustav Fischer, Stuttgart 1996

Langenhorst, W.: Menschen mit Spina bifida und Hydrozephalus. AsbH e.V., Dortmund 1993

Leititis, J. U.: Neuropädiatrie. Textheft zur 3. Freiburger Fortbildungsveranstaltung für Krankenschwestern. Nestlé Wissenschaftlicher Dienst, Frankfurt 1991

Leone, U.: Spezielle Pflege in der Neurochirurgie. Plexus 1 (1997) 4–9

Reker, M.: Selbstkontrolle bei Epilepsie. Verlag einfälle, Berlin 1998

Rickham, P. P.: Kinderchirurgie. 2. Aufl. Thieme, Stuttgart 1983

Schärli, F.: Kinderchirurgisches Lehrbuch für Krankenschwestern. 3. Aufl. Huber, Bern 1985

Schneble, H.: Epilepsie bei Kindern. Trias, Stuttgart 1999

Spiss, C. K. et al.: Pathophysiologie und Klinik des schweren Schädel-Hirn-Traumas. Plexus 1 (1997) 14–16

Voth, D.: Hydrozephalus. 2. Aufl. AsbH e.V., Dortmund 1996

Wichmann, V.: Kinderkrankenpflege. 2. Aufl. Thieme, Stuttgart 1986

Weiterführende Literatur

Für betroffene Kinder mit Epilepsie und deren Eltern

Dingenotto, B.: Was Du schon immer wissen wolltest… über Dein Gehirn, Deine Anfälle und das Krankenhaus. Epilepsiezentrum Bethel, Mara GmbH, Bielefeld 1995

Doemer, I.: Moritz, mein Sohn. Bertelsmann, Gütersloh 1994

Fährmann, W.: Jakob und seine Freunde. Arena, Würzburg 1993

Heinen, G.: Bei Tim wird alles anders. Verlag einfälle, Berlin 1996

Schneble, H.: Das Eigentor. Jasmin Eicher, Offenburg 1994

Schuster, U.: Michaels Fall. Mein Kind ist epilepsiekrank. dgvt 1999

Siemens, H. u.a. (Hrsg.): Jugendtagebuch E. Blackwell Wissenschafts-Verlag, Berlin 1997

Kontaktadresse

Arbeitsgemeinschaft Spina bifida und Hydrocephalus e.V.
Münsterstr. 14
44145 Dortmund
Tel.: 02 31/86 10 50 – 0
Fax: 02 31/86 10 50 – 50

Bundesverband Schädel-Hirnpatienten in Not e.V.
Bayreuther Str. 33
92224 Amberg
Tel.: 0 96 21/6 48 00
Fax: 0 96 21/6 36 63

Deutsche Epilepsievereinigung e.V.
Zillestr. 102
10585 Berlin
Tel.: 0 30/3 42 44 14
Fax: 0 30/3 42 44 66

Informationszentrum Epilepsie IZE
Herforder Str. 5 – 7
33602 Bielefeld
Tel.: 05 21/12 41 17
Fax: 05 21/12 41 72

Internetadressen

www.asbh.de
www.izepilepsie.de
www.epilepsie.online.de
www.schaedel-hirnpatienten.de

33 Pflege von Kindern mit psychosomatischen und psychiatrischen Störungen

Diana Hochscheid

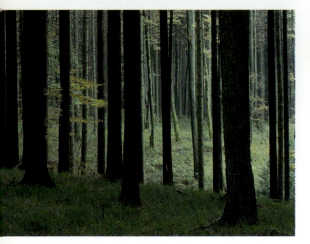

 Merke ···❯ Psychische Störungen können sich auf alle Lebensaktivitäten auswirken. Im Besonderen ist immer die Lebensaktivität Kommunizieren zu beachten.

Die Wahrnehmung der eigenen Person, die Beziehung zu den Mitmenschen und speziell zur Familie ist ein wichtiges Thema für die Betroffenen. Ein weiterer wichtiger Aspekt, besonders bei Jugendlichen, ist die Frage nach dem Sinn des Lebens oder grundsätzliche Sinnfragen nach bestimmten Ereignissen. Die Auswirkungen können für den betroffenen Jugendlichen unterschiedlich ausfallen. Diese können zwischen leichten Konzentrationsstörungen, Schlafstörungen oder Stimmungsschwankungen bis hin zur Arbeitsunfähigkeit oder Suizidgefahr reichen.

Da sich der einzelne Mensch nicht isoliert entwickelt, sind immer auch die Familiensituation und das weitere soziale Umfeld, wie z. B. Freunde, zu beachten.

Die Kinder selbst fühlen sich oft als „Sündenbock" für Konflikte in der Familie. Fallen sie unangenehm auf, z. B. indem sie Straftaten begehen, gelten sie oft als „schwarze Schafe" der Familie. Möglich ist, dass sie das schwächste Glied in der Familienkonstellation darstellen. Im Gegensatz hierzu können sie aber auch durch die gezeigten Verhaltensweisen Macht demonstrieren. Es ist möglich, dass das Kind in der Familie nicht den notwendigen Rückhalt, Zuwendung und positive Verstärkung des Selbstbewusstseins erhält, um eine vertrauensvolle Beziehung aufbauen zu können.

Die psychischen Störungen bestehen häufig schon eine gewisse Zeit, bevor der Betroffene selbst, die Familie oder Außenstehende, z. B. Lehrer, dies bemerken. Meist dauert es eine längere Zeit bis professionelle Hilfe gesucht wird. Ein Grund hierfür kann sein, dass psychischen Beschwerden meist weniger Aufmerksamkeit geschenkt wird als körperlichen Einschränkungen oder Schmerzen. Weiterhin sind psychische Störungen immer noch mit Vorurteilen, Ängsten und negativen Beschreibungen wie „Verrückt zu sein" oder ins „Irrenhaus" zu müssen, behaftet. Der Umgang mit Menschen, die psychische Störungen haben, ist oft durch Angst, Hemmungen bzw. Unsicherheiten „wie man sich verhalten soll" erschwert. Den Eltern wird oft die Schuld für ein angebliches „Misslingen" der Erziehung gegeben, z. B. „dass sie ihre Kinder nicht im Griff hätten" und sich nicht durchsetzen würden. Betroffene Eltern können Versagensängste und Schuldgefühle wegen der Situation ihrer Kinder zeigen. Oftmals fällt es den Kindern und deren Familien nicht leicht einzugestehen,

33.1 Bedeutung

 Definition ···❯ Die Psychiatrie wird auch als die sogenannte „Seelenheilkunde" bezeichnet. Als ein Fachgebiet der Medizin bezieht sie sich auf psychische, bzw. seelische Störungen und deren Auswirkungen.

Unumstritten ist, dass die Psyche Einfluss auf körperliche Vorgänge und das Wohlbefinden des Menschen hat. Negative psychische Erfahrungen und Belastungen können sich im subjektiven Empfinden des Menschen und in körperlichen Anzeichen und Beschwerden zeigen.

 Definition ···❯ Die Psychosomatik betrachtet die seelisch-körperlichen Wechselwirkungen und die Bedeutung seelischer Vorgänge für die Entstehung und den Verlauf körperlicher Störungen, bzw. Erkrankungen.

An allen Organen oder Organsystemen können psychosomatische Störungen auftreten. Die psychische Verfassung kann sowohl allein als auch zusätzlich zu anderen Faktoren für die körperliche Störung verantwortlich sein. Zu den psychosomatischen Erkrankungen gehört z. B. das endogene Ekzem, Asthma bronchiale und Colitis ulcerosa. Die Auswirkungen dieser Gesundheitsstörungen werden in den entsprechenden speziellen Pflegekapiteln beschrieben.

dass Probleme vorhanden sind und Hilfe benötigt wird.

33.2 Betreuung

Mit der nun verwendeten Bezeichnung des Betreuers ist nicht die Person, die laut Betreuungsgesetz bei entmündigten Personen bestellt wird, gemeint. Als Betreuer wird hier die jeweilige Bezugsperson aus dem therapeutischen Team, welche im Tagesverlauf für das Kind als Ansprechpartner da ist, bezeichnet.

> **Merke** ⋯▷ **Pflegeverständnis.** Im folgenden wird neben dem Begriff „Pflege" auch der Begriff „Betreuung" verwandt. Dieses soll die aktive Mitarbeit des Kindes und seiner Familie am Therapieprozess deutlich machen.

Der Schwerpunkt der Tätigkeiten liegt nicht in der medizinischen Behandlungspflege im herkömmlichen Sinne. Es stehen vielmehr die psychosozialen Probleme und Ressourcen des Kindes und seiner Familie im Vordergrund. So fällt der pädagogische Anteil an den Aufgaben deutlich höher aus als in anderen Fachgebieten der Kinderkrankenpflege. Daher wird auch weniger von der Pflegeperson als von dem/der Betreuer/in gesprochen. Die Aufgaben der Betreuer können demnach, je nach notwendiger Hilfestellung, auch andere Berufsgruppen, wie z. B. Erzieher oder Sozialpädagogen, übernehmen.

Die Gesamtbetreuung, Unterstützung und Begleitung der Kinder geschieht über einen längeren Zeitraum durch ein therapeutisches Team, an dem neben Pflegepersonen verschiedene Berufsgruppen, wie z.B. Ärzte, Ergotherapeuten, Erzieher, Lehrer, Logopäden, Psychologen und Sozialarbeiter, beteiligt sind.

> **Praxistipp** ⋯▷ Die Beziehung zwischen den betroffenen Kindern, deren Betreuer und Therapeuten spielt eine wesentliche Rolle für den Erfolg der Therapie. Daher ist es besonders wichtig, dass eine Kontinuität durch feste Bezugspersonen besteht.

Für den Betreuer ist es notwendig ein Mittelmaß zwischen Nähe und Distanz zu dem Kind und seiner Familie zu finden. Auf der einen Seite soll sich ein Vertrauensverhältnis entwickeln können, auf der anderen Seite muss auch ein notwendiger Abstand gewahrt bleiben. Letzterer ist notwendig, damit eine gewisse objektive Betrachtungsweise erhalten bleiben kann. Unterstützen können hier Teamgespräche über die Situation der psychisch kranken Kinder. Auch die Bewusstwerdung der eigenen Emotionen und die Reflexion des eigenen Verhaltens durch Supervision kann hilfreich sein.

33.2.1 Betreuungsgrundsätze

Schwerpunkte der Betreuung liegen im gezielten Beobachten, Spiegeln der wahrgenommenen Äußerungen bzw. des Verhaltens und dem Anbieten von Gesprächen. Die Betreuer sollten sich zurücknehmen, passiv sein, da sein, zuhören, wenn Gesprächsbedarf besteht. Dadurch wird dem Kind ermöglicht, eigene Gefühle wahrzunehmen, zu äußern und sich zu entwickeln. Diese Grundhaltung kommt in folgendem Gedicht zum Ausdruck:

Mit – Sein/Zuhören

„Die alte weise Eule saß auf einer Eiche.
Je mehr sie sah, desto weniger sprach sie.
Je weniger sie sprach, desto mehr hörte sie.
Warum können wir nicht alle sein wie dieser Vogel?
Ich hoffe, dass es mir gelingt, der Person, mit der ich zu tun habe,
so zuhören zu können, dass sie dadurch befähigt wird, aus sich heraus die Entscheidung zu finden, nach der sie handeln wird."
(Kirkpatrick 1985, aus: Tschudin, 1990)

> **Merke** ⋯▷ **Therapieerfolg.** Notwendig für den Erfolg einer Therapie ist die Einsicht in die eigene Situation, die Motivation zur Veränderung/Entwicklung und die Mitarbeit. Letztendlich therapiert sich der psychisch kranke Mensch selbst, durch und mit der Unterstützung des therapeutischen Teams.

Die Bereitschaft zur Veränderung der eigenen Lebenssituation, der sogenannte **Leidensdruck** kann sich auf verschiedene Art und Weise ausdrücken. Das Kind kann direkt die Nähe und das Gespräch zum Betreuer suchen. Indirekt kann das Kind durch sein Verhalten, z. B. durch Trotzreaktionen, Aggressivität oder „sich zurückziehen", Reaktionen provozieren wollen. Auch in Zeichnungen, Gedichten oder Tagebuchnotizen, die absichtlich für alle sichtbar gemacht werden, kann „auf sich aufmerksam gemacht werden". Weiterhin signalisieren erfundene oder dramatisierte körperliche Beschwerden Bedarf an Zuwendung oder Aufmerksamkeit. Für den Erfolg der Therapie sind somit die Gefühle, Äußerungen und das Verhalten des Kindes zunächst wahrzunehmen, um dann die eigenen Reaktionen hierauf abstimmen zu können.

33.2.2 Kriterien zur Verhaltensbeobachtung

> **Merke** ⋯▷ **Verhaltensbeobachtung.** Ziel ist es, das Kind besser kennenzulernen, um sein Befinden und seine Situation besser einschätzen zu können.

33 Pflege von Kindern mit psychosomatischen Störungen

Die Situationen und die Störungen der Kinder sind sehr individuell zu betrachten. Besondere Aufmerksamkeit ist den Schilderungen und Beobachtungen des Verhaltens allgemein und dem Sozialverhalten im Besonderen zu schenken.

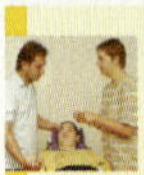

Einbeziehung der Eltern ⇢ Voraussetzung für eine erfolgreiche Betreuung und Unterstützung ist eine umfassende Pflege- und Sozialanamnese des Kindes. Informationen sollten auch von den Eltern und evtl. Geschwister eingeholt werden, da das Kind nicht isoliert betrachtet werden kann, sondern sein Sozialgefüge berücksichtigt werden muss. Bei Bewusstseins-, Gedächtnis-, Wahrnehmungs- und Denkstörungen oder mangelnder Krankheitseinsicht werden so Informationen aus der Perspektive einer anderen Person aus dem nahen Umfeld ergänzt.

Um dem Kind sein eigenes Verhalten bewusst zu machen, kann in Gesprächen oder durch Reaktionen das beobachtete Verhalten gespiegelt werden. Kriterien zur Verhaltensbeobachtung sind in einem **Beobachtungsbogen (Abb. 33.1)** aufgelistet. Regelmäßig geführt können hierdurch auch Aussagen über Veränderungen und Entwicklungen des Kindes gemacht werden.

Beobachtungsbogen

1. Sozialverhalten, allgemein
Beispiele: freundlich-zugewandt, herzlich, anlehnungsbedürftig, misstrauisch, altklug, geltungsbedürftig, distanzarm, abweisend, ängstlich, durchsetzungsfähig, neugierig, aggressiv, fordernd
a) gegenüber Betreuer
b) gegenüber anderen Kindern/Jugendlichen
c) gegenüber Eltern/Geschwistern

2. Sozialverhalten, in speziellen Situationen
a) **bei Anweisung**, z.B. überangepasst, lenkbar, aggressiv
b) **bei Wunschversagen**, z.B. schnell verzichtend, resigniert, einsichtig, auflehnend
c) **bei Aktivitätsangebot**, z.B. neugierig, begeisterungsfähig, abweisend
d) **gegenüber „Schwächeren"**, z.B. bestimmend, beschützend, gleichgültig
e) **beim Spiel, Gruppenaktivität**, z.B. kann gut/schlecht verlieren, ehrlich
f) **in Konfliktsituationen**, z.B. gibt schnell nach, setzt eigene Interessen durch, ist kompromissbereit, gehemmt, ängstlich
g) **Umgang mit eigenem und fremden Eigentum**, z.B. zerstörerisch, verantwortungsbewusst, sparsam, verschwenderisch
h) **unter Leistungsdruck**, z.B. ängstlich, gehemmt, aggressiv, nervös, blockiert, unkonzentriert, ausdauernd, selbständig, pedantisch

3. Stimmungslage, Emotionalität
Beispiele: unruhig, erregt, fremd-/selbstverletzend, aggressiv, ängstlich, traurig, reizbar, ausgeglichen, gehemmt, impulsiv, kontrolliert, sensibel
a) Vorherrschende Stimmung
b) Stimmungsänderung durch spezielle Situationen/Ereignisse

4. Geistige Fähigkeiten
Beispiele: kann sich an Ereignisse gut erinnern, fasst Zusammenhänge schnell auf, kann sich nicht in andere einfühlen, kann eigenes Verhalten sachlich reflektieren, kann sich gut auf neue Situationen einstellen, altersgemäße Auffassungsgabe

5. Einschätzung der eigenen Situation, Stärken und Schwächen
Beispiele: kann eigene Situation einschätzen, kann Bedürfnisse und Probleme äußern, hat Krankheitseinsicht, kann Gefühle äußern, hat Selbstvertrauen, ist zur Therapie motiviert, hat eigene Lebensperspektive, akzeptiert eigene Grenzen und Schwächen, dramatisiert Erlebnisse

6. Beobachtung der Lebensaktivitäten
Kommunizieren:
z.B. Schmerzen, Orientierung, Legasthenie, Sprache, Hör- und Sehbehinderung
Atmen/Kreislauf regulieren:
z.B. Atemnot, Schwindel, Herzrasen, Ohnmacht
Körpertemperatur regulieren:
z.B. Schweißausbrüche, kalte Extremitäten
Sich sauber halten und kleiden:
z.B. mangelnde oder übertriebene Körperhygiene, unangemessene Kleidung, äußeres Erscheinungsbild
Essen und trinken:
z.B. Nahrungsverweigerung, Esssucht, Ernährungszustand, provoziertes Erbrechen
Ausscheiden:
z.B. Einkoten/Einnässen, Verstopfung
Sich bewegen:
z.B. Antrieb, Aktivität, grob- und feinmotorisches Geschick, motorische Unruhe, Verspannung, Besonderheiten wie TIC's, Stereotypien
Schlafen:
z.B. Bewusstsein, Schlaflosigkeit, Müdigkeit, Ein- und Durchschlafstörungen, Schlafwandeln, Alpträume
Für eine sichere Umgebung sorgen:
z.B. Selbst- oder Fremdverletzung, Gefahrenbewusstsein
Sich beschäftigen, spielen und lernen:
z.B. Interessen, Hobbys, Berufswunsch, Spielwünsche
Mädchen oder Junge sein:
z.B. Rollenverhalten, Partnerschaft, sexualisiertes Verhalten, Distanzlosigkeit
Sterben:
z.B. Wünsche, Ängste, Vorstellungen, Trauer, Verlusterlebnisse

Abb. 33.1 ⇢ Beobachtungsbogen.

33.2.3 Institutionen

Für die Betreuung und Behandlung von Menschen mit psychosomatischen und psychiatrischen Störungen stehen viele verschiedene Einrichtungen zur Verfügung.

Im **stationären** Bereich können die Kinder in Fachkliniken bzw. Fachstationen der Kinder- und Jugendpsychiatrie bzw. -psychosomatik betreut werden. Hier unterscheidet man zwischen **offenen und geschlossenen** Stationen. Im Vergleich zu offenen Stationen sind in geschlossenen Stationen erhöhte Sicherheitsmaßnahmen zu beachten. Diese können für die Betroffenen als einen größeren Eingriff in ihre Freiheit empfunden werden. Betroffene können eine geschlossene Station aber auch als einen Ort der Sicherheit vor ihrer Umwelt oder sich selbst wahrnehmen und dadurch zur Ruhe kommen.

Teilstationäre Einrichtungen bedeuten für das Kind dagegen weniger Einschränkungen in die persönliche Freiheit und ermöglichen einen intensiveren Kontakt zur Familie oder zur Schule bzw. Arbeitsstelle. Damit wird die betreffende Person nicht aus der gewohnten Umgebung isoliert. Bei einer **Tagesklinik** erfolgt die Behandlung lediglich tagsüber und die Kinder können abends, meist gegen 17–18 Uhr in ihre gewohnte Umgebung zurück. Erst am nächsten Morgen in der Regel zwischen 8–9 Uhr, kommen sie wieder in die Klinik. Entgegengesetzt sieht die Situation in einer **Nachtklinik** aus. Am Tag sind die Kinder in ihrer gewohnten Umgebung in der Familie, Schule oder Arbeitsstelle. Nur nachts werden sie in der Klinik aufgenommen.

Zu den **Ambulanten Diensten** zählen niedergelassene Ärzte und weitere Therapeuten, wie z. B. Psychologen, ambulante ärztliche und nichtärztliche Einrichtungen. In Erziehungsberatungsstellen wird den Eltern Hilfestellung bei Erziehungsproblemen oder -fragen gegeben.

Sogenannte **flankierende Dienste** überbrücken die stationäre Versorgung. Sie sollen somit die Wiedereingliederung der Betroffenen in ihre Familie und in die Gesellschaft ermöglichen. Hierzu zählen Übergangswohnheime und Wohnheime, betreutes Wohnen und beschützende Wohnangebote, Tagesstätten, Werkstätten und spezielle Arbeitsplätze für Behinderte bzw. psychisch kranke Menschen.

Selbsthilfegruppen bieten die Möglichkeit, sich mit anderen Betroffenen bzw. Angehörigen auszutauschen und ähnliche Probleme zu reflektieren.

33.2.4 Ziele der Betreuung

Integration

Ein wichtiges Therapieziel ist die Integration der Betroffenen in ein bestehendes Sozialgefüge. Um dies zu erreichen, müssen sie lernen sich an bestimmte Regeln zu halten.

Merke ⋯▸ Zunächst werden klare Regeln formuliert, ebenso werden die Konsequenzen dargelegt, die bei Nichtbeachtung folgen.

Das gemeinsame Erstellen der Regeln erhöht die Akzeptanz für die Einhaltung, ist aber nicht in jedem Fall möglich. Ein eindeutiges und gleiches Verhalten aller Betreuer bei Nichtbeachtung der aufgestellten Regeln ist Bedingung dafür, dass die Kinder die Regeln annehmen und nicht die Betreuer untereinander ausspielen. Daher ist es wichtig, dass in Teambesprechungen über das Verhalten und die Konsequenzen ehrlich gesprochen wird. Zu beachten ist, dass es häufig an Motivation und Einsicht in ein Fehlverhalten mangelt. Die Kinder wirken oft gleichgültig, ihnen scheint „alles egal" zu sein.

Durch Gruppenaktivitäten lernen sie den Umgang und die Rücksichtnahme auf andere Kinder. Hierbei sollten die Betreuer, je nach Verhalten der Kinder, bei deren Kontakt miteinander Zurückhaltung üben. Die Sozialkontakte müssen aber in jedem Fall beobachtet werden. Sollten Regeln verletzt werden oder die Sicherheit gefährdet sein, ist regulierend einzugreifen. Bei der gemeinsamen Auswahl und Festlegung des Fernsehprogramms sollten Gewaltfilme nicht erlaubt werden. Bei Fehlverhalten sollte neben der negativen Konsequenz auch eine angemessene „Wiedergutmachung" vom Kind erfolgen. Dies kann hierbei mitentscheiden, was dieses beinhalten soll. Das Kind sollte nicht nur Aufmerksamkeit erhalten, wenn es Regeln bricht, sondern besonders wenn es Regeln einhält.

Praxistipp ⋯▸ Zeigen die Kinder trotz intensiver Bemühungen auch weiterhin unverändert ihr unerwünschtes Verhalten kann dies frustrierend für alle Beteiligten sein. Bei den Betreuern können emotionale Auswirkungen wie z. B. Enttäuschung, Ablehnung, Wut oder Resignation deutlich werden. Eine professionelle Haltung ist es, diese wahrzunehmen und ehrlich zu diesen Gefühlen zu stehen. Hilfreich ist oft der Austausch innerhalb des Teams und die Unterstützung durch erfahrene Kollegen. Manchmal ist es auch sinnvoll die Betreuung des Kindes an einen Kollegen abzugeben.

Gemeinsame Gruppenaktivitäten und das damit verbundene Ziel des Einlebens in eine Gruppe gehören mit zum therapeutischen Konzept. So kann z. B. das gemeinsame Zubereiten einer Mahlzeit das „Wir-Gefühl" stärken. Innerhalb einer Gruppe einen bestimmten Verantwortungsbereich zu haben und an einem gemeinsamen Ziel mitzuarbeiten stärkt das Verantwortungs- und Selbstbewusstsein **(Abb. 33.2)**. Auch der Umgang mit Konflikten innerhalb der Gruppe kann so eingeübt werden, z. B. bei einem Kind mit einer dissozialen Verhaltensauffälligkeit kann das Spielen in der Gruppe Stress und Aggressivität auslösen. Die Situation wird dann mit dem Kind gemeinsam reflektiert. Wenn nötig, erfolgen zusätzlich zuvor vereinbarte Sanktionen.

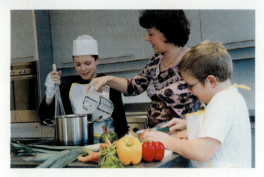

Abb. 33.2 ⋯▷ **Gruppenaktivität.** Das gemeinsame Kochen kann das „Wir-Gefühl" stärken.

Oft sind alltägliche Aktivitäten für die Kinder mit Konfliktpotenzial behaftet. So bedeutet z. B. für ein Kind mit einem hyperkinetischen Syndrom der tägliche Schulbesuch mit der verbundenen geforderten Konzentration oder das Einnehmen der Mahlzeiten in Ruhe eine ohne Hilfestellung kaum zu erfüllende Herausforderung (s. S. 730).

Eine wichtige therapeutische Maßnahme ist ein geregelter Tagesablauf, der Kontinuität und Sicherheit in das tägliche Leben bringen kann. Gemeinsame regelmäßige Essenszeiten, Schulbesuch und geplante Freizeitaktivitäten, bzw. Beschäftigungen sind hierbei wichtige Grundsäulen im Tagesgeschehen (**Abb. 33.3**).

Sicherheit gewährleisten

In der Regel ist die Bereitschaft des Kindes Voraussetzung für die Therapie in einer Psychiatrie. In bestimmten Situationen kann es jedoch notwendig sein, auch gegen die Motivation und den Willen der Betroffenen zu handeln. Dies ist der Fall, wenn das Leben des psychisch Kranken oder das Leben eines anderen Menschen in Gefahr ist. Bei der zwangsweisen Unterbringung in eine psychiatrische Einrichtung besteht Behandlungspflicht, um die gegenwärtige erhebliche Gefahr für das Leben und die Gesundheit abzuwenden. Die eingewiesene Person hat in dieser Situation nicht das Recht über das eigene Leben zu entscheiden und sich dem Tode hinzugeben. Dies wird z. B. bei Menschen mit Suchterkrankung oder Suizidgefährdung durch die eingeschränkte Entscheidungsfähigkeit begründet. Zur Einweisung in eine Psychiatrie besagt das Bürgerliche Gesetzbuch in § 1906:

„Die Anstaltsunterbringung von Geisteskranken, Geistesschwachen und rauschgift- oder alkoholsüchtigen Personen, die gemeingefährlich oder selbstgefährlich sind und dadurch die öffentliche Sicherheit und Ordnung gefährden, in Verwahrungs- oder Entziehungsanstalten ist außerhalb des Strafverfahrens nach den Unterbringungsgesetzen der Länder zulässig."

Werden Kinder gewalttätig gegen sich selbst oder andere Menschen kann es also gerechtfertigt sein, sie zu ihrem eigenen Schutz oder zum Schutz anderer Menschen zu isolieren. Eine **Isolierung** bedeutet hier, dass sie von anderen Menschen und verletzenden Gegenständen getrennt werden. Bevor eine Isolierung oder sogar Fixierung stattfinden kann, muss eine schriftliche ärztliche Anordnung, bzw. auch ein richterlicher Beschluss vorliegen. Ausnahme ist eine akute Gefahrensituation. Hier ist es allerdings notwendig, dass die ärztliche Anordnung unverzüglich nachfolgt. Dies gilt auch für die vorübergehende Unterbringung in einem sogenannten „Time out Raum". In diesem Raum befinden sich keine Möbel oder sonstige Gegenstände, an denen sich das Kind verletzen könnte. Hier kann das Kind seinen Aggressionen freien Lauf lassen, ohne sich selbst und andere zu gefährden. Wenn der psychische Zustand wieder stabil ist, erfolgt, je nach Situation des Kindes, die angemessene Integration in den Tagesablauf und in die Gruppe.

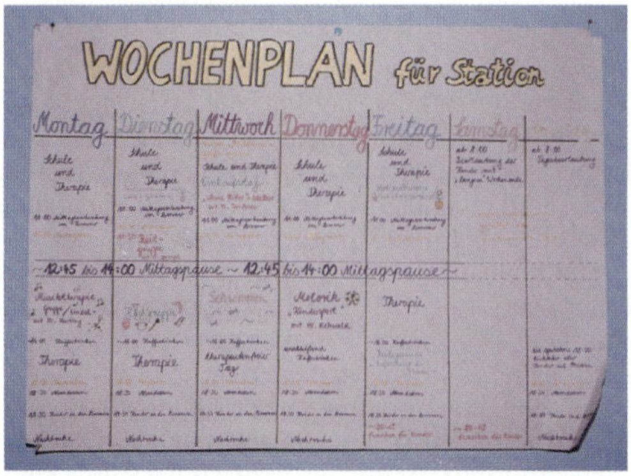

Lernen mit Stress umzugehen

Kinder mit innerer Anspannung und Unruhe können im „Snoezel Raum" zur Ruhe kommen (**Abb. 33.4**). Durch verschiedene Angebote findet sich hier für jeden etwas Ansprechendes, um die „Seele baumeln zu lassen". Um die Entspannung oder die Konzentration auf gezielte Sinneswahrnehmungen herbeizuführen, sind verschiedene Methoden möglich. Hierzu zählen z. B. sanft sprudelnde Farbwassersäulen oder Lichtspiele in gedämpfter ruhiger Atmosphäre, untermalt evtl. mit meditativer Musik. Beliebt ist auch das sanfte Schwingen in der Hängematte, welches ein Gefühl der Geborgenheit vermittelt. Dies wird auch durch die Umsetzung von akustischen Reizen in spürbare Vibrationen im beheizbaren Klangwasserbett gefördert. Kinder/Jugendliche, die in der Wahrnehmung eingeschränkt sind, nehmen die genannten Angebote ebenfalls gerne an. Neben der Entspannung im „Snoezel Raum" können die Kinder auch durch andere Techniken, wie z. B. Autogenes Training, lernen, mit Stress umzugehen.

Abb. 33.3 ⋯▷ **Geregelter Tagesablauf.** Die geplanten Aktivitäten sind in einem Wochenplan fixiert

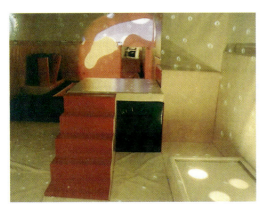

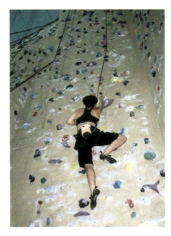

Abb. 33.5 ⇢ **Selbstbewusstsein.** Beim Klettern an der Kletterwand können die Kinder ihre eigenen Grenzen testen.

Abb. 33.4 ⇢ **Snoezel-Raum.** Hier kann man entspannen und die „Seele baumeln lassen"

Positiv sind auch Phantasiereisen, die im Rahmen von Entspannungsübungen vorgelesen werden können. Bekannt und bei Kindern beliebt sind z. B. die „Kapitän Nemo Geschichten" von Ulrike Petermann. Kapitän Nemo leitet die Kinder in seinen Geschichten sicher durch Gefahren und Abenteuer in der Unterwasserwelt. Hierdurch gewinnen die Kinder Mut, Sicherheit und Selbstvertrauen. Ähnlich wie beim autogenen Training werden meditative Formeln wie „Ich bin ganz ruhig" oder „Nur ruhig Blut, dann wird alles gut" wiederholt. Die Geschichten können auch beim Einschlafen helfen, da sie beruhigend wirken. Die positiven Effekte entstehen besonders deshalb, da die Geschichten eine Handlung beinhalten, auf die sich Kinder einlassen können. Sie lernen innerhalb der Phantasiereisen zuversichtlich und gelassen den Herausforderungen zu begegnen. Es werden Ängste und motorische Unruhe abgebaut. Weiterhin kann anschließend eine bessere Konzentrationsfähigkeit erreicht werden.

Selbstbewusstsein stärken

Die Gestaltung der Freizeit dient neben der Beschäftigung und dem psychischen und physischen Ausgleich auch dazu, das Selbstbewusstsein zu stärken. Positive Erfahrungen stärken das Selbstvertrauen in die eigenen Fähigkeiten und damit den Wert der eigenen Person. Beim Klettern an der Kletterwand werden die Kinder herausgefordert die eigenen Grenzen zu testen **(Abb. 33.5)**. Wie stark bin ich? Wie weit kann ich klettern im Vergleich zu anderen? Weiterhin lernen sie sich anderen Menschen anzuvertrauen. Sie werden von einem Betreuer gesichert. Hält der mich auch, wenn ich „den Kontakt verliere" und „abstürze"?

Bewegung oder Sport generell stellt für viele eine gute Möglichkeit dar, sich auszutoben und evtl. überschüssige Energie abzubauen. Eine gezielte Bewegungstherapie ist auf die Bedürfnisse und Fähigkeiten abgestimmt. Sie verhindert eine Über- oder Unterforderung und gewährleistet so eine positive Erfahrung für das Kind. Diese kann ebenso durch die Musiktherapie geschehen, welche durch das Anhören von Musik oder das Musizieren die Selbstwahrnehmung fördert. Hier können die Kinder/Jugendlichen zudem lernen Musik als Ausdrucksform für ihre Gefühle zu verwenden.

Beziehungen aufbauen

Viele Kinder mit psychischen Störungen haben auch Probleme, Beziehungen zu anderen Menschen aufzubauen. Oft fehlt ihnen das Vertrauen in andere Menschen. Hilfreich kann hier sein, das Kind zunächst durch wenige Bezugspersonen zu betreuen und in eine kleinere Gruppe zu integrieren.

Oft fällt es den Kindern leichter zu Tieren eine Beziehung aufzubauen. Der Kontakt zu einem Tier und die Verantwortung für dieses zu übernehmen, bedeutet für viele Kinder eine Herausforderung und es macht ihnen Freude. Sie haben eine Aufgabe, fühlen sich wichtig, ihr Leben hat einen Sinn. Weiterhin kann hierdurch die Beziehung zu einem Lebewesen eingeübt werden. Auch Gefühle wie Zuneigung können leichter gezeigt werden. Tiere reagieren sehr direkt auf die Emotionen der Kinder. Sie können den Kindern damit ihr Verhalten und ihre Gefühle spiegeln. Beim therapeutischen Reiten **(Abb. 33.6)** lernen die Kinder Rücksicht auf ein Lebewesen zu nehmen und erfahren positive Bestärkung durch die Reaktionen des Pferdes auf ihre Kommandos. Weiterhin können sie durch die Pflege des Tieres lernen, Verantwortung zu übernehmen und eine Beziehung aufzubauen.

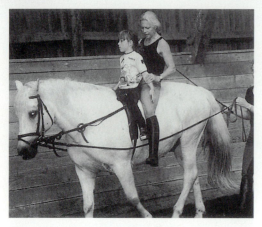

Abb. 33.6 Therapeutisches Reiten. Der Kontakt zum Pferd fördert die Beziehungsfähigkeit

33.2.5 Therapieformen

Pflegepersonen in psychiatrischen Einrichtungen arbeiten in einem therapeutischen Team mit anderen Berufsgruppen zusammen. Durch das Zusammenwirken der verschiedenen Therapieformen wird versucht ein optimales Ergebnis für das Kind zu erzielen. Vertiefendes Studium entsprechender Fachliteratur ist zu empfehlen, da hier nur einige Therapieformen kurz beschrieben werden können.

Psychotherapie

> **Definition** Die **Psychotherapie** steht als allgemeine Bezeichnung für alle Formen der psychologischen Behandlung von psychischen Störungen. Zu den psychotherapeutischen Behandlungen zählen u. a. die Familientherapie, Erziehungsberatung, Gesprächstherapie, Gruppentherapie, Spieltherapie, Reittherapie, Maltherapie, Musiktherapie, autogenes Training, eine unterstützende medikamentöse Therapie (Pharmakotherapie), Hypnose und Bewegungstherapie.

Eine weitere psychotherapeutische Behandlungsmöglichkeit ist die **Verhaltenstherapie**. Ziel der Verhaltenstherapie ist eine Auseinandersetzung mit einem bestimmten Verhalten, durch das Verlernen, Umlernen oder Lernen von neuen Verhaltensweisen. Der Erfolg wird objektiv durch die Beobachtung der Verhaltensänderung überprüft. Zudem sollte vom Kind eine Einschätzung des eigenen Verhaltens erfolgen, um die Selbstwahrnehmung festzustellen.

Bei der *operanten oder instrumentellen Konditionierung* bringt eine Person eine Handlung hervor, auf die eine Reaktion der Umwelt je nach gewünschtem Verhalten erfolgt. Dieses geschieht mit positiver Verstärkung des erwünschten Verhaltens durch Belohnung. Zeigt ein Kind ein nicht erwünschtes Verhalten erfolgt eine negative Verstärkung durch Bestrafung. Die Verhaltenstherapie findet häufige Anwendung. Konkrete Beispiele hierzu sind im speziellen Teil bei den einzelnen psychischen Störungen zu finden.

Zu den Techniken der Verhaltenstherapie gehört auch die *Desensibilisierung*, die vorwiegend bei emotionellen Problemen, wie z. B. bei der Angst angewandt wird. Hierbei soll ein angstauslösender Reiz geschwächt bzw. aufgehoben werden. Dies geschieht durch eine langsam an den Reiz heranführende Vorgehensweise. Begonnen wird dabei zunächst einmal mit der Einschätzung und gedanklicher Vorstellung der Angstsituation. Die Steigerung der Konfrontation mit den angstauslösenden Reizen erfolgt dann je nach individueller Gefühlslage, bis der Betroffene die Situation ohne Hilfestellung alleine bewältigen kann.

Medikamentöse Therapie

Die **Medikamentöse Therapie** stellt ein Teil der Gesamtbehandlung dar.

> **Definition** Als **Psychopharmaka** werden Medikamente bezeichnet, die auf psychische Vorgänge im Menschen Einfluss haben. Sie wirken z. B. beruhigend oder stimulierend.

Nicht jeder Mensch reagiert auf Psychopharmaka gleich. Sie können je nach psychischer Verfassung unterschiedliche Auswirkungen zeigen. Zudem muss berücksichtigt werden, dass Kinder auf Medikamente oftmals anders reagieren als Erwachsene.

Es sind die allgemeinen Regeln der medikamentösen Therapie (s. S. 394) zu beachten. Eine ärztliche Rücksprache muss für jede Änderung im vorgesehenen Therapieplan, wie z. B. bei verspäteter Einnahme der Medikamente oder bei Weigerung des Kindes, die Medikamente zu nehmen, erfolgen. Eine regelmäßige Einnahme ist wichtige Voraussetzung für eine wirkungsvolle Therapie. Zu den Aufgaben der Pflegepersonen gehören neben der Überwachung der Medikamenteneinnahme auch die Beobachtung auf Begleiterscheinungen und Nebenwirkungen der Medikamente. Im Einzelnen wird hier auf den jeweiligen Beipackzettel verwiesen. Allgemein können folgende Nebenwirkungen beobachtet werden:

- Vegetative Begleiterscheinungen wie z. B. Mundtrockenheit, Tachykardie, Hypo- oder Hypertonie,
- extrapyramidale Syndrome (Bewegungsstörungen),
- innere Unruhe,
- erhöhte Krampfbereitschaft,
- gastrointestinale Störungen, wie Obstipation oder Durchfälle und Übelkeit,
- Schlafstörungen, Müdigkeit,
- Verhaltensänderung (Kriterien für die Beobachtung des Verhaltens können dem Beobachtungsbogen auf Seite 720 entnommen werden.)

Im Folgenden werden nun einige ausgewählte Erkrankungen bzw. psychische Störungen kurz vorgestellt. Hierbei wird für die jeweils typisch betroffene Altersgruppe entweder der Begriff „Kinder" oder „Jugendliche" verwandt. Es können nicht alle Aspekte beleuchtet werden. Zu beachten ist die individuelle Situation jedes Kindes, die einen individuellen Betreuungsplan erforderlich macht. Daher werden nur einige Beobachtungen und Verhaltensweisen vorgestellt. Die konkrete Situation kann für das einzelne Kind anders aussehen und verlaufen. Auch die vorgestellten Pflegeziele und Pflegemaßnahmen stellen nur ausgewählte Angebote dar, die bei jedem Kind neu zu überdenken und zu ergänzen sind. Auf die Ausführungen weiterer Themen, wie z. B. Missbrauch und Sucht, muss in diesem Rahmen verzichtet werden.

33.3 Pflege eines Kindes mit Enuresis/Enkopresis

33.3.1 Ursache und Auswirkung

Enkopresis und Enuresis sind durch Störungen in der Ausscheidungsfunktion gekennzeichnet. Enkopresis bedeutet Einkoten, Enuresis hingegen Einnässen.

> **Definition** ⋯⋗ Unter Enkopresis bzw. Enuresis versteht man unwillkürlich auftretende Stuhl- bzw. Urinausscheidungen ohne erkennbare organische Ursachen. Bei der Enkopresis ab einem Alter von 4 Jahren, bei der Enuresis ab dem 5. Lebensjahr.

Die Ereignisse können seltener, z. B. mehrfach pro Monat oder häufiger, z. B. mehrfach am Tage bzw. in der Nacht, beobachtet werden. Tritt das Einnässen nur nachts auf, spricht man von „Enuresis nocturna", tritt es nur tagsüber auf, dann wird dies als „Enuresis diurna" bezeichnet.

Das Auftreten der Enkopresis wird meist nur tagsüber beobachtet, selten auch nachts. Es wird zwischen der primären und sekundären Enkopresis/Enuresis unterschieden. Bei der primären Form war das Kind über das 4./5. Lebensjahr hinaus noch nie sauber bzw. trocken. Hingegen beherrschte das Kind bei der sekundären Form bereits die Ausscheidungskontrolle, beginnt aber wieder einzukoten bzw. einzunässen.

33.3.2 Pflegebedarf einschätzen

Das Einnässen bzw. Einkoten kann als alleiniges Ereignis beobachtet werden oder auch begleitet sein von emotionalen Äußerungen oder Verhaltensstörungen.

Mögliche Probleme für das Kind und seine Familie können sein:
⋯⋗ Gestörte Kontaktfähigkeit und soziale Ausgrenzung,
⋯⋗ ängstliches Verhalten, Hemmungen oder Aggressivität,
⋯⋗ gestörtes Selbstbewusstsein und Konfliktlösungsverhalten,
⋯⋗ Schamgefühl,
⋯⋗ gestörtes Wohlbefinden durch Geruchsentwicklung oder Hautirritationen.

33.3.3 Pflegeziele und -maßnahmen

In der Regel ist davon auszugehen, dass kein Kind absichtlich einnässt oder einkotet. Drohungen und Strafen können daher das Erleben der Ereignisse für das Kind noch verschlimmern.

■ **Harn- bzw. Stuhldrang wird bemerkt**
Beim Toilettentraining wird das Kind regelmäßig zu bestimmten Zeiten, z. B. nach den Mahlzeiten oder vor dem Schlafen gehen, aufgefordert, die Toilette aufzusuchen. Ballaststoffreiche Kost kann zur Unterstützung der Stuhlregulierung förderlich sein. Ein Tagebuch gibt einen Überblick und eine Einschätzung über die Häufigkeit, die Tageszeit und Situationen, in denen das Einnässen und Einkoten erfolgt. Dieses kann zudem aber auch über die erfolgreichen Toilettengänge Aufschluss geben. Ein wichtiges Ziel ist es, das Kind zur Mitarbeit am Trainingsprogramm zu motivieren. Dazu wird es bei erfolgreichem Toilettengang bzw. sauberer Unterhose oder einer „trockenen Nacht" belohnt. Das Kind erhält z. B. bei jedem Erfolgserlebnis einen Aufkleber, welches es in ein Sammelheft klebt. Hat es eine zuvor bestimmte Anzahl an Aufklebern gesammelt, erhält das Kind eine zusätzliche Belohnung, z. B. darf es einen Spielwunsch äußern **(Abb. 33.7)**. Eine Bestrafung bei Misserfolg geschieht nicht.

Jedoch soll das Kind lernen, Verantwortung für das Geschehene zu übernehmen, indem es z. B. seine

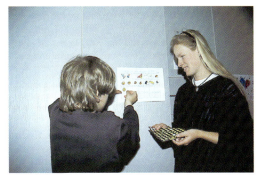

Abb. 33.7 ⋯⋗ **Positive Verstärkung.** Bei jedem Erfolgserlebnis erhält das Kind einen Aufkleber

verschmutzte Wäsche selbst wäscht und auch die anschließend notwendige Körperpflege selbständig durchführt. Um ein nächtliches Einnässen zu verhindern, werden die Kinder vor der sonst üblichen Einnässzeit geweckt bzw. stellen sich einen Wecker. Um das Kind auf seine Ausscheidung aufmerksam zu machen, können für die Nacht Klingelmatten oder Klingelapparate eingesetzt werden. Sie reagieren auf Feuchtigkeit mit einem Signalton, wodurch das Kind geweckt wird.

Eine unterstützende ärztlich verordnete medikamentöse Therapie kann mit trizyklischen Antidepressiva erfolgen. Diese entspannen die Muskulatur, die eine Entleerung der Harnblase bewirkt. Weiterhin erfolgt durch die medikamentöse Therapie eine Senkung der Schlaftiefe.

■ **Kinder werden in der Gruppe akzeptiert**
Besonders wichtig ist es, das Kind nicht vor anderen Kindern bloßzustellen, um die unangenehme Situation nicht noch zu verstärken und das Selbstvertrauen zu verringern. Die Fähigkeiten des Kindes werden bewusst gefördert und positiv herausgestellt, um sein Selbstbewusstsein zu stärken. Diese können dann auch für die Gruppe eingesetzt werden. So übernimmt das Kind, wie alle anderen Kinder auch, wichtige Aufgaben bei Gruppenaktivitäten wie z.B. Tisch decken.

33.4 Pflege eines Jugendlichen mit Essstörungen

33.4.1 Ursache und Auswirkung

Durch Essstörungen erleidet ein Mensch gesundheitliche Schäden. Dies kann z.B. durch eine zu große und zu geringe Nahrungsmenge geschehen.

■ **Anorexia nervosa**

Definition ⇢ Die **Anorexia nervosa** oder Magersucht genannt, stellt eine Form der Nahrungsverweigerung mit extremer Gewichtsabnahme dar. Dies geschieht aufgrund der Einschätzung zu dick zu sein bzw. die Angst davor dick zu werden. Antrieb hierbei ist der suchtartige Drang, Kontrolle über das eigene Gewicht zu besitzen.

Häufig sind Mädchen in der Pubertät zwischen 12–18 Jahren betroffen. Ursachen für die Entstehung der Essstörung können Verweigerung der körperlichen Entwicklung und weiblichen Rolle, zwanghaft-perfektionistische Persönlichkeit, asketische Ideale, nicht akzeptierte elterliche Rollenvorbilder und Protest gegen eine pseudoharmonische Familienatmosphäre mit Konfliktvermeidung sein. Häufig ist eine gestörte familiäre Interaktion zu beobachten. Die massive Gewichtsreduktion wird durch extreme Diät bzw. Fasten, übermäßige Bewegung, Erbrechen und evtl. Missbrauch von Laxantien, Diuretika oder Schilddrüsenhormone erreicht.

■ **Bulimia nervosa**

Definition ⇢ Die **Bulimia nervosa** ist gekennzeichnet durch Heißhungerattacken, welche einen Verzehr von überdimensionalen Nahrungsmengen zur Folge hat. Anschließend wird versucht, durch selbst induziertes Erbrechen einer Gewichtszunahme vorzubeugen.

Durch die zwanghafte Beschäftigung mit dem Essen werden regelrechte „Fressanfälle" ausgelöst. Anschließend erbrechen die meisten Betroffenen wieder alles. Im Vergleich zu Betroffenen mit einer Anorexia nervosa ist das Körpergewicht meist höher und schwankt stärker. Störungen in der Wahrnehmung des Körperschemas sind ebenfalls zu beobachten.

Mögliche **Symptome** einer Essstörung sind:
⇢ Rascher und hoher Gewichtsverlust,
⇢ fehlende Fettpolster,
⇢ Äußerung von Furcht vor Gewichtszunahme,
⇢ Ausbleiben bzw. Fehlen der Menstruationsblutung (Amenorrhoe),
⇢ erhöhter Kalorienverbrauch durch verstärkten Bewegungsdrang und unpassende Kleidung (bei Kälte dünne Kleidung bewirkt Kältezittern; bei Wärme warme Kleidung bewirkt verstärktes Schwitzen),
⇢ trockene, schuppige Haut,
⇢ Zahnschäden durch Erbrechen,
⇢ Täuschungsmanöver bei der Gewichtskontrolle,
⇢ verminderte Vitalfunktionen, z.B. Hypotonie, erniedrigte Körpertemperatur (Frieren), kalte, zyanotische Extremitäten,
⇢ Scheinobstipation.

33.4.2 Pflegebedarf einschätzen

Mögliche Probleme bei Essstörungen sind:
⇢ Nahrungsverweigerung und daraus folgende bedrohliche Gewichtsabnahme,
⇢ übermäßige Nahrungsaufnahme mit selbstinduziertem Erbrechen und daraus folgernden Gewichtsschwankungen und Begleiterscheinungen wie Zahndefekte, Entzündung der Mundschleimhaut, Ösophagitis, Gastritis,
⇢ Gefahr eines Kreislaufkollaps,
⇢ Leistungsabfall, Konzentrationsschwäche,
⇢ Wahrnehmungsstörung des Körperschemas (**Abb. 33.8**),
⇢ fehlende Krankheitseinsicht und damit fehlende Motivation zur Therapie,
⇢ mangelndes Selbstbewusstsein/Selbstwertgefühl,

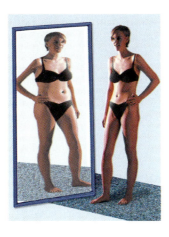

Abb. 33.8 ⇢ **Störung der Körperwahrnehmung.** Die Betroffenen nehmen sich als „zu dick" wahr

werden. Für die Entwicklung eines gegenseitigen Vertrauensverhältnis ist es wichtig, keine zu strengen Kontrollen der Nahrungsaufnahme durchzuführen.

 Praxistipp ⇢ Werden Manipulationen, wie z. B. Mogeln bei Gewichtsbestimmung oder Rückfall in bekanntes Essverhalten, entdeckt, sollten diese direkt angesprochen werden. Die direkte Klärung gibt den Jugendlichen die Chance Stellung zu beziehen. Weiterhin beugt es der Entwicklung von Schuldgefühlen vor.

⇢ Ängste,
⇢ Ekel vor sich selbst und dem eigenen Körper,
⇢ Scham- und/oder Schuldgefühle bei Essanfällen,
⇢ das Kind sieht keinen Ansprechpartner in Eltern oder Freunden, fühlt sich alleine gelassen, distanziert sich,
⇢ Vorwürfe und Unsicherheit der Eltern und Geschwister.

33.4.3 Pflegeziele und -maßnahmen

■ **Akzeptanz einer geregelten Nahrungsaufnahme und Gewichtszunahme**

Bei einer **Anorexia nervosa** steht die Verhinderung einer akuten Lebensbedrohung durch den vorhandenen Energiemangel für den Körper im Vordergrund der therapeutischen Maßnahmen. Evtl. muss eine Zwangsernährung über eine Magensonde erfolgen und Bettruhe eingehalten werden.

Ist die akute Bedrohung überwunden, wird die Nahrungsaufnahme durch einen in einer Ernährungsberatung festgelegten Essensplan geregelt. Die Jugendlichen sollten in die Essensauswahl und Essenszubereitung einbezogen werden. Nach Möglichkeit sind kalorienreiche Nahrungsmittel zu bevorzugen. Über die Ernährung wird dann ein Protokoll, evtl. ein Ernährungstagebuch geführt. Weiterhin wird der Ernährungszustand und der Allgemeinzustand beobachtet.

Hierzu zählt auch die tägliche Gewichtskontrolle. Gemeinsam werden Gewichtsgrenzen mit jeweils positiven oder negativen Konsequenzen festgelegt. So können die Jugendlichen bei der Erreichung eines bestimmten Sollgewichtes belohnt werden, indem sie die Erlaubnis zu bestimmten Aktivitäten erhalten. Das Gegenteil kann dann der Fall sein, wenn ein bestimmtes Mindestgewicht unterschritten wird.

Begleitend zu der Überwachung der Nahrungsaufnahme und Gewichtszunahme werden Gespräche geführt. Nach und nach kann dann die Eigenverantwortlichkeit bei der Nahrungsaufnahme gefördert

Um die Akzeptanz der Therapieangebote zu erhöhen sind Absprachen über mögliche Freiheiten bei der Therapieauswahl, aber auch über Konsequenzen bei Nichtbeachtung von Vereinbarungen zu treffen und einzuhalten. Interessen der Jugendlichen sind mit einzubeziehen und zu fördern. Hieraus lassen sich oft neue Perspektiven ableiten.

Schwerpunkt ist im weiteren Verlauf der Betreuung, die Förderung der sozialen Integration. Die Kontaktaufnahme zu anderen Jugendlichen sollte durch die aktive Beteiligung am Gruppengeschehen gefördert werden (s. S. 721).

Bei einer **Bulimie** ist zunächst die Unterbrechung der Essattacken wichtig. Parallel dazu wird in Gesprächen nach Ursachen für das gestörte Essverhalten gesucht. Verläuft die Therapie erfolgreich, ist trotzdem immer eine weitere Unterstützung zur Erhaltung des Erfolges wichtig, da ein „Rückfall" in bestandene Verhaltensmuster nicht ausgeschlossen werden kann.

 Einbeziehung der Eltern ⇢ In der Familientherapie sollte der Kontakt zu den Eltern langsam, dosiert und gezielt ermöglicht werden. Bei erfolgreicher Beteiligung an der Therapie können auch Gespräche/Kontakt mit der Familie erlaubt werden. Ziel ist es, dass die Betroffenen über ihre Situation auch mit der Familie offen sprechen können.

■ **Positive Körperwahrnehmung zur Steigerung des Wohlbefindens**

Zur Entspannung und Erwärmung wird die trockene und schuppige Haut mit entsprechenden rückfettenden Bädern und Lotionen gepflegt.

Auf an die Außentemperatur angepasste Kleidung sollte geachtet werden.

Der Kälteempfindlichkeit wird mit wärmender Kleidung vorgebeugt.

Eine realistische Wahrnehmung und die Akzeptanz des eigenen Körpers werden durch Wahrnehmungsübungen und Entspannungstechniken gefördert. Durch die Mal- und Musiktherapie wird der Ausdruck von Gefühlen ermöglicht.

33.5 Pflege eines Jugendlichen mit suizidalem Verhalten

33.5.1 Ursache und Auswirkung

Definition ⋯⋗ Unter Suizidalität werden alle Aktivitäten verstanden, die der Selbsttötung dienen.

Die Verzweiflung am Leben kann auch mit anderen, z. B. Freunden, Gleichgesinnten oder Sektenmitgliedern, gemeinsam zum kollektiven Selbstmord führen.

Ursache für die Selbsttötungsabsicht kann eine nicht zu bewältigende Lebenskrise oder ein traumatisierendes Ereignis sein. Beispiele hierfür sind der Verlust von Bezugspersonen durch Tod, Leistungsversagen, Schulprobleme, Trennung vom Partner, Liebeskummer, sexuelle Missbrauchserfahrungen und Scheidung der Eltern. Suizidgefährdete im Jugendlichenalter können oft den Zwiespalt zwischen Kindsein und Autonomieentwicklung nicht bewältigen.

Suizidversuche können auch aus Provokation geschehen, um auf sich aufmerksam zu machen. Möglicher Auslöser für einen Suizidversuch kann auch eine zugrundeliegende Depression sein.

Definition ⋯⋗ Unter Depression versteht man eine tiefe Traurigkeit, mit dem Verlust sich an etwas freuen oder für etwas Interesse entwickeln zu können.

Die häufigsten Suizidhandlungen bei Jugendlichen werden durch Tablettenvergiftung, versuchte Pulsaderschnitte, Strangulation und Sprung in die Tiefe ausgeübt. Eine Wiederholungsgefahr besteht nach dem ersten nicht vollendeten Versuch in 20–50% der Fälle. Das Denken an einen Selbstmord ist geschlechtlich gleich stark ausgeprägt. Der Versuch des Selbstmordes wird von Mädchen 3–7 × häufiger als von Jungen unternommen. Der Tod ist nicht immer ernsthaft beabsichtigt. Zunächst einmal muss jede Äußerung eines Suizidgedanken und Suizidversuchs ernst genommen werden. Bei Jungen zeigt sich bedingt durch die Anwendung „härterer Methoden", wie z. B. erhängen, erschießen, hinabstürzen, ein höherer Anteil tatsächlich tödlich endender Suizidversuche als bei Mädchen.

Als Zeichen der Selbstmordgefährdung können Perspektivlosigkeit, Schwermütigkeit, Gehemmtheit, Niedergedrücktheit, Traurigkeit und Verstimmtheit beobachtet werden.

Merke ⋯⋗ **Beobachtung.** Alle suizidgefährdeten Jugendlichen sprechen über ihre Absichten oder senden Signale aus! Die Äußerung von Selbstmordgedanken kann z. B. durch Phantasievorstellungen, spielerische Darstellung der Selbstmordsituation zum Ausdruck kommen. Meist hören die Jugendlichen plötzlich auf über ihr Vorhaben zu reden. Dann ist oft der Entschluss, sich das Leben zu nehmen, endgültig gefällt.

33.5.2 Pflegebedarf einschätzen

Mögliche Probleme suizidgefährdeter Jugendlicher sind:
⋯⋗ Interessenlosigkeit,
⋯⋗ soziale Isolation (keine Teilnahme am Gruppengeschehen, reduziertes Interesse an Kontaktaufnahme),
⋯⋗ Appetitlosigkeit,
⋯⋗ Verzweiflung,
⋯⋗ gestörte Beziehungsfähigkeit,
⋯⋗ Gefühl, in Krisensituation alleine gelassen zu sein,
⋯⋗ Schwierigkeiten, eigene Gefühle und Probleme auszudrücken,
⋯⋗ Therapieverweigerung,
⋯⋗ akute Selbstgefährdung.

33.5.3 Pflegeziele und -maßnahmen

■ **Schutz vor schädigenden Handlungen**
Bei Ankündigung einer „suizidalen Krise" wird eine stationäre Aufnahme in eine psychiatrische Einrichtung notwendig. Der Jugendliche ist auf Gegenstände zu untersuchen, mit denen er sich selbst verletzen kann. Anschließend wird er evtl. isoliert, z. B. im „Time-out Raum", um ihn vor dem Suizid zu schützen.

Merke ⋯⋗ **Sicherheit.** In der akuten Phase sollte die suizidgefährdete Person nicht unbeaufsichtigt sein.

Es werden vom Team Bezugspersonen ausgewählt, die an den ersten Tagen der stationären Betreuung abwechselnd anwesend ist. Eventuell ist auch eine unmittelbare Einzelbetreuung oder „Sitzwache", die auch während der Nacht anwesend ist, erforderlich. Allein darf der Jugendliche die Station bzw. das Zimmer nicht verlassen, hier sollten die Türen zur Sicherheit verschlossen sein. Auf Signale und Äußerungen ist zu achten, die auf eine Absicht zum Selbstmord hindeuten. Alle Beobachtungen und Pflegemaßnahmen werden schriftlich fixiert. Absprachen zwischen Bezugspersonen und suizidgefährdetem Jugendlichen sind für alle im Team bindend.

Dem Jugendlichen sollte durch Zuwendung Geborgenheit und Nähe vermittelt werden, durch eine wohlwollende und geduldige Begegnung. In Gesprächen ist aufmerksam zuzuhören und seine Situation ernst zu nehmen. Es sollten keine (gutgemeinten) Ratschläge erfolgen, da Lösungswege vom Jugendlichen selbst entwickelt werden sollen. Dem Jugendlichen hilft die Akzeptanz seiner Person und die Offenheit für seine Probleme und Ängste. Das Selbstbewusstsein des Jugendlichen kann gestärkt werden durch das Spiegeln seiner Stärken und das Entgegenbringen von Wertschätzung und Zuwendung.

Vor einer anstehenden Entlassung werden sogenannte „Suizidverträge" ausgehandelt, welche beinhalten, dass sich der Jugendliche bis zum nächsten Treffen nichts antun darf. Aus der Erfahrung weiß man, dass noch Suizidgefährdete hierzu oft nicht einwilligen.

■ Konflikte können verbalisiert werden

Die Gesprächstherapie stellt eine Möglichkeit dar, um dem Jugendlichen zu helfen, die eigene Situation zu reflektieren und evtl. Lösungswege zu entwickeln. Mit Hilfe von Musiktherapie oder Kunsttherapie sind andere nonverbale Formen des Ausdrucks von Gefühlen oder der Einschätzung der Situation gegeben. Manchen Jugendlichen fällt dieses leichter als direkt über den Konflikt oder die Belastungssituation zu sprechen.

Gesprächsbereitschaft sollte deutlich signalisiert werden, damit der Jugendliche spürt, dass jemand da ist, mit dem er jederzeit reden kann. Äußert der Jugendliche Gesprächsbedarf, sollte geduldig und ruhig zugehört werden.

Mit dem Jugendlichen zusammen werden Absprachen bezüglich erlaubter Freiheiten getroffen, hierzu zählt z. B. die Besuchsregelung der Angehörigen. Die Vereinbarungen werden mit den Teamkollegen abgesprochen. Der gleiche Informationsstand erspart Diskussionen und ein „Gegeneinander ausspielen" durch die Jugendlichen.

■ Angenehme Erlebnisse ermöglichen

Es werden verschiedene Aktivitäten angeboten, aus denen eine Mitauswahl durch den Jugendlichen erfolgen kann. Interessen und Stärken sind hierbei zu berücksichtigen, um das Selbstwertgefühl des Jugendlichen zu stärken. Körperwahrnehmung und Entspannung sind durch bestimmte Techniken oder im „Snoezel-Raum" möglich (s. S. 722).

Eine Beteiligung am Gruppengeschehen, bei gemeinsamen Aktivitäten werden ermöglicht, sobald es die Situation des Jugendlichen zulässt. Auch hierbei sollten sie in die Entscheidungen miteinbezogen werden, ob z. B. ein Kinobesuch oder ein gemeinsamer Kochabend stattfinden soll. So früh wie möglich sollten sie auch Aufgaben für die Gruppe übernehmen, wie z. B. das Einkaufen für den Kochabend oder die Organisation eines Spielabends.

33.6 Pflege eines Jugendlichen mit dissozialem Verhalten

33.6.1 Ursache und Auswirkung

Definition ⋯▶ Unter Dissozialität wird die Verwahrlosung eines Menschen oder ein sozialwidriges Verhalten verstanden. Zu Grunde liegt eine gestörte Gemeinschaftsfähigkeit bis zur Gemeinschaftsunfähigkeit (Assozialität) infolge innerer Beziehungslosigkeit zur menschlichen Gesellschaft.

Dissozialität kann sich auf unterschiedliche Art und Weise zeigen. Oftmals werden die Jugendlichen durch Aggressivität und Gewalttaten auffällig. Deutlich wird dies in Sachbeschädigungen, Aggression gegen Menschen oder Tiere und gegen sich selbst (Autoaggression). Auswirkungen können Lügen, Schule schwänzen, Weglaufen, Stehlen oder weitere Straftaten sein.

Aggressives Verhalten kann in unterschiedlichen Situationen auftreten, z. B. bei Wunschverweigerung oder bei Forderungen zur Einhaltung von Regeln und Absprachen. Neben der direkten zielgerichteten körperlichen Gewaltäußerung können auch andere Verhaltensweisen sichtbar werden, wie z. B. Protest, Trotz, motorische Unruhe oder angstauslösendes Verhalten Schwächeren gegenüber.

Das Vorbildverhalten, welches der Jugendliche in der eigenen Familie, in der Schule und im Freundeskreis erfährt, spielt eine Rolle für die Entwicklung von dissozialem Verhalten. Weitere Erfahrungen, die eine Verwahrlosung begünstigen sind z. B. zu wenig emotionale Wärme, wenig oder zuviel Strenge- und Regelvermittlung. Die Struktur eines verwahrlosten Jugendlichen zeigt ein Fehlen von innerem Halt und von Werte- und Regelbewusstsein.

33.6.2 Pflegebedarf einschätzen

Mögliche Probleme bei dissozialem Verhalten sind:
⋯▶ Fehlende soziale Integration,
⋯▶ unsichere Zukunft,
⋯▶ Beziehungsunfähigkeit,
⋯▶ Fremd- bzw. Selbstgefährdung.

33.6.3 Pflegeziele und -maßnahmen

Die Behandlung erfolgt oftmals durch eine Zwangseinweisung nach dem Auftreten von Straftaten in eine psychiatrische Klinik. Nach einer stationären Therapie wird versucht, den Jugendlichen in Heimen oder Wohngruppen an ein selbstverantwortliches Leben in einer Gemeinschaft heranzuführen. Die Therapien beinhalten neben der Einzelbetreuung des Betroffenen auch Familienhilfe und Erziehungsbeistand der Eltern.

■ **Sicherheit gewährleisten**
Die Gewährleistung von Sicherheit für den Jugendlichen und andere Personen ist ein wichtiges Nahziel. Näheres kann hierzu unter „Sicherheit gewährleisten" (s. S. 722) nachgelesen werden. Als Fernziel steht die soziale Integration, die Einfühlungsvermögen und Hilfsbereitschaft voraussetzt (s. S. 721).

■ **Erlernen von Selbstkontrolle und angemessener Selbstbehauptung**
Die Jugendlichen sollen ihr eigenes aggressives Verhalten wahrnehmen und als inadäquat einschätzen lernen. Anschließend wird dann angestrebt, aggressives Verhalten abzubauen und alternatives Verhalten einzuüben. Bevor das inadäquate Verhalten jedoch verändert werden kann, müssen dem Jugendlichen zunächst seine Aggressionen und sein Fehlverhalten bewusst werden. Neben dem Verhalten, das oft sinnlose Wut zum Ausdruck bringt, werden ihm auch die Äußerungen gespiegelt. Je nach Situation können hierbei reale Situationen oder Rollenspiele genutzt werden. Auf reale Situationen folgen die vorher vereinbarten Konsequenzen, um die Missbilligung des Fehlverhaltens deutlich zu machen.

> **Merke** ⇢ Es ist darauf zu achten, dass aufgestellte Regeln von allen einzuhalten sind. Konsequenzen bei Nichtbeachtung sind sofort umzusetzen. Wichtiger als die negative Erfahrung bei Nichtbeachtung von Regeln ist auch hier die positive Verstärkung bei korrektem Verhalten.

Sehr wichtig ist die Eigeneinschätzung am Ende eines Tages bzw. nach einem Vorfall, welches zum einen eine Stellungnahme ermöglicht, aber auch evtl. Abweichungen der Sichtweisen zu dem der Betreuer über eine Situation aufzeigt. Ist eine Situation oder sogar ein ganzer Tag erfolgreich bewältigt worden, kann eine entsprechende Belohnung erfolgen. Bei Jugendlichen kann mit beliebten Aktivitäten wie z.B. Kinobesuch oder Einkaufsbummel eine Motivationssteigerung erreicht werden. Sind Kinder betroffen, sind auch positive Verstärker, wie z.B. beliebte Aufklebebilder geeignet.

Bekannte auslösende Situationen sollten von allen Seiten entschärft werden. Eine körperliche Herausforderung durch Sport stellt neben des Abreagierens auch eine Ablenkung und sinnvolle Beschäftigung dar. Zur Vorbeugung von Aggressivität können auch selbstbeschriftete, evtl. mit Symbol oder Zeichnung ergänzte, Instruktionskarten zur Selbstberuhigung eingesetzt werden. Diese können je nach Situation und Problem des Jugendlichen z.B. folgenden Text enthalten: „Ich bleibe ruhig", „Ich werde nicht wütend", „Ich zähle bis 20 bevor ich etwas sage". Weiterhin kann in speziellen Rollenspielen das Einfühlungsvermögen reflektiert und eingeübt werden. Durch Entspannungstechniken kann zusätzlich versucht werden, Stress abzubauen und die psychische Belastbarkeit zu erhöhen (s. S. 722).

33.7 Pflege eines Kindes mit hyperkinetischem Syndrom

33.7.1 Ursache und Auswirkung

> **Definition** ⇢ Hyperkinetisches Syndrom steht als zusammenfassende Bezeichnung für Verhaltensstörungen, deren auffälligstes Merkmal eine erhöhte motorische Aktivität ist. Man unterscheidet bei den hyperkinetischen Störungen eine Aufmerksamkeitsstörung ohne Hyperaktivität (ADS) gegenüber einer Aufmerksamkeitsstörung mit Hyperaktivität (ADHS).

Ursachen für die Entstehung der Störung sind hirnorganische Schäden, Umwelteinflüsse, erbliche Belastung, ungünstige Erziehungspraktiken, situative Anforderungen und unbeabsichtigte Verstärkung. Weiterhin rechnet man eine evtl. vorhandene Nahrungsmittelallergie zu den Ursachen. Meist sind von der Störung Jungen betroffen. Bei Kleinkindern überwiegt der übermäßige Bewegungsdrang, welches sich z.B. im ständigen Laufen zeigt. Größere Kinder und Jugendliche fallen durch Unruhe und Zappeligkeit auf.

Symptome des hyperkinetischen Syndroms sind:
⇢ Aufmerksamkeits- und Konzentrationsstörung,
⇢ ständige Ruhelosigkeit, Bewegungsunruhe,
⇢ Impulsivität im Denken und Handeln,
⇢ leichte Erregbarkeit,
⇢ geringe Selbstkontrolle,
⇢ hohe Ablenkbarkeit, Antriebsüberschuss,
⇢ Distanzlosigkeit,
⇢ gestörtes Sozialgefüge,
⇢ zappelig, „nicht still sitzen können",
⇢ Mangel an Ausdauer, „eine Arbeit nicht zu Ende bringen können".

33.7.2 Pflegebedarf einschätzen

Mögliche Probleme bei Kindern mit hyperkinetischem Syndrom sind:
- Schlafumkehr (tagsüber müde, nachts nicht schlafen können),
- Stimmungsschwankungen,
- Entwicklungsverzögerung,
- gestörte/eingeschränkte zwischenmenschliche Beziehungen (Sozialverhalten),
- Lern- und Leistungsstörung und daraus z. B. resultierende Schulprobleme durch Konzentrationsschwäche,
- meist wenig Kontakt zu Gleichaltrigen (Außenseiter),
- Anpassungsstörung, kann Unruhe nicht kontrollieren,
- fühlt sich von der Umwelt ungerecht behandelt,
- gemindertes Selbstwertgefühl durch ständige Ablehnung,
- Eltern, Geschwister und andere Bezugspersonen, wie z. B. Lehrer, können von dem Verhalten des Kindes überlastet sein.

33.7.3 Pflegeziele und -maßnahmen

■ **Motorische Unruhe ist vermindert**
Bei starker Unruhe kann nach ärztlicher Verordnung eine medikamentöse Behandlung mit Psychostimulanzien, z. B. Ritalin, oder Neuroleptika erfolgen. Beruhigungsmittel sind weniger geeignet, da sie bei dieser Störung eine eher aufputschende Wirkung zeigen. Bei evtl. vorhandener Nahrungsmittelallergie, die als Ursache in Betracht kommt, ist die Meidung des Allergens wichtig.

Ausreichende Bewegung und Ergotherapie sind zum motorischen Ausgleich wichtig. Entspannungsübungen dagegen helfen dem Kind zur Ruhe zu kommen. Entspannend wirken z. B. das Ausmalen von Mandalas oder das Vorlesen von Phantasiereisen (s. S. 723).

Die Reduzierung der Reize, die auf das Kind einströmen, ist eine sehr wichtige Maßnahme, um dem Kind die Beibehaltung der Aufmerksamkeit zu erleichtern. Mögliche hilfreiche Bedingungen hierfür sind z. B. Räume, die mit wenig Bildern und Möbeln eingerichtet sind, eine Reduzierung von Lärmquellen, eine geringe Anzahl von Schülern in einer Klasse oder in der Therapiegruppe und ein Einzelzimmer.

Weiterhin ist der feststrukturierte Tagesablauf eine große Hilfe für die Kinder. Festgelegte Zeiten zum Aufstehen, Essen, Unterrichtsbeginn, Hausaufgaben machen und gleichbleibende Freizeitaktivitäten erleichtern dem Kind die Konzentration.

Wichtig ist auch, dass bei den einzelnen Maßnahmen, wie z. B. Essen oder Schularbeiten, keine Ablenkung erfolgt. Klare Aufforderungen und Absprachen sind für das Kind leichter verständlich und verhindern Frustration auf beiden Seiten. Hierzu zählen auch visuelle Hilfen zur Selbstkontrolle oder Selbstinstruktionen wie z. B. „erst zuhören, dann antworten" oder „genau hinsehen". Diese werden auf einem Plakat im Klassenraum oder Gruppenraum aufgehängt. Ein ausgeglichenes Verhalten der Betreuer beruhigt die Kinder, Nervosität und Hektik dagegen können sich auf die Kinder übertragen. Wichtig ist auch das Loben oder Belohnen des Kindes für ruhiges rücksichtsvolles Verhalten, um sein Selbstbewusstsein zu stärken.

Merke Dem Kind ist besondere Zuwendung zu widmen, wenn es kein auffälliges Verhalten zeigt, um Beachtung nicht von der Anwesenheit des negativen Verhaltens abhängig zu machen.

Mit den Lehrern ist ein enger Austausch über die Leistungen und den zu bewältigenden Lernstoff zu führen. Oft muss neben dem regulären Unterricht auch bei den Schulaufgaben Unterstützung gegeben werden. Dieses kann in der psychiatrischen Einrichtung von den Betreuern, zuhause auch von den Eltern übernommen werden.

Einbeziehung der Eltern Die Elternberatung und das Einüben von Reaktionen auf das Verhalten des Kindes spielt für die Unterstützung der Eltern und die Fortführung der Therapie eine wichtige Rolle. Sie werden somit auch über die Absprachen der Verhaltenstherapie und über mögliche Erfolge oder auch Misserfolge informiert.

■ **Kind lernt Verantwortung für eigenes Verhalten zu übernehmen**
Viele Kinder können durch ihre Aufmerksamkeitsstörung kaum alle gestellten Regeln einhalten. Dennoch muss das Kind lernen, Verantwortung für sein eigenes Verhalten zu übernehmen. Die Verantwortlichkeit für das eigene Verhalten kann ihm durch Spiegeln der damit ausgelösten Konsequenzen verdeutlicht werden. Günstig ist es, immer eher mit positiven Verstärkern zu arbeiten, die für ein angemessenes Verhalten durch Belohnung geschehen. Tritt ein bestimmtes negatives Verhalten des Kindes bewusst und beabsichtigt auf, kann es auch notwendig werden, dieses mit einer Bestrafung zu missbilligen. Dies kann z. B. durch das Sammeln von negativen Punkten für unangemessenes Verhalten geschehen. Hier müssen die dann folgenden Konsequenz vorher bekannt sein. Diese sollten sich jedoch nicht auf soziale Aspekte wie z. B. Zuwendungsentzug oder Missachtung der Person beziehen.

Einbeziehung der Eltern Viele Kinder zeigen Schwierigkeiten, die in der Institution eingehaltenen Regeln auch zuhause einzuhalten. Dies kann der Fall sein, wenn die Eltern die Regeln nicht mit der nötigen Konsequenz besetzen. So kann vereinbart werden, bei dem Besuch der Eltern bei jedem Missachten der aufgestellten Regeln einen traurigen Smilie aufzumalen. Sind z. B. 10 Smilies erreicht, bringt die Mutter das Kind zurück in die Gruppe.

Lese- und Lernservice

Fragen zum Selbststudium

1. Überlegen Sie kurz was Ihnen spontan einfällt, wenn Sie an Psychiatrie oder psychiatrische Erkrankungen denken. Schreiben Sie Ihre Gefühle und Gedanken auf. Werden Sie sich Ihrer eigenen evtl. vorhandenen Vorurteile, Hemmungen bewusst. Suchen Sie Ursachen/Erklärungen für Vorurteile und Hemmungen (z. B. Gesellschaft, eigene Person, Familie, Freunde, Erlebnisse usw...).
2. Anhand welcher Kriterien können Sie das Verhalten eines Kindes/Jugendlichen beobachten?
3. Welche Grundsätze gelten in der Betreuungsarbeit eines Kindes/Jugendlichen mit einer psychischen Störung?
4. Welche Pflegeziele werden in der Therapie eines Kindes mit Enuresis/Enkopresis angestrebt?
5. Welche Pflegeprobleme stehen bei einem Kind mit einem hyperkinetischen Syndrom im Vordergrund?

Verwendete Literatur

Brunnhuber, S., K. Lieb: Psychiatrie, 3. Aufl. mediscript, Bad Wörrishofen 1996
Haupt, W.F. u. a.: Neurologie und Psychiatrie für Pflegeberufe, 8. Aufl. Thieme, Stuttgart 1997
Kriz, J.: Grundkonzepte der Psychotherapie, 4. Aufl. Beltz, Weinheim 1994
Petermann, U.: Kinder und Jugendliche besser verstehen. Ein Ratgeber bei seelischen Problemen. Kösel, München 1991
Remschmidt, H.: Kinder- und Jugendpsychiatrie, 3. Aufl. Thieme, Stuttgart 2000
Ross, A., F. Petermann: Verhaltenstherapie mit Kindern und Jugendlichen. Hippokrates, Stuttgart 1987
Steinhausen, H.-C.: Psychische Störungen bei Kindern und Jugendlichen, 3. Aufl. Urban & Schwarzenberg, München 1996
Thiel, H., M. Jensen: Psychiatrie für Pflegeberufe, 3. Aufl. Urban & Fischer, München 2001
Tschudin, V.: Helfen im Gespräch. Eine Anleitung für Pflegepersonen. Recom, Basel 1990

Weiterführende Literatur

Buhl, C.: Magersucht und Esssucht. Trias, Stuttgart 1991
Fischer, W.: Psychologie in der Sprechstunde. Gustav Fischer, Stuttgart 1993
Gudjons, H.: Spielbuch Interaktions-Erziehung. Klinkhardt, Bad Heilbrunn 1987
Hellwig, A. u. a.: Lehrbuch Psychosomatik und Psychotherapie für Krankenpflegeberufe. Vandenhoeck & Ruprecht, Göttingen 1993
Ostertag, S.: Einswerden mit sich selbst – Eine Einführung in den Raum initiatischen Erlebens und Erkennens durch meditative Übungen. Kösel, München 1988
Schmidbauer, W.: Hilflose Helfer. Rowohlt, Reinbek bei Hamburg 1997
Rave-Schwank, M., C. Winter-von Lersner: Psychiatrische Krankenpflege, 6. Aufl. Gustav Fischer, Stuttgart 1994
Petermann, U.: Die Kapitän-Nemo-Geschichten. Geschichten gegen Angst und Stress. Herder, Freiburg im Breisgau 2001
Wunderlich, C.: Nimm mich an, so wie ich bin. Menschen mit geistiger Behinderung akzeptieren. Hänssler, Neuh. 1999

Kontaktadressen

Bundesverband der Angehörigen psychisch Kranker e. V. (BApK)
Geschäftsstelle:
Thomas-Mann-Straße 49 a
53111 Bonn
Telefon 02 28-63 26 46 (montags bis freitags 10 bis 12 Uhr)
Fax 02 28-65 80 63
Internet bapk@dsk.de, http://www.dsk.de/bapk/ oder: http://kuckuck.solution.de/bapk.html

Internetadressen

www.kinderpsychiater.org
(= Berufsverband der Ärzte für Kinder- und Jugendpsychiatrie und Psychotherapie in Deutschland e. V., der Bundesarbeitsgemeinschaft der leitenden Klinikärzte für Kinder- und Jugendpsychiatrie und Psychotherapie e. V. und dem Arbeitskreis Kinderpsychiatrie im Internet)

www.hyperaktiv.de
(= Informationen zu den Themen Hyperaktivität, Aufmerksamkeitsstörung und anderen mit ADHS verbundenen Symptomen)

www.autismus-online.de
(= Vereinigung zur Förderung autistischer Menschen, Regionalverband linker Niederrhein e. V.)

www.hungrig-online.de
(= gemeinsame Kommunikationsplattform von magersucht-online.de und bulimie-online.de)

www.kinder-psych.de
(= Abteilung für Kinder- und Jugendpsychiatrie Universität Erlangen)

www.dgkjp.de
(= Deutsche Gesellschaft für Kinder- und Jugendpsychiatrie und Psychotherapie e. V.)

www.neuhland.de
(= Hilfen für suizidgefährdete Kinder und Jugendlichen)

34 Pflege von Kindern mit infektiösen Erkrankungen

Diana Hochscheid

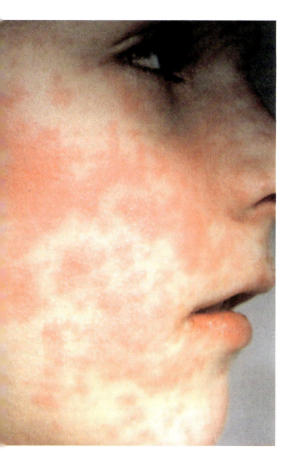

34.1 Bedeutung

Viele Infektionserkrankungen treten gehäuft im Kindesalter auf. Einige dieser Erkrankungen können einen schweren, bis zum Tod führenden Verlauf nehmen. Nach dem Weltgesundheitsbericht der WHO von 1996 sterben meistens junge Menschen an Infektionskrankheiten. 1995 waren weltweit von insgesamt 17 Mio. Todesfällen 9 Mio. Kinder betroffen.

Die Ausbreitung von Infektionserkrankungen wird von verschiedenen Faktoren beeinflusst. Hierzu zählen auch soziale Aspekte, die wiederum Auswirkung auf die hygienischen Lebensbedingungen haben. Weiterhin wird die Verbreitung der Infektionserkrankungen über einzelne Länder hinweg durch Tourismus oder Flüchtlinge gefördert.

Viele Erkrankungen treten wieder häufiger auf, nachdem sie zurückgedrängt schienen, z. B. Tuberkulose. Dieses wird u. a. dadurch begünstigt, dass immer mehr Erreger gegen die bisher verwendeten Antibiotika resistent werden. Das bedeutet, die Wirksamkeit vieler Antibiotika ist nicht mehr gegeben. Es wurden jedoch, neben den bisher bekannten, auch neue Erkrankungen entdeckt. Hierzu zählen z. B. AIDS, Ebolafieber, BSE beim Rind (Bovine Spongioforme Enzephalopathie), welche im Verdacht steht, beim Menschen die Creutzfeldt-Jakob-Krankheit auszulösen.

Alle Infektionskrankheiten haben nicht nur Auswirkungen für den infizierten und erkrankten Menschen, sondern auch für sein Umfeld.

Durch die Angst vor Ansteckung kann das Kind und seine Familie von anderen Menschen ausgegrenzt werden. Die Ausgrenzung kann auch durch Vorurteile bzgl. mangelnder Hygiene oder niedrigen sozialen Status geschehen. Eltern tragen jedoch auch dafür Verantwortung, dass ihr Kind bei einem Verdacht auf das Vorliegen einer Infektionserkrankung vor dem weiteren Schul- oder Kindergartenbesuch einem Arzt vorgestellt wird. Dieser kann dann notwendige Schutzmaßnahmen wie z. B. eine medikamentöse Behandlung oder eine Isolierung einleiten. Schutzmaßnahmen können bereits vor dem Auftreten von Krankheitssymptomen, in der sog. Inkubationszeit, notwendig werden.

Definition ⋯ Als Inkubationszeit wird die Zeit zwischen der Ansteckung, d. h. dem Eindringen des Krankheitserregers in den Körper, bis zum Auftreten der ersten Krankheitserscheinungen bezeichnet. Sie ist bei den einzelnen Erkrankungen unterschiedlich lang.

Infektiöse Erkrankungen können verschiedene Organsysteme betreffen. Daher können auch in Bezug auf die Pflege unterschiedliche Interventionen notwendig werden. Gemeinsame pflegerische Schwerpunkte lassen sich in der psychischen Situation der Kinder und deren Familien erkennen. Häufig muss das Kind von anderen Menschen isoliert werden. Durch die Isolierung kann es zu Einschränkungen in den Lebensaktivitäten „Sich bewegen" und „Kommunizieren" mit veränderter Wahrnehmung und reduzierten Sozialkontakten kommen.

Zunächst wird nun allgemein die psychische Situation betrachtet, es folgen einige spezielle Pflegesituationen. Die Erkrankungen werden dann in alphabetischer Reihenfolge beschrieben.

34.1.1 Psychische Situation

Wie bei allen Kindern, die ins Krankenhaus aufgenommen werden, sind auch Kinder mit Infektionskrankheiten von der neuen Situation belastet. Außerdem sind sie von anderen Kindern isoliert und befinden sich u. U. für Tage und Wochen alleine in einem Zimmer und dürfen es nicht verlassen. Durch die Isolation und die zusätzlichen Schutzmaßnahmen ist die Gefahr der Entstehung von Ängsten gegeben, z. B. durch das Tragen von Schutzkitteln, Handschuhen und Mundschutz.

Der Kontakt zur Familie ist oft eingeschränkt. Geschwister und Freunde dürfen in der Regel nur zu Besuch kommen, wenn sie über 14 Jahre alt sind. Zudem ist nur eine begrenzte Anzahl von Besuchern erlaubt. Bei größeren Kindern kommen Ängste hinzu, andere anstecken zu können, bzw. sie fühlen sich ausgegrenzt und empfinden Minderwertigkeitsgefühle.

Jüngere Kinder können ihre Krankheit und die Isolierung von anderen als eine Bestrafung ansehen. Für die Eltern kann es beschämend sein, mit anderen über die Erkrankung ihres Kindes zu sprechen. Sie können aber auch Schuldgefühle wegen der Erkrankung des Kindes entwickeln. Beispielsweise können sie sich Vorwürfe machen, das Essen nicht hygienisch zubereitet zu haben.

Die pflegerischen Maßnahmen verfolgen hier zwei Ziele: 1. das Kind akzeptiert die Isolierung, 2. das Kind erfährt Wertschätzung und 3. es fühlt sich wohl.

Praxistipp ⇢ Bei Ängsten des Kindes sind informierende, beruhigende Gespräche hilfreich. Die Anwesenheit einer Bezugsperson oder der Pflegeperson kann die Situation erleichtern, ebenso das ruhige koordinierte Arbeiten und die Rücksichtnahme auf Bedürfnisse wie z. B. das Schlafenlassen.

■ Kind akzeptiert Isolierung

Wie kann eine Pflegeperson dem Kind diese Situation der Isolation von anderen Kindern und seiner Umgebung verständlich machen? Die neue Situation sollte dem Kind gemeinsam mit seinen Eltern erklärt werden. Damit die Eltern und das Kind die hygienischen Richtlinien verstehen und einhalten können, ist es notwendig, sich Zeit zu nehmen, um ihnen diese zu erläutern und für Fragen zur Verfügung zu stehen. Die Eltern und das Kind sind bei der Aufnahme durch neue Eindrücke und sorgenvolle Gedanken überfordert, so dass sie die Information, die zu Beginn des Krankenhausaufenthaltes gegeben werden, oft vergessen. Hilfreich ist ein Informationsblatt, das die wichtigsten Hygieneregeln beschreibt **(Abb. 34.1)**. Wichtige Informationen können dann noch einmal nachgelesen werden. Um die Akzeptanz für die Isolierung zu erhöhen, sollten konkrete Hilfestellungen erfolgen, wie sich das Kind innerhalb des nun eingeschränkten Umfeldes beschäftigen kann:

Liebe Eltern,

die Einhaltung der Hygienebestimmungen ist auf einer Infektionsstation wichtig, da die Patienten an übertragbaren Krankheiten leiden.

Wir bitten Sie, folgende Dinge zu beachten:
- Kinder unter 14 Jahren dürfen unsere Station nicht betreten.
- Im Patientenzimmer ist es notwendig, einen Schutzkittel zu tragen.
- Bitte desinfizieren Sie Ihre Hände bei Betreten und Verlassen des Patientenzimmers.
- Setzen Sie sich bitte nicht auf das Krankenbett.
- Zu Ihrem eigenen Schutz sollten Sie im Patientenzimmer nichts essen und trinken. Hierzu steht Ihnen ein Raum zur Verfügung.
- Bitte belassen Sie alle Pflegeutensilien Ihres Kindes im Zimmer.
- Die erkrankten Kinder dürfen das Krankenzimmer nicht verlassen. Dieses darf nur in Ausnahmefällen und nach Rücksprache mit dem Arzt erfolgen.
- Benutzen Sie bitte nicht die Patiententoilette.
- Bitte betreten Sie nicht die Stationsküche. Das Pflegepersonal versorgt die Kinder mit Essen und Getränken.
- Bitte belassen Sie das schmutzige Geschirr im Zimmer.

Vielen Dank.   *Ihr Pflegeteam*

Abb. 34.1 ⇢ **Informationsblatt für Eltern.** Es enthält die wichtigsten Hygieneregeln

⇢ Hierzu gehört z. B. der Hinweis auf Spielzeug und ein Bücherangebot, aber auch ob etwas von zu Hause mitgebracht werden kann.
⇢ Eine Erzieherin kann zusätzliche Beschäftigungsangebote machen und/oder den Eltern Tipps geben (s. S. 414).
⇢ Manchmal ist es auch möglich, Kinder mit den gleichen Infektionserkrankungen zusammen in einem Zimmer unterzubringen.

Einbeziehung der Eltern ⇢ Eltern und Bezugspersonen wird der Besuch und die Mitaufnahme ermöglicht. Sie werden in die Pflege des Kindes miteinbezogen.

■ Kind erfährt Wertschätzung

Erkrankt ein Mensch an einer Infektionskrankheit, bedeutet dies gleichzeitig die Gefahr für andere, sich anstecken zu können. Ängste und Vorurteile können sich entwickeln. Deutlich wird dies besonders bei Erkrankungen, die einen tödlichen Verlauf haben, wie z. B. bei AIDS. Dies kann so weit führen, dass infizierte Menschen gemieden werden bis hin zur sozialen Isolation.

Um Ängste und Vorurteile abzubauen, werden sowohl der Infizierte oder Erkrankte als auch deren Angehörige über Infektionswege und sinnvolle Schutzmaßnahmen informiert. Dies ermöglicht im Weiteren ein präventives Handeln.

Definition ⇢ Wertschätzung heißt, einen Menschen zu schätzen und ihn dies spüren zu lassen. Wertschätzung drückt sich aus durch Information, nachfragen, zuhören und ausreden lassen. Weiterhin müssen Bedürfnisse und Anliegen ernst genommen werden. Entscheidend trägt die Beteiligung an Entscheidungen und deren Akzeptierung zur Wertschätzung bei.

34.2 Grundlagen

34.2.1 Gesetzliche Bestimmungen

Seit dem 01. 01. 2001 ist das Infektionsschutzgesetz (IfSG) in Kraft. Es löst das Bundesseuchengesetz ab. Ziel des Gesetzes ist es:
⇢ den Schutz der Bevölkerung vor Infektionskrankheiten zu verbessern,
⇢ übertragbaren Krankheiten vorzubeugen,
⇢ Infektionen frühzeitig zu erkennen und ihre Weiterverbreitung zu verhindern.

Zu diesem Zwecke wird die notwendige Mitwirkung und Zusammenarbeit von Behörden, Ärzten, Krankenhäusern, wissenschaftlichen Einrichtungen sowie sonstigen Beteiligten unterstützt. Verdeutlicht und gefördert werden soll die Eigenverantwortung des Einzelnen und der Träger und Leiter von Einrichtungen bei der Prävention von infektiösen Erkrankungen.

■ **Infektionsschutzgesetz IfSG**
Das Infektionsschutzgesetz ist ein Gesetz zur Verhütung und Bekämpfung von Infektionskrankheiten beim Menschen. Im 1. Abschnitt – Allg. Vorschriften, § 2 werden wichtige Begriffe definiert, die hier original zitiert werden.

Definition ⇢ *Eine Infektion* ist... „die Aufnahme eines Krankheitserregers und seine nachfolgende Entwicklung oder Vermehrung im menschlichen Organismus".
Eine übertragbare Krankheit ist... „eine durch Krankheitserreger oder deren toxische Produkte, die unmittelbar oder mittelbar auf den Menschen übertragen werden, verursachte Krankheit".

Unter „unmittelbar" wird die Übertragung von Mensch zu Mensch oder vom Tier zum Menschen verstanden. Dagegen bedeutet „mittelbar" die Übertragung durch Lebensmittel, tierische Produkte, Gegenstände, Wasser, Schmutz (s. Kap. 15).

Definition ⇢ *Ein Ausscheider* ist... „eine Person, die Krankheitserreger ausscheidet und dadurch eine Ansteckungsquelle für die Allgemeinheit sein kann, ohne krank oder krankheitsverdächtig zu sein".
Eine nosokomiale Infektion ist... „eine Infektion mit lokalen oder systemischen Infektionszeichen als Reaktion auf das Vorhandensein von Erregern oder ihrer Toxine, die im zeitlichen Zusammenhang mit einer stationären oder einer ambulanten medizinischen Maßnahme stehen, soweit die Infektion nicht bereits vorher bestand".

Die statistische Erfassung und Bewertung von bestimmten nosokomialen Infektionen und Erregern mit speziellen Resistenzen ist nach § 23 des Infektionsschutzgesetzes vorgeschrieben. In welcher Form und in welchem Ausmaß dies in den einzelnen Krankenhäusern und Einrichtungen für ambulantes Operieren in Deutschland geschehen soll, wird derzeit noch geklärt. Geplant ist, dass jedes Krankenhaus bzw. Einrichtung nur nosokomiale Infektionen in einem selbst festgelegten Risikobereich zu erfassen hat.

■ **Aufgaben des Robert-Koch-Instituts**
Durch das neue Infektionsschutzgesetz werden dem Robert-Koch-Institut besondere Aufgaben zugeteilt. Sie sind im IfSG in § 4 nachzulesen. Sie beinhalten folgende Bereiche:
⇢ Meldewesen, Forschung,
⇢ Richtlinien und Empfehlungen, Koordination.

■ **Meldewesen**
Das Robert-Koch-Institut:
⇢ erstellt Kriterien (Falldefinitionen) für die Übermittlung eines Erkrankungs- oder Todesfalls und eines Nachweises von Krankheitserregern.
⇢ legt die nach § 23 Abs. 1 zu erfassenden nosokomialen Infektionen und Krankheitserreger mit speziellen Resistenzen und Multiresistenzen fest und veröffentlicht sie in einer Liste im Bundesgesundheitsblatt.
⇢ erstellt Zusammenfassungen der nach dem Gesetz übermittelten Meldungen und deren infektionsepidemiologische Auswertung.

■ **Forschung**
Das Institut führt epidemiologische und laborgestützte Analysen durch sowie Forschungen zu Ursache, Diagnostik und Prävention übertragbarer Krankheiten.

■ **Richtlinien und Empfehlungen**
Zum Aufgabenbereich „Richtlinien und Empfehlungen" zählt:
⇢ die *Entwicklung von Konzeptionen* zur Vorbeugung übertragbarer Krankheiten sowie zur frühzeitigen Erkennung und Verhinderung der Weiterverbreitung von Infektionen.

Pflege von Kindern mit infektiösen Erkrankungen

- die *Erstellung von Richtlinien,* Empfehlungen und Merkblättern in Zusammenarbeit mit den jeweils zuständigen Bundesbehörden für Fachkreise. Dies ist eine Maßnahme des vorbeugenden Gesundheitsschutzes.
- die *Beratung der zuständigen Stellen* bei Maßnahmen zur Vorbeugung, Erkennung und Verhinderung der Weiterverbreitung von schwerwiegenden übertragbaren Krankheiten.

■ Koordination

Das Robert-Koch-Institut koordiniert die Zusammenarbeit mit den zuständigen Bundesbehörden, den zuständigen Länderbehörden, den nationalen Referenzzentren, weiteren wissenschaftlichen Einrichtungen und Fachgesellschaften sowie ausländischen und internationalen Organisationen und Behörden. Weiterhin übernimmt es Koordinationsaufgaben im Rahmen des Europäischen Netzes für die epidemiologische Überwachung und die Kontrolle übertragbarer Krankheiten.

■ Meldepflicht

Das Infektionsschutzgesetz listet in §6 meldepflichtige Krankheiten und in §7 meldepflichtige Nachweise von Krankheitserregern auf. §8 regelt, welche Personen zur Meldung *verpflichtet* sind:
- der feststellende, behandelnde bzw. leitende Arzt,
- Leiter von Medizinaluntersuchungsämtern und sonstigen privaten oder öffentlichen Untersuchungsstellen einschließlich der Krankenhauslaboratorien,
- Leiter von Einrichtungen der pathologisch-anatomischen Diagnostik,
- der Tierarzt,
- Angehörige eines anderen Heil- oder Pflegeberufs,
- verantwortliche Luftfahrzeugführer oder der Kapitän eines Seeschiffes,
- Leiter von Pflegeeinrichtungen, Justizvollzugsanstalten, Heimen, Lagern o. ä.,
- Heilpraktiker.

In §9 und 10 sind die Angaben, welche bezüglich der namentlichen Meldung zu machen sind, festgelegt. Ebenso ist der Zeitraum für die Meldung geregelt.

■ Tätigkeits- und Beschäftigungsverbote

§42 Infektionsschutzgesetz beschäftigt sich u. a. mit Tätigkeits- und Beschäftigungsverboten. Bei bestimmten Erkrankungen (oder dem Verdacht) sind andere Menschen vor einer Ansteckungsgefahr zu schützen. Daher kann es notwendig sein, dass die Berufsausübung vorläufig untersagt ist. So sind z.B. in Gemeinschaftseinrichtungen keine Lehr-, Erziehungs-, Pflege-, Aufsichts- oder sonstige Tätigkeiten auszuüben, bei denen Kontakt zu Lebensmitteln stattfindet, bis zum Nachweis, dass keine Infektionsgefahr mehr besteht.

Ausscheider bestimmter Krankheitserreger wie z. B. Salmonella Typhi und Paratyphi müssen besondere Vorschriften beachten. Sie dürfen nur mit Genehmigung des Gesundheitsamtes und unter Einhaltung der notwendigen Schutzmaßnahmen arbeiten, Gemeinschaftseinrichtungen benutzen oder an Veranstaltungen teilnehmen. Die Erkrankungen, die zu einem Tätigkeits- bzw. Beschäftigungsverbot führen, sind in **Tab. 34.1** dargestellt.

Tabelle 34.1 Infektionserkrankungen mit Tätigkeits- und Beschäftigungsverbot

Verbot von Tätigkeiten in Gemeinschaftseinrichtungen* (Lehr-, Erziehungs-, Pflege- und Aufsichtstätigkeiten)	Verbot von Tätigkeiten in der Herstellung von Lebensmitteln bzw. mit Kontakt zu Lebensmitteln
- Cholera - Diphtherie - Enteritis durch enterohämorrhagische E. coli (EHEC) - Virusbedingtes hämorrhagisches Fieber - Haemophilus influenzae Typ b-Meningitis - Impetigo contagiosa (ansteckende Borkenflechte) - Keuchhusten - ansteckungsfähige Lungentuberkulose - Masern - Meningokokken-Infektion - Mumps - Paratyphus - Pest - Poliomyelitis - Scabies (Krätze) - Scharlach oder sonstigen Streptococcus pyogenes-Infektionen - Shigellose - Typhus abdominalis - Virushepatitis A oder E - Windpocken	bei Erkrankung oder Verdacht der Erkrankung an: - Typhus abdominalis, Paratyphus - Cholera - Shigellenruhr - Salmonellose, einer anderen infektiösen Gastroenteritis - Virushepatitis A oder E - weiterhin Personen, die an infizierten Wunden oder Hautkrankheiten erkrankt sind, bei denen Krankheitserreger über Lebensmittel übertragen werden können Ausscheider von: - Shigellen - Salmonellen - enterohämorrhagische Escherichia coli - Choleravibrionen

* §33 definiert Gemeinschaftseinrichtungen als Einrichtungen, in denen überwiegend Säuglinge, Kinder oder Jugendliche betreut werden

Bevor die einzelnen Erkrankungen und deren Auswirkungen auf die Situation der Kinder und deren Familien betrachtet werden, soll das Besondere einer Infektions- oder Isolierstation erläutert werden.

34.2.2 Hygienische Grundsätze

Besteht der Verdacht, dass ein Kind an einer Infektionserkrankung leidet, wird es im Krankenhaus von anderen Kindern isoliert, um einer Übertragung der Erkrankung vorzubeugen. Dies geschieht meist auf einer für diese Zwecke speziell eingerichteten Station.

An eine sog. *Infektions- oder Isolierstation* werden bestimmte Anforderungen gestellt, um die Versorgung der Patienten unter hygienischen Richtlinien durchführen zu können. Zu diesen Anforderungen zählen:
- bauliche Aspekte, die es ermöglichen, die notwendigen Isolierungsmaßnahmen durchführen zu können und
- hygienische Grundsätze, die eingehalten werden sollen.

■ Baulicher Aspekt im Krankenhaus
Kinder, bei denen der Verdacht einer Infektionskrankheit vorliegt, werden bei der Aufnahme ins Krankenhaus in einem separaten Aufnahmezimmer untersucht. Zu ihrem eigenen und dem Schutz der anderen Kinder werden sie auf einer Isolierstation behandelt und gepflegt. Sie sind oft in einem Einzelzimmer untergebracht und benutzen eine eigene Toilette. Zwischen dem Patientenzimmer und dem Stationsflur befindet sich eine Schleuse **(Abb. 34.2)**.

Definition ⇢ *Schleusen* bedeutet, dass jeweils eine Tür, entweder die des Patientenzimmers oder die Außentür zum Flur, zuerst geschlossen wird, bevor die nächste geöffnet wird. Dieses Vorgehen verhindert eine direkte Weiterverbreitung der Keime über die Luft.

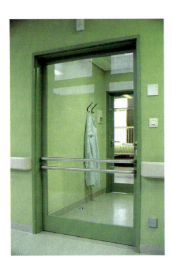
Abb. 34.2 ⇢ **Schleuse.** Ein Zwischenraum reduziert die Keimverbreitung

Bei sog. „fliegenden Infektionen" wie Windpocken und Masern wird neben dem Schleusen in manchen Kliniken ein „Lüften" empfohlen. Nach dem Austritt aus dem Patientenzimmer wird erst nach einer Wartezeit von 3 Minuten im Zwischenraum (hierbei sind beide Türen geschlossen) die Außentür zum Flur geöffnet.

Viele Isolierstationen haben die Patientenzimmer mit Be- und Entlüftungsanlagen ausgestattet, die eine „Umwälzung" der Raumluft ermöglichen.

■ Schutzkittel
Der Schutzkittel wird in der Schleuse mit der Kittelinnenseite nach außen aufgehängt. Damit wird einer Übertragung von Keimen, die auf der Außenseite des Kittels haften, vorgebeugt. Benutzt der Patient die Schleuse, um z. B. in die Nasszelle zu gelangen, wird der Kittel mit der Kittelaußenseite nach außen aufgehängt. Hiermit verhindert man eine mögliche Kontamination der Kittelinnenseite durch den Patienten.

■ Isolierungsmaßnahmen
In der Therapie der Infektionserkrankungen sind Isolierungsformen unterschiedlichen Ausmaßes notwendig.

■ Standardisolierung
Bei der *Standardisolierung* sind Schutzmaßnahmen erforderlich, aber nicht unbedingt eine Isolierung des Kindes im Einzelzimmer.

■ Strikte Isolierung
Bei Kindern mit Infektionskrankheiten, die meldepflichtig und/oder besonders infektiös sind, wird eine *strikte Isolierung* vorgenommen. Neben den grundsätzlichen hygienischen Maßnahmen wird ein Einzelzimmer notwendig und das Kind darf das Zimmer nicht verlassen.

Merke ⇢ Sollen die Fenster im Patientenzimmer von Kindern mit „fliegenden Infektionen" geöffnet werden, sind in den anderen Patientenzimmern die Fenster geschlossen zu halten. Verlässt das Kind, z. B. zu Untersuchungen, das Zimmer und die Station, sind alle anderen Türen zu den Patientenzimmern zu schließen. Ebenso müssen die Abteilungen informiert werden, die mit dem Kind aufgesucht werden. Dies gilt auch für die Abteilungen, die sich auf dem Weg dorthin befinden.

■ Schutzisolierung
Schutzisolierung, auch protektive Isolierung oder Umkehrisolierung genannt, dient dem Schutz des Patienten. Diese Art der Isolierung findet bei Kindern Anwendung, deren körpereigene Abwehr herabgesetzt ist und die somit gefährdet sind, eine Infektion zu bekommen. Dies kann z. B. bei immunsupprimierten Kindern mit onkologischen Erkrankungen der Fall sein.

34 Pflege von Kindern mit infektiösen Erkrankungen

Es ist folgendes zu beachten:
- Die Kinder sind in einem Einzelzimmer untergebracht.
- Alle Personen, die dieses Zimmer betreten, müssen zum Schutz des Kindes einen Schutzkittel und einen Mundschutz tragen.
- Die Dinge, die ins Patientenzimmer gebracht werden, müssen keimfrei bzw. keimarm sein, z. B. kann sterilisierte Wäsche verwendet werden, Geräte werden desinfiziert, die Nahrung und Getränke werden keimarm zubereitet.
- Um die Keimbesiedlung im Zimmer möglichst gering zu halten, werden die benutzten Materialien und die Schmutzwäsche direkt aus dem Patientenzimmer geräumt.

■ Grundsätzliche Maßnahmen

Um sich selbst und andere vor einer Ansteckung zu schützen, müssen die Pflegepersonen bei allen pflegerischen Maßnahmen folgende Grundsätze beachten:
- Schutzkittel tragen, um die Kontamination der Berufskleidung zu vermeiden,
- Schutzhandschuhe beim Umgang mit Ausscheidungen tragen, um direkten Hautkontakt zu vermeiden,
- Mundschutz tragen, wenn die Gefahr einer aerogenen Ansteckung, z. B. bei offener Tuberkulose, besteht.

Viele Erreger können über Gegenstände übertragen werden, die mit dem Patienten in Berührung gekommen sind. Daher ist es notwendig, diese zuerst zu desinfizieren bzw. zu sterilisieren, bevor sie mit anderen Personen in Kontakt kommen.

Ist ein Kind an einer offenen Tuberkulose erkrankt, wird die Wäsche und das Essgeschirr desinfiziert oder sterilisiert. Bei der Entsorgung sind Schutzhandschuhe und Schutzkittel zu tragen.
- abwaschbare Spielsachen wie Plastikbausteine und waschbare Stofftiere erleichtern die Desinfektion nach der Entlassung.
- das Zimmer wird jeweils nur für den Tagesbedarf an Pflegeutensilien aufgefüllt, um die spätere Entsorgung von nicht benutzten Materialien zu vermeiden und damit Kosten zu sparen.
- es dürfen keine Topfpflanzen im Zimmer stehen, da Blumenerde als Nährboden und bei Hautkontakt als Überträger von Erregern dient.
- das erkrankte Kind darf das Zimmer nur nach Zustimmung des Arztes verlassen.

Schwangere dürfen nicht auf einer Infektionsstation arbeiten, wenn eine erhöhte Gesundheitsgefährdung für die werdende Mutter oder das Kind besteht.

Alle Mitarbeiter werden in die bestehenden Schutzmaßnahmen eingewiesen. **Tab. 34.2** zeigt Informationen über Erreger und besondere Schutzmaßnahmen.

■ Besonderheiten bei der Schlussdesinfektion

Zur speziellen Desinfektion wird das Patientenbett gekennzeichnet und in einer zentralen Bettenreinigung aufbereitet. Ist diese nicht vorhanden, wird das Bett nach den jeweiligen Vorschriften der Klinik desinfiziert. Patienteneigene Utensilien werden so weit wie möglich desinfiziert oder entsorgt (s. S. 399).

■ Entseuchung

Bei bestimmten Infektionskrankheiten, z. B. der offenen Tuberkulose, sind noch zusätzliche Schutzmaßnahmen zu treffen, wenn ein Patient entlassen oder verstorben ist. Diese dienen der Vernichtung von Krankheitserregern, um die Gefahr einer Übertragung der Krankheit zu verringern.

Die gesetzlichen Bestimmungen zur Bekämpfung von Infektionskrankheiten nach dem Infektionsschutzgesetz bestimmen die jeweils zu treffenden Maßnahmen.

34.2.3 Impfungen

Impfungen dienen dem Schutz vor Infektionskrankheiten. Es wird unterschieden zwischen:
- der aktiven Impfung und
- der passiven Impfung.

> **Definition** ⇢ Bei der aktiven Impfung sollen abgeschwächte Erreger oder Teile von Erregern eine Antikörperbildung durch den Körper selbst bewirken. Im Gegensatz hierzu werden bei der passiven Impfung bereits Antikörper verabreicht, die gegen den Erreger vorgehen.

Impfplan

Der Impfplan, **Tab. 34.3,** auch Impfkalender oder Impfprogramm genannt, enthält die empfohlenen Schutzimpfungen für Kinder und Jugendliche. Ziel der Impfung ist die Erlangung der Immunität gegen bestimmte Infektionskrankheiten. Neben dem Ziel, die einzelne Person durch eine Impfung vor Krankheiten zu schützen, sollen durch hohe Durchimpfungsraten einzelne Krankheitserreger letztendlich weltweit ausgerottet werden.

> **Merke** ⇢ Bei einem Infekt sollte nicht geimpft werden, um die Verträglichkeit der Impfung nicht zu gefährden.

Auffrischimpfungen sollten alle 10 Jahre gegen Poliomyelitis, Diphtherie und Tetanus erfolgen. Bei einer Verletzung sollte vorsorglich gegen Tetanus geimpft werden, wenn die Impfung länger als 5 Jahre zurückliegt. Mädchen wird die Rötelnimpfung empfohlen aufgrund der Gefahr einer Rötelnembryopathie bei Infektion in der Schwangerschaft.

Alle Impfungen werden im Impfausweis eingetragen. Dieses dient der Kontrolle des Impfschutzes.

Tabelle 34.2 · Besondere Maßnahmen bei einigen ausgewählten Infektionserkrankungen

Erkrankung und Erreger	Besondere Schutzmaßnahmen
AIDS Erreger: Human immune deficiency virus (HIV)	→ i.d.R. keine Isolierung notwendig, Schutzisolierung bei Infektanfälligkeit, → keine besonderen hygienischen Schutzmaßnahmen notwendig, → Schutzhandschuhe bei Kontakt mit Blut und Ausscheidungen wie bei allen Kindern → Information über Schutzmaßnahmen bei Sexualkontakt
Diphtherie Erreger: Corynebacterium diphtheriae	→ strikte Isolierung
Durchfallerkrankungen Erreger: → Viren, z. B. Rotaviren → Bakterien, z. B. Salmonellen	→ separate Toilette oder Steckbecken → strikte Isolierung bei Salmonelleninfektion → Schutzhandschuhe beim Wickeln tragen
Meningitis/Enzephalitis Erreger: → Bakterien, z. B. Meningokokken, Pneumokokken, Haemophilus influenzae → Viren, z. B. Herpesviren, Borrelien	→ strikte Isolierung bei Meningokokken bis 24 Stunden nach Therapiebeginn, bei Viren für die Dauer der Erkrankung
Hepatitis Erreger: Hepatitis A-, B-, C-, D-, E-, G-Viren	→ Standardisolierung bei Hepatitis B und C → separate Toilette oder Steckbecken bei Hepatitis A und E → Schutzhandschuhe beim Wickeln tragen
Herpes Infektionen Erreger: → Herpes-simplex-Virus (Stomatitis aphthosa Typ 1: Herpes labialis und nasalis, Typ 2: H. genitalis und perianalis) → Humanes Herpesvirus 6 (Dreitagefieber = Exanthema subitum)	→ Pflegepersonal mit Herpes labialis muss zum Schutz des Patienten einen Mundschutz tragen → direkten Kontakt vermeiden, z. B. nicht küssen → Abklärung mit Arzt vor dem Besuch öffentlicher Einrichtungen wie Kindergarten
Influenza (Virusgrippe) Erreger: RNS-Viren, verschiedene Subtypen	→ Standardisolierung → abwehrgeschwächte Personen müssen geschützt werden, z. B. Säuglinge, Kleinkinder und alte Menschen → Eine aktive Immunisierung kann entsprechend den von der WHO für die Influenza-Saison empfohlenen Stämmen durchgeführt werden
Kopfläuse (Pediculus capitis) Erreger: Superinfektion durch die Läuse mit Rickettsien (= Bakterien, die in der Laus und im Mensch überleben und z. B. das Fleckfieber auslösen) und Nissen (Eier der Läuse)	→ kein Besuch von öffentlichen Einrichtungen wie Schule oder Kindergarten für die Dauer des Befalls
Masern (Morbilli) Erreger: Masernvirus	→ für die Dauer der Ansteckungsfähigkeit strikte Isolierung und Schleusen (Lüften umstritten) → Schleusen spätestens ab dem 9. Inkubationstag empfohlen (auch wenn noch kein Exanthemausbruch besteht)
Mumps (Parotitis epidemica) Erreger: Mumpsvirus	→ Standardisolierung für die Dauer der Ansteckungsfähigkeit
Mykosen (Pilzerkrankungen) Erreger: Hefepilz Candida albicans (z. B. Candidiasis, Soor)	→ bei Mundsoor: Schnuller- und Saugerhygiene beachten (S. 298) → bei Anogenitalsoor: kein Babyschwimmen oder Wickeln auf öffentlichen Wickelplätzen
Pertussis (Keuchhusten) Erreger: Bordetella pertussis, Keuchhustenbakterium	→ strikte Isolierung für die Dauer der Ansteckungsfähigkeit (antibiotische Therapie reduziert Ansteckungsdauer)

Fortsetzung ▶

Tab. 34.2 ⇢ (Fortsetzung)

Erkrankung und Erreger	Besondere Schutzmaßnahmen
Pfeiffersches Drüsenfieber (infektiöse Mononukleose) Erreger: Epstein-Barr-Virus (EBV), gehört zur Gruppe der Herpes-Viren	⇢ strikte Isolierung für die Dauer der Ansteckungsfähigkeit
Poliomyelitis (Kinderlähmung) Erreger: Poliomyelitisvirus, gehört zur Gruppe der Enteroviren, 3 Typen	⇢ strikte Isolierung für die Dauer der Erkrankung ⇢ separate Toilette, solange Erregerausscheidung über Stuhl
Röteln (Rubeola) Erreger: Rötelnvirus	⇢ ein Neugeborenes mit Rötelnembryopathie kann die Erkrankung auf andere übertragen, daher ist eine Isolierung von anderen Neugeborenen nötig ⇢ Schwangere müssen vor ansteckungsfähigem Kind geschützt werden
Scharlach Erreger: Bakterien, Beta-hämolysierende Streptokokken der Gruppe A	⇢ strikte Isolierung bis 24–48 Stunden nach Therapiebeginn, ohne Therapie ansteckend 3 Wochen und länger, solange Erreger im Rachenbereich nachweisbar sind
Skabies (Krätze) Erreger: Sarcoptes scabiei	⇢ Standardisolierung für die Dauer der Erkrankung ⇢ kein Besuch öffentlicher Einrichtungen ⇢ engen Körperkontakt vermeiden
Tuberkulose Erreger: Mycobakterium tuberculosis	⇢ strikte Isolierung bis 3–4 Wochen nach Therapiebeginn ⇢ Raumdesinfektion bei offener Tuberkulose nach Entlassung ⇢ Mund- und Nasenschutz bei offener Tbc notwendig ⇢ kein Besuch öffentlicher Einrichtungen für die Dauer der offenen Tuberkulose ⇢ Spaziergänge bei offener Tbc nur mit speziellem Mundschutz
Windpocken (Varizellen) Erreger: Varizella-Zoster-Virus, gehört zur Gruppe der Herpesviren **Herpes zoster** (Gürtelrose)	⇢ Schleusen empfohlen ab 10. Inkubationstag (falls noch kein Exanthemausbruch) bis zum Abfall der Borken, Lüften umstritten ⇢ zuhause: kein Besuch von öffentlichen Einrichtungen wie z. B. Kindergarten ⇢ Isolierung für die Dauer der Ansteckungsfähigkeit

■ Nebenwirkungen

Aufgrund der guten Verträglichkeit der neuesten Impfstoffe sind unerwünschte Arzneimittelwirkungen nur in seltenen Fällen beobachtet worden. Zu den unbedenklichen Impfreaktionen zählen:
⇢ vorübergehende leichte Rötung, Schwellung und Schmerzhaftigkeit im Bereich der Injektionsstelle,
⇢ leicht erhöhte Körpertemperatur in den ersten 72 Stunden nach der Impfung.

Reaktionen, die über diese Erscheinungen hinausgehen, müssen von einem Arzt abgeklärt und umgehend an das Gesundheitsamt gemeldet werden (Meldepflicht nach § 6 Abs. 1, Nr. 3 IfSG).

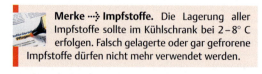

Merke ⇢ **Impfstoffe.** Die Lagerung aller Impfstoffe sollte im Kühlschrank bei 2–8° C erfolgen. Falsch gelagerte oder gar gefrorene Impfstoffe dürfen nicht mehr verwendet werden.

Tuberkulintest

Tuberkulin ist ein Extrakt aus Tuberkelbakterien und einem Kulturmedium. Ein Organismus, der sich mit den Tuberkelbakterien auseinandergesetzt hat, reagiert bei Gabe von Tuberkulin. Auf dem Nachweis dieser spezifischen Reaktionsweise beruht die Diagnostik des Tuberkulintestes.

Die Tuberkulintestung nach der Mendel-Mantoux-Methode wird bei tuberkuloseverdächtigen Symptomen zur Abklärung empfohlen. Bei Reihenuntersuchungen von exponierten Kontaktpersonen ohne tuberkuloseverdächtige Beschwerden wird der Tuberkulin-Stempeltest aufgrund seiner hohen Sensitivität eingesetzt.

Die Stempeltests werden bei unsicherem Testergebnis durch den Intrakutantest nach Mendel-Mantoux ergänzt. Die Konzentration der Testlösung wird hierbei durch den Arzt bestimmt. Erhältlich ist die Lösung in den Stärken GT1, GT10, GT100 und GT1000.

In der Regel wird der Test mit der Stärke GT 10 durchgeführt. GT bedeutet gereinigtes Tuberkulin. Die angegebene Zahl steht für die Tuberkulineinheiten. Die Bezeichnung „GT 1 : 10" bedeutet somit, dass in 1 ml Testsubstanz 10 Tuberkulineinheiten gereinigtes Tuberkulin enthalten sind.

Tab. 34.3 Impfplan für Säuglinge, Kinder und Jugendliche (beruht auf allgemeinen öffentlichen Empfehlungen der Ständigen Impfkommission (STIKO) am Robert-Koch-Institut, Stand Juli 2001)

empfohlenes Alter	Schutzimpfung gegen	Impfstoff/Applikation
ab. 3. Lebensmonat	Diphtherie (D/d), Tetanus (T) und Pertussis (aP)	1. Impfung
	Haemophilus influenzae Typ b (Hib)	1. Impfung
	Poliomyelitis (IPV)	1. Impfung
	Hepatitis B (HB)[2]	1. Impfung
ab 4. Lebensmonat	Diphtherie, Tetanus und Pertussis	2. Impfung
	Haemophilus influenzae Typ b	2. Impfung bei Kombinationsimpfung
	Poliomyelitis (IPV)	2. Impfung bei Kombinationsimpfung
ab 5. Lebensmonat	Diphtherie, Tetanus und Pertussis	3. Impfung
	Haemophilus influenzae Typ b	2. Impfung (bzw. 3. Kombinationsimpfung)
	Poliomyelitis	2. Impfung (bzw. 3. Kombinationsimpfung)
	Hepatitis B	2. Impfung
ab. 12. – 15. Lebensmonat	Diphtherie, Tetanus und Pertussis	4. Impfung
	Haemophilus influenzae Typ b	3. Impfung (bzw. 4. Kombinationsimpfung)
	Poliomyelitis	3. Impfung (bzw. 4. Kombinationsimpfung)
	Hepatitis B	3. Impfung
	Masern, Mumps und Röteln (= MMR)	1. Impfung Dreifachlebendimpfstoff, intramuskulär oder subcutan
ab. 15. – 23. Lebensmonat	evtl. Masern, Mumps und Röteln	Impfstatus überprüfen und ggf. vervollständigen (Mindestabstand zwischen 1. Impfung 4 Wochen)
ab. 5. – 6. Lebensjahr	Tetanus, Diphtherie	Tetanus-Diphtherie (Td) Totimpfstoff, d.h. reduzierte Diphtherieantigendosis (= d) i.m. Auffrischimpfung
10. – 18. Lebensjahr	Tetanus, Diphtherie	Auffrischimpfung
	Pertussis	Auffrischimpfung
	Poliomyelitis	Auffrischimpfung
	Hepatitis B	Für nicht geimpfte Kinder/Jugendliche und bei unvollständigem Impfschutz
	Masern, Mumps, Röteln	Für nicht geimpfte Kinder/Jugendliche und bei unvollständigem Impfschutz

[1] als Kombinationsimpfstoff mit Hib und IPV möglich (= DTaP-IPV-Hib)
[2] Hepatitis B-Impfung ist bereits nach der Geburt möglich (postexpositionelle Hepatitis B-Prophylaxe simultan mit HB-Immunglobulingabe bei Neugeborenen von HbsAg-positiven Müttern bzw. mit unbekanntem HBs-Ag-Status, weitere Impfungen dann nach 1 Monat und 6 Monaten nach der Impfung)

Merke · Beobachtung. Bei einer aktiven Tuberkulose kann eine zu hoch dosierte Testung heftige lokale Reaktionen auslösen. Daher ist bei Verdacht auf eine tuberkulöse Erkrankung eine geringere Konzentration der Testsubstanz zu verwenden.

Vorbereitung
Die Testung wird nur an intakter Haut vorgenommen! Die Haut an der Innenseite des Unterarms, an der die Testung erfolgen soll, wird mit Hautdesinfektionsmittel entfettet, anschließend trocknen gelassen.

Durchführung
Tuberkulin-Teststempel. Der Test erfolgt intrakutan mit Hilfe von Teststempeln. Der Teststempel soll für 3 Sekunden in die gespannte Haut gedrückt werden (Abb. 34.3). Bei korrekter Durchführung ist der Abdruck des Stempels sichtbar. Anschließend wird der Teststempel sicher entsorgt, z.B. in einer Kanülenbox. Er kann nur ein Mal verwendet werden!

Intrakutantest nach Mendel-Mantoux. Der Test erfolgt durch die intrakutane Injektion der Testsubstanz, dabei injiziert der Arzt intrakutan 0,1 ml der jeweiligen Konzentrationslösung an der Unterarminnenseite.

34 Pflege von Kindern mit infektiösen Erkrankungen

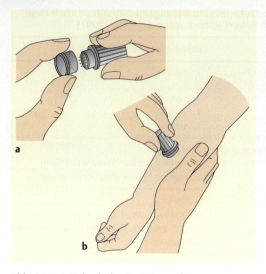

Abb. 34.3 Tuberkulin-Teststempel.
a Teststempel
b Anwendung des Teststempels

■ Nachsorge

Die Markierung der Tuberkulin-Teststelle wird anschließend durchgeführt, um das Auffinden der Teststelle zu erleichtern. Dies sollte kindgerecht etwa mit dem Malen einer Sonne geschehen. Die Teststelle darf bis nach dem Ablesen nicht gewaschen werden und ist vor Reibung oder Kratzen zu schützen, da sich sonst die Wirksamkeit des Tests und damit seine Aussagekraft verändert. Die Kinder und deren Eltern sind darüber zu informieren.

Auswertung des Testergebnisses. Das Ablesen des Tests erfolgt nach 72 Stunden (spätestens nach 1 Woche) durch den Arzt. Das Testergebnis fällt „positiv" aus, wenn an der Injektionsstelle eine Papel sichtbar wird, die einen bestimmten Durchmesser erreichen muss. Berücksichtigt wird dabei, ob die zu testende Person gegen Tuberkulose geimpft ist und Kontakt zu Personen mit Tuberkulose hatte.

> **Merke ⋯› Beobachtung.** Das Testergebnis kann bei ACTH-, Corticoid-, immunsuppressiver Therapie oder Viruslebendimpfung falsch negativ ausfallen. Weiterhin kann es zu allergischen Reaktionen durch die Testsubstanz kommen.

Tab. 34.4 ⋯› Exanthembeschreibung einiger Infektionserkrankungen

Erkrankung	Hautveränderungen
Scharlach	am 2. Tag, oft nur für wenige Stunden sichtbar: ⋯› kleinste dichtstehende Pünktchen, die aussehen wie Nadelstiche, intensiv gerötete, samtartige, makulopapulöse Effloreszenzen, ⋯› besonders am Unterbauch, Achselhöhlen, seitliche Leistengegend, Leistenbeugen und Innenseiten der Oberarme und Oberschenkel, ⋯› in der 2. Woche beginnt sich die Haut zu schälen (besonders an Handflächen und Fußsohlen) Weitere Besonderheiten: ⋯› Gesicht nicht betroffen, Wangen intensiv gerötet, nur Munddreieck (zwischen Kinn, Oberlippe und Nase) bleibt ausgespart (**periorale Blässe**), ⋯› am 5. Krankheitstag wird die weißlich belegte Zunge rot mit erhabenen Papillen (**Himbeerzunge**)
Masern	⋯› Beginn am Hals, hinter den Ohren, dann Ausbreitung über das ganze Gesicht und über den Thoraxbereich über den ganzen Körper ⋯› hellrot, scharf gegrenzt, später dunkelrot, manchmal bräunlich oder livide Färbung, grobfleckig, teilweise konfluierend, ⋯› Handinnenflächen und Fußsohlen ebenfalls befallen, ⋯› Rückgang des Exanthems und Fieberabfall etwa am 3. Krankheitstag mit Hautschuppung
Varizellen	⋯› am ganzen Körper juckende, blaßrote Flecken, ⋯› auch die behaarte Kopfhaut ist befallen, ⋯› Knötchen und Bläschen bilden sich, ⋯› Bläschen trocknen ein und bilden einen dunkelroten Schorf, der nach mehreren Tagen abfällt. ⋯› Alle Stadien des Ausschlags (von Makula bis zur Kruste) sind gleichzeitig vorhanden („**Sternkartenphänomen**")
Röteln	⋯› Hautausschlag beginnt hinter den Ohren und breitet sich dann auf den ganzen Körper aus, ⋯› zartrosa bis hellrot, ⋯› fein- bis mittelfleckige einzeln stehende Effloreszenzen, ⋯› fließen nicht zusammen

34.2.4 Exanthembeobachtung

An Windpocken, wie auch an Röteln, Masern und Scharlach, erkranken überwiegend Kinder. Bei einem normalen Verlauf der Infektion müssen die Kinder nicht stationär aufgenommen werden. Die Krankheitsbilder Windpocken, Röteln, Masern und Scharlach gehen mit einer sichtbaren Hautveränderung (Effloreszenz) einher. **Tab. 34.4** beschreibt auf einen Blick die Hautveränderungen der verschiedenen Infektionskrankheiten.

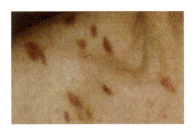

Abb. 34.4 ⇢ **Kaposi-Sarkom bei AIDS.** Hauteffloreszenzen von bräunlich-livider Farbe

34.3 Pflege eines Kindes mit HIV-Infektion/AIDS

34.3.1 Ursache und Auswirkung

■ **Erreger und Inkubationszeit**
Der Erreger von AIDS (acquired immune deficiency syndrome = erworbenes Immundefektsyndrom) ist ein Virus, HIV (Human immune deficiency virus). Die durchschnittliche Inkubationszeit beträgt zwischen $1/2$ und 8 Jahren. Eine nichtnamentliche Meldung ist bei Nachweis einer HIV-Infektion vorgeschrieben (Meldepflicht).

■ **Infektionsweg**
HIV kann auf verschiedene Weise in den menschlichen Organismus eindringen. Frühestens nach 6–8 Wochen können Antikörper im Blut nachgewiesen werden, die infizierte Person ist jedoch schon vorher infektiös. Man unterscheidet die parenterale, die sexuelle und die prä- und perinatale Übertragung (Transmission).
⇢ *parenterale Transmission*, durch infiziertes Blut, Körpersekrete, kontaminierte Instrumente, Kanülen, Bluttransfusion
⇢ *sexuelle Transmission*, durch Sperma und Vaginalsekret
⇢ *prä- und perinatale Transmission*, intrauterine Infektion und während der Geburt, später durch Muttermilch ist umstritten.

■ **Symptome**
Ein Frühsymptom ist ein uncharakteristischer, akuter, fieberhafter Infekt mit Lymphknotenschwellung. Nach Monaten bis Jahren entwickelt sich meist ein sogenanntes Lymphadenopathiesyndrom mit Lymphknotenschwellungen, die länger als 3 Monate andauern. Weitere Begleitsymptome sind Fieber, Gewichtsabnahme und verschiedene Hauterkrankungen.
Vom Vollbild AIDS wird gesprochen, wenn es infolge des geschwächten Immunsystems zu gehäuften zusätzlichen Infektionen mit schwerem Verlauf kommt. Zu den möglichen Begleiterscheinungen in diesem Stadium der Erkrankung gehören:

⇢ Durchfälle, Gewichtsabnahme,
⇢ Fieber, Husten,
⇢ Milz-, Lymphknoten- und Leberschwellung,
⇢ Hautveränderungen, z. B. Kaposi-Sarkom **(Abb. 34.4)**,
⇢ neurologische Störungen.

34.3.2 Pflegebedarf einschätzen

Kinder mit einer HIV-Infektion sind in ihrer Immunabwehr geschwächt und daher anfällig für weitere Infektionen. Sie leiden oft unter einer allgemeinen Schwäche, Appetitlosigkeit, Erbrechen und Gewichtsverlust. Die Situation des Kindes ist meist von Angst vor sozialer Isolation geprägt:
⇢ Ausgrenzung, da die Umgebung Angst vor Ansteckung hat,
⇢ Angst, Vertraute anzustecken,
⇢ Angst vor dem Sterben und seine Eltern haben Angst vor dem Sterben ihres Kindes.

34.3.3 Pflegeziele und -maßnahmen

■ **Kind fühlt sich akzeptiert**
Um dem Kind das Gefühl zu vermitteln, trotz der Infektion akzeptiert und angenommen zu werden, sollte versucht werden, das Kind in häuslicher Umgebung zu belassen und dort zu betreuen. Das Kind kann je nach körperlicher Verfassung und ärztlicher Rücksprache weiterhin in den Kindergarten und in die Schule gehen und seine sozialen Kontakte aufrechterhalten.
Bei der Pflege von Kindern mit einer HIV-Infektion oder AIDS sind keine besonderen hygienischen Maßnahmen notwendig. Unnötige Schutzmaßnahmen können eine Ausgrenzung fördern. Die allgemeinen hygienischen Grundsätze sind zu befolgen, wie z. B. das Tragen von Schutzhandschuhen im Umgang mit Blut und Ausscheidungen wie bei allen Kindern.

■ **Infektionen wird vorgebeugt**
Kinder mit stark geschwächtem Immunsystem müssen evtl. zu ihrem eigenen Schutz isoliert werden, damit sie sich nicht bei anderen Kindern anstecken. Kind und Eltern werden über die hygienischen Maß-

34 Pflege von Kindern mit infektiösen Erkrankungen

nahmen zur Infektionsprophylaxe aufgeklärt und angeleitet, z. B. über Händewaschen, Körperpflege.

Jugendliche werden über Schutzmaßnahmen, z. B. bei Sexualkontakten, aufgeklärt.

■ **Angst vor dem Sterben kann ausgedrückt werden**

Die Pflegeperson sollte jederzeit für Gespräche mit dem Kind oder den Eltern offen sein. Sie sollte zuhören und Raum geben, um Angst vor dem Tod ausdrücken zu können. Ein Gespräch mit einem Seelsorger oder einem Psychologen kann angeboten werden.

■ **Kind kann sich beschäftigen**

Die Kinder sollten zum Spielen und Lernen motiviert und der Kontakt zu Gleichaltrigen gefördert werden.

■ **Zufriedenstellender Ernährungszustand**

Im Laufe einer HIV-Infektion kommt es häufig zu einer Gewichtsabnahme des Kindes. Die Pflegeperson sollte den Kindern oft kleine Mahlzeiten anbieten und die Lieblingsspeisen des Kindes erfragen und berücksichtigen. Eine ausgewogene, vitaminreiche Ernährung unterstützt die Immunabwehr.

Soor kann den Appetit erheblich einschränken, daher sollte zur Soorprophylaxe eine gründliche Mundpflege mindestens nach jeder Mahlzeit durchgeführt werden (s. S. 525).

34.4 Pflege eines Kindes mit Diphtherie

34.4.1 Ursache und Auswirkung

■ **Erreger und Inkubationszeit**

Erreger der Diphtherie ist das Diphtheriebakterium (Corynebacterium diphtheriae), die Inkubationszeit beträgt wenige Stunden bis 5 Tage. Es besteht ein Tätigkeits- und Beschäftigungsverbot (s. **Tab. 34.1**) und eine Meldepflicht bei Verdacht, Erkrankung und Tod des Kindes.

■ **Infektionsweg**

Die Diphtherie wird durch Tröpfcheninfektion übertragen. Sie ist ansteckend, solange Bakterien im Nasen- und Rachenabstrich nachweisbar sind.

■ **Symptome**

Leitsymptom der Diphtherie ist ein Anschwellen der Gaumenmandeln und des Kehlkopfes, das bis zum Ersticken des Kindes führen kann. Außerdem ist mit folgenden Symptomen zu rechnen:
⇢ subfebrile Temperaturen oder Fieber,
⇢ Appetitlosigkeit, Müdigkeit,
⇢ Schnupfen, Heiserkeit,
⇢ trockener, bellender Husten,
⇢ Blutdruck und Puls sinken (toxische Wirkung des Erregers auf den Kreislauf mit Schocksymptomatik).

34.4.2 Pflegebedarf einschätzen

Kinder mit einer Diphtherie leiden besonders unter der behinderten Atmung, was bis zu einer Erstickungsangst führen kann. Die Probleme beim Atmen gehen oft mit Schluckbeschwerden einher und verschlechtern sich bei Belastung.

34.4.3 Pflegeziele und -maßnahmen

Kind kann frei atmen

Kinder mit Diphtherie sollen sich nicht belasten und haben deshalb strenge Bettruhe. Die Vitalzeichen (Atmung, Puls, Blutdruck, Temperatur) müssen regelmäßig kontrolliert werden. Es ist besonders auf Zeichen von Atemnot zu achten.

Um die Atmung zu unterstützen können neben den atemerleichternden Maßnahmen (S. 176) folgende pflegerische und ärztliche Interventionen nötig werden:
⇢ evtl. muss das Kind abgesaugt werden,
⇢ Gabe von Sedativa nach ärztlicher Anordnung,
⇢ Sauerstoffgabe nach ärztlicher Anordnung,
⇢ Gabe von Antibiotika nach AVO,
⇢ Pflege des Tracheostomas,
⇢ im Notfall Intubation und Beatmung,
⇢ ggf. Intensivpflege (S. 761)

Merke ⇢ Das Antitoxin-Diphtherieserum wird so früh wie möglich verabreicht (i. m.-Injektion), da das Serum das Toxin in der Blutbahn binden kann, aber nicht das in den Organzellen.

■ **Das Kind fühlt sich nicht allein**

Das verängstigte Kind sollte möglichst selten allein gelassen werden. Es braucht Ermutigung und Beistand. Oft ist auch eine körperliche Berührung, z. B. Hand halten, das, was die Kinder am meisten brauchen.

■ **Ausreichende Nahrungsaufnahme**

Oft ist breiige Kost oder Sondenernährung die einzige Form, um trotz der Schluckbeschwerden Nahrung zu sich nehmen zu können. Das Kind sollte ausreichend mit Flüssigkeit und Nahrung versorgt sein. Auf Arztanordnung ist nach Plan eine Infusionstherapie durchzuführen.

34.5 Pflege eines Kindes mit Durchfallerkrankungen

34.5.1 Ursache und Auswirkung

■ Erreger und Inkubationszeit
Durchfall (Diarrhoe) kann durch die verschiedensten Erreger ausgelöst werden, so auch durch Viren (z. B. Rotaviren) oder Bakterien (z. B. Kolibakterien). Die Inkubationszeit beträgt zwischen wenigen Stunden und sieben Tagen. Je nach Erreger besteht Meldepflicht.
Salmonellose: Erreger sind z. B. Salmonella typhi und paratyphi (Meldepflicht). Die Inkubationszeit beträgt bei der Enteritis infectiosa 3–72 Stunden, bei Typhuserregern 14 Tage. Es besteht die Gefahr des Dauerausscheidens durch Persistieren der Salmonellen in Gallenblase und Darm.

■ Infektionsweg
Durchfallerkrankungen werden zumeist durch Schmierinfektion übertragen. Dabei gelangt infiziertes Material über den fäkal-oralen Infektionsweg in den Verdauungstrakt.

■ Symptome
Die Symptome bei Durchfallerkrankungen sind vielfältig. Der Stuhl des infizierten Kindes verändert sich:
- dünne, häufige Stuhlentleerungen,
- evtl. schleimiger, zerhackter oder blutiger Stuhl,
- Stuhlfarbe, evtl. grünlich, Geruch säuerlich oder faulig.

Bei länger anhaltenden Diarrhoen wird der Körper des Kindes derart geschwächt, dass man von einem reduzierten Allgemeinzustand sprechen kann. Folgende Beobachtungen können gemacht werden:
- Übelkeit, Erbrechen,
- blass-graues Aussehen, kalte Extremitäten,
- eingesunkene Fontanelle, reduzierter Hautturgor,
- aufgetriebener Bauch,
- Schwindelgefühl, Kopfschmerzen.

Salmonellose: Wegdrückbare Roseolen auf der Bauchhaut bei Typhus und Paratyphus, zuerst Obstipation, dann dünne, schleimig-blutige Stühle, erbsbreiartig bei Typhus. Gefahr von Bronchopneumonie, Herzbeteiligung, Hirnödem, Kreislaufstörungen, Darmperforation.

34.5.2 Pflegebedarf einschätzen

Aufgrund der Durchfallerkrankung und seiner Symptome ergeben sich verschiedene Pflegeprobleme. So kommt es aufgrund von Durchfällen und Erbrechen verbunden mit Nahrungsverweigerung, Appetitlosigkeit und Trinkschwäche oft zu einem Wasser- und

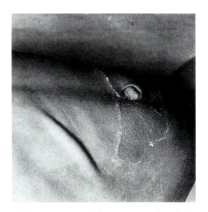

Abb. 34.5 ⇢ Exsikkose. Eine abgehobene Hautfalte bleibt stehen

Elektrolytverlust mit einer erhöhten Kreislaufbelastung und allgemeiner Schwäche. Das Wohlbefinden ist durch das Fieber zusätzlich gestört. Bei Exsikkose bleibt eine abgehobene Hautfalte stehen **(Abb. 34.5)**.

Außerdem leidet das Kind neben dem häufigen und schmerzhaften Stuhldrang an Bauchschmerzen und Übelkeit. Bei Säuglingen und Kleinkindern kommt es oft als Folge von Durchfall zum Wundsein im Windelbereich.

34.5.3 Pflegeziele und -maßnahmen

■ Ausreichende Nahrungs- und Flüssigkeitsaufnahme
Um den Darm zu entlasten, werden der Flüssigkeits- und der Elektrolythaushalt oft mit Infusionen ausgeglichen. Die Aufgaben des Pflegepersonals liegen dann in der Überwachung und Beobachtung des Kindes, sowie der Ein- und Ausfuhrkontrolle. Der Nahrungsaufbau nach einer Nahrungspause verläuft in mehreren Schritten:
- Schluckweise werden Wasser oder Tee (Schwarztee oder Fencheltee) oral verabreicht. Als Pulver können Elektrolytlösungen darin aufgelöst und den Kindern zum Trinken gegeben werden.
- danach kann leicht verdauliche fettarme Kost, wie z. B. Zwieback, geschlagene Banane, geriebener Apfel, Karottenbrei und Wasserkartoffelbrei folgen.
- Wird dieses vertragen, wird Weißbrot mit Diätmargarine und Diätmarmelade, sowie Nudeln, Reis und Magerquark verabreicht.
- Sobald wie möglich sollte dem Kind wieder seine Wunschkost ermöglicht werden.
Häufige kleinere und leicht verdauliche Mahlzeiten sind anzuraten, um den Organismus nicht zu belasten und eine bessere Verträglichkeit zu erreichen. Evtl. kann eine Sondierung der Nahrung, z. B. bei Trinkschwäche, notwendig werden.

34 Pflege von Kindern mit infektiösen Erkrankungen

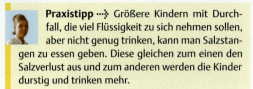

Praxistipp ···▸ Größere Kindern mit Durchfall, die viel Flüssigkeit zu sich nehmen sollen, aber nicht genug trinken, kann man Salzstangen zu essen geben. Diese gleichen zum einen den Salzverlust aus und zum anderen werden die Kinder durstig und trinken mehr.

Säuglinge, die gestillt werden, können weiter Muttermilch bekommen. Andere Säuglinge erhalten leicht resorbierbare, laktose- und fettarme Diätnahrung, z. B. ein Gemisch aus Elektrolytlösung, Reisschleim und Milchnahrung oder Karotten.
Während der Nahrungskarenz und bei Erbrechen ist auf eine gute Mundpflege zu achten.

Merke ···▸ **Beobachtung.** Auf folgende Kriterien ist in der Beobachtung des Kindes bei schweren Durchfallerkrankungen besonders zu achten: Stuhlentleerung, Hautturgor, Urinausscheidung, Gewicht, Appetit, Bewusstsein, Verhalten, Vitalzeichen (Puls, RR und Atmung), Körpertemperatur, Übelkeit, Erbrechen, Bauchschmerzen.

■ **Gesteigertes Wohlbefinden**
Um das Wohlbefinden zu verbessern, sollte das Kind Bettruhe einhalten. Nach Rücksprache mit dem Arzt kann Wärme auf dem Bauch angewendet werden. Bei den Ausscheidungen wird Hilfestellung gegeben, dabei ist auf Schmerzäußerungen des Kindes zu achten.

■ **Komplikationen vermeiden**
Wegen der Sepsisgefahr wird bei Salmonella typhi und paratyphi nach Arztanordnung eine Antibiotikatherapie durchgeführt. Blutdruck- und Pulskontrolle sowie die Stuhlbeobachtung, besonders auf Blutbeimengungen sind weitere Maßnahmen.

■ **Intakte Haut**
Um Hautreizungen vorzubeugen und zu behandeln ist eine gründliche Hautpflege im Windelbereich nötig. Säuglinge mit Diarrhoen müssen nach Bedarf häufiger gewickelt werden.

Merke ···▸ Beim Wickeln von Säuglingen mit Durchfallerkrankungen sollten zum Schutz vor Schmierinfektionen immer Handschuhe getragen werden.

■ **Physiologische Körpertemperatur**
Die Körpertemperatur wird regelmäßig kontrolliert. Um eine physiologische Körpertemperatur zu erreichen, werden fiebersenkende Maßnahmen eingeleitet.

34.6 Pflege eines Kindes mit Enzephalitis

34.6.1 Ursache und Auswirkung

■ **Erreger und Inkubationszeit**
Die Enzephalitis (Entzündung des Gehirns) kann durch Bakterien oder Viren verursacht werden. Am häufigsten ist die durch den Herpesvirus hervorgerufene Herpesenzephalitis. Die Enzephalitis ist eine gefürchtete Komplikation bei anderen Infektionen im Organismus.

■ **Infektionsweg**
Die Übertragung der Krankheitserreger geschieht durch Tröpfcheninfektion (Husten oder Niesen).

■ **Symptome**
Die Symptome einer Enzephalitis ähneln denen der Meningitis (S. 747). Charakteristisch für die Enzephalitis sind zusätzliche neurologische Symptome:
···▸ neurologische Ausfälle, Lähmungen,
···▸ Krampfanfälle,
···▸ Bewusstseinsveränderungen und -verlust,
···▸ Wesensveränderung, Aggressivität,
···▸ Unruhe, Orientierungslosigkeit.

34.6.2 Pflegebedarf einschätzen

Ein Kind mit Enzephalitis ist in seinen vitalen Funktionen bedroht, z. B. beeinträchtigte Atmung, Gefahr von Krampfanfällen. Es besteht die Gefahr von Folgeschäden. Die Kinder leiden zusätzlich unter:
···▸ einer Berührungs- und Lichtempfindlichkeit,
···▸ einer eingeschränkten Bewegungsfähigkeit,
···▸ einer gestörten Nahrungsaufnahme,
···▸ einer gestörten Kommunikationsfähigkeit,
···▸ beeinträchtigtem Wohlbefinden durch Kopfschmerzen.

34.6.3 Pflegeziele und -maßnahmen

■ **Stabile Vitalfunktionen**
Aufgrund der neurologischen Veränderungen müssen einige Kinder nach ärztlicher Anordnung sediert werden. Aufgabe der Pflegeperson ist die regelmäßige Kontrolle der Bewusstseinslage (Glasgow-Koma-Skala, S. 382) und die Überwachung der Vitalzeichen (zumeist über Monitor). Sie beobachtet das Kind auf Hirndruckzeichen, kontrolliert die Ein- und Ausfuhr, insbesondere die Urinausscheidung. Aspirationsschutz bei Bewusstlosigkeit und Keratitisprophylaxe siehe S. 892.

Pflege eines Kindes mit Meningitis 34

■ **Intakte Haut, Beweglichkeit erhalten**
Aufgrund der Bettruhe, der neurologischen Ausfälle und Lähmungen sind die Kinder stark dekubitus- und kontrakturgefährdet. Die Pflegeperson achtet auf eine strenge Durchführung der Kontrakturen- und Dekubitusprophylaxe.

■ **Ausreichende Nahrungsaufnahme, intakte Mundschleimhaut**
Bei bewusstlosen Kindern muss zur Ernährung entweder eine Magensonde gelegt werden, oder sie müssen parenteral mit Infusionen ernährt werden. In beiden Fällen ist eine prophylaktische Mundpflege erforderlich.

■ **Kommunikation ermöglichen**
Die Pflegeperson sollte mit dem Kind sprechen, ihm etwas vorlesen, ihm leise seine Lieblingsmusik vorspielen, ohne es zu überfordern. Auch die basale Stimulation (S. 46) kann den Kindern helfen, sich zu orientieren und sich mitzuteilen. Dabei ist jedoch die Berührungsempfindlichkeit des Kindes zu beachten.

■ **Gesteigertes Wohlbefinden und physiologischer Hirndruck**
Bei der Pflege eines Kindes mit Enzephalitis sollte die Pflegeperson darauf achten, das Kind nur im Bedarfsfall zu stören. Nur die absolut notwendigen Verrichtungen sollten durchgeführt werden (Minimal-Handling). Die Kinder haben Bettruhe. Die Pflegeperson sorgt für eine ruhige Umgebung und ein abgedunkeltes Einzelzimmer.

Das Kind wird mit dem Kopf in Mittelstellung 30° hochgelagert. Die Pflegeperson beobachtet die Kinder auf Schmerzen. Sie sorgt dafür, dass eine Schmerztherapie nach Bedarf des Kindes und nach ärztlicher Anordnung eingehalten wird. Nach der Akutphase sollte sich sobald möglich eine Frührehabilitation anschließen, um Folgeschäden zu vermeiden.

34.7 Pflege eines Kindes mit Meningitis

34.7.1 Ursache und Auswirkung

■ **Erreger und Inkubationszeit**
Es gibt zwei Arten von Meningitis:
⇢ die bakterielle Meningitis, die z. B. durch Meningokokken, Pneumokokken, Hämophilus influenzae ausgelöst wird (Meldepflicht),
⇢ die seröse Meningitis wird z. B. durch Herpesviren oder Borrelien verursacht. Zu ihr zählt auch die FSME (Frühsommer-Meningoenzephalitis), die meldepflichtig ist. Bei FSME beträgt die Inkubationszeit 6–14 Tage.

■ **Infektionsweg**
Die Erreger werden über Tröpfchen- oder Schmierinfektion übertragen. Auch die hämatogene Ausbreitung ist möglich. FSME wird durch den Stich einer infizierten Zecke übertragen, jedoch nicht von Mensch zu Mensch. Der Erreger kommt hauptsächlich in Ost- und Mitteleuropa, Süddeutschland und Österreich vor.

■ **Symptome**
Die Symptome sind:
⇢ meningitische Zeichen, wie z. B. Meningismus/Nackensteifigkeit und Opisthotonus **(Abb. 34.6)**,
⇢ Kopfschmerzen, evtl. Krampfanfälle,
⇢ gespannte Fontanelle beim Säugling, ggf. Hirndruckzeichen,
⇢ Gereiztheit, aber auch Müdigkeit,
⇢ Berührungsempfindlichkeit, Bewusstseinseintrübung.

34.7.2 Pflegebedarf einschätzen

Das Wohlbefinden ist durch Kopfschmerzen, Berührungs- und Lichtempfindlichkeit, Übelkeit, Erbrechen und Fieber beeinträchtigt. Das Kind hat ein gesteigertes Ruhebedürfnis. Es besteht die Gefahr von Folgeschäden und bleibenden Behinderungen wie Hydrocephalus und Taubheit.

34.7.3 Pflegeziele und -maßnahmen

■ **Steigerung des Wohlbefindens**
Ein abgedunkeltes Zimmer, ruhiges Verhalten, Schmerzmedikamente nach Arztanordnung, eine bequeme Lagerung und ein minimal Handling tragen dazu bei, dass sich das Kind wohler fühlt.

■ **Appetit, Nahrung wird vertragen**
Das Kind sollte nicht zum Essen gezwungen werden, Wunschkost oder – in schwereren Fällen – parenterale Ernährung helfen den Ernährungszustand zu verbessern.

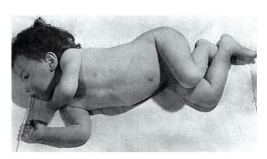

Abb. 34.6 ⇢ **Opisthotonus.** Rückwärtsbeugung des Kopfes und Überstreckung von Rumpf und Extremitäten

34 Pflege von Kindern mit infektiösen Erkrankungen

■ **Erkennen von Veränderungen**
Die Vitalzeichen sind regelmäßig zu kontrollieren. Die Häufigkeit der Kontrollen ist abhängig von der Situation des Kindes.

> **Merke ⋯ Beobachtung.** Die Haut sollte gründlich auf Petechien beobachtet werden. Sie wären ein Zeichen für eine Komplikation bei der Meningokokkenmeningitis. Es besteht die Gefahr eines Waterhouse-Friderichsen-Syndroms.

Kontrolle der Urinausscheidung, des Körpergewichts und evtl. eine Bilanzierung sind nötig. Die Bewusstseinslage und die Reaktion auf Ansprache muss ebenfalls beobachtet werden. Der Kopfumfang sollte bei Säuglingen täglich gemessen werden.

■ **Physiologische Körpertemperatur**
Neben der Kontrolle der Körpertemperatur sollten fiebersenkende Maßnahmen erfolgen und Medikamente nach Arztanordnung verabreicht werden.

> **Praxistipp ⋯ Prophylaxe.** Bei FSME ist sowohl eine aktive als auch eine passive Impfung möglich. Sie ist besonders für Menschen zu empfehlen, die in gefährdeten Gebieten leben oder dorthin in Urlaub fahren.

■ **Symptome**
Die Hepatitis verläuft in zwei Stadien:
⋯> dem Prodromalstadium, das mehrere Tage bis einige Wochen andauert und mit Gelenk- und Kopfschmerzen sowie Fieber einher geht und
⋯> das Organstadium.
Im Organstadium klagt das Kind über folgende Beschwerden:
⋯> Übelkeit, Erbrechen, Appetitlosigkeit und Widerwillen gegen fettige Speisen,
⋯> Völlegefühl im rechten Oberbauch und Obstipation,
⋯> evtl. Gerinnungsstörungen, die sich in Nasen- und Zahnfleischbluten äußern,
⋯> Ikterus und dadurch befingter Juckreiz (infolge von Gallensäure im Blut).
5 bis 10% der Hepatitis B und 50% der Hepatitis C gehen direkt nach der akuten Infektion oder aber erst nach Monaten und Jahren in ein *chronisches Stadium* über. Die Hepatitis A verläuft meist ohne Ikterus und weist einen subklinischen Verlauf auf.

> **Merke ⋯ Komplikation.** Es besteht die Gefahr eines Leberzerfallkomas durch ausgedehnte Nekrosen des Leberparenchyms. Die Leberfunktion versagt. Zeichen dafür sind: Schläfrigkeit, Apathie bis hin zu tiefer Bewusstlosigkeit, evtl. motorische Unruhezustände, Hämorrhagische Diathesen infolge mangelnder Gerinnungsfaktoren, Kreislaufversagen.

34.8 Pflege eines Kindes mit Hepatitis

34.8.1 Ursache und Auswirkung

■ **Erreger, Inkubationszeit und Infektionsweg**
Die Hepatitis ist eine akute, infektiöse Lebererkrankung (Meldepflicht). Sie wird durch Viren (Hepatitis A, -B, -C, -D, -E, -G) ausgelöst. Der *Hepatitis-A-Virus* (HAV) ist nur in der ca. 2–6 Wochen andauernden Inkubationszeit und in den ersten Tagen nach Beginn des Ikterus im Stuhl nachweisbar. Er wird, ebenso wie der *Hepatitis-E-Virus* (HEV), über Schmierinfektion, sowie fäkal-oral und durch Trinkwasser oder Lebensmittel übertragen.
Die Inkubationszeit beim *Hepatitis-B-Virus* (HBV) dauert 6 Wochen bis 6 Monate, bei Hepatitis C 3–8 Wochen. Die Übertragung erfolgt über Blut- oder Sekretbestandteile, Tränen, Speichel, Muttermilch, Sperma, Vaginalsekret und Menstrualblut. Der *Hepatitis-D-Virus* (HDV) führt zu besonders schweren Verläufen. Hepatitis G wird parenteral übertragen.

> **Merke ⋯ Bei Neugeborenen infizierter Mütter** kann innerhalb von 12 Stunden postpartum eine Hepatitis-B-Prophylaxe mit Simultan HB-Impfstoff und einem HB-Immunglobulin durchgeführt werden.

34.8.2 Pflegebedarf einschätzen

Pflegebedarf entsteht durch Übelkeit und Appetitlosigkeit, die Bauchschmerzen, den Juckreiz, die trockene Haut und Müdigkeit. Zudem bestehen Ängste durch die Gefahr der Chronifizierung und des Leberzerfalls bei Hepatitis B, C und D. Bei der Beobachtung des Kindes ist besonders auf Blutungen, Hautfarbe und -beschaffenheit zu achten.

34.8.3 Pflegeziele und -maßnahmen

■ **Kind nimmt Nahrung zu sich, hat Appetit**
Häufige, kleine Mahlzeiten, fettarme, kohlenhydrat- und vitaminreiche Kost nach Wunsch anbieten. In der ersten Ikteruswoche relativ eiweißarme Kost, wenn die Transaminasen wieder rückläufig sind, kann Normalkost verabreicht werden. Das Kind sollte viel trinken.

■ **Kind fühlt sich wohl, kann sich ausruhen**
Feuchtwarme Wickel, Leberwickel und Bettruhe sowie eine ruhige Beschäftigung helfen dem Kind, sich wohler zu fühlen. Der Juckreiz kann durch kühle Waschungen und Umschläge gelindert werden. Durch das Kürzen der Fingernägel werden Kratzspuren vermieden.

Pflege eines Kindes mit Influenza (Virusgrippe) 34

■ **Kind kann seine Ängste äußern**
Gesprächsbereitschaft sollte signalisiert werden, eventuell helfen Gespräche mit dem Psychologen.

Merke ⋯ Medikamente. Durch die eingeschränkte Entgiftungsfunktion der Leber sind viele Medikamente kontraindiziert.

34.9 Pflege eines Kindes mit Herpes-simplex-Infektion

34.9.1 Ursache und Auswirkung

■ **Erreger, Inkubationszeit und Infektionsweg**
Die Herpes-simplex-Infektion wird durch einen Virus verursacht:
⋯ Typ I: Herpes labialis, Herpes nasalis,
⋯ Typ II: Herpes genitalis, Herpes perianalis,
⋯ Humanes Herpesvirus 6: Dreitagefieber (Exanthema subitum, s. **Tab. 34.2**, S. 739)
Die Inkubationszeit dauert 4 bis 6 Tage. Die Viren werden über Tröpfchen- und Schmierinfektion (Inhalt der Bläschen ist infektiös) übertragen. Der Virus bleibt nach der Erstinfektion latent im Körper. Bei geschwächter Immunabwehr kommt es zu Rezidiven durch Aktivierung des Virus. Bei vorgeschädigter Haut, z. B. bei Neurodermitis, kann es zu Superinfektionen kommen.

■ **Symptome**
Eine Herpesinfektion zeigt folgende Symptome:
⋯ gruppenweise auftretende, juckende Bläschen,
⋯ entzündete, gerötete Haut,
⋯ beim Dreitagefieber hohes, schwer beeinflussbares Fieber mit der Gefahr von Fieberkrämpfen.

34.9.2 Pflegebedarf einschätzen

Das Wohlbefinden des Kindes ist durch Fieber, Juckreiz, Brennen und Spannungsgefühl gestört. Es besteht die Gefahr der Superinfektion.

34.9.3 Pflegeziele und -maßnahmen

■ **Wohlbefinden**
Auslösende Faktoren, z. B. Stress, sollten gemieden werden. Fiebersenkende Maßnahmen, kühle Umschläge und die Pflege der Haut tragen zum Wohlbefinden bei. Zur frühzeitigen Erkennung von Komplikationen sollte die Temperatur gemessen werden.

■ **Intakte Haut und Schleimhäute**
Die Haut und die Schleimhäute sollten bei guten Lichtverhältnissen beobachtet werden. Durch folgende Maßnahmen kann oben genanntes Ziel erreicht werden:
⋯ Sitzbäder mit desinfizierenden und adstringierenden Zusätzen lindern die Symptome bei Vulvovaginitis.
⋯ Bei schweren Infektionen wird eine orale oder intravenöse Aciclovir-Therapie nach Arztanordnung durchgeführt.
⋯ Um Sekundärinfektionen zu bekämpfen werden evtl. lokal, intravenös oder oral Antibiotika verabreicht.
⋯ Nach Arztanordnung wird die Haut lokal behandelt, z. B. mit Aciclovirsalbe.

Merke ⋯ Prävention. Schwangere Frauen mit Herpes vaginalis sollten per sectio entbunden werden, da die Gefahr der Herpessepsis für das Neugeborene besteht.

34.10 Pflege eines Kindes mit Influenza (Virusgrippe)

34.10.1 Ursache und Auswirkung

■ **Erreger, Inkubationszeit und Infektionsweg**
Die Influenza wird durch verschiedene Subtypen der RNS-Viren (RNS = Ribonukleinsäure) verursacht. Die Inkubationszeit dauert 1–3 Tage. Sie ist kurz vor Ausbruch bis zu einer Woche lang ansteckend. Die Influenza wird durch Tröpfcheninfektion, z. B. beim Husten oder Niesen, über den Nasenrachenraum und den Respirationstrakt übertragen. Eine Meldepflicht besteht nur für den direkten Nachweis.

■ **Symptome**
Zu den Symptomen der Influenza zählen:
⋯ plötzliches, hohes Fieber bei relativer Bradykardie und allgemeinem Krankheitsgefühl,
⋯ Kopf- und Gliederschmerzen,
⋯ entzündliche Schleimhautschwellungen am Kehlkopf, der Trachea, den Bronchien und Bronchiolen,
⋯ Schmerzen hinter dem Sternum im Bereich der Trachea,
⋯ trockener Reizhusten, evtl. Konjunktivitis,
⋯ Nasenbluten, Beeinträchtigung des Kreislaufs, Schwindelgefühl.

> **Merke ⋯ Komplikation.** Es besteht die Gefahr der Superinfektion durch die Schädigung der Epithelzellen, z. B. Pneumonie, Myokarditis, Alteration des peripheren Gefäßsystems mit Schock-, Ödem- und Blutungsneigung und Gefäßerweiterung. Beteiligung des ZNS ist möglich.

34.10.2 Pflegebedarf einschätzen

Die Nahrungsaufnahme ist durch Schmerzen beim Schlucken gestört, die Atmung ist behindert und das Wohlbefinden ist durch Fieber, Kopf- und Gliederschmerzen beeinträchtigt. Zum Teil besteht schwerstes Krankheitsgefühl. Herz und Kreislauf werden belastet.

34.10.3 Pflegeziele und -maßnahmen

■ **Kind isst und trinkt**
Flüssig-breiige, leicht verdauliche Kost hilft beim Schlucken. Nach Anordnung können vorher Analgetika verabreicht werden. Bei reduzierter Nahrungsaufnahme wird eine Mundpflege durchgeführt.

■ **Kind kann leichter atmen, physiologische Körpertemperatur**
Durch Inhalationen und Atemtherapie durch Physiotherapeuten kann die Atmung erleichtert werden. Um dem Kind Ruhe und Erholung zu ermöglichen sollten die Pflegemaßnahmen koordiniert und unnötige Ruhestörungen vermieden werden. Die Umgebung sollte möglichst reizarm gestaltet sein. Die Vitalzeichen sind zur Erkennung von Komplikationen (evtl. kann Intensivpflege notwendig werden) zu beobachten. Mindestens 3 Tage Bettruhe, ggf. auch über die Entfieberung hinaus, sind nötig. Fiebersenkende Maßnahmen sollten ergriffen werden. Nach Anordnung sind Antipyretika zu verabreichen.

34.11 Pflege eines Kindes mit Kopfläusen

34.11.1 Ursache und Auswirkung

■ **Erreger und Infektionsweg**
Kopfläuse sind Parasiten, die Rickettsien übertragen können. Das sind Bakterien, die in der Laus und im Menschen überleben und z. B. das Fleckfieber auslösen. Der rickettsienhaltige Kot wird durch das Kratzen unter die Haut gebracht und führt dort zu Infektionen.

Ausgewachsene Läuseweibchen sind bis zu 3 mm lang und von grauer Farbe, bzw. rötlich nach dem Blutsaugen. Die Eier der Läuse (Nissen) sind ca. 0,8 mm lang und von weißlicher bis gelblicher Farbe. Die Kopfläuse werden über Kopfhaarkontakt, über Kleidung und Haarbürsten von einem Wirt zum nächsten übertragen.

■ **Symptome**
Zu den Symptomen zählen:
⋯ Juckreiz auf dem Kopf durch den beim Blutsaugen in die Kopfhaut gelangenden Speichel der Laus,
⋯ ekzemartiger Ausschlag im Nacken,
⋯ sichtbare Nissen und Läuse.

34.11.2 Pflegebedarf einschätzen

Das Kind empfindet einen Juckreiz auf dem Kopf. Durch Kratzen können Wunden entstehen, die sich infizieren. Weiterhin kann das Kind Schamgefühle entwickeln.

34.11.3 Pflegeziele und -maßnahmen

■ **Intakte Kopfhaut**
Die verordneten Medikamente (z. B. Goldgeist, Quellada, Jacutin) werden auf den Kopf aufgetragen und während der Einwirkzeit mit einer Kappe bedeckt. Der Wirkstoff ist ein Pestizid, eine synthetisch hergestellte, chemische Substanz, die Insekten abtötet. Es ist gleichzeitig ein starkes Nervengift, das das Nerven- und Immunsystem des Menschen schädigen kann.

> **Merke ⋯ Sicherheit.** Die orale Aufnahme des Giftes muss unbedingt vermieden werden, das Kind darf nicht mit den Händen an den Kopf langen. Das Medikament ist sicher aufzubewahren.

Nach der Einwirkzeit werden die Haare gründlich ausgewaschen. Dabei sollte kein zu warmes Wasser verwendet werden, da dies die Durchblutung steigern würde. Es besteht dann die Gefahr, dass die Giftstoffe der Produkte über die Haut aufgenommen werden können. Augen, Mund und Nase sollten mit einem Waschlappen geschützt werden. Eventuell ist eine Wiederholung der Anwendung notwendig. Nach jeder Behandlung erfolgt ein Wäschewechsel.

Nissen werden mit einem „Nissenkamm" (Läusekamm) entfernt. Um eine erneute Infektion zu verhindern:
⋯ sollten Bürsten und Kämme des Kindes nach jedem Gebrauch gereinigt werden.
⋯ sollten die Fingernägel kurz geschnitten werden. Auf Händehygiene ist zu achten.
⋯ sollte Kleidung und Bettwäsche häufig gewechselt und bei mindestens 60° gewaschen werden (kein Kurzwaschgang).
⋯ sollte alles, was nicht bei 60° waschbar ist in einer verschlossenen Plastiktüte 24 Stunden in der

Kühltruhe gelagert oder 4 Wochen „ausgehungert" werden.
⇢ Um die Weiterverbreitung zu verhindern, sollte das betroffene Kind nicht mit anderen Kindern in Kontakt kommen, bis der Erfolg der Behandlung gesichert ist. Die Eltern sind darüber zu informieren.

Alternativ kann wie folgt behandelt werden:
⇢ Essig (5 % Säure) im Verhältnis 1 : 1 mit Wasser verdünnen und in die Haare einmassieren. Zusätzlich ein Handtuch mit der Lösung tränken, um den Kopf wickeln und 1 Stunde einwirken lassen, mindestens 8 Tage lang täglich durchführen.
⇢ Kind 30 Minuten unter die Trockenhaube setzen, das tötet die Läuse sicher ab. Kind dabei beaufsichtigen, um Unfälle zu verhüten.

34.12 Pflege eines Kindes mit Masern (Morbilli)

34.12.1 Ursache und Auswirkung

■ **Erreger, Inkubationszeit und Infektionsweg**
Masern werden durch einen Virus verursacht (Meldepflicht). Die Inkubationszeit beträgt 7 bis 21 Tage. Die Übertragung findet per Tröpfcheninfektion und über die Luft statt. Besonders ansteckend sind Masern während des Prodromalstadiums also 4–5 Tage vor dem Exanthemausbruch und etwa 2 Tage danach.

■ **Symptome**
Die Erkrankung läuft in zwei Stadien ab. Die Symptome des *Prodromalstadiums*, etwa am 10. Tag nach der Ansteckung, sind folgende:
⇢ Fieber und Appetitlosigkeit,
⇢ Schnupfen und trockener Husten,
⇢ Bindehautentzündung mit Lichtempfindlichkeit,
⇢ Unruhe und Quengeligkeit,
⇢ Koplik-Flecken (kleine weiße, „kalkspritzerartige" Flecken auf der geröteten Wangenschleimhaut), dies sind lokale Nekroseherde mit Ansammlung von Riesenzellen.

14 Tage nach der Ansteckung beginnt das *Organstadium* mit Exanthem. Folgendes lässt sich in Bezug auf das Exanthem beobachten:
⇢ kurzer Fieberabfall, mit erneutem Anstieg Exanthemausbruch mit Beginn am Hals und hinter den Ohren, dann Verbreitung über das ganze Gesicht und den oberen Thoraxbereich über den ganzen Körper.
⇢ dunkelrote, manchmal bräunliche oder livide Färbung, grobfleckig, teilweise konfluierend (**s. Tab. 34.1**, S. 742).
⇢ Handinnenflächen und Fußsohlen sind ebenfalls befallen.
⇢ Rückgang des Exanthems und Fieberabfall etwa am 3. Tag. Hautschuppung nach Rückgang des Exanthems.

 Merke ⇢ Komplikation. Masern können zu Bronchitis, Otitis media, Pneumonie, Meningitis und Enzephalitis führen.

34.12.2 Pflegebedarf einschätzen

Pflegebedarf entsteht durch die Abgeschlagenheit in Folge des Fiebers, durch die behinderte Atmung und die trockene Mundschleimhaut, durch die Appetitlosigkeit, die Lichtempfindlichkeit, das Brennen der Augen und den Juckreiz.

34.12.3 Pflegeziele und -maßnahmen

■ **Entlastung des Organismus, erleichterte Atmung**
Das Kind sollte Bettruhe einhalten. Nach der regelmäßigen Kontrolle der Körpertemperatur sollten fiebersenkende Maßnahmen eingeleitet werden. Um die Atmung zu erleichtern, können Inhalationen angewendet werden. Hochlagerung und Frischluftzufuhr runden diese Maßnahme ab. Das Trinken von viel Flüssigkeit fördert zudem eine feuchte Mundschleimhaut. Zur Stomatitisprophylaxe sollte eine Mundpflege durchgeführt werden.

Um frühzeitig die nicht unerheblichen Komplikationen zu erkennen, sollten die Vitalzeichen und die Bewusstseinslage kontrolliert werden.

■ **Gesteigertes Wohlbefinden**
Zur Steigerung des Wohlbefindens kann das Zimmer abgedunkelt (Konjunktivits) und die Umgebung reizarm gestaltet werden. Verkrustungen am Auge können mit NaCl 0,9 % entfernt werden. Augentropfen oder -salben sind auf Arztanordnung nach der Reinigung zu applizieren.

Damit das Kind ausreichend Nahrung und Flüssigkeit zu sich nimmt, sollte Wunschkost angeboten werden.

34.13 Pflege eines Kindes mit Mumps (Parotitis epidemica)

34.13.1 Ursache und Auswirkung

■ **Erreger, Inkubationszeit und Infektionsweg**
Der Erreger ist auch hier ein Virus. Die Inkubationszeit beträgt 11–35 Tage. Mumps wird über Tröpf-

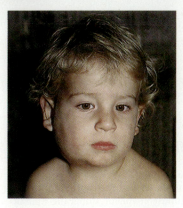

Abb. 34.7 ⇢ **Mumps.** Schwellung der Ohrspeicheldrüse

cheninfektion verbreitet, der Speichel ist hochinfektiös. Die Erkrankung ist 6 Tage vor Ausbruch der Erkrankung ansteckend und bis zu 3 Wochen danach.

■ **Symptome**
Die Symptome sind:
⇢ allgemeine Mattigkeit, Kopf- und Halsschmerzen,
⇢ subfebrile Temperaturen bis hin zu hohem Fieber,
⇢ schmerzhafte Schwellung einer, meist der linken Ohrspeicheldrüse, und dadurch verändertes Aussehen durch das abstehende Ohrläppchen, Ohrenschmerzen,
⇢ nach 1–2 Tagen ist auch die andere Ohrspeicheldrüse betroffen **(Abb. 34.7).**

> **Merke** ⇢ **Komplikation.** Mumps kann folgende Komplikationen nach sich ziehen: Mumpsmeningoenzephalitiden, Orchitis (Gefahr der Hodenatrophie mit Fibrose), Pankreatitis. Die Infektion im 1. Trimenon der Schwangerschaft kann Fehlbildungen beim Embryo auslösen oder zum Abort führen.

34.13.2 Pflegebedarf einschätzen

Es kommt zu gestörtem Wohlbefinden durch Fieber, verminderte Nahrungsaufnahme durch Schluck- und Kaubeschwerden, starke Hodenschmerzen bei Orchitis.

34.13.3 Pflegeziele und -maßnahmen

■ **Physiologische Körpertemperatur, Erkennen von Komplikationen**
Zu den Maßnahmen gehören Temperaturkontrolle und Bettruhe, bis drei Tage nach der Entfieberung. Um frühzeitig Komplikationen zu erkennen, sollte das Kind auf Schmerzäußerungen beobachtet wer-

den. Die Bewusstseinslage und die Vitalzeichen sind zu kontrollieren.

■ **Nahrungsaufnahme gewährleisten, gesteigertes Wohlbefinden**
Es sind folgende Maßnahmen zu ergreifen:
⇢ weiche oder flüssig-breiige Kost, um stärkere Schmerzen durch das Kauen zu vermeiden,
⇢ Mundpflege, z. B. durch Spülen mit Kamillentee,
⇢ feuchtwarme oder warme Umschläge (Kataplasma) zur Schmerzlinderung auf die lokale Schwellung, s. S. 223.

■ **Gelinderte Hodenschmerzen**
Um die Schmerzen zu lindern, sollte der Junge weite, nicht einengende Unterwäsche tragen. Salbenverbände und die Hochlagerung des Hodens (S. 664) wirken ebenfalls lindernd.
Zur Prophylaxe siehe Impfplan, **Tab. 34.3**, S. 741

34.14 Pflege eines Kindes mit Mykosen (Pilzerkrankungen)

34.14.1 Ursache und Auswirkung

■ **Erreger und Gefährdung**
Candidiasis (Soor) wird durch den Hefepilz Candida albicans verursacht. Gefährdet sind Kinder mit einer Herabsetzung der körperlichen Widerstandsfähigkeit, z. B.:
⇢ beim geschwächten Organismus, bei dem die physiologische Flora zerstört ist,
⇢ bei einem Kind, bei dem durch Medikamente (z. B. Zytostatika, Antibiotika) oder Erkrankungen eine Immundepression entstanden ist.

■ **Symptome**
Je nach befallenem Gebiet sind die Symptome unterschiedlich:
⇢ *Mundsoor*. Stippchen- bis flächenförmige, weißliche, schwer abstreifbare Beläge (**s. Abb. 23.11**, S. 525), konfluierend. Sie können sich ausbreiten auf den Ösophagus, den Kehlkopf, Trachea, Bronchien, Lungengewebe, Darm und Vagina.
⇢ *Hautsoor*. Gerötete, schuppende Hautpartien.
⇢ *Fußpilz*. Fadenpilz, Brennen und Jucken zwischen den Zehen. danach bilden sich Bläschen, die aufplatzen und zu nässenden Flächen werden.

> **Merke** ⇢ **Komplikation.** Eine seltene Komplikation der Soorinfektion ist die Soorsepsis, eine generalisierte Candidiasis mit Fieber, Endokarditis (Herzgeräusche) und Meningitis.

34.14.2 Pflegebedarf einschätzen

Bei Mundsoor besteht eine Trinkschwäche durch Schluckbeschwerden und Schmerzen beim Trinken. Bei Hautsoor und Fußpilz besteht Juckreiz.

34.14.3 Pflegeziele und -maßnahmen

■ **Kind nimmt Nahrung zu sich**
Nach der Nahrungsaufnahme sollte eine Mund- und Zahnpflege durchgeführt werden. Antimykotika sollten danach lokal angewendet werden. Bei starken Beschwerden sollte die Nahrung evtl. sondiert werden.

■ **Linderung des Juckreizes, intakte Haut und Schleimhäute**
Die erkrankte Haut wird lokal mit Nystatin behandelt, mit Amphotericin B bei Candidiasis der Haut, Schleimhaut von Mund, Magen-Darm-Kanal und Genitaltrakt (S. 526). Die Windeln sollen häufig gewechselt werden als Schutz vor Feuchtigkeit (prädisponierender Faktor).

34.15 Pflege eines Kindes mit Pertussis (Keuchhusten)

34.15.1 Ursache und Auswirkung

■ **Erreger, Inkubationszeit und Infektionsweg**
Erreger der Pertussis ist der Bordetella pertussis (Keuchhustenbakterium).
Tätigkeits- und Beschäftigungsverbot s. **Tab. 34.2**, S. 740. Die Inkubationszeit beträgt 1–3 Wochen. Pertussis wird als Tröpfcheninfektion übertragen und ist ansteckend von den ersten Symptomen wie Husten und Heiserkeit bis zu 40 Tagen. Die höchste Ansteckungsgefahr besteht im 1. Stadium. Das Kind ist für die Dauer der Ansteckungsfähigkeit zu isolieren. Die antibiotische Therapie reduziert die Ansteckungsdauer.

■ **Symptome**
Pertussis verläuft in mehreren Stadien:
- dem *katarrhalischen Stadium* (Stadium catarrhale)
- dem *Krampfhustenstadium* (Stadium convulsivum) und
- dem *Rekonvaleszenzstadium* (Stadium decrementi).

Katarrhalisches Stadium. Es dauert ca. 1–2 Wochen und äußert sich durch:
- trockener Husten, der auch nachts anhält,
- evtl. Schnupfen und

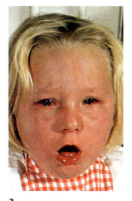
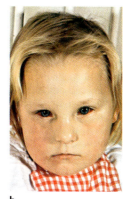

Abb. 34.8 Pertussis.
a Hustenanfall mit Zyanose und Tränensekretion
b Blutunterlaufene Augen

- subfebrile Temperaturen.

Krampfhustenstadium. Dieses Stadium dauert ca. 3–4 Wochen. Endotoxine aus Pertussiserregern führen im ZNS zur Auslösung der Hustenanfälle und Apnoen mit:
- stakkatoartigen Hustenanfällen evtl. mit rausgestreckter Zunge,
- kurzem, harten Husten,
- ziehender Inspiration (Reprise),
- Luftnot, Erstickungsangst,
- Zyanose und Tränensekretion **(Abb. 34.8 a)**,
- bis zu 50 Hustenanfälle pro Tag mit Erschöpfungszustand nach dem Hustenanfall und evtl. Erbrechen nach dem Hustenanfall,
- zähflüssigem Schleim, Speichelfluss,
- Gewichtsabnahme,
- blutunterlaufenen Augen **(Abb. 34.8 b)**.

Rekonvaleszenzstadium. Die Hustenanfälle nehmen an Häufigkeit und Stärke ab, über eine längere Zeit ist ein abgemilderter, aber immer noch stakkatoartiger Husten vorhanden.

 Merke Komplikation. Bronchopneumonien, Otitis media, Dyspepsie und Enzephalopathien.

34.15.2 Pflegebedarf einschätzen

Es besteht Atemnot mit Erstickungsgefahr, Apnoegefahr besonders bei Säuglingen und Gewichtsabnahme durch Erbrechen. Die Eltern haben Ängste wegen der Hustenanfälle, der Zyanose und der Apnoegefahr. Weiterhin ist die Erschöpfung durch Hustenanfälle und den gestörten Schlaf zu beobachten.
Geachtet werden muss auf Petechien im Gesicht, einem Riss des Zungenbändchens, das Auftreten von Analprolaps und Hernien.

34.15.3 Pflegeziele und -maßnahmen

■ **Freie Atemwege**
Folgende Maßnahmen sind geeignet:
- während der Hustenanfälle das Kind beruhigen, den Oberkörper hochlagern, evtl. Sauerstoffgabe nach Arztanordnung,
- für viel Frischluft und ausreichende Luftfeuchtigkeit sorgen,
- keine sekretfördernden Maßnahmen durchführen, da bereits viel Schleim produziert wird, der evtl. abgesaugt werden muss.

■ **Erkennen der Apnoe/Atemnot**
Es besteht eine vitale Bedrohung, daher:
- wird das Kind mit Pulsoxymeter überwacht und die Vitalzeichen kontrolliert (Atmung!),
- werden die Hustenanfälle dokumentiert (Häufigkeit, Zeitpunkt, Schwere, Sekretauswurf, Erbrechen).

■ **Nahrungsaufnahme, Gewichtszunahme**
Das Kind sollte häufige, kleine Mahlzeiten essen, viel Flüssigkeit trinken und keine krümeligen Speisen erhalten. Bei Bedarf wird es über die Sonde ernährt. Das Gewicht ist zu kontrollieren.

■ **Eltern fühlen sich sicherer**
Die Eltern sollten während der Hustenanfälle nicht mit dem Kind alleine gelassen werden. Überwachungs- und unterstützende Maßnahmen sind ihnen zu erklären.

■ **Ruhige Umgebung**
Wichtig ist es, die Umgebung um Faktoren zu reduzieren, die die Hustenanfälle provozieren. Minimal Handling und koordiniertes ruhiges Arbeiten sind ebenso wichtig wie die Berücksichtigung der Ruhephasen des Kindes.

Häufig erkranken Erwachsene mit untypischen Symptomen an Pertussis und infizieren Kinder. Prophylaxe s. Impfplan, **Tab. 34.3**, S. 741.

34.16 Pflege eines Kindes mit Pfeifferschem Drüsenfieber (infektiöse Mononukleose)

34.16.1 Ursache und Auswirkung

■ **Erreger, Inkubationszeit und Infektionsweg**
Der Erreger ist das Epstein-Barr-Virus (EBV). Es gehört zur Gruppe der Herpes-Viren. Die Inkubationszeit beträgt 5–12 Tage. Die infektiöse Mononukleose wird über Tröpfchen- oder Schmierinfektion übertragen. Es besteht eine Virusausscheidung über den Speichel („kissing disease"). Die Kinder sind für die Dauer der Ansteckungszeit zu isolieren.

■ **Symptome**
Zu den Symptomen gehören:
- allgemeines Unwohlsein mit Fieber und Halsschmerzen, Erbrechen und Appetitlosigkeit,
- Kopfschmerzen und Schmerzen bei Kopfbewegungen,
- generalisierte Lymphknotenschwellung,
- Milz- und Leberschwellung,
- evtl. nicht juckendes Exanthem am Rumpf,
- kloßige Sprache und Schwellung der Augenlider,
- Rhinitis und Schwellung der Rachenmandel – Mundatmung.

Merke ⋯ **Komplikation.** ZNS-Beteiligung, Myokarditis, bakterielle Superinfektionen der Atemwege.

34.16.2 Pflegebedarf einschätzen

Pflegemaßnahmen werden nötig durch die Schluckbeschwerden, die behinderte Nasenatmung, Müdigkeit, Gefahr von Komplikationen, das gestörte Wohlbefinden durch Fieber.

34.16.3 Pflegeziele und -maßnahmen

■ **Ausreichende Nahrungs- und Flüssigkeitsaufnahme**
Um dieses Ziel zu erreichen, sind folgende Maßnahmen wichtig: flüssig-breiige Kost und Mundpflege, Analgesie auf ärztliche Anordnung. Warme oder kühle Halswickel je nach Befinden des Kindes (S. 232).

■ **Freie Atemwege, physiologische Körpertemperatur**
Inhalationen und Nasentropfen nach Anordnung helfen, die Atemwege frei zu halten. Fiebersenkende Maßnahmen und die Kontrolle der Körpertemperatur sind nötig.

■ **Ausreichende Schlaf- und Ruhephasen, Verhinderung von Komplikationen**
Die Pflegemaßnahmen sollten koordiniert werden um möglichst lange Ruhepausen zu ermöglichen. Bettruhe sollte wegen der Gefahr der Milzruptur bei Belastung und mindestens 3 Tage über Entfieberung hinaus eingehalten werden.

34.17 Pflege eines Kindes mit Poliomyelitis (Kinderlähmung)

34.17.1 Ursache und Auswirkung

■ **Erreger, Inkubationszeit und Infektionsweg**
Die Poliomyelitis gehört zur Gruppe der Enteroviren, es gibt 3 Typen.
Meldepflicht, Tätigkeits- und Beschäftigungsverbot s. Tab. 34.1, S. 736. Die Inkubationszeit beträgt 7–9 Tage bis zum Beginn des Prodromalstadiums (dauert 1–3 Tage). Es vergehen 14 Tage bis zum Beginn der Lähmungen. Poliomyelitis wird als Schmierinfektion und als orale Infektion übertragen, danach findet ein Übergang auf den Magen-Darm-Kanal und über den Blutweg ins ZNS statt.
Die Poliomyelitis ist ansteckend 2–3 Tage nach Virusaufnahme bis zu 5 Monaten.

■ **Symptome**
Die Erkrankung verläuft in mehreren Stadien:
⸱⸱⸳ *Prodromalstadium* mit Fieber, reduziertem Allgemeinzustand, Müdigkeit, Halsschmerzen, Erbrechen, evtl. Bauchschmerzen, Durchfälle oder Verstopfung.
⸱⸱⸳ *Meningitisches Stadium*. Evtl. nach 3–4 Tagen Latenzzeit folgt erneutes Fieber, Kopfschmerzen, Erbrechen, Nackensteifigkeit, evtl. mit Beteiligung des Rückenmarks und Stammhirns, dann kommt es zu schweren Lähmungen. Die Art der Lähmungen wird davon bestimmt, welche Hirnregion oder Nerven betroffen sind. Zuerst werden Schmerzen in dem betroffenen Bereich empfunden.

34.17.2 Pflegebedarf einschätzen

Es besteht die Gefahr der Atemlähmung. Schmerzen und Lähmungen, Kontraktur- und Dekubitusgefahr, eine gestörte Nahrungsaufnahme, Flüssigkeits- und Elektrolytverlust durch Schwitzen und gestörtes Wohlbefinden durch Fieber bestimmen das Ausmaß und die Art der Pflegemaßnahmen.

34.17.3 Pflegeziele und -maßnahmen

■ **Freie Atemwege, physiologische Körpertemperatur**
Überwachung von Atmung (Frequenz, Qualität, Rhythmus), Temperatur, Puls, Blutdruck und Bewusstsein, Monitoring, sind nötig, um beginnende Veränderungen sofort zu erkennen. Für den Notfall sollte ein Intubationsset vorbereitet werden. Das Kind wird auf Hinweise einer Atemlähmung beobachtet, das sind z. B.: Schluckbeschwerden und Probleme beim Sprechen. Evtl. ist Absaugen erforderlich. Fiebersenkende Maßnahmen sollten ergriffen werden.
Um die Atmung zu erleichtern, sollte der Oberkörper hoch gelagert werden. Ggf. ist eine Intensivtherapie und -pflege mit Beatmung nötig.

■ **Steigerung des Wohlbefindens, intakte Haut bewegliche Gelenke**
Schmerzlinderung durch physikalische Maßnahmen wie lokale Wärmeanwendungen tun dem Kind gut und fördern sein Wohlbefinden. Strenge Bettruhe schon bei Verdacht. Kontrakturen- und Dekubitusprophylaxe je nach Lähmungen. Es kann mit Physiotherapie begonnen werden, sobald keine Lähmungen mehr zu erwarten sind, spätere Rehabilitationsmaßnahmen sind notwendig.

■ **Gewährleistung von Nahrungsaufnahme und Urinausscheidung**
Bei Lähmungen der Blase muss katheterisiert werden. Flüssigkeits- und Elektrolytverluste müssen ausgeglichen werden, evtl. ist Sondenernährung nötig, falls der Schluckakt gestört ist.

> **Merke ⸱⸱⸳ Besonderheiten.** Keine intramuskulären Injektionen, da die Resorption nicht gewährleistet ist und die Gefahr der Nekrosenbildung besteht. Prophylaxe: s. Impfplan, Tab. 34.3, S. 741.

34.18 Pflege eines Kindes mit Röteln (Rubeola)

34.18.1 Ursache und Auswirkung

■ **Erreger, Inkubationszeit und Infektionsweg**
Erreger ist der Rubellavirus. Die Inkubationszeit beträgt 2–3 Wochen. Röteln werden über die Tröpfcheninfektion übertragen und sind ansteckend 7 Ta-

ge vor und ca. 5 Tage nach Ausbruch des Exanthems. Ein Neugeborenes mit Rötelnembryopathie kann die Erkrankung auf andere übertragen! Daher sollte es isoliert werden. Schwangere müssen vor ansteckungsfähigem Kind geschützt werden. Meldepflicht nur bei konnatalen Infektionen.

■ Symptome
Röteln verlaufen in verschiedenen Stadien:
- *Prodromalstadium.* Es dauert 1–2 Tage und wird von Müdigkeit, Lymphknotenschwellung seitlich am Hals und im Nacken, leichtem Schnupfen, einer Bindehautentzündung und Kopfschmerzen begleitet.
- *Exanthemstadium.* In diesem Stadium zeigt sich ein Hautausschlag, der hinter den Ohren beginnt und sich dann auf den ganzen Körper ausbreitet. Er ist zartrosa bis hellrot und fein- bis mittelfleckig. Er fließt nicht zusammen. Siehe dazu auch Exanthembeschreibung, **Tab. 34.4**, S. 742. Das Kind hat leichtes Fieber.

Merke ⋯ Komplikation. Selten tritt eine Enzephalomeningitis auf. Gefährlich sind Röteln vor allem bei Frauen in den ersten drei Schwangerschaftsmonaten. Sie führen zu schweren Fehlbildungen beim ungeborenen Kind (Katarakt, Herz- und Gefäßfehlbildungen, Taubheit, Schmelzdefekte und Hypoplasien an Milchzähnen, Mikrozephalie, Retardierung der psychosomotorischen Entwicklung, Spina bifida und Kryptorchismus).

34.18.2 Pflegebedarf einschätzen

Gestörtes Wohlbefinden durch erhöhte Körpertemperatur und das Vorliegen von Herzfehlern/Hörbehinderung bei einem Kind mit Rötelnembryopathie bestimmen Art und Ausmaß der Pflege.

34.18.3 Pflegeziele und -maßnahmen

■ Erkennen von Störungen der Körperfunktionen, physiologische Körpertemperatur
Die Vitalzeichen und das Hörvermögen des Kindes müssen beobachtet und überwacht werden. Bei Fieber sollte das Kind Bettruhe einhalten, evtl. sind fiebersenkende Maßnahmen zu ergreifen. Prophylaxe s. Impfplan, **Tab. 34.3**. Die Impfung wird für alle Frauen im gebärfähigen Alter empfohlen.

34.19 Pflege eines Kindes mit Skabies (Krätze)

34.20.1 Ursache und Auswirkung

■ Erreger und Infektionsweg
Die Krätzmilbe bohrt Milbengänge in die Haut (dunkel gefärbt durch Kot), legt dort ihre Eier, die innerhalb von 3 Wochen geschlechtsreif sind. Die Übertragung erfolgt von Mensch zu Mensch über intensiven Hautkontakt.

■ Symptome
Skabies äußert sich durch:
- Juckreiz, besonders nachts,
- am Ende der Gänge bilden sich kleine Bläschen **(Abb. 34.9)**,
- Beginn meist an den Fingern und Handballen, besonders betroffen ist die Haut zwischen den Fingern, an den Fußsohlen, Handteller und am Gesäß.

34.19.2 Pflegebedarf einschätzen, Pflegeziele und -maßnahmen

Das Hauptproblem der Kinder ist ein Unwohlsein durch Juckreiz.

■ Linderung des Juckreizes
Um die Milben abzutöten werden mehrere Tage hintereinander spezielle Tinkturen, z. B. Jacutin, mit Schutzhandschuhen auf die Haut aufgebracht (nach Gebrauchsanweisung abbaden). Kleider- und Bettwäschewechsel nach jeder Behandlung durchführen. Für Säuglinge und Schwangere gibt es spezielle Präparate, z. B. Antiscabiosum Mago KG, sie sollten wegen der Toxizität der sonst üblichen Medikamente verwendet werden. Alle Familienmitglieder und Kontaktpersonen müssen behandelt werden.

Die Kinder sollten nicht so warm angezogen werden, da das den Juckreiz fördert. Fingernägel kurz schneiden, da es zu einer Superinfektion durch Kratzen kommen könnte.

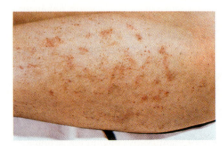

Abb. 34.9 ⋯ Skabies. Milbengänge mit ekzemartigen Exanthem

Merke ⇢ Sicherheit. Das Mittel darf von Kindern nicht abgeleckt werden, da es toxisch wirkt.

34.20 Pflege eines Kindes mit Scharlach

34.20.1 Ursache und Auswirkung

■ **Erreger, Inkubationszeit und Infektionsweg**
Der Erreger des Scharlach sind beta-hämolysierende Streptokokken der Gruppe A (Bakterien). Es handelt sich um eine Lokalinfektion des Rachens bzw. der Mandeln. Tätigkeits- und Beschäftigungsverbot, s. **Tab. 34.2** und Exanthembeschreibung s. **Tab. 34.4**.

■ **Symptome**
Es treten folgende Symptome auf:
⇢ plötzliches, hohes Fieber mit Schüttelfrost,
⇢ gerötete, geschwollene, evtl. eitrige Tonsillen,
⇢ geschwollene, druckschmerzhafte Halslymphknoten, Schluckbeschwerden,
⇢ evtl. Erbrechen, Kopfschmerzen,
⇢ Exanthem, besonders am Unterbauch, in den Achselhöhlen, der seitlichen Lendengegend, den Leistenbeugen und Innenseiten der Oberarme und Oberschenkel sichtbar,
⇢ Schälung der Haut (besonders an den Handflächen und Fußsohlen) in der 2. Woche,
⇢ etwa am 5. Krankheitstag wird die weißlich belegte Zunge rot mit deutlich erhabenen Papillen (Himbeerzunge, **Abb. 34.10 a**).

Weitere Symptome erscheinen am 2. Tag und sind oft nur für wenige Stunden sichtbar:
⇢ hellroter Ausschlag aus kleinsten dicht stehenden Pünktchen, die aussehen wie Nadelstiche,
⇢ auch das Gesicht ist betroffen, nur Munddreieck bleibt ausgespart, *periorale Blässe* **(Abb. 34.10 b)**.

Zweiterkrankungen können vorkommen, da die Immunität nicht lebenslang anhält. Sie treten jedoch meist ohne Exanthembildung auf und gehen lediglich mit einer Angina einher.

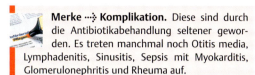
Merke ⇢ Komplikation. Diese sind durch die Antibiotikabehandlung seltener geworden. Es treten manchmal noch Otitis media, Lymphadenitis, Sinusitis, Sepsis mit Myokarditis, Glomerulonephritis und Rheuma auf.

34.20.2 Pflegebedarf einschätzen

Das Kind hat Schmerzen beim Schlucken und verweigert die Nahrungsaufnahme. durch das Fieber ist das Wohlbefinden gestört. Es besteht die Gefahr von Sekundärerkrankungen (s. Komplikationen).

34.20.3 Pflegeziele und -maßnahmen

■ **Gewährleistung der Nahrungsaufnahme**
Mundpflege und kühlende Halswickel lindern die Schmerzen bei Angina. Evtl. sind Medikamente nach Arztanordnung zu verabreichen. Das Kind sollte flüssig-breiige Kost zu sich nehmen und keine das Gewebe reizenden Getränke, wie z. B. Obstsäfte trinken. Nach Arztanordnung wird antibiotisch mit Penicillin behandelt, um die Erreger abzutöten, den Krankheitsprozess abzukürzen und Komplikationen vorzubeugen.

■ **Erkennen von Komplikation, physiologische Körpertemperatur**
Das Kind ist auf Hinweise für Komplikationen zu überwachen. Toxische Komplikationen machen sich oft bemerkbar durch:
⇢ Erbrechen und Durchfälle,
⇢ vegetative Veränderungen, Anstieg des Blutdrucks und Bildung von Ödemen,
⇢ Nierenbeteiligung bis zur Anurie,
⇢ Schmerzen und Schwellungen der Gelenke,
⇢ erneuten Fieberanstieg.

Wird das Kind zu Hause betreut, sollten die Eltern darauf hingewiesen werden, dass sie bei anhaltendem Fieber wegen der Gefahr von Komplikationen erneut ihren Arzt aufsuchen sollten.

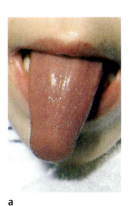
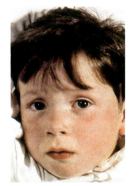

a b
Abb. 34.10 ⇢ Scharlach.
a Himbeerzunge
b periorale Blässe

34.21 Pflege eines Kindes mit Stomatitis aphthosa

34.21.1 Ursache und Auswirkung

■ **Erreger, Inkubationszeit und Infektionsweg**
Die Stomatitis aphthosa ist eine Herpes-Simplex-Infektion. Erreger ist das Herpes Simplex Virus. Die Inkubationszeit beträgt 4–6 Tage. Die Erkrankung wird über die Tröpfcheninfektion übertragen.

■ **Symptome**
Es treten folgende Symptome auf:
- Fieber und allgemeine Abgeschlagenheit,
- Übelkeit, fauliger Mundgeruch, starker Speichelfluss,
- Bläschen auf der Schleimhaut der gesamten Mundhöhle einschließlich Rachen **(Abb. 34.11)**, evtl. auch an den Lippen. Bläschen konfluieren, die Erosionen sind schmerzhaft und verkrusten,
- bei der Nahrungsaufnahme treten Schmerzen auf, Folge ist meist Nahrungsverweigerung.

 Merke ··▸ Komplikation. Bei abwehrgeschwächten Kindern besteht die Gefahr, dass die Bläschen auch im Larynx, im Ösopohagus und an der Vulva auftreten.

34.21.2 Pflegebedarf einschätzen

Pflegebedarf besteht durch Schmerzen an der Mundschleimhaut, die Verweigerung der Nahrungsaufnahme, das gestörte Wohlbefinden durch das Fieber und die Infektion weiterer Haut- und Schleimhautbereiche.

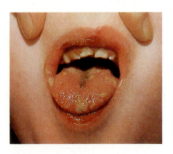

Abb. 34.11 ··▸ **Stomatitis aphthosa.** Schmerzhafte Bläschen der Mundschleimhaut

34.21.3 Pflegeziele und -maßnahmen

■ **Intakte Mundschleimhaut, Nahrungs- und Flüssigkeitsaufnahme möglich**
Zur Mundpflege sollten Spülungen mit Kamillentee, Austupfen mit schmerzstillenden, desinfizierenden Tinkturen vor der Nahrungsaufnahme (S. 258) und eine Lippenpflege durchgeführt werden. Wunschkost und das Vermeiden säurehaltiger Getränke und Speisen können die Nahrungsaufnahme erleichtern. Ggf. muss die Nahrung über eine Magensonde verabreicht oder eine Infusionstherapie durchgeführt und überwacht werden.

■ **Intakte Haut und Schleimhaut, physiologische Körpertemperatur**
Ggf. kann ein Tuch zum Auffangen des Speichels umgebunden werden. Beim Waschen des Gesichts sollte der Waschlappen nach dem Kontakt mit dem Mund gewechselt werden.

 Merke ··▸ Hygiene. Zum Eigenschutz sollten bei der Mundpflege Schutzhandschuhe getragen werden.

34.22 Pflege eines Kindes mit Tuberkulose

34.22.1 Ursache und Auswirkung

■ **Erreger und Inkubationszeit, Infektionsweg**
Das Mycobacterium tuberculosis ist der Erreger der Tuberkulose. Die Inkubationszeit beträgt 19–56 Tage. Die Tuberkulose wird über Tröpfcheninfektion verbreitet. Jeder Mensch mit offener Tbc ist ansteckend, daher ist ein Mund-Nasen-Schutz notwendig (Meldepflicht).

■ **Symptome**
Die Symptome sind abhängig vom Befall des Organsystems (Primärtuberkulose). Es können befallen sein: Hiluslymphknoten (Primärherd Lunge), Lymphknoten, Darm, Peritoneum, Nieren Genitalien, Leber, Milz, Kehlkopf, Knochen und Gelenke, Hirnhaut. Begleitend kommt es zu:
- Dystrophie, Appetitlosigkeit,
- Husten und Atemnot.

34.22.2 Pflegebedarf einschätzen

Erschwerte Atmung, Gewichtsabnahme durch die Appetitlosigkeit, Beeinträchtigung der Sozialkontakte durch den lang andauernden Heilungsprozess sowie organspezifische Symptome bedürfen verschiedenster pflegerischer Maßnahmen.

34.22.3 Pflegeziele und -maßnahmen

■ **Erleichterte Atmung, Gewichtszunahme**
Belastungen sind zu vermeiden und Ruhephasen zu ermöglichen. Spaziergänge und viel frische Luft (bei offener Tbc nur mit Mundschutz) sowie eine vitamin- und kalorienreiche Ernährung unterstützen den Heilungsprozess. Medikamente sind nach Arztanweisung zu verabreichen.

■ **Lange andauernder Heilungsprozess wird akzeptiert**
Gesprächsbereitschaft zeigen und den Eltern Hilfestellung im Umgang mit der Verabreichung der Medikamente geben. Die Einnahme der Medikamente ist über Monate hinweg nötig. Die Eltern und das Kind sind auf mögliche Nebenwirkungen der Medikamente wie z. B. Verfärbung des Urins, Empfindungsstörungen, Magen- und Darmbelastungen, Haut- und Bewusstseinsveränderungen hinzuweisen. Meist benötigen die Kinder nach dem Krankenhausaufenthalt noch eine Kur, um wieder zu Kräften zu kommen. Diese sollte frühzeitig angebahnt werden. Eine BCG-Impfung zur Prophylaxe der Tuberkulose wird derzeit von der STIKO nicht empfohlen.

34.23 Pflege eines Kindes mit Windpocken (Varizellen)

34.23.1 Ursache und Auswirkung

■ **Erreger, Inkubationszeit und Infektionsweg**
Der Erreger der Windpocken sind Herpesviren. Durch eine endogene Reaktivierung, vorwiegend bei Abwehrschwäche, können sie die Gürtelrose, den Herpes zoster auslösen. Die Inkubationszeit beträgt 11–21 Tage. Die Viren werden per Tröpfcheninfektion oder durch die Luft verbreitet. Ansteckend sind die Windpocken einen Tag vor Ausbruch des Exanthems bis zur Eintrocknung der Bläschen und Abfall der Borken.

■ **Symptome**
⋯▸ Abgeschlagenheit und leichtes Fieber,
⋯▸ juckende, blassrote Flecken am ganzen Körper, die Knötchen und Bläschen bilden. Diese trocknen ein und bilden einen dunkelroten Schorf, der nach mehreren Tagen abfällt.

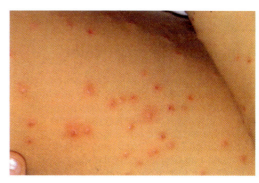

Abb. 34.12 ⋯▸ **Varizellen.** „Sternkartenphänomen"

⋯▸ alle Stadien des Ausschlags sind gleichzeitig vorhanden („Sternkartenphänomen", **Abb. 34.12**). Siehe auch Exanthembeschreibung in **Tab. 34.4**.

34.23.2 Pflegebedarf einschätzen

Das Wohlbefinden ist beeinträchtigt, durch den Juckreiz wird der Schlaf gestört. Es besteht die Gefahr einer Superinfektion der Bläschen. Bei Herpes zoster können durch den Befall der Nerven (Neuritis) starke Schmerzen auftreten. Nach Abheilen kann diese Neuralgie noch über lange Zeit erhebliche Schmerzen bereiten.

34.23.3 Pflegeziele und -maßnahmen

■ **Linderung von Juckreiz und Schmerzen**
Zur Linderung und Austrocknung werden die betroffenen Hautstellen mit der verordneten Schüttelmixtur eingerieben. Die Fingernägel werden kurz geschnitten. Die Überwärmung der Haut sollte vermieden werden, das kann durch das Tragen von Naturfasern und die Hautpflege mit eher kühlerem Wasser erreicht werden. Bei Herpes zoster können zur Schmerzlinderung nach Arztanordnung Analgetika verabreicht werden, bei Komplikationen kann oral Aciclovir evtl. i. v. gegeben werden.

Lese- und Lernservice

Fragen zum Selbststudium

1. Folgendes Rollenspiel kann dazu beitragen, sich mit dem Thema Ausgrenzung näher auseinanderzusetzen: Meiden Sie jeglichen Körperkontakt zu einer vorher ausgewählten Person in der Gruppe (für eine festgelegte Zeit, z. B. während eines gemeinsamen Essens). Reduzieren Sie den sozialen Kontakt und Gespräche auf das absolut Notwendigste. Besprechen Sie anschließend Ihre Gefühle und Wahrnehmungen. Tauschen Sie die Rollen.
2. Wie ist eine übertragbare Krankheit im Infektionsschutzgesetz definiert?
3. Wann ist ein Mensch ein Ausscheider?
4. Was ist beim Schleusen, was beim Lüften zu beachten?
5. Wann wird eine Schutzisolation angewendet und was muss beachtet werden?
6. Welche psychischen Problemsituationen können sich durch eine infektiöse Erkrankung ergeben? Was kann getan werden, um die Situation zu erleichtern?

Verwendete Literatur

Alexander, M., H. Raettig: Infektionskrankheiten. 4. Aufl. Thieme, Stuttgart 1992

Beck Texte: Gesundheitsrecht. 4. Aufl. Deutscher Taschenbuch Verlag, München 2000

Borneff, J.: Hygiene. 4. Aufl. Thieme, Stuttgart 1982

Daschner, F.: Praktische Krankenhaushygiene und Umweltschutz. Springer, Berlin 1992

Distler-Melander, M.: Trainingsheft Kinderkrankenpflege für Ausbildung und Beruf. H. 3: Infektionen. Zuckschwerdt Verlag, München 1992

Harnack, G.-A. von, G. Heimann: Kinderheilkunde. 8. Aufl. Springer, Berlin 1990

Haus, E., S. Gross: Mikrobiologie und Hygiene. Haus & Gross, Völklingen 1990

Robert Koch Institut (RKI): Epidemiologisches Bulletin. Berlin, 13. Juli 2001/Nr. 28

Schell, W.: Staatsbürger- und Gesetzeskunde für die Krankenpflegeberufe in Frage und Antwort. 9. Aufl. Thieme, Stuttgart 1991

World Health Organization (WHO): Der Weltgesundheitsbericht 1996 – Krankheit bekämpfen, Entwicklung fördern. Kilian Verlag, Marburg 1996

Weiterführende Literatur

Schiller, Wolf-Georg, T. Weinke: Infektionslehre kompakt. Ullstein Mosby, Wiesbaden 1997

Wierz, Volker, A. Kuhlenkamp: Pflege von Menschen mit HIV-Infektionen und AIDS. Verlag Hans Huber, Bern 1997

Cremer, Hansjörg: Infektionskrankheiten und infektallergische Krankheitsbilder im Kindesalter. InfectoPharm Arzneimittel und Consilium GmbH, Heppenheim 1998

Kontaktadressen

Robert-Koch-Institut
Nordufer 20
13353 Berlin
Tel.: +49(0)18 88 7 54-0
Fax: +49(0)18 88 7 54-23 28, info@rki.de

Bundesministerium für Gesundheit
Am Propsthof 78 a
53121 Bonn
Tel.: 0 18 88/4 41-0
Fax: 0 18 88/4 41-49 00
BZgA-Telefonberatung zu HIV und AIDS: (02 21) 89 20 31
Montag – Donnerstag von 10 – 22 Uhr,
Freitag – Sonntag von 10 – 18 Uhr

WHO Headquarters Office in Geneva
Avenue Appia 20
1211 Geneva 27
Switzerland
Telephone: (+00 41 22) 791 21 11
Facsimile (fax): (+00 41 22) 791 31 11
Telex: 415 416
Telegraph: UNISANTE GENEVA

DGHM
c/o Institut für Hygiene und Mikrobiologie
Universität Würzburg
Josef-Schneider-Str. 2
97080 Würzburg
Tel.: 09 31-2 01 39 36
oder Tel./Fax: 09 3 21 – 92 43 65
Fax: 09 31-2 01 34 45
E-mail: nmaltzahn@hygiene.uni-wuerzburg.de

Internetadressen

www.who.int (WHO, World Health Organization)
www.who.dk (WHO Europe, World Health Organization Europe)
www.nih.gov (NIH, National Institutes of Health)
www.bmgesundheit.de (Bundesministerium für Gesundheit)
www.rki.de (Robert Koch Institut)
www.dghm.org (DGHM, Deutsche Gesellschaft für Hygiene und Mikrobiologie)
www.itnet-consulting.de/dgkh/index.html (DGKH, Deutsche Gesellschaft für Krankenhaushygiene)
www.fit-for-travel.de (Abteilung für Infektions- und Tropenmedizin der Universität München)

35 Pflege von Kindern mit Intensivpflegebedarf

Mechthild Hoehl

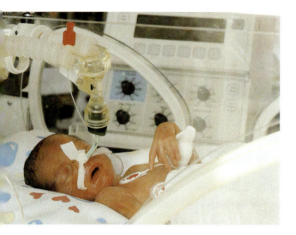

35.1 Bedeutung

Nach einer Umfrage der Bundesarbeitsgemeinschaft Kind und Krankenhaus aus dem Jahre 1998 sind ca. 10% aller Kinderkliniksbetten neonatologische Intensivtherapiebetten, ca. 2,5% aller Kinderkliniksbetten sind pädiatrische Intensivtherapiebetten, wobei nicht alle intensivpflichtigen Kinder auf gesonderten Intensivstationen betreut werden. Gerade im neonatologischen Bereich sind Intensivpflegebetten häufig in allgemeine neonatologische Stationen integriert. Aufgrund der für die Intensivpflege notwendigen hohen Personaldichte wird ein noch höherer Prozentsatz aller Kinderkrankenpflegepersonen im Laufe ihres Berufslebens mit der Pflege von intensivpflichtigen Kindern betraut.

Dennoch kann in der Grundausbildung und auch in diesem Kapitel nur ein kleiner Einblick in die Pflege von Kindern mit Intensivpflegebedarf gegeben werden.

 Definition ⇢ Kinderintensivpflege ist die Pflege eines Kindes, dessen lebensnotwendige Körperfunktionen durch technische Hilfsmittel überwacht, unterstützt oder zeitweise ersetzt werden müssen.

Die Notwendigkeit des Erhaltes oder der temporären Unterstützung der Vitalfunktionen ergibt sich aus einer Vielzahl von möglichen Störungen:
⇢ Eine insuffiziente Atmung muss durch intensive therapeutische Maßnahmen bis zur Intubation und Beatmung unterstützt werden (s. S. 764 f).
⇢ Eine insuffiziente Herz-Kreislauf-Funktion kann durch kreislaufaktive Medikamente (z. B. Katecholamine, künstliche Stresshormone, die eine kreislaufstimulierende Wirkung ausüben) unterstützt werden. Ihre Anwendung bedarf intensivster Beobachtung. Massive Störungen der Herzreizleitung können über elektrische Impulse (Defibrillation oder Kardioversion) beeinflusst werden. Bei dem Auftreten einer Asystolie (Herzstillstand) müssen zügig Wiederbelebungsmaßnahmen eingeleitet werden (s. S. 883). Die Reanimationsbedingungen sind durch die organisatorischen Strukturen der Intensivpflegestationen besonders günstig.
⇢ Das Versagen anderer Organe kann ebenfalls zeitweise durch Intensivmaßnahmen überbrückt werden, z. B. die Dialyse beim Nierenversagen.
⇢ Metabolische Entgleisungen bedürfen einer gut überwachten und individuell angepassten Korrektur über Infusionstherapie und Medikamente.
⇢ Nach besonders invasiven, belastenden, lang dauernden oder lebensbedrohlichen Operationen zur Korrektur von traumatischen, infektiösen oder angeborenen Schädigungen lebenswichtiger Organe (z. B. Herz oder Gehirn) wird ein Kind intensivmedizinisch überwacht und behandelt.

Die Notwendigkeit der Intensivpflege bedeutet nicht nur medizinisch gesehen einen massiven Eingriff in das Leben des Kindes und seiner Familie. Die auf einer Intensivstation überdeutliche Demonstration der Möglichkeiten und Grenzen der modernen Medizin kann Unsicherheiten, Ängste, Gefühle des Ausgeliefertseins, Ohnmachtsgefühle und Sinnfragen verursachen.

> **Einbeziehung der Eltern** ⇢ Ein wichtiges Ziel der Kinderintensivpflege ist die Begleitung und Unterstützung des Kindes und seiner Angehörigen in dieser meist unvorbereitet eintretenden Ausnahmesituation.

35.2 Theoretische Grundlagen

35.2.1 Situation der Menschen auf der Intensivstation

Das Kind

Das Kind, das auf eine Intensivstation aufgenommen wird, ist lebensbedrohlich erkrankt. Durch sein geringes Alter und seine akut verlaufende Gesundheitsstörung hatte es in der Regel keine Gelegenheit, sich auf seinen Zustand vorzubereiten.

Möglicherweise ist es auch durch sein Lebensalter und seine Erkrankung in seiner Artikulationsmöglichkeit stark eingeschränkt, oder dieses wird durch therapeutische Maßnahmen (Intubation, Sedierung) erschwert. Das Kind ist dadurch häufig nicht in der Lage, seine Befindlichkeit, Angst und Schmerzen mitzuteilen. Ist das Kind bei Bewusstsein, erlebt es die reizüberflutende Umgebung der Intensivstation durch ihre fremden Geräusche, unangenehme, invasive oder schmerzhafte diagnostische und therapeutische Maßnahmen und die vielen fremden Menschen als besonders bedrohlich. Die Geräte und Störungen durch häufige Manipulationen sind für das Kind unbegreiflich.

Schutzkleidungen, evtl. auch für die Eltern, verunsichern das Kind zusätzlich.

Die Angehörigen

Auch die Eltern werden unvorbereitet mit der Intensivstation konfrontiert. Die Sorge um das Befinden des Kindes steht bei den Eltern im Mittelpunkt ihres Erlebens. Auch sie empfinden die Intensivstation als bedrohliche Umgebung, deren Eindrücke nicht immer leicht verarbeitet werden.

Der Empfang der Eltern bei ihrem Erstbesuch trägt viel zur Erleichterung dieser Situation bei. Die Eltern werden in der Schleuse bereits einfühlsam darauf vorbereitet, was sie auf der Station erwartet. Sie werden zum Bett ihres Kindes begleitet und bekommen in verständlichen Worten die Geräte, Zu- und Ableitungen ihres Kindes erklärt.

Der natürliche Umgang der Pflegeperson mit ihrem Kind ist den Eltern ein Beispiel, wie sie mit ihrem Kind kommunizieren und in Kontakt treten können. Die Eltern werden hierzu ermutigt und lernen bei längeren Aufenthalten auch einfache Pflegemaßnahmen, z. B. die Mundpflege, in Zusammenarbeit mit der Pflegeperson zu übernehmen. Je nach Schwere der Beeinträchtigung und Allgemeinzustand des Kindes, psychischer Situation und der allgemeinen Konstellation sollte auch eine Mitaufnahme einer Bezugsperson ermöglicht werden können.

Die Angehörigen wollen das Kind in seiner bedrohlichen Situation nicht alleine lassen, kommen dadurch aber oft genug an die Grenzen ihrer Belastbarkeit. In diesem Fall werden sie dazu ermuntert, sich auch einmal von der Station zurückzuziehen, um für sich und ihr Kind neue Kräfte zu sammeln. Sie können ihre Telefonnummer hinterlassen und bekommen auch die der Klinik mit nach Hause, sodass sie selbst jederzeit anrufen können.

Häufig fühlen sich die Eltern mitschuldig an der Situation (etwa bei Unfällen) oder machen sich gegenseitige Schuldzuweisungen. Klinikpsychologen und -seelsorger können zu ihrer Unterstützung hinzugezogen werden.

Nach einem längeren Aufenthalt auf der Intensivstation kann es zu einer Abhängigkeitsentwicklung von den intensivmedizinischen Überwachungsmöglichkeiten und der ständigen Präsenz des Personals kommen. Nach einer Verlegung ihres Kindes auf eine Nachsorgestation fühlen sich die Eltern durch geringere technische Überwachungsmöglichkeiten verunsichert und ängstigen sich, dass ihr Kind schlechter versorgt sein könnte und Verschlechterungen nicht rechtzeitig erkannt werden. Bei einer Entlassung des Kindes von der Intensivstation vertrauen die Eltern häufig noch nicht in den nunmehr stabilen Zustand ihres Kindes. Es ist daher Aufgabe des Pflegepersonals, eine „Gerätefixierung" abzuschwächen und die Eltern darin zu bestärken, ihr Kind auch ohne Überwachungsgeräte in seinem Allgemeinbefinden zu beurteilen. Die Verlegung des Kindes auf die Nachsorgestation sollte bei rechtzeitiger und positiver Information auch von den Eltern als Fortschritt zur Gesundung angesehen werden.

Das Pflegepersonal

Eine gute intensivpflegerische Versorgung ist nur mit einer ausreichenden Besetzung mit gut qualifiziertem Personal gewährleistet. Da intensivpflegerische Themen in der Grundausbildung nur ansatzweise berücksichtigt werden können, ist eine intensive Einarbeitung der examinierten Pflegekräfte auf den Intensivpflegestationen besonders wichtig. Regelmäßige Fort- und Weiterbildungen dienen dazu, aktuelles kompetentes Fachwissen zu erlernen und Zusammenhänge zu verstehen. Nach zwei Jahren Berufserfahrung kann bei mindestens einem halben Jahr Intensiverfahrung in Deutschland die Fachweiterbildung für pädiatrische Intensivpflege belegt werden. Derzeit wird sie als zweijährige berufsbegleitende Weiterbildung gestaltet.

Das Pflegepersonal muss eine Vielzahl von Informationen, die die intensive Pflege und die Überwachungsgeräte liefern, adäquat einschätzen und verarbeiten. Große Fachkompetenz, pflegerisch und medizinisch fundierte Kenntnisse, technisches Interesse und Geschick, allgemeine physische und psychische Belastbarkeit, Konzentrationsfähigkeit, Engagement, Flexibilität, Teamgeist, Verantwortungsbewusstsein und Einfühlungsvermögen sind auf der Intensivstation gefragt.

Die intensive Pflege von nur wenigen Patienten kann der Pflegeperson eine positive berufliche Identifikation verschaffen, besonders dann, wenn ihre Bemühungen erfolgreich sind. Gleichzeitig wird das Intensivpflegepersonal immer wieder auch mit ethischen Fragestellungen, Stress, belastenden Situationen und der Auseinandersetzung mit Sterben und Tod konfrontiert.

Supervision und Teamgespräche helfen bei der Verarbeitung der belastenden Situationen.

Interdisziplinäre Zusammenarbeit

Eine enge Zusammenarbeit aller Mitarbeiter vom pflegerischen und ärztlichen Dienst ist auf der Intensivstation unerlässlich. Mögliche Gefahrensituationen müssen sofort erkannt werden und erfordern adäquates Handeln. Im Notfall überschneiden sich die Aufgabenbereiche von Ärzten verschiedenster

Theoretische Grundlagen

Fachdisziplinen und Pflegepersonal. Physiotherapeuten, medizinisch-technische Assistenten, Laboranten, Seelsorger und Psychologen arbeiten mit Pflegepersonen und Ärzten zusammen. Teamgespräche mit Fallbesprechungen sind sehr hilfreich, die bestmögliche Heilungschance für die Kinder und die psychische Begleitung der Angehörigen zu verbessern.

35.2.2 Bauliche Aspekte

Die Intensivpflegestation

Um eine geeignete Intensivüberwachung, -therapie und -pflege zu ermöglichen, unterscheidet sich eine Intensivstation von anderen Kinderstationen: In der Regel gelangt ein Kind über einen zentral gelegenen Eingang, der kurze Wege zur Krankenwagenauffahrt, zum Operationssaal und dem Kreißsaal bzw. dem gynäkologischen Operationssaal hat, auf die Station. Ein vorbereitetes Aufnahmezimmer mit allen zur Intensivtherapie notwendigen Utensilien wie Beatmungs- und technisches Überwachungszubehör sowie Material für kleinere oder mittlere medizinische Eingriffe ermöglichen die medizinische Erstversorgung in einer ruhigen Umgebung.

Für die Eltern gibt es einen anderen Eingang, eine Schleuse, in der sie sich nach den kliniksinternen Hygienerichtlinien umkleiden können. Diese Schleuse dient auch dazu, dass die Eltern nicht unvorbereitet die für sie fremde und angsteinflößende Station betreten. Daher sollte der Schleusenraum freundlich gestaltet sein und angenehme Wartemöglichkeiten bieten.

Eine großzügige Raumplanung in den Patientenzimmern ermöglicht den Einsatz von verschiedensten Geräten wie Überwachungsgeräten (EKG-Monitorsysteme mit vielfachen Funktionen, Pulsoxymetern, Sauerstoffmessgeräten usw.), Infusionspumpen, Beatmungsgeräten und Spezialbetten. Die Station muss überschaubar bleiben, damit ein bedrohlicher Zwischenfall bei einem Kind sofort bemerkt werden kann. Deshalb ist die Gesamtzahl der Intensivpflegeplätze pro Station meist eher gering.

Die Zimmer sind so angeordnet und aufgeteilt, dass sie einsehbar sind. Eine zentrale Monitoranlage registriert die Alarme der Monitore aller Kinder.

Größere Räume mit mehreren Patientenplätzen nebeneinander verkürzen die Wege. Diese Raumaufteilung ist meist in der Früh- und Neugeborenenintensivpflege zu finden. Nachteile sind der hohe Geräuschpegel, die Gefahr von Keimverschleppungen, die geringen Rückzugsmöglichkeiten für Angehörige (z. B. beim „Känguruhen" oder beim sterbenden Kind) und die erschwerte Gewährleistung des Datenschutzes. Besonderheiten und Komplikationen der Nachbarkinder bleiben häufig fremden Eltern nicht verborgen. Andererseits nutzen viele Angehörige dies als Chance, hilfreiche Kontakte untereinander zu knüpfen.

Abgeteilte Intensivpflegeplätze für nur einen Patienten sind für Kinder mit Infektionen bzw. starker Infektionsgefahr oder großem Ruhebedürfnis geeignet, beispielsweise nach neurochirurgischen Eingriffen.

Einzelzimmer ermöglichen eine sehr individuelle und hygienisch optimale Pflege, verlängern aber die Arbeitswege und erschweren die gleichzeitige intensivmedizinische Überwachung mehrerer Kinder und rasche Reaktion auf Störungen. Aus diesem Grunde sind die Zimmer meist durch Glasscheiben getrennt, die bei Bedarf jedoch auch zum Sichtschutz mit Jalousien versehen werden können.

Neben Entsorgungs- und Aufbereitungsräumen für Verbrauchsmaterial sowie einer großen Gerätekammer mit Wartungs- und Prüfanschlüssen für die medizinischen Geräte gibt es auf einer Intensivstation zumeist auch ein kleines Labor für Schnellanalysen von Blutproben, z. B. zur Bestimmung der Blutgase. Ferner benötigt die Intensivstation einen Besprechungsraum für Gespräche mit den Eltern, die nicht am Bett des Kindes durchgeführt werden sollten, und ein gemütliches Elternzimmer als Rückzugsmöglichkeit für die Eltern, damit sie sich von den vielfältigen Eindrücken erholen und dennoch in der Nähe des Kindes bleiben können.

Die Sozialräume müssen dem Personal eine störungsfreie Pausenzeit gewährleisten.

> **Merke** ···▸ Eine Intensivpflegestation muss funktional sein. Dennoch sollte sie in erster Linie auch freundlich und kindgerecht gestaltet werden.

Der Kinderintensivpflegeplatz

Jeder Intensivpflegeplatz benötigt eine umfangreiche Ausstattung (**Abb. 35.1** u. **35.2**):
- ···▸ ein altersentsprechendes, zur Intensivtherapie geeignetes Bett, höhenverstellbar, mit der Möglichkeit zur Anbringung von Drainagen und Ableitungen,
- ···▸ Inkubatoren und Wärmebetten mit Öffnungen für Zu- und Ableitungen usw.
- ···▸ Sauerstoff, Druckluft und Vakuumanschlüsse für Beatmung, Sauerstofftherapie, Absaugung, Saugdrainage usw. sowie die entsprechenden Geräte,
- ···▸ Steckdosen mit Notstromversorgung in ausreichender Anzahl für die medizinischen Geräte.
- ···▸ Wandleiste oder spezielle Vorrichtungen zum Anbringen der Geräte,
- ···▸ Monitoranlage mit verschiedenen, für die jeweiligen Patienten notwendigen Parameter: z. B. EKG, Temperatur, Atmung, transkutane Blutgase, Sauerstoffsättigungswerte, Druckwerte für verschiedene Blutdruckparameter oder Hirndruck usw.
- ···▸ Pflegewagen mit notwendigen Pflegeutensilien, aber auch wichtigen Medikamenten und intensivmedizinischem Zubehör,

35 Pflege von Kindern mit Intensivpflegebedarf

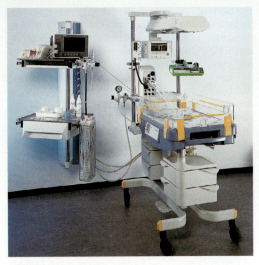

Abb. 35.1 ⇢ **Neugeborenenintensivpflegeplatz.** Erstversorgung und Reanimation.

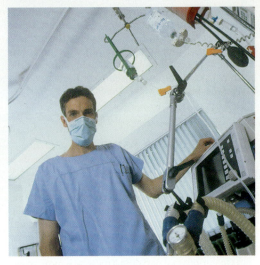

Abb. 35.2 ⇢ **Intensivpflegeplatz.** Aus der Sicht des Kindes.

⇢ Hygieneeinheit mit Waschbecken, Seifen- und Desinfektionsmittelspender,
⇢ Abwurfmöglichkeiten für verbrauchtes Material in Patientennähe.

⇢ Notwendigkeit der Intensivtherapie aus anderen Gründen, z. B. bei einem schweren kardiovaskulären Schockzustand, akutem Hirndruck, o. ä.,
⇢ Notwendigkeit des therapeutischen Einsatzes atemdepressiver Medikamente, etwa bei Operationen.

35.3 Pflege eines beatmeten Kindes

35.3.1 Ursache und Auswirkung

Exemplarisch für die vielen komplexen Pflegesituationen auf einer Intensivstation wird hier die Pflege eines beatmeten Kindes ausführlicher vorgestellt.

Eine Indikation zur Beatmung ergibt sich aus einer vorliegenden oder drohenden Ateminsuffizienz aufgrund einer akuten oder chronischen Störung des Atemsystems, der Atemmuskulatur oder des Atemzentrums.

Die Indikation zur Beatmung wird im Einzelfall individuell entschieden. Sie ist jedoch in der Regel dann gegeben, wenn eines oder mehrere der folgenden Probleme vorliegen:
⇢ Unzureichende Spontanatmung oder maximale Dyspnoe,
⇢ keine ausreichende Sauerstoffsättigung bei einem Sauerstoffangebot über 60 % (arterieller Sauerstoffpartialdruck bleibt unter 70 mmHg),
⇢ ein Kohlendioxidpartialdruck von über 60 mmHg im Zusammenhang mit einer akuten Atemstörung,
⇢ ein massivstes Apnoe-Bradykardie-Syndrom des Frühgeborenen,
⇢ nicht kompensierbare Obstruktionen der Atemwege,

35.3.2 Pflegebedarf einschätzen

Aus der Ateminsuffizienz und der maschinellen Beatmung können sich primär oder sekundär eine Vielzahl von Problemen für das Kind ergeben:
⇢ vitale Bedrohung durch die Grunderkrankung,
⇢ Angst durch erschwerte Spontanatmung und invasive Therapiemaßnahmen,
⇢ Verunsicherung und Angst der Eltern durch die bedrohliche Erkrankung,
⇢ mangelnde Akzeptanz der Beatmung durch das Kind,
⇢ Hypoxiegefahr durch Sekretanschoppung und Tubusobstruktion,
⇢ Infektionsgefahr,
⇢ Gefahr der Schleimhautschädigung durch die Intubation, Tubus und Beatmung,
⇢ eingeschränkte orale Nahrungsaufnahme durch Schluckbehinderung/Aspirationsgefahr durch den Tubus,
⇢ Gefahr von Dekubiti und Obstipation durch Immobilität und Sedierung,
⇢ eingeschränkte Mobilität durch Beatmungsschläuche und Überwachungskabel,
⇢ gestörter Schlaf-Wach-Rhythmus durch Manipulationen und Kontrollen, Geräuschkulisse und Rund-um-die-Uhr-Beleuchtung,
⇢ eingeschränkte Kommunikationsmöglichkeit, da der Endotrachealtubus durch die Stimmritze geführt wird und so keine Lautbildung möglich ist,

Pflege eines beatmeten Kindes 35

⇝ unzureichende Spontanatmung bei der Entwöhnung vom Beatmungsgerät.

35.3.3 Pflegeziele und -maßnahmen

Frühzeitiges Erkennen von Komplikationen und adäquate Reaktion

Ein beatmetes Kind ist durch seine Grundkrankheit in der Regel immer vital bedroht. Die betreuende Pflegeperson beobachtet das Befinden, Reaktionen und Veränderungen des Kindes. Es muss also mit intensivem Monitoring überwacht werden, so dass Veränderungen der Vitalparameter sofort erkannt werden können. Die betreuende Pflegeperson muss darüber informiert sein, welche Komplikationen bei diesem Kind auftreten können und wie darauf zu reagieren ist. Sie überzeugt sich bei jedem Dienstbeginn von der Vollständigkeit und dem ordnungsgemäßen Zustand der erforderlichen Notfallutensilien und -medikamente.

Merke ⇝ **Beobachtung.** Die Betreuung eines beatmungspflichtigen Kindes bedeutet ein ständiges intensives Beobachten seiner Vitalfunktionen, seiner Beatmungssituation und seines Allgemeinbefindens (Tab. 35.1).

Akzeptanz der Beatmung

Merke ⇝ Einen wesentlichen Beitrag zum Erfolg der Beatmung leistet die Akzeptanz der Beatmung durch das Kind.

Tabelle 35.1 ⇝ Zentrale Beobachtungskriterien bei einem beatmeten Kind

Beobachtungskriterien	Erläuterungen und mögliche Veränderungen
Vitalzeichen	Individuelle Einstellung des Monitorings und der Alarmgrenzen nach Alter, individuellen Normwerten und ärztlichen Anordnung
Atmung	Spontanatmungsfrequenz, -qualität, Synchronisation mit Beatmungsgerät, Akzeptanz der Beatmung, Thoraxexkursionen, Atemgeräusche (auch Auskultation: Seitengleichheit, Sekretansammlung), Blutgasmonitoring und/oder Pulsoxymetrie zur kontinuierlichen Kontrolle der Oxygenierung (bei Sauerstoffangebot obere Alarmgrenzen einstellen) (s. S. 188)
Herz-Kreislauf-Situation (Herzfrequenz, Blutdruck)	Grundherzfrequenz, Erkennen von Bradykardien und mögliche auslösende Faktoren, Herzfrequenz- oder Blutdruckanstieg als Stresszeichen oder Anstieg der Kohlendioxidspannung, Hinweise auf Kreislaufinstabilität (kardiale Beeinträchtigung durch die Grundkrankheit oder Beatmung möglich), Mikrozirkulation
Körpertemperatur	Temperaturinstabilität oder Fieber kann Infektionszeichen sein
Haut	Hautfarbe, Hautturgor, Entstehung von Ödemen oder eines Hautemphysems, Schwitzen als Stresszeichen
Ausscheidung	Urin- und Stuhlausscheidung, ggf. Flüssigkeitsbilanzierung
Allgemeinbefinden	Angst, Schmerzen, Stresszeichen, Akzeptanz der Therapie und Kooperation, Kommunikations- und Ausdrucksmöglichkeit, Ruhebedürfnis
Beatmung	
Tubus	korrekte Lage und Fixierung, dichte Verbindung zum Schlauchsystem (Leckage?), Tubusdurchgängigkeit. Cuffdruck bei geblockten Tubi, Kontrolle auf Druckstellen an Haut und Schleimhaut
Trachealsekret	Absaugbedarf durch Auskultation und Beobachtung des Kindes einschätzen, Trachealsekret (Menge, Farbe, Beschaffenheit, Beimengungen, u. a.), Erkennen von Anzeichen einer Atemwegsinfektion, Trachealsekretentnahme und mikrobiologisches Monitoring nach Klinikstandards und ärztliche Anordnung
Beatmungsparameter	Kontrolle der eingestellten Beatmungsparameter und Alarmgrenzen, um sichere Beatmung zu gewährleisten und mögliche Probleme, z. B. Leckagen oder erhöhte Atemwegswiderstände, rechtzeitig zu erkennen
Schlauchsystem	Dichtigkeit, Funktionstüchtigkeit der Verneblung und mögliche Kondensation, zugfreie Lagerung, ggf. Fixierung des Systems, um unbeabsichtigte Extubationen zu vermeiden

Einem Kind, welches bei Bewusstsein ist, wird die Notwendigkeit der Beatmungstherapie und anderen notwendigen Maßnahmen so weit möglich erklärt und erläutert. Es ist unbedingt notwendig, die für das Kind angemessene Beatmungsform mit den individuell an das entsprechende Kind angepassten Beatmungsparameter zu wählen. Gegebenenfalls ist eine Sedierung oder Analgesierung auf ärztliche Anordnung notwendig, um dem Kind invasive und schmerzhafte Unannehmlichkeiten der Intensivtherapie zu ersparen.

> **Merke ⇢ Beobachtung.** Die Beobachtung des Pflegepersonals zum Verhalten des Kindes während der Beatmungstherapie ist äußerst wichtig. Diese Angaben geben Aufschluss darüber, ob das Kind mit der Beatmung zurechtkommt oder ob die Parameter ggf. verändert werden müssen.

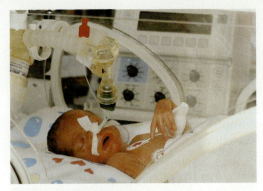

Abb. 35.3 ⇢ **Akzeptanz der Beatmung.** Der Gesichtsausdruck eines beatmeten Kindes kann Entspannung oder Anspannung signalisieren

Folgende Beobachtungskriterien sind zu beachten:
- Atmen gegen den Rhythmus des Beatmungsgerätes, Reizhusten, Unruhe, hoher Bedarf an Sedierungsmedikamenten, z. T. auch nur auffallende Tachykardie oder erhöhter Blutdruck können ein Zeichen dafür sein, dass das Kind sich mit seiner Beatmung nicht wohl fühlt, diese Beatmung nicht als Hilfestellung bei seiner Atemnot empfindet, sondern als zusätzliche Belastung.
- Das Einsetzen der Spontanatmung ist für den Heilungsprozess erwünscht. Kann das Kind seine Spontanatmung jedoch nicht mit dem Beatmungsablauf des Gerätes koordinieren, so kann dies eine Verschlechterung der Allgemeinsituation darstellen. In diesem Fall muss der Arzt informiert werden und die Einstellung der Beatmung überprüfen, um die spontane Atmung in die maschinelle Beatmung zu integrieren.
- Die Änderungen der Spontanatmung gemäß des Schlaf-Wach-Rhythmus des Kindes sind zu berücksichtigen: Tagsüber kann ein vermehrter Eigenatemantrieb zugelassen und gefördert werden, während das gleiche Kind in der Nacht dann häufiger wieder mehr Atemhilfe durch das Gerät benötigt, ohne dass dieses eine Verschlechterung des Allgemeinzustandes bedeuten muss.
- Fehlender Eigenatemantrieb bei der Entwöhnung kann bedeuten, dass dem Kind zu viel an Hilfestellung durch die Beatmung oder zu viele sedierende Medikamente angeboten wird.
- Der Gesichtsausdruck eines nicht allzu tief sedierten Kindes signalisiert Entspannung oder Anspannung. Dies muss aber nicht ursächlich mit der Beatmung zusammenhängen (**Abb. 35.3**). Gerade Säuglinge oder Langzeitbeatmete tolerieren die Beatmung dann gut, wenn ihre übrigen Grundbedürfnisse, besonders Ernährung, Körperkontakt, Zuwendung und Schlafphase, gewährleistet sind. Unphysiologische und unbequeme Lagerungen und Fixierungen des Kindes, fehlende Mahlzeiten und damit verbundenes Hungergefühl sowie häufige unangenehme und schmerzhafte Manipulationen am Kind führen zu Unruhe und steigern die Komplikationsgefahr. Durch den Versuch zu schreien kann sich z. B. bei einem beatmeten Kind relativ schnell durch den entstehenden Überdruck ein Pneumothorax entwickeln.

Durch eine individuell angepasste Beatmungstherapie sollen die Spätschäden an der Lunge des Kindes (z. B. die bronchopulmonale Dysplasie) minimiert werden. Daher werden die Beatmungsparameter vom Arzt regelmäßig streng reguliert, um eine unnötige Überbeatmung des Kindes zu verhindern. Das Kind soll so früh wie möglich von der Beatmung entwöhnt werden.

Die richtige Atemgastemperatur und -befeuchtung trägt in entscheidendem Maße dazu bei, das Lungengewebe intakt zu halten. Die Kontrolle und Regulation der Atemgastemperatur ist Aufgabe des Pflegepersonals. Die Atemgastemperatur sollte der Körpertemperatur entsprechen. Bei der Beatmung eines Kindes außerhalb des Inkubators, können Schlauchheizungen einer übermäßigen Kondensation vorbeugen. Diese Beobachtungen berücksichtigt die Pflegeperson in der Pflege und meldet sie ggf. dem Arzt. Die vom Hersteller vorgeschriebene Lagerung der Schläuche muss eingehalten werden, um der Aspiration von Kondenswasser vorzubeugen.

> **Praxistipp ⇢** Die Umgebungsgestaltung hat gerade auf der Intensivstation einen entscheidenden Einfluss auf die gesundheitliche Entwicklung des Kindes. Nestchenlagerungen oder bei großen Kindern das Lagern in vertrauten Schlafpositionen, eine Reduzierung der Geräuschkulisse und Beleuchtung, gleichbleibende Bezugspersonen sowie die Koordinierung von pflegerischen und therapeutischen Handlungen im Sinne des Minimal Handling können beruhigend auf den Intensivpatienten einwirken und steigern seine Kooperation und die Akzeptanz der Maßnahmen.

Pflege eines beatmeten Kindes 35

 Einbeziehung der Eltern ···▸ Die Eltern werden über alle Maßnahmen verständlich und einfühlsam aufgeklärt. Außerdem wird ihnen erklärt, wie sie ihrem Kind während der Intensivtherapie beruhigend und hilfreich zur Seite stehen können, z. B. beruhigende Berührungen, Vorlesen des Lieblingsbuches, Verlagerung von sorgenvollen Gesprächen auch bei scheinbar schlafenden Kindern vor die Zimmertür usw.

Freie, durchgängige Atem-/Beatmungswege

Die Beatmung kann nur effizient durchgeführt werden, wenn die Atem- bzw. Beatmungswege des Kindes frei bleiben. Der Tubus kann mit Sekret verlegt sein, abknicken oder dekonnektiert sein sowie seine Lage verändern, sodass er nicht mehr in der Trachea liegt. All diesen Komplikationen muss durch die Beobachtung des Kindes und die Pflegemaßnahmen vorgebeugt werden:

···▸ Eine *Sekretanschoppung* im Tubulus zeichnet sich durch ein verstärktes, rasselndes Beatmungsgeräusch und Verschlechterung der Sauerstoffüberwachungswerte und des Hautkolorits ab. Das Kind wird unruhig und versucht zu husten, bzw. es presst gegen den Tubus. Bei der Auskultation der Lunge sind die atemsynchronen Bewegungen des Sekrets zu hören. Das bedarfsgerechte Absaugen beugt der Atemnot durch Sekretverlegung vor. Die Verneblung des Beatmungsgerätes muss den tatsächlichen Bedürfnissen des Kindes angepasst werden, sodass es weder zur Austrocknung der Atemwege noch zu überschüssiger Sekretbildung kommt. Das regelmäßige Umlagern des Kindes in verschiedene Drainagelagerungen (s. S. 179) verhindert die Ansammlung von Sekret in einem Lungenbezirk. Sind bei einem Kind aufgrund seiner Gesundheitsstörung, seines Allgemeinbefindens oder seines Lebensalters (z. B. Frühgeborene nicht in Kopftieflage bringen) einige Lagerungen kontraindiziert, so wird dies im Dokumentationssystem vermerkt, bzw. ein speziell für dieses Kind angepasster Lagerungsplan entworfen.

···▸ Eine *Tubusdekonnektion*, die unabsichtliche Entfernung des Tubus von den Beatmungsschläuchen, ist durch sachgemäße Lagerung der Schläuche zu verhindern. Die Schläuche werden so gelagert, dass ihr Gewicht die Verbindungen nicht auseinanderziehen kann.

···▸ Bei der *Tubusdislokation* kommt es zum unabsichtlichen Herausrutschen des Tubus aus der Trachea. Dadurch ist dann die Beatmung nicht mehr gewährleistet. Der Allgemeinzustand und die Überwachungswerte des Kindes können sich rapide verschlechtern. Der Thorax hebt sich nicht mehr mit den Beatmungshüben. Luft wird oftmals in den Magen gepumpt und bläht den Bauch auf. Die auskultatorischen Beatmungsgeräusche sind abgeschwächt oder nicht mehr vorhanden. Um diese zu verhindern, wird die Lunge nach jedem Umlagern abgehört und die korrekte Lage der Schläuche regelmäßig kontrolliert. Sie müssen dem Kind eine ausreichende Bewegungsfreiheit gewährleisten, wenn es wach ist.

···▸ Die *Fixierung des Tubus* muss regelmäßig kontrolliert werden und bei Aufweichung durch Sekret oder mechanischer Ablösung sofort erneuert werden.

···▸ Ein eigenständiges Manipulieren der Kinder an den Beatmungsutensilien muss unterbunden werden. Bei wachen Kindern kann eine ausreichende Aufklärung und eine ausreichende Beschäftigung die Kinder davon ablenken. Hierbei können die Eltern in die Pflege gut integriert werden.

···▸ Ein *Abknicken des Tubus* wird durch die Lagerung des Kindes und die Fixierung der Schläuche verhindert. Sollte es sich um einen Tubus aus sehr weichem Material handeln, der zum Abknicken neigt, kann dieser mit einer sterilen Schere gekürzt werden. Dadurch wird gleichzeitig auch der Beatmungstotraum verkleinert.

Minderung des Infektionsrisikos

Beatmete Kinder sind besonders pneumoniegefährdet. Verschiedene Faktoren sind daran beteiligt: Die Grundkrankheit kann die Infektabwehr abschwächen. Mit der Intubation und Beatmung werden physiologische Abwehrmechanismen gestört. Bei jeder Manipulation am Tubus können Keime von den Händen und der Umgebung in die Lunge gelangen. Dort angesammeltes Sekret bildet einen idealen Nährboden. Deshalb muss bei Manipulation hygienisch einwandfrei gearbeitet werden:

 Merke ···▸ **Hygiene:**
···▸ Das endotracheale Absaugen erfolgt unter sterilen Bedingungen.
···▸ Der Umgang mit dem Beatmungsgerät unterliegt strengen hygienischen Richtlinien. Das Schlauchsystem des Respirators wird spätestens 48-stündlich gewechselt.
···▸ Vor jeder Benutzung bei einem anderen Patienten erfolgt eine korrekte hygienische Aufbereitung des gesamten Gerätes nach den kliniküblichen Richtlinien und den Angaben des Herstellers.
···▸ Regelmäßige mikrobiologische Untersuchungen des Tracheasekretes ermöglichen bei einer aufgetretenen Infektion eine gezielte Therapie.

Die in Kap. 8 erläuterten atemerleichternden und atemunterstützenden Maßnahmen werden zur Pneumonieprophylaxe angewendet. Je nach Grundkrankheit des Kindes sind hierfür besonders die Vibrationen, Kontaktatmung, atemstimulierende Einreibungen, atemerleichternde Lagerungen sowie Drainagelagerungen geeignet.

Intakte Haut und Schleimhäute

Abhängig von der Schwere der Erkrankung kommt es bei Intensivpatienten zu erhöhter Anfälligkeit für Hautläsionen: Mangelnde Mobilität, verstärktes Schwitzen, schlechte Hautdurchblutung, reduzierter Allgemeinzustand, der Einsatz von Tubi, Magensonden, Zu- und Ableitungen, Elektroden und Sensoren und verschiedene auf der Intensivstation eingesetzte Arzneimittel führen zu einer Dekubitusgefährdung. Je nach Erkrankung und Situation des Kindes sind regelmäßige Umlagerungen (s. S. 364 f) durchzuführen, bzw. nach Prüfung der Indikation wird ein Spezialbett verwendet.

Bei der Körperpflege wird auf beginnende Druckstellen sowie den allgemeinen Hautzustand des Kindes geachtet. Die Körperpflegemaßnahmen werden mit milden rückfettenden Substanzen durchgeführt und müssen der Belastbarkeit des Kindes angepasst werden. Häufig sind nur Teilwaschungen mit langen Ruhepausen möglich. Im Dokumentationssystem wird vermerkt, welche Teilwaschungen durchgeführt werden. Die häuslichen Waschgewohnheiten und die Prinzipien der Basalen Stimulation (s. S. 45 f) werden berücksichtigt, um die Körperpflege so angenehm wie möglich zu gestalten. Bei allen Pflegemaßnahmen sind die Zu- und Ableitungen zu sichern.

Eine gewissenhafte Inspektion und Pflege der Mundhöhle (s. S. 257) ist erforderlich, um die Mundschleimhaut gesund zu erhalten.

Besonders dekubitusgefährdet sind Körperpartien, auf die ein unphysiologischer Durck ausgeübt wird, etwa durch den Druck des Tubus am Naseneingang. Bei der Tubusfixierung sollte der Tubus druckfrei und nicht zu fest am Nasenseptum anliegen. Dabei sollte die Tubuslage in der Nase gewechselt werden, ohne dass dadurch die Lage des Tubus in der Trachea geändert wird. Eine Unterlagerung der Beatmungsschläuche kann den Druck vermindern. Außerdem kann der Tubus mit etwas Schaumgummi oder Hydrokolloidverbänden gepolstert werden. Eine gewissenhafte Nasenpflege (s. S. 254) wird prophylaktisch durchgeführt. Eine blutige Beschaffenheit des Nasensekretes kann Hinweis auf eine tiefer liegende Läsion geben.

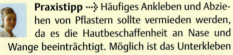

Praxistipp ···▸ Häufiges Ankleben und Abziehen von Pflastern sollte vermieden werden, da es die Hautbeschaffenheit an Nase und Wange beeinträchtigt. Möglich ist das Unterkleben mit dünnem Hydrokolloidverband, damit sich beim Fixationswechsel die Pflaster leichter ablösen lassen.

Erhalt der oralen Empfindsamkeit, des Saug-, Kau- und Schluckvermögens

Langzeitintubierte Kinder, denen eine orale Nahrungsaufnahme nicht möglich ist, werden über Magensonde ernährt. Bei ihnen ist die Mundpflege gleichzeitig ein Mittel zur oralen Stimulation. Durch das Anbieten verschiedener Mundpflegemittel kann der Geschmackssinn des Kindes stimuliert, z. T. an vertraute Genüsse erinnert werden. Über die bevorzugten Geschmacksrichtungen des Kindes können die Eltern in der Pflegeanamnese befragt werden. Die Speichelsekretion wird durch den oralen Nahrungskontakt gesteigert.

Besonders bei Frühgeborenen, die über lange Zeit keine orale Nahrungszufuhr erhalten, oder bei Patienten mit neurologischen Ausfällen ist es notwendig, den Geschmackssinn und Saugreflex bzw. Kau- und Schluckbewegungen zu fördern und zu erhalten, um nach der Extubation einen physiologischen Nahrungsaufbau zu ermöglichen.

Bei beatmeten Frühgeborenen wird daher die Mundpflege vorzugsweise mit Muttermilch durchgeführt. Die Kombination von Sondenernährung und Mundpflege vermittelt dem Kind den Bezug zwischen Sättigung und oraler Stimulation.

Physiologische Ausscheidung

Ein beatmetes Kind ist in der Regel immobil, sediert oder sogar relaxiert, bekommt wenig Nahrung bzw. ballaststoffarme Sondenkost. Dies wirkt sich ungünstig auf die Stuhlausscheidung aus.

 Merke ···▸ **Beobachtung.** Die Frequenz und Beschaffenheit der Stuhlausscheidung wird vom Pflegepersonal beobachtet.

Eine hartnäckige Obstipation bis hin zum Ileus ist bei Intensivpatienten ein häufiges Pflegeproblem.

Wenn es die Grundkrankheit des Kindes erlaubt, kann auf ärztliche Anordnung die Menge sedierender und relaxierender Medikamente reguliert werden, um die Defäkation zu ermöglichen. Abhängig von der Grundkrankheit sollte ausreichend Flüssigkeit angeboten werden und ballaststoffreiche Sondenkost oder milde Laxanzien, z. B. Milchzucker zur Obstipationsprophylaxe eingesetzt werden. Auch ein beatmetes Kind kann aktiv oder passiv mobilisiert werden. Eine enge Zusammenarbeit mit der physiotherapeutischen Abteilung ist hier sinnvoll. Eine stimulierende Kolonmassage verschafft Erleichterung. Über Erfolge der Fußreflexzonentherapie wurde berichtet. Diese Technik muss jedoch besonders erlernt und Kontraindikationen müssen berücksichtigt werden. Bei Misserfolg der prophylaktischen Maßnahmen wird die Ausscheidung durch Einläufe (s. S. 343 f) und/oder peristaltikfördernde Infusionszusätze auf ärztliche Anordnung angeregt.

Die Urinausscheidung eines Kindes auf der Intensivstation ist durch verschiedene Faktoren beeinträchtigt:

···▸ Im Rahmen der Grunderkrankung kann es zum Nierenversagen mit Oligurie kommen.
···▸ Als Folge der intensivmedizinischen Betreuung und Sedierung des Kindes kann die Öffnung des Blasensphinkters und der Urinabfluss gestört sein.

Die Blase ist dann prall gefüllt, kann sich aber nicht entleeren, so dass die Urinentleerung über einen Blasenkatheter erfolgen muss.

> **Merke ⋯▶ Beobachtung.** Mangelnde Ausscheidung führt zur Flüssigkeitsretention im Körper. Der Hautturgor wird regelmäßig vom Pflegepersonal überprüft. Eine regelmäßige Kontrolle des Körpergewichtes dient zur Feststellung einer Flüssigkeitsretention im Körper. Der Einsatz von Inkubatorwaagen oder Bettwaagen reduziert den Stress für das Kind beim Wiegen. Zusätzlich wird eine Flüssigkeitsbilanz (s. S. 333) durchgeführt. Auffälligkeiten werden dem ärztlichen Dienst mitgeteilt.

Die Resorption von Ödemen kann durch Hochlagerung der betroffenen Extremitäten beeinflusst werden.

Bestmögliche Kommunikation

Da der Tubus durch die Stimmritze gelegt wird und damit die Stimmbänder blockiert sind, kann ein beatmetes Kind sich verbal nicht äußern, auch wenn es wenig sediert wird. Dem Kind und seinen Eltern wird erklärt, dass das Kind wieder sprechen kann, sobald der Tubus entfernt wird.

> **Praxistipp ⋯▶** Hilfreich sind Fragen, die mit „ja" oder „nein" beantwortet werden können. Das Kind kann sie durch Nicken oder Schütteln des Kopfes beantworten. Außerdem kann eine Zeichensprache vereinbart werden. Einem großen Kind wird eine Bettklingel zur Verfügung gestellt, um bei Bedarf das Pflegepersonal zu rufen. Es kann auch vereinbart werden, dass das Kind im Bedarfsfall eigenständig über das Ablösen einer Elektrode einen Monitoralarm auslöst.

Langzeitbeatmete Kinder entwickeln mit ihren Bezugspersonen in der Regel eine lebhafte und ausdrucksstarke Zeichensprache. Auf Tafeln oder großen Blättern kann ein Schulkind seine Wünsche aufschreiben, was jedoch in der Regel durch den beeinträchtigten Allgemeinzustand erschwert wird. Einfacher zu handhaben sind vorbereitete Symbole und Zeichnungen auf Tafeln oder Bilderbüchern, auf die das Kind bei Bedarf deuten kann (s. S. 155).

> **Einbeziehung der Eltern ⋯▶** Die Kommunikation mit dem intubierten Kind verlangt von den Bezugspersonen Einfallsreichtum und ein individuelles Eingehen auf die Begriffswelt des Kindes abhängig von seiner Entwicklung.

Mit einem sedierten oder bewusstlosen Kind kann durch Berührungen und Hautkontakt kommuniziert werden (s. S. 47). Die Reaktionen der Kinder auf Hautkontakt, etwa beim Waschen, werden gemeinsam mit den Eltern interpretiert, um die Berührungen gezielt zur Beruhigung oder Information des Kindes einzusetzen: Zum Beispiel begrüßt das Pflegepersonal vor jeder Manipulation das Kind mit einer Initialberührung, die vorher festgelegt wird und immer gleich aussieht. Bei großen Kindern bietet sich ein Händedruck auf die Schulter an, bei Frühgeborenen eine Berührung des Füßchens. Das Pflegepersonal und die Eltern sprechen mit einem bewusstlosen Kind, als ob es bei Bewusstsein wäre, da die Kinder häufig mehr wahrnehmen, als man vermutet.

Physiologischer Schlaf-Wach-Rhythmus

Der Schlaf des Kindes auf der Intensivstation ist häufig nicht physiologisch. Entweder ist es aus medizinischen Gründen durch Medikamente in einen Dauerschlaf versetzt, oder es kommt durch zahlreiche Manipulationen, Kontrollen und durch die ungewohnte Umgebung mit zahlreichen optischen und akustischen Reizen gar nicht zur Ruhe.

Auch auf der Intensivstation sollte so weit wie möglich ein Tag-Nacht-Rhythmus eingehalten werden. Nicht sofort dringend notwendige therapeutische, diagnostische und pflegerische Maßnahmen sind am Tag durchzuführen. Die Beleuchtung ist nachts auf ein geringes Maß zu reduzieren. Der Einsatz von Dimmern bei der Beleuchtung sowie einzelne einzuschaltenden Lampen für jeden Patienten lassen künstliches Licht gezielt so einsetzen, dass die Pflegeperson so viel sieht, wie sie für die Betreuung und Beobachtung der einzelnen Kinder braucht. Verschiebbare Trennwände zwischen den Patientenbetten schaffen Ruhe und Privatzonen auch in Mehrbettzimmern. Inkubatoren und Gitterbetten können durch Tücher abgedeckt werden. Dabei darf die Beobachtung der Kinder nicht eingeschränkt sein. Zur Sicherheit werden bei Kindern in abgedunkelten Zimmern oder sichtgeschützten Betten die Alarmgrenzen des Monitors ggf. enger eingestellt. Schlafrituale, welche das Kind von zu Hause kennt, werden ebenso im Krankenhaus durchgeführt.

> **Merke ⋯▶** Auch ein waches intensivpflichtiges Kind benötigt am Tag ausreichend Ruhe- und Erholungsphasen, die frei von pflegerischen und ärztlichen Tätigkeiten sind.

Diese werden im Team und mit den Eltern geplant und möglichst eingehalten. Ein Stundenplan für immer wiederkehrende Termine, z. B. Krankengymnastik, erleichtert allen die Planung.

Selbständige Atmung

Haben sich der Gesundheitszustand und das Atemproblem des Kindes gebessert, werden die Beatmungsparameter schrittweise reduziert, um die Spontanamtung des Kindes zu trainieren und das Kind auf die Extubation vorzubereiten.

Nach längerer Beatmung tritt insbesondere bei größeren Kindern und Jugendlichen eine psychische Abhängigkeit vom Respirator auf, die die Kinder ihre eigenen Ressourcen unterschätzen lässt. Intensive Atemtherapie, einfühlsame Zuwendung der Bezugspersonen, Verdeutlichung der Ressourcen, ggf. psychologische Begleitung können die Spontanatmung und Entwöhnung unterstützen.

35.4 Unterstützende Techniken

Um ein Kind auf der Intensivstation pflegen zu können, bedarf es neben dem einfühlsamen Umgang mit dem Kind und seinen Angehörigen und dem allgemeinen Pflegewissen auch einiger technischer Grundlagenkenntnisse, die die Pflegeperson beherrschen muss, um Notfälle zu erkennen und adäquat handeln zu können.

35.4.1 Monitoring

In der Intensivpflege spielt die Erfassung und Einschätzung der Vitalparameter, Puls, Blutdruck, Atmung, Körpertemperatur und der Bewusstseinslage eine zentrale Rolle. Die Beobachtung eines intensivpflichtigen Kindes ist wegen der großen Anzahl an gleichzeitig zu beachtenden Informationen mit technischen Hilfsmitteln unterstützt, z.B. dem kontinuierlichen Monitoring von EKG, Blutdruck oder der Sauerstoffsättigung **(Abb. 35.4)**.

Die Pflegeperson muss im Umgang mit den Geräten ausreichend nach der Medizinprodukte-Betreiber-Verordnung geschult sein. Sie muss in der Lage sein, die ermittelten Werte einzuschätzen und die notwendigen Maßnahmen zu ergreifen. Wegen möglicher Fehlalarme muss gleichzeitig der Allgemeinzustand des Kindes unabhängig von der technischen Überwachung beurteilt werden.

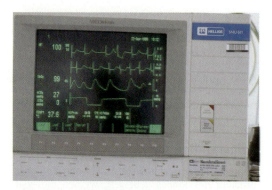

Abb. 35.4 ⋯⋙ **Intensivpflegemonitor.** Er unterstützt die kontinuierliche Beobachtung verschiedener Vitalparameter

Merke ⋯⋙ **Beobachtung.** Technische Überwachungsgeräte dienen nur der Unterstützung der pflegerischen Beobachtung. Sie ersetzen nicht die pflegerische Beobachtung.

Veränderungen des Allgemeinzustandes werden häufig von erfahrenen Pflegepersonen eher erkannt, als der Monitor alarmieren würde. Eine Verschlechterung des Hautkolorits, Schwitzen bei Belastung, Unruhe usw. künden schneller eine Veränderung des Zustandes an als die Monitorparameter.

Den besorgten Eltern muss immer wieder verdeutlicht werden, dass bei aller Technik ihr Kind im Mittelpunkt des Interesses steht.

35.4.2 Intubation

Definition ⋯⋙ Eine Intubation ist die Einführung eines Endotrachealtubus durch die Nase (nasotracheal) oder den Mund (orotracheal) in die Trachea, in der Regel zum Zwecke der Beatmung oder zum Freihalten der Atemwege bei akuten Verlegungen der Atemwege.

Die Intubation ist eine ärztliche Tätigkeit. Die Aufgabe des Pflegepersonals besteht in der vollständigen Vorbereitung, der Assistenz während des Eingriffs, der Beobachtung des Kindes sowie der Nachsorge.

Da es sich in der Regel um einen Notfall handelt, werden die nötigen Vorbereitungen zügig, aber nicht hektisch getroffen.

Kind. Falls das Kind noch bei Bewusstsein ist, wird es beruhigt und alters- und situationsgemäß über seine Situation und die geplante Maßnahme aufgeklärt, dann aber für den Eingriff auf ärztliche Anordnung ausreichend sediert. Vor der Intubation wird ein venöser Zugang zur Verabreichung von Medikamenten und für Notfallsituationen gelegt. Danach werden Nasenrachenraum und Magen abgesaugt, damit das Kind nicht während der Intubation Schleim und Mageninhalt hochwürgt und aspiriert. Besonders wichtig ist das Absaugen des Magens, wenn das Kind zuvor nicht nüchtern war. Bei einer liegenden Magensonde wird über diese der Magensaft abgezogen. Anschließend wird die Magensonde in der Regel entfernt, da sie die Intubation behindern könnte.

Eltern. Die Eltern werden ebenfalls so weit wie möglich aufgeklärt und in einen Raum begleitet, wo sie sich während des Eingriffs aufhalten können. Das Warten der Eltern im Krankenhausflur vergrößert ebenso sehr die Angst wie das unmittelbare Erleben des Eingriffs.

Material. Das erforderliche Material wird vollständig bereitgestellt **(Abb. 35.5)**. Sinnvoll ist ein fahrbarer, vollständig eingerichteter „Notfallwagen" oder eine gerichtete Reanimationseinheit:

⋯⋙ Tubi, je nach Alter, Größe und Gewicht des Kindes, 2-mal die vermutlich passende Größe, sowie je ei-

Unterstützende Techniken 35

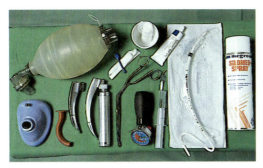

Abb. 35.5 ⇢ **Materialien für die Intubation.** Abgebildet sind hier die Materialien zur Intubation eines größeren Kindes

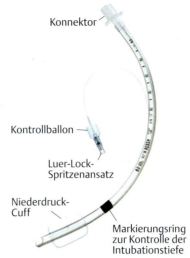

Abb. 35.6 ⇢ **Tubus mit Blockung.** Die Funktion des Cuffs ist vor der Intubation zu prüfen

ner mit dem nächstkleineren oder -größeren Durchmesser **(Tab. 35.2)**.

 Merke ⇢ **Sicherheit.** Bei blockbaren Tubi **(Abb. 35.6)** ist die Funktion des Cuffs vor der Intubation zu prüfen.

- ggf. Führungsstäbe,
- anästhesierendes Gleitmittel,
- sterile Handschuhe,
- Laryngoskop **(Abb. 35.7)**, passende Spatel je nach Größe des Kindes zur Auswahl (Funktionstüchtigkeit von Lichtquelle und Batterie vorher prüfen),
- Magillzange **(Abb. 35.8)**,
- Beatmungsbeutel mit passender Maske,
- Sauerstoffanschluss und -zubehör,
- Absauganlage komplett (Funktionstüchtigkeit prüfen), Absaugkatheter in verschiedenen Größen, sterile Einmalhandschuhe,
- Spritze zum Blocken des Cuffs und Cuffdruckprüfer bei großen Kindern, die mit einem blockbaren Tubus intubiert werden,
- Lagerungshilfsmittel,
- Monitorüberwachung mit EKG und Sauerstoffsättigung; ggf. Systolenton laut stellen,

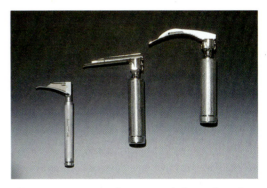

Abb. 35.7 ⇢ **Laryngoskope.** Von links nach rechts: nach Saling, Foregger und Macintosh

Tabelle 35.2 ⇢ **Richtwerte für Tubusgrößen bei Kindern**

Alter	Gewicht	Innendurchmesser in mm	Charrière
Frühgeborenes	< 1 000 g	2,0	10
Frühgeborenes	< 2 000 g	2,5	12
Neugeborenes	2,5–4,5 kg	3,0–3,5	14–16
Säugling 6–18 Monate	6–12 kg	3,5–4,5	16–20
größeres Kind		(Lebensalter/4)+ 4	Lebensalter + 20
etwa ab dem Schulalter werden blockbare Tubi verwandt			
Die Tubusgröße entspricht etwa der Dicke des kleinen Fingers des Kindes!			

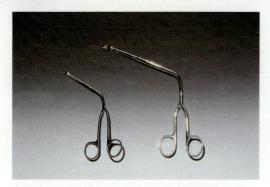

Abb. 35.8 ⋯▸ **Magillzangen.** Sie stehen je nach Größe des Kindes in unterschiedlichen Größen zur Verfügung

⋯▸ Notfallmedikamente: Atropin und Suprarenin aufgezogen; weitere Notfallmedikamente nach Anordnung bereitstellen und aufziehen,
⋯▸ Medikamente zur Sedierung nach Anordnung, evtl. Kurznarkose, Relaxierung,
⋯▸ Tubusfixierung, z. B. zugeschnittene Pflasterstreifen,
⋯▸ Beatmungsgerät (Funktonstüchtigkeit prüfen), wenn möglich bereits in Betrieb zur Atemgaserwärmung und -befeuchtung,
⋯▸ Stethoskop,
⋯▸ bei Säuglingen Wärmelampe.

■ **Durchführung**
Das Kind wird in der sog. „Schnüffelstellung" gelagert: Es liegt mit leicht angezogenem, aber nicht zurückgebeugtem Kopf so, als ob es an etwas riechen möchte (s. S. 885). Zunächst wird die Sauerstoffversorgung des Gewebes mit einer Maskenbeatmung mit Sauerstoff sichergestellt. Bei der Präoxygenierung wird Sauerstoff großzügig verabreicht, um einer zusätzlichen Hypoxie während des Eingriffs vorzubeugen. Während des Eingriffs wird dem Kind Sauerstoff vorgehalten. Bei Frühgeborenen darf aufgrund der Sauerstofftoxizität das Sauerstoffangebot nicht über den tatsächlichen Bedarf hinausgehen.

Der Arzt stellt die Epiglottis mit dem Laryngoskop ein und führt den mit Gleitmittel benetzten Tubus in den Nasenrachenraum ein und schiebt ihn dan mit der Magillzange in die Trachea. Währenddessen reicht die Pflegeperson das notwendige Material in der entsprechenden Reihenfolge so an, dass der Arzt nicht umgreifen muss, kontrolliert die Lage des Kindes, saugt das Kind bei Bedarf nochmals ab und beobachtet vor allem das Allgemeinbefinden, die Hautfarbe und die am Monitor erfassten Vitalparameter des Kindes.

Liegt der Tubus richtig, so hebt sich der Thorax bei der Beatmung mit dem Beatmungsbeutel seitengleich. Mit dem Stethoskop ist ein seitengleiches Atemgeräusch zu hören. Eine Röntgenkontrolle dokumentiert die Lage des Tubus. Sichtbar wird er durch einen Kontraststreifen. Bei Kindern ab ca. 7 Jahren wird der Tubus geblockt und der Cuffdruck kontrolliert. Mit dem Cuffdruckmesser kann geprüft werden, ob die Trachealkapillaren auch beim geblockten Tubus noch ausreichend durchblutet sind **(Abb. 35.9)**. Dies ist bei einem Cuffdruck von maximal 20 cm H_2O gegeben.

■ **Nachsorge**
Wenn der Tubus sicher fixiert **(Abb. 35.10)** und das Kind am Beatmungsgerät angeschlossen ist, wird es so gelagert, dass es bequem und atemerleichternd liegt. Dabei darf auf die Beatmungsschläuche auf keinen Fall Zug ausgeübt werden, damit der Tubus nicht unabsichtlich herausrutscht.

Tubusart, Tubusdurchmesser, Tubuslage (z. B. durch Angabe der sichtbaren Markierung: 10 cm am Naseneingang, 17 cm am Mundwinkel o. ä.), Liegedauer, Cuffdruck, Medikamente und Besonderheiten während der Intubation werden dokumentiert.

35.4.3 Extubation

Hat sich der Allgemeinzustand des Kindes so weit verbessert, dass es keiner Beatmung oder Schienung der Atemwege durch den Tubus mehr bedarf, wird es extubiert, d. h. der Endotrachealtubus wird entfernt. Die Extubation wird in der Regel vom Arzt durchgeführt, die Pflegeperson bereitet das Kind und das Material vor, assistiert, betreut und beobachtet das Kind vor, während und nach der Extubation.

> **Praxistipp** ⋯▸ Es ist wichtig, dass der Zeitpunkt der Extubation so gewählt wird, dass für die intensive Betreuung des Kindes ausreichend Zeit ist, d. h. es werden keine Extubationen während arbeitsintensiven Zeiten der Stationen oder Übergabezeiten durchgeführt.

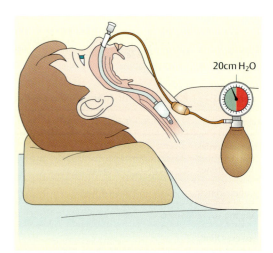

Abb. 35.9 ⋯▸ **Cuffdruckprüfung.** Um die Trachealkapillaren nicht zu schädigen, darf der Cuffdruck 20 cm Wassersäule nicht überschreiten

Unterstützende Techniken

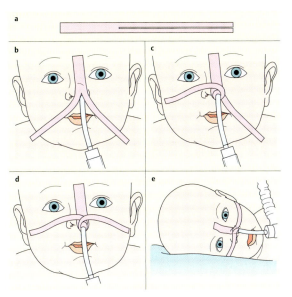

Abb. 35.10 ⇢ **Tubusfixierung.**
a Geschnittenes Tubuspflaster
b Fixation am Nasenrücken
c Das Tubuspflaster wird um den Tubus gewickelt. Bei der zweiten Umrundung wird es nach unten um den Tubus geschlungen und dann oben auf dem Nasenrücken, Nasenflügeln und Wange fixiert
d Dieser Vorgang wird auch mit der 2. Pflasterhälfte zur anderen Gesichtsseite durchgeführt
e Beatmetes Kind mit korrekt geklebtem Pflaster

■ Vorbereitung

Kind. Vor der Extubation erhält das Kind ausreichend lange, in der Regel sechs Stunden, keine Nahrung, damit es bei der Extubation oder einer möglicherweise notwendig werdenden Reintubation nicht erbricht und aspiriert. Belastende Maßnahmen werden in ausreichendem Zeitraum vor der geplanten Extubation abgeschlossen. Das Kind wird je nach Alter und Allgemeinzustand über die geplante Maßnahme informiert und wie es dabei mithelfen kann: Ältere Kinder können während der Extubation tief einatmen, damit die Stimmbänder sich öffnen.

Die Gabe eines Kortisonpräparates auf ärztliche Anordnung kann verhindern, dass die Luftwege nach der Extubation anschwellen. Zwischen der Gabe des Kortisons und der Extubation wird ein Abstand von einer halben Stunde eingehalten.

Material. Zur Extubation werden bereitgelegt:
- ⇢ Mittel zum Aufweichen der Tubusfixierung,
- ⇢ Tupfer,
- ⇢ ggf. ein steriles Röhrchen und eine sterile Schere, falls mikrobiologische Untersuchungen des Tubus gewünscht sind,
- ⇢ Absaugung,
- ⇢ Beatmungsbeutel mit Maske,
- ⇢ Sauerstoffanschluss mit Zubehör zur Sauerstoffapplikation,
- ⇢ Luftbefeuchter.

Da es nach der Intubation zu einer erneuten Verschlechterung des Allgemeinzustandes kommen kann, wird in der Nähe des Kindes alles notwendige Material zu einer möglichen Reintubation bereitgestellt.

■ Durchführung

Unmittelbar vor der Extubation wird der Tubus noch einmal abgesaugt, ebenso der Nasenrachenraum. Geblockte Tubi werden vorher entblockt. Hat das Kind eine sehr starke Sekretentwicklung, ist es möglich den Tubus unter Sog zu entfernen. Damit wird das Sekret, das sich rund um den Tubus in der Trachea angesammelt hatte, mit abgesaugt und fließt somit nicht in die Trachea und die Hauptbronchien zurück. Hat das Kind ein erhöhtes Risiko der Atelektasenbildung, wird stattdessen beim Entfernen des Tubus mit aufgesetztem Beatmungsbeutel die Lunge noch einmal leicht gebläht. Ansonsten erfolgt die Extubation in mittlerer Inspirationsstellung.

Nachdem die Tubusfixierung sanft gelöst wurde, wird der Tubus rasch herausgezogen.

> **Merke** ⇢ **Beobachtung.** Die Pflegeperson beobachtet die Spontanatmung, die Herzfrequenz, das Hautkolorit, die Blutgasüberwachungswerte sowie das Verhalten und Allgemeinbefinden des Kindes während der Maßnahme.

■ Nachsorge

Unmittelbar nach der Extubation ist es notwendig, dass die betreuende Schwester zunächst kontinuierlich bei dem Kind bleibt, um es während der Umstellung auf die Spontanatmung ohne Tubus auf mögliche Verschlechterungen der Atemqualität, Dyspnoezeichen oder Stridor sowie des Allgemeinzustandes zu beobachten. Ihre Anwesenheit beruhigt das Kind und kann Ängste abbauen helfen.

Bis zur Stabilisierung behält das Kind Nahrungskarenz und parenterale Flüssigkeitszufuhr, um eine evtl. notwendige Reintubation komplikationslos durchführen zu können.

Häufig ist die Gabe von Sauerstoff auf ärztliche Anordnung und eine entsprechende Überwachung (s. S. 188) nach der Extubation notwendig. Der Nasenrachenraum des Kindes ist abzusaugen, wenn der Schluckakt noch Schmerzen bereitet und sich Sekret ansammelt. Ältere Kinder werden, je nach Zustand, zum Abhusten des Sekrets aufgefordert.

> **Praxistipp** ⇢ Atemerleichternde Maßnahmen, Luftbefeuchtung, Lagerungen, Einreibungen, Vibrationen, Inhalationen und abschwellende Nasentropfen auf ärztliche Anordnung helfen in der ersten Zeit nach der Extubation, das Allgemeinbefinden des Kindes zu stabilisieren.

Möglicherweise kann es genauso hilfreich sein, möglichst wenig an dem Kind zu manipulieren, damit es schlafen kann und nicht durch Schreien seine Atemqualität verschlechtert. So ist von der Pflegeperson gewissenhaft abzuwägen, was dem Kind am besten zur Stabilisierung verhilft. Die Eltern werden in die atemunterstützenden Pflegemaßnahmen und die psychische Unterstützung des Kindes einbezogen.

In den darauffolgenden Stunden kommt es häufig zu Heiserkeit durch Anschwellen der Stimmbänder. Die Kinder sollten daher möglichst wenig sprechen oder schreien. Ebenso bereitet vorübergehend das Schlucken Beschwerden. Die Kinder werden, je nach Alter, darüber aufgeklärt, dass Schluckbeschwerden und Heiserkeit normale Reaktionen auf die mechanische Reizung der Trachea sind und dass sie vorübergehend sind.

Eine Stridorentwicklung, über mehrere Tage andauernde Heiserkeit oder dauerhafte Schluckbeschwerden werden dem Arzt mitgeteilt. Eventuell muss ein Hals-Nasen-Ohren-Arzt zu Rate gezogen werden.

35.4.4 Endotracheales Absaugen

Um die Atemwege frei zu halten, ist es notwendig, bei Bedarf Trachealsekret aus dem Tubus oder der Trachealkanüle abzusaugen, da die Selbstreinigungsfunktion durch den Fremdkörper in der Trachea erheblich gestört ist. Die Häufigkeit dieser Maßnahme richtet sich individuell nach den Bedürfnissen des Kindes, d. h. nach der Sekretmenge und -beschaffenheit, dem Lumen des Tubus bzw. der Kanüle und der Erfahrung des Pflegepersonals.

Zum Einschätzen des Absaugbedarfes wird beobachtet:
- hörbare oder durch Auskultation der Lunge feststellbare Rasselgeräusche durch das Sekret in der Lunge,
- bei Säuglingen mit der bloßen Hand fühlbares Sekret,
- das Atemmuster und das Verhalten des Kindes,
- die Interpretation der transkutanen Blutgasüberwachungswerte und der Sauerstoffsättigung, diese können Verlegungen mit zähen Sekreten anzeigen, die mit dem Stethoskop nicht hörbar sind.

Merke ⇢ Pflegebedarf. Das endotracheale Absaugen erfolgt so oft wie nötig aber so wenig wie möglich.

■ **Vorbereitung**

Merke ⇢ Hygiene. Ergänzend zum Vorgehen beim Absaugen des Nasen-Rachen-Raumes (s. S. 184) ist es wichtig, dass das Absaugen absolut steril erfolgt, d. h., es müssen ausreichend sterile Handschuhe, sterile Absaugkatheter und ggf. ein Mundschutz zur Verfügung stehen, damit bei Kontamination oder bei mehrmaligem Absaugen während eines Vorganges immer der Katheter gewechselt werden kann.

Die Größe der Absaugkatheter sollte so gewählt werden, dass während des Absaugvorganges noch eine ausreichende Spontanatmung durch den Tubus neben dem Katheter möglich ist, d. h., der Durchmesser des Absaugkatheters sollte etwa ein Drittel des Tubusdurchmessers betragen. Um die empfindliche Trachealschleimhaut zu schonen, sind atraumatische sog. „Luftkissen"-Absaugkatheter **(Abb. 35.11)** sinnvoll, die aus der durch den Sog verwirbelten Luft an mehreren besonders angeordneten seitlichen Öffnungen des Katheters ein Luftpolster um die Katheterspitze erzeugen und somit beim Absaugen den Kontakt des Katheters mit der empfindlichen Schleimhaut reduzieren.

Die Verwendung von geschlossenen Absaugsystemen ermöglicht das Fortführen der Beatmung während des Absaugvorgangs.

Eine generelle Präoxygenierung, d. h. die vor dem Absaugen erfolgte Aufsättigung mit reinem Sauerstoff, ist in der Kinderkrankenpflege, besonders in der Frühgeborenenpflege, wegen der schädigenden Auswirkungen des Sauerstoffs nicht allgemein üblich. Es wird je nach Zustand und Verhalten des Kindes während des Absaugens erwogen, ob diesem Kind kurzfristig eine höhere Dosierung des Atemgassauerstoffes um 5–20 % angeboten werden muss, um Hypoxien und Unterversorgungen zu vermeiden.

Das Anspülen des Tubus mit physiologischer Kochsalzlösung vor dem Absaugvorgang richtet sich ebenfalls nach den Bedürfnissen des Kindes und sollte eher zurückhaltend erfolgen. Es wird nur zähes Sekret, das sich durch Absaugen nicht entfernen lässt, durch Anspülen gelöst. Die Anspüllösung ist steril aufgezogene, körperwarme isotonische Kochsalzlösung, die von der Menge dem Alter, Körpergewicht und der Indikation angepasst wird (von 0,3 ml

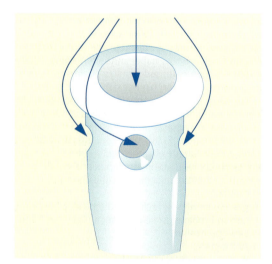

Abb. 35.11 ⇢ Luftkissenabsaugkatheter. Durch Luftverwirbelung wird am Katheterende ein Luftkissen aufgebaut.

Unterstützende Techniken 35

bei Frühgeborenen bis 5 ml bei Schulkindern). Dafür wird der Tubus dekonnektiert und die erforderliche Menge der Kochsalzlösung von einer zweiten Pflegeperson instilliert. Der Tubus wird noch einmal kurz für max. 3–5 Atemhübe mit der Beatmung verbunden, damit sich die Spüllösung richtig verteilen kann. Alternativ hierzu können ein bis zwei Beatmungshübe mit einem mit Druckmanometer versehenen Beatmungsbeutel ausgeübt werden. Anschließend kann das gelöste Sekret abgesaugt werden.

> **Merke ⋯⋗ Anspülen des Tubus.** Anspülen bewirkt Erstickungsangst, Hustenreiz und vermehrte Schleimproduktion.
> Durch das Anspülen kann Surfactanct ausgewaschen werden. Deshalb sollte es nicht bei Frühgeborenen nach kürzlich erfolgter Surfactant-Therapie durchgeführt werden.

■ Durchführung

Das Kind wird mit einfachen Worten über die geplante Maßnahme des Absaugens aufgeklärt, dass es vorübergehend weniger, anschließend aber viel besser Luft bekommt. Es kann während des Absaugens den Eltern die Hand drücken, falls es ihm hilft. Das endotracheale Absaugen erfolgt nach dem gleichen Schema wie das Absaugen des Nasen-Rachen-Raums (s. S. 184) mit folgenden Ausnahmen:
- Es ist sinnvoll, das endotracheale Absaugen zu zweit durchzuführen, um ein hygienisch einwandfreies Handling, ein zügiges Vorgehen und damit eine möglich geringe Belastung für das Kind zu gewährleisten.
- Der Katheter wird steril mit dem Absaugschlauch verbunden und steril aus der Verpackung genommen.
- Um im Inkubator steril abzusaugen, ist es notwendig, den Absaugkatheter teilweise um den sterilen Handschuh herumzuwickeln, um ihn nicht an den Inkubatorwänden zu kontaminieren.
- Die Beatmungsschläuche werden dekonnektiert und steril abgelegt. Es ist möglich, die Innenseite der sterilen Verpackung des Einmalhandschuhs als Ablagefläche zu verwenden.
- Falls es notwendig ist, wird der Tubus, wie in der Vorbereitung beschrieben, von der zweiten Pflegeperson angespült.
- Die Einführung des Absaugkatheters wird mit Hilfe eines Maßes, z. B. an einem am Bett aufgehängten Tubus, bestimmt.
- Mit einem Sog von –0,18 bar bei Frühgeborenen bis –0,2 bis –0,4 bar bei Schulkindern führt die Pflegeperson den Luftkissen-Absaugkatheter bis zur Tubusspitze bzw. bis zur Trachealkanülenspitze ein und zieht ihn unter leicht kreisenden Bewegungen rasch wieder heraus.

> **Merke ⋯⋗ Absaugen.** Bei herkömmlichen Absaugkathetern ist der Katheter ohne Sog einzuführen, bei Luftkissenkathetern muss mit Sog eingeführt werden, sonst entsteht kein Luftpolster.

Die Dauer des Absaugvorganges sollte 10 Sekunden nicht überschreiten.

> **Praxistipp ⋯⋗** Hilfreich ist es, wenn eine ungeübte Pflegeperson selbst während des Absaugvorganges mitzählt oder selbst die Luft anhält, dann erfährt sie am eigenen Leibe, wann auch beim Patienten „Lufthunger" entsteht.

Geschlossenes Absaugsystem. Gegenüber dem beschriebenen Absaugvorgang bringt der Einsatz eines geschlossenen Absaugsystems folgende Vorteile:
- Die Beatmung muss für den Absaugvorgang und eventuelles Anspülen nicht unterbrochen werden, Sauerstoffkonzentration und Peep bleiben erhalten, so dass der „Lufthunger" für das Kind nicht so belastend wird.
- Der Absaugkatheter ist markiert, damit die Einführlänge leicht zu kontrollieren ist.
- Die Beschaffenheit des Trachealsekrets ist am Sichtfenster optisch gut einzuschätzen.
- Die Sterilität ist in jedem Fall gewährleistet.
- Es besteht keine Kontaminationsgefahr durch infektiöses Trachealsekret.
- Das Absaugen kann problemlos mit nur einer Pflegeperson durchgeführt werden.

Der hohe Preis der Einzelsysteme, Unsicherheiten im Handling, sowie der starke Tubuszug des vergleichsweise schweren Konnektors, der bei mobilen Kindern Probleme bereitet, hat dazu geführt, dass sich die geschlossene Absaugung noch nicht flächendeckend durchgesetzt hat. Bei einer schwierigen Beatmungssituation, speziellen Beatmungsformen, wie z. B. der Hochfrequenzoszillation und hochinfektiösem Trachealsekret ist sie jedoch in jedem Fall zu empfehlen. Aus wirtschaftlichen Gründen nicht sinnvoll ist die Anwendung bei kurzfristiger postoperativer Nachbeatmung und bei zähem Trachealsekret, bei der Mekoniumaspiration oder Blutgerinnseln im Trachealsekret, da hierbei ein häufiger Wechsel des Absaugsystems notwendig wird.

Der Absaugvorgang mit dem geschlossenen Absaugsystem **(Abb. 35.12)** verläuft folgendermaßen:
- Hygienische Händedesinfektion (Handschuhe sind nicht erforderlich),
- Berechnung der Einführtiefe des Absaugkatheters nach den Herstellerangaben (inkl. Dokumentation der errechneten Einführtiefe am Bett oder Inkubator des Kindes),
- Anschluss des geschlossenen Absaugsystems an den Sog (altersübliche Sogeinstellung), Entsichern des Sogkontrollventils
- falls nötig sterile Instillation der altersüblichen Menge physiologischer Kochsalzlösung zum An-

775

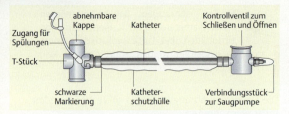

Abb. 35.12 ⇢ **Geschlossenes Absaugsystem.** Es wird u. a. empfohlen bei schwierigen Beatmungssituationen und hochinfektiösem Trachealsekret

spülen über den Zugang am Konnektor (dabei Tubus und System so halten, dass die Flüssigkeit nicht in die Beatmungsschläuche fließt),
- Einführung des Absaugkatheters bis zur errechneten Einführtiefe (erkennbar an der zuvor festgelegten Kathetermarkierung),
- Aktivierung des Soges durch Drücken des Kontrollventils (einen Augenblick warten, bis der Sog an der Katheterspitze aktiv wird),
- Zurückziehen des Katheters mit der einen Hand, mit der anderen Hand wird der Tubus fixiert. (Bei schwierigen Beatmungssituationen wird ein Absaugen mit intermittierendem Sog empfohlen). Es muss darauf geachtet werden, dass der Katheter bis zur schwarzen Markierung und nicht durch das Peep-Siegel zurückgezogen wird.
- Anschließend wird der zurückgezogene Absaugkatheter mit einer über den Anspülzugang instillierten Spüllösung und gleichzeitig ausgeübtem Sog gespült. Dabei wird das System so gehalten, dass die Spülflüssigkeit nicht in den Tubus oder das Beatmungssystem läuft.
- Nach Beendigung des Absaugvorgangs das Absaugsystem von der Sogquelle trennen und hygienisch verschließen,
- Lagerung des Absaugsystems parallel zu den Beatmungsschläuchen,
- das geschlossene Absaugsystem wird nach 24 Std. gewechselt.

Komplikationen. Mögliche Komplikationen beim Absaugvorgang sind:
- Bradykardie durch Vagusreiz,
- Sauerstoffsättigungsabfall oder Blutkohlendioxidanstieg aufgrund der unterbrochenen Beatmung,
- Hustenreiz, vermehrte Schleimproduktion und Bronchospasmus durch die mechanische Reizung der Trachea,
- Tubusdislokation.

Merke ⇢ **Beobachtung.** Die Pflegeperson beobachtet die Hautfarbe, die Monitorüberwachungswerte und das Verhalten des Kindes. Kommt es während des Absaugens zu Auffälligkeiten, wird der Absaugvorgang sofort unterbrochen, auch wenn möglicherweise noch nicht alles

Sekret aus den Bronchien entfernt wurde. Nach der Erholung des Kindes kann der Vorgang erneut begonnen werden. Eine Ausnahme zu diesem Prinzip stellt die Verschlechterung des Allgemeinzustandes durch Sekretverlegung dar, die selbstverständlich nur durch das Entfernen des Sekretes behoben werden kann. In Absprache mit dem ärztlichen Dienst können die Beatmungsparameter in der Erholungsphase für eine begrenzte Zeit kontrolliert erhöht werden und dann rasch wieder reduziert.

■ **Nachsorge**
Das Kind wird beruhigt, seine Lagerung, die Tubuslage und die Lungenbelüftung werden überprüft. Die Pflegeperson bleibt so lange am Bett des Kindes, bis sich das Kind beruhigt und sein Allgemeinzustand sich stabilisiert hat.

Im Dokumentationssystem werden der Absaugvorgang, mögliche Präoxygenierung oder Anspülen, die Menge und Beschaffenheit des Sekrets sowie die Vitalzeichen und Überwachungswerte vor, während und nach dem Absaugvorgang, sowie sonstige Auffälligkeiten und das Verhalten des Kindes dokumentiert.

35.4.5 Beatmungsformen

Bei der spontanen Atmung führt die Thoraxerweiterung zu einem Unterdruck im Pleuraspalt und damit zur Inspiration. Die heute gebräuchlichste künstliche Beatmung ist jedoch eine Überdruckbeatmung. Mit Druck wird über einen Endotrachealtubus oder eine Trachealkanüle intermittierend Luft in die Lunge gepumpt.

Man unterscheidet zwischen kontrollierter und assistierter Beatmung sowie druckunterstützter Spontanatmung (**Tab. 35.3–5** und **Abb. 35.13**). Die

Tabelle 35.3 ⇢ **Steuerungsformen der Beatmung.** Meistens werden verschiedene Steuerungsmechanismen miteinander verknüpft

Steuerungsform	Geräteeinstellung
zeitgesteuerte Beatmung	am Beatmungsgerät werden Zeiten für die Inspirationsphase und die Exspirationsphase eingestellt; nach der vorgegebenen Inspirationszeit schaltet das Gerät auf die Exspiration um
volumengesteuerte Beatmung	am Beatmungsgerät werden das Minutenvolumen oder das Volumen pro Atemzug eingestellt; ist das Atemzugvolumen erreicht, schaltet das Gerät auf die Exspiration um
druckgesteuerte Beatmung	am Beatmungsgerät werden Beatmungsdruckwerte eingegeben; ist der Beatmungsdruck erreicht, so schaltet das Gerät auf die Exspiration um

Tabelle 35.4 ⇢ Beatmungsformen

Abkürzung	steht für	Funktion
CPPV	**c**ontinuous **p**ositive **p**ressure **v**entilation = kontinuierliche Überdruckbeatmung mit positivem Druck	⇢ kontrollierte Beatmung, der Patient atmet nicht spontan
IPPV	**i**ntermittent **p**ositive **p**ressure **v**entilation = intermittierende Überdruckbeatmung	⇢ kontrollierte Beatmung
IMV	**i**ntermittent **m**andatory **v**entilation = intermittierende unterstützende Beatmung	⇢ Kombination zwischen kontrollierter Beatmung und Spontanatmung
SIMV	**s**ynchronized **i**ntermittent **m**andatory **v**entilation = synchronisierte intermittierende maschinelle Beatmung	⇢ Kombination zwischen Beatmung und Spontanatmung, wird dem normalen Atemrhythmus des Kindes angepasst
CPAP	**c**ontinuous **p**ositive **a**irway **p**ressure = kontinuierlicher positiver Atemwegsdruck	⇢ ermöglicht die Spontanatmung am Beatmungsgerät mit positivem endexspiratorischem Atemwegsdruck
BIPAP	**b**iphasic **p**ositive **a**irway **p**ressure = biphasischer positiver Atemwegsdruck	⇢ Spontanatmung am Beatmungsgerät auf zwei verschiedenen Druckniveaus
ASB	**a**ssisted **s**pontaneous **b**reathing = assistierte Spontanatmung	⇢ druckunterstützte Spontanatmung
HFO	**H**och-**f**requenz-**o**szillation	⇢ Gasaustausch erfolgt über hochfrequente Luftschwingungen, die sich vom Beatmungsgerät in die Atemwege fortpflanzen

Tabelle 35.5 ⇢ Beatmungsparameter

Parameter	steht für:	Auswirkungen
O_2	Sauerstoffangebot	zur Verbesserung der Sauerstoffversorgung kann zusätzlicher Sauerstoff angeboten werden, Sauerstoff in hohen Dosen kann die Lunge schädigen und bei Frühgeborenen zu Augenschäden führen, eine genaue Beobachtung der Sauerstoffüberwachungswerte und das Einstellen enger Alarmgrenzen ist dringend erforderlich
P P_i P_{max}	Druck Inspirationsdruck Maximaldruck	zum Blähen der Lunge beim künstlichen Atemhub; während die Lunge gebläht ist, findet der Gasaustausch statt, daher bewirken hohe Beatmungsdrücke einen guten Gasaustausch, hohe Beatmungsdrücke verursachen jedoch ein Barotrauma, d.h. die Gewebsschädigung der Lunge durch Druck
T T_i T_e I:E	Atemzykluszeit Inspirationszeit Exspirationszeit Verhältnis Inspiration zu Exspiration	die Zeit für einen Atemzyklus ergibt die Frequenz (AF = 60 : T); hohe Frequenzen bewirken eine Hyperventilation und waschen dadurch Kohlendioxid aus, besonders bei engem I: E-Verhältnis (z. B. 1 : 1); niedrige Frequenzen forcieren den Eigenatemantrieb des Kindes
$\dot{V}$	Flow	die Durchflussrate von Luft pro Minute durch das Beatmungsgerät; der Flow bestimmt auch, wie schnell sich der Maximaldruck aufgebaut hat
V V_t	Volumen Atemzugsvolumen	die Luftmenge, die dem Kind pro Minute/pro Atemzug angeboten wird
Trigger		Werte, die das Kind mit Eigenatmung erreichen muss (Triggerschwelle), damit das Beatmungsgerät die Atemaktivität des Kindes erkennt und einen Beatmungshub auslöst

35.5 Pflege eines tracheotomierten Kindes

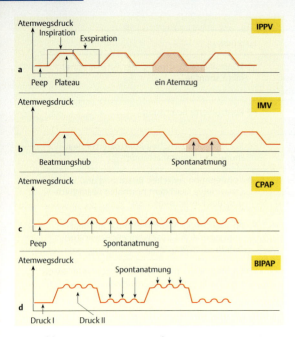

Abb. 35.13 ⇝ **Beatmungsformen.**
a IPPV: Das Kind wird voll beatmet
b IMV: Das Kind kann in der Exspirationsphase selbst atmen
c CPAP: Das Kind atmet selbständig auf dem Peep-Niveau
d BIPAP: Das Kind atmet selbständig auf zwei Druck-Niveaus

Einstellung des Beatmungsgerätes ist ärztlilche Aufgabe.

Beatmungsgerät. Ein Beatmungsgerät besteht aus einem Steuerungsteil, an dem die gewählte Beatmungsform und weitere Parameter eingestellt werden können, Überwachungsmöglichkeiten mit Alarmfunktion für den Beatmungsdruck, das Beatmungsvolumen und die Sauerstoffkonzentration sowie dem Schlauchsystem, das die Luft zum Patienten bringt. Zum Schlauchsystem gehört die Heizung, die die Luft erwärmt und befeuchtet, damit sie die Trachealschleimhäute nicht schädigt, sowie Wasserfallen, um ggf. das Schlauchsystem wieder von überschüssigem Kondenswasser zu befreien.

> **Merke** ⇝ Zu den pflegerischen Aufgaben im Umgang mit den Beatmungsgeräten gehören die Überwachung und Dokumentation der Beatmungsparameter, der regelmäßige Wechsel des Schlauchsystems nach den Hygienerichtlinien der Klinik, die Prüfung der Funktionstüchtigkeit und Dichtigkeit sowie die Schlussdesinfektion nach Patientenwechsel.

35.5.1 Ursache und Auswirkung

Anstatt über den Endotrachealtubus kann eine Beatmung auch über eine Trachealkanüle erfolgen. Bei Kindern wird jedoch insgesamt viel seltener die Anlage eines Tracheostomas vorgenommen als in der Erwachsenenintensivmedizin.

> **Definition** ⇝ Ein Tracheostoma ist eine kanülierte Öffnung der Luftröhre im vorderen Halsbereich (**Abb. 35.14**).

In der Regel wird die Tracheotomie geplant im Operationssaal vorgenommen und das Stoma mit einer Spezialkanüle versorgt (**Abb. 35.15**). Das Tracheostoma dient zur Verbesserung der Mobilität und Beatmungssituation eines langzeitbeatmeten Kindes, als Atemerleichterung bei anhaltenden zentralen und neuromuskulären Atemstörungen. Außerdem kommt es bei der Tracheomalazie, angeborenen Fehlbildungen, z.B. beidseitige Choanalatresie, und bei akuter Verlegung der oberen Luftwege durch Fremdkörper, infektiöse oder allergische Ereignisse, bei denen eine Intubation nicht möglich ist, zur Anwendung. Die Anlage eines Tracheostomas ist also nicht nur an eine Ateminsuffizienz und eine akute vitale Bedrohung gebunden. Häufig ermöglicht das Tracheostoma die häusliche Pflege des Kindes bei einer Atembehinderung.

> **Einbeziehung der Eltern** ⇝ Das Tracheostoma stellt eine langfristig notwendige Therapieform des Kindes dar. Somit ist es sinnvoll, dass Eltern und je nach Alter des Kindes auch die Kinder selbst einen eigenständigen und sicheren Umgang mit dem Tracheostoma gewinnen.

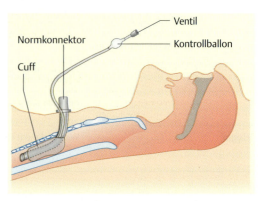

Abb. 35.14 ⇝ **Tracheostoma.** Anatomische Lage der Trachealkanüle.

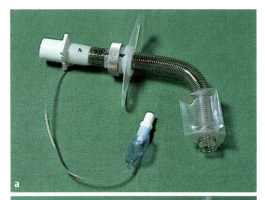

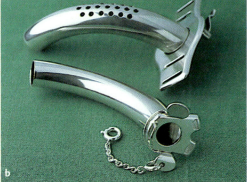

Abb. 35.15 ⇢ Trachealkanülen.
a Kunststoffkanüle mit Beatmungsadapter
b Silberkanüle

35.5.2 Pflegebedarf einschätzen

Durch das Tracheostoma können sich unabhängig von den Problemen des beatmeten Kindes weitere Pflegeprobleme ergeben:
- ⇢ erhöhte Infektionsgefahr, da das Tracheostoma eine direkte Verbindung zwischen Haut und Trachea darstellt,
- ⇢ erhöhte Gefahr der Austrocknung der Trachea durch Ausschaltung des Nasenrachenraums mit seiner Reinigungs- und Befeuchtungsfunktion,
- ⇢ Gefahr der Atemnot bei versehentlicher Dekanülierung und/oder Verlegung der Kanüle,
- ⇢ langfristige optische Beeinträchtigung,
- ⇢ langfristig erschwerte sprachliche Kommunikation,
- ⇢ Akzeptanzprobleme und Ängste z. B. beim Kanülenwechsel.

35.5.3 Pflegeziele und -maßnahmen

Freie Atemwege

Freie Atemwege werden durch folgende Maßnahmen erreicht:
- ⇢ Zur Sicherung der Atemwege ist die korrekte Lage der Trachealkanüle unbedingt notwendig. Bei jeder unklaren Atemverschlechterung muss die Lage der Kanüle geprüft werden. Besonders bei kleineren Kindern, die ein Beatmungssystem am Tracheostoma angeschlossen haben, muss dafür gesorgt werden, dass sie die Kanüle bei lebhaften Bewegungen nicht unbeabsichtigt herausziehen.
- ⇢ Durch die Trachealkanüle ist die Selbstreinigungsfunktion der Atemwege ausgeschaltet. Eine Sekretverlegung der Kanüle muss rechtzeitig bemerkt werden. Je nach zugrunde liegender Erkrankung und Allgemeinzustand des Kindes muss das Kind wie ein intubiertes Kind intensiv beobachtet und bei Bedarf steril abgesaugt werden.
- ⇢ Damit die physiologische Feuchtigkeit der Trachealschleimhaut gewährleistet ist, bekommt ein nicht beatmetes Kind mit Trachealkanüle eine sog. „künstliche Nase" **(Abb. 35.16)**. Das ist ein Luftfilter, welcher beim Ausatmen die Luftfeuchtigkeit zurückhält und damit die Einatemluft des Kindes bedeuchtet. Einen ähnlichen Effekt haben auch Spezialgazehalstücher, die über der Tracheostomaöffnung getragen werden. Diese sind sogar in verschiedenen Farben erhältlich und optisch ansprechend.
- ⇢ Unterstützend kann das Kind mehrmals täglich mit physiologischer Kochsalzlösung inhalieren und die Umgebungsluft unter Berücksichtigung der hygienischen Grundsätze durch Luftbefeuchter mit Feuchtigkeit angereichert werden.
- ⇢ Ein bewusstseinsklares Kind kann selbst auf mögliche Atemwegsprobleme hinweisen. Das Kind kann mit Hilfe einer Bettklingel den Bedarf zum Absaugen anmelden, bestimmte vereinbarte Zeichen nutzen oder sich sogar sprachlich äußern.

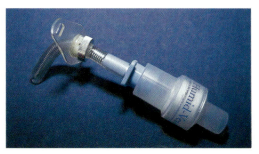

Abb. 35.16 ⇢ Künstliche Nase. Sie hält die Luftfeuchtigkeit der Ausatemluft zurück und befeuchtet dadurch die Einatemluft

⇢ Ein verständiges Kind kann Techniken erlernen, mit welchen es den Schleim selbständig aus der Kanüle aushusten kann.
⇢ Bei der Nahrungsaufnahme eines tracheotomierten Kindes wird das Tracheostoma bedeckt, damit keine Nahrungsbestandteile in die Trachea gelangen. Beim Baden und Spielen muss das Kind beaufsichtigt werden, damit weder Badewasser noch Fremdkörper in die Kanüle gelangen.

Infektionsfreiheit

Einwandfreie hygienische Verhältnisse werden durch die Einhaltung folgender Maßnahmen erreicht:
⇢ Die Tracheotomiewunde wird nach den hygienischen Richtlinien der Wundversorgung gepflegt. Der erste Verbandwechsel erfolgt immer durch den Hals-Nasen-Ohren-Arzt, der das Stoma angelegt hat.
⇢ Bei der laufenden pflegerischen Versorgung des Tracheostomas werden die hygienischen Grundsätze, z. B. Händedesinfektion und Materialentsorgung, berücksichtigt (Kap. 15).
⇢ Aus der Trachealkanüle wird grundsätzlich steril abgesaugt.
⇢ Wenn das Kind selbständig abhustet, wird das Sekret in sterilen Kompressen aufgefangen.
Das Einstellen der Kanüle erfolgt mit sterilen Handschuhen.

Praxistipp ⇢ Im häuslichen Umfeld werden zum Abhusten aus Kostengründen häufig kochfeste Baumwolltaschentücher verwendet.

Eigenständige Lebensführung

Einbeziehung der Eltern ⇢ Besteht das Tracheostoma schon länger, können die Angehörigen in die Pflege einbezogen werden, zur Trachealkanülenpflege und zum Trachealkanülenwechsel angeleitet werden.

Je länger das Stoma besteht, um so geringer wird die Gefahr von Komplikationen während der Pflege. Beherrschen die Angehörigen die Pflege und sind sie geschult in der Reaktion auf Gefahrensituationen, z. B. dem unabsichtlichen Herausrutschen der Kanüle, kann je nach Grunderkrankung des Kindes eine Krankenhausentlassung angestrebt werden. Alles notwendige Material für die häusliche Versorgung wird in der Klinik zusammen mit den Eltern ausgetestet, damit diese die bestmögliche Sicherheit im Umgang mit der Versorgung der Trachealkanüle gewinnen. Der Kontakt zur ambulanten Pflegestation zur Unterstützung der Familien sollte bereits in der Klinik gebahnt werden.
Je nach zugrunde liegender Indikation für die Tracheotomie kann die Kanülenart variiert werden, um mit Spezialkanülen die Spontanatmung über die Kanüle zu forcieren oder mit Sprechkanülen die Sprechfähigkeit des Patienten zu erhalten oder zu fördern.
Vor der Dekanülierung kann das Stoma mit speziellen Platzhaltern verschlossen werden, die zwar das Stoma aufrechterhalten, aber doch fest verschließen, so dass eine Spontanatmung auf dem regulären Atemweg geübt werden kann.

Merke ⇢ **Komplikation.** Nach dem Entfernen des Platzhalters kann sich das Stoma in kürzester Zeit so sehr zusammenziehen, dass eine Rekanülierung schwierig wird.

35.5.4 Tracheostomapflege

Das Ziel der Tracheostomapflege ist die Erhaltung der korrekten Lage der Kanüle und freier Atemwege sowie der intakten Haut und Schleimhaut am Tracheostoma.

■ **Vorbereitung**
Je nach Herstellungsart und Fabrikat der Kanüle wird die Pflege nach den vom Hersteller angegebenen Richtlinien durchgeführt. Üblich ist die pflegerische Versorgung des Tracheostomas, d. h. die Hautpflege am Tracheostoma zwei- bis dreimal am Tag und der Knülenwechsel zweimal in der Woche und bei Bedarf. Es gibt jedoch auch Kanülen, die täglich oder nur wöchentlich gewechselt werden. Ebenso ist der Wechsel zwischen mehreren Kanülen im Laufe des Tages möglich, z. B. Sprechkanüle tagsüber, nachts Kanüle mit Beatmungsadapter.
Material. Es wird auf einer desinfizierten, für die Pflegeperson leicht erreichbaren Arbeitsfläche vorbereitet:
⇢ Schutzkittel, Hände- und Flächendesinfektionsmittel, Schutzhandschuhe, ggf. sterile Einmalhandschuhe und eine Abwurfschale,
⇢ ein Sandsack oder ein gefaltetes Tuch als Lagerungshilfsmittel,
⇢ Schlitzkompressen, sterile Kompressen oder speziell angefertigte Kanülenunterlagen zum Unterpolstern der Kanüle,
⇢ sterile Tupfer, Spezialwatteträger oder Kompressen zum Reinigen des Stomas,
⇢ Reinigungsmittel, z. B. NaCl. 0,9 % und Pflegemittel nach den kliniküblichen Standards, z. B. Bepanthencreme bzw. nach ärztlicher Anordnung, z. B. bei Verwendung eines antimykotischen Pflegemittels bei Pilzbefall,
⇢ Fixierungsbändchen, bereits auf die passende Länge eingestellt,
⇢ Abwurfmöglichkeit für gebrauchtes Material,
⇢ beim Wechseln der Kanüle wird eine neue steril vorbereitete Kanüle in passender Größe und Länge vorbereitet (Einstellung der Kanülenlänge nach Herstellerangabe und ärztlicher Anordnung unter

Pflege eines tracheotomierten Kindes 35

Wahrung der Asepsis, z. B. Fixierung einer Feststellschraube),
- ein Tracheal-Spreizer oder Nasenspekulum falls das Einsetzen der neuen Kanüle Schwierigkeiten bereitet,
- Maß zum korrekten Einstellen der neuen Kanüle,
- grundsätzlich befindet sich an jedem Bett eines mit Trachealkanüle versorgten Kindes immer ein Notfallset, das 1-mal pro Schicht kontrolliert wird: vorbereitete Kanüle mit allem erforderlichen Material, Trachealspreizer, Schere zum Zerschneiden des Fixierungsbändchens und Beatmungsbeutel mit Maske sowie ein dünnerer Trachealtubus, der bei einer versehentlichen Dekanülierung häufig noch in das kollabierte Stoma eingeführt werden kann, evtl. eine Magensonde zum Auffädeln der Kanüle bei sehr schwieriger Kanülierung, Sauerstoffzubehör, eine komplette und funktionstüchtige Absauganlage mit den passenden Absaugkathetern.

Kind. Bei seiner Vorbereitung ist Folgendes zu beachten:
- Vor jeder pflegerischen Versorgung des Tracheostomas wird das Kind alters- und situationsgerecht aufgeklärt, damit es die notwendige Handlung bestmöglich toleriert.
- Je nach Grunderkrankung, Allgemeinzustand und Kooperationsfähigkeit des Kindes wird die Tracheostomapflege unter EKG-Monitorüberwachung (Systolenton laut stellen) und Pulsoxymetrie mit zwei Pflegepersonen durchgeführt. Erst wenn die Trachealkanülenpflege und der Kanülenwechsel regelmäßig problemlos sind und die Reaktionen des Kindes eingeschätzt werden können, wird die Pflege von einer Person durchgeführt und die Angehörigen entsprechend angeleitet.
- Die Kanülenpflege wird vor einer Mahlzeit durchgeführt, da es durch die Manipulation an Hals und Trachea zu Brech- oder Hustenreiz kommen kann.
- Es muss bei Bedarf vor Beginn der Kanülenpflege noch einmal endotracheal abgesaugt werden.
- Die Schulterblätter des Kindes werden so unterlagert, dass der Kopf locker und leicht überstreckt nach hinten fällt und die Kanüle somit gut zugänglich ist.

■ **Durchführung**
Trachealkanülenwechsel. Der erste Kanülenwechsel nach Anlage des Tracheostomas erfolgt immer durch den Arzt. Bei komplizierten Wundverhältnissen ist auch bei den nächsten Wechseln immer ein Arzt anwesend.

Ist die Trachealkanüle blockbar, so wird bei jeder pflegerischen Versorgung der Cuffdruck kontrolliert und ggf. korrigiert.

 Merke ⇨ Zum Kanülenwechsel muss der Cuff entblockt werden.

Vorher muss der Nasenrachenraum abgesaugt werden. Unmittelbar nach Entblockung wird ein erneutes gründliches endotracheales Absaugen erforderlich, da sich oberhalb der Blockung Sekret angesammelt hat, das nun in die Trachea gelangen kann. Bei der neuen Kanüle muss der Cuff vor dem Einsetzen auf Dichtigkeit geprüft werden.

Beim Entfernen der alten Kanüle und/oder Reinigen des Tracheostomas und des Halses mit der Reinigungslösung sowie beim Auftragen des Pflegemittels muss die Kanüle immer mit einer Hand fixiert werden, damit sie nicht disloziert wird.

Ein Kanülenwechsel erfolgt vor dem Aufbringen des Pflegemittels, indem mit einer Hand die alte Kanüle entfernt wird und mit der anderen Hand gleich die neue Kanüle eingesetzt wird.

 Merke ⇨ **Sicherheit.** Bei frischen Tracheostomen und unruhigen Kindern wird ein Kanülenwechsel immer zu zweit vorgenommen.

Besonders bei einem neu angelegten Tracheostoma besteht die Gefahr, dass sich das Stoma beim Entfernen der Kanüle verschließt und damit die Atemwege verlegt werden. Deshalb ist koordiniertes Handling wichtig. Gelingt das Wiedereinführen der Kanüle nicht gleich, muss sofort ein Arzt gerufen werden. Das Kind kann abhängig von seiner Grunderkrankung bei Atemnot mit einem Beatmungsbeutel mit Maske beatmet werden, wenn das Tracheostoma abgedeckt wird. Alternativ kann versucht werden einen kleinen Tubus vorsichtig über das Tracheostoma einzuführen und über dessen Beatmungsadapter eine Beutelbeatmung durchzuführen (z. B. bei Tracheomalazie). Eine Rekanülierung gelingt manchmal durch das Auffädeln der Trachealkanüle über eine dünne Magensonde.

Trachealkanülenpflege. Nach Reinigung mit dem angeordneten Reinigungsmittel wird die Haut mit dem Pflegemittel mit Hilfe der sterilen Spezialwatteträger oder der Kompressen eingecremt **(Abb. 35.17)**.

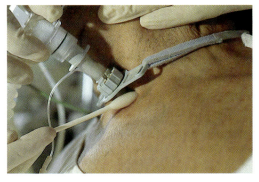

Abb. 35.17 ⇨ **Trachealkanülenpflege.** Die Reinigung und Hautpflege am Tracheostoma erfolgt mit sterilen Watteträgern

Anschließend wird die Schlitzkompresse, gefaltete sterile Kompresse oder Spezialkanülenunterlage zwischen Halteplatte und Haut gelegt, um Sekrete aus dem Stoma aufzufangen und die Haut vor Druckstellen zu schützen.

Das Fixierungsbändchen wird so angebracht, dass die Kanüle nicht verrutschen kann, es aber gleichzeitig nicht so stramm angezogen ist, dass es zu Druckstellen führt. Es hat die richtige Weite, wenn die Pflegeperson ein bis zwei Finger unter das Kanülenband schieben kann. Es sollte keine Knoten enthalten, da sich diese im Notfall oft nur schwer lösen lassen. Außerdem soll die Fixierung der Trachealkanüle so gestaltet sein, dass kleine Kinder sie nicht selbständig lösen können.

■ **Nachsorge**
Nach der Tracheostomapflege wird das Kind beruhigt und die Kanülenlage sowie die Atmung des Kindes werden beobachtet. Die Kanülenart und -lage, ggf. der Cuffdruck, der Haut- und Schleimhautzustand am Tracheostoma und Besonderheiten bei der Tracheostomapflege werden im Dokumentationssystem vermerkt.

35.6 Pflege eines Kindes mit liegender Pleuradrainage

35.6.1 Ursache und Auswirkung

Im Zusammenhang mit der intensivmedizinischen Beatmungstherapie kann es zum Auftreten eines Pneumothorax kommen.
Symptome eines Pneumothorax:
- seitenungleiches Atemmuster, bzw. seitenungleiche Atemgeräusche, ggf. Thoraxverschiebungen,
- meist deutliche Verschlechterung des Allgemeinzustandes: Angst, stechende Schmerzen,
- Zyanose, Atemnot (auch unter Beatmungstherapie), Verschlechterung der Blutgasüberwachungswerte,
- Bradykardie,
- im Kaltlichttest (Diaphanoskopie) leuchtet die erkrankte Seite auf,
- die Diagnose wird durch ein Röntgenbild gesichert.

In diesem Fall wird eine Pleuradrainage angelegt wie in Kapitel 39 beschrieben (s. S. 808). Eine weitere Indikation zum Legen einer Pleuradrainage ist die Ansammlung von Flüssigkeit (Blut, Eiter, Lymphe, Wundsekret) im Pleuraraum sowie eine Pleuraverletzung mit Lufteintritt und Flüssigkeitsansammlung. Diese kann durch ein Trauma oder einen thoraxchirurgischen Eingriff entstehen.

35.6.2 Pflegebedarf einschätzen

Bei einer liegenden Pleuradrainage kann es zu folgenden Problemen für das Kind kommen:
- deutlich beeinträchtigtes Allgemeinbefinden durch starke Schmerzen durch Reibung des Pleurakatheters an der Pleura,
- beeinträchtigte Atmung und Schonatmung durch die Grunderkrankung,
- Gefahr eines erneuten Pneumothorax/Spannungspneumothorax bei ungenügender Drainageleistung, Abknicken oder Anliegen des Katheters,
- eingeschränkte Mobilität.

35.6.3 Pflegeziele und -maßnahmen

Frühzeitiges Erkennen von Störungen der Drainagetherapie

Das Kind und seine Angehörigen werden über die Funktion der Drainage aufgeklärt. So können sie die Maßnahme besser einsehen, im Umgang mit dem Kind und den an ihm angebrachten Schläuchen die nötige Vorsicht walten lassen. Bei den auftretenden Unannehmlichkeiten durch die Drainage können sie verstehen, welche unvermeidbar sind und welche auftretenden Schmerzen oder Atembehinderungen Zeichen einer Störung sein können, so dass sie rechtzeitig das Pflegepersonal informieren können.

Das Pflegepersonal überprüft in kurzen Abständen das Allgemeinbefinden und die Vitalzeichen des Kindes, anfangs $1/2$- bis stündlich. Außerdem erfolgt ein Monitoring mit engen Alarmgrenzen. Mehrmals täglich wird der Verband an der Einstichstelle auf Nachblutungen und Sekretabsonderungen kontrolliert. Auf einen Verbandwechsel wird bei unauffälligen Verbänden je nach klinikinternem Standard verzichtet, da Manipulationen am Thoraxkatheter sehr schmerzhaft sind und beim Verbandwechsel die Gefahr der Dislokation des Katheters besteht. In manchen Kliniken erfolgt jedoch ein regelmäßiger Verbandwechsel, um das Wundgebiet auf mögl. Infektionszeichen zu beobachten.

Je nach Krankenhaus werden wiederverwertbare Mehrkammerdrainagesysteme oder Einmalmaterial verwendet. Die Pflegepersonen müssen sich vor dem Einsatz über die Funktionsweise und Handhabung der gebräuchlichen Systeme informieren. Alle Drainagen bestehen aus einem Sekretsammelgefäß, einem Wasserschloss, in welchen aus dem Pleuraraum drainierte Luft in Form von Luftblasen aufsteigt und sichtbar wird. Das Wasserschloss verhindert gleichzeitig ein Eindringen von Umgebungsluft in den Pleuraspalt. Des Weiteren besteht die Möglichkeit, den Sog zu regulieren. Die Funktionstüchtigkeit, Durchgängigkeit und Förderleistung sowie der eingestellte Sog werden ebenfalls regelmäßig in kurzen Abständen kontrolliert. Die Drainageflüssigkeit wird auf Menge, Farbe, Konsistenz und mögliche Beimengungen kontrolliert.

Steigt im Wasserschloss keine Luft mehr auf, so kann das ein Zeichen sein, dass sich das Luftleck verschlossen hat. Dieser Fall ist dann anzunehmen, wenn das Allgemeinbefinden des Kindes stabil bleibt. Verschlechtert sich dagegen der Zustand des Kindes, so ist ein Funktionsfehler durch Abknicken oder Anliegen des Katheters oder unzureichende Sogleistung möglich. Dann ist sofort der Arzt zu informieren, da es durch Ansammlung von Luft im Pleuraspalt zu einem bedrohlichen Spannungspneumothorax mit Verdrängung des Herzens kommen kann.

Die Einmaldrainagesysteme halten auch bei der Dekonnektion von der Absaugeinheit ihren eingestellten Sog. So sind beatmete Kinder problemlos zu transportieren.

Merke ⋯ Sicherheit. Bei beatmeten Kindern darf eine Pleuradrainage, die noch Luft fördert, nie abgeklemmt werden, da dies zu einem Spannungspneumothorax führt.

Fördert die Drainage über längere Zeit nichts mehr, so wird sie auf ärztliche Anordnung abgeklemmt und nach einer weiteren komplikationslosen Zeit, meist nach einer Kontrollröntgenaufnahme, gezogen. Die Drainageeinstichstelle wird luftdicht verbunden (z.B. mit einem Dachziegelverband oder einer Tabaksbeutelnaht und einem Spezialpflaster), damit sekundär keine Luft in den Pleuraspalt gelangt. Nach dem Abklemmen bzw. Ziehen der Drainage ist weiterhin eine intensive Überwachung der Vitalzeichen besonders der Atmung und des Allgemeinbefindens erforderlich.

Subjektives Wohlbefinden

Das Wohlbefinden des Kindes mit einer liegenden Pleuradrainage ist abhängig von seiner Atemfunktion sowie dem Ausmaß der Schmerzen und Maßnahmen zur Schmerzlinderung:
- ⋯ Bei der Lagerung des Kindes muss ein Kompromiss zwischen der medizinischen Notwendigkeit von lungendehnendenn Lagerungen, regelmäßigem Umlagern und den Bedürfnissen des Kindes gefunden werden. Häufig mögen sich die Kinder auf die erkrankte Seite legen, damit sie mit der gesunden Seite besser durchatmen können.
- ⋯ Große Bewegungen des Kindes verursachen durch Reiben des Thoraxkatheters große Schmerzen an der Pleurawand. Sie sind zu vermeiden.
- ⋯ Beim Betten oder Lagern der Kinder hält das Kind selbst oder eine Pflegeperson die Schläuche der Pleuradrainage in der Hand und bewegt sie synchron zum Kind, um Reibungen zu vermeiden.
- ⋯ Ist das Kind wach und ansprechbar, so wird es im Bett beschäftigt (s. S. 414).

Lese- und Lernservice

Fragen zum Selbststudim

1. Welche Pflegeprobleme können beim beatmeten Kind entstehen und warum?
2. Welche hygienischen Grundprinzipien sind beim trachealen Absaugen zu beachten?
3. Welche Vorbereitungen sind vor einer Intubation zu treffen?
4. Warum darf eine Pflegeperson das Kind nach der Extubation nicht allein lassen?
5. Welche Vorteile und welche Nachteile bieten die Tracheotomie gegenüber der nasotrachealen Intubation für das Kind?

Verwendete Literatur

Boonen, A., J. Heindl-Mack: Pflege in der Intensivmedizin. Thieme, Stuttgart 1996

Dörge, K., B. Rösner: Geschlossenes endotracheales Absaugen mit Trach Care in der neonatologischen und pädiatrischen Intensivpflege. Tyco healthcare, Neustadt 2000

Dorsch, A.: Pädiatrische Notfallsituationen. Ein Service im Rahmen der Atemwegsforschung „Forschung Pädiatrie", Sr. Karl Thomae GmbH, Biberach a. d. Riss 1994

Dorsch, A.: Pädiatrische Notfallsituationen. MMV, München 1991

Kellnhauser, E. u. a. (Hrsg.): Thiemes Pflege, 9. Aufl. Thieme, Stuttgart 2000

Larsen, R.: Anästhesie und Intensivtherapie für Schwestern und Pfleger, 4. Aufl. Springer, Berlin 1994

Lutter, K.: Schulungsmappe Intensivmedizin; geschlossene endotracheale Absaugung, 2. Aufl. tyco healthcare, Neustadt 2000

Marx, B.: Klinikleitfaden Pädiatrische Intensivpflege, Urban & Fischer, München 1998

Nydahl, P.: Basale Stimulation in der Intensivpflege. Ullstein Mosby, Berlin 1997

Schäper, A., B. Gehrer (Hrsg.): Pflegeleitfaden Intensivpflege Pädiatrie, Urban & Fischer, München 1999

Schranz, D.: Pädiatrische Intensivtherapie, 2. Aufl. Gustav Fischer, Stuttgart 1993

Stopfkuchen, H. (Hrsg.): Pädiatrische Intensivpflege vom Frühgeborenen bis zum Schulkind. Wissenschaftliche Verlagsgesellschaft, Stuttgart 1997

Stopfkuchen, H.: Pädiatrische Intensivpflege. Wissenschaftliche Verlagsgesellschaft, Stuttgart 1991

Teising, D.: Neonatologische und pädiatrische Intensivpflege, Praxisleitfaden und Lernbuch, 2. Aufl. Springer, Berlin 2001

Ullrich, L., A. Lamers-Abdella: Checkliste Intensivpflege. Thieme, Stuttgart 1996

Weidner, I.: Geschlossene endotracheale Absaugung in der pädiatrischen und neonatologischen Intensivpflege. Kinderkrankenschwester 6 (2000) 251

Internetadressen

www.beatmetekinder.de
www.heimbeatmung.de

IV Pflegerisches Handeln im Zusammenhang mit Diagnostik und Therapie

36 Die Situation von Kindern im Rahmen diagnostischer und therapeutischer Maßnahmen 785

37 Umgang mit Labormaterial .. 788

38 Blutentnahmen 793

39 Punktionen und Biopsien 799

40 Injektionen 814

41 Infusion und Transfusion 823

42 Präoperative und postoperative Pflege 848

43 Wundpflege und Wundbehandlung 860

44 Funktionsdiagnostik 875

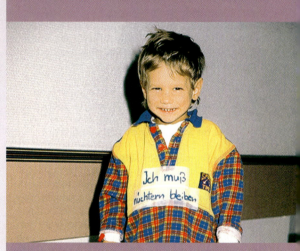

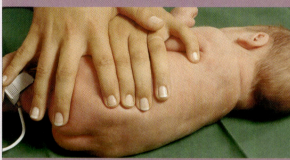

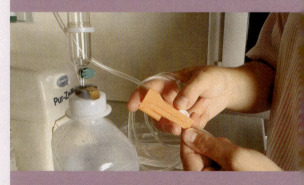

36 Die Situation von Kindern im Rahmen diagnostischer und therapeutischer Maßnahmen

Diana Hochscheid

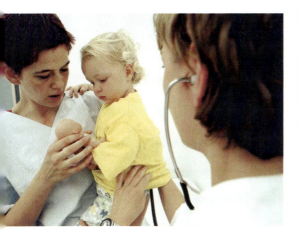

> **Merke ⇢ Empathie.** Durch eine gezielte Vorbereitung des Kindes soll der Entwicklung von Angst vorgebeugt, Kooperation erreicht und ängstliches Verhalten abgebaut werden. Lassen Sie es zu, dass ein Kind seine Angst äußern darf. Nehmen Sie seine Gefühlsäußerung ernst.

36.1 Angst der Kinder

Alles Unbekannte und Neue macht Kinder neugierig, erzeugt aber auch Angst.
Ursache. Angst entsteht durch:
- Unsicherheit,
- Unklarheit,
- Unwissenheit,
- bereits gemachte (negative) Erfahrungen,
- Entwicklung von falschen Vorstellungen,
- Schuldgefühle (der Eingriff kann als Strafe für ein vermeintliches Fehlverhalten empfunden werden),
- keine Selbstbestimmung mehr zu haben, das Gefühl: „Andere tun etwas mit mir."

Symptome. Die Angst zeigt sich in Abwehr- und Vermeidungsreaktionen wie Schreien, Umsichschlagen, Sichverstecken, Ablenken, Schweigen, Weinen und Sichabwenden. Die physiologische Erregung zeigt sich z.B. als Tachykardie, Schwitzen, Blutdruckanstieg, Blässe oder roten Flecken auf der Haut. Der Körper befindet sich in einem „Alarmzustand", d.h., er macht sich durch die vegetativen Veränderungen auf eine mögliche Abwehrreaktion bereit.

Maßnahmen gegen die Angst. Eine unbekannte, mit Phantasievorstellungen behaftete Situation kann bedrohlicher empfunden werden, als eine angstauslösende Situation, die bekannt ist, verstanden und erwartet wird.

Vorbereitende Maßnahmen helfen, Stress zu reduzieren. Bei lang im Voraus geplanten Eingriffen und Untersuchungen kann durch stressreduzierende Maßnahmen, z.B. die Einübung von Entspannungstechniken, besonders älteren Kindern geholfen werden.

In der täglichen Routine wird oft versucht, einem Kind durch Zureden seine Angst zu nehmen: „Es ist nicht so schlimm", „sei tapfer", „du schaffst das schon", „andere Kinder haben das auch schon gemacht bekommen" usw. Bei Säuglingen und Kleinkindern scheitert dieser Versuch, dem Kind die Angst zu nehmen, an sprachlichen Verständnis- und Vorstellungsbarrieren. Auch für ältere Kinder ist dies keine große Hilfe, wenn sie bereits ihre eigenen schmerzhaften Erfahrungen zu bestimmten Untersuchungen und Eingriffen gemacht haben oder keine Vorstellung davon haben, was auf sie zukommt.

Die Vorerfahrungen können mehr belasten, als dass ein kurzes, gut gemeintes Wort helfen könnte. Es ist hilfreich, die Kinder ernst zu nehmen und ihnen offen zu sagen, dass es verständlich ist, dass sie Angst haben und diese auch haben dürfen. Ruhiges verständnisvolles Zuhören und Ermutigen können dem Kind helfen, die Selbstachtung zu bewahren und sich nicht durch Überredung und Überrumpelung unverstanden und minderwertig zu fühlen.

> **Merke ⇢ Empathie.** Ängste des Kindes dürfen nicht in der täglichen Routine und Hektik untergehen!

36.2 Pflegerische Aufgaben

Es gibt einige Aspekte, die im Rahmen von diagnostischen und therapeutischen Maßnahmen berücksichtigt werden sollten und im folgenden beschrieben werden.

Information

Durch die Information über die anstehende Untersuchung oder den nun folgenden Eingriff gibt die Pflegeperson dem Kind und seinen Eltern die Möglichkeit, sich physisch und psychisch auf die Situation einzustellen und zu verstehen, was und warum etwas geschieht. Die Information sollte entsprechend dem Alter, der Persönlichkeit und dem Entwicklungsstand des Kindes erfolgen. Eventuell sollte die Information bei kleineren Kindern spielerisch durch das Zeigen von Bildern oder mit Hilfe von Puppen unterstützt werden **(Abb. 36.1)**.

Einfache, verständliche Worte sollten verwendet werden, die dem Kind bekannt sind. So kann einem Kind die Röntgenuntersuchung mit „wir werden jetzt ein Foto von deinem Bein machen" erklärt werden. Bekannte Worte und nicht bedrohliche Vorstellungen wirken auf das Kind beruhigend ein.

In einer Körperzeichnung kann beispielsweise die Stelle markiert werden, an der ein geplanter Eingriff stattfinden soll. Weiterhin sollte dem Kind und seinen Eltern die Gelegenheit für Rückfragen gelassen und nachgefragt werden, ob alles verstanden wurde. Oft ist es auch hilfreich, wenn unbekannte Personen vorgestellt und unbekannte Räume gezeigt werden, bevor der Eingriff stattfindet. Die Pflegeperson sollte jedoch darauf achten, dass besonders ängstliche Kinder nicht durch zu lange Zeiträume zwischen Information und tatsächlichem „Eingriff" verunsichert werden.

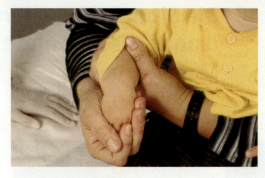

Abb. 36.2 ⋯› Anwesenheit der Eltern. Viele Kinder wünschen sich, dass ihnen ein Elternteil bei schmerzhaften Eingriffen beisteht

 Einbeziehung der Eltern ⋯› Neben der Information des Kindes müssen auch die Eltern informiert sein, was mit dem Kind passiert. Meist ist es sinnvoll, zuerst mit den Eltern die anstehenden Untersuchungen bzw. den „Eingriff" zu besprechen, bevor man das Kind informiert. Die Eltern kennen ihr Kind am besten und wissen oft schon im Voraus, wie es reagieren wird und was zu tun ist, um ihm die Angst zu nehmen. So können die Eltern auch Teile der Vorbereitung des Kindes übernehmen, indem sie ihm die Situation in seiner „Sprache" erklären. Allerdings könnten die Eltern mit der Situation überfordert sein. Daher ist eine Klärung notwendig, wer welchen Anteil der Vorbereitung übernimmt. Die Anwesenheit der Eltern während des Eingriffs ist sicher von vielen Kindern erwünscht **(Abb. 36.2)**.

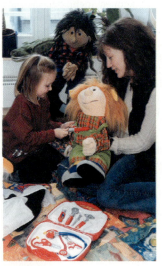

Abb. 36.1 ⋯› Angstreduktion. An der Puppe erprobt das Kind die Injektion, die ihm selber bevorsteht

Kommunikation

Ehrlichkeit. Ein Kind sollte nicht angelogen werden! Was gesagt und anschließend getan wird, muss übereinstimmen. Zum Beispiel sollte die Pflegeperson vermeiden zu sagen, „das tut überhaupt nicht weh", wenn sie weiß, dass es weh tut.

Respekt. Das Respektieren eines anderen Menschen ist in den Situationen, in denen er nur bedingt oder nicht selbstbestimmt handeln und sich äußern kann, beispielsweise bei Untersuchungen und Eingriffen, besonders wichtig. Ein Mensch sollte nicht abwertend behandelt werden! Dazu zählt auch, dass man einem Kind zuhört, es ausreden lässt, sich ihm persönlich zuwendet und z. B. nicht über den vergangenen Theaterbesuch mit einer Kollegin spricht, während man beim Kind Blut abnimmt. Kinder können ab einem bestimmten Alter für sich selbst sprechen, daher sollten sie auch selbst gefragt werden, wie es ihnen jetzt geht. Wichtig ist die Aufnahme von Blickkontakt während des Gespräches. Die Hinwendung zu einem Blatt Papier, welches man ausfüllt, während man mit dem Kind redet, bewirkt keine ehrliche Kontaktaufnahme.

Lob und Trost. Nach Abschluss der diagnostischen oder therapeutischen Maßnahme wird das Kind für sein gutes Verhalten gelobt und evtl. belohnt. Dem Kind sollte Gelegenheit zum Ausdruck seiner Gefühle gegeben werden. Es wird ihm Trost gespendet.

Sind die Eltern während der Untersuchung oder therapeutischen Maßnahme nicht anwesend, wird das Kind sobald wie möglich zu den wartenden Eltern gebracht.

Rahmenbedingungen

Ein Kind sollte nach Möglichkeit immer von derselben Pflegeperson betreut werden. Somit ist ein Vertrauensverhältnis eher möglich. Die betreuende Pflegeperson sollte auch während des Eingriffs assistieren.

Die Atmosphäre, die das Kind während der diagnostischen oder therapeutischen Maßnahme umgibt, spielt eine große Rolle. Unruhe und Hektik, aufstehende Türen, viele rein und raus laufende Personen, Telefonläuten, Klingelgeräusche, Piepser, Alarme usw. tragen nicht zu einer Steigerung des Sicherheitsgefühls beim Kind bei. Dem Kind sollte Ruhe und Sicherheit vermittelt werden.

Ein zügiger Ablauf der Untersuchung und des Eingriffs verhindert zusätzliche Belastungen durch Wartezeiten, daher sollte bei der Vorbereitung darauf geachtet werden, dass alle Materialien komplett gerichtet sind und jeweils Ersatzmaterial vorhanden ist.

Hilfreich kann für das Kind sein, den Teddy mitzunehmen oder die Hand der Bezugsperson zu halten. Älteren Kindern kann die Pflegeperson oder der Arzt die Untersuchungsgeräte zuerst zeigen und erklären. Angstauslösende Instrumente sollten allerdings außer Sichtweite geräumt oder abgedeckt werden.

Neben den bisher erwähnten Aspekten kann es in bestimmten Situationen z.B. vor einem Verbandswechsel zur Stressreduzierung sinnvoll sein, schmerzlindernde oder sedierende Medikamente nach ärztlicher Verordnung einzusetzen.

Lese- und Lernservice
Fragen zum Selbststudium

1. Wodurch kann Angst entstehen?
2. Wie kann sich die Angst bei einem Kind zeigen?
3. Wie kann die Pflegeperson die Situation für das Kind beeinflussen, um seine Ängste zu reduzieren?
4. Überlegen Sie, wie Sie einem Kind zeigen können, dass sie seine Ängste verstehen und akzeptieren!

Verwendete Literatur

Rüberling, H., J. Schweißgut: Psychologie in der Kinderkrankenpflege, 2. Aufl. Kohlhammer, Stuttgart 1997

Weiterführende Literatur

Lohaus, A.: Gesundheit und Krankheit aus der Sicht von Kindern. Hogrefe, Göttingen 1990

Schaub, M.: Psychologie, Soziologie und Pädagogik für die Pflegeberufe, 2. Aufl. Springer, Berlin 2001

Schwarzer, R.: Stress, Angst und Handlungsregulation, 4. Aufl. Kohlhammer, Stuttgart 2000

37 Umgang mit Labormaterial

Michael Färber

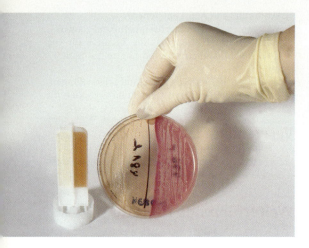

37.1 Theoretische Grundlagen

Fast jedes Kind im stationären Bereich eines Kinderkrankenhauses hat Kontakt mit labordiagnostischen Untersuchungen. Diese zur Eingrenzung und Sicherung der Diagnose notwendigen Maßnahmen werden, wie alle anderen technischen Untersuchungen, gezielt vom Arzt angeordnet, da sie zum Teil einen hohen Kostenfaktor darstellen, und je nach Gewinnung des Probematerials einen schmerzhaften oder unangenehmen Eingriff für das Kind bedeuten.

 Definition ⇢ Eine labordiagnostische Untersuchung dient der chemischen, mikrobiologischen und zytologischen Analyse von Blut und Liquor, sowie der Untersuchung von Körpersekreten, Urin, Stuhl, Haut- und Schleimhautabstrichen.

Jede Laboruntersuchung kann einem bestimmten Untersuchungsmedium zugeordnet werden (z. B. Blut, Haut- und Schleimhautabstriche, Stuhl, Urin, Liquor).

37.1.1 Begriffsbestimmungen

Untersuchungsmaterial Blut

Am häufigsten wird das Blut der Kinder untersucht, da zahlreiche Gesundheitsstörungen die Zusammensetzung des Blutes verändern, z. B.:
⇢ hämatologisch (Blutbild, Blutsenkung),
⇢ klinisch-chemisch (Elektrolyte, Blutgerinnung, Eiweiße, Hormone)
⇢ serologisch-immunologisch (Blutgruppenbestimmung, CRP, Allergiediagnostik, Infektionsnachweis)

Innerhalb des Blutes können klinisch-chemische (Elektrolyte, Blutgerinnung, Eiweiße, Hormone usw.), hämatologische (Blutbild, Blutsenkung) sowie serologisch/immunologische Parameter (Blutgruppenbestimmung, CRP, Allergiediagnostik, Infektionsnachweis) bestimmt werden.

Besonderheiten der einzelnen Blutproben sowie den dazugehörigen Blutröhrchen entnehmen Sie bitte der **Tab. 37.1**.

■ **Blutkultur**

 Definition ⇢ Eine Blutkultur ist eine Keimanzüchtung innerhalb einer venösen Blutprobe.

Das Anzüchten dieser Keime erfolgt in einer Nährlösung. Dieses Nährmedium befindet sich in einer dafür vorgesehenen Flasche. Es werden aerobe und anaerobe Blutkulturen unterschieden:

 Definition ⇢ Eine *aerobe* Blutkultur ist eine Keimanzüchtung innerhalb eines Behältnisses, dem Raumluft zugeführt wurde. Eine *anaerobe* Blutkultur ist eine Keimanzüchtung innerhalb eines Behältnisses ohne Raumluftzufuhr.

Eine aerobe Blutkultur lässt sich durch eine andersfarbige Verschlusskappe von einer anaeroben unterscheiden.

Die Entnahme erfolgt venös im Fieberanstieg vor Beginn der antibiotischen Behandlung. Die Technik der Blutkulturentnahme ist abhängig vom verwendeten System. Die Herstellerangaben hierzu sind zu beachten.

In jedem Fall ist es wichtig, eine Kontamination der Blutprobe zu vermeiden, und die angelegte Blutkultur schnellstmöglich bei 37° Celsius im Brutschrank zu lagern **(Abb. 37.1)**.

Die notwendige Blutmenge ist aus den Herstellerinformationen zu entnehmen. Erste Ergebnisse sind nach 48 Stunden zu erwarten. Laut WHO (Weltgesundheitsorganisation) wird eine fünftägige Lagerung im Brutschrank empfohlen.

Untersuchungsmaterial Urin

■ **Urinkultur**

Um Keime im Urin nachweisen zu können, ist das Anlegen einer Urinkultur **(Abb. 37.2)** notwendig. Diese gibt Auskunft über mögliche Erreger, welche bei bakteriellen Infektionen der ableitenden Harnwege im Urin vorhanden sind. Das Labor weist mögliche Erre-

Theoretische Grundlagen

Tabelle 37.1 ⇢ **Besonderheiten der einzelnen Blutproben**

Blutröhrchen und deren Funktion	Zusätze und deren Wirkung	Besonderheiten bei der Probeentnahme
EDTA-Röhrchen zur Blutbildbestimmung 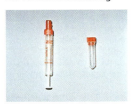	EDTA (Ethylendiamintetraacetat) dient als Antikoagulans, d. h. EDTA hat eine gerinnungshemmende Wirkung.	Zur Blutbildbestimmung im Kindesalter genügen für Frühgeborene, Säuglinge und Kleinkinder 6–8 Tropfen Blut innerhalb des dafür vorgesehenen Blutbildröhrchens für Kinder. Bei Schulkindern und Jugendlichen muss die Blutbildmonovette bis zur Markierung mit Blut gefüllt werden. **Vorsicht:** Blutbildröhrchen dürfen nicht geschüttelt werden, um eine Hämolyse der Erythrozyten zu vermeiden.
Serumröhrchen zur Serumgewinnung: klinische Chemie, Serologie, Blutgruppenbestimmung 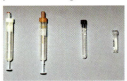	Es werden Serumröhrchen mit verschiedenen Zusätzen unterschieden: ⇢ mit Kunststoffkügelchen zur Trennung von Blutplasma und Blutserum, ⇢ mit gerinnungsförderndem Gel beschichtete Röhrchen.	Die Röhrchen müssen zur Durchmischung mit den Kunststoffkügelchen oder dem gerinnungsfördernden Gel kurz geschwenkt, jedoch nicht geschüttelt werden.
Heparinröhrchen zur Plasmagewinnung 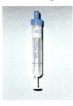	Kunststoffgranulat mit Heparin als Antikoagulans zur Gewinnung von Plasma	Fast alle klinisch-chemischen Parameter können aus Heparinplasma bestimmt werden.
Gerinnungsröhrchen zur Bestimmung der Gerinnungsfaktoren 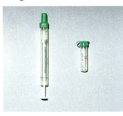	Natriumzitrat (Mischungsverhältnis 1 : 10)	Gerinnungsröhrchen müssen exakt bis zur Markierung gefüllt werden, da ansonsten das Mischungsverhältnis mit dem Natriumzitrat nicht gewährleistet ist. Im Anschluss muss das Röhrchen vorsichtig geschwenkt werden.
Blutzucker-Spitz-Röhrchen und Blutzuckerröhrchen mit Hämolysat zur Blutzuckerbestimmung 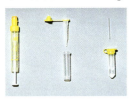	Natrium-Fluorid wird in Verbindung mit einem Antikoagulanz als Glukolysehemmer eingesetzt. Dadurch bleibt der Blutzucker bis zur Bestimmung erhalten.	Es muss darauf geachtet werden, dass bei Blutzuckerröhrchen mit Hämolysat die Kapillare vollständig mit Blut gefüllt wird. Im Anschluss daran ist das Röhrchen zu schütteln, so dass sich das Blut mit dem Hämolysat vermischt.

Fortsetzung ▶

Tabelle 37.1 ⇢ (Fortsetzung)

Blutröhrchen und deren Funktion	Zusätze und deren Wirkung	Besonderheiten bei der Probeentnahme
Blutsenkungsröhrchen mit Ständer zur Messung der Blutkörperchensenkungsgeschwindigkeit (BSG) 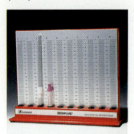	Natriumzitrat (Mischungsverhältnis 1:5 als Antikoagulans)	Bei der Blutentnahme muss das Blutröhrchen bis zur vorgesehenen Markierung gefüllt werden und im Anschluss leicht geschwenkt werden. Durchführung nach Westergren: Blutröhrchen wird mit einem graduierten Steigröhrchen verbunden in welches das Blut mit drehenden Bewegungen vorsichtig hineingedrückt wird. Nach der 1. und 2. Stunde wird der Abfall der festen Blutbestandteile an der Graduierung abgelesen. Das Ablesen der BSG erfolgt in der Regel durch das Pflegepersonal, kann jedoch auch ggf. im Labor erfolgen. Wenn die BSG auf der Station von der Pflegeperson vorgenommen wird, wird im Pflegearbeitsraum ein Dokumentationsblatt mit Patientennamen und Ablesezeit vorbereitet sowie ein Wecker gestellt, um die Ablesezeit genau einzuhalten.

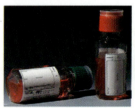

Abb. 37.1 ⇢ **Blutkultur.** Die aerobe Blutkultur lässt sich durch eine andersfarbige Verschlusskappe von der anaeroben unterscheiden

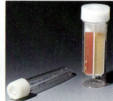

Abb. 37.2 ⇢ **Urinkultur.** Links steriles Röhrchen, rechts Behälter mit Eintauchnährboden

⇢ Die Stuhlproben werden bis zum Transport ins Labor kühl gelagert.
⇢ Bei besonderen Stuhluntersuchungen, wie z. B. auf Amöben oder Lamblien, ist die Stuhlprobe körperwarm ins Labor zu schicken.
⇢ Im Allgemeinen werden Stuhluntersuchungen innerhalb von 48 Stunden ausgewertet.

Anderes Untersuchungsmaterial

Zum Nachweis von Erregern auf der Haut, Schleimhaut, sowie Wunden, können mittels eines sterilen Watteträgers Abstriche vorgenommen werden.

Abstrichröhrchen **(Abb. 37.3)** bestehen aus einem Röhrchen, welches mit einer gelartigen Nährlösung gefüllt ist, sowie einem Watteträger.

Nach der Abnahme des Abstriches sollte das Röhrchen nicht länger als 24 Stunden bei Zimmertemperatur gelagert werden, bevor es ins Labor transportiert wird.

Um eine Resistenzbestimmung durchführen zu können, benötigt das mikrobiologische Labor in der Regel 48 Stunden.

Informationen zur Indikation und Durchführung der Liquorgewinnung finden Sie auf S. 802.

Es ist darauf zu achten, dass die Liquorröhrchen zeitnah ins Labor transportiert werden.

ger nach, sowie die Resistenz der Keime gegenüber Antibiotika. Deshalb darf das Kind erst nach der Untersuchung der Urinkultur das entsprechende Antibiotikum bekommen.

Wird eine Urinkultur mittels Eintauchnährboden durchgeführt, muss diese bis zum Transport bei Zimmertemperatur gelagert werden. Wird die Urinkultur aus einem sterilen Röhrchen bestimmt, so muss dieses bis zum Transport ins Labor im Kühlschrank gelagert werden. Klinikspezifische Regelungen sind zu beachten.

Untersuchungsmaterial Stuhl

Bei Erkrankungen oder bei Verdacht auf infektiöse Erkrankungen des Verdauungstraktes, wie z. B. Salmonellose, wird zum Keimnachweis (pathogene Keime) auf ärztliche Anordnung eine Stuhlprobe entnommen (s. S. 350). Die Abnahme von 3 Stuhlproben an 3 aufeinanderfolgenden Tagen ist nicht mehr obligatorisch und erfolgt nur noch auf ausdrückliche Anordnung des Arztes.

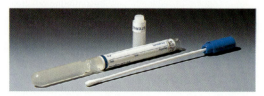

Abb. 37.3 ⇢ **Abstrichröhrchen.** Röhrchen mit Nährlösung und Watteträger

Pflegerische Aufgaben

37.1.2 Zuständigkeitsbereiche

Labordiagnostische Untersuchungen werden ausschließlich ärztlich angeordnet. Desweiteren hat der Arzt die Pflicht, Eltern über invasive Maßnahmen zu informieren, und deren Einwilligung einzuholen. Bei bestimmten Untersuchungen (z. B. Lumbalpunktion) muss dies sogar schriftlich erfolgen.

Die Aufgaben des Pflegepersonals beinhalten folgende Tätigkeiten:
- Die altersgerechte Vorbereitung des Kindes im Hinblick auf die bevorstehende Untersuchung,
- das Ausfüllen der Begleitscheine,
- das Richten der Entnahmematerialien,
- die Assistenz während der Probenmaterialgewinnung, bzw. die eigenständige Durchführung weniger invasiver Probeentnahmen, z. B. kapilläre Blutentnahme,
- die Durchführung einfacher Schnelltests (z. B. Urinstix), die auf Station durchgeführt werden können,
- die Dokumentation der erfolgten Probeentnahme,
- das Eintragen bzw. Einkleben von Untersuchungsbefunden in das Dokumentationssystem.

Desweiteren besteht die Möglichkeit einige Laborproben, wie z. B. kapilläre Blutentnahmen, für ein Blutzuckertagesprofil von Mitarbeiter/innen des Labors durchführen zu lassen, die nach Erhalt des Anforderungsscheins auf Station kommen.

Der Transport von Probematerial erfolgt in vielen Krankenhäusern durch einen hausinternen Hol- und Bringdienst. Dies stellt eine erhebliche Zeitersparnis für das Pflegepersonal dar.

37.2 Pflegerische Aufgaben

Probeentnahme

■ Vorbereitung

Kind. Das Kind und seine Eltern sollten, sofern die angeordnete Untersuchung planbar ist, frühzeitig über die diagnostische Maßnahme informiert werden.

Da bei bestimmten Untersuchungen eine Einwilligungserklärung der Eltern erforderlich ist, ist darauf zu achten, dass diese vor der geplanten Maßnahme vorliegt.

Wird eine Blutentnahme mit der Zielsetzung einer Medikamentenbestimmung durchgeführt, ist der zeitliche Abstand zur letzten Medikamentengabe von bedeutender Wichtigkeit, wie z. B. bei der Behandlung mit Antikonvulsia im Rahmen einer Epilepsie.

Bei einigen Blutuntersuchungen ist es erforderlich, dass das Kind nüchtern ist, z. B. bei einer Nüchtern-Blutzuckerbestimmung. In diesem Fall werden das Kind und seine Eltern über die Nüchtern-Blutentnahme informiert, sowie ein Nüchternschild am Bett befestigt. (Konkrete Angaben zur Entnahmetechnik von Blut, Urin, Stuhl, siehe S. 794 f, S. 319 f.)

Material. Nach der ärztlichen Anordnung der diagnostischen Maßnahme werden die benötigten Materialien durch die Pflegeperson zusammengestellt. Hierzu gehören auch die nötigen Anforderungsscheine die von Klinik zu Klinik variieren.

Die Behältnisse des Probenmaterials müssen korrekt beschriftet und klar dem Kind zuzuordnen sein. Zur Beschriftung müssen gehören:
- Patientenetikette oder beschrifteter Aufkleber mit dem Namen des Kindes, Geburtsdatum, Klinik, sowie Station),
- Entnahmezeit, sowie Entnahmedatum,
- Angaben zum Material (wie z. B. infektiös oder nicht infektiös, Augenabstrich linkes Auge, o. ä.),
- ggf. Verdachtsdiagnose,
- bei sehr teuren Untersuchungen oder bei Untersuchungen, die in Fremdlabors weitergeleitet werden, ist sehr häufig die Unterschrift des Arztes erforderlich.

Vor dem Versand des Probenmaterials werden nochmals die Daten des Kindes mit denen auf dem Anforderungsschein verglichen.

Merke ⋯ Labor. Es ist darauf zu achten, dass sich innerhalb der Probenbehältnisse die vom Labor gewünschte Menge an Blut, Urin, Liquor usw. befindet, da ansonsten unter Umständen eine Untersuchung des Materials nicht möglich ist.

■ Durchführung

Genaue Angaben zur Durchführung einer Probeentnahme entnehmen Sie bitte den Kapiteln Punktionen und Biopsien (s. S. 799), Blutentnahmen (s. S. 793) und Ausscheiden (s. S. 350).

Hygienische Grundprinzipien. Im Umgang mit entnommenem Probenmaterial sind folgende hygienische Grundprinzipien einzuhalten:
- Im Umgang mit Blut, Liquor, Körperflüssigkeiten sowie Ausscheidungen müssen zum Eigenschutz der Pflegeperson unsterile Einmalhandschuhe getragen werden,
- es ist darauf zu achten, dass sich auf der Außenseite des Probenbehälters kein Probenmaterial wie z. B. Blut, Liquor o. ä. befindet,
- wird infektiöses Probenmaterial versandt, so muss dieses in einem dafür vorgesehenen Behälter oder Beutel ins Labor transportiert werden
- wurde Probenmaterial steril entnommen, so ist die Kontamination des Probenmaterials zu vermeiden.

■ Nachsorge

Die Untersuchung von gewonnenem Probenmaterial kann an unterschiedlichen Orten erfolgen, d. h. innerhalb des Krankenhauses oder in nationalen sowie internationalen Fremdlabors.

Vor dem Versand sollte darauf geachtet werden, dass das Probenverhältnis fest verschlossen ist.

Muss das entnommene Probenmaterial gekühlt werden, so ist dieses in einem separaten Kühlschrank der Station zu lagern. Zum Teil müssen Blutröhrchen gekühlt ins Labor transportiert werden, z. B. bei einer Untersuchung auf Wärmeagglutinine. Hier bietet es sich an, das Röhrchen in ein gelgefülltes Kühlelement zu legen und so in das Labor zu bringen. Des weiteren müssen spezielle Transportbedingungen, wie z. B. lichtgeschützter Transport, beachtet werden.

Das gewonnene Untersuchungsmaterial sollte, wenn möglich, zeitnah ins Labor weitergeleitet werden, da vor allem bei Blutuntersuchungen in Folge langer Lagerzeit Verfälschungen des Testergebnisses entstehen können.

Lese- und Lernservice

Fragen zum Selbststudium

1. Bitte zählen Sie Tätigkeiten auf, die Bezug nehmend auf die ärztlich angeordnete Laboruntersuchung, in den Zuständigkeitsbereich der Pflegeperson fallen.
2. Nennen und begründen Sie besondere hygienische Maßnahmen im Umgang mit Labormaterial.

Verwendete Literatur

Schäffler, A., u. a. (Hrsg.): Pflege heute, 1. Aufl. Fischer, Stuttgart 1997

Maletzki, W., A. Stegmayer: Klinikleitfaden Pflege, 3. Aufl. Fischer, Stuttgart 1998

Hoehl, M., P. Kullick: Kinderkrankenpflege und Gesundheitsförderung, 1. Aufl. Thieme, Stuttgart 1998

Kühl, G., u. a.: Klinikleitfaden Kinderkrankenpflege, 1. Aufl. Fischer, Stuttgart 1997

38 Blutentnahmen

Monika Hensel

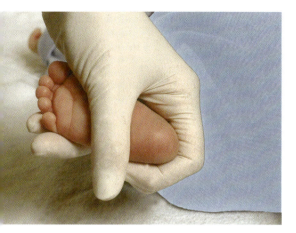

38.1 Theoretische Grundlagen

38.1.1 Begriffsbestimmungen

Blutentnahmen werden bei der stationären Aufnahme eines Kindes durchgeführt, um eine Diagnose zu stellen oder zu sichern. Außerdem werden Blutentnahmen zur Beurteilung des Krankheitsverlaufes eingesetzt.

Blutentnahmen sind für Kinder unangenehm, schmerzhaft und angsteinflößend und sollten deshalb einer strengen Indikationsstellung unterliegen.

Man unterscheidet verschiedene Arten von Blutentnahmen:
- Venöse Blutentnahme (aus einer Vene),
- arterielle Blutentnahme (aus einer Arterie),
- kapilläre Blutentnahme (aus dem Kapillargebiet),
- Blutentnahmen aus einem zentralen Venenkatheter oder einer arteriellen Kanüle.

38.1.2 Zuständigkeitsbereiche

Der ärztliche Dienst ist für die schriftliche Anordnung von Blutentnahmen und die Aufklärung des Kindes und der Eltern über die geplante Maßnahme zuständig. Die Pflegeperson füllt in der Regel die entsprechenden Laborscheine für den jeweiligen Patienten mit den angeordneten Untersuchungen aus und bereitet alle nötigen Materialien vor. Während der Blutentnahme ist die Pflegeperson für die Beobachtung und Beruhigung, sowie das Halten und Fixieren des Kindes zuständig.

38.2 Pflegerische Aufgaben

Die Indikation für Blutentnahmen bei Kindern sollte so eng wie möglich gehalten werden. Die einzelnen Blutentnahmemengen werden reduziert, um den Blutverlust des Kindes gering zu halten. Bei Frühgeborenen besteht die Gefahr, dass gehäufte Blutentnahmen zu einer Anämie und/oder einer Hypovolämie führen. Bei schwerkranken Früh- und Neugeborenen ist die Blutentnahme über einen liegenden Nabelarterienkatheter oder Nabelvenenkatheter ohne Schmerzbelastung möglich.

 Merke ⋯ Schmerz. Jede Blutentnahme bedeutet eine enorme Schmerz- und Stressbelastung für die Kinder. Dadurch können besonders bei starker Aufregung einzelne Laborparameter verändert sein (z. B. Leukozytenanzahl, Blutzuckerwert oder Blutgaswerte).

Bei Blutungsneigungen und Gerinnungsstörungen wird die Indikation zur Blutentnahme noch strenger gestellt. Es besteht die Gefahr der Nachblutung und Bildung von Hämatomen an der Punktionsstelle. Ein längeres Komprimieren der Punktionsstelle ist erforderlich.

Merke ⋯ Sicherheit. Aus vernarbten, entzündlich veränderten und schlecht sichtbaren Gefäßen sollte keine Blutentnahme erfolgen.

38.2.1 Allgemeine pflegerische Aufgaben

Beim allgemeinen Ablauf der verschiedenen Blutentnahmen gibt es kaum Unterschiede. Die allgemein gültigen Aufgaben in der Vorbereitung, während der Durchführung und bei der Nachsorge werden vorab beschrieben. Bei der Darstellung der einzelnen Blutentnahmen wird dann nur auf die speziellen Aspekte eingegangen.

■ **Vorbereitung**
Kind. Bei größeren Kindern ist es hilfreich, den Grund der Blutentnahme mittels einer altersgemäßen Wortwahl zu erklären, um die Akzeptanz der Maßnahme zu erleichtern. Ebenso darf nicht verschwiegen werden, dass die Blutentnahme einen schmerzhaften Eingriff für das Kind bedeutet. Die Pflegeperson sollte versuchen, das Kind zur Mitarbeit zu motivieren.

38 Blutentnahmen

Einbeziehung der Eltern ⋯▸ Die Eltern oder eine andere Vertrauensperson des Kindes werden nach Möglichkeit in die Maßnahme miteinbezogen.

Praxistipp ⋯▸ Eine altersgemäße Kleinigkeit zur Belohnung lenkt oft schnell von Ängsten und Schmerzen ab.

Ein gut organisierter Ablauf und eine sichere technische Fertigkeit von Arzt und Pflegeperson sind entscheidend für den Verlauf der Blutentnahme. Je besser der Ablauf, um so weniger schmerzhaft und kürzer ist die Stressbelastung für die Kinder. Eine Möglichkeit zur Schmerzreduktion ist das Auftragen einer anästhesierenden Salbe nach ärztlicher Verordnung etwa 45 Minuten vor der Punktion auf die gewählte Hautstelle (Herstellerangaben beachten).

Der Zeitpunkt der Blutentnahme wird so gewählt, dass das Kind nicht schon aus anderen Gründen stark belastet ist. Ungünstig ist es z. B., eine Blutentnahme durchzuführen, wenn das Kind gerade eingeschlafen ist. Dies erfordert eine gute Koordination bzw. Organisation mit dem ärztlichen Dienst. Der Zeitpunkt kann mit den Eltern abgeklärt werden, damit diese während der Blutentnahme anwesend sind, um ihr Kind zu trösten.

Die Blutentnahmen finden in einem speziellen gutbeleuchteten Untersuchungsraum statt, in dem alle Materialien gerichtet sind. Das Patientenzimmer sollte nur in Ausnahmefällen zur Blutentnahme genutzt werden, damit es Privatsphäre und Schutzzone für die Kinder bleibt. Muss bei einem schwerkranken Kind die Blutentnahme im Bett durchgeführt werden, wird das Bett vorher mit einer Unterlage vor Verunreinigungen geschützt.

■ **Durchführung**

Hygienische Grundprinzipien. Bei allen Gefäßpunktionen muss auf die strikte Einhaltung der Asepsis geachtet werden:

⋯▸ Vor und nach der Blutentnahme erfolgt eine hygienische Händedesinfektion,
⋯▸ zur Punktion darf nur steriles Einmalmaterial verwendet werden,
⋯▸ die Einwirkzeit des Hautdesinfektionsmittel muss eingehalten werden (das Hautdesinfektionsmittel muss vollständig angetrocknet sein, bevor die Punktion vorgenommen wird),
⋯▸ die desinfizierte Hautstelle des Kindes wird dann nicht mehr berührt und nicht durch Sprechen, Husten und Niesen kontaminiert,
⋯▸ alle beteiligten Personen tragen während der Entnahme und Weiterbearbeitung des Blutes stets Einmalhandschuhe zum Eigenschutz, denn einige Infektionskrankheiten wie z. B. Hepatitis und HIV können durch Kontakt mit infiziertem Blut übertragen werden.

■ **Nachsorge**

Das Kind wird für seine Mitarbeit gelobt und informiert, dass die belastende Maßnahme jetzt beendet ist. Lob und Bestätigung ist wichtiger als Mitleid.

Das Kind erhält auf die Einstichstelle nur ein kleines hautschonendes Pflaster, dessen Entfernung möglichst schmerzfrei ist. Die Kinder werden im Anschluss auf Nachblutungen an der Einstichstelle und entzündliche Veränderungen beobachtet. Die gebrauchten Punktionskanülen müssen in feste spezielle Abwurfbehälter entsorgt werden.

Merke ⋯▸ **Sicherheit.** Die häufigsten Stichverletzungen entstehen durch Unachtsamkeit beim Entsorgen von gebrauchten Blutentnahme- oder Injektionskanülen.

In der jeweiligen Patientendokumentation wird die Art der Blutentnahme, der Zeitpunkt und eventuelle Besonderheiten vermerkt.

38.2.2 Spezielle pflegerische Aufgaben

Venöse Blutentnahme

Die Durchführung der venösen Blutentnahme fällt in den ärztlichen Zuständigkeitsbereich. Venöse Blutentnahmen können mit dem Legen einer Venenverweilkanüle und einer intravenösen Injektion verbunden werden.

Bei schwerkranken Kindern werden zur Entnahme von venösem Blut nicht die großlumigen Venen in der Ellenbeuge punktiert, damit dort, falls notwendig, ein zentralvenöser Katheter gelegt werden kann.

■ **Vorbereitung**

Material. Folgende Materialien werden benötigt (Abb. 38.1).

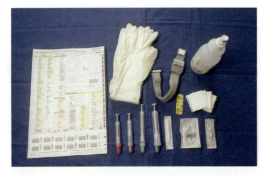

Abb. 38.1 ⋯▸ **Materialien für die Blutentnahme.** Klinikinterne Standards und Materialien sind zu beachten

Pflegerische Aufgaben

- ⇢ Blutröhrchen und Begleitschein je nach angeordneter Entnahme,
- ⇢ Entnahmekanülen oder ein Vakuumsystem (ein Vakuumsystem besteht aus einer Flügelkanüle mit flexiblem Schlauch, an den die verschiedenen Blutröhrchen angeschlossen werden),
- ⇢ Abstellgefäß für Blutröhrchen,
- ⇢ je einen Abwurfbehälter für gebrauchte Kanülen und einen für sonstige Abfälle,
- ⇢ sterilisierte Tupfer und Hautdesinfektionsmittel,
- ⇢ Einmalhandschuhe zum Eigenschutz,
- ⇢ Stauschlauch,
- ⇢ hautfreundliches Pflaster,
- ⇢ Etiketten mit Patientenname, Geburtsdatum und Station,
- ⇢ besondere Materialien, die für den Versand oder Transport erforderlich sind.

Punktionsstelle. Bevorzugte Stellen für die venöse Blutentnahme bei Kindern sind die Armvene, die Fußvene und die Kopfvene (**Abb. 38.2**).

Lagerung. Das Kind wird je nach Punktionsstelle gelagert:

Armvene. Das Kind liegt auf dem Rücken. Ein Arm ist mit der Innenseite nach oben in Richtung des Arztes ausgestreckt (**Abb. 38.3**).

Fußvene. Das Kind liegt in Rückenlage, der Fuß wird von der Pflegeperson überstreckt.

Kopfvene. Das Kind liegt auf dem Rücken. Der Kopf wird von der Pflegeperson seitlich mit beiden Händen umfasst (**Abb. 38.4**).

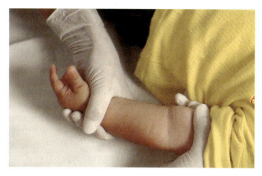

Abb. 38.3 ⇢ **Lagerung zur Punktion der Armvene.** Der Arm wird mit der Innenseite nach oben fixiert

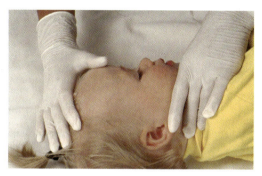

Abb. 38.4 ⇢ **Lagerung zur Punktion der Kopfvene.** Je nach Punktionsstelle ist eine seitliche Fixation des Köpfchens sicherer, damit das Kind den Kopf nicht wegdrehen kann

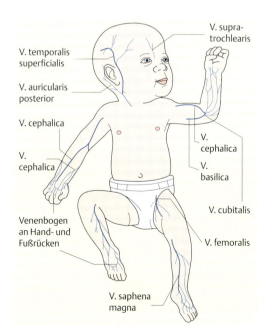

Abb. 38.2 ⇢ **Punktionsstellen.** Gezeigt werden die möglichen Stellen für die venöse Blutentnahme

Merke ⇢ **Lagerung.** Beim Halten des Kopfes darf die Pflegeperson keinen Druck auf den Ausführgang der Parotis ausüben. Dies ist schmerzhaft für das Kind.

■ Durchführung

Nach der hygienischen Händedesinfektion ziehen sich Arzt und Pflegeperson Einmalhandschuhe an.

Die Punktionsstelle wird mit Hautdesinfektionsmittel desinfiziert.

Bei Punktionen an den Extremitäten wird das Blut oberhalb der Punktionsstelle gestaut. Das Stauen und das Fixieren des Kindes kann bei Neugeborenen, Säuglingen und Kleinkindern die Pflegeperson übernehmen. Bei Schulkindern wird ein Stauschlauch ein bis zwei Querfinger oberhalb der Punktionsstelle angelegt, sodass die venösen Gefäße deutlicher hervortreten.

Merke ⇢ **Sicherheit.** Die Stauung darf nicht zu fest sein, der periphere Puls muss noch tastbar sein, um eine ungehinderte arterielle Durchblutung zu erhalten.

Je nach Kanülenart und Abnahmetechnik wird das Blut aspiriert, abtropfen gelassen oder per Vakuum in Spezialröhrchen gezogen. Dabei ist darauf zu achten, dass das Blut nicht durch Pumpen oder Quetschen in das Abnahmeröhrchen gelangt, sondern frei tropft. Dieser Abnahmefehler führt z. B. zu falsch hohen Kaliumwerten im Blut. Bei Entnahme von größeren Mengen Blut muss die Pflegeperson den Stauvorgang zwischendurch für kurze Zeit beenden, um eine erneute Füllung der Gefäße zu ermöglichen. Vor dem Entfernen der Kanüle wird der Stau gelöst, um eine Nachblutung und Hämatomentstehung zu verhindern.

Praxistipp ⇢ Beim Entfernen der Kanüle kann man die Kinder auffordern tief einzuatmen und die Kinder zählen lassen, zuerst langsam und dann beim Empfinden von Schmerz lauter.

Der Zeitraum, der zur Blutentnahme nötig ist, sollte fünf Minuten nicht überschreiten. Danach muss allen beteiligten Personen eine Ruhepause gegönnt werden.

Die Pflegeperson tröstet das Kind und beruhigt es durch Erklärungen und Zureden.

Mit einem trockenen sterilisierten Tupfer wird die Einstichstelle solange komprimiert, bis sie nicht mehr blutet.

Kapilläre Blutentnahme

Definition ⇢ Eine kapilläre Blutentnahme beinhaltet die Entnahme von Blut durch Punktion eines gut durchbluteten Gewebsareals.

Die kapilläre Blutentnahme erfolgt zum Zweck:
⇢ der Blutzuckerbestimmung
⇢ der Blutbildbestimmung
⇢ der Blutgasanalyse
⇢ der Bilirubinbestimmung beim Neugeborenen
⇢ dem Neugeborenenscreening zur Früherkennung von Stoffwechselerkrankungen.

Die kapilläre Blutentnahme erfolgt in der Regel durch das Pflegepersonal.

Bei Frühgeborenen, Neugeborenen und Säuglingen ist der bevorzugte Ort der kapillären Blutentnahme die Fersenkante. Bei Klein- und Schulkindern die seitliche Fingerkuppe oder das Ohrläppchen.

Merke ⇢ **Kontraindikation.** Die Haut an der Punktionsstelle darf nicht entzündlich verändert oder ödematös sein. Ebenso darf eine kapilläre Blutentnahme nicht bei einer Kreislaufzentralisation vorgenommen werden. In diesem Fall ist die periphere Durchblutung unzureichend.

Außerdem ist darauf zu achten, dass nicht mehrfach Punktionen an der gleichen Hautstelle durchgeführt werden. Wiederholte Punktionen führen zu einer erhöhten Schmerzempfindlichkeit des betroffenen Hautgebietes.

■ **Vorbereitung**
Das Kind und seine Eltern werden alters- und situationsgemäß darüber aufgeklärt, welchen Sinn und Zweck die Blutentnahme hat und wie diese abläuft.

Das Kind darf sich einen Finger für die Blutentnahme aussuchen, damit man nicht gerade den „Nuckelfinger" erwischt oder einen besonderen Finger, den das Kind bei verschiedenen Tätigkeiten, z. B. Spielen oder Malen nutzen möchte.

Außerdem achtet die Pflegeperson darauf, dass eine gute periphere Durchblutung gewährleistet ist. Das Füßchen des Säuglings erwärmt man durch Reiben oder warme Umschläge, mit einem in 37° warmen Wasser getränktem Tuch, das für etwa 5 Minuten um die Punktionsstelle herumgewickelt wird (Abb. 38.5).

Merke ⇢ **Sicherheit.** Nie zu heißes Wasser verwenden. Es besteht die Gefahr von Verbrühungen.

Durch Reiben und Erwärmen wird das Gewebe hyperämisiert, d. h. die Kapillaren füllen sich verstärkt mit Blut. Im hyperämisierten Zustand ist die Konzentration von Kohlendioxid, Sauerstoff und der pH-Wert dem im arteriellen Blut sehr ähnlich. Als Nässeschutz legt die Pflegeperson eine wasserdichte Unterlage in das Bett des Kindes.

Zum Schutz vor Auskühlung wird die Blutentnahme bei Neugeborenen unter einer Wärmelampe durchgeführt.

Maßnahmen zur Schmerzreduktion. Zur Schmerzreduktion kann eine lokalanästhesierende Salbe nach ärztlicher Anordnung angewendet werden.

Blass (1991) und Remengeni (1996) gaben Früh- und Neugeborenen einen Schnuller mit einigen Tropfen Glucoselösung während der Punktion und stellten fest, dass die Kinder weniger weinten und dass der Puls nicht so lange beschleunigt war. Weite-

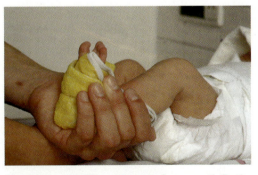

Abb. 38.5 ⇢ **Kapilläre Blutentnahme am Fuß.** Um die periphere Durchblutung zu fördern, wird der Fuß des Säuglings vorher in warme Umschläge gewickelt

re Maßnahmen zur Behandlung von Schmerzen, die man einzeln und in Kombination anwenden kann, sind im Arm halten und liebkosen, sprechen, singen, streicheln und eine Massage der betroffenen Stelle, an der die Punktion vorgenommen wurde.
Material. Benötigt werden:
- unsterile Einmalhandschuhe,
- Hautdesinfektionsmittel,
- sterilisierte Tupfer,
- sterile Einmallanzette oder Stechhilfe,
- Blutröhrchen je nach gewünschter Blutentnahme,
- hautfreundliches Pflaster,
- Abwurfmöglichkeit für Papier und stichsichere Kanülenbox für Lanzetten.

■ **Durchführung**
Nach der Händedesinfektion zieht die Pflegeperson Einmalhandschuhe an. Die ausgewählte Einstichstelle wird desinfiziert und die Einwirkzeit des Hautdesinfektionsmittels wird eingehalten **(Abb. 38.6)**.
Punktionsstellen. Am häufigsten erfolgt die Punktion an der Ferse und am Finger.
Der *Einstich an der Ferse* erfolgt seitlich und senkrecht zur Haut, außerhalb der Oberfläche des Fersenbeins, um Verletzungen vorzubeugen und nur soweit, dass die Knochenhaut nicht getroffen wird. Es besteht sonst die Gefahr einer Knochenhautentzündung und außerdem ist das Verletzen der Knochenhaut sehr schmerzhaft **(Abb. 38.7)**.
Bei einer *Blutentnahme am Finger* erfolgt der Einstich ebenfalls seitlich, denn die Fingerkuppen sind sehr schmerzempfindlich. Der erste Blutstropfen wird mit einem sterilisierten Tupfer abgewischt, denn er enthält zuviel Gewebsflüssigkeit, welche die Laborparameter verändern kann. Dann wird das Gewebe um die Punktionsstelle leicht gestaut.

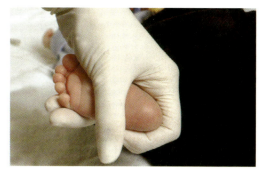

Abb. 38.7 · **Punktion der Ferse.** Der Fuß wird so gehalten, dass die Fersenkante gut zugänglich ist

Einen großen Vorteil hat der Einsatz von Stechhilfen bei Kindern aller Altersstufen. Aufgrund einer variablen Einstellung der Einstichtiefe ist ein individuelles Vorgehen möglich **(Abb. 38.8)**.

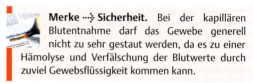

> **Merke · Sicherheit.** Bei der kapillären Blutentnahme darf das Gewebe generell nicht zu sehr gestaut werden, da es zu einer Hämolyse und Verfälschung der Blutwerte durch zuviel Gewebsflüssigkeit kommen kann.

Bei manchen Untersuchungen, z. B. der Blutzuckerbestimmung, ist es wichtig, dass die vorgeschriebene Blutmenge für die Untersuchung genau eingehalten wird, um Messfehler zu vermeiden.
Es muss darauf geachtet werden, dass sich keine Luft in der Kapillare befindet, denn dies führt zu einer Fehlbestimmung bei einigen Parametern der Blutgasanalyse und der Blutzuckerbestimmung.

> **Praxistipp** · Blutentnahmen mit Kapillarröhrchen kann die Pflegeperson den Kindern interessant gestalten, wenn man sie bittet auf die „rote Eisenbahn" zu warten, die jetzt in das Röhrchen fährt.

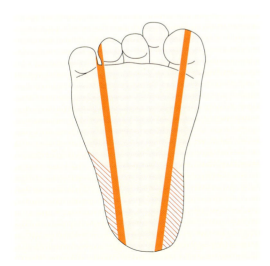

Abb. 38.6 · **Punktionsstellen am Fuß.** Schraffierte Stellen an der Außenseite der Ferse entsprechen der Punktionsstelle

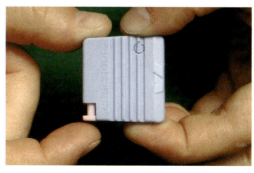

Abb. 38.8 · **Stechhilfe.** Die Einstichtiefe kann individuell eingestellt werden

Nachsorge

Die Einstichstelle wird mit einem sterilisierten Tupfer komprimiert bis die Blutung gestillt ist. Die gebrauchte Lanzette muss zum Schutz vor Stichverletzungen in einem speziellen Abwurfbehälter entsorgt werden.

Die Entnahmeröhrchen werden mit Patientenetiketten beklebt und mit dem entsprechenden Begleitschein ins Labor gesandt.

Die Einstichstelle wird auf Nachblutungen, entzündliche Veränderungen z. B. Rötung, Schwellung und Schmerzen beobachtet.

In der Patientendokumentation wird der Zeitpunkt sowie die Art der Blutentnahme und eventuelle Besonderheiten dokumentiert.

Arterielle Blutentnahme

Die Arterienpunktion ist ärztliche Aufgabe. Die Pflegeperson übernimmt in der Regel das Lagern und Halten des Kindes.

Eine arterielle Blutentnahme dient zur Blutgasanalyse bei schweren Störungen der Herz- oder Atemfunktion. Die häufigste Punktionsstelle ist die Arteria radialis (Abb. 38.9). Bei der arteriellen Blutentnahme wird nie gestaut. Der Arzt tastet die Arterie und führt die Kanüle in einem Winkel von 30° in die Arterie ein. Es wird eventuell eine zweite Person benötigt, die die Blutprobe übernimmt, da das Blut bei längerem Liegen gerinnt.

> **Merke ⋯> Messfehler.** Die Messung der Blutgase Sauerstoff (O_2) und Kohlendioxid (CO_2) ist nur bei einer kurzen Punktionsdauer verwertbar, denn durch Schreien und Luftanhalten aufgrund des Schmerzreizes sinkt der Sauerstoffgehalt im Blut des Kindes.

Nach einer arteriellen Blutentnahme muss die Punktionsstelle so lange komprimiert werden, bis die Blutung gestoppt ist.

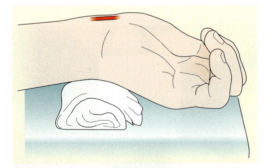

Abb. 38.9 ⋯> Arterielle Blutentnahme. Häufigste Punktionsstelle ist die Arteria radialis

Lese- und Lernservice

Fragen zum Selbststudium

1. Nennen Sie die hygienischen Grundprinzipien bei Blutentnahmen.
2. Erläutern Sie die Aufgaben der Pflegeperson während der venösen Blutentnahme.
3. Welche Möglichkeiten der Schmerzreduktion gibt es bei Blutentnahmen?
4. Wie erklären Sie einem Schulkind altersgemäß die kapilläre Blutentnahme?
5. Welche Vorteile bieten automatische Stechhilfen bei der kapillären Blutentnahme?

Verwendete Literatur

Hildebrand, N.: Injektionen, Infusionen, Blutentnahmen leichtgemacht, 2. Aufl. Jungjohann, Neckarsulm 1995

Kellnhauser, E., u. a. (Hrsg.): Thiemes Pflege, begründet von L. Juchli, 9. Aufl. Thieme, Stuttgart 2000

Kurz, R., R. Roos: Checkliste Pädiatrie. Thieme, Stuttgart 1996

39 Punktionen und Biopsien

Pamela Jech

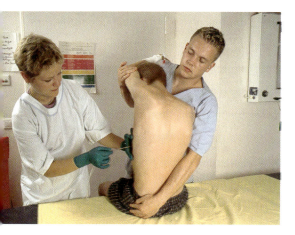

39.1 Theoretische Grundlagen

Punktionen und Biopsien sind invasive Maßnahmen in den Organismus. Für die Kinder und ihre Eltern sind sie oft mit großer Angst behaftet. Die meisten Kinder jeder Altersstufe fürchten sich hauptsächlich vor Schmerzen durch den Eingriff. Eltern und größere Kinder sind in sorgenvoller Erwartung der Ergebnisse, da es sich bei Punktionen und Biopsien zum großen Teil um Maßnahmen einer erweiterten Diagnosesicherung handelt. Dies betrifft vor allem den Ausschluss von Tumorerkrankungen, bzw. anderen chronischen Erkrankungen oder Organschäden, die eine langwierige Therapie nach sich ziehen. Außerdem sehen die Eltern auch Gefahren, die eine evtl. notwendige Narkose beinhalten kann.

Punktionen und Biopsien dienen zur Entnahme von:
- Gewebeproben, z. B. Lebergewebe, Muskelgewebe oder Knochenmark,
- physiologischen Flüssigkeiten, wie z. B. Liquor und Urin,
- anderen Körperflüssigkeiten (Transsudaten oder Exsudaten) aus physiologischen und pathologischen Körperhohlräumen.

Das gewonnene Material wird anschließend zytologisch, histologisch oder mikrobiologisch untersucht.

Außerdem können Punktionen der Therapie dienen, z. B.:
- zur Entlastung des Organismus bei der Aszitespunktion, bei Pleuraergüssen oder
- zum Einbringen von Medikamenten, wie bei der intrathekalen Gabe von Zytostatika.

39.1.1 Begriffsbestimmungen

Die invasive Gewinnung des Untersuchungsmaterials wird als **Punktion** oder **Biopsie** bezeichnet.

 Definition ···▸ Eine Punktion ist das Einführen einer Hohlnadel oder eines Trokars in pathologische oder physiologische Körperhöhlen, Hohlorgane sowie parenchymatöse Organe, zur Gewinnung von Flüssigkeiten oder Gewebe. Sie können aber auch zur Entlastung oder zum Einbringen eines Therapeutikums durchgeführt werden.

 Definition ···▸ Eine Biopsie ist die Entnahme einer Gewebeprobe am Lebenden mittels Hohlnadel und spezieller Instrumente, wie Zangen, Stanzen oder Skalpell. Sie kann unter Sicht mit Hilfe von Ultraschall und Röntgen oder als sogenannte Blindpunktion durchgeführt werden.

Das Untersuchungsmaterial von Ergüssen wird je nach Ursache als Transsudat oder Exsudat bezeichnet. Sie unterscheiden sich hinsichtlich mehrerer Merkmale **(Tab. 39.1)**.

 Definition ···▸ Das Transsudat ist eine meist seröse Flüssigkeit nicht entzündlichen Ursprungs (z. B. bei Traumen). Es ist zell- und eiweißarm, fibrinogenfrei.

 Definition ···▸ Das Exsudat ist eine Flüssigkeit, die im Rahmen einer Entzündung aus dem Gefäß tritt. Das Aussehen ist getrübt und wird je nach Bestandteilen als hämorrhagisch, fibrinös, serös oder eitrig bezeichnet.

39.1.2 Zuständigkeitsbereiche

Der Arzt ist für die umfassende Aufklärung des Kindes, bzw. der Eltern (Sorgeberechtigten), über die Indikation, Durchführung und die Gefahren des Eingriffes verantwortlich.

Die Eltern müssen eine schriftliche Einverständniserklärung für die geplanten Maßnahmen geben. Das Pflegepersonal ist für die Betreuung des Kindes, die gründliche Vor- und Nachbereitung der Untersuchung und die Beobachtung des Kindes während und nach dem Eingriff zuständig. Während der Durchführung sorgt die Pflegeperson für die richtige Lagerung des Kindes, beruhigt es und reicht dem Arzt das benötigte Material.

Punktionen und Biopsien

Tabelle 39.1 → Unterscheidungsmerkmale von Transsudat und Exsudat

	Transsudat	Exsudat
Ursache	lokale und allgemeine Stauungen, z. B. hämorrhagische Ergüsse bei Traumen	bei entzündlichen Prozessen
Aussehen	klar	getrübt
Farbe	hellgelb	hellgelb, grünlich, blutig, eitrig, jauchig
Spezifisches Gewicht	1005–1015	> 1015
Eiweißgehalt	gering	Zellen, Eiter

39.2 Pflegerische Aufgaben

39.2.1 Allgemeine pflegerische Aufgaben

Beim allgemeinen Ablauf der Biopsien und Punktionen gibt es kaum Unterschiede, so dass Grundsätzliches in bezug auf die Vorbereitung und Durchführung und Nachsorge zunächst allgemein beschrieben werden soll. Abweichungen und spezielle Aspekte einiger besonders häufig in der Kinderklinik vorkommender Eingriffe werden im Anschluss ausführlich erläutert.

Psychische Aspekte. Dem Kind werden die bevorstehenden Maßnahmen altersentsprechend erklärt (s. S. 786). Dabei sollte sich Zeit genommen werden, um möglichst viele Ängste abzubauen und die Kooperation des Kindes zu fördern. Unter Umständen werden Punktionen aber auch in akuten Situationen als lebensrettende Maßnahmen durchgeführt, so dass eine ausführliche Aufklärung der Eltern und Kinder über den Eingriff kaum möglich ist.

> **Einbeziehung der Eltern** → Den Eltern kann je nach Wunsch die Möglichkeit gegeben werden, an den Untersuchungen teilzunehmen. Ihre Anwesenheit kann dem Kind eine zusätzliche Sicherheit geben.

Die Intimsphäre des Kindes sollte auch während des Eingriffs so weit wie möglich gewahrt werden.
Hygienische Grundprinzipien. Jeder dieser Eingriffe bedeutet, dass dem Kind eine Verletzung zugefügt wird, welche eine potentielle Eintrittsstelle für Keime sein kann. Deshalb ist eine dringende Indikation sowie die fachgerechte Vorbereitung, Durchführung und Nachsorge unter Beachtung aller hygienischen Grundsätze besonders wichtig (s. S. 396), z. B.:
→ Beachtung der Infektionswege,
→ Haut- und Händedesinfektion,
→ Instrumentendesinfektion bzw. -sterilisation,
→ Flächendesinfektion.

■ **Vorbereitung**
Kind. Bei der Vorbereitung des Kindes muss Folgendes beachtet werden:
→ Durch den Arzt erfolgt die Kontrolle der Blutwerte (Blutbild, Gerinnung, Blutgruppe) vor dem Eingriff. Die Pflegeperson richtet das Material für die Blutentnahme und assistiert ggf. dabei,
→ das Kind wird altersentsprechend über die geplanten Maßnahmen und die Vorgehensweise informiert,
→ es wird zur Entleerung von Blase und Darm auf die Toilette geschickt, Säuglinge und Kleinkinder werden gewickelt,
→ die Kleidung sollte bequem sein, z. B. ein Schlafanzug, da das Kind nach dem Eingriff oft eine Bettruhe einhalten soll,
→ bei größeren Kindern und umfangreichen Eingriffen empfiehlt es sich, dem Kind ein OP-Hemd anzuziehen, damit die Punktionsstelle gut zugänglich ist und Hygieneanforderungen besser erfüllt werden. Außerdem ist mit Verschmutzung durch Blut oder Desinfektionsmittel zu rechnen,
→ evtl. muss das Kind an der Punktionsstelle rasiert werden,
→ bei bestimmten Punktionen oder bei einer notwendigen Sedierung des Kindes, muss es vor dem Eingriff nüchtern gelassen werden (Schulkinder 6 Stunden, Säuglinge und Kleinkinder 4 Stunden, bzw. nach ärztlicher Anordnung),
→ ebenfalls auf ärztliche Anordnung erfolgen Sedierung und Schmerzmedikation. Die Anordnungen und Durchführung werden im Dokumentationssystem vermerkt,
→ die Anwendung von anästhesierenden Salben bzw. Pflastern erfolgt nach ärztlicher Anordnung und Kennzeichnung der Punktionsstelle oder durch den Arzt selbst ca. 1 Stunde vor dem Eingriff nach Angaben des Herstellers (s. S. 165).
Eingriffsraum. Die Durchführung invasiver Maßnahmen im Patientenzimmer sollte vermieden werden, weil dieses für das Kind eine Schutzzone darstellt, in der es sich sicher fühlen kann. Deshalb sollten möglicherweise schmerzhafte Manipulationen im Eingriffsraum der Station erfolgen. Das Kind kann so auch vor neugierigen Blicken der Zimmernachbarn

geschützt werden. Außerdem kann der Raum in Ruhe, entsprechend den hygienischen Aspekten und der Art des Eingriffs, vorbereitet werden:
-⇾ Die Patientenliege bietet eine feste Unterlage und dem Arzt und der assistierenden Pflegeperson Zugang von allen Seiten,
-⇾ die Fenster des Raumes müssen geschlossen sein, um Luftzug und damit eine mögliche Keimverschleppung zu vermeiden,
-⇾ es ist für eine angenehme Raumtemperatur zu sorgen, da sich das Kind zum Teil entkleiden muss, für Säuglinge sollte eine Wärmelampe bereitstehen,
-⇾ dem Arzt bietet ein höhenverstellbarer Drehhocker eine optimale Arbeitsposition,
-⇾ bei größeren Eingriffen ist oft eine Kreislaufüberwachung des Kindes über einen Monitor notwendig, der im Eingriffsraum vorhanden sein sollte,
-⇾ für einen möglichen Zwischenfall während der Punktion stehen im Eingriffsraum ein Sauerstoffanschluss, sowie Notfallwagen oder Notfallkoffer bereit.

Material. Für Punktionen und Biopsien werden grundsätzlich folgende Materialien benötigt:
-⇾ anästhesierende Salbe und dazugehöriger Pflasterverband,
-⇾ Einmalrasierer, Rasierschaum und unsterile Unterlage,
-⇾ Abwurfbehälter,
-⇾ Wärmelampe,
-⇾ evtl. eine zusätzliche Lichtquelle,
-⇾ Lagerungshilfsmittel (z.B. Sandsack, Molton),
-⇾ sterile Tupfer,
-⇾ Hautdesinfektionsmittel, ggf. gefärbt und ungefärbt,
-⇾ Material für die Lokalanästhesie (Spritze, 1er Kanüle zum Aufziehen des Medikaments, 18er Kanüle zur Injektion, Lokalanästhetikum),
-⇾ sterile(r) Kittel, sterile Handschuhe (für den Arzt) in verschiedenen Größen,
-⇾ Mundschutze,
-⇾ unsterile Kittel, unsterile Handschuhe zum Versorgen des Materials (für die assistierende Pflegeperson),
-⇾ steriles Abdecktuch,
-⇾ sterile Nierenschale,
-⇾ evtl. Skalpell,
-⇾ Punktionskanüle je nach Art der Punktion,
-⇾ Probeentnahmeröhrchen,
-⇾ ausgefüllte Labor- und Begleitscheine,
-⇾ Pflaster, Schere, Verbandmaterial.

Zusätzliche Materialien werden später bei den speziellen Punktionen und Biopsien aufgeführt.

■ Durchführung
Jede Punktion wird am günstigsten mit Hilfe von zwei Pflegepersonen durchgeführt. Eine Pflegeperson kümmert sich um das Kind und seine richtige Lagerung und Fixierung. Dabei beruhigt sie es und achtet während der Durchführung des Eingriffs auf Schmerzäußerungen, Veränderungen der Bewusstseinslage und die Vitalfunktionen. Die andere Pflegeperson reicht dem Arzt die entsprechenden Materialien an. Grundsätzlich gilt für jede Punktion und Biopsie folgender Ablauf:
-⇾ Schutzkittel anziehen,
-⇾ evtl. Rasur vornehmen,
-⇾ Kind lagern,
-⇾ dem Arzt anreichen:
  – mit Desinfektionsmittel getränkte Tupfer,
  – Spritze, Lokalanästhetikum und entsprechende Kanülen,
  – steriler Kittel, Mundschutz, sterile Handschuhe,
  – Material zur erneuten Desinfektion,
  – entsprechende Punktionsnadel und Spritze(n) zum Abziehen des Punktionsmaterials,
  – trockene, sterile Tupfer zum Entfernen der Punktionsnadel,
  – anschließend wird gemeinsam der Verband angelegt.

Die zweite Pflegeperson verteilt das Punktat in die vorgesehenen Laborröhrchen und Behältnisse. Sie trägt dabei Schutzhandschuhe.

Verbandarten. Es wird unterschieden zwischen:
Schutzverband. Der Schutzverband wird zum Schutz der Punktionsstelle vor Infektionen angelegt. Benötigt werden dazu sterile Kompressen und Pflaster oder ein Pflasterschnellverband.
Kompressions- oder Druckverband. Der Druckverband wird angelegt, um eine Blutung zu stillen oder die Entstehung von Ödemen oder Ergüssen zu verhindern. Dazu wird entweder eine elastische Binde um den Schutzverband gewickelt oder es werden mehrere Tupfer auf dem Schutzverband mit Pflaster fixiert. Es muss darauf geachtet werden, dass die Durchblutung der Extremität gewährleistet bleibt.

■ Nachsorge
Kind. Nach dem Eingriff sollte das Kind die Möglichkeit haben, sich auszuruhen bzw. die Sedierung auszuschlafen. Manche Medikamente verursachen eine erhöhte Geräuschempfindlichkeit, deshalb sollte das Zimmer ruhig und evtl. abgedunkelt sein. Wenn das Kind noch nicht voll orientiert ist, muss eine kontinuierliche Beobachtung durch eine anwesende Bezugsperson gewährleistet sein oder es müssen auch bei größeren Kindern (Säuglinge und Kleinkinder liegen sowieso im Gitterbettchen) vorübergehend Bettgitter zum Schutz vor einem Herausfallen des Kindes angebracht werden.

Mit Hilfe von Lagerungshilfsmitteln, wie Sandsack, Schaumstoffschiene oder Molton, können die Kinder entsprechend den Erfordernissen nach dem Eingriff gelagert werden.

Da die Kinder in den meisten Fällen eine Bettruhe einhalten müssen, sollten die Bezugspersonen zur Beruhigung und altersgemäßen Beschäftigung des Kindes anwesend sein. Bei größeren Kindern werden Bettklingel, Bettpfanne und Urinflasche in Reichweite bereitgestellt.

Die Hauptaufgabe der Pflegeperson ist nun die Beobachtung und Überwachung des Kindes. In regelmäßigen Abständen (halbstündlich bis stündlich, bzw. nach ärztlicher Anordnung oder Klinikstandards) sind die Vitalzeichen wie Puls, Blutdruck und Atmung, sowie die Bewusstseinslage zu kontrollieren, evtl. ist ein Überwachungsmonitor anzuschließen. Die Messwerte sind zu dokumentieren.

Merke ⋯▷ Sicherheit. Auffälligkeiten der Vitalzeichen, Veränderungen der Bewusstseinslage oder Nachblutungen sind sofort dem ärztlichen Dienst mitzuteilen.

Das Kind wird auf Schmerzäußerungen hin beobachtet. Schmerzmedikamente sind großzügig und nach Möglichkeit bereits, bevor Schmerzen vorhanden sind, nach ärztlicher Anordnung zu verabreichen. Bei der oralen Verabreichung von Schmerzmedikamenten muss die Bewusstseinslage, z.B. nach Narkose, oder das Einhalten einer evtl. Nahrungskarenz berücksichtigt werden. Eine intravenöse Schmerzmittelgabe oder Suppositorien sind dann vorzuziehen.

Merke ⋯▷ Beobachtung. Sind Kinder nicht in der Lage sich zu äußern, so können auch erhöhter Blutdruck und Puls auf Schmerzen hindeuten.

Der Verband wird auf Nachblutungen oder Sekretaustritt hin beobachtet. Blutränder werden mit Uhrzeit auf dem Verband eingezeichnet, um Nachblutungen zu erkennen. Bei Auftreten einer Nachblutung ist sofort der Arzt zu informieren.

Um eine Infektion zu erkennen wird regelmäßig die Körpertemperatur kontrolliert, bei größeren unauffälligen Kindern spätestens 4–6 Stunden nach dem Eingriff. Bei Säuglingen ist eine erste Temperaturkontrolle direkt nach dem Eingriff vorzunehmen, da hier die Gefahr einer Auskühlung besteht.

Je nach Punktionsart und Punktionsstelle müssen regelmäßige Umfangsmessungen vorgenommen werden, um Nachblutungen (z.B. Leberbiopsie) oder erneutes Auftreten eines Ergusses (z.B. Kniegelenk) zu erkennen. Die Messstellen werden hierzu markiert, um Vergleichswerte zu erhalten.

Punktat. Die Menge des Punktats wird bestimmt. Dann wird das Punktat in den entsprechenden Probeentnahmeröhrchen mit den dazugehörigen Begleitscheinen ins Labor verschickt.

Merke ⋯▷ Hygiene. Beim Versorgen von Probeentnahmen und benutztem Material sind stets Schutzhandschuhe zu tragen, da es infektiös sein kann!

Material. Das gebrauchte Material wird entsprechend den Hygienevorschriften entsorgt, bzw. desinfiziert. Aus Gründen der Unfallverhütung sind spitze Gegenstände wie Kanülen und Punktionsnadeln in stichfeste Behältnisse zu entsorgen.

Dokumentation. Im Dokumentationssystem festzuhalten sind:
⋯▷ Zeitpunkt und Dauer des Eingriffs,
⋯▷ Vitalzeichen und Befinden des Kindes vor, während und nach dem Eingriff,
⋯▷ Punktionsart und -stelle,
⋯▷ Aussehen und Menge des entnommenen Materials,
⋯▷ Flüssigkeitsmenge (ggf. mit in die Bilanz aufnehmen),
⋯▷ Umfangsmessungen vor und nach dem Eingriff.

Vom Arzt werden die Dauer der Bettruhe, eine evtl. Nahrungskarenz, die Häufigkeit und die Parameter der Vitalzeichenkontrollen (soweit kein Standard vorhanden ist, bzw. bei Abweichungen), die Alarmgrenzen bei Monitorüberwachung und die Schmerzmedikation festgelegt.

39.2.2 Spezielle pflegerische Aufgaben

Liquorpunktion

Definition ⋯▷ Die Liquorpunktion ist die Punktion des Subarachnoidalraums, bzw. des Lumbalkanals, mittels Hohlnadel. Die häufigste Punktionsstelle ist im Lumbalbereich, seltener sind die Subokzipitalpunktion und bei Säuglingen die Ventrikelpunktion.

■ **Indikation**

Die Liquorpunktion wird zur Diagnostik und zur Therapie durchgeführt.
Diagnostik. Die Messung des Liquordrucks, die mikroskopische Zellzahlbestimmung, sowie chemische, bakteriologische und serologische Untersuchungen, können Aufschluss über pathologische Prozesse geben (z.B. Meningitis, Multiple Sklerose).
Therapie. Therapeutisch erfolgt eine Liquorpunktion zum Beispiel zur intrathekalen Gabe von Zytostatika, sowie als Spinalanästhesie zur Schmerzbekämpfung. Eine Ventrikelpunktion kann zur Druckentlastung beim Hydrocephalus eingesetzt werden.

■ **Kontraindikationen**

Eine Lumbalpunktion darf nicht durchgeführt werden bei infizierter Haut der Punktionsstelle und bei erhöhtem Hirndruck, bzw. wenn eine Stauungspapille festgestellt wurde. Hier ist zunächst eine genaue Abklärung der Ursache notwendig, da sonst bei einer schnellen Druckentlastung bei massiv erhöhtem Hirndruck die Gefahr einer Hirnstammeinklemmung besteht. Evtl. kann in diesem Fall eine Subokzipital- oder Ventrikelpunktion durchgeführt werden.

Pflegerische Aufgaben 39

■ Vorbereitung

Kind. Zusätzlich zur im allgemeinen Teil beschriebenen Vorbereitung, sind bei der Liquorpunktion noch folgende Maßnahmen notwendig:
- Durch den Augenarzt erfolgt der Ausschluss einer Stauungspapille, dazu werden nach ärztlicher Anordnung Augentropfen zur Weitstellung der Pupille verabreicht.
- Ebenfalls nach ärztlicher Anordnung erfolgt direkt vor der Liquorpunktion eine Blutzuckerkontrolle. Der Glucosegehalt des Liquors beträgt normalerweise $2/3$ des Blutzuckers, ein niedrigerer Wert kann auf eine bakterielle Infektion hinweisen.

Material. Zusätzlich zum allgemeinen Material wird Folgendes benötigt **(Abb. 39.1)**:
- 3–6 sterile Liquorröhrchen,
- Liquorpunktionsnadel mit Mandrin und Arretierung **(Abb. 39.2)**,
- evtl. Pandyschälchen und Pandyreagenz.

■ Durchführung

Punktionsstelle. Am häufigsten erfolgt zur Liquorentnahme die Lumbalpunktion. Die Punktionsstelle liegt hierbei zwischen dem 3. und 4. oder dem 4. und 5. Lendenwirbel. In diesem Bereich befindet sich kein Rückenmark mehr, da es bereits auf Höhe des 2. Lendenwirbels endet.

Die Einstichstelle für die Subokzipitalpunktion ist zwischen Hinterhauptsschuppe und Dornfortsatz des 2. Halswirbels.

Bei Säuglingen besteht die Möglichkeit einer Ventrikelpunktion durch die große Fontanelle, wenn sie noch nicht verschlossen ist.

Lagerung. Die Lumbalpunktion wird bei größeren Kindern meist im Sitzen durchgeführt. Dabei ist der Rücken des Kindes dem Arzt zugewandt, das Gesäß befindet sich an der Kante der Untersuchungsliege. Die Pflegeperson steht seitlich neben dem Kind, umfasst den Nacken und hält Arme und Beine fest. Der Rücken des Kindes ist zum Katzenbuckel gekrümmt **(Abb. 39.3 a)**.

Bei Säuglingen, Kleinkindern und Schwerkranken kann die Punktion auch im Liegen erfolgen. Das Kind liegt auf der Seite, der Rücken ist dem Arzt zugewandt. Die Pflegeperson umfasst Arme und Beine **(Abb. 39.3 b)**.

Die Subokzipitalpunktion wird immer im Liegen durchgeführt. Säuglinge werden bei der Ventrikelpunktion wie zu einer Blutentnahme am Kopf gehalten.

Assistenz. Der Ablauf der Liquorpunktion entspricht zunächst der allgemeinen Durchführung von Punktionen (s. S. 801).

Nach Einführung der Punktionsnadel durch den Arzt wird der Mandrin entfernt und steril abgelegt. Die ersten drei Tropfen Liquor werden in das Pandyschälchen geleitet.

> **Merke** ⇢ **Beobachtung.** Bei einer positiven Pandyreaktion, werden weiße Schlieren sichtbar. Es kommt zu einer Ausflockung von Eiweiß. Erhöhtes Eiweiß im Liquor kann ein Hinweis auf eine bakterielle Infektion sein.

Danach wird in jedes Laborröhrchen ca. 1 ml Liquor aufgefangen (oder mehr bei Entlastungspunktion). Dann wird der Mandrin wieder eingesetzt und die Punktionsnadel entfernt. Mit einem trockenen sterilen Tupfer wird die Punktionsstelle abgedeckt und ein Pflasterverband darüber geklebt. Der Tupfer ver-

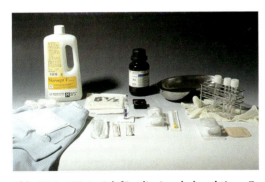

Abb. 39.1 ⇢ **Material für die Lumbalpunktion.** Zu sehen sind u. a. Liquorröhrchen, Punktionsnadeln und Pandyreagens mit Schälchen

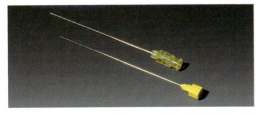

Abb. 39.2 ⇢ **Liquorpunktionsnadel.** Mit Mandrin und Arretierung (Fa. Allegiance)

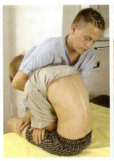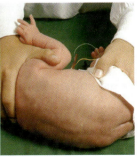

a　　　　　　　　　b

Abb. 39.3 ⇢ **Lagerung zur Lumbalpunktion.**
a Der Rücken des Kindes ist zum sogenannten Katzenbuckel gekrümmt
b Bei Säuglingen und Kleinkindern erfolgt die Lumbalpunktion meist im Liegen

bleibt um Druck auszuüben und so Liquoraustritt zu verhindern.

In seltenen Fällen wird der Liquordruck einmalig manuell gemessen. Hierzu wird an die Lumbalkanüle eine Verlängerung, z.B. Perfusorleitung, angeschlossen und diese senkrecht gehalten. Mittels Maßband wird dann ermittelt, wie hoch der Liquor steigt. Der Wert gibt den Liquordruck in cm/H$_2$O (Wassersäule) an. Für Mehrfachmessungen werden bei liegender Liquordauerableitung Systeme mit integrierter Druckmessung verwendet, die Messwerte werden auf dem Monitor angezeigt.

■ **Nachsorge**
Kind. Das Kind wird sofort nach Entfernen der Punktionsnadel auf den Bauch gelegt, um Liquoraustritt ins Gewebe zu verhindern. Anschließend wird es ins Zimmer gefahren oder getragen. Größere Kinder sollten die ersten zwei Stunden auf dem Bauch und weitere 22 Stunden flach liegen bleiben, da es sonst durch die Liquorentnahme zu Kopfschmerzen und Schwindel kommen kann. Säuglinge und Kleinkinder sollten ebenfalls nach Möglichkeit eine liegende Position beibehalten.

Die Nachbildung des Liquors kann durch reichliche Flüssigkeitszufuhr unterstützt werden. Das Kind ist darauf hinzuweisen, dass es möglichst nicht husten oder pressen sollte.
Material. Die Liquorröhrchen werden beschriftet und sofort ins Labor geschickt. Bleibt der Liquor lange liegen, kommt es zum Zellzerfall, der die Laborergebnisse verfälschen kann. In manchen Kliniken wird die Zellzahl im Liquor direkt vom Arzt mikroskopisch bestimmt.

Das Einmalmaterial wird entsorgt und das Pandyschälchen desinfiziert.
Komplikationen. Es kann zu folgenden Komplikationen kommen:
⇢ Postpunktionssyndrom mit Kopfschmerzen, Rückenschmerzen, Erbrechen,
⇢ Infektion,
⇢ Einklemmung des Hirnstamms,
⇢ Paraplegie durch Fehlpunktion.
Nach einer Ventrikelpunktion besteht außerdem noch die Gefahr von intrazerebralen und ventrikulären Blutungen, daher ist auf die Beobachtung der Bewusstseinslage und neurologischer Parameter besonderer Wert zu legen.

Knochenmarkpunktion

 Definition ⇢ Eine Knochenmarkpunktion ist die Punktion der Markräume platter Knochen, zur Entnahme von Knochenmark.

■ **Indikation**
Die Entnahme von Knochenmark erfolgt zur Diagnostik und zur Therapie.
Diagnostik. Histologische und zytologische Untersuchung zur Diagnostik von Erkrankungen des blutbildenden Knochenmarks.
Therapie. Zur Knochenmarkspende bei z.B. onkologischen Erkrankungen.

■ **Vorbereitung**
Die Vorbereitung erfolgt entsprechend den allgemeinen Maßnahmen (s. S. 800). Meist erfolgt der Eingriff unter Kurznarkose.
Material. Zusätzlich zum allgemeinen Material wird für die Knochenmarkpunktion folgendes benötigt:
⇢ Knochenmarkpunktions- oder Biopsienadel mit Mandrin und Arretierungsplatte in der passenden Größe **(Abb. 39.4)**,
⇢ 20 ml Spritze,
⇢ mehrere 5 ml Spritzen,
⇢ sterile Nierenschale,
⇢ Heparinampullen 5000 IE/0,5 ml,
⇢ Uhrglasschälchen,
⇢ ca. 20 beschriftete und entfettete Objektträger (mit Name, Geburtsdatum, Tag der Entnahme),
⇢ geschliffener Objektträger zum Ausstreichen des Knochenmarkblutes,
⇢ sterile Kompressen, Pflasterverband,
⇢ elastische Binde,
⇢ Sandsack zur Lagerung,
⇢ Versandmaterial.

■ **Durchführung**
Punktionsstellen. Bevorzugte Stellen für die Knochenmarkpunktion sind der vordere und hintere Beckenkamm. Bei Säuglingen kann auch die Tibia punktiert werden. Ab etwa dem 10. Lebensjahr kann die Knochenmarkentnahme aus dem Sternum erfolgen. Die Sternalpunktion erfolgt jedoch selten, von Patienten wird sie oft als bedrohlich empfunden, außerdem ist die Aspiration des Knochenmarks sehr schmerzhaft.
Lagerung. Das Kind wird je nach Punktionsstelle gelagert:
Punktion des vorderen Beckenkamms. Bei der Punktion in Rückenlage werden die Arme auf dem Bauch verschränkt und ein Polster unter das Gesäß geschoben **(Abb. 39.5)**. In Seitenlage werden die Beine ange-

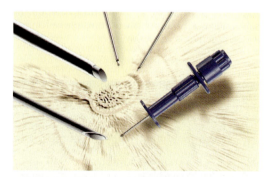

Abb. 39.4 ⇢ **Knochenmarkpunktionsnadeln.** Sie zeichnen sich durch besonders scharf geschliffene Spitzen aus (Fa. Allegiance)

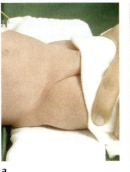
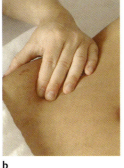
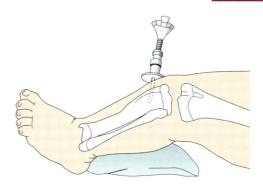

a b
Abb. 39.5 ⇢ **Punktion des vorderen Beckenkamms.**
a Säugling in Rückenlage
b älteres Kind in Rückenlage

Abb. 39.7 ⇢ **Tibiapunktion.** Der Unterschenkel muss dabei gestützt werden

winkelt und der Kopf durch ein kleines Kissen oder einen Sandsack unterstützt.
Punktion des hinteren Beckenkamms. Die Punktion kann in Bauchlage erfolgen, dabei wird ein Polster, z. B. ein Kissen, unter Bauch und Becken gelegt **(Abb. 39.6 a)**. Wird die Punktion in Seitenlage durchgeführt, gilt das Gleiche wie bei der Punktion des vorderen Beckenkamms **(Abb. 39.6 b)**.
Tibiapunktion. Das Kind liegt auf dem Rücken, der Unterschenkel wird mit einem kleinen Sandsack oder Molton unterpolstert **(Abb. 39.7)**.

Sternalpunktion. Das Kind liegt in Rückenlage auf einer harten Unterlage, die Schultern werden durch einen flachen Sandsack unterstützt. Die Arme liegen am Körper.
Assistenz. Zur allgemeinen Durchführung kommen folgende Schritte hinzu:
 Die Pflegeperson zieht das Heparin mit sterilen Handschuhen in die 2 ml Spritzen auf und legt sie in die sterile Nierenschale ab.
 Soll ein Hautschnitt durchgeführt werden, reicht sie dem Arzt das Skalpell an. Der Arzt führt die Punktionsnadel ein und entfernt den Mandrin.
 Mit der 20 ml Spritze wird Knochenmarkblut aspiriert. Dieses wird auf das Uhrglasschälchen gegeben und danach auf die Objektträger ausgestrichen.
 Für weitere Diagnostik werden die heparinisierten 2 ml Spritzen mit Knochenmarkblut gefüllt und das Material durch Schwenken gut vermischt.
 Der Mandrin wird wieder eingesetzt und die Punktionsnadel entfernt.
 Die Punktionsstelle wird mit einer sterilen Kompresse abgedeckt und ein Druckverband angelegt.

■ **Nachsorge**
Kind. Die Punktionsstelle wird 2 Stunden mit einem Sandsack beschwert. Das Kind hat 4 Stunden bzw. bis zum Nachlassen der Sedierung Bettruhe. Der Verband ist alle 2 Stunden, ggf. nach ärztlicher Anordnung häufiger auf Nachblutungen zu kontrollieren. Außerdem ist das Kind auf verstärkte Schmerzen an der Punktionsstelle zu beobachten, bzw. zu befragen.
Komplikationen. Nach einer Knochenmarkspunktion kann es zu folgenden Komplikationen kommen:
⇢ Hämatom und Nachblutungen,
⇢ Schmerzen,
⇢ Osteomyelitis.

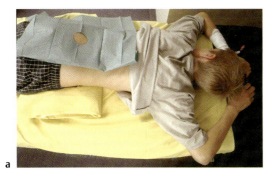
a

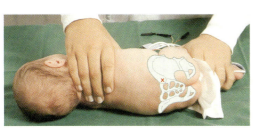
b
Abb. 39.6 ⇢ **Punktion des hinteren Beckenkamms.**
a älteres Kind in Bauchlage
b Säugling in Seitlagerung

Gelenkspaltenpunktion

Definition ⇢ Eine Gelenkspaltenpunktion ist die Punktion des Gelenkspalts mittels Hohlnadel. Es wird Synovialsekret (Gelenkflüssigkeit) gewonnen.

■ Indikation
Die Gelenkspaltenpunktion erfolgt zur Diagnostik und zur Therapie.
Diagnostik. Bei unklaren Gelenkergüssen werden zur Diagnostik serologische, bakteriologische und histologische Untersuchungen durchgeführt. Physiologisch ist Synovialsekret klar, schleimhaltig und fadenziehend. Bei pathologischen Ergüssen kann es verändert sein:
⇢ serös: bei Knorpelschäden (Arthrose), rheumatoiden Erkrankungen, Traumata,
⇢ eitrig: bei Infektion, z. B. Osteomyelitis,
⇢ blutig: nach Trauma, Hämophilie.
Therapie. Der Gelenkspalt kann zur Entlastung punktiert werden, um Flüssigkeitsansammlungen abzuziehen (Entlastungspunktion).

■ Vorbereitung
Kind. Die Vorbereitung erfolgt entsprechend den allgemeinen Maßnahmen. Zusätzlich muss der Gelenkumfang vor der Punktion gemessen und evtl. das Punktionsgebiet rasiert werden.
Material. Zusätzlich zum allgemeinen Material wird folgendes benötigt:
⇢ Blutkulturflaschen (aerob und anaerob),
⇢ mehrere 10 ml Spritzen,
⇢ sterile 1er Kanüle.

■ Durchführung
Punktionsstelle. Die Gelenkspaltenpunktion erfolgt je nach betroffenem Gelenk, z. B. **(Abb. 39.8)**:
⇢ Schultergelenk, Einstich von hinten und Seite (a), Einstich von vorne (b),
⇢ Kniegelenk (c),
⇢ Hüftgelenk, Einstich von vorn und der Seite (d),
⇢ Ellenbogengelenk (e),
⇢ Sprunggelenk (f).

Lagerung. Die Lagerung erfolgt je nach erkranktem Gelenk. Es wird dabei leicht angewinkelt und mit Hilfsmitteln, wie z. B. einem Sandsack oder einer Stoffwindel, unterlagert.
Assistenz. Die Punktionsstelle wird mit einem sterilen Lochtuch abgedeckt. Der Arzt punktiert den Gelenkspalt und zieht die Flüssigkeit mit den 10 ml Spritzen ab. Das Material wird sofort in die Blutkulturflaschen gegeben. Anschließend wird die Wunde mit sterilen Kompressen versorgt und ein Druckverband angelegt. Die Menge des Punktats wird festgestellt und dokumentiert. Das restliche Material wird in die Laborröhrchen verteilt.

■ Nachsorge
Kind. Das punktierte Gelenk sollte 24 Stunden lang ruhiggestellt werden, es ist evtl. hochzulagern und nicht zu belasten.
Außer den üblichen Überwachungsmaßnahmen, ist der Gelenkumfang zu messen. Die Messstellen werden markiert, um zu gewährleisten, dass immer an der selben Stelle gemessen wird.
Nach Anlegen des Druckverbandes ist die Durchblutung der jeweiligen Extremität durch Prüfen der Hauttemperatur, ggf. der peripheren Pulse, zu kontrollieren.
Komplikationen. Nach einer Gelenkspaltenpunktion kann es zu folgenden Komplikationen kommen:
⇢ Infektionsgefahr,
⇢ Nachblutung durch Verletzung eines Blutgefäßes,
⇢ erneute Schwellung.

Aszitespunktion

Definition ⇢ Eine Aszitespunktion ist die künstliche Entleerung von Flüssigkeit aus dem Peritonealraum durch einen unter aseptischen Bedingungen eingeführten Trokar.

■ Indikation
Die Aszitespunktion wird hauptsächlich zur **Diagnostik** durchgeführt. Das Punktionsmaterial wird bakteriologisch, zytologisch und auf seinen Eiweißgehalt hin untersucht.

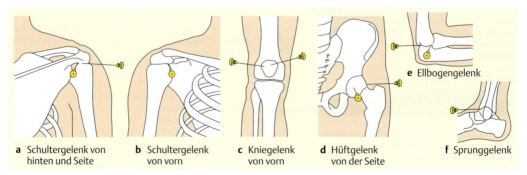

a Schultergelenk von hinten und Seite
b Schultergelenk von vorn
c Kniegelenk von vorn
d Hüftgelenk von der Seite
e Ellbogengelenk
f Sprunggelenk

Abb. 39.8 ⇢ Gelenkspaltenpunktion.

Therapeutisch erfolgt sie zur Entleerung und Entlastung bei respiratorischen Problemen. Dies ist jedoch selten, da der Eingriff sehr kreislaufbelastend ist und die Verwendung von Diuretika zur Ausschwemmung meist ausreicht.

■ **Vorbereitung**

Kind. Es ist die allgemeine Vorbereitung (s. S. 800) zu befolgen. Insbesondere ist jedoch auf die Blasenentleerung zu achten. Der Bauchumfang wird vor der Punktion gemessen und markiert.

Material. Speziell für die Aszitespunktion wird zusätzlich folgendes Material benötigt:
⇢ Skalpell,
⇢ Punktionskanüle (z. B. Abbocath 14–19 G) mit Verbindungsschlauch, 20 ml Spritze und evtl. Auffangbeutel,
⇢ Messzylinder, Urometer zur Ermittlung des spezifischen Gewichts und sterile Röhrchen,
⇢ Kocherklemme.

■ **Durchführung**

Punktionsstelle. Die Punktionsstelle wird sonographisch ermittelt. Der Arzt ertastet Leber und Milz und zeichnet diese ein. Die Punktion erfolgt meist im linken Unterbauch, am Übergang vom äußeren zum mittleren Drittel, auf der Linie Nabel vorderer Darmbeinstachel **(Abb. 39.9)**.

Lagerung. Das Kind liegt auf dem Rücken, der Oberkörper ist zur Entspannung der Bauchdecke leicht hochgelagert. Die Arme liegen über dem Kopf und werden von einer Pflegeperson fixiert.

Assistenz. Der Arzt führt die Punktion durch, entfernt den Mandrin, schließt den Verbindungsschlauch an und leitet die Flüssigkeit in die sterilen Röhrchen, bzw. in den Messbehälter. Während der Punktion wird das Kind evtl. nach ärztlicher Anordnung umgelagert. Der Erguss wird abgeleitet, bzw. langsam abgezogen und die Punktionsnadel entfernt.

Soll die Punktion zur Entlastung erfolgen, richtet sich die Menge der abpunktierten Flüssigkeit nach dem Zustand des Kindes. Sollte es zu einer Blutdruckinstabilität kommen, wird die abgeleitete Flüssigkeit z. B. durch Humanalbumin 5% auf ärztl. Anordnung intravenös ersetzt.

Die Pflegeperson dokumentiert Menge und Aussehen des Punktats und ermittelt das spezifische Gewicht zur Unterscheidung von Exsudat und Transsudat. Die Punktionsstelle wird mit sterilen Kompressen abgedeckt und verbunden. Außerdem wird ein Kompressionsverband angelegt und evtl. mit einem Sandsack beschwert.

■ **Nachsorge**

Kind. Das Kind ist nach dem Eingriff auf dem Rücken oder der Seite zu lagern. Die Vitalzeichen (Puls, Blutdruck, Atmung) sind engmaschig halbstündlich bis stündlich zu kontrollieren, es empfiehlt sich ein Überwachungsmonitor.

Die Flüssigkeitsein- und ausfuhr wird sorgfältig bilanziert. Mindestens einmal täglich wird der Bauchumfang gemessen. Der Verband wird auf nachlaufenden Aszites und Nachblutungen hin beobachtet. Verbandwechsel erfolgen nach Klinikstandards.

Komplikationen. Bei einer Aszitespunktion kann es zu folgenden Komplikationen kommen:
⇢ Verletzung innerer Organe oder Blutgefäße,
⇢ Peritonitis,
⇢ Kreislaufkollaps,
⇢ Elektrolyt- und Eiweißverluste.

Perikardpunktion

Definition ⇢ Eine Perikardpunktion ist die Punktion eines Ergusses im Herzbeutel.

Die Kinder sind in der Regel sehr krank, so dass sie auf der Intensivstation betreut werden. Der Eingriff wird unter Defibrillations- und Intubationsbereitschaft durchgeführt. Die Notfallmedikamente sind bereitzuhalten (s. S. 889).

■ **Indikation**

Diagnostik. Gewinnung von Punktat für zytologische und mikrobiologische Untersuchungen.

Therapie. Zur Entlastung einer ergussbedingten Kompression des Herzens (z. B. bei entzündlichen Prozessen).

■ **Vorbereitung**

Kind. Außer den allgemeinen Maßnahmen ist Folgendes zu beachten:

Das Kind ist an einen Überwachungsmonitor angeschlossen, der Systolenton wird laut gestellt. Der Blutdruck wird engmaschig kontrolliert, ggf. erfolgt eine invasive Blutdrucküberwachung.

Vor dem Eingriff erfolgt eine Röntgenaufnahme des Thorax und eine Ultraschallkontrolle.

Material. Zusätzlich zu dem üblichen Material ist bereitzustellen:
⇢ Ultraschallgerät,
⇢ Punktionskanüle (18 G oder 20 G), evtl. mit Ablaufschlauch,

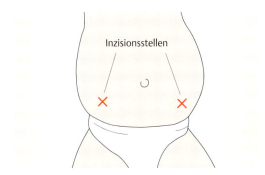

Abb. 39.9 ⇢ **Aszitespunktion.** Das Kind wird dazu auf dem Rücken gelagert

⇢ 5 ml und 10 ml Spritzen, Dreiwegehahn,
⇢ Intubationsbesteck, Notfallmedikamente, Defibrillator,
⇢ Volumenersatz, z.B. Humanalbumin 5%, Nacl 0,9%.

■ Durchführung
Punktionsstelle. Die Punktion erfolgt meist infrasternal links im 4. oder 5. Interkostalraum, seltener parasternal links **(Abb. 39.10)**.
Lagerung. Das Kind liegt mit leicht erhöhtem Oberkörper auf dem Rücken. Die Arme werden rechts und links neben dem Kopf gehalten **(Abb. 39.11)**.
Assistenz. Nach dem Einführen der Punktionskanüle durch den Arzt, läuft das Punktat langsam in die Probenentnahmeröhrchen. Während des Eingriffs erfolgt eine ständige Kontrolle von Puls, Sauerstoffsättigung und Blutdruck.

Die Kanüle wird unter einem sterilen Tupfer entfernt und es wird ein Verband angelegt. Menge und Aussehen des Punktats werden dokumentiert.

■ Nachsorge
Kind. Das Kind hat absolute Bettruhe mit leicht erhöhtem Oberkörper. Es ist weiterhin an einen Überwachungsmonitor angeschlossen der folgende Vitalzeichen erfasst: EKG, Blutdruck (peripher oder invasiv), Atmung, Sauerstoffsättigung, außerdem wird der Allgemeinzustand beobachtet. Es erfolgt eine genaue Bilanzierung der Flüssigkeit.
Komplikationen. Bei einer Perikardpunktion kann es zu folgenden Komplikationen kommen:
⇢ Herzrhythmusstörungen, z.B. Extrasystolen,
⇢ Herz-Kreislaufversagen durch zu schnelles Ablassen des Ergusses,
⇢ Verletzung von Koronargefäßen,
⇢ Perforation des Ventrikels,
⇢ Pneumothorax,
⇢ Infektion.

Pleurapunktion

Definition ⇢ Die Pleurapunktion ist die Punktion der Pleurahöhle (Raum zwischen den Pleurablättern).

■ Indikation
Eine Pleurapunktion wird durchgeführt zur:
Diagnostik. Das Punktat wird zytologisch und mikrobiologisch untersucht.
Therapie. Eine Pleurapunktion kann zum Abziehen von Luft (Pneumothorax) oder Ergüssen zur Entlastung durchgeführt werden. Dies kann als einmalige Punktion erfolgen oder es wird eine Pleuradrainage mit Dauersog angeschlossen. Außerdem können Medikamente in den Pleuraspalt instilliert werden, z.B. lokale Chemotherapie oder Antibiotika.

■ Vorbereitung
Kind. Das Kind sollte nach Möglichkeit nüchtern sein, meist erfolgt der Eingriff jedoch ungeplant. Evtl. werden nach ärztlicher Anordnung Medikamente zur Sedierung und Hustenstillung verabreicht.
Material. Zusätzlich zum allgemeinen Material wird Folgendes gerichtet:
⇢ Skalpell,
⇢ Pleurapunktionskanüle (Braunüle 16–20 G oder 1er Kanüle beim Säugling) zur Einmalpunktion, Dreiwegehahn, Verbindungsschlauch, oder
⇢ ein Trokar oder Pleurakatheter, wenn eine Pleuradrainage angeschlossen werden soll **(Abb. 39.12)**,
⇢ 10 ml und 20 ml Spritzen,
⇢ evtl. Medikamente zur Instillation und Material zum Aufziehen derselben,
⇢ Monitoring (Puls, Blutdruck, Sauerstoffsättigung),
⇢ Notfallmedikamente,
⇢ vorbereiteter Sauerstoffanschluss.
Soll eine Pleuradrainage durchgeführt werden, wird zusätzlich noch ein Einmalpleuradrainagesystem **(Abb. 39.13)**, gefüllt nach Gebrauchsanweisung, Absaugpumpe oder ein Dreiflaschensystem **(Abb.**

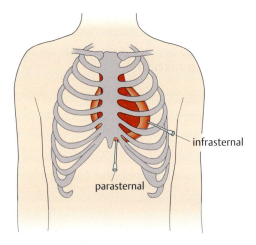

Abb. 39.10 ⇢ Perikardpunktion.

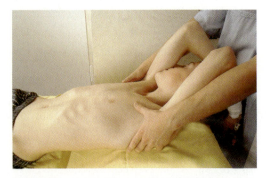

Abb. 39.11 ⇢ **Lagerung zur Perikardpunktion.** Rückenlage mit leicht erhöhtem Oberkörper, Arme neben dem Kopf

Pflegerische Aufgaben

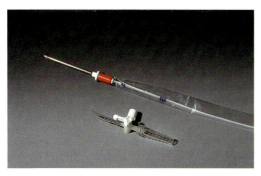

Abb. 39.12 ⇢ **Pleuracath.** Pleuropunktionskanülen zur Pleurodrainage bzw. Einmalpunktion

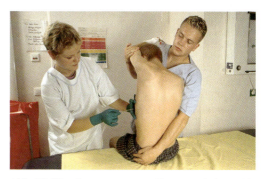

Abb. 39.15 ⇢ **Lagerung zur Pleurapunktion.** Die Überstreckung des Oberkörpers soll die Interkostalräume auseinanderziehen

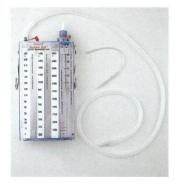

Abb. 39.13 ⇢ **Einmalpleuradrainagesystem.**

39.14) benötigt. Außerdem ggf. Nahtmaterial, Nadelhalter und Schere, um den Pleurakatheter zu fixieren. Manchmal erfolgt die Fixierung auch nur mit Pflasterzügen.

■ **Durchführung**
Punktionsstelle. Die Punktionsstelle befindet sich zwischen dem 5. und 6. Interkostalraum der hinteren Axillarlinie, bzw. der tiefsten Stelle des Ergusses nach Röntgenkontrolle. Bei Frühgeborenen kann im Notfall auch mit der Taschenlampe durchleuchtet werden. Beim Pneumothorax erfolgt in der Regel der Einstich im 2. Interkostalraum der Medioklavikularlinie oder zwischen dem 4. und 5. Interkostalraum der vorderen Axillarlinie.
Lagerung. Die Punktion kann je nach Zustand des Kindes im Sitzen oder Liegen erfolgen.
Punktion im Sitzen. Das Kind sitzt am Rand des Untersuchungstisches, die betroffene Seite ist dem Arzt zugewandt. Der Arm wird über den Kopf geführt und von der Pflegeperson, welche auf der anderen Seite steht, festgehalten. Während der Arm der gesunden Seite die Pflegeperson umfasst, fixiert diese mit der Hand das Gesäß. So soll erreicht werden, dass die Interkostalräume auseinandergezogen werden (**Abb. 39.15**).
Punktion im Liegen. Das Kind liegt auf dem Rücken, der Arm der erkrankten Seite umfasst den Kopf, eine Pflegeperson hält Arm und Oberkörper, während eine zweite Pflegeperson Becken und Beine fixiert.
Assistenz. Außer den allgemeinen Maßnahmen zur Durchführung gibt es folgende Besonderheiten: Bei größeren Kindern, wird abhängig von der gewählten Art des Pleurakatheters evtl. ein Hautschnitt mit dem Skalpell durchgeführt. Die Pleurapunktionskanüle wird eingeführt, der Mandrin entfernt. Danach wird mit den Spritzen der Erguss abgezogen. Dabei ist zu beachten, dass beim Wechseln der Spritzen ein Eindringen von Luft in den Pleuraspalt durch Verschließen des Dreiwegehahns oder Abklemmen des Trokars verhindert wird.
Das Punktat wird abgezogen und die Laborröhrchen gefüllt. Menge und Aussehen des Punktats werden dokumentiert.
Soll die Punktionskanüle entfernt werden, wird die Einstichstelle sofort mit einem sterilen Tupfer abgedeckt und mit einem luftdichten Dachziegelverband oder luftdichten Folienverband über dem abdeckenden Tupfer versorgt.
Beim Anschluss einer Pleuradrainage, wird mittels der Saugpumpe eine fortlaufende Entleerung des Ergusses oder der Luft aus dem Pleuraspalt erreicht. Dabei ist eine sichere Fixierung der Drainage wichtig, um eine Dislokation und Lufteintritt zu vermeiden.

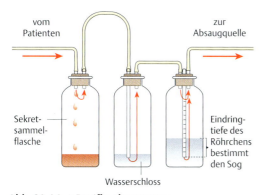

Abb. 39.14 ⇢ **Dreiflaschensystem.**

39 Punktionen und Biopsien

■ Nachsorge
Kind. Außer der allgemeinen Nachsorge ist Folgendes zu beachten:

Das Kind wird, falls keine Drainage angeschlossen ist, nach der Punktion zur Unterstützung der Kompression auf die punktierte Seite gelagert. Bei liegender Pleuradrainage erfolgt eine Lagerung, bei der die Drainageleistung am besten gewährleistet ist.

Der Oberkörper wird zur Atemerleichterung etwas hochgelagert. Es wird eine engmaschige Kontrolle von Puls, Atmung, Körpertemperatur und Allgemeinzustand durchgeführt. Kontinuierliches EKG- und Sauerstoffsättigungs-Monitoring ist zu empfehlen. Bei liegender Pleuradrainage erfolgt Pflege und Beobachtung anhand der Richtlinien im Kapitel 35.

Komplikationen. Bei einer Pleurapunktion kann es zu folgenden Komplikationen kommen:
- ⇢ Pneumo- oder Hämatothorax,
- ⇢ Kollapsgefahr bei Entlastungspunktion, wenn eine zu rasche Entleerung erfolgt,
- ⇢ Infektion.

Leberbiopsie

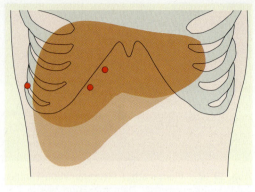

Abb. 39.16 ⇢ **Leberbiopsie.** Die roten Punkte zeigen die möglichen Punktionsstellen an

Definition ⇢ Eine Leberbiopsie ist die Entnahme eines Lebergewebszylinder mit Hilfe einer speziellen Punktionskanüle.

Sie kann gezielt durch eine Laparoskopie unter sterilen Bedingungen im OP erfolgen, durch perkutane Entnahme (Leberblindpunktion). Meistens erfolgt die Leberbiopsie jedoch unter Sicht durch Ultraschall oder Computertomographiekontrolle.

■ Indikation
Die Leberbiopsie erfolgt ausschließlich zur **Diagnostik** bei Lebererkrankungen, wie z. B. chronischer Hepatitis, Leberzirrhose und Stoffwechselstörungen.

■ Kontraindikationen
Kontraindikationen für eine Leberbiopsie sind unter anderem erhöhte Blutungsneigung, Leberabszess, Hämangiome der Leber und eine Echinokokkuszyste.

■ Vorbereitung
Kind. Das Kind ist für den Eingriff mindestens 6 Stunden nüchtern zu lassen. Da bei chronischen Lebererkrankungen häufig Gerinnungsstörungen vorliegen, ist bei der Leberbiopsie eine Kontrolle der Blutwerte (BB, Gerinnungsstatus, Blutgruppenbestimmung) besonders wichtig. Für eine mögliche Nachblutung sollten entsprechend Blutkonserven bereitliegen. Bereits vor dem Eingriff sind Puls und Blutdruck zu messen, um Vergleichswerte zu haben.

Material. Außer dem allgemeinen Material ist Folgendes zu richten:
- ⇢ Skalpell,
- ⇢ Biopsienadel (Menghini-Nadel),
- ⇢ 10 ml Spritze,
- ⇢ NaCl 0,9 %,
- ⇢ Uhrglasschälchen,
- ⇢ Pinzette (anatomisch),
- ⇢ Nahtmaterial, Nadelhalter, Schere,
- ⇢ Laborröhrchen mit Formalin 10 % zum Verschicken des Punktats.

■ Durchführung
Punktionsstelle. Die Punktionsstelle befindet sich auf der vorderen Axillarlinie auf Höhe des 9. bzw. 10. Interkostalraums **(Abb. 39.16)**.

Lagerung. Das Kind liegt in Rückenlage, die rechte Flanke wird mit einem kleinen Kissen oder Sandsack etwas unterpolstert. Der Rumpf und der Kopf sind nach links geneigt. Die Arme werden über dem Kopf gehalten. Becken und Beine müssen ebenfalls fixiert werden. Der Eingriff kann auch in linker Seitenlage erfolgen.

Assistenz. Außer den allgemeinen Maßnahmen gibt es bei der Leberbiopsie noch folgende Besonderheiten:

In eine 10 ml Spritze werden 3 ml NaCl 0,9 % aufgezogen und diese dann steril abgelegt. Mit dem Skalpell führt der Arzt zunächst einen Hautschnitt durch, dann erfolgt die eigentlich Punktion mit der Menghininadel. Nach dem Einstich wird die Spritze aufgesetzt und die Punktionsnadel mit dem NaCl 0,9 % durchgespült. Mit Anziehen des Spritzenstempels wird ein Sog erzeugt und damit ein Gewebszylinder aspiriert. Ist das Kind schon etwas älter und bei Bewusstsein, wird es aufgefordert, während des nur kurz andauernden Eingriffs die Luft anzuhalten.

Nach Entfernen der Punktionsnadel wird die Einstichstelle mit sterilen Kompressen abgedeckt und ein Druckverband angelegt.

■ Nachsorge
Kind. Das Kind wird nach der Punktion 2 Stunden auf der rechten Seite gelagert, zur besseren Kompression auf einen Sandsack. Über 24 Stunden ist eine Bettruhe und 6 Stunden lang muss das Kind noch eine Nahrungskarenz einhalten. Außerdem erfolgt eine engmaschige Kontrolle (15–30 min) von Puls, Atmung, Blutdruck, Schmerzen und Kontrolle des Verbandes

auf Nachblutungen. Auf ärztliche Anordnung ist eine Blutbildkontrolle vorzubereiten.
Material. Der Gewebszylinder wird mit dem Rest NaCl 0,9% auf das Uhrglasschälchen gespült, evtl. mit Pinzette und Skalpell noch einmal geteilt und im Laborröhrchen verschickt. Unterschiedliche Verfahrensweisen sind je nach Diagnostik möglich.
Komplikationen. Bei einer Leberbiopsie kann es zu folgenden Komplikationen kommen:
⇢ Nachblutungen (intraperitoneal),
⇢ Kreislaufversagen,
⇢ Pneumothorax,
⇢ gallige Peritonitis durch versehentliches Anstechen eines Gallenganges,
⇢ starke Schmerzen,
⇢ sekundäre Leberentzündung.

Nierenbiopsie

Definition ⇢ Eine Nierenbiopsie ist die Punktion der Niere um Nierenparenchym zu gewinnen.

Sie kann perkutan unter Ultraschall oder Röntgenkontrolle oder als offene Nierenbiopsie im OP durchgeführt werden. Der Eingriff erfolgt unter Kurznarkose.

■ Indikation
Eine Nierenbiopsie wird zur **Diagnostik** bei angeborenen oder erworbenen Erkrankungen der Niere mit eingeschränkter Nierenfunktion (z. B. Nephrotisches Syndrom, Glomerulonephritis) durchgeführt. Die Gewebeproben werden mikroskopisch untersucht.

■ Kontraindikationen
Eine Nierenbiopsie darf nicht durchgeführt werden, wenn Gerinnungsstörungen vorliegen oder nur eine Niere vorhanden, bzw. funktionstüchtig ist.

■ Vorbereitung
Kind. Vor der Nierenbiopsie werden meist eine Ultraschallkontrolle, Nierenszintigraphie (s. S. ■) oder ein i.v.-Pyelogramm zur vorherigen Diagnostik durchgeführt. Außerdem ist eine Kontrolle der Blutwerte (Gerinnung, Blutbild, Blutgruppenbestimmung und Kreuzprobe) notwendig. Blutkonserven sollten für den Bedarfsfall bereitliegen.
Da der Eingriff meistens geplant durchgeführt wird, sollte das Kind vorher (nach Möglichkeit) mindestens 6 Stunden nüchtern bleiben.
Material. Für die Nierenbiopsie wird außer dem allgemeinen Material Folgendes benötigt:
⇢ Ultraschallgerät,
⇢ Biopsienadel (Menghininadel),
⇢ Skalpell,
⇢ Nahtmaterial, Nadelhalter, anatomische Pinzette, Schere,
⇢ 10 ml Spritze mit NaCl 0,9%,
⇢ Klammerpflaster oder Nahtmaterial, Pflaster, elastische Binde.

■ Durchführung
Punktionsstelle. Die Punktionsstelle befindet sich am lateralen unteren Nierenpol. Sie wird anhand der Röntgenkontrolle festgestellt und auf dem Rücken des Kindes markiert.
Lagerung. Das Kind wird auf dem Bauch gelagert. Unter dem Bauch liegt ein hartes Polster oder ein Sandsack. Die Arme befinden sich seitlich vom Kopf oder nach unten gestreckt und werden von einer Pflegeperson fixiert.
Assistenz. Die Durchführung und Assistenz der Nierenbiopsie entspricht der der Leberbiopsie (s. S. 810).

■ Nachsorge
Kind. Das Kind liegt nach dem Eingriff auf dem Rücken, dadurch wird das Nierenlager entlastet. Zur besseren Kompression wird der Rücken mit einem Sandsack unterlagert. Nach der Nierenbiopsie ist eine Bettruhe von 24 Stunden und eine Nahrungskarenz von 6 Stunden einzuhalten.
Die Vitalzeichen (Blutdruck, Puls, Atmung) werden zunächst engmaschig überwacht. Der Verband wird auf Nachblutungen hin beobachtet, außerdem erfolgt eine Schmerzkontrolle.
Besonders wichtig ist die Kontrolle der Urinausscheidung, dabei ist auf Blutbeimengungen zu achten. Nach ärztlicher Anordnung erfolgen Urinanalysen und Blutbildkontrollen.
Komplikationen. Bei einer Nierenbiopsie können folgende Komplikationen auftreten:
⇢ Blutungen,
⇢ Kreislaufkollaps,
⇢ Nierenschmerzen,
⇢ Infektionen.

Muskelbiopsie

Definition ⇢ Eine Muskelbiopsie ist die Entnahme mehrerer Muskelgewebszylinder mittels Menghininadel.

Der Eingriff erfolgt in einer Kurznarkose.

■ Indikation
Die Muskelbiopsie erfolgt zur histologischen und histochemischen **Diagnostik** bei neuromuskulären Erkrankungen, z. B. spinale Muskelatrophie, Muskeldystrophie.

■ Vorbereitung
Kind. Vor der Muskelbiopsie erfolgt eine Kontrolle der Gerinnungswerte. Wenn nötig muss die Punktionsstelle rasiert werden. Die Sedierung erfolgt nach ärztlicher Anordnung.
Material. Für die Muskelbiopsie wird zusätzlich zum allgemeinen Material noch Folgendes benötigt:

Punktionen und Biopsien

⇢ Einmalrasierer,
⇢ Skalpell,
⇢ steriles Muskelbiopsiebesteck mit Menghininadeln verschiedener Größen, anatomischer und chirurgischer Pinzette, kleiner spitzer Schere,
⇢ 3–4 sterile Laborröhrchen,
⇢ Petrischale,
⇢ NaCl 0,9%,
⇢ Flüssigstickstoff im Behälter,
⇢ Glutaraldehyd 3%,
⇢ Trockeneis im Styroporkarton zum Verschicken,
⇢ elastische Binde,
⇢ Klammerpflaster oder Nahtmaterial und Nadelhalter, Pflaster.

■ Durchführung
Punktionsstelle. Muskelgewebe wird hauptsächlich aus dem Musculus quadriceps femoris entnommen oder aus einem anderen deutlich aber nicht schwer betroffenen Muskel.
Lagerung. Das Kind wird in Rückenlage oder je nach zu punktierendem Muskel gelagert.
Assistenz. Die Punktionsstelle wird mit einem sterilen Lochtuch abgedeckt. Mit dem Skalpell führt der Arzt einen kleinen Hautschnitt durch. Dann erfolgt die Punktion mit der Menghininadel und es werden mehrere Gewebeproben entnommen. Anschließend wird der Schnitt vernäht oder mit Klammerpflaster versorgt und ein Druckverband angelegt.

■ Nachsorge
Kind. Das Kind muss nach dem Eingriff eine Bettruhe von 4 Stunden bzw. bis zum Nachlassen der Sedierung einhalten.
Bei einem Druckverband ist auf Nachblutungen und eine ausreichende Durchblutung der Extremität (Sensibilität, Temperatur, Hautkolorit) zu achten. Wurde der Musculus quadriceps femoris punktiert, sind die Fußpulse zu kontrollieren.
Nach der Biopsie sollte das Kind zwei Tage nicht baden oder duschen, um eine Infektion der Punktionsstelle zu vermeiden.
Ist nicht nur die Motorik, sondern auch die Sensibilität des Muskels betroffen, kann die Schmerzwahrnehmung durch das Kind gestört sein. In diesem Fall ist besonders auf die Lagerung des entsprechenden Körperteils, die Durchblutung und entzündliche Veränderungen zu achten, da das Kind ggf. Veränderungen nicht oder zu spät selbst bemerkt.
Material. Die Gewebeproben werden je nach Untersuchung und Klinikstandard unterschiedlich versorgt.
Beispiel: Eine Gewebeprobe wird in Flüssigstickstoff konserviert (Versand mit Trockeneis). Eine Zweite wird im Laborröhrchen mit Glutaraldehyd 3 % verschickt. Und eine andere Gewebeprobe mit kochsalzgetränkten Kompressen versorgt in einer geschlossenen Petrischale versorgt.
Die Transportbehältnisse werden beschriftet und versendet. Die Biopsiebestecke werden zum Sterilisieren gegeben.

Komplikationen. Bei einer Muskelbiopsie kann es zu folgenden Komplikationen kommen:
⇢ Nachblutungen,
⇢ Infektion,
⇢ Verletzung von Nerven.

Hautbiopsie

 Definition ⇢ Eine Hautbiopsie ist die Gewinnung von Hautpartikeln durch eine sogenannte Stanzbiopsie.

Es wird eine möglichst typische Hautefloreszenz entnommen.

■ Indikation
Eine Hautbiopsie wird zur histologischen, histochemischen und mikrobiologischen Diagnostik bei unklaren Hauterkrankungen durchgeführt. Die Entnahme von Hautveränderungen z. B. Leberflecken mit Malignitätsverdacht erfolgt möglichst in einem frühen Stadium der Erkrankung. Weiterhin ist eine Hautbiopsie zur Diagnosesicherung bei Erkrankungen des Nervensystems und Autoimmunerkrankungen angezeigt.

■ Vorbereitung
Kind. Die Vorbereitung des Kindes entspricht der der Muskelbiopsie.
Material. Außer dem allgemeinen Material wird Folgendes benötigt:
⇢ Stanzbiopsienadel,
⇢ Schere, Pinzette,
⇢ Probenbehälter mit Formalin,
⇢ bei größeren zu entnehmenden Hautpartien zusätzlich Skalpell, Nahtmaterial oder Klammerpflaster.

■ Durchführung
Punktionsstelle. Die Punktionsstelle(n) wird (werden) je nach Lokalisation der Erkrankung festgelegt.
Lagerung. Sie erfolgt nach ärztlicher Anweisung entsprechend der Punktionsstelle.
Assistenz. Es erfolgt eine schonende Hautdesinfektion, um die obere Hornschicht nicht zu zerstören. Dann entnimmt der Arzt mit der Biopsienadel die Gewebeproben. Erfolgt die Entnahme von verschiedenen Stellen, werden diese auf den Probenbehältnissen vermerkt. Nach Entfernen der Nadel wird ein Druckverband angelegt. Bei größeren Eingriffen erfolgt ein Wundverschluss durch Naht oder Klammerpflaster.

■ Nachsorge
Kind. Bei der Nachsorge ist vor allem auf Nachblutungen zu achten. Wurde ein Druckverband angelegt, ist auf ausreichende Durchblutung des betroffenen Gebietes zu achten.
Je nach zugrundeliegender Hautveränderung kann die Wundheilungsfunktion der Haut gestört

sein, daher ist die Wundheilung zu beobachten und ggf. auf ärztl. Anordnung mit lokalen Anwendungen zu unterstützen.

Komplikationen. Bei einer Hautbiopsie kann es zu folgenden Komplikationen kommen:
⇢ Nachblutungen,
⇢ hypertrophe Narbenbildung.

Lese- und Lernservice

Fragen zum Selbststudium

1. Erläutern Sie die Zuständigkeitsbereiche des Pflegepersonals bei Punktionen und Biopsien!
2. Informieren Sie sich, ob es in Ihrer Klinik/auf Ihrer Station Standards zu verschiedenen Punktionen und Biopsien gibt!
3. Überlegen Sie sich, wie Sie die Eltern in die Betreuung des Kindes vor, während und nach der Punktion mit einbeziehen können! Diskutieren Sie, was für und gegen die Anwesenheit der Eltern bei dem Eingriff spricht!
4. Welche Besonderheiten sind bei der Versorgung eines Kindes nach einer Liquorpunktion zu beachten, zu welchen Komplikationen kann es kommen?

Verwendete Literatur

Beske, F.: Lehrbuch für Krankenpflegeberufe, 7. Aufl. Thieme, Stuttgart 1997
Hoffmann-La Roche-AG: Roche-Lexikon Medizin hrsg. von der Hoffmann-La Roche-AG u. Urban & Schwarzenberg, 3. Aufl. Urban & Schwarzenberg, München, 1993
Illing, S., S. Spranger: Klinikleitfaden Pädiatrie. Jung Johann, Ulm 1995
Kellnhauser, E., u. a. (Hrsg.): Thiemes Pflege, begründet von Liliane Juchli, Thieme, Stuttgart 2000
Kühl, G., u. a.: Klinikleitfaden Kinderkrankenpflege. 1. Aufl. G. Fischer, Lübeck 1997
Kurz, R., R. Roos: Checkliste Pädiatrie. 1. Aufl. Thieme, Stuttgart 1996
Larsen, R.: Anästhesie und Intensivmedizin für Schwestern und Pfleger. 4. Aufl. Springer. Berlin 1997
Maletzki, W., A. Stegmayer-Petry: Klinikleitfaden Krankenpflege. 1. Aufl. Jung Johann, Neckarsulm 1994
Marc, B.: Klinikleitfaden Pädiatrische Intensivpflege. 1. Aufl. G. Fischer, Lübeck 1998
Schäper, A., B. Gehrer: Pflegeleitfaden Intensivpflege Pädiatrie. Urband und Fischer, München 1999
Wegmann, H.: Die professionelle Pflege des kranken Kindes. Urban & Schwarzenberg, München, 1997

40 Injektionen

Monika Hensel

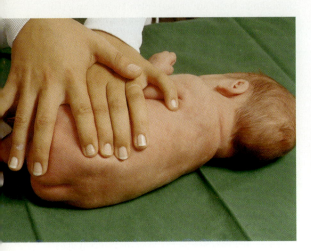

40.1 Theoretische Grundlagen

Injektionen haben mehrere Vorteile gegenüber anderen Applikationsformen von Arzneimitteln.
Folgende Vorteile sind zu erwähnen:
⇢ Umgehung des Verdauungstraktes (bei Erbrechen oder Durchfall kann ein oral verabreichtes Medikament nicht ausreichend resorbiert werden, oder einige Inhaltsstoffe werden im Verdauungstrakt inaktiviert),
⇢ die Verabreichung ist unabhängig von der Bewusstseinslage, der Schluckfähigkeit oder Nahrungskarenz der Kinder jederzeit möglich,
⇢ durch eine spezielle Zusammensetzung lässt sich bei injizierten Medikamenten die Freisetzung des Wirkstoffes verzögern, so ist z. B. bei einigen Arzneimitteln eine gleichmäßige und längerfristige Wirkung möglich (Depotwirkung),
⇢ um eine schnelle Wirkung eines Medikamentes zu erzielen, wird eine intravenöse Injektion vorgenommen (das Medikament gelangt so direkt in den Blutkreislauf).

40.1.1 Begriffsbestimmungen

Definition ⇢ Eine Injektion ist das Einbringen einer Flüssigkeit in den Körper mittels Spritze und Kanüle.

Injektionsarten

Es gibt verschiedene Wege, die Flüssigkeit in den Körper zu injizieren **(Abb. 40.1).** Je nach Injektionsart unterscheidet sich auch der Ort, an dem die Injektion vorgenommen wird. Es wird zwischen den folgenden Injektionsarten unterschieden:
⇢ intrakutan (i. c.),
⇢ subkutan (s. c.),
⇢ intramuskulär (i. m.),
⇢ intravenös (i. v.).

■ **Intrakutane Injektion**

Definition ⇢ Die intrakutane Injektion ist eine Injektionstechnik, bei der kleine Arzneimittelmengen in die oberste Hautschicht eingespritzt werden.

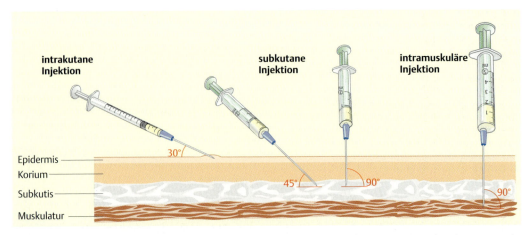

Abb. 40.1 ⇢ **Injektionswinkel und -tiefen.** Unterschiedliche Kanülen- und Spritzengrößen bei der intra-, subkutanen und intramuskulären Injektion

Subkutane Injektion

Definition ⋯▷ Die subkutane Injektion ist eine Injektionstechnik, bei der die Arzneimittel in die Subkutis, d. h. unter die Haut in das Unterhautfettgewebe, gespritzt werden.

Intramuskuläre Injektion

Definition ⋯▷ Die intramuskuläre Injektion ist eine Injektionstechnik, bei der kleinere Arzneimittelmengen in einen Muskel gegeben werden.

Es wird entweder in die Gesäßmuskulatur oder in den Oberschenkel gespritzt. Bei der Injektion in den Gesäßmuskel (ventroglutäale Injektion) unterscheidet man:
⋯▷ Die Injektion nach Sachtleben (Crista-Methode) und
⋯▷ die Injektion nach von Hochstetter.
Die intramuskuläre Injektion in den Oberarm ist bei Kindern so selten, dass hier auf die Beschreibung verzichtet wird.

Materialien

Spritzen

Spritzen sind steril verpacktes Einmalmaterial aus Kunststoff. Eine Spritze besteht aus Kolben, Konus und dem Zylinder **(Abb. 40.2)**. Handelsüblich sind Spritzen mit 1 ml, 2 ml, 5 ml, 10 ml und 20 ml Fassungsvermögen **(Abb. 40.3)**.

Die Spritzen sind mit einer Skala versehen, an der man die Menge der aufgezogenen Flüssigkeit ablesen kann. Spezielle Spritzen, z. B. Insulin- oder Tuberkulinspritzen, haben eine besondere Graduierung. Die Insulinspritze ist als 1 ml Spritze für 40 i. E. Insulin erhältlich. Die Tuberkulinspritze hat eine Graduierung bis zu einem zehntel Millimeter zur genauen Dosierung kleinster Mengen. Den Spritzenkonus gibt es in zwei Ausführungen **(Abb. 40.4)**. Beim Luersteckansatz wird die Kanüle fest aufgesteckt und bei dem Luer-Lockansatz muss die Kanüle mit einer Drehbewegung befestigt werden.

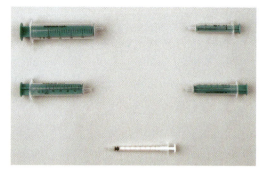

Abb. 40.3 ⋯▷ **Spritzen mit unterschiedlichem Fassungsvermögen.** Hier zu sehen mit 20, 10, 5, 2, 1 ml

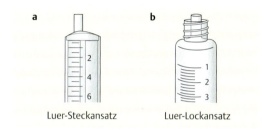

Abb. 40.4 ⋯▷ **Spritzenkonus**
a mit Luer-Steckansatz
b mit Luer-Lockansatz

Kanülen

Eine Kanüle ist eine Hohlnadel aus rostfreiem Stahl **(Abb. 40.5)**. Kanülen zur Injektion, zum Aufziehen von Medikamenten oder von Infusionszusätzen sind steril verpacktes Einmalmaterial.

Es sind Kanülen in unterschiedlicher Länge und Durchmesser im Handel. Aufgrund unterschiedlicher Farbmarkierungen kann man die verschiedenen Größen unterscheiden **(Abb. 40.6)**.

Über der Kanüle befindet sich eine abnehmbare Plastikschutzkappe. Die Länge der Injektionskanüle wird von der Pflegeperson nach Alter und Körpergewicht des Kindes ausgewählt.

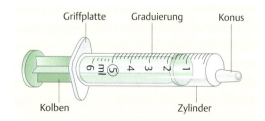

Abb. 40.2 ⋯▷ **5-ml-Einmalspritze.** Eine Spritze besteht aus Kolben, Konus und Zylinder

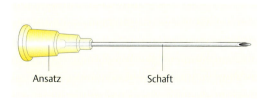

Abb. 40.5 ⋯▷ **Einmalkanüle.** Eine Kanüle besteht aus Ansatz und Schaft

40 Injektionen

Europäisch einheitlicher Farbcode	Ø (mm)	Länge (mm)	Gauge (G)	Nummer
Gelb	0,90	38	20	1
Blau	0,60	26	23	16
Braun	0,45	23	26	18

Abb. 40.6 ⇢ **Verschiedene Einmalkanülen.** Sie unterscheiden sich in Länge und Durchmesser und sind zur besseren Differenzierung farblich gekennzeichnet

■ Injektionslösungen

Glasampullen (Abb. 40.7 a). Sie sind in verschiedener Form und in verschiedenen Behältnissen verfügbar. Sie enthalten ein bereits gelöstes Medikament. Vor dem Öffnen entfernt man durch klopfende Bewegungen die Flüssigkeit aus dem Ampullenhals. Die meisten Ampullen sind Brechampullen, erkennbar durch einen Punkt oder Ring am Ampullenkopf. Dort kann die Ampulle geöffnet werden.

 Merke ⇢ Sicherheit. Zum Schutz vor Schnittverletzungen muss die Pflegeperson immer einen nicht fusselnden Tupfer um den Ampullenhals legen.
Ampullen ohne Markierung werden vor dem Öffnen mit einer desinfizierten Ampullenfeile angesägt.

Stechampulle (Abb. 40.7 b). Daraus ist über den Gummistopfen eine Mehrfachentnahme möglich. Bei Anbruch dieser Ampullen ist das Anbruchdatum und die Uhrzeit auf dem Etikett zu notieren. Die Vorschriften des Herstellers über die Lagerung und Aufbewahrungsdauer des angebrochenen Medikaments sind zu beachten.

 Merke ⇢ Hygiene. Vor jeder neuen Entnahme ist der Gummistopfen zu desinfizieren. Die Entnahme erfolgt mittels steriler Spritze und steriler Kanüle unter sterilen Bedingungen.

Die Pflegeperson benötigt zwei Kanülen. Eine zum Aufziehen des Medikaments und die zweite zum Injizieren des Medikaments.
Stechampullen mit Trockensubstanz (Abb. 40.7 c).
Die Trockensubstanz muss unmittelbar vor der Benutzung mit einem Lösungsmittel (z. B. Aqua dest) aufgelöst werden. Der Hersteller liefert in der Regel das entsprechende Lösungsmittel mit der Trockensubstanz oder gibt im Beipackzettel an, welches Lösungsmittel geeignet ist. Das Lösungsmittel wird unter sterilen Bedingungen mittels steriler Spritze und steriler Kanüle aufgezogen. Nachdem die Schutzkappe entfernt ist, wird das Lösungsmittel langsam in die Stechampulle gespritzt, um Schaumbildung zu verhindern. Dabei muss auf den Ausgleich des Überdrucks durch Abziehen von Luft geachtet werden.

40.1.2 Zuständigkeitsbereiche

Injektionen sind nur dann rechtmäßig, wenn der Patient über den Eingriff aufgeklärt worden ist und in die Maßnahme eingewilligt hat. Bei den Kindern müssen die Eltern ihr Einverständnis erklären. Das Aufklärungsgespräch erfolgt durch den Arzt. Verweigert das Kind, bzw. die Eltern die Injektion auch nach vorausgeganger Aufklärung, darf in keinem Fall die Injektion durchgeführt werden. Zur Durchführung muss eine schriftliche Anordnung des Arztes vorliegen mit Name des Patienten, Dosis des Medikaments sowie Art und Zeitpunkt der Verabreichung. Telefonische und mündliche Anordnungen des ärztlichen Dienstes sind nur im Notfall zulässig.

Anordnungs- und Durchführungsverantwortung

Dem Arzt obliegt die **Anordnungsverantwortung** dem Pflegepersonal die **Übernahme- und Durchführungsverantwortung**. Die Pflegeperson muss prüfen, ob sie die übertragene Aufgabe erledigen kann (Übernahmeverantwortung). Die Handlungskompetenz für i. m.- und s. c.-Infektionen wird in der dreijährigen Ausbildung erworben. Die Pflegeperson kann aber eine nicht zu verantwortende Maßnahme ablehnen ohne arbeitsrechtliche Konsequenzen befürchten zu müssen. Durchführungsverantwortung heißt, für die korrekte Vorbereitung des Kindes und der Maßnahme und die technisch richtige Durchführung der delegierten Tätigkeit einzustehen. Der Arzt kann Pflegepersonen die Verabreichung von i. m.- und s. c.-Injektionen übertragen, wenn er sich von ihren Kenntnissen, Fähigkeiten und Fertigkeiten überzeugt hat.

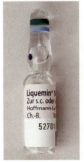 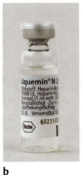 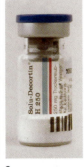

a   b   c

Abb. 40.7 ⇢ **Ampullenformen**
a Glasampulle mit gelöstem Medikament
b Stechampulle mit gelöstem Medikament
c Stechampulle mit Trockensubstanz

I. v.- und i.c.-Injektionen liegen im Zuständigkeitsbereich des Arztes. Nach der Auffassung der Bundesärztekammer kann die Durchführung einer i. v. Injektion nur dann einer Pflegeperson persönlich übertragen werden, wenn diese für diese Aufgabe besonders ausgebildet wurde und entsprechende Kenntnisse, Fähigkeiten und Fertigkeiten nachweist (z. B. Pflegeperson mit Fachweiterbildung für Intensivpflege).

> **Merke ⇢ Recht.** Die Verabreichung von Injektionen geht mit der Gefahr von beträchtlichen Komplikationen einher und beinhaltet eine besondere Sorgfaltspflicht. Missachtet die Pflegeperson diese Sorgfalt, setzt sie sich bei Auftreten von Komplikationen zivilrechtlichen oder strafrechtlichen Konsequenzen aus.

40.2 Pflegerische Aufgaben

Für Kinder bedeuten Injektionen immer ein angsteinflössendes und schmerzhaftes Erlebnis. Die Pflegeperson muss besonders auf diese Ängste und Sorgen der Kinder eingehen und die Maßnahmen einfühlsam und altersgerecht erklären und durchführen. Die Eltern der Kinder werden in die Vorbereitung miteinbezogen. Sehr wichtig ist es, die Kinder ehrlich aufzuklären. Äußerungen wie z. B. „die Spritze tut überhaupt nicht weh" sind zu vermeiden, sonst verliert das Kind gegenüber der Pflegeperson das Vertrauen.

40.2.1 Allgemeine pflegerische Aufgaben

Maßnahmen zur Schmerzreduktion

Einige wichtige Grundsätze tragen dazu bei, dass die schmerzhaften Injektionen von den Kindern besser toleriert werden:
- Die Pflegeperson klebt etwa 45 Minuten vor der geplanten Injektion ein Pflaster mit einer anästhesierenden Salbe nach ärztlicher Anordnung gemäß den Herstellerangaben auf die Punktionsstelle,
- das Hautdesinfektionsmittel muss vor dem Einstich vollständig angetrocknet sein (anderenfalls gelangt das Hautdesinfektionsmittel in den Stichkanal und verursacht ein unangenehmes Brennen),
- während der Injektion darf die Richtung des Stichkanals nicht verändert werden und das Medikament sollte gleichmäßig und langsam injiziert werden,
- die Injektionslösung sollte Zimmertemperatur haben (Medikamente, die im Kühlschrank gelagert werden müssen, kann die Pflegeperson durch rollende Bewegungen in den Handinnenflächen erwärmen),
- bei häufigen Injektionen sollte die Injektionsstelle gewechselt werden und schmerzunempfindlichere Hautstellen bevorzugt werden, z. B. die Bauchdecke bei s. c.-Injektionen,
- ein buntes Pflaster, viel Lob und Trost durch die Pflegeperson und die Eltern erleichtern die Akzeptanz der Maßnahme.

Für Sicherheit sorgen

Der vorgeschriebene Applikationsweg, das Haltbarkeitsdatum und die Aufbewahrungsvorschriften des Herstellers der Injektionslösungen sind zu beachten. Die im Beipackzettel angegebene Kontrolle der Injektionsflüssigkeit auf Farbveränderung, Ausflockung und Trübung wird durchgeführt. Die Injektionslösung muss steril und frei von Schwebeteilen sein.

> **Merke ⇢ Sicherheit.** Die Pflegeperson muss immer die fünf R-Regeln befolgen:
> - richtiger Patient
> - richtiges Medikament
> - richtiger Zeitpunkt
> - richtige Dosierung
> - richtige Applikationsform

Das Pflegepersonal muss über Wirkungen und Nebenwirkungen des Medikaments sowie mögliche Komplikationen und Zwischenfälle, Kenntnisse haben.

Hygienische Grundprinzipien. Vor dem Aufziehen einer Injektionslösung und vor der Injektion wird eine gründliche hygienische Händedesinfektion durchgeführt. Ebenso im Anschluss an diese Maßnahme. Auf die Einwirkzeit der Desinfektionsmittel ist zu achten.

> **Merke ⇢ Hygiene.** Alle Vorgänge rund um die Injektion erfordern immer absolut aseptische Bedingungen.

Spritzen und Kanülen dürfen erst unmittelbar vor der Injektion aus der sterilen Verpackung entnommen werden. Dabei ist darauf zu achten, dass die intakte Verpackung vorsichtig geöffnet wird und die Pflegeperson beim Aufziehen den Spritzenkolben und die Kanüle nicht berührt.

Komplikationen. Es können Unverträglichkeitsreaktionen gegenüber den injizierten Medikamenten auftreten, z. B. ein allergischer Hauthautausschlag. Schäden können ferner durch eine fehlerhafte Injektion entstehen, z. B. ein Spritzenabszess, Verletzung eines Nerves oder ein Hämatom.

Merke ··· Sicherheit. Eine Injektion darf niemals in gerötetes, geschwollenes, infiziertes, odematöses, gelähmtes, vernarbtes oder auf andere Weise verändertes Gewebe erfolgen.

Berechnen und Aufziehen des Medikamentes

Die verordnete Dosierung wird nach dem Dreisatz berechnet.
Beispiel. 80 mg Wirkstoff sind in 2 ml Lösung enthalten, d. h.:
  80 mg = 2 ml
  20 mg = 0,5 ml
Das Kind erhält also 0,5 ml des Medikaments injiziert (entspricht 20 mg Wirkstoff).

▪ Durchführung
Das Aufziehen der Injektionslösung erfolgt auf einer sauberen und desinfizierten Arbeitsfläche unter sterilen Bedingungen. Hier werden folgende Materialien gerichtet:
- sterile Spritze in der jeweiligen Größe,
- sterile Kanülen,
- verordnete Injektionslösung,
- Ampullenfeile,
- sterilisierte Tupfer,
- Flächendesinfektionsmittel,
- Hautdesinfektionsmittel,
- Etiketten zum Beschriften der Spritze,
- hautfreundliches Pflaster,
- Abwurfschale für Abfall und Abwurfbehälter für Glas und Kanülen.

Ein Etikett wird beschriftet mit Name des Kindes, Name des Medikaments, Dosierung, Applikationsart, Datum und Uhrzeit der Herstellung. Nach der Händedesinfektion wird das Medikament steril aufgezogen. Bei einer Trockensubstanz und Lösungsmittel wird erst das vollständige Auflösen abgewartet. Währenddessen kann die Pflegeperson die Spritze und Kanüle in der Stechampullen belassen. Danach wird die verordnete und errechnete Menge korrekt und luftfrei aufgezogen und die Spritze mit der Injektionskanüle und dem vorbereiteten Etikett versehen.

40.2.2 Spezielle pflegerische Aufgaben

Intramuskuläre Injektionen

Definition ··· ▸ Die intramuskuläre Injektion ist eine Injektionstechnik, bei der kleinere Arzneimittelmengen in einen Muskel gegeben werden. Bei Kindern im Schock und mit schlechten Kreislaufverhältnissen sollte keine i. m. Injektion durchgeführt werden. Das injizierte Medikament wird in diesem Fall nicht ordnungsgemäß resorbiert. Bei Kindern mit Gerinnungsstörungen führt eine Injektion zu langen Nachblutungen und Hämatombildung.

Grundsätzlich sollte die Indikation zur intramuskulären Injektion streng gestellt werden. Viele Medikamente z. B. Schmerzmedikamente sind als orale Retardpräparate verfügbar oder eine parenterale Gabe kann intravenös über eine liegende Venenverweilkanüle erfolgen.

Es wird entweder in die Gesäßmuskulatur oder in den Oberschenkel gespritzt.

Bei der Injektion in den Gesäßmuskel (ventroglutäale Injektion) unterscheidet man:
- Die Injektion nach Sachtleben (Crista-Methode) und
- die Injektion nach von Hochstetter.

▪ Injektionen nach Sachtleben (Crista-Methode)

Die Injektion erfolgt in den Musculus glutaeus medius. Das Gewebe dort ist nerven- und gefäßarm und befindet sich an der seitlichen Gesäßregion. Injektionsort ist das Dreieck zwischen Crista iliaca, Spina iliaca und Trochanter major. Dieser wird folgendermaßen ermittelt (diese Beschreibung der bevorzugten Injektionsmethode bei Säuglingen und Kleinkindern gilt für alle Pflegepersonen, die Rechtshänder sind):
- Das Kind liegt entspannt, mit etwas angewinkelten Beinen in rechter Seitenlage,
- der Kopf des Kindes liegt links von der Pflegeperson,
- die linke Hand der Pflegeperson wird an der Flanke des Kindes angelegt, der Zeigefinger der linken Hand liegt dabei auf der Knochenleiste des Darmbeinkammes **(Abb. 40.8),**
- rechts vom Zeigefinger der linken Hand der Pflegeperson, bei Schulkindern drei Querfinger, bei Kleinkindern zwei Querfinger und beim Säugling ein Querfinger breit unterhalb des Darmbeinkammes (auf der gedachten Verbindungslinie zwischen Darmbeinkamm und dem großen Rollhügel) liegt die Injektionsstelle **(Abb. 40.9).**

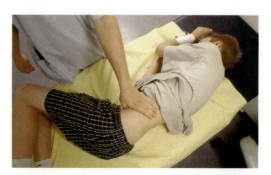

Abb. 40.8 ··· ▸ **Injektion nach der Crista-Methode.** Lokalisation des Injektionsbereiches beim Schulkind

Pflegerische Aufgaben

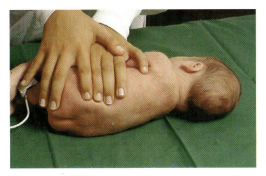

Abb. 40.9 ⇢ **Injektion nach der Crista-Methode.** Lokalisation des Injektionsbereiches beim Säugling

Abb. 40.11 ⇢ **Injektion nach v. Hochstetter.** Lokalisation des Injektionsbereiches

▪ Injektion in den Oberschenkel
Das Kind liegt entspannt in Rückenlage. Die Pflegeperson denkt sich eine Bügelfalte als obere und eine Hosennaht als äußere Orientierungslinie. Die Injektionsstelle befindet sich im äußeren mittleren Drittel von der Außenseite des Oberschenkels. Als oberer Orientierungspunkt dient der Trochanter major und als unterer Orientierungspunkt die Patella **(Abb. 40.10)**.

▪ Injektion nach v. Hochstetter
Diese Methode wird nur bei Jugendlichen und Erwachsenen angewendet. Injektionsort ist der Musculus glutaeus medius bzw. der Musculus glutaeus minimus. Der Patient liegt in Rücken- oder Seitenlage. Die Hand der Pflegeperson wird so auf die Hüfte des Patienten gedrückt, dass der Handteller den großen Rollhügel fühlt **(Abb. 40.11)**. Zeige- und Mittelfinger der Pflegeperson werden dabei maximal gespreizt. Der nach ventral zeigende Zeige- bzw. Mittelfinger tastet mit der Kuppe den vorderen Darmbeinstachel. Der andere, nach dorsal zeigende Finger tastet entlang des Darmbeinkammes. Von dort aus wird der Finger nun ca. 2 cm nach unten weggedreht, während der andere Finger auf dem Darmbeinstachel liegen bleibt. Durch die Drehung kommt der Handballen auf dem großen Rollhügel zu liegen. Die Injektionsstelle liegt nun im unteren Teil des beschriebenen Dreiecks.

> **Merke ⇢ Beobachtung.** Unterschiedliche Fingerlängen können Abweichungen des Injektionsortes hervorrufen.

In der Beschreibung der Injektionsmethode nach von Hochstetter gibt es keinerlei Angaben, ab welchem Alter, Körpergröße oder Körpergewicht diese Methode angewendet werden darf.

▪ Durchführung
Der eigentliche Spritzvorgang ist bei allen drei Methoden gleich. Zum sicheren Lagern und Fixieren von Kleinkindern ist während der Injektion eine zweite Pflegeperson notwendig. Die Vorbereitung erfolgt nach den jeweils beschriebenen Lagerungen und Injektionsstellen. Die Injektionskanüle wird im Winkel von 90° mit Nadelrichtung zur Körpermitte in den Muskel eingestochen. Danach erfolgt der Aspirationsversuch:

Während der Kanülenansatz am Konus mit der einen Hand fixiert wird, zieht die andere Hand den Stempel der Spritze zurück. Wird bei dieser Probe Blut aspiriert, muss die Injektion sofort unterbrochen werden und an einer anderen Stelle ein frisch aufgezogenes Medikament injiziert werden.

Das Medikament wird langsam injiziert. Die Pflegeperson hält während der Injektion mit einer Hand den Kanülenansatz am Konus der Spritze fest. Dabei wird das Kind auf mögliche Komplikationen beobachtet und bestmöglich beruhigt und abgelenkt. Äußert das Kind während der Injektion sehr starke Schmerzen, ist die Injektion abzubrechen. Nachdem die Injektion beendet ist, wird die Kanüle zügig herausgezogen und die Einstichstelle mit einem sterilisierten Tupfer komprimiert **(Abb. 40.12)**. Durch vorsichtige Kreisbewegungen mit dem Tupfer verteilt sich das Medikament.

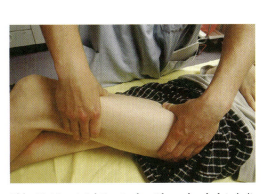

Abb. 40.10 ⇢ **Injektion in den Oberschenkel.** Lokalisation der Injektionsstelle

40 Injektionen

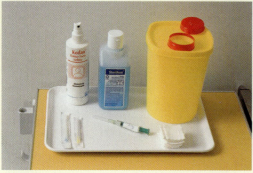

a Die Materialien werden auf einem desinfizierten Tablett gerichtet.

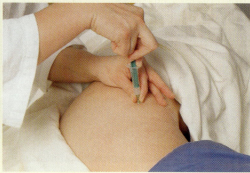

d Während der Aspiration wird die Kanüle fixiert.

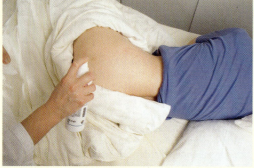

b Das entsprechende Hautareal wird desinfiziert.

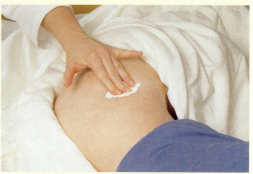

e Nach der Injektion wird die Einstichstelle mit einem trockenen Tupfer komprimiert.

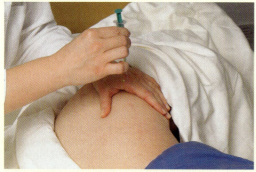

c Die Kanüle wird senkrecht in den Injektionsort gestochen.

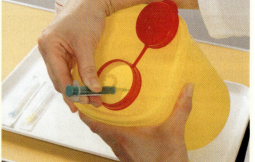

f Die Kanüle wird in einem stichfesten Behälter entsorgt.

Abb. 40.12 a–f ⇢ Durchführung der Injektion nach v. Hochstetter.

 Merke ⇢ Sicherheit. Benutze Kanülen niemals zurück in die Plastikhülle stecken. Es besteht Verletzungsgefahr! Gebrauchte Kanülen sofort in spezielle Abwurfbehälter entsorgen.

Komplikationen. Bei der Durchführung von intramuskulären Injektionen kann es zu folgenden Komplikationen kommen:

⇢ Das Anstechen eines Gefäßes erkennt die Pflegeperson durch den Aspirationsversuch,
⇢ unsauberes Arbeiten kann zur Ausbildung eines Spritzenabszesses führen,
⇢ aseptische Nekrosen entstehen bei Unverträglichkeit des Gewebes gegenüber dem injizierten Medikament,
⇢ die Injektionskanüle kann abbrechen, deshalb soll die Kanüle nie komplett bis zum Ansatz in den Muskel eingeführt werden,
⇢ das Auftreffen der Kanüle auf den Knochen ist sehr schmerzhaft und sollte vermieden werden; die Kanüle wird etwas zurückgezogen und in den Muskel injiziert,

⋯▸ das Anstechen eines Nerves kann zu Lähmungen und sensorischen Ausfällen führen.

■ Nachsorge

Die Einstichstelle wird im Anschluss der Injektion auf Hämatome und entzündliche Veränderungen, wie z. B. Rötung, Schwellung, Schmerzen und Funktionseinschränkungen beobachtet.

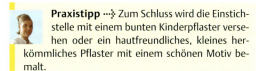

Praxistipp ⋯▸ Zum Schluss wird die Einstichstelle mit einem bunten Kinderpflaster versehen oder ein hautfreundliches, kleines herkömmliches Pflaster mit einem schönen Motiv bemalt.

Die Pflegeperson dokumentiert den Zeitpunkt der Injektion, Wirkstoff und Dosis des Medikaments, die Verabreichungsart, die Injektionsstelle und alle Besonderheiten mit ihrem Handzeichen.

Subkutane Injektion

Definition ⋯▸ Die subkutane Injektion ist eine Injektionstechnik, bei der Arzneimittel in die Subkutis, d. h. unter die Haut in das Unterhautfettgewebe, gespritzt werden.

Die Subkutis enthält fast den gesamten Fettanteil der Haut mit eingelagerten Blutgefäßen und kleinen Nerven.
Injektionsstellen. Für die subkutane Injektion gibt es folgende Injektionsstellen (**Abb. 40.13**):
⋯▸ Oberarm (Außenseite),
⋯▸ Oberschenkel (Vorder- und Außenseite),
⋯▸ Umgebung unterhalb des Bauchnabels,
⋯▸ ober- und unterhalb des Schulterblattes.
Die Vorbereitung und Nachsorge einer subkutanen Injektion entspricht der intramuskulären Injektion.

■ Durchführung

Eine subkutane Injektion wird folgendermaßen durchgeführt:
⋯▸ Der Patient wird abhängig von der Injektionsstelle gelagert,
⋯▸ nach hygienisch korrekter Händedesinfektion der Pflegeperson und der Injektionsstelle des Kindes wird mit Daumen und Zeigefinger der einen Hand eine Hautfalte abgehoben und mit der anderen Hand die Injektion durchgeführt,
⋯▸ eine subkutane Injektion in die Bauchhaut erfolgt zwischen Crista iliaca und dem Bauchnabel, wobei 2 cm um den Nabel frei bleiben sollten, oder in die Außenseite und vordere Fläche der Oberschenkel, wobei eine Handbreite über dem Knie frei gelassen werden sollte,
⋯▸ der Einstich der Kanüle erfolgt im Winkel von 45° zur Körpermitte (Zur Insulininjektion sind besonders feingeschliffene kurze Kanülen im Handel, mit denen die s. c. Injektion im Winkel von 90° durchgeführt werden kann.),
⋯▸ im Gegensatz zur i. m.-Injektion führt die Pflegeperson keine Aspirationsprobe durch (Eine Aspiration durch die feinen Subkutankanülen, die nur bei langandauernder Aspiration eine positive Probe ergeben könnte, führt zu einer Schädigung des Gewebes. Außerdem ist eine intravenöse Injektion in Blutgefäße der Subkutis bei korrekter Lage undenkbar.),
⋯▸ die Hautfalte wird während der Injektion nicht losgelassen (Anderenfalls kann die Kanüle bei dünnen Kindern in das muskuläre Gewebe vordringen. Auch wird damit die Gefahr von Komplikationen, z. B. Hämatomen in Folge einer Gewebstraumatisierung durch Verwackeln der Kanüle, deutlich verringert. Ein weiterer Vorteil liegt darin, dass durch die Injektion in die hochgehobene Hautfalte eine kleine Erweiterung und damit Platz für das Medikament entsteht.),
⋯▸ nach der langsamen Injektion des Medikaments zieht die Pflegeperson die Kanüle zügig heraus und drückt einen trockenen, sterilisierten Tupfer auf die Einstichstelle. Das Medikament wird nicht durch Verreiben verteilt.
⋯▸ Bei häufigen subkutanen Injektionen (z. B. Insulininjektionen) muss bei der Injektion die Einstichstelle gewechselt werden, da ansonsten eine Schädigung des Subkutangewebes entstehen könnte.

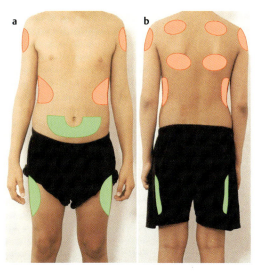

Abb. 40.13 a, b ⋯▸ **Injektionsstellen für die subkutane Injektion. Grün:** häufig gewählte Injektionsstellen. **Rot:** seltener gewählte Injektionsstellen

Einbeziehung der Eltern ⋯▸ Subkutane Injektionen können auch vom Kind oder den Eltern nach vorangegangener Anleitung selbstständig durchgeführt werden, z. B. Insulininjektionen bei Kindern mit Diabetes mellitus. Spezielle Insulininjektionsgeräte, sog. Pens, erleichtern die Anwendung in der Klinik und im häuslichen Bereich.

Intrakutane Injektionen

Definition ⇢ Die intrakutane Injektion ist eine Injektionstechnik, bei der kleine Arzneimittelmengen in die Haut eingespritzt werden. Sie ist eine ärztliche Tätigkeit.

Injektionsstellen. Für die intrakutane Injektion bieten sich folgende Körperstellen an:
⇢ Innenseite des Unterarms,
⇢ Außenseite des Oberschenkels,
⇢ Streckseite des Oberarms.

Indikationen. Diese Technik wird verwendet zur:
⇢ Durchführung von Sensibilisierungstests (z. B. Tuberkulin- und Allergentestung),
⇢ Applikation von Impfstoffen,
⇢ Applikation von Lokalanästhetika.

■ Durchführung (am Beispiel einer Tuberkulintestung)

Die Pflegeperson lagert das Kind in Rückenlage und fixiert den Arm des Kindes mit der Innenseite nach oben in Richtung des Arztes. Die Haut wird oberhalb der Einstichstelle gespannt und der Arzt führt nach vorausgegangener Desinfektion der Hautstelle eine feine Kanüle mit dem Anschliff nach oben in die oberste Hautschicht ein. Beim Injizieren der Flüssigkeit entsteht eine Quaddel.

Praxistipp ⇢ Die Einstichstelle wird nicht mit einem Tupfer komprimiert, sondern mit einem lustigen Motiv markiert. Die Pflegeperson informiert das Kind und seine Eltern darüber, dass an dieser Hautstelle nicht gewaschen oder gekratzt werden darf.

Mechanische Reize verfälschen das Testergebnis. Der Arzt liest in der Regel nach etwa 48 bis 72 Stunden das Ergebnis ab.

Merke ⇢ **Komplikationen.** Bei einem an Tuberkulose erkranktem Kind, kann die i. c. Injektion von Tuberkulin zu einer starken lokalen Reaktion an der Einstichstelle führen.

Lese- und Lernservice

Fragen zum Selbststudium

1. Wie erklären Sie einem 5-jährigen Kind altersgerecht die Notwendigkeit einer Injektion?
2. Welches sind die Vorteile einer Injektion?
3. Nennen Sie drei Maßnahmen zur Schmerzreduktion.
4. Wer trägt die Verantwortung für eine fehlerhafte Injektion einer Auszubildenden im zweiten Ausbildungsjahr?
5. Welche Maßnahmen ergreifen Sie, falls Sie sich an einer benutzten Injektionskanüle verletzt haben?

Verwendete Literatur

Hildebrand, N.: Injektionen, Infusionen, Blutentnahmen- leicht gemacht, 2. Aufl. Jungjohann, Neckarsulm 1995

Kellnhauser, E., u. a. (Hrsg.): THIEMEs Pflege, begründet von L. Juchli, 9. Aufl. Thieme, Stuttgart 2000

Kristel, K.-H.: Pflege in Theorie und Praxis. Urban & Fischer, München 1995

Leschik, G.: Die subkutane Injektion. Die Schwester/Der Pfleger 37 (1998)

Schell, W.: Injektionsproblematik aus rechtlicher Sicht, 5. Aufl. Kunz 2001

41 Infusion und Transfusion

Michael Färber, Monika Hensel

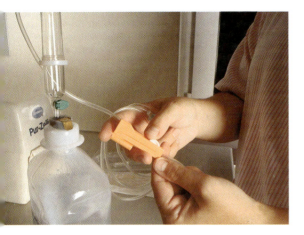

A Infusionstherapie

Michael Färber

41.1 Theoretische Grundlagen

Ein großer Teil der stationär aufgenommenen Kinder machen während ihres Krankenhausaufenthaltes in der Kinderklinik Erfahrung mit der Infusionstherapie. Dies stellt für das Kind einen großen Eingriff dar, der mit Angst verbunden ist, Angst in Form von Stress und Ausgeliefertsein. Deshalb ist hier besonders die altersentsprechende und einfühlsame Vorbereitung auf die geplante Infusionstherapie durch Arzt und Pflegekraft erforderlich.

41.1.1 Begriffsbestimmungen

Definition ⸱⸱⸱▸ Eine Infusion (lat. infundere = hineingießen) ist das tropfenweise Einfließenlassen von Flüssigkeit in den Körper unter Umgehung des Magen-Darm-Traktes.

Eine Infusionslösung kann auf unterschiedlichen Wegen infundiert werden:
⸱⸱⸱▸ in eine Vene (intravenöse Infusion),
⸱⸱⸱▸ in eine Arterie (intraarterielle Infusion),
⸱⸱⸱▸ ins Unterhautfettgewebe (subcutane Infusion),
⸱⸱⸱▸ in einen Röhrenknochen (intraossäre Infusion).

Eine Infusionstherapie kann mehrere Ziele verfolgen, z. B.:
⸱⸱⸱▸ Regulierung des Wasser- und Elektrolythaushaltes,
⸱⸱⸱▸ Wiederherstellung des Säure-Basen-Gleichgewichtes,
⸱⸱⸱▸ Regulierung des Flüssigkeitshaushaltes (Volumensubstitution) auf Grund von Blutverlust, Plasmaverlust (z. B. nach Verbrühung/Verbrennung), sowie Flüssigkeitsverlust im Rahmen von Durchfall und Erbrechen,
⸱⸱⸱▸ ausreichende Nährstoffzufuhr (parenterale Ernährung),
⸱⸱⸱▸ Osmotherapie (Ausschwemmung von Ödemen),
⸱⸱⸱▸ Medikamentenverabreichung.

Die Dauer der Infusionstherapie ergibt sich aus der Zielsetzung und der Situation des Kindes. Hier wird unterschieden zwischen einer Dauerinfusion über mehrere Stunden bis Tage (z. B. bei parenteraler Ernährung) und der Kurzinfusion, die in der Regel höchstens über 3 Stunden (z. B. Antibiotika) infundiert wird.

Wasser- und Elektrolythaushalt

■ **Wasser**

Der erwachsene menschliche Körper besteht zu 55–65 % aus Wasser, Säuglinge und Kleinkinder sogar zu 70–75 %. Somit ist Wasser die Grundsubstanz in unserem Organismus. Drei Viertel des vorhandenen Wassers befindet sich im Inneren der Zellen (intrazellulärer Raum) und nur ein Viertel außerhalb (extrazellulärer Raum). Folglich spielen sich im menschlichen Körper alle chemischen Reaktionen in einem wässrigen Milieu ab.

■ **Elektrolythaushalt**

Innerhalb der Körperflüssigkeit sind Elektrolyte enthalten, die für uns von existentieller Bedeutung sind.

Definition ⸱⸱⸱▸ Elektrolyte sind Verbindungen (Säuren, Basen, Salze), die in wässrigen Lösungen in positiv (Kationen) und negativ (Anionen) geladene Teilchen zerfallen.

■ **Regulation**

Die Zusammensetzung der Elektrolyte in den verschiedenen Flüssigkeitsräumen ist unterschiedlich und wird durch Kontroll- und Regelmechanismen konstant gehalten. Mit dieser als **Homöostase** beschriebenen Konstanz des Wasser- und Elektrolythaushaltes ist verbunden:
⸱⸱⸱▸ Aufrechterhaltung der konstanten Ionenzusammensetzung (Isoionie),

Infusion und Transfusion

⇢ Aufrechterhaltung des osmotischen Drucks (Isotonie),
⇢ Aufrechterhaltung des Säure-Basen-Gleichgewichts (Isohydrie).

Die Niere hat bei dieser Regulation eine wichtige Aufgabe. Überflüssige Ionen, die die Homöostase stören, werden über den Harn ausgeschieden.

Der menschliche Organismus versucht die unterschiedlichen Konzentrationen der Lösungen in den jeweiligen Räumen in einem konstanten Gleichgewicht zu halten, d.h. die Anionen und Kationen sind im extrazellulären und intrazellulären Raum im Gleichgewicht. Dieser Vorgang wird mit dem Begriff **Osmose** bezeichnet.

Definition ⇢ Eine Osmose (griech. osmo = Stoß) ist der Übertritt (Diffusion) des Lösungsmittels von einer weniger stark konzentrierten Lösung in eine stärker konzentrierte Lösung durch eine dazwischen liegende halbdurchlässige (semipermeable) Membran.

Dieser Regelmechanismus kann durch verschiedene Ursachen, z.B. Krankheit, Operationen oder Unfälle, gestört sein. In diesem Fall ist der Körper nicht mehr in der Lage die Veränderungen von Volumen- oder Elektrolytverschiebungen zu kompensieren. Es besteht die Indikation der Infusionstherapie.

Infusionslösungen

Sterile Infusionslösungen sind zur Zeit in drei verschiedenen Behältertypen im Handel:
⇢ Glasflaschen,
⇢ Kunststoffflaschen,
⇢ Kunststoffbeutel.

Ihr Fassungsvermögen beträgt zwischen 50 und 1000 ml. Desweiteren besteht noch die Möglichkeit, in dafür vorgesehenen Mischbeuteln Infusionslösungen zu mischen.

Merke ⇢ **Sicherheit.** Grundsätzlich müssen alle Infusionsbehältnisse auf sichtbare Beschädigungen überprüft werden. Desweiteren werden die zu infundierenden Infusionslösungen auf Verfallsdatum, Aussehen (klar oder verfärbt), sowie eventuelle Auflockerungen oder sonstige Beimengungen überprüft. Sollte eine Auffälligkeit vorliegen, ist das Infusionsbehältnis zu entsorgen.

Es wird unterschieden zwischen isotonen, hypotonen und hypertonen Infusionslösungen:
⇢ Eine isotone Infusionslösung hat den gleichen osmotischen Druck wie das Blutplasma (ca. 300 mosmol/l),
⇢ eine hypotone Infusionslösung hat einen niedrigeren osmotischen Druck und somit eine niedrigere Osmolarität (< 270 mosmol/l),
⇢ eine hypertone Infusionslösung hat demzufolge einen höheren osmolaren Druck (> 310 mosmol/l).

Infusionslösungen werden in vier große Hauptgruppen gegliedert:
⇢ Basislösungen,
⇢ Korrekturlösungen,
⇢ Nährlösungen,
⇢ Infusionslösungen zum Volumenersatz.

Die nachfolgende Tabelle **(Tab. 41.1)** soll einen Überblick über die Hauptgruppen und Indikationen von Infusionslösungen geben.

Berechnung der Infusionsgeschwindigkeit

Als Grundlage aller Geschwindigkeitsberechnungen einer schwerkraftgesteuerten Infusion gilt folgende Regel: 1 ml entspricht 20 Tropfen einer gebräuchlichen Infusionslösung.

■ Berechnung der Tropfenzahl

Angeordnet sind Gesamtinfusionsmenge und Infusionsdauer.

Tabelle 41.1 ⇢ Hauptgruppen von Infusionslösungen und deren Indikation

Infusionslösung	Indikation	Information
Basislösungen		
⇢ elektrolytfreie Kohlenhydratlösung (z.B. Glucose 5%)	⇢ Zufuhr von Flüssigkeit ⇢ Zufuhr von Kohlenhydraten ⇢ Trägerlösung für Medikamente	Basislösungen sind isoton bzw. hypoton
isotone NaCl 0,9%	⇢ Trägerlösung	
⇢ Elektrolytlösungen mit Wasser (z.B. Jonosteril)	⇢ Ergänzungslösungen	
⇢ Elektrolytlösung mit Wasser und Kohlenhydraten (z.B. Jono HD 5)		

Fortsetzung ▶

Tabelle 41.1 ⇢ (Fortsetzung)

Infusionslösung	Indikation	Information
Korrekturlösungen		
⇢ korrigierende Elektrolytlösungen, z.B. Jonosteril päd I, Jonosteril päd II	⇢ zur Korrektur bei Störung des Wasser-Elektrolythaushaltes	⇢ $1/3$ Elektrolytlösungen (Natriumgehalt ist <60 mosmol/l) ⇢ $1/2$ Elektrolytlösungen: Natriumgehalt zwischen 61–90 mosmol/l ⇢ $2/3$ Elektrolytlösungen: Natriumgehalt zwischen 91–120 mosmol/l ⇢ Vollelektrolytlösungen: Natriumgehalt über 140 mosmol/l
⇢ Elektrolytkonzentrate/Elektrolytzusätze, z.B. Natriumchlorid-Lösung 5,85%, Kaliumchlorid 7,45%		⇢ Elektrolytzusätze sind hochprozentige Elektrolytlösungen mit nur einem Inhaltsstoff, z.B. Calcium, Kalium. Sie werden den Basislösungen zugesetzt. Zusätze müssen immer verdünnt infundiert werden, da die hohe Konzentration zur Venenreizung oder zur Stoffwechselentgleisung bis hin zum lebensbedrohlichen Zustand führen kann.
⇢ Osmodiuretika, z.B. Osmosteril	⇢ zur Ausschwemmung von Ödemen ⇢ zur Prophylaxe und Therapie eines Hirnödems ⇢ zur forcierten Diurese, z.B. bei Vergiftungen	⇢ Infusionslösungen zur Osmotherapie sind hyperton und binden deshalb Wasser. Zunächst gelangt die Flüssigkeit aus dem Interstitium zurück in die Blutbahn. Später wirken die Osmodiuretika im Glomerulumfiltrat der Niere, vermindern die Rückresorbtion von Wasser und somit kommt es zu einer gesteigerten Diurese.
⇢ Lösungen zur Wiederherstellung des Säure-Basen-Haushaltes, z.B. Natriumbicarbonat	⇢ Alkalose ⇢ Azidose	⇢ Infusionslösungen zur Wiederherstellung des Säure-Basen-Haushaltes wirken hyperosmolar.
Nährlösungen		
⇢ Aminosäurelösungen, z.B. Aminosteril KE päd	⇢ Zufuhr von Eiweiss als Teil der parenteralen Ernährung	⇢ lichtgeschützt lagern ⇢ langsames Infundieren, da sie ansonsten wieder über die Niere ausgeschieden werden.
⇢ Fettlösungen, z.B. Lipovenös	⇢ zur Deckung des Bedarfs an Energie und essentiellen Fettsäuren	⇢ Fettlösungen nur langsam infundieren. ⇢ Fettlösliche Vitamine (E, D, K, A) können der Fettemulsion zugesetzt werden. Die Applikation muss dann lichtgeschützt erfolgen.
⇢ hochprozentige Kohlenhydratlösung, z.B. Combisteril I	⇢ Energiezufuhr ⇢ parenterale Ernährung ⇢ Ausgleich von Hypoglykämien	⇢ Kohlenhydratlösungen werden in Form von Zucker (z.B. Glucose) zugeführt, ⇢ hochprozentige, hypertone Infusionslösungen Osmolarität >800 mosmol/l werden über einen zentralen Venenkatheter infundiert, da es ansonsten zur starken Venenreizung kommt.
⇢ Vitamine, z.B. Soluvit	⇢ als Zusatz zur parenteralen Ernährung oder Vitaminmangelerscheinungen	⇢ Vitaminlösungen werden lichtgeschützt infundiert.
⇢ Spurenelemente		
⇢ Kombinationslösungen (enthalten Aminosäuren, Kohlenhydrate und Elektrolyte)		
Infusionslösung zum Volumenersatz, z.B. Plasmasteril	⇢ akuter Blutverlust ⇢ hypervolämischer Schock	⇢ bei Plasmaersatzmitteln besteht die Gefahr einer anaphylaktoiden Reaktion

Merke ⇢ Die Berechnungsformel lautet:
Tropfenzahl = (Infusionsmenge in ml × 20 Tropfen/ml) : (Infusionsdauer in Std. × 60 min/h).

Beispiel. Ein Kleinkind soll postoperativ 300 ml einer Infusionslösung innerhalb von 5 Std. infundiert bekommen. Berechnung : (300 × 20) : (5 × 60) = 6000 : 300 = 20. Das Kind erhält 20 Tropfen in der Minute.

■ **Berechnung der Einlaufzeit**
Angeordnet sind Tropfenzahl/min und Gesamtinfusionsmenge.

Merke ⇢ Die Berechnungsformel lautet:
Infusionszeit = (Infusionsmenge in ml × 20 Tropfen/ml) : (Tropfenzahl/min × 60 min/h).

Beispiel. Ein Schulkind bekommt postoperativ 1800 ml Gesamtinfusionsmenge mit einer Tropfenzahl von 40 Tropfen/min infundiert. Berechnung: (1800 × 20) : (40 × 60) = 36000 : 2400 = 15. Die Infusionstherapie ist nach 15 Stunden beendet.

41.1.2 Zuständigkeitsbereiche

Anordnungsverantwortung

Die Anordnungs- und Gesamtverantwortung der Infusionstherapie obliegt ausschließlich dem ärztlichen Dienst. Er trifft im Rahmen dieses Verantwortungsbereiches folgende Entscheidungen:
⇢ Zu infundierende Lösung,
⇢ Infusionart (Dauer- oder Kurzinfusion),
⇢ Applikationsart der Infusion,
⇢ Einlaufgeschwindigkeit und Gesamtmenge der Infusion,
⇢ Zusatz von eventuellen Medikamenten.

Merke ⇢ **Dokumentation.** Anordnungen im Rahmen der Infusionstherapie müssen vom Arzt schriftlich dokumentiert und mit Unterschrift oder Handzeichen unterzeichnet werden.

Durchführungsverantwortung

Nach Anordnung des ärztlichen Dienstes übernehmen examinierte Pflegepersonen die Durchführungsverantwortung bezüglich ihres Handelns. Auszubildende in der Kinderkrankenpflege tragen nach theoretischer und praktischer Unterrichtung zusammen mit der jeweiligen examinierten Pflegeperson einen Teil der Durchführungsverantwortung.
Die Durchführungsverantwortung beinhaltet folgende Punkte:
⇢ Die Vorbereitung der Infusionslösung unter hygienischen Gesichtspunkten,
⇢ das korrekte Zumischen von Medikamenten in die Infusionslösung,
⇢ das Anhängen der Infusionslösung bei liegendem intravenösen Zugang,
⇢ die korrekte Einstellung der Tropfenzahl bei schwerkraftgesteuerten Infusionen,
⇢ die korrekte Eingabe der zu infundierenden Milliliter pro Stunde bei pumpengesteuerter Infusion,
⇢ die Überwachung der laufenden Infusionstherapie bzgl. der korrekten Einlaufgeschwindigkeit,
⇢ die Beobachtung der Einstichstelle der Venenverweilkanüle, sowie des umliegenden Gewebes und des Allgemeinzustandes des Kindes,
⇢ das Auswechseln von Infusionslösungen, sowie von Infusionssystemen.

41.2 Pflegerische Aufgaben

41.2.1 Vorbereitung, Wechsel und Entfernen einer Infusion

Bevor mit der Infusionstherapie begonnen werden kann, müssen die notwendigen Materialien rationell auf einer zuvor desinfizierten Arbeitsfläche zusammengestellt werden. Folgende Materialien werden grundsätzlich benötigt:
⇢ Infusionsständer,
⇢ ggf. Nachttisch als Abstellmöglichkeit für eine Spritzenpumpe bei Säuglingen oder Spezialhalterungen für Spritzenpumpen,
⇢ Infusionssystem (für Schwerkraftinfusion oder für Infusionspumpe),
⇢ ggf. Infusionspumpe **(Abb. 41.1)** oder Infusionsspritzenpumpe **(Abb. 41.2)**,
⇢ angeordnete Infusionslösung (auf Verfallsdatum achten!),
⇢ Materialien zur Beschriftung des Infusionsbehältnisses, z. B. Aufkleber oder wasserfester Stift.

Vorbereitung einer Schwerkraftinfusion

Die Vorbereitung einer Schwerkraftinfusion erfolgt in mehreren Schritten:
Nach einer Händedesinfektion **(Abb. 41.3a)** wird die Verschlusskappe der Infusionsflasche geöffnet. Nach neuesten Erkenntnissen muss der darunter befindliche Gummistopfen nicht desinfiziert werden (ggf. Herstellerangaben beachten). Das steril verpackte Infusionssystem wird geöffnet und aus der Verpackung genommen **(Abb. 41.3b)**.
Der Einstichdorn wird unter aseptischen Bedingungen durch den Gummistopfen gestochen **(Abb. 41.3c)**, dabei sind Rollklemme und Luftfilter

Pflegerische Aufgaben 41

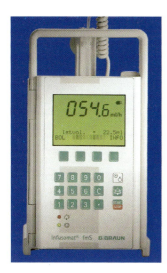

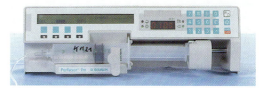

Abb. 41.1 Infusionspumpe. Beim Infusomaten sind Infusionsgeschwindigkeit und Volumen einzustellen (Fa. BBraun)

Abb. 41.2 Infusionsspritzenpumpe. Der Perfusor ermöglicht eine genaue Einstellung auch bei kleineren Infusionsmengen (Fa. BBraun)

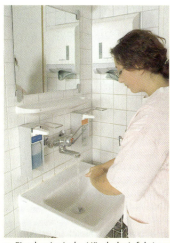

a Eine hygienische Händedesinfektion wird durchgeführt

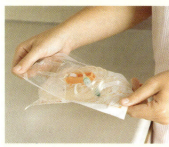

b Infusionsbesteck wird aus der Verpackung genommen

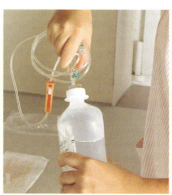

c Einstichdorn wird in den Gummistopfen gestochen

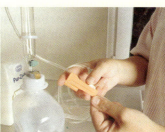

d Rollerklemme wird geschlossen

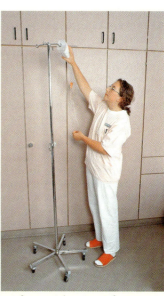

e Infusion wird an einen Infusionsständer gehängt

Abb. 41.3 a–e Vorbereitung einer Infusion.

827

geschlossen **(Abb. 41.3 d)**. Die Infusionsflasche wird am Infusionsständer aufgehängt **(Abb. 41.3 e)**. Die Tropfkammer wird durch Pumpen bis zur Hälfte gefüllt, dann wird der Luftfilter geöffnet und das Infusionssystem wird luftleer gemacht. Die Infusionsflasche wird mit Patientennamen, Uhrzeit und Zimmernummer beschriftet und eventuelle Zusätze vermerkt.

> **Praxistipp** Beim Füllen eines Infusionssystems für Infusionspumpen sollte das Infusionssystem nicht zu schnell mit der Infusionslösung entlüftet werden, da es zur Bildung von mikrokleinen Luftbläschen kommen kann. Da die Infusionspumpe auf jedes noch so kleine Luftbläschen mit Alarm reagiert, kann dies unter Umständen bedeuten, dass die Infusion mit einem neuen Infusionssystem versehen werden muss. Dies beinhaltet für das Pflegepersonal einen erhöhten Zeitaufwand sowie einen erhöhten Materialverbrauch.

Vorbereitung einer Infusion mit Zusätzen

Um eine Infusion vorzubereiten werden folgende zusätzliche Materialien benötigt:
- Steril verpackte Spritzen (je nach aufzuziehendem Volumen),
- steril verpackte Kanülen zum Aufziehen des Zusatzes,
- sterilisierte Tupfer,
- eine Abwurfschale,
- den im Infusionsplan angeordneten Infusionszusatz.

> **Merke Recht.** Die Zubereitung einer Infusion mit Zusätzen ist mit der Herstellung eines Medikaments gleichzustellen und ist daher laut Gesetz in den Zuständigkeitsbereich eines Apothekers einzuordnen. Nur wenn dies aus organisatorischen Gründen in einer Klinik nicht möglich ist, darf die Infusion im stationären Bereich auf ärztliche Anordnung unter streng aseptischen Bedingungen und erst unmittelbar vor der Verabreichung zubereitet werden.

Nachdem alle Materialien gerichtet wurden, erfolgt eine hygienische Händedesinfektion. Falls sich der benötigte Infusionszusatz in einer Glasampulle befindet, wird der Ampullenhals an der dafür vorgesehenen Markierung mit einem Tupfer abgebrochen. Plastikampullen werden durch Drehen der Spitze geöffnet. Die Spritze, sowie die Kanüle, werden steril aus der Verpackung genommen und die Kanüle auf die Spritze aufgesetzt.

Die Schutzkappe der Kanüle wird entfernt und die angeordnete Menge des Ampulleninhaltes aufgezogen. Wenn die Kanüle beim Aufziehen nicht kontaminiert wurde, kann diese weiterverwendet werden. Ansonsten erfolgt ein Kanülenwechsel. Der Inhalt der Spritze wird vorsichtig in die Grundinfusion eingespritzt.

> **Praxistipp** Bei der Entstehung von Überdruck in der Infusionsflasche durch Zuspritzen von größeren Flüssigkeitsmengen, sollte nach einer Unterbrechung des Zuspritzens, Luft aus der Infusionsflasche in die Spritze aspiriert werden. Nun ist das Einspritzen einer weiteren Teilmenge möglich. Dieser Vorgang wird so lange wiederholt, bis das gesamte Volumen zugefügt ist.

Die Kanüle wird entfernt und der Gummistopfen desinfiziert (Wischdesinfektion, dabei Einwirkzeit beachten!). Die Infusion mit Zusatz wird dann wie bei der Vorbereitung der Infusion weiter verarbeitet.

Vorbereitung einer Infusionsspritze (Perfusorspritze)

Mit einer Infusionsspritzenpumpe werden kleinere Mengen an Infusionslösungen infundiert. Eine Infusionsspritze hat ein Volumen von 50 ml. Zur Vorbereitung einer Infusion mittels Infusionsspritzenpumpe wird zusätzlich eine Infusionsspritze sowie eine Infusionsspritzenleitung benötigt. Jede Infusionsspritze ist mit einer Kanüle zum Aufziehen versehen. Eine Infusion mittels Infusionsspritzenpumpe besteht immer aus einer Basisinfusionslösung und ggf. weiteren Zusätzen.

Zunächst ist immer die Basislösung aufzuziehen, z. B. 30 ml Glucose 5 %. Auch hier gilt die Regel: Wurde die Kanüle beim Aufziehen nicht kontaminiert, so kann diese weiter verwendet werden. Ansonsten passt jede andere Aufziehkanüle auf die Perfusorspritze. Der Zusatz wird in einer weiteren sterilen Spritze aufgezogen und in die zurückgezogene Perfusorspritze unter sterilen Bedingungen zugespritzt. Die Perfusorleitung wird auf die Perfusorspritze aufgeschraubt und luftleer gemacht. Auf die Spritze wird nun ein Aufkleber geklebt, auf dem der Inhalt im Detail aufgeführt ist.

Vorbereitung einer Infusion in einer Laminar-Air-Flow-Einheit

Neben der herkömmlichen Vorgehensweise beim Vorbereiten der Infusion, besteht die Möglichkeit, die Infusion in einer Laminar-flow-Einheit zuzubereiten **(Abb. 41.4)**. Die Laminar-Flow-Einheit gewährleistet, dass das Aufziehen unter sterilen Bedingungen erfolgt, da die Luft durch ein spezielles Filtersystem zu 99,997 % von allen Partikeln gereinigt wird, die größer als 3 µm sind. Es wird unterschieden zwischen einem Horizontalstrom und einem Vertikalstrom Laminar-Air-Flow.

Vor Inbetriebnahme muss das Gerät auf die vom Hersteller angegebene Betriebsstufe eingeschaltet werden. Laut Herstellerangabe muss die Lüftung mindestens 15 Minuten vorlaufen, um die Luft im Arbeitsbereich zu reinigen. Während der Vorlaufzeit

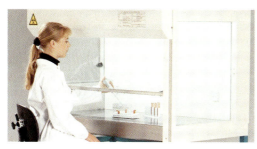

Abb. 41.4 Laminar-flow-Einheit. Sie ermöglicht die Zubereitung von Infusionen unter sterilen Bedingungen

wird der Arbeitsbereich innerhalb des Laminar-Air-Flow mit einem Flächendesinfektionsmittel desinfiziert. Es sollte hier ein Flächendesinfektionsmittel mit einer möglichst kurzen Einwirkzeit benutzt werden.

Voraussetzung ist, dass die Pflegeperson mit sterilem Kittel, sterilen Handschuhen, Mundschutz und Haube unter sterilen Bedingungen arbeitet und die Betriebsanleitung lückenlos beachtet. Desweiteren muss die Pflegeperson eine Geräteeinweisung laut Medizinproduktebetreiberverordnung absolviert haben.

 Merke Recht. Jede zubereitete Mischinfusion ist pharmakologisch als Arzneimittel zu betrachten!

Wechseln des Infusionsbehältnisses und des Infusionssystems

Im Vorfeld werden Kind und Eltern über das Wechseln des Infusionsbehältnisses und des Infusionssystems informiert. Der Wechsel von Infusionsflasche und Infusionssystem erfolgt unter aseptischen Bedingungen!

 Merke Sicherheit. Bei der Verwendung von Klemmen, um festsitzende Schraubverbindungen zu öffnen, ist darauf zu achten, dass ausschließlich armierte Klemmen benutzt werden. Es besteht ansonsten die Gefahr der Haarrissbildung am Verbindungsstück. Diese stellen eine Eintrittsstelle für Keime und Luft dar.

Glucosehaltige Mischinfusionen sollten in der Regel nicht länger als 6 Stunden laufen, es sei denn, sie wurden unter dem Lamina-Air-Flow aufgezogen. Ansonsten ist die Gefahr der Keimbesiedlung erhöht. Sofern eine Infusion mittels Schwerkraft einläuft, ist es wichtig, das Infusionssystem nie leerlaufen zu lassen.

Es erfolgt zunächst eine hygienische Händedesinfektion. Vor dem Wechseln der Infusionsflasche muss die Rollklemme geschlossen werden. Der Alarm der Infusionspumpe wird kurzfristig unterdrückt. Die Verschlusskappe der Infusionsflasche wird geöffnet und der Einstichdorn des Infusionssystems senkrecht nach oben haltend in die Infusionsflasche eingestochen.

Nach dem Öffnen der Rollklemme wird die Alarmunterbindung der Infusionspumpe deaktiviert sowie die Einlaufgeschwindigkeit überprüft. Bei einer schwerkraftgesteuerten Infusion wird ebenfalls die Tropfenzahl erneut eingestellt.

Entfernen der Infusion und der Venenverweilkanüle

Die Beendigung der Infusionstherapie sowie das Entfernen der Venenverweilkanüle wird vom Arzt angeordnet.

Zunächst wird das Kind sowie die Eltern über die geplante Maßnahme informiert. Vor dem Entfernen der Kanüle wird das Infusionssystem mit der Rollklemme abgeklemmt und ggf. die Infusionspumpe ausgeschaltet. Zum Eigenschutz werden unsterile Einmalhandschuhe getragen. Der Verband sowie eine eventuelle Schiene wird entfernt. Um die Pflasterstreifen besser ablösen zu können, empfiehlt es sich, das Pflaster vorsichtig mit Hautdesinfektionsmittel oder einem speziellen Pflasterentferner zu benetzen.

Nachdem die Kanüle vorsichtig herausgezogen wurde, muss die Einstichstelle ca. 1–2 Minuten mit einem sterilen Tupfer komprimiert werden, bis die Blutung zum Stillstand (sistieren) gekommen ist. Das Kind erhält nun ein buntes hautfreundliches Kinderpflaster auf die Einstichstelle. Sollte kein Kinderpflaster auf Station vorrätig sein, so besteht die Möglichkeit das normale Pflaster anzumalen. Dies kann unter Umständen auch vom Kind durchgeführt werden.

Die Beendigung der Infusionstherapie sowie das Entfernen der Venenverweilkanüle wird von der Pflegeperson im Dokumentationssystem mit Datum und Uhrzeit dokumentiert.

41.2.2 Legen eines peripheren Gefäßzugangs

Das Legen eines peripheren Gefäßzugangs kann je nach Alter des Kindes ein traumatisches Erlebnis sein. Daher ist eine altersgerechte Vorbereitung, Anwesenheit der Bezugsperson, schmerzreduzierende Maßnahmen vor dem Eingriff und eine angstmindernde Gestaltung der Umgebung wichtig.

■ **Vorbereitung**
Die notwendigen Materialien **(Abb. 41.5)** werden von der Pflegeperson auf einem Tablett gerichtet und stellen sich, wie folgt, zusammen:
Material.
- Schutzkittel,
- unsterile Handschuhe,
- sterilisierte Tupfer,

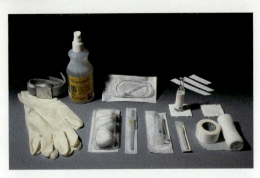

Abb. 41.5 ⇢ **Material zum Legen einer Venenverweilkanüle.** Das Material sollte auf einer sterilen Arbeitsfläche vorbereitet werden

⇢ Hautdesinfektionsmittel,
⇢ Venenverweilkanülen **(Abb. 41.6)**,
⇢ Pflaster, Verband, evtl. Schiene,
⇢ Abwurfschale,
⇢ Stauschlauch,
⇢ 2 ml oder 5 ml Spritze mit Verbindungsleitung, welche mit isotonischer Kochsalzlösung gefüllt ist,
⇢ ggf. Dreiwegehahn **(Abb. 41.7)**.

Kind. Das Kind wird einfühlsam und altersgerecht von der Pflegeperson informiert. An erster Stelle steht die Ehrlichkeit gegenüber dem Kind. Auf keinen Fall darf verschwiegen werden, dass das Leben einer Venenverweilkanüle schmerzhaft ist. Die Eltern des Kindes werden durch den ärztlichen Dienst über das Legen der Venenverweilkanüle, sowie der geplanten Infusionstherapie, informiert. Ein älteres Kind wird darüber informiert, dass es beim Legen der Venenverweilkanüle ruhig liegen bleiben muss.

Je nach Alter des Kindes sollte das Kind durch eine zweite Pflegeperson gehalten werden, damit die Venenpunktion sicher erfolgen kann. Die Eltern oder Bezugsperson sollten, wenn möglich, beim Legen der Verweilkanüle anwesend sein.

Zur Schmerzreduktion besteht die Möglichkeit ca. 45 Minuten vor dem Eingriff, auf ärztliche Anordnung, zur Analgesierung ein anästhesierendes Salbenpflaster gemäß den Herstellerangaben auf der Punktionsstelle aufzukleben.

Folgende Punkte helfen dem Kind den Umgang mit der Infusionstherapie zu erleichtern. Bei der Auswahl der Infusionsstelle soll darauf geachtet werden, dass das Kind in seinen Lebensaktivitäten möglichst wenig beeinträchtigt wird:
⇢ Ist das Kind Rechts- oder Linkshänder?
⇢ Gibt es einen Lieblingsfinger zum Lutschen?
⇢ Hat das Kind ausreichend weite Kleidung an?

■ **Durchführung**

Zu Beginn der Maßnahme erfolgt eine hygienische Händedesinfektion. Das Legen der Venenverweilkanüle ist ärztliche Aufgabe. Die Lagerung und Fixierung erfolgt durch eine zweite Pflegeperson. Das Kind ist dabei in Rückenlage. Beim Legen einer Venenverweilkanüle tragen Arzt und Pflegeperson zum Eigenschutz unsterile Einmalschuhe.

Folgende Punktionsstellen eignen sich zur Punktion und zum Anlegen einer Venenverweilkanüle:
⇢ Handrücken (Venenbogen am Handrücken),
⇢ Ellenbeuge (Vena cephalica),
⇢ Unterarm (Vena cephalica),
⇢ Fußrücken (Venenbogen am Fußrücken),
⇢ Kopf (Vena supratrochlearis, Vena temporalis superficialis).

Nachdem die Punktionsstelle aufgefunden wurde, erfolgt das Stauen der Vene entweder durch die Hand der Pflegeperson oder einem Stauschlauch.

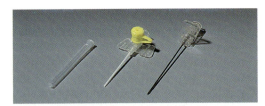

Abb. 41.6 ⇢ **Plastikverweilkanüle.** Der Stahlmandrin (rechts) wird nach dem Legen entfernt, so dass nur der freie Plastikschlauch in der Vene verbleibt

> **Merke** ⇢ **Beobachtung.** Es ist darauf zu achten, dass trotz Stauung der periphere Puls an der Extremität noch tastbar ist.

Nach der Desinfektion der gewählten Einstichstelle und korrekter Venenpunktion wird der Stahlmandrin etwas zurückgezogen und gleichzeitig die Plastikkanüle in die Vene geschoben. Die mit isotonischer Kochsalzlösung gefüllte Verbindungsleitung wird auf die Venenverweilkanüle gesteckt und langsam Kochsalzlösung in die Vene injiziert.

> **Merke** ⇢ **Beobachtung.** Veränderungen an und um die Punktionsstelle (z. B. Rötung, Schwellung) sowie Schmerzäußerungen des Kindes zeigen eine mögliche Fehlpunktion an!

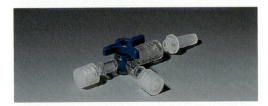

Abb. 41.7 ⇢ **Dreiwegehahn.** Er ermöglicht das korrekte Zuspritzen eines Medikaments bei laufender Infusionstherapie

Treten keine Auffälligkeiten auf, kann die Venenverweilkanüle mit Pflasterstreifen fixiert werden. Bei einer Venenpunktion an einer Extremität kann diese durch eine gepolsterte Schiene in physiologischer Mittelstellung ruhiggestellt werden. Es darf durch die Fixierung keine Stauung entstehen, um eine störungsfreie Infusionstherapie zu gewährleisten. Liegt die Venenverweilkanüle am Kopf, muss darauf geachtet werden, dass sich unter den Pflasterstreifen keine Haare befinden. Durch eine „Mütze" bestehend aus einem Netzverband wird die Venenverweilkanüle zusätzlich fixiert.

Die vorbereitete Infusion wird nach nochmaliger Kontrolle angeschlossen und die angeordnete Infusionsgeschwindigkeit bzw. Tropfenzahl eingestellt. Es ist darauf zu achten, dass die Infusionsleitung nicht abgeknickt ist, und die Verbindungsleitung mit der Infusionsleitung fest miteinander konnektiert sind.

■ Nachsorge

Das Legen einer peripheren Venenverweilkanüle ist für das Kind mit sehr viel Stress in Form von Angst, Schmerzen, Hilflosigkeit und Ausgeliefertsein verbunden. Deshalb ist es besonders wichtig, das Kind altersgerecht zu beruhigen und es für seine Tapferkeit zu loben.

Dies kann z. B. in Form einer Tapferkeitsmedaille oder eines kleinen Geschenkes erfolgen. Wurden vor dem Legen der Venenverweilkanüle Vereinbarungen mit dem Kind getroffen, z. B. ein kleines Geschenk, so sind diese dringend einzuhalten, da dies ansonsten einen großen Vertrauensbruch gegenüber dem Kind darstellt.

Die Infusionsflasche wird so platziert, dass sie nie direkt über dem Kopf des Kindes hängt, sondern immer an einem Infusionsständer an der dafür vorgesehenen Aufhängung. Zum Abschluss erfolgt eine hygienische Händedesinfektion.

■ Dokumentation

Im Infusionsplan wird zeitnah Datum und Uhrzeit mit Beginn der Infusionstherapie dokumentiert und mit dem Handzeichen der jeweiligen Pflegeperson abgezeichnet. Außerdem wird im Dokumentationssystem die Punktionsstelle, sowie eventuelle Besonderheiten (z. B. erfolgte Fehlpunktionen), dokumentiert.

41.2.3 Pflege eines Kindes mit Infusionstherapie

Eine laufende Infusionstherapie stellt für das Kind eine besondere Situation dar, da es zum Teil in seinen Lebensaktivitäten eingeschränkt ist. Daraus ergeben sich Pflegeprobleme, auf die im folgenden eingegangen wird.

Bei einem Kind mit laufender Infusionstherapie können folgende Pflegeprobleme entstehen:
- Probleme bei der eigenständigen Nahrungsaufnahme aufgrund der Bewegungseinschränkung,
- Probleme bei der eigenen Durchführung der Körperpflege, sowie des Kleidungswechsels, da aufgrund der Lokalisationsstelle der Venenverweilkanüle das Kind nicht mehr oder nicht ausreichend in der Lage ist, sich selbständig zu waschen,
- eingeschränkte Bewegungsmöglichkeiten,
- eingeschränkte Beschäftigungsmöglichkeit und daraus entstehende Langeweile,
- Gefahr von Schmerzen durch eine paravenös laufende Infusion,
- Gefahr von Unverträglichkeitsreaktionen,
- Gefahr von Infektionseintritt über die Venenverweilkanüle oder die Infusion,
- Gefahr einer Venenreizung an der Eintrittsstelle der Venenverweilkanüle.

Im Folgenden werden die Pflegemaßnahmen den Pflegezielen zugeordnet.

Weitestgehend eigenständige Körperpflege

Unter Berücksichtigung der Ressourcen des Kindes wird dem Kind soviel Hilfe angeboten wie es tatsächlich benötigt. Wichtig ist, dass das Kind dabei nicht überfordert wird.

> **Merke ⋯ Beobachtung.** Während der Durchführung der Körperpflege durch die Pflegekraft ist im besonderen Maße der Zustand von Haut und Schleimhäuten zu beobachten, da diese ein Bild über den Flüssigkeitshaushalt des Kindes geben.

Sind die Schleimhäute trocken sowie die Lippen spröde und lässt sich die Haut in Falten abheben, weist dies auf einen Flüssigkeitsmangel hin. In diesem Fall ist umgehend der Arzt zu informieren sowie die Beoabachtungen innerhalb des Pflegeberichts zu dokumentieren.

Wohlbefinden in geeigneter Kleidung

Eine periphere Venenverweilkanüle mit laufender Infusionstherapie ist keine Indikation, um dem Kind ausschließlich nur klinikspezifische Hemden (OP-Hemdchen) anzuziehen. Bei der Kleidung des Kindes ist darauf zu achten, dass diese weit genug ist, um problemlos gewechselt zu werden.

Liegt die Venenverweilkanüle beim Frühgeborenen, Neugeborenen oder Säugling am Füßchen, ist darauf zu achten, dass der Strampler keine Füße hat. Desweiteren ist es sinnvoll einen Strampler zu wählen, der zwischen den Beinen geknöpft ist, um ein problemloses Wechseln der Windeln zu ermöglichen.

> **Einbeziehung der Eltern ⋯** Es ist sinnvoll, die Eltern dahingehend zu beraten, dass sie von zu Hause weite Kleidung für ihr Kind mitbringen. Private Kleidung bedeutet für ein Kind immer etwas Gewohntes von zu Hause! Die weite Kleidung hat den Vorteil, dass beim Wechseln des T-Shirts eine Dekonnektierung des Infusionssystems verhindert werden kann.

Benötigt ein Kind für längere Zeit eine Infusionstherapie, so haben Eltern die Möglichkeit, die Ärmel von T-Shirts oder Pullover auf einer Seite zu öffnen und diese mit Klettverschlüssen zu versehen.

Beim Wechseln der Kleidung wird am Infusionssystem für kurze Zeit die Rollklemme verschlossen und die Infusionsflasche durch den Ärmel des Kleidungsstücks gesteckt. Hierbei ist darauf zu achten, dass der Belüftungsfilter an der Tropfkammer verschlossen ist. Somit wird die Benetzung des Filters mit Infusionslösung vermieden und seine Funktion bleibt erhalten.

Nach dem Wechseln der Kleidung wird die Infusionsflasche zurück an den Infusionsständer gehängt und den Belüftungsfilter sowie die Rollklemme geöffnet. Die Infusionspumpe wird erneut eingeschaltet bzw. die Tropfenzahl neu eingestellt.

Merke ⇨ Sicherheit. Ein unnötiges Dekonnektieren des Infusionssystems ist zu vermeiden, da jede Konnektion das Eindringen von Keimen begünstigt!

Weitestgehende Eigenständigkeit beim Essen und Trinken

Die Nahrungsaufnahme eines Kindes unter laufender Infusionstherapie ist oftmals ganz oder teilweise gestört. Auslöser für die gestörte Aufnahme von Nahrung und Flüssigkeit kann die Bewegungseinschränkung des Arms oder der Hand sein, an dem die Venenverweilkanüle lokalisiert ist. In diesem Fall ist die Nahrung von der Pflegeperson soweit vorzubereiten, dass das Kind, sofern es das Lebensalter und der Gesundheitszustand zulassen, eigenständig seine Nahrung zu sich nehmen kann.

Soll das Kind eine Kurzinfusion, z. B. ein Antibiotika, infundiert bekommen, so ist es in diesem Fall sinnvoll, das Essen vor oder nach der Kurzinfusion darzureichen.

Rechtzeitiges Erkennen einer unphysiologischen Gewichtsveränderung

Eine tägliche Gewichtskontrolle, wenn möglich immer zur gleichen Uhrzeit, ist obligatorisch. Außerdem erfolgt häufig auf ärztliche Anordnung eine Bilanzierung in Form von Ein- und Ausfuhrkontrolle, um ein eventuelles Einlagern von Flüssigkeit im Gewebe (Ödeme) rechtzeitig zu erkennen.

Einbeziehung der Eltern ⇨ Das Stillen eines Neugeborenen oder Säuglings mit laufender Infusionstherapie stellt kein Problem dar, sofern darauf geachtet wird, dass kein Zug an dem Infusionssystem entsteht und keine Gegenindikation aufgrund der Grunderkrankung besteht. Gegebenenfalls müssen Stillproben durchgeführt werden, um die Bilanzierung genau durchführen zu können.

Bestmögliche Bewegungsfreiheit

Auch Kinder mit laufender Infusion sollen möglichst an den Geschehnissen des Tagesablaufes auf Station teilnehmen.

Befindet sich die Kanüle am Fuß, kann das Kind für die Dauer der Infusionstherapie nicht alleine laufen. Damit es aber trotzdem nicht die gesamte Zeit im Bett verbringen muss, kann man ein Kleinkind beispielsweise auch in einen Buggy setzen. Es ist darauf zu achten, dass das Infusionssystem nicht unter Zug steht und die Infusionsflasche korrekt am Infusionsständer fixiert ist.

Einbeziehung der Eltern ⇨ Kind und Eltern müssen im Umgang mit dem Infusionsständer angeleitet werden. Desweiteren ist den Eltern zu erklären, dass sie sich bei Problemen des Kindes sowie technischen Störungen der Infusionspumpe, an eine Pflegeperson wenden.

Aus rechtlichen Gründen ist die Bedienung von medizinischen Geräten, also auch von Infusionspumpen, ausschließlich dem Fachpersonal überlassen.

Kinder mit laufender Infusion sind auch in ihrem Spielverhalten eingeschränkt. Deshalb ist ein adäquates Spiel- und Beschäftigungsangebot für das Kind sehr wichtig **(Abb. 41.8)**. Bei größeren Kindern besteht die Möglichkeit, ihnen zu erklären, dass sie nun vorübergehend nicht alles spielen können. Die Pflegekraft sollte ihnen jedoch Alternativmöglichkeiten aufzeigen können (s. S. 414).

Wahrung der Intimsphäre

Urin- oder Stuhlentleerung des Kindes sind im Bett auf einem Steckbecken oder in eine Urinflasche möglich. Soweit es das Lebensalter und der Gesundheitszustand des Kindes zulässt, ist der Gang auf das Töpfchen oder zur Toilette ebenfalls möglich.

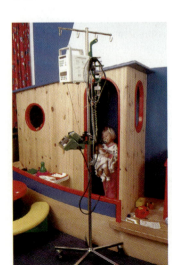

Abb. 41.8 ⇨ Spielverhalten. Mit laufender Infusion ist das Spielen zwar eingeschränkt aber nicht ausgeschlossen

Rechtzeitiges Erkennen von Schmerzen und Unverträglichkeiten

 Merke ⇢ Beobachtung. Während der Infusionstherapie ist das Kind kontinuierlich auf sein Allgemeinbefinden, Schmerzäußerungen und Unverträglichkeitsreaktionen, wie Rötung, Quaddelbildung, Tachykardie, Schweißausbruch zu beobachten. Desweiteren ist auch die Kontrolle der Fixierung, Kanülenlage, Infusionsgeschwindigkeit, Dichtigkeit und Durchgängigkeit des Systems erforderlich.

Kontrolliert werden muss hierfür mindestens einmal pro Arbeitsschicht die freie Lage des Infusionssystems, d. h. kein Abknicken oder Einklemmen der Leitung, und die Stellung des Dreiwegehahns.

Es ist sinnvoll das Kind sowie seine Eltern zur Selbstkontrolle anzuleiten, d. h. dass bei Auffälligkeiten, wie Schmerzen, Schwellung, sowie Hautrötung, eine Pflegeperson zu informieren ist.

Komplikationen

■ **Paravenös laufende Infusion**

Die Schmerzäußerung eines Kindes kann ein erstes Zeichen für eine paravenös (ins Gewebe) laufende Infusion sein. Es kommt zur Schwellung der Einstichstelle und des umliegenden Gewebes. Säuglinge äußern diese Schmerzen durch Schreien. In diesem Fall muss die Infusionstherapie zwingend unterbrochen werden und umgehend die Information des Arztes erfolgen, da einige Infusionslösungen und Medikamente Gewebsschädigungen und Nekrosen hervorrufen können, z. B. Infusionslösung mit Zusatz von Calcium. Eine Spülung durch den Arzt kann bei gravierenden Paravasaten durchgeführt werden, um die Symptome zu mildern.

Desweiteren muss innerhalb des Dokumentationssystems der Zeitpunkt, das Ausmaß sowie die Therapie im Zusammenhang mit der paravenös laufenden Infusion dokumentiert werden. In ausgeprägten Fällen sollte aus juristischen Gründen eine Fotodokumentation vorgenommen werden.

■ **Schmerzen auf Grund einer Phlebitis**

Eine Rötung an der Eintrittsstelle und/oder entlang der Vene, auch Phlebitis genannt, kann durch mechanischen Reiz der Venenverweilkanüle oder auch durch die einlaufende Infusionslösung entstehen. Diese Beobachtung ist dem ärztlichen Dienst mitzuteilen. Sollte die Venenverweilkanüle entfernt werden müssen, können auf ärztlicher Anordnung hin kühlende Umschläge oder Salben aufgetragen werden. Es ist zusätzlich sinnvoll die entsprechende Extremität hochzulagern.

Merke ⇢ Sicherheit. Vorsicht ist geboten beim Einsatz von kühlenden Umschlägen bei Säuglingen und temperaturinstabilen Patienten, da die Gefahr der Auskühlung besteht.

41.2.4 Legen eines zentralen Venenkatheters

Monika Hensel

 Definition ⇢ Als zentrale Venenkatheter bezeichnet man Katheter, deren Spitze in der oberen Hohlvene liegt.

Die korrekte Lage ist vor der Einmündung der oberen Hohlvene in den rechten Vorhof. Die Zugangsmöglichkeiten für zentrale Venenkatheter zeigt **Abb. 41.9**.

Der ärztliche Dienst ist zuständig für die Aufklärung der Eltern über die gegebene Indikation, das Legen des Katheters und führt Blutentnahmen und Injektionen am liegenden Katheter durch. Die Eltern müssen in der Regel ihr Einverständnis schriftlich bestätigen.

Die Pflegeperson ist verantwortlich für die Vorbereitung des Materials, die Assistenz beim Legen und für die Beobachtung und Betreuung des Kindes während und nach der Maßnahme.

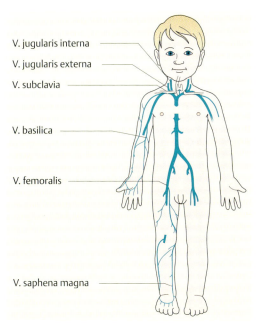

Abb. 41.9 ⇢ Zentraler Venenkatheter. Zugangsmöglichkeiten für einen ZVK

41 Infusion und Transfusion

■ Indikation

Die Indikation zum Legen eines intravasalen Katheters wird vom ärztlichen Dienst streng gestellt, denn es besteht eine hohe Komplikationsgefahr für die Kinder. Als Indikationen gelten:

- parenterale Ernährung über einen längeren Zeitraum,
- Notwendigkeit eines sicheren venösen Zugangs über einen längeren Zeitraum,
- Applikation von hochkonzentrierten Lösungen, z. B. Katecholaminen und Medikamenten, die periphervenös nicht verabreicht werden dürfen,
- schlechte periphere Venenverhältnisse,
- Messung des zentralen Venendruckes,
- Möglichkeit von häufigen Blutentnahmen ohne zusätzliche Schmerzbelastung des Kindes.

■ Vorbereitung

Die Pflegeperson erklärt mit einfachen Worten den Vorgang, sorgt für eine ruhige Umgebung und ausreichende Zimmerbeleuchtung. Bei Säuglingen erfolgt der Eingriff unter einer Wärmelampe, damit sie nicht auskühlen.

Das Kind wird auf ärztliche Anordnung sediert und analgesiert. Außerdem erfolgt eine Lokalanästhesie an der Punktionsstelle. Ein Monitoring, welches kontinuierlich Herzfrequenz, Sauerstoffsättigung und intermittierend Blutdruckwerte ermittelt, ist erforderlich. Der Systolenton am Monitor wird laut gestellt, denn das Auftreten von Herzrhythmusstörungen, z. B. Extrasystolen, kann ein Hinweis darauf sein, dass sich der Katheter bereits im rechten Vorhof befindet.

Material. Folgende Utensilien werden benötigt:

- Sterile Abdecktücher,
- steriles Lochtuch,
- sterile Kittel,
- sterile Handschuhe,
- Mundschutz und Haube,
- sterile Tupfer,
- Hautdesinfektionsmittel,
- sterile Nierenschale,
- sterile Spritzen und sterile Kanülen,
- sterile isotonische Kochsalzlösung (NaCl 0,9%),
- ZVK-Set **(Abb. 41.10)** mit Materialien in der Größe, die dem Alter bzw. der Größe des Kindes entsprechen (Zentraler Venenkatheter, Punktionskanüle, Dilatatorkanüle, Führungsdraht, Skalpell, Spritze),
- Nahtmaterial, Nadelhalter und sterile Schere,
- Verbandsmaterial, Pflaster,
- Infusionslösung mit Filterleitung, Dreiwegehähne,
- armierte Klemme, anatomische Pinzette,
- Abwurfmöglichkeit.

■ Durchführung

Hier wird exemplarisch auf die häufigste Vorgehensweise, das Legen des zentralen Venenkatheters über die Vena subclavia mit der Seldingertechnik, eingegangen.

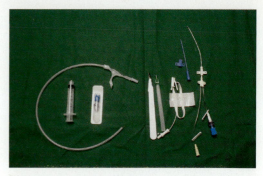

Abb. 41.10 ZVK-Punktionsset. Das Material sollte auf einer sterilen Arbeitsfläche vorbereitet werden

Zum Legen eines zentralen Venenkatheters werden ein Arzt, eine Pflegeperson beim Kind und eine weitere Pflegeperson in Rufweite benötigt. Zur Punktion der rechten Vena subclavia lagert die Pflegeperson das Kind in flacher Rückenlage mit einer Schulterrolle unter dem oberen Brustkorb, damit die Schulter leicht angehoben und der Arm etwas nach außen rotiert liegt. Eine leichte Kopftieflage während des Legens eines zentralen Venenkatheters verhindert das Entstehen einer Luftembolie **(Abb. 41.11)**.

 Merke **Hygiene.** Das Legen des zentralen Venenkatheters erfolgt grundsätzlich unter sterilen Bedingungen.

Nach gründlicher Händedesinfektion werden vom Arzt steriler Kittel, Mundschutz, Haube und sterile Handschuhe angezogen. Die Pflegeperson, die direkten Kontakt mit dem Kind hat, zieht sich ebenfalls steril an. Nun erfolgt die Hautdesinfektion des Punktionsgebietes. Es wird ein steril angereichtes Lokalanästhetikum injiziert. Das umliegende Punktionsgebiet wird mit einem sterilem Lochtuch abgedeckt.

Vor der Punktion wird der Katheter, bei mehrlumigen Kathetern alle Katheterschenkel, steril mit isotonischer Kochsalzlösung gefüllt. Der Arzt punk-

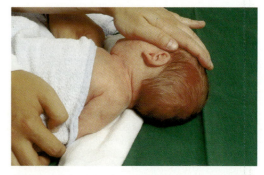

Abb. 41.11 **Lagerung zur Punktion der Vena subclavia.** Eine Unterlage unter den Schultern führt zu einer leichten Kopftieflage

tiert die Vene, entfernt den Mandrin und führt einen Führungsdraht in die Vene ein.

Im Anschluss wird die Punktionskanüle entfernt. Danach erfolgt die Verwendung eines Dilatators. Dieser wird über den Führungsdraht in die Vene geschoben, sodass Punktionsstelle und Gefäß erweitert werden. Dann wird der Dilatator wieder entfernt und der zentrale Venenkatheter über den Führungsdraht bis in die obere Hohlvene vorgeschoben. Der Draht dient dem leichteren Einführen des zentralen Venenkatheters und wird entfernt, nachdem der Katheter plaziert ist. Das Abmessen der Katheterlänge erfolgt anhand der Markierung oder mittels eines sterilen Lineals.

Zunächst erfolgt eine provisorische Fixierung des Katheters zur Röntgenkontrolle, um eine Fehllage des zentralen Venenkatheters auszuschließen. Nach dem Röntgen kann die endgültige Fixierung mit einer Hautnaht und Pflasterstreifen erfolgen. Die Fixierungspflaster werden so geklebt, das kein direkter Zug auf den Katheter entstehen kann. Die Einstichstelle wird mit einem sterilen Verband nach den kliniküblichen Standards abgedeckt. Danach werden nach ärztlicher Anordnung Infusionslösungen und Medikamente verabreicht.

> **Merke ⋯ Beobachtung.** Während der Punktion beobachtet die Pflegeperson kontinuierlich die Vitalzeichen, das Allgemeinbefinden, mögliche Schmerzreaktionen und das Hautkolorit des Kindes. Bei Auffälligkeiten muss der Vorgang sofort abgebrochen und das Problem behoben werden.

■ **Nachsorge**
Kind. Das Kind wird nach der Maßnahme entsprechend seines Krankheitsbildes bequem gelagert und durch liebevolles Zureden und Erklären beruhigt. Die Einstichstelle wird auf Nachblutungen kontrolliert und auf Veränderungen beobachtet.

> **Merke ⋯ Dokumentation.** Katheterart, Größe des Katheters, Fixierung, Punktionsstelle, Liegedauer und Beobachtungen und Besonderheiten während des Ablaufes werden im Patientendokumentationssystem vermerkt.

Das Kind muss gewissenhaft auf Anzeichen einer beginnenden Kathetersepsis beobachtet werden: Temperaturanstieg oder -abfall, hohe oder niedrige Herzfrequenz, Verschlechterung des Allgemeinzustandes, z.B. Appetitlosigkeit, Trinkschwierigkeiten, Spielunlust, Müdigkeit, blass-graues Hautkolorit und eine gestörte Mikrozirkulation können erste Infektionszeichen sein.

Ein hygienisch einwandfreies Handling am ZVK ist notwendig: Die Infusionssysteme inklusive Dreiwegehähne sind regelmäßig nach kliniküblichen Standards zu wechseln. Aus Sicherheitsgründen werden nur Infusionsleitungen, die mit einem Bakterien- und Partikelfilter ausgestattet sind, verwendet. Um einer Luftembolie vorzubeugen, wird der zentrale Venenkatheter beim Systemwechsel mit einer armierten Klemme oder den vom Hersteller vorgesehenen Klemmen abgeklemmt.

Sorgfältige Pflege und gewissenhafte Beobachtung der Eintrittsstelle und der Umgebung ermöglicht Veränderungen zu erkennen. Ein Verbandswechsel an der Eintrittsstelle wird regelmäßig nach den kliniküblichen Standards durchgeführt. Für einen Verbandswechsel stehen unterschiedliche Materialien und Techniken zur Verfügung. Die Einstichstelle und das umgebende Hautareal wird auf Entzündungszeichen wie z.B. Rötung, Schwellung und Sekretabsonderung inspiziert. Eine sichere Fixierung des Venenkatheters und sorgfältige Beobachtung des Kindes verhindert ein Abknicken oder Herausrutschen des Katheters.

Komplikationen

Beim Legen eines ZVK kann es zu folgenden Komplikationen kommen:
Fehlpunktion. Eine versehentliche Fehlpunktion kann zu Verletzungen an der Lunge führen, mit Eintritt von Luft (Pneumothorax), Lymphflüssigkeit (Chylothorax) oder Blut in den Pleuraspalt (Hämatothorax). Weitere mögliche Folgen können eine arterielle Punktion oder die Verletzung eines Nerves sein.
Infektion. Hautinfektion an der Eintrittsstelle oder Kathetersepsis, d.h. Eintritt von Bakterien in den zentralen Katheter, die zu einer lebensbedrohlichen Infektion führen kann.
Luftembolie. Eintritt von Luft beim Legen oder beim liegenden zentralen Venenkatheter in das Gefäßsystem.

Weitere Komplikationen sind Herzrhythmusstörungen, Entstehen von Blutgerinnseln, unkorrekte Katheterlage, Katheterabriss, Abknicken des Katheters.

41.2.5 Zentrale Venendruckmessung

> **Definition ⋯** Der zentrale Venendruck ist der Druck im thorakalem Hohlvenensystem.

Die ZVD-Messung dient zur Beurteilung des Füllungszustandes im venösem Blutsystem und der Funktion des rechten Herzens. Voraussetzung für die Messung des zentralen Venendruckes ist ein korrekt liegender zentraler Venenkatheter.

Der zentrale Venendruck kann über einen elektronischen Druckwandler an einem geeigneten Monitor oder einem mit steriler Kochsalzlösung gefüllten Flüssigkeitsmanometer gemessen werden. Die Messung ist Aufgabe des Pflegepersonals.

Indikationen zur zentralen Venendruckmessung sind:
- Überwachung der Herz-Kreislauffunktion bei schwerkranken Kindern, z. B. Schock, Sepsis,
- Störungen des Flüssigkeitshaushaltes,
- Herz- und Nierenerkrankungen.

Normwerte für den zentralen Venendruck sind bei Neugeborenen 0–3 mmHg und bei Säuglingen, Kleinkindern und Schulkindern 1–5 mmHg.

Hohe zentrale Venendrücke werden gemessen bei:
- Hypervolämie,
- Rechtsherzinsuffizienz,
- Perikarderguss.

Niedrige zentrale Venendrücke werden gemessen bei:
- Flüssigkeitsdefiziten,
- Sepsis,
- Schock.

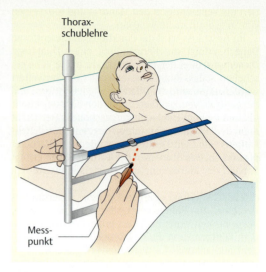

Abb. 41.12 ⸱⸱> **Nullpunktbestimmung zur ZVD-Messung.** Der Nullpunkt liegt auf der Höhe des rechten Herzvorhofs

Nullpunktbestimmung

Vor dem Messen muss als Ausgangswert der Nullpunkt bestimmt werden. Der Nullpunkt liegt auf der Höhe des rechten Vorhofes, an einer Stelle, die vom Brustbein des Kindes $2/5$ und von der Wirbelsäule $3/5$ des senkrechten Durchmessers des Brustkorbes entfernt ist. Mit einer Thoraxschublehre kann die Pflegeperson den Nullpunkt bei Kindern jedes Alters bestimmen.

Das Kind wird dazu, falls möglich, in flacher Rückenlage gelagert oder in Ausnahmefällen (z. B. Kinder mit Hirndruck oder bei Aspirationsgefahr) in leichter Oberkörperhochlage. Die Pflegeperson schiebt von der rechten Seite des Kindes vorsichtig den unteren Arm der Thoraxschublehre unter den Brustkorb auf Höhe der Brustwarzen. Der obere Arm der Thoraxschublehre mit der Wasserwaage befindet sich auf dem Brustkorb des Kindes. Der Nullpunkt befindet sich in Höhe des mittleren Zeigers und wird mit einem speziellem Hautstift markiert **(Abb. 41.12)**.

ZVD-Messung mit Flüssigkeitsmanometer

■ Vorbereitung

Die Kinder werden in flacher Rückenlage (oder in Abhängigkeit vom Krankheitsbild in leichter Oberkörperhochlage) gelagert. Der zentrale Venendruck muss immer in der gleichen Lage gemessen werden, damit die ermittelten Werte vergleichbar sind. Vor jeder Messung ist die Übereinstimmung der Markierung am Kind mit dem Nullpunkt der Messskala zu überprüfen **(Abb. 41.13)**.

Material. Es werden folgende Utensilien benötigt:
- Infusionssystem mit steriler isotonischer Kochsalzlösung gefüllt,
- Dreiwegehahn, Verbindungsleitung zum zentralen Venenkatheter,
- Messlatte mit Graduierung,

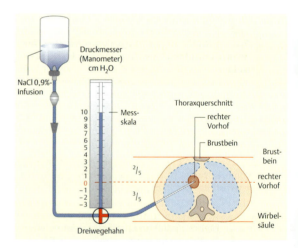

Abb. 41.13 ⸱⸱> **ZVD-Messung.** Die Markierung des Nullpunktes muss mit dem Nullpunkt auf der Messskala übereinstimmen

- Thoraxschublehre,
- Infusionsständer,
- Stift zur Nullpunktmarkierung.

■ Durchführung

Die Pflegeperson informiert das Kind, dass die ZVD-Messung nicht schmerzhaft ist, und erklärt die nun folgende Maßnahme. Das Kind sollte während der Messung nicht aufgeregt sein oder schreien, denn das Messergebnis ist bei Unruhe nur sehr ungenau. Die Messung erfolgt in drei Schritten **(Abb. 41.14)**:

Pflegerische Aufgaben 41

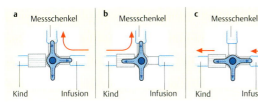

Abb. 41.14 ⇢ ZVD-Messung.
a Dreiwegehahn ist zum Messschenkel hin geöffnet, dieser füllt sich mit Flüssigkeit
b Dreiwegehahn ist zwischen Kind und Messschenkel geöffnet, sodass der Flüssigkeitspegel bis zum aktuellen ZVD sinkt
c Nach der Messung wird der Messschenkel geschlossen und die Infusion wieder mit dem Kind verbunden

1. Das Messsystem wird unter sterilen Bedingungen mit isotonischer Kochsalzlösung gefüllt und die Messskala an einem Infusionsständer befestigt,
2. mittels Dreiwegehahn wird während der Messung der Messschenkel zum Kind geöffnet und die Infusion während dieser Maßnahme gestoppt. Sobald sich die Flüssigkeit atemsynchron in der Messskala bewegt, liest die Pflegeperson den Wert in Augenhöhe ab,
3. danach wird der Dreiwegehahn zur Messskala wieder geschlossen und die Infusion wieder angestellt.

Elektronische ZVD-Messung

Die zweite Variante der ZVD-Messung wird zumeist auf Intensivstationen oder in der Anästhesie eingesetzt. Mittels eines geeigneten Monitors und eines Druckwandlers, der in Höhe des Nullpunktes am Bett des Kindes befestigt wird, kann der zentrale Venendruck elektronisch gemessen werden.
Die Pflegeperson füllt unter sterilen Bedingungen das Messsystem luftfrei mit steriler isotonischer Kochsalzlösung und verbindet es mit dem Druckwandler über ein Kabel mit dem Monitor. Der Druckwandler muss sich auf Höhe des Nullpunktes befinden. Vor der Messung erfolgt ein Nullabgleich des Druckwandlers, indem man den Dreiwegehahn am Druckwandler zur Atmosphäre hin öffnet und am Monitor die Nulltaste drückt. Die Durchführung der Messung entspricht im Wesentlichen dem vorher beschriebenen Verfahren.

> **Praxistipp** ⇢ Alle Infusionen, vor allem druckgesteuerte, müssen angehalten werden, damit es später nicht zu Bolusinjektionen kommen kann. ZVD-Messungen dürfen nicht an Infusionsschenkeln vorgenommen werden, an den lebenswichtige Medikamente, wie z. B. Katecholamine infundiert werden, da es sonst zu gefährlichen Konzentrationsschwankungen kommen kann.

41.2.6 Legen von Nabelkathetern

Legen eines Nabelvenenkatheters

> **Definition** ⇢ Ein Nabelvenenkatheter ist ein zentralvenöser Zugang, der bei Früh- und Neugeborenen in den ersten Lebenstagen durch die Katheterisierung der Nabelvene gelegt wird.

Die Liegedauer eines Nabelvenenkatheters sollte auf einen kurzen Zeitraum beschränkt bleiben, da die Komplikationsrate bei längerer Verweildauer ansteigt.

■ **Indikation**
Ein Nabelvenenkatheter wird aus folgenden Gründen gelegt:
⇢ Zufuhr von lebensnotwendigen Medikamenten und Volumenersatz bei Früh- und Neugeborenen,
⇢ Messung des zentralen Venendruckes,
⇢ keine Möglichkeit eines peripheren Zugangs,
⇢ Reanimation im Kreißsaal,
⇢ Blutaustauschtransfusion.

■ **Vorbereitung**
Kind. Das Kind wird von der Pflegeperson unter einer Wärmelampe mit ausreichender Lichtquelle in Rückenlage gelagert. Die Extremitäten werden in physiologischer Mittelstellung fixiert. Auf ärztliche Anordnung erhält das Kind Schmerz- und Beruhigungsmittel, damit das Legen des Nabelvenenkatheters nicht durch starke Abwehrhaltung des Kindes erschwert wird. Zur genauen Überwachung des Kindes erfolgt ein Monitoring, womit kontinuierlich Herzfrequenz, Sauerstoffsättigung, Blutdruck und Körpertemperatur ermittelt wird.

> **Praxistipp** ⇢ Das Ankleben eines Urinbeutels oder Legen eines Blasenkatheters schützt vor Verunreinigung und ermöglicht eine Kontrolle der Urinausscheidung.

Material. Benötigt werden:
⇢ steriler Kittel, sterile Handschuhe, Mundschutz, Haube,
⇢ sterile Abdecktücher, steriles Lochtuch,
⇢ sterile anatomische und chirurgische Pinzetten, Scheren und Klemmen,
⇢ sterile Knopfsonden in verschiedenen Größen,
⇢ sterile Nabelkatheter in verschiedenen Größen,
⇢ sterile Spritzen, Kanülen und sterile isotonische Kochsalzlösung,
⇢ steriles Skalpell, Nahtmaterial und Nadelhalter,
⇢ sterile Tupfer und Hautdesinfektionsmittel,
⇢ Abwurfmöglichkeit.

41 Infusion und Transfusion

Durchführung

> **Merke → Hygiene.** Das Legen eines Nabelvenenkatheters erfolgt unter streng aseptischen Bedingungen.

Die Pflegeperson ist zuständig für die Lagerung und Fixierung des Kindes. Sie reicht dem Arzt alle benötigten Utensilien steril an, beobachtet und beruhigt das Kind während des Eingriffs. Der Arzt desinfiziert den Nabelstumpf und durchtrennt den Nabelschnurrest ca. 1 cm über Hautniveau mit einem Skalpell. Ggf. muss der blutende Nabel mit sterilen Kompressen komprimiert werden. Im Anschluss wird der Nabelschnurstumpf erneut desinfiziert.

Der Nabelschnurstumpf wird mit einer chirurgischen Pinzette gespreizt und Blutreste mit einer zweiten Pinzette entfernt. Die Nabelvene ist das größte der drei Gefäße. Der Venenverlauf wird mit einer Knopfsonde dargestellt und der mit steriler isotonischer Kochsalzlösung gefüllte Nabelkatheter eingeführt **(Abb. 41.15)**. Richtlinie für die einzuführende Katheterlänge ist bei Kindern unter 2000 g etwa 8 cm und bei Kindern über 2500 g etwa 10 cm.

Im Anschluss wird der Katheter mit Pflaster und einer Hautnaht fixiert und ein steriler Verband angelegt. Es erfolgt eine röntgenologische Kontrolle der Katheterlage. Die optimale Lage ist etwa 1 cm oberhalb des Zwerchfells in der Vena Cava inferior. Bei korrekter Lage des Nabelvenenkatheters erfolgt die Infusionstherapie nach ärztlicher Anordnung.

> **Praxistipp →** Möglich ist auch die offene Pflege der Eintrittsstelle und eine Fixierung in Form von Stegpflastern **(Abb. 41.16)**. Das Stegpflaster des Nabelvenenkatheters ist blau und wird zusätzlich mit der Aufschrift NVK gekennzeichnet, um Verwechslungen auszuschließen.

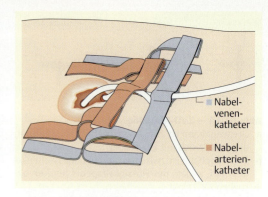

Abb. 41.16 → **Stegpflaster zur Fixierung.** Zur besseren Unterscheidung werden verschieden farbige Pflaster benutzt

Nachsorge

Alle Daten, wie Kathetergröße, Katheterlänge, Fixierung, Vitalzeichen des Kindes, Besonderheiten während des Legens und die Röntgenkontrolle, werden in das Patientendokumentationssystem eingetragen.

Während und im Anschluss an das Legen des Nabelvenenkatheters wird sorgfältig der Allgemeinzustand, das Verhalten, das Hautkolorit, die Vitalzeichen und mögliche Schmerzreaktionen des Kindes beobachtet, um Komplikationen rechtzeitig zu erkennen. Zur besseren Überwachung sollte auch nach dem Eingriff ein Monitoring mit kontinuierlicher Registrierung von Herzfrequenz, Sauerstoffsättigung, Blutdruck und Temperatur erfolgen.

Die Eintrittsstelle des Nabelvenenkatheters ist auf Veränderungen wie Nachblutungen, Lage des Katheters, sichere Fixierung des Katheters und entzündliche Veränderungen, zu beobachten. Hinweise auf eine entzündliche Veränderung sind Rötung, Schwellung und Sekretabsonderungen der Kathetereintrittsstelle. Auffälligkeiten jeglicher Art werden sofort dem Arzt mitgeteilt.

> **Praxistipp →** Eine Lagerung des Kindes in Bauchlage sollte nicht durchgeführt werden, aufgrund der unzureichenden Möglichkeiten, die Eintrittsstelle zu beobachten.

Legen eines Nabelarterienkatheters

> **Definition →** Ein Nabelarterienkatheter ist ein arterieller Zugang, der bei schwerkranken Früh- und Neugeborenen während der ersten Lebenstage gelegt wird **(Abb. 41.17)**.

Es besteht die Gefahr von erheblichen Komplikationen, z. B. Gefäßschädigungen und arterielle Thrombosen und Embolien. Deshalb sollte der Nabelarterienkatheter nur so lange wie nötig liegen bleiben.

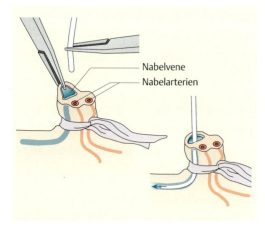

Abb. 41.15 → **Sondierung der Nabelvene.** Der Nabelvenenkatheter wird in die Nabelvene eingeführt

Theoretische Grundlagen 41

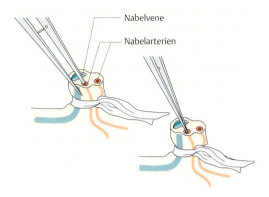

Abb. 41.17 ⋯❯ **Sondierung der Nabelarterie.** Bevor ein Nabelarterienkatheter gelegt werden kann, muss die Nabelarterie geweitet werden

Die Überwachung und Pflege von Kindern mit Nabelarterienkatheter erfolgt auf der Intensivstation.

■ Indikation
Ein Nabelarterienkatheter ermöglicht die kontinuierliche direkte Messung des Blutdruckes bei Früh- und Neugeborenen und bietet außerdem die Möglichkeit zur Entnahme von arteriellem Blut zur Bestimmung der Blutgase und anderer Laborparameter.

■ Vorbereitung
Die Vorbereitung des Kindes, Vorbereitung des Materials und die Durchführung entspricht im Wesentlichen der beim Nabelvenenkatheter.

■ Versorgung eines Nabelarterienkatheters
Falls eine Katheterisierung von Nabelvene und Nabelarterie vorgenommen werden soll, muss als erstes der Nabelarterienkatheter gelegt werden, da Manipulationen am Nabelstumpf einen verstärkten Arteriospasmus bewirken. Der Nabelarterienkatheter muss deutlich mit einem roten Pflaster mit der Aufschrift Arterie gekennzeichnet werden. Der Nabelarterienkatheter wird mit einem Druckmesssystem verbunden, über das eine kontinuierliche Spülung der Arterie mit steriler isotonischer Kochsalzlösung erfolgt.

 Merke ⋯❯ **Hygiene.** Bei jeglicher Manipulation am Arterienkatheter ist auf steriles Handling zu achten.

Überwachung. Die Beobachtung eines Kindes mit Nabelarterienkatheter auf mögliche Komplikationen ist pflegerische Aufgabe. Dazu gehört die Überwachung der Blutdruckkurve am Monitor und die Kontrolle des Messsystem in regelmäßigen Abständen auf Luftblasen, sowie die Katheterlänge und Fixierung.

Die Umgebung des Nabels wird auf Veränderungen und Nachblutungen beobachtet. Es erfolgt außerdem eine regelmäßige Kontrolle der Temperatur und der Hautfarbe der Beine des Kindes. Die Pulse müssen an beiden Beinen tastbar sein. Eine Verfärbung der Haut, auch in der Gesäßgegend, oder ein nicht tastbarer Puls deuten auf mögliche Komplikationen wie z.B. Durchblutungsstörungen hin. Es muss umgehend der Arzt informiert werden.

 Merke ⋯❯ **Sicherheit.** Es darf **keine intraarterielle Injektion** und ebenso kein Verabreichen von Infusionslösungen und Medikamenten über den Nabelarterienkatheter erfolgen.

Falls Nachblutungen auftreten, muss am Bett des Kindes eine sterile Klemme greifbar sein, um den Nabelstumpf sofort abklemmen zu können.
Blutentnahme. Es besteht die Möglichkeit, aus dem Nabelarterienkatheter Blut zu entnehmen. Dies ist Aufgabe des Arztes. Die Pflegeperson assistiert dabei, um ein steriles Handling zu ermöglichen. Die Blutentnahme sollte sehr langsam erfolgen, damit die Arterie nicht kollabiert. Im Anschluss muss das System mit sterilen isotonischer Kochsalzlösung durchgespült werden, um es von Blutresten zu säubern.

B Transfusionstherapie
Michael Färber

41.3 Theoretische Grundlagen

Blut, das Lebenselexier, ist für den Menschen von existentieller Bedeutung. Ohne diese kostbare Flüssigkeit wären wir nicht lebensfähig.

Das Blutvolumen eines reifen Neugeborenen liegt bei 85 ml pro kg Körpergewicht. Im Alter von 2 Monaten wird der Erwachsenenwert erreicht, das heisst 75–80 ml pro kg Körpergewicht. Unterschiedlichste Ursachen können bei einem Kind zu einem Blutmangel führen. In diesem Fall ist unter Umständen die Indikation für eine Bluttransfusion gegeben. Eine Bluttransfusion kann aus verschiedenen Gründen erforderlich sein:
⋯❯ eine schwere Anämie,
⋯❯ akuter Blutverlust (z.B. nach Verkehrsunfällen),
⋯❯ chronische Blutverluste (eventuelle Einblutungen in das Körperinnere, z.B. im Rahmen einer Gerinnungsstörung),

- große Operationen, bei denen ein hoher Blutverlust zu erwarten ist,
- Blutaustauschtransfusion, z. B. bei Hyperbilirubinämie, Sepsis.

Ein Blutverlust von 10 % der Gesamtblutmenge wird von einem Kind noch gut ertragen. Ein plötzlicher Blutverlust von 30 % ist gefährlich, ein solcher von 50 % des Gesamtblutvolumens ist tödlich.

41.3.1 Begriffsbestimmungen

Definition ⇢ Eine Transfusion ist das Übertragen von Vollblut oder Blutbestandteilen an einen Menschen.

Bevor jedoch Vollblut oder Blutbestandteile in Form einer Transfusion übertragen werden können, wird Blut von einem Spender benötigt. Nachdem der Spender eine gewisse Menge Blut entnommen bekam, wird dieses zunächst auf Krankheiten (z. B. Hepatitis B, HIV) untersucht und aufbereitet. Das Vollblut oder die Blutbestandteile werden dann in einem Plastikbeutel **(Abb. 41.18)** von einer Blutbank an das Blutdepot der jeweiligen Klinik geliefert.

Der Spender kann auch selbst Empfänger sein. In diesem Fall spricht man von einer Eigenblutspende. Die Indikation zur Eigenblutspende ist jedoch bei der Versorgung von Kindern nur in seltenen Fällen gegeben.

Blutgruppensysteme

Die Entdeckung der Blutgruppen im Jahre 1901 durch Karl Landsteiner, sowie der Rhesusfaktoren im Jahre 1940, war der eigentliche Beginn für die heutige Transfusionsmedizin.

Im AB0-System werden vier verschiedene Blutgruppen unterschieden: A, B, AB und 0 (Null). Durch Vererbung wird die jeweilige Blutgruppe in Form von sogenannten Antikörpern auf der Oberfläche der Erythrozyten (rote Blutkörperchen) übertragen. Die Blutgruppenbestimmung ist vor einer Bluttransfusion vorauszusetzen, da sich einzelne Blutgruppen untereinander nicht vertragen, wenn sie in Berührung kommen.

Die Transfusion einer Blutkonserve mit einer falschen Blutgruppe führt im Blut des Kindes zu einer **Antigen-Antikörper-Reaktion**, die zu einer Hämolyse des Empfängerblutes führen kann.

■ Blutgruppen

Blutgruppe A. Menschen mit der Blutgruppe A besitzen in ihrem Blutplasma Antikörper (Agglutinine) Anti-B, welche Blutkörperchen der Gruppe B miteinander verklumpen.

Blutgruppe B. Menschen mit der Blutgruppe B besitzen in ihrem Blutplasma Antikörper Anti-A, welche Blutkörperchen der Gruppe A zusammenballen.

Blutgruppe AB. Menschen mit der Blutgruppe AB haben in ihrem Blutplasma keine Antikörper, da ansonsten ihre eigenen Blutkörperchen miteinander verklumpen würden.

Blutgruppe 0 (Null). Menschen mit der Blutgruppe 0 haben in ihrem Blutplasma-Antikörper Anti A und Anti B.

Blutgruppen sind innerhalb der Bevölkerung der Erde sehr unterschiedlich verteilt. Nachfolgend die Verteilung von Blutgruppen in Mitteleuropa:
- Blutgruppe A = ca. 42 %,
- Blutgruppe B = ca. 10 %,
- Blutgruppe 0 = ca. 42 %,
- Blutgruppe AB = ca. 6 %.

■ Rhesusfaktoren

Besonders wichtig ist das Blutkörperchenmerkmal des Rhesusfaktors (D, C, c, E oder e). Ist der Buchstabe groß geschrieben, so ist das Antigen dominant. Ca. 85 % aller Menschen verfügen über das Antigen D und werden somit Rhesusfaktor D positiv bezeichnet. 15 % der Menschen besitzen nicht dieses Antigen und werden deshalb als Rhesusfaktor D negativ bezeichnet. Rhesus D positive Blutkonserven sind folglich mit dem Aufdruck D+ und Rhesus D negative Blutkonserven mit dem Aufdruck D- beschriftet.

Bei der Transfusion von Blut ist neben den Blutgruppen auf den Rhesusfaktor zu achten. Wird einem rhesusnegativen Menschen rhesuspositives Blut transfundiert, so kommt es im Blut zur Bildung von Antirhesusfaktoren. Somit wird der Empfänger gegen rhesuspositives Blut sensibilisiert. Eine zweite Transfusion von rhesuspostiven Blut kann dann lebensgefährlich werden!

Das Kind einer rhesusnegativen Mutter und eines rhesuspositiven Vaters kann, sofern der Rhesusfaktor des Vaters vererbt wird, im Blut der Mutter die Bildung von Antirhesusfaktoren hervorrufen. Dem ersten Kind schaden diese Antikörper in der Regel nicht, jedoch kann es bei erneuten Schwangerschaften von einer mäßigen Anämie, Ikterus bis hin zu Tot- und Fehlgeburten infolge eines Hydrops (Wassersucht) kommen. Die Entwicklung eines Hydrops ist jedoch dank verbesserter Diagnostik sowie der Anti-D-Prophylaxe deutlich seltener geworden.

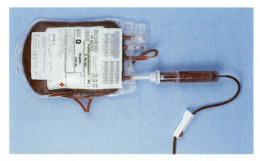

Abb. 41.18 ⇢ **Erythrozytenkonzentrat.** An dieser Konserve ist bereits ein Transfusionssystem angebracht.

Bestimmung der Blutgruppe

Vor der Bluttransfusion erfolgen zwei Verträglichkeitsprüfungen von Spender- und Empfängerblut. Innerhalb der Blutbank wird die **Kreuzprobe** und unmittelbar vor der Transfusion auf Station der AB0-Identitätstest **(Bed-side-Test)** durchgeführt.

■ Kreuzprobe

Die Kreuzprobe wird von der Deutschen Gesellschaft für Transfusionsmedizin zwingend vorgeschrieben! Der Laborarzt im Blutdepot benötigt hierfür Blut des Kindes (Empfänger) in einem exakt beschrifteten Röhrchen sowie den dazugehörigen Laborschein, um folgende drei Tests durchzuführen:

Majortest. Das Serum des Empfängers wird auf Antikörper untersucht, die gegen die Antigene der Spendererythrozyten gerichtet sein könnten.

Minortest. Hier handelt es sich um eine Gegenprobe, bei der festgestellt wird, ob die Erythrozyten des Empfängers mit dem Serum des Spenders reagieren.

Coombstest. Hier handelt es sich um einen Sicherheitstest in Form eines Antikörper-Suchtests, sofern aus dem Major- und Minortest kein eindeutiges Ergebnis hervorgeht.

> **Merke ⋯ Sicherheit.** Die Kreuzprobe ist dann negativ, sofern es beim Major- und Minortest zu keiner Verklumpung kam. Die Blutkonserve kann nun an den Empfänger übertragen werden.

Unmittelbar vor jeder Transfusion wird vom transfundierenden Arzt auf Station ein weiterer Test durchgeführt, der sogenannte Bed-side-Test.

■ Bed-Side-Test

Auf einer dafür speziell vorgesehenen Karte **(Abb. 41.19)** wird vom Arzt nochmal die Blutgruppe des Kindes (Empfängers) mit der der zu transfundierenden Konserve überprüft.

Es gibt zwei verschiedene Formen von Bed-Side-Karten. Die einen enthalten direkt das Testserum, die anderen müssen mit dem Testserum (Anti-A, Anti-B, Anti-AB und evtl. Anti-D) beträufelt werden **(Abb. 41.20).** Nach dem Abtrocknen der Bed-Side-Karte wird diese mit einer dafür vorgesehenen

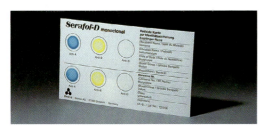

Abb. 41.19 ⋯ Bed-side-Test. Er ermöglicht noch einmal die Übereinstimmung der Blutgruppen

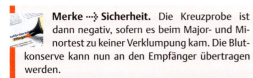

Abb. 41.20 ⋯ Blutgruppenbestimmung. Die Testkarten sind mit Antigentestseren präpariert

durchsichtigen Folie überklebt und in der Patientenakte aufbewahrt.

> **Praxistipp ⋯** Bed-Side-Karten sowie eventuelle Testseren sind prinzipiell im Kühlschrank zu lagern.

Blutprodukte

Konservierung. Nach Abnahme des Spenderblutes und Untersuchung auf eventuelle Erkrankungen wird das Blut innerhalb einer Blutbank mit Zitronensäure (Acidum citricum), Natriumcitrat (Citricum sodium) sowie Traubenzucker (Dextrose) konserviert. Diese drei Konservierungskomponenten werden als ACD-Stabilisatoren bezeichnet. Die somit konservierte Blutkonserve ist bei einer Kühlung zwischen 2–6 Grad Celsius bis zu 28 Tagen haltbar. Es gibt noch eine weitere Konservierungsform (Stabilisatoren Citronensäure, Phosphat, Dextrose, Adenin), die die Blutkonserve bis zu 35 Tagen haltbar macht.

> **Praxistipp ⋯** Beim Transport von Blutkonserven aus einer externen Blutbank erfolgt dies in dafür vorgesehenen Fahrzeugen und Behältnissen, die eine Gewährleistung der Kühlkette sichern.

In der obenstehenden Tabelle **(Tab. 41.2)** werden die häufigsten Blutprodukte erklärt.

Tabelle 41.2 ⇢ **Verfügbare Blutprodukte**

Produkt	Indikation	Zusammensetzung	Lagerungsart, Lagerungsdauer
gewaschenes Erythrozytenkonzentrat	nach vielen vorausgegangenen Transfusionen	Erythrozyten > 80 % Leukozyten < 5 % Plasma < 15 %	14 Tage bei +2 bis 6 °C im Kühlschrank
bestrahlte Erythrozytenkonzentrate	bei immunsupprimierten Kindern, z. B. nach Knochenmarkstransplantation	Erythrozyten > 80 % Leukozyten < 20 % Plasma < 15 %	7 Tage bei +2–6 °C
Thrombozytenkonzentrat	nach starkem Blutverlust sowie bei Thrombozytopenie	höherer Gehalt an Thrombozyten bei der Hälfte des Volumens gegenüber Frischblut	bis zu 5 Tage bei 20–24 °C, sofern aus Frischblut gewonnen
gefrorenes **F**risch-**P**lasma GFP (**f**resh **f**rozen **p**lasma FFP)	Gerinnungsstörungen	nach dem Auftauen Gerinnungsfaktoren mit 80 %iger ursprünglicher Wirkung	1 Jahr bei -30 °C, 2 Jahre bei –40 °C und mehr
Faktor VIII (Gerinnungspräparat)	Hämophilie A	primär Faktor VIII	zwischen +4–8 °C
Immunglobuline	bieten Schutz gegen virale und bakterielle Infektionen	humane Globuline	Lagerung laut Hersteller

41.3.2 Zuständigkeitsbereiche

 Merke ⇢ **Recht.** *Die Anordnungs- und Gesamtverantwortung* obliegt laut Transfusionsgesetz vom 07.07.1998 ausschließlich dem ärztlichen Dienst.

Das heißt, die Indikation für eine Transfusion von Blut- oder Blutbestandteilen, die schriftliche Anforderung der Blutkonserve, die Aufklärung des Kindes und dessen Eltern, die Überprüfung der Blutgruppen, sowie den Bed-Side-Test kann nur vom Arzt durchgeführt werden und ist somit **nicht delegierbar** an eine Pflegeperson! Ebenfalls ist das Anhängen einer Blutkonserve oder einer Transfusion mit Blutbestandteilen (z. B. Thrombozytenkonzentrat) eine nicht delegierbare ärztliche Aufgabe.

Pflegepersonen sind verantwortlich für die Bereitstellung des erforderlichen Materials, die Vorbereitung des Kindes, das Anwärmen der Blutkonserve, die Betreuung und Überwachung des Kindes vor, während und nach der Transfusion sowie die Aufbewahrung des Konservenbeutels nach der Transfusion. Desweiteren müssen sie in der Lage sein, beim Auftreten einer Notfallsituation adäquate Maßnahmen einleiten zu können.

Somit haben Pflegepersonen die *Durchführungsverantwortung* für die oben genannten Tätigkeiten. Auszubildende in der Kinderkrankenpflege tragen nach theoretischer und praktischer Unterrichtung ebenfalls mit der jeweiligen examinierten Pflegeperson einen Teil der Durchführungsverantwortung.

Aufklärung. Das Ankündigen einer Bluttransfusion oder das Übertragen von Blutbestandteilen durch den Arzt, löst bei Kindern und deren Eltern unter Umständen Ängste aus. Angst vor eventuellen lebensgefährlichen Erkrankungen, wie z. B. Hepatitis B oder HIV.

Auch kann eine Ablehnung von Seiten der Eltern bzgl. obengenannter Blutprodukte erfolgen, da ihnen religiöse Thesen ggf. die Übertragung von Blut untersagen. Hier ist die Fachkompetenz der Pflegeperson sowie des ärztlichen Dienstes gefragt, um eventuelle Alternativen aufzuzeigen. Wird die Blutkonserve nach Aufklärung durch den ärztlichen Dienst weiterhin von den Eltern abgelehnt, und besteht Lebensgefahr für das Kind, so kann unter Umständen in Zusammenarbeit mit dem zuständigen Jugendamt, das Sorgerecht für diesen Bereich kurzfristig entzogen werden.

41.4 Pflegerische Aufgaben

41.4.1 Bluttransfusion

■ **Vorbereitung**

Bevor mit dem Transfundieren der Blutkonserve begonnen werden kann, müssen die notwendigen Materialien auf einer desinfizierten Arbeitsfläche zusammengestellt werden. Folgende Materialien werden hierzu grundsätzlich benötigt:
- Transfusionsbesteck mit Filter **(Abb. 41.21)**,
- Infusionsständer,
- Blutpumpe **(Abb. 41.22)**,
- versiegelte Blutkonserve oder Konserve mit Blutbestandteilen,
- unsterile Einmalhandschuhe.

Nachdem die Blutkonserve mit dem Anforderungsschein aus dem Blutdepot auf die Station geliefert wurde, werden zunächst von der Pflegeperson die Patientendaten, die Blutgruppe, sowie die Kreuzprobe überprüft, um eine lebensbedrohliche Verwechslung auszuschließen.

Wird die Blutkonserve erst zu einem späteren Zeitpunkt transfundiert, so muss diese in einem erschütterungsfreien Kühlschrank **(Tab. 41.2)** gelagert werden und dann vor der Übertragung auf das Kind auf Raumtemperatur erwärmt werden. Werden mehrere Blutkonserven transfundiert (z. B. bei einem Notfall) können diese in einem dafür vorgesehenen Blutwärmer erwärmt werden.

 Merke Sicherheit. Eine Blutkonserve nur in dafür vorgesehenen Geräten erwärmen, da ansonsten die Gefahr der Hämolyse besteht.

Folgende Vorgehensweise zur Vorbereitung einer Bluttransfusion ist zu empfehlen:
- Durchführung einer hygienischen Händedesinfektion,
- die Verpackung des sterilen Transfusionsbesteck wird geöffnet,
- es werden unsterile Einmalhandschuhe angezogen,
- die Kunststoffversiegelung der vorgesehenen Einstichstelle wird vorsichtig abgedreht,
- das Transfusionsbesteck wird vorsichtig mit dem Einstichdorn in den Konservenbeutel eingeführt (beim Einführen des Einstichdorns in den Konservenbeutel ist darauf zu achten, dass der Konservenbeutel nicht durchstochen wird),
- die Rollklemme geöffnet lassen und Blutkonserve nach unten halten,
- das Blut wird in die auf den Kopf stehende Tropfkammer des Transfusionsbestecks gefüllt, die Kammer sollte bis zur Hälfte gefüllt sein,
- die Rollklemme wird jetzt geschlossen und die Blutkonserve am Infusionsständer aufgehängt,
- die gesamte Transfusionsleitung wird luftleer gemacht,
- das Transfusionssystem wird nun in die vorgesehene Blutpumpe eingespannt,

 Merke Sicherheit. Eine Bluttransfusion nie über eine Infusionspumpe transfundieren, da es ansonsten aufgrund von Druck auf die Blutbestandteile zur Hämolyse kommt.

- Blutkonserve nie im Bypass zu Infusionen mit Medikamenten transfundieren,
- Blutkonserven nie über Silastic-Katheter verabreichen.

■ **Durchführung**

Hat der transfundierende Arzt nochmal Patientendaten, Blutgruppe und Kreuzprobe überprüft, sowie den Bed-Side-Test durchgeführt, kann die Blutkonserve an das Kind übertragen werden.

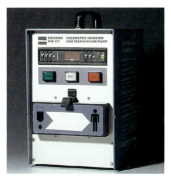

Tropfkammer mit Filter — Einstichdorn
Rollenklemme — Patientenzuleitung — Luer-Lock-Anschluss

Abb. 41.21 Transfusionssystem. Es ist mit einem feinmaschigen Filter ausgestattet

Abb. 41.22 **Blutpumpe.** Transfundiert das Blut ohne Druck, um eine Hämolyse der Blutbestandteile zu vermeiden

> **Merke ⟶ Recht.** Das Anschließen der Bluttransfusion an den peripheren oder zentralen Venenzugang sowie das Aufdrehen der Rollklemme und starten der Transfusion, ist ausschließlich dem ärztlichen Dienst vorbehalten!

Je nach Gesundheitszustand des Kindes ist es sinnvoll, das Kind vor der Transfusion zur Toilette zu begleiten, oder einen Säugling zu wickeln, da während der Transfusion Pflegeinterventionen vom Kind als sehr belastend empfunden werden und die Interpretation der Beobachtungsparameter erschwert ist.

Desweiteren ist die Ermittlung der Vitalwerte (Puls, Atmung, Blutdruck, Körpertemperatur) des Kindes vor der Transfusion erforderlich, um aktuelle Vergleichswerte für die Vitalwerte während und nach der Transfusion zu haben. Nachdem der Arzt die Transfusion gestartet hat, obliegt die weitere Überwachung des Kindes der Pflegeperson. Die Überwachung erfolgt engmaschig nach ärztl. Anordnung, z. B. in der ersten Stunde $1/4$-stündlich und dann ab der zweiten Stunde $1/2$-stündlich. Die Überwachung erfolgt unter folgenden Kriterien:

- regelmäßige Kontrolle von Herzfrequenz, Blutdruck und Atmung,
- regelmäßige Beurteilung der Bewusstseinslage des Kindes,
- regelmäßige Befragung des Kindes bezüglich seines Wohlbefindens, z. B. nach Übelkeit, Schmerzen usw.,
- Kontrolle der Körpertemperatur,
- Beobachtung der Urinausscheidung bzgl. Menge, Häufigkeit (z. B. Oligurie) und eventuellen Beimengungen (z. B. Hämaturie),
- regelmäßige Hautbeobachtung auf eventuelle Quaddeln (Urtikaria), Rötung des Gesichts (Flush), Blässe, Zyanose,
- Beobachtung der Einstichstelle des peripheren Venenzugangs auf eventuelle Rötung und Schwellung,
- Beobachtung der Fließgeschwindigkeit der Bluttransfusion, sofern diese nach dem Schwerkraftprinzip übertragen wird.

Alle ermittelten Parameter, sowie Angaben des Kindes, werden dann von der Pflegeperson im Dokumentationssystem schriftlich fixiert.

■ Nachsorge

Nachdem die Blutkonserve transfundiert wurde, wird diese vom venösen Zugang entfernt, in einem dafür vorgesehenen Plastikbeutel verpackt, und 24 Stunden im Kühlschrank der Station aufbewahrt. Sollte eine verspätete Unverträglichkeitsreaktion beim Kind auftreten, so kann aus dem Rest der Konserve eine nachträgliche Überprüfung vorgenommen werden. Nach 24 Stunden wird die leere Blutkonserve, mit einem Patientenaufkleber versehen, zurück ins Blutdepot transportiert.

Üblicherweise wird nach ärztlicher Anordnung zur Nachspülung der Venenverweilkanüle isotonische Kochsalzlösung infundiert. Im Anschluss daran kann die geplante Infusionstherapie nach ärztlicher Anordnung fortgesetzt oder der venöse Zugang mit einem Mandrin abgestöpselt werden. Auch nach Beendigung der Bluttransfusion muss das Kind von der Pflegeperson weiterhin für mindestens eine Stunde engmaschig nach bereits genannten Kriterien überwacht werden. Die von der Pflegeperson erhobenen Vitalwerte und Beobachtungen werden im Dokumentationssystem dokumentiert.

■ Mögliche Komplikationen und Maßnahmen

Trotz gründlicher Untersuchungen auf infektiöse Krankheiten, sowie Kreuzprobe und Bed-Side-Test, birgt jede Bluttransfusion eine potentielle Gefahr bzgl. möglicher Komplikationen.

Frühkomplikationen. Sie werden von der Pflegeperson durch die engmaschige Überwachung des Kindes zeitnah erkannt. Mögliche Frühkomplikationen können sein:

- Allergische Reaktionen, welche auf das Eiweiß im transfundierten Blut zurückzuführen sind. Symptome sind hierbei Schüttelfrost, Fieber sowie eine Hautrötung (Flush),
- Unterkühlung (Hypothermie) aufgrund einer Transfusion großer Mengen nicht erwärmten Blutes,
- sehr selten sind bakterielle Infektionen aufgrund verunreinigter Konserven. Es zeigen sich dann septische Symptome in Form von Fieber, Schüttelfrost und Schmerzen.

Hämolytische Transfusionsreaktion. Sie tritt entweder während oder unmittelbar nach der Bluttransfusion auf, bis hin zur Form einer Spätreaktion nach einigen Tagen. Der Grund für die Reaktion ist in den meisten Fällen auf die Verwechslung von Blutkonserven zurückzuführen.

Folgende Symptome einer hämolytischen Transfusionsreaktion sind bei den Kindern zu beobachten:

- Kopfschmerzen, Fieber und Schüttelfrost,
- Weinen oder Schreien, hervorgerufen durch brennende Schmerzen in der Vene, über die die Blutkonserve transfundiert wird,
- Tachykardie, Hypotonie,
- Blutdruckabfall bis hin zum Schock,
- Bewusstseinstrübung,
- Tachypnoe,
- Ausscheidung von Blut im Urin (Hämaturie),
- Schmerzen im Bereich des Bauchs, Brust oder Rückens.

In schweren Fällen kann es zur sog. **Verbrauchskoagulopathie** mit akutem Nierenversagen kommen, welche eine akute Lebensgefahr für das Kind darstellt.

> **Definition ⟶** Eine **Verbrauchskoagulopathie** ist eine erhöhte Gerinnungsbereitschaft durch Aktivierung der Blutgerinnung mit intravasaler Bildung von Mikrothromben.

Pflegerische Aufgaben

 Merke ⇢ Notfall. Bei Unwohlsein des Kindes oder Symptomen, die auf einen Transfusionszwischenfall hinweisen können, ist die Transfusion von der Pflegeperson sofort zu stoppen und der Arzt umgehend zu benachrichtigen.

41.4.2 Blutaustauschtransfusion

Monika Hensel

 Definition ⇢ Eine Blutaustauschtransfusion ist ein schrittweiser Ersatz von Patientenblut mit Spenderblut.

Der Austausch dient zur Entfernung von mütterlichen Antikörpern, Bilirubin, Erregern und Toxinen aus dem kindlichen Blut. Bei Früh- und Neugeborenen erfolgt eine Blutaustauschtransfusion über einen Nabelvenenkatheter (s. S. 837).

Indikationen für eine Blutaustauschtransfusion können u. a. sein:
⇢ Therapie einer schweren Hyperbilirubinämie bei AB0- oder Rhesusinkompatibilität,
⇢ schwere Sepsis oder Neugeborenenanämie.

■ Vorbereitung

Kind. Vor der Durchführung werden verschiedene Laborparameter im Blut des Kindes bestimmt, z. B. Blutbild, Blutgruppe, direkter und indirekter Coombstest, direktes - indirektes - und gesamtes Bilirubin und die Kreuzprobe.

Anhand der Polacekkurve kann dann der Arzt ermitteln, zu welchem Zeitpunkt eine Blutaustauschtransfusion vorzunehmen ist. Maßgebend ist das Alter des Kindes, der Bilirubinwert im Serum und die Ursache des Ikterus.

Voraussetzung zur Durchführung ist die Bestellung der gewünschten Anzahl an Blutkonserven und das Legen eines periphervenösen Zugangs durch den Arzt, damit dort die Möglichkeit besteht, Medikamente zu injizieren und eine Infusionstherapie durchzuführen. Die Austauschtransfusion erfolgt in einer ausreichend warmen und hellen Umgebung, z. B. einer Neugeborenen-Rea-Einheit.

Dem Kind wird ein Urinbeutel mit Ablaufmöglichkeit angeklebt, um die Urinausscheidung zu kontrollieren. Ebenso sollte das Kind etwa vier Stunden vor der Austauschtransfusion nüchtern bleiben. Die Lagerung des Kindes erfolgt in Rückenlage mit Fixierung der Extremitäten in physiologischer Mittelstellung, um eine unabsichtliche Entfernung des Nabelvenenkatheters zu verhindern.

Merke ⇢ Beobachtung. Während des Eingriffs erfolgt eine kontinuierliche Überwachung von Herzfrequenz, Atmung, Sauerstoffsättigung, Blutdruck und Körpertemperatur, um Komplikationen rechtzeitig zu erfassen.

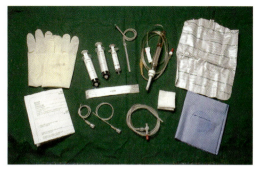

Abb. 41.23 ⇢ Blutaustauschset. Das Material sollte auf einer sterilen Arbeitsfläche vorbereitet werden

Material. Benötigt werden das vollständige Austauschset **(Abb. 41.23)**, ein Infusionsständer und ein Transfusionsfiltersystem. Der Arzt kontrolliert die Blutkonserve und bereitet das Austauschset unter sterilen Bedingungen vor.

Praxistipp ⇢ In greifbarer Nähe des Kindes sollte sich ein Notfallwagen mit Notfallmedikamenten, Intubationsset, Beatmungsbeutel mit passender Maske, ein Sauerstoffanschluss und eine funktionstüchtige Absauganlage befinden, um im Notfall schnell eingreifen zu können.

■ Durchführung

Die Vorbereitung des Austausches sollte zügig, der Austausch selbst in Ruhe durchgeführt werden. In der Regel werden zwei Pflegepersonen für eine Blutaustauschtransfusion benötigt. Eine Pflegeperson assistiert dem Arzt und die zweite führt Protokoll über Austauschmengen, Austauschgeschwindigkeit, Medikamentengabe, Vitalzeichen und Allgemeinzustand des Kindes. Bei guter Vorbereitung und stabilem Allgemeinzustand des Kindes reicht eine Pflegeperson am Kind und eine zweite in Rufweite.

Im Folgenden wird eine Blutaustauschtransfusion bei einem Neugeborenen mit Hyperbilirubinämie beschrieben. Wie viel Milliliter Blut das Kind transfundiert bekommt, richtet sich nach dem Gewicht des Kindes. Das Austauschvolumen beträgt das 2–3fache Blutvolumen des Kindes. Dadurch wird mehr als 80% des kindlichen Blutes ersetzt **(Abb. 41.24)**. Eine langsame Austauschgeschwindigkeit verringert die Kreislaufbelastung und steigert die Entfernung des Bilirubins.

Der Blutaustausch erfolgt immer in drei Schritten:
1. Entnahme von kindlichem Blut über den Nabelvenenkatheter,
2. Verwerfen dieses Blutes in einen Abwurfbeutel,
3. Langsame Transfusion der gleichen Menge Blut aus der Konserve.

Die Menge der einzelnen Portionen beträgt 5–20 Milliliter je nach Körpergewicht und Allgemeinzustand des Kindes. Während der Austauschtransfusi-

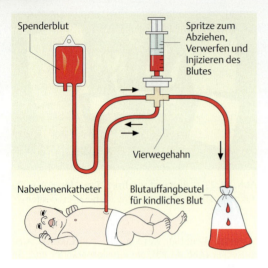

Abb. 41.24 **Austauschtransfusion.** Bei ihr werden mehr als 80% des Blutes ersetzt.

on muss die Konserve regelmäßig leicht bewegt oder geschwenkt werden, um Sedimentationen vorzubeugen.

> **Merke · Beobachtung.** Der Blutaustausch ist eine kreislaufbelastende Maßnahme, deshalb ist besonders auf jegliche Veränderungen der Vitalzeichen, der Ausscheidung und des Hautkolorites zu achten, damit Komplikationen und Veränderungen rechtzeitig erkannt und vermieden werden. Während des Blutaustausches kann es aufgrund des Citratgehaltes des Spenderblutes zu einer Hypokalzämie beim Kind kommen. Zeichen einer Hypokalzämie sind z. B. Zittern und Krampfanfälle. Es erfolgt eine Kalziumsubstitution nach ärztlicher Anordnung.

■ **Nachsorge**
Nach der Austrauschtransfusion erfolgt eine Blutentnahme zur Bestimmung von Blutbild, Elektrolyten, Blutzucker, Gerinnung, Blutgasen und Bilirubin. Die Kinder werden auch nach der Austauschtransfusion in regelmäßigen Abständen überwacht. Jegliche Veränderungen und Auffälligkeiten der Vitalzeichen, der Ausscheidung, des Hautkolorits oder des Allgemeinzustandes des Kindes sind sofort dem Arzt mitzuteilen. Wird der Nabelvenenkatheter nicht nach der Austauschtransfusion entfernt, wird mit der Infusionstherapie nach ärztlicher Anordnung begonnen.

Bei einem Kind mit Rhesus- oder ABO Inkompatibilität wird nach der Austauschtransfusion die Phototherpaie fortgesetzt.

Zum Schluss wird das Kind sicher und bequem gelagert, sodass es sich von der belastenden Maßnahme erholen kann. Ein vorsichtiger Nahrungsaufbau ist nach der Austauschtransfusion bei komplikationslosem Verlauf und stabilen Vitalzeichen möglich.

Lese- und Lernservice

Fragen zum Selbststudium

1. Welche möglichen Ziele können mit einer Infusionstherapie verfolgt werden?
2. Definieren Sie die Begriffe Anordnungsverantwortung und Durchführungsverantwortung, bezugnehmend auf die Infusionstherapie.
3. Sie haben einen Einsatz im Bereich der Neonatologie und erleben dort, dass Infusionen in einem Lamina-Air-Flow zubereitet werden. Bitte beschreiben Sie die Funktionsweise eines Lamina-Air-Flows.
4. Ein Kind im Kindergartenalter benötigt eine Venenverweilkanüle. Welche Möglichkeiten haben Sie, das Kind auf die bevorstehende Maßnahme vorzubereiten?
5. Wie erkennen Sie Komplikationen beim Legen eines zentralen Venenkatheters?
6. Welche Technik des Verbandswechsel und welches Material wird in Ihrer Klinik verwendet?
7. Wie wird der Nullpunkt am Brustkorb des Kindes zur zentralen Venendruckmessung bestimmt?
8. Nennen Sie mögliche Indikationsstellungen für eine Bluttransfusion.
9. Geben Sie Angaben zu den Zuständigkeitsbereichen im Umgang mit der Bluttransfusion. Welche Bereiche fallen in den ärztlichen und welche in den pflegerischen Zuständigkeitsbereich?
10. Vor der Bluttransfusion erfolgen zwei Verträglichkeitsprüfungen von Spender- und Empfängerblut. Bitte nennen und beschreiben Sie diese beiden Tests.
11. Ein Kind bekommt aufgrund einer Verwechslung eine falsche Blutkonserve (mit falscher Blutgruppe) transfundiert. Während der Transfusion beobachten Sie typische Symptome einer hämolytischen Transfusionsreaktion.
    a) Nennen Sie die zu beobachtenden Symptome
    b) Beschreiben Sie Ihre Maßnahmen bei einem Transfusionszwischenfall.
12. Nennen Sie alle Materialien, die in einem Austauschset vorhanden sind.
13. Nennen Sie die Anzeichen einer Hypokalzämie bei einem Neugeborenen.

Verwendete Literatur

Arets, J., u. a. (Hrsg.): Professionelle Pflege, 2. Aufl. Eicanos im Verlag Hans Huber, Bern 1999

Faller, A.: Der Körper des Menschen, 13. Aufl., Thieme, Stuttgart 1999

Hoehl, M., P. Kullick (Hrsg.): Kinderkrankenpflege und Gesundheitsförderung, 1. Aufl. Thieme, Stuttgart 1998

Holoch, E.: Lehrbuch Kinderkrankenpflege, 1. Aufl. Eicanos im Verlag Hans Huber, Bern 1999

Kellnhauser, E., u. a. (Hrsg.): THIEMEs Pflege, begründet von L. Juchli, 9. Aufl. Thieme, Stuttgart 2000

Kühl, G.: Klinikleitfaden Kinderkrankenpflege, 2. Aufl., Gustav Fischer, Stuttgart 1998

Kurz, R., R. Roos: Checkliste Pädiatrie, Thieme, Stuttgart 1996

Larsen, R.: Anästhesie und Intensivpflege für Schwestern und Pfleger, 5. Aufl. Springer, Berlin, 1999

Maletzki, W.: Klinikleitfaden Pflege, 3. Aufl. Gustav Fischer, Stuttgart 1997

Mischo-Kelling, M., H. Zeidler: Innere Medizin und Krankenpflege, 1. Aufl. Urban & Schwarzenberg, München 1989

Schäffler, A., u. a. (Hrsg.): Pflege Heute, 1. Aufl. Fischer, Stuttgart 1998

Wegmann, H.: Die professionelle Pflege des kranken Kindes, Urban & Schwarzenberg, München 1997

Kontaktadresse

Bundesministerium für Gesundheit
Am Probsthof 78 a
53121 Bonn
Tel.: 0228/941 – 1082 (Referat Öffentlichkeitsarbeit)

Internetadressen

http:\\www.bmgesundheit.de
http:\\www.dhzb.de\Pflegestandard.htm (Infusionstherapie)
http:\\www.pflegenet.com\ (Infusion)

42 Präoperative und postoperative Pflege

Heidrun Beyer

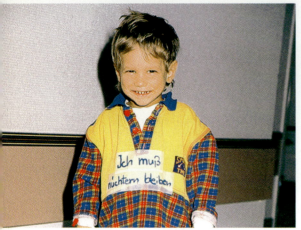

Für die Eltern ist der operative Eingriff neben der Angst um ihr Kind mit viel Unruhe und Änderungen des Tagesablaufes verbunden, da sie entweder kontinuierlich bei ihrem Kind weilen, oder stundenweise ins Krankenhaus kommen. Diese Belastungen sind besonders gravierend, wenn noch kleinere Geschwister zu versorgen sind und keine verlässlichen Hilfen zur Verfügung stehen.

In diesem Kapitel werden die allgemeinen prä- und postoperativen Pflegemaßnahmen besprochen. Die speziellen Pflegemaßnahmen können in den entsprechenden Kapiteln nachgelesen werden.

42.1 Theoretische Grundlagen

Für jeden Menschen bedeutet eine bevorstehende Operation, verbunden mit einem Krankenhausaufenthalt, ein einschneidendes Erlebnis, dem er mit Angst und Unsicherheit entgegensieht. Dies gilt nicht nur für das Kind selbst, sondern auch für die betroffenen Eltern.

Kinder, die noch keine Vorerfahrungen bezüglich einer Operation haben, können sich häufig nicht so recht vorstellen, was ein Eingriff bedeutet, auch wenn er kindgerecht, wahrheitsgemäß und unmissverständlich erklärt wird. Diejenigen Kinder, die bereits operiert wurden, wissen, dass für sie, je nach Ausmaß des operativen Eingriffs, eine belastende Zeit bevorsteht, was auch für die betroffenen Eltern gilt.

Untersuchungen in Form von ausgewerteten Kinderzeichnungen von R. Sümpelmann, E. Wellendorf, S. Krohn und J. M. Strauß über das perioperative Angsterleben von Kindern haben gezeigt, dass sie Angst vor Schmerzen, z. B. Venenpunktionen, Entfernen des Nahtmaterials oder Redondrainagen haben. Außerdem ängstigen sie sich vor der ungewohnten Umgebung auf der Station, aber auch vor dem OP-Personal, besonders dann, wenn sie Mundschutz und Haube tragen.

Schulkinder haben häufig ganz konkrete Ängste vor intraoperativer Wachheit und postoperativen Schmerzen, wogegen bei einzelnen Kindern im Vorschulalter auch irrationale Ängste (Gespenster, böse Menschen im Operationssaal, usw.) bestehen.

Weiterhin bedeutet für die Kinder ein stationärer Aufenthalt eine große Belastung, da sie aus ihrem gewohnten familiären Gefüge herausgerissen werden, auch wenn die Mutter oder der Vater während dieser Zeit im Krankenhaus bei ihrem Kind bleiben. Sie vermissen häufig ihre Geschwister, Freunde und evtl. ihre lieb gewonnenen Hunde, Katzen, Kaninchen u. a.

42.1.1 Begriffsbestimmungen

■ **Ambulante Operation**

Die ambulante Operation wird heute für verschiedene kleine, geplante Operationen, z. B. Leistenhernien und Zirkumzision, gewählt, da sowohl psychologische als auch wirtschaftliche Aspekte hierbei berücksichtigt werden. Unter ambulanten Operationen versteht man, dass die Nacht *vor* und *nach* dem diagnostischen sowie therapeutischen Eingriff außerhalb eines Krankenhauses oder einer Klinik verbracht wird. Ambulante Operationen können in Einzel- oder Gemeinschaftspraxen sowie in Krankenhäusern oder Kliniken durchgeführt werden.

Voraussetzung für das ambulante Operieren ist die eigenverantwortliche Indikationsstellung des Arztes, die trotz des vorhandenen Kataloges über durchführbare ambulante Operationen individuell, unter Beachtung der medizinischen sowie sozialen Faktoren, erfolgen muss. Eine ausgiebige Aufklärung der Eltern und des Kindes, die sowohl das prä- als auch das postoperative Verhalten und die Betreuung betreffen, muss unbedingt vorher erfolgen.

■ **Stationäre Operation**

Unter der stationären Operation wird der Krankenhausaufenthalt vor, während und nach dem operativen Eingriff verstanden. Die häufigsten Operationen werden bei Kindern unter stationärer Betreuung durchgeführt.

42.1.2 Zuständigkeitsbereiche

Der Arzt hat die Aufgabe, Kind und Eltern über die Art der Operation und die damit verbundenen Risi-

Pflegerische Aufgaben

42

ken zu informieren. Da juristisch jeder Eingriff eine Körperverletzung darstellt, muss für die Operation eine schriftliche Einwilligungserklärung der Eltern vorliegen. Für langfristig geplante Operationen muss ein längerer Zeitraum zwischen der Aufklärung und der bevorstehenden Operation liegen, damit genügend Zeit für eine Entscheidung gegeben ist.

42.2 Pflegerische Aufgaben

42.2.1 Pflegerische Aufgaben vor der Operation

Kontaktaufnahme

Der erste Kontakt zwischen Kind, Eltern und Pflegepersonal ist ein sehr wichtiger Moment, um eine Vertrauensbasis zu schaffen, die Grundlage für ein kooperatives Verhalten, eine Angstminderung sowie schnelle Genesung des Kindes sind **(Abb. 42.1)**.

Für das Pflegepersonal ist es daher eine wichtige Aufgabe, sich für das Kind und die Eltern Zeit zu nehmen, um die Station sowie das Zimmer zu zeigen, Kontakte mit anderen Kindern und Eltern herzustellen und sie über den Stationsablauf zu informieren. Sicherlich haben Kind und Eltern noch Fragen, die während des Aufnahmegespräches beantwortet werden können (s. S. 119).

Individuelle Situationseinschätzung

Für die individuelle Situationseinschätzung ist es deshalb wichtig, in Erfahrung zu bringen, ob die Operation bereits seit längerer Zeit geplant war oder ob es sich um einen unerwarteten Noteingriff handelt. Die Eltern müssen außerdem gefragt werden, ob bei dem Kind bereits eigene Erfahrungen bezüglich eines Krankenhausaufenthaltes bestehen und wie er empfunden und verarbeitet wurde.

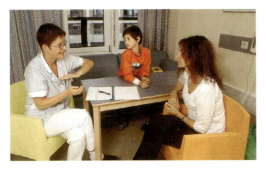

Abb. 42.1 ⇢ **Informationsgespräch.** Die Pflegeperson informiert Mutter und Kind über den Stationsablauf u. a.

Auch das Alter des Kindes ist ein entscheidender Faktor, der mitberücksichtigt werden muss, da Kleinkinder die Notwendigkeit der Maßnahmen noch nicht verstehen können. Deshalb ist es für diese Altersgruppe ganz besonders wichtig, dass eine Bezugsperson (z. B. die Mutter) mit aufgenommen wird, um Ängste und Verlassenheitsgefühle so gering wie möglich zu halten.

Wie Untersuchungen gezeigt haben, stellt auch bei Schulkindern der Krankenhausaufenthalt neben den Ängsten bezüglich der bevorstehenden Operation und Narkose einen ganz entscheidenden Faktor dar, der durch eine ambulante Operation gemildert werden kann.

Entspannung und Angstminderung

Folgende Maßnahmen dienen der Entspannung und Minderung von Ängsten:
Information. Um Ängste abzubauen, sollten Kinder und Eltern vom Pflegepersonal über alles Bevorstehende informiert werden, sofern es nicht den ärztlichen Bereich betrifft. Dies kann während der Aufnahme, abends vor dem Einschlafen oder unmittelbar vor der Operation geschehen und muss altersentsprechend individuell erfolgen.

Auch für die Eltern ist es hilfreich, wenn ihre Ängste und Nöte ernst genommen werden und informative Gespräche von Seiten des Pflegepersonals erfolgen. Eventuell kann ein Kontakt mit betroffenen Kindern und Eltern hergestellt werden, um den Eltern Mut zu machen. Werden hierdurch beiden die Ängste genommen, wirkt sich das in der Regel auf das Kind positiv aus. Je entspannter ein Kind vor einer Operation ist, desto weniger Narkosemittel brauchen u. U. verabreicht zu werden, was wiederum einem komplikationslosen Narkoseverlauf dient.
Kooperation. Weiterhin können andere Berufsgruppen, z. B. Psychologen, Physiotherapeuten, Stomatherapeuten oder Orthopädietechniker, hinzugezogen werden, um die postoperative Situation so gut wie möglich vorzubereiten. Das Laufen mit Gehhilfen kann geübt oder der Umgang mit dem Stomabeutel erlernt werden.
Prämedikation. Eine gute Prämedikation, die zu einer entspannten psychischen Situation beiträgt, ist eine wichtige Voraussetzung für eine komplikationslose Narkose.

Der Anästhesist legt schriftlich in einem Narkoseprotokoll die Prämedikation für den Patienten am Vortag der Operation fest, nachdem er das Kind eingehend untersucht hat. Weiterhin ist es seine Aufgabe, die Eltern und das Kind über die Art der Narkose sowie die damit verbundenen Risiken zu informieren. Zur Prämedikation gehören die Medikamentengaben am Vorabend der Operation und am Operationstag selbst (s. S. 852).

Am Vorabend der Operation kann nach Anordnung und Bedarf ein Beruhigungsmittel oder ein Schmerzmittel verabreicht werden, um den Kindern zu einem ruhigen Schlaf zu verhelfen.

Für Kinder ist das Legen einer Venenverweilkanüle im Vorbereitungsraum eine schmerzhafte Maßnahme, die zu Ängsten führt. Diese Schmerzen können durch das Auftragen einer lokalanästhesierenden Creme (z. B. Emla), die über die Haut resorbiert wird, vermieden werden.

■ **Auftragen von Emla**

Nach Öffnen der Verschlusskappe wird auf jeden Handrücken ca. 2 g Creme, die Hälfte einer Fünf-Gramm-Tube, ohne Einreiben aufgetragen oder ein bereits fertiges Pflaster verwendet.

Nach Abziehen der Schutzfolie wird das Okklusionspflaster locker aufgelegt und seitlich angedrückt. Die Uhrzeit sollte vermerkt werden, damit nach 60 Minuten das Pflaster einschließlich der Creme entfernt und die Haut nach Desinfektion punktiert werden kann.

Ausschluss von Risikofaktoren

Um Komplikationen weitgehend auszuschließen, müssen folgende Pflegemaßnahmen beachtet werden:

Körpermessungen. Zur präoperativen Vorbereitung wird bei der Aufnahme Körperlänge und Gewicht gemessen, um zum einen den Ausgangswert zu ermitteln und zum anderen die Medikamentendosis errechnen zu können. Bei Säuglingen wird zusätzlich der Kopfumfang festgestellt.

Vitalwerte. Auch müssen die Vitalwerte, besonders Blutdruck, Puls und Temperatur kontrolliert werden.

Beobachtung. Es ist Aufgabe des Pflegepersonals, auf Eintritt der Menstruation oder Auffälligkeiten, z. B. der Haut (Soor, Exanthem, u. a.), Fieber, Infekte, zu achten und Veränderungen sofort zu melden. Dies gilt sowohl für die Aufnahme als auch für den Zeitpunkt kurz vor der Operation, da u. U. der Eingriff verschoben werden muss.

Allergien. Die Angehörigen sollten unbedingt nach bestehenden Allergien befragt werden, um Komplikationen zu vermeiden.

Urin- und Stuhluntersuchungen. Urin sowie Stuhl werden für die Laboruntersuchungen abgenommen, um bestehende Infektionen schnell erkennen zu können.

Blutuntersuchungen. Das Ausmaß der Blutuntersuchungen ist abhängig von der Art und dem Umfang einer Operation. Bei kleineren Eingriffen wird Blut für Elektrolyte, Blutbild, Leberwerte, Gerinnung und evtl. harnpflichtige Substanzen abgenommen. Für große Operationen müssen die Blutgruppe sowie der Rhesusfaktor bestimmt und Blut bestellt werden. Das Pflegepersonal assistiert bei der Blutentnahme, beruhigt und tröstet anschließend die Kinder.

Bestehende Elektrolytstörungen, eine verminderte Blutgerinnung u. a. werden vor der Operation nach Anordnung des Arztes korrigiert.

Herzfunktion. Zur Kontrolle der Herzfunktion wird häufig vor der Operation ein EKG durchgeführt. In der Regel begleitet das Pflegepersonal die Kinder zur Untersuchung.

Fremdkörper. Schmuck, Brillen, Kontaktlinsen und herausnehmbarer Zahnersatz u. a. müssen entfernt und sicher verwahrt werden, um eine Verletzung in Notsituationen und eine Aspirationsgefahr zu vermeiden.

Kosmetika. Nagellack muss entfernt werden, um unter Narkose eine evtl. auftretende Zyanose im Bereich des Nagelbettes rechtzeitig zu erkennen. Um die Hautfarbe gut beurteilen zu können, darf kein Make-up oder Lippenstift benutzt werden.

Thromboseprophylaxe. Bei Jugendlichen und Erwachsenen werden zur Vermeidung einer Thrombose präoperativ Anti-Thrombosestrümpfe angezogen (s. S. 372) und nach ärztlicher Anordnung subkutane Heparin-Injektionen verabreicht (s. S. 821).

Nahrungskarenz

Eine Nahrungskarenz von sechs bis acht Stunden vor einer Operation ist eine wichtige Maßnahme, um eine Aspiration zu vermeiden. Diesbezüglich sollten Kind und Eltern aufgeklärt und entsprechende Vorsorgemaßnahmen getroffen werden. Sie müssen auch bei Operationen unter Lokalanästhesie eingehalten werden, da bei auftretenden Komplikationen eine Ausweitung der Operation, verbunden mit einer Intubationsnarkose, erforderlich werden kann. Folgendes sollte beachtet werden:

⇢ Süßigkeiten und andere Nahrungsmittel sollten aus dem Nachttisch entfernt werden.
⇢ Größere Kinder erhalten bis spätestens 20.00 Uhr eine letzte leichte Mahlzeit und bis 22.00 Uhr Tee. Säuglinge bekommen bis 24.00 Uhr Milch bzw. um 4.00 Uhr die letzte Flasche Tee, sofern keine anderen ärztlichen Anordnungen bestehen.
⇢ Ein großes „Nüchtern"-Schild, vom Nachtdienst aufgehängt, verhindert, dass das Kind versehentlich Frühstück erhält.

> **Merke** ⇢ Nach 6–8 Stunden Nüchternheit nimmt die Magensaftsekretion wieder zu, sodass intraoperativ die Gefahr einer Aspiration steigt.

⇢ Kindern kann am Morgen aus Sicherheitsgründen ein Pflasterstreifen mit der Aufschrift: „Ich muss nüchtern bleiben" auf den Schlafanzug geklebt werden.
⇢ Herausnehmbarer Zahnersatz oder Zahnspangen müssen am Operationstag von dem Pflegepersonal entfernt und sicher aufbewahrt werden. Auf lockere Zähne sollten die Anästhesisten aufmerksam gemacht werden, deren Aufgabe es ist, sie zu protokollieren.

Abführmaßnahmen

Erfolgt die Operation außerhalb des Magen-Darm-Traktes, so wird lediglich das Rektum mit Hilfe eines

Pflegerische Aufgaben

Reinigungseinlaufes, mit Klysma oder Mikroklist (s. S. 344) vorbereitet, damit während der Operation eine Darmentleerung, verbunden mit einem Sterilitätsverlust des Operationssaals, vermieden wird.

Das Ausmaß der Darmentleerung wird durch die bevorstehende Operation bestimmt. Erfolgt diese im Darmbereich, so können ausgedehnte Nahrungskarenzen und sorgfältige Darmentleerungen durch retrograde oder orthograde Darmspülungen angeordnet werden, damit der Darm für die Operation so sauber wie möglich ist (S. 348).

 Merke ⋯ Sicherheit. Bei akuten abdominellen Erkrankungen ist die Darmreinigung streng kontraindiziert.

Blasenentleerung

Aus hygienischen Gründen muss auch präoperativ eine Blasenentleerung erfolgen, die aus Sicherheitsgründen *vor* der Verabreichung der Prämedikation vorgenommen werden muss. Vor Notoperationen oder Eingriffen an den ableitenden Harnwegen u. a. können Blasenkatheter oder eine Zystostomie zur Urinableitung und Überwachung der Urinausscheidung gelegt werden (S. 331).

Hautreinigung

Ein sauberes und unverletztes Operationsgebiet ist Voraussetzung für eine komplikationslose Wundheilung. Deshalb müssen die Haut sorgfältig gereinigt, die Haare atraumatisch entfernt und der Darm dem Eingriff entsprechend gereinigt werden.

Der Zeitpunkt der Hautreinigung sollte so nahe wie möglich am Operationstermin liegen, daher ist die Körperpflege am Operationstag zur Reduzierung von Hautkeimen am effektivsten. Aus Zeitgründen wird sie jedoch meistens am Vortag der Operation durch Duschen, Bad oder Ganzwaschung unter Verwendung von pH-neutralen Waschlotionen vorgenommen. Besonderes Augenmerk ist auf die Reinigung von Nabel, Hautfalten, Finger- und Fußnägeln zu richten **(Abb. 42.2)**. Die Haare sollten möglichst frisch gewaschen sein. Am OP-Tag selbst wird dann nur eine kurze Morgentoilette durchgeführt.

Auf das Eincremen sollte insgesamt verzichtet werden, um das Anbringen der Elektroden nicht zu erschweren.

Besondere Desinfektionsmaßnahmen können bei Operationen am Knochen notwendig werden. Die entsprechende Extremität wird dann mit Hautdesinfektionslösung gewaschen und in sterile Tücher eingeschlagen. Danach dürfen die Kinder nicht mehr aufstehen.

Die Reinigungsmaßnahmen bei einer Notoperation sind auf das Allernotwendigste zu beschränken.

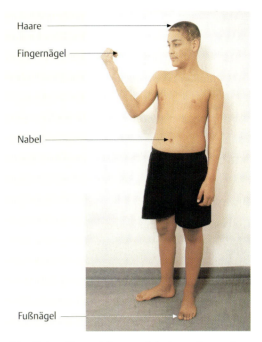

Abb. 42.2 ⋯ Hautreinigung. Bei der präoperativen Pflege ist besonders auf die Reinigung der Haare, Nägel und Nabel zu achten

Rasur

Eine notwendige Nassrasur sollte *am Operationstag* außerhalb des Operationssaales erfolgen, damit sich winzige Hautläsionen nicht mit Keimen besiedeln können. Eine Enthaarung kann auch durch chemische Substanzen erfolgen, sofern keine Allergien auf die Enthaarungscreme bestehen. Eine Trockenrasur sollte nicht durchgeführt werden, da die Verletzungsgefahr größer ist und Reste von Hautzellen und Haaren auch durch sorgfältiges Waschen nicht vollständig beseitigt werden können.

▪ Durchführung der Nassrasur
Sie erfolgt mit Rasierschaum und aus hygienischen Gründen mit einem Einmalrasierer. Das Operationsgebiet wird nach einer kurzen Einwirkzeit im Umkreis von ca. 20 cm von der Mitte nach außen rasiert. Während der Rasur sollte der Patient vor Blicken und Durchzug geschützt sein.

▪ Durchführung der Depilation
Sie kann bereits am Vorabend der Operation von den Jugendlichen selbst vorgenommen werden, da bei dieser Methode keine Hautverletzungen entstehen können und somit eine Infektionsgefahr nicht gegeben ist. Da es durch die Enthaarungscreme zu Allergien kommen kann, sollte sie vorher in der Armbeuge getestet werden.

42 Präoperative und postoperative Pflege

Aufgabe des Pflegepersonals ist es, das Operationsgebiet zu kontrollieren und anschließend die Haut sorgfältig zu reinigen. Enthaarungscreme sollte nicht im Bereich von Schleimhäuten oder entzündeten Hautarealen benutzt werden.

Den Kindern wird in der Regel unmittelbar vor der Operation ein sauberes Flügelhemd angezogen, evtl. eine Haube aufgesetzt und anschließend ein frisch überzogenes Bett gerichtet.

42.2.2 Pflegerische Aufgaben am Operationstag

Prämedikation

Die Prämedikation erfolgt in der Regel auf Abruf, da bis zum Narkosebeginn nur ca. 30–40 Minuten vergehen sollten. Nach dem Telefonanruf wird das Kind zur Toilette geschickt, bevor das angeordnete Medikament verabreicht wird. Bei der Einnahme des Medikaments muss beachtet werden, dass nach der Prämedikation in Form von Saft nichts nachgetrunken werden darf und Tabletten nur mit *einem Schluck* Wasser eingenommen werden, um einer Aspiration vorzubeugen **(Abb. 42.3)**. Die Dokumentation der Prämedikation erfolgt mit Datum, Uhrzeit und Unterschrift auf dem Narkoseprotokoll.

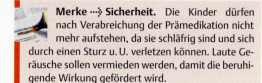

> **Merke ⇢ Sicherheit.** Die Kinder dürfen nach Verabreichung der Prämedikation nicht mehr aufstehen, da sie schläfrig sind und sich durch einen Sturz u. U. verletzen können. Laute Geräusche sollen vermieden werden, damit die beruhigende Wirkung gefördert wird.

Nach der Verabreichung der Prämedikation müssen die Kinder bezüglich auftretender Unverträglichkeitsreaktionen beobachtet und die Vitalzeichen kontrolliert werden, da eine Kollapsgefahr besteht. Zur Prämedikation stehen verschiedene Medikamente zur Verfügung **(s. Tab. 42.1)**.

Gründe für eine gezielte Prämedikation sind:
⇢ Minderung der Angst und der Anspannung,
⇢ Erleichterung der Narkoseeinleitung,
⇢ Reduzierung des Narkotikaverbrauchs und damit Senkung des Narkoserisikos,
⇢ Analgesie,
⇢ Verminderung der Peristaltik und Sekretion.

Transport des Kindes in den Operationssaal

■ **Vorbereitung**

Ein reibungsloser organisatorischer Ablauf gewährleistet dem Kind sowie den Angehörigen geringe Wartezeiten, wodurch Ängste und Belastungen reduziert werden:
⇢ Ist ein Transportdienst vorhanden, so sollte er rechtzeitig bestellt werden.
⇢ Alle Unterlagen des Kindes wie Patientenkurve, Krankengeschichte, Röntgenbilder, Untersuchungsbefunde, Narkoseprotokoll und Einwilligungserklärung sollten rechtzeitig zusammengestellt und vollständig in den Operationssaal mitgenommen werden.
⇢ Es ist u. U. hilfreich, wenn das Bett des Kindes mit der Beschriftung des Namens und der Station sowie Telefonnummer versehen wird, damit evtl. auftretende Fragen ohne Verzögerung durch Rückruf auf der Station geklärt werden können.

■ **Durchführung**

Neben allen Unterlagen ist es u. U. hilfreich, notwendige Lagerungshilfsmittel, Ersatzwindeln und Perfusoren in den Operationssaal mitzunehmen. Wäh-

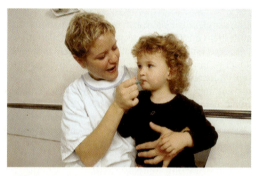

Abb. 42.3 ⇢ Prämedikation. Kleine Kinder können oral auch mit Hilfe einer 2 ml-Spritze prämediziert werden

Tabelle 42.1 ⇢ Medikamente zur Prämedikation

Medikament	Wirkung	Nebenwirkung
Dormicum (Sedativum/Hypnotikum)	Einleitung einer Narkose	Müdigkeit, Schläfrigkeit, Schwindelgefühl, Kopfschmerzen evtl. paradoxe Reaktionen (akute Erregungszustände) u. a.
Atropin (Vagolytikum)	Peristaltik hemmend Spasmen lösend Sekretion hemmend	Tachykardie, Mundtrockenheit, Hautrötung u. a.

852

Pflegerische Aufgaben

rend des Transportes sollte das Kind in Blickrichtung gefahren und bezüglich Veränderungen gut beobachtet werden **(Abb. 42.4)**. Die Begleitung des Kindes in den Operationssaal sollte durch ein Elternteil oder eine dem Kind vertrauten Pflegeperson erfolgen.

Aufenthalt im Vorbereitungsraum

Wünschenswert ist die Anwesenheit einer vertrauten Person im Vorbereitungsraum des Operationssaales bis zum Einschlafen des Kindes, damit Ängste und Verlassenheitsgefühle weitgehend vermieden werden. Durch Befragungen betroffener Kinder sowie Auswertung von Kinderzeichnungen wurde immer wieder die Wartezeit im Vorbereitungsraum als unerträgliche Situation geschildert.

Nachdem die kleinen Kinder eingeschlafen sind, werden sie über eine Patientenumbetteinrichtung (Schleuse) in den Operationsbereich aufgenommen. Größeren Kindern, die noch wach sind, sollte Gelegenheit gegeben werden, sich von ihren Eltern zu verabschieden. Die Pflegeperson, die das Kind einschleust, sollte auf einen Mundschutz verzichten, um das noch wache Kind nicht zu erschrecken.

Für die Eltern bedeutet es eine große Hilfe, wenn sie Informationen über den weiteren Verlauf erhalten. Sie sollten daher über den ungefähren Zeitpunkt der Rückkehr ihres Kindes informiert werden, damit sie Gelegenheit haben, das Krankenhaus für diese Zeit zu verlassen, oder Räumlichkeiten zur Überbrückung der Wartezeit genannt bekommen.

Vorbereitung des Zimmers

Nachdem das Kind die Station verlassen hat, sollte ein ruhiges Zimmer für die Rückkehr des Kindes mit den notwendigen Materialien gerichtet werden. Der Raum sollte gelüftet und aufgeräumt werden. Das Beziehen eines Bettes entfällt in den meisten Fällen, da die Kinder in einem frischen Bett zurückgebracht werden.

Dem Eingriff oder der Verletzung entsprechend müssen unterschiedliche Materialien gerichtet werden und notwendige operative Anschlüsse vorhanden sein **(Abb. 42.5)**.
- Schienen zur Ruhigstellung der Extremität oder Fixierung des Armes bei Infusion, Infusionsständer, Blutdruckgerät, Überwachungsblatt, Mundpflegetablett, Nierenschale, Aufhängevorrichtung für Drainagen und evtl. Urinbeutel, Urinflasche und Steckbecken,
- Absaugvorrichtung, Sauerstoffanschluss, Beatmungsbeutel mit Maske und evtl. Notfallmedikamente und Überwachungsmonitor sollten für den Notfall stets griffbereit vorhanden sein,
- die Klingel muss auf Funktionstüchtigkeit überprüft werden und sich in Reichweite des Kindes befinden.

Übernahme des Kindes zum Rücktransport

Ob ein Kind nach einer Operation direkt aus dem Operationssaal oder von der Aufwachstation kommt, hängt von dem Ausmaß und der Schwere des operativen Eingriffs ab. In besonderen Fällen wird ein Kind einige Tage auf der Intensivstation überwacht und versorgt, ehe es auf die chirurgische Station zurückverlegt wird.

Der Rücktransport sollte stets durch zwei Pflegepersonen erfolgen, wovon eine erfahren und exami-

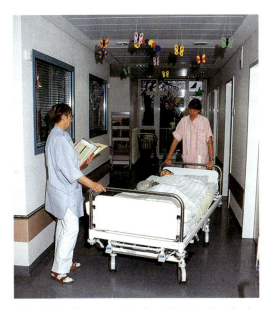

Abb. 42.4 **Transport in den OP.** Damit sich das Kind orientieren kann, sollte das Bett in Blickrichtung des Kindes gefahren werden

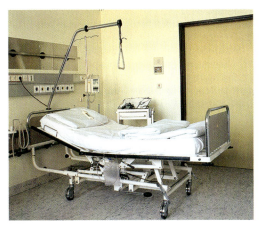

Abb. 42.5 **Patientenzimmer.** Vor der Übernahme aus dem OP wird das Zimmer mit den Materialien zur postoperativen Betreuung ausgestattet

niert sein muss, damit sie in einer Notsituation Erste-Hilfe-Maßnahmen durchführen kann. Ein einsatzbereiter Beatmungsbeutel sollte daher immer mitgenommen werden. Die Pflegepersonen sollten sich im Falle eines umfangreichen operativen Eingriffs vorher erkundigen, ob das Kind auf dem Rücktransport noch Sauerstoff benötigt. Eine Sauerstoffflasche kann dann gleich mitgenommen werden. Folgendes ist beim Rücktransport zu beachten:

- Um einen Patienten postoperativ transportieren zu können, muss er bei vollem Bewusstsein, d. h. ansprechbar, weckbar und ältere Kinder persönlich sowie örtlich orientiert sein,
- die abholende Pflegeperson überzeugt sich außerdem davon, dass z. B. die Harnableitungen deutlich gekennzeichnet und im geöffneten Zustand sind.

Folgende Informationen müssen beim Anästhesieteam und dem Chirurgen eingeholt werden, damit das Kind postoperativ gezielt überwacht und versorgt werden kann:

- Umfang und Verlauf der Operation sowie der Narkose einschließlich evtl. Komplikationen,
- erhaltene Medikamente und Transfusionen,
- aktuelle Vitalzeichenwerte, Bewusstseinslage und erfolgte Urinausscheidung,
- spezielle Lagerungen des Kindes, die postoperativ erfolgen müssen,
- Zeitpunkt der Flüssigkeits- und Nahrungsaufnahme, d. h. Beginn der ersten Teegabe,
- Medikamentenverordnung, z. B. Schmerzmittel, sowie Infusionen, Transfusionen und evtl. Sauerstoffgaben,
- Art und Häufigkeit der Kontroll- und Überwachungsmaßnahmen.

 Merke ⇢ **Dokumentation.** Alle ärztlichen Anweisungen müssen schriftlich erfolgen.

Das Kind sollte so transportiert werden, dass es nicht gefährdet wird. Es darf sich nicht erkälten, nicht durch Stöße beeinträchtigt und Drainagen sowie Katheter nicht herausgerissen werden.

Während der Fahrt sollte das Kind in einer *flachen Kopf-Seiten-Lage* zur Aspirationsprophylaxe und in Blickrichtung transportiert werden, sofern keine anders lautenden ärztlichen Anweisungen bestehen. Dabei müssen Hautfarbe, Atmung, Puls gut beobachtet werden, um eine akute Kreislaufveränderung, bedingt durch die Nachwirkungen von Narkotika bei Intubationsnarkose, und evtl. Blutverluste rechtzeitig zu erkennen.

Außerdem muss die laufende Infusion, insbesondere die Tropfgeschwindigkeit, kontrolliert werden.

Außerdem sollte das Kind gut zugedeckt und möglichst in einem zuvor angewärmten Bett transportiert werden.

Während des operativen Eingriffs besteht besonders bei Kindern die Gefahr eines massiven Wärmeverlustes, der zu einem erhöhten Sauerstoffver-

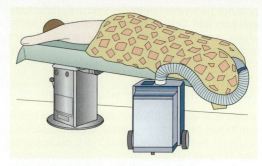

Abb. 42.6 ⇢ **Patientenwärmesystem.** Mit Hilfe eines Gebläses gelangt warme Luft in die Decken

brauch, erhöhtem Herzzeitvolumen und verlängertem postnarkotischem Unwohlsein führt. Um einer Hypothermie während der Operation vorzubeugen, können Ganz- oder Teilkörperdecken des Patientenwärmsystems „WarmTouch" zum Einmalgebrauch verwendet werden. Die Decken bestehen aus Papier und Polyethylen, sind daher reiß- sowie wasserfest und können mit integriertem medizinischen Klebeband am Kind fixiert werden. Die Unterfläche der Decken weisen Poren auf, durch die warme Luft aus einem Gebläse zu dem Kind gelangt **(Abb. 42.6).** Durch diese Methode kann die kalte Luftschicht, die sich um das Kind befindet, durchbrochen werden.

Früh- und Neugeborene werden in einem Transportinkubator transportiert.

42.2.3 Pflegerische Aufgaben nach der Operation

Die postoperative Phase ist durch umfangreiche Veränderungen gekennzeichnet, die durch die Narkose sowie die Inzision während des operativen Eingriffs hervorgerufen wurde. Pflegeprobleme und Pflegebedarf orientieren sich am Operations- und Narkoseverfahren, dem körperlichen Befinden sowie der psychischen Situation des Kindes mit dem Ziel, die Einschränkungen seiner Lebensaktivitäten innerhalb der nächsten Stunden bis Tage je nach Ausmaß der Operation auszugleichen.

In den ersten Stunden nach der Operation besteht eine erhöhte Gefahr von Komplikationen, so dass besonders während der ersten Stunden der postoperativen Phase eine sorgfältige und kontinuierliche Beobachtung zum Erfassen des kindlichen Befindens erfolgen muss.

Je nach Operationsart kann es zu diesen Gefahren und Störungen, aus denen sich Pflegeprobleme ergeben, kommen:

- Gefahr einer Atemdepression durch Narkoseüberhang und Schmerzmittel (Opiate),
- Gefahr einer veränderten Bewusstseinslage durch Narkosewirkung und evtl. Volumenmangel,
- Gefahr einer Aspiration durch Erbrechen,

- ⇢ Gefahr einer Pneumonie durch Flachlagerung und Schonatmung infolge von Schmerzen,
- ⇢ Gefahr einer Thrombose durch Veränderung der Blutgerinnung infolge der Inzision sowie verlangsamter Blutströmung durch Immobilität,
- ⇢ Schlafstörungen durch ungewohnte Umgebung und Schmerzen,
- ⇢ Einschränkungen der Selbständigkeit und evtl. Rückschritt in der Entwicklung bei Kleinkindern durch Immobilität, Schmerzen und Erschöpfung,
- ⇢ Ängste und Unsicherheit vor schmerzhaften Eingriffen wie Blutentnahmen, insbesondere wenn schlechte Vorerfahrungen bestehen,
- ⇢ Verletzung des Schamgefühls durch Untersuchungen und Eingriffe im Genitalbereich,
- ⇢ Soorgefahr durch Sonden- oder parenterale Ernährung,
- ⇢ Meteorismus durch vorangegangene Darmatonie infolge relaxierender Medikamente und Opiate bei Inhalationsnarkose,
- ⇢ Gefahr eines Harnwegsinfektes durch einen Blasendauerkatheter,
- ⇢ Gefahr von Wundheilungsstörungen infolge einer Infektion der Operationsnaht.

Im Folgenden werden die Pflegemaßnahmen den jeweiligen Pflegezielen zugeordnet.

Erkennen einer veränderten Bewusstseinslage

Postoperativ wird die Bewusstseinslage anfangs in kürzeren und später in erweiterten Intervallen kontrolliert, um Komplikationen durch Sauerstoffmangel oder Narkotiküberhang schnell erfassen zu können. Um die Bewusstseinslage zu überprüfen, sollte das Kind sanft angefasst und zunächst leise angesprochen werden, um es nicht zu erschrecken. Erst wenn diese Maßnahmen nicht zu einer gewünschten Reaktion führen, z. B. durch Öffnen der Augen, muss das Kind etwas fester angefasst und lauter angesprochen werden.

Bei eingetrübten sowie neurologischen Patienten wird die Pupillenreaktion in regelmäßigen Abständen kontrolliert.

Freie Atmung

Um einer Aspiration vorzubeugen, müssen die Kinder anfangs flach in eine Kopf-Seiten-Lage gebracht werden falls keine Kontraindikation besteht, damit das Erbrochene sofort aus dem Mund herauslaufen kann. Für die Nachschlafphase kann aus Sicherheitsgründen ein Guedel-Tubus eingelegt werden, der ein Zurückfallen der Zunge mit Verlegung der Atemwege vermeidet.

Überwachung. Wichtig ist die regelmäßige Kontrolle der Atemfrequenz, des -rhythmus und der -qualität sowie des Hautkolorits, da nach Einsetzen der Spontanatmung diese wieder insuffizient werden kann. Die Ursache kann ein tiefer Nachschlaf durch einen Überhang von Narkosemitteln oder eine atemdepressive Wirkung nach Verabreichung von Schmerzmitteln (Opiate) sein. Bei gefährdeten Kindern wird zur Überwachung ein Sauerstoffsättigungsgerät angeschlossen.

Beatmungsutensilien. Ein Beatmungsbeutel mit passender Maske sowie ein Absauggerät mit Absaugkathetern sollten griffbereit vorliegen. Auch sollte die Möglichkeit einer Sauerstoffzufuhr gegeben sein.

Nahrungskarenz. Sofern nicht am Magen-Darm-Trakt operiert wurde, kann die erste Teegabe nach 2–4, evtl. 6 Stunden nach Narkoseende, entsprechend der Entscheidung des Anästhesisten, erfolgen. Sofern das Kind nicht erbricht, wird dann die Nahrung mit Zwieback und leichter Kost zügig aufgebaut. Eine begrenzte Nahrungskarenz muss nach jeder Operation und Anästhesieform erfolgen, um bei Komplikationen und einem Folgeeingriff eine Intubationsnarkose möglich zu machen.

Pneumonieprophylaxe. Da die Kinder aufgrund von Schmerzen häufig eine Schonatmung aufweisen, d. h. nicht genügend durchatmen, muss im weiteren postoperativen Verlauf eine gezielte Pneumonieprophylaxe erfolgen (s. S. 189).

Erkennen einer instabilen Kreislaufsituation

Puls und Blutdruck. Der Puls muss anfangs in kurzen Abständen, evtl. mit Hilfe eines Monitors, kontrolliert werden, um Schockzeichen, z. B. durch einen Volumenmangel, bedingt durch eine innere Blutung, rechtzeitig zu erkennen. Die Abstände werden ärztlich angeordnet und können anfangs viertel-, später halb- oder einstündlich angeordnet werden. Ebenso muss der Blutdruck in entsprechenden Abständen gemessen und dokumentiert werden. Bei Auffälligkeiten muss der Arzt informiert werden.

Hautbeobachtungen. Die Hautfarbe, Hautfeuchte und Hauttemperatur müssen kontinuierlich beobachtet werden, da sich Kreislaufveränderungen durch eine blasse, klebrige und kühle Haut bemerkbar machen.

Urinproduktion. Die Urinproduktion ist ein wichtiger Parameter für eine stabile Kreislaufsituation. Deshalb sollte die Urinmenge bei Spontanmiktion oder bei liegendem Dauerkatheter, z. B. anfangs einstündlich, kontrolliert und eine Flüssigkeitsbilanz erstellt werden.

 Merke ⇢ Beobachtung. Unruhe, Tachykardie und Blutdruckanstieg können auch durch eine volle Blase verursacht werden.

Infusionstherapie. Eine angeordnete Infusionstherapie über einen peripheren oder zentralen Zugang wird durchgeführt, um eine ausreichende Flüssigkeits- und Elektrolytzufuhr zu gewährleisten. Einstichstellen sowie Tropfenzahl müssen anfangs halbstündlich beobachtet und evtl. korrigiert werden, sofern keine Infusionspumpen zur Verfügung stehen.

Zentraler Venendruck. Nach ärztlicher Anordnung wird der zentrale Venendruck in regelmäßigen Abständen kontrolliert (s. S. 835f), um Kreislaufveränderungen rechtzeitig zu erkennen.

Physiologische Körpertemperatur

Eine Kontrolle der Körpertemperatur muss unmittelbar nach der Ankunft auf der Station erfolgen, da die Kinder während der Operation stark auskühlen können, sofern keine Spezialdecken zur Verfügung standen.

Die Temperaturbeobachtungen müssen dann regelmäßig nach Anordnung erfolgen, um beginnende Infektionen schnell erfassen zu können. Ein Resorptionsfieber in den ersten fünf postoperativen Tagen ist physiologisch und sollte 38 °C nicht übersteigen.

Sollten die Kinder ausgekühlt sein, so darf die Wärmezufuhr nur durch Decken und Kissen erfolgen, da eine Wärmezufuhr mittels Wärmflaschen zu einer Erweiterung der Gefäße und somit zu Nachblutungen führen kann.

Schmerzminderung und Wohlbefinden

Eine Reduzierung von Schmerzen und Ängsten trägt nicht nur zum Wohlbefinden eines Kindes bei, sondern ist auch entscheidend an der Vermeidung eines Stressulkus beteiligt, da die Stresshormone Kortison und Adrenalin vermindert ausgeschüttet werden. Es ist daher eine wichtige Aufgabe des Pflegepersonals, die Säuglinge und Kinder aufmerksam auf Schmerzäußerungen zu beobachten und sie auch ernst zu nehmen (S. 161). Folgende Pflegemaßnahmen tragen zum Wohlbefinden des Kindes bei:

- Nach Eingriffen im Bereich des Abdomens dient eine Knierolle der Entspannung der Bauchdecke. Sofern keine Schaumstoffrolle zur Verfügung steht, können Handtücher oder Bettlaken zusammengerollt und unter die Knie des Kindes gelegt werden **(Abb. 42.7)**.

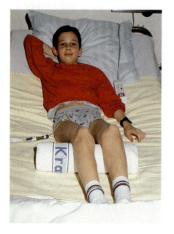

Abb. 42.7 **Knierolle.** Sie dient postoperativ zur Entspannung der Bauchdecke.

> **Merke ⋯ Sicherheit.** Bei einer Thrombosegefährdung sollte auf Knierollen verzichtet werden, da durch den Auflagedruck und die damit verbundene Verlangsamung der Blutströmung die Entstehung von Thromben in den Beinvenen begünstigt wird.

- Eine Ruhigstellung der operierten Extremität, z. B. durch eine Schiene, dient ebenfalls der Schmerzlinderung.
- Kinder sollten nach einer Operation so viel Hilfestellung für die Körperpflege wie nötig erhalten, damit sie nicht übermäßig belastet, jedoch so früh wie möglich mobilisiert werden.
- Die Körperpflege sollte sich an dem Befinden des Kindes orientieren. Am ersten postoperativen Tag sollte evtl. nur eine Teilwaschung erfolgen, damit das Kind auf keinen Fall überfordert wird. Eltern, die einen Teil der Pflegeaufgaben übernehmen möchten, sollten vom Pflegepersonal informiert werden und Hilfestellungen erhalten.
- Eine gute Mundpflege sollte bei parenteraler Ernährung und nach dem Erbrechen erfolgen, damit ein unangenehmer Geschmack sowie Mundgeruch beseitigt und einer Soorinfektion vorgebeugt wird.
- Die Haare müssen täglich vorsichtig gekämmt oder gebürstet und längeres Haar zu einem Zopf geflochten werden, um ein Verfilzen zu vermeiden. Dabei ist zu beachten, dass Haarschmuck nicht zu Druckstellen am Hinterkopf führt.
- Die Kinder sollten die Möglichkeit eines ungestörten Schlafes bekommen, damit sie sich von der Operation erholen können.
- Bei Bedarf und ärztlicher Anordnung erhalten die Kinder Schmerzmittel.

> **Merke ⋯ Schmerz.** Beginnende Schmerzen kündigen sich mit Unruhe, Veränderungen der Atmung, Schwitzen, Tachykardie und Blutdruckanstieg an. Es sollte darauf geachtet werden, die Schmerzmittel möglichst vor dem Eintreten der Schmerzintervalle zu verabreichen, um den Kindern die Schmerzen zu ersparen.

Infektfreie Nieren und ableitende Harnwege

Die erste Urinentleerung sollte spätestens *sechs bis acht Stunden* postoperativ erfolgen. Da es häufig nach allen Formen der Anästhesie zu Miktionsstörungen kommen kann, ist die Blasenentleerung häufig erschwert und kann nur mittels Hilfen (s. S. 318) erfolgen.

Sammelurin, Flüssigkeitsbilanzen und Urinschnelltests müssen nach Anordnung durchgeführt werden (s. S. 331).

Zu einer Infektionsprophylaxe gehört auch der aseptische Umgang mit sämtlichen Ableitungen der Harnwege, u. a. (s. S. 649).

Pflegerische Aufgaben

Störungsfreie Wundheilung

Zu einer komplikationslosen Wundheilung tragen eine gute Wundversorgung und bei Eingriffen am Magen-Darm-Trakt eine Entlastung dieses Organsystems bei.

Wundbeobachtung. Der Wundverband muss unmittelbar postoperativ auf Nachblutungen kontrolliert werden. Sind geringe Blutmengen nachgesickert, so müssen diese auf dem Verband vorsichtig markiert werden, um eine Ausweitung der Blutung erkennen zu können **(Abb. 42.8)**. Bei einer Zunahme der Blutung muss der Chirurg unverzüglich hinzugezogen werden.

Verbandwechsel. Der erste Verband wird in der Regel vom Chirurgen erst ab dem 2. – 4. Tag unter aseptischen Bedingungen gewechselt, um die Wundheilung nicht zu stören (s. S. 864). Die weiteren Verbandwechsel werden dann in der Regel täglich durchgeführt, um den Verlauf der Wundheilung beurteilen zu können. Auffälligkeiten müssen weitergegeben und dokumentiert werden.

Wundsekret. Wichtig ist die Überwachung des Wundsekretes in den Ableitungssystemen sowie der korrekte Umgang mit allen Drainagen (s. S. 869 f).

Wundbehandlung. Eine Ruhigstellung der Wunde fördert den Heilungsprozess und kann je nach Lokalisation, z. B. mit Hilfe einer Schiene, gewährleistet werden. Die Wunde sollte bis zur Nahtentfernung nicht mit Wasser in Berührung kommen. Aus diesem Grund erfolgt die Körperpflege je nach Lokalisation der Wunde durch eine Ganz- oder Teilwaschung bzw. ein Teilbad.

Bei kleineren Wunden ist ab dem 3. postoperativen Tag das Duschen möglich, sofern das Operationsgebiet durch einen Okklusivverband geschützt ist.

Magenablaufsonde. Eine Magenablaufsonde dient der Entlastung der Operationsnähte im Magen-Darm-Bereich und trägt somit zu einer ungestörten Wundheilung bei. Sie wird anfangs tief gehängt, damit Magensekrete ungestört abfließen können. Bei Nachlassen der Sekretion kann sie dann auf Magenniveau und anschließend über Niveau gehängt werden. Wird dies vom Patienten gut toleriert, d. h., es erfolgt kein Erbrechen, so kann sie im *geschlossenen* Zustand nach Rücksprache mit dem Arzt gezogen werden.

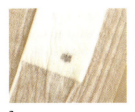
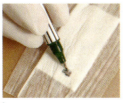

Abb. 42.8 ⇢ **Wundverband.**
a Durchgebluteter Verband
b Pflegeperson zeichnet die Grenze der Blutung auf den Verband, um Nachblutungen zu erkennen

Nahrungsaufbau. Der Zeitpunkt der oralen Flüssigkeitszufuhr und des Nahrungsaufbaus hängt vom Ausmaß und der Lokalisation der durchgeführten Operation ab. Eine Nahrungskarenz wird nach Eingriffen am Magen-Darm-Trakt zur Ruhigstellung durchgeführt.

Nach kleinen *unkomplizierten Eingriffen* im Bereich des Magen-Darm-Traktes, z. B. Appendektomie, kann nach ca. sechs Stunden löffelweise Tee verabreicht werden. Wenn dieser gut vertragen wurde, kann nach 24 Stunden ein Zwieback und am nächsten Tag Breikost gegessen werden. Tritt kein Erbrechen ein, so kann die Nahrung zügig aufgebaut werden. Entsprechend der Anweisung des Chirurgen kann die Empfehlung ausgesprochen werden, für die ersten 14 Tage nach der Operation auf Schokolade, blähende Speisen und Obstsäfte zu verzichten, da Verstopfung und Blähungen zu einer Belastung des Darmes führen würden. In der Regel stehen klinikspezifische Kostaufbaupläne bei bestimmten Operationen zur Verfügung.

Nach *ausgedehnten Eingriffen* am Magen-Darm-Trakt muss eine parenterale Ernährung für ca. vier bis fünf Tage durchgeführt werden. Danach wird die Ernährung mit Tee, Zwieback und Haferschleim sehr langsam aufgebaut.

 Merke ⇢ Sicherheit. Der Zeitpunkt der Nahrungsverabreichung nach Eingriffen am Magen-Darm-Trakt ist stets abhängig von der Menge des Magensekretes, der Darmperistaltik und dem Windabgang.

Anregen der Darmperistaltik

Die Darmperistaltik ist sehr wichtig, da es postoperativ zu einer Darmatonie kommen kann, die durch Narkosemittel, Manipulation am Darm und mangelnde Bewegung verursacht wird. Hinzu kommen noch Wundschmerzen, die durch Pressen verstärkt werden, sodass häufig der Stuhl eingehalten wird.

Eine Stuhlentleerung sollte entsprechend der Anordnung am dritten postoperativen Tag, sofern bis dahin noch keine spontane Stuhlentleerung erfolgt ist, mit Hilfe eines Abführmittels, Klysmas oder Mikroklists erfolgen (s. S. 344). Bei Operationen am Magen-Darm-Trakt kann das Abführen des Stuhles auch erst ab dem fünften postoperativen Tag erfolgen.

Zur Anregung der Darmperistaltik und des Windabgangs kann ein Darmrohr gelegt werden. Nach großen Eingriffen am Magen-Darm-Trakt wird das Darmrohr bereits im Operationssaal gelegt und evtl. durch Naht fixiert.

Eine Förderung der Darmperistaltik kann durch lokale Wärmezufuhr in Form von feuchtwarmen Auflagen außerhalb des Wundgebietes erfolgen, die jedoch ärztlich angeordnet sein müssen.

Intravenöse Gaben von peristaltikanregenden Medikamenten können mittels Infusionen auf ärztliche Anordnung verabreicht werden.

Adäquate Flüssigkeits- und Nährstoffzufuhr

Während der Flüssigkeits- und Nahrungskarenz muss das Kind parenteral ernährt werden, um eine ausreichende Flüssigkeits- und Nährstoffzufuhr zu gewährleisten. Die Aufgabe des Pflegepersonals ist es, die Infusionstherapie nach Anordnung durchzuführen und zu überwachen.

Bei lang andauernder Nahrungskarenz werden besonders Hunger-, aber auch evtl. Durstgefühle für die Kinder häufig zum großen Problem. Das Pflegepersonal sollte deshalb, so weit es möglich ist, darauf achten, dass andere Kinder in Anwesenheit der Betroffenen kein Essen zu sich nehmen.

Intakte Haut und Schleimhaut

Bei einer parenteralen oder Sondenernährung muss eine sorgfältige Mundpflege durchgeführt werden, damit die Mundschleimhaut befeuchtet und die Entstehung von Soor vermieden wird (s. S. 525).

Wird das Kind über Ernährungssonden ernährt, muss eine sorgfältige Dekubitusprophylaxe der Schleimhaut erfolgen (s. S. 305). Auch die Körperhaut muss prophylaktisch vor der Entstehung eines Dekubitus geschützt werden (s. S. 368 f).

Physiologische Blutzirkulation

Zur Vermeidung einer Thrombose wird bei gefährdeten Jugendlichen eine Thromboseprophylaxe durchgeführt, die bereits präoperativ durch Anti-Thrombosestrümpfe und Heparin-Injektion erfolgen sollte.

Eine Frühmobilisation, d. h. ein möglichst frühzeitiges Aufstehen nach einer Operation, ist eine wichtige Maßnahme, um den Kreislauf zu mobilisieren und damit einer Thrombose vorzubeugen.

Optimistische Grundstimmung

Folgende Pflegemaßnahmen können mithelfen, eine positive Einstellung zu bewirken:

Einbeziehung der Eltern. Für die Kinder bedeutet die Anwesenheit eines Elternteils Trost während der ersten schmerzhaften postoperativen Tage. Die Eltern übernehmen unter Anleitung in der Regel unterschiedliche Pflegeaufgaben wie Temperaturmessung, Waschen u. a., was von den Kindern als sehr beruhigend empfunden wird.

Durch Aufmunterung, Zuspruch und Rücksichtnahme können unangenehme Situationen evtl. erträglicher gemacht werden, z. B. bei lang andauernder Nahrungskarenz und Schmerzen. Kinder sollten jedoch nicht bemitleidet und Eltern diesbezüglich aufgeklärt werden.

Beschäftigung. Bettruhe bedeutet für die Kinder in der Regel eine große Belastung, da sie in ihrem Bewegungsdrang eingeschränkt sind und unter Langeweile leiden. Die Beschäftigung des Kindes sollte daher alters- und situationsgemäß erfolgen (s. S. 414). Von Seiten des Pflegepersonals, bzw. der Erzieher/innen, können anwesende Eltern zu Spielen mit ihrem Kind angeregt werden.

Die Kinder sollten ihrem Befinden entsprechend zur Eigenaktivität motiviert werden, damit sie wieder ihre Selbständigkeit erlangen und das Selbstbewusstsein gestärkt wird.

Lehrer haben die Aufgabe, die Kinder bei längeren Krankenhausaufenthalten zu unterrichten, damit sie am Ende des Schuljahres das Klassenziel erreichen. Kinder freuen sich in der Regel, wenn sie kurze Zeit von der Schule befreit sind, jedoch leiden sie langfristig gesehen, wenn sie ein Jahr wiederholen müssen. Das Pflegepersonal sollte mit den Lehrkräften die günstigsten Zeiten für den Unterricht absprechen.

Lese- und Lernservice

Fragen zum Selbststudium

1. Stellen Sie sich vor, Sie kommen auf eine fremde chirurgische Station, da Ihnen eine Operation bevorsteht. Welches Verhalten von Seiten des Pflegepersonals würde Ihnen helfen, Ängste und Unsicherheiten zu minimieren?
2. Begründen Sie die sorgfältige Beobachtung vor einer Operation hinsichtlich Auffälligkeiten.
3. Geben Sie prä- und postoperative Pflegemaßnahmen an, die eine komplikationslose Wundheilung begünstigen.
4. In welchen Situationen ist eine Darmreinigung kontraindiziert?
5. Begründen Sie die Notwendigkeit einer Nahrungskarenz vor einer Operation und machen Sie konkrete Angaben zu deren Gewährleistung.
6. Begründen Sie die Notwendigkeit einer gezielten Prämedikation.
7. Begründen Sie die postoperative Kontrolle der Vitalzeichen.
8. Von welchen Faktoren ist die Nahrungsverabreichung nach einer Operation am Magen-Darm-Trakt abhängig?

Verwendete Literatur

Aktionskomitee Kind im Krankenhaus e. V., Bundesverband (AKIK, Hrsg.): kind und Operation. H. 5, AKIK-Schriftenreihe Kinder im Krankenhaus, Oberursel 1995

Janneck, C.: Kinderchirurgie für Krankenpflegeberufe. 4. u. 5. Aufl. Thieme, Stuttgart 1990 u. 1997

Sümpelmann, R., E. Wellendorf, S. Krohn, J. M. Strauß: Perioperatives Angsterleben von Kindern. Anästh. Intesivmed. 10 (1994) 311-314

Kellnhauser, E., u. a. (Hrsg.): Thieme's Pflege, begründet von L. Juchli, 9. Aufl. Thieme, Stuttgart 2000

Paetz, B., B. Benzinger-König: Chirurgie für Pflegeberufe, 19. Aufl. Thieme, Stuttgart 2000

Schwegler, J.: Der Mensch – Anatomie und Physiologie, 2. Aufl. Thieme, Stuttgart 1998

Schäffler, A., u. a. (Hrsg.): Pflege Heute, 1. Aufl. Fischer, Stuttgart 1998

Weiterführende Literatur

Arbeitsgemeinschaft Weiterbildung im Operationsdienst: Prä-, intra- und postoperative Pflege. DBfK, Eschborn 1996

Bundesminister für Gesundheit: Leitfaden zur Einführung von Qualitätssicherung pflegerischer Arbeit im Operationsdienst. Nomos, Baden-Baden 1997

Deutsche Gesellschaft für Fachkrankenpflege e.V.: Tätigkeitskatalog Fachkrankenschwester, Fachkrankenpfleger, Fachkinderkrankenschwester, Fachkinderkrankenpfleger in der Anästhesie. Deutsche Gesellschaft für Fachkrankenpflege e.V. 1994

Kriczer, C.: Keine Angst vor Narkose und Operation – Ein Patientenratgeber. Springer, Wien 1997

Larsen, R.: Anästhesie und Intensivmedizin für Schwester und Pfleger, 5. Aufl. Springer, Berlin 1999

Müthing, M. und Mitarb.: Die präoperative Pflegevisite. Die Schwester/Der Pfleger 1 (1998) 13

Schäfer, R., M. Reinhard: Klinikleitfaden Anästhesie, G. Fischer, Lübeck 1998

Sitzmann, F.: Pflegehandbuch Herdecke, 3. Aufl. Springer, Berlin 1998

Sitzmann, F.: Hygiene. Ein Lehrbuch für Fachberufe im Gesundheitswesen. Springer, Berlin 1999

Stermann, H.: Umsetzung eines Pflegekonzeptes an der Patientenschleuse. Die Schwester/Der Pfleger 2 (1999) 158

Zimbardo, P. G.: Psychologie, 6. Aufl. Springer, Berlin 1995

Kontakt- und Internetadressen

Fachgruppe OP in den verschiedenen Landesverbänden des Deutschen Berufsverbandes für Pflegeberufe
Bundesverband
Hauptstr. 392, 65760 Eschborn
Tel.: 06173/604-3, Fax: 06173/604499
E-Mail: DBfK Bundesverband@compuserve.com
http://www.dbfk.de

43 Wundpflege und Wundbehandlung

Heidrun Beyer

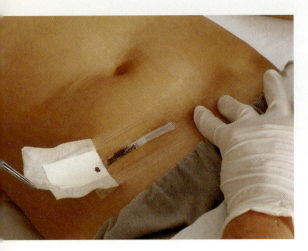

43.1 Theoretische Grundlagen

43.1.1 Begriffsbestimmungen

> **Definition** ⇢ Bei einer Wunde handelt es sich um eine gewaltsame Durchtrennung oder umschriebene Schädigung der Haut oder Schleimhaut, die durch Operation oder Unfall hervorgerufen wurde.

Wundeinteilung

Die Wunden werden nach ihrer Entstehungsart oder ihrer Beschaffenheit eingeteilt.

Eine Wunde, insbesondere eine großflächige, stellt für ein Kind eine große Belastung dar, da sie Ursache massiver Ängste ist. Neben den Schmerzen und den Bewegungseinschränkungen bedeuten sie für das Kind eine Einschränkung des ausgeprägten Bewegungstriebes. Für kleine Kinder stellen sie unter Umständen einen Stillstand oder gar Rückschritt in der Entwicklung dar, sofern sie für lange Zeit ihren Bewegungsdrang nicht ausleben können. Liegende Wunddrainagen, die der Ableitung von Blut und Gewebeflüssigkeit dienen, erinnern die Kinder ständig daran, dass ihr Körper verletzt ist, was evtl. zusätzlich dazu beiträgt, dass sie sich krank und hilflos fühlen.

Befragungen in Form von ausgewerteten Kinderzeichnungen bei betroffenen Kindern durch R. Sümpelmann, E. Wellendorf, S. Krohn und J. M. Strauß 1994, haben ergeben, dass sich 12,1 % der Kinder vor dem Ziehen der Drainagen, sowie dem Entfernen von Nahtmaterial, fürchten. Dies kann von Seiten des Pflegepersonals, das z. B. auf chirurgischen Kinderstationen tätig ist, aus Erfahrungen bestätigt werden. Aber auch das Entfernen bzw. Wechseln eines Verbandes ist für die Kinder mit viel Stress verbunden.

Besonders belastend ist es für die betroffenen Kinder und deren Eltern, wenn es zu Komplikationen der Wundheilung infolge von Wundinfektionen oder Nahtdehiszenz kommt, die mit einer Verlängerung des Krankenhausaufenthalts und weiteren schmerzhaften Prozeduren verbunden sind.

Hilfreich ist es für Kinder mit Wunden jeder Art, wenn sie verständliche und vor allen Dingen wahrheitsgemäße Informationen von Pflegenden und Ärzten erhalten, die in einer ruhigen Atmosphäre ohne Zeitdruck erfolgen sollten. Kleinere Kinder lassen sich evtl. spielerisch von der Notwendigkeit der Maßnahme überzeugen.

■ **Ursachen der Wundentstehung**

Werden die Wunden nach der Ursache ihrer Entstehung unterteilt, können folgende Wunden unterschieden werden:

⇢ *Mechanische Wunden* entstehen durch äußere Gewalteinwirkung. Zu ihnen werden Schuss-, Stich-, Biss-, Riss-, Platz-, Schürf-, Quetsch- und Kratzwunden, u. a. gezählt.

⇢ *Chemische Wunden* werden durch Säure und Laugen hervorgerufen und führen zu Verätzungen.

⇢ *Thermische Wunden* entstehen durch Hitze, z. B. Verbrühung mit heißem Wasser oder Verbrennung durch eine Flamme sowie durch Kälteeinwirkung.

⇢ *Bestrahlungswunden* werden durch UV-Strahlen nach Sonneneinwirkung oder durch ionisierende Strahlen, die zur Tumortherapie eingesetzt werden, hervorgerufen.

■ **Beschaffenheit der Wunden**

Werden die Wunden nach ihrer Beschaffenheit unterteilt, so lassen sie sich folgendermaßen unterscheiden:

⇢ *Geschlossene Wunden* zeichnen sich durch eine intakte Haut und Schleimhaut aus, sind in der Regel tief und können verschiedene Gewebearten betreffen, z. B. Knochen und Muskeln.

⇢ *Offene Wunden* haben eine zerstörte Haut- oder Schleimhaut und können sowohl oberflächlich, perforierend oder kompliziert sein. Es können alle Hautschichten und die darunter liegenden Gewebe betroffen sein.

⇢ *Aseptische Wunden* wurden unter sterilen Bedingungen in ein nicht infiziertes Gewebe gesetzt, z. B. Operations- und scharfrandige Verletzungswunden, die durch Naht verschlossen wurden.

⇢ *Kontaminierte Wunden* weisen noch keine Zeichen einer Infektion auf, werden jedoch prophylaktisch offen behandelt, da sie verschmutzt oder älter als sechs Stunden sind.
⇢ *Septische Wunden* sind alle verschmutzten und infizierten Wunden, z. B. Bisswunden und Dekubitalgeschwüre. Sie werden stets offen behandelt, d. h. nicht durch Naht verschlossen.

Wundheilung

Jede Gewebszerstörung aktiviert den Körper, den Schaden so schnell wie möglich zu beheben, um einen übermäßigen Blutverlust zu vermeiden und vor einer Infektion, sowie vor einer Auskühlung bei ausgedehnten Wunden, zu schützen.

Ablauf und Dauer der Wundheilung richten sich nach der Ursache, der Beschaffenheit, d. h. aseptisch oder septisch, und dem Alter der Wunde.

Dementsprechend werden zwei Arten der Wundheilung unterschieden:

■ **Primäre Wundheilung**
Die Voraussetzung hierfür ist eine saubere Wunde, die nicht älter als **sechs Stunden** und nicht durch einen Biss oder Schuss entstanden ist. Die Wundränder werden mit Hilfe von Nahtmaterial, Klammer- oder Klebeverschluss adaptiert und verheilen ohne größere Zwischengewebsnarbe **(Abb. 43.1 a – c)**.

■ **Sekundäre Wundheilung**
Hierbei handelt es sich um verschmutzte, ältere oder infizierte Wunden, die nicht durch Nahtmaterial verschlossen werden dürfen, sondern sich langsam von innen nach außen durch Bildung von Granulationsgewebe verschließen müssen. Dadurch ist der Abfluss von infiziertem Sekret gewährleistet und die Gefahr einer Infektion durch anaerobe Keime vermindert. Die Heilungsdauer ist in diesem Fall verzögert und hat meist einen verlängerten Krankenhausaufenthalt zur Folge. Das Ergebnis ist eine breite Narbe, z. B. ein Keloid **(Abb. 43.1 d)**.

 Merke ⇢ **Wundheilung.** Es ist wichtig, die Unterscheidung einer aseptischen Wunde durch primäre Wundheilung und einer kontaminierten sowie septischen Wunde durch die sekundäre Wundheilung zu kennen, um die unterschiedliche Heilungsdauer dem Kind, sowie den Eltern, erklären zu können. Außerdem wird durch das Wissen die Gefahr einer Kreuzinfektion minimiert, da die Notwendigkeit bezüglich der Einhaltung hygienischer Regeln abgeleitet werden kann. Weiterhin befähigt das Wissen und die Erfahrung eine Wunde sicher zu beurteilen und hinsichtlich der Auswahl entsprechender Wundauflagen fachgerecht assistieren zu können.

Mehrere Faktoren beeinflussen die Wundheilung **(Tab. 43.1)**.

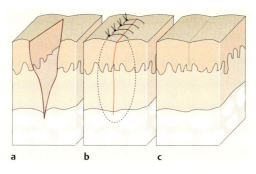

Abb. 43.1 ⇢ **Primäre Wundheilung.**
a saubere, offene Wunde, nicht älter als 6 Stunden
b Wundränder mit Hilfe von Nahtmaterial adaptiert
c verheilte Wunde ohne größere Zwischengewebsnarbe

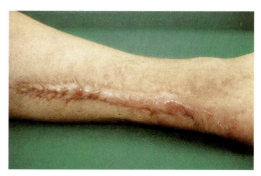

Abb. 43.1 d ⇢ **Keloid (Wulstnarbe).** Derbe, erhabene Bindegewebswucherung der Haut, die z. B. nach Wundinfektionen entstehen können

Phasen des Wundheilungsprozesses

Die Wundheilung verläuft in drei Phasen und ist gekennzeichnet durch eine Defektheilung. Dieser Defektverschluss durch vernarbendes Bindegewebe erfolgt in der Regel mit einer funktionellen Einbuße, da bei einer Hautnarbe die Elastizität des Gewebes vermindert ist und keine Schweißdrüsen und Haare gebildet werden.

■ **Exsudationsphase (Reinigungsphase)**
Dauer: ca. 4 Tage.
Unmittelbar nach einer Verletzung kommt es zur Sekretion aus den Blut- und Lymphgefäßen mit dem Ziel, die Wunde zu reinigen und die Wundlücke aufzufüllen. Der Gefäß- und Wundverschluss entsteht durch die Vasokonstriktion und die anschließend einsetzende Blutgerinnung mit Bildung eines Fibrinnetzes und Einlagerung von Blutzellen, wodurch ein Thrombus entsteht. Austretende weiße Blutkörperchen (Granulozyten) und Bindegewebszellen (Histiozyten und Fibroblasten) vernichten pathogene Keime und abgestorbene Zellen durch Phagozytose.

Wundpflege und Wundbehandlung

Tabelle 43.1 ⇢ Faktoren, die eine Wundheilung beeinflussen

Faktoren	Förderung der Wundheilung	Hemmung der Wundheilung
Allgemeine Faktoren	⇢ Jugendliches Alter, ⇢ guter Allgemeinzustand, ⇢ Zufuhr von essentiellen Aminosäuren, z. B. Phenylalanin und energieliefernde Stoffe, Kohlenhydrate, ⇢ Vitamine: A, C, K, ⇢ Spurenelemente: Zink, Kupfer	⇢ Höheres Alter, ⇢ schwere Allgemeinerkrankung, z. B. maligne Tumore, ⇢ Stoffwechselerkrankung, z. B. Diabetes mellitus, ⇢ Unterernährung, ⇢ Eiweiß- und Vitaminmangel u. a., ⇢ Medikamenteneinnahme, z. B. Cortison, Zytostatika
Lokale Faktoren	⇢ sorgfältiges Wundébridement (Ausschneiden von minderdurchbluteten und verschmutzten Gewebe), ⇢ aseptische Wunde (primäre Wundheilung), ⇢ gute Durchblutung der Wunde, ⇢ Ruhigstellung der Wunde, z. B. mit Hilfe einer Schiene, ⇢ Wunde ruhen lassen (Verbandwechsel 2. postoperativer Tag oder später), ⇢ spannungsfreie Wundränder, ⇢ atraumatische Operationstechnik, ⇢ aseptischer und atraumatischer Verbandwechsel	⇢ kontaminierte oder infizierte Wunde, ⇢ Fremdkörper, Nekrosen, Wundtaschen u. a. (sekundäre Wundheilung), ⇢ Zirkulationsstörungen, ⇢ zu frühe Belastung, ⇢ Spannung der Wundränder, z. B. Wundödem, ⇢ vorgeschädigtes Gewebe, z. B. Bestrahlung, ⇢ traumatisierende Operationstechnik, u. a.

Infolge Reizung der Mastzellen, die Histamin und Bradykinin abgeben, kommt es zur Ausbildung eines Wundödems. Diese vermehrte Durchfeuchtung des Gewebes ist nach heutigem Wissensstand (Knapp, 1999) die Grundvoraussetzung für die Steigerung der Zellvermehrung und das Zellwachstum, wodurch die zügige Ausbildung des Granulationsgewebes gewährleistet wird.

■ Proliferationsphase
Dauer: ca. 10 Tage.

Von den Wundrändern sprießen kleine Gefäße, die als Kapillaren bezeichnet werden, in das Wundgebiet ein. Durch die Bindegewebszellen werden ab dem 6. Tag kollagene Fasern produziert, so dass die Wunde an Festigkeit gewinnt und schrumpft. Die proliferative Wundheilungsphase ist weiterhin durch Defektauffüllung mit neu gebildeten Bindegewebe sowie vom Rande her beginnende Epithelisation gekennzeichnet. Die Infektabwehr erreicht in dieser Phase ihren Höhepunkt.

■ Reparationsphase
Dauer: mehrere Wochen.

Die reparative Wundheilungsphase beginnt ca. am 8. Tag und ist gekennzeichnet durch rasche Zunahme und Vernetzung von kollagenen Fasern, so dass die Reißfestigkeit des Gewebes zunimmt. Infektabwehr, Zelldichte sowie Vaskularisation nehmen dagegen gleichermaßen ab, so dass ein Ablassen des Defektgewebes zu beobachten ist.

Die Narbe hat nach ca. zwei Wochen eine ausreichende Festigkeit erreicht, so dass Hautfäden entfernt werden können. Eine maximale Belastbarkeit erreicht sie jedoch erst nach ca. drei Monaten. Dies erklärt die ärztlich angeordnete Schonung nach einer Operation für einen längeren Zeitraum.

Der aus Fibrin und Zelldetritus (zerfallene Zellen) bestehende Schorf schützt die Wunde vor Austrocknung und Infektion. Darunter kann sich die Wunde ungestört epithelisieren. Ist der Prozess abgeschlossen, so löst sich der Schorf spontan.

Eine gut granulierende saubere Defektwunde verkleinert den Durchmesser um ca. 1 bis 2 mm pro Tag.

Wundheilungsstörungen

Bei der Wundheilung kann es zu einer Vielzahl gefürchteter Komplikationen kommen **(Tab. 43.2)**. Um diese rechtzeitig zu erkennen, muss die Wunde von der Pflegeperson regelmäßig beobachtet werden.

43 Pflegerische Aufgaben

Tabelle 43.2 ⇢ **Wundheilungsstörungen**

Wundheilungsstörung	Beobachtungsmerkmale
Wundinfektion	Rötung (anfangs lokal begrenzt), Schwellung, Überwärmung, Schmerzen, Funktionsstörung, später systemische Infektzeichen: Fieber, BSG und CRP erhöht, evtl. Keimnachweis, u. a.
Abszess (Eitergeschwür)	Ansammlung von Eiter in einem nicht vorgebildeten, sondern durch Gewebeeinschmelzung entstandenen Gewebehohlraum mit Abszessmembran. Entzündungszeichen, Fluktuation, pulssynchroner Klopfschmerz
Phlegmone	Eitrige Entzündung in einem nicht abgegrenzten Raum, die sich infiltrativ im interstitiellen Bindegewebe ausbreitet. Lokale und allgemeine Entzündungszeichen
Hämatom (Bluterguss)	Blutansammlung im Weichteilgewebe oder in einer vorgebildeten Körperhöhle
Nekrose	Veränderung des Gewebes durch Zelltod (blauschwarz, trocken oder sezernierend)
Wunddehiszenz	Auseinanderweichen primär verschlossener Wundränder („Aufplatzen der Wunde"), z. B. durch große Spannung zwischen den Wundrändern
Keloide (Wulstnarbe) (Abb. 43.**1** d)	Derbe, platte oder strangförmige, manchmal juckende Bindegewebswucherungen, die sich auch auf unbeschädigte Haut ausdehnen im Gegensatz zu hypertrophen Narben.

43.2 Pflegerische Aufgaben

43.2.1 Allgemeine pflegerische Aufgaben

■ **Symptome**
Wunden können eine Vielzahl von Symptomen hervorrufen:
⇢ Schmerzen,
⇢ Blutungen und Wundsekretion,
⇢ Schockzeichen bei ausgedehnten Wunden oder massivem Blutverlust,
⇢ Entzündungszeichen: Rötung, Schwellung, Überwärmung, Schmerz, Fieber, Eiter,
⇢ Nekrosen
⇢ Juckreiz.

■ **Pflegeprobleme**
Durch Wunden können folgende Pflegeprobleme entstehen:
⇢ Angst und gestörtes Wohlbefinden durch Schmerzen,
⇢ Wundheilungsstörung durch Infektion u. a.,
⇢ Beeinträchtigung des Allgemeinbefindens, z. B. durch Fieber,
⇢ Bewegungseinschränkung und Isolation,
⇢ Verlust der Selbständigkeit, evtl. verbunden mit einem Entwicklungsrückschritt,
⇢ Schockgefahr durch großen Blutverlust,
⇢ Beeinträchtigung des Allgemeinbefindens und evtl. des Nachtschlafes durch Juckreiz infolge Wundheilung.

Im folgenden werden die Pflegemaßnahmen zur Wundversorgung den Pflegezielen zugeordnet.

Schmerz- und Angstreduzierung

Folgende Verhaltensweisen von Seiten des Pflegepersonals tragen zu einer Entspannung des Kindes bei:
⇢ Die Kinder müssen altersgemäß und wahrheitsgetreu informiert werden, damit das Vertrauensverhältnis zwischen Kind und Pflegepersonal oder Ärzten nicht zerstört wird. Schmerzstillende Medikamente sollten nach Anordnung **vor** einem Verbandwechsel *rechtzeitig* verabreicht werden, damit sie noch wirken können.
⇢ Kinder sollten während des Verbandwechsels abgelenkt werden und möglichst keinen direkten Einblick auf die gerichteten Instrumente haben.
⇢ Auch die Art der Wundbehandlung, geschlossen oder offen, und die Auswahl des Verbandmaterials, z. B. ein leicht ablösbarer oder ein durchsichtiger Wundverband, der einen selteneren Verbandwechsel notwendig macht, kann zur Schmerzverringerung beitragen.
⇢ Im Beisein des Kindes dürfen keine unbedachten Äußerungen bezüglich der Wundverhältnisse erfolgen.
⇢ Pflasterstreifen können mit Wundbenzin oder Äther getränkten Tupfern gelöst werden.

Praxistipp ⇢ Es ist weniger schmerzhaft, die Haut vorsichtig durch Nachgreifen vom Pflaster zu lösen, als das Pflaster von der Haut abzuziehen.

Häufig möchten die Kinder die Fixierung auch selbst entfernen. Am Ende der unangenehmen oder schmerzhaften Manipulation sollten die Kinder für ihre Tapferkeit gelobt werden.

Infektfreier Zustand

Die nachfolgend aufgeführten Pflegemaßnahmen helfen Infektionen vorzubeugen, bzw. sie rechtzeitig zu erkennen:
Beobachtung. Das Wundgebiet und die Drainageaustrittsstelle müssen bei jedem Verbandwechsel begutachtet werden **(Tab. 43.3).** Auffälligkeiten müssen sofort weitergegeben und dokumentiert werden. In besonderen Fällen können Fotos den Verlauf einer Wundheilung dokumentieren.
Vitalzeichenkontrolle. Die Vitalzeichen werden in entsprechenden Abständen kontrolliert. Auffälligkeiten müssen ebenfalls sofort gemeldet und dokumentiert werden.
Aufklärung. Kinder sollten darüber informiert werden, dass jegliche Manipulation an der Wunde unterbleiben muss, da sie zur Wundinfektion führen kann.

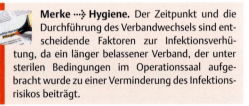

Merke ⇢ Hygiene. Der Zeitpunkt und die Durchführung des Verbandwechsels sind entscheidende Faktoren zur Infektionsverhütung, da ein länger belassener Verband, der unter sterilen Bedingungen im Operationssaal aufgebracht wurde zu einer Verminderung des Infektionsrisikos beiträgt.

⇢ Bei einem Verdacht auf eine Wundinfektion müssen nach Anordnung Wundabstriche für mikrobiologische Untersuchungen abgenommen werden.
⇢ Ein fachgerechter und aseptischer Umgang mit allen Kathetern, Drainagen und venösen Zugängen verhindert ein Aufsteigen sowie eine Ausbreitung von Keimen (s. S. 650).
⇢ Kinder mit septischen Wunden dürfen keinen Kontakt zu Kindern mit aseptischen Wunden haben, um eine Übertragung von Keimen zu vermeiden.

Ungestörte Wundheilung

Folgende Maßnahmen helfen die Wundheilung zu fördern:
⇢ Der Verband muss sehr vorsichtig zur Wunde hin gelöst werden, damit neu gebildetes Epithelgewebe nicht abgerissen wird,
⇢ ein festklebender Verband kann mit physiologischer NaCl- oder Ringer-Lösung abgeweicht werden,
⇢ die Wunden werden ihrer Beschaffenheit entsprechend mit angeordneten Salben oder einem Spezialverband, der nicht an der Wunde anklebt, versorgt,

Tabelle 43.3 ⇢ Wundbeobachtung und Wundbeurteilung

Beobachtungskriterien	Erscheinungsformen
Größe und evtl. Tiefe einer Wunde	Kleine oder ausgedehnte, flächenhafte Wunde oder evtl. tiefe Wunden mit Wundtaschen?
Phasen der Wundheilung	Blutet die Wunde noch stark? Epithelisierung erkennbar?
Ausmaß und Beschaffenheit des Wundsekretes	Stark sezernierende Wunde? Wunde trocknet bereits aus? Wundsekret: Serös, blutig, eitrig?
Infektionszeichen	Rötung, Schwellung und Erwärmung des Wundgebietes? Fieberzeichen? Schmerzen? Funktionseinschränkung?
Wundbeläge und Nekrosen	Gelbliche, grünliche oder schmierige Beläge? Trockene oder feuchte Nekrosen?
Geruch der Wunde	Übelriechend?
Zeichen einer Nahtdehiszenz	Wundränder adaptiert oder klaffen bereits auseinander?
Sensibilität des Wundbereiches	Verursacht die Wunde extreme Schmerzen oder werden keine Schmerzen wahrgenommen?

⇢ auch eine Ruhigstellung der Wunden und eine sichere Fixierung der Verbände fördern den Heilungsprozess.

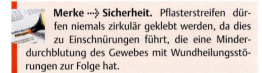

Merke ⇢ Sicherheit. Pflasterstreifen dürfen niemals zirkulär geklebt werden, da dies zu Einschnürungen führt, die eine Minderdurchblutung des Gewebes mit Wundheilungsstörungen zur Folge hat.

Hautschonung

Folgendes sollte zur Schonung der Haut beachtet werden:
⇢ Verbände sollten mit hautschonendem Pflaster, z.B. Leukosilk oder Netzverbänden, fixiert werden,
⇢ die Pflasterstreifen oder Fixomull werden auf der Haut so sparsam wie möglich verwendet, damit gesunde Haut gering belastet wird,
⇢ industriell gefertigte Wundverbände und Pflasterstreifen dürfen nicht zu straff gespannt werden und können eventuell an den Rändern eingeschnitten werden.

Förderung des Wohlbefindens

Eine alters- und situationsgemäße Beschäftigung der Kinder (s. S. 410 f) bekommt bei einer Isolation eine besondere Bedeutung, um Langeweile und Verlassenheitsgefühle nicht übermäßig entstehen zu lassen. Dazu können die Eltern miteinbezogen werden und falls nötig, Unterstützung vom Pflegepersonal oder den Erzieherinnen erhalten.

Die Wahl einer geschlossenen Wundbehandlung, z. B. bei thermischen Verletzungen, kann es den Kindern ermöglichen, sich außerhalb des Bettes zu bewegen, gewohnte Tätigkeiten selbständig auszuführen oder auf dem Arm getragen zu werden.

Die Kinder sollten individuell Hilfe bei den täglichen Verrichtungen wie Ganzwaschung, Verabreichung der Nahrung usw. erhalten, damit zum einen die Selbständigkeit weitgehend erhalten bleibt, die Kinder aber zum anderen nicht übermäßig belastet werden. Eine Mobilisation wird nach Rücksprache mit dem Arzt unter Beachtung der Belastbarkeit so früh wie möglich begonnen.

43.2.2 Spezielle pflegerische Aufgaben

Operative Wundversorgung

Kleine Hautwunden werden in der Ambulanz in Lokalanästhesie durch eine Naht versorgt, sofern sie nicht älter als *sechs* Stunden und nicht verschmutzt sind. Dabei ist folgendes zu beachten:
- Die Wunde und ihre Umgebung werden zuerst mit sterilen in 0,9%iger NaCl-Lösung getränkten Tupfern von Blut, Schmutz und evtl. Fremdkörpern gereinigt und anschließend, mit Ausnahme der Augenbrauen, im Umkreis von etwa 1 cm rasiert, sofern sich im Wundgebiet Haare befinden.
- Die Wundränder werden nach vorheriger Hautdesinfektion mit einem Lokanästhetikum infiltriert. Im Bereich der Extremitäten erfolgt eine Leitungsanästhesie.
- Anschließend wird die Wunde zur Keimabtötung mit Hautdesinfektionsmittel desinfiziert.
- Danach werden die Wundränder mit dem Skalpell ausgeschnitten, geglättet und das verschmutzte Gewebe entfernt.

> **Merke ⋯▸ Prophylaxe.** Das sorgfältige Wunddébridement (Ausschneiden von minderdurchbluteten und verschmutztem Gewebe) ist eine wichtige Voraussetzung für die ungestörte Wundheilung.

- Die Wunde wird anschließend durch Nähte oder evtl. durch Klammern verschlossen, sofern keine Kontraindikation dafür besteht, und anschließend durch einen Verband geschützt.
- Bei einem unzureichenden Tetanusschutz muss nach ärztlicher Anordnung die Tetanusprophylaxe in Form einer i. m.-Injektion durchgeführt werden. Sofern kein zuverlässiger Schutz besteht, wird Tetagam (passiver Impfschutz) und Tetanol (aktiver Impfschutz) als Simultanimpfung verabreicht. Im Falle einer zuvor erfolgten korrekten Durchimpfung wird nach Bedarf eine Auffrischung mit Tetanol durchgeführt. Hierbei muss das Kind evtl. von einer zweiten Pflegeperson gehalten werden.

> **Merke ⋯▸ Sicherheit.** Ältere oder infizierte Wunden dürfen nicht primär verschlossen werden, eine Keimvermehrung und mögliche hämatogene oder lymphogene Keimstreuung wären die Folge.

Umgang mit Materialien zur Wundversorgung

■ Verbandwagen

Ein Verbandwagen ist ein kleiner fahrbarer Schrank, in dem das für eine Wundversorgung benötigte Material aufbewahrt wird. Er ist auf jeder chirurgischen Station eine sehr wichtige und arbeitserleichternde Einrichtung und wird vom Pflegepersonal täglich mehrfach benutzt.

Um eine Kontamination der Instrumente und Materialien zu vermeiden, müssen wichtige Regeln für den Gebrauch beachtet werden. Bei der Einhaltung aller hygienischen Maßnahmen muss bei aseptischen und septischen Wunden gleichermaßen aseptisch gearbeitet werden:
- Ein Verbandwagen sollte bei Nichtgebrauch in einem geeigneten Raum abgestellt und abgedeckt werden.
- Alle Arbeitsflächen müssen täglich, sonstige Oberflächen mindestens einmal wöchentlich desinfiziert werden. Es wird daher empfohlen, auf der Arbeitsfläche nur das Material für einen Tag aufzubewahren.
- Das Verfallsdatum sollte bei allen Instrumenten, Verbandmaterialien und Medikamenten regelmäßig kontrolliert werden.
- Grundsätzlich darf aus hygienischen Gründen kein Verbandwagen in das Patientenzimmer geschoben werden, sondern muss im Flurbereich bleiben. Lediglich das benötigte Material darf zum Patienten mitgenommen werden. Weiterhin muss beachtet werden, dass er während des Besucher- und Patientenverkehrs nicht auf dem Flur stehen bleibt.
- Gebrauchtes Material und Instrumentarium darf keinesfalls auf dem Verbandwagen abgelegt werden.

> **Merke ⋯▸ Hygiene.** Die Entsorgung sämtlicher Materialien und Instrumente sollte vollständig getrennt vom Verbandwagen geschehen.

43 Wundpflege und Wundbehandlung

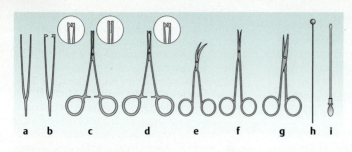

Abb. 43.2 ⇢ Häufig gebrauchte Instrumente.
a anatomische Pinzette
b chirurgische Pinzette
c anatomische Klemme
d chirurgische Klemme
e gebogene Fadenschere
f gerade Fadenschere
g gerade spitz-stumpfe Schere
h Knopfsonde
i Knopfkanüle

■ **Instrumente zur Wundversorgung**
Häufig benötigte Instrumente müssen auf jeder Station in ausreichender Anzahl für Verbandwechsel, Ziehen einer Redon-Drainage u. a. vorhanden sein und sollten aus hygienischen Gründen einzeln steril verpackt oder im Verbandset vorliegen. Trommeln oder Instrumentenkästen entsprechen nicht mehr den hygienischen Anforderungen und sollten deshalb nicht mehr verwendet werden.

Steriles Material muss regelmäßig bezüglich Verpackungsschäden und Verfallsdatum kontrolliert und bei Nichtgebrauch an die Zentralsterilisation zurückgegeben werden.

Gebrauchte Instrumente werden in geöffnetem Zustand in einem Instrumentenkasten abgeworfen, damit Blut u. a. entfernt werden kann. Die Desinfektion, Reinigung und Sterilisation erfolgt in der Zentralsterilisation.

Häufig gebrauchte Instrumente werden von links nach rechts vorgestellt **(Abb. 43.2 a – i)**.

 Merke ⇢ Material. Anatomische Instrumente haben keine Haken.

■ **Verbandmaterialien**
Wundverbände haben die Aufgabe, die Wunde vor mechanischen Irritationen zu schützen und sie je nach Wundbeschaffenheit trocken oder feucht zu halten. Es soll nur eine kleine Auswahl der zahlreichen Verbandmaterialien vorgestellt werden, um aufzuzeigen, dass es für jede Wundbeschaffenheit einen ganz speziellen Wundverband gibt.

Es ist daher notwendig, sich in regelmäßigen Abständen bei der Krankenhausapotheke oder den verschiedenen Firmen, die sich ständig um Verbesserungen ihrer Produkte bemühen, zu informieren **(Tab. 43.4)**.

Verbandwechsel

Bei jedem Verbandwechsel sind grundsätzliche Dinge zu beachten, um beim Kind eine weitgehende Angstminderung zu erreichen und Sicherheit zu gewährleisten. Dies gilt sowohl für die Vorbereitung als auch für die Durchführung einschließlich der Nachsorge (s. S. 868).

Die Einhaltung der **Asepsis** ist das oberste Gebot und muss lückenlos erfolgen:
⇢ Der erste Verbandwechsel wird bei einer komplikationslosen Wunde vom Chirurgen erst nach ca. 2 – 6 Tagen durchgeführt, um die Wundheilung nicht zu stören. Hierbei assistiert die Pflegeperson dem Arzt oder führt weitere Verbandwechsel nach Anordnung selbständig unter Beachtung aller hygienischen Regeln durch.
⇢ Durchnässte, durchblutete oder von außen sichtbar verschmutzte, sowie lose Verbände müssen nach Absprache mit dem Arzt gewechselt werden.
⇢ Verbandwechsel bei großflächigen Wunden sollten nicht im Mehrbettzimmer, sondern in einem Verbandraum durchgeführt werden, um andere Kinder hinsichtlich einer Infektion nicht zu gefährden.
⇢ Durchzug muss vermieden werden, deshalb sollten Fenster und Türen geschlossen sein. Auch sollten Tätigkeiten mit Luftbewegung, z. B. Reinigungsarbeiten, für diese Zeit eingestellt werden.
⇢ Beim Richten des Materials muss beachtet werden, dass nicht über sterilem Material gearbeitet wird, d. h., dass sich das unsterile Material nahe dem Patienten und das sterile weit vom Patienten entfernt befinden sollte **(Abb. 43.3)**.
⇢ Da Keime am häufigsten durch den Handkontakt übertragen werden, muss die *Non-Touch-Technik* angewendet werden, d. h., Verbände oder Wun-

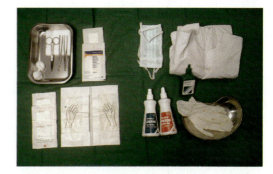

Abb. 43.3 ⇢ Richten des Materials zum Verbandwechsel. Das sterile Material (linke Hälfte) wird weit vom Patienten entfernt gerichtet, damit eine Kontamination vermieden wird

Pflegerische Aufgaben

Tabelle 43.4 Verbandmaterial

Materialbeschaffenheit	Materialeigenschaft	Anwendungsgebiete
Mullkompressen ⇢ bestehen aus reiner Baumwolle und sind in verschiedenen Größen erhältlich, *ES-Kompressen u. a.*	⇢ verfügen über gute Saugfähigkeit ⇢ sind weich und luftdurchlässig ⇢ fusseln nicht	⇢ für die Erstversorgung bei verschmutzten, infizierten und stark sezernierenden Wunden ⇢ zum Abdecken aseptischer Wunden
Saugkompressen ⇢ bestehen aus Vliesstoffumhüllung mit integriertem Saugkörper aus Zellstoff, *Zetuvit steril u. a.*	⇢ sehr gute Saugwirkung ⇢ Polsterschutz ⇢ luft- und wasserdurchlässig ⇢ weich und drapierfähig ⇢ Kontaminationsschutz	⇢ zur Reinigung bei stark sezernierenden, infizierten und nicht infizierten Wunden
Schlitzkompressen ⇢ bestehen aus Baumwolle oder haben eine Metalline-Auflage, *Metalline-Drainage-Kompressen u. a.*	⇢ erleichtern das Auflegen und Abnehmen ⇢ kleben durch die Metalline nicht an der Wunde fest	⇢ zur Versorgung sämtlicher Drainagen, Katheter u. a. ⇢ bei liegender Trachealkanüle
Salbenkompressen ⇢ bestehen aus weitmaschigem Baumwollgewebe ⇢ imprägniert mit einer Salbenmasse, *Oleotüll* mit Kohlenwasserstoffgehalt u. a.	⇢ luft- und sekretdurchlässig ⇢ granulationsfördernd ⇢ antibakterielle Wirkung ⇢ verklebt nicht so leicht mit dem neuen Gewebe ⇢ hält neu gebildetes Gewebe geschmeidig und beugt Narben vor	⇢ bei oberflächlichen Wunden, z. B. Schürfwunden ⇢ nach Hauttransplantationen für Empfänger und Spender
Folienverbände ⇢ bestehen aus Polyethylen oder Polyurethan, z. B. *Cutifilm*	⇢ erhält die Wunde in einer physiologischen Feuchte und Temperatur ⇢ dient als bakterielle Barriere ⇢ durchsichtig	⇢ Operationswunden ⇢ saubere Schürfwunden ⇢ Druckulzera im ersten Stadium
Hydroaktiver (feuchter) Wundverband **1. Hydrokolloider Wundverband** ⇢ besteht aus einem dünnen Polyurethanfilm oder einer Bindemasse mit hydrophilen Partikeln, z. B. Pektin, Gelatine ⇢ die Deckfolie ist *abdichtend* oder *halbdurchlässig*, d. h. semi-okklusiv; der Verband ist quellfähig, elastisch, selbsthaftend und je nach Stärke auch durchsichtig ⇢ *Cutinova hydro, Comfeel, Varihesive u. a.*	⇢ absorbiert Sekrete und aktiviert die Selbstreinigung ⇢ löst Nekrosen auf ⇢ hält das Wundmilieu in einer physiologischen Feuchte und Wärme (fördert die Zellvermehrung) ⇢ klebt nicht an der Wunde an ⇢ verhindert Schorfbildung ⇢ evtl. durchsichtig, abhängig von der Stärke ⇢ ist luftdurchlässig, Gasaustausch ist gewährleistet ⇢ atraumatisches Entfernen des Verbandes u. a.	⇢ nicht infizierte Wunden mit schlechter Heilungstendenz, z. B. Dekubiti und Verbrennungen 1. und 2. Grades ⇢ zur Reepithelisierung nach einer Spalthautentnahme ⇢ Schürfwunden, die nicht infiziert sind ⇢ defekte Haut um Anus praeter ⇢ Versorgung von Operationsnähten u. a. **Kontraindikation:** ⇢ infizierte Wunden ⇢ Stich- und Bisswunden mit Sehnen- und Knochenbeteiligung ⇢ Verbrennungswunden 3. Grades ⇢ ischämische Wunden bei Diabetes mellitus Typ I ⇢ Allergien gegen Inhaltsstoffe u. a.
2. Schaumkompressen ⇢ bestehen aus Polyurethanschaum und unterscheiden sich in Aufbau und Struktur ⇢ häufig besteht eine offenporige Unterseite und eine nicht-okklusive Deckschicht, *SySpur-derm, Cutinova plus u. a.*	⇢ hohes Exsudat-Aufnahmevermögen ⇢ sehr gute Reinigungswirkung ⇢ gas- und wasserpermeabel ⇢ granulationsfördernd ⇢ keine Gelrückstände in der Wunde	⇢ für alle akuten und chronischen *infizierten* und *nicht-infizierten* Wunden, z. B. Schürfwunden ⇢ als synthetischer Hautersatz vor Transplantationen u. a.

den dürfen niemals mit ungeschützten Händen berührt werden. Als verlängerter Finger sollten Pinzetten benutzt werden, da die Berührungsstellen kleiner und somit die Kontaminationsgefahr geringer ist.

 Merke ⋯▸ Hygiene. Aseptische Wunden müssen stets *vor* den septischen versorgt werden, damit eine Kreuzinfektion vermieden wird.

⋯▸ Für jeden Verbandwechsel, sowohl bei aseptischen als auch bei infizierten Wunden, müssen sterile Materialien und Instrumente verwendet werden.
⋯▸ Neben einem Schutzkittel sollten Mundschutz und Handschuhe getragen werden, wenn es sich um großflächige Wunden handelt und/oder der Arzt oder das Pflegepersonal an einer Infektion der Atemwege leidet. Niemals darf in eine Wunde „hineingesprochen werden".
⋯▸ Mit jedem Tupfer darf nur einmal über das zu desinfizierende Gebiet gestrichen werden. Er muss anschließend verworfen werden.

■ Vorbereitung

Kind. Es sollte in Ruhe alters- und wahrheitsgemäß informiert werden. Die Intimsphäre muss gewahrt werden, indem das Kind vor Blicken geschützt und in eine bequeme Lage gebracht wird. Durchzug muss vermieden werden, um ein Aufwirbeln der Keime zu vermeiden und das Kind vor einer Auskühlung zu schützen.

Material. Das benötigte Material sollte zusammengestellt und unter Beachtung der hygienischen Regeln griffbereit gerichtet werden. Es wird von Hygienefachleuten empfohlen, sterile Verbandsets zu verwenden, die je nach dem Stationsbedarf in der Zentralsterilisation zusammengestellt oder bei Firmen bestellt werden können:

⋯▸ Schutzkittel und evtl. Mundschutz,
⋯▸ steriles Verbandset, bestehend aus Nierenschale, Tupfern, Kompressen, anatomischen und chirurgischen Pinzetten u. a.,
⋯▸ unsterile und sterile Handschuhe,
⋯▸ alkoholisches Hautdesinfektionsmittel,
⋯▸ Schere, Pflaster, Nierenschale,
⋯▸ nach Bedarf sterile Klemmen, Scheren, Knopfsonden u. a.,
⋯▸ Salben, Puder, Lösungen **(Tab. 43.5)** und spezielles Verbandmaterial nach Anordnung.

■ Durchführung

Beim Verbandwechsel wird folgendermaßen vorgegangen **(Abb. 43.4 a–f):**
⋯▸ das Kind informieren,
⋯▸ Hände desinfizieren,
⋯▸ Schutzbekleidung anlegen (Kittel und evtl. Mundschutz),
⋯▸ unsterile Einmalhandschuhe zum Eigenschutz anziehen und die Fixierung des Verbandes lösen,

Tabelle 43.5 ⋯▸ Medikamente und ihre Wirkungen

Medikamente	Wirkprinzip
0,9 %ige NaCl-Lösung, Rivanol u. a.	Reinigung
Betaisodona, Lavasept 0,1 %, Braunol u. a.	Desinfektion
Fibrolan-Salbe, Leukasekegel u. a.	Nekretolyse
Bepanthen, Perubalsam u. a.	Granulation
Traubenzucker (pH unter 4), Refobacin-Salbe, Nebacetin-Puder u. a.	⋯▸ unspezifische und ⋯▸ spezifische Vernichtung der Erreger

⋯▸ wundabdeckende Kompresse mit der durch den Handschuh geschützten Hand oder mit einer sterilen Pinzette entfernen,
⋯▸ Handschuhe und Pinzette verwerfen,
⋯▸ Händedesinfektion nach Bedarf durchführen und sterile Handschuhe anziehen,
⋯▸ Wunde gut beobachten (s. S. 864).

Aseptische Wunde. Bei einer *aseptischen Wunde* wird mit Hilfe einer sterilen Pinzette und mit Desinfektionsmittel getränkten Tupfern das geschlossene Wundgebiet von *innen nach außen* desinfiziert, damit keine Hautkeime in den Wundbereich gelangen. Die zum Desinfizieren benutzte Pinzette kann dann weiter verwendet werden. Es besteht auch die Möglichkeit, das Desinfektionsmittel von der Assistenzperson aufsprühen zu lassen. Nach einer Einwirkungszeit von zwei Minuten kann der sterile Verband angelegt werden.

Septische Wunden. Bei einer *infizierten Wunde* wird das Wundgebiet von *außen nach innen* gereinigt, damit eine Ausbreitung der Keime vermieden wird. Dem Wundzustand entsprechend wird die Wunde behandelt, indem Nekrosen abgetragen, Wundabstriche abgenommen und die Wunde gespült oder desinfiziert wird. Die benutzte Pinzette muss anschließend verworfen werden.

Neuer Verband. Beim Anlegen des neuen Verbandes ist folgendes zu beachten:
⋯▸ Bei einer *aseptischen Wunde* wird der neue Verband mit derselben Pinzette auf die vollständig trockene Wunde aufgelegt,
⋯▸ bei einer *septischen Wunde* muss eine neue *sterile Pinzette* benutzt werden,
⋯▸ selbsthaftendes Pflaster wird appliziert **(Abb. 43.4 f).** Nicht selbsthaftende Wundauflagen werden mit Fixomull, Pflasterstreifen oder Netzschlauchverbänden fixiert.

■ Nachsorge

Die Kinder werden anschließend wieder in eine bequeme Lage gebracht, gelobt, beruhigt und je nach Situation getröstet. Im Dokumentationssystem muss

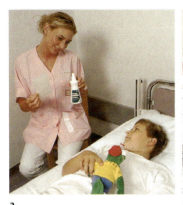 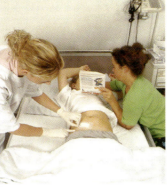 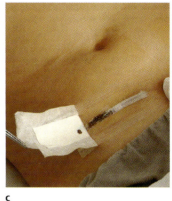

a b c

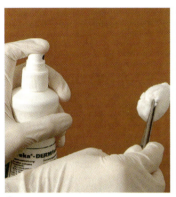 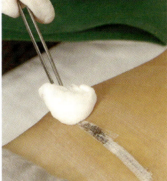 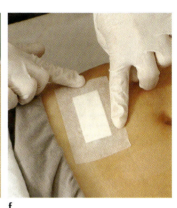

d e f

Abb. 43.4 ⇢ **Durchführung eines Verbandwechsels.**
a Pflegeperson informiert das Kind über den bevorstehenden Verbandwechsel
b Kinder sollten während des Verbandwechsels abgelenkt werden
c Wundabdeckung wird mit Schutzhandschuhen und evtl. Pinzette entfernt
d Tupfer wird mit Desinfektionsmittel besprüht
e Desinfektion der aseptischen Wunde von innen nach außen
f Neuer Wundverband wird angebracht

der Verbandwechsel einschließlich der Beobachtungen vermerkt werden. Das Material wird anschließend fachgerecht entsorgt und gebrauchtes Einwegmaterial in einem Abwurfsack abgeworfen. Danach erfolgt eine Flächen- sowie Händedesinfektion.

Hydrokolloide Verbände

Beim Umgang mit hydrokolloiden Verbänden ist folgendes zu beachten:
⇢ Der hydrokolloide Verband muss ca. 3–4 cm auf der gesunden und völlig trockenen Wundumgebung aufgelegt werden, da sich die Hydrokolloidmasse unter Aufnahme des Wundsekretes verflüssigt. Besteht keine sichere Klebewirkung, so kommt es durch die Verflüssigung des Materials zu einem „Auslaufen" des Verbandes.
⇢ Die Notwendigkeit eines Verbandwechsels wird sichtbar, wenn sich im Bereich des Verbandes eine weiße Blase bildet. Zum Ablösen des Verbandes kann evtl. Pflasterlöser benutzt werden.
⇢ Nach Abnahme des Verbandes kann eine gelbliche Gelschicht verbunden mit einem süßlich, fauligen Geruch beobachtet werden, was charakteristisch für einen hydrokolloiden Verband ist. Keinesfalls dürfen diese Beobachtungsmerkmale für eine Wundinfektion gehalten und die Therapie mit den hydrokolloiden Verbänden abgebrochen werden.
⇢ Zur Beseitigung der Verbandrückstände sollte die Wunde z. B. mit 0,9%iger NaCl-Lösung oder Ringer-Lösung gespült werden.
⇢ Um einer Mazeration des Wundrandes durch den hydrokolloiden Verband vorzubeugen, wird vor dem Auflegen des Verbandes das Bestreichen des Wundrandes mit Cavilon-Produkten (Lolly oder Spray) empfohlen (Sellmer).

Wunddrainagen

Drainagen haben die Aufgabe, Blut und Körperflüssigkeiten abzuleiten, um eine komplikationslose Wundheilung zu erreichen. Sie liegen im Gewebe neben einem Organ und dürfen **niemals** angespült werden. Nach dem Wirkprinzip werden zwei Arten von Wunddrainagen unterschieden: Die Wunddrainage ohne Sog und die Vakuumdrainage mit Sog.

Wunddrainage ohne Sog. Die Wirkung entsteht durch den Gewebedruck mittels Schwerkraft. Durch den Höhenunterschied wird das Sekret in den Sekretbeutel oder die Flasche gesogen und kann mit Hilfe des Auslassventils abgelassen werden, z. B. Robinson-Drainage **(Abb. 43.5)**.

Die Gefahr einer Gewebereizung oder Verlegung der Drainage durch Darmanteile ist trotz des minimalen Soges gegeben. Indikationen für Wunddrainagen ohne Sog sind z. B.: Operationen im Bereich des Abdomens, Nierenoperationen u. a.

Vakuumdrainage mit Sog. Es handelt sich um Redon-Drainagen, die Flüssigkeiten und Blut mittels Unterdruck bzw. Sog kontinuierlich aus dem Gewebe absaugen und dadurch Gewebehohlräume verkleinern. Der Nachteil besteht darin, dass der Sog nicht einstellbar ist, so dass lediglich das Vorhandensein eines Unterdruckes in der Flasche beurteilt werden kann **(Abb. 43.6 a)**. Ein Auseinanderweichen der Ziehharmonika zeigt den abnehmenden Unterdruck in der Flasche an **(Abb. 43.6 b)**.

Indikationen für Vakuumdrainagen mit Sog sind z. B. Operationen im Bereich der Extremitäten.

Eine Mini-Redon-Drainage **(Abb. 43.7)** wird verwendet, wenn nur sehr kleine Wundsekretmengen erwartet werden, z. B. nach Operationen im Bereich des Hodens.

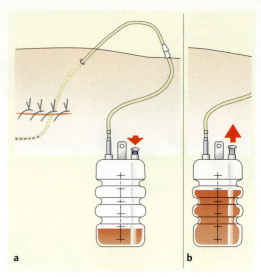

Abb. 43.6 ⇢ **Redon-Drainage.**
a Ziehharmonika (s. Pfeil) ist noch eng zusammengezogen. Sog ist vorhanden
b Das Auseinanderweichen der Ziehharmonika (s. Pfeil) zeigt den abnehmenden Sog in der Redon-Drainage an

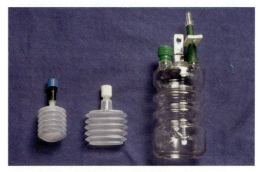

Abb. 43.7 ⇢ **Mini-Redon-Flaschen.** Gut zu sehen ist der Größenunterschied zur normalen Redon-Flasche (rechts)

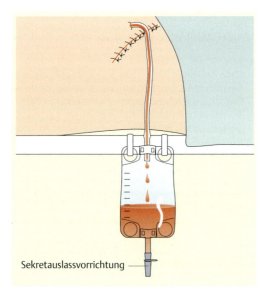

Sekretauslassvorrichtung

Abb. 43.5 ⇢ **Robinson-Drainage.** Mit Vorrichtung zum Ablassen des Wundsekrets

> **Merke** ⇢ **Komplikationen.** Gefahren durch Wunddrainagen:
> ⇢ Aufsteigende Infektion, da Wunddrainagen einen direkten Zugang in das Körperinnere haben.
> ⇢ Arrosionsblutung, da durch das Schlauchende eine Reizung des Gewebes oder eine Eröffnung von Gefäßen erfolgen kann.
> ⇢ Ungenügender Sekretabfluss bei Verlegung der Drainageöffnungen.

Pflegerische Aufgaben

■ Umgang mit Wunddrainagen

Kind und Eltern sollten wissen, dass ein störungsfreier Abfluss des Wundsekretes ein entscheidender Faktor zur Unterstützung der Wundheilung ist. Sie müssen daher ausführliche Informationen erhalten, damit die Wunddrainage auch ihren Zweck erfüllen kann.

Beim Umgang mit Wunddrainagen ist folgendes zu beachten:

- Die Redon-Flaschen und Wundsekretbeutel müssen sicher am Bett befestigt und evtl. unsichere Konnektionsstellen zusätzlich fixiert werden. Von Seiten des Pflegepersonals sollte darauf geachtet werden, dass die Drainagen zusätzlich am Körper des Kindes locker mit Fixomull oder Leukosilk gesichert werden, um ein Herausreißen bei Bewegungen zu vermeiden.
- Drainagen müssen stets unter Körperniveau aufgehängt werden, damit ein Reflux des Sekretes vermieden wird. Auch dürfen Schläuche nicht abknicken oder durchhängen, um einen ungehinderten Sekretabfluss zu gewährleisten (Abb. 43.8).
- Manipulationen an den Drainagen dürfen nur unter streng aseptischen Bedingungen durchgeführt werden.
- Wunddrainagen sollten spätestens am dritten postoperativen Tag gezogen werden, da in der Regel später keine Wundsekrete mehr abfließen. Hinzu kommt, dass Keime sowohl in horizontaler als auch in vertikaler Lage aufsteigen können und durch Kunststoffmaterial eine zusätzliche Infektionsgefahr gegeben ist. In Ausnahmefällen, d. h. bei sehr großen Sekretmengen, können sie länger belassen werden.
- Wunddrainagen sollten nur dann dekonnektiert werden, wenn der Sog nicht mehr ausreichend vorhanden ist.

Merke ⋯ Hygiene. Aus hygienischen Gründen sind offene Drainagen, Sicherheitsnadeln zur Lagefixierung des Drains sowie das Anstechen der Drainageschläuche zur Materialentnahme nicht gestattet. Es sollten aus Sicherheitsgründen auch keine Glasflaschen benutzt werden, da durch Glasbruch das Sekret infolge des plötzlich unterbrochenen Unterdruckes massiv aufsteigt.
Die Sekretauslassvorrichtung der Robinson-Drainage sollte vor und nach der Sekretentnahme desinfiziert und wieder mit der Schutzhülle versehen werden. Dabei müssen Schutzhandschuhe getragen werden.

Drainagen müssen auf ihre Durchgängigkeit geprüft werden, indem das Pflegepersonal sich von den geöffneten Klemmen überzeugt. Das abfließende Sekret wird auf Aussehen, Menge und Beschaffenheit kontrolliert und protokolliert.

Um einen kontinuierlichen Überblick über die Sekretmengen zu erhalten, kann eine Markierung auf der Flasche mit Uhrzeit erfolgen. Wird ein Sistieren des Wundsekretes beobachtet, so ist durch Ausstreifen des Schlauches eine erneute Durchgängigkeit des Drainagesystems wieder möglich.

Wechsel der Redon-Flasche

Ein Wechsel der Redon-Flasche ist nur gestattet, wenn *kein* Sog mehr in der Flasche ist, da jede Dekonnektion mit der Gefahr einer Kontamination verbunden ist. Ein Verlust des Sogs entsteht, wenn z. B. die Flasche ca. zu zwei Drittel gefüllt ist, was am Auseinanderweichen der Ziehharmonika zu erkennen ist.

■ Vorbereitung

Material. Folgende Utensilien werden benötigt:
- Schutzkittel und Händedesinfektionsmittel,
- alkoholisches Hautdesinfektionsmittel,
- steril verpackte Redon-Flasche,
- sterile Handschuhe,
- sterile Kompressen und evtl. sterile Unterlage,
- gepolsterte Klemme,
- Pflaster, Schere,
- Nierenschale.

Das Material wird griffbereit gerichtet und die Verpackungen geöffnet.
Kind. Das Kind wird über die geplante Maßnahme aufgeklärt und beruhigt.

■ Durchführung

Beim Wechsel der Redon-Flasche wird folgendermaßen vorgegangen:
- Kind alters- und wahrheitsgemäß informieren,
- Händedesinfektion durchführen,
- Drainageschlauch mit gepolsterter Klemme abklemmen und Schieber an der Flasche verschlie-

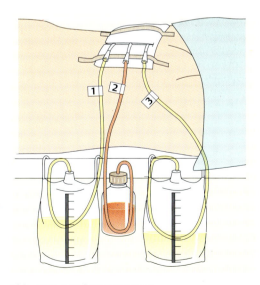

Abb. 43.8 ⋯ Sichere Fixierung.
Drainagen und Urinbeutel werden unter Körperniveau sicher fixiert.

871

ßen, um einen Sekretrücktransport aus dem Verbindungsschlauch zu vermeiden, der beim Öffnen des Unterdrucksystems erfolgen würde. Aus diesem Grund wird der Schieber auch als „Sekretstopp" bezeichnet.
- Konnektionsstelle mit Desinfektionsmittel absprühen, evtl. auf steriler Unterlage ablegen und zwei Minuten einwirken lassen,
- Händedesinfektion durchführen und bei Bedarf sterile Handschuhe anziehen,
- Verbindungsschlauch, evtl. mittels zwei steriler Kompressen, möglichst *patientenfern* dekonnektieren und sofort neue Flasche anschließen,
- kontaminierten Verbindungsschlauch fachgerecht ablegen, Handschuhe ausziehen und ebenfalls entsorgen, Schlauchende kann durch den übergestreiften Handschuh geschützt werden.
- Flasche sicher unterhalb des Austrittniveaus der Drainage fixieren,
- Schieber und Klemme von unten nach oben öffnen, damit keine Klemme vergessen wird.

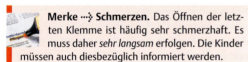

Merke ⋯ Schmerzen. Das Öffnen der letzten Klemme ist häufig sehr schmerzhaft. Es muss daher *sehr langsam* erfolgen. Die Kinder müssen auch diesbezüglich informiert werden.

■ **Nachsorge**
Es sind folgende Maßnahmen zu beachten:
- Durchgängigkeit der neuen Flasche kontrollieren,
- Sekretmenge abmessen und protokollieren,
- kontaminiertes Material fachgerecht entsorgen,
- Flächen- und Händedesinfektion durchführen.

Mobilisieren und Ziehen des Drains

Am zweiten oder spätestens am dritten postoperativen Tag wird der Drain vom Chirurgen mobilisiert oder gezogen, da später in der Regel keine Wundsekrete mehr abfließen.

■ **Vorbereitung**
Kind. Es muss wahrheitsgemäß informiert werden, denn das Ziehen des Drains ist *sehr schmerzhaft*. Es sollte vor Blicken geschützt und bequem gelagert sein.
Material. Folgende Utensilien werden benötigt:
- Schutzkittel und Händedesinfektionsmittel,
- sterile Handschuhe,
- Hautdesinfektionsmittel,
- sterile anatomische Pinzette, spitze Schere oder Skalpell,
- sterile Kompressen,
- Schere und Pflaster,
- Nierenschale.

■ **Durchführung**
Es handelt sich um eine ärztliche Maßnahme, bei der die Pflegekraft assistiert, das Kind ablenkt und beruhigt:
- Kittel und die Handschuhe bereitlegen,
- Kinder während der Maßnahme je nach Alter ablenken oder auf den kurzen Schmerz vorbereiten, das Kind kann z. B. ermutigt werden, die Hand der Pflegeperson während des Schmerzes zu drücken,
- Hautdesinfektionsmittel nach dem Auftragen trocknen lassen,
- Chirurg durchtrennt die Fäden, lockert oder zieht die Redon-Drainage, danach wird nochmals mit Hautdesinfektionsmittel desinfiziert,
- abschließend wird eine Kompresse zum Schutz fixiert.

■ **Nachsorge**
Das Kind wird für sein tapferes Verhalten gelobt. Das Material wird anschließend fachgerecht entsorgt, indem das Einmalmaterial einschließlich der Redon-Drainage im Abwurfbehältnis für infektiöses Material verworfen wird. Instrumente werden wieder aufbereitet (s. S. 866). Das Mobilisieren oder Ziehen der Redon-Drainage wird im Dokumentationssystem protokolliert.

Wundspülung

Sie kann sowohl bei einer infizierten als auch bei einer nicht infizierten Wunde, z. B. nach dem Entfernen eines hydrokolloiden Verbandes (s. S. 869) notwendig sein, um Rückstände des aufgelösten hydrokolloiden Verbandes herauszuspülen.

■ **Vorbereitung**
Bei der Vorbereitung einer Wundspülung werden im Wesentlichen die gleichen Maßnahmen wie bei einem septischen Verbandwechsel durchgeführt. Darüber hinaus muss das Bett durch Einwegunterlagen geschützt werden, um eine Kontamination nicht abgedeckter Areale durch abfließende Flüssigkeit zu vermeiden.
Material. Zusätzlich wird Folgendes benötigt:
- ein zweites Paar steriler Handschuhe und evtl. ein frischer Kittel,
- Spüllösung (Ringer oder 0,9%ige NaCl-Lösung angewärmt),
- steriles Gefäß für die Spüllösung,
- Einmalspritze (20 ml) und sterile Knopfkanüle,
- saugfähige Einwegunterlagen.

■ **Durchführung**
Es wird in gleicher Weise wie bei einem septischen Verbandwechsel verfahren **(Abb. 43.9)**.
Beim Spülvorgang müssen zusätzliche hygienische Maßnahmen beachtet werden:
- das umgebende, *intakte* Hautgebiet wird ausreichend mit einer alkoholischen Hautdesinfektionslösung desinfiziert, da ein Rückfluss von Spülflüssigkeit in das Wundgebiet nicht ausgeschlossen werden kann.
- Die Spülflüssigkeit wird aus dem sterilen Gefäß aufgezogen und die Wunde mit Hilfe der Knopfkanüle, die in die Wunde eingeführt wird, gespült.

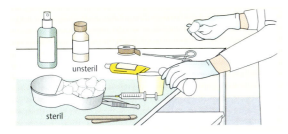

Abb. 43.9 ⇢ Vorbereitung zur Wundspülung. Wie beim Verbandwechsel ist die sterile Seite möglichst weit vom Patienten entfernt, damit nicht über dem sterilen Material gearbeitet wird

⇢ Nach Beendigung der Spülung müssen die kontaminierte Unterlage entfernt und die Handschuhe verworfen werden.
⇢ Im Anschluss an eine Händedesinfektion werden sterile Handschuhe angezogen und alle geschlossenen Hautareale, die mit Flüssigkeit in Kontakt gekommen sind, getrocknet und erneut desinfiziert.

Nahtentfernung

Die Nähte werden in der Regel zwischen dem 5. und 8. postoperativen Tag vom Operateur entfernt, können jedoch ggf. bis zum 14. Tag belassen werden.

Die Nahtentfernung erfolgt unter sterilen Bedingungen, um eine Infektion über den Stichkanal zu vermeiden.

■ Vorbereitung
Kind. Die Vorbereitung für die Nahtentfernung sind im Wesentlichen die gleichen wie bei einem aseptischen Verbandwechsel. Das Fädenziehen bereitet den meisten Kindern große Ängste, es ist daher wichtig, die Kinder zu beruhigen und abzulenken. Die Kinder sollten wissen, dass das Entfernen der Fäden eine Empfindung verursacht, die mit dem leichten Ziehen an einem Haar vergleichbar ist.
Material. Folgende Utensilien werden zur Nahtentfernung benötigt:
⇢ Händedesinfektionsmittel,
⇢ Kittel und sterile Handschuhe,
⇢ Hautdesinfektionsmittel,
⇢ sterile anatomische und chirurgische Pinzetten,
⇢ sterile kleine spitze Fadenschere oder Skalpell,
⇢ sterile Tupfer und Kompressen,
⇢ Pflaster, Schere und Nierenschale.

■ Durchführung
Die Vorgehensweise ist wie bei einem Verbandwechsel aseptischer Wunden (s. S. 868).
⇢ Die Desinfektion des Nahtgebiets erfolgt unter Einhaltung der Einwirkungszeit von zwei Minuten.
⇢ Das Fadenende wird vom Chirurgen mit der anatomischen Pinzette hochgezogen und unterhalb des Knotens *unmittelbar* über der Haut durchgeschnitten. Danach wird der Faden schnell herausgezogen und in die Nierenschale abgeworfen. Das Nahtmaterial muss so entfernt werden, dass hautexponierte Teile nicht durch den Stichkanal gezogen werden.
⇢ Anschließend muss eine erneute Desinfektion erfolgen, bevor der neue Verband angelegt wird.

■ Nachsorge
Die Stichkanäle und Narben werden kontrolliert und das Material wird fachgerecht entsorgt. Das Ziehen der Fäden sowie die Beobachtungen werden dokumentiert.

Lese- und Lernservice
Fragen zum Selbststudium

1. Nennen Sie Pflegeprobleme, die durch eine Wunde entstehen können.
2. Welche pflegerische Maßnahmen können zu Angst- und Schmerzreduzierung bei einem Verbandwechsel, Wechsel der Redon-Flasche und dem Ziehen des Nahtmaterials angewendet werden?
3. Geben Sie drei Gefahren an, die durch eine liegende Wunddrainage gegeben sind und begründen Sie diese.
4. Welche Unterschiede bestehen in der Durchführung eines Verbandwechsels bei einer aseptischen und einer septischen Wunde?
5. Welche Reihenfolge wählen Sie bei der Versorgung einer aseptischen und einer septischen Wunde an einem Patienten? Begründen Sie ihre Aussage.

Verwendete Literatur

Paetz, B., B. Benzinger-König: Chirurgie für Pflegeberufe, 19. Aufl. Thieme, Stuttgart 2000
Kellnhauser, E., u. a. (Hrsg.): Thieme's Pflege, begründet von L. Juchli, 9. Aufl. Thieme, Stuttgart 2000
Kirschnick, O.: Pflegetechniken von A–Z, Thieme, Stuttgart 2001
Knapp, U., M. Hansis: Die Wunde, 2. Aufl. Thieme, Stuttgart 1999
Sellmer, W.: Klinikberater für Wundverbände. Management Krankenhaus 10 (2001) 31

Weiterführende Literatur

Beckert, J., R. Preuner (Hrsg.): Hygiene für Fachberufe im Gesundheitswesen, 5. Aufl. Thieme, Stuttgart 1995

Blank, J.: Behandlung akuter, traumatischer Wunden. Wundforum 1 (1999) 8

Breitkopf, L.: Emotionale Reaktionen von Kindern auf den Krankenhausaufenthalt. Kinderchirurgie 2 (1990) 45

Flamm, H., M. Rotter: Angewandte Hygiene in Krankenhaus und Arztpraxis, 4. Aufl. Maudrich 1999

Hansis, M.: Wundinfektionen in der Unfallchirurgie. Mhp, Wiesbaden 1990

Marxer, N.: Fliegenmade; Saubermann für die Wunde. Pharmazeutische Zeitung 31 (1999) 2478

Kontaktadressen

Deutsche Gesellschaft für Wundbehandlung e.V.
Panoramaweg 48
89155 Erbach
Tel.: 0 73 05/93 22 55
Fax: 0 73 05/93 22 56
e-mail: dgfw@dgfw.de

Initiative chronische Wunden
Friesenstr. 47
50670 Köln
Tel.: 02 21/92 01 16 10
Fax: 02 21/92 01 16 66

Internetadressen

http://www.medicus.de/wundmanagement/
http://www.dbfk.de/bhs
(Stichwort Dekubitus)
http://www.medicine-worldwide.de/berg/angebot.html
http://www.dhzb.de/Pflegestandard.htm
(Stichwort Dekubitusprophylaxe, Wundversorgung, Wunddrainagen)
http://www.siga-fsia.ch/deutsch/patienten/operation/wunde.htm

44 Funktionsdiagnostik
Michael Färber

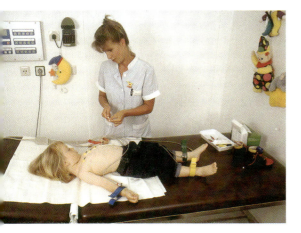

Funktionsdiagnostische Maßnahmen sind aus der Krankenhauswelt nicht mehr wegzudenken, da sie zur Diagnostik von Gesundheitsstörungen teilweise unerlässlich sind.

Somit haben auch Kinder während eines ambulanten oder stationären Aufenthalts in einem Krankenhaus sehr häufig Kontakt mit Geräten der funktionsdiagnostischen Abteilungen. Da diese Geräte oft groß sind, verursachen sie häufig bei den Kindern Angst und Panik.

Hier ist im besonderem Maße die altersgerechte Aufklärung des Kindes durch das Klinikpersonal erforderlich.

44.1 Theoretische Grundlagen

44.1.1 Begriffsbestimmungen

Funktionsdiagnostische Maßnahmen sind in verschiedene Bereiche einzuteilen:
- Bildgebende Verfahren (z. B. Röntgen, Computertomographie, Magnetresonanztomographie, Sonographie),
- Messung elektrischer Ströme (z. B. EKG, EEG),
- endoskopische Untersuchungen (z. B. Gastroskopie),
- nuklearmedizinische Untersuchungen (z. B. Szintigraphie).

Die genannten Untersuchungen werden zum Teil im Kinderkrankenhaus, jedoch auch häufig im Bereich der Erwachsenenklinik oder sogar in einem anderen Krankenhaus oder einer Spezialpraxis, durchgeführt. Funktionsdiagnostische Maßnahmen können während eines stationären Aufenthalts oder ambulant erfolgen.

44.1.2 Schutzmaßnahmen

Bei allen Röntgenverfahren, sowie nuklearmedizinischen Untersuchungen, ist das Einhalten von **Strahlenschutzmaßnahmen,** die in der **Röntgenschutzverordnung** geregelt werden, zwingend erforderlich:
- Ausreichender Abstand (Strahlung nimmt bei doppelter Entfernung um das Vierfache ab),
- Abschirmung durch besondere Bauweise (Blei in den Wänden, Türen, Glas),
- Schutzkleidung (Bleischürzen), flexible Bleiabdeckmatten zum Gonadenschutz der Kinder.

 Merke **Sicherheit.** Ein unnötiger Aufenthalt in Räumen mit Strahlenbelastung ist zu vermeiden. Die Zeit des Kontaktes mit strahlendem Material bzw. Röntgenstrahlen ist möglichst kurz zu halten.

Es dürfen keine schwangeren Personen bei einer Röntgenuntersuchung oder nuklearmedizinischen Untersuchung anwesend sein.

44.2 Pflegerische Aufgaben

44.2.1 Allgemeine pflegerische Aufgaben

Information
Bei allen Untersuchungen müssen das Kind und die Eltern frühzeitig und umfassend über die zu erwartende funktionsdiagnostische Maßnahme informiert werden. Eine Ausnahme stellen Notfallsituationen dar.

Die Aufklärung und Information der Eltern sowie das Einholen einer Einwilligungserklärung erfolgt durch den ärztlichen Dienst. Das Kind wird im Beisein seiner Bezugsperson vom Arzt oder der Pflegeperson altersgerecht aufgeklärt.

Hierbei ist es besonders wichtig, dem Kind mitzuteilen, dass seine Bezugsperson bei der Untersuchung anwesend sein kann. Dies bedeutet für das Kind eine große Sicherheit! Begleiten die Eltern ihr Kind zu der geplanten Untersuchung, sollte ihnen erklärt werden, wie sie ihr Kind während der Untersuchung unterstützen können.

Beobachtung

Da das Kind bei den meisten funktionsdiagnostischen Untersuchungen ruhig liegen bleiben muss, um eine erfolgreiche Durchführung zu gewährleisten, wird häufig, besonders bei Kleinkindern, eine Sedierung vorgenommen. Diese erfolgt entweder intravenös durch den ärztlichen Dienst oder oral oder rektal durch das Pflegepersonal. Im Fall einer Sedierung ist das Kind während und nach der Untersuchung zu überwachen. Hierbei erfolgt u. a. die Kontrolle der Vitalwerte.

Sind in den Funktionsabteilungen keine kindgerechten Notfallutensilien vorrätig, so werden diese für das Kind zur Untersuchung mitgenommen.

Teilweise erfolgt sogar während einer Untersuchung (z. B. MRT) eine Überwachung per Monitor, weil hier eine Vitalzeichenkontrolle erschwert ist.

Vor einigen bildgebenden Untersuchungen erhält das Kind über eine Venenverweilkanüle intravenös ein Kontrastmittel. Hierbei besteht die Gefahr einer allergischen Reaktion.

Merke ⋯⋗ Beobachtung. Allergische Reaktionen machen sich bemerkbar durch Tachykardie, plötzliches Hitzegefühl, gerötetes Gesicht, Exanthem bis hin zum anaphylaktischen Schock mit Schocksymptomatik.

Daher müssen die Kinder auf ärztliche Anordnung vor einer Kontrastmittelgabe meist nüchtern bleiben, damit bei einer Unverträglichkeitsreaktion ein Aspirationsschutz besteht. Das Kind und seine Eltern werden im Vorfeld über die notwendige Nahrungskarenz informiert.

Eine intakte Venenverweilkanüle ist von großer Wichtigkeit um ggf. medikamentöse Notfallmaßnahmen einzuleiten (s. S. 889).

Transport

Der Transport von sedierten Kindern erfolgt immer liegend unter Begleitung einer Pflegeperson. Das Allgemeinbefinden, die Bewusstseinslage sowie die Vitalzeichen des sedierten Kindes sind während des Transportes von der Pflegeperson zu überwachen. Bei schwer erkrankten Kindern ist häufig die Begleitung durch den ärztlichen Dienst erforderlich.

Aus Sicherheitsgründen ist die Mitnahme eines Notfallkoffers sowie Beatmungsbeutels inklusive Beatmungsmaske erforderlich. Zur Untersuchung werden noch der Anforderungsschein, sowie ggf. die übrigen Patientenunterlagen (z. B. alte Röntgenbilder), mitgenommen.

Dokumentation

Im Anschluss an die Untersuchung erfolgt in den Patientenunterlagen des Kindes eine genaue Dokumentation über folgende Punkte:

⋯⋗ Beobachtungen und Besonderheiten während der Untersuchung,
⋯⋗ aktueller Zustand des Kindes,
⋯⋗ eventuell verabreichte Medikamente,
⋯⋗ eventuelle Maßnahmen zur Nachsorge.

Zum Abschluss erfolgt die Weitergabe aller Informationen an den zuständigen Arzt auf Station, sowie an das Pflegeteam. Die Aufgabe des ärztlichen Dienstes ist es, die Eltern über das Ergebnis der durchgeführten Untersuchung zu informieren.

44.2.2 Spezielle pflegerische Aufgaben

Röntgen (Konventionelles Röntgen)

Definition ⋯⋗ Eine Röntgenaufnahme (benannt nach dem deutschen Physiker Röntgen 1845–1923) ist das Durchstrahlen eines Körpers mit Röntgenstrahlung zur Darstellung von Organen, Organteilen oder Anteilen des Skelettsystems.

Der menschliche Körper ist für die Röntgenstrahlen, die letztendlich elektromagnetische Wellen darstellen, unterschiedlich durchlässig **(Abb. 44.1)**. Dadurch entstehen die Schwarz-Weiß-Abstufungen auf dem entwickelten Röntgenbild. Nach der Entwicklung des Röntgenbildes wird dieses vor einem Lichtschirm vom Arzt beurteilt und befundet.

■ **Vorbereitung**

Bei der Vorbereitung zur Röntgenaufnahme sollte von der Pflegeperson darauf geachtet werden, dass bereits auf Station eventuelle Halsketten des Kindes

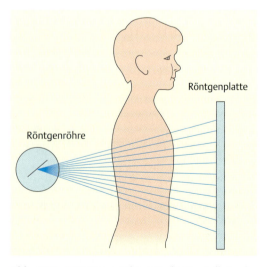

Abb. 44.1 ⋯⋗ **Röntgen.** Schematische Darstellung des konventionellen Röntgenverfahrens

vor einer Röntgenaufnahme der Lunge abgenommen werden, da die Halskette sich auf dem Röntgenbild darstellen würde. Dies kann zusammen mit der Aufklärung bereits auf Station geschehen.

Die Pflegeperson entkleidet das Kind unmittelbar vor der Röntgenaufnahme soweit wie nötig, um die gewünschte Körperregion ohne Kleidung aufnehmen zu können. Um die Keimdrüsen des Kindes vor den Röntgenstrahlen zu schützen, wird ihm eine Bleischürze vor den Bereich der Gonaden angelegt, die je nach Alter des Kindes verschieden groß ist.

Falls es notwendig wird, eine Röntgenaufnahme mit einem mobilen Röntgengerät am Bett des Kindes zu machen, etwa im Intensivbereich, ist streng darauf zu achten, dass Besucher und nicht benötigtes Personal den Raum verlassen. Mitpatienten sind mit mobilen Bleiwänden vor Streustrahlung zu schützen.

Lagerung. Das Kind wird nun durch Mitarbeiter der Röntgenabteilung in eine bestimmte Lagerung oder Position gebracht, um eine möglichst aussagekräftige Aufnahme machen zu können. Hierzu kann es manchmal notwendig sein, ein kleines Kind zu fixieren. Beispielsweise wird ein Neugeborenes oder ein Säugling zur Thorax-Röntgenaufnahme in eine halboffene Plastikröhre **(Abb. 44.2)** gelegt. Das Kind hat hierbei beide Ärmchen gestreckt über dem Kopf. Durch an der Röhre befindliche Fixiergurte wird das Kind am Kopf sowie an beiden Handgelenken zur Sicherheit fixiert. Die Röhre mit dem Kind wird nun vor die Röntgenplatte gehängt, damit das Kind in aufrechter Haltung geröntgt werden kann. Obwohl dieser Anblick sehr befremdlich wirkt, verhalten sich die Kinder in den meisten Fällen sehr ruhig, da sie durch die Enge der Röhre ihre Körpergrenzen gezeigt bekommen und sich somit in ihre vorgeburtliche Zeit versetzt fühlen. Für andere Aufnahmen stehen spezielle Lagerungshilfen zur Verfügung.

■ **Durchführung**
Während der Röntgenaufnahme trägt die Pflegeperson oder ein Elternteil des Kindes, sofern sie im Röntgenraum bleibt, zum Strahlenschutz eine Strahlenschutzschürze aus Blei.

Das Personal der Röntgenabteilung gibt Anweisungen für den Zeitpunkt der Aufnahme (etwa dass das Kind in Inspirations- oder Expirationsstellung verharren soll, sofern es altersmäßig dazu in der Lage ist). In jedem Fall ist es wichtig, dass das Kind sich während der Aufnahme nicht bewegt, damit das Röntgenbild klare Aussagen liefert.

Computertomographie (CT)

Definition ⋯▸ Eine Computertomographie ermöglicht die Herstellung von Aufnahmen, die den anatomischen Querschnitten (Schichten) des menschlichen Körpers entsprechen **(Abb. 44.3)**.

■ **Vorbereitung**
Da das Kind während der röntgenologischen Untersuchung ruhig auf der Liege des Computertomographen liegen bleiben muss, um die bestmögliche Bildqualität zu erreichen, bedarf es hier im Vorfeld einer altersgerechten Information des Kindes durch die Pflegeperson. Die Informationen sollen Aussagen über das zu erwartende Gerät, die räumliche Enge sowie auftretende Geräusche enthalten. Ihm ist hier klarzumachen, dass die Untersuchung keine Schmerzen verursacht!

Gerade im Kleinkindalter kann dies für das Kind noch unverständlich sein. In diesem Fall ist oft eine medikamentöse Sedierung durch den Arzt erforderlich. Es gelten bei der Sedierung die bereits genannten Kriterien (s. S. 876).

Bei älteren Kindern sowie Jugendlichen kann häufig auf eine Sedierung verzichtet werden.

Praxistipp ⋯▸ Bei geplanten computertomographischen Aufnahmen kann nach einem Informationsgespräch mit Kind und Eltern, nach Rücksprache mit Mitarbeitern der CT-Abteilung, im Vorfeld die CT-Abteilung und deren Untersuchungsräume besucht werden. Somit können bereits Ängste abgebaut werden.

Abb. 44.2 ⋯▸ **Hängeschale zur Röntgenaufnahme von Säuglingen.** Gurte fixieren das Kind zur Sicherheit am Kopf und an den Händen

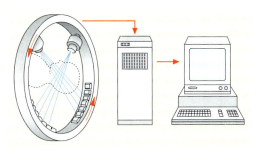

Abb. 44.3 ⋯▸ **Computertomographie.** Schematische Darstellung der Computertomographie (CT)

Vor Untersuchungsbeginn sind alle Gegenstände, die im Strahlenfeld liegen, zu entfernen. Es gelten im Strahlenschutz alle genannten Richtlinien (s. S. 875).

■ **Durchführung**
Das Kind wird computergesteuert auf einer Liege durch die Untersuchungsöffnung in das Gerät gefahren. Der Körper wird nun von beweglichen Röntgenröhren umkreist **(Abb. 44.4)**. Die aufgenommenen Bilder werden in verschiedenen Schichtaufnahmen dargestellt. Alle weiteren Aufgaben der Pflegeperson sind wie beim konventionellen Röntgen.

Magnetresonanztomographie (MRT)

 Definition ⋯▸ Die Magnetresonanztomographie liefert Querschnittsbilder des Körpers. Die Bilder werden jedoch durch Magnetfelder erzeugt, nicht durch Röntgenstrahlung.

■ **Vorbereitung**
Im Vergleich zur Computertomographie ist beim MRT für das Kind die räumliche Enge und die auftretende Lärmbelästigung unangenehmer. Deshalb ist es hier besonders wichtig, das Kind sowie die Eltern über die zu erwartende Situation zu informieren.

In den meisten Fällen ist zur Magnetresonanztomographie eine medikamentöse Sedierung auf ärztliche Anordnung erforderlich.

Beim MRT mit Kontrastmittel ist eine Nahrungskarenz in den meisten Fällen nicht erforderlich, da dieses eine sehr gute Verträglichkeit bietet. Ausnahmen werden ausdrücklich ärztlich angeordnet.

Zur Überwachung der Vitalzeichen mit Monitor während des MRT, müssen dem Kind spezielle Elektroden zur Brustwandableitung aufgeklebt werden, die kein Metall enthalten.

 Praxistipp ⋯▸ Metallhaltige Gegenstände wie z. B. Armbanduhr, Halskette sind außerhalb des Untersuchungsraumes z. B. im Patientenzimmer zu lassen, da sie das Magnetfeld irritieren können.

■ **Durchführung**
Auch die Pflegeperson muss alle metallhaltigen Gegenstände auf Station lassen. Gegen die Lärmbelästigung werden für das Kind und der begleitenden Pflegeperson in der MRT-Abteilung Ohrenstöpsel ausgeteilt.

Sedierung. Bei sedierten Kindern gelten die oben beschriebenen Maßnahmen.

 Praxistipp ⋯▸ Erfolgt die Untersuchung ohne Sedierung, ist es sinnvoll, ein Lieblingsspielzeug des Kindes mit in den MRT-Raum zu nehmen. Somit kann die Pflegeperson versuchen, das Kind von der unangenehmen Situation abzulenken.

Des weiteren ist es wichtig, immer verbal mit dem Kind in Kontakt zu sein, um ihm ein Gefühl von Sicherheit zu vermitteln.

Die Anwesenheit der Eltern ist sehr sinnvoll, da sie für das Kind einen großen Sicherheitsfaktor darstellen.

Sonographie

Definition ⋯▸ Eine sonographische Untersuchung ist eine Organdarstellung mittels hochfrequenter Ultraschallwellen.

Die für unser Ohr nicht hörbaren Schallwellen werden vom Gewebe teils absorbiert, jedoch überwiegend reflektiert. Diese Reflexion wird auf einem bildgebenden Monitor als Ultraschallbild dargestellt **(Abb. 44.5)**.

■ **Vorbereitung**
Falls keine aktuellen Körpermaße vorhanden sind, werden auf der Station das Körpergewicht sowie die Körpergröße ermittelt. Im Neugeborenen- und Säug-

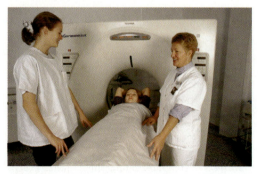

Abb. 44.4 ⋯▸ **Computertomographie.** Das Kind muss während der Untersuchung still liegen bleiben

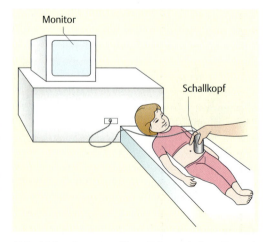

Abb. 44.5 ⋯▸ **Sonographie.** Schematische Darstellung

lingsalter wird unter Umständen noch zusätzlich der Kopfumfang des Kindes benötigt. Diese Angaben benötigt der Arzt zur Ausmessung und Beurteilung der Organgröße.

Vor speziellen sonographischen Untersuchungen, z. B. des Verdauungstraktes, muss das Kind eine Nahrungskarenz einhalten. Dieses wird ärztlich angeordnet. Hier ist dem Kind altersgerecht zu erklären, dass es nach der nicht schmerzhaften Ultraschalluntersuchung wieder essen und trinken darf.

■ Durchführung
Je nach Alter des Kindes muss die Pflegeperson das Kind auskleiden und ggf. in der vom untersuchenden Arzt gewünschten Position halten.

Praxistipp ⇢ Um weinende Säuglinge während der Untersuchung beruhigen zu können, ist es sinnvoll eine Spieluhr mit zu nehmen. Ist das Kind an einen Beruhigungssauger (Schnuller) gewöhnt, so kann dieser selbstverständlich ebenfalls mitgenommen werden.

Zur Leitung der Schallwellen wird bei der Sonographie ein Gel benötigt. Dieses meist kühle Gel kann in einem Flaschenwärmer auf Körpertemperatur erwärmt werden.

Nach der Untersuchung werden die Gelreste von der Pflegeperson z. B. mit einer Stoffwindel entfernt.

Merke ⇢ **Prophylaxe.** Um ein Auskühlen eines Neugeborenen oder Säuglings zu vermeiden, wird das Kind nur soweit entkleidet, wie es für die Untersuchung notwendig ist.

Elektrokardiographie (EKG)

Definition ⇢ Die Elektrokardiographie registriert die Aktionspotentiale des Herzens, die von der Körperoberfläche abgeleitet werden und zeichnet diese auf.

Die Aufzeichnung kann auf einem Monitor oder auf Papier erfolgen. Das EKG gibt Auskunft über den Herzrhythmus des Herzens (Myokard).
Es wird unterschieden zwischen:
⇢ Ruhe-EKG,
⇢ Langzeit-EKG (meistens 24 Stunden),
⇢ Belastungs-EKG,
⇢ Monitoring (kontinuierliche EKG-Überwachung mit Alarmfunktion).

■ Vorbereitung
Je nach Alter und Gesundheitszustand bekommt das Kind die Information, dass es während der Untersuchung ruhig liegen bleiben muss, damit diese aussagekräftig ist und nicht nochmal wiederholt werden muss.

■ Durchführung
Der Oberkörper des Kindes wird entkleidet. Es werden nun von dem Mitarbeiter der EKG-Abteilung die Elektroden auf den Brustkorb des Kindes geklebt (**Abb. 44.6**), sowie die Klammern für die Extremitätenableitung angebracht. Im Anschluss daran werden die 10 Elektrodenkabel mit dem Gerät verbunden. Das EKG wird nun auf Papier aufgezeichnet. Beim Langzeit-EKG, sowie beim EKG-Monitoring, werden meistens nur 3 Elektroden aufgeklebt. Die Pflegeperson achtet hierbei darauf, dass das Kind sich möglichst ruhig verhält.

Merke ⇢ **Diagnostik.** Beim Beruhigen des Kindes darf die Pflegeperson das Kind nicht berühren, da ansonsten Störungen innerhalb des geschriebenen EKGs entstehen und dieses nicht verwertbar ist.

Elektroenzephalogramm (EEG)

Definition ⇢ Ein Elektroenzephalogramm registriert mittels am Kopf angebrachter Elektroden die Hirnströme des Kindes.

Die Hirnströme werden auf Papier oder Videofilm aufgezeichnet (**Abb. 44.7**). Es wird unterschieden zwischen:
⇢ Wach-EEG,
⇢ Schlaf-EEG,
⇢ Langzeit-EEG,
⇢ Schlafentzugs-EEG.

■ Vorbereitung
Je nach angeordneter EEG-Form muss das Kind wach, oder schlafend sein. Soll ein **Schlaf-EEG** abgeleitet werden, wird von der Pflegeperson nach ärztlicher Anordnung, eine orale medikamentöse Sedierung verabreicht.

Das Kind darf nach der Sedierung nicht mehr alleine gelassen werden und muss engmaschig von der Pflegeperson überwacht werden. Die Überwachung

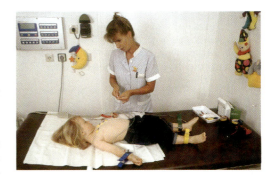
Abb. 44.6 ⇢ **Elektrokardiographie.** Verschiedene Farben der EKG-Kabel zeigen an, wo die Extremitätenableitung angebracht wird

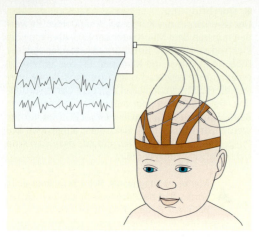

Abb. 44.7 ⇢ Elektroenzephalogramm. Vereinfachte Darstellung eines EEG

beinhaltet die Beurteilung der Bewusstseinlage sowie die Ermittlung der Vitalzeichen. Es ist zu beachten, dass sedierte Kinder nicht vor der EEG-Aufzeichnung einschlafen, da die Aufzeichnung der Hirnströme häufig die Einschlafphasen beinhalten soll.

Soll ein **Schlafentzugs-EEG** abgeleitet werden, so dürfen Jugendliche die ganze Nacht nicht schlafen und Kleinkinder werden ab 24.00 Uhr oder 4.00 Uhr morgens von der Pflegeperson im Nachtdienst geweckt. Sie hat hierbei die Aufgabe, sofern kein Elternteil anwesend ist, das Kind altersgerecht zu beschäftigen um es vor dem Einschlafen zu schützen.

■ **Durchführung**
Während des EEGs muss der Kopf des Kindes still liegen bleiben. Handelt es sich bei dem zu untersuchenden Kind um ein Kind mit Anfallsleiden (Epilepsie), sollten von der Pflegeperson eventuelle Notfallmedikation (z. B. eine Diazepamrektiole) bereitgehalten werden.

Nach dem EEG sorgt die Pflegeperson für ausreichende Ruhe, so dass das Kind die Möglichkeit zum Schlafen hat.

> **Praxistipp** ⇢ Es ist wichtig, dass das Kind in einem ausgeglichenen Allgemeinzustand, beispielsweise nach der Nahrungsaufnahme, zur Untersuchung gebracht wird, um aussagekräftige Aufzeichnungen zu erhalten.

Endoskopie

> **Definition** ⇢ Eine Endokopie ist die Betrachtung von Körperhöhlen oder Körperhohlräumen mittels eines röhrenförmigen Instrumentes (Endoskop), welches über optische Systeme mit Beleuchtung verfügt.

Im Kindesalter ist eine endoskopische Untersuchung eher selten und erfolgt unter Narkose.

■ **Vorbereitung**
Die Vorbereitung der Narkose ähneln der präoperativen und postoperativen Pflege (s. S. 849).

Prinzipiell ist darauf zu achten, dass das Kind vor endoskopischen Untersuchungen des Verdauungstraktes z. B. Magenspiegelung (Gastroskopie), eine Nahrungskarenz oder eine spezielle Diät auf ärztliche Anordnung einhalten muss.

■ **Durchführung**
Während der Endoskopie wird das Kind von dem Endoskopiepersonal betreut. Kommt das Kind zurück auf Station, so wird vom Pflegepersonal eine engmaschige Überwachung der Vitalzeichen durchgeführt und genau dokumentiert.

Desweiteren muss auf eine eventuelle vom Arzt angeordnete Bettruhe geachtet werden.

Zur Nachsorge nach einer Narkose siehe S. 854.

Szintigraphie

> **Definition** ⇢ Eine Szintigraphie ist eine Untersuchung, bei der radioaktive Teilchen mit einer kurzen Halbwertszeit intravenös vom untersuchenden Arzt injiziert werden.

Die von den radioaktiven Teilchen ausgehende Strahlung wird von einer speziellen Kamera aufgenommen **(Abb. 44.8)**. Auf dem Bild wird das zu untersuchende Organ dargestellt. Hier ist ersichtlich, wie stark sich die radioaktive Substanz in den einzelnen Organen anreichert. Diese spezielle Untersuchung gibt Aufschluss über die einzelnen Organfunktionen, wie z. B. der Schilddrüse.

■ **Vorbereitung**
Zur intravenösen Injektion des Radiopharmakons benötigt das Kind eine Venenverweilkanüle, die vom Arzt auf Station gelegt werden muss (s. S. 794). Da das Kind auch während der Szintigraphie ruhig liegen bleiben muss, ist vor allem bei Säuglingen und

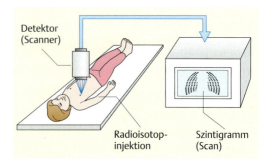

Abb. 44.8 ⇢ Szintigraphie. Vereinfachte schematische Darstellung

Kleinkindern, häufig eine medikamentöse Sedierung erforderlich. Je nach Organ oder Organsystem, das mit einer Szintigraphie dargestellt werden soll, ist die Vorbereitung unterschiedlich.

Vor einer Nierenszintigraphie muss dem Kind von den Eltern oder der Pflegeperson im Vorfeld genügend Flüssigkeit angeboten werden, da dies zu einer besseren Durchspülung sowie Durchblutung der Niere führt. Somit können sich die radioaktiven Substanzen besser in der Niere anreichern und eine zufriedenstellende Organdarstellung kann erfolgen.

Auf die ärztlichen Anordnungen bzgl. einer speziellen Vorbereitung ist durch das Pflegepersonal zu achten.

■ **Durchführung**

Die Pflegeperson begleitet das Kind während der Untersuchung und gewährleistet im Falle einer medikamentösen Sedierung eine regelmäßige Vitalzeichenkontrolle. Assistiert die Pflegeperson dem Arzt in der nuklearmedizinischen Abteilung bei der i. v.-Injektion des Radiopharmakons, muss diese zwingend unsterile Einmalhandschuhe tragen. Dies ist unbedingt erforderlich, da der eventuelle Kontakt mit der radioaktiven Substanz, z. B. im Falle einer undichten Venenverweilkanüle, eine radioaktive Kontamination der Pflegeperson bedeuten würde.

Nach Abschluss der Untersuchung muss darauf geachtet werden, dass das Kind eine ausreichende Flüssigkeitszufuhr erhält. Ist dies nicht gewährleistet, wird unter Umständen durch den Arzt eine Infusionstherapie angeordnet. Die Flüssigkeit soll das Ausschwemmen der radioaktiven Substanzen unterstützen. Teilweise werden unsterile Schutzhandschuhe beim Umgang mit Ausscheidungen, z. B. beim Wickeln empfohlen.

Lese- und Lernservice
Fragen zum Selbststudium

1. Innerhalb der Röntgenschutzverordnung sind zwingend erforderliche Strahlenschutzmaßnahmen geregelt. Bitte nennen Sie die Ihnen bekannten Strahlenschutzmaßnahmen.
2. Bitte beschreiben Sie die besonderen Maßnahmen zur Vorbereitung eines Kleinkindes zur Röntgenaufnahme des Thorax. Das Kind ist sehr ängstlich, da es diese Untersuchung noch nie erlebt hat.
3. Ein Säugling hatte am Vormittag eine Szintigraphie. Bitte beschreiben Sie die besonderen Maßnahmen nach dieser nuklearmedizinischen Untersuchung.

Verwendete Literatur

Arets, J., u. a. (Hrsg.): Professionelle Pflege, 2. Aufl., Eicanos im Verlag Hans Huber, Bern 1999
Hoehl, M., P. Kullick (Hrsg.): Kinderkrankenpflege und Gesundheitsförderung, 1. Aufl. Thieme, Stuttgart 1998
Janneck, C.: Kinderchirurgie für Pflegeberufe, 5. Aufl. Thieme, Stuttgart 1997
Maletzki, W.: Klinikleitfaden Pflege, 3. Aufl. Fischer, Stuttgart 1997
Schäffler, A., u. a. (Hrsg.): Pflege Heute, 1. Aufl. Fischer, Stuttgart 1998
Wegmann, H.: Die professionelle Pflege des kranken Kindes, 1. Aufl. Urban u. Schwarzenberg, München 1997

V Anhang

45 Notfallsituationen 883

46 Rechtliche Aspekte 898

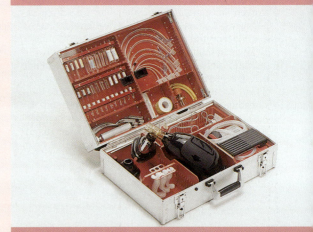

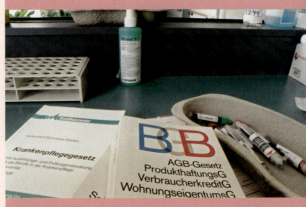

45 Notfallsituationen

Mechthild Hoehl

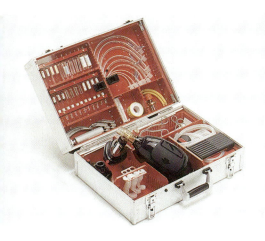

In der Klinik kann es durch akute Verschlechterungen der Gesundheitsstörungen der Kinder zu Notfallsituationen kommen. Sind Notfallsituationen zu erwarten, werden vorbereitende Maßnahmen getroffen, etwa das Richten von Notfallutensilien, um im Bedarfsfall koordiniert reagieren zu können.

45.1 Bedeutung

Definition ⇢ Notfallsituationen sind plötzlich auftretende Ereignisse, die die lebenswichtigen Körperfunktionen eines Menschen, Atmung, Kreislauf und Bewusstsein lebensbedrohlich beeinträchtigen können. Wird auf Notfallsituationen nicht sofort und adäquat reagiert, kommt es zu bleibenden Schäden oder dem Tod des Patienten.

Zu Notfallsituationen im Kindesalter kommt es u. a. durch:
- *Atemstörungen:* Fremdkörperaspiration, Krupp-Syndrom, Epiglottis, Status asthmaticus, Apnoe.
- *Herz-Kreislauf-Störungen:* Rhythmusstörungen, Zirkulationsstörungen, z. B. durch Volumenmangel, Beeinträchtigung des Schlagvolumens, Kollaps, kardiogenen Schock.
- *neurologische Störungen:* Bewusstlosigkeit, Krampfanfall, Intoxikationen (Alkohol, Drogen).
- *anaphylaktische Reaktionen:* Anaphylaktischer Schock.
- *akute Stoffwechselentgleisungen:* Diabetisches Koma, Toxikose.
- *Traumen:* Schädelhirntraumen, Polytraumen, Kindesmisshandlung, Verbrennungen, Verbrühungen.

Notfallsituationen können *im häuslichen Umfeld* von Kindern auftreten. In diesem Fall sind die Eltern gefordert, bis zum Eintreffen professioneller Helfer „Erste-Hilfe-Maßnahmen" einzuleiten. Eltern wird daher empfohlen, einen speziellen „Erst-Hilfe-am-Kind-Kurs" zu belegen, um in einer solchen Situation bestmöglich reagieren zu können.

45.2 Notfallmanagement

45.2.1 Organisatorische Voraussetzungen

Das Verhalten in Notfallsituationen trainiert das Pflegepersonal in Erste-Hilfe-Kursen und Reanimationsschulungen. Das Erlernen des Verhaltens in Notfallsituationen ist Bestandteil der Ausbildung und muss anschließend regelmäßig wiederholt werden.

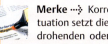 **Merke** ⇢ Korrektes Verhalten in der Akutsituation setzt die Fähigkeit zum Erkennen des drohenden oder bereits eingetretenen Notfalls sowie die Fähigkeit zum gezielten und koordinierten Handeln voraus.

Das Notfallzubehör wird an einem zentralen, gut zugänglichen Platz gelagert und regelmäßig, d. h. in der Regel wöchentlich und nach jedem Gebrauch, auf Vollständigkeit und Funktionstüchtigkeit überprüft. Es wird ein Plan erstellt, auf dem die regelmäßige Kontrolle mit dem Handzeichen der kontrollierenden Pflegeperson und dem Kontrolldatum dokumentiert ist.

 Merke ⇢ Jede Pflegeperson ist verpflichtet, sich über den Aufbewahrungsort und den richtigen Gebrauch der Notfallutensilien ihrer Abteilung zu informieren.

In Abteilungen mit häufig auftretenden Notfallsituationen, z. B. Intensivstationen, wird zu Dienstbeginn ein Notfallplan erstellt, in dem festgelegt ist, welche Pflegeperson welche Aufgaben während eines Notfalls übernimmt. In den anderen Abteilungen handeln in der Regel die Bezugsschwestern des Patienten gemeinsam mit den dienstältesten bzw. fachkompetentesten Kollegen, um ein organisiertes Vorgehen in der Situation zu gewährleisten.

Möglich ist auch die Hilfestellung in Notfallsituationen durch ein Reanimationsteam, welches zentral, z. B. auf den Intensivstationen, stationiert ist und bei Bedarf angefordert wird. Der Einsatz eines Reanimationsteams ist nur möglich in Kliniken mit kurzen Wegen und einem funktionierenden Kommunikationssystem, welches ermöglicht, das Team jederzeit vom jeweiligen Notfallort anzufordern.

Dieses gewährleistet ein koordiniertes Handeln durch erfahrene Mitarbeiter. Es entbindet jedoch die Mitarbeiter aller Abteilungen nicht von der Pflicht, in Notfallsituationen selbst adäquat reagieren zu können.

Unabhängig von der Art des eingetretenen Notfalls ist es sinnvoll, in jedem Fall nach einer festgelegten Handlungskette, dem **A-B-C-D-Schema der Sofortmaßnahmen,** zu verfahren.

45.2.2 Erkennen eines Notfalls

Um die Notfallsituation zu beherrschen, muss der Notfall sofort als solcher erkannt werden (Blickdiagnose, **Abb. 45.1**). Die Situation des Patienten muss sofort eingeschätzt werden, z. B. liegt ein Atem-, Kreislauf- oder Bewusstseinsproblem vor.

Der größte Notfall ist der Herz-Atem-Stillstand, das Aussetzen der Herztätigkeit und der Atemfunktion. In diesem Fall muss sofort eine **Reanimation** (Herz-Lungen-Wiederbelebung) erfolgen.

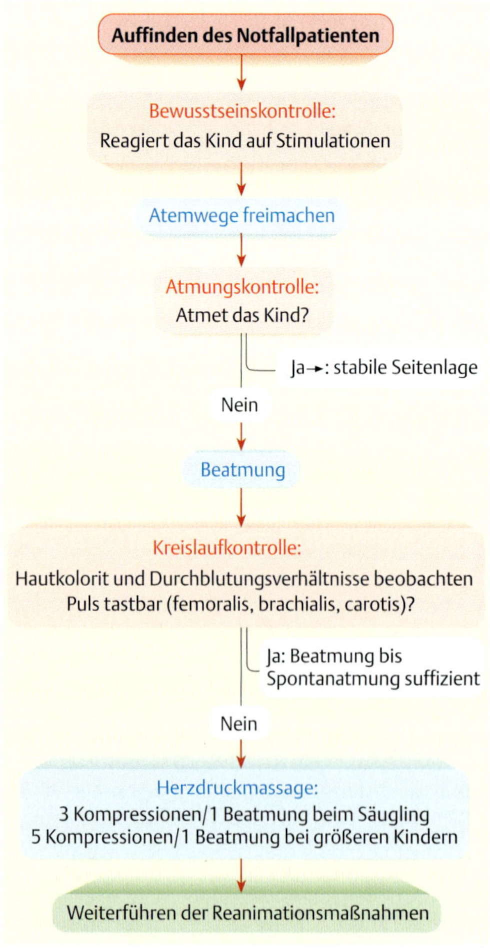

> **Merke** ⇢ Bei einem Herz-Atem-Stillstand muss unverzüglich mit lebensrettenden Sofortmaßnahmen begonnen werden. Jede Sekunde kann über Leben und Tod entscheiden.

Die *Wiederbelebungszeit* ist die Zeitspanne zwischen dem Herz-Kreislauf-Atemstillstand und der irreversiblen Störung von Organen. Sie beträgt beim Gehirn 4 bis 6 Minuten, beim Herzen 15 bis 30 Minuten. Einfluss darauf haben:
- ⇢ Körpertemperatur,
- ⇢ Alter und
- ⇢ mögliche Vorschädigungen der Organe.

45.2.3 Hilferuf

Als erste Maßnahme in einem eingetretenen oder unmittelbar drohenden Notfall wird ein Hilferuf abgegeben. Je nach Art des Notfalls oder Organisationsform der Klinik wird ein Arzt, das Reanimations-Team oder die Intensivstation verständigt.

> **Merke** ⇢ **Notfallmeldung.** Informieren Sie knapp, aber gezielt über folgendes:
> 1. *Wer?* Patient: Name, Alter (Neugeborenes, Säugling, Kleinkind, Schulkind)
> 2. *Wo?* Ort: Station, Zimmernummer
> 3. *Was?* Art des Notfalls:
>   – Atemstörung, z. B. massive Dyspnoe, Stridor, zunehmende Atemnot, steigender Sauerstoffbedarf, Zyanose, Atemstillstand.
>   – Herz-Kreislauf-Störung: z. B. Rhythmusstörung, Kollaps, Schock, Herzstillstand.
>   – neurologische Auffälligkeit: Bewusstlosigkeit, keine motorische und verbale Reaktion auf Ansprache oder Schmerzreize, Krampfanfall.
>   – sonstige Auffälligkeiten: anaphylaktische Hautreaktion, Blutung usw.

Sinnvoll ist, wenn die Möglichkeit eines Hilferufs vom Patientenzimmer über die Patientenrufanlage oder Telefonanlage aus möglich ist, sodass die auffindende Pflegeperson beim Kind bleiben kann. Ist das nicht möglich, versucht die Pflegeperson mit lauten Hilferufen auf den Notfall aufmerksam zu machen und beginnt sofort mit den Erstmaßnahmen, damit keine Zeit verloren geht. Falls die Pflegeperson den Hilferuf außerhalb des Patientenzimmers tätigen muss (z. B. wenn sie im Nachtdienst allein auf der Station arbeitet), kehrt sie anschließend sofort zum Notfall-Patienten zurück und beginnt mit den Erstmaßnahmen.

Auffinden des Notfallpatienten
↓
Bewusstseinskontrolle: Reagiert das Kind auf Stimulationen
↓
Atemwege freimachen
↓
Atmungskontrolle: Atmet das Kind?
↓ Ja →: stabile Seitenlage
Nein
↓
Beatmung
↓
Kreislaufkontrolle: Hautkolorit und Durchblutungsverhältnisse beobachten Puls tastbar (femoralis, brachialis, carotis)?
↓ Ja: Beatmung bis Spontanatmung suffizient
Nein
↓
Herzdruckmassage: 3 Kompressionen/1 Beatmung beim Säugling 5 Kompressionen/1 Beatmung bei größeren Kindern
↓
Weiterführen der Reanimationsmaßnahmen

Abb. 45.1 ⇢ Schema der Blickdiagnose

Notfallmanagement 45

45.2.4 Ruhe bewahren

Für ein erfolgreiches Handeln in Notfallsituationen ist es unbedingt notwendig, Ruhe zu bewahren. Wichtig ist es, auch die äußeren Bedingungen so zu gestalten, dass ruhiges Arbeiten erleichtert wird.

Liegt das Kind in einem Mehrbettzimmer, so wird entweder das bedrohte Kind in einen „Eingriffsraum" gefahren oder die anderen mobilen Kinder und alle anwesenden Besucher werden solange aus dem Zimmer gebeten. Dies geschieht, um das Eingreifen am bedrohten Kind zu erleichtern und den anderen Kindern belastende Anblicke zu ersparen.

Unnötiges Material wird beiseite geräumt und eine Arbeitsfläche geschaffen. Dafür steht ein fahrbarer Reanimationswagen zur Verfügung. Aus hygienischen und praktischen Gründen ist das Patientenbett zum Abstellen und Ablegen von Materialien völlig ungeeignet.

Alle Notfallutensilien, Beatmungsbeutel, Absauganlage, Sauerstoffanschluss, gerichtete Notfallmedikamente und, wenn machbar, Monitorüberwachungsmöglichkeit müssen ohne zusätzliche Wege erreichbar sein.

Für verbrauchtes Material wird eine ausreichende Abwurfmöglichkeit bereitgestellt. Beim Kind sind nur so viele Helfer wie notwendig. In der Regel reichen zwei bis drei helfende Personen beim Kind sowie ein „Springer" in Rufweite, der evtl. zusätzlich benötigtes Material besorgt, Notfallmedikamente aufzieht sowie Außenarbeiten erledigt, z. B. Blutproben verschickt, Funktionsdiagnostik bestellt. Die Aufgabenbereiche und Zuständigkeiten der einzelnen Helfer werden klar und eindeutig festgelegt.

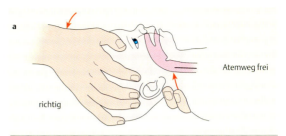
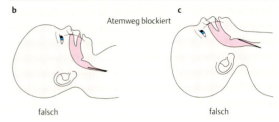

Abb. 45.2 ⤳ „Schnüffelposition"

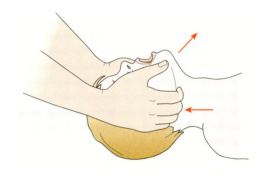

Abb. 45.3 ⤳ „Esmarch"-Handgriff

45.2.5 A-B-C-D-Schema

A Atemwege freimachen

Die erste Maßnahme in kardiopulmonalen Notfällen, d. h. Nofällen, die die Atmung und das Herz-Kreislauf-System betreffen, ist, die Atemwege freizumachen:

- Der Mund kann ausgewischt werden, die Atemwege werden abgesaugt. Größere Fremdkörper lassen sich nur bronchoskopisch entfernen.
- Die Kinder können zur Atemerleichterung mit dem Oberkörper hochgelagert werden, bewusstlose Kinder werden in die stabile Seitenlage gebracht.
- Der physiologische Luftstrom durch die kindlichen Atemwege kann durch die Lagerung des Kopfes erleichtert werden:
  – Bei *Säuglingen* wird der Kopf in „Schnüffelposition" **(Abb. 45.2)** gebracht und der Unterkiefer etwas vorgezogen (Esmarch Handgriff) **(Abb. 45.3)**.
  – Bei *Kleinkindern* und *Schulkindern* wird der Kopf leicht überstreckt. Die Pflegeperson greift mit einer Hand an die Stirn und beugt den Kopf zurück, mit der anderen Hand greift sie gleichzeitig ans Kinn, hebt den Unterkiefer und öffnet leicht den Mund.

 Merke ⤳ Bei Verletzungen der Halswirbelsäule darf der Kopf auf keinen Fall überstreckt werden!

Der Einsatz eines altersgerecht ausgewählten Guedel-Tubus kann helfen, die Atemwege freizuhalten. Die „Schnüffelstellung" ist auch die optimale Ausgangsposition für eine Beutelatmung.

Reicht das Freimachen der Atemwege allein nicht aus, die respiratorische Situation zu verbessern, oder liegt eine zusätzliche Atemstörung vor, so sind weitere Maßnahmen notwendig.

B Beatmung

Eine akute oder vorübergehende Hypoventilation kann durch künstliche Beatmung ausgeglichen werden. Möglich sind die Mund-zu-Nase-, Mund-zu-

885

Mund-Beatmung, die Maskenbeatmung sowie die Beatmung mit Beatmungsbeutel oder Beatmungsgerät nach der Intubation.

■ Mund-zu-Nase-Beatmung

Sie wird bei größeren Kindern und Erwachsenen durchgeführt. Der Helfer atmet normal ein, überstreckt den Hals des Kindes leicht, verschließt dessen Mund durch Hochschieben der Unterlippe, legt seine Lippen auf die Nase des Notfallpatienten und bläst seine Atemluft in die Lunge des Patienten, sodass sich der Brustkorb sichtbar hebt.

> **Praxistipp** ⋯> Aus hygienischen Gründen sollte sich der Helfer vor der Aufnahme von ausgetretenen Sekreten aus dem Mund-Nasen-Raum schützen. Möglich ist das Abdecken des Mund-Nasen-Raumes mit einem luftdurchlässigen Papiertaschentuch oder speziellen Beatmungsfiltertüchern bzw. Einmalmasken.

■ Mund-zu-Mund-Beatmung

Alternativ hierzu kann die Ausatemluft bei gleicher Ausgangsstellung auch in den leicht geöffneten Mund geblasen werden. Hierbei muss die Nase zugehalten werden.

Bei *Säuglingen* und *Kleinkindern* erfolgt die Atemspende gleichzeitig in Mund und Nase, indem der Helfer seine Lippen über Mund und Nase legt und ein geringes Atemzugsvolumen wählt („Ein-Mund-voll-Beatmen", **Abb. 45.4**).

■ Beutelbeatmung

Der Beatmungsbeutel **(Abb. 45.5)** muss in der für das Kind passenden Größe gewählt werden. Ebenso muss die Maske **(Abb. 45.6)** für das Kind geeignet sein. Das bedeutet, dass die Maske bei der Beutelbeatmung Nase und Mund des Kindes bedeckt und am Nasenrücken sowie am Kinn dicht abschließt **(Abb. 45.7)**.

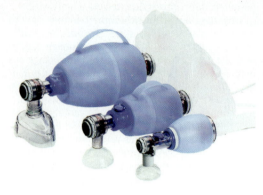

Abb. 45.5 ⋯> Beatmungsbeutel für Kinder unterschiedlicher Altersgruppen

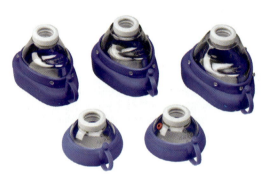

Abb. 45.6 ⋯> Verschiedene Beatmungsmasken

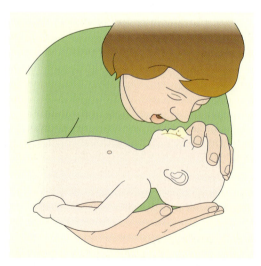

Abb. 45.4 ⋯> Atemspende bei Säuglingen und Kleinkindern

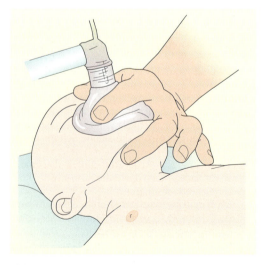

Abb. 45.7 ⋯> Halten eines Säuglings zur Maskenbeatmung

Notfallmanagement 45

Dabei darf der Beatmungsbeutel nicht auf die Augenbulbi gedrückt werden.

Da es verschiedene Fabrikate und Ausführungen von Beatmungsbeuteln und Masken gibt, wird hier auf die Angabe von Richtwerten zur altersabhängigen Materialgröße verzichtet. Jede Pflegeperson ist verpflichtet, sich über die in ihrer Klinik gängigen Materialien zu informieren und die Handhabung regelmäßig zu üben.

Zur besseren Sauerstoffversorgung wird der Beutel an reinen Sauerstoff angeschlossen. Während einer Reanimation ist die Sauerstofftoxizität anfangs zu vernachlässigen.

Praxistipp ⇢ Bei großen Beuteln muss der Flow (Durchflussrate l/min) hoch genug gewählt werden, um ein „Leerbeuteln" zu vermeiden.

Inspiration
Zur Inspiration wird der Beatmungsbeutel langsam mit angepasstem Druck kompromiert. Spürt man einen starken Widerstand während der Maskenbeatmung, so ist die Lagerung des Kindes inkorrekt, das Kind presst gegen die Beatmung oder der angebotene Druck ist zu hoch. Dieses muss unbedingt vermieden werden, da die Gefahr der Thoraxüberblähung und der Entwicklung eines Pneumothorax besteht.

Exspiration
Zur Exspiration wird der Druck auf den Beutel weggenommen. Die Luft strömt aus dem Thorax und der Beutel füllt sich wieder mit frischer Beatmungsluft.

Die Beatmungsfrequenz richtet sich nach der altersentsprechenden Normalfrequenz des Kindes. Die Dauer der Exspirationsphase ist mindestens ebenso lang wie die der Inspirationsphase.

Komplikationen
Eine Überblähung des Magens ist bei der Beutelbeatmung möglich. Nach der Beutelbeatmung wird der Magen über eine Magensonde entlastet und Luft möglichst von einer 2. Pflegeperson abgesaugt.

Erbricht das Kind während der Beutelbeatmung besteht Aspirationsgefahr. Es muss sofort abgesaugt werden.

Ein Neugeborenes mit Mekoniumaspiration wird vor der Beatmung wenn möglich intubiert und tracheal abgesaugt.

Bei Neugeborenen mit Bauchwanddefekten und Zwerchfellhernien wird auf eine Beutelbeatmung ohne vorherige tracheale Intubation verzichtet, um den Magen-Darm-Trakt nicht mit Luft zu füllen. Ebenfalls kritisch ist die Beutelbeatmung bei einer Oesophagusatresie.

Merke ⇢ **Beobachtung.** Bei richtiger Durchführung der Beutelbeatmung hebt sich der Thorax regelmäßig bei der Beutelkompression und das Hautkolorit und der Allgemeinzustand des Patienten verbessert sich.

Führt die Maskenbeatmung nicht zu einer Stabilisierung der respiratorischen Situation, wird das Kind intubiert (s. S. 770).

C Circulation – Kreislauf sichern

Führt die Notfallsituation zum Herz-Kreislauf-Versagen mit Asystolie, so wird eine Herzdruckmassage durchgeführt. Der Druckpunkt für die Herzdruckmassage befindet sich bei Säuglingen im mittleren Sternumdrittel, bei Klein- und Schulkindern im unteren Sternumdrittel.

Bei Säuglingen wird der Thorax mit beiden Händen umfasst und die Massage mit den Daumen durchgeführt („Zangengriff", **Abb. 45.8**). Klein- und Schulkinder werden auf eine harte Unterlage, einem Brett, dem Kopfteil der Schulkinderbetten oder zur Not auf den Fußboden gelegt.

Mit dem Handballen wird der Druck sagittal auf den Kompressionspunkt ausgeübt. Die Kompressionstiefe beträgt ein Drittel des Thoraxdurchmessers.

Die Kompressionsfrequenz wird der altersgemäßen Normalherzfrequenz des Kindes angepasst.

Solange das Kind nicht intubiert ist, wird die Abfolge von Herzkompression und Beutelatmung streng koordiniert, damit die Beatmung effizient sein kann und einer zusätzlichen Aspirationsgefahr vorgebeugt wird.

Merke ⇢ Abfolge der Reanimation. *Zweihelfermethode:*
1. bei *Neugeborenen:* 3 Kompressionen, 1 Beatmungshub,
2. bei *größeren Kindern:* 5 Kompressionen, 1 Beatmungshub.

Einhelfermethode:
⇢ 15 Kompressionen, 3 Beatmungshübe,
⇢ bei Kindern über 8 Jahren und Erwachsenen 15 Kompressionen, 2 Beatmungshübe.

Zur besseren Koordination wird hierbei laut mitgezählt.

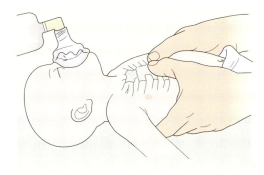

Abb. 45.8 ⇢ „Zangengriff" zur Herzdruckmassage beim Säugling

45 Notfallsituationen

Bei intubierten Kindern können Herzdruckmassage und Beatmung gleichzeitig durchgeführt werden. Die gleichzeitige kontinuierliche Kompression und Beatmung bringt die besten Perfusionsergebnisse z. B. für das Gehirn. Bei korrekt durchgeführter Herzdruckmassage sind die peripheren Pulse gut tastbar. Während der Herzdruckmassage wird das Kind mittels EKG-Monitoring oder regelmäßigen Auskultationen mit dem Stethoskop überwacht. Die Herzdruckmassage wird bis zum Wiedereinsetzen des Sinusrhythmus, Frequenz höher als 80, durchgeführt.

D Drugs – Medikamente

Um eine adäquate medikamentöse Therapie in der Notfallsituation zu gewährleisten, werden ein bis zwei i. v.-Zugänge benötigt. Häufig ist jedoch gerade bei einer starken Kreislaufdysregulation die periphere Durchblutung so schlecht, dass das Legen einer Infusion Probleme bereitet.

Bei Kindern besteht die Möglichkeit, einen intraossären Zugang mit einer Spezialkanüle in das Schienbein zu legen. Bei Kindern unter 6 Jahren wird der Zugang unterhalb des Knies gelegt, bei Kindern über 6 Jahren oberhalb des Knöchels **(Abb. 45.9)**. Selbst bei sehr schlechter Kreislaufsituation werden Medikamente aus dem Markraum schnell resorbiert.

Bei bewusstseinsklaren Kindern muss die Punktion in Lokalanästhesie erfolgen. Es besteht die Möglichkeit, hyperosmolare Lösungen zu infundieren. Sobald sich der Allgemeinzustand des Kindes verbessert hat, werden herkömmliche Gefäßzugänge oder ein mehrlumiger zentraler Venenkatheter zur intensivmedizinischen Infusionstherapie angelegt und die Tibiakanüle wird gezogen.

> **Praxistipp** ⋯> Notfallmedikamente werden bei drohenden Notfällen vorsorglich aufgezogen, die für das Kind geeigneten Medikamente und ihre Dosierung festgelegt und eindeutig dokumentiert. Die Spritzen werden mit Wirkstoffname und Konzentration, Aufziehdatum und Uhrzeit beschriftet. Aufgezogene Medikamente werden nicht länger als 24 Stunden verwendet (unter Beachtung der im Beipackzettel angegebenen maximalen Lagerungszeit).

Im akuten kardiopulmonalen Notfall wird als Mittel der ersten Wahl Adrenalin zur endotrachealen Anwendung vorbereitet **(Tab. 45.1)**.

In manchen Quellen wird als nächster möglicher Schritt der Reanimation unter „E"-Elektrotherapie: Defibrillation und Kardioversion angegeben. Ihre Hauptindikation ist das Kammerflimmern, das im Kindesalter eher selten vorkommt. Daher wird an dieser Stelle auf eine ausführliche Beschreibung verzichtet.

Führen alle Reanimationsmaßnahmen nicht zum gewünschten Erfolg, so entscheidet der leitende Arzt anhand der bekannten Daten bezüglich der Ursache des Notfalls und der Grunderkrankung des Kindes über die Reanimationsdauer und die Indikation zum Abbrechen der Reanimationsmaßnahmen.

45.3 Akute Atemstörung

Folgende Symptome können bei akuten Atemstörungen beobachtet werden:
- erhöhte Atemfrequenz,
- Stridor, Stöhnen,
- Einziehungen,
- Zyanose, Sauerstoffsättigungsabfall (Blutgase: Sauerstoffabfall, Kohlendioxidanstieg),
- respiratorische Azidose,
- beeinträchtigtes Allgemeinbefinden,
- Angst, Unruhe,
- Erschöpfung, Apathie,
- Bradykardie.

Abhängig von der zugrundeliegenden Störung können die Symptome sehr unterschiedlich ausgeprägt sein.

45.3.1 Ertrinken

Bei Kleinkindern ist durch den sogenannten „Tauchreflex" (reflektorischer Verschluss der Stimmritze nach Eindringen von Wasser) auch ein Ertrinken in sehr flachen Gewässern möglich. Die Kinder werden in Gewässern leblos treibend aufgefunden. Auch bei rechtzeitiger „Rettung" besteht die Gefahr einer anschließenden Lungenschädigung durch eingedrungenes Wasser.

Erstmaßnahmen:
- falls nötig: Reanimation über längeren Zeitraum durchführen, da durch die Hypothermie der Sauerstoffbedarf sinkt und daher trotz längerer Dauer die Prognose gut sein kann,

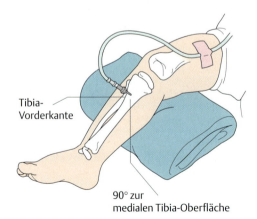

Abb. 45.9 ⋯> **Intraossärer Zugang**

Akute Atemstörung

Tab. 45.1 ⇢ **Notfallmedikamente**

Medikament	Indikation	Darreichungsform	Wirkung/Nebenwirkung
Adrenalin/ Suprarenin	Asystolie, Reanimation, Anaphylaxie	Fertigspritze (Verdünnung 1:10 000) für i.v.-Verabreichung, Ampullen 1:1000 für intratracheale Verabreichung	⇢ Steigerung von Blutdruck, Herzfrequenz und Herzleistung ⇢ Senkung der peripheren Durchblutung und der Nierendurchblutung ⇢ Zunahme des Sauerstoffbedarfs ⇢ Hyperglykämie ⇢ kurze Halbwertszeit ⇢ Alkalose inaktiviert die Wirkung
Atropin	Bradykardien, AV-Überleitungsstörungen	i.v., i.m.	⇢ Verhinderung von Bradykardien ⇢ Verminderung der Speichelsekretion ⇢ Weitstellen der Pupillen ⇢ Verlangsamung der Darmmotorik
Lidocain	Kammerflimmern, tachykarde ventrikuläre Rhythmusstörung	i.v.	⇢ Blockierung der fehlgeleiteten Erregungsleitung ⇢ Blutdruckabfall, Sinusbradykardie
Adenosin	paroxysmale ventrikuläre Tachykardie	i.v.	⇢ pharmakologische Kardioversion ⇢ Normalisierung der Herzfrequenz ⇢ in höherer Dosierung blutdrucksenkend
Dopamin	Schock, Schockniere	i.v. Dauerinfusion	⇢ Steigerung von Herzfrequenz, Herzleistung, Blutdruck und Nierendurchblutung ⇢ stark venenreizend, benötigt eigenen i.v. Zugang oder ZVK
Dobutamin	Kreislaufversagen, Herzinsuffizienz	i.v. Dauerinfusion	⇢ Steigerung von Herzfrequenz, Herzkontraktion, Herzzeitvolumen ⇢ Senkung des peripheren Gefäßwiderstandes, dadurch Blutdruckabfall möglich ⇢ extrem kurze Halbwertszeit ⇢ Gefahr der akuten Dekompensation beim Wechsel der Infusionsspritze ⇢ hyperosmolar
Natriumhydrogenkarbonat	metabolische Azidose	i.v. Verdünnung nur mit Aqua destillata (oder Glukose 5%), nicht mit NaCl 0,9% (inkompatibel); Infusionszusatz	⇢ metabolische Pufferung, pH-Normalisierung ⇢ Gefahr der Alkalose, Hirnblutung ⇢ Inaktivierung von Katecholaminen ⇢ CO_2-Anstieg
Humanalbumin	Volumenmangel, metabolische Azidose	i.v. Dauerinfusion in unterschiedlicher Konzentration möglich	⇢ Blutdrucksteigerung ⇢ pH-Normalisierung ⇢ hyperosmolare Wirkung ⇢ ZVD-Erhöhung ⇢ allergische Reaktionen möglich ⇢ Blutprodukt: Dokumentation nicht Chargennummer
Phenobarbital	Status epilepticus, Erregungszustände	i.v. beim Verdünnen gut schwenken, i.m. in Ausnahmefällen, schmerzhaft, weil zähflüssig	⇢ Hebung der Krampfschwelle ⇢ Sedierung, allgemeine Dämpfung des ZNS ⇢ Gefahr der Atemdepression bei hoher Dosierung ⇢ Spiegelkontrollen, lange Halbwertszeit
Diazepam	Krampfanfall, Unruhe	i.v., Rektiolen	⇢ Unterbrechung des Krampfanfalls ⇢ Sedierung ⇢ paradoxe Wirkung möglich ⇢ Gefahr der Atemdepression bei hohen Dosierungen

Notfallsituationen

↳ Intubation, Beatmung mit PEEP (positivem endexspiratorischem Druck, um einem Lungenödem vorzubeugen,
↳ Herzdruckmassage, Vorbereitung der Notfallmedikamente, ggf. leichtes Anwärmen der Infusionslösungen (maximal 37 °C) nach ärztlicher Anordnung,
↳ vor weiterer Auskühlung schützen,
↳ auch bei Beinahe-Ertrunkenen genaue Beobachtung der Atmung auf Dyspnoezeichen.

Prävention. Kleinkinder nicht unbeaufsichtigt in der Nähe von Gewässern, Gartenteichen, Regentonnen oder Planschbecken lassen, Kinder über Gefahren aufklären, frühzeitig das Schwimmen lehren.

45.3.2 Aspiration von Fremdkörpern

Beobachtung. Plötzlich einsetzende Atemnot, Husten, je nach Lokalisation des Fremdkörpers seitenungleiche Atmung.

Erstmaßnahmen:
↳ Kind zu kräftigem Husten auffordern,
↳ bei Säuglingen und Kleinkindern in Kopftieflage maximal 5 feste Schläge zwischen die Schulterblätter **(Abb. 45.10 a)** geben,
↳ alternativ max. 5 Thoraxkompressionen in Rückenlage (Position wie bei der Herzdruckmassage),
↳ nur bei älteren Kindern das sog. „Heimlich-Manöver" anwenden **(Abb. 45.10 b)**: kräftige Kompression des Epigastriums bei wachen Kindern in aufrechter Position,
↳ lässt sich der Fremdkörper durch diese Maßnahmen nicht entfernen, wird das Kind nur noch vorsichtig bewegt, um eine Lageveränderung des Fremdkörpers zu vermeiden,

↳ bei Bedarf Sauerstoff verabreichen,
↳ zügige Vorbereitung zur Bronchoskopie, besonders bei quellbaren Fremdkörpern.

Prävention. Kinder unter drei Jahren sollten nicht mit verschluckbaren Kleinteilen spielen und keine Erdnüsse essen.

45.3.3 Krupp-Syndrom

Beobachtung/Verlauf. Beim Krupp-Syndrom lassen sich 4 Phasen unterscheiden:
1. *Phase:* Heiserkeit, bellender Husten, plötzlicher Beginn, meist nachts oder in den frühen Morgenstunden.
2. *Phase:* inspiratorischer Stridor, Einziehungen.
3. *Phase:* starke Atemnot, Steigerung der bisherigen Symptome, Unruhe, Angst, Blässe, Tachykardie.
4. *Phase:* Erstickungsgefahr, Zyanose, Bewusstseinstrübung durch Sauerstoffmangel, Bradykardie.

Erstmaßnahmen:
↳ Ruhe bewahren, Kind und Eltern beruhigen (Unruhe steigert die Atemnot), ggf. Sedierung nach ärztlicher Anordnung in 1. und 2. Phase,
↳ Kind aufsetzen, Frischluftzufuhr, feuchte Tücher aufhängen, Verneblung von Warmluft, Sauerstoffzufuhr,
↳ kühle Getränke anbieten (keine Milch), ausreichende Flüssigkeitszufuhr zur Sekretverflüssigung,
↳ engmaschige Vitalzeichenkontrolle, besonders Atmung, auf Stridor achten, kontinuierliche Anwesenheit der Pflegeperson bei schwerer Symptomatik,
↳ medikamentöse Abschwellung der Trachealschleimhaut auf ärztliche Anordnung, z.B. kortikoidhaltiges Zäpfchen, Inhalation mit Sympathomimetika.

 Einbeziehung der Eltern ↳ **Prävention.** Eltern über Frühzeichen eines erneuten Kruppanfalls aufklären und Reaktionsweise erläutern.

45.3.4 Epiglottitis

Beobachtung. Die Epiglottitis zeigt folgende Symptome: akuter Beginn, schwerstkrankes Erscheinungsbild, hohes Fieber, kloßige Sprache, Schluckbeschwerden, Speichelfluss, Angst, Apathie durch Sauerstoffmangel, Bradykardie bei Inspiration.

Erstmaßnahmen:
↳ aufrechte Sitzposition (Gefahr der Atemwegsverlegung im Liegen),
↳ Sauerstoffapplikation, ggf. Maskenbeatmung in sitzender Position,
↳ Bereitschaft zur Intubation durch erfahrenes Personal, Blutentnahme vor möglicher Intubation,

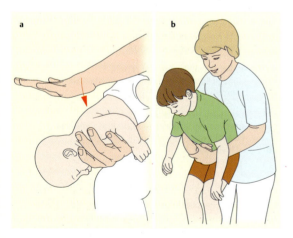

Abb. 45.10 ↳
a Dosierte Rückenschläge bei einem Säugling mit Aspiration
b Heimlich-Griff bei größeren Kindern

- keine unnötigen Manipulationen wie Absaugen,
- rasche Intubation (ggf. unter Tracheotomiebereitschaft im HNO-OP), es droht die Atemwegsverlegung durch weitere Schwellung des Kehldeckels,
- Reanimationsbereitschaft, Gefahr des reflektorischen Herzstillstandes während der Intubation.

Prävention. HIB-Impfung.

45.3.5 Status asthmaticus

Beobachtung. Starke exspiratorische Dyspnoe, exspiratorisches Giemen, Bronchialobstruktion, verlängertes Exspirium, Kind nimmt selbständig entlastende Haltung ein, Einsatz der Atemhilfsmuskulatur, Angst, ggf. Hinweis auf allergisches Geschehen (s. S. 173).

Erstmaßnahmen:
- sitzende Lagerung,
- ggf. Entfernung möglicher Allergene (z. B. Federkissen),
- Sauerstoffgabe,
- Atemtherapie, Physiotherapie,
- Flüssigkeitszufuhr zur Verbesserung der Sekretolyse,
- Bronchodilatation durch Dosieraerosole oder Inhalationen auf ärztliche Anordnung,
- intravenöse bronchodilatatorische Dauertropfinfusion nach ärztlicher Anordnung,
- Kortikoide und Antihistaminika auf ärztliche Anordnung.

Prävention. Bei bekanntem Asthma auf beginnende Symptomatik adäquat lt. Notfallplan reagieren. Eltern entsprechend aufklären. Allergenexposition meiden.

45.3.6 Insektenstich im Mund/Rachen-Raum

Beobachtung. Kind schreit nach Stich des Insekts, Einstichstelle schwillt an. Bei einem Stich in den Rachenraum droht die Verlegung der Atemwege.

Maßnahmen:
- kalte Getränke anbieten, Eiswürfel lutschen lassen,
- umgehende Arztkonsultation,
- Beobachtung der Schwellung und der Atmung auf Geräusche und Dyspnoe,
- Gabe eines Antihistaminikums auf ärztliche Anordnung.

Prävention. Keine Picknicks mit Kindern in der Wespenzeit, Kindern im Freien ganzjährig keine gesüßten Getränke geben oder nur mit Strohhalm trinken lassen. Kinder über die Gefahren aufklären.

45.4 Akute Herz-Kreislauf-Störungen

Folgende Symptome können bei akuten Herz-Kreislauf-Störungen beobachtet werden:
- keinerlei körperliche Belastungsfähigkeit,
- Unruhe, Angst,
- Tachy- oder Bradykardie, Rhythmusstörungen,
- Blutdruckabfall, Schwindelgefühl, Kollaps,
- grau-blasses bis zyanotisches Hautkolorit, kalte Extremitäten, Kaltschweißigkeit,
- Ödeme, ggf. großer Bauch durch Lebervergrößerung,
- Bewusstseinseintrübung bei starker Zirkulationsstörung.

45.4.1 Paroxysmale Tachykardie

Beobachtung. Anfallsartig auftretende Erhöhung der Herzfrequenz bis auf das Doppelte der altersüblichen Frequenz. Es können Frequenzen von 300 Schlägen pro Minute erreicht werden.

Erstmaßnahmen:
- Auslösen eines Vagusreizes durch Trinken eiskalter Getränke, Auflegen von Eiswasserbeuteln auf die Stirn für 10–15 Sekunden, Auslösen des Würgereizes, einseitige Karotissinusmassage,
- Medikation nach ärztlicher Anordnung (Adenosin, β-Blocker, Digitalis, Sedierung), unter kontinuierlicher EKG-Monitorkontrolle.

45.4.2 Kardiogener Schock

Der kardiogene Schock ist die Folge von Kardiomyopathie, Myokarditis, Dekompensation bei angeborenen Herzfehlern. Daraus resultieren unbeherrschbare Rhythmusstörungen. Es besteht die Möglichkeit von Kreislaufversagen und Minderdurchblutung lebenswichtiger Organe.

Erstmaßnahmen:
- sitzende Lagerung,
- Sauerstoffapplikation, bei Bedarf Beatmung bzw. Reanimation,
- strenge Flüssigkeitsrestriktion, Ein- und Ausfuhrkontrolle,
- Medikation (Katecholamine, Digitalisierung, Diurese) nach ärztlicher Anordnung.

45.4.3 Volumenmangelschock

Der Volumenmangelschock kann *verschiedene Ursachen* haben, die zu folgenden Symptomen führen: trockene Schleimhäute, herabgesetzter Hautturgor, zurückgehende Urinausscheidung, eingesunkene Augen, Tachykardie, Blutdruckabfall, marmorierte kalt-schweißige Haut, Bewusstseinstrübung, beim Säugling: eingesunkene Fontanelle.

Zeichen von *Volumenmangel durch Blutungen:* auffallende Blässe, Blutung nach außen oder Hämatombildung, z. B. wachsende Körperumfänge (z. B. wachsender Bauchumfang bei Blutungen in den Bauchraum).
Erstmaßnahmen:
⇢ Schocklagerung (Beine und Arme hochlagern, Volumen sammelt sich im Körperzentrum),
⇢ Sauerstoffgabe, bei starker Unterversorgung Beatmung,
⇢ Assistenz beim Legen von 1 – 2 Infusionskanülen, bzw. ZVK,
⇢ Infusionstherapie nach Anordnung (Plasmaexpander, Ringer-Laktat-Lösung),
⇢ häufige Laborkontrollen nach Anordnung,
⇢ medikamentöse Kreislaufunterstützung (Katecholamine) nach Anordnung,
⇢ bei Blutungen: Blutstillung, Transfusion.
Prävention. Durchfallserkrankungen und Blutungen bei Kindern frühzeitig ärztlich behandeln lassen.

45.4.3 Anaphylaktischer Schock

Der anaphylaktische Schock tritt auf nach Kontakt mit Allergenen, z. B. Medikamenten (besonders aus Fremdeiweißen gewonnene Medikamente), bestimmten Nahrungsmitteln, Insektenstichen, Tierhaaren.
Es kommt dann zum Auftreten von Hautreaktionen, Ausschlag, Quaddeln, Juckreiz, Schleimhautschwellung, Stridor, Bronchokonstriktion, Kreislaufstörungen, Blutdruckabfall, Tachykardie, Schock, Bewusstseinstrübung als Folge zerebraler Minderdurchblutung.
Erstmaßnahmen:
⇢ Allergenexposition unterbinden, z. B. Medikamentenzufuhr unterbrechen, Nahrungsmittel ausspucken lassen, Insektenstachel vorsichtig mit Pinzette entfernen, Einstichstelle kühlen, evtl. abbinden,
⇢ medikamentöse Therapie (Adrenalin, Antihistaminika, Kortikoide) nach ärztlicher Anordnung.
Prävention. Bei bekannter Allergie soweit möglich Allergene meiden, Allergiepass und Notfallmedikamente immer mitführen.

45.5 Neurologische Notfälle

Neurologische Notfälle äußern sich in Bewusstseinsstörungen, schlechter oder fehlender Erweckbarkeit, neurologischen Ausfallserscheinungen, gestörten verbalen und motorischen Reaktionen, inadäquaten Antworten auf Ansprache, Lähmungen, Krampfanfälle.

45.5.1 Zerebraler Krampfanfall

Zerebrale Krampfanfälle treten auf bei Epilepsie (s. S. 711 f), akuten Hirnaffektionen, z. B. Hypoxie, Stoffwechselentgleisung, Vergiftung, Trauma, Fieberkrampf. Es kommt zum Auftreten von plötzlichem Bewusstseinsverlust, Sturz mit möglichen Begleitverletzungen, tonische und/oder klonische Bewegungen, Zyanose, Zungenbiss, Speichelfluss, Einnässen, weiten Pupillen. Der Krampfanfall kann fokaler oder generalisierter Ausprägung sein.
Erstmaßnahmen:
⇢ vor Begleitverletzungen schützen, weich lagern, Bett abpolstern, verletzungsgefährdende Gegenstände aus der Nähe schaffen, Kind nicht festhalten,
⇢ auf freie Atemwege achten, Seitenlage zum Aspirationsschutz, ggf. Absauggerät bereithalten,
⇢ bei Zyanose Sauerstoffzufuhr,
⇢ medikamentöse Unterbrechung des Krampfanfalls rektal oder i. v. nach ärztlicher Anordnung,
⇢ Fieber senken,
⇢ falls möglich, Behandlung der auslösenden Ursache.

45.5.2 Bewusstlosigkeit

Bewusstlosigkeit entsteht durch Unterversorgung des Gehirns bei Hypoxie, Kreislaufversagen, Durchblutungsstörungen im Gehirn, traumatischen Affektionen des Gehirns, Stoffwechselentgleisungen, Vergiftungen. Daraus resultiert eingeschränkte oder fehlende motorische oder verbale Reaktion. Bei tiefer Bewusstlosigkeit fehlen die Schutzreflexe.
Erstmaßnahmen:
⇢ stabile Seitenlage **(Abb. 45.11)**, um Aspiration und Atemwegsverletzungen durch die zurückfallende Zunge zu verhindern,
⇢ kontinuierliche Beobachtung des Kindes, ein akut bewusstloses Kind darf nicht allein gelassen werden,
⇢ engmaschige Vitalzeichenkontrolle (Gefahr der Beeinträchtigung der Vitalfunktionen je nach Ursache der Bewusstlosigkeit) und neurologische Kontrollen (z. B. Pupillenkontrollen),
⇢ Einleiten der Diagnostik (Labor, CT, LP, EEG) auf ärztliche Anordnung,
⇢ wenn möglich, Beeinflussen der Ursache.

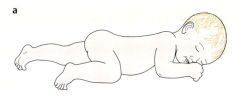

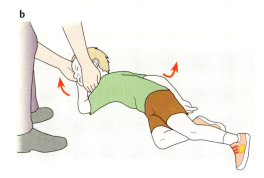

Abb. 45.11 ⇢ Stabile Seitenlage
a beim Säugling,
b beim größeren Kind

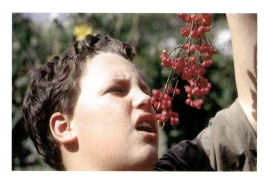

Abb. 45.12 ⇢ Kinder können Beeren verwechseln. Diese Früchte des Pfaffenhütchens sind giftig

45.6 Vergiftungen

 Definition ⇢ Mit dem Begriff *Ingestion* bezeichnet man die Giftaufnahme ohne Vergiftungssymptome, mit dem Begriff *Intoxikation* die Vergiftung mit mehr oder weniger schwerer Symptomatik.

Bei Vergiftungen treten unspezifische Symptome aller Art auf, je nach Art des aufgenommenen Giftes und dessen Wirkungsweise **(Tab. 45.2)**, es kann zu Störungen des Kreislaufs, der Atmung, des Bewusstseins und zu Übelkeit und Erbrechen kommen.

Evtl. finden sich Spuren von Gift am Körper oder im Mund des Kindes (Tabletten, Pflanzen, Zigaretten) oder das Kind hat auffallenden Mundgeruch. Es ist immer auch an einen Suizidversuch oder an Verwechslungen o. ä. bei Medikamenteneinnahme zu denken.

Erstmaßnahmen:
⇢ Transport des Kindes in die Klinik unter ärztlicher Begleitung,
⇢ Substanzen, z. B. Beeren **(Abb. 45.12)** sicherstellen und mitnehmen (z. B. Tabletten, Pflanzenreste, auch Erbrochenes).
⇢ bei Verdacht auf Vergiftung Anruf bei den Giftnotrufzentralen **(Tab. 45.3)** mit Angabe zu Alter, Größe, Gewicht des Kindes, Art und ungefähre Menge der aufgenommenen Substanz, Zeitpunkt der Giftaufnahme, aktueller Zustand des Patienten,
⇢ Überprüfen der Vitalfunktionen und Bewusstseinslage und Stabilisierung,
⇢ Zum Selbstschutz Schutzhandschuhe tragen, keine Mund-zu-Mundbeatmung.

In der Klinik:
⇢ kontinuierliche Überwachung aller Vitalparameter, bei bekanntem Gift Kontrolle der gefährdeten Körperfunktionen nach Anordnung der Giftnotrufzentrale.
⇢ Labordiagnostik nach Anweisungen der Notrufzentrale, für alle Fälle bei unklaren Vergiftungserscheinungen erste Urinportion und Erbrochenes aufheben,
⇢ primäre Giftentfernung: Entfernen von Giftresten im Mund und auf der Haut des Kindes, Spülen mit reichlich Wasser,
⇢ Verdünnung der aufgenommenen Giftstoffe durch Anbieten von Flüssigkeit (keine Milch und keine kohlensäurehaltige Getränke),
⇢ bei wachen Kindern Erbrechen induzieren (Gabe von Ipecacuanha-Sirup), falls keine Kontraindikationen bestehen, Erbrochenes für toxikologische Untersuchungen aufheben,
⇢ Gabe von medizinischer Aktivkohle und Glaubersalz zum Binden von Giftstoffen,
⇢ Gabe von Antidoten nach Auskunft der Giftnotrufzentrale, um den Giften entgegenwirken zu können.

Ggf. Magenspülung, dabei das Kind seitlich zum Aspirationsschutz lagern, dicke Magensonde bzw. Magenspülschlauch oral legen, auf Vagusreizung, Bradykardie achten, körperwarme isotone Spülflüssigkeit (z. B. NaCl 0,9 %) in Einzelportionen von 5 – 10 ml/kg KG eingeben und wieder ablaufen lassen bzw. abziehen. Vorgang wiederholen, bis die Spülflüssigkeit klar zurückkommt, Spülflüssigkeit zur Giftidentifikation aufheben.

Die primäre Giftentfernung über das Erbrechen, sowie die Gabe von Aktivkohle und Antidoten nach Indikation gilt heute als Therapie der Wahl. Die Indikationsstellung zur Magenspülung wird heute kritisch betrachtet und ist Ausnahmefällen vorbehalten.

Tab. 45.2 → Häufige Vergiftungen

Giftstoff	Symptome	Maßnahmen
Alkohol	Benommenheit, Übelkeit, Bewusstlosigkeit, Atemstörungen, Koma, Krampfanfälle	→ Blutalkoholspiegel bestimmen → Vitalzeichen- und Bewusstseinskontrolle → Erbrechen auslösen bzw. Magenspülung → bei Bewusstseinseinschränkung Magenspülung nach vorheriger Intubation! → intravenöse Zufuhr von hochprozentiger Glukoselösung auf ärztliche Anordnung
Atropin (Tollkirschen)	hochrote Gesichtsfärbung, trockene Schleimhäute, erweiterte Pupillen, Pulsbeschleunigung, Unruhe, Halluzinationen, Koma, Krämpfe	→ Vitalzeichen- und Bewusstseinskontrolle → primäre Giftentfernung (Erbrechen oder Magenspülung) → Gabe des Antidots Prostigmin auf ärztliche Anordnung
Benzin	Kopfschmerzen, Benommenheit, Übelkeit, Aspirationspneumoniegefahr, Atem- und Kreislaufinsuffizienzgefahr	→ gründliches Spülen benetzter Hautareale → **Vorsicht:** keine Magenspülung oder induziertes Erbrechen! → Gabe von Kohle und Glaubersalz auf ärztliche Anordnung → Vitalzeichenkontrolle → symptomatische Maßnahmen
Kodein (in manchen Hustensäften)	Pupillenverengung, Schläfrigkeit, Atemdepression	→ Beobachtung → primäre Giftentfernung bei größeren Dosen → ggf. Gabe des Antidots Naloxon bei Atemdepression durch Arzt
Opiate (Drogenmissbrauch)	Übelkeit, Erbrechen, Bewusstlosigkeit, Erlöschen der Reflexe, Pulsverlangsamung, Blutdruckabfall, Atemdepression, Koma, enge Pupillen	→ engmaschige Vitalzeichen- und Bewusstseinskontrollen → Gabe des Antidots Naloxon auf ärztl. Anordnung → Magenspülung nach Intubation mit 0,2%iger Kaliumpermanganatlsg. auch bei parenteraler Vergiftung → symptomatische Maßnahmen
Paracetamol (häufig in suizidaler Absicht)	Übelkeit, Erbrechen, Bauchschmerzen, nach 2–5 Tagen Leberversagen, Nierenversagen, Kardiomyopathie möglich	→ primäre Giftentfernung → Gabe des Antidots Azetylzystein auf ärztl. Anordnung → Beobachtung über mindestens drei Tage, bes. auf Leberbeschwerden
Pilze	unterschiedliche Symptomatiken, gastrointestinal, neurologisch	→ primäre Giftentfernung → engmaschige Kontrolle von Vitalzeichen und Bewusstseinslage → ggf. Atropin als Antidot auf ärztliche Anordnung → symptomatische Maßnahmen
Rauch	Inhalationsvergiftung, Atemnot, sekundäres Lungenversagen	→ Inhalation von Kortikoiden auf ärztliche Anordnung → engmaschige Kontrolle der Atmung → symptomatische Maßnahmen
Salizylsäure (Schmerzmittel, häufig in suizidaler Absicht)	Unruhe, Übelkeit, Erbrechen, Durst, Krämpfe, Kreislaufversagen, Blutungen infolge Hypoprothrombinämie, später Nierenversagen möglich	→ primäre Giftentfernung → Gabe von Natriumbikarbonat oral auf ärztliche Anordnung → bei Blutungen Substitution von Vitamin K → ggf. Hämodialyse
Spülmittel, Waschmittel	Unruhe, Übelkeit, Erbrechen, Durchfälle, Blähungen, Bauchweh	→ Aspirationsprophylaxe → keine Magenspülung → Gabe von Silikonentschäumern → reichlich orale Flüssigkeitszufuhr zur Verdünnung
Säuren (z. B. konzentrierte Reinigungsmittel)	Verätzungen an Speiseröhre und Magenschleimhaut, Schluckbeschwerden, blutiges Erbrechen, Glottisödem möglich, Schädigung von Haut und Schleimhäuten bis zu Nekrosebildung	→ **Vorsicht:** kein Erbrechen auslösen! Erneute Verätzungsgefahr! → Wasser zur Verdünnung der Säure trinken lassen → Verätzungen an der Haut mit reichlich Wasser spülen → Gabe von Kortikoiden auf ärztliche Anordnung

Tab. 45.3 ⇢ Giftnotrufzentralen

Giftnotrufzentralen mit 24-Stunden-Dienst

Berlin	☎	0 30/angestrebt ist bundesweit: Vorwahl der nächsten Großstadt 1 92 40
	Fax:	0 30/45 05 39 09
Bonn	☎	02 28/2 87 32 11
	Fax:	02 28/2 87 33 14
Freiburg	☎	07 61/2 70 43 61 oder 1 92 40
	Fax:	07 61/2 70 44 57
Göttingen	☎	05 51/38 31 80 oder 1 92 40
	Fax:	05 51/39 96 52
Homburg/Saar	☎	0 68 41/1 92 40
	Fax:	0 68 41/16 83 14
Mainz	☎	0 61 31/23 24 66 oder 1 92 40
	Fax:	0 61 31/23 24 69 oder 17 66 05
München	☎	0 89/1 92 40
	Fax:	0 89/41 40 24 67
Nürnberg	☎	09 11/3 98 24 51
	Fax:	09 11/3 98 29 99
Erfurt	☎	03 61/7 30 70 30
	Fax:	03 61/7 30 73 17

Merke ⇢ **Gefahr.** Kein induziertes Erbrechen und keine Magenspülung bei:
⇢ bewusstseinseingeschränkten Kindern,
⇢ Aufnahme von Säuren oder Laugen (Verätzungsgefahr, Gefahr der Schädigung der Ösophagusschleimhaut),
⇢ Aufnahme von Benzin und organischen Lösungsmitteln, da Gefahr von Mikroaspirationen, die zu Pneumonien führen.
Bei bewusstlosen Kindern Magenspülung nicht ohne vorherige Intubation (Aspirationsgefahr) durchführen. Bei Gefahr von Krampfanfällen erst nach antikonvulsiver Therapie.

Prävention. Mögliche Gifte vor Kindern schützen, bei Medikamentengaben genaue Kontrollen von Patient, Medikament, Dosierung, Verabreichung usw., anschließend Medikamentenbehältnisse gut wegschließen.

45.7 Traumatische Notfälle

45.7.1 Verbrennung, Verbrühung

Verbrennungen und Verbrühungen äußern sich als schmerzhafte Rötung, Blasenbildung, Ablösung der Haut aufgrund von Wärmeeinwirkung (z. B. heißes Wasser, Feuer). Die Größe der verbrannten Körperoberfläche berechnet sich nach der Neuner-Regel nach Wallace (Kap. 23). Für Kinder gibt es ein modifiziertes Schema. Orientierungshilfe: für Ersthelfer die Handfläche des Kindes entspricht etwa 1% der Körperoberfläche.

Erstmaßnahmen:
⇢ keine Anwendung von Hausmitteln wie Mehl,
⇢ Kühlung der verbrannten Flächen mit kühlem Wasser (kein Eiswasser verwenden), während der Kühlung die Kleidung von der Haut lösen, wenn Stoff auf der Haut klebt, nicht abreißen,
⇢ Kühlung bis 30 Min. nach der Verbrennung sinnvoll, Kind bis zu 15 Min. im Wasser belassen, kein Eintauchen des ganzen Körpers ins Wasser (Gefahr des Kälteschocks),
⇢ auf Kreislaufbelastung, Zentralisation und Schockzeichen bei großflächigen Verbrennungen/Verbrühungen achten,
⇢ Brandwunden beim Transport in die Klinik mit sterilen Tüchern (z. B. auch gebügelte Leinentücher) ohne Druck abdecken,
⇢ großzügige Analgesie auf ärztliche Anordnung,
⇢ steriles Eröffnen der Brandblasen,
⇢ sterile Wundversorgung nach den kliniküblichen Standards,
⇢ Infusionstherapie nach ärztlicher Anordnung,
⇢ engmaschige Vitalzeichen- und Bewusstseinskontrolle,
⇢ ggf. Schocktherapie (Schocklage, Betreuung des Betroffenen).

Prävention. Heiße Flüssigkeiten außer Reichweite von Kindern, Herdschutz in Kindernähe.

45.7.2 Polytrauma

Als Polytrauma bezeichnet man das Auftreten unterschiedlicher traumatischer Affektionen durch Verkehrsunfälle, Haushaltsunfälle und Misshandlungen. Es kommt zur allgemeinen Beeinträchtigung des Allgemeinzustandes, Blutarmut bei Blutverlusten, Bewusstseinseintrübung bis Bewusstlosigkeit.

Die folgenden Symptome können auftreten:
Schädel-Hirn-Trauma: Bewusstlosigkeit, Kopfverletzung, Liquor- oder Blutaustritt aus Nase oder Ohr, neurologische Ausfälle, auffällige Pupillenreaktionen (z. B. Seitendifferenzen), Krampfanfälle (s. S. 711 f).
Thoraxtrauma: seitenungleiche Atmung, massive Dyspnoe, Ateminsuffizienz, Hämatothorax, Pneumothorax.
Bauchtrauma: Prellmarke, wachsender Bauchumfang, Abwehrspannung, Verfärbung der Bauchdecke.

Erstmaßnahmen:
⇢ Lagerung des Kindes nach Indikation:
– bei Schädel-Hirn-Trauma 30° hoch, Kopfmittelstellung,
– bei Thoraxtrauma auf erkrankte Seite lagern,
– bei Bauchtraumen mit angewinkelten Beinen,
– Frakturen und traumatische Affektionen der Wirbelsäule immobilisieren, z. B. mit Vakuummatratzen oder Schienen,
– bei Schock ggf. Schocklagerung.

Notfallsituationen

⇢ sterile Wundabdeckungen, bei starken Blutungen Kompressionsverbände, mögliche Fremdkörper nicht am Unfallort entfernen,
⇢ Schocktherapie auf ärztliche Anordnung,
⇢ Vitalzeichenkontrollen, EKG-Monitoring, engmaschige Blutdrucküberwachung, neurologische Kontrollen sowie weitere Kontrollen abhängig vom verletzten Gebiet, Wundverbandskontrollen,
⇢ Diagnostik (Röntgen, Sonographie, Computertomographie), um das Ausmaß der Schädigung festzustellen,
⇢ konsiliarische chirurgische bzw. neurochirurgische Versorgung,
⇢ intensivmedizinische postoperative Versorgung.

45.8 Physikalische Notfälle

45.8.1 Hitzschlag

Definition ⇢ Der Hitzschlag ist ein Wärmestau bei feuchtwarmer Witterung und Überanstrengung, die zur Überhitzung des Körpers führt.

Zu beobachten sind eine heiße und trockene Haut, hochrotes Gesicht, Mattigkeit bis Benommenheit, erhöhte Körpertemperatur.
Erstmaßnahmen:
⇢ den Betroffenen an einen kühlen und ruhigen Ort bringen,
⇢ Oberkörperhochlagerung,
⇢ Kleidung öffnen,
⇢ vorsichtige Kühlung mit kühlenden Umschlägen (nur wenige Grade unter Körpertemperatur) an gut durchbluteten Körperstellen, z. B. Stirn, Handgelenken, Leiste,
⇢ engmaschige Vitalzeichen-, Körpertemperatur- und Bewusstseinskontrolle.
Prävention. Angemessene Kleidung, Überanstrengung bei feuchtwarmer Witterung vermeiden.

45.8.2 Sonnenstich

Definition ⇢ Der Sonnenstich ist eine Hirnhautreizung durch direkte Sonneneinstrahlung auf Kopf und Nacken. Sie tritt besonders bei Säuglingen und Kleinkindern ohne Kopfbedeckung auf.

Zu beobachten sind Kopfschmerzen, Benommenheit, Unruhe, Meningismus, ggf. Körpertemperaturerhöhung, hochroter Kopf, Übelkeit und Erbrechen.

Erstmaßnahmen:
⇢ den Betroffenen in den Schatten bringen,
⇢ 30°-Oberkörperhochlagerung,
⇢ vorsichtige Kühlung, Auflegen von kühlenden Tüchern in den Nacken,
⇢ Beruhigung durch Zureden und Anwesenheit,
⇢ Vitalzeichen- und Bewusstseinskontrolle,
⇢ Ausschluss einer Meningitis durch den Arzt.
Prävention. Direkte Sonneneinstrahlung meiden, Kopfbedeckung.

45.8.3 Unterkühlung

Unterkühlung ist der Verlust der Körperwärme durch zu langen Aufenthalt in zu kalter Umgebung. Sie führt zu Blässe, Akrozyanose, Steifwerden von Armen und Beinen, Somnolenz bis Bewusstlosigkeit, Depression von Atmung und Kreislauffunktion (Bradypnoe, Bradykardie) bis zum klinischen Tod.
Erstmaßnahmen:
⇢ weitere Auskühlung vermeiden, z. B. durch Entfernen nasser Kleidung, Einhüllen in leicht vorgewärmte Tücher oder Decken,

Merke ⇢ Rettungsfolien dienen nicht der Wiedererwärmung, können aber weiterem Wärmeverlust vorbeugen,

⇢ bei schwerer Unterkühlung aktive und passive Bewegung des Kindes vermeiden (Gefahr durch Einströmen kalten Körperschalenblutes),
⇢ Vitalzeichenkontrolle, neurologische Kontrollen,
⇢ auf ärztliche Anordnung vorgewärmte Infusionslösungen infundieren (max. 37 °C),
⇢ ggf. aktive Wiedererwärmung mittels Magen- oder Colon-Lavage, Peritonealdialyse,
⇢ falls Reanimation erforderlich, keine Todesfeststellung vor Wiedererwärmung!

45.8.4 Stromunfall

Nach Kontakt mit Stromleiter (z. B. Manipulation an Steckdosen, etc.) besteht die Gefahr der Schädigung der Herzreizleitung. Im EKG sieht man ein Kammerflimmern, „Strommarken" (Verbrennungen) treten an den Ein- und Austrittsstellen des Stroms auf.
Erstmaßnahmen:
⇢ unbedingt zuerst Stromkreis unterbinden zum Selbstschutz,
⇢ bei Hochspannungsleitungen Stromkreisunterbindung durch Elektrizitätswerk, Sicherheitsabstand von 5–10 Metern einhalten,
⇢ Vitalzeichenkontrolle, EKG-Kontrolle, ggf. Reanimation, Defibrillation,
⇢ sterile Versorgung der Brandwunden,
⇢ Anstrengung des Kindes vermeiden.

Prävention. Steckdosensicherungen (auch in Kliniken, in denen Kinder behandelt werden), keine defekten elektrischen Geräte verwenden, in Anwesenheit von Kindern keine Installation oder Reparaturen an der Elektrik vornehmen.

Lese- und Lernservice

Fragen zum Selbststudium

1. Wie erkennen Sie per Blickdiagnose, dass ein Notfall vorliegt?
2. Erläutern Sie das A-B-C-D-Schema.
3. Wo befindet sich der Druckpunkt für die Herzdruckmassage bei Säuglingen und bei Kleinkindern? Wie sieht die Abfolge der Reanimation bei der Zweihelfermethode aus?
4. Informieren Sie sich bei einer Giftnotrufzentrale über die Erstmaßnahmen bei einer Vergiftung mit einer Substanz, die in der Tabelle 45.2 nicht aufgeführt ist. Welche Angaben müsste im Notfall eine Anfrage bei der Giftnotrufzentrale enthalten?
5. Informieren Sie sich während Ihrer praktischen Einsätze in der Klinik immer, wo die Notfallutensilien aufbewahrt werden. Sind die Vorbereitungen für mögliche Notfälle in Ihrer Klinik auf allen Stationen und für alle Altersstufen gleich geregelt?

Literatur

Dorsch, A.: Pädiatrische Notfallsituationen – ein Service im Rahmen der Atemwegsforschung „Forum Pädiatrie". Dr. Karl Thomae GmbH, Biberach a. d. Riss 1994
Dorsch, A.: Pädiatrische Notfallsituationen. MMV-Verlag, München 1991
Goldschmidt, P.: Erste Hilfe. 3. Aufl. ASB, Köln 1994
Märzhäuser, S.: Erste Hilfe, Unfälle bei Kindern, BAG Kindersicherheit, Bonn 1999
MHD e.V. (Hrsg.): So kleine Menschen, so große Not, Erste Hilfe bei Kindern MHD, Köln 1996; Vertrieb AWG Köln Tel. 0221/979 404 – 0
Schranz, D.: Pädiatrische Intensivtherapie. 2. Aufl. Fischer, Stuttgart 1993
Stopfkuchen, H.: Pädiatrische Intensivpflege. 1. Aufl. Wissenschaftliche Verlagsgesellschaft mbH, Stuttgart 1991

Internetadressen

www.kindersicherheit.de
www.bageh.org (Bundesarbeitsgemeinschaft für Erste Hilfe)

46 Rechtliche Aspekte

Ilse Bayerl

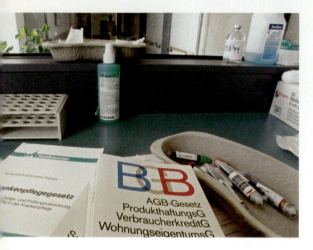

> **Definition ⇢ Recht.** Das Recht im objektiven Sinne umfasst die Gesamtheit aller Vorschriften, auch Rechtsnormen genannt, die das Verhalten der Menschen und die Lebensverhältnisse in einem Staat regeln.

Man unterscheidet:
- geschriebenes Recht – dazu zählen Gesetze, Rechtsverordnungen, Satzungen – und
- ungeschriebenes, sog. Gewohnheitsrecht.

Vom *objektiven Recht* zu unterscheiden ist das *subjektive Recht*. Subjektive Rechte sind die durch das objektive Recht, also die Gesetze, Verordnungen etc., geschützten Interessen des Einzelnen. Hierzu gehört z. B. das Recht der Eltern, für ihr minderjähriges Kind zu sorgen, oder auch das Recht der angestellten Pflegeperson auf Lohnfortzahlung im Krankheitsfall.

Die Rechtsnormen zählen entweder
- zum *öffentlichen Recht* oder
- zum *Privatrecht*, auch Zivilrecht genannt.

Das öffentliche Recht beinhaltet alle Vorschriften, die ausschließlich den Staat oder einen Vertreter des Staats berechtigen oder verpflichten; hierzu gehören u. a. das Steuerrecht, das Polizeirecht und das Strafrecht. Das Zivilrecht regelt die rechtlichen Beziehungen einzelner beliebiger Personen und auch Personenmehrheiten untereinander. Hier ist z. B. das Vertragsrecht, das Haftungsrecht und auch das Erbrecht geregelt. Es gibt auch gemischte Rechtsgebiete, die sowohl Zivilrecht als auch öffentliches Recht beinhalten, wie das Arbeitsrecht.

46.1 Strafrecht

Das Strafrecht gibt dem Staat Zwangsmittel zur Hand, mit deren Hilfe er wichtige Rechtsgüter schützen kann, die für das Leben des Einzelnen und das Zusammenleben der Menschen unabdingbar sind. Dies geschieht dadurch, dass bestimmte Verhaltensweisen, Taten, die für das Zusammenleben der Menschen besonders schädlich sind, in Gesetzen mit Strafe bedroht sind.

46.1.1 Straftat

Eine Bestrafung ist nur möglich, wenn die Strafbarkeit der Tat gesetzlich bestimmt war, bevor die Tat begangen wurde.

Eine Straftat liegt dann vor, wenn:
- die durch ein Strafgesetz beschriebene Verhaltensweise verwirklicht wird (*Tatbestand*),
- die Tat zudem rechtswidrig ist, d. h. keine Gründe vorliegen, die das Verhalten im konkreten Fall ausnahmsweise rechtfertigen (*Rechtswidrigkeit*), und
- die Tat auch schuldhaft begangen wird (*Schuld*).

46.1.2 Täter oder Teilnehmer

Strafbar handelt, wer Täter oder Mittäter ist, die Straftat also selbst oder gemeinsam mit anderen begeht.

> **Beispiel.** Die Pflegeperson *Hilfreich* und ihre Kollegin *Höflich* beschließen gemeinsam, dem Kollegen *Gütlich* einen „Streich" zu spielen. Nach dem Plan der beiden verwickelt *Höflich* den *Gütlich* in ein Gespräch, sodass *Hilfreich* von *Gütlich* unbemerkt eine Überdosis des Aufputschmittels „Bumbum" in dessen Kaffee geben kann. Wie von *Hilfreich* und *Höflich* geplant, erleidet *Gütlich* nach dem Genuss des Kaffees einen Kreislaufkollaps, aufgrund dessen er mehrere Tage arbeitsunfähig ist. *Hilfreich* und *Höflich* haben sich hier beide einer vorsätzlichen Körperverletzung, begangen in Mittäterschaft, strafbar gemacht. Beide hatten einen gemeinsamen Tatplan, wonach jede von ihnen einen gleich wichtigen Tatbeitrag leistete: *Höflich* durch das ablenkende Gespräch mit *Gütlich*, *Hilfreich* durch das Hinzufügen des Aufputschmittels in den Kaffee des *Gütlich*.

Strafbar handelt aber auch derjenige, der zwar nicht Täter ist, aber Beihilfe zur Tat leistet, die Straftat also in irgendeiner Weise fördert, und auch, wer Anstifter ist, d. h. einen Dritten zur Begehung der Tat verleitet.

46.1.3 Vorsatz und Fahrlässigkeit

Strafbar ist stets die vorsätzliche Tat, fahrlässiges Handeln nur dann, wenn dies im Gesetz ausdrücklich vermerkt ist. Vorsätzlich handelt, wer mit Wissen und Wollen die Tat begeht.

> **Beispiel.** Die Pflegeperson *Hilfreich*, genervt durch die Quengelei des 4-jährigen Patienten *Pius*, beschließt, diesem eine „Lektion" zu erteilen. Sie verabreicht eine notwendige Injektion bewusst unfachgemäß. Dadurch erleidet *Pius*, wie von *Hilfreich* gewollt und vorausgesehen, ein Hämatom. *Hilfreich* hat vorsätzlich eine Körperverletzung des *Pius* verursacht.

Fahrlässig handelt, wer nicht so sorgfältig handelt, wie er nach den Umständen hätte handeln müssen und nach seinen persönlichen Fähigkeiten auch hätte handeln können. Dies kann dadurch geschehen, dass der Täter nicht bedenkt, welche möglichen Folgen sein sorgfaltswidriges Handeln haben kann (unbewusste Fahrlässigkeit), aber auch dadurch, dass der Täter die möglichen Folgen seines pflichtwidrigen Handelns erkennt, aber darauf vertraut, dass diese nicht eintreten (bewusste Fahrlässigkeit).

> **Beispiel.** Die Pflegeperson *Hilfreich* ist genervt durch die Quengelei des 4-jährigen Patienten *Pius* und möchte dessen Krankenzimmer so schnell wie möglich wieder verlassen. Sie verabreicht ihm deshalb schnell die für den Abend angeordneten Medikamente A und B. Dabei übersieht sie, dass laut ärztlicher Anordnung Medikament B frühestens zwei Stunden nach der Einnahme von Medikament A gegeben werden darf. Durch die gleichzeitige Einnahme von Medikament A und B erleidet *Pius* einen Kreislaufkollaps.
> *Hilfreich* hat sich der fahrlässigen Körperverletzung strafbar gemacht. Als ausgebildete Pflegeperson weiß sie, dass die Medikamentenausgabe einer sorgfältigen Kontrolle bedarf. Diese Kontrolle hat sie sorgfaltswidrig nicht vorgenommen und deshalb die Gefährlichkeit der gleichzeitigen Medikamenteneinnahme auch nicht erkannt. Sie hat so fahrlässig den Kreislaufkollaps, eine Körperverletzung, verursacht.

46.1.4 Anordnungs- und Durchführungsverantwortung

Zu beachten ist, dass der Aufgaben- und Verantwortungsbereich der Pflegeperson zwar in erster Linie die selbständige, geplante Krankenpflege umfasst (§ 4 Absatz 1 KrPflG); ihr obliegt aber außerdem die Durchführung der im Rahmen der Behandlungspflege ärztlich angeordneten Maßnahmen der Diagnostik und Therapie. Insoweit übernimmt der Arzt für die Anordnung dieser Maßnahmen in jedem Fall die Verantwortung (Anordnungsverantwortung). Dies gilt ebenso für die weisungsbefugte Pflegeperson hinsichtlich ihrer Anweisungen.

> **Merke ⋯⋗ Durchführungsverantwortung.** Die Verantwortung für die ordnungsgemäße Durchführung einer angeordneten ärztlichen oder pflegerischen Maßnahme liegt in jedem Fall bei der die Anweisung ausführenden Pflegeperson (Durchführungsverantwortung). Sie muss deshalb eine Maßnahme ablehnen, wenn sie erkennt, dass sie diese persönlich nicht verantworten kann.

Kinderkrankenpflegeschüler sind wie die ausgebildete Pflegeperson verantwortlich für die ordnungsgemäße Durchführung einer ihnen übertragenen Maßnahme. Voraussetzung ist, dass die Schülerin überhaupt in der Lage ist zu erkennen, dass zur ordnungsgemäßen Durchführung der ihr übertragenen Aufgabe besondere Fertigkeiten und Kenntnisse notwendig sind. Falls sie erkennt, dass sie über die erforderlichen Kenntnisse und Fertigkeiten (noch) nicht verfügt, muss sie nachfragen und sich den Arbeitsablauf erklären lassen.

Bei weiter bestehenden Unsicherheiten und Zweifeln ist die Schülerin verpflichtet, die Durchführung der Maßnahme abzulehnen. Dies gilt unabhängig davon, ob eine grundsätzlich erforderliche Beaufsichtigung und Kontrolle der Schülerin durch einen geeigneten Mitarbeiter erfolgt oder nicht.

> **Beispiel.** Die Pflegeperson *Hilfreich* weist die Kinderkrankenpflegeschülerin *Gütlich* an, dem 4-jährigen Patienten *Pius* eine Injektion zu verabreichen. *Gütlich* fehlt diesbezüglich jede praktische und theoretische Ausbildung. Da sie jedoch schon oft bei Injektionen zugeschaut hat, vertraut sie darauf, dass ihr bei Ausführung dieser Maßnahme kein Fehler unterlaufen wird. Durch die fehlerhaft durchgeführte Injektion bildet sich ein Hämatom, das bei sachgemäßer Durchführung der Injektion vermieden worden wäre. Obwohl sich *Gütlich* ihrer mangelnden Ausbildung bewusst war, hat sie die anweisende *Hilfreich* nicht darauf hingewiesen und so gegen die ihr obliegende Sorgfaltspflicht verstoßen. Sie hat darauf vertraut, dass ihr kein Fehler unterlaufen werde und so fahrlässig das Hämatom und damit die Körperverletzung verursacht.
> *Hilfreich*, die die Anweisung der Schülerin gegeben hat, ist verantwortlich für die Richtigkeit der getroffenen Anordnung. Sie hat ihre Sorgfaltspflicht schon dadurch verletzt, dass sie der *Gütlich* die Anweisung erteilt hat, ohne sich zu vergewissern, ob diese zu einer solchen Maßnahme hinreichend ausgebildet war. Bei sorgfältigem Handeln hätte sie den mangelnden Kenntnisstand der *Gütlich* erkannt und die fehlerhafte Injektion und die daraus resultierende Körperverletzung vermeiden können. *Hilfreich* hat daher ebenfalls fahrlässig die Körperverletzung des *Pius* verursacht.

46.1.5 Vollendung oder Versuch

Die Vollendung einer Straftat ist *stets* strafbar.

Versuchte Straftaten sind strafbar, wenn es sich um ein Verbrechen handelt. Verbrechen sind rechtswidrige Taten, die im Mindestmaß mit Freiheitsstrafe von einem Jahr bedroht sind. Demgegenüber sind Vergehen rechtswidrige Taten, die im Mindestmaß mit einer Freiheitsstrafe unter einem Jahr oder mit Geldstrafe bedroht sind.

Versuchte Vergehen sind nur strafbar, wenn dies ausdrücklich gesetzlich bestimmt ist. Eine Straftat versucht, wer nach seiner Vorstellung von der Tat zur Verwirklichung der Tat bereits unmittelbar angesetzt, diese aber nicht vollendet hat.

> **Beispiel.** Die Pflegeperson *Hilfreich* beabsichtigt, dem schwerkranken Patienten *Pius* ohne dessen Wissen eine tödlich wirkende Dosis eines Medikaments zu injizieren, um diesen von seinem Leiden zu „erlösen". Bei Ausführung dieses Plans kommt es zu einer Verwechslung. Statt des wie beabsichtigt tödlichen Medikaments injiziert *Hilfreich* dem Patienten *Pius* aufgrund der Verwechslung ein absolut harmloses Stärkungsmittel, das keinerlei Nachwirkungen zeigt.
> *Hilfreich* ist strafbar wegen versuchten Totschlags. Sie hat nach ihrer Vorstellung bereits unmittelbar mit der Ausführung der Tat begonnen. Ihre Handlung sollte auch ohne weitere Zwischenschritte den Tod des *Pius* herbeiführen.

Für die Strafbarkeit der versuchten Tat ist unerheblich, ob die Vollendung der Tat durch äußere Umstände verhindert wird oder ob die Tat nur deshalb nicht vollendet wird, weil der Täter ein untaugliches Mittel zur Tatausführung benutzt.

46.1.6 Rechtfertigungsgründe

Wer eine Tat begeht, die im Gesetz mit Strafe bedroht ist, geht dennoch straffrei aus, wenn seine Tat im konkreten Fall gerechtfertigt ist und daher vom Gesetz gebilligt wird.

Rechtfertigungsgründe sind:
- Einwilligung,
- mutmaßliche Einwilligung,
- rechtfertigender Notstand,
- Notwehr/Nothilfe.

■ Einwilligung

Einen wirksamen Rechtfertigungsgrund stellt die Einwilligung der durch die Tat in ihren Rechten verletzten Person dar.

Eine Einwilligung in die tatbestandsmäßige Handlung ist rechtswirksam, wenn der Einwilligende über das Rechtsgut, in das eingegriffen werden soll, verfügen darf. Angehörige haben grundsätzlich keine Verfügungsberechtigung über den Körper und das Leben eines Verwandten.

Der Einwilligende muss zudem fähig sein, die Folgen der Einwilligung oder deren Verweigerung zu erkennen.

> **Merke ⋯⟩ Einsichtsfähigkeit.** Die Einsichtsfähigkeit des Patienten ist unabhängig von dessen Alter zu prüfen. Jugendliche und auch Kinder sind selbst zur Erteilung der Einwilligung berechtigt, wenn sie in der Lage sind, Bedeutung und Tragweite der ärztlichen Behandlung oder auch die Folgen eines Unterlassens der Behandlung zu verstehen.

Ist der Minderjährige einsichtsfähig und stimmt er einem ärztlichen Eingriff zu, so ist die Therapie auch bei Ablehnung durch die Eltern durchzuführen. Willigen nur die Eltern in die Behandlung ein, nicht aber der einsichtsfähige Minderjährige, so darf die Behandlung nicht durchgeführt werden. Lehnen die Eltern und auch der einsichtsfähige Minderjährige eine Behandlung ab, so darf der Arzt nicht gegen deren Willen handeln.

Ist der Minderjährige nicht einsichtsfähig und verweigern die Eltern die Einwilligung, aber auch, wenn die Eltern sich nicht einig sind, so besteht für den Arzt die Möglichkeit, das Familiengericht anzurufen. Dieses kann, wenn das körperliche, geistige oder seelische Wohl des Kindes gefährdet ist, einen Pfleger bestellen, der über die Einwilligung in die ärztliche Behandlung entscheidet oder aber die elterliche Einwilligung selbst ersetzen.

Bei volljährigen betreuten Personen, die nicht einwilligungsfähig sind, genügt die Einwilligung des Betreuers. Zusätzlich zur Einwilligung des Betreuers ist die Genehmigung des Vormundschaftsgerichts notwendig, wenn die begründete Gefahr besteht, dass der Betreute aufgrund einer ärztlichen Maßnahme stirbt oder einen schweren und länger dauernden gesundheitlichen Schaden erleidet.

Die Einwilligung darf nicht mit Willensmängeln behaftet sein. Ein Willensmangel liegt immer dann vor, wenn der Einwilligende nicht oder nur unvollständig über den bevorstehenden Eingriff aufgeklärt wurde oder wenn der Einwilligende getäuscht oder gar zur Einwilligung gezwungen wurde.

> **Merke ⋯⟩ Delegation.** Eine Delegation der Aufklärung des Patienten an das Pflegepersonal ist unzulässig.

Taten, die gegen die guten Sitten verstoßen, bleiben auch dann rechtswidrig, wenn die Einwilligung des Betroffenen vorliegt. Ein Verstoß gegen die guten Sitten ist dann zu bejahen, wenn der überwiegende Teil der Bevölkerung in einer Handlung einen Verstoß gegen ihre Vorstellungen von Moral und Ordnung sieht.

> **Merke ⋯⟩ Widerruf.** Eine erteilte Einwilligung kann jederzeit widerrufen werden.

Mutmaßliche Einwilligung

 Definition ⟶ Aufgrund einer mutmaßlichen Einwilligung handelt gerechtfertigt, wer eine Handlung im Interesse des Betroffenen vornimmt und dabei davon ausgehen darf, dass dieser vermutlich einwilligen würde, aber nicht rechtzeitig einwilligen kann.

Beispiel. *Pius* wird bewusstlos ins Krankenhaus eingeliefert. Der diensthabende Arzt erkennt, dass nur eine sofortige Operation das Leben des *Pius* retten kann. Er darf diesen ärztlichen Eingriff nur vornehmen, wenn er davon ausgehen darf, dass *Pius*, wäre er bei Bewusstsein, in die Operation einwilligen würde.

Rechtfertigender Notstand

Wer in einer gegenwärtigen Gefahr für Leib oder Leben eine Tat begeht, um diese Gefahr abzuwenden, handelt gerechtfertigt, wenn das geschützte Interesse das beeinträchtigte Interesse wesentlich überwiegt.

Beispiel. Die Pflegeperson *Hilfreich* sieht, dass aus dem Fenster in der 1. Etage eines Hauses Flammen schlagen. Auf dem daneben liegenden Balkon steht ein schreiendes Kind. Um das Kind vor den Flammen zu retten, entwendet sie kurzerhand eine auf dem Nachbargrundstück befindliche Leiter und rettet mit Hilfe dieser Leiter das Kind. Wie von *Hilfreich* vorausgesehen und auch in Kauf genommen, geht die Leiter anschließend in Flammen auf.
Zwar hat *Hilfreich* bezüglich der Leiter den Tatbestand einer vorsätzlichen Sachbeschädigung erfüllt. Dennoch macht sie sich nicht strafbar, da sie mittels des Eingriffs in das Rechtsgut eines anderen, nämlich in dessen Eigentum, ein höherwertiges Rechtsgut, das Leben des Kindes, retten konnte.

Notwehr/Nothilfe

Gerechtfertigt ist auch eine Verteidigungshandlung, die erforderlich ist, um einen gegenwärtigen rechtswidrigen Angriff von sich (Notwehr) oder einem anderen (Nothilfe) abzuwehren. Zu beachten ist, dass gegenüber offensichtlich schuldunfähigen Personen wie Kindern, Verwirrten oder auch Betrunkenen es geboten sein kann, auf Abwehr zu verzichten, d. h. auszuweichen oder sich ohne ernstliche Gefährdung des Angreifers zu verteidigen. Wenn dies jedoch nicht möglich ist, darf der Angegriffene die Verteidigungsmaßnahme ergreifen, die geeignet ist, den Angriff zu beenden.
    Niemand, auch nicht das Pflegepersonal in Krankenhäusern, muss das Risiko einer eigenen Verletzung in Kauf nehmen.

Beispiel. *Hilfreich* ist mit der Pflege der 10-jährigen *Pauline* beschäftigt. Deren Bettnachbarin, die 8-jährige *Anna*, die für ihre Wutanfälle bekannt ist, tritt die *Hilfreich* völlig grundlos gegen das Schienbein. *Hilfreich* packt die sich heftig sträubende *Anna* und bringt sie zu ihrem Bett. Dort redet sie so lange auf *Anna* ein, bis diese sich wieder beruhigt hat.
Durch die Maßnahme der *Hilfreich* wurde *Anna* gegen ihren Willen festgehalten und des Gebrauchs ihrer persönlichen Freiheit beraubt. Aber auch gegenüber Angriffen eines Kindes sind Notwehrhandlungen erlaubt. *Hilfreich* hat sich erlaubterweise gegen den Angriff der *Anna* zur Wehr gesetzt. Unter Berücksichtigung des Alters der Angreiferin hat sie auch ein angemessenes Verteidigungsmittel gewählt.

46.1.7 Schuldfähigkeit

 Definition ⟶ **Schuldunfähigkeit.** Schuldunfähig ist, wer bei Begehung der Tat noch nicht 14 Jahre alt ist. Ohne Schuld handelt auch, wer bei Begehung der Tat wegen einer krankhaften seelischen Störung, wegen einer tiefgreifenden Bewusstseinsstörung oder wegen Schwachsinns oder einer schweren anderen seelischen Abartigkeit unfähig ist, das Unrecht der Tat einzusehen oder nach dieser Einsicht zu handeln (§ 20 StGB).

46.1.8 Rechtsfolgen der Straftat

Strafe

Schuldhaft begangene rechtswidrige Taten sind mit Strafe bedroht. Als Strafarten nennt das Gesetz Freiheitsstrafe oder Geldstrafe. Zusätzlich zu einer Strafe können eine Nebenstrafe wie Fahrverbot oder Nebenfolgen, wie Verlust der Wählbarkeit für öffentliche Ämter oder des Stimmrechts, ausgesprochen werden.

Maßregeln der Besserung und Sicherung

Außerdem besteht die Möglichkeit, Maßregeln der Besserung und Sicherung anzuordnen. Zu den Maßregeln zählen die Unterbringung in einem psychiatrischen Krankenhaus, in einer Entziehungsanstalt oder in der Sicherungsverwahrung, die Führungsaufsicht, die Entziehung der Fahrerlaubnis und das Berufsverbot. Sie verfolgen entweder den Zweck, den Täter zu bessern oder die Allgemeinheit vor ihm zu schützen, und zwar unabhängig von der Schuld des Täters. Ihre Anordnung ist daher auch bei Schuldunfähigkeit des Täters möglich.

46.2 Straftatbestände

Nachstehend werden einige ausgewählte Strafvorschriften vorgestellt, mit denen insbesondere Pflegepersonen in Berührung kommen können:
- Körperverletzung,
- Aussetzung,
- Straftaten gegen die persönliche Freiheit,
- sexueller Missbrauch,
- Verletzung von Privatgeheimnissen,
- strafbare Handlungen durch Unterlassen.

46.2.1 Körperverletzung

Definition ⇢ **Körperverletzung.** Wer einen anderen körperlich misshandelt oder an der Gesundheit schädigt, begeht eine Körperverletzung.

Eine körperliche Misshandlung verwirklicht, wer einen anderen unangemessen behandelt, so dass entweder das körperliche Wohlbefinden des anderen oder dessen körperliche Unversehrtheit nicht nur unerheblich beeinträchtigt ist.

Gesundheitsschädigung eines anderen stellt eine Körperverletzung dar. Nach dieser Definition stellt jeder Eingriff chirurgischer, elektrischer, thermischer, radioaktiver oder sonst medizinischer Art eine Körperverletzung dar. Aber auch durch Handlungen der Pflegekräfte wird oftmals der Tatbestand der Körperverletzung verwirklicht, man denke nur an das Verabreichen von Injektionen, das Anlegen eines Katheters oder auch das Abschneiden von Haupt- und Barthaar.

Die Körperverletzung kann:
- vorsätzlich, z.B. durch Verabreichen einer Injektion oder
- fahrlässig, z.B. durch unsachgemäße Anwendung von technischen Geräten begangen werden (s. S. 899).

Ob eine solche von Arzt oder Pflegepersonal durch ärztliche oder pflegerische Maßnahmen verwirklichte vorsätzliche Körperverletzung auch strafwürdig ist, bestimmt sich danach, ob ein allgemeiner Rechtfertigungsgrund besteht („Rechtfertigungsgründe", s. S. 900f).

Definition ⇢ **Aussetzung.** Wer einen Menschen in eine hilflose Lage versetzt oder in einer hilflosen Lage im Stich lässt, obwohl er ihn in seiner Obhut hat oder ihm sonst beizustehen verpflichtet ist, und ihn dadurch der Gefahr des Todes oder einer schweren Gesundheitsschädigung aussetzt, macht sich der Aussetzung strafbar.

Beispiel. Die Pflegeperson *Hilfreich* ist zur Sitzwache bei dem Patienten *Pius* eingeteilt, der unter Erstickungsanfällen leidet. *Pius* schläft friedlich. Nach zwei Stunden wird es *Hilfreich* zu langweilig und sie verlässt das Zimmer, um in der Kantine einen Kaffee zu trinken. Nach einer Stunde kehrt *Hilfreich* zurück. *Pius* schläft immer noch. *Hilfreich* hat sich wegen Aussetzung strafbar gemacht. Sie hat den hilflosen *Pius* vorsätzlich im Stich gelassen, obwohl er unter ihrer Obhut stand und dadurch diesen konkret gefährdet.

46.2.2 Straftaten gegen die persönliche Freiheit

■ **Nötigung**

Wer durch rechtswidrige Gewaltanwendung oder durch Drohung mit einem empfindlichen Übel einen anderen zu einem bestimmten Verhalten zwingt und so die Willensfreiheit des Genötigten verletzt, macht sich der Nötigung strafbar.

Beispiel. Der 6-jährige Patient *Pius* singt andauernd leise vor sich hin. Dies stört seine Bettnachbarn zwar nicht, nervt aber die Pflegeperson *Hilfreich*. Sie fordert ihn daher auf, das Singen zu unterlassen und um ihrer Forderung Nachdruck zu verleihen, droht sie, im Falle des Weitersingens den Arzt zu benachrichtigen. Der Arzt werde dann aufgrund dieser Mitteilung *Pius* den Mund mit einem Pflaster verkleben, so dass er zwei Tage weder singen, sprechen noch essen könne. *Pius* ist aufgrund dieser Drohung derart eingeschüchtert, dass er tatsächlich aufhört zu singen.
Hilfreich hat so dem *Pius* mit einem empfindlichen Übel gedroht, nämlich u. a. mit Nahrungsentzug für zwei Tage. Dabei hat sie den Anschein erweckt, dass ein solcher erheblicher Nachteil, der *Pius* droht, von ihr, der *Hilfreich*, durch eine entsprechende Meldung herbeigeführt werden könne. Unerheblich ist, ob *Hilfreich* die Drohung tatsächlich wahrmachen will; wichtig ist nur, dass die drohende *Hilfreich* will, dass der bedrohte *Pius* diese ernst nimmt. *Hilfreich* hat sich daher hier einer Nötigung strafbar gemacht.

■ **Freiheitsberaubung**

Tathandlung der Freiheitsberaubung ist der Eingriff in die persönliche Bewegungsfreiheit eines Menschen; es muss diesem, wenn auch nur vorübergehend, die Möglichkeit genommen werden, sich nach seinem Willen fortzubewegen, insbesondere einen Raum zu verlassen. Die Fixierung eines Patienten und auch das Verabreichen von Sedativa fällt unter diesen Tatbestand. Dies ist daher grundsätzlich verboten und nur ausnahmsweise erlaubt, wenn ein Rechtfertigungsgrund (s. S. 900f) vorliegt.

Fixierungen müssen wegen der Schwere des Eingriffs in die persönliche Freiheitssphäre des Patienten vom Arzt angeordnet werden. Ohne ärztliche Anordnung kann eine Fixierung nur ausnahmsweise erfolgen, wenn sie zur Abwehr einer unmittelbar drohenden schweren Gefahr für Patient oder/und Pflegepersonal unbedingt notwendig ist. In diesem Fall ist die ärztliche Entscheidung unverzüglich nachzuholen.

46.2.3 Sexueller Missbrauch

Definition ⇢ Wer sexuelle Handlungen an einer Person unter 14 Jahren (Kind) vornimmt oder an sich von dem Kind vornehmen lässt, macht sich strafbar.

Wegen sexuellen Missbrauchs strafbar ist auch derjenige, der einen Patienten des Krankenhauses, der ihm zur Beaufsichtigung oder Betreuung anvertraut ist, dadurch missbraucht, dass er unter Ausnutzung der Krankheit sexuelle Handlungen an ihm vornimmt oder an sich von dem Patienten vornehmen lässt.

Die sexuelle Freiheit des von seinen Betreuern abhängigen Patienten und das Vertrauen der Allgemeinheit in die Integrität der Betreuer wird durch diese Vorschrift geschützt.

46.2.4 Verletzung von Privatgeheimnissen

Definition ⇢ Ein Privatgeheimnis und damit die *Schweigepflicht* verletzt, wer unbefugt ein fremdes Geheimnis, insbesondere ein zum persönlichen Lebensbereich gehörendes Geheimnis offenbart, das ihm anvertraut oder sonst bekannt geworden ist (§ 203 StGB).

Einer solchen Schweigepflicht unterliegen neben Ärzten, Zahnärzten, Apothekern auch die Angehörigen eines anderen Heilberufs oder Heilhilfsberufs, der für die Berufsausübung oder die Führung der Berufsbezeichnung eine staatlich geregelte Ausbildung erfordert.

Da die Erlaubnis zur Führung der Berufsbezeichnung „Kinderkrankenschwester" oder „Kinderkrankenpfleger" nur dann erteilt wird, wenn der Antragsteller die gesetzlich vorgeschriebene Ausbildungszeit abgeleistet und die staatliche Prüfung bestanden hat, zählt der Beruf der „Kinderkrankenschwester" bzw. des „Kinderkrankenpflegers" zu den Heilhilfsberufen, die der Schweigepflicht direkt unterliegen.

Die Kinderkrankenpflegeperson unterliegt aber auch noch aus einem weiteren Grund der ärztlichen Schweigepflicht. Sie steht dem Arzt bei der Ausübung seiner Tätigkeit helfend zur Seite und unterstützt ihn in der Ausübung seiner Berufstätigkeit unmittelbar. Daher wird sie vom Gesetzgeber als berufsmäßig tätige Gehilfin des Arztes angesehen, für die ebenfalls die ärztliche Schweigepflicht gilt. Weiter erstreckt sich die ärztliche Schweigepflicht auch auf die Personen, die im Wirkungsbereich eines Arztes zur Vorbereitung auf den Beruf tätig sind, dazu zählen die Kinderkrankenpflegeschüler. Durch diese umfassende Vorschrift wird das Vertrauensverhältnis zwischen Patient und Arzt/Pflegeperson geschützt, aber auch das Vertrauen der Allgemeinheit in die Verschwiegenheit der Ärzte und ihrer Hilfskräfte, ohne die diese ihre im Interesse der Allgemeinheit liegenden Aufgaben allenfalls unvollkommen erfüllen könnten.

Die *Schweigepflicht* erstreckt sich
⇢ sowohl auf Mitteilungen über die Krankheit des Patienten als auch
⇢ über Tatsachen aus dessen familiären und wirtschaftlichen Bereich.

Die Schweigepflicht besteht auch nach dem Tod des Patienten fort. Nach dem Tod des Schweigepflichtigen unterliegt jede Person, die das Geheimnis von dem Verstorbenen oder aus dessen Nachlass erlangt hat, ebenfalls der Schweigepflicht.

Merke ⇢ Eine Verletzung der Schweigepflicht liegt nicht vor, wenn das Wissen an eine Person weitergegeben wird, die zum Kreis der „Berufenen" gehört, das sind Personen, die mit der Behandlung oder Pflege desselben Patienten befasst sind. Ansonsten ist die Diskussion über einen Patienten, auch im Kollegenkreis, nur zulässig, wenn die Anonymität des Patienten gewahrt bleibt.

Die Offenbarung eines fremden Geheimnisses ist auch zulässig, d. h., es besteht keine Schweigepflicht, wenn dies gesetzlich vorgeschrieben ist. So schreibt das Personenstandgesetz vor, dass die Geburt eines Kindes binnen einer Woche dem zuständigen Standesbeamten angezeigt werden muss. Ist ein Kind totgeboren oder in der Geburt verstorben, so muss die Anzeige spätestens am folgenden Werktag erstattet werden. Auch viele andere Gesetze enthalten Meldepflichten. Nur beispielhaft genannt seien das Infektionsschutzgesetz und die Röntgenverordnung.

Auch derjenige, der von dem Vorhaben oder der Ausführung eines besonders schweren Verbrechens zu einer Zeit, zu der die Ausführung oder der Erfolg noch abgewendet werden kann, glaubhaft erfährt, ist verpflichtet, dies der Behörde oder dem Bedrohten anzuzeigen. Unterlässt er diese Anzeige, macht er sich strafbar. Die Verbrechen, deren Vorhaben oder Ausführung angezeigt werden müssen, sind im Gesetz abschließend geregelt. Dazu zählen Mord und Totschlag, Geiselnahme, Raub, Brandstiftung und Geldfälschung.

Ebenfalls darf, aber nicht muss, bei Vorliegen eines allgemeinen Rechtfertigungsgrunds (s. S. 900 f) die Schweigepflicht gebrochen werden. Ein Rechtfertigungsgrund ist gegeben, wenn der betroffene Patient wirksam seine Einwilligung erteilt hat oder, wenn dies nicht möglich ist, der Schweigepflichtige von der mutmaßlichen Einwilligung des betroffenen Patienten ausgehen kann.

> **Merke.** Einwilligungsfähige Kinder und Jugendliche (s. 46.1.5/X3) sind vor einer Auskunfterteilung an Eltern oder auch dritte Personen zu befragen, ob sie damit einverstanden sind.

Bei nicht einwilligungsfähigen Minderjährigen darf erlaubter Weise eine Mitteilung nur an die sorgeberechtigten Eltern erfolgen. Zu beachten ist, dass auch nicht miteinander verheirateten Eltern die gemeinsame elterliche Sorge zustehen kann. Einem nicht sorgeberechtigten Elternteil oder auch sonstigen Personen, die dem Minderjährigen nahe stehen, dürfen Auskünfte über den minderjährigen Patienten nur erteilt werden, wenn der Sorgeberechtigte seine Einwilligung dazu erteilt hat.

Auch im Fall des rechtfertigenden Notstands darf die Pflegeperson die Schweigepflicht brechen.

> **Beispiel.** Die Pflegeperson *Hilfreich* hat den dringenden Verdacht, dass die 8-jährige Patientin *Anna* sexuell missbraucht wurde. Sie darf die Schweigepflicht durchbrechen und ihren Verdacht zur Anzeige bringen, da das Interesse der Allgemeinheit an der strafrechtlichen Verfolgung solcher Taten das Interesse an der Einhaltung der Schweigepflicht in diesem Fall wesentlich überwiegt und damit ein rechtfertigender Notstand zu bejahen ist.

Zu beachten ist, dass die Pflegeperson grundsätzlich als Gehilfin des Arztes tätig wird. Der Arzt trägt letztlich die Verantwortung für den Patienten. Daher ist es geboten, den Arzt zu informieren und so in die Entscheidung mit einzubeziehen, ob und wie in den Fällen, die dem obigen Beispielfall ähnlich sind, zu handeln ist.

Erteilt der behandelnde Arzt jedoch nicht sein Einverständnis zur Offenbarung des Geheimnisses, obliegt es der Kinderkrankenpflegeperson, in eigener Verantwortung zu entscheiden, ob sie sich beim Vorliegen eines rechtfertigenden Notstands über die Weisung des behandelnden Arztes hinwegsetzen soll.

Ebenfalls im rechtfertigenden Notstand handelt die Krankenpflegeperson, wenn sie ihr Schweigen bricht, um sich gegen Anschuldigungen oder Schadensersatzansprüche des Patienten zu schützen.

> **Beispiel.** Der Kinderkrankenpfleger *Klaus* führt seine Tätigkeit stets gewissenhaft aus. Dennoch erstatten die Eltern des 6-jährigen Patienten *Peter* gegen *Klaus* Anzeige wegen vorsätzlicher Körperverletzung, weil dieser beim Anziehen *Peters* Arm ausgerenkt haben soll. Gegen diese Anschuldigung darf *Klaus* sich verteidigen, auch wenn er dadurch die Schweigepflicht bricht.

Jedem Schweigepflichtigen steht im Verfahren vor einem Gericht ein Zeugnisverweigerungsrecht zu, von dem ihn nur der betroffene Patient wirksam entbinden kann. Hinsichtlich dieses Zeugnisverweigerungsrechts sieht der Gesetzgeber die Pflegeperson lediglich als berufsmäßig tätige Gehilfin des Arztes. Daraus folgt, dass die wirksame Entbindung des Arztes von seiner Schweigepflicht auch schon die Hilfsperson von ihrer Schweigepflicht entbindet. Dieser steht dann kein Zeugnisverweigerungsrecht mehr zu; sie muss vielmehr aussagen, soweit ihr nicht aus sonstigen Gründen ein Aussageverweigerungsrecht zusteht.

46.2.5 Strafbare Handlungen durch Unterlassen

■ **Unterlassene Hilfeleistung**

Grundsätzlich werden Straftaten durch Handlungen der Täter begangen. Eine Straftat kann aber auch durch „Nichtstun", d. h. durch Unterlassen einer an sich gebotenen Handlung begangen werden. Ein solches Unterlassungsdelikt stellt die unterlassene Hilfeleistung dar.

> **Definition. Unterlassene Hilfeleistung.** Strafbar ist, wer bei Unglücksfällen oder bei Gefahr oder Not für die Allgemeinheit nicht Hilfe leistet, obwohl dies erforderlich und ihm den Umständen nach zuzumuten, insbesondere ohne erhebliche eigene Gefahr und ohne Verletzung anderer wichtiger Pflichten möglich wäre.

Ein Unglücksfall liegt immer dann vor, wenn plötzlich ein Ereignis eintritt, das erhebliche Gefahr für Menschen oder Sachen mit sich bringt, wie z. B. ein Verkehrsunfall oder auch plötzlich einsetzendes hohes Fieber. Ein normal verlaufender Krankheitsfall löst hingegen keine solche allgemeine Hilfeleistungspflicht aus.

■ **Garantenstellung**

Auch in den Fällen, in denen das Gesetz ein Unterlassen nicht ausdrücklich unter Strafe stellt, macht sich derjenige strafbar, der es unterlässt, einen Erfolg abzuwenden, der zum Tatbestand eines Strafgesetzes gehört, wenn er rechtlich dafür einzustehen hat, dass der Erfolg nicht eintritt. Diese rechtliche Einstandspflicht wird als Garantenstellung bezeichnet und kann sich ergeben aufgrund eines Gesetzes oder eines Vertrags, durch das Schaffen einer gefährlichen Situation oder durch eine enge Lebensbeziehung der Beteiligten.

> **Beispiel.** Die Pflegeperson hat zulässigerweise das Gitter am Bett eines Säuglings heruntergelassen und nach Beendigung der Pflege vergessen, das Gitter wieder zu befestigen. Sie hat dadurch eine Gefahrensituation für den Säugling geschaffen und ist aufgrund dessen verpflichtet, die Gefahr zu beseitigen. Dies ist fahrlässigerweise nicht geschehen. Wenn der Säugling nun aus dem Bett fällt und dabei eine Gehirnerschütterung erleidet, ist die Pflegeperson strafbar wegen fahrlässiger Körperverletzung, begangen durch Unterlassen.

46.3 Zivilrecht

Das Zivilrecht beinhaltet sehr verschiedenartige Rechtsgebiete, die vom Vertragsrecht, Handelsrecht, Wertpapierrecht über das Gesellschaftsrecht bis hin zum Familien- und Erbrecht reichen. Wesentliche Teile des Zivilrechts sind im Bürgerlichen Gesetzbuch, dem BGB, zusammengefasst, so auch die im Folgenden erwähnten Rechtsgebiete.

■ **Rechtsfähigkeit**

Definition ⇢ Rechtsfähigkeit bezeichnet die Fähigkeit, Inhaber von Rechten und Pflichten zu sein. Die Rechtsfähigkeit eines jeden Menschen beginnt mit der Geburt und endet mit seinem Tod.

■ **Handlungsfähigkeit**

Definition ⇢ Handlungsfähig ist eine Person, die in der Lage ist, in rechtlich erheblicher Weise zu handeln, d.h., selbständig Rechte zu erwerben und Pflichten zu begründen.

■ **Geschäftsfähigkeit**

Sie bezeichnet die Fähigkeit einer Person, in rechtlich erheblicher Weise seinen Willen zu erklären und dadurch private Rechtsverhältnisse, so auch Verträge, zu begründen, zu ändern oder zu beenden. Diese Willenserklärung braucht nicht ausdrücklich zu erfolgen. Sie kann sich auch aus einer entsprechenden Handlung ergeben. Demgemäß ist eine solche Willenserklärung grundsätzlich auch gültig, wenn sie nicht schriftlich festgehalten wird.

> **Beispiel.** An der Kasse des Supermarkts legt *Hilfreich* ein Paket Waschpulver auf das Laufband. Dadurch bekundet sie ihren Willen, dieses Paket kaufen zu wollen. Nicht notwendig ist, dass sie diesen Willen ausspricht.

In einigen wenigen Ausnahmefällen schreibt der Gesetzgeber allerdings vor, dass eine Willenserklärung nur gültig ist, wenn sie schriftlich erklärt (so beim Bürgschaftsvertrag) oder sogar notariell beurkundet wird (so beim Kaufvertrag über ein Grundstück).

Wer noch nicht 7 Jahre alt ist, ist *nicht geschäftsfähig* und daher nicht in der Lage, rechtsverbindliche Willenserklärungen abzugeben. Auch wer sich in einem Zustand befindet, in dem die freie Willensbestimmung durch eine krankhafte Störung der Geistesfähigkeit auf Dauer ausgeschlossen ist, ist nicht geschäftsfähig. Für den Geschäftsunfähigen handeln seine gesetzlichen Vertreter, für Kinder im Normalfall die sorgeberechtigten Eltern.

Ein Minderjähriger, der das 7. Lebensjahr vollendet hat, ist *beschränkt geschäftsfähig*. Die Willenserklärung eines beschränkt geschäftsfähigen Minderjährigen ist grundsätzlich nur dann wirksam, wenn sein gesetzlicher Vertreter vor Abgabe der Willenserklärung in diese eingewilligt hat. Gibt der Minderjährige eine Willenserklärung ohne die erforderliche Einwilligung des gesetzlichen Vertreters ab, so kann diese Erklärung wirksam werden, wenn der gesetzliche Vertreter sie nachträglich genehmigt. Bis zur Genehmigung oder deren Verweigerung ist die Willenserklärung schwebend unwirksam.

Ein von dem Minderjährigen ohne Zustimmung des gesetzlichen Vertreters geschlossener Vertrag gilt aber als von Anfang an wirksam, wenn der Minderjährige seine Verpflichtung aus dem Vertrag mit Mitteln erfüllt, die ihm zu diesem Zweck von dem gesetzlichen Vertreter überlassen worden sind. Dazu zählt das Taschengeld, das die sorgeberechtigten Eltern dem Kind gewähren.

Ebenfalls wirksam ist eine Willenserklärung, wenn der Minderjährige dadurch keine Verpflichtung eingeht, sondern nur rechtliche Vorteile erhält, so bei der Annahme einer Schenkung.

Wenn der gesetzliche Vertreter den Minderjährigen ermächtigt, in ein Arbeitsverhältnis einzutreten oder, mit zusätzlicher Genehmigung des Vormundschaftsgerichts, einen selbständigen Betrieb zu führen, dann ist der Minderjährige für solche Rechtsgeschäfte unbeschränkt geschäftsfähig, die sich aus dem Arbeitsverhältnis oder dem Geschäftsbetrieb ergeben. Aus einem von dem Minderjährigen so wirksam geschlossenen Vertrag muss dieser selbst den sich daraus ergebenden Pflichten nachkommen, nicht seine gesetzlichen Vertreter.

■ **Deliktsfähigkeit**

Sie bezeichnet die Fähigkeit, schuldhaft zu handeln und damit für den einem anderen vorsätzlich oder fahrlässig zugefügten Schaden zu haften, d.h. Schadensersatz zu leisten.

Kinder unter 7 Jahren sind *nicht deliktsfähig*. Für einen Schaden, den sie einem anderen zufügen, können sie nicht verantwortlich gemacht werden und brauchen keinen Schadensersatz zu leisten ("Haftung aus unerlaubter Handlung, s. 46.3.6). Ebenfalls nicht verantwortlich handelt derjenige, der in einem Zustand, in dem er seinen Willen nicht mehr frei bestimmen kann, sei es durch Bewusstlosigkeit oder durch eine krankhafte Störung seiner Geistesfähigkeit, einem anderen einen Schaden zufügt. Beschränkt deliktsfähig ist, wer 7, aber noch nicht 18 Jahre alt ist. Jugendliche in diesem Alter sind für einen Schaden, den sie einem anderen zufügen, nur dann verantwortlich, wenn sie bereits soweit geistig entwickelt sind, dass sie das Unrecht einer Handlung erkennen können und auch in der Lage sind einzusehen, dass sie in irgendeiner Weise für das Unrecht der Handlung selbst einstehen müssen. Ob diese Verantwortlichkeit vorliegt, ist in jedem Einzelfall besonders zu prüfen. Voll deliktsfähig ist grundsätzlich, wer das 18. Lebensjahr vollendet hat.

46.3.1 Vertragliche Haftung

■ Vertragsabschluss
Ein Vertrag ist ein Geschäft auf rechtlicher Ebene. Ein Vertrag kommt zustande, wenn mindestens zwei Personen sich einig sind und gegenseitig übereinstimmend ihren Willen erklären, einen bestimmten rechtlichen Erfolg herbeizuführen. Dabei beinhaltet die Willenserklärung des einen das Angebot zum Vertragsabschluss, zu dem, wenn sich die Parteien über alle Vertragspunkte geeinigt haben, der andere seine Annahme erklärt.

■ Vertragserfüllung
Die Vertragsparteien schulden sich gegenseitig die Vertragserfüllung. Dabei ist jeder verpflichtet, seine von ihm geschuldete Leistung so zu bewirken, wie Treu und Glauben mit Rücksicht auf die Verkehrssitte es erfordern.

■ Schadensersatz
Wer seine aus dem Vertrag sich ergebenden Pflichten schuldhaft, also vorsätzlich oder fahrlässig, verletzt, muss dem Vertragspartner den dadurch entstandenen Vermögensschaden ersetzen, Schadensersatz leisten.

Das Gesetz bestimmt, dass derjenige, der Schadensersatz leisten muss, verpflichtet ist, den Zustand herzustellen, der bestehen würde, wenn das schädigende Ereignis nicht eingetreten wäre.

Bei Verletzung einer Person oder auch bei Sachbeschädigungen kann der Geschädigte vom Schädiger statt der Herstellung des ursprünglichen Zustandes den dazu erforderlichen Geldbetrag verlangen. Dieser umfasst:
- neben den Kosten, die für die Herstellung des ursprünglichen Zustandes direkt notwendig sind, auch
- den Schaden, der dem Geschädigten mittelbar durch die schuldhafte Vertragsverletzung entstanden ist (zum Schmerzensgeld bei vertraglicher Haftung s. S. 908).

Beispiel. Patient *Pius* sucht seinen Hausarzt *Dr. Clever* auf, weil er unter Kopfschmerzen leidet. Da das Wartezimmer überquillt, verabreicht *Dr. Clever* dem *Pius* ohne eingehende Untersuchung eine schmerzstillende Injektion, die von den meisten Menschen gut vertragen wird. *Pius* jedoch reagiert allergisch und erleidet einen Kollaps. Er ist infolgedessen drei Tage arbeitsunfähig, was einen Verdienstausfall von 400,– Euro zur Folge hat. *Pius* und *Dr. Clever* haben einen Vertrag über die ärztliche Behandlung des *Pius* geschlossen. Aufgrund dieses Vertrags ist *Dr. Clever* verpflichtet, durch geeignete Maßnahmen auf eine Heilung des *Pius* hinzuwirken. Vor Verabreichung des Medikaments hätte er sich zumindest durch Nachfrage vergewissern müssen, ob dem *Pius* bekannt ist, dass er auf einzelne Medikamente allergisch reagiert. Dies hat er unterlassen und darauf vertraut, dass das injizierte Medikament keine nachteiligen Folgen hinterlassen werde. Damit hat *Dr. Clever* fahrlässig seine Vertragspflichten verletzt und dadurch den Kollaps herbeigeführt. Er ist deshalb verpflichtet, dem *Pius* den aufgrund der Vertragsverletzung entstandenen Schaden zu ersetzen. Dies sind einmal die direkten Kosten der Genesung wie Medikamente und ärztliche Behandlung, aber auch der durch die Gesundheitsbeschädigung für *Pius* entstandene Verdienstausfall.

Merke ⋯ Haftung. Wer zur Erfüllung seiner vertraglichen Pflichten Hilfspersonen, sog. Erfüllungsgehilfen, heranzieht, haftet für deren Verschulden grundsätzlich genauso wie für eigenes Verschulden.

Beispiel. Der obige Beispielfall kann derart abgewandelt werden, dass statt des *Dr. Clever* die bei diesem angestellte Arzthelferin die Injektion verabreichte. Obwohl *Dr. Clever* sie ausdrücklich angewiesen hatte, vor der Injektion den *Pius* nach einer evtl. bestehenden Unverträglichkeit zu fragen, hat sie dies unterlassen. Auch hier muss *Dr. Clever* dem *Pius* Schadensersatz leisten. Zwar hat die Arzthelferin fahrlässig, also schuldhaft, gehandelt und dadurch den Schaden herbeigeführt. Für das Verschulden seiner Gehilfin haftet *Dr. Clever* so, als ob er selbst schuldhaft gehandelt hätte. Ob *Pius* auch gegen die Arzthelferin selbst Schadensersatzansprüche geltend machen kann, bestimmt sich nach den Grundsätzen der Haftung aus unerlaubter Handlung („Haftung aus unerlaubter Handlung", s. S. 907f).

46.3.2 Verträge im Krankenhaus

■ Totaler und gespaltener Krankenhausaufnahmevertrag
Bei der stationären Aufnahme schließen der Träger des aufnehmenden Krankenhauses und der Patient einen sog. Krankenhausaufnahmevertrag ab, aus dem sich die Rechte und Pflichten beider Parteien für die Dauer des Krankenhausaufenthaltes des Patienten ergeben. Soweit die durch den Krankenhausaufenthalt für den Patienten entstehenden Kosten von dessen gesetzlicher Krankenversicherung zu tragen sind, wird in der Regel ein sog. *totaler Krankenhausaufnahmevertrag* geschlossen. Dieser beinhaltet die notwendige Versorgung des Versicherten, insbesondere die ärztliche Behandlung, Krankenpflege, Versorgung mit Arznei-, Heil- und Hilfsmitteln, Unterkunft und Verpflegung.

Daneben besteht die Möglichkeit, einen sog. *gespaltenen Krankenhausaufnahmevertrag* abzuschließen. Hier schließt der Patient Verträge mit mindestens zwei Parteien, und zwar mit einem oder mehreren Ärzten über die ärztliche Versorgung während der Dauer des Krankenhausaufenthalts und mit dem

Krankenhausträger über dessen zu erbringenden sonstigen Leistungen. Zudem besteht sowohl beim totalen als auch beim gespaltenen Krankenhausaufnahmevertrag grundsätzlich zusätzlich die Möglichkeit, einen Vertrag über die Art der Krankenhausunterkunft, Einbett- oder Zweibettzimmer als gesondert berechenbare Leistung zu schließen.

Die im Krankenhaus tätige Pflegeperson schließt in keinem Fall selbst einen Vertrag mit dem Patienten über die pflegerische Betreuung ab.

> **Beispiel.** Im Beispielfall oben kann *Pius* deshalb gegen die Arzthelferin selbst keine vertraglichen Schadensersatzansprüche geltend machen, da *Pius* und die Arzthelferin keinen Vertrag geschlossen hatten.

Die Pflegeperson wird vielmehr als Erfüllungsgehilfe des Krankenhausträgers tätig. Demgemäß können sich vertragliche Ersatzansprüche des Patienten auch nur gegen den Krankenhausträger richten.

■ **Geschäftsführung ohne Auftrag**

Geschäftsführung ohne Auftrag liegt vor, wenn jemand ein Geschäft für einen anderen besorgt, ohne von ihm beauftragt oder ihm gegenüber sonst dazu berechtigt zu sein. Der Begriff „Geschäft" umfasst dabei alle erdenklichen Handlungen. So besorgt der Krankenhausträger, der einen Bewusstlosen stationär aufnimmt, ebenso ein Geschäft für den Bewusstlosen wie der Arzt, der einem bewusstlosen Unfallopfer zur Hilfe eilt. Wenn der Geschäftsführer ohne Auftrag objektiv im Interesse und dazu im wirklichen oder mutmaßlichen Willen des Geschäftsherrn handelt, kann er für die ihm aufgrund der Geschäftsführung entstandenen Aufwendungen Ersatz verlangen.

> **Beispiel.** *Pius* wird bewusstlos ins Krankenhaus eingeliefert und erfährt dort eine medizinische Erstversorgung. Nachdem er aus der Bewusstlosigkeit erwacht ist, weigert er sich, die Kosten zu zahlen, die während seiner Bewusstlosigkeit entstanden sind. Bei Einlieferung haben *Pius* und der Krankenhausträger keinen Vertrag geschlossen, da Bewusstlose keine wirksamen Willenserklärungen abgeben können. Der Krankenhausträger hat daher auch keine vertraglichen Ansprüche gegen *Pius*. Die für den Krankenhausträger handelnden Personen, das sind die Ärzte und auch das medizinische Hilfspersonal, haben hier jedoch mit der medizinischen Versorgung des *Pius* ein Geschäft für diesen geführt, ohne von *Pius* dazu beauftragt zu sein. Da ihnen nichts Gegenteiliges bekannt war, durften sie auch annehmen, dass dieses Geschäft dem mutmaßlichen Willen des *Pius* entsprach. Daher ist *Pius* verpflichtet, dem Krankenhausträger die durch seine Behandlung entstandenen Aufwendungen zu ersetzen, d.h. die Kosten seiner Behandlung zu tragen.

46.3.3 Haftung aus unerlaubter Handlung

Das Gesetz bestimmt, dass derjenige, der vorsätzlich oder fahrlässig das Leben, den Körper, die Gesundheit, die Freiheit, das Eigentum oder ein sonstiges Recht eines anderen rechtswidrig verletzt, eine unerlaubte Handlung begeht. Deshalb ist er dem anderen zum Ersatz des Schadens verpflichtet, der diesem aus der Verletzungshandlung entstanden ist.

Diese Regelung gilt unabhängig davon, ob zwischen Schädiger und Geschädigtem bereits eine – vertragliche – Rechtsbeziehung besteht. Es besteht also durchaus die Möglichkeit, dass der Geschädigte Schadensersatzansprüche damit begründen kann, dass der Schädiger durch eine Handlung einen bestehenden Vertrag schuldhaft verletzt und dadurch gleichzeitig eine unerlaubte Handlung begangen habe.

Doch auch, wenn beide Schadensersatzansprüche begründet sind, erhält der Geschädigte den aus *einer* Verletzungshandlung herrührenden Schaden nur einmal ersetzt. Dies gilt auch, wenn der Geschädigte aufgrund *einer* Verletzungshandlung Schadensersatzansprüche gegenüber zwei Personen herleiten kann. Er kann in diesem Fall die Person, die den Schadensersatz leisten muss, bestimmen.

Ob und in welchem Maße die zum Schadensersatz verpflichteten Personen untereinander zum Ausgleich des geleisteten Schadensersatz verpflichtet sind, bestimmt sich nach den Rechtsverhältnissen dieser beiden Personen untereinander und hat keinerlei Einfluss auf die Ansprüche des Geschädigten.

> **Beispiel.** *Pius* schließt mit der Privatklinik *Dr. Clever* einen totalen Krankenhausaufnahmevertrag ab. Zur Erfüllung seiner gegenüber *Pius* bestehenden Verpflichtungen beschäftigt *Dr. Clever* die Pflegeperson *Hilfreich*. Infolge einer Unaufmerksamkeit verabreicht *Hilfreich* dem *Pius* ein falsches Medikament. Durch dieses fahrlässige Verhalten der *Hilfreich* wird die Gesundheit des *Pius* so geschädigt, dass er sieben Tage arbeitsunfähig ist. Er begehrt nun Ersatz der notwendigen Kosten von 1.500,– Euro für die Wiederherstellung seiner Gesundheit sowie 1.000,– Euro Verdienstausfall.
> *Pius* kann diese Schadensersatzansprüche gegenüber *Dr. Clever* geltend machen, da dieser wegen schuldhafter Vertragsverletzung haftet („Vertragliche Haftung", S. 900). Gegenüber *Hilfreich* kann *Pius* keine vertraglichen Schadensersatzansprüche geltend machen („Verträge im Krankenhaus", s. S. 906 f).
> Durch ihr fahrlässiges Verhalten, das zu der Gesundheitsbeschädigung des *Pius* führte, hat *Hilfreich* eine unerlaubte Handlung begangen. *Pius* kann daher gegenüber *Hilfreich* ebenfalls Schadensersatzansprüche geltend machen.
> Aufgrund seiner Verletzungshandlung steht *Pius* ein Schadensersatzanspruch gegen mehrere Personen,

> *Dr. Clever* und *Hilfreich*, zu. *Pius* kann wählen, ob er seinen Schadensersatzanspruch, den er nur einmal einfordern kann, gegenüber *Dr. Clever* oder gegenüber *Hilfreich* oder gegenüber beiden Personen anteilmäßig geltend macht. Als geschädigter Patient braucht *Pius* keine Rücksicht darauf zu nehmen, ob und in welcher Weise zwischen *Dr. Clever* und *Hilfreich* ein Ausgleich stattfindet.

Kinder und Jugendliche, die für einen von ihnen verursachten Schaden nicht persönlich haften (s. 46.3.2), sind ordnungsgemäß zu beaufsichtigen. Die Aufsichtspflicht kann sich aus dem Gesetz ergeben, – so sind die Eltern grundsätzlich berechtigt, aber auch verpflichtet, für das minderjährige Kind zu sorgen. Diese Sorgepflicht umfasst auch eine dem Entwicklungsstand des Kindes angemessene Aufsichtspflicht. Die Aufsichtspflicht kann sich aber auch durch eine vertragliche Verpflichtung ergeben. So ist eine Kinderkrankenpflegeperson auf Grund ihres Arbeitsvertrages mit dem Krankenhausträger verpflichtet, die ihr anvertrauten minderjährigen Patienten zu beaufsichtigen. Die vertraglich übernommene Aufsichtspflicht geht in diesem Fall sogar der sich aus dem Gesetz ergebenden Aufsichtspflicht der sorgeberechtigten Eltern vor.

> **Merke ⋯ Aufsichtspflicht.** Wenn die Eltern im Krankenzimmer ihres Kindes weilen, entbindet dies die Kinderkrankenpflegeperson nicht von ihrer – vertraglich übernommenen – Aufsichtspflicht.

Sie ist deshalb verpflichtet, auch während des Besuchs der Eltern in regelmäßigen Abständen nachzuschauen, ob „alles in Ordnung" ist. Bei Vernachlässigung der Aufsichtspflicht ist sie zum Ersatz des Schadens verpflichtet, den der Minderjährige einem Dritten zufügt.

Sollte der Minderjährige selbst zu Schaden kommen, ist sie bei schuldhafter Verletzung der Aufsichtspflicht auch diesem gegenüber zum Schadensersatz verpflichtet.

Auch derjenige, Geschäftsherr genannt, der einen anderen, den Verrichtungsgehilfen, mit der Ausübung der Tätigkeit beauftragt, ist zum Ersatz des Schadens verpflichtet, den der andere im Rahmen der Ausführung des Auftrags einem Dritten durch eine unerlaubte Handlung zufügt.

Von dieser Ersatzpflicht kann er sich aber befreien, wenn er nachweist, dass er den Verrichtungsgehilfen sorgfältig ausgewählt hat. Eine sorgfältige Auswahl ist dann zu bejahen, wenn der Verrichtungsgehilfe noch im Zeitpunkt der Schadenszufügung als ordnungsgemäß ausgewählt angesehen werden konnte, wenn seine Funktionsbereiche genau bestimmt waren und er hinreichend beaufsichtigt wurde.

> **Beispiel.** Der Krankenhausträger, vertreten durch die leitende Pflegekraft, hat der *Hilfreich* die Anweisung erteilt, den Patienten *Pius* zu pflegen. *Hilfreich* vernachlässigt in fahrlässiger Weise die Dekubitusprophylaxe. *Pius* erleidet dadurch ein Druckgeschwür am Steißbein. Der Krankenhausträger beauftragte hier eine andere Person, nämlich *Hilfreich*, mit der Ausübung einer Tätigkeit. Im Rahmen der Ausführung dieses Auftrags hat *Hilfreich* dem *Pius* durch eine unerlaubte Handlung eine Körperverletzung zugefügt. Der Krankenhausträger ist nun *Pius* zum Schadensersatz verpflichtet, es sei denn, er kann beweisen, dass die *Hilfreich* für die angewiesene Tätigkeit, die Pflege des *Pius*, ordnungsgemäß ausgewählt war. Eine ordnungsgemäße Auswahl liegt vor, wenn die *Hilfreich* für die ihr übertragene Tätigkeit ausgebildet und persönlich geeignet war, wenn zusätzlich ihr Aufgabenbereich genau bestimmt war, auch keine andauernde Überforderung oder Überbelastung, etwa wegen ständigen Personalmangels, vorlag, und wenn die von *Hilfreich* geleistete Arbeit regelmäßig durch weisungsbefugte Angestellte überprüft wurde.

Unabhängig davon, ob der Geschäftsherr für den Verrichtungsgehilfen haftet, kann auch der Verrichtungsgehilfe selbst aus unerlaubter Handlung haftbar gemacht werden.

> **Beispiel.** Im obigen Beispiel hat *Hilfreich* fahrlässig eine Körperverletzung des *Pius* verursacht und damit eine unerlaubte Handlung begangen. Sie ist deshalb dem *Pius* zum Ersatz des Schadens verpflichtet, den dieser durch ihre unerlaubte Handlung erlitten hat. Die Person des Ersatzleistenden kann *Pius* auch hier selbst bestimmen ohne Rücksicht auf mögliche Ausgleichsansprüche der ihm verpflichteten Personen untereinander.

46.3.4 Rechtsfolgen der Haftung aus unerlaubter Handlung

■ **Schadensersatz**
Derjenige, der wegen Verletzung einer Person, einer Sache oder eines sonstigen Rechtsguts einem anderen zum Schadensersatz verpflichtet ist, muss diesen Schadensersatz in gleicher Weise wie bei einer schuldhaften Vertragsverletzung leisten (s. S. 908).

■ **Schmerzensgeld**
Im Falle der Verletzung des Körpers, der Gesundheit, der sexuellen Selbstbestimmung und auch im Falle der Freiheitsberaubung kann der Verletzte zusätzlich zum Schadensersatz ein angemessenes Schmerzensgeld verlangen. Schmerzensgeld ist ein finanzieller Ausgleich für einen erlittenen Schaden, der nicht Vermögensschaden ist und daher eigentlich nicht mit Geld bewertet werden kann wie durch das schä-

digende Ereignis erlittene Schmerzen, körperliche Entstellungen oder entgangene Lebensfreude.

Während bislang Schmerzensgeldansprüche nur bei vertraglicher Haftung gesetzlich ausgeschlossen waren, hat seit dem 01.08.2002 der Geschädigte auch bei rein vertraglicher Haftung des Schädigers diesem gegenüber einen Anpruch auf Schmerzensgeld.

46.4 Erbrecht

Wenn ein Mensch stirbt, geht zum Todeszeitpunkt sein Vermögen als Ganzes auf eine oder mehrere Personen, die Erben, über. Erben kann grundsätzlich nur, wer zum Zeitpunkt des Erbfalls lebt sowie das zum Zeitpunkt des Erbfalls bereits erzeugte, aber noch nicht geborene Kind.

Wer Erbe geworden ist, erhält nicht nur das bei dem Erbfall vorhandene Vermögen des Erblassers; er haftet auch für die Nachlassverbindlichkeiten. Dazu zählen die Schulden des Erblassers. Der Erbe hat jedoch das Recht, innerhalb von 6 Wochen, nachdem er von der Erbschaft Kenntnis erlangt hat, die Erbschaft als Ganzes auszuschlagen.

Wer nun Erbe wird, bestimmt sich danach, ob der Erblasser eine letztwillige Verfügung hinterlassen hat. Wenn dies nicht der Fall ist, tritt die vom Gesetz vorgeschriebene Erbfolge in Kraft.

46.4.1 Gesetzliche Erbfolge

Der Gesetzgeber hat den Kreis der Erben in Ordnungen nach den Stufen der Verwandtschaft eingeteilt.

Gesetzliche Erben der *ersten Ordnung* sind die Abkömmlinge des Erblassers, d.h. seine Kinder und Kindeskinder.

Gesetzliche Erben der *zweiten Ordnung* sind die Eltern des Erblassers und deren Abkömmlinge, also die Geschwister des Erblassers und deren Kinder.

Gesetzliche Erben der *dritten Ordnung* sind die Großeltern des Erblassers und deren Abkömmlinge, das sind die Onkel und Tanten des Erblassers und deren Kinder und Kindeskinder. Ist nur ein Verwandter einer vorhergehenden Ordnung vorhanden, scheiden alle nachfolgenden Ordnungen aus der Erbfolge aus.

> **Beispiel.** *Anton* stirbt. Er hinterlässt einen Sohn, Vater und Mutter und zwei Schwestern. *Antons* Sohn ist gesetzlicher Erbe erster Ordnung, seine Eltern und Geschwister gesetzliche Erben zweiter Ordnung. Da also ein Erbe erster Ordnung vorhanden ist, erben sämtliche Erben zweiter Ordnung nicht. *Antons* Sohn ist in diesem Fall Alleinerbe.

Innerhalb der Ordnungen erfolgt die Vererbung nach Stämmen. Bei gesetzlichen Erben erster Ordnung schließt dabei ein zur Zeit des Erbfalls lebender Abkömmling die durch ihn mit dem Erblasser verwandten Abkömmlinge von der Erbfolge aus.

An die Stelle eines zur Zeit des Erbfalls nicht mehr lebenden Abkömmlings treten die durch ihn mit dem Erblasser verwandten Abkömmlinge.

> **Beispiel.** *Anton* hat 3 Töchter *Agathe, Annette* und *Anna*. *Anna* und *Agathe* haben je 2 Kinder. Beim Tod des *Anton* lebt *Anna* bereits nicht mehr. Gesetzliche Erben des *Anton* wären *Annette, Agathe* und *Anna* zu gleichen Teilen, d.h., jede wäre zu einem Drittel zur Erbin berufen. Da *Anna* aber zum Zeitpunkt des Erbfalls bereits vorverstorben ist, fällt der auf ihren Stamm entfallende Erbteil ihren Kindern zu. Diese werden somit zu je $1/6$ Erbe. Die Kinder der *Agathe* werden nicht Erbe, da diese als lebender Abkömmling ihre Kinder von der Erbfolge ausschließt.

Der überlebende Ehegatte ist neben Verwandten der ersten Ordnung zu einem Viertel, neben Verwandten der zweiten Ordnung oder neben Großeltern zur Hälfte als gesetzlicher Erbe berufen. Sind weder Erben der ersten noch der zweiten Ordnung noch Großeltern vorhanden, ist der überlebende Ehegatte Alleinerbe.

Lebten die Ehegatten im Zustand der gesetzlichen Zugewinngemeinschaft, so erhöht sich der gesetzliche Erbteil des überlebenden Ehegatten um ein Viertel.

> **Beispiel.** *Anton* stirbt, ohne eine letztwillige Verfügung zu hinterlassen. Bei seinem Tod leben noch seine Ehefrau, drei Kinder und sein Vater. Mit der Ehefrau lebte *Anton* im gesetzlichen Güterstand der Zugewinngemeinschaft.
> Neben den Kindern des *Anton* als gesetzliche Erben erster Ordnung erbt der Vater als gesetzlicher Erbe zweiter Ordnung nicht. Neben den gesetzlichen Erben erster Ordnung, den Kindern, erbt die Ehefrau ein Viertel. Ihr gesetzlicher Erbteil erhöht sich aber um ein Viertel, da sie mit dem Erblasser im Güterstand der Zugewinngemeinschaft lebte. Sie erhält also insgesamt die Hälfte des Erbes, während die andere Hälfte des Erbes auf die 3 Kinder aufgeteilt wird. Das Erbteil eines jeden Kindes beträgt so $1/6$.

46.4.2 Gewillkürte Erbfolge

Der Erblasser kann grundsätzlich über seinen Nachlass noch zu seinen Lebzeiten frei verfügen, jedoch nur im Rahmen der durch Gesetz vorgeschriebenen Form, nämlich durch Errichtung eines Erbvertrages oder eines Testaments.

Voraussetzung für die Wirksamkeit einer letztwilligen Verfügung ist die Testierfähigkeit des Erblassers. Minderjährige unter 16 Jahren sind nicht testierfähig. Ebenfalls nicht testierfähig sind die Personen, die wegen einer krankhaften Störung der Geistestätigkeit, wegen Geistesschwäche oder wegen einer Bewusstseinsstörung nicht in der Lage sind, die Bedeutung einer von ihnen abgegebenen Willenserklärung einzusehen und nach dieser Einsicht zu handeln.

Minderjährige, die mindestens 16 Jahre alt sind, sind beschränkt testierfähig. Sie können kein eigenhändiges Testament errichten. Personen, die volljährig und geschäftsfähig sind, sind auch unbeschränkt testierfähig.

Während der Erbvertrag zwingend notariell beurkundet werden muss und als Vertrag nur zustande kommt, wenn mindestens zwei rechtswirksame übereinstimmende empfangsbedürftige Willenserklärungen abgegeben werden, sieht das Gesetz demgegenüber vielfältigere Möglichkeiten der Testamenterrichtung vor. Ein Testament besteht aus nur einer rechtswirksamen, nicht empfangsbedürftigen Willenserklärung und enthält die Regelung der Erbfolge.

Wenn der Erblasser einen Abkömmling, seinen Ehegatten oder seine Eltern durch eine Verfügung von Todes wegen von der Erbfolge ausschließt, so kann der so Enterbte von den Erben den Pflichtteil verlangen. Der Pflichtteil besteht in der Hälfte des Wertes des gesetzlichen Erbteils.

Das Gesetz unterscheidet ordentliche und außerordentliche Testamentsformen.

Ordentliches Testament

Ein Testament kann in ordentlicher Form errichtet werden durch ein öffentliches Testament oder durch ein eigenhändiges Testament.

■ Öffentliches Testament

Das öffentliche Testament wird errichtet, indem der Erblasser einem Notar seinen letzten Willen mündlich erklärt und dieser ihn schriftlich aufnimmt oder indem der Erblasser dem Notar eine Schrift übergibt und dabei erklärt, diese Schrift beinhalte seinen letzten Willen. Dabei kann der Erblasser die Schrift offen oder verschlossen übergeben; die Schrift braucht auch nicht von dem Erblasser selbst geschrieben zu sein. Das öffentliche Testament wird amtlich verwahrt.

■ Eigenhändiges Testament

Ein ordentliches Testament stellt aber auch das eigenhändige Testament dar. Es wird errichtet, indem der Erblasser seinen letzten Willen selbst aufschreibt und unterschreibt. Weiter soll er das Datum, an dem das Testament geschrieben wurde, und den Ort, wo es geschrieben wurde, in der letztwilligen Verfügung angeben. Auch für das eigenhändige Testament empfiehlt sich die amtliche Verwahrung. Nur so ist sichergestellt, dass im Erbfall das Testament auch eröffnet wird und die letztwillige Verfügung des Erblassers nach außen hin Wirksamkeit erlangt. Jedes Testament kann bei jedem deutschen Amtsgericht gegen eine einmalige Gebühr in Verwahrung gegeben werden.

Wenn ein Testament nicht amtlich verwahrt wird, so ist jeder, der es in Besitz hat, verpflichtet, das Testament unverzüglich, nachdem er von dem Tod des Erblassers Kenntnis erlangt hat, an das Amtsgericht abzuliefern. Das Nachlassgericht beim Amtsgericht eröffnet dann das Testament.

Außerordentliches Testament

Für Ausnahmesituationen sieht das Gesetz die Möglichkeit besonderer Testamentsformen, sog. außerordentliche Testamente, auch Nottestamente genannt, vor. Das Gesetz geht von dem Grundsatz aus, dass jeder Erblasser die Möglichkeit haben soll, ein öffentliches Testament zu errichten, wenn er es will.

■ Seetestament

Wer sich während einer Seereise an Bord eines deutschen Schiffes außerhalb eines inländischen Hafens befindet, kann ein Testament durch mündliche Erklärung vor drei Zeugen errichten.

■ Bürgermeistertestament

Ist zu befürchten, dass der Erblasser sterben wird, bevor die Errichtung eines Testaments vor einem Notar möglich ist, so kann er das Testament zur Niederschrift des Bürgermeisters der Gemeinde, in der er sich aufhält, errichten. Der Bürgermeister muss zu der Beurkundung zwei Zeugen hinzuziehen.

■ Dreizeugentestament

Wer sich in so naher Todesgefahr befindet, dass voraussichtlich auch die Errichtung eines Bürgermeistertestaments nicht mehr möglich ist, kann das Testament durch mündliche Erklärung vor drei Zeugen errichten.

> **Beispiel.** *Pius* liegt im Krankenhaus. In der Nacht von Samstag auf Sonntag ist zu befürchten, dass er in Kürze sterben wird. *Pius* möchte jetzt noch ein Testament errichten und bittet die Pflegeperson *Höflich*, einen Notar zu bestellen. *Höflich* versucht dies, trifft jedoch aufgrund der Nachtzeit niemanden an. Da auch der zuständige Bürgermeister nicht zu erreichen ist, besteht die Möglichkeit, ein Dreizeugentestament zu errichten.

Ein Dreizeugentestament kann ebenfalls errichten, wer sich an einem Ort aufhält, der infolge außerordentlicher Umstände derart abgesperrt ist, dass die Errichtung eines Testaments vor einem Notar nicht möglich oder erheblich erschwert ist.

> **Beispiel.** *Anton* macht mit drei Freunden Urlaub in einer einsamen Berghütte. Eine Schlammlawine schneidet ihnen jeglichen Weg ins Tal ab. Tagelang sind sie dadurch von der Außenwelt abgeschlossen. Aufgrund dieses „Abgesperrtseins" besteht für *Anton* und seine Freunde nun die Möglichkeit, ein Dreizeugentestament zu errichten, auch wenn sie sich nicht in akuter Lebensgefahr befinden.

Mindestens drei Zeugen müssen während des gesamten Vorgangs der Errichtung eines Dreizeugentestaments anwesend sein. Der Ehegatte des Erblassers, seine Abkömmlinge und seine Eltern sowie Personen, die in dem Testament bedacht werden sollen, dürfen nicht Zeuge sein. Minderjährige sowie Personen, die nicht hinreichend hören, sprechen, sehen oder schreiben können, sollen ebenso wie geisteskranke oder geistesschwache Personen nicht Zeuge sein.

Nachdem die drei Zeugen nach ihrer Überzeugung festgestellt haben, dass die Voraussetzungen für die Errichtung eines Dreizeugentestaments bestehen und der Erblasser testierfähig ist, erklärt der Erblasser den Zeugen mündlich seinen letzten Willen, der in einer Niederschrift festgehalten wird. Diese Niederschrift wird dem Erblasser vorgelesen, von diesem genehmigt und unterschrieben.

Im Falle der *Schreibunfähigkeit* des Erblassers wird darüber ein besonderer Vermerk in der Niederschrift aufgenommen. Die Niederschrift ist dann von allen Zeugen zu unterschreiben.

Ein *Nottestament* hat nur eine beschränkte Gültigkeitsdauer. Wenn seit der Errichtung eines solchen Testaments drei Monate vergangen sind und der Erblasser noch lebt, wird es unwirksam. Dies gilt jedoch nicht, solange der Erblasser außerstande ist, ein Testament vor einem Notar zu errichten.

> **Beispiel.** *Anton* hat ein rechtsgültiges Dreizeugentestament errichtet. Zwei Monate nach dessen Errichtung fällt er in ein Koma, aus dem er erst 8 Monate später wieder aufwacht. Nach der Errichtung des Dreizeugentestaments begann die Dreimonatsfrist zu laufen, die jedoch nach Ablauf von zwei Monaten gehemmt wurde, da *Anton* nun nicht mehr in der Lage war, ein Testament zu errichten. Nachdem *Anton* aus dem Koma erwacht ist, läuft die Frist weiter. Da bereits 2 Monate der Dreimonatsfrist verstrichen sind, verliert das Nottestament nach Ablauf von einem weiteren Monat seine Rechtswirksamkeit.

46.5 Arbeitsrecht

Das Arbeitsrecht befasst sich mit den besonderen Rechten und Pflichten von Arbeitnehmer und Arbeitgeber. Arbeitnehmer ist, wer sich durch Vertrag verpflichtet hat, als Nichtselbständiger dem Vertragspartner seine ganze Arbeitskraft zur Verfügung zu stellen. Der Vertragspartner kann im Rahmen des Arbeitsvertrags über die Arbeitsleistung des Arbeitnehmers frei verfügen. Insbesondere kann er bestimmen, welche Art von Arbeit zu leisten ist, zu welcher Zeit und an welchem Ort diese zu leisten ist. Jeder, dem durch Vertrag ein solches Weisungsrecht über die Arbeitskraft mindestens eines Menschen eingeräumt wurde, ist Arbeitgeber.

Bei der Ausübung seines Weisungsrechts darf der Arbeitgeber nicht willkürlich handeln. Er muss vielfältige arbeitsrechtliche Gesetze und Regelungen beachten, die seiner Weisungsbefugnis Grenzen setzen. Da ein bestehendes Arbeitsverhältnis den Arbeitnehmer persönlich besonders intensiv in Anspruch nimmt, zudem seine wirtschaftliche Existenz grundsätzlich auf dem Arbeitsverhältnis beruht, weil er durch die Lohnzahlungen seinen Lebensunterhalt bestreiten muss, verstehen sich die vorhandenen arbeitsrechtlichen Regelungen vor allem als Schutzrechte für die Arbeitnehmer gegen einen sonst übermächtigen Arbeitgeber. Bis heute existiert zwar kein Arbeitsgesetzbuch; arbeitsrechtliche Regelungen finden sich in einer Vielzahl von Einzelgesetzen.

Wichtige arbeitsrechtliche Gesetze sind z. B.:
- das Kündigungsschutzgesetz,
- das Arbeitszeitgesetz,
- das Mutterschutzgesetz und
- das Jugendarbeitsschutzgesetz.

Weitere arbeitsrechtliche Regelungen sind in den allgemeinen Gesetzen zu finden wie dem Bürgerlichen Gesetzbuch oder dem Handelsgesetzbuch. Einige Bereiche des Arbeitsrechts sind nicht gesetzlich geregelt, so z. B. das Streikrecht oder die Haftung des Arbeitnehmers gegenüber dem Arbeitgeber. Hier entscheidet in Zweifelsfragen die Rechtsprechung.

Dort, wo über die bestehenden Gesetze hinaus ein Regelungsbedarf besteht, kämpfen die Gewerkschaften für die ihnen angeschlossenen Arbeitnehmer um deren Rechte durch den Abschluss geeigneter Tarifverträge. Auch in den einzelnen Betrieben bzw. Dienststellen vermögen Betriebsrat bzw. Personalrat im Rahmen von Betriebsvereinbarungen die Rechtsstellung des Arbeitnehmers gegenüber dem Arbeitgeber zu stärken.

Nicht zuletzt kann jeder einzelne Arbeitnehmer bei Abschluss seines Arbeitsvertrages sein Arbeitsverhältnis mitgestalten.

46.5.1 Rechte und Pflichten aus dem Arbeitsverhältnis

Durch das Arbeitsverhältnis ergeben sich zahlreiche Pflichten für die Vertragspartner. Hauptpflicht des Arbeitnehmers ist die Leistung von Arbeit nach den Anweisungen des Arbeitgebers, aber auch die Annahme des vom Arbeitgeber für die geleistete Arbeit gezahlten Entgelts. Daneben ist der Arbeitnehmer aber auch verpflichtet, auf die Interessen des Arbeitgebers Rücksicht zu nehmen, sog. Treuepflicht. Daraus ist der Arbeitnehmer z. B. verpflichtet:
- zur Beachtung der Schweigepflicht,
- zur Erhaltung der eigenen Arbeitskraft,
- zum sorgsamen Umgang mit dem Eigentum des Arbeitgebers und
- zur Beachtung der Betriebsordnung.

Hauptpflicht des Arbeitgebers ist neben der Zahlung des vereinbarten Entgelts die Beschäftigung des Arbeitnehmers. Die Nebenpflichten des Arbeitgebers

Rechtliche Aspekte

werden unter dem Begriff „Fürsorgepflicht" zusammengefasst. Dazu gehört insbesondere die Pflicht, für die Einhaltung von Unfallverhütungsvorschriften zu sorgen, aber auch, den Arbeitnehmer entsprechend seinen Fähigkeiten einzusetzen und nicht zu überlasten.

46.5.2 Beendigung des Arbeitsverhältnisses

Die Beendigungsgründe für ein Arbeitsverhältnis sind vielfältig. Ein Arbeitsverhältnis wird beendet durch den Tod des Arbeitnehmers. Der Tod des Arbeitgebers führt hingegen nicht zur Auflösung des Arbeitsverhältnisses; das Arbeitsverhältnis wird in seiner bestehenden Form mit den Erben des Arbeitgebers fortgeführt. Zeitlich befristete Arbeitsverträge sind mit Zeitablauf beendet; entsprechend ist das Arbeitsverhältnis, das zu einem bestimmten Zweck eingegangen wurde, mit der Erreichung des Zwecks aufgelöst.

> **Beispiel.** Die Kinderkrankenpflegekraft *Hilfreich* und *Anton* schließen einen Arbeitsvertrag, durch den sich *Hilfreich* verpflichtet, die erkrankte dreijährige Tochter des *Anton* zu pflegen, bis diese wieder geheilt ist. Mit der Heilung der Tochter ist das Arbeitsverhältnis beendet.

Natürlich kann ein Arbeitsverhältnis, das durch einen Arbeitsvertrag begründet wurde, auch wieder durch einen entsprechenden Vertrag aufgelöst werden, wenn beide Vertragspartner sich einig sind und demgemäß übereinstimmende Willenserklärungen abgeben.

Erwerbsminderung des Arbeitnehmers kann zur Beendigung des Arbeitsverhältnisses führen. Wichtigster Beendigungsgrund ist jedoch die Kündigung, die sowohl vom Arbeitgeber als auch vom Arbeitnehmer ausgesprochen werden kann. Die Kündigung ist kein Vertrag. Zu ihrer Wirksamkeit genügt eine entsprechende Erklärung des Kündigungswilligen unter Beachtung der für das Arbeitsverhältnis geltenden Regelungen und die Kenntnisnahme des Vertragspartners von der Kündigungserklärung.

Bei der Beendigung des Arbeitsverhältnisses hat der Arbeitgeber dem Arbeitnehmer ein schriftliches Zeugnis zu erteilen. Dieses muss zwingend Angaben über die Person von Arbeitnehmer und Arbeitgeber sowie über Art und Dauer der Beschäftigung enthalten. Nur, wenn der Arbeitnehmer dies ausdrücklich wünscht, werden zusätzlich seine Leistungen und sein Verhalten während der Dauer des Arbeitsverhältnisses in dem Zeugnis bewertet.

Lese- und Lernservice

Verwendete Literatur

ArbG, Arbeitsgesetze: Beck-Texte im Deutscher Taschenbuch Verlag (dtv), 59. Aufl., München 2001

BGB, Bürgerliches Gesetzbuch, Textausgabe. Beck-Texte im Deutscher Taschenbuch Verlag (dtv), 48. Aufl., München 2001

Großkopf, V.: Jede Behandlung ist juristisch eine Körperverletzung, Pflegezeitschrift 11/99 S. 800 ff

Hell, W.: Alles Wissenswerte über Staat, Bürger und Recht, 3. Aufl., Georg Thieme Verlag, Stuttgart 2000

Jescheck, H.-H., W. Ruß, G. Willms: Strafgesetzbuch. Leipziger Kommentar, Bd. 5: §§ 185–262. 10. Aufl. de Gruyter, Berlin 1988

Jescheck, Reiß, Willums (Hrsg.): Leipziger Kommentar, Strafgesetzbuch, Band 5: §§ 185–262; 10. Aufl. 1978/1980

Kampmann, A.: Eine heiße Wärmflasche, Pflege aktuell 11/94, S. 670

Palandt: Bürgerliches Gesetzbuch, Kommentar, 59. neubearbeitete Aufl. von P. Bassenge, u. Diederichsen et al. Beck, München 2000

Schell, W.: Rechtliche Probleme bei der Behandlung bösartiger Erkrankungen bei Kindern und Jugendlichen, Mitteilungen für Pflegeberufe 1/97, S. 15 ff

Schneider, A.: Rechts- und Berufskunde für die Fachberufe im Gesundheitswesen. Handbuch für Unterricht und Praxis, 5. Aufl., Springer Verlag, Berlin 1998

Schönke, A.: Strafgesetzbuch. Kommentar. Begr. von A. Schönke, 25. neubearb. Aufl. von T. Leckner, Beck, München 1997

SGB, Sozialgesetzbuch, Beck-Texte im Deutscher Taschenbuch Verlag (dtv), 26. Aufl., München 2000

StGB, Strafgesetzbuch, Textausgabe, Beck-Texte im Deutscher Taschenbuch Verlag (dtv), München 2000

Weiterführende Literatur

Großkopf, V. u. H. Klein: Krankenpflege und Recht. Spitta, Nürnberg 2000

Höfert, R.: Pflegethema: Spannungsfeld Recht. Georg Thieme Verlag, Stuttgart 1998

Mürbe, M. u. A. Stadler: Berufs-, Gesetzes und Staatsbürgerkunde, 6. Aufl., Urban & Fischer 2000

Reimer, W. u. A. Ennulath: Pfleglicher Umgang mit dem Recht Sondereinband, Universitätsverlag Ulm GmbH, Ulm 2000

Schell, W.: Staatsbürgerkunde, Gesetzeskunde und Berufsrecht für die Pflegeberufe in Frage und Antwort, 11. Aufl., Georg Thieme, Stuttgart 1998

Steffen, U.: Rechts- und Staatsbürgerkunde für Krankenpflegeberufe, 5. Aufl., B. Kunz, Hagen 1999

Internetadressen

www.wernerschell.de
www.recht-der-pflege.de

Abkürzungsverzeichnis

ACTH	Adrenokortikotropes Hormon	KrPflG	Krankenpflegegesetz
AGS	Adrenogenitales Syndrom	KrPflAPrV	Ausbildungs- und Prüfungsverordnung für die Berufe in der Krankenpflege
AIDS	(engl. Acquired Immunodeficiency Syndrom), erworbenes Immunschwäche-Syndrom	LA	Lebensaktivität
AKIK	Aktionskommitee Kind im Krankenhaus	LKG-Spalte	Lippen-Kiefer-Gaumenspalte
Aqua dest	Destilliertes Wasser	MAD	mittlerer arterieller Druck
AT	Adenotomie	mbar	Millibar
AT-Strümpfe	Antithrombosestrümpfe	MMC	Meningomyelocele
AV-Knoten	Atrioventrikularknoten	mmHg	Millimeter Quecksilbersäure
BaKuK	Bundesarbeitsgemeinschaft Kind und Krankenhaus	MPG	Medizinproduktegesetz
BE	Broteinheit	MRT	Magnetresonanztomographie
BFHI	Babyfriendy Hospital	Na	Natrium
BGB	Bürgerliches Gesetzbuch	NaCl. 0,9%	isotonische Kochsalzlösung
BKK	Berufsverband für Kinderkrankenschwestern und Kinderkrankenpfleger e.V.	NANDA	(engl. North American Nursing Diagnosis Association), Nordamerikanische Pflegediagnosenvereinigung
BMI	Body-Mass-Index	PCA	(engl. patient-controlled analgesia) Patientenkontrollierte Analgesie
BSG	Blutkörperchensenkungsgeschwindigkeit	pH	(Abkürzung für potenzia hydrogenii), aktuelle Wasserstoffionenkonzentration, d.h. die tatsächlich in einer Lösung vorhandenen Wasserstoffionen (H+), Säure-Basen-Index
BZ	Blutzucker		
Ch	Charrière, Maßeinheit für Durchmesser, 1 Ch = $^1/_3$ mm Durchmesser		
CT	Computertomographie	PKU	Phenylketonurie
DBfK	Deutscher Berufsverband für Pflegeberufe e.V.	p.o.	per os
DRG	Diagnosis related groups, Fallpauschalen	PVC	Polyvinylchlorid
EACH	European Association for Children in Hospital	PVP	Polyvinylpyrolidon
		REM	(engl. Rapid eye movement), schnelle Augenbewegungen im Traumschlaf
EDTA	Äthylendiamintetraessigsäure, Antikoagulans	ROP	(engl. Retinopathy of Prematurity), Retinopathia praematurorum, Erkrankung der Netzhaut bei Frühgeborenen infolge Sauerstofftherapie u. a. Risikofaktoren
EEG	Elektroenzephalogramm		
EKG	Elektrokardiogramm		
EL	Esslöffel		
EMLA	eutektische Mischung von Lokalanästhetika	RR	Riva Rocci (Abkürzung für Blutdruckmessung nach Riva-Rocci)
EU	Europäische Union	SaO2	Sauerstoffsättigung
FSME	Frühsommer-Meningoenzephalitis	s.c.	Subkutan
GCS	Glasgow-Coma-Scale	SGB	Sozialgesetzbuch
GSG	Gesundheitsstrukturgesetz	SHT	Schädel-Hirn-Trauma
HAV	Hepatitis-A-Virus	SIDS	(engl. sudden infant death syndrom), plötzlicher Kindstod
HbA1	glykolysiertes Hämoglobin abhängig von der Höhe des Blutzuckerspiegels	StGB	Strafgesetzbuch
HBV	Hepatitis-B-Virus	SSW	Schwangerschaftswoche
HCV	Hepatitis-C-Virus	tcPO2	transkutan gemessener Sauerstoffpartialdruck
HDV	Hepatitis-D-Virus		
HIV	(engl. Human Immunodeficiency Virus), menschliches Immunschwäche-Virus	TE	Tonsillektomie
		TL	Teelöffel
HNO	Hals-Nasen-Ohren	UN	United Nations, Vereinte Nationen
i.a.	intraarteriell	UNESCO	United Nations Educational, Scientific and Cultural Organization
ICN	International Council of Nurses (Weltverband der professionell Pflegenden)	UNICEF	United Nations International Children's Emergency Fund (Weltkinderhilfswerk)
ICT	Intensivierte konventionelle Insulintherapie		
		VA-Shunt	Ventrikuloartrialer Shunt
IE	Internationale Einheit	VP-Shunt	Ventrikuloperitonealer Shunt
i.m.	intramuskulär	WHO	World Health Organization, Weltgesundheitsorganisation
ITP	Idiopathische Thrombozytopenie		
i.v.	intravenös	ZNS	Zentralnervensystem
kcal.	Kilokalorie	ZVD	Zentralvenöser Druck
KG	Körpergewicht	ZVK	Zentraler Venenkatheter
kJ	Kilojoule		

Glossar

A

Abdomen: Bauch/Bauchregion
abdominal: zum Bauch gehörig
additiv: hinzukommend, sich summierend
Adenotomie: operative Entfernung der Rachenmandel
Adipositas: Fettleibigkeit
Adoleszenz: Endphase des Jugendalters
Adrenalin: Hormon des Nebennierenmarks
adstringierend: zusammenziehend
aerogen: von der Luft ausgehend
Aerosol: 1. Luft- oder Gasmenge, in der feinste flüssige oder gasförmige Teilchen schweben, 2. Heilmittel zum Einatmen
Affektion: Befall durch eine Krankheit
Agitation: Erregung, körperliche Unruhe
Alkalose: Erhöhung des pH-Wertes über 7,45 bzw. Erniedrigung der Wasserstoffionen-Konzentration des Blutes durch Basenüberschuss oder Säuredefizit
Allergen: Stoffe, die eine Allergie hervorrufen, körperfremde Substanzen, die die Bildung spezifischer Antikörper in den Zellen auslösen
Alveolen: Lungenbläschen
ambivalent: doppelwertig
Amenorrhoe: Ausbleiben der monatlichen Regelblutung
Amnesie: vorübergehende oder dauerhafte Gedächtnislücke
Amniozentese: Fruchtwasserpunktion
Analgesie: Schmerzbekämpfung, Schmerzlosigkeit
Analgetika: schmerzstillende Mittel
Analgosedierung: gleichzeitige Schmerzbekämpfung und Beruhigung
Analprolaps: Hervortreten der Afterschleimhaut
Anämie: Blutarmut, Verminderung des Blutfarbstoff- und auch des Erythrozytengehaltes im Blut
anaphylaktischer Schock, Anaphylaxie: schockartige allergische Reaktion
Anastomose: 1. Verbindung zwischen Blutgefäßen, Lymphgefäßen und Nerven, 2. operative Verbindung von Hohlorganen
Angiopathie: Gefäßkrankheit, krankhafte Gefäßverengung
Anthroposophie: philosophische Lebenssichtweise nach Rudolf Steiner
anthroposophisch: den Menschen in den Mittelpunkt stellend
Antiemetika: Mittel zur Verhinderung des Erbrechens und der vorübergehenden Übelkeit
Antihistaminikum: antiallergisch wirkendes Mittel
Antikonvulsiva: Mittel zur Behandlung der verschiedenen Epilepsieformen
Antimykotika: Pilzwachstum beeinflussende Mittel
antiseptisch: keimabtötend
Anus praeter: künstlicher Darmausgang
Aortenisthmusstenose: angeborener Herzfehler, Einengung der thorakalen Aorta
Apallisches Syndrom: Wachkoma
Apathie: Teilnahmslosigkeit
Apnoe: Atemstillstand
Applikation: Verabreichung (von Arzneimitteln)
Aquäduktusstenose: Einengung der Verbindung zwischen III. und IV. Hirnkammer
armieren: mit einem Schutz versehen
Arrhythmie: Unregelmäßigkeit des Herzschlags
aseptisch: keimfrei
Aseptische Nekrosen: Gewebszerstörungen ohne infektiöse Ursache
Aspiration: Ansaugung (von Flüssigkeiten, Fremdkörpern)
Assoziation: Verknüpfung
Asystolie: Herzstillstand
Aszites: Bauchwassersucht
Atelektase: nicht mit Luft gefüllter Lungenabschnitt
Atemnotsyndrom: verschiedene Erkrankungen des Früh- und Neugeborenen, die mit Atemnot einhergehen
Atresie: Fehlen einer natürlichen Körperöffnung
atrophieren: schwinden
Auskultation: Abhorchen
AV-Block = Atrioventrikulärer Block: verzögerte oder unterbrochene Reizleitung von den Vorhöfen zu den Kammern
axillar: zur Achselhöhle gehörend
Axiom: anerkannter Grundsatz
Azeton: Abbauprodukt von Fettsäuren
Azetonämie: Auftreten von Azetonkörpern im Blut
Azidose: Senkung des pH-Wertes unter 7,35 bzw. Steigerung der Wasserstoffionen-Konzentration des Blutes, Übersäuerung

B

Bifurkation: Gabelung, z. B. der Luftröhre
Bilirubin: Gallenfarbstoff, physiologisches Zerfallsprodukt des Hämoglobins aus zugrunde gegangenen Erythrozyten
Blickdeviation: Abweichung der Blickrichtung
Bougierung: Aufdehnung und Weiten von Verengungen
Bradykardie: Verlangsamung des Herzschlags
Bronchiektasen: krankhafte Erweiterung der Bronchialäste
Bronchodilatation: Erweiterung verengter Bronchien
Bronchokonstriktion: Verengung der Bronchien
bronchopulmonale Dysplasie: chronische Lungenerkrankung mit bindegewebigem Umbau des Lungengewebes und eingeschränkter Lungenfunktion
Bronchoskopie: Atemwegsspiegelung

Choanalatresie: angeborener knöcherner oder membranöser Verschluss der hinteren Nasenöffnung, ein- oder beidseitig
Crista iliaca: Darmbeinkamm

Glossar

Cushing-Syndrom: Stammfettsucht als Folge einer Kortisolerhöhung, entweder angeboren oder erworben

D

Defibrillation: Beseitigung des Herzkammerflimmerns (durch Elektroschock oder medikamentös)
Dehiszenz: Klaffen (z. B. einer Wunde)
Dehydratation: Abnahme des Körperwassers
Dekompensation: Ausfall der körpereigenen Ausgleichsmechanismen
Dekonnektieren: Lösen von Verbindungsstellen
Depotfett: gespeichertes Körperfett
Desinfektion: Abtötung aller pathogenen Keime
diaplazentar: durch den Mutterkuchen hindurch
Diarrhoe: Durchfall
diffundieren: chem.: gegenseitiges Durchdringen (von Gasen oder Flüssigkeiten)
Digitalis: herzwirksames Medikament
Dislokation: Verschiebung, Veränderung der normalen Lage
Diuretika: Mittel zur Anregung der Wasserausscheidung
Druckulzera: Druckgeschwüre
Dysplasie: Fehlbildung
Dyspnoe: Atemnot
Dystrophie: leichte Verlaufsform chron. Ernährungsstörungen bei Säuglingen

E

Ekchymosen: flächenhafte Blutergüsse
Eklampsie: Krampfanfälle als Folge einer Schwangerschaftsvergiftung
endokrin: hormonbildend
endotracheal: innerhalb der Luftröhre
enteral: im Darm
Enterothorax: Verlagerung von Eingeweiden (Magen, Darm, Milz, Leber) in den Brustkorb bei angeborenem Zwerchfelldefekt
Enzym: syn. Fermente, Stoffwechselbeschleuniger
Epidermis: Oberhaut
Epilepsie: Anfallsleiden
Erektion: Steifwerden, z. B. des männlichen Gliedes
Ergotherapie: Arbeits- und Beschäftigungstherapie
Erythem: Rötung der Haut
essentiell: lebensnotwendig
expektorieren: aushusten
Exsikkose: Austrocknung des Körpers bei starkem Flüssigkeitsverlust (z. B. bei Erbrechen, Durchfall)
Exspiration: Ausatmung
Extension: Streckung, Dehnung in Längsrichtung
extrarenal: außerhalb der Niere
Extrasystolen: Extraschläge des Herzens infolge Reizbildungsstörung
extrauterin: außerhalb der Gebärmutter
Extremitäten: Gliedmaßen

F

Fazialisparese: Gesichtslähmung
febril: fieberhaft
Feedback: Rückmeldung
Femur: Oberschenkelknochen
Fertilität: Fruchtbarkeit
fetal: zum Fetus gehörig, Anfang 4. – 9. Schwangerschaftsmonat, die Fetalzeit betreffend
Flüssigkeitsretention: Zurückhalten von Flüssigkeit
Fontanelle: Knochenlücke am kindlichen Schädel
Foramen Monroi: Verbindung zwischen III. Hirnventrikel und Seitenventrikeln
funktionell: auf einer Funktion oder auf der Störung einer Funktion beruhend

G

Gangrän: Brand, Gewebszerstörung
Gastritis: Magenschleimhautentzündung
Gastroenteritis: Magen-Darm-Infektion
gastroösophageal: Magen und Speiseröhre betreffend
Gastrostomie: operative Eröffnung des Magens, wobei die Öffnung als Fistel bestehen bleibt (z. B. zur künstlichen Ernährung)
Gestationsalter: Schwangerschaftsalter
Gestose: Abkürzung von Gestationstoxikose (Schwangerschaftserkrankung)
Gingiva: Zahnfleisch
Glaukom: Grüner Star; krankhafte Steigerung des Augeninnendrucks
Glukagon: blutzuckersteigerndes Hormon
Glukose: Traubenzucker, einfaches Kohlenhydrat
Glukuronyltransferase: Enzym; spielt eine Rolle bei der Ausscheidung des Bilirubins
Glykogen: in der Leber und in den Muskeln aus Glukose aufgebautes speicherungsfähiges, energiereiches Kohlenhydrat

H

halonierte Augen: tiefliegende, schattierte Augen
Hämangiom: Blutschwamm
Hämatin: im Magen zersetztes Blut
hämatogen: aus dem Blut stammend
Hämatom: Bluterguss
Hämolyse: Abbau/Auflösung der roten Blutbestandteile
Hautkolorit: Hautfarbe
Hautturgor: Hautspannung
heparinisieren: mit dem Gerinnungshemmstoff Heparin versehen
Hepatitis: Leberentzündung
Hirnödem: Hirnschwellung
histologisch: gewebstypisch
Humerus: Oberarmknochen
Hydrocephalus occlusus: durch Verschluss entstandener Hydrozephalus
hydrostatischer Druck: Wasserdruck
Hyperbilirubinämie: Erhöhung des Gallenfarbstoffs im Blut
Hyperglykämie: Erhöhung des Blutzuckers
hyperosmolar: eine starke osmotische Wirkung ausübend
Hyperoxämie: Erhöhung des Blutsauerstoffgehalts
Hyperpigmentierung: verstärkte Hautfärbung
Hyperplasie: Organvergrößerung durch Zellvermehrung
Hyperthermie: Überwärmung, hoher Anstieg der Körpertemperatur
Hyperthyreose: Schilddrüsenüberfunktion
Hypertonie: Hochdruck (z. B. Blutdruck), vermehrte Spannung (z. B. Muskel)
Hypertrophie: Überwucherung durch Zunahme der funktionellen Zellsubstanz

Glossar

Hypervolämie: vermehrtes Plasmavolumen
hypoallergen: geringer allergieauslösend
Hypoglykämie: Unterzuckerung
Hypothalamus: Teil des Zwischenhirns, im Hypothalamus befinden sich dem vegetativen Nervenzentrum übergeordnete Zentren (z. B. Wärmeregulation)
Hypothermie: Untertemperatur
Hypothyreose: Schilddrüsenunterfunktion
Hypotonie: zu niedriger Druck (z. B. Blutdruck), verminderte Muskelspannung
Hypoventilation: verminderte Atmung
Hypovolämie: verringertes Blutvolumen
Hypoxämie: verringerter Sauerstoffgehalt im Blut
Hypoxie: Sauerstoffunterversorgung in den Körpergeweben

I

Ikterus: Gelbfärbung der Haut
Ileus: Darmverschluss
immobil: unbeweglich
Immunisierung: Aufbau von Antikörpern
immunologisch: das Abwehrsystem betreffend
Immunsuppressiva: Mittel zur Unterdrückung der Antikörperbildung
immunsupprimiert: mit unterdrückter Abwehrlage
Indikation: Heilanzeige
infaust: aussichtslos
infertil: unfruchtbar
Ingestion: Aufnahme eines Stoffes mit der Nahrung (z. B. Aufnahme eines Giftstoffes)
Injektion: Einspritzung
Inkontinenz: Unvermögen zur willkürlichen Kontrolle von Urin u. Stuhl
Inspiration: Einatmung
instillieren: einträufeln
Interaktion: wechselweise Handlung von miteinander in Beziehung stehenden Personen
interdisziplinär: mehrere Berufsgruppen umfassend oder betreffend
interkostal: zwischen den Rippen
intermittierend: mit Unterbrechungen
interpersonal: zwischenmenschlich
intersexuelles Genitale: Vorhandensein von Merkmalen beider Geschlechter bei einem Individuum
interstitiell: im Zwischengewebe
Intervention: Eingreifen
Intoxikation: Vergiftung
intrazerebral: im Gehirn
intrakutan: in die Haut
intramuskulär: in den Muskel
intraoral: in den Mund
intraperitoneal: ins Bauchfell
intrathekal: ins Rückenmark
intrauterin: in der Gebärmutter
intravenös: in die Vene
Intubation: Einführen eines Schlauches in die Luftröhre über Nase oder Mund
invasiv: eindringend
Iontophorese: med. Anwendung von elektrischem Strom
ischämisch: minderdurchblutet
isoton: den gleichen osmotischen Druck aufweisend

J

Jejunostomie: Fistelung zwischen Dünndarm und Bauchdecke

K

Kachexie: Auszehrung
kardial: das Herz betreffend
Kardiomyopathie: Herzmuskelerkrankung/-schwäche
kardiopulmonal: Herz und Lunge betreffend
kardiovaskulär: Herz und Gefäße betreffend
Kardioversion: Beeinflussung von pathologischen Herzrhythmen durch Elektroschock
Karditis: Herzentzündung
Karotissinus: Erweiterung an der Gabelung der Halsschlagader, Sitz von Druckrezeptoren innerhalb des Gefäßes
Katarakt: Grauer Star, Linsentrübung
katarrhalische Symptome: Erkältungssymptome
Katecholamine: Stresshormone (Adrenalin, Noradrenalin)
Kernikterus: Schädigung der Ganglienzellen im Stammhirn durch eine verstärkte Gelbsucht (z. B. bei Neugeborenen)
Ketoazidose: Übersäuerung des Körpers mit Anhäufung von Ketonkörpern
Ketonkörper: Abbauprodukte von Fettsäuren
Kirschner-Draht: Draht zur Extensionsbehandlung, benannt nach M. K. Kirschner 1878 – 1942
Klimakterium: Wechseljahre
Klitoris: Kitzler am vorderen Ende der kleinen Schamlippen
kollabieren: zusammenfallen, einen Kollaps erleiden
komatös: sich in tiefster Bewusstlosigkeit befindend (durch äußere Reize nicht zu unterbrechen)
Komplementarität: Zusammenfügbarkeit, Ergänzbarkeit, Abhängigkeit
Konjunktiva: Bindehaut des Auges
Kontamination: Verunreinigung
Kontinenz: Fähigkeit, Stuhl und Urin zurückhalten zu können
Kontraindikation: Gegenanzeige
kontrollierte Hyperventilation: gewollte und überwachte Überbeatmung
Kornea: Hornhaut des Auges
Kortikoide: Hormone der Nebennierenrinde
kotherapeutisch: therapieunterstützend
Kreislaufdysregulation: Kreislaufstörung
Kyphose: Buckel

L

Labien: Schamlippen
Laktation: Produktion und Abgabe von Muttermilch durch die weiblichen Brustdrüsen
Laktose: Milchzucker
Larynx: Kehlkopf
Läsion: Verletzung
Laxanzien: Abführmittel
Leukomalazie: Schädigung der weißen Hirnsubstanz
Linolsäure: zweifach ungesättigte Fettsäure
Liquor: Hirnwasser
Liquorfistel: unnatürlicher Abflussweg für Hirnwasser (z. B. aus der Nase)
Liquorkissen: Ansammlung von Hirnwasser unter der Haut (z. B. nach neurochirurgischen Operationen)
Logopäde: Sprachtherapeut

Lokalanästhesie: örtliche Betäubung
Lumbalanästhesie: Betäubung der unteren Körperhälfte über das Rückenmark
lumbosakral: die Lenden- und Steißbeinregion betreffend

M

Malabsorption: mangelhafte Aufnahme von bereits verdauter Nahrung aus dem Dünndarm
Maldigestion: mangelhafte Verwertung der Nahrung, Fehlverdauung durch Fehlen von Enzymen
Mandrin: Führungsstab
manifestieren: erkennbar werden
manuell: mit den Händen
masturbieren: sich geschlechtlich selbst befriedigen
Mazeration: Aufweichung von Gewebe durch Flüssigkeit
Medulla oblongata: verlängertes Rückenmark
Megakolon: Dickdarmerweiterung
Mekonium: Kindspech, intrauterin gebildeter Stuhl des Neugeborenen
Mekoniumileus: Darmverschluss durch Kindspech
Meningen: Hirnhäute
Meningismus: Symptomenkomplex aus Nackensteifigkeit, Kopfschmerzen, Erbrechen, Kernig-Zeichen
Meningitis: Hirnhautentzündung
metabolisch: den Stoffwechsel betreffend, aus dem Stoffwechsel entstanden
Mikroangiopathie: durch Stenosierung (u. Thrombosierung) kleiner u. kleinster arterieller Gefäße bedingtes Krankheitsbild
mikrobiologisch: Mikroorganismen (Kleinlebewesen) betreffend
Mikrozirkulationsstörung: Störung der Durchblutung in den kleinen Blutgefäßen
Mobilisation: Beweglichmachen (von Gelenken)
Morbus Hirschsprung: Erkrankung mit angeborener Darmerweiterung
Moro-Reflex (Frühkindlicher Reflex): Das auf dem Rücken liegende Kind breitet auf plötzliche Reize hin seine Arme aus und führt sie anschließend wieder zur Brust zusammen
morphologisch: Form und Struktur des Körpers betreffend
motorisch: die Bewegung betreffend
Musculus glutaeus medius: mittlerer Gesäßmuskel
– **quadriceps femoris:** Oberschenkelmuskel
– **vastus lateralis:** äußerer Schenkelmuskel
Mykose: Pilzerkrankung
Myokard: Herzmuskelschicht
Myokarditis: Entzündung des Herzmuskels
Myoklonie: klonische, blitzartige Zuckungen einzelner Muskeln

N

Nahrungskarenz: Nahrungspause
nasal: zur Nase gehörend, von ihr ausgehend
Nasopharyngealbereich: Nasen-Rachen-Raum
Nekrosen: Absterben von Organen, Organteilen oder Geweben
nekrotisierende Enterokolitis (NEC): Darminfektion des Früh- und Neugeborenen mit Zerstörung von Darmgewebe
nephrogen: von der Niere ausgehend

Neurodermitis: ist eine üblicherweise chronisch wiederkehrende ekzemartige Hautentzündung, die mit starkem Juckreiz einhergeht, häufigste Hauterkrankung des Kindesalters
neurologisch: die Nerven betreffend
neurometabolisch: den Nervenstoffwechsel betreffend
neuromuskulär: die Muskelinnervierung betreffend
Neuropädiatrie: Teil der Kinderheilkunde, der sich mit Erkrankungen des Nervensystems befasst
Neuropathie: 1. Nervenkrankheit, 2. angeborene Neigung zu Erkrankungen des Nervensystems (bes. vegetative Störungen)
nichtsteroidal: ohne den Einsatz von Steroiden (z. B. Kortison)
nutritiv: nährend, nahrungsmäßig

O

Obduktion: Leichenöffnung
Obstipation: Stuhlverstopfung
Obstruktion: Verlegung, Verengung, Verschluss
Ödem: Wasseransammlung im Gewebe
Okziput: Hinterhaupt
Oligurie: Verminderung der Urinausscheidung
Omphalitis: Nabelentzündung
Opisthotonus: tonischer Krampf der Rückenmuskulatur mit Rückwärtsbeugung des Rumpfes
oral: zum Mund gehörend
orale Automatismen: automatisch ablaufende Mundbewegungen
Orbitalphlegmone: akute Entzündung der Augenhöhle
oropharyngeal: Mund u. Rachen betreffend
Osmolarität: Molkonzentration aller in einer Lösung osmotisch wirksamen Moleküle, ausgedrückt in Volumeneinheiten
Osmose: Übergang des Lösungsmittels (z. B. Wasser) einer Lösung in eine stärker konzentrierte Lösung durch eine feinporige (semipermeable) Scheidewand, die zwar für das Lösungsmittel selbst, nicht aber für den gelösten Stoff durchlässig ist
Ösophagus: Speiseröhre
Osteomyelitis: Entzündung des Knochenmarks
Osteosynthese: operative Behandlung von Knochenbrüchen; Osteosyntheseverfahren bewirken entweder eine Schienung der Fraktur oder eine Druckausübung auf den Bruchspalt
Otitis media: Mittelohrentzündung
Oxygenierung: mit Sauerstoff versetzen

P

Pädiater: Kinderarzt
Pädiatrie: Kinderheilkunde
palliativ: lindernd, aber nicht heilend
Pankreas: Bauchspeicheldrüse
Paraplegie: vollständige Lähmung zweier symmetrischer Extremitäten
Parasit: Schmarotzer; Lebewesen, die ganz oder teilweise auf Kosten anderer Organismen leben
Paravasat: die neben ein Blutgefäß gelangte Injektionsflüssigkeit
parenteral: unter Umgehung des Magen-Darm-Trakts
Parese: unvollständige Lähmung
Parotitis: Entzündung der Ohrspeicheldrüse

Glossar

passager: nur vorübergehend auftretend
Patella: Kniescheibe
pathogen: krankmachend
pathologisch: krankhaft
Perforation: Durchbohrung, Durchstoßung
perioral: um den Mund
Peristaltik: fortschreitende Bewegungswellen (z. B. im Darm)
Peritonitis: Bauchfellentzündung
Permeabilität: Durchlässigkeit (von Membranen)
persistieren: verbleiben
Perspiratio insensibilis: temperaturabhängige Wasserverluste über die Haut und die Atmung
Petechien: punktförmige Hautblutungen
Pfortaderthromben: Blutgerinnsel in der großen Bauchvene
pH-Wert (*p* Abk. für Potenz, *H* für Wasserstoffionen): pH-Wert gibt die aktuelle Wasserstoffionen-Konzentration in einer Lösung an; besagt, ob eine Lösung neutral, sauer oder alkalisch reagiert
physiologisch: normal
physisch: körperlich
Plasmaproteine: Eiweiße im flüssigen Blutbestandteil
Plazenta: Mutterkuchen
Pleura: Brustfell
pleural: zur Pleura gehörig
Pleuritis: Brustfellentzündung
Pneumothorax: Ansammlung von Luft im Brustfellraum
Polydipsie: krankhafter Durst
Polypen: Geschwülste der Schleimhaut (gestielt)
Polyurie: krankhafte Steigerung der Urinmenge (z. B. bei Diabetes insipidus)
Polyzythämie: Vermehrung der festen Blutbestandteile
postnatal: nach der Geburt
postoperativ: nach einer Operation
postpartal (p. p.): nach der Geburt
präventiv: vorbeugend
Prolaps: Vorfall, Heraustreten von inneren Organen
Prophylaxe: Vorbeugung, Verhütung (von Krankheiten)
Protein: Eiweißkörper
Prothese: künstlicher Ersatz fehlender Körperteile
Pseudopubertas praecox: scheinbar verfrüht einsetzende Pubertät
Psoriasis: Schuppenflechte
psychisch: seelisch
psychomental: seelisch-geistig
Pubertas praecox: vorzeitige Pubertätsentwicklung
pulmonal: die Lunge betreffend
Pulsoxymetrie: Verfahren zur nichtinvasiven u. kontinuierlichen Messung der Sauerstoffsättigung durch Gewebe (z. B. Finger, Fuß)
Pylorus: Magenausgang

Reduktion: 1. Zurückführung, Verringerung, Herabsetzung, 2. chemisch: Entzug von Sauerstoff aus einer Verbindung oder Anlagerung von Wasserstoff an eine solche
Reflux: Rückfluss
Refluxösophagitis: Entzündung der Speiseröhre durch Rückfluss von Mageninhalt
rektal: den Mastdarm betreffend

Relaxierung: durch Pharmaka hervorgerufener Zustand der Erschlaffung der quergestreiften Muskulatur; kann nur unter künstlicher Beatmung erfolgen
Remission: vorübergehender Rückgang von Krankheitserscheinungen (z. B. bei Leukämie)
Reposition: Wiedereinrichtung von Knochenbrüchen, Hernien u. a.
Resistenz: Widerstandsfähigkeit des Organismus gegen Krankheitserreger; Unempfindlichkeit von Krankheitserregern gegen bestimmte Arzneimittel
Resorption: Aufsaugung, Aufnahme von Stoffen
Respirator: Beatmungsgerät
respiratorisch: die Atmung betreffend
Ressource: nutzbare Kräfte, Hilfsquelle
restriktiv: zurückhaltend, einschränkend
Retard-Tabletten: Tablettenform mit verzögertem Wirkungseintritt
Retention: Zurückhaltung (z. B. von Stuhl)
reversibel: umkehrbar, heilbar
Rezidiv: Rückfall
rezidivierend: wiederkehrend
rupturieren: zerreißen, durchbrechen

sagittal: in Pfeilrichtung
Sectio caesarea: Kaiserschnitt
Sedativum: Beruhigungsmittel
Sedierung: Behandlung mit einem Beruhigungsmittel
Sekretolyse: Sekretlösung
Sensitivity bedeutet in den Sozialwissenschaften Gespür, Feinfühligkeit, Einfühlungs- und Mitschwingungsfähigkeit im zwischenmenschlichen Bereich
Sepsis („Blutvergiftung"): schweres Krankheitsbild, bei dem von einem begrenzten Infektionsherd im Körper pathogene Keime in den Blutkreislauf geschwemmt werden
serös: eiweißhaltig, dünnflüssig
Shunt: Kurzschlussverbindung (z. B. interne Liquorableitung)
Shuntdysfunktion: Funktionsstörung der Shuntanlage
Sinusknoten: physiologischer Schrittmacher am Herzen (Reizbildungszentrum)
Sinusrhythmus: physiologischer Herzrhythmus vom Sinusknoten ausgehend
Sklera: Lederhaut des Auges
Skoliose: seitliche Verbiegung der Wirbelsäule
Skrotum: Hodensack
somatisch: körperlich
somnolent: schläfrig, aber erweckbar
Soor: Hefepilzinfektion
spastisch: erhöhter Muskeltonus, verkrampft
Spina bifida: Spaltbildung der Wirbelsäule
Spina iliaca: Darmbeinstachel
Spinalnerven: Rückenmarksnerven
Splenektomie: Entfernung der Milz
statomotorisch: den Gleichgewichtssinn und die Bewegung betreffend
Stenose: Verengung
steril: keimfrei
Sternum: Brustbein
Steroide: Hormongruppe (z. B. Kortison)
Stoma: Öffnung eines Hohlorgans
Stridor: pfeifendes Atemgeräusch durch Verengung der oberen Luftwege

Glossar

Struma: Vergrößerung der Schilddrüse
Substitution: Ersatz
suffizient: ausreichend funktionierend
suprakondylär: oberhalb des Gelenkkopfes (z. B. Fraktur)
Surfactant: oberflächenaktive Substanz, die die Alveolen auskleidet und die Oberflächenspannung herabsetzt, unterstützt die Entfaltung der Alveolen und den Gasaustausch
Sympathikus: Teil des autonomen Nervensystems
Sympathomimetika: Substanzen, die ähnliche Wirkungen im Organismus auslösen, wie sie durch Erregung sympathischer Nerven verursacht werden
systemisch: ein ganzes Organsystem betreffend
Systole: Zusammenziehen des Herzmuskels

T

Tachykardie: beschleunigte Herzfrequenz
Tachypnoe: beschleunigte Atmung
Tetanie: Erregungszustand mit typischer Pfötchenstellung der Hände
Tethered-cord-Syndrom: Verdickung und bindegewebige Verwachsung des Filum terminale (Ausläufer des Rückenmarks), häufig mit Fixation (bei Myelomeningozele)
thorakal: den Brustraum betreffend
Thorax: Brustkorb
Thrombosierung: Verschluss eines Blutgefäßes durch ein Blutgerinnsel
Thrombozytopenie: Verminderung der Blutplättchen
Tonsillektomie: Entfernung der Rachenmandeln
Tonsillitis: Entzündung der Rachenmandeln
Totraum: am Gasaustausch unbeteiligte Luft in den Atemwegen
Toxikologie: Lehre von den Giften und Vergiftungen
Toxine: als Antigen wirkende Giftstoffe (z. B. von Bakterien)
toxisch: giftig
tracheal: die Luftröhre betreffend
Tracheomalazie: Knorpelweichheit der Luftröhre
tracheotomiert: mit einem Luftröhrenschnitt versehen
transkutan: durch die Haut
traumatisch: durch Verletzung entstanden
Trochanter major: großer Rollhügel
Trokar: hohle Metallnadel mit dreikantiger Spitze (für Punktionen)

Tuberkulin: Extrakt aus Tuberkelbakterien und ihrem Kulturmedium

U

Ullrich-Turner-Syndrom: Störung der Geschlechtsentwicklung mit Minderwuchs infolge nur eines X-Chromosoms
Uterus: Gebärmutter

V

Vagina: Scheide
Vagus (Nervus vagus): Hirnnerv X, Hauptnerv für die parasympathische Innervierung
Vena cava inferior: untere Hohlvene
Ventrikulostomie: operative Eröffnung der Hirnkammern
vesikoureteraler Reflux: Rückfluss von Urin von der Blase in die Harnleiter
vestibulär: den Gleichgewichtssinn betreffend
Vestibularapparat: Gleichgewichtsorgan (Teil des inneren Ohres)
Volumensubstitution: Flüssigkeitsergänzung im Körper

Z

Zentralnervensystem (ZNS): Gehirn und Rückenmark
zentralnervös: das zentrale Nervensystem betreffend
zerebral: das Gehirn betreffend
Zervixinsuffizienz: Muttermundschwäche
zirkulär: kreisförmig
Zirkulationsstörung: Störung im Blutkreislauf
Zirrhose: Gewebsumwandlung, die zur Verhärtung und Schrumpfung eines Organs führt (z. B. Leberzirrhose)

Abbildungsnachweis

Herstellerfirmen

Wir danken folgenden Firmen sehr herzlich für die uns zur Verfügung gestellten Abbildungen:

alfda Handels-GmbH, Bergheim, Abb. 23.13, 23.14

Allegiance Healthcare Deutschland GmbH, Unterschleissheim, Abb. 39.7

Ambu (Deutschland) GmbH, Friedberg, Abb. 45.5, 45.6

Baxter Deutschland GmbH, München-Unterschleißheim, Abb. 25.6

Becton-Dickinson GmbH, Heidelberg, Abb. 29.2 b

Otto Bock HealthCare GmbH, Duderstadt, Abb. 31.5

Boehringer Ingelheim KG, Ingelheim, Abb. 12.4

Braun GmbH, Kronberg im Taunus, Abb. 9.4

B. Braun Melsungen AG, Melsungen, Abb. 41.1

ConvaTec Vertriebs GmbH, München, Abb. 28.10

CorpoMed Gesundheitskissen GmbH & Co., Geesthacht, Abb. 21.10

DIDYMOS, Ludwigsburg, Abb. 13.20

Doltron AG, CH-Uster, Abb. 41.22

Dräger Medical AG & Co. KgaA, Lübeck, Abb. 8.16, 21.1, 21.4, 35.1, 35.3

Fresenius Kabi Deutschland GmbH, Bad Homburg, Abb. 11.24 a-c

Glaxo Wellcome AG, CH-Schönbrühl, Abb. 24.4

LogoMed, Windhagen, Abb. 26.1

MAPA GmbH, Zeven, Abb. 11.14 c, 23.10

Medela Medizintechnik GmbH & Co. Handels KG, Eching, Abb. 20.9, 23.9, 23.10 c sowie die Abbildungen in Tabelle 20.4

Ortopedia GmbH, Kiel, Abb. 10.4

PARI GmbH Deutschland, Starnberg, Abb. 8.15

Reha Vista, Abb. 7.8, 7.10

Roche Diagnostics GmbH, Mannheim, Abb. 29.2 a

RTM Eye-Shields InterNational Supply, Poing/München, Abb. 22.1, 22.2, 22.3

Seca, Hamburg, Abb. 11.2 a-c

Karl H. Schäfer GmbH, Lage-Heiden, Abb. 16.2, 16.3, 16.7, 33.4

Thomas Hilfen für Behinderte GmbH & Co. Medico KG, Abb. 11.17, 31.13

Tyco Healthcare Deutschland GmbH, Abb. 8.12, 8.13

Vygon GmbH & Co. KG, Aachen, Abb. 21.6, 27.3, 27.4

Wissner-Bosserhoff GmbH, Wickede, Abb. 14.7 a-d

Für die freundliche Bereitstellung der Fotos zum Thema Fototherapie bedanken wir uns sehr herzlich bei Frau Jeanette Rietschel, NIPS, 1. Universitäts-Frauenklinik in München.

Weitere Quellen

Wir danken folgenden Vereinen, Einrichtungen und Personen für Abbildungsübernahmen:

AKIK-Bundesverband e.V., Oberursel: Abb. 6.8

Asthmazentrum Berchtesgarden: Abb. 24.7

Deutsche Adipositas-Gesellschaft e.V., Hamburg: Abb. 11.7

Deutsche Hämophilie Gesellschaft, Hamburg: Abb. 26.3

Deutsche Liga für das Kind, Berlin: Abb. 11.10

DSB Deutscher Schwerhörigenbund e.V., Berlin: Abb. 7.7

Unicef Deutschland, Köln: Abb. 11.11

Verein Villa Kunterbunt e.V., Trier: Abb. 29.7, 36.1

Ebenso danken wir:

Frau Käsmann-Kellner (Oberärztin der Sehschule an der Universitätsklinik in Homburg/Saar) für die Bereitstellung der Abb. 23.3 und Abb. 23.4,

Frau Christa Herzog (Still- und Laktationsberaterin) für die Bereitstellung der Abb. 23.9,

Frau Dr. Caroline Pallua für die Bereitstellung der Abb. T23.1, T23.2, 23.18 und Abb. 23.20,

der Klinik und Poliklinik für Kinderchirurgie der Johannes- Gutenberg- Universität Mainz Abb. 42.8 und Abb. 43.4

Abbildungsübernahmen

Folgende Abbildungen wurden übernommen aus Kellnhauser u. a.: THIEMEs Pflege. 9. Auflage, Thieme, Stuttgart 2000

2.11, 5.2 – 5.5, 7.1, 8.17, 8.23, 8.24 – 8.26, 9.3, 9.5, 9.9, 9.13, 9.16, 10.2, 12.1 ,12.5, 12.8, 12.14,12.18, 12.22, 12.25, 12.26, 12.28, 12.29, 12.31, 12.32, 13.23, 14.1, 14.3 – 14.5, 14.7 e, 15.1, 15.9, 16.6, 18.1, 18.3, 24.5, 24.8, 28.9, 29.12, 30.7, 30.10, 32.8, 33.7, 33.8, 35.2, 35.5, 35.14, 35.15, 35.17, 39.13, 40.1, 41.3, 41.12, 41.13, 41.18, 41.20, 41.21

Abbildungen nach Vorlagen aus anderen Quellen bzw. Bildübernahmen

Brand-Hörsting, B.: Das KinderkrankenpflegeBuch. Enke, Stuttgart 1999: Abb. 8.25 c, 24.2, 41.4

Catel, W.: Das gesunde und das kranke Kind. Thieme, Stuttgart 1983: Abb. 1.1,1.2, 34.11

Freudenberger, T.: Dermatologie. Thieme, Stuttgart 1993: Abb. 23.12

Friedemann, M.L.: Familien- und umweltbezogene Pflege. Hans Huber, Bern 1996: Abb. 5.7

Abbildungsnachweis

Hertl, M.: Kinderheilkunde und Pflege. Thieme, Stuttgart 1996: Abb. 19.8 b, 34.6, 34.9

Jung, E.G. (Hrsg.): Duale Reihe Dermatologie, 4. Aufl. Hippokrates, Stuttgart 1998: Abb. 34.4

Kirschnick, O.: Pflegetechniken von A-Z. Thieme, Stuttgart 2001: Abb. 12.7, 15.8, 30.8, 39.3 a, 39.4, 40.11, 40.12, 41.2

Knapp, U., M. Hansis: Die Wunde, 2. Aufl. Thieme, Stuttgart 1999: Abb. 23.15, T23.2, 23.19, 43.1 d

Krämer, W. u. a.: Zuverlässigkeit einer neuen Fixierungstechnik für orogastrale Ernährungssonden bei Früh- und Termingeborenen. Monatsschr. Kiheilkd. 147 (1999) 655: Abb. 21.6

Lauber, A., P. Schmalstieg: Wahrnehmen und Beobachten. Thieme Stuttgart 2001: Abb. 10.1, 10.20

Leininger, M.: Kulturelle Dimensionen menschlicher Pflege. Lambertus, Freiburg i. Br. 1998: Abb. 1.6

Niethard, F.U.: Kinderorthopädie. Thieme, Stuttgart 1997: Abb. 31.2 a, 31.7, 32.5, 32.7

Paetz, B., B. Benzinger-König: Chirurgie für Pflegeberufe, 19. Aufl. Thieme, Stuttgart 2000: Abb. 14.5, 30.19 b, 31.8

Roper N., W.W. Logan, A.J. Tierney: Die Elemente der Krankenpflege, 4. Aufl. Recom, Basel 1993: Abb. 3.1

Rossi, E. u. a.: Pädiatrie, 3. Aufl. Thieme, Stuttgart 1997: Abb. 26.2, 34.5, 34.10 b, 34.12

Schwegler, J.S.: Der Mensch-Anatomie und Physiologie, 3. Aufl. Thieme, Stuttgart 2002: Abb. 20.1, 30.12

Sefrin, P.: Notfalltherapie. Urban & Schwarzenberg, München 1988: Abb. 23.15

Sitzmann, F.C.: Pädiatrie. MLP Duale Reihe, 2. Aufl. Thieme, Stuttgart 2002: Abb. 28.2, 34.7

Skibbe, X., A. Löseke: Gynäkologie und Geburtshilfe für Pflegeberufe. Thieme, Stuttgart 2001: Abb. 2.12, 17.1

Sonn, A.: Pflegethema Wickel und Auflagen. Thieme, Stuttgart 1998: Abb. 9.12

Strauss, I. Hippotherapie. Hippokrates, Stuttgart 1999: Abb. 33.6

Zitelli, B.J., H.W. Davis: Farbatlas pädiatrischer Krankheitsbilder. Thieme, Stuttgart 1989: Abb. 19.6, 19.8 a, 19.9, 23.8, 23.11, 25.1, 30.21

Medizinisches Bildarchiv, Georg Thieme Verlag Stuttgart Boehringer Ingelheim Pharma KG, 2002: Abb. 25.4

A

Sachverzeichnis

A
A-B-C-D-Schema 885 ff
Abführmaßnahmen, präoperative 850 f
Abhängigkeits-/Unabhängigkeits-Kontinuum 55 f
Abhusten 184
Abmagerung 278
Abnabeln 442 f
Absaugen 184 f
– endotracheales 774 ff
– – Komplikation 776
– Nasenreinigung 548
– nasopharyngeales 185
– Neugeborenes 441 f, 451
– orales 185
Absaugsystem, geschlossenes 775 f
Absence 711
Abstillen 474 f
Abstinenz-Syndrom, neonatales 503
Abstrichröhrchen 790
Acetylsalicylsäure 219
Acne neonatorum 447
Adenosin 889
Adenotomie 518
Adipositas 278 f
– Prävention 279
Adrenalin 887, 889
Adrenogenitales Syndrom 639 ff
– Geschlechtsidentität 641
– Hormonfehldosierung 640 f
– Kommunikation 642
– Korrekturoperation 641
– Notfallausweis 641
– Notfallsituation 641
– physiologische Entwicklung 642
– Speichelgewinnung 641
Agalaktie 471
Agranulozytose 584
Agression, Krankenhausaufenthalt 67
AGS (Adrenogenitales Syndrom) 639 ff
AIDS (Acquired immune Deficiency Syndrome) 739, 743 f
Akzeptanz 157
A-Lagerung 177
Albinismus 242
Aldosteronmangel 640
Aldosteronspiegel, physiologischer 640
Alkalose, metabolische 607
Alkoholvergiftung 894
Allergene 531
Allergenvermeidung 555
Allergie, präoperative Abklärung 850
Allergieprävention 290

Allgemeinbefinden, Blutdruckbeurteilung 199
Allodynie 161
Alltalk 155
Alopezie 242
Alprostadil 570
Amblyopie 506
Amnionnabel 449
Amphetamine 504
Ampullenformen 816
Analatresie 616
Analgetika 165 ff
– nichtopioide 166
– opioide 166 f
– systemisch wirkende 165 ff
Analog-Insulin 627 f
Anämie 575 ff
– Blutungsstillung 576
– chronisch hämolytische 577 ff
– Eisenzufuhr 576 f
– Komplikation 578 f
– Kreislaufsituation 576
– Notfall 576
– psychosoziale Situation 579 f
– Selbständigkeit in der Therapie 579
Anderson-Hynes-Nierenbeckenplastik 648
Anfall
– fokaler, einfacher 711
– komplex-fokaler 711
Anfallsleiden 710
Anfallsprotokoll 714
Angstminderung 785
– präoperative 849
Anhidrosis 216
Aniridie 509
Anisokorie 382
Ankleiden, Hilfestellung 268
Anorchie 665
Anordnungsverantwortung
– Infusionstherapie 826
– Injektion 816
– Strafrecht 899
Anorexia nervosa 726
Antike 2
Antipyretika 219
Anti-Rh-Immunglobulin-Injektion 463
Antithrombose-Strümpfe 372 f
Antitoxin-Diphtherieserum 745
Apallisches Syndrom 709
Apgar-Score 442
Aphasie 152
Apnoe 171
Appendizitis 613
Appetit 276
Appetitlosigkeit 278
Appetitsteigerung 278

Arbeiten 55
Arbeitsplatz, Sicherheit 404 f
Arbeitsrecht 911
Arbeitssucht 17
Arbeitsverhältnis
– Beendigung 911 f
– Pflichten 911
– Rechte 911
Arbeitsweise, rückenschonende 373 f
Arm, Waschrichtung 251
Armvene, Blutentnahme 795
Aromatherapie 230
Arrhythmie, absolute 192 f
Arteria radialis, Blutentnahme 798
Artikulationsstörung 151
Arzneimittel
– Applikationsarten 394
– Aufbewahrungsort 393
– Darreichungsform 394
– Nebenwirkung 395
– Sicherheitsförderung 393 ff
– Verordnung 394
– wirtschaftlicher Umgang 396
Arzneimittelrest, Entsorgung 396
Arzneimittelverabreichung 394 f
– Fünfer-Regel 394
Arztvisite 160
Asphyxie-Score 442
Asthma bronchiale 551 ff
– Berufswahl 555
– gesundheitsfördernde Lebensweise 555
– Infektvermeidung 555
– Klimakur 554
– Lebensqualität 555
– Pflegemaßnahmen 551 ff
– psychisches Gleichgewicht 555 f
– Schulung 554
– Therapieakzeptanz 554
Asthmaanfall 551
– Beobachtung 553
Asthmastatus 551
Asthmatherapie 551 f
– medikamentöse 552
Asystolie 192, 887
Aszitespunktion 806
– Komplikation 807
Ataxie 358
Atemanaleptika, Frühgeborenes 480
Atemerleichterung 549
Atemfrequenz 171
Atemgeräusch 173
Atemgeruch 173
Atemleistung 170
Atemnot 172 f

– Herzinsuffizienz 566 f
Atemqualität 172 f
Atemrhythmus 171 f
Atemsituation, Einschätzung 175
Atemstillstand 171
Atemstörung, akute 888 ff
Atemtechnik 175
Atemtiefe 172
Atemtrainer 180
Atemübungen 180 f
Atemwege
– frei halten 774
– freie 547 f
– frei machen
– – Notfallsituation 885
– – Schnüffelposition 885
Atemwegserkrankung, akute 546 ff
– Allgemeinzustand, Verbesserung 550 f
– Atemerleichterung 549
– Pflegemaßnahmenakzeptanz 550
– Sauerstoffversorgung 550
– Schmerzlinderung 550
Atemzüge zählen 170
Ätherische Substanz 182
Athetose 358
Atmen 54, 169 ff
– behindertes Kind 80
– Dehnlage 177 f
– Einflussfaktoren 169 f
– Einreibung, stimulierende 181
– Lagerungsdrainage 179
– Lagerungstechnik 177 ff
– sekretentleerende Maßnahmen 184 f
– sekretlockernde Maßnahmen 181 f
– sekretverflüssigende Maßnahmen 182 ff
Atmung
– Beobachtung 170
– hechelnde 172
– Neugeborenes 450
– physiologische 171
– selbständige, nach Beatmung 769
– Überwachung, postoperative 855
– unterstützende Pflegemaßnahmen 175
Atopie 527
Atrophie 278
Atropin 852, 889
Atropinvergiftung 894
AT-Strümpfe (Antithrombose-Strümpfe) 372 f
Aufforderung, paradoxe 141
Aufklärung des Patienten 900
Auflage 233

922

Sachverzeichnis

A

Aufmerksamkeitsstörung 730
Aufnahmegespräch 119
Aufnahmeuntersuchung, ärztliche 121 ff
– Assistenzaufgaben 122 ff
– Vorbereitung 121 f
Aufsichtspflicht 908
AUG (Ausscheidungsurogramm) 652
Auge, Reifungsprozess 506
Augeninnendruck, erhöhter 512 f
Augenoperation 513 f
Augenpflege 254 f
Augenprothese 508
Augensalbeapplikation 507
Augenspülung 507 f
Augentropfen 255
Augentropfenapplikation 506 f
Augenverätzung 509
Augenverband 508
Augenverletzung 511
Augenzittern 510
Ausbildungsverordnung 6
Ausdruck, sprachlicher 142 f
Ausgangsstellung, atemerleichternde 176
Auskleiden, Hilfestellung 268 f
Auskultation, Assistenzaufgaben 122
Ausscheiden 55, 314 ff
– behindertes Kind 81 f
– Einflussfaktoren 315
– islamische Lebensordnung 14
Ausscheidung
– Ekelgefühl 315 f
– Frühgeborenes 486
– Neugeborenes 451
Ausscheidungsurogramm 652
Auszehrung 278
Autonomie, behindertes Kind 82
AV-Block 193
Azeton 626

B

Babymassage 50 f
– indische 51
Bad 226 f
– Wassertemperatur 226
Badelifter 248
Baden 246 ff
– ängstliches Kind 249
– Kindergartenkind 248
– Kleinkind 248
– Neugeborenes 247 f
– Schlafförderung 385
– Schulkind/Jugendliche 248
– Sicherheitsregeln 247
Badezusatz, medizinischer 246
Balanitis 661
Basale Stimulation 45 ff
– behindertes Kind 80

– Duschen 249
– Einbeziehung der Eltern 49
– Ganzwaschung 252 ff
– Haarwäsche 262
– Konzeptumsetzung 49 f
– Körperpflege 80
– Mundpflege 261
– Ziel 48 f
Bauchatmung 175
Bauchdeckenentspannung, postoperative 856
Bauchlage 179, 364
– bei zentraler Bewegungsstörung 366
Bauchmassage bei Darmhefepilzbefall 526
Bauchschmerzen
– Ileus 611
– kolikartige 613
– Schoenlein-Henoch-Purpura 581
Bauchtrauma 895
Bauchwickel 232
Baumann-Vertikalextension 685
BCG-Impfung 759
Beatmung 764 ff
– Akzeptanz 765 f
– Atemgastemperatur 766
– druckgesteuerte 776
– freie Atemwege 767
– Komplikation 765
– Notfallsituation 885 ff
– Sekretanschoppung 767
– Tubusabknickung 767
– Tubusdekonnektion 767
– Tubusdislokation 767
– Tubusfixierung 768
– volumengesteuerte 776
– zeitgesteuerte 776
Beatmungsbeutel 886
Beatmungsformen 776 ff
Beatmungsgerät 778
Beatmungsmaske 886
Beatmungsparameter 777
Beatmungstherapie, individuell angepasste 766
Beckenkammpunktion 805
Bed-Side-Test 841
Bedürfnistheorie 11
Behinderung 71 ff
– geistige 74
– – Kommunikation 150 f
– WHO-Klassifizierung 74
Beikost 290 f
Beine
– ausstreichen 372
– Hochlagerung 372
– Waschrichtung 251
Beißring, gekühlter 225
Bekleidung, klimatisch angepasste 217
Belästigung, sexuelle 419 f
Belastung
– physische 17
– psychische 17
Belastungsgrenze 69
Benzinvergiftung 894
Benzodiazepin 504
Beobachtung

– Gütekriterien 27
– des Kindes, Einbeziehung der Eltern 29
– Kriterien 27
– nichtteilnehmende 25
– objektive 24, 27
– pflegerische 23, 27 ff, 31
– – von Kindern 28
– – Ziele 28
– Reliabilität 27
– subjektive 24
– systematische 25
– teilnehmende 25
– unsystematische 24 f
– Validität 27
Beobachtungsbereiche 29 f
Beobachtungsergebnis
– Dokumentation 31
– objektives 31
– subjektives 31
– zuverlässiges 30
Beobachtungsfehler 26
Beobachtungskompetenz 31
Bereichspflege 37
Berichterstattung 38
Berufsausübung, Verantwortung 10
Berufsbekleidung 400 f
Berufsbild 8 f
Berufsschuhe 401
Berufsverständnis 8 f
Berührungsempfinden 241
Beschäftigung, behindertes Kind 82 f
Bestrahlungsfeld 590
Besuchsregelung 120
Betäubungsmittel 396
Betreuung 719 ff
– pflegerische, kindgemäße 96
– psychosoziale, kindgemäße 96
Bettbügel 367
Bettlägerigkeit, Essen 296
Bettwäschewechsel 387 f
Beurteilungsfehler 26
Beurteilungskriterien 27
Beutelbeatmung 886 f
Beweglichkeit
– Gesundheit 357
– Pflegemaßnahmen 359 ff
Bewegung 55, 353 ff
– basale Stimulation 47
– Bedeutung 353
– behindertes Kind 79 f
– Einflussfaktoren 353 f
– Entwicklung
– – grobmotorische 354 ff
– – physiologische 354 ff
– – pränatale 354
– Pflegemaßnahmen 359 ff
– Situationseinschätzung 359
Bewegungsförderung 360
Bewegungsspiele 359
Bewegungsstörung
– Prophylaxe 367 ff
– zentrale 358
– – Lagerung 364 ff
Bewegungssystemstörung 676 ff

Bewegungsübungen im Bett 372
Bewegungsunruhe 730
Bewusstlosigkeit 892
– Kontaktaufnahme 154
– posttraumatische 706
Bewusstsein 381 ff
Bewusstseinslage
– Einschätzung 381 f
– postoperative 855
Bewusstseinsveränderung, Stadien 381
Bilirubinwertbestimmung 496
Bindewindel 265
Biopsie 799
– Vorbereitung 800 f
Biot-Atmung 171 f
Blasendauerkatheter 328
– Entfernung 329 f
– Pflege 650
Blasenentleerung, präoperative 851
Blasenentleerungsstörung, neurogene 655 f
– Dekubitusprophylaxe 655
– Pflegemaßnahmen 655 f
Blasenfassungsvermögen, Vergrößerung 321
Blasenkatheter 323
– Einführen
– – beim Jungen 325 f
– – beim Mädchen 325
– Frühgeborenes 486
Blasenpunktion, suprapubische 330
– Nachsorge 331
Blasentraining 321
Blässe, periorale, bei Scharlach 757
Blickverhalten 145
– verändertes 153
Blindheit 149
BLISS-Symbolsystem 154
Blubberflasche 180
Blut, okkultes, im Stuhl 351
Blutabnahme, Guthrie-Test 455
Blutaustauschtransfusion 496, 845 f
– Beobachtung 846
– Nachsorge 846
Blutdruck 195 ff
– altersabhängiger 195
– diastolischer 195
– Einflussfaktoren
– – körperliche 195
– – psychische 195
– – soziokulturelle 195
– – umgebungsabhängige 195
– erhöhter 199 f
– Ernährungsfaktoren 195
– indirekte Beurteilung 198 f
– Situationseinschätzung 200
– systolischer 195
– verminderter 199
Blutdruckamplitude
– große 200

923

B Sachverzeichnis

Blutdruckamplitude, kleine 200
Blutdruckdifferenz 200
Blutdruckkontrolle, postoperative 855
Blutdruckmessung 196 ff
– arterielle 197 f
– auskultatorische 196
– automatische 197 f
– Fehlerquellen 197
– palpatorische 197
– pflegerische Beobachtung 30
Blutegel 665
Blutentnahme 791, 793 ff
– Armvene 795
– arterielle 798
– Ferse 797
– Finger 797
– Fußvene 795
– kapilläre 796 ff
– Kopfvene 795
– venöse 794 ff
– Zuständigkeit 793
Bluterausweis 583
Bluterbrechen 280
Blutgasanalyse 798
Blutgruppen 840
Blutgruppensysteme 840
Blutkonservierung 841
Blutkultur 788, 790
Blutprodukte 841 f
Blutschwämmchen 448
Blutsenkungsröhrchen 790
Blutspende 840
Blutsystemstörung 575 ff
– Bedeutung 575
Bluttransfusion 843 ff
– Komplikation 844
– Nachsorge 844
– Sicherheit 843
Blutung
– akute 576
– bei Hämophilie 582
– postpartale 459
– Volumenmangelschock 892
Blutungsstillung 576
Blutuntersuchung 788 ff
– präoperative 850
Blutverlust, Kreislaufsituation 576
Blutvolumen 839
Blutzuckerkontrolle 625 f
Blutzuckerröhrchen mit Hämolysat 789
Blutzuckerspiegel, Nierenschwelle 626
Blutzucker-Spitz-Röhrchen 789
BMI (Body-Mass-Index) 275
BNS-Anfälle 711
Bobath-Konzept 360 ff
Body-Mass-Index 275
Bradykardie 192
Bradypnoe 171
Brandschutz 404
Brechvorgang 280
Breikost 290
Breikostgabe 299 ff
Breit-Wickeln 679

Bromhidrosis 216
Bronchialsekret
– Abhusten 184
– Absaugen 184 f
– Entleerung 184 f, 549
– Lockerung 181 f
– Verflüssigung 182 ff
Bronchien, Lagerungsdrainage 179
Bronchiolitis 547
Bronchitis, akute 547
Broviac-Katheter 595 f
– Hygiene 596 f
– Pflege 596 f
– Verbandwechsel 597
Brustdrüse, Anatomie 465 f
Brustdrüsenschwellung, Neugeborenes 447 f
Brustmassage 470
Brustpflege 470 f
Brustpumpe, elektrische 473
Brustwarzen, wunde 471
Brustwarzenrhagaden 471
Brustwickel 232
Bulimia nervosa 726
Buphthalmus 512
Bürgermeistertestament 910
Burn-out 17 f

C

Candida albicans 752
Candidiasis 752 f
Cannabis 504
CAPD (kontinuierliche ambulante Peritonealdialyse) 671
Caput succedaneum 445
CCPD (kontinuierliche zyklische Peritonealdialyse) 672
Celsius 205
Chagas-Krankheit 567
Chalazion 509
Charta für Kinder im Krankenhaus 111 ff
Chefarztvisite 160
Cheyne-Stokes-Atmung 171 f
Christliche Familie, sterbendes Kind 435
Clinitron-Bett 540
Colitis ulcerosa 614 ff
– Akzeptanz 615
– Ernährung 615
– Medikamenteneinnahme 615
Comedones neonatorum 447 f
Communicator 154
Computertomographie 877 f
Contusio bulbi 509
Corbin-Strauss-Pflegemodell 11
CorpoMed-Lagerungskissen 367
Corynebacterium diphtheriae 744
Credé-Prophylaxe 443 f
Creme, lokalanästhesierende 850

Crohn-Krankheit 614 ff
– Akzeptanz 615
– Ernährung 615
– Medikamenteneinnahme 615
Croupette 187
CT (Computertomographie) 877 f
Cuffdruckprüfung 772
Cystische Fibrose 556 ff
– Atemfunktion 557
– Aufklärung 561
– Drainage 557 f
– Energiezufuhr 559
– ethische Fragen 561
– Fettzufuhr 559
– Gewichtsentwicklung 560
– Infektionsrisiko 558 f
– Lebensqualität 560
– Nährstoffzufuhr 559 f
– Selbsthilfegruppe 560
– Sondenernährung 560

D

Dammschnitt, Schmerzlinderung 461
Darmerkrankung, chronisch entzündliche 614 ff
Darmperistaltikanregung, postoperative 857
Darmspüllösung 345
Darmspülung 348 f
– orthograde 348 f
– rektale 348
Darmtraining 342
Datenanalyse, Pflegeforschung 45
Datenerhebung, Pflegeforschung 45
Dateninterpretation, Pflegeforschung 45
Dauerabsaugsonde 606
Dauermedikation 395
Dehnlage 178 f
Dehumanisierung 17 f
Dehydratation 277 f
– Ileus 612
– Schweregradabschätzung 277
Dekubitusentstehung 368 f
– Risikogruppen 369
– Stadien 370
Dekubitusprophylaxe 367 ff
– bei akutem Nierenversagen 670
– beatmetes Kind 768
– am Kopf 697
– Lagerung 370 f
– bei neurogener Blasenentleerungsstörung 655
– onkologische Erkrankung 600 f
– bei Spina bifida 703
– bei thermischer Verletzung 540
Dekubitusrisiko 369
Deliktsfähigkeit 905
Denkstil, positiver 69
Depression
– Krankenhausaufenthalt 67

– Sterbeprozess 429
Desensibilisierung, verhaltenstherapeutische 724
Desinfektion 397 ff
Desinsektion 399
Diabetes mellitus 623 ff
– Aktivität 629
– Akzeptanz der Lebenssituation 631 f
– Ernährung 628 f
– Folgeschäden 624
– – Prävention 629 f
– Hautpflege 630
– Individualität 630 f
– Insulininjektion, selbständige 626 f
– Pflegemaßnahmen 624 ff
– Stoffwechselkontrolle 625 f
– Stoffwechselstabilisierung 624 f
– Typ I 623
– Typ II 623
Diabetikerausweis 631 f
Diabetikerschulung 631 f
Diabetikertagebuch 630
Dialysatwechsel 672
Dialyse 671 f
Diarrhö, Ernährung 593
Diazepam 889
Diclofenac 166
Digitalthermometer 207
Digoxin 569
Dinatriumcromoglicium 552
Diphtherie 739, 744 f
– Atmungserleichterung 744
– Impfung 741
– Pflegemaßnahmen 744 f
Disability 74
Dissozialität 729 f
Diversität, kulturelle 15
DNCG (Dinatriumcromoglicium) 552
Dobutamin 889
Dokumentation 38, 160
– Beobachtungsergebnis 31
Dopamin 889
Dormicum 852
Dosieraerosol 553 f
Down-Syndrom, Nahrungsaufnahme, Unterstützung 81
Drahtpuls 193
Drainageatmung, unterstützte 558
Drainagehaltung 558
Drainagesystem, liquorableitendes 697 f
Dreieckswindel 265
Drei-Flaschen-System, Pleuradrainage 809
Dreimonatskolik 340
Dreitagefieber 213
Drei-Zeugen-Testament 910
Druck, arterieller, mittlerer 195
Druckverband, Punktionsstelle 801

Sachverzeichnis D

Dunant, Henry 3
Duodenalsonde 306
Durchfallerkrankung, infektiös bedingte 739, 745 f
– Beobachtungskriterien 746
– Erreger 745
– Hautpflege 746
– Pflegemaßnahmen 745 f
Durchführungsverantwortung
– Infusionstherapie 826
– Injektion 816
– Strafrecht 899
Durchschlafstörung 380
Durst 271, 276
Durstfieber 213
Durstgefühl
– Ileus 612
– Störung 277
Duschen 249
– basal stimulierendes 249
Dysarthrie 151 f
Dysgrammatismus 151
Dyslalie 151
Dyspepsiestuhl 337
Dysphagie 279
Dyspnoe 172 f
– exspiratorische 173
– Herzinsuffizienz 566
– inspiratorische 173
Dystrophie 278
Dysurie 317

E

EACH-Charta 111 ff
Echtheit 157
EDTA-Röhrchen 789
EEG (Elektroenzephalographie) 879 f
Effloreszenzen 241
Eichenrinden-Bad 246
Eigenbeobachtung 25
Eindruck, erster 26
Eingriff, therapeutischer
– Angst 785
– Information 786
– Kommunikation 786 f
– Rahmenbedingungen 787
Einkoten 725 f
Einlauf 343 ff
– Frühgeborenes 487
– hoher 347
– medikamentöser 347
Einmal-Höschenwindel 264
Einmalkanüle 816
Einmalkatheterismus 323 ff
– beim Jungen 325 ff
– beim Mädchen 324 f
Ein-Mundvoll-Beatmen 886
Einnässen 725 f
Einreibung, atemstimulierende 181
Einschlafritual 384 f
Einschlafstörung 380
Einsichtsfähigkeit des Patienten 900
Einwilligung
– mutmaßliche, des Patienten 901

– des Patienten 900
Einziehung, inspiratorische 173
Eisenmangelanämie 576
Eisenpräparate, Nebenwirkung 577
Eisenzufuhr 576 f
Eiskrawatte 225
Ekchymose 241
Ekelgefühl 315 f
EKG (Elektrokardiographie) 879
EKG-Monitor 191
Eland-Farbskala 163
Elektroenzephalographie 879 f
Elektrokardiographie 879
Elektrolythaushalt 823 f
Elektrolytlösung 824
Elektrotherapie, Notfallsituation 888
Ellbogengelenk, Gelenkspaltenpunktion 806
Eltern-Ich 158
Eltern-Kind-Beziehung
– behindertes Kind 77
– Neugeborenes 443, 453 f
Eltern-Kind-Bindung, schwache, Risiko-Pflegediagnose 40
Emesis 279
EMLA (eutektische Mischung von Lokalanästhetika) 165, 850
Empathie 157, 785
Enalaprilhydrogenmaleat 569
Endokrines System, Störung 623 ff
Endoskopie 880
Energiezufuhr 292
– altersabhängige 283
Enkopresis 725 f
Entbindung
– ambulante 459
– zu Hause 459
Entbindungsstätte 459
Entlassungsgespräch 125 f
Entlastung schaffen 67 f
Entseuchung 738
Entspannung, präoperative 849
Entwicklung 59 ff
– Einflussfaktoren 59 f
Entwicklungsmodell 60 f
Entwicklungspsychologie 60 ff
– deskriptive 61 ff
Entwicklungs-Rehabilitation 75
Entzündung
– Kälteeinfluss 223
– Wärmeeinfluss 223
Enuresis 725 f
Enzephalitis 739, 746 f
– Erreger 746
– Minimal-Handling 747
– Pflegemaßnahmen 747
– Vitalfunktionenkontrolle 747
Epiglottitis 547, 890 f

Epilepsie 710 f
– Anfallsrisikominderung 715 f
– Medikamenteneinnahme 715
– soziale Integration 716
Episiotomie, Schmerzlinderung 461
Epispadie 663
Epstein-Barr-Virus 754
Erbfolge
– gesetzliche 909
– gewillkürte 909 f
Erbrechen 279
– Ernährung 593
– Hirndruck 695
– Ileus 611
– induziertes
– – Kontraindikation 895
– – bei Vergiftung 893
– Kostaufbau 281
– onkologische Erkrankung 593
– Pflegemaßnahmen 281
– schwallartiges 606
– Sicherheit 281
Erbrecht 909 ff
Erbrochenes, Beschaffenheit 280
Ergebnisqualität 22
Erguss 799
Erikson-Persönlichkeitsentwicklungstheorie 60
Ernährung
– ballaststoffreiche 342
– Kind/Jugendliche 291 ff
– künstliche 301 ff
– – enterale 301 ff
– – Frühgeborenes 485
– – Zugangswege 302
– – parenterale 301
– Säugling 285 ff
– Schwangere 283 f
– Stillende 284
Ernährungsanamnese 282
Ernährungsaspekte
– qualitative 282
– quantitative 282
Ernährungsprotokoll 276
Ernährungspumpe 309
Ernährungssonde 81
Ernährungsstandort, Ermittlung 282
Ernährungsverhalten 276
Ernährungszustand
– physiologischer 272 ff
– reduzierter 278 ff
Ersatzmilchernährung, künstliche 289 f
Ersatzmilchnahrung, Hygiene 298
Erschöpfung 17 f
Ersticken 403
Ertrinken 403, 888, 890
Erwachsenen-Ich 159
Erythrozytenkonzentrat 840, 842
Esmarch-Handgriff 885
Essen 54, 270 ff
– behindertes Kind 80 f
– bei Bettlägerigkeit 296

– Einflussfaktoren 270 f
– – körperliche 270
– – psychische 270 f
– – soziokulturelle 271
– – umgebungsabhängige 271
– gesundheitsfördernde Maßnahmen 283 ff
– Hygiene 296
– islamische Lebensordnung 14
– Servieren 296
– unterstützende Maßnahmen 283 ff
Essensplatz 296
Esshilfen 300
Essstörung 726 ff
– Pflegemaßnahmen 727
ESWL (extrakorporale Stoßwellenlithotripsie) 653
Ethik 9 f
Eupnoe 171
Eutrophie 272
Exanthem
– Infektionserkrankung 742
– mit perioraler Blässe 757
Exanthema toxicum neonatorum 448
Exophthalmus 153
Exsudat 799 f
Extensionsbehandlung 684 ff
– Ausscheiden 686 f
– Durchblutungsverhältnisse 686
– Hautbeschaffenheit 686
– Pflegebedarf 685
– Schamgefühl 686 f
– Schmerzvermeidung 686
– Selbständigkeit 686
Extrasystolen 192 f
Extubation 772 ff

F

Fachkompetenz 7
Facies
– abdominalis 153
– lunata 153
Fahrenheit 205
Fahrlässigkeit 899
Faktor-VIII-Präparat 842
Familie 70
– Gesundheitsförderung 85
Familiengesundheit 86 f
Familienmitglieder, Individuation 89 f
Familienstruktur, kulturelle Unterschiede 13
Familiensystem
– Änderung 89 f
– Erhaltung 89
– Kohärenz 89
Familienziele 87 ff
– Prozessdimensionen 87 f
Fassthorax 174, 551
Febris
– continua 214
– intermittens 214
– remittens 214
– undulans 214

925

F Sachverzeichnis

Fehlbildung
- anorektale 616 f
- Untersuchung, postnatale 445

Fehlhaltung, rheumatisch bedingte, fixierte 691
Fentanyl 166
Fernöstliche Familie, sterbendes Kind 436 f
Fettstuhl 338
Fettzufuhr bei cystischer Fibrose 559
Fieber 211 ff
- Begleitzeichen 212 f
- Beobachtung 221
- biphasisches 214
- Dromedartyp 214
- Flüssigkeitshaushalt 220
- infektiöses 213
- intermittierendes 214
- kontinuierliches 214
- Pflegemaßnahmen 218 ff
- Pflegeprobleme 220
- rekurrierendes 214
- remittierendes 214
- Risikogruppen 219
- Therapie 218 f
- toxisches 213
- undulierendes 214
- Wadenwickel 232 f
- zentrales 213
Fieberabfall 213
- kritischer 213
- lytischer 213
Fieberanstieg 213
Fieberdelirium 214
Fieberhöhe 213
Fieberkrämpfe 214, 221, 710, 712
Fiebertyp 214
Fieberursache 213
Fieberverlauf 213
Fingerfraktur 681
Finkelstein-Regel 289
Fistel, ösophagotracheale 602
Flächendesinfektion 399
Flachwarzen 471
Flankenatmung 175 f
Flaschengabe 297 f
Flaschenhygiene 298
Flaschennahrung, Zubereitung 297
Fluchtreflex 446
Fluor neonatorum 447
Flüssigkeitsausfuhr 333 f
Flüssigkeitsbilanz 333 f, 567
- bei Harnableitung 649
Flüssigkeitshaushalt, Fieber 220
Flüssigkeitsmanometer, Venendruckmessung, zentrale 836 f
Flüssigkeitszufuhr 333 f
- Bronchialschleimkonsistenz 183 f
- bei Harnsteinerkrankung 655
- bei Harnwegsinfektion 645
- postoperative 858

Foetor ex ore 173
Folgenahrung 289
Folienverband 867
Fontanellen, Neugeborenes 445
Forschungsfrage 45
Forschungsplan 45
Forschungsprozess 45
Forschungsthema 45
Fortbewegung, Hilfsmittel 79
Fototherapie 496
Fototherapieschutzbrille 497 f
- Frühgeborenes 487
Fraktur 680 ff
Frakturheilung 683, 685
Frauenmilchprotein 286
Freiheit, persönliche, Straftat 902
Freiheitsberaubung 902
Fremdbeobachtung 25
Fremdkörperaspiration 890
Fremdsprachigkeit, Kommunikation 152
Freud-Persönlichkeitsmodell 60
Friedemann-Pflegemodell 11
Frisch-Plasma, gefrorenes 842
Frisieren 262
Fritsch-Lagerung 459
Frühabnabelung 442
Frühgeborenenmassage 51
Frühgeborenes 477 ff
- Atemanaleptika 480
- Aufnahme auf der Intensivstation 479
- Ausscheidung 486 f
- basale Stimulation 48
- Bauchlage 488
- Bauchmassage 486
- beatmetes 768
- Bedeutung 477
- Bewegungsmusterentwicklung 487 f
- Blutdruckschwankungen 487
- Einlauf 487
- Ernährung, enterale 485
- Erstversorgung 478
- Geschwisterbett 492
- Fototherapieschutzbrille 487
- Heimmonitor 489
- Hirnblutungsprävention 478, 487
- Hygiene 479
- Hyperthermie 482
- Hypothermie 482
- Infektionsschutz 489
- Intubation 478
- Känguruhmethode 490 f
- Känguruh-Transport 479
- Kontaktaufnahme 478
- Kopfdeformationsprävention 489
- Körperpflege 489
- Körpertemperatur 480 f
- - Aufrechterhaltung 481 f

- - Erfassung 481
- - Regulation 479, 481 f
- Kreislauffunktion 480
- Kreislaufregulation 479
- Lagerung 487 ff
- Lärmschutz 483
- Magensonde, oral liegende 484
- Maskenbeatmung 478
- Minimal Handling 483
- Nabelpflege 489
- Nahrungsaufnahme ad libitum 486
- Pflege
- familienorientierte 489 f
- - im Inkubator 492 f
- Pflegebedarf 478
- Pflegemaßnahmen 478 ff
- Reinigungseinlauf 346
- Rückenlage 478 f, 487
- Sauerstoffgabe 482
- Schlaf-Wach-Rhythmus 484
- Seitenlage 479, 488
- Skelettdeformationsprävention 489
- Spontanatmung 480
- Stillen 486
- Stomaversorgung 619
- Surfactantmangel 480
- Tagesablauf 483
- thermischer Komfort 480
- Thermoneutralzone 480
- Transport 479
- Trinken
- - funktionales 485 f
- - sicheres 485
- Umgebung 483
- Wachstum 484 f
- Wärmebett 482 f
- Wärmeeinheit, offene 482
- Wärmeerhalt 478
- Wärmehaushalt 217
- Wärmeverlust 480
- Wärmezufuhr, externe 482
Frühmobilisation 858
- postpartale 462
Frühsommer-Meningoenzephalitis 747 f
FSME (Frühsommer-Meningoenzephalitis) 747 f
Fünfer-Regel, Arzneimittelverabreichung 394
Funktionsdiagnostik 875 ff
- Beobachtung 876
- Dokumentation 876
- Information 875
Furosemid 569
Fuß, Punktionsstellen 797
Fußbad 251
Fußfehlstellung, angeborene 676 ff
- funktionserhaltende Maßnahmen 677
- Fußentwicklung 677 f
- Redressionstherapie 677 f
Fußfraktur 681

Fußgreifreflex 446
Fußpilz 753
Fußpulse, Überprüfung nach Herzkatheterisierung 573
Fußsohlendruck 372
Fußvene, Blutentnahme 795

G

Galaktogenese 466
Galant-Reflex 446
Ganzkörperwaschung, Schlafförderung 385
Ganzwaschung 249 ff
- basal stimulierende 252 ff
- belebende 253
- beruhigende 253
- religiöse Besonderheiten 252
- unterstützende 254
Garantenstellung 904
Gastroenteritis, Standardpflegeplan 41
Gastroschisis 609 ff
- Atmungsunterstützung 610
- Gedeihen 610 f
- Hautpflege 610
- Nahrungsaufbau 611
- Schmerzminderung 610
- Stabilisierung
- - postoperative 610
- - präoperative 609 f
Gastrostomie, perkutane, endoskopische 81, 306
Gaumenplatte 522
Gaumenspaltsauger 521
Geborgenheit herstellen 67 f
Geburtsgewicht 275
Geburtsverletzung, Nerv, peripherer 502
Gefahren, postoperative 854 f
Gefäßzugang, peripherer 829 f
Gehörlosigkeit 148
Gelegenheitsanfälle 710
Gelegenheitsbeobachtung 24 f
Gelenkbeschwerden 580 f
Gelenkbeweglichkeit, Hämophilie 583
Gelenkeinblutung 582
Gelenkschwellung 689
Gelenkspaltenpunktion 806
Gelkissen 367
Gemeinschaftsfähigkeit, gestörte 729
Genitalbereich, Waschung 251 f
Genitale
- männliches, Desinfektion 325 f
- weibliches, Desinfektion 324 f
Genitalfehlbildung, angeborene 422
Gerinnungsfaktorensubstitution 582
Gerinnungsröhrchen 789

926

Sachverzeichnis G

Gerstenkorn 509
Geschäftsfähigkeit 905
Geschäftsführung ohne Auftrag 907
Geschlechtsidentität 419
– Einflussfaktoren 420
– Entwicklung 420 f
– Pflegemaßnahmen 423 f
– Situationseinschätzung 423 f
Geschlechtszugehörigkeit 419
Geschwisterbett, Frühgeborene 492
Gesicht, Waschrichtung 250
Gesichtsausdruck, veränderter 153
Gespräch, helfendes 156 f
Gesprächsatmosphäre, vertrauensvolle 119 f
Gesprächsdistanz, intime 139
Gesprächsführung, nicht-direkte 141
Gesprächstechnik 156 ff
Gestik 145
– veränderte 153
Gesundheit 12, 86
– Beweglichkeit 357
– kulturelle Unterschiede 14
Gesundheitsberatung 129 f
Gesundheitsdiagnose 40
Gesundheitsförderung 84 ff
– Adipositasprävention 279
– Ernährung 284 f
– Familiensystem 85, 91
– Kind 92 f
– Stillen 287
Gesundheitsstrukturgesetz, Qualitätssicherung im Krankenhaus 21
Gewaschenwerden 236
Giftentfernung 893
Giftnotrufzentralen 895
Gipsverband 681 ff
– Beobachtung 683
– Lagerung 683
– Pflegebedarf 682 f
– Selbständigkeit 684
Glasgow-Koma-Skala 382
Glaukom 512 f
– Schmerzlinderung 513
Gleichaltrigenbezugsgruppe des Patienten 70 f
Gleichgewicht, systemisches 87 ff
Gleithoden 664
Glockenthorax 174
Glomerulonephritis, postinfektiöse, akute 666 f
– Diät 666
– Flüssigkeitshaushalt 666
– Vitalzeichenkontrolle 666 f
Gonoblennorhöprophylaxe 443
Grand-mal-Anfall 712
Granulozyten 584
Grauer Star 511 f
Greisengesicht 153

Grundfähigkeiten, kommunikative 141
Grundregeln, ethische 10
Grüner Star 512
Gruppenpflege 37
Guthrie-Test 454 f

H

Haarausfall, onkologische Erkrankung 598
Haare 239, 242
Haarpflege 261 ff
Haarwäsche 262 f
– ängstliches Kind 262
– basal stimulierende 262
– im Bett 262
Haarwaschkranz 262 f
Habermann-Sauger 521
Haemophilus influenzae, Schutzimpfung 741
Haftung
– aus unerlaubter Handlung 907 f
– vertragliche 906
Hagelkorn 509
Halbbad 227
Halitose 173
Halo-Effekt 26
Hals-Nasen-Ohren-Erkrankung 514 ff
Halswickel 232
Hämangiom 241, 448
Hämatemesis 280
Hämatom 241
Hämaturie 666
Hämophilie 581 ff
– Blutung 582 f
– – Vorbeugung 583
– Gelenkbeweglichkeit 583
– Gerinnungsfaktorensubstitution 582
– Lebensgestaltung 583
– Notfall 582
– Pflegemaßnahmen 582 f
– psychische Stabilität 583
– soziale Integration 583
Hämosiderose 578
Handbad 250
Händedesinfektion 397 f
– Arbeiten am Inkubator 493
Handgreifreflex 446
Handicap 74
Handlung, unerlaubte, Haftung 907 f
Handlungsfähigkeit 905
Handschuhe, sterile 400
Handwurzelfraktur 681
Harnabgang, unwillkürlicher 645
Harnableitung 646 ff
– Flüssigkeitsbilanz 649
– Infektionsprophylaxe 649 f
– intermediäre 647
– intraoperativ gelegte 647
– perkutane, temporäre 646 f
– permanente 647
– Sicherheit 649

– suprapubische 331, 646
– temporäre, mit nassem Stoma 647
– Urinprobeentnahme 650
Harnblase
– Katheterisieren 322 ff
– Punktieren 330 f
– restharnfreie 656
Harndrang 725
– vermehrter 645
Harninkontinenz 317
Harnleiter-Reimplantation, antirefluxive 648
Harnleitersplint 647
Harnretention 317
Harnröhrenfehlbildung 663 f
– Pflegemaßnahmen, postoperative 664
Harnsäuresteine 653
– Diät 654
Harnsteinerkrankung 653 ff
– Ernährung 654
– Flüssigkeitszufuhr 655
– Nierenparenchymbeteiligung 654
– Pflegemaßnahmen 654 f
– Prophylaxe, Akzeptanz 654
Harntransportstörung 646 ff
– Pflegemaßnahmen 649 ff
Harnwegsfehlbildung, Operationszeitpunkt 646
Harnwegsinfektion 644 ff
– komplizierte 646
– Körpertemperatur 645
– postpartale 461
– prophylaktische Maßnahmen 645 f
Harnzuckeruntersuchung 626
Haut 237 ff
– intakte, Reinigung 243
– Neugeborenes 447 f
– Situationseinschätzung 243
Hautbiopsie 812
Hautblutungen 241, 580
– petechiale 581
Hautdesinfektion 398
Hauterkrankung 524 ff
– Bedeutung 524 f
Hautfaltendifferenz, Säugling 678
Hautfarbe, Neugeborenes 450
Hautfeuchtigkeit 240
Hautkolorit 239
– Atmungsbeurteilung 170
Hautkontakt 49
Hautnabel 449
Hautreinigung, präoperative 851
Hautreinigungsmittel 244
Hautrötung 239
Hautsoor 753
Hauttemperatur 240
– Messung 208
Hauttransplantation 538 f
Hauttrockenheit 528
Hautturgor 240

Hauttyp 238
Hautveränderung, angeborene 240
Hautverfärbung 239 f
Heben, Regeln 374
Heilpädagogik 76
Heimlich-Handgriff 890
Heimmonitor, Frühgeborenes 489
Heißhunger 278
Heißhungerattacken 726
Heizkissen, elektrisches 224
Hemihyperhidrosis 216
Heminephrektomie 648
Heparinröhrchen 789
Hepatitis 739, 748 f
– Impfung 741
– Pflegemaßnahmen 749
Heroin 504
Herpes
– genitalis 749
– labialis 749
– nasalis 749
– perianalis 749
– zoster 740
Herpes-Infektion 739
Herpes-simplex-Infektion 749
Herz-Atem-Stillstand 884
Herzdruckmassage 887
Herzfehler 563
Herzfrequenz 190 ff
– Blutdruckbeurteilung 199
– Messung 191 f
– Situationseinschätzung 194
Herzinsuffizienz 563 ff
– Akzeptanz 571 f
– Angstminderung 571
– Atmungsverbesserung 566 f
– Ausscheidungsfunktionen 567 f
– Belastbarkeit 570
– Gedeihstörung 568
– Körpertemperatur 568
– Medikamenteneinnahme, Toleranz 569 f
– Neugeborenes 568
– Notfall 567
– NYHA-Stadieneinteilung 563 f
– Pflegemaßnahmen 565 ff
– Pflegeprobleme 565
– Sauerstoffversorgung 566
– Überwachung 565 f
– Vitalfunktionen 565 f
Herzkatheteruntersuchung 572 ff
Herz-Kreislauf-Medikation, Pulsbeobachtung 194
Herz-Kreislauf-Störung 563 ff
– akute 891 f
– Bedeutung 563
Herzrhythmus 192
Herzrhythmusstörung 192 f
– bradykarde 193
– tachykarde 193
Hibernation 215
Hilfeleistung, unterlassene 904

927

H — Sachverzeichnis

Hilfsmittel zur Fortbewegung 79
Hilfsmittelversorgung 76
Hirnblutungsprävention, Frühgeborenes 487
Hirndruck
– Anstieg nach Schädel-Hirn-Trauma 707
– Normalwerte 699
Hirndrucksonde 707 f
Hirndruckzeichen 694 f
Hirnschädel, Größenzunahme 694 f
Hirnströme 879
Hirntod 428
Hitzschlag 896
HIV-Infektion 743 f
30°-Hochlagerung 696
Hochschräglagerung 566
Hockstellung 567
Hodendeszensus 664
Hodendystopie 664 f
Hodenektopie 665
Hodenentzündung 665
Hodenfixierung 665
Hodenretention 665
Hodentorsion 666
Hohllagerung 371
Hohlwarzen 471
Hordeolum 509
Hörgeschädigte, Kommunikation 147 ff
Hörhilfe 155 f
Hornschicht 449
Hörstörung bei Lippen-Kiefer-Gaumen-Spalte 523
Hörtestung 147
Hospiz 434
Hüftbeugeschiene 679
Hüfte
– Kontrolle beim Neugeborenen 446
– Sonographiescreening 678
Hüftfehlstellung, Korrektur 679
Hüftgelenk
– Gelenkspaltenpunktion 806
– Schnapp-Phänomen 678
Hüftgelenksdysplasie 678 ff
– Korrektur 679
– Pflegebedarf 678
– Spreizbehandlung 679 f
Hüftknickung 370
Hüftluxation 680
Hühnerbrust 174
Humanalbumin 889
Humaninsulin 627
Hunger 271, 276
Hungerstuhl 338
Husten 174
Hustenlinderung 549
Hydrothermotherapie 225 ff
Hydrozephalus 694 ff
– Dekubitusprophylaxe am Kopf 697
– Druckentlastung 696
– Entwicklungsförderung 697

– Ernährungszustand 696
– größeres Kind 695
– Kopfumfangskontrolle, postoperative 697
– Lagerung, postoperative 698
– Langzeitentwicklung 698
– Liquordrainage, externe 699 f
– Nahrungsaufbau, postoperativer 698
– Pflege, postoperative 697 ff
– Pflegebedarf 696
– Säugling 695
– Shuntimplantation 697 ff
– shuntversorgter, Komplikation 697
– Vitalzeichen 695
– Vitalzeichenkontrolle, postoperative 697
Hygiene 396 ff
– persönliche 400
Hygienegrundsätze, Infektionserkrankungen 737 f
Hyperalgie 161
Hyperbilirubinämie, neonatale 495 ff
Hyperglykämie 624 f
Hyperhidrosis 216
Hyperkinetisches Syndrom 730 f
Hyperoxämie 185
Hyperphenylalaninämie, Erkennen 639
Hyperpyrexie 211
Hypersthenurie 317
Hyperthermie 212
– Frühgeborenes 482
– Pflegemaßnahmen 221 f
Hypertonie 199 f
– Pflegemaßnahmen 201
Hyperventilation 172
Hypogalaktie 471
Hypoglykämie 625
– Neugeborenes 500 f
Hypohidrosis 216
Hypokalzämie, Neugeborenes 500 f
Hypospadie 663
Hypothermie 215, 568
– Frühgeborenes 482
Hypotonie 199
– muskuläre, zentrale 358
– orthostatische 199
– Pflegemaßnahmen 200 f
Hypoventilation 172
Hypoxämie 185

I

Ibuprofen 166
ICN Ethik Kodex 9 f
Icterus neonatorum 471
IDDM (Insulin-dependent Diabetes mellitus) 623
Ikterus 239
I-Lagerung 177
Ileostomie 617 f
Ileus 611 ff
– ableitende Systeme 613

– Ausscheidung 612
– Lagerung 612
– mechanischer 611
– Mundpflege 612
– paralytischer 611 f
– Vitalfunktionen 612
Imagination, gelenkte, Schmerzbeeinflussung 165
Immunabwehrschwäche 743 f
Immunsystem, Neugeborenes 449
Impairment 74
Impfplan 738, 741
Impfstofflagerung 740
Impfung 738, 740 f
Individualität 56 f
Infektion
– Neugeborenes 451 f, 498 ff
– nosokomiale 396
– onkologische Erkrankung 591
– postpartale 464
Infektionserkrankung 733
– Akzeptanz der Isolierung 734
– gesetzliche Bestimmungen 735 f
– Hygienegrundsätze 737 f
– Meldepflicht 736
– psychische Situation 734
– Tätigkeits-/Beschäftigungsverbot 736
Infektionsprophylaxe 397
Infektionsschutzgesetz 735
Infektionsweg 397
Influenza 739, 749 f
Information, präoperative 849
Informationsverarbeitung 23 f
Infrarotbestrahlung 234
Infrarot-Ohrthermometer 206 ff
Infusion
– Entfernung 829
– paravenös laufende 833
– Vorbereitung 826 ff
– mit Zusätzen 828
Infusionsbehältnis, Wechsel 829
Infusionseinlaufzeit 826
Infusionsgeschwindigkeit 824, 826
Infusionslösung 824
Infusionsspritze, Vorbereitung 828
Infusionssystem, Wechsel 829
Infusionstherapie 823 ff
– Anordnungsverantwortung 826
– Bewegungsfreiheit 832
– Dokumentation 831
– Durchführungsverantwortung 826
– Essen 832
– Gewichtsveränderung 832
– Intimsphäre 832

– Kleidung 831 f
– Körperpflege 831
– Pflege 831 ff
– postoperative 855
– Schmerzen 833
– Sicherheit 824
– Trinken 832
– Unverträglichkeit 833
– Zuständigkeit 826
Inhalation 183
Inhalationsgerät, Hygiene 183
Injektion 814 ff
– Anordnungsverantwortung 816
– Durchführungsverantwortung 816
– Hygiene 817
– intrakutane 814, 822
– intramuskuläre 814 f, 818 ff
– – Crista-Methode 818
– – Komplikation 820
– – Oberschenkel 819
– – nach Sachtleben 818 f
– – nach v. Hochstetter 819 f
– Schmerzreduktion 817
– Sicherheit 817
– subkutane 814 f, 821
– – Injektionsstellen 821
– Zuständigkeit 816 f
Injektionslösung 816
– Aufziehen 818
Injektionsstiefe 814
Injektionswinkel 814
Inkubationszeit 733
Inkubator 386, 481, 492 f
– hygienisches Arbeiten 493
– Sauerstoffapplikation 187
Inkubatortemperatur, thermoneutrale 481
Insektenstich 891
Inspirationstrainer 180
Instrumentendesinfektion 399
Insulin, tierisches 627
Insulin-dependent Diabetes mellitus 623
Insulininjektion 632 ff
– selbständige 626 f
Insulininjektionsschema 634
Insulinpen 634 f
Insulinpumpe 635
Insulinspritze 632 ff
Insulintherapie 626 f
– Ess-Spritz-Abstand 627
– Korrekturfaktor 627
Intensivpflege 761 ff
– Monitoring 770
Intensivpflegeplatz, Ausstattung 763 f
Intensivstation 761 ff
– Angehörige 762
– bauliche Aspekte 763
– interdisziplinäre Zusammenarbeit 762
– Kind 761 f
– Pflegepersonal 762

Sachverzeichnis

- Umgebungsgestaltung 766
Interaktion, themenzentrierte 157 f
Interaktionstheorie 11
Intimpflege 251 f
Intimsphäre 252, 255, 423
- behindertes Kind 82
- des Kindes 29
Intraport 595 f
Intubation 770 ff
Islam 14
Islamische Familie, sterbendes Kind 436 f
Isokorie 382
Isolierung 722
- bei Infektionserkrankung 737
Isothenurie 317
Isotopen-Clearance-Verfahren 652
ITP (idiopathische Thrombozytopenie) 581

J

Jaktationen 380
Juckreiz 241
- Neurodermitis 528
Juckreizlinderung 529
- bei Skabies 756 f
Jüdische Familie, sterbendes Kind 436 f
Jugendliche/r
- Entwicklungspsychologie 65
- suizidgefährdete/r 728
Junge sein, islamische Lebensordnung 14

K

Kachexie 278
Kaliumpermanganat 246
Kälteanwendung 222 f
- trockene 224 f
Kältetod 211
Kalziumoxalatsteine 653
- Diät 654
Kalziumsubstitution 501
Kammerflattern 193
Kammerflimmern 193
Känguruhmethode, Frühgeborenes 490 f
Känguruh-Transport, Frühgeborenes 479
Kanüle 815 f
Kardex-Visite 160
Kariesprophylaxe 455
Käseschmiere 443
Kataplasma 233
Katarakt 511 f
Katheterarten 323
Katheterisieren 322 ff
Katheterpflege 329, 596
Kehlkopfentzündung 547
Keloid 861
Kephalhämatom 445
Keratinozytenkultur, autologe 539
Keuchhusten 740, 753 f

- Impfung 741
Kind
- ängstliches, Haarwäsche 262
- beatmetes 764 ff
- - Ausscheidung 768 f
- - Beobachtungskriterien 765 f
- - freie Atemwege 767
- - Hautläsionen 768
- - Infektionsprophylaxe 767
- - Kommunikation 769
- - Schlaf-Wach-Rhythmus 766, 769
- - selbständige Atmung 769
- behindertes 71 ff
- - Ausscheiden 81 f
- - Autonomie 82
- - Basale Stimulation 80
- - basales Spielen 416 f
- - Beobachtung 84
- - Beschäftigung 82 f
- - Bewegung 79 f
- - Förderplan 77
- - Förderung 78
- - Frühbehandlung, interdisziplinäre 75
- - Geschlechtsidentität 455 f
- - Geschwister 72
- - Integration 72
- - Intimsphäre 82
- - Kommunizieren 77 ff
- - Körperpflege 80
- - Körperwahrnehmung fördern 79
- - Krankenhausaufnahme 77
- - Nahrungsaufnahme 80 f
- - Nahrungsgabe 299 ff
- - orale Stimulation 81
- - Pflegende 73
- - präventive Maßnahmen 83
- - Rehabilitation 75 f
- - Sexualität 82
- - Stimulationsangebote 78
- - Therapieplan 77
- - Umgebung, sichere 83
- - Unfallprävention 83
- - Unterstützungsmaßnahmen, allgemeine 76
- - Verarbeitungsprozess der Familie 72
- - Vitalfunktionen 80
- - Wahrnehmungsförderung 78
- - Wortwahl, wertschätzende 78 f
- bettlägeriges, Spielen 414 f
- bewusstloses
- - Kontaktaufnahme 154
- - Zahnpflege 257
- erblindetes, Kommunikation 149
- fieberndes

- - Beschäftigung 221
- - Körperpflege 221
- fremdsprachiges, Kommunikation 152
- geistig behindertes
- - Beobachtung 84
- - Kommunikation 150 f
- hörgeschädigtes 147 ff
- - Förderung 148 f
- auf der Intensivstation, basale Stimulation 47
- schwerbehindertes 83
- schwerst beeinträchtigtes, basale Stimulation 47 f
- sehbehindertes, Kommunikation 149
- Situationseinschätzung 120
- sprachgestörtes, Kommunikation 151 f
- sterbendes 431, 599
- tracheotomiertes 778 ff
- - Pflegeprobleme 779
Kinderängste 29
Kinderbücher 415 f
Kindergarten 71
Kinderheilkunde 5
Kinderhospiz 434
Kinderintensivpflege 761 ff
Kinderklinik (s. auch Krankenhaus) 98 ff
- bauliche Strukturen 101
- Bauweise, kindorientierte 102 f
- Fachkompetenz 98
- Flexibilität 102
- interdisziplinäre Zusammenarbeit 98
- Kommunikation 102 f
- Qualitätsmerkmale 109
- Rollenverteilung bei Elternanwesenheit 105
Kinderkrankenpflege
- ambulante 5
- Antike 2
- Einbeziehung der Eltern 14
- Geschichte 4 f
- Mittelalter 3 f
- Neuzeit 3 ff
- Prähistorie 2
Kinderkrankenpfleger/-schwester
- Aufgaben 5, 8
- Ausbildung 6 ff
- - Veränderung 5
- - Zielsetzung 6
- Belastung
- - physische 17
- - psychische 17
- Berufsbild 8 f
- Einsatzgebiete 8
- Schlüsselqualifikationen 6 f
- Weiterbildung 9
Kinderkrankheit 743
Kinderlähmung 740, 755
- Atmungsüberwachung 755
- Impfung 741

Kinderrechte im Krankenhaus 110 ff
Kinderstation, interdisziplinär geführte 99
Kindertopf 318 f
Kindheits-Ich 158
Kindstod, plötzlicher 385
Kirschkernkissen 224
3-Kissen-Lagerung 371
5-Kissen-Lagerung 371
Klavikulafraktur 681
Kleidung 266 ff
- Auswahl 266 f
- Bedeutung 236
- Einflussfaktoren 237
Kleiebad 246
Kleinkind
- Entwicklungspsychologie 62 f
- Krankenhausaufnahme 115
- Verhaltensentwicklung 63
Kleinkindbett 386
Klettverschluss-Windelhose 265
Klumpfuß 676 ff
Klumpfußredression 677 f
Klysma 344
Kneipp-Wickel 227
Knochenmarkpunktion 804 f
Kodeinvergiftung 894
Kohlenhydratlösung, elektrolytfreie 824
Kokain 504
Kolon-Conduit 647, 656 ff
- Drainagen 657
- komplikationsfreier Verlauf 657
- Selbstvertrauen 658
- Stomapflege 657 f
- Wundheilung 657
Kolostomie 618
Kolostrum 286
Koma-Skala, pädiatrische 382
Kommunikation
- analoge 141
- basale Stimulation 45, 47
- berufliche 156 ff
- digitale 141
- direkte 135
- Doppelbindung 141
- erfolgreiche 140 f
- Feedback 141
- Fremdsprachigkeit 152
- Grundfähigkeiten 141
- indirekte 135
- nonverbale 135
- patientenbezogene 159 f
- rückgekoppelte 141
- verbale 135
Kommunikationsanbahnungsgerät 150
Kommunikationsbuch 154
Kommunikationsform 142 ff
- körpereigene 154
Kommunikationsgerät 155
Kommunikationshilfsmittel 154 f

929

K Sachverzeichnis

Kommunikationsmodell 139 f
Kommunikationsprozess 139 ff
Kommunizieren 54, 135 ff
- Bedeutung 135
- beatmetes Kind 769
- behindertes Kind 77 f
- Einflussfaktoren 135 ff
- - altersbedingte 136
- - entwicklungsbedingte 136
- - körperliche 135 f
- - psychologische 136, 138
- - soziokulturelle 136, 138
- - umgebungsabhängige 136, 139
- - wirtschaftspolitische 136, 138
- geistig behindertes Kind 150 f
- Hörgeschädigte 147 ff
- islamische Lebensordnung 14
- Sehgeschädigte 149
- Sprachgestörte 151 f
Kompetenz, personale 7
Kompresse 233
Kompressionsverband, Punktionsstelle 801
Konakion-Gabe, Neugeborenes 444
Konditionierung, operante 724
Kongruenz 86
Kontaktatmung 181
Kontaktaufnahme 145 f
- präoperative 849
Kontaktlinsen 508
Kontraktur 368
Kontrakturenprophylaxe 368
Kontrastmitteleinlauf 347
Konzentrationsstörung 730
Kooperation, präoperative 849
Koordinationsstörung
- Nahrungsgabe 301
- zentrale 358
Kopfläuse 242, 739, 750
Kopfmaße 444
Kopfschmerz 695
Kopfschwartenhämatom 445
Kopftieflage 180
Kopfvene, Blutentnahme 795
Kopfverletzung, geburtsbedingte 445
Körperbehinderung 74
Körperbewusstsein, positives 532
Körperform 447
Körpergewicht 272 f
- Entwicklung, Säugling 275 f
- Ermittlung 272 f
Körperhaltung 145
- sprechende 144

- veränderte 153
Körperkerntemperatur 220
Körperkontakt 49, 145, 204
- Babymassage 50
- Schlafförderung 385
Körperkontaktverhalten, verändertes 153
Körperlänge 273
Körpermessung, präoperative 850
Körperorientierung 145
Körperpflege 236 ff
- Bedeutung 236
- behindertes Kind 80
- Einbeziehung der Eltern 244 f
- Einflussfaktoren 237
- islamische Lebensordnung 14
- Neugeborenes 452
- Selbständigkeitsentwicklung 237
- Wöchnerin 462 f
Körperpflegemaßnahmen 243 ff
Körperproportion 447
Körpersprache 138, 144 f
- beeinträchtigte, Kommunikation 152 ff
- Kind 144
Körperstellen, dekubitusgefährdete 369
Körpertemperatur 203 ff
- axillare 209
- Bedeutung 203
- behindertes Kind 80
- Einflussfaktoren 203 ff
- - körperliche 203 f
- - psychische 204
- - soziokulturelle 204
- - umgebungsabhängige 204
- erhöhte 211 ff
- Frühgeborenes 480 f
- Gesundheitszustand 204
- Herzinsuffizienz 568
- Nahrungsaufnahme 204
- Neugeborenes 203, 450 f
- physiologische 211
- postoperative 856
- Situationseinschätzung 217
- subfebrile 211
- sublinguale 209
- verminderte 211, 215
Körpertemperaturmessung 205 ff
- im äußeren Gehörgang 210
- axillare 210
- Dokumentation 211
- Durchführung 208 ff
- patientenorientierte 205
- rektale 209
- - bei Unterkühlung 222
- sublinguale 211
- Unfallverhütung 211
Körpertemperaturregulation, Unterstützung 217 f
Körpertemperaturwerte, verlässliche 209

Körperverletzung 902
Körperwahrnehmung fördern, behindertes Kind 79
Körperwahrnehmungsstörung 727
Korrekturlösung 825
Kortisolspiegel, physiologischer 640
Kortison 530
- Nebenwirkung 594
Kortisontherapie, hochdosierte 615
Koterbrechen 280
Krampfanfälle, zerebrale 710 ff, 892
- Anfallsrisikominderung 715 f
- Begleitsymptome 712
- Frühzeichen 713
- körperliche Unversehrtheit 713
- Medikamenteneinnahme 715
- Pflegebedarf 712
- Prophylaxe 715
- Protokoll 714
- Sicherheit 715
Krankenbett 386
Krankenhaus s. auch Kinderklinik
- Hygieneaspekte, bauliche 737
- Nahrungsausgabe 295 f
- Sicherheitsbestimmungen 404
- Spielen 410 ff
- stillfreundliches 287 f
- Unfallgefahr 404
- Verträge 906 f
Krankenhausaufenthalt 67 ff
- altersentsprechende Entwicklung 97
- Auswirkung
- - kurzfristige 67 f
- - längerfristige 70 f
- Bedürfnisse 95 ff
- Bewältigungsstrategie 116
- Elternintegration 104 ff, 120
- - Hilfestellung 109
- - Probleme 107 f
- Elternteil-Mitaufnahme 104 f
- Kinderrechte 110 ff
- Kleidung 268
- Kontakte
- - familiäre 97
- - neue 97
- Tagesstrukturierung 120 f
- Thematabuisierung 99
Krankenhausaufnahme 114 ff
- Administration 124 f
- Aufnahmegespräch 119
- Einflussfaktoren 116
- Einschätzung der Situation des Kindes 120
- Gestaltung 117 f
- Information 117 f

- Pflegeanamnese 119
- Unterbringung des Kindes 124
- Vorbereitung 116
Krankenhausaufnahmevertrag
- gespaltener 906
- totaler 906
Krankenhausbett 386 ff
- Wäschewechsel 387 f
Krankenpflegegesetz 6
Krankenversicherung, Pflege, häusliche 131
Krankheit
- Definition 12
- erleben 66 ff
- kulturelle Unterschiede 14
Krankheitsentstehung, Einflussfaktoren 12
Krätze 756 f
- Juckreizlinderung 756 f
Kreatinin-Clearance 652 f
Kreislauffunktion
- behindertes Kind 80
- Frühgeborenes 480
- Neugeborenes 448
Kreislaufkollaps 199
Kreislaufsituation, postoperative 855
Kreuzprobe 841
Krise, hypoxische 567
Krupp-Syndrom 890
Kugelzellanämie 577 f
Kühlung bei thermischer Verletzung 537
Kuhmilch 289
Kunstfell 367
Kunststofflinse, intraokuläre 512
Kunststoffstützverband 682
KUS-Skala (kindliche Unbehagens- und Schmerzskala) 162
Kussmaul-Atmung 171 f

L

Labordiagnostik, Zuständigkeit 791
Labormaterial, Umgang 788 ff
Lagerung 364 ff
- atemerleichternde 549
- atemunterstützende 177 ff, 610
- Dekubitusprophylaxe 370 f
- Frühgeborenes 487 ff
- Hilfsmittel 367
- bei hypertropher Pylorusstenose 608
- bei Ileus 612
135°-Lagerung 370 f
- bei Plexusparese 502 f
- schiefe Ebene 371
- schlaffördernde 385 f
- schmerzlindernde 164
30°-Schräglagerung 370 f
- sitzende, bei zentraler Bewegungsstörung 366
- zum Spielen 417

Sachverzeichnis L

- bei zentraler Bewegungsstörung 364 ff
- Lagerungsdrainage 179
- Lagerungsmittel 177
- Lähmung 357 f
- spastische, Hilfe beim An-/Auskleiden 268 f
- Laktation 465 ff
- Laminar-Air-Flow-Einheit, Infusionsvorbereitung 828 f
- Lammfell 367
- Langzeitkälteanwendung 223
- Lanugobehaarung 242
- Laryngitis 547
- stenosierende, akute 547
- Laryngoskop 771
- Lauterwerbsstörung 151
- Lavendelbad 246
- Laxanzien 342 f
- Lebensaktivitäten 53 ff, 57
- Einflussfaktoren 56
- Unterstützung 77 ff
- Lebensereignis, Lebensveränderungseinheit 59 f
- Lebensmittel
- empfohlene 292 ff
- gedultete 294
- Lebensmittelverzehrmenge 292
- Lebensmodell 53
- Lebensordnung, islamische 14
- Lebensspanne 55
- Ausscheiden 314
- Kommunikation 136
- Lebensveränderungseinheit 59 f
- Leberbiopsie 810
- Leberfunktion, Neugeborenes 449
- Lebervergrößerung 566
- Leberzerfallskoma 748
- Leininger, Madeleine M. 15
- Leistungsfähigkeit, körperliche, NYHA-Stadieneinteilung bei Herzinsuffizienz 563 f
- Lernbehinderung 74
- Lernen, lebendiges 157
- Lernfähigkeit, Kommunizieren 138
- Lesen 144
- Leukonychie 242
- Leukozytäres System 584
- Leukozyten 584
- Leukozytopenie, onkologische Erkrankung 592
- Lich-Grégoire-Operation 647
- Lichttherapie 234
- Lidocain 889
- Lidverletzung 511
- Linksherzkatheterisierung 572
- Lippenbremse 180, 552
- Lippen-Kiefer-Gaumen-Spalte 519 ff
- Atmung, postoperative 522
- Behandlungsteam, multiprofessionelles 524
- Eltern-Kind-Bonding 520
- Ernährung 520 ff
- – postoperative 523
- Ernährungshilfen 521 f
- Flaschenernährung 521
- Lautbildung 523
- Mundschleimhautpflege 522
- Nasenschleimhautpflege 522
- Pflegemaßnahmen 520 ff
- Sondenernährung 522
- – postoperative 523
- soziale Integration 524
- Sprachentwicklung 523
- Stillen 520 f
- Trennplatte, postoperative 523
- Wundheilung, postoperative 523
- Lippenpolster 448
- Lippenspaltsauger 521
- Liquorabflussstörung bei externer Drainage 700
- Liquordrainage, externe 699 f
- Beobachtung 700
- Hygiene 700
- Mobilitätseinschränkung, Akzeptanz 700
- Sicherheit 700
- Liquorgesamtmenge 699
- Liquorpunktion 802 ff
- Kontraindikation 802
- Vorbereitung 803
- Liquorröhrchen 790
- Lispeln 151
- Löb-Symbolsystem 154
- Lochbrille 508
- Lochialmenge 462
- Lochialstauung 464
- Lochkapselverband 508
- Lokalanästhetika 165
- eutektische Mischung 165, 850
- Loving Touch 51
- Luftbefeuchtung 548
- Luftembolie, Venenkatheter, zentraler 835
- Luftkissenabsaugkatheter 774
- Luftqualität 175
- Luftröhrenentzündung 547
- Lumbalpunktion 803
- Lagerung 803
- Lungenfunktion
- Asthma bronchiale 553 f
- Neugeborenes 448

M

- MAD (mittlerer arterieller Druck) 195
- Mädchen sein, islamische Lebensordnung 14
- MAG3-Clearance 652
- Magen-Darm-Funktion, Neugeborenes 449
- Magensonde
- oral liegende 305 f
- – Frühgeborenes 484
- transnasale 301 ff
- – Fixierung 303, 305
- – Komplikation 304
- – Lagekontrolle 304
- – Längenbestimmung 303
- – Pflegemaßnahmen 305
- – Wechsel 305
- Magenspülung 893
- Kontraindikation 895
- Magillzange 772
- Magnetresonanztomographie 878
- Mahlzeit, Gestaltung 294
- MAINZ-Pouch I 647, 658
- Drainagen 659
- Sicherheit 660
- Wundheilung 659 f
- MAINZ-Pouch II 660
- Makro-Hämaturie 666
- Mammogenese 465 f
- Masern 739, 751 f
- Pflegemaßnahmen 751 f
- Schutzimpfung 741
- Masernexanthem 742
- Massenkommunikation 141 f
- Maßregeln der Besserung und Sicherung 901
- Mastitis
- nichtinfektiöse 472
- puerperalis 474 f
- – Schmerzlinderung 474
- Maximalthermometer 205 ff
- MCU (Miktionszystourethrogramm) 652
- Medikamentenapplikation bei Sondenernährung 310 f
- Medikamentengabe, Abstimmung mit den Mahlzeiten 296
- Medizinproduktegesetz 405
- Megakolon
- kongenitales 611
- toxisches 614
- Mehrfachbehinderung 74
- Mekoniumileus 611
- Mendel-Mantoux-Test 741 f
- Meningitis 739, 747 f
- Pflegemaßnahmen 748
- Meningozele 701
- Menschenbild 28
- ganzheitliches 46
- Menstruationshygiene 424 f
- Meshgraft 539
- Metakommunikation 142
- Metamizol 166
- Meteorismus 341
- Methodenkompetenz 7
- Mienenspiel 145
- Mikroklist 344 f
- Mikrozirkulation 198
- Miktionsanregung 318
- Miktionsstörung 317
- Miktionszentrum, sakrales 655
- Miktionszystourethrogramm 652
- Milch, transitorische 286
- Milcheinschuss 466
- Milchgebiss 239
- Milchmahlzeit, Hygiene 298 f
- Milchschorf 240, 528
- Haarwäsche 263
- Milchstau 472
- Milien 447 f
- Mimik 145
- Mimikveränderung 153
- Mischinsulin 627
- Mischkost, optimierte 292 ff
- Miserere 280
- Missbrauch, sexueller 423, 903
- Mittelalter 3
- Mittelohrentzündung
- akute 516 f
- chronische 516
- Mittelstrahlurin 320
- MMR-Impfung 741
- Mobilisation 363 f
- Mohammedanische Familie, sterbendes Kind 436 f
- Mongolenfleck 448
- Monitoring, Intensivpflege 770
- Mononukleose, infektiöse 740, 754 f
- Morgensteifigkeit 689
- Moro-Reflex 446
- Morphin 166
- MRT (Magnetresonanztomographie) 878
- Mukositis bei onkologischer Erkrankung 590
- Mukoviszidose 556 ff
- Atemfunktion 557
- Aufklärung 561
- Drainage 557 f
- Energiezufuhr 559
- ethische Fragen 561
- Fettzufuhr 559
- Gewichtsentwicklung 560
- Infektionsrisiko 558 f
- Lebensqualität 560
- Nährstoffzufuhr 559 f
- Selbsthilfegruppe 560
- Sondenernährung 560
- Mullkompresse 867
- Mumps 739, 752
- Impfung 741
- Mundaphthen, Mundpflegemittel 260
- Mundbodenatmung 172
- Mundgeruch 173
- Mundpflegemittel 260
- Mundhöhleninspektion 257
- Mund-zu-Mund-Beatmung 886
- Mund-zu-Nase-Beatmung 886
- Mundpflege 257 ff
- basal stimulierende 261
- bei idiopathischer Thrombozytopenie 581
- onkologische Erkrankung 589 f
- bei Stomatitis aphthosa 758

Sachverzeichnis

Mundpflegemittel 258 ff
Mundschleimhaut
– Entzündung 242
– Trockenheit, Standardpflegeplan 42
Mundsoor 525, 753
– Ernährung 526
– Mundpflegemittel 261
Mundspülung 590
Mundwasser 256
Muskelbiopsie 811 f
Muskeleinblutung 582
Muskelhypotonie, zentrale 358
Mutter, drogenabhängige 503 ff
Mutter-/Eltern-Kind-Bindung, schwache, Risiko-Pflegediagnose 40
Mutter-Kind-Beziehung, Neugeborenes 453
Muttermilch 285 f
– abgepumpte 298
– Abpumpen 472 f
– Ausstreichen 470
– reife 286
– Schadstoffe 288
– Zusammensetzung 286
Muttermilchikterus 471
Muttermilchmenge 287
Myelomeningozele 701 ff
– Erstversorgung 702
– Lagerung, postoperative 703
– lumbale 701
– Pflegebedarf 701
Mykose 740, 752 f

N

Nabel 449, 451
Nabelarterienkatheter 838 f
Nabelarteriensondierung 839
Nabelpflege
– Frühgeborenes 489
– offene 452 f
Nabelschnurrest 452 f
Nabelvenenkatheter 837 f
Nabelvenensondierung 838
Nabelversorgung, endgültige 443
Nachblutungsneigung 582
Nachtklinik 721
Nackenreflex, tonischer, asymmetrischer 446
Nackensteifigkeit 747
Naevus flammeus 448
Nägel 239
– Formveränderung 243
– Strukturveränderung 242
– Verfärbung 242
Nagelpflege 263 f
– Kontraindikation 264
Nagelpilz 242 f
Nährlösung 825
Nährstoffzufuhr 292
– postoperative 858
Nahrungsaufbau, postoperativer 857
Nahrungsaufnahme

– Gestaltung 282, 294 f
– nach Ösophagusatresieoperation 604 f
Nahrungsaufnahmeverweigerung 278
Nahrungsausgabe im Krankenhaus 295 f
Nahrungskarenz
– postoperative 855
– präoperative 850
Nahrungsmenge, Säugling 289
Nahrungsmittelallergie 531
Nahrungsmittelzubereitung 292
Nahrungssondierung 81
Nahtentfernung 873
NANDA-Pflegediagnosen 39
Narbenkompressionskleidung 542
Nasenbluten 581, 591
Nasendusche 548
Nasenflügeln 173
Nasenpflege 254
– onkologische Erkrankung 589
Nasenreinigung 548
Nasensalbeapplikation 515
Nasentropfen 254
Nasentropfenapplikation 514 f
Natriumhydrogenkarbonat 889
Nausea 279
– onkologische Erkrankung 593
Neonatal Infant Pain Score 162 f
Neonatales Abstinenz-Syndrom 503
Nephrektomie 648
Nephrostomie 646 f
Nephrotisches Syndrom 667 ff
– Blutzirkulation 668
– Elektrolytzufuhr 668 f
– Flüssigkeitshaushalt 668
– Infektionsprophylaxe 668
– Nährstoffzufuhr 668
– Stimmungslage 669
Nerv, peripherer, Geburtsverletzung 502 f
Nestlagerung 365
Neugeboreneninfektion 498 ff
– Erreger 499
– Pflegemaßnahmen 499 ff
– Risikofaktoren 499
Neugeborenenintensivpflegeplatz 764
Neugeborenen-Krampfanfälle 711
Neugeborenenperiode, Dauer 440
Neugeborenenreflexe 446
Neugeborenen-Schmerz-Skala 162 f
Neugeborenen-Screening 454
Neugeborenes 440 ff
– Abnabeln 442 f

– Absaugen 441 f, 451
– Atmung 450
– Ausscheidung 451
– Baden 247 f
– behindertes, Stillen 81
– Bewegung 354
– – altersabhängige 354 ff
– diagnostische Maßnahmen 454 f
– Eltern-Kind-Beziehung 443
– Erstversorgung 441 ff
– Fontanellen 445
– Fototherapie 496
– – Augenschutz 497
– – Hautpflege 497
– Gedeihen 453
– Gesundheitszustand, Einschätzung 444 ff
– Hauterscheinungen
– – hormonabhängige 447
– – hormonunabhängige 448
– Hautfarbe 450
– Hepatitis-B-Prophylaxe 748
– Herzinsuffizienz 568
– Hyperbilirubinämie 495 ff
– – Flüssigkeitszufuhr 497
– – Körpertemperaturkontrolle 497
– Hypoglykämie 500 f
– Hypokalzämie 500 f
– Ikterus 239
– Ileus 611
– Immunsystem 449
– Infektion 451 f
– Konakion-Gabe 444
– Körpergewicht 444
– Körpermesswerte 444
– Körperpflege 452
– Körpertemperatur 203
– Körpertemperaturkontrolle 450 f
– Mutter, drogenabhängige 503 ff
– Mutter-Kind-Beziehung 443, 453
– Organfunktion 448 f
– prophylaktische Maßnahmen 455
– Reifezeichen 440 f
– Reinigung 443
– Reinigungseinlauf 346
– Röntgenuntersuchung 877
– Ruhebedarf 450
– schwerkrankes 48
– Sterben 432 f
– Trinkverhalten 451
– Übertragungszeichen 440 f
– Untersuchung 445
– Wärmehaushalt 217
– Wärmeregulation 449
Neunerregel, Verbrennungen 534
Neurodermitis 527 ff
– auslösende Faktoren 527
– Berufswahl 533
– Ernährung 531 f

– Haarpflege 531
– Hautbehandlung 530 f
– Hautreinigung 531
– Juckreizlinderung 529
– Körperbewusstsein, positives 532
– Nachtruhe 532
– Pflegebedarf 528
– Schuppenlösung 531
– Selbstständigkeit 533
– Wundbehandlung 531
Neutropenie 584
Nierenbeckendruckmessung 651
Nierenbeckenplastik 648
Nierenbiopsie 811
Nierenfunktion
– Neugeborenes 449
– onkologische Erkrankung 592
– postoperative 856
– Prüfung 652
Nierenszintigraphie 881
Nierenversagen, akutes 669 ff
– Angstminderung 671
– Atemfunktion 670
– Bewusstseinsveränderung 670
– Hautbeobachtung 670
– Infektionsprophylaxe 670
– Kreislauffunktion 670
– Pflegebedarf 669 f
Nightingale, Florence 3
NIPS (Neonatal Infant Pain Score) 162 f
Nissen 750 f
Normalinsulin 627 f
Notfall 883 ff
– Atemwege freimachen 885
– Beatmung 885 ff
– Elektrotherapie 888
– Erkennen 884
– kardiopulmonaler 885 ff
– Kreislauf sichern 887 f
– neurologischer 892
– physikalischer 896
– traumatischer 895 f
Notfallmanagement 883 ff
Notfallmedikamente 888 f
Notfallmeldung 884
Nothilfe 901
Nötigung 902
Notstand, rechtfertigender 901, 904
Nottaufe 436
Nottestament 911
Notwehr 901
Nykturie 317
Nystagmus latens 510

O

Oberarmextension 685
Oberarmfraktur 681
– suprakondyläre 681
Oberarztvisite 160
Oberflächenanästhesie 165
Oberkörperhochlagerung 364

Sachverzeichnis

O

Oberschenkelfraktur 681
Objektivität 27
Obstipation 341 ff
- Beobachtungskriterien 341
- postpartale 461
- Prophylaxe 342
Ödem 240
- akutes Nierenversagen 669
- kardial bedingtes 567
- nephrotisches Syndrom 667
Ohrenklingen 148
Ohrenpflege 254
- Durchführungsstandard 43
Ohrentropfen 515
Ohrschmalz 254
Ohrthermometer 206 ff
Okklusionstherapie 511
Öl, ätherisches, Wickel 230
Ölbad 246
Oligurie 317
Onkologische Erkrankung 585 ff
- Bedeutung 585
- Blutungsprophylaxe 591
- Dekubitusprophylaxe 600 f
- emotionale Unterstützung 598 f
- Erbrechen 593
- Haarausfall 598
- Hautpflege 588 f
- Hygiene 591
- Infektionsrisiko, Minimierung 591 f
- Medikamentengabe, Akzeptanz 594
- Medikamentennebenwirkung 594
- Mundpflege 589 f
- Nährstoffzufuhr 592 f
- Nasenpflege 589
- Nierenfunktion 592
- Pflegemaßnahmen 588 ff
- Pflegepersonal, Stressbewältigung 601
- Schleimhäute 589 f
- Schmerzlinderung 597 f
- Strahlentherapie 590 f
- Terminalstadium 599
- Todesangstbewältigung 599 f
- Übelkeit 593
Operation
- ambulante 848
- Risikofaktorenausschluss 850
- Rücktransport des Kindes vom Operationssaal 853 f
- stationäre 848
- Transport des Kindes in den Operationssaal 852 f
- Zuständigkeit 848 f
Opiatnebenwirkung, Therapie 167
Opiatvergiftung 894
Opioide 166 f
Orchitis 665

Orthopnoe 173
Ortolani-Zeichen 678
Ösophagusatresie 602 ff
- Dauerabsaugsonde 606
- Erstversorgung 603
- freie Atemwege 604
- Nahrungsaufnahme, postoperative 604 f
- Pflegeprobleme
- – postoperative 603
- – präoperative 603
- postoperative Betreuung 604
- pränatale Diagnostik 605
- Stabilisierung
- – postoperative 603
- – präoperative 603
- Vitalfunktionenveränderung 604
Ösophagusstenose 604 f
Osteomyelitis 687 ff
- Hygiene 688
- Infektionseindämmung 688
- Pflegebedarf 687
- Selbständigkeit 688
- Spül-Saug-Drainage 688 f
Otitis media
- akute 516 f
- – Komplikation 517
- – Körpertemperatur 517
- – Nahrungsaufnahme 517
- – Schmerzlinderung 516
- chronische 516
Otoskopie, Assistenzaufgaben 123
Oucher, Schmerzskala 162
Overheadextension 684
Oxytocin 466

P

Packung 233
Pad-Test 321
Palpation, Assistenzaufgaben 122
Pandy-Reaktion 803
Paracetamol 166
- bei Fieber 219
Paracetamolvergiftung 894
Paralyse 358
Paraphimose, Verhinderung 663
Parese 358
Parotitis
- epidemica 739, 752
- – Impfung 741
- – Mundpflegemittel 260
Patientenbesprechung 160
Patientenwärmesystem 854
Pavlik-Riemenbandage 680
Pavor nocturnus 380
Peak-Flow-Messung 554
Peak-Flow-Meter 181
Péanklemme 257
PEG (perkutane endoskopische Gastrostomie) 81, 306
Peloide 233
Pendelhoden 664
Perfusorspritze 828

Perikarderguss, Punktion 807
Perikardpunktion 807 f
- Lagerung 808
Peritonealdialyse 671 ff
- Auslaufkatheter 672
- Eiweißzufuhr 673
- Infektionsprophylaxe 672 f
- kontinuierliche
- – ambulante 671
- – zyklische 672
- Körpergewicht 673
- Kreislaufverhältnisse 672
- Pflegebedarf 672
- Selbständigkeitsförderung 672
Peritonealraumspülung 673 f
Perkussion, Assistenzaufgaben 122
Persönlichkeitsentwicklung 60
Persönlichkeitsmodell 60
Persönlichkeitstheorie 156
Pertussis 740, 753 f
- Impfung 741
Perzentilenkurve 274 f
Petechien 241, 748
Pfeiffersches Drüsenfieber 740, 754 f
Pflege
- aktivierende 33
- Auswertung 36 f
- Durchführung 36
- Einbeziehung des Kindes 33
- Ethik 9
- Evaluierung 36 f
- familienbezogene 85 ff
- geplante 4
- häusliche 126 ff
- – Beratung 129 f
- – Dokumentation 130
- – Pflegeüberleitung 127 f
- – Qualitätssicherung 131
- – rechtlicher Rahmen 131
- – Teamarbeit 130 f
- – Unterstützung der Familie 128 f
- patientenorientierte 37
- postoperative 854 ff
- präoperative 849 ff
- professionelle 2, 15
- transkulturelle 13
- umweltbezogene 85 ff
Pflegeanamnese 32 f, 119
- Einbeziehung der Eltern 33
Pflegebericht 36, 130
Pflegebeziehung, Aufnahmegespräch 120
Pflegediagnose 38 ff
- aktuelle 38 f
Pflegedokumentation 38
Pflegeforschung 43 ff
Pflegeforschungsprozess 45
Pflegeforschungsvorhaben 44
Pflegemaßnahmen 35 f
- Durchführungsstandard 43

Pflegemodell 10 f, 53 ff
- Modifizierung 57 f
Pflegeperson
- Belastungsgrenze 69
- Grundaufgaben 10
- Verantwortung 10
Pflegepersonal, psychische Belastung 601
Pflegepersonalregelung 4
Pflegeplan, individueller 34
Pflegeplanung 33 ff
- Auswirkung
- – auf das Krankenhaus 38
- – auf den Patienten 37
- – auf das Pflegepersonal 37
- Einbeziehung der Eltern 37
- prozessorientierte 130
Pflegeproblem
- aktuelles 34
- generelles 35
- individuelles 35
- Pflegeplanung 34 f
- potenzielles 34
- verdecktes 35
Pflegeprozess 31 ff
- Beobachtung 31
- Einbeziehung der Eltern 120
- Kritik 38
- Umsetzung 37 f
Pflegeprozess-Schritte nach Roper 32 ff
Pflegequalität 21 ff, 37 f
- Kontrolle 22
Pflegestandards 41 ff
- ergebnisorientierte 43
- prozessorientierte 41
- strukturorientierte 41
Pflegesystem 37
Pflegetheorie 10 f
- Anforderungen 11
- humanistische 11
- pflegeergebnisorientierte 11
Pflegeversicherung, gesetzliche 4
- häusliche Pflege 131
Pflegeverständnis 46
- transkulturelles 13
Pflegevisite 159 f
Pflegeziel, Pflegeplanung 35
Phenobarbital 608, 889
Phenylalanin
- im Blut, Normwerte 636
- in Lebensmitteln 637
Phenylketonurie 636 ff
- Diät 637 f
- Schwangerschaft, geplante 639
Phimose 252, 662 f
Phlebitis bei Infusionstherapie 833
Phlebothrombose, Wöchnerin 465
Phosphatsteine 653
- Diät 654
Physikalische Maßnahmen 222
- schmerzlindernde 164

933

Physikalische Therapie 222 ff
Piaget-Entwicklungsmodell 60 f
PICSYMS-Symbolsystem 154
Pigmentierung 241
Pilzerkrankung 740
Pilzinfektion, Schleimhaut 242
Pilzvergiftung 894
Piritramid 166
Plastikverweilkanüle 829
Pleuracath 809
Pleuradrainage 782 f, 808
– Drei-Flaschen-System 809
– Lagerung des Kindes 783
– Störung 782 f
– Wohlbefinden 783
Pleuraerguss, Punktion 808
Pleurapunktion 808 ff
– Lagerung 809
Pleuritis 547
Plexusparese
– Lagerungsplan 502 f
– obere 502
– untere 502
Pneumonie 547
– interstitielle, Atemrhythmus 172
Pneumonielagerung 177
Pneumonieprophylaxe 189
– postoperative 855
– bei thermischer Verletzung 540
Pneumonierisiko, Einschätzung 189
Pneumothorax 782
– Pleurapunktion 808
Polarity-Methode 51
Poliomyelitis 740, 755
– Atmungsüberwachung 755
– Impfung 741
Pollakisurie 317
Polydipsie 624
Polytrauma 895 f
– Erstmaßnahmen 895 f
Polyurie 317, 624
Pouch-Katheter 659 f
Pouchostomie 659
PPR (Pflegepersonalregelung) 4
Prähistorie 2
Prämedikation 849, 852
Prävention 402
Primary nursing 37
Privatgeheimnis, Verletzung 903 f
Privatsphäre des Kindes 29
Probenentnahme 791 f
Profession 2
– Verantwortung 10
Propranolol 569
Prozessqualität 21
Prüfungsverordnung 6
Pruritus 241
– Neurodermitis 528
Pseudokrupp 547

Pseudopubertas praecox 422
Pseudopubertät 639
Psoas-Hitch 647
Psychiatrie 718
– Einweisung 722
Psychische Störung 718 ff
– Aufbau von Beziehungen 723
– Beobachtungsbogen 720
– Betreuung 719 ff
– Institutionen 721
– Integration 721 f
– Leidensdruck 719
– medikamentöse Therapie 724 f
– Psychotherapie 724
– Selbstbewusstseinsstärkung 723
– Sicherheit 722
– Stressbewältigung 722 f
– Verhaltensbeobachtung 719 f
– Verhaltensregeln 721
Psychohygiene 17 f
Psychopharmaka 724 f
Psychoprophylaxe 18
Psychosomatische Störung 718 ff
– Betreuung 719 ff
– Institutionen 721
– Leidensdruck 719
– Verhaltensbeobachtung 719 f
Ptosis 509
Pubertas praecox 422
Pubertät, Entwicklungspsychologie 65
Puerperalfieber 464
Puls 190 ff
– belastungsarme Lebensführung 194
– Belastungsfaktoren 194
– Fieber 212
– Füllung 193
– Herz-Kreislauf-Medikation 194
– peripherer 190
– Situationseinschätzung 194
– Spannung 193
– zentraler 190
Pulsfrequenz 190
Pulsfühlen 190 f
Pulskontrolle, postoperative 855
Pulsoxymetrie 188
Pulsparameter 191
Pulsqualität 193
Pulsrhythmus 192
Pulsus
– altus 193
– celer 194
– filiformis 193
– tardus 193 f
Pulswellenanstieg 194
Punktat 802
Punktion 799 ff
– Vorbereitung 800 f
– Zuständigkeit 799
Pupillenreaktion 382 f

– konsensuelle 382
Puppenaugenphänomen 446
Purpura 241
– Schoenlein-Henoch 580 f
Pyelokutaneostomie 647
Pyelostomie 646 f
Pylorusstenose, hypertrophe 606 ff
– Bewusstseinstrübung 607
– Flüssigkeitshaushalt 607
– Gedeihen 607 f
– Lagerung 608
– Nahrungsaufnahme 607 f
– Schlaf 608
– Sedierung 608

Q

Qualitätskontrolle 21
Qualitätssicherung 21 ff
– Ziele 21
Quarkauflage 233 f
Quecksilberthermometer 205 ff
– Bruch 207
Querschnittslähmung 358
Quetschverletzung 403

R

Racheninspektion, Assistenzaufgaben 124
Rachitisprophylaxe 455
Radiusköpfchenfraktur 681
Rasur 263
– präoperative 851 f
Rauchvergiftung 894
Raumluftbefeuchtung 182
Rechtsfähigkeit 905
Rechtsherzinsuffizienz 567
Rechtsherzkatheterisierung 572
Redon-Drainage 869
Redon-Flaschen-Wechsel 871 f
Reflexblase 656
Reflexprüfung, Assistenzaufgaben 123
Reflux, vesikoureteraler 647 f
Regression, Krankenhausaufenthalt 67
Regulationstherapie, orofaziale 81
Rehabilitation, behindertes Kind 75
Rehabilitationskonzept 75
Reifezeichen 440 f
Reinigungseinlauf 345 f
Rektiole 348
Rektoskopie 350
Reliabilität 27
Resorptionsfieber 213
Ressourcen, Pflegeplanung 34
Retinoblastom 509
Rhagaden 242
Rhesusfaktoren 840
Rheumatische Erkrankung 689 ff
– Alltagsbewältigung 692

– Beweglichkeitsverbesserung 691
– korrigierende Maßnahmen 691
– Medikamentennebenwirkung 690
– Organkomplikation 692
– Pflegebedarf 690
– psychische Stabilität 692
– soziale Integration 693
Rheumatisches Fieber 689
Rhombo-fill-Kissensystem 367
Rice Infant Sensorimotor Stimulation Technique 51
Riemenbandage nach Pavlik 680
Risiko-Pflegediagnose 40
RISS-Methode (Rice Infant Sensorimotor Stimulation Technique) 51
Robert-Koch-Institut 735
Robinson-Drainage 869
Röntgenuntersuchung 875 ff
Roper-Pflegemodell 12
Rosmarinbad 246
Röteln 740, 756
– Impfung 741
Rötelnexanthem 742, 756
Rubeola 740, 756
– Impfung 741
Rücken
– stärken 359
– Waschung 251
Rückenlage 364
– Kontraindikation 604
– bei zentraler Bewegungsstörung 365
Rückenschonendes Arbeiten 373 f
Rückfallfieber 214
Rückgratreflex 446
Ruhedyspnoe 173
Ruhelosigkeit 730

S

Salbenkompresse 867
Salbenmischung, eutektische 165, 850
Salizylsäurevergiftung 894
Salmonellose 745
Salzbad 246
Salzverlustkrise 640
Sauberkeitsgewöhnung 318
Sauerstoffapplikation 187
Sauerstoffbrille 187
Sauerstoffentnahmeventil 186
Sauerstoffkonzentrator 186
Sauerstoffflasche 186
Sauerstoffglocke 187
Sauerstoffmaske 187
Sauerstoffpartialdrucküberwachung, transkutane 188
Sauerstoffsättigung, Messung 188
Sauerstoffsonde 187
Sauerstofftherapie 185 ff, 566
– Überwachung 188

Sachverzeichnis S

Sauerstoffzelt 187
Sauger 297
Saugerhygiene 298
Saugkompresse 867
Säugling
– Atemspende 886
– Atemwege freimachen 885
– Aufnehmen 360 f
– Baden 246 ff
– Bauchlage 179
– Drainagelagerung 179
– Durchfallerkrankung, infektiös bedingte 746
– Entwicklungspsychologie 62
– Ernährung 285 ff
– gestillter, Eisenbedarfsdeckung 577
– Haut 238 f
– Hautfaltendifferenz 678
– Herzdruckmassage 887
– Herzinsuffizienz-Graduierung 565
– Hinlegen 361
– Hörtestung 147
– Hydrozephalus 695
– hypoxische Krise 567
– Körpergewichtsermittlung 273
– Körpertemperaturmessung, rektale 209
– Krankenhausaufnahme 115
– Maskenbeatmung 886
– Nagelpflege 263
– Nahrungsgabe 296 ff
– Nahrungsmenge 289 f
– Nahrungsumstellung 289
– Nasenreinigung 548
– Röntgenuntersuchung 877
– Spontanuringewinnung 319 f
– Tragen 361 ff
– Wachstum 275 f
Säuglingsanfangsnahrung 289
Säuglingsbett 386
Säuglingsdermatitis, seborrhoische 240
Säuglingsglatze 242
Säuglingsmilchnahrung 289
Säuglingspflegerin 4
Säuglingspflegeschule 5
Saugreflex 446
Saugwälle 448
Säureschutzmantel, Neugeborenes 449
Säurevergiftung 894
Schädel-Hirn-Trauma 705 ff, 895
– Beweglichkeit 708
– bleibende Beeinträchtigung 710
– Frührehabilitation 708
– Hirndrucksonde 707 f
– Hirndruckverhältnisse 707
– Kommunikation 708
– Minimal-Handling 707

– Nahrungsaufnahme 709
– Pflegebedarf 705 f
– Pupillenkontrolle 706 f
– Rehabilitation 710
– Schlaf-Wach-Rhythmus 709
– Schweregrade 706
– Sprachvermögenentwicklung 708
– Vitalzeichenkontrolle 707
Schadensersatz 906, 908
Schambehaarung 242
Scharlach 740, 757 f
Scharlachexanthem 742, 757
Scheidenmilieu 661
Schielen 510 f
Schlaf
– Pflegemaßnahmen 383 ff
– physiologischer 379 f
– Situationseinschätzung 383
Schlafbedarf 379 f
Schlafen 55, 376 ff
– Einflussfaktoren 376 ff
– – körperliche 376
– – psychische 377
– – soziokulturelle 377 f
– – umgebungsabhängige 378, 384
– – wirtschaftspolitische 378
Schlafentzugs-EEG 880
Schlafförderung 383 f
– beruhigende Maßnahmen 385
– Lagerung 385 f
Schlafphasen 379
Schlafprofil 379
Schlafqualität 380
Schlafstörung 380
– Elternberatug 384
Schlaf-Wach-Rhythmus
– beatmetes Kind 769
– Frühgeborenes 484
Schlafwandeln 380
Schleimhaut 239
– trockene 242
Schleimhautblutungen 580
– onkologische Erkrankung 591
Schlitzkompresse 867
Schluckreflex, Frühgeborenes 484
Schluckstörung 279
– Nahrungsgabe 301
Schlussdesinfektion 399
– bei Infektionserkrankung 738
Schmerz 160 ff
– akuter 161
– atmungsabhängiger 174
– chronischer 161
– Folgen 161
– Fremdeinschätzung 162 f
– pleuraler 174
– retrosternaler 174
– Selbsteinschätzung 162 f
Schmerzabwehr, körpereigene 161
Schmerzanamnese 163

Schmerzbeeinflussung, psychologische 164 f
Schmerzbeobachtung 162
Schmerzeinschätzung 162 f
Schmerzensgeld 908
Schmerzerfassung 161 f
Schmerzgedächtnis 161
Schmerzlinderung 164 ff
– onkologische Erkrankung 597 f
– pharmakologische 165 ff
– postoperative 856
Schmerzmittel 540
Schmerzprävention 164
Schmerzqualität 161
Schmerzreduktion bei Injektion 817
Schmerzschwelle 161
Schmerzskala 162 f
Schmerztagebuch 163
Schmerztherapie
– medikamentöse 165 ff
– WHO-Stufenschema 165
Schmerztoleranz 161
Schmetterlingsmassage 51
Schnappatmung 172
Schnapp-Phänomen, Hüftgelenk 678
Schneidersitz bei zentraler Bewegungsstörung 366 f
Schnittverletzung 403
Schnüffelposition 885
Schock
– anaphylaktischer 892
– kardiogener 891
Schoenlein-Henoch-Purpura 580 f
Schonatmung 172
Schreiben 143 f
Schreibhilfe 692
Schreiphänomen 446
Schuhe 267
Schuhwerk 359
Schuldfähigkeit 901
Schule 71
Schulkind, Entwicklungspsychologie 64 f
Schultergelenk, Gelenkspaltenpunktion 806
Schüttelfrost 213
Schüttelung 182
Schutzisolierung 737 f
Schutzkittel 401, 737
Schutzverband, Punktionsstelle 801
Schwachsichtigkeit 506
Schwangere, Ernährung 283 f
Schwangerschaft, Komplikation 457 f
Schweigepflicht 903
Schweiß 215 f
Schweißsekretion 215 f
Schwerhörigkeit 148
Schwerkraftinfusion, Vorbereitung 826 f
Sectio caesarea 460
Sedierung 608
Sedierungsbogen 162
Seetestament 910

Sehgeschädigte, Kommunikation 149
Sehhilfe 155 f
Seitenlage 364
– stabile 892 f
– bei zentraler Bewegungsstörung 365
Sekretentleerung 549
Sekretverflüssigung 548
Selbständigkeit, Förderung 533
Selbständigkeitsentwicklung, Körperpflege 237
Selbstbehauptung, angemessene 730
Selbstbeobachtung 25 f
Selbstbestimmung 57
Selbstbewusstsein, Förderung 532 f
Selbstheilungskräfte aktivieren 69 f
Selbstkatheterismus 327 f
Selbstkontrolle 730
Self-fulfilling Prophecy 26
Serumröhrchen 789
Sexualität, behindertes Kind 82
Sexuelle Belästigung 419 f
Shunt
– ventrikuloatrialer 697
– ventrikuloperitonealer 697 ff
Sich bewegen s. Bewegung
Sichelfuß 676 f
Sichelzellanämie 577 f
Sicherheit beim Spielen 412
Sicherheitsbestimmungen, Arbeitsplatz 404
Sigma-Rektum-Pouch 660
Sigmatismus 151
Sigmoidostomie 618
Silikon 542
Sinn finden, islamische Lebensordnung 14
Sinnesbehinderung 74
Sinusarrhythmie 192
Situationseinschätzung
– individuelle 145
– präoperative 849
Sitzbad 227
Skabies 740, 756 f
– Juckreizlinderung 756 f
Skoliose, thorakale 174
Slebstkompetenz 7
Smiley-Analogskala 163
Snoezel-Raum 722
Somatogramm 274
Sonde, perkutane 306 f
– endoskopisch gelegte 306 f
– operativ gelegte 307
Sondenernährung 307 ff
– Dokumentation 311
– Einbeziehung der Eltern 307 f, 311
– Ernährungspumpe 309
– Hygiene 310
– Körperhaltung 308
– Magenrest 308
– Medikamentengabe 310 f
– Sondenspülung 310

935

S — Sachverzeichnis

Sondenkost
- Applikationsform 308 f
- industriell gefertigte 307
- selbst zubereitete 307

Sondenspülung 310
Sonnenbad, gesundes 217
Sonnenbrand 217 f
- Prophylaxe 218

Sonnenstich 896
Sonnenuntergangsphänomen 695
Sonographie 878 f
Sonographiescreening, Hüfte 678
Soor, Pflegemaßnahmen 526 f
Soordermatitis 525
Soorinfektion der Brust 472
Sorgerecht der Eltern 113 f
Sozialkompetenz 7
Sozialstatus, Kommunikation 138
Spaltbildung 519 f
Spalthautlappen 539
Spastik 358
Spätabnabelung 442
Speichelgewinnung bei AGS 641
Speichelproduktion, reduzierte, Mundpflegemittel 259
Spezialmatratze 371
Spielen 55, 406 ff
- basales 416 f
- Bedeutung 406
- bettlägeriges Kind 414 f
- Einflussfaktoren 407
- im Krankenhaus 410 ff
- Lagerung 417
- Pflegemaßnahmen 410 ff
- Sicherheit 412

Spielverhalten, altersabhängiges 407 ff
Spina bifida 701 ff
- Ausscheidungsregulierung 703 ff
- Dekubitusgefahr 703
- Inkontinenzversorgung 703 ff
- Komplikation, postoperative 702
- Mobilität 703
- Rehabilitation 705
- Selbständigkeit 703 ff
- soziale Integration 705
- Wundheilung, postoperative 702 f

Spironolacton 569
Spitzfuß 368
- Prophylaxe 368

Spontanurin, Gewinnung 319 f
Sportangebot 360
Sportunfall 403
Sprachbehinderung 74
Sprache 142 f
- Funktion 142

Sprachentwicklung 136 ff
- Förderung 146 f
- bei Lippen-Kiefer-Gaumen-Spalte 523
- Störung 151

Sprachpyramide 137
Sprachstörung, Kommunikation 151 f
Sprechen 142 f
Sprechhilfe 154 f
Sprechtafel 154 f
Sprechweise, Deutung 143
Spreizhose 679
Spritze 815
Sprunggelenk, Gelenkspaltenpunktion 806
Spülmittelvergiftung 894
Spül-Saug-Drainage 688 f
Sputum 174
Standardpflegeplan 33, 41 f, 130
Star
- grauer 511 f
- grüner 512 f

Status asthmaticus 551, 891
Stechampulle 816
Steckbecken 338 f
Stegpflaster 838
Sterbebegleitung 430 ff
- Besonderheiten 431 ff

Sterbehilfe 430
Sterben 55, 427 ff
- älteres Kind 433
- Einflussfaktoren 427
- in häuslicher Umgebung 434
- im Hospiz 434
- islamische Lebensordnung 14
- nach langer Krankheit 433 f
- Neugeborenes 432 f
- religiöse Bedürfnisse 435 ff

Sterbeprozess 429 f
Stereotypen 26
Sterilisationsverfahren 399 f
Stethoskop, Herzfrequenzüberwachung 191
Stichverletzung 403
Stillamenorrhö 463
Stilldauer 469
Stillen 285 ff, 467 ff
- Bedeutung 467
- behindertes Neugeborenes 81
- erfolgreiches, Gesundheitsdiagnose 40
- fördernde Maßnahmen 467 f
- Frühgeborenes 486
- Nahrungsumstellung 289
- unterbrochenes, Pflegediagnose 39

Stillende, Ernährung 284
Stillmahlzeit, Beobachtung 470
Stillposition 468
Stillprobe 287
Stillrhythmus 469
Stillschwierigkeiten 471 f
Stimulation
- basale 45 ff
- behindertes Kind 80
- Duschen 249
- Einbeziehung der Eltern 49
- Ganzwaschung 252 ff
- Haarwäsche 262
- Konzeptumsetzung 49 f
- Körperpflege 80
- Mundpflege 261
- Ziel 48 f
- orale, behindertes Kind 81

Stoffwechselstörung 623 ff
Stoffwindel 265 f
Stomatitis
- aphthosa 758
- Mundpflege 758
- Ernährung 593
- Mundpflegemittel 260
- bei onkologischer Erkrankung 590

Stomaversorgung 617 ff
- Akzeptanz 621
- Bewegungsmöglichkeiten 621
- Hygiene 620
- Nahrungsverträglichkeit 621
- Versorgungssystemwechsel 620

Stoßwellenlithotripsie, extrakorporale 653
Stottern 151
Strabismus 510 f
Strafe 901
Strafrecht 898 ff
Straftat 898
- Rechtfertigungsgründe 900
- Rechtsfolgen 901
- Versuch 900
- Vollendung 900

Straftatbestände 902 ff
Strahlenschutz 875
Strahlentherapie, Hautschonung 590 f
Straßenverkehrsunfall 403
Streptokokken, betahämolysierende 757
Stressbewältigung bei psychischer Störung 722 f
Strom, elektrischer, Unfall 403
Stromunfall 896
Strukturqualität 21
Studium 9
Stuhl
- acholischer 337
- Blut, okkultes 351
- pH-Wert 337

Stuhlausräumung, digitale 342 f
Stuhlausscheidung 336 ff
- Dokumentation 336, 338
- Frühgeborenes 486
- Herzinsuffizienz 568
- Hilfestellung 338 f
- Pflegemaßnahmen 338 ff
- physiologische 338

Stuhldrang 725
Stuhlinkontinenz 340
- postpartale 461

Stuhluntersuchung 350 f, 790
- auf Ausnutzung 351
- präoperative 850

Stuhlverhalt 611
24-Stunden-Sammelurin 331 f
Sturz 403
Suchreflex 446
Suchtmittel 504
Suggillation 241
Suizidalität 728 f
Sunrise-Modell (Sonnenaufgangsmodell) 15 f
Supervision, Sterbebegleitung 430
Suppositorium 347 f
Surfactantmangel, Frühgeborenes 480
$β_2$-Sympathomimetikum 552
Syndrom-Pflegediagnose 40
Synkope, vagovasale 199
Synovialsekretgewinnung 806
Szintigraphie 880 f

T

Tachykardie 192
- Fieber 212
- paroxysmale 192, 891

Tachypnoe 171
TAC-TIC (Touching and Caressing - Tender in Caring) 51
Tagesklinik 721
Tagesstrukturierung 120 f
Tampon 425
Täter 898
Teambesprechung 160
Teerstuhl 337
Teilbad 227
Teilnehmer an einer Straftat 898
Testament
- außerordentliches 910
- eigenhändiges 910
- öffentliches 910
- ordentliches 910

Teststreifenanalytik 334 f
Tetanus, Schutzimpfung 741
Textileigenschaften 267
Thalassämie 577 f
Theophyllin 552
Therapie, physikalische 222 ff
Thermoelement 224
Thermometer, elektronisches 208
Thermometerarten 205 ff
Thermometerhygiene 208
Thermoneutralzone 480
Thoraxtrauma 895
Thoraxveränderung, atmungsbehindernde 174
Thrombophlebitis, Wöchnerin 465
Thromboseentstehung 371
- Risikogruppen 371 f

Thromboseprophylaxe 371 ff
- präoperative 850

Thrombosezeichen 372

Sachverzeichnis

T

Thrombozytenkonzentrat 842
Thrombozytopenie 591
– idiopathische 581
Tibiapunktion 805
Time-out-Raum 722
T-Lagerung 177
Tod 428 f
– Maßnahmen nach Eintritt 431
– plötzlicher 432
Todesangstbewältigung, onkologische Erkrankung 599 f
Todesverständnis, Entwicklung 428 f
Todeszeichen 429
Toilettenstuhl 339
Toilettentraining 725
Tonsillektomie 517 ff
– Blutungsrisikominderung 518 f
– Flüssigkeitszufuhr 519
– Nachblutung 518
– Nährstoffzufuhr 517, 519
Tonsillitis
– akute 517
– chronische 517
– Schmerzlinderung 517
Total Quality Management 21
Totraumvergrößerer 181
TQM (Total Quality Management) 21
Trachealkanüle 778 f
– Pflege 781
– Wechsel 781
Tracheitis 547
Tracheostoma 778 f
– eigenständige Lebensführung 780
– freie Atemwege 779 f
– Hygiene 780
– Pflege 780 f
Tragen
– Regeln 374
– des Säuglings 361 ff
Tragetuch 362 f
Tramadol 166
Tränenwegsstenose 509
Transaktionsanalyse 158 f
Transfusionssystem 843
Transfusionstherapie 839 ff
– Zuständigkeit 842
Transpiration 215 f
Transport
– eines Kindes 401
– des Kindes in den Operationssaal 852 f
Transsudat 799 f
Transversostomie 618
Trauma, Notfall 895 f
Trichterbrust 174
Triggern der Harnblase 656
Trinken 54, 270 f
– Einflussfaktoren 270 f
– islamische Lebensordnung 14
Trinkhilfen 300
Trinkschwäche, Herzinsuffizienz 568

Trinkverhalten, Neugeborenes 451
Tuberkulin-Stempeltest 741 ff
Tuberkulintest 741 ff
Tuberkulose 740, 758 f
Tübinger Spreizschiene 679
Tubus 770 f
– Sekretanschoppung 767
Tubusabknickung 767
Tubusdekonnektion 767
Tubusdislokation 767
Tubusfixierung 772 f
Tubusgröße 771
Tubuslagekontrolle 772
Tumorschmerztherapie, WHO-Stufenschema 165
Tüpfelnägel 242
TZI (themenzentrierte Interaktion) 157 f

U

Übelkeit 279
– onkologische Erkrankung 593
Übergabegespräch 160
Übertragungszeichen 440 f
Uhrglasnägel 243
Ultraschalldiagnostik 878 f
Ultraviolettbestrahlung 234
Umbilikal-Aziditätsschema 442
Umgebung
– sichere 390 ff
– – Bedeutung 390
– – behindertes Kind 83
– – Einflussfaktoren 390 f
– – Situationseinschätzung 392
– – sicherheitsfördernde Maßnahmen 53 f, 393 ff
Umgebungstemperatur
– Körpertemperatur 204
– optimale 217
Umklammerungsreflex 446
Umschlag 233
Umwelt 86
Unbehagens- und Schmerzskala, kindliche 162
Unfall 402
Unfallprävention 402 f
– behindertes Kind 83
Unfallursache 402 f
Universalität, kulturelle 15
UN-Kinderkonvention 110 f
Unterarmfraktur 681
Unterkühlung 896
Unterschenkelfraktur 681
Unterschenkelgehgips 682
Unterstützung 67 ff
Untersuchung
– Angst 785
– Information 786
– Kommunikation 786 f
– Rahmenbedingungen 787
– rektale 349 f
Untertemperatur 211
Ureterstenose, subpelvine 648
Urin

– Ansäuerung 645
– spezifisches Gewicht 316 f, 332
Urinalkondom 322
Urinausscheidung 316 ff
– Beobachtungskriterien 316
– Blutdruckbeurteilung 199
– Frühgeborenes 486 f
– Herzinsuffizienz 567
– Hilfestellung 318 f
– onkologische Erkrankung 592
– Pflegemaßnahmen 318 ff
– physiologische 316
Urinflasche
– für Frauen 319
– für Jungen 319
Urininkontinenz 321 f
– Alarmtherapie 321
– Hautpflege 321 f
– Trainingsprogramm 321
Urinkultur 788, 790
Urinprobeentnahme bei Harnableitung 650
Urinproduktion, postoperative 855
Urinsedimentuntersuchung 335
Urinteststreifen 334 f
Urinuntersuchung 334 ff, 788, 790
– präoperative 850
– Schnelltest 334
Urinveränderung 317
Uroflowmetrie 651
Urogenitalsystem, Störung 644 ff
Urometer 332
Uterusrückbildungsstörung, postpartale 462, 464
U2-Vorsorgeuntersuchung 447

V

Vaginalblutung, neonatale 447
Vakuumdrainage 869
Validität 27
Vario-Resistance-Pressure-Gerät 180
Varizellen 740, 759
Varizellenexanthem 742
VA-Shunt (ventrikuloatrialer Shunt) 697
Vater-Kind-Beziehung, Neugeborenes 453 f
Vena subclavia, Punktion, Lagerung 834
Venendruck, zentraler, postoperativer 856
Venendruckmessung, zentrale 835 ff
– elektronische 837
– Flüssigkeitsmanometer 836 f
– Nullpunktbestimmung 836
Venenkatheter, zentraler 595 ff, 833 ff

– Fehlpunktion 835
– Hygiene 596 f, 834
– Infektion 835
– Komplikation 835
– Luftembolie 835
– Nachsorge 835
– Pflege 596
– Punktionsset 834
– Verbandswechsel 597
– Vorbereitung 834
– Zugangsmöglichkeiten 833
Venenverweilkanüle 850
– Entfernen 829
– Legen 829 f
Ventilsystem, liquorableitendes 697
Verband, hydrokolloider 867, 869
Verbandmaterial 866 f
Verbandwagen 865
Verbandwechsel 857, 866, 868 f
Verbrennung 403, 533 ff, 895
– Dekubitusprophylaxe 540
– erste Hilfe
– Erstversorgung 537 f, 895
– Flächenausdehnung 534
– Hauttransplantation 538 f, 542
– Infektionsprophylaxe 541
– Kühlung 537
– Narbenschutz 543
– Pflegebedarf 536
– Pneumonieprophylaxe 540
– Prävention 536 f
– Schmerzlinderung 539 f
– Tiefenausdehnung 534
– Verbandwechsel 540
– Volumensubstitution 539
– Wundbehandlung 541 f
– Wundversorgung, chirurgische 538
Verbrennungsgrade 535
Verbrennungskrankheit 534 ff
Verbrennungsschema 534
Verbrühung 403, 533 ff, 895
– Dekubitusprophylaxe 540
– erste Hilfe
– Erstversorgung 537 f, 895
– Hauttransplantation 538 f, 542
– Infektionsprophylaxe 541
– Kühlung 537
– Narbenschutz 543
– Pflegebedarf 536
– Pneumonieprophylaxe 540
– Prävention 536 f
– Schmerzlinderung 539 f
– Verbandwechsel 540
– Volumensubstitution 539
– Wundbehandlung 541 f
– Wundversorgung, chirurgische 538
Verdauungsstörung 279
Verdauungssystemstörung 602 ff

937

Sachverzeichnis

Vergiftung 893 d
– Erstmaßnahmen 893
– Notrufzentralen 895
Verhalten
– dissoziales 729 f
– suizidales 728 f
Verhaltensauffälligkeit nach Schädel-Hirn-Trauma 709 f
Verhaltensbehinderung 74
Verhaltensbeobachtung 719 f
Verhaltensentwicklung, Kleinkind 63
Verhaltenstherapie 724
Verlegung 125
Verletzung, thermische 533 ff
– Dekubitusprophylaxe 540
– erste Hilfe 537
– Erstversorgung 537 f
– Flächenausdehnung 534
– Hautdefekt, Gradeinteilung 535
– Hauttransplantation 538 f, 542
– Infektionsprophylaxe 541
– Kühlung 537
– Narbenschutz 543
– Pneumonieprophylaxe 540
– Prävention 536 f
– Schmerzlinderung 539 f
– Tiefenausdehnung 534
– Verbandswechsel 540
– Volumensubstitution 539
– Wundbehandlung 541 f
– Wundversorgung, chirurgische 538
Vernix caseosa 443
Verständigungsschwierigkeiten, transkulturelle 13
Verträge im Krankenhaus 906 f
Vertragsabschluss 906
Vertragserfüllung 906
Verwahrlosung 729
Verzögerungsinsulin 627 f
Vibices 241
Vibration, sekretlockernde 181
Virusgrippe 739, 749
Visite, patientenzentrierte 160
Vitalfunktionen, Herzinsuffizienz 565 f
Vitalwerte, präoperative 850
V-Lagerung 177
Vollbad 227
Vollhautlappen 538 f
Volumenersatz 825
Volumenmangelschock 891 f
Volumensubstitution bei thermischer Verletzung 539

Vomitus 279
Vorhofflattern 193
Vorhofflimmern 193
Vorlage 425
Vorsatz, Strafrecht 899
Vorschulkind
– Entwicklungspsychologie 63 f
– Krankenhausaufnahme 115
Vorurteil 26
VP-Shunt (ventrikuloperitonealer Shunt) 697 ff
Vulvovaginitis 661

W

Waage 272
Wachkoma 709
Wachstum
– Frühgeborenes 484 f
– Säugling 275 f
Wadenwickel 232 f
Wahrnehmung
– basale Stimulation 45 ff
– berufliche 26
– Qualitätssicherung 23
– somatische 46
– vestibuläre 47
– vibratorische 46 f
Wahrnehmungsentwicklung 46 f
Wahrnehmungsprozess 23
Wärmeanwendung 222 f
– trockene 224
Wärmebett 386
– Frühgeborenes 482 f
Wärmehaushalt, ausgeglichener, Unterstützung 217 f
Wärmelampe 224
Wärmeregulation, Neugeborenes 449
Wärmespenderanwendung, sichere 224
Wärmeverlust, Frühgeborenes 480
Wärmflasche 224
Warmluftbefeuchtung 183
Waschen 244 ff
Waschmittelvergiftung 894
Waschung, temperatursenkende 227
Waschwasserwechsel 252
Wasserhaushalt 823 f
Wasserzufuhr, altersabhängige 284
Weber-Tisch 684 f
Weichlagerung 371
Weichteilverletzung, geburtsbedingte 445
Weiterbildung 9
Weltverständnis 15 f
WHO-Stufenschema, Tumorschmerztherapie 165
Wickel 227 ff

– Dreitüchermethode 228 f
– heißer 230
– kalter 230
– temperaturunabhängiger 231
– temperierter 231
– wärmeentziehender 230
– wärmeerzeugender 230
– warmer 230
– Wirkung 230 f
– Zweitüchermethode 228, 231 f
Wickeln 264 ff
Wickeltechnik 264 ff
Wickeltemperatur 230
Wickeltücher 228 f
Wickelzusatz 229, 232
Wiederbelebungszeit 884
Wiedererwärmen, passives 221 f
Windeldermatitis 265 f
Windpocken 740, 759
Windpockenexanthem 759
Wirklichkeitsverständnis 15 f
Wochenbett 458
– Dauer 459
Wochenbettfieber 464
Wochenfluss 462
Wöchnerin
– Körperpflege 462 f
– Kreislaufinstabilität 460
– Pflegebedarf 460
– psychische Verfassung 463
– Rückbildungsvorgänge 459, 462
– Ruhebedarf 460
– Verlegung 460
– Versorgung 459 ff
Wundbehandlung 857
– bei thermischer Verletzung 541 f
Wunddrainage 869 ff
– Umgang 871
– Ziehen 872
Wunde
– aseptische 860
– – Verbandwechsel 868
– Beschaffenheit 860
– Entstehung 860
– Infektionsprophylaxe 864
– kontaminierte 861
– Schmerzreduzierung 863
– septische 861
– ungestörte 864
– verzögerte 861
– – Verbandwechsel 868
Wundeneinteilung 860
Wundheilung 857, 861 ff
– Einflussfaktoren 862
– primäre 861
– sekundäre 861
Wundheilungsstörung 862 f
Wundspülung 872 f
Wundverband, hydroaktiver 867

Wundversorgung, operative 865 f
– Instrumente 866
Wurmeier 351

Z

Zahnbürste 255
Zähne 239
– Veränderung 243
Zähneknirschen 380
Zähneputzen im Liegen 256
Zahnfleisch 239
– Veränderung 243
Zahnpflege 255 ff
– altersabhängige 256
Zahnspange, Pflege 257
Zahnungsbeschwerden, Mundpflegemittel 261
Zahnwechsel 239
Zangengriff 887
Zehenfraktur 681
Zentraler Venenkatheter 595 ff, 833 ff
Zentralnervensystem, Störung 694 ff
Zerebralparese, infantile
– Baden des Kindes 249
– Hilfe beim An-/Auskleiden 268 f
– Lagerung zum Spielen 417
– Zahnpflege 257
Zerumen 254
Zirkumzision 662
Zivilrecht 905 ff
ZKS (zentrale Koordinationsstörung) 358
Zökostomie 618
Zuckeraustauschstoffe 628
Zugang, intraossärer 888
Zuhören 143
– aktives 141
– einfühlsames 157
ZVK (Zentraler Venenkatheter) 595 ff, 833 ff
Zwangsernährung 727
Zwillinge
– frühgeborene
– – Geschwisterbett 492
– – Transport 479
– Känguruhmethode 491
Zwillingspuls 192
Zyanose 170, 566
Zystinsteine 653
– Diät 654
Zystostatika
– Nebenwirkung 594 f
– Paravasat 594 f
Zystostomie 646
Zytostatika 585
– intravenöse Applikation 594 f
– Nebenwirkungen 587
– sicherer Umgang 586
– Zubereitung 586 f
Zytostatische Therapie 585 f
– Ziele 586

Lernelemente, die das Lesen leichter machen

Definitionen erklären in kurzen Sätzen die Bedeutung eines Begriffs oder eines Krankheitsbildes

Praxistipps geben Anregungen für die praktische Tätigkeit oder erläutern Sachverhalte an praktischen Beispielen